中国科学院教材建设专家委员会规划教材
临床肿瘤学专业系列教材

外 科 学

主　　编　王志伟　查文章　陆玉华

副 主 编　史加海　施　炜　陈锦鹏　王友华　蔡晓晴
曹　苏　王学斌　张文生　马利民

参编人员　（以姓氏笔画为序）

马利民　南通大学附属医院
王　雷　南通大学附属医院
王　尧　南通大学附属医院
王友华　南通大学附属医院
王志伟　南通大学附属医院
王学斌　南通大学第六附属医院（盐城市第三人民医院）
邓爱东　南通大学附属医院
史加海　南通大学附属医院
邢钱伟　南通大学附属医院
刘小江　南通大学附属医院
刘倩倩　南通大学附属医院
许永华　南通大学第四附属医院（盐城市第一人民医院）
农绍军　南通大学附属医院
李华镭　南通大学附属医院
张文生　南通大学第四附属医院（盐城市第一人民医院）
陆玉华　南通大学附属医院
陈锦鹏　南通大学附属医院
郑晓兵　南通大学附属医院
查文章　南通大学第四附属医院（盐城市第一人民医院）
施　炜　南通大学附属医院
姜星杰　南通大学附属医院
徐　华　南通大学附属医院
徐大伟　南通大学附属医院
徐希德　南通大学附属医院
郭　新　南通大学附属医院
黄传俊　南通大学附属医院
曹　苏　南通大学附属医院
龚佩佩　南通大学附属医院
盛陈毅　南通大学附属医院
韩庆林　南通大学附属医院
蔡　波　南通大学附属医院
蔡晓晴　南通大学附属医院
管杨波　南通大学附属医院

科 学 出 版 社

北　京

内 容 简 介

外科学是医学的重要组成部分，它在医学历史发展过程中逐渐形成，不断变化更新，在古代，外科学仅仅局限于一些体表疾病和外伤，随着医学的发展，现代外科学已经发展成包括损伤、感染、肿瘤、畸形和其他性质外科疾病等五大类疾病的诊断、预防、治疗。同时现代外科学以实验外科和自然科学为基础不断研究疾病的发生和发展规律。本教材由常年工作在外科一线的中青年专家、学者共同编写，注重理论联系实际，基础知识与最新研究前沿相结合，既注重基本理论、基础知识、基本技能，又关注最新动态、最新研究成果。本教材主要由外科学总论、麻醉学、神经外科、心胸外科、普通外科、泌尿外科和骨科组成。每一专业方向重点介绍常见病、多发病，主要阐述各种疾病的流行病及病因、病理生理、临床表现、诊断与鉴别诊断、影像学与实验室检查、治疗原则等，由于本系列教材有单独的《肿瘤外科学》，为了不与之发生重叠，本教材每一章节中涉及肿瘤部分，不单独列出章节书写，以“附”的形式附在各个系统的后面，以供学生参阅。在每一章节正文中穿插介绍本章节所讲的疾病的最新进展，知识拓展。

图书在版编目(CIP)数据

外科学／王志伟，查文章，陆玉华主编. —北京：科学出版社，2015.11
中国科学院教材建设专家委员会规划教材·临床肿瘤学专业系列教材
ISBN 978-7-03-046260-2

Ⅰ.①外… Ⅱ.①王… ②查… ③陆… Ⅲ.①外科学-医学院校-教材 Ⅳ.①R6

中国版本图书馆 CIP 数据核字(2015)第 265594 号

责任编辑：胡治国 杨鹏远／责任校对：钟 洋 张凤琴 邹慧卿
责任印制：徐晓晨／封面设计：陈 敬

科 学 出 版 社 出版
北京东黄城根北街 16 号
邮政编码：100717
http://www.sciencep.com
北京教图印刷有限公司 印刷
科学出版社发行 各地新华书店经销
*
2015 年 11 月第 一 版 开本：787×1092 1/16
2016 年 1 月第二次印刷 印张：54
字数：1 291 000
定价：118.00 元
(如有印装质量问题，我社负责调换)

丛书编写委员会

丛书前言

随着全球人口的日益老龄化以及环境污染不断加重，癌症的发病率持续升高，已成为当前威胁人类健康最严重的疾病之一，癌症死亡已跃居人类死因第1位。我国的肿瘤发病率及病死率亦在逐年增加，这使肿瘤的防治任务十分艰巨。近年来全国各地纷纷建立肿瘤专科医院，综合医院也都设立肿瘤中心、肿瘤科，这使肿瘤专业医学人才的需求激增，加速培养肿瘤防治专业人才也成为当务之急。随着人们对癌症的发生、发展的分子机制认识的加深、人类基因组和蛋白组学研究的兴起、内镜检新技术的应用及CT、MRI、PET-CT等影像技术的不断更新，使得肿瘤的早期诊断率和治疗效果不断提高。而建立多学科专家协作团队（multidisciplinary team）并以外科为主的多学科综合治疗的理念越来越得到临床医生的认可。

目前临床医学专业教学中有关肿瘤学的内容，大都分散于内科学、外科学、妇科学、儿科学等教科书中，不能全面体现肿瘤学的系统性、先进性、关联性、专业型、外延性。例如：肿瘤流行病学内容；快速发展的肿瘤微创治疗、内镜下肿瘤治疗、肿瘤靶向药物治疗、肿瘤生物治疗等治疗学内容；快速扩展的肿瘤标志物、核素诊断与治疗；新兴的肿瘤康复、肿瘤姑息治疗、肿瘤特殊护理等专业内容。上述相关内容有待教材中修改和补充。因此，有必要将临床肿瘤学作为专门的教科书从临床医学教材中独立出来。

为此，南通大学杏林学院在临床医学专业中开设临床肿瘤学专业方向，以培养临床肿瘤学方面专门人才为目标，并重新构建以我国《本科医学教育标准——临床医学专业》为标准，以临床医学专业主干学科和核心课程、临床肿瘤学课程为主体的临床肿瘤学专门人才培养体系。为了实现以上目标，南通大学杏林学院成立了由南通大学七所附属医院相关专业的专家教授组成的“临床肿瘤学系列教材”编委会，经过近3年的调研和探讨，编写出本套适合培养临床肿瘤学专门人才的系列教材。主要由《临床肿瘤学概论》、《临床肿瘤外科学》、《临床肿瘤内科学》、《临床肿瘤妇科学》、《临床肿瘤放射治疗学》、《临床肿瘤病理学》6本教材以及与之相匹配的临床肿瘤学专业学生所用的《内科学》、《外科学》、《妇产科学》、《儿科学》4本教材，后4本教材中省略了相关肿瘤疾病的内容。

临床肿瘤学系列教材借鉴国内、外同类教材的编写模式，遵循“新、全、实用、高质”的总体思路编写而成。旨在提供一套为临床肿瘤学专业学生及有相关需求的医学工作者所用的教材。力求做到体系创新、理念创新及编写精美。内容上将现有临床医学专业相关教材进行重组和有机融合，按照肿瘤学专门人才培养的逻辑和规律，将教学内容分为普通疾病和肿瘤疾病进行编写。

由于我们的认识深度和编写水平有限，本系列教材在编写过程中可能存在不足之处，欢迎广大医学教育专家及同行们提出宝贵意见。

“临床肿瘤学专业系列教材”编写委员会

2014 年 12 月

前　言

外科学是医学的重要组成部分，它是一门理论性、实践性、应用性很强的学科。近年来，医学科学发展迅速，外科学的内容也在不断地更新，在科技和信息化飞速发展的今天，外科学不断汲取科学技术和自然科学的基础研究成果，对疾病的认识、诊断、治疗手段、方法都发生着巨大的变化。

本教材系临床肿瘤学系列教材中的一门学科，按照“知识新、结构全、质量高、实用”的编写原则，组织多位工作在外科一线的中青年专家、学者编写，结合最新的外科进展和先进诊疗方法，本书实用性、知识性强，注重外科学的基本理论、基础知识、基本技能，外科基础理论和临床实践知识并重，阐述各种疾病的流行病、病因、病理生理、临床表现、诊断与鉴别诊断、影像学与实验室检查、治疗原则及预防等。为适应当前医学科学迅速发展的新形势和我国实际现状，在现有教材的基础上进行删除更新，结合国内外在外科学研究方面的新理论、新概念、新的诊断和治疗方法，介绍最新诊疗方法及手段。由于微创理念的不断普及与发展，微创外科技术和微创器械的飞速进步，本书介绍了内镜技术、腔镜技术和在此基础上发展起来机器人手术技术，将其融入到疾病的治疗之中，以满足当今的教学工作需求，帮助读者进一步了解外科学的新进展、新方法。本教材主要面向医学院校的在校大学生、研究生。

希望本书能为医学本科生、研究生和青年医师系统学习外科学理论和技能提供参考，启迪有志于献身外科事业的青年们努力学习，有助于他们培养良好的外科理论素养，为人类的外科事业奋斗，这也是编写这本书的最大初衷。

王志伟　陆玉华　查文章

2015年3月16日

目　录

第一章　绪　　论

学习目标

1. 掌握现代外科学研究的内容。
2. 了解世界及中国外科学发展的历史。
3. 掌握外科学习的方法。

外科,英文名 Surgery,源于希腊文 chieurgia,是有 cheir 和 ergon 两个词根组成,分别代表"手"和"工作"的意思。外科,就是需要用"手"治疗的一类疾病的总称。在我国古代,外科学的范畴仅仅限于一些体表的疾病和外伤,但随着医学科学的发展,对人体各系统、各器官的疾病在病因和病理方面认识的不断深入,诊断方法和手术技术不断地改进,现代外科学的范畴已经包括许多内部的疾病,以及实验外科和一些自然科学基础等内容。

一、外科疾病

按病因分类,外科疾病大致可分为七类。

1. 损伤　由暴力或其他致伤因子引起的人体组织破坏,例如,内脏破裂、骨折、烧伤等,多需要手术或其他外科处理,以修复组织和恢复功能。

2. 感染　致病的微生物侵袭人体,导致组织、器官的损害、破坏,发生坏死和脓肿,需要手术治疗,例如,坏疽阑尾的切除、脓肿的切开引流等。

3. 肿瘤　绝大多数的良胜肿瘤切除有良好的根治性效果;对恶性肿瘤,手术能达到根治、延长生存时间或者缓解症状的效果。

4. 畸形　先天性畸形,例如,唇腭裂、先天性心脏病、肛管直肠闭锁等,均需施行手术治疗。后天性畸形,例如,烧伤后瘢痕挛缩,也多需手术整复,以恢复功能,改善外观。

5. 内分泌功能失调　如甲状腺功能亢进、甲状旁腺功能亢进等。

6. 寄生虫病　如胆道蛔虫、肝包虫病等。

7. 其他　器官梗阻如肠梗阻、尿路梗阻等;血液循环障碍如下肢静脉曲张、门静脉高压症等;结石形成如胆石症、尿路结石等;各种不同原因引起的大出血等,常需要手术治疗。

外科学与内科学的范畴是相对的。内科一般以应用药物为主要疗法的疾病为对象,外科一般以需要手术或手法为主要疗法的疾病为对象。然而,外科疾病并不是都需要手术的,而是在发展到一定的阶段时才需要手术治疗。例如,急性化脓性感染,早期阶段一般先用药物治疗,形成脓肿时才需要手术切开引流。而一部分内科疾病在它发展到某一阶段也需要手术治疗,例如,胃十二指肠溃疡引起穿孔、大出血或者梗阻时,常需要手术治疗。不仅如此,随着医学科学的发展,有的原来应当手术的疾病,现在可以改用非手术疗法治疗,例如,大部分的尿路结石可以应用体外震波,使结石粉碎排出。原来不能施行手术的疾病,现在已创造了有效的手术疗法,例如,大多数的先天性心脏病,应用了低温麻醉或体外循环,可以用手术方法来纠正。特别在近年由于介入放射学和内镜诊疗技术的迅速进展,使外科与内科及其他专科更趋于交叉。所以,随着医学科学的发展和诊疗方法的改进,外科学的范畴将会不断地更新变化。

二、外科学的发展简史

外科学简史:外科学和整个医学一样,是人们长期同疾病作斗争的经验总结,其进展则是由社会各个历史时期的生产和科学技术发展所决定的。

我国医学史上外科开始很早,公元前14世纪商代的甲骨文中就有“疥”“疮”等字的记载。在周代(公元前1066~公元前249年),外科已成为一门独立学科,外科医生称为“疡医”。秦汉时代的医学名著《内经》已有“痈疽篇”的外科专章。汉末,杰出的医学家华佗(141~203年)擅长外科技术,使用麻沸汤为患者进行死骨剔除术、剖腹术等。南北朝,龚庆宣著《刘涓子鬼遗方》(483年)是中国最早的外科学专著,其中有金疡专论,反映当时处理创伤的情况。隋代,巢元方著《诸病源候论》(610年)中,叙及断肠缝连、腹疝脱出等手术采用丝线结扎血管;对炭疽的感染途径已认识到“人先有疮而乘马”所得病;并指出单纯性甲状腺肿的发生与地区的水质有关。唐代,孙思邈著《千金要方》(652年)中,应用手法整复下颌关节脱位,与现代医学采用的手法相类似。宋代,王怀隐著《太平圣惠方》(992年)记载用砒剂治疗痔核。金元时代,危亦林著《世医得效方》(1337年)已有正骨经验,如在骨折或脱臼的整复前用乌头、曼陀罗等药物先行麻醉;用悬吊复位法治疗脊柱骨折。明代是我国中医外科学的兴旺时代,精通外科的医生如薛己、汪机、王肯堂、申斗垣、陈实功和孙志宏等,遗留下不少著作。陈实功著的《外科正宗》中,记述误切断气管应急用丝线缝合刀口;对于急性乳房炎(乳痈)和乳癌(乳岩)也有较确切的描述。孙志宏著的《简明医彀》中,已载有先天性肛管闭锁的治疗方法。清初设有专治骨折和脱臼者;《医宗金鉴》内的“正骨心法”专篇,总结了传统的正骨疗法。清末高文晋著《外科图说》(1856年),是一本以图释为主的中医外科学。这些足以说明中医外科学具有悠久的历史和丰富的实践经验。

现代外科学奠基于19世纪40年代,先后解决了手术疼痛、伤口感染和止血、输血等问题。手术疼痛曾是妨碍外科发展的重要因素之一。1846年美国Morton首先采用了乙醚作为全身麻醉剂,并协助Warren用乙醚麻醉施行了很多大手术。1892年德国Schleich首先提倡用可卡因作局部浸润麻醉,但由于其毒性高,不久即被普鲁卡因所代替,至今普鲁卡因仍在临床广泛应用。

伤口“化脓”是100余年前外科医生所面临的最大困难问题之一,当时,截肢后的死亡率竟高达40%~50%。1846年匈牙利Semmelweis首先提出在检查产妇前用漂白粉水将手洗净,使他所治疗的产妇死亡率自10%降至1%,这是抗菌技术的开端。1867年英国Lister采用石炭酸溶液冲洗手术器械,并用石炭酸溶液浸湿的纱布覆盖伤口,使他所施行的截肢术的死亡率自46%降至15%,奠定了抗菌术的基本原则。1877年德国Bergmann对15例膝关节穿透性损伤伤员,仅进行伤口周围的清洁和消毒后即加以包扎,有12例痊愈并保全了下肢,他提出,不能将所有的伤口都视为感染的,而不让伤口再被玷污更为重要。在这个基础上他采用了蒸气灭菌,并研究了布单、敷料、手术器械等的灭菌措施,建立了无菌术。1889年德国Furbringer提出了手臂消毒法,1890年美国Halsted倡议戴橡皮手套,这样就使无菌术臻于完善。

手术出血也曾是妨碍外科发展的另一重要因素。1872年英国Wells介绍止血钳,1873年德国Esmarch在截肢时提倡用止血带,他们是解决手术出血的创始者。1901年美国Landsteine发现血型,从此可用输血来补偿手术时的失血。初期采用直接输血法,但操作复杂,输血量不易控制;1915 年德国 Lewisohn 提出了混加枸橼酸钠溶液,使血不凝固的间接输血法,以后又有血库的建立,才使输血简便易行。

1929 年英国 Fleming 发现了青霉素,1935 年德国 Domagk 提倡用百浪多息(磺胺类药),此后各国研制出一系列抗菌药物,为外科学的发展开辟了一个新时代。再加以麻醉术的不断改进,输血、补液和营养支持的日益受到重视,这样就进一步扩大了外科手术的范围,并增加了手术的安全性。外科学进入迅速发展阶段是在 20 世纪 50 年代初期,低温麻醉和体外循环的研究成功,为心脏直视手术开辟了发展道路。60 年代,显微外科技术的发展,推动了创伤、整复和器官移植外科的前进。特别是近 30 年,外科疾病的诊断和治疗水平均有很大进步,超声、核素扫描、计算机体层成像(CT)、磁共振成像(MRI)、数字减影血管造影(DSA)到单光子发射计算机断层(SPECT)、正电子发射断层显像(positron emission tomography,PET)等检查及影像的三维重建技术,不仅可以相当准确地确定病变的部位,而且能帮助确定病变的性质,特别是介入放射学的开展,进行超选择性血管插管,不但将诊断,同时也将治疗深入到病变的内部结构。生物工程技术对医学正起着更新的影响,而免疫学、医学分子生物学的进展,特别是对癌基因的研究,已渗透到外科学各领域,使外科学发生了再一次质的飞跃。近年,微创外科技术得以快速发展,是由于它具有创伤小,并发症低,患者痛苦少,恢复快等优点,因此,微创外科已成为 21 世纪外科发展的主要方向之一。人类基因组、蛋白组计划、干细胞技术、纳米技术、组织工程等高新技术的广泛开展和完善,以及机器人外科手术和远程微创外科手术取得成功,使外科学正面临着腾飞的机遇,而循证医学的出现对传统的临床实践经验总结产生了巨大的冲击。只有紧跟时代的发展方向,不断从这些前沿学科中吸取知识,勇于探索,才能抓住机会,进而有所创新。

三、怎样学习外科学

学习外科学的根本问题、首要问题,仍然是为人的健康服务的问题。现代医学已经从生物医学模式进入了生物-心理-社会医学模式。医生必须具有良好的医德、医风,才能发挥医术的作用。如果外科医生医疗思想不端正,工作粗疏,就会给患者带来痛苦,甚至严重地损害患者的健康。因此,学习外科学必须正确地处理服务与学习的关系,要善于在服务中学习,要在全心全意地为患者服务的思想基础上学好本领,再转过来更好地为患者服务。

近年由于有了许多高新的诊断设备,外科医生无需与患者更多的接触就可以确定手术,这对患者来说,一个没有和他说过几句话,甚至没有见过面的医生为自己手术,其内心的焦虑和恐惧完全可以理解的,这就是所谓技术与情感之间的矛盾。外科医生要多给患者解释其病情,多与患者说明各种检查在术前的必要性,加强患者对手术的信心和对手术医生的信任。一个好的外科医生应该懂得如何去解决这个技术与情感之间的矛盾,同时还必须严格遵守医学伦理和道德。

手术是外科治疗工作中的一个重要手段,是治疗成败的关键。片面地强调手术,认为外科就是手术,手术就能解决一切,这种想法是不正确的、有害的。如果在疾病的诊断尚未肯定或手术是否适应未确定之前即贸然进行手术,就有可能给患者带来不可弥补的伤害。术前准备或术后处理得不恰当,也可以使一个成功的手术归于失败。因此,学习外科学首先要严格掌握外科疾病的手术适应证,如能以非手术疗法治愈的,即不应采用手术治疗;如能以小手术治愈的,即不应采用大手术。要充分做好手术前准备,不但要有详细的手术计划,对术中可能发生的意外也要有所准备。我们一定要纠正单纯手术观点,反对为手术而手术和为练习技术而手术的错误行为。我们必须严格遵循外科诊疗基本原则:正确诊断,充分准备;满意麻醉,准确定位;仔细解剖,减轻损伤;根除伤病,力保功能;加强护理,促进康复。

必须贯彻理论与实践相结合的原则 外科学的每一进展,都体现了理论与实践相结合的原则。以十二指肠溃疡的外科治疗为例:早年人们曾经施行胃空肠吻合或胃部分切除的手术以治疗此病,但发现这些手术后溃疡又可复发。通过一个阶段的研究,了解到胃酸分泌及其对溃疡的影响,乃确立了胃大部切除术的原则。然而,胃大部切除术虽能避免溃疡复发,却又带来了生理紊乱的各种并发症。又经过对胃生理和溃疡病病因的深入研究,人们才开始应用迷走神经切断术来治疗十二指肠溃疡;通过术后疗效的观察,由迷走神经干切断术发展到选择性迷走神经切断术,继而进一步提高到现在认为更符合生理原则的高选择性迷走神经切断术。20世纪中叶以后,又确认了幽门螺杆菌的致病作用,从而大大提高了非手术治疗的疗效。

学习外科学,一定要自觉地运用理论与实践相结合的认识论原则。一方面要认真学习书本上的理论知识,另一方面必须亲自参加实践。学习外科学要仔细观察外科患者各系统、各器官的形态和功能变化;要密切注意患者对药物和手术治疗的反应;要认真总结疗效和经验,要见习和参加手术和麻醉等各种诊疗操作,还要进行动物实验。我们要通过自己的独立思考,把感性认识和理性知识紧密地结合起来,分析实践中所遇到的各种问题,从而提高我们发现问题、分析问题和解决问题的能力。

必须重视基本知识、基本技能和基础理论 基本知识包括基础医学知识和其他临床各学科的知识。例如,如要做好腹股沟疝的修补术,就必须熟悉腹股沟区的局部解剖;要施行乳癌手术,就应了解乳癌的淋巴转移途径;要鉴别阻塞性黄疸与肝细胞性黄疸,就要掌握肝细胞性黄疸的临床特点。所以,外科医生对基本知识的学习要认真,达到准确无误。若认为这类知识较粗浅而无须用心,结果会使自己认识模糊,不但不能处理外科疾病,而且也不能正确地作出诊断和鉴别诊断。

在基本技能方面,首先要写好病史记录、学会体格检查,在现代影像学诊断迅速发展和日趋完善的情况下,仍须强调而不应忽视,这样才能较全面地了解和判断病情。要培养严格的无菌观念,熟悉各种消毒方法。要重视外科基本操作的训练,诸如切开、分离、止血、结扎、缝合及引流、换药等,都要按照一定的外科准则,而不可草率行事,否则会影响到手术的效果。其他处理如血管穿刺、胃肠减压、气管插管或切开、胸膜腔闭式引流、导尿等,都需认真学习,且能掌握使用。

重视基础理论,它能帮助外科医生在临床实践中加深理解、加深认识。如果一个外科医生只会施行手术,而不知道为什么要施行这样的手术,也就是"知其然而不知其所以然",不但不能促进外科的进展,还会造成医疗工作中的差错,甚至危害患者。具有了扎实的基础理论,才能使外科医生在临床工作中做到原则性与灵活性相结合,乃至开拓思路,有所创新。

跨入21世纪后的外科学进入高速发展的新时期,外科工作者必须在掌握现有知识的基础上刻苦钻研,努力实践,既要勤奋学习先进技能、先进理论,运用循证医学的方法,科学地收集和评价证据,指导外科实践,又要大胆地进行创造性的工作,以满足新世纪外科学发展的需要。培养既有高尚医德,又有过硬技术的德才兼备的青年医学人才,是我国外科学兴旺发展、赶超西方发达国家的希望所在。

(王志伟 陈锦鹏)

第二章　无　菌　术

学习目标

1. 掌握无菌术的相关基本概念。
2. 掌握手术进行中的无菌原则。
3. 了解无菌管理和手术人员及手术区域的准备。

无菌术(asepsis)是临床医学的一个基本操作规范,包括灭菌、消毒法、操作规则及管理制度等基本内容。对外科而言,其意义尤为重要。在人体和周围环境,普遍存在各种微生物。在手术、穿刺、插管、注射及换药等过程中,必须采取一系列严格措施,防止微生物通过接触、空气或飞沫进入伤口或组织,否则就可能引起感染。无菌术就是针对微生物及感染途径所采取的一系列预防措施。

从理论上,所谓灭菌,是指杀灭一切活的微生物,包括芽胞。而消毒则是指杀灭病原微生物和其他有害微生物,但并不要求清除或杀灭所有微生物。从临床角度,灭菌和消毒都必须能杀灭所有致病微生物,达到无菌术的要求。手术器械和应用物品如手术衣、手术巾、纱布、盆罐及各种常用手术器械等按灭菌要求处理。某些特殊手术器械、手术人员手臂、患者的皮肤、手术室的空气等按消毒的标准进行处理。

第一节　手术器械、物品、敷料的灭菌、消毒法

(一) 高压蒸气法

高压蒸气法是目前医院应用最普遍,效果亦很可靠的灭菌法。高压蒸气灭菌器可分为下排气式和预真空式两类。下排气式灭菌器式样很多,有手提式、卧式及立式等,但其基本结构和作用原理相同,均由一个两层壁的耐高压的锅炉构成。蒸气进入消毒室内,积聚而使压力增高,室内的温度也随之升高。当蒸气压力达到一定的温度和时间,即能杀灭包括具有顽强抵抗力的细菌芽胞在内的一切微生物。预真空式蒸气灭菌器的结构及使用方法有所不同。其特点是先抽吸灭菌器内的空气使其呈真空状态,然后由中心供气室经管道将蒸气直接输入消毒室,这样可以保证消毒室内的蒸气分布均匀,整个灭菌所需的时间也可缩短,对灭菌物品的损害亦更轻微。

高压蒸汽发生器用于大多数医用物品,包括手术器械,消毒衣巾及布类敷料等的灭菌,为保证高压灭菌的效果,使用高压蒸气灭菌器应注意:①需灭菌的各种包裹不宜过大,体积上限为长 40cm、宽 30cm、高 30cm。包扎亦不宜过紧;②灭菌器内的包裹不宜排得过密,以免妨碍蒸气透入,影响灭菌效果;③预置专用的包内及包外灭菌指示纸带,在压力及温度达到灭菌标准条件并维持 15 分钟时,指示纸带即出现黑色条纹,表示已达到灭菌的要求;④已灭菌的物品应注明有效日期,并需与未灭菌的物品分开放置;⑤高压灭菌器应由专人负责。

（二）化学气体灭菌法

此类方法适用于不耐高温、湿热的医疗材料的灭菌，如电子仪器、光学仪器、内镜及其专用器械、心导管，导尿管，以及其他橡胶制品等物品。目前主要采用环氧乙烷气体灭菌法、过氧化氢等离子体低温灭菌法和低温甲醛蒸气灭菌法等。环氧乙烷气体法灭菌，气体有效浓度450~1200mg/L，灭菌室内温度为37~63℃，持续1~6小时方能达到灭菌要求。过氧化氢等离子体低温灭菌法是在灭菌设备内激发产生辉光放电，以过氧化氢为介质，形成低温等离子体，发挥灭菌作用，过氧化氢作用浓度为>6mg/L，温度为45~65℃，时间为28~75分钟。低温甲醛蒸气灭菌法有效气体浓度为3~11 mg/L，灭菌温度为50~80℃，灭菌时间为30~60分钟。环氧乙烷和甲醛蒸气法处理后残留气体的排放，不能采用自然挥发，而应设置专用的排气系统排放。

（三）煮沸法

此法适用于金属器械、玻璃制品及橡胶类等物品。在水中煮沸至100℃并持续15~20分钟，一般细菌即可被杀灭，但带芽胞的细菌至少需煮沸1小时才能被杀灭。高原地区气压低，水的沸点亦低，煮沸灭菌的时间需相应延长。为节省时间和保证灭菌质量，高原地区可应用压力锅作煮沸灭菌。压力锅的蒸气压力一般为127.5 kPa，锅内最高温度可达124℃左右，10分钟即可灭菌。灭菌时间应从水煮沸后算起，若中途放入其他物品，则灭菌时间应重新计算。

（四）药液浸泡法

锐利器械、内镜和腹腔镜可用化学药液浸泡消毒。目前临床常用2%中性戊二醛水溶液浸泡，30分钟达到消毒效果，灭菌时间为10小时。其他用于消毒等浸泡液有10%甲醛溶液、70%乙醇溶液、1∶1000的苯扎溴铵。

（五）电离辐射法

主要用于无菌医疗耗材和某些药品。

第二节 手术人员和患者手术区域的准备

（一）手术人员的术前准备

【一般准备】 手术人员进手术室，先要换穿手术室准备的清洁鞋和衣裤，戴好帽子和口罩。帽子要盖住全部头发，口罩要盖住鼻孔。剪短指甲，并去除甲缘下的积垢。手或臂部皮肤有破损或有化脓性感染时，不能参加手术。

【外科手消毒】 在皮肤皱纹内和皮肤深层如毛囊、皮脂腺等处都藏有微生物群落，称为常居群落。外科手消毒并不能消灭藏在皮肤深处的微生物群落。在手术过程中，这些深藏的细菌可逐渐移到皮肤表面。所以在手臂消毒后，还要戴上消毒橡胶手套和穿无菌手术衣，以防止这些微生物污染手术伤口。

手臂的消毒包括清洁和消毒两个步骤：先用皂液或洗手液，按照“六步洗手法”对手及手臂作刷洗，清除皮肤上的各种污渍；然后用消毒剂作皮肤消毒，传统的肥皂水刷洗、乙醇浸泡法，需要15分钟才能完成，现已经很少使用。目前很多医院改用了新型消毒剂，如乙醇、异丙醇、氯己定、碘伏等，消毒过程大为简化，同样有效。消毒方法有刷洗法、冲洗法、免冲洗法。外科手消毒最常用的刷洗法，按一定顺序刷洗手臂3分钟，可达到外科手消毒标准。

【穿无菌手术衣和戴手套的方法】 手臂消毒完成后，需要按无菌术等要求，要求，穿上无菌手术衣，戴无菌手套。

（二）患者手术区的准备

患者皮肤表面也存在常居菌落和暂居菌落。这些细菌进入切开的伤口，可能会导致感染。患者手术区准备的目的是消除手术切口及其皮肤周围的暂居菌，抑制常居菌的移动，最大限度减少手术部位的相关感染。

如有手术区域附近皮肤可能影响显露和操作的毛发，手术前应该剃除。如皮肤上有较多油脂或胶布粘贴的残迹，可先用汽油或松节油拭去。然后用2.5%～3%碘酊涂擦皮肤，待其干燥后，以70%乙醇涂擦两遍，脱去碘酊。碘酊消毒效果确切，这种方法仍在广泛使用。近年来含活性碘或活性氯的专用皮肤消毒剂陆续问世并广泛用于临床，新型消毒剂对皮肤刺激性小，可长时间留在皮肤表面，消毒抑菌作用持久。

【注意事项】 ①涂擦消毒剂时，应由手术区中心部向四周涂擦。感染伤口和肛门区手术，则应自手术区外周涂向感染伤口或会阴、肛门处。已经接触污染部位的药液纱布，不应再返擦清洁处。②手术区皮肤消毒范围要包括手术切口周围15cm的区域。如手术有延长切口的可能，则应事先相应扩大皮肤消毒范围。不同手术部位的皮肤消毒范围不同。

手术区消毒后，铺无菌布单。其目的是除显露手术切口所必需的最小皮肤区以外，其他部位均需予以遮盖，以避免和尽量减少手术中的污染，为手术操作提供充分的无菌平面。小手术仅盖一块孔巾即可，对较大手术，须铺盖无菌巾和其他必要的布单。除手术野外，手术切口周围必须覆盖四层或四层以上的无菌巾。原则是先铺相对不洁区，最后铺靠近操作者的一侧，并用布巾钳将交角处夹住，以防止移动。无菌巾铺下后，不可随便移动，如果位置不准确，只能由手术区向外移，而不应向内移动。一般的铺巾方法如下：用四块无菌巾，每块的一边双折少许，在切口每侧铺盖一块无菌巾，盖住手术切口周围。然后，根据手术部位的具体情况，再铺中单或大单。大单布的头端应盖过麻醉架，两侧和足端部应垂下超过手术台边30cm。

第三节 手术进行中的无菌原则

在手术过程中，虽然器械和物品都已灭菌、消毒，手术人员也已洗手、消毒、穿戴无菌手术衣和手套，患者手术区又已消毒和铺盖无菌布单，为手术已提供了一个无菌操作的环境。但是在手术进行中，如果没有严格的规章来保持这种无菌环境，已经灭菌和消毒的物品或手术区域仍有受到污染和引起伤口感染的可能。有时可因此而使手术失败，甚至影响患者的生命。所有参加手术的人员必须认真执行以下无菌操作规则。

(1) 手术人员穿无菌手术衣和戴无菌手套之后，个人的无菌空间为肩部以下，腰部以上的身前区，双侧手臂。手术台及器械推车铺设无菌布单后，台面范围也是无菌区。手不能接触背部、腰部以下和肩部以上部位，这些区域属于有菌地带；同样，也不要接触手术台边缘以下的布单。如果发生意外污染，需要立即更换或者重新消毒。

（2）不可在手术人员的背后传递手术器械及用品。坠落到无菌巾或手术台边以外的器械物品，不准拾回再用。

（3）手术中如手套破损或接触到有菌地方，应更换无菌手套。如前臂或肘部触碰有菌地方，应更换无菌手术衣或加套无菌袖套。如无菌巾、布单等物已被湿透，其无菌隔离作用不再完整，应加盖干的无菌布单。

（4）手术开始前要清点器械、敷料，手术结束时，检查胸、腹等体腔，待核对器械、敷料数无误后，才能关闭切口，以免异物遗留腔内，产生严重后果。

（5）在手术过程中，同侧手术人员如需调换位置，一人应先退后一步，背对背地转身到达另一位置，以防触及对方背部不洁区。

（6）切口边缘应以无菌大纱布垫或手术巾遮盖，并用巾钳或缝线固定，仅显露手术切口。如果使用切口保护器，开腹后将切口保护器植入腹腔，其无菌薄膜外翻后即可覆盖整个切口，对切口有良好的保护作用。

（7）做皮肤切口及缝合皮肤之前，需用70%乙醇再涂擦消毒皮肤一次。

（8）切开空腔脏器前，要先用纱布垫保护周围组织，以防止或减少污染。

（9）参观手术的人员不可太靠近手术人员或站得太高，也不可经常在室内走动，以减少污染的机会。

（10）手术进行时不应开窗通风或用电扇，室内空调机风口也不能吹向手术台，以免扬起尘埃，污染手术室内空气。

（11）所有参加手术人员必须严格遵守无菌制度，人人应对无菌原则保持高度的责任感，对可疑被污染的物品，一概按污染物处理。

第四节　手术室的管理

手术室需要有严格的管理制度以保证手术室的环境洁净。相关制度包括消毒，卫生制度，灭菌、消毒物品的保存和监测，以及特殊感染患者所用器械物品的处理等。

（1）手术室的建筑布局应当遵循医院感染预防与控制的原则，布局合理、分区明确、标志清楚，符合功能流程和洁污区域分开的基本原则。手术室应设有工作人员出入通道、患者出入通道，物流做到洁污分开、流向合理。

（2）进入手术室的工作人员严格遵守手术室各项制度，如更衣更鞋制度，参观制度、患者的安全管理制度，查对制度，仪器设备使用制度等。

（3）一天内同一手术间需连续作数个手术时，应先作无菌手术，后作污染或感染手术。每次手术完毕后和每日工作结束时，都应彻底擦拭地面，清除污液、敷料和杂物等。

（4）层流手术室采用空气洁净技术对微生物污染采取程度不同的处理。手术室内形成正压环境，使气流从洁净度高的手术区域，流向洁净度低的区域，形成一个密闭的洁净环境。在门关闭时，室内的气压大于室外的气压，从而保证手术间内的洁净空气，只向外排出，而室外的空气不会进入室内。开门时室内的正压降低，会有少量门外的空气进入室内，影响室内空气的洁净度，手术过程中尽量减少开门次数，严禁开门手术。

（5）手术室的工作区域，应该24小时清洁消毒一次。连台手术之间，当天全部手术完毕后,应当对手术间及时进行清洁消毒处理。每周应彻底大扫除一次。每月对参加手术者洗手后作手指细菌培养、手术室空气细菌培养,以及消毒物品的细菌培养。

(6) 特殊感染的消毒:气性坏疽、绿脓杆菌感染者术后,手术间用40%甲醛加高锰酸钾熏蒸。肝炎、绿脓杆菌感染、开放性结核的患者,所用手术器械,先在2000mg/L有效氯溶液中浸泡60分钟,然后清洗,高压蒸汽灭菌。用过的敷料打包后集中处理。

(陈锦鹏)

第三章　外科体液平衡

学习目标

1. 掌握体液平衡的基本概念及调节机制。
2. 掌握血钠、钾异常的常见原因及治疗。
3. 掌握急性酸碱平衡紊乱的诊断和治疗。

正常体液容量、渗透压及电解质含量是机体正常代谢和各器官功能正常进行的基本保证。手术、创伤、感染等均可能导致体内水、电解质和酸碱平衡的失调，处理这些问题成为外科患者治疗中一个重要的内容。

第一节　概　　述

体液可分为细胞内液和细胞外液两部分，主要成分为水和电解质，其量与性别、年龄及胖瘦有关。肌组织含水量较多（75%～80%），而脂肪细胞不含水分。成年男性的体液量约为体重的60%，而成年女性的体液量约占体重的50%。小儿的脂肪较少，故体液量所占体重的比例较高，新生儿可达体重的80%。随其年龄增大，体内脂肪也逐渐增多，14岁之后已与成年人所占比例相似。

细胞内液绝大部分存在于骨骼肌中，男性约占体重的40%，女性的细胞内液约占体重的35%。细胞外液则男、女性均占体重的20%。细胞外液又可分为血浆和组织间液两部分。血浆量约占体重的5%，组织间液量约占体重的15%。绝大部分的组织间液能迅速地与血管内液体或细胞内液进行交换并取得平衡，这在维持机体的水和电解质平衡方面具有重要作用，故又可称其为功能性细胞外液。另有一小部分组织间液仅有缓慢地交换和取得平衡的能力，在维持体液平衡方面的作用甚小，称为无功能性细胞外液。无功能性细胞外液占体重的1%～2%，占组织间液的10%左右，如脑脊液、关节液和消化液等，都属于无功能性细胞外液。但是，有些无功能性细胞外液的变化导致机体水、电解质和酸碱平衡失调却是很显著的。最常见的就是胃肠消化液的大量丢失，可造成体液量、酸碱平衡及电解质的明显变化。

细胞外液中最主要的阳离子是 Na^+，主要的阴离子是 Cl^-、HCO_3^- 和蛋白质。细胞内液中的主要阳离子是 K^+ 和 Mg^{2+}，主要阴离子是 HPO_4^{2-} 和蛋白质。细胞外液和细胞内液的渗透压相等，正常血浆渗透压为290～310 mmol/L。渗透压的稳定对维持细胞内、外液平衡具有非常重要的意义。

体液平衡及渗透压的调节是由神经-内分泌系统调节的。通过下丘脑-垂体后叶-抗利尿激素系统来恢复和维持正常渗透压，血容量的恢复和维持则是通过肾素-血管紧张素-醛固酮系统。此两系统共同作用于肾，调节水及钠等电解质的吸收及排泄，从而达到维持体液平衡，使体内环境保持稳定。

与渗透压相比，血容量对机体更为重要。当血容量锐减又兼有血浆渗透压降低时，对抗利尿激素的促进分泌作用远远强于低渗透压对抗利尿激素分泌的抑制作用,优先保持和恢复血容量,以维护其生命安全,保证重要器官的灌流。

在体内丧失水分时,细胞外液的渗透压则增高,可刺激下丘脑-垂体-抗利尿激素系统,产生口渴感,机体主动增加饮水。同时抗利尿激素的分泌增加,使远曲小管的集合管上皮细胞对水分的再吸收加强,水分被保留在体内,使已升高的细胞外液渗透压降至正常。反之,体内水分增多时,细胞外液渗透压即降低。口渴反应被抑制,并且抑制抗利尿激素的分泌,使远曲小管和集合管上皮细胞对水分的再吸收减少,多余的水分排出体内,细胞外液渗透压增至正常。抗利尿激素分泌的调节反应非常灵敏,血浆渗透压较正常有±2%的变化,该激素的分泌亦就有相应的变化,使机体水分能保持动态平衡。

此外,肾小球旁细胞分泌的肾素和肾上腺皮质分泌的醛固酮也参与体液平衡的调节。当血容量减少和血压下降时,肾素分泌增加,肾上腺皮质分泌醛固酮增加。醛固酮可促进远曲小管对 Na^+ 的再吸收和 K^+、H^+ 的排泄。Na^+ 再吸收的增加,水的再吸收也增多,促使细胞外液量恢复至正常。

机体进行正常生理活动和代谢需要一个酸碱度适宜的体液环境,维持酸碱平衡及其重要。通常人的体液保持着一定的 H^+ 浓度,保持着一定的 pH(动脉血浆 pH 为 7.40±0.05)。但是人体在代谢过程中,H^+ 浓度经常有所变动。为了使血中 H^+ 浓度仅在很小的范围内变动,人体通过体液的缓冲系统、肺的呼吸和肾的排泄完成对酸碱平衡的调节作用。

血液中的缓冲系统以 HCO_3^-/H_2CO_3 最为重要。HCO_3^- 的正常值平均为 24 mmol/L,H_2CO_3 平均为 1.2 mmol/L,两者比值 $HCO_3^- : H_2CO_3 = 24 : 1.2 = 20 : 1$。只要 $HCO_3^- : H_2CO_3$ 的比保持为 20∶1,无论 HCO_3^- 及 H_2CO_3 绝对值有高低,血浆的 pH 仍然能保持为 7.40。肺的呼吸对酸碱平衡的调节作用主要是通过 CO_2 经肺排出,可使血中动脉血二氧化碳分压($PaCO_2$)下降,也即调节了血中的 H_2CO_3。肾通过改变排出固定酸及保留碱性物质的量,来维持正常的血浆 HCO_3^- 浓度,使血浆 pH 不变。肾调节酸碱平衡的机制可归纳为:①通过 Na^+-H^+ 交换而排出 H^+;②通过 HCO_3^- 重吸收而增加碱储备;③通过产生 NH_3^+ 并与 H^+ 结合成 NH_4^+ 才后排出而排 H^+;④通过尿的酸化过程而排 H^+。

第二节　体液代谢的失调

体液平衡失调有三种:容量失调、浓度失调和成分失调。容量失调是指等渗性体液的减少或增加,只引起细胞外液量的变化,而细胞内液容量无明显改变,等渗性缺水就是典型的容量失调。浓度失调是指细胞外液中的水分有增加或减少,以致渗透微粒的浓度发生改变,也即是渗透压发生改变。由于钠离子构成细胞外液渗透微粒的 90%,此时发生的浓度失调就表现为低钠血症或高钠血症。细胞外液中其他离子因渗透微粒数量少,不会对细胞外液渗透压造成明显影响,如低钾血症或高钾血症、低钙血症或高钙血症,以及酸中毒或碱中毒等。

一、水和钠的代谢紊乱

在细胞外液中,水和钠的关系非常密切,故一旦发生代谢紊乱,缺水和失钠常同时存在,既可水和钠按比例丧失,也可缺水少于缺钠,或多于缺钠。这些不同缺失的形式所引起的病理生理变化不同,临床表现也不尽相同(表 3-1)。

表 3-1 不同类型缺水的特征

缺水类型	丢失成分	典型病症	临床表现	实验室检查
等渗性	等比 Na、H_2O	肠瘘	舌干,不渴	血浓缩,血 Na 正常
低渗性	Na> H_2O	慢性肠梗阻	神志差,不渴	血 Na↓
高渗性	H_2O > Na	食管癌梗阻	有口渴	血 Na↑

(一) 等渗性缺水

等渗性缺水又称急性缺水。水和钠成比例地丧失,血清钠仍在正常范围,细胞外液的渗透压也可保持正常。外科患者最易发生这种缺水。等渗性缺水可造成包括循环血量在内的细胞外液迅速减少。由于丧失的液体为等渗性液体,细胞外液的渗透压基本不变,细胞内液并不会代偿性向细胞外间隙转移。机体对等渗性缺水的代偿启动机制是肾小球小动脉壁的压力感受器受到管内压力下降的刺激,以及肾小球滤过率下降所致的远曲小管液内 Na^+的减少,引起肾素-血管紧张素-醛固酮系统的兴奋,醛固酮的分泌增加。醛固酮促进远曲小管对钠的再吸收,随钠一同被再吸收的水量也有增加,从而代偿性地使细胞外液量回升。

【病因】 常见病因有:①消化液的急性丧失,如肠外瘘、大量呕吐等;②体液丧失在感染区或软组织内,如腹腔内感染、肠梗阻、大面积烧伤等。其丧失的体液成分与细胞外液基本相同。

【临床表现】 患者有恶心、厌食、乏力、少尿等,但不口渴。舌干燥,眼窝凹陷,皮肤干燥、松弛。若在短期内体液丧失量达到体重的 5%,即丧失细胞外液的 25%,患者则会出现脉搏细速、肢端湿冷、血压不稳定或下降等血容量不足之症状。当体液丧失达体重的 6%~7%时(相当于丧失细胞外液的 30%~35%),休克表现的更严重。休克的微循环障碍必然导致酸性代谢产物的大量产生和积聚,因此常伴发代谢性酸中毒。如果患者丧失含大量 H^+的胃液,则可伴发代谢性碱中毒。

【诊断】 多数病例有消化液或其他体液的大量丧失史。每日的失液量越大,失液持续时间越长,症状就越明显,通常依据病史和临床表现常可明确诊断。实验室检查可发现有血液浓缩现象,包括红细胞计数、血红蛋白量和血细胞比容均明显增高。血清 Na^+、Cl^-等一般无明显降低,尿比重增高。作动脉血血气分析可判别是否有酸(碱)中毒存在。

【治疗】 治疗原发病十分重要,若能消除病因,则缺水将很容易纠正。对等渗性缺水的治疗,关键是纠正其细胞外液的减少。可静脉滴注平衡盐溶液或等渗盐水,使血容量得到快速补充。对已有脉搏细速和血压下降等症状者,表示细胞外液的丧失量已达体重的 5%,需从静脉快速滴注上述溶液约 3000ml(按体重 60 kg 计算),以恢复其血容量。注意所输注的液体应该是含钠的等渗液,如果输注不含钠的葡萄糖溶液则会导致低钠血症。静脉快速输注上述液体时必须监测心率、中心静脉压(CVP)、肺动脉楔压等,防止快速补液导致心力衰竭。对血容量不足表现不明显者,可给患者上述用量的 1/2~2/3,即 1500 ~2000ml,以补充缺水、缺钠量。此外,还应补给日需要水量 2000ml 和氯化钠 4.5g。

平衡盐溶液的电解质含量和血浆内含量相仿,用来治疗等渗性缺水比较理想。目前常用的平衡盐溶液有乳酸钠和复方氯化钠溶液两种。如果单用等渗盐水,因溶液中的 Cl^-含

量比血清 Cl^-含量高 50 mmol/L（Cl^-含量分别为 154 mmol/L 及 103 mmol/L），大量输入后有导致血 Cl^-过高，引起高氯性酸中毒的危险。

在纠正缺水后，排钾量会有所增加，血清 K^+浓度也因细胞外液量的增加而被稀释降低，故应注意预防低钾血症的发生。

（二）低渗性缺水

低渗性缺水又称慢性缺水，水和钠同时缺失，但失钠多于失水，故血清钠低于正常范围，细胞外液呈低渗状态。机体调整渗透压的代偿机制表现为抗利尿激素的分泌减少，使水在肾小管内的再吸收减少，尿量排出增多，从而提高细胞外液的渗透压。但这导致细胞外液总量进一步减少，于是细胞间液进入血液循环，以部分地补偿血容量。为避免循环血量的再减少，机体将不再顾及渗透压的维持。此时肾素-醛固酮系统发生兴奋，使肾减少排钠，增加 Cl^-和水的再吸收。抗利尿激素分泌反而增多，使水再吸收增加。如上述代偿功能无法维持血容量时，将出现休克。

【病因】 主要病因有：①胃肠道消化液持续性丢失，大量钠随消化液而排出，如反复呕吐、长期胃肠减压引流或慢性肠梗阻；②大创面的慢性渗液；③应用排钠利尿剂如氯噻酮、依他尼酸等时，未补充适量的钠盐；④等渗性缺水治疗时补充水分过多。

【临床表现】 低渗性缺水的临床表现随缺钠程度而不同。一般均无口渴感，常见症状有恶心、呕吐、头晕、视觉模糊、软弱无力、起立时容易晕倒等。当循环血量明显下降时，肾的滤过量相应减少，以致体内代谢产物潴留，可出现神志淡漠、肌痉挛性疼痛、腱反射减弱和昏迷等。

根据缺钠程度，低渗性缺水可分为三度：轻度缺钠者血钠浓度在 135 mmol/L 以下，患者感疲乏、头晕、手足麻木。尿中 Na^+减少。中度缺钠者血钠浓度在 130 mmol/L 以下，患者除有上述症状外，尚有恶心、呕吐、脉搏细速，血压不稳定或下降，脉压变小，浅静脉萎陷，视力模糊，站立性晕倒。尿量少，尿中几乎不含钠和氯。重度缺钠者血钠浓度在 120 mmol/L 以下，患者神志不清，肌痉挛性抽痛，腱反射减弱或消失；出现木僵，甚至昏迷。常发生休克。

【诊断】 如患者有上述特点的体液丢失病史和临床表现，可初步诊断为低渗性缺水。进一步的检查包括：①尿液检查，尿比重常在 1.010 以下，尿 Na^+和 $C1^-$常明显减少；②血钠测定，血钠浓度低于 135mmol/L，表明有低钠血症。血钠浓度越低，病情越重；③红细胞计数、血红蛋白量、血细胞比容及血尿素氮值均有增高。

【治疗】 应积极处理原发病。针对低渗性缺水时细胞外液缺钠多于缺水的血容量不足的情况，应静脉输注含盐溶液或高渗盐水，以纠正细胞外液的低渗状态和补充血容量。静脉滴注原则是：滴注速度应先快后慢，总输入量应分次完成。每 8～12 小时根据临床表现及检测资料，包括 Na^+和 $C1^-$浓度、动脉血血气分析和 CVP 等，随时调整输液计划。低渗性缺水的补钠量可按下列公式计算：

需补充的钠量（mmol）=［血钠的正常值（mmol/L）-血钠测得值（mmol/L）］×体重（kg）×0.6（女性为 0.5）。

举例如下：女性患者，体重 60 kg，血钠浓度为 130 mmol/L。

补钠量 =（142-130）×60×0.5 = 360 mmol。

以 17 mmol Na^+相当于 1g 钠盐计算，补氯化钠量约为 21g。当日先补 1/2 量，即 10.5g，加每日正常需要量 4.5 g，共计 15g，滴注 5% 葡萄糖盐水 1500ml 即可基本完成。此外还应补给日需液体量 2000ml。其余的一半钠,可在第二日补给。

公式仅作为补钠安全剂量的估计,一般总是先补充缺钠量的一部分,以解除急性症状,使血容量有所纠正。重度缺钠出现休克者,应先补足血容量,以改善微循环和组织器官的灌注。晶体液(复方乳酸氯化钠溶液、等渗盐水)和胶体溶液(羟乙基淀粉、右旋糖酐和血浆)都可应用。但晶体液的用量一般要比胶体液用量大 2~3 倍。然后可静脉滴注高渗盐水(一般为 5% 氯化钠溶液)200~300ml,尽快纠正血钠过低,恢复细胞外液量和渗透压,使水从水肿的细胞中外移。但滴注高渗盐水时应严格控制滴速,每小时不应超过 100~150ml,以后根据病情及血钠浓度再调整治疗方案。

(三) 高渗性缺水

高渗性缺水又称原发性缺水,水和钠的同时丢失,但缺水更多,血清钠高于正常范围,细胞外液的渗透压升高。严重的缺水,可使细胞内液移向细胞外间隙,结果导致细胞内、外液量都有减少。最后因脑细胞缺水而导致脑功能障碍。机体对高渗性缺水的代偿机制是:高渗状态刺激位于视丘下部的口渴中枢,患者感到口渴而饮水,使体内水分增加,以降低细胞外液渗透压。另外,细胞外液的高渗状态可引起抗利尿激素分泌增多,使肾小管对水的再吸收增加,尿量减少,也可使细胞外液的渗透压降低和其容量恢复。如缺水加重致循环血量显著减少,又会引起醛固酮分泌增加,加强对钠和水的再吸收,以维持血容量。

【病因】 主要病因为:①水分摄入不够,如各种原因导致的吞咽困难或无法进食等,经鼻胃管或空肠造口管给予高浓度肠内营养溶液等;②水分丧失过多,如高热大量出汗(汗中含氯化钠 0.25%)、大面积烧伤暴露疗法、糖尿病导致高渗性利尿等。

【临床表现】 高渗性缺水分为三度。轻度缺水者除口渴外,无其他症状,缺水量为体重的 2%~4%。中度缺水者有极度口渴。有乏力、尿少和尿比重增高。唇舌干燥,皮肤失去弹性,眼窝下陷。常有烦躁不安,缺水量为体重的 4%~6%。重度缺水者除上述症状外,出现躁狂、幻觉、谵妄、甚至昏迷,缺水量超过体重的 6%。

【诊断】 高渗性缺水的诊断依赖于病史、临床表现和实验室检查。实验室检查的异常包括:①尿比重高;②红细胞计数、血红蛋白量、血细胞比容轻度升高;③血钠浓度升高,在 150 mmol/L 以上。

【治疗】 针对病因的治疗具有重要临床意义。无法口服的患者,可静脉滴注 5% 葡萄糖溶液或低渗的 0.45% 氯化钠溶液,补充已丧失的液体。所需补充液体量可先根据临床表现,估计丧失水量占体重的百分比。然后按每丧失体重的 1% 补液 400~500ml 计算。为避免输入过量而致血容量的过分扩张及水中毒,计算所得的补水量,一般可分在两日内补给。治疗一日后应监测全身情况及血钠浓度,根据血钠浓度及临床表现调整次日的补给量。此外,补液量中还应包括每日正常需要量 2000ml。高渗性缺水者因为缺水多于缺钠,才使血钠浓度升高,实际本身也存在缺钠,所以,如果在纠正时只补给水分,不补适当的钠,将不能纠正缺钠,可能反过来出现低钠血症。经上述补液治疗后若仍存在酸中毒,可酌情补给碳酸氢钠溶液。

(四) 水中毒

水中毒即稀释性低血钠。水中毒较少发生,系指机体的摄入水总量超过了排出水量,以致水分在体内潴留,引起血浆渗透压下降和循环血量增多。病因有:①各种原因所致的抗利尿激素分泌过多;②肾功能不全,排尿能力下降;③机体摄入水分过多或接受过多的静脉输液。此时,细胞外液量明显增加,血清钠浓度降低,渗透压亦下降。

【临床表现】 急性水中毒的发病急,由于脑细胞肿胀,可造成颅内压增高,引起如头痛、嗜睡、躁动、精神紊乱、定向能力失常、谵妄、昏迷等一系列神经、精神症状。若发生脑疝则出现相应的神经症状。慢性水中毒的症状往往被原发疾病的症状所掩盖。患者往往有软弱无力、恶心、呕吐、嗜睡等症状。体重明显增加,皮肤苍白而湿润。

实验室检查可发现:红细胞计数、血红蛋白量、血细胞比容和血浆蛋白量均降低;血浆渗透压降低,以及红细胞平均容积增加和红细胞平均血红蛋白浓度降低。提示细胞内、外液量均增加。

【治疗】 水中毒一经明确诊断,立即停止水分摄入。较轻者,在机体排出多余的水分后,水中毒即可解除。严重者,除禁水外,还需用利尿剂以促进水分的排出。一般可用渗透性利尿剂,如20%甘露醇或25%山梨醇200ml静脉内快速滴注(20分钟内滴完),可减轻脑细胞水肿和增加水分排出。也可静脉注射袢利尿剂,如呋塞米(速尿)和依他尼酸等。

对于水中毒,预防显得更重要。急性肾功能不全和慢性心功能不全者,更应严格限制入水量。疼痛、失血、休克、创伤及大手术等因素容易引起抗利尿激素的分泌过多,对于这类患者的输液治疗,应注意避免过量。

二、体内钾的异常

钾是机体重要的矿物质之一。体内钾总含量的98%存在于细胞内,是细胞内最主要的电解质。细胞外液的含钾量仅是总量的2%,但它十分重要。正常血钾浓度为3.5~5.5mmol/L。钾有许多重要的生理功能:参与维持细胞的正常代谢,维持细胞内液的渗透压和酸碱平衡,维持神经肌肉组织的兴奋性,以及维持心肌正常功能等。钾的代谢异常有低钾血症和高钾血症,前者比较常见。

(一)低钾血症

血钾浓度低于3.5 mmol/L表示有低钾血症。缺钾或低钾血症的常见原因有:①长期进食不足;②钾从肾排出过多,常见原因有应用呋塞米、依他尼酸等利尿剂,肾小管性酸中毒,急性肾衰竭的多尿期,以及盐皮质激素(醛固酮)过多等;③补液患者长期接受不含钾盐的液体,或静脉营养液中钾盐补充不足;④钾从肾外途径丧失,临床呕吐、持续胃肠减压、肠瘘等较为常见;⑤钾向组织内转移,见于大量输注葡萄糖和胰岛素,或代谢性、呼吸性碱中毒时。

【临床表现】 最早的临床表现是肌无力,先是四肢软弱无力,以后可延及躯干和呼吸肌,一旦呼吸肌受累,可致呼吸困难或窒息。还可有软瘫、腱反射减退或消失。患者有厌食、恶心、呕吐、腹胀、肠蠕动消失等肠麻痹表现。心脏受累主要表现为传导阻滞和节律异常。典型的心电图改变为早期出现T波降低、变平或倒置,随后出现ST段降低、Q-T间期延长和U波,但并非每个患者都有心电图改变。低钾血症的临床表现有时很不明显,特别是当患者伴有严重的细胞外液减少时。这时的临床表现主要是缺水、缺钠所致的症状。但当缺水被纠正之后,由于钾浓度被进一步稀释,此时即会出现低钾血症之症状。此外,低钾血症可致代谢性碱中毒,这是由于一方面 K^+ 由细胞内移出,与 Na^+、H^+ 的交换增加(每移出

3 个 K^+,即有 2 个 Na^+和 1 个 H^+移入细胞内),使细胞外液的 H^+浓度降低;另一方面,远曲肾小管 Na^+、K^+交换减少,Na^+、H^+交换增加,使排 H^+增多。这两方面的作用即可使患者发生低钾性碱中毒。此时,尿却呈酸性(反常性酸性尿)。

【诊断】 根据病史和临床表现即可作低钾血症的诊断。血钾浓度低于 3.5 mmol/L 有诊断意义。心电图检查可作为辅助性诊断手段。

【治疗】 积极病因处理,可使低钾血症易于纠正。临床上判断缺钾的程度很难。虽有根据血钾测定结果来计算补钾量的方法,但其实用价值很小。通常是采取分次补钾,边治疗边观察的方法。外科的低钾血症者常无法口服钾剂,都需经静脉补给。补钾量可参考血钾浓度降低程度,每日补钾 40~80mmol 不等。以每克氯化钾相等于 13.4mmol 钾计算,每日补氯化钾 3~6g。静脉补充钾有浓度及速度的限制,每升输液中含钾量不宜超过 40mmol(相当于氯化钾 3g),溶液应缓慢滴注,输入钾量应控制在 20mmol/h 以下。因为细胞外液的钾总量仅 60mmol,如果含钾溶液输入过快,血钾浓度可能短期内增高许多,将有致命的危险。少数缺钾者,常规补钾量往往无法纠正低钾血症,补充钾量需递增,每日可能高达 100~200mmol。如果患者伴有休克,应先输给晶体液及胶体液,尽快恢复其血容量。待尿量超过 40ml/h 后,再静脉补充钾。临床上常用的钾制剂是 10% 氯化钾,除能补钾外,输入的 Cl^-则有助于减轻碱中毒。此外,输给氯化钾还可增强肾的保钾作用,有利于低钾血症的治疗。由于补钾量是分次给予,因此要完成纠正体内的缺钾,常需连续 3~5 日的治疗。

(二) 高钾血症

高钾血症常见原因有:①血液内的钾量太多,如口服或静脉输入氯化钾,使用含钾药物,以及大量输入保存期较久的库血等;②肾排钾功能减退,如急性及慢性肾衰竭;应用保钾利尿剂如螺内酯(安体舒通)、氨苯喋啶等,以及盐皮质激素不足等;③细胞内钾的移出,如溶血、组织损伤(如挤压综合征)、酸中毒等。

【临床表现】 高钾血症的临床表现无特异性,可有神志模糊、感觉异常和肢体软弱无力等。严重高钾血症者有微循环障碍的临床表现,如皮肤苍白、发冷、青紫、低血压等。常有心动过缓或心律不齐。最危险的是高血钾可致心搏骤停。高钾血症,特别是血钾浓度超过 7mmol/L,都会有心电图的异常变化,早期改变为 T 波高而尖,P 波波幅下降,随后出现 QRS 增宽。

【诊断】 有引起高钾血症原因的患者,当出现无法用原发病解释的临床表现时,应考虑到有高钾血症之可能。应立即作血钾浓度测定,血钾超过 5.5 mmol/L 即可确诊。心电图有辅助诊断价值。

【治疗】 高钾血症有导致患者心搏骤停的危险,因此一经诊断,应予积极治疗。首先应立即停用一切含钾的药物或溶液。为降低血钾浓度,可采取下列几项措施。

(1) 促使 K^+转入细胞内。①输注碳酸氢钠溶液:先静脉注射 50%碳酸氢钠溶液 60~100ml,再继续静脉滴注碳酸氢钠溶液 100~200ml。输入高渗性碱性溶液后可使血容量增加,不仅可使血清 K^+得到稀释,降低血钾浓度,而且又能使 K^+移入细胞内或由尿排出。同时,还有助于酸中毒的治疗。注入的 Na^+可使肾远曲小管的 Na^+、K^+交换增加,使 K^+从尿中排出。②输注葡萄糖溶液及胰岛素:用 25% 葡萄糖溶液 100~200ml,每 5g 糖加入胰岛素 1U,静脉滴注。可使 K^+转入细胞内,从而暂时降低血钾浓度。必要时,每 3~4 小时重复用药。③对于肾功能不全,不能输液过多者,可用 10% 葡萄糖酸钙 100ml, 11.2%乳酸钠溶液

50ml, 25%葡萄糖溶液 400ml,加入胰岛素 20U,24 小时缓慢静脉滴入。

(2) 阳离子交换树脂的应用:可口服,每次 15g,每日 4 次。可从消化道带走钾离子排出。

(3) 透析疗法:有腹膜透析和血液透析两种。用于上述治疗仍无法降低血钾浓度时。

钙与钾有对抗作用,静脉注射 10 % 葡萄糖酸钙溶液 20ml 能缓解 K^+对心肌的毒性作用,以对抗心律失常。此法可重复使用。

三、体内钙、镁及磷的异常

(一) 体内钙的异常

机体内钙的绝大部分(99%)贮存于骨骼中,细胞外液钙仅是总钙量的 0. 1%。血钙浓度为 2. 25~2. 75 mmol/L,相当恒定。其中的 45%为离子化钙,它有维持神经肌肉稳定性的作用。外科患者可发生不同程度的钙代谢紊乱,特别是发生低钙血症较为常见。

1. 低钙血症　可发生在急性重症胰腺炎、坏死性筋膜炎、肾衰竭、消化道瘘和甲状旁腺功能受损的患者。后者是指由于甲状腺切除手术影响了甲状旁腺的血供或甲状旁腺被一并切除,或是颈部放射治疗使甲状旁腺受累。

临床表现与血清钙浓度降低后神经肌肉兴奋性增强有关,有口周和指(趾)尖麻木及针刺感、手足抽搐、腱反射亢进,以及 Chvostek 征阳性。血钙浓度低于 2 mmol/L 有诊断价值。

应纠治原发疾病。为缓解症状,可用 10%葡萄糖酸钙 10~20ml 或 5%氯化钙 10ml 静脉注射,必要时 8~12 小时后再重复注射。长期治疗的患者,可逐渐以口服钙剂及维生素 D 替代。

2. 高钙血症　多见于甲状旁腺功能亢进症,如甲状旁腺增生或腺瘤形成者。其次是骨转移性癌,特别是在接受雌激素治疗的骨转移性乳癌。

早期症状无特异性,血钙浓度进一步增高时可出现严重头痛、背和四肢疼痛等。在甲状旁腺功能亢进症的病程后期,可致全身性骨质脱钙,发生多发性病理性骨折。

甲状旁腺功能亢进者应接受手术治疗,切除腺瘤或增生的腺组织之后,可彻底治愈。对骨转移性癌患者,可给予低钙饮食,补充水分以利于钙的排泄。

(二) 体内镁的异常

约半数的镁存在于骨骼内,其余几乎都在细胞内,细胞外液中仅有 1%。镁对神经活动的控制、神经肌肉兴奋性的传递、肌收缩及心脏激动性等方面均具有重要作用。正常血镁浓度为 0. 7~1. 10 mmol/L。

1. 镁缺乏　饥饿、吸收障碍综合征、长时期的胃肠道消化液丧失(如肠瘘),以及长期静脉输液中不含镁等是导致镁缺乏的主要原因。

临床表现与钙缺乏很相似,有肌震颤、手足抽搐及 Chvostek 征阳性等。血清镁浓度与机体镁缺乏不一定相平行,即镁缺乏时血清镁浓度不一定降低,因此凡有诱因、且有症状者,就应疑有镁缺乏。镁负荷试验具有诊断价值。正常人在静脉输注氯化镁或硫酸镁 0. 25mmol/kg 后,注入量的 90%很快从尿中排出。而镁缺乏者则不同,注入量的 40%~80%被保留在体内,尿镁很少。

治疗上,可按 0. 25mmol/(kg · d)的剂量静脉补充镁盐(氯化镁或硫酸镁),60 kg 体重者可补 25%硫酸镁 15ml。重症者可按 1mmol/(kg · d)补充镁盐。完全纠正镁缺乏需较长时间,症状缓解后仍应每日补硫酸镁 5~10ml,持续 1~3 周。

2. 镁过多 体内镁过多主要发生在肾功能不全时,偶可见于应用硫酸镁治疗子痫的过程中。烧伤早期、广泛性外伤或外科应激反应、严重细胞外液量不足和严重酸中毒等也可引起血清镁增高。

临床表现有乏力、疲倦、腱反射消失和血压下降等。血镁浓度明显增高时可发生心传障碍,心电图改变与高钾血症相似,可显示 PR 间期延长,QRS 波增宽和 T 波增高。晚期可出现呼吸抑制、嗜睡和昏迷,甚至心搏骤停。

治疗上应经静脉缓慢注射 10% 葡萄糖酸钙(或氯化钙)溶液 10~20ml,以对抗镁对心脏和肌的抑制。同时积极纠正酸中毒和缺水。若疗效不佳,可能需用透析治疗。

(三) 体内磷的异常

体内的磷约 85% 存在于骨骼中,细胞外液中含磷仅 2g。正常血清无机磷浓度为 0.96~1.62 mmol/L。磷是核酸及磷脂的基本成分、高能磷酸键的成分之一,磷还参与蛋白质的磷酸化、细胞膜的组成,以及参与酸碱平衡等。

1. 低磷血症 常见病因有:甲状旁腺功能亢进症;严重烧伤或感染;大量葡萄糖及胰岛素输入使磷进入细胞内,以及长期肠外营养未补充磷制剂者。此时血清无机磷浓度 <0.96 mmol/L。低磷血症的发生率并不低,往往因无特异性的临床表现而常被忽略。低磷血症可有神经肌肉症状,如头晕、厌食、肌无力等。重症者可有抽搐、精神错乱、昏迷,甚至可因呼吸肌无力而危及生命。

预防措施很重要,长期静脉输液者应在溶液中常规添加磷 10mmol/d,可补充甘油磷酸钠 10ml。对甲状旁腺功能亢进者,针对病因的手术治疗可使低磷血症得到纠正。

2. 高磷血症 临床上很少见,可发生在急性肾衰竭、甲状旁腺功能低下等。此时血清无机磷浓度>1.62 mmol/L。

由于高磷血症常继发于低钙血症,患者出现的是低钙的一系列临床表现。还可因异位钙化而出现肾功能受损表现。

治疗方面,除对原发病作防治外,可针对低钙血症进行对症治疗。急性肾衰竭伴明显高磷血症者,必要时可做透析治疗。

第三节 酸碱平衡的失调

体液的适宜酸碱度是机体组织、细胞进行正常生命活动的重要保证。临床上,许多外科疾病状态下机体会出现酸碱平衡失调。原发性的酸碱平衡失调可分为代谢性酸中毒、代谢性碱中毒、呼吸性酸中毒和呼吸性碱中毒四种。有时可同时存在两种以上的原发性酸碱失调,此即为混合型酸碱平衡失调。当任何一种酸碱失调发生之后,机体都会通过代偿机制以减轻酸碱紊乱,尽量使体液的 pH 恢复至正常范围。机体的这种代偿,可根据其纠正程度分为部分代偿、代偿及过度代偿。

根据酸碱平衡公式,正常动脉血的 pH 为:

$$pH=6.1+\log HCO_3^-/(0.03\times PaCO_2)=6.1+\log 24/(0.03\times 40)=6.1+\log 20/1=7.40$$

pH、HCO_3^-及 $PaCO_2$是反映机体酸碱平衡的三大基本要素。其中,HCO_3^-反映代谢性因素,HCO_3^-的原发性减少或增加,可引起代谢性酸中毒或代谢性碱中毒。$PaCO_2$反映呼吸性因素，$PaCO_2$的原发性增加或减少，则引起呼吸性酸中毒或呼吸性碱中毒。

一、代谢性酸中毒

代谢性酸中毒临床最多见，由于酸性物质的积聚或产生过多，或 HCO_3^-丢失过多，即可引起代谢性酸中毒。

【病因】

1. 碱性物质丢失过多　腹泻、各种消化道瘘等疾病，经粪便、消化液大量丢失 HCO_3^-。应用碳酸酐酶抑制剂可使肾小管排 H^+及重吸收 HCO_3^-减少，导致酸中毒。

2. 酸性物质产生过多　失血、休克可以导致急性循环衰竭、组织缺血缺氧，丙酮酸及乳酸大量产生，发生乳酸性酸中毒，这在外科很常见。糖尿病或长期不能进食，体内脂肪分解过多，可形成大量酮体，引起酸中毒。抽搐、心搏骤停等也能同样引起体内有机酸的过多形成。为某些治疗的需要，应用氯化铵或盐酸精氨酸过多，以致血中 Cl^-增多，也可引起酸中毒。

3. 肾功能不全　由于肾小管功能障碍，内生性 H^+不能排出体外，或 HCO_3^-吸收减少，均可致酸中毒。其中，远曲小管性酸中毒系分泌 H^+功能障碍所致，近曲小管性酸中毒则是 HCO_3^-再吸收功能障碍所致。

任何原因所致的酸中毒均直接或间接地使 HCO_3^-减少，血浆中 H_2CO_3相对过多。机体则很快会出现呼吸代偿反应。H^+浓度的增高刺激呼吸中枢，使呼吸加深加快，加速 CO_2的呼出，使 $PaCO_2$降低，HCO_3^-：H_2CO_3的比值重新接近 20：1 而保持血 pH 在正常范围。此即为代偿性代谢性酸中毒。与此同时，肾小管上皮细胞中的碳酸酐酶和谷氨酰酶活性开始增高，增加 H^+和 NH_3的生成。H^+与 NH_3形成 NH_4^+后排出，使 H^+的排出增加。另外，$NaHCO_3$的再吸收亦增加。如果病因持续存在，超出了机体的代偿能力，则会产生失代偿性代谢性酸中毒。

【临床表现】　轻度代谢性酸中毒可无明显症状。重症患者最明显的表现是呼吸变得又深又快，呼吸肌收缩明显。呼吸频率有时可高达每分钟 40~50 次。呼出气带有酮味。患者面颊潮红，心率加快，血压常偏低。可出现腱反射减弱或消失、神志不清或昏迷。患者常可伴有缺水的症状。代谢性酸中毒可降低心肌收缩力和周围血管对儿茶酚胺的敏感性，患者容易发生心律不齐、急性肾功能不全和休克，一旦产生则很难纠治。

【诊断】　根据患者有严重腹泻、肠瘘或休克等的病史，又有深而快的呼吸，即应怀疑有代谢性酸中毒。作血气分析可以明确诊断，并可了解代偿情况和酸中毒的严重程度。此时血液 pH 和 HCO_3^-明显下降。代偿期的血 pH 可在正常范围，但 HCO_3^-、BE（碱剩余）和 $PaCO_2$均有一定程度的降低。排除呼吸因素之后，CO_2 结合力的下降可确定酸中毒的诊断和大致判定酸中毒的程度。

【治疗】　首要是病因治疗。机体具有一定的调节酸碱平衡的能力，可加快肺部通气以排出更多 CO_2，又能通过肾排出 H^+、保留 Na^+及 HCO_3^-。只要消除病因，再辅以补充液体，较轻的代谢性酸中毒（血浆 HCO_3^-为 16~18 mmol/L）常可自行纠正，不必应用碱性药物。低血容量性休克常常伴有的代谢性酸中毒，纠正休克之后，代谢性酸中毒也可随之被纠正。对这类患者不宜过早使用碱剂，否则反而可能造成代谢性碱中毒。

对血浆 HCO_3^-低于 10mmol/L 的酸中毒患者，应在输液的同时用酌量碱剂治疗。常用的碱性药物是碳酸氢钠溶液。该溶液进入体液后即离解为 Na^+和 HCO_3^-。HCO_3^-与体液中的

H^+化合成 H_2CO_3，再离解为 H_2O 及 CO_2，CO_2则自肺部排出，从而减少体内 H^+，使酸中毒得以改善。Na^+留于体内则可提高细胞外液渗透压和增加血容量。5% $NaHCO_3$ 每 100ml 含有 Na^+和 HCO_3^-各 60mmol。临床上根据酸中毒严重程度，首次补给 5% $NaHCO_3$溶液的剂量可 100~250ml 不等。在用后 2~4 小时复查动脉血血气分析及血浆电解质浓度，根据测定结果再决定是否需继续输给。治疗的原则是边治疗边观察，逐步纠正酸中毒。

二、代谢性碱中毒

体内 H^+丢失或 HCO_3^-增多可引起代谢性碱中毒。

【病因】 代谢性碱中毒的主要病因如下。

1. 胃液丧失过多 酸性胃液大量丢失，如严重呕吐、长期胃肠减压等，可丧失大量的 H^+和 Cl^-及 HCO_3^-。肠液中的 HCO_3^-未能被胃液的 H^+所中和，HCO_3^-被重吸收入血，使血浆 HCO_3^-增高。另外，胃液中 Cl^-的丢失使肾近曲小管的 Cl^-减少。为维持离子平衡，代偿性地重吸收 HCO_3^-增加，导致碱中毒。大量胃液的丧失也丢失了 Na^+，在代偿过程中，K^+和 Na^+的交换、H^+和 Na^+的交换增加，即保留了 Na^+，但排出了 K^+及 H^+，造成低钾血症和碱中毒。

2. 碱性物质摄入过多 长期服用碱性药物，可中和胃内的盐酸，使肠液中的 HCO_3^-没有足够的 H^+来中和，HCO_3^-被重吸收入血而致碱中毒。大量输注库存血，抗凝剂可转化成 HCO_3^-，致碱中毒。

3. 缺钾 低钾血症时，K^+从细胞内移至细胞外，每 3 个 K^+从细胞内释出，就有 2 个 Na^+和 1 个 H^+进入细胞内，引起细胞内的酸中毒和细胞外的碱中毒。同时，在血容量不足的情况下，机体为了保存 Na^+，经远曲小管排出的 H^+及 K^+增加，HCO_3^-的回吸收也增加，加重了细胞外液的碱中毒及低钾血症。

4. 利尿剂的作用 呋塞米、依他尼酸等能抑制近曲小管对 Na^+和 Cl^-的再吸收，而并不影响远曲小管内 Na^+与 H^+的交换。因此，随尿排出的 Cl^-比 Na^+多，回入血液的 Na^+和 HCO_3^-增多，发生低氯性碱中毒。

机体的代偿过程为：受血浆 H^+浓度下降的影响，呼吸中枢抑制，呼吸变浅变慢，CO_2排出减少，使 $PaCO_2$升高，HCO_3^-/H_2CO_3的比值可接近 20∶1，从而保持 pH 在正常范围内。肾的代偿是肾小管上皮细胞中的碳酸酐酶和谷氨酰酶活性降低，使 H^+排泌和 NH_3 生成减少。HCO_3^-的再吸收减少，经尿排出增多，从而使血 HCO_3^-减少。代谢性碱中毒时，氧合血红蛋白解离曲线左移，使氧不易释出，导致组织缺氧。

【临床表现】 一般无明显症状，有时可有呼吸变浅变慢，或精神神经方面的异常，如嗜睡、精神错乱或谵妄等。可以有低钾血症和缺水的临床表现。严重时可因脑和其他器官的代谢障碍而发生昏迷。

【诊断】 根据病史可作出初步诊断，血气分析可确定诊断及其严重程度。代偿期血液 pH 可基本正常，但 HCO_3^-和碱剩余（BE）均有一定程度的增高。失代偿时，血液 pH 和 HCO_3^-明显增高，$PaCO_2$正常。可伴有低氯血症和低钾血症。

【治疗】 原发疾病应予积极治疗，由于胃液丢失所致的代谢性碱中毒，可输注等渗盐水或葡萄糖盐水，恢复细胞外液量，补充 Cl^-。必要时可补充盐酸精氨酸，中和过多的 HCO_3^-，补充 Cl^-。另外，碱中毒时几乎都同时存在低钾血症，故须同时补钾。补 K^+之后可纠正细胞内、外离子的异常交换,阻止肾小管继续排 H^+,加快碱中毒的纠正。但补 K^+应在尿量超过 40ml/h 才开始。

治疗严重碱中毒时(血浆 HCO_3^-45~50 mmol/L, pH>7.65),为迅速中和细胞外液中过多的 HCO_3^-,可应用稀释的盐酸溶液。0.1mol/L 或 0.2mol/L 的盐酸用于治疗重症、顽固性代谢性碱中毒是很有效的,也很安全。具体方法是:将 1 mol/L 盐酸 150ml 溶入生理盐水 1000ml 或 5%葡萄糖溶液 1000ml 中(盐酸浓度成为 0.15 mol/L),经中心静脉导管缓慢滴入(25~50ml/h)。每 4~6 小时监测血气分析及血电解质。纠正碱中毒不宜过于迅速,一般也不要求完全纠正。关键是解除病因。

三、呼吸性酸中毒

肺泡通气及换气功能减弱,不能充分排出体内生成的 CO_2,以致血液 $PaCO_2$增高,引起高碳酸血症,导致呼吸性酸中毒。

【病因】 常见原因为各种明显影响呼吸,导致通气不足,引起急性高碳酸血症的疾病,如全身麻醉过深、镇静剂过量、中枢神经系统损伤、气胸、急性肺水肿、呼吸机使用不当、肺组织广泛纤维化、重度肺气肿等。外科患者如果合并存在慢性阻塞性肺部疾患,在手术后更容易产生呼吸性酸中毒。术后由于痰液引流不畅、肺不张,或有胸水、肺炎,加上切口疼痛、腹胀等因素,均可使换气量减少,导致呼吸性酸中毒。

机体对呼吸性酸中毒可通过血液的缓冲、肾代偿,但这种代偿性作用较弱,过程很慢。总之,机体对呼吸性酸中毒的代偿能力有限。

【临床表现】 患者可有胸闷、呼吸困难、躁动不安等,因换气不足致缺氧,可有头痛、发绀、血压下降、谵妄、昏迷等。脑缺氧可致脑水肿,严重者可致脑疝,甚至呼吸骤停。

【诊断】 患者有呼吸功能受影响的病史,又出现上述症状,即应怀疑有呼吸性酸中毒。动脉血血气分析显示 pH 明显下降,$PaCO_2$增高,血浆 HCO_3^-可正常。慢性呼吸性酸中毒时,血 pH 下降不明显,$PaCO_2$增高,血 HCO_3^-亦有增高。

【治疗】 机体对呼吸性酸中毒的代偿能力较差,而且常合并存在缺氧,对机体的危害性极大,除尽快治疗原发病因之外,还须采取积极措施改善患者的通气功能。气管插管、气管切开术、呼吸机的使用,能有效地改善机体的通气及换气功能。应注意调整呼吸机的潮气量及呼吸频率,保证足够的有效通气量。既可将潴留体内的 CO_2迅速排出,又可纠正缺氧状态。一般将吸入氧气浓度调节在 0.6~0.7 之间。

引起慢性呼吸性酸中毒的疾病大多很难治愈。控制感染、扩张小支气管、促进排痰等针对性措施,可改善换气功能和减轻酸中毒程度。患者耐受手术的能力很差,手术后很容易发生呼吸衰竭,此时所引发的呼吸性酸中毒很难治疗。

四、呼吸性碱中毒

呼吸性碱中毒是由于肺泡过度通气,CO_2排出过多,以致血 $PaCO_2$降低,引起低碳酸血症,血 pH 上升。

【病因】 引起通气过度的原因很多,如癔症、焦虑、疼痛、发热、创伤、中枢神经系统疾病、低氧血症、肝衰竭,以及呼吸机辅助通气过度等。

$PaCO_2$的降低，起初虽可抑制呼吸中枢，使呼吸变浅变慢，CO_2排出减少，血中HCO_3^-代偿性增高。但这种代偿很难维持下去，因这样可导致机体缺氧。肾的代偿作用表现为肾小管上皮细胞分泌H^+减少，以及HCO_3^-的再吸收减少，排出增多，使血中HCO_3^-降低，HCO_3^-/H_2CO_3比值接近于正常，尽量维持pH在正常范围之内。

【临床表现】 多数患者有呼吸急促之表现。引起呼吸性碱中毒之后，患者可有眩晕，手、足及口周麻木和针刺感，肌震颤及手足抽搐。患者常有心率加快。危重患者发生急性呼吸性碱中毒常提示预后不良，或将发生急性呼吸窘迫综合征（ARDS）。

【诊断】 结合病史和临床表现，可做出诊断。此时血pH增高，$PaCO_2$和HCO_3^-下降。

【治疗】 积极治疗原发疾病。用纸袋罩住口鼻，增加呼吸道死腔，可减少CO_2的呼出，以提高血$PaCO_2$。如呼吸机使用不当所造成的通气过度，应调整呼吸频率及潮气量。危重患者或中枢神经系统病变所致的呼吸急促，可用药物阻断其自主呼吸，由呼吸机进行适当的辅助呼吸。

第四节　临床处理的基本原则

水、电解质和酸碱平衡失调是临床上很常见的病理生理改变。无论是哪一种平衡失调，都会造成机体代谢的紊乱，进一步恶化则可导致器官功能衰竭，甚至死亡。因此，如何维持患者水、电解质及酸碱平衡，如何及时纠正已产生的平衡失调，成为临床工作的首要任务。处理水、电解质及酸碱失调的基本原则如下。

（1）充分掌握病史，详细检查患者体征：大多数水、电解质及酸碱失调都能从病史、症状及体征中获得有价值的信息，得出初步诊断。

1）了解是否存在可导致水、电解质及酸碱平衡失调的原发疾病。例如严重呕吐、腹泻，长期摄入不足、严重感染或脓毒症等。

2）有无水、电解质及酸碱失调的症状及体征。例如脱水、少尿、呼吸浅快、精神异常等。

（2）即刻的实验室检查

1）血、尿常规，血细胞比容，肝肾功能，血糖。

2）血清K^+、Na^+、Cl^-、Ca^{2+}、Mg^{2+}及Pi（无机磷）。

3）动脉血血气分析。

4）测定血、尿渗透压。

（3）综合病史及上述实验室资料，确定水、电解质及酸碱失调的类型及程度。

（4）在积极治疗原发病的同时，制订纠正水、电解质及酸碱失调的治疗方案。如果存在多种失调，应分轻重缓急，依次予以调整纠正。首先要如下处理。

1）积极恢复患者的血容量，保证循环状态良好。

2）缺氧状态应予以积极纠正。

3）严重的酸中毒或碱中毒的纠正。

4）重度高钾血症的治疗。

失调的纠正不可能一步到位，首先要积极控制原发病，边密切观察病情变化，边治疗边调整方案，才能取得满意的治疗效果。

（陈锦鹏）

第四章　输血与外科休克

学习目标

1. 掌握输血的适应证。
2. 掌握休克的分类及监测。
3. 了解输血常见的并发症。
4. 掌握低血容量性休克及感染性休克的治疗原则。

输血曾经是促进外科发展的三大要素(麻醉、无菌术、输血)之一。输血可以补充血容量、改善循环、增加携氧能力,提高血浆蛋白含量,增进机体免疫力和凝血功能。正确掌握输血的适应证,合理选用各种血液制品,对保证外科治疗的成功、患者的安全有着重要意义。

第一节　输血的适应证、输血技术和注意事项

(一)适应证

1. 大量失血　主要是补充血容量,用于治疗因手术、严重创伤或其他各种原因所致的低血容量性休克。补充的血量、血制品种类应根据失血的多少、速度和患者的临床表现确定。凡一次失血量达总血容量的10%~20%(500~1000ml)时,应根据有无血容量不足的临床症状及其严重程度,同时参照血红蛋白和血细胞比容(hematocrit,HCT)的变化选择治疗方案。若失血量超过总血容量20%(1000ml),除输入晶体液或胶体液补充血容量外,还应适当输入浓缩红细胞(concentrated red blood cells,CRBC)以提高携氧能力。原则上,失血量在30%以下时,不输全血;超过30%时,可输全血与CRBC各半,再配合晶体和胶体液及血浆以补充血容量。当失血量超过50%且大量输入库存血时,还应及时补充清蛋白(白蛋白)、血小板及凝血因子。

2. 贫血或低蛋白血症　常因慢性失血、烧伤、红细胞破坏增加或白蛋白合成不足所致。手术前应结合检验结果输注CRBC纠正贫血;补充血浆或白蛋白治疗低蛋白血症。

3. 重症感染　全身性严重感染或脓毒症、恶性肿瘤化疗后致严重骨髓抑制继发难治性感染者,当其中性粒细胞低下和抗生素治疗效果不佳时,可考虑输入浓缩粒细胞以助控制感染。

4. 凝血异常　输入新鲜冰冻血浆以预防和治疗因凝血异常所致的出血。根据凝血异常的原因补充相关的血液成分可获得良效,如甲型血友病者输Ⅷ因子或抗血友病因子;纤维蛋白原缺乏症者补充纤维蛋白原或冷沉淀制剂;血小板减少症或血小板功能障碍者输血小板等。

根据2000年卫生部输血指南建议:Hb>100g/L不需要输血;Hb<70g/L可输入浓缩红细胞;Hb为70~100g/L时,应根据患者的具体情况来决定是否输血。对于可输可不输的患

者应尽量不输。

（二）注意事项

输血前必须仔细核对患者和供血者姓名、血型及交叉配血单，并检查血袋是否渗漏，血液颜色有无异常及保存时间。输血时应严密观察患者，询问有无不适症状，检查体温、脉搏、血压及尿液颜色等，发现问题及时处理。输血完毕后仍需要观察病情，及早发现延迟型输血反应。输血后血袋应保留一日，以便必要时化验检查。

第二节　输血的并发症及其防治

输血可发生各种不良反应和并发症，严重者甚至危及生命。但是，只要严格掌握输血指征，遵守输血操作规程，大多数输血并发症是可以预防的。

（一）发热反应

发热反应是最常见的早期输血并发症之一，发生率为 2%～10%。多发生于输血开始后 15 分钟～2 小时内。主要表现为畏寒、寒战和高热，体温可上升至 39～40℃，同时伴有头痛、出汗、恶心、呕吐及皮肤潮红。血压多无变化。少数反应严重者还可出现抽搐、呼吸困难、血压下降，甚至昏迷。全身麻醉时很少出现发热反应。

【原因】　①免疫反应：常见于经产妇或多次接受输血者，因体内已有白细胞或血小板抗体，当再次输血时可与输入的白细胞或血小板发生抗原抗体反应而引起发热。②致热原：所使用的输血器具或制剂被致热原（如蛋白质、死菌或细菌的代谢产物等）污染，随血输入体内后引起发热反应。目前此类反应已少见。③细菌污染和溶血：早期或轻症细菌污染和溶血可仅表现为发热。

【治疗】　对于症状较轻的发热反应可先减慢输血速度，病情严重者则应停止输血。出现发热时可服用阿司匹林。伴寒战者可肌内注射异丙嗪 25mg 或哌替啶 50mg。

【预防】　应强调输血器具严格消毒、控制致热原。对于多次输血或经产妇患者应输注不含白细胞和血小板的成分血（如洗涤红细胞）。

（二）过敏反应

过敏反应多在输血数分钟后发生，也可在输血中或输血后发生，表现为皮肤局限性或全身性瘙痒或荨麻疹。严重者可出现支气管痉挛、血管神经性水肿、会厌水肿，表现为咳嗽、喘鸣、呼吸困难及腹痛、腹泻，甚至过敏性休克乃至昏迷、死亡。

【原因】　①过敏性体质患者对血中蛋白类物质过敏，或过敏体质的供血者随血将其体内的某种抗体转移给患者，当患者再次接触该过敏原时，即可触发过敏反应。此类反应的抗体常为 IgE 型。②患者因多次输注血浆制品，体内产生多种抗血清免疫球蛋白抗体，尤以抗 IgA 抗体为主。或有些免疫功能低下的患者，体内 IgA 低下或缺乏，当输血时便对其中的 IgA 发生过敏反应。

【治疗】　当患者仅表现为局限性皮肤瘙痒或荨麻疹时，不必停止输血，可口服抗组胺药物如苯海拉明 25mg，并严密观察病情发展。反应严重者应立即停止输血，皮下注射肾上腺素或静脉滴注糖皮质激素。合并呼吸困难者应及时作气管插管或切开，以防窒息。

【预防】 ①对有过敏史患者,在输血前半小时同时口服抗过敏药和静脉输注糖皮质激素。②对 IgA 水平低下或检出 IgA 抗体的患者,应输不含 IgA 的血液、血浆或血液制品。③有过敏史者不宜献血。④献血员在采血前 4 小时应禁食。

(三) 溶血反应

溶血反应是最严重的输血并发症。虽然很少发生,但后果严重,死亡率高。典型的症状为患者输入十几毫升血型不合的血后,立即出现沿输血静脉的红肿及疼痛,寒战、高热、呼吸困难、腰背酸痛、头痛、胸闷、心率加快乃至血压下降、休克,随之出现血红蛋白尿和溶血性黄疸。溶血反应严重者可因免疫复合物在肾小球沉积,或因发生弥散性血管内凝血(DIC)及低血压引起肾血流减少而继发少尿、无尿及急性肾衰竭。术中全身麻醉的患者最早征象是不明原因的血压下降和手术野渗血。延迟性溶血反应多发生在输血后 7~14 日,表现为原因不明的发热、贫血、黄疸和血红蛋白尿,一般症状并不严重。部分患者可出现全身炎症反应综合征,引起休克、ARDS,甚至致多器官功能衰竭。

【原因】 ①绝大多数是因误输了 ABO 血型或 Rh 与其他血型不合的血液引起,是由补体介导、以红细胞破坏为主的免疫反应。此外,一次大量输血或短期内输入不同供血者的血液时,还可因供血者之间血型不合引起溶血反应。②少数在输入有缺陷的红细胞后可引起非免疫性溶血,如血液贮存、运输不当,输入前预热过度,血液中加入高渗、低渗性溶液或对红细胞有损害作用的药物等。③自身免疫性贫血患者,其血液中的自身抗体也可破坏输入的异体红细胞而诱发溶血。

【治疗】 当怀疑有溶血反应时应立即停止输血,核对受血者与供血者姓名和血型,并抽取静脉血离心后观察血浆色泽,若为粉红色即证明有溶血。尿潜血阳性及血红蛋白尿也有诊断意义。对患者的治疗包括以下方面。①抗休克:应用晶体、胶体液及血浆以扩容,纠正低血容量性休克。②保护肾功能:可给予 5% $NaHCO_3$ 250ml,静脉滴注,使尿液碱化,促使血红蛋白结晶溶解,防止肾小管阻塞。③若 DIC 明显,还应考虑肝素治疗。④血浆交换治疗:以彻底清除患者体内的异形红细胞及有害的抗原抗体复合物。

【预防】 ①加强输血、配血过程中的核查工作。②严格按照输血的规程操作,不输有缺陷的红细胞,严格把握血液预热的温度。③尽量行同型输血。

(四) 细菌污染反应

细菌污染反应虽发生率不高,但后果严重。患者的反应程度依细菌污染的种类、毒力大小和输入的数量而异。临床表现有烦躁、寒战、高热、呼吸困难、恶心、呕吐、发绀、腹痛和休克。严重者出现血红蛋白尿、急性肾衰竭、肺水肿,致患者短期内死亡。

【原因】 由于采血、贮存环节中未严格按照操作规范而致污染,革兰阴性杆菌在 4℃ 环境生长很快,并可产生内毒素。有时也可为革兰阳性球菌污染。

【治疗】 ①立即终止输血,作血涂片细菌检查及细菌培养检查。②采用有效的抗感染治疗。③如有休克,积极抗休克治疗。

【预防】 ①严格无菌制度,按无菌要求采血、贮血和输血。②血液在保存期内和输血前定期按规定检查,如发现颜色改变、透明度变浊或产气增多等任何有受污染之可能时,不得使用。

（五）循环超负荷

循环超负荷常见于老年、幼儿及心功能低下患者，由于输血速度过快、过量而引起急性心力衰竭和肺水肿。表现为输血中或输血后突发心率加快、呼吸急促、发绀或咳吐血性泡沫痰。有颈静脉怒张、静脉压升高，肺内可闻及大量湿啰音。

【原因】 ①输血速度过快致短时间内血容量上升超出了心脏的负荷能力。②原有心功能不全，对血容量增加承受能力小。③原有肺功能减退或低蛋白血症不能耐受血容量增加。

【治疗】 立即停止输血。吸氧，使用强心剂、利尿剂以除去过多的体液。

【预防】 对有心功能低下者要严格控制输血速度及输血量，严重贫血者以输浓缩红细胞为宜。

（六）输血相关的急性肺损伤

输血相关的急性肺损伤（transfusion-related acute lung injury，TRALI）的发生机制为供血者血浆中存在白细胞凝集素或 HLA 特异性抗体所致，临床症状与非输血所致的 ARDS 难以区别。TRALI 也有急性呼吸困难、严重的双侧肺水肿及低氧血症，可伴有发热和低血压。这些症状常发生在输血后 1～6 小时内，其诊断应首先排除心源性呼吸困难。TRALI 在及时采取有效治疗（插管、输氧、机械通气等）后，48～96 小时内临床和生理学改变都将明显改善。随着临床症状的好转，X 线肺部浸润在 1～4 日内消退，少数可持续 7 日。预防 TRALI 的措施为，禁用多次妊娠供血者的血浆作为血液制品，可减少 TRALI 的发生率。

（七）输血相关性移植物抗宿主病

输血相关性移植物抗宿主病（transfusion associated graft versus host disease，TA-GVHD）是由于有免疫活性的淋巴细胞输入有严重免疫缺陷的受血者体内以后，输入的淋巴细胞成为移植物并增殖，对受血者的组织起反应。临床症状有发热、皮疹、肝炎、腹泻、骨髓抑制和感染，严重者可致死亡。TA-GVHD 至今仍无有效的治疗手段，故应注重预防。特殊患者输注血液成分，应经 γ 射线辐照等物理方法去除免疫活性淋巴细胞。

（八）疾病传播

病毒和细菌性疾病可经输血途径传播。病毒包括 EB 病毒，巨细胞病毒，肝炎病毒，HIV 和人类 T 细胞白血病病毒（HTLV）Ⅰ、Ⅱ型等；细菌性疾病如布氏杆菌病等。其他还有梅毒、疟疾等。其中以输血后肝炎和疟疾多见。

（九）免疫抑制

输血可使受血者的非特异免疫功能下降和抗原特异性免疫抑制，增加术后感染率，并可促进肿瘤生长、转移及复发，降低 5 年存活率。输血所致的免疫抑制同输血的量和成分有一定的关系。少于或等于 3 个单位的红细胞成分血对肿瘤复发影响较小，而输注异体全血或大量红细胞液则影响较大。

（十）大量输血的影响

大量输血后（24 小时内用库存血细胞置换患者全部血容量或数小时内输入血量超过 4000ml），可出现：①低体温（因输入大量冷藏血）；②碱中毒（枸橼酸钠在肝转化成碳酸氢钠）；③暂时性低血钙（大量含枸橼酸钠的血制品）；④高钾血症（一次输入大量库存血所致）；⑤凝血异常（凝血因子被稀释和低体温）等变化。

第三节　自体输血

自体输血是收集患者自身血液后在需要时进行回输。主要优点是既可节约库存血，又可减少输血反应和疾病传播，且不需检测血型和交叉配合试验。目前外科自体输血常用的有三种方法。

（一）回收式自体输血

回收式自体输血是将收集到的创伤后体腔内积血或手术过程中的失血，经抗凝、过滤后再回输给患者。它主要适用于外伤性脾破裂、异位妊娠破裂等造成的腹腔内出血；大血管、心内直视手术及门静脉高压症等手术时的失血回输和术后 6 小时内所引流血液的回输等。目前多采用血液回收机收集失血，经自动处理后去除血浆和有害物质，可得到 HCT 达 50%～65% 的浓缩红细胞，然后再回输。回收式自体输血除了可以避免异体输血的大量并发症，回收的洗涤红细胞的变形能力和携氧能力也要远强于库血，回输后可以立刻起到氧传递的生理作用。

（二）预存式自体输血

预存式自体输血适用于择期手术患者估计术中出血量较大需要输血者。对无感染且血细胞比容（HCT）≥30% 的患者，可根据所需的预存血量，从择期手术前的一个月开始采血，每 3～4 日一次，每次 300～400ml，直到术前 3 日为止，存储采得的血液以备手术之需。术前自体血预存者必须每日补充铁剂、维生素 C、叶酸和给予营养支持。

（三）稀释式自体输血

稀释式自体输血即指麻醉前从患者一侧静脉采血，同时从另一侧静脉输入为采血量 3～4 倍的电解质溶液，或适量血浆代用品等以补充血容量。采血量取决于患者状况和术中可能的失血量，每次可采 800～1000ml，以血细胞比容不低于 25%、白蛋白 30g/L 以上、血红蛋白 100g/L 左右为限，采血速度约为每 5 分钟 200ml。手术中失血量超过 300ml 时可开始回输自体血，应先输最后采的血液。由于最先采取的血液中含红细胞和凝血因子的成分最多，宜在最后输入。

自体输血的禁忌证包括：①血液已受胃肠道内容物、消化液或尿液等污染；②血液可能受肿瘤细胞污染；③肝、肾功能不全的患者；④已有严重贫血的患者，不宜在术前采血或血液稀释法作自体输血；⑤有脓毒症或菌血症者；⑥胸、腹腔开放性损伤超过 4 小时或血液在体腔中存留过久者。

第四节　血液成分制品

常用的血液成分制品分为血细胞、血浆和血浆蛋白成分三大类。

(一) 血细胞成分

血细胞分为红细胞、白细胞和血小板三类。

1. 红细胞制品　有浓缩红细胞、洗涤红细胞、冰冻红细胞、去白细胞的红细胞四种。洗涤红细胞适用于对白细胞凝集素有发热反应者及肾功能不全不能耐受库存血中之高钾者;去白细胞的红细胞适用于多次输血后产生白细胞抗体者及预期需要长期或反复输血者。

2. 白细胞制剂　主要有浓缩白细胞,由于输注后并发症多,现已较少应用。

3. 血小板制剂　血小板的制备有机器单采法与手工法,前者可自由控制,且容易达到所规定的治疗剂量,产品中红细胞和白细胞污染量低,可减少或延迟同种免疫反应,最大限度地减少肝炎等疾病的传播。血小板制剂可用于再生障碍性贫血和各种血小板低下的患者及大量输库存血或体外循环手术后血小板锐减的患者。成人输注两袋血小板一小时后血小板数量可至少增加 5×10^9个/L。

(二) 血浆成分

血浆有新鲜冰冻血浆、冰冻血浆和冷沉淀三种。新鲜冰冻血浆(fresh frozen plasma, FFP)是全血采集后 6 小时内分离并立即置于 20～30℃ 保存的血浆。冰冻血浆(frozen plasma, FP)则是新鲜冰冻血浆在 4℃下融解时除去冷沉淀成分冻存的上清血浆制品。

1. 新鲜冰冻血浆和冰冻血浆　两种血浆的主要区别是冰冻血浆中Ⅷ因子(FⅧ)和Ⅴ因子(FⅤ)及部分纤维蛋白原的含量较新鲜冰冻血浆低,其他全部凝血因子和各种血浆蛋白成分含量则与 FFP 相同,两者皆适用于多种凝血因子缺乏症、肝胆疾病引起的凝血障碍和大量输库存血后的出血倾向。对血友病或因 FⅧ和 FⅤ缺乏,引起的出血患者均可应用 FFP。

2. 冷沉淀　是新鲜冰冻血浆在 4℃融解时不融的沉淀物,因故得名。每袋 20～30ml 内含纤维蛋白原(至少 150mg)和 FⅧ(80～120U 以上)及血管性假血友病因子(vW 因子)。主要用于血友病甲、先天或获得性纤维蛋白缺乏症等。

(三) 血浆蛋白成分

血浆蛋白包括白蛋白制剂、免疫球蛋白及浓缩凝血因子。

1. 白蛋白制剂　有 5%、20% 和 25% 三种浓度。常用者为 20% 的浓缩白蛋白液,可在室温下保存,体积小,便于携带与运输。当稀释成 5% 溶液应用时不但能提高血浆蛋白水平,且可用来补充血容量,效果与血浆相当;如直接应用尚有脱水作用,适用于治疗营养不良性水肿,肝硬化或其他原因所致的低蛋白血症。

2. 免疫球蛋白　包括正常人免疫球蛋白(肌内注射用)、静脉注射免疫球蛋白和针对各种疾病的免疫球蛋白。肌内注射免疫球蛋白多用于预防病毒性肝炎等传染病,静脉注射丙种球蛋白用于低球蛋白血症引起的重症感染。

3. 浓缩凝血因子　包括抗血友病因子(AHF)、凝血酶原复合物(Ⅸ因子复合物)、浓缩

Ⅷ、Ⅺ因子及XⅢ因子复合物、抗凝血酶Ⅲ和纤维蛋白原制剂等。用于治疗血友病及各种凝血因子缺乏症。其中XⅢ因子复合物有利于促进伤口愈合。

第五节　血浆代用品

血浆代用品又称血浆增量剂,是经天然加工或合成的高分子物质制成的胶体溶液,其分子量和胶体渗透压近似血浆蛋白,能较长时间在循环中保持适当浓度。临床常用的包括右旋糖酐、羟乙基淀粉和明胶制剂。

1. 右旋糖酐　6%右旋糖酐等渗盐溶液是常用的多糖类血浆代用品。中分子右旋糖酐的渗透压较高,能在体内维持作用6~12小时,常用于低血容量性休克、输血准备阶段以代替血浆。低分子右旋糖酐增加血容量的作用仅能维持1.5小时,有渗透性利尿作用。

2. 羟乙基淀粉　由玉米淀粉制成的血浆代用品。该制品在体内维持作用的时间较长(24小时尚有60%),目前已作为低血容量性休克的容量治疗及手术中扩容的常用制剂。临床上常用的有6%羟乙基淀粉代血浆,其中电解质的组成与血浆相近似,并含HCO_3^-,因此除能维持胶体渗透压外,还能补充细胞外液的电解质和提供碱储备。每日最大用量为2000ml。

3. 明胶类代血浆　是由各种明胶与电解质组合的血浆代用品,能有效地增加血浆容量、防止组织水肿,因此有利于静脉回流,并改善心搏出量和外周组织灌注。

第六节　休克概论

休克(shock)是机体有效循环血容量减少、组织灌注不足,细胞代谢紊乱和功能受损的病理过程,它是一个由多种病因引起的综合征。氧供给不足和需求增加是休克的本质,产生炎症介质是休克的特征,因此恢复对组织细胞的供氧、促进其有效的利用,重新建立氧的供需平衡和保持正常的细胞功能是治疗休克的关键环节。休克分为低血容量性、感染性、心源性、神经性和过敏性休克五类。把创伤和失血引起的休克均划入低血容量性休克,而低血容量性和感染性休克在外科最常见。

【病理生理】　有效循环血容量锐减及组织灌注不足,以及产生炎症介质是各类休克共同的病理生理基础。

1. 微循环的变化　在有效循环量不足引起休克的过程中,占总循环量20%的微循环也相应地发生不同阶段的变化。

(1)微循环收缩期:休克早期,由于有效循环血容量显著减少,引起循环容量降低、动脉血压下降。此时机体通过一系列代偿机制调节和矫正所发生的病理变化。通过交感-肾上腺轴兴奋导致大量儿茶酚胺释放及肾素-血管紧张素分泌增加等环节,可引起心跳加快、心排出量增加以维持循环相对稳定;又通过选择性收缩外周和内脏的小血管使循环血量重新分布,保证心、脑等重要器官的有效灌注。由于内脏小动、静脉血管平滑肌及毛细血管前括约肌受儿茶酚胺等激素的影响发生强烈收缩,动静脉间短路开放,结果外周血管阻力和回心血量均有所增加;毛细血管前括约肌收缩和后括约肌相对开放有助于组织液回吸收和血容量得到部分补偿。但微循环内因前括约肌收缩而致“只出不进”,血量减少,组织仍处于低灌注、缺氧状态。若能在此时去除病因积极复苏,休克常较容易得到纠正。

（2）微循环扩张期：若休克继续进展，组织灌注不足更为加重，细胞因严重缺氧处于无氧代谢状况，并出现能量不足、乳酸类产物蓄积和舒张血管的介质如组胺、缓激肽等释放。这些物质可直接引起毛细血管前括约肌舒张，而后括约肌则因对其敏感性低仍处于收缩状态。结果微循环内"只进不出"，血液滞留、毛细血管网内静水压升高、通透性增强致血浆外渗、血液浓缩和血液黏稠度增加，于是又进一步降低回心血量，致心排出量继续下降，心、脑器官灌注不足，休克加重而进入抑制期。此时微循环的特点是广泛扩张，临床上患者表现为血压进行性下降、意识模糊、发绀和酸中毒。

（3）微循环衰竭期：若病情继续发展，便进入不可逆性休克。淤滞在微循环内的黏稠血液在酸性环境中处于高凝状态，红细胞和血小板容易发生聚集并在血管内形成微血栓，甚至引起 DIC。此时，由于组织缺少血液灌注，细胞处于严重缺氧和缺乏能量的状况，细胞内的溶酶体膜破裂，溶酶体内多种酸性水解酶溢出，引起细胞自溶并损害周围其他的细胞。最终引起大片组织、整个器官乃至多个器官功能受损。

2. 代谢改变

（1）无氧代谢引起代谢性酸中毒：当氧释放不能满足细胞对氧的需要时，将发生无氧糖酵解。缺氧时丙酮酸在胞质内转变成乳酸，因此，随着细胞氧供减少，乳酸生成增多，丙酮酸浓度降低，即血乳酸浓度升高和乳酸/丙酮酸（L/P）比例增高。当发展至重度酸中毒 $pH<7.2$ 时，心血管对儿茶酚胺的反应性降低，表现为心跳缓慢、血管扩张和心排出量下降。

（2）能量代谢障碍：创伤和感染使机体处于应激状态，交感神经-肾上腺髓质系统和下丘脑-垂体-肾上腺皮质轴兴奋，使机体儿茶酚胺和肾上腺皮质激素明显升高，从而抑制蛋白合成、促进蛋白分解，以便为机体提供能量和合成急性期蛋白的原料。儿茶酚胺和肾上腺皮质激素的变化还可促进糖异生、抑制糖降解，导致血糖水平升高。

在应激状态下，蛋白质作为底物被消耗，导致多器官功能障碍综合征，应激时脂肪分解代谢明显增强，成为危重患者机体获取能量的主要来源。

3. 炎症介质释放和缺血再灌注损伤　严重创伤、感染、休克可刺激机体过量释放包括白介素、肿瘤坏死因子、集落刺激因子、干扰素和血管扩张剂一氧化氮（NO）等炎症介质，形成"瀑布样"连锁放大反应。代谢性酸中毒和能量不足还影响细胞各种膜的屏障功能。表现为细胞内外离子及体液分布异常。溶酶体膜破裂后除前面提到释放出许多引起细胞自溶和组织损伤的水解酶外，还可产生心肌抑制因子（MDF）、缓激肽等毒性因子。线粒体膜发生损伤后，引起膜脂降解而产生血栓素、白三烯等毒性产物，呈现线粒体肿胀、线粒体嵴消失，细胞氧化磷酸化障碍而影响能量生成。

4. 内脏器官的继发性损害

（1）肺：休克时缺氧可使肺毛细血管内皮细胞和肺泡上皮受损，表面活性物质减少，以及库存血所含较多的微聚物造成肺微循环栓塞，使部分肺泡萎陷和不张、水肿，部分肺血管嵌闭或灌注不足，引起肺分流和无效腔通气增加，严重时导致 ARDS。高龄患者发生 ARDS 的危险性更大。

（2）肾：因血压下降、儿茶酚胺分泌增加使肾的入球血管痉挛和有效循环容量减少，肾滤过率明显下降而发生少尿。休克时，肾内血流重新分布、并转向髓质，导致皮质区的肾小管缺血坏死，可发生急性肾衰竭。

（3）脑：因脑灌注压和血流量下降导致脑缺氧。缺血、CO_2 潴留和酸中毒会引起脑细胞肿胀、血管通透性增高而导致脑水肿和颅内压增高。患者可出现意识障碍，严重者可发生脑疝,昏迷。

(4) 心:冠状动脉血流减少,导致缺血和酸中毒,从而损伤心肌,当心肌微循环内血栓形成,可引起心肌的局灶性坏死。心肌含有丰富的黄嘌呤氧化酶,易遭受缺血-再灌注损伤,电解质异常将影响心肌的收缩功能。

(5) 胃肠道:休克时肠系膜上动脉血流量可减少70%。肠黏膜因灌注不足而遭受缺氧性损伤。另外,肠黏膜细胞也富含黄嘌呤氧化酶系统,并产生缺血-再灌注损伤,可引起胃应激性溃疡和肠源性感染,这是导致休克继续发展和形成多器官功能障碍综合征的重要原因。

(6) 肝:休克可引起肝缺血、缺氧性损伤,可破坏肝的合成与代谢功能。另外,来自胃肠道的有害物质可激活肝 Kupffer 细胞,从而释放炎症介质。组织学方面可见肝小叶中央出血、肝细胞坏死等。生化检测有 ALT、血氨升高等代谢异常。

【临床表现】 按照休克的发病过程可分为休克代偿期和休克抑制期,或称休克早期或休克期。

1. 休克代偿期 由于机体对有效循环血容量减少的早期有相应的代偿能力,患者的中枢神经系统兴奋性提高,交感-肾上腺轴兴奋。表现为精神紧张、兴奋或烦躁不安、皮肤苍白、四肢厥冷、心率加快、脉压小、呼吸加快、尿量减少等。此时,如处理及时、得当,休克可较快得到纠正。

2. 休克抑制期 表现为:患者神情淡漠、反应迟钝,甚至可出现意识模糊或昏迷;出冷汗、口唇肢端发绀;脉搏细速、血压进行性下降。严重时,全身皮肤、黏膜明显发绀,四肢厥冷,脉搏摸不清、血压测不出,尿少甚至无尿。若皮肤、黏膜出现瘀斑或消化道出血,提示病情已发展至 DIC 阶段。若出现进行性呼吸困难、脉速、烦躁、发绀,一般吸氧不能改善呼吸状态,应考虑并发 ARDS。

【诊断】 关键是应早期及时发现休克。要点是凡遇到严重损伤、大量出血、重度感染及过敏患者和有心脏病病史者,应想到并发休克的可能;临床观察中,对于有出汗、兴奋、心率加快、脉压小或尿少等症状者,应考虑有休克可能。若患者出现神志淡漠、反应迟钝、皮肤苍白、呼吸浅快、收缩压降至90mmHg以下及尿少者,则标志患者已进入休克抑制期。

【休克的监测】 通过监测可了解患者病情变化和治疗反应,并为调整治疗方案提供客观依据。

1. 一般监测

(1) 精神状态:是脑组织血液灌流和全身循环状况的反映。如患者神志清楚,对外界的刺激能正常反应,说明患者循环血量已基本足够;若患者表情淡漠、不安、谵妄或嗜睡、昏迷,反映脑功能因血液循环不良而发生障碍。

(2) 皮肤温度、色泽:是体表灌流情况的标志。如患者的四肢温暖,皮肤干燥,轻压指甲或口唇时,局部暂时缺血呈苍白,松压后色泽迅速转为正常,表明末梢循环已恢复、休克好转;反之则说明休克情况仍存在。

(3) 血压:维持稳定的组织器官的灌注压在休克治疗中十分重要。在观察血压情况时,还要强调应定时测量、比较。通常认为收缩压<90mmHg、脉压<20mmHg 是休克存在的表现;血压回升、脉压增大则是休克好转的征象。

(4) 脉率:脉率的变化多出现在血压变化之前。当血压还较低,但脉率已恢复且肢体温暖者,常表示休克趋向好转。常用休克指数[脉率/收缩压(mmHg)]来判定休克的有无及轻重。指数为0.5多提示无休克;1.0~1.5提示有休克;>2.0为严重休克。

(5) 尿量:是反映肾血液灌注情况的有效指标。尿少通常是早期休克和休克复苏不完全的表现。尿量<25ml/h、比重增加者表明仍存在肾血管收缩和供血量不足;血压正常但尿量仍少且比重偏低者,提示有急性肾衰竭可能。当尿量维持在30ml/h以上时,则休克已纠正。

2. 特殊监测 包括以下多种血流动力学监测项目。

(1) 中心静脉压(CVP):代表了右心房或者胸腔段腔静脉内压力的变化,可反映全身血容量与右心功能之间的关系。CVP的正常值为5~10cmH_2O。当CVP<5cmH_2O时,表示血容量不足;高于15cmH_2O时,则提示心功能不全、静脉血管床过度收缩或肺循环阻力增高;若CVP超过20cmH_2O时,则表示存在充血性心力衰竭。

(2) 肺毛细血管楔压(PCWP):PCWP反映肺静脉、左心房和左心室的功能状态。正常值为6~15mmHg,与左心房内压接近。PCWP低于正常值反映血容量不足(较CVP敏感);PCWP增高可反映左心房压力增高例如急性肺水肿时。因此,临床上当发现PCWP增高时,即使CVP尚属正常,也应限制输液量以免发生或加重肺水肿。

(3) 心排出量(CO)和心脏指数(CI):心排出量是心率和每搏排出量的乘积,可经Swan-Ganz导管应用热稀释法测出。成人心排出量的正常值为4~6L/min;单位体表面积上的心排出量便称作心脏指数(CI),正常值为2.5~3.5L/(min·m^2)。

(4) 动脉血气分析:动脉血氧分压(PaO_2)正常值为80~100mmHg;动脉血二氧化碳分压($PaCO_2$)正常值为36~44 mmHg。休克时可因肺换气不足,出现体内CO_2聚积致$PaCO_2$明显升高;相反,如患者原来并无肺部疾病,因过度换气可致$PaCO_2$较低;若$PaCO_2$超过45~50mmHg时,常提示肺泡通气功能障碍;PaO_2低于60mmHg,吸入纯氧仍无改善者则可能是ARDS的先兆。动脉血pH正常为7.35~7.45。通过监测pH、碱剩余(BE)、缓冲碱(BB)和标准重碳酸盐(SB)的动态变化有助于了解休克时酸碱平衡的情况。碱缺失(BD)可反映全身组织的酸中毒情况,反映休克的严重程度和复苏状况。

(5) 动脉血乳酸盐测定:休克患者组织灌注不足可引起无氧代谢和高乳酸血症。血乳酸盐正常值为1~1.5mmol/L,危重患者允许到2mmol/L。乳酸盐/丙酮酸盐(L/P)正常值约10:1,在无氧代谢时明显升高。

(6) 胃肠黏膜内pH监测:测量胃黏膜内pH,不但能反映该组织局部灌注和供氧的情况,也可能发现隐匿性休克。一般用间接方法测定:首先经鼻向胃内插入带半透膜囊腔的胃管,向囊腔注入4ml盐水,30~90分钟后测定该盐水中的PCO_2;同时取动脉血,用血气机测出HCO_3和PCO_2;然后根据特定公式计算胃肠黏膜内pH。

(7) DIC的检测:对疑有DIC的患者,下列五项检查中出现三项以上异常,结合临床上有休克及微血管栓塞症状和出血倾向时,便可诊断DIC。包括:①血小板计数低于80×10^9/L;②凝血酶原时间比对照组延长3秒以上;③血浆纤维蛋白原低于1.5g/L或呈进行性降低;④血浆鱼精蛋白副凝(3P)试验阳性;⑤血涂片中破碎红细胞超过2%等。

【治疗】 治疗休克重点是恢复灌注和对组织提供足够的氧,最终目的是防止多器官功能障碍综合征(MODS)。

1. 一般紧急治疗 包括积极处理引起休克的原发伤病,如创伤制动、止血、保证呼吸道通畅等。采取头和躯干抬高20°~30°、下肢抬高15°~20°体位,以增加回心血量。及早建立静脉通路,维持血压。早期予以鼻管或面罩吸氧。注意保温。

2. 补充血容量　是纠正休克引起的组织低灌注和缺氧的关键。应在连续监测动脉血压、尿量和 CVP 的基础上，结合患者皮肤温度、末梢循环、脉搏幅度及毛细血管充盈时间等微循环情况，判断补充血容量的效果。目前，晶体液仍然是容量复苏时的第一线选择，大量液体复苏时可联合应用人工胶体液，必要时进行成分输血。对休克患者，争取在诊断的最初 6 小时这一黄金时段内，进行积极的输液复苏，以尽快恢复最佳心搏量、稳定循环功能和组织氧供为目标，称为早期目标导向治疗（early goal-directed therapy，EGDT）。

3. 积极处理原发病　外科疾病引起的休克，应在尽快恢复有效循环血量后，及时施行手术，处理原发病变，才能有效地治疗休克。如内脏大出血的控制、坏死肠袢切除、消化道穿孔修补和脓液引流等。

4. 纠正酸碱平衡失调　在休克早期，又可能因过度换气，引起低碳酸血症、呼吸性碱中毒。碱中毒使血红蛋白氧离曲线左移，氧不易从血红蛋白释出，可使组织缺氧加重。目前对酸碱平衡的处理多主张宁酸毋碱，酸性环境能增加氧与血红蛋白的解离从而增加向组织释氧，对复苏有利。根本措施是改善组织灌注，并适时和适量地给予碱性药物。

5. 血管活性药物的应用　血管活性药物辅助扩容治疗，可迅速改善循环和升高血压，尤其是感染性休克患者，提高血压是应用血管活性药物的首要目标，前提是充分容量复苏。理想的血管活性药物应能迅速提高血压，改善心脏和脑血流灌注，又能改善肾和肠道等内脏器官血流灌注。

（1）血管收缩剂：有多巴胺、去甲肾上腺素和间羟胺等。

多巴胺是最常用的血管活性药，兼具兴奋 α、$β_1$ 和多巴胺受体作用，其药理作用与剂量有关。抗休克时主要取其强心和扩张内脏血管的作用，宜采取小剂量。为提升血压，可将小剂量多巴胺与其他缩血管药物合用，而不增加多巴胺的剂量。

多巴酚丁胺对心肌的正性肌力作用较多巴胺强，能增加心排出量，降低 PCWP，改善心泵功能。去甲肾上腺素与多巴酚丁胺联合应用是治疗感染性休克最理想的血管活性药物。多巴酚丁胺能增加全身氧输送，改善肠系膜血流灌注。通过兴奋 β 受体增加心排出量和氧输送，改善肠道灌注，也明显降低动脉血乳酸水平。

去甲肾上腺素是以兴奋 α 受体为主、轻度兴奋 β 受体的血管收缩剂，能兴奋心肌，收缩血管，升高血压及增加冠状动脉血流量，作用时间短。

间羟胺（阿拉明）间接兴奋 α、β 受体，对心脏和血管的作用同去甲肾上腺素，但作用弱，维持时间约 30 分钟。

异丙基肾上腺素是能增强心肌收缩和提高心率的 β 受体兴奋剂，因对心肌有强大收缩作用和容易发生心律失常，不能用于心源性休克。

（2）血管扩张剂：分 α 受体阻滞剂和抗胆碱药两类。前者包括酚妥拉明、酚苄明等，能解除去甲肾上腺素所引起的小血管收缩和微循环淤滞并增强左心室收缩力。其中酚妥拉明作用快，持续时间短。酚苄明是一种 α 受体阻滞剂，兼有间接反射性兴奋 β 受体的作用。能轻度增加心脏收缩力、心排出量和心率，同时能增加冠状动脉血流量，降低周围循环阻力和血压。作用可维持 3～4 日。

抗胆碱药物包括阿托品、山莨菪碱和东莨菪碱。临床上较多用于休克治疗的是山莨菪碱（人工合成品为 654-2），可对抗乙酰胆碱所致平滑肌痉挛使血管舒张，从而改善微循环。还可通过抑制花生四烯酸代谢，降低白三烯、前列腺素的释放而保护细胞，是良好的细胞膜稳定剂。尤其是在外周血管痉挛时，对提高血压、改善微循环、稳定病情方面，效果较明显。

(3) 强心药:包括兴奋 α 和 β 肾上腺素受体兼有强心功能的药物,如多巴胺和多巴酚丁胺等,其他还有强心苷如毛花苷丙(西地兰),可增强心肌收缩力,减慢心率。当输液量已充分但动脉压仍低,而中心静脉压显示已达 15 cmH_2O 以上时,可经静脉快速洋地黄化(0.8 mg/d),首次剂量 0.4 mg 缓慢静脉注射,有效时可再给维持量。

休克时血管活性药物的选择应结合当时的主要病情,如休克早期主要病情与毛细血管前微血管痉挛有关;后期则与微静脉和小静脉痉挛有关。因此,应采用血管扩张剂配合扩容治疗。在扩容尚未完成时,如果有必要,也可适量使用血管收缩剂,但剂量不宜太大、时间不能太长,应抓紧时间扩容。为了兼顾各重要脏器的灌注水平,常将血管收缩剂与扩张剂联合应用。

6. 治疗 DIC 改善微循环　对诊断明确的 DIC,可用肝素抗凝,一般 1.0 mg/kg,6 小时一次,成人首次可用 10 000 U(1 mg 相当于 125 U 左右)。有时还使用抗纤溶药如氨甲苯酸、氨基己酸,抗血小板黏附和聚集的阿司匹林、双嘧达莫和小分子右旋糖酐。

7. 皮质类固醇和其他药物的应用　皮质类固醇可用于感染性休克和其他较严重的休克。其作用主要有:①阻断 α 受体兴奋作用,使血管扩张,降低外周血管阻力,改善微循环;②保护细胞内溶酶体,防止溶酶体破裂;③增强心肌收缩力,增加心排出量;④增进线粒体功能和防止白细胞凝集;⑤促进糖异生,使乳酸转化为葡萄糖,减轻酸中毒。一般主张应用大剂量,静脉滴注,一次滴完。为了防止多用皮质类固醇后可能产生的不良反应,一般只用 1~2 次。

第七节　低血容量性休克

低血容量性休克常因大量出血或体液丢失,或液体积存于第三间隙,导致有效循环量降低引起。由大血管破裂或脏器出血引起的称失血性休克;各种损伤或大手术后同时具有失血及血浆丢失而发生的称创伤性休克。

低血容量性休克的主要表现为 CVP 降低、回心血量减少、心排出量下降所造成的低血压,以及由微循环障碍造成的各种组织器官功能不全和病变。及时补充血容量、治疗其病因和制止其继续失血、失液是治疗此型休克的关键。

一、失血性休克

失血性休克在外科休克中很常见。多见于大血管破裂,腹部损伤引起的肝、脾破裂,胃、十二指肠出血,门静脉高压症所致的食管、胃底曲张静脉破裂出血等。通常在迅速失血超过全身总血量的 20%时,即出现休克。

【治疗】　主要包括补充血容量和积极处理原发病、制止出血两个方面。注意要两方面同时抓紧进行,以免病情继续发展引起器官损害。

1. 补充血容量　虽然失血性休克时,丧失的主要是血液,但补充血容量时,并不需要全部补充血液,而应抓紧时机及时增加静脉回流。首先,可经静脉快速滴注平衡盐溶液和人工胶体液(如第三代的羟乙基淀粉)。其中,快速输入胶体液更容易恢复血管内容量和维持血流动力学的稳定,同时能维持胶体渗透压,持续时间也较长。一般认为,维持血红蛋白浓度在 100g/L、HCT 在 30%为好。若血红蛋白浓度大于 100g/L 可不必输血;低于 70g/L 可输浓缩红细胞；在 70～100g/L 时，可根据患者的代偿能力、一般情况和其他器官功能来决定是否输红细胞；急性失血量超过总量的 30% 可输全血。

2. 止血　在补充血容量同时，如仍有出血，难以保持血容量稳定，休克也不易纠正。对于肝脾破裂、急性活动性上消化道出血病例，应在保持血容量的同时积极进行手术准备，及早施行手术止血。

二、创伤性休克

创伤性休克见于严重的外伤，如大血管破裂、复杂性骨折、挤压伤或大手术等。一方面，创伤引起血液或血浆丧失，导致低血容量。受损机体内可出现组胺、蛋白酶等血管活性物质，引起微血管扩张和通透性增高，致有效循环血量进一步降低。另一方面，创伤可刺激神经系统，引起疼痛和神经-内分泌系统反应，影响心血管功能；创伤性休克的病情常比较复杂。

【治疗】　由于创伤性休克也属于低血容量性休克，故其急救也需要扩张血容量，与失血性休克时基本相同。创伤后疼痛刺激严重者需适当给予镇痛镇静剂；妥善临时固定（制动）受伤部位；对危及生命的创伤如开放性或张力性气胸、连枷胸等，应作必要的紧急处理。手术和较复杂的其他处理，一般应在血压稳定后或初步回升后进行。创伤或大手术继发休克后，还应使用抗生素，避免继发感染。

三、感染性休克

感染性休克是外科常见和治疗较困难的一类休克。本病可继发于急性腹膜炎、胆道感染、绞窄性肠梗阻及泌尿系统感染等，致病菌以革兰阴性杆菌为主。在确诊为感染性休克的患者中，有时未能发现明显的感染病灶，但具有全身炎症反应综合征（systemic inflammatory response syndrome，SIRS）：①体温>38℃或<36℃；②心率>90 次/分；③呼吸急促>20 次/分或过度通气，$PaCO_2$<32.3mmHg；④白细胞计数>12×10^9/L 或<4×10^9/L，或未成熟白细胞>10%。

感染性休克的血流动力学有高动力型和低动力型两种。前者外周血管扩张、阻力降低，心排出量正常或增高（又称高排低阻型），有血流分布异常和动静脉短路开放增加，细胞代谢障碍和能量生成不足。患者皮肤比较温暖干燥，又称暖休克。低动力型（又称低排高阻型）外周血管收缩，微循环淤滞，大量毛细血管渗出致血容量和心排出量减少。患者皮肤湿冷，又称冷休克。

实际上，"暖休克"较少见，仅是一部分革兰阳性菌感染引起的早期休克。"冷休克"较多见，可由革兰阴性菌感染引起；而且革兰阳性菌感染的休克加重时也成为"冷休克"。至晚期，患者的心力衰竭、外周血管瘫痪，就成为低排低阻型休克。

【治疗】　首先是病因治疗，原则是在休克未纠正以前，应着重治疗休克，同时治疗感染；在休克纠正后，则应着重治疗感染。

1. 补充血容量　此类患者休克的治疗首先以输注平衡盐溶液为主，配合适当的胶体液、血浆或全血，恢复足够的循环血量。一般应作中心静脉压监测维持正常 CVP 值，同时要求血红蛋白 100g/L，血细胞比容 30%～35%，以保证正常的心脏充盈压、动脉血氧含量和较理想的血黏度。

2. 控制感染 主要措施是应用抗菌药物和处理原发感染灶。对病原菌尚未确定的患者，可根据临床判断最可能的致病菌种应用抗菌药，或选用广谱抗菌药。如腹腔内感染多数情况下以肠道的多种致病菌感染为主，可考虑选用第三代头孢菌素。已知致病菌种时，则应选用敏感而较窄谱的抗菌药。原发感染病灶应尽早处理，才能纠正休克和巩固疗效。

3. 纠正酸碱平衡 感染性休克的患者，常伴有严重的酸中毒，且发生较早，需及时纠正。一般在纠正、补充血容量的同时，经另一静脉通路滴注 5% $NaHCO_3$200ml，并根据动脉血气分析结果，再作补充。

4. 心血管活性药物的应用 经补充血容量、纠正酸中毒而休克未见好转时，应采用血管扩张药物治疗，还可与以 α 受体兴奋为主，兼有轻度兴奋 β 受体的血管收缩剂和兼有兴奋 β 受体作用的 α 受体阻滞剂联合应用，以抵消血管收缩作用，保持、增强 β 受体兴奋作用。由于感染性休克时，心功能常受损害，可给予强心苷、β 受体激活剂来改善心功能。

5. 皮质激素治疗 糖皮质激素能抑制多种炎症介质的释放和稳定溶酶体膜，缓解 SIRS。但应用限于早期、用量宜大，可达正常用量的 10~20 倍，维持不宜超过 48 小时。否则有发生急性胃黏膜损害和免疫抑制等严重并发症的危险。

6. 对症治疗 包括营养支持，对并发的 DIC、重要器官功能障碍的处理等。

（陈锦鹏）

第五章　麻醉与疼痛治疗

学习目标

1. 熟悉具体的麻醉前准备工作及麻醉前用药。
2. 掌握麻醉前准备的目的和常用药物。
3. 了解常用全身麻醉药的临床药理和全身麻醉的常用方法。
4. 熟悉全身麻醉并发症的防治。
5. 掌握局部麻醉药的常用剂量，熟悉局部麻醉药毒性反应的症状、预防和处理。
6. 熟悉椎管内麻醉并发症的防治。

第一节　绪　　论

麻醉(anedthesia,)，顾名思义，麻为麻木麻痹，醉为醉酒昏迷。即指用药物或其他方法使患者整体或局部暂时失去感觉，以达到无痛的目的进行手术治疗。我国很早以前就有关于麻醉的传说和记载，例如，战国名医扁鹊以"毒酒"作麻药，为患者"剖腹探心"。公元2世纪，我国伟大的医学家华佗发明了"麻沸散"，令先以酒服麻沸散，即醉无所觉，应用于临床。在国外，有以鸦片、过量饮酒、放血、压迫神经干甚至捆扎等方法来完成手术，但这些方法由于缺少安全性，限制了手术的开展。1846年Morton在美国麻省总医院公开演示了乙醚麻醉，成功完成患者下颌骨肿瘤切除，由此掀开了现代麻醉学的发展篇章。不仅在临床实践中找到一种安全有效的麻醉药物和方法，而且推动了对麻醉方法、麻醉药理学和麻醉生理学的研究。由于手术对机体的影响不仅是疼痛，还能引起如神经反射、生命器官功能、内分泌和代谢等的变化；麻醉虽然能解决手术无痛的问题，但对生理功能都有不同程度的影响，甚至可危及生命，镇痛是以患者的生理代价而获得的。为适应手术需要和为手术操作创造方便条件，常需采取一些特殊技术(控制性降压、低温等)来调节和控制患者的生理功能。因此，在手术麻醉期间如何维持调控患者的生理功能，不但是临床麻醉的重要内容，而且所需知识的深度及其难度比消除手术疼痛更加复杂。

麻醉学是现代医学的一个重要组成部分，其理论和技术是随着基础医学、临床医学和医学生物工程等现代科学技术综合发展而形成的。在现代麻醉工作中，消除手术疼痛已不是麻醉学的全部内容，在急救复苏、重症监测治疗、急慢性疼痛治疗等方面积累了丰富的临床经验，进行了广泛的科学研究，逐步形成了较完整的理论系统。因此，麻醉学的理论和技术不仅用于手术治疗，在手术室外医疗工作中也发挥了积极作用。麻醉的目的是保障患者生命安全，消除手术疼痛，为手术创造条件。根据麻醉作用部位和所用药物的不同，将临床麻醉方法进行分类(表5-1)。

表 5-1 临床麻醉方法分类

全身麻醉	局部浸润麻醉	硬脊膜外隙阻滞(硬膜外麻醉)
吸入全身麻醉	区域阻滞	骶管阻滞
静脉全身麻醉	神经阻滞	基础麻醉
局部麻醉	椎管内麻醉	复合麻醉
表面麻醉	蛛网膜下隙阻滞(腰麻)	

第二节 麻醉前准备和麻醉前用药

为了保障手术患者在麻醉期间的安全,增强患者对手术和麻醉的耐受能力,避免或减少围术期的并发症,应认真做好麻醉前病情评估和准备工作。麻醉前准备的目的是使患者在体格和精神方面处于可能达到的最佳状态,增强患者对麻醉和手术耐受能力,提高患者在麻醉中的安全性,避免麻醉意外的发生,减少麻醉后的并发症。

一、麻醉前病情评估

麻醉前患者除患有需手术治疗的外科疾病外,常伴有其他并存症,引起机体相应的病理生理改变;患者的精神状态也会影响内环境的稳定;各种麻醉药和麻醉方法皆可影响患者生理状态的稳定,某些麻醉操作还可造成患者一定程度的应激反应;而手术创伤和失血则使患者处于应激状态。麻醉和手术的安危或风险程度,除与疾病的严重程度、手术创伤的大小、术时长短、失血多少等因素有关外,在很大程度上还取决于术前准备是否充分、麻醉处理是否切合患者的病理生理状况。麻醉前病情评估则是进行或完善术前准备和制订最适合于患者的麻醉方案的基础。访视患者时,应询问麻醉手术史、吸烟史、药物过敏史及药物治疗情况,平时体力活动能力及目前的变化。重点检查生命体征,心、肺及呼吸道,脊柱及神经系统,并对并存病的严重程度进行评估。根据访视和检查结果,对病情和患者对麻醉及手术的耐受能力作出全面评估。根据麻醉前访视结果,将病史、体格检查和实验室检查资料,联系手术麻醉的安危,进行综合分析。美国麻醉医师协会(ASA)将病情分为6级,对病情的判断有重要参考价值,围手术期的死亡率与ASA分级的关系密切(表5-2)。一般认为,Ⅰ~Ⅱ级患者对麻醉和手术的耐受性良好,风险较小。Ⅲ级患者的器官功能虽在代偿范围内,但对麻醉和手术的耐受能力减弱,风险较大,如术前准备充分,尚能耐受麻醉。Ⅳ级患者因器官功能代偿不全,麻醉和手术的风险很大,即使术前准备充分,围手术期的死亡率仍很高。Ⅴ级者为濒死患者,麻醉和手术都异常危险,不宜行择期手术。

表 5-2 ASA 病情分级和围手术期死亡率

分级	评估标准	死亡率/%
Ⅰ	体格健康,发育营养良好,各器官功能正常	0.06~0.08
Ⅱ	除外科疾病外,有轻度系统性疾病,功能代偿健全	0.27~0.40
Ⅲ	并存病情较重体力活动受限,尚能应付日常活动	1.82~4.30
Ⅳ	并存病情严重,丧失日常活动能力,经常面对生命威胁	7.80~23.0

续表

分级	评估标准	死亡率/%
Ⅴ	不论手术与否,生命难以维持24小时的濒死患者	9.40~50.7
Ⅵ	确诊为脑死亡,其器官拟用于器官移植手术供体	

注:急诊病例在相应ASA分级后加注"急"或"E",表示风险较择期手术增加

二、麻醉前准备事项

麻醉前准备事项包括:做好患者体格和精神方面的准备;恰当的麻醉前用药;做好麻醉用具、设备、监测仪器和药品(包括急救药品)等的准备。对ASA Ⅰ级患者,做好一般准备即可;对Ⅱ级患者,应维护全身情况及重要生命器官功能,在最大程度上增强患者对麻醉的耐受力;对于Ⅲ、Ⅳ、Ⅴ级患者,除需做好一般性准备外,还必须根据个别情况做好特殊准备。

(一)纠正或改善病理生理状态

营养不良导致机体蛋白质和某些维生素不足,可明显降低麻醉和手术耐受力。蛋白质不足常伴有低血容量或贫血,对失血和休克的耐受力降低。低蛋白血症常伴发组织水肿,降低组织抗感染能力,影响创口愈合。维生素缺乏可致营养代谢异常,术中易出现循环功能或凝血功能异常,术后抗感染能力低下。术前应改善营养不良状态,一般要求血红蛋白≥80g/L,血清白蛋白≥30g/L,并纠正脱水、电解质紊乱和酸碱平衡失调。如合并内科疾病,麻醉医师应充分认识其病理生理改变,对其严重程度作出正确评估,必要时请专科医师协助诊治。合并心脏病者,应重视改善心脏功能。凡有心力衰竭史、心房纤颤或心脏明显扩大者,应以洋地黄类药物治疗;术前以洋地黄维持治疗者,建议手术当日停药。合并高血压者,应控制血压稳定,使收缩压低180mmHg、舒张压低于100mmHg较为安全。在选择抗高血压药时,避免用中枢性降压药或酶抑制剂,防止麻醉期间发生顽固性低血压和心动过缓。其他降压药可持续用到手术当日,避免停药而发生血压剧烈波动。长期服用β受体阻滞剂治疗的患者,围术期应继续用药,包括手术当天,因为长期应用β受体阻滞剂治疗可引起β受体上调,停药后容易诱发高血压、心动过速、心肌缺血等。合并呼吸系统疾病者,术前应检查肺功能、动脉血气分析和肺X线片;吸烟者至少停止吸烟2周,并进行呼吸功能训练;行雾化吸入和胸部物理治疗以促进排痰;术前应用支气管扩张药和肾上腺皮质激素;应用有效抗生素3~5日以控制急、慢性肺部感染。合并糖尿病者,择期手术应控制空腹血糖在7.7mmol/L以下最高不超过12.9mmol/L,尿糖低于(+/-),尿酮体阴性。急诊伴酮症酸中毒者,应静脉滴注胰岛素消除酮体、纠正酸中毒后手术;如需立即手术者,虽然可在手术过程中补充胰岛素、输液并纠正酸中毒,但麻醉的风险性明显增加。

(二)心理方面的准备

手术是一种有创伤性的治疗方法,麻醉对患者来讲则更加陌生,患者术前难免出现不同程度的紧张、焦虑,甚至恐惧感,导致情绪激动或失眠,中枢神经系统活动过度,使患者对麻醉和手术耐受力明显削弱。因此,术前访视患者时以关心和鼓励的方法消除其思想顾虑

和焦虑心情。酌情恰当阐明手术目的、麻醉方式及麻醉中可能出现的不适等情况，针对存在的顾虑和疑问进行交谈和说明，以取得患者信任，争取充分合作。对过度紧张而不能自控的患者，术前数日起即开始服用适量安定类药，晚间给睡眠药，麻醉前再给适量镇静睡眠药。

（三）胃肠道的准备

择期手术前应常规排空胃，以避免围手术期间发生胃内容的反流、呕吐或误吸，以及由此而导致的窒息和吸入性肺炎。正常人胃排空时间为4~6小时。情绪激动、恐惧、焦虑或疼痛不适等可致胃排空显著减慢。因此，成人应禁食8小时以上，最好12小时，禁饮4小时，以保证胃彻底排空；小儿术前应禁食(奶)4~8小时，禁水2~3小时。急症患者也应充分考虑胃排空问题。饱胃又需立即手术者，即使是区域阻滞或椎管内麻醉，也有发生呕吐和误吸的危险。术前应放置胃管和应用抗酸药降低胃液pH。选用全身麻醉时，可考虑行清醒气管内插管，有利于避免或减少呕吐和误吸的发生。

（四）麻醉设备、用具及药品的准备

为了使麻醉和手术能安全顺利进行，防止任何意外事件的发生，麻醉前必须对麻醉和监测设备、麻醉用具及药品进行准备和检查。无论实施何种麻醉，都必须准备麻醉机、急救设备和药品。麻醉期间除必须监测患者的生命体征，如血压、脉搏氧饱和度(SPO_2)、心电图(ECG)外，还应根据病情和条件，选择适当的监测项目，如呼气末CO_2分压($PETCO_2$)、直接动脉压、中心静脉压(CVP)、尿量和体温等。在麻醉实施前对已准备好的设备、用具和药品等，应再一次检查和核对；对患者的姓名、性别、科室、拟行手术名称、部位等情况与手术医师、巡回护士核对无误后方可进行麻醉。术中所用药品，必须经过核对后方可使用。

（五）知情同意

术前访视患者时，应向患者和(或)家属告知拟采取的麻醉方式、围术期可能出现的各种麻醉并发症及处理措施，手术前后的注意事项，征得患者或授权委托人同意并签署麻醉知情同意书。

三、麻醉前用药

（一）目的

麻醉前用药(premedication)的目的：①消除患者紧张、焦虑及恐惧的心情，使患者在麻醉前能够情绪安定，充分合作。同时也可增强全身麻醉药的效果，减少全身麻醉药用量及其不良反应。对一些不良刺激可产生遗忘作用。②提高患者的痛阈，缓和或解除原发疾病或麻醉前有创操作引起的疼痛。③抑制呼吸道腺体的分泌功能，减少唾液分泌，保持口腔内的干燥，以防发生误吸。④消除因手术或麻醉引起的不良反射，特别是迷走神经反射，抑制因激动或疼痛引起的交感神经兴奋，以维持血流动力学的稳定。总的目的是通过麻醉前用药使麻醉过程平稳。

（二）常用药物

1. 镇静和催眠药　具有镇静、催眠、抗焦虑及抗惊厥作用，对局麻药毒性反应亦有一定的预防作用。①苯巴比妥钠（鲁米那）：成人肌内注射，剂量 1～2 mg/kg。②地西泮（安定）：一般常用剂量为 0.1～0.2 mg/kg，口服，不宜肌内注射。③咪达唑仑：消除半衰期较短（1～4 小时），0.05～0.1 mg/kg 于诱导前半小时肌内注射。

2. 镇痛药　具有镇痛和镇静作用，与全身麻醉药有协同作用，可以减少麻醉药用量。椎管内麻醉时作为辅助用药，减轻内脏牵拉反应。缺点是可引起呼吸抑制和血压下降，常用药物有吗啡、哌替啶、芬太尼等。

3. 抗胆碱药　阻断 M 胆碱受体，抑制腺体分泌，减少呼吸道和口腔分泌物，解除平滑肌痉挛及迷走神经兴奋。常用药物有阿托品、东莨菪碱、盐酸戊乙奎醚（长托宁）。

常用麻醉前用药见表 5-3。

表 5-3　常用麻醉前用药

药物类型	药名	作用	用法和用量（成人）
安定镇静药	地西泮	安定镇静、催眠、抗焦虑、抗惊厥	口服 2.5～5 mg
	咪达唑仑		肌内注射 0.05～0.1 mg/kg
催眠药	苯巴比妥	镇静、催眠、抗惊厥	肌内注射 0.1～0.2 g
镇痛药	吗啡	镇痛、镇静	肌内注射 0.1mg/kg
	哌替啶		肌内注射 1 mg/kg
抗胆碱药	阿托品	抑制腺体分泌、解除平滑肌痉挛和迷走神经兴奋	肌内注射 0.01～0.02 mg/kg
	东莨菪碱		肌内注射 0.2～0.6mg
	长托宁		肌内注射 0.01～0.02 mg/kg

（三）药物选择

麻醉前用药应根据麻醉方法和病情来选择用药的种类、用量、给药途径和时间。一般来说，全身麻醉患者以镇静药和抗胆碱药为主，有剧痛者加用麻醉性镇痛药不仅可缓解疼痛，并可增强全身麻醉药的作用。腰麻患者以镇静药为主。硬膜外麻醉的穿刺比腰麻更为困难，非常紧张或不能合作者，穿破蛛网膜及损伤脊神经者明显增加，可酌情给予镇痛药。冠心病及高血压患者的镇静药剂量可适当增加，而心脏瓣膜病、心功能差及病情严重者，镇静及镇痛药的剂量应酌减，抗胆碱药以东莨菪碱为宜。一般状况差、年老体弱者，恶病质及甲状腺功能低下者，对催眠镇静药及镇痛药都较敏感，用药量应减少；而年轻体壮或甲状腺功能亢进患者，用药量应酌增。麻醉前用药一般在麻醉前 30～60 分钟肌内注射。精神紧张者，手术前晚口服催眠药或安定镇静药，以消除患者的紧张情绪。

第三节　全身麻醉

麻醉药经呼吸道吸入或静脉、肌内注射进入人体内，产生中枢神经系统的抑制，临床表现为神志消失，全身的痛觉丧失，遗忘，反射抑制和一定程度的肌肉松弛，这种方法称为全身麻醉。根据实施全身麻醉的药物种类不同分为吸入麻醉(inhalation anesthesia)、静脉麻醉(intravenous anesthesia)、复合麻醉(combined anesthesia)。全身麻醉对中枢神经系统抑制的程度与血液内的药物浓度有关,这种抑制是完全可逆的,当药物被代谢或从体内排出后,患者的神志和各种反射逐渐恢复。

一、全身麻醉药

根据用药途径及作用机制不同,全身麻醉药分为吸入麻醉药、静脉麻醉药、肌肉松弛药(简称肌松药)和麻醉性镇痛药。

(一) 吸入麻醉药(inhalation anesthetics)

吸入麻醉药是指经呼吸道吸入进入人体内并产生全身麻醉作用的药物。主要用于全身麻醉的维持,也可用于麻醉诱导。

1. 理化性质与药理性能 目前常用吸入麻醉药多为卤素类,经呼吸道吸入后,通过与脑细胞膜的相互作用而产生全身麻醉作用。吸入麻醉药的油/气分配系数和血/气分配系数,对其药理性能有明显影响。

(1) 油/气分配系数:吸入麻醉药的油/气分配系数与麻醉药的麻醉强度有关,油/气分配系数越高,麻醉强度越大。吸入麻醉药的麻醉强度是以最低肺泡有效浓度(minimum alveolar concentration, MAC)来衡量的。MAC是指某种吸入麻醉药在一个大气压下与纯氧同时吸入时,能使50%患者在切皮时不发生摇头、四肢运动等反应时的最低肺泡浓度。因为MAC是不同麻醉药的等效价浓度,所以能反映该麻醉药的效能,MAC越小麻醉效能越强。从表5-4中可见,由于氟烷的油/气分配系数最高,高达224。因此,其麻醉强度最大,MAC仅为0.75。

(2) 血/气分配系数:血/气分配系数与麻醉的可控性有关,麻醉药在血液内溶解度越低,其在中枢神经系统内的分压越易控制。因为麻醉药在肺泡气内的分压与血流较好的中枢神经系统组织内的麻醉药分压容易取得平衡状态。如果某种吸入麻醉药很容易在血液内溶解,血液系统与肺泡气相比占据较大的容量。因此,肺泡气内麻醉药分压的上升是缓慢的,因此,吸入麻醉药的可控性与血/气分配系数呈反比关系。吸入麻醉药血/气分配系数较小的如氧化亚氮(N_2O)、异氟烷、恩氟烷、七氟烷和地氟烷,都是可控性较好的吸入麻醉药,其诱导和恢复的速度都较快。

表5-4 吸入麻醉药的理化性质

吸入麻醉药	血/气	油/气	代谢率/%	MAC/%
氧化亚氮	0.47	1.4	0.004	105
地氟烷	0.45	18.7	0.02	7.25
七氟烷	0.65	55	2~3	2.0
异氟烷	1.4	98	0.2	1.15
恩氟烷	1.8	98	2~5	1.68
氟烷	2.5	224	15~20	0.77

2. 影响肺泡药物浓度的因素　肺泡浓度(FA)是指吸入麻醉药在肺泡内的浓度,而吸入药物浓度(FI)是指从环路进入呼吸道的药物浓度。临床常以FA/FI来比较不同药物肺泡浓度上升的速度。FA和FA/FI的上升速度取决于麻醉药的输送和由肺循环摄取的速度。影响因素如下。

(1) 通气效应:肺泡通气量增加,可将更多的药物输送到肺泡以补偿肺循环对药物的摄取,加速了FA升高和FA/FI上升的速度。药物的血/气分配系数越大,被血液摄取也越多,通气量增加对FA/FI升高的影响也越明显。

(2) 浓度效应:FI不仅可影响FA的高低,而且影响FA上升的速度,即FI越高,FA上升越快,称为"浓度效应"。假如吸入浓度为100%(仅为理论数值,因为还需要同时吸氧),FA上升非常快。因为这时FA只取决于肺通气时向肺内输送气体的速度,肺循环对药物的摄取已不能限制FA/FI的上升速度。

(3) 心排出量(CO):麻醉药是以扩散方式由肺泡向血液转移的。在肺通气量不变时,心排出量增加可使通过肺循环的血流量也增加,被血液摄取并移走的麻醉药也增加,结果FA上升减慢。心排出量对肺泡药物浓度的影响,还与药物的血/气分配系数有关。药物的血/气分配系数越大,心排出量增加引起的血液摄取量也越多,肺泡药物浓度降低也越明显。

(4) 麻醉药在肺泡和静脉血中的浓度差(F_{A-V}):F_{A-V}越大,肺循环摄取的药量越多,即肺血从肺泡带走的麻醉药越多。在诱导早期,混合静脉血中的麻醉药接近零,F_{A-V}很大,促进了血液对麻醉药的摄取。随着麻醉的加深和时间的延长,静脉血中麻醉药浓度增加,使F_{A-V}降低,摄取速度减慢,摄取量亦减少,最终达到相对稳定状态。

3. 代谢和毒性　吸入麻醉药绝大部分由呼吸道排出,仅小部分在体内代谢后随尿排出。主要代谢场所是肝,细胞色素P_{450}是重要的药物氧化代谢酶,能加速药物的氧化代谢过程。此外,有些药物具有药物代谢酶诱导作用,可加快其自身代谢速度。由于药物的代谢过程及代谢产物、对肝和肾的功能都有不同程度的影响。因此,衡量药物的毒性则涉及其代谢率、代谢中间产物及最终产物的毒性。一般来说代谢率越低,其毒性也越低。从表5-4可见,地氟烷、N_2O和异氟烷的代谢率最低,因而其毒性也最低,恩氟烷和七氟烷次之,而氟烷最高。氟烷的毒性产物中含有三氟乙酸,易与蛋白、多肽及氨基酸结合而引起肝毒性;有机氟的活性低,尚未发现有肝毒性。产生肾毒性的原因主要是血中无机氟(F^-)浓度的升高。一般认为,当F^-浓度低于50μmol/L不产生肾毒性;50~100μmol/L有引起肾毒性的可能;而高于100μmol/L则肯定产生肾毒性。在酶诱导下,F^-浓度可显著升高。因此,对慢性肾功能不全或用过酶诱导药物者,应慎用卤素类吸入麻醉药。

4. 常用吸入麻醉药

(1) 氧化亚氮(笑气,nitrous oxide, N_2O):为麻醉性能较弱的气体麻醉药,其MAC约为105%。吸入浓度大于60%时可产生遗忘作用。N_2O对心肌有一定的直接抑制作用,但对心排出量、心率和血压都无明显影响。对肺血管平滑肌有收缩作用,使肺血管阻力增加而导致右心房压升高,但对外周血管阻力无明显影响。对呼吸有轻度抑制作用,使潮气量降低和呼吸频率加快,但对呼吸道无刺激,对肺组织无损害。因其血/气分配系数很低,FA和FI的平衡速度非常快,肺泡通气量或心排出量的改变对肺循环摄取N_2O的速度无明显影响。可引起脑血流量增加而使颅内压轻度升高。N_2O几乎全部以原型由呼吸道排出,对肝肾功能无明显影响。

临床应用：与其他全身麻醉药复合应用于麻醉维持，吸入浓度为 50% ~ 70%。吸入 50% N_2O 有一定镇痛作用，可用于牙科或产科镇痛。麻醉时必须维持吸入氧浓度（F_IO_2）高于 0.3，以免发生低氧血症。但在麻醉恢复期有发生弥散性缺氧的可能，停止吸 N_2O 后应吸纯氧 5 ~ 10 分钟。此外，N_2O 可使体内封闭腔内压升高，因此，肠梗阻者不宜应用。

（2）恩氟烷（安氟醚，enflurane）：麻醉性能较强，成人的 MAC 为 1.7%。对中枢神经系统（CNS）有抑制作用，但可使脑血流量和颅内压增加。吸入浓度超过 > 3% 时，脑电图（EEG）可出现癫痫样棘波和爆发性抑制。对心肌力有抑制作用，引起血压、心排出量和心肌氧耗量降低。对外周血管有轻度舒张作用，导致血压下降和反射性心率增快。虽然恩氟烷可引起心肌对儿茶酚胺的敏感性增加，但肾上腺素的用量达 4.5μg/kg 时仍不致引起心律失常。对呼吸道无刺激，不引起唾液和气道分泌物的增加。对呼吸的抑制作用较强，表现为潮气量降低和呼吸频率增快，可增强非去极化肌松药的作用。2% ~ 5% 在体内代谢，主要代谢产物 F^- 有肾毒性。但在临床麻醉后，血 F^- 浓度低于肾毒性阈值。

临床应用：主要用于麻醉维持。恩氟烷可使眼压降低，对眼内手术有利。因深麻醉时脑电图显示癫痫样发作，临床表现为面部及肌肉抽搐，因此有癫痫病史者应慎用。

（3）异氟烷（异氟醚，isoflurane）：麻醉性能强，MAC 为 1.15%。低浓度时对脑血流无影响，大于 1 MAC 可使脑血管扩张，脑血流增加和颅内压升高。其升高颅内压的作用较氟烷或恩氟烷为轻，并能为适当过度通气所对抗。对心肌力的抑制作用较轻，对心排出量的影响较小，但可明显降低外周血管阻力而降低动脉压。对冠状动脉有扩张作用，并有引起冠状动脉窃流的可能，不增加心肌对外源性儿茶酚胺的敏感性。对呼吸有轻度抑制作用，对支气管平滑肌有舒张作用，对呼吸道有刺激，可增强非去极化肌松药的作用。血/气分配系数较低，FA 很快与 FI 发生平衡。代谢率很低，最终代谢产物为三氟乙酸。对肝肾功能无明显影响。

临床应用：常用于麻醉维持。由于有刺激味，易引起患者呛咳和屏气。因此，常在静脉诱导后，以吸入异氟烷维持麻醉。常用吸入浓度为 0.5% ~ 2%。麻醉维持时易保持循环功能稳定，停药后苏醒较快，为 10 ~ 15 分钟。因其对心肌抑制轻微，而对外周血管扩张明显，因而可用于控制性降压。

（4）七氟烷（七氟醚，sevoflurane）：麻醉性能较强，成人的 MAC 为 2%。对中枢神经系统有抑制作用，对脑血管有舒张作用，可引起颅内压升高。对心肌力有轻度抑制，可降低外周血管阻力，引起动脉压和心排出量降低。对心肌传导系统无影响，不增加心肌对外源性儿茶酚胺的敏感性。在 1.5 MAC 以上时对冠状动脉有明显舒张作用，有引起冠状动脉窃流的可能。对呼吸道无刺激性，不增加呼吸道的分泌物。对呼吸的抑制作用比较强，对气管平滑肌有舒张作用。可增强非去极化肌松药的作用，并延长其作用时间。主要在肝代谢产生 F^- 和有机氟，代谢率为 2% ~ 3%。临床麻醉后，血 F^- 浓度一般为 20 ~ 30μmol/L，低于肾毒性阈值。

临床应用：用于麻醉诱导和维持。用面罩诱导时，呛咳和屏气的发生率很低。维持麻醉浓度为 1.5% ~ 2.5% 时，循环稳定。麻醉后清醒迅速，清醒时间成人平均为 10 分钟，小儿为 8.6 分钟。苏醒过程平稳，恶心和呕吐的发生率低。但在钠石灰中和温度升高时可发生分解。

（5）地氟烷（地氟醚，desflurane）：麻醉性能较弱，成人的 MAC 为 7.25%。可抑制大脑皮质的电活动，降低脑氧代谢率；低浓度不抑制中枢对 CO_2 的反应；高浓度可使脑血管舒张，并降低其自身调节能力。对心肌有轻度抑制作用,对心率、血压和心排出量影响较轻。当浓度增加时可引起外周血管阻力降低和血压下降;对呼吸有轻度抑制作用,可抑制机体对 $PaCO_2$ 升高的反应,对呼吸道也有轻度刺激作用。对神经-肌肉接头有抑制作用,增强非去极化肌松药的效应。因其血气分配系数很低,肺泡浓度上升很快,也很容易达到平衡状态。不增加心肌对外源性儿茶酚胺的敏感性。几乎全部由肺排出,除长时间或高浓度应用外,其体内代谢率极低,因而其肝、肾毒性很低。

临床应用:用于麻醉诱导和维持,麻醉诱导和苏醒都非常迅速。浓度低于 6% 时呛咳和屏气的发生率低,浓度高于 7% 时可引起呛咳、屏气、分泌物增多,甚至发生喉痉挛。单独或与 N_2O 合用维持麻醉,麻醉深度可控性强,肌松药用量减少。因对循环功能的影响较小,对心脏手术或心脏病患者行非心脏手术的麻醉或可更为有利。其诱导和苏醒迅速,也适用于门诊手术患者的麻醉,恶心和呕吐的发生率明显低。但需要特殊的蒸发器,价格也较贵。

(二)静脉麻醉药

经静脉注射进入体内,通过血液循环作用于中枢神经系统而产生全身麻醉作用的药物,称为静脉麻醉药(intravenous anesthetics)。其优点为诱导快,对呼吸道无刺激,无环境污染。常用静脉麻醉药如下。

1. 硫喷妥钠(thiopental sodium)　为超短效巴比妥类静脉全身麻醉药。常用浓度为 2.5%,其水溶液呈强碱性,pH 为 10~11。硫喷妥钠容易透过血脑屏障,增强脑内抑制性递质 γ-氨基丁酸(GAGA)的抑制作用,从而影响突触的传导,抑制网状结构的上行激活系统。小剂量静脉注射有镇静、催眠作用,剂量稍大(3~5 mg/kg)时,20 秒内即可使患者入睡,作用时间为 15~20 分钟。可降低脑代谢率及氧耗量,降低脑血流量和颅内压。有直接抑制心肌及扩张血管作用而使血压下降,血压下降程度与所用剂量及注射速度有关。在合并低血容量或心功能障碍者,血压降低则更加显著。有较强的中枢性呼吸抑制作用,表现为潮气量降低和呼吸频率减慢,甚至呼吸暂停。可抑制交感神经而使副交感神经作用相对增强,使咽喉及支气管的敏感性增加。麻醉中对喉头、气管或支气管的刺激,容易引起喉痉挛及支气管痉挛。硫喷妥钠主要在肝代谢降解,肝功能障碍者,麻醉后清醒时间可能延长。

临床应用如下。①全身麻醉诱导:常用剂量为 4~6 mg/kg,辅以肌松药即可完成气管内插管。但不宜单独用于气管内插管,容易引起严重的喉痉挛。②控制惊厥:2.5% 溶液 1~2 mg/kg。③小儿基础麻醉:深部肌内注射 1.5%~2% 溶液 15~20 mg/kg。但皮下注射可引起组织坏死,动脉内注射可引起动脉痉挛、剧痛及远端肢体坏死。

2. 氯胺酮(ketamine)　为苯环己哌啶的衍生物,易溶于水,水溶液 pH 为 3.5~5.5。主要选择性抑制大脑联络路径和丘脑-新皮质系统,兴奋边缘系统,而对脑干网状结构的影响较轻。静脉注射后 30~60 秒患者意识消失,作用时间为 15~20 分钟。肌内注射后约 5 分钟起效,15 分钟作用最强。神志完全消失,肌张力增强、眼球呈凝视状或震颤,外观似浅麻醉,但镇痛效果好,尤其体表镇痛明显。可增加脑血流、颅内压及脑代谢率。氯胺酮有兴奋交感神经作用,使心率增快、血压及肺动脉压升高。而对低血容量休克及交感神经呈高度兴奋者,氯胺酮可呈现心肌抑制作用。对呼吸的影响较轻,但用量过大或注射速度过快,或与其他麻醉性镇痛药伍用时,可引起显著的呼吸抑制,甚至呼吸暂停,应特别警惕。氯胺酮可使唾液和支气管分泌物增加,对支气管平滑肌有松弛作用。

临床应用:氯胺酮主要用于各种体表的短小手术、烧伤清创,以及麻醉诱导、静脉复合麻醉与小儿麻醉。用于全身麻醉诱导,剂量为 1~2 mg/kg 静脉注射。以 15~45μg/(kg·min)速度静脉滴注可用于麻醉维持。小儿基础麻醉,肌内注射 5~10 mg/kg 可维持麻醉 30 分钟左右。主要不良反应:可引起使眼压和颅内压升高,一过性呼吸暂停,幻觉、恶梦及精神症状。

3. 依托咪酯(乙咪酯,etomidate) 为短效催眠药,无镇痛作用,作用方式与巴比妥类近似。起效快,静脉注射后约 30 秒钟患者意识即可消失,1 分钟时脑内浓度达峰值。可降低脑血流量、颅内压及代谢率。对心率、血压及心排出量的影响均很小,对冠状血管有轻度扩张作用,使其阻力减小、血流增加、心肌耗氧量降低、心肌收缩力一般无明显改变,这有利于心肌氧供或血供受损的患者。对呼吸系统无明显抑制作用。依托咪酯对肾上腺皮质功能有一定抑制,主要对肾上腺皮质内甾体的合成有抑制作用。主要在肝内水解,代谢产物不具有活性。对肝肾功能无明显影响。

临床应用:主要用于全身麻醉诱导,适用于年老体弱和危重患者的麻醉,剂量为 0.15~0.3 mg/kg。主要不良反应有:肾上腺皮质功能抑制,注射后易发生肌阵挛,对静脉有刺激性,术后恶心、呕吐率高。

4. 咪达唑仑(midazolam) 又名咪唑安定或咪唑二氮 ,抗焦虑、催眠、抗惊厥、肌松和顺行性遗忘等作用。其镇静催眠作用为地西泮的 1.5~2 倍。其顺行性遗忘作用与剂量有关,静脉注射 5 mg 以后的遗忘作用可达 20~32 分钟。起效较快,半衰期较短。此药本身无镇痛作用,但可增强其他麻醉药的镇痛作用,对呼吸的抑制作用与剂量及注射速度有关,静脉注射 0.15 mg/kg 时即有明显的呼吸抑制。因此,用于合并呼吸系统疾病者应注意呼吸管理。可作为麻醉前用药、麻醉辅助用药及全身麻醉诱导,静脉全身麻醉诱导的剂量为 0.15~0.2 mg/kg。

5. 丙泊酚(异丙酚,普鲁泊福,propofol) 具有镇静、催眠与遗忘作用。起效快,静脉注射 1.5~2mg/kg 后 30~40 秒患者即入睡,维持时间仅为 3~10 分钟,停药后苏醒快而完全。可降低脑血流量、颅内压和脑代谢率。普鲁泊福对心血管系统有明显的抑制作用,主要表现为对心肌的直接抑制作用及血管舒张作用,结果导致明显的血压下降、心率减慢、外周阻力和心排出量降低。当大剂量、快速注射,或用于低血容量及老年人时,有引起严重低血压的危险。对呼吸有明显抑制作用,表现为潮气量降低和呼吸频率减慢,甚至呼吸暂停,抑制程度与剂量相关。经肝代谢,代谢产物无生物活性。反复注射或静脉持续滴注时体内有蓄积,但对肝肾功能无明显影响。丙泊酚有抗呕吐作用,故麻醉后恶心呕吐较其他静脉诱导药物显著少。

临床应用:用于全身麻醉静脉诱导,剂量为 1.5~2.5 mg/kg,因其对上呼吸道反射的抑制较强,气管内插管的反应也较轻。由于在体内消除快、苏醒迅速而完全,可静脉持续滴注与其他全身麻醉药复合应用于麻醉维持。可作为阻滞麻醉时的辅助药,剂量为 1~2 mg/(kg·h)。不良反应为对静脉有刺激作用;对呼吸抑制作用强,必要时应行人工辅助呼吸;对循环影响较大,因此对老年及体弱的患者中应减慢给药速度及减少用量。

6. 右美托咪定 是高选择性的 α_2 肾上腺素受体激动剂,具有镇静、抗焦虑、催眠、镇痛和解交感作用。对呼吸的影响主要是降低潮气量,对呼吸频率影响较小;可以增强阿片类镇痛药物的镇痛作用;减慢心率,降低全身血管阻力,间接降低心肌收缩阻力、心输出量和血压。

主要应用于:ICU 的镇静,麻醉前用药,麻醉维持及短小手术的镇静。不良反应主要是心动过缓和低血压。

(三) 肌松弛药

肌松弛药简称肌松药(muscle relaxants),这类药选择性地作用于神经肌肉接头,暂时干扰了正常神经肌肉兴奋传递,从而使肌肉松弛。自从 1942 年筒箭毒碱首次应用于临床后,肌松药就成为全身麻醉用药的重要组成部分。但是,肌松药无镇痛和镇静作用,只能使骨骼肌麻痹,故应用肌松药时必须有足够的麻醉深度。

1. 肌松药的作用机制和分类　神经肌肉接合部包括突触前膜,突触后膜和介于前、后膜之间的突触裂隙。在生理状态下,当神经兴奋传至运动神经末梢时,引起位于突触前膜的囊泡破裂,将递质乙酰胆碱向突触裂隙释放,并与突触后膜的乙酰胆碱受体相结合,引起肌纤维去极化而诱发肌肉的收缩。肌松药主要在接合部干扰了神经冲动的传导,根据干扰方式的不同,肌松药主要分为两类:去极化肌松药(depolarizing muscle relaxants)和非去极化肌松药(nondepolarizing muscle relaxants)。

(1) 去极化肌松药:以琥珀胆碱为代表。琥珀胆碱的分子结构与乙酰胆碱相似,能与乙酰胆碱受体结合引起突触后膜去极化和肌纤维成束收缩。但琥珀胆碱与受体的亲和力较强,而且在神经肌肉接头处不易被胆碱酯酶分解,因而作用时间较长,使突触后膜不能复极化而处于持续的去极化状态,对神经冲动释放的乙酰胆碱不再发生反应,结果产生肌松弛作用。当琥珀胆碱在接头部位的浓度逐渐降低,突触后膜复极化,神经肌肉传导功能才恢复正常。反复用药后,肌细胞膜虽可逐渐复极化,但受体对乙酰胆碱的敏感性降低,肌松时间延长,称为脱敏感阻滞。其特点为:①使突触后膜呈持续去极化状态;②首次给药后在肌松出现前,有肌纤维成串收缩,是肌纤维不协调收缩的结果;③胆碱酯酶抑制药不能拮抗其肌松作用,反而有增强效应。

(2) 非去极化肌松药:以筒箭毒碱为代表。这类肌松药能与突触后膜的乙酰胆碱受体相结合,但不引起突触后膜的去极化。当突触后膜 75%~80% 以上的乙酰胆碱受体被非去极化肌松药占据后,神经冲动虽可引起乙酰胆碱的释放,但没有足够的受体相结合,肌纤维不能去极化,从而阻断神经肌肉的传导。肌松药和乙酰胆碱与受体竞争性结合,具有明显的剂量依赖性。当应用胆碱酯酶抑制药(如新斯的明)后,使乙酰胆碱的分解减慢,可反复与肌松药竞争受体。一旦乙酰胆碱与受体结合的数量达到阈值时,即可引起肌肉收缩。因此,非去极化肌松药的作用可被胆碱酯酶抑制药所拮抗。其特点为:①阻滞部位在神经-肌结合部,占据突触后膜上的乙酰胆碱受体;②神经兴奋时突触前膜释放乙酰胆碱的量并未减少,但不能发挥作用;③出现肌松前没有肌纤维成束收缩;④能被胆碱酯酶抑制药所拮抗。

2. 常用肌松药

(1) 琥珀胆碱(司可林,suxemethonium, scoline):为去极化肌松药,起效快,肌松完全且短暂。静脉注射后 15~20 秒即出现肌纤维震颤,在 1 分钟内肌松作用达高峰。如在给药前静脉注射小剂量非去极化肌松药,可减轻或消除肌颤。静脉注射 1mg/kg 后,可使呼吸暂停 4~5 分钟,肌张力完全恢复需 10~12 分钟。对血流动力学的影响不明显,但可引起血清钾一过性升高,严重者可导致心律失常。不引起组胺释放,因而不引起支气管痉挛。可被血浆胆碱酯酶迅速水解,代谢产物随尿排出,以原形排出不超过 2%。临床主要用于全身麻醉时的气管内插管,用量为 1~2 mg/kg 由静脉快速注入。不良反应:可能引起心动过缓等心律失常；可引起血清钾升高；肌强直收缩时可引起眼压、颅内压及胃内压升高；有的患者术后主诉肌痛，与氟烷合用时有发生恶性高热的可能。

（2）泮库溴铵（本可松，pancuronium）：为非去极化肌松药，肌松作用强，作用时间也较长。起效时间为 3～6 分钟，临床作用时间为 100～120 分钟。胆碱酯酶抑制剂可拮抗其肌松作用。在肝内经羟化代谢，40% 以原形经肾排出，其余以原形或代谢产物由胆道排泄。重复用药则时效逐渐延长，出现蓄积作用。可用于全身麻醉时的气管内插管和术中维持肌肉松弛。静脉注射首次用量为 0.1～0.15 mg/kg，术中成人可间断静脉注射 2～4 mg 维持肌松弛。麻醉结束后应以胆碱酯酶抑制剂拮抗其残留肌松作用。对于高血压、心肌缺血及心动过速者，肝肾功能障碍者应慎用。重症肌无力患者禁忌使用。

（3）维库溴铵（万可罗宁，vecuronium）：为非去极化肌松药，肌松作用强，为泮库溴铵的 1～1.5 倍，但作用时间较短。起效时间为 2～3 分钟，临床作用时间为 25～30 分钟。其肌松作用容易被胆胆碱酯酶抑制剂拮抗。在临床用量范围内，不释放组胺，也无抗迷走神经作用，因而适用于缺血性心脏病患者。主要在肝内代谢，代谢产物 3-羟基维库溴铵也有肌松作用。30% 以原形经肾排出，其余以代谢产物或原形经胆道排泄。临床可用于全身麻醉气管内插管和术中维持肌松弛。静脉注射 0.07～0.15 mg/kg，2～3 分钟后可以行气管内插管。术中可间断静脉注射 0.02～0.03 mg/kg，或以 1～2μg/（kg · min）的速度静脉滴注，维持全身麻醉期间的肌松弛。重复用药可能出现蓄积作用。严重肝肾功能障碍者，作用时效可延长，并可发生蓄积作用。

（4）阿曲库铵（卡肌宁，atracurium）：为非去极化肌松药，肌松作用为维库溴铵的 1/5～1/4，作用时间较短。起效时间为 3～5 分钟，临床作用时间为 15～35 分钟。无神经节阻断作用，但可引起组胺释放并与用量有关，表现为皮疹、心动过速及低血压，严重者可发生支气管痉挛。主要通过霍夫曼（Hofmann）降解和血浆酯酶水解，代谢产物由肾和胆道排泄，无明显蓄积作用。临床应用于全身麻醉气管内插管和术中维持肌松弛。静脉注射 0.5～0.6 mg/kg，2～3 分钟后可以行气管内插管。术中可间断静脉注射 0.1～0.2 mg/kg，或以 5～10μg/（kg · min）的速度静脉滴注，维持肌松弛。过敏体质及哮喘患者忌用。

3. 应用肌松药的注意事项　①为保持呼吸道通畅，应进行气管内插管，并施行辅助或控制呼吸。②肌松药无镇静、镇痛作用，不能单独应用，应在全身麻醉药前提下应用。③应用琥珀胆碱后可引起短暂的血清钾升高，眼压和颅内压升高。因此，严重创伤、烧伤、截瘫、青光眼、颅内压升高者禁忌使用。④体温降低可延长肌松药的肌松作用；吸入麻醉药、某些抗生素（如链霉素、庆大霉素、多黏菌素）及硫酸镁等，可增强非去极化肌松药的作用。⑤合并有神经-肌接头疾患者，如重症肌无力，禁忌应用非去极化肌松药。⑥有的肌松药有组胺释放作用，有哮喘史及过敏体质者慎用。

（四）麻醉性镇痛药

1. 吗啡（morphine）　为麻醉性镇痛药，作用于脊髓、延髓、中脑和丘脑等痛觉传导区阿片受体而提高痛阈，对伤害性刺激不再感到疼痛。吗啡对躯体和内脏的疼痛都有效；对持续性钝痛的效果优于间断性锐痛。可引起欣快感，有成瘾性。能提高痛阈，消除疼痛。对呼吸中枢有明显抑制作用，吗啡能使小动脉和静脉扩张、外周阻力下降及回心血量减少，引起血压降低，但对心肌无明显抑制作用。主要用于镇痛，如创伤、手术引起的剧痛，心绞痛等。由于吗啡具有良好的镇静和镇痛作用，常作为麻醉前用药和麻醉辅助药。成人用量为

5～10 mg 皮下或肌内注射。

2. 哌替啶(度冷丁,pethidine)　哌替啶的镇痛强度约为吗啡的 1/10。具有镇痛、安眠、解除平滑肌痉挛的作用。但对心肌收缩力有抑制作用,可引起血压下降和心排出量降低。对呼吸有轻度抑制,用药后有欣快感,并有成瘾性。主要为麻醉前用药,成人用量为 50 mg、小儿为 1mg/kg 肌内注射,但 2 岁以内小儿不宜使用。与异丙嗪或氟哌利多合用作为麻醉辅助用药。用于术后镇痛时,成人用量为 50 mg 肌内注射,静脉注射后作用持续为 30～60 分钟,但其残存的镇痛作用可持续 4～6 小时。

3. 芬太尼(fentanyl)　对中枢神经系统的作用与其他阿片类药物相似,镇痛作用为吗啡的 75～125 倍,持续 30 分钟。对呼吸有抑制作用,芬太尼与咪达唑仑伍用时呼吸抑制更为明显。芬太尼镇痛作用仅 20～30 分钟,其呼吸抑制可达 1 小时。临床应用镇痛剂量(2～10μg/kg)很少引起低血压。麻醉期间作为辅助用药(0.05～0.1mg),或用以缓解插管时的心血管反应。芬太尼静脉复合全身麻醉时,用量为 30～100μg/kg,常用于心血管手术的麻醉。

4. 瑞芬太尼(remifentanil)　为超短效镇痛药。单独应用时对循环的影响不明显,但可使心率明显减慢;与其他全身麻醉药合并使用时可引起血压和心率的降低;剂量小于 5μg/kg时不会引起组胺释放;可产生剂量依赖性呼吸抑制,但停药后 5～8 分钟自主呼吸可恢复;引起肌强直的发生率较高。用于麻醉诱导和维持,单次静脉注射量为 0.5～1 ug/kg,维持麻醉的推荐剂量为 0.025～1.0μg/(kg.min),停药后 7 分钟左右自主呼吸恢复。如果以靶控输注法(TCI)控制瑞芬太尼血浆浓度大于 4 ng/ml,可有效抑制气管插管时的反应,维持麻醉的血药浓度为 4～8ng/ml。但停止输注瑞芬太尼后,镇痛作用很快消失,应采取适当的镇痛措施。

二、麻醉机的基本结构和应用

麻醉机(anesthesia machine)可以供给患者氧气、吸入麻醉药和进行人工呼吸,是进行临床麻醉及急救时不可缺少的设备。性能良好的麻醉机和正确熟练的操作技能,对于保证手术患者的安全是十分重要的。其主要结构如下。

1. 气源　主要指供给氧气、空气和 N_2O 的储气设备,有中心供气源或钢瓶装压缩氧气和液态 N_2O。

2. 蒸发器(vaporizer)　为能有效地将挥发性麻醉药液蒸发为气体,并能精确地调节麻醉药蒸气输出浓度的装置。蒸发器具有药物专用性,如恩氟烷蒸发器、异氟烷蒸发器、七氟烷蒸发器等。

3. 呼吸环路系统　通过呼吸环路系统(breathing circle system)将新鲜气体和吸入麻醉药输送到患者的呼吸道内,并将患者呼出的气体排出到体外。

4. 麻醉呼吸器　在麻醉期间可用呼吸器(ventilator)来控制患者的呼吸。呼吸器可分为定容型和定压型两种,可设置或调节潮气量或每分钟通气量、气道、压力,呼吸频率,吸呼时间比(I∶E)等呼吸参数。有的还可设置呼气末正压(PEEP),并可设置吸入氧浓度、每分钟通气量及气道压力的报警界限,以保证麻醉的安全性。

三、气管内插管术

气管内插管(endotracheal intubation)是将特制的气管导管,经口腔或鼻腔插入到患者的气管内。是麻醉医师必须熟练掌握的基本操作技能,也是临床麻醉的重要组成部分。其目的在:①麻醉期间保持患者的呼吸道通畅,防止异物进入呼吸道,及时吸出气管内分泌物或血性液体;②进行有效的人工或机械通气,防止患者缺氧和 CO_2 积蓄;③在全身麻醉时,患者呼吸道不通畅者如颅内手术、开胸手术、需俯卧位手术等,呼吸道难以保持通畅的患者如肿瘤压迫气管,全身麻醉药对呼吸有明显抑制或应用肌松药者,都应行气管内插管。气管内插管在危重患者的抢救中发挥了重要作用。呼吸衰竭需要进行机械通气者,心肺复苏,药物中毒以及新生儿严重窒息时,都须行气管内插管。常用插管方法有经口腔明视插管、鼻腔明视插管和经鼻腔盲探插管。

(一) 经口腔明视插管

借助喉镜在直视下暴露声门后,将导管经口腔插入气管内。插管方法:将患者头后仰,使口张开。左手持喉镜柄将喉镜片放入口腔后缓慢推进,见到腭垂(悬雍垂),将镜片垂直提起前进可见会厌,挑起会厌显露声门。如采用弯镜片插管则将镜片置于会厌与舌根交界处(会厌谷),用力向前上方提起即显露声门(图5-1)。如用直镜片插管,应直接挑起会厌显露声门(图5-2)。右手持气管导管由右口角插入口腔(图5-3),同时双目注视导管前进方向,准确轻巧地将导管尖端插入声门。导管插入气管内的深度成人为4~5 cm,导管尖端至中切牙的距离为18~22cm。插管完成后,要确认导管已进入气管内再固定。确认方法有:①压胸部时,导管口有气流;②人工呼吸时,可见双侧胸廓对称起伏,并可听到清晰的肺泡呼吸音;③如用透明导管时,吸气时管壁清亮,呼气时可见明显的“白雾”样变化;④患者如有自主呼吸,接麻醉机后可见呼吸囊随呼吸而张缩;⑤如能监测呼气末 CO_2 分压($PETCO_2$)显示有呼气末 CO_2 分压图形则确认无误。

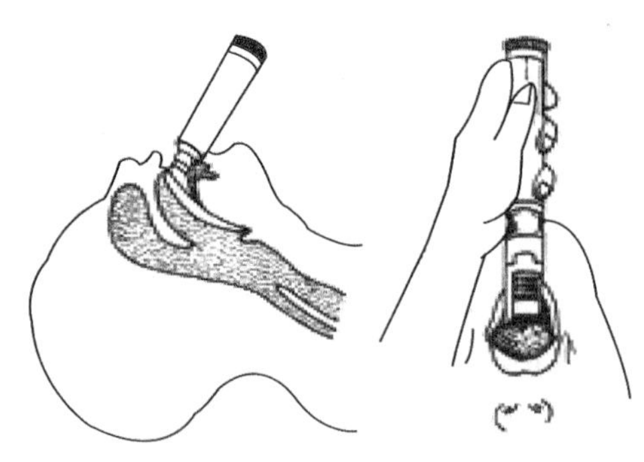

图5-1　用弯喉镜显露声门图

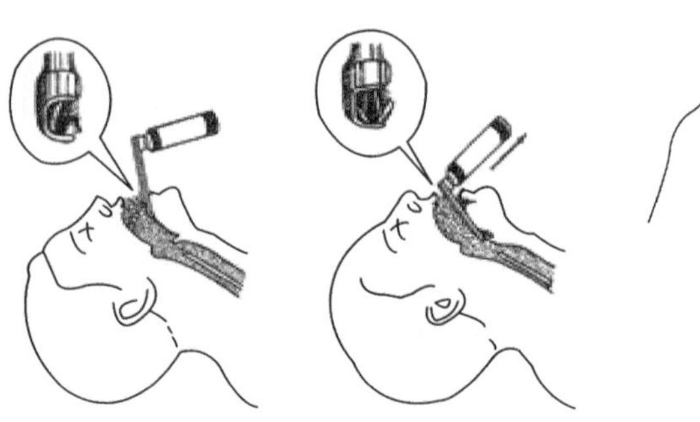

图5-2　用直喉镜显露声门

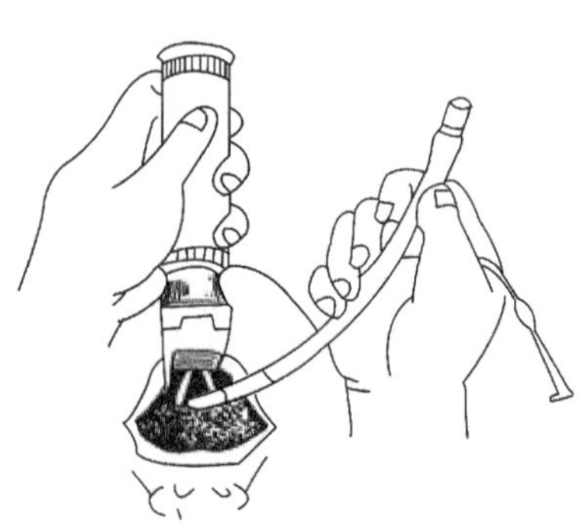

图5-3　气管导管插入口腔

（二）经鼻腔盲探插管

本法适用于张口度小、无法置入喉镜的患者，将气管导管经鼻腔在非明视条件下插入气管内。插管方法：先作鼻腔黏膜表面麻醉，并滴入3%麻黄碱使鼻腔黏膜的血管收缩以减少出血。选用合适管径的气管导管插入鼻腔。依靠导管内的呼吸气流声强弱或有无，来判断导管斜口端与声门之间的位置和距离；导管口越正对声门，气流声音越响；反之，越偏离声门，声音越轻或全无。此时术者一边用左手调整头位，并触诊颈前区的皮肤以了解导管前端的位置；一边用右手调整导管前端的位置，同时用耳倾听气流声响。当调整至声响最强的部位时，在声门开放时将导管迅速推进，如进入声门则感到推进阻力减小，管内呼出气流亦极其明显，有时患者有咳嗽反射，接上麻醉机可见呼吸囊随患者呼吸而张缩，表明导管插入气管内。

（三）气管内插管的并发症

（1）气管插管时可引起牙齿损伤、脱落，口腔、咽喉部和鼻腔的黏膜损伤引起出血，颞下颌关节脱位的可能。

（2）浅麻醉下行气管内插管可引起剧烈呛咳、憋气、喉头及支气管痉挛，心率增快及血压剧烈波动而导致心肌缺血。严重的迷走神经反射可导致心律失常、心动过缓，甚至心搏骤停。

（3）气管导管内径过小，可使呼吸阻力增加；导管内径过大，或质地过硬都容易损伤呼吸道黏膜，甚至引起急性喉头水肿或慢性肉芽肿。导管过软容易变形，或因压迫、扭折而引起呼吸道梗阻。

（4）导管插入太深可误入一侧支气管内，引起通气不足、缺氧或术后肺不张。导管插入太浅时，可因患者体位变动而意外脱出，导致严重意外发生。因此，插管后及改变体位时应仔细检查导管插入深度，并常规听诊两肺的呼吸音。

四、全身麻醉的实施

（一）全身麻醉的诱导

全身麻醉的诱导（induction of anesthesia）是指患者接受全身麻醉药后，由清醒状态到神志消失，并进入全身麻醉状态后进行气管内插管，这一阶段称为全身麻醉诱导期。诱导前应准备好麻醉机、气管插管用具及吸引器等，开放静脉和胃肠减压管，测定血压和心率的基础值，并应监测心电图和SpO_2。全身麻醉诱导方法有以下几种。

1. 吸入诱导法

（1）开放点滴法：以金属丝网面罩绷以纱布扣于患者的口鼻部，将挥发性麻醉药滴于纱布上，患者呼吸时将麻醉药蒸气吸入并逐渐进入麻醉状态。以往主要用于乙醚麻醉，现在也偶尔将其他吸入麻醉药用于小儿麻醉的诱导。

（2）面罩吸入诱导法：将麻醉面罩扣于患者口鼻部，开启麻醉药蒸发器并逐渐增加吸入浓度，待患者意识消失静脉注射肌松药后行气管内插管。

2. 静脉诱导法　与吸入诱导法相比，静脉诱导较迅速，患者也较舒适，无环境污染。但麻醉深度的分期不明显，对循环的干扰较大。开始诱导时，先以面罩吸入纯氧2~3分钟，增加氧储备并排出肺及组织内的氮气。根据病情选择合适的静脉麻醉药及剂量，如硫喷妥钠、依托咪酯、普鲁泊福等，从静脉缓慢注入并严密监测患者的意识、循环和呼吸的变化。待患者神志消失后再注入肌松药，使患者全身骨骼肌及下颌逐渐松弛，呼吸由浅到完全停止，由面罩进行人工通气，然后进行气管内插管。插管成功后，与麻醉机相连接并行机械通气。

（二）全身麻醉的维持

1. 吸入麻醉药维持 经呼吸道吸入一定浓度的吸入麻醉药，以维持适当的麻醉深度。目前吸入的气体麻醉药为 N_2O，挥发性麻醉药为氟化类麻醉药，如恩氟烷、异氟烷、七氟烷等。由于 N_2O 的麻醉性能弱，高浓度吸入时有发生缺氧的危险，因而难以单独用于维持麻醉。挥发性麻醉药的麻醉性能强，高浓度吸入可使患者意识、痛觉消失，能单独维持麻醉，但肌松作用并不满意，吸入浓度越高，对生理的影响越严重。因此，临床上常将 N_2O-O_2-挥发性麻醉药合用维持麻醉，必要时可加用肌松药。使用 N_2O 时，应监测吸入氧浓度或脉搏氧饱和度（SpO_2），吸入氧浓度不低于 30% 为安全。挥发性麻醉药应采用专用蒸发器以控制其吸入浓度。有条件者可连续监测吸入麻醉药浓度，使麻醉深度更容易控制。

2. 静脉麻醉药维持 为全身麻醉诱导后经静脉给药维持适当麻醉深度的方法。静脉给药方法有单次、分次和连续注入法三种，应根据手术需要和不同静脉全身麻醉药的药理特点来选择给药方法。目前所用的静脉麻醉药中，除氯胺酮外，多数都属于催眠药，缺乏良好的镇痛作用。因此，单一的静脉全身麻醉药仅适用于全身麻醉诱导和短小手术，而对复杂或时间较长的手术，多选择复合全身麻醉。

3. 复合全身麻醉 是指两种或两种以上的全身麻醉药和（或）方法复合应用，彼此取长补短，以达到最佳临床麻醉效果。随着静脉和吸入全身麻醉药品种的日益增多，麻醉技术的不断完善，应用单一麻醉药（如乙醚）达到所有全身麻醉作用的方法，基本上不再应用，而复合麻醉在临床上得到越来越广泛的应用。根据给药的途径不同，复合麻醉（combined anes-thesia）可大致分为全静脉麻醉和静脉与吸入麻醉药复合的静吸复合麻醉。

（1）全凭静脉麻醉（total intravenous anesthesia, TIVA）：是指在静脉麻醉诱导后，采用多种短效静脉麻醉药复合应用，以间断或连续静脉注射法维持麻醉。现在常用静脉麻醉药的镇痛作用很差，故在麻醉过程中需用强效麻醉性镇痛药，以加强麻醉效果，抑制应激反应。为了达到肌松弛和便于施行机械通气的目的，必须给予肌松药。因此，单纯应用静脉麻醉药达到稳定的麻醉状态，必须将静脉麻醉药、麻醉性镇痛药和肌松药复合应用。这样既可发挥各种药物的优点，又可克服其不良作用；具有诱导快、操作简便、可避免吸入麻醉药引起的环境污染等优点；如果用药适时、适量，可使麻醉过程平稳，恢复也较快。但是，由于是多种药物的复合应用，如何根据药理特点选择给药时机及剂量是十分重要的，也是相当困难的。麻醉体征与麻醉分期也难以辨别，麻醉后清醒延迟及肌松药的残余作用也可带来严重并发症。因此，麻醉医师必须精通各种药物的药理特点，才能灵活用药，取得良好麻醉效果。同时应严密监测呼吸及循环功能的变化，仔细观察浅麻醉时应激反应的体征，有条件者应根据药代动力学特点用微机控制给药。全静脉麻醉的基本原则虽然无多大争议，但具体的复合方法、剂量大小及给药时机则有较大区别。目前常用的静脉麻醉药有普鲁泊福、咪达唑仑，麻醉性镇痛药有吗啡、芬太尼，而肌松药则根据需要选用长效或短效者。

（2）静吸复合麻醉：全静脉麻醉的深度缺乏明显的标志，给药时机较难掌握，有时麻醉可突然减浅。因此,常吸入一定量的挥发性麻醉药以保持麻醉的稳定。一般在静脉麻醉的基础上,于麻醉减浅时间段吸入挥发性麻醉药。这样既可维持相对麻醉稳定,又可减少吸入麻醉药的用量,且有利于麻醉后迅速苏醒。也可持续吸入低浓度吸入麻醉药或50%~60% N_2O,以减少静脉麻醉药的用量。静吸复合麻醉适应范围较广,麻醉操作和管理都较容易掌握,极少发生麻醉突然减浅的被动局面。但如果掌握不好,也容易发生术后苏醒延迟。

(三) 全身麻醉深度的判断

20世纪30年代,Guedel总结了乙醚麻醉分期的各种体征和表现。由于乙醚本身的特性,其麻醉深度变化较慢,麻醉深浅程度明确且层次分明,临床上也容易理解和掌握。尽管有新麻醉药的开发和复合麻醉技术的临床应用,乙醚麻醉时判断麻醉深度的各种标志并未因此而完全改变。乙醚麻醉分期的基本点,仍可作为当今临床麻醉中判断和掌握麻醉深度的参考。乙醚麻醉深度的分期标准是以对意识、痛觉、反射活动、肌肉松弛、呼吸及循环抑制的程度为标准,描述了典型的全身麻醉过程,即全身麻醉药对中枢神经系统的抑制过程。

复合麻醉技术的临床应用,对全身麻醉深度的判断带来困难。复合麻醉时,同时应用了多种药物抑制或干涉一些生理功能,以达到意识丧失或遗忘、疼痛消失、反射抑制及肌肉松弛,而对血流动力学又不产生明显抑制的目的。由于强效镇痛药和肌松药的应用,患者可无疼痛反应,肌肉也完全松弛,但知道术中的一切而无法表示,称为"术中知晓",表明患者的意识并未完全消失。因此,麻醉深度应根据复合应用的药物对意识、感官、运动、神经反射及内环境稳定性的影响程度来综合判断。有自主呼吸者,手术刺激时呼吸增强、加速为浅麻醉的表现。眼泪"汪汪"为浅麻醉的表现,而角膜干燥无光为"过深"的表现。循环的稳定性仍为判断麻醉深浅的重要标志,循环严重抑制为麻醉过深,心率增快、血压升高多为浅麻醉的表现。挥发性麻醉药的麻醉性能强,大量吸入虽可使患者意识、痛觉消失,但肌松作用并不满意,如盲目追求肌松势必付出深麻醉的代价,故复合麻醉仍在于合理的药物配伍,避免深麻醉。吸入麻醉药的肺泡浓度达1.3 MAC以上时痛觉方可消失,而在0.4MAC以下时患者即可苏醒。维持适当的麻醉深度是重要而复杂的,应密切观察患者,综合各项反应作出合理判断,并根据手术刺激的强弱及时调节麻醉深度,以适应手术麻醉的需要。临床上通常将麻醉深度分为浅麻醉期,手术麻醉期和深麻醉期(表5-5),对于掌握麻醉深度有一定参考意义。

表5-5 通用临床麻醉深度判断标准

麻醉分期	呼吸	循环	眼征	其他
浅麻醉期	不规则 呛咳 气道阻力↑ 喉痉挛	血压↑ 心率↑	睫毛反射(-) 眼球运动(+) 眼睑反射(+) 流泪	吞咽反射(+) 出汗 分泌物↑ 刺激时体动
手术麻醉期	规律 气道阻力↓	血压稍低但稳定, 手术刺激无改变	眼睑反射(-) 眼球固定中央	刺激时无体动 黏膜分泌物消失
深麻醉期	膈肌呼吸 呼吸↑	血压↓	对光反射(-) 瞳孔散大	

五、全身麻醉的并发症及其处理

（一）反流与误吸

全身麻醉时容易发生反流和误吸，尤以产科和小儿外科患者的发生率较高。全身麻醉诱导时因患者的意识消失，咽喉部反射消失，一旦有反流物即可发生误吸。因反流或误吸物的性质和量的不同，其后果也不同。误吸入大量胃内容物的死亡率可高达 70%。无论误吸物为固体食物或胃液，都可引起急性呼吸道梗阻。完全性呼吸道梗阻可立即导致窒息、缺氧，如不能及时解除梗阻，可危及患者的生命。误吸胃液可引起肺损伤、支气管痉挛和毛细血管通透性增加，结果导致肺水肿和肺不张。肺损伤的程度与胃液量和 pH 相关，吸入量越大，pH 越低，肺损伤越重。麻醉期间预防反流和误吸是非常重要的，主要措施包括：减少胃内物的滞留，促进胃排空，降低胃液的 pH，降低胃内压，加强对呼吸道的保护。

（二）呼吸道梗阻（airway obstruction）

以声门为界，呼吸道梗阻可分为上呼吸道梗阻和下呼吸道梗阻。

1. 上呼吸道梗阻　常见原因为机械性梗阻，如舌后坠、口腔内分泌物及异物阻塞、喉头水肿、喉痉挛、血肿压迫气管等。不全梗阻表现为呼吸困难并有鼾声。完全梗阻者鼻翼扇动和三凹征，虽有强烈的呼吸动作而无气体交换。舌后坠时可将头后仰、托起下颌（图 5-4），如不能解除者需置入口咽或鼻咽通气道（图 5-5，图 5-6），必要时插入喉罩或气管插管。喉头水肿多发生于婴幼儿及气管内插管困难者，也可因手术牵拉或刺激喉头引起。轻者可静脉注射皮质激素或雾化吸入肾上腺素；严重者应行紧急气管切开。喉痉挛时，患者表现呼吸困难，吸气时有喉鸣声，可因缺氧而发绀。轻度喉痉挛者经加压给氧即可解除，严重者可经环甲膜穿刺置管或给予肌松药琥珀胆碱快速插管。为预防喉痉挛的发生，应避免在浅麻醉时刺激喉头；给予阿托品可预防喉头副交感神经张力增高。

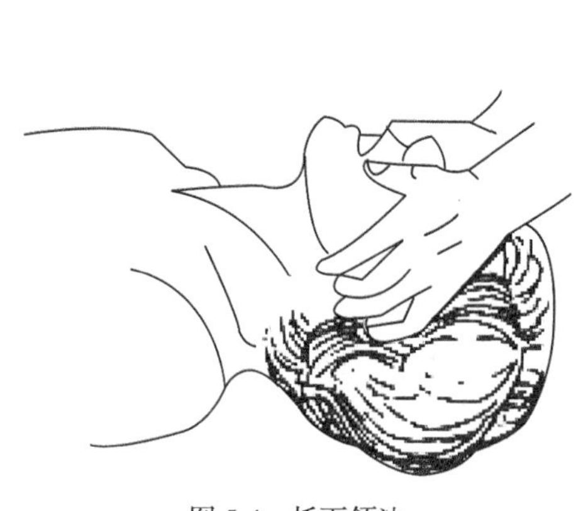

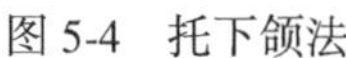

图 5-4　托下颌法

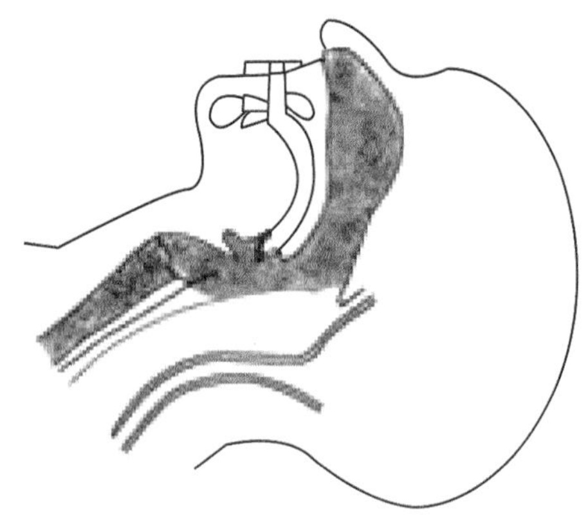

图 5-5　口咽通气道

2. 下呼吸道梗阻　常见原因为气管导管扭折、导管斜面过长而紧贴在气管壁上、分泌物或呕吐物误吸入后堵塞气管及支气管。梗阻不严重者除肺部听到啰音外，可无明显症状；梗阻严重者可呈现呼吸困难、潮气量降低、气道阻力高、缺氧发绀、心率增快和血压降

低，如处理不及时可危及患者的生命。下呼吸道梗阻也可因支气管痉挛引起，多发生在有哮喘史或慢性支气管炎患者。因此，维持适当的麻醉深度和良好的氧合是缓解支气管痉挛的重要措施，必要时可静脉注射氨茶碱 0.125~0.25 g 或氢化可的松 100mg。

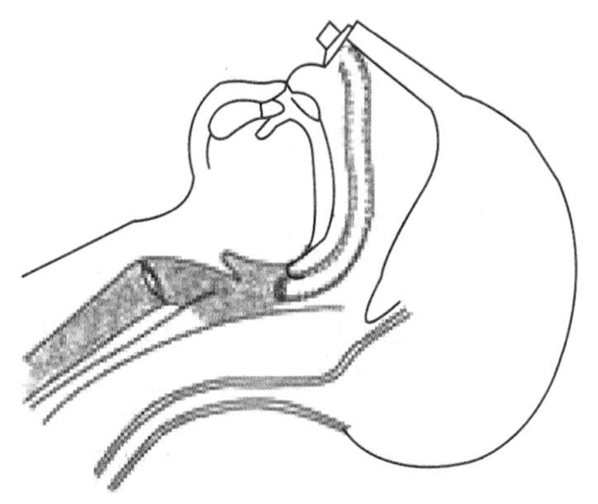

图 5-6　鼻咽通气道

（三）通气量不足（hypoventilation）

麻醉期间和全身麻醉后都可能发生通气不足，主要表现为 CO_2潴留和（或）低氧血症。血气分析显示 $PaCO_2$ 高于 50 mmHg，同时 pH 小于 7.30。颅脑手术的损伤、麻醉药、麻醉性镇痛药和镇静药的残余作用，是引起中枢性呼吸抑制的主要原因，应以机械通气维持呼吸直到呼吸功能的完全恢复，必要时以拮抗药逆转。术后肌松药的残余作用可导致通气不足，应辅助或控制呼吸直至呼吸肌力的完全恢复，必要时给予拮抗药。

（四）低氧血症

吸空气时，SpO_2<90 % ，PaO_2<8 kPa（60 mmHg）或吸纯氧时 PaO_2<12 kPa（90 mmHg）即可诊断为低氧血症（hypoxernia）。临床表现为呼吸急促、发绀、躁动不安、心动过速、心律失常、血压升高等。常见原因和处理原则如下。①麻醉机的故障、氧气供应不足可引起吸入氧浓度过低；气管内导管插入一侧支气管或脱出气管外；呼吸道梗阻均可引起低氧血症，应及时纠正。②弥散性缺氧：可见于 N_2O 吸入麻醉。③肺不张：因分泌物过多或通气不足等因素引起肺容量降低所致。④误吸：其严重程度取决于吸入物的 pH 及容量，pH 低于 2.5，容量大于 0.4ml/kg 者危险性明显增加。轻者对氧治疗有效，严重者需行机械通气治疗。⑤肺水肿：可发生于急性左心衰竭或肺毛细血管通透性增加。

（五）低血压（hypotension）

麻醉期间收缩压下降超过基础值的 30%或绝对值低于 80 mmHg 者应及时处理。临床表现为少尿或代谢性酸中毒。严重者可出现器官灌注不足体征，如心肌缺血、中枢神经功能障碍等。麻醉过深可导致血压下降、脉压变窄，若麻醉前已有血容量不足者，表现更为明显。应在减浅麻醉的同时补充血容量。术中失血过多可引起低血容量性休克，应监测尿量、血红蛋白及血细胞比容（HCT），必要时监测中心静脉压（CVP）或 PCWP 以指导输液输血。过敏反应、肾上腺皮质功能低下及复温时，均可引起血管张力降低而导致低血压。治疗包括补充血容量，恢复血管张力（应用血管收缩药）及病因治疗。术中牵拉内脏时常可引起反射性血压下降，同时发生心动过缓。应及时解除刺激，必要时给予阿托品治疗。

（六）高血压（hypertension）

麻醉期间舒张压高于 100mmHg 或收缩压高于基础值的 30%，都应根据原因进行适当治疗。常见原因：①与患者本身存在疾病有关，如原发性高血压、嗜铬细胞瘤、颅内压增高等。②与手术、麻醉操作有关，如手术探查、气管插管等。③通气不足引起 CO_2 蓄积。④药物所致血压升高，如氯胺酮。处理原则：有高血压病史者，充分的术前准备控制血压，全身麻醉诱导时静脉注射芬太尼 3～5μg/kg，可减轻气管插管时的心血管反应。根据手术刺激的程度调节麻醉深度。对于顽固性高血压者，可以应用静脉降压药物维持循环稳定。

（七）心律失常

术中以窦性心动过速和窦性心动过缓等为常见，窦性心动过速与高血压同时出现时，常为浅麻醉的表现，应适当加深麻醉。低血容量、贫血及缺氧时，心率均可增快，应针对病因进行治疗。手术牵拉内脏（如胆囊）或心眼反射时，可因迷走神经反射致心动过缓，严重者可致心搏骤停，应立即停止操作，必要时静脉注射阿托品。发生期前收缩时，应先明确其性质并观察其对血流动力学的影响。麻醉下发生的偶发室性期前收缩无需特殊治疗。因浅麻醉或 CO_2 蓄积所致的室性期前收缩，适当加深麻醉或排出 CO_2 后多可缓解。如室性期前收缩为多源性、频发或伴有 R-on-T 现象，表明有心肌灌注不足，应积极治疗。

（八）高热、抽搐和惊厥

该并发症常见于小儿麻醉。由于婴幼儿的体温调节中枢尚未发育完善，体温极易受环境温度的影响。如对高热处理不及时，可引起抽搐甚至惊厥。一旦发现体温升高，应积极进行物理降温，特别是头部降温以防发生脑水肿。恶性高热表现为持续肌肉收缩，$PaCO_2$ 迅速升高，体温急剧上升（1℃/5 min），可超过 42℃，死亡率很高，应提高警惕，治疗应快速降温，对症支持治疗，维持循环稳定，有条件者立即静脉注射丹曲林 2mg/kg。最容易诱发恶性高热的药物是琥珀胆碱和氟烷。欧美国家的发病率稍高，而国人极其罕见。

第四节 局部麻醉

用局部麻醉药（简称局麻药）暂时阻断某些周围神经的冲动传导，使这些神经所支配的区域产生麻醉作用，称为局部麻醉（local anesthesia），简称局麻。这种阻滞是可逆的，局麻的优点是简便易行、安全有效、并发症较少，对患者生理功能影响小。要求施行局麻时应熟悉局部解剖和局麻药的药理作用，掌握规范的操作技术。

一、局麻药的药理

（一）化学结构和分类

常用局麻药分子的化学结构是由芳香族环、胺基团和中间链三部分组成。中间链可为酯链或酰胺链。根据中间链的不同可分为两类：酯类局麻药，如普鲁卡因、丁卡因等；酰胺类局麻药，如利多卡因、布比卡因、左旋布比卡因和罗哌卡因等。

（二）理化性质和麻醉性能

局麻药的理化性质可影响其麻醉性能，较为重要的是解离常数、脂溶性和血浆蛋白结合率。常用局麻药见表 5-6。

1. 解离常数 p*K*a＝pH，故该时溶液的 pH 即为该局麻药的 p*K*a。不同局麻药各有其固定的 p*K*a（表 5-6）。当它们进入组织后，由于组织液的 pH 接近 7.4，故药物的 p*K*a 愈大，则非离子部分愈小。由于非离子部分具亲脂性,易于透过组织,故局麻药的 p*K*a 能影响:①起效时间。p*K*a 愈大,离子部分愈多,不易透过神经鞘和膜,起效时间延长。②弥散性能。p*K*a 愈大,弥散性能愈差。

2. 脂溶性　脂溶性愈高,局麻药的麻醉效能愈强。布比卡因和丁卡因脂溶性高,利多卡因中等,普鲁卡因最低。按此规律,布比卡因和丁卡因麻醉效能最强,利多卡因居中,普鲁卡因最弱,罗哌卡因的脂溶性略低于布比卡因。

3. 蛋白结合率　局麻药注入体内后,一部分呈游离状态的起麻醉作用,另一部分与局部组织的蛋白结合,或吸收入血与血浆蛋白结合,结合状态的药物将暂时失去药理活性。局麻药的血浆蛋白结合率与作用时间有密切关系。结合率愈高,作用时间愈长。

(三)吸收、分布、生物转化和清除

1. 吸收　局麻药自作用部位吸收后,进入血液循环,其吸收的量和速度决定血药浓度。影响因素如下。①药物剂量:血药峰值浓度(C_{max})与一次注药的剂量成正比,为了避免 C_{max} 过高而引起药物中毒,对每一局麻药都规定了一次用药的限量。②注药部位:与该处血供情况有直接关系,一般做肋间神经阻滞吸收较快,皮下注射则较慢。若施药于咽喉、气管黏膜或炎性组织等,吸收速度很快。如达到肺泡内,其吸收速度接近于静脉注射。③局麻药的性能:普鲁卡因、丁卡因使注射区血管明显扩张,能加速药物的吸收。而罗哌卡因和布比卡因易与蛋白结合,故吸收速率减慢。④血管收缩药:如在局麻药液中加入适量肾上腺素,使血管收缩,延缓药液吸收,作用时间延长,并可减少毒性反应的发生。但对布比卡因和罗哌卡因的吸收影响小。

表 5-6　常用局麻药比较

	普鲁卡因	丁卡因	利多卡因	布比卡因	罗哌卡因
理化性质					
p*K*a	8.9	8.5	7.8	8.1	8.1
脂溶性	低	高	中等	高	高
血浆蛋白结合率(%)	5.8	76	64	95	94
麻醉性能					
效能	弱	强	中等	强	强
弥散性能	弱	弱	强	中等	中等
毒性	弱	强	中等	中等	中等
起效时间					
表面麻醉	—	慢	中等	—	—
局部浸润	快	—	快	快	快
神经阻滞	慢	慢	快	中等	中等
作用时间(小时)	0.75~1	2~3	1~2	5~6	4~6
一次限量*(mg)	1000	40(表面麻醉) 80(神经阻滞)	100(表面麻醉) 400(神经阻滞)	150	150

*此系成人剂量,使用时还应根据具体患者、具体部位决定

2. 分布　局麻药吸收入血液后，首先分布至肺，并有部分被肺组织摄取，这对大量药物意外进入血液有缓冲作用。随后很快分布到血液灌流好的器官如心、脑和肾。然后以较慢速率再分布到血液灌流较差的肌肉、脂肪和皮肤。蛋白结合率高的药物，如布比卡因和罗哌卡因，均不易透过胎盘屏障分布至胎儿。

3. 生物转化和清除　局麻药进入血液循环后，其代谢产物的水溶性更高，并从尿中排出。酰胺类局麻药在肝内为线粒体酶所水解，故肝功能不全患者用量应酌减。酯类局麻药主要被血浆假性胆碱酯酶水解，普鲁卡因水解速率很快，是丁卡因水解的5倍。如有先天性假性胆碱酯酶质量的异常，或因肝硬化、严重贫血、恶病质和晚期妊娠等引起该酶量的减少者，酯类局麻药的用量都应减少。局麻药仅少量以原形自尿中排出。

（四）局麻药的不良反应

1. 毒性反应　局麻药吸收入血液后，当血药浓度超过一定阈值时，就会发生局麻药的全身毒性反应，严重者可致死。其程度和血药浓度有直接关系。引起毒性反应的常见原因有：①一次用量超过限量。②药物意外注入血管内。③注药部位血供丰富，吸收过快。④患者因体质衰弱等原因而导致耐受力降低。患者个体对局麻药的耐受有很大的差别。当应用小剂量的局麻药，或其用量低于常用量时，患者即发生毒性反应症状，称为高敏反应（hypersusceptibility）。

毒性反应主要表现在对中枢神经系统和心血管系统的影响，且中枢神经系统对局麻药更为敏感。轻度毒性反应时，患者常出现嗜睡、眩晕、多语、寒战、惊恐不安和定向障碍等症状。此时如药物已停止吸收，一般在短时间内症状可自行消失。如果继续发展，则可意识丧失，并出现面肌和四肢的震颤。一旦发生抽搐或惊厥，可因呼吸困难缺氧导致呼吸和循环衰竭而致死。由于中枢神经系统的下行抑制系统神经元较兴奋系统神经元更容易被抑制，故临床表现多为兴奋性现象，如血压上升、心率增快等，抑制性现象毒性反应较少见，但因症状较隐蔽不易发现，其后果往往比兴奋性更为严重。而震颤和惊厥可能是局麻药对中枢神经系统抑制不平衡的结果。当血药浓度继续增大时，即出现全面性抑制。局麻药对心血管系统的作用主要是对心肌、传导系统和周围血管平滑肌的抑制，使心肌收缩力减弱，心输出量减少，血压下降。当血药浓度极高时，周围血管广泛扩张，房室传导阻滞，心率缓慢，甚至心搏骤停。

为了预防局麻药毒性反应的发生，一次用药量不应超过限量，注药前应回吸无血液，根据具体情况和用药部位酌减剂量，药液内加入适量肾上腺素，以及给予麻醉前用药如地西泮或巴比妥类药物等。一旦发生毒性反应，应立即停止用药，吸入氧气，保持呼吸道通畅。轻度毒性反应者可静脉注射地西泮 0.1mg/kg，或咪达唑仑 0.05～0.1mg/kg，有预防和控制抽搐的作用。如出现抽搐或惊厥，一般主张静脉注射硫喷妥钠 1～2 mg/kg。惊厥未控制者静脉注射琥珀胆碱 1 mg/kg 后，行气管内插管及人工呼吸。如出现循环抑制时，应快速补充血容量，根据具体情况使用可用麻黄碱或间羟胺等血管活性药物维持血流动力学稳定，心率缓慢则静脉注射阿托品。一旦呼吸心搏停止，应立即进行心肺脑复苏。

2. 过敏反应　即变态反应。临床上以酯类局麻药过敏者较多，酰胺类极罕见。有时常易将局麻药毒性反应或添加的肾上腺素的不良反应误认为过敏反应。过敏反应是指使用很少量局麻药后，出现荨麻疹、咽喉水肿、支气管痉挛、低血压和血管神经性水肿，甚至危及患者生命。如发生过敏反应应首先中止用药；保持呼吸道通畅，吸氧；维持循环稳定，适当补充血容量，紧急时可适当选用血管加压药，同时应用糖皮质激素和抗组胺药；发生呼吸心搏停止者立即实施心肺脑复苏。

（五）常用局麻药

1. 普鲁卡因（奴佛卡因，procaine，novocaine）　是一种弱效、短时效但较安全的常用局麻药。它的麻醉效能较弱，黏膜穿透力很差，故不用于表面麻醉和硬膜外阻滞。它毒性较小，适用于局部浸润麻醉。成人一次限量为1g。其代谢产物对氨苯甲酸有减弱磺胺类药物的作用，使用时应注意。

2. 丁卡因（地卡因，tetracaine，pontocaine）　是一种强效、长时效的局麻药。此药的黏膜穿透力强，适用于表面麻醉、神经阻滞、腰麻及硬膜外阻滞。一般不用于局部浸润麻醉。成人一次限量表面麻醉40 mg，神经阻滞为80 mg。

3. 利多卡因（赛罗卡因，lidocaine，xylocaine）　是中等效能和时效的局麻药。它的组织弥散性能和黏膜穿透力都很好，可用于各种局麻方法，但使用的浓度不同。最适用于神经阻滞和硬膜外阻滞。成人一次限量表面麻醉为100mg，局部浸润麻醉和神经阻滞为400mg。但反复用药可产生快速耐药性。

4. 布比卡因（丁吡卡因，bupivacaine，marcaine）　是一种强效和长时效局麻药。常用于神经阻滞、腰麻及硬膜外阻滞，很少用于局部浸润麻醉。它与血浆蛋白结合率高，故透过胎盘的量少，较适用于分娩镇痛，常用浓度为0.125%～0.25%。作用时间为4～6小时。成人一次限量为150 mg。使用时应注意其心脏毒性。左旋布比卡因的基本药理性能和临床使用与布比卡因相似，但其心脏毒性弱于布比卡因。

5. 罗哌卡因（ropivacaine）　是一新的酰胺类局麻药，其作用强度和药代动力学与布比卡因类似，但它的心脏毒性较低。使用低浓度、小剂量时几乎只阻滞感觉神经；又因它的血浆蛋白结合率高，故尤其适用于硬膜外镇痛如分娩镇痛。硬膜外阻滞的浓度为0.25%～0.75%，而0.75%～1%浓度者可产生较好的运动神经阻滞。成人一次限量为150 mg。

二、局麻方法

（一）表面麻醉

将穿透力强的局麻药施用于黏膜表面，使其透过黏膜而阻滞位于黏膜下的神经末梢，使黏膜产生麻醉现象，称表面麻醉（surface anesthesia）。眼、鼻、咽喉、气管、尿道等处的浅表手术或内镜检查常用此法。眼用滴入法，鼻用涂敷法，咽喉气管用喷雾法，尿道用灌入法。常用药物为1%～2%丁卡因或2%～4%利多卡因。因眼结合膜和角膜组织柔嫩，故滴眼需降低局麻药浓度。气管和尿道黏膜吸收较快，应减少剂量。

（二）局部浸润麻醉

将局麻药注射于手术区的组织内，阻滞神经末梢而达到麻醉作用，称局部浸润麻醉。基本操作方法：先在手术切口线一端进针，针的斜面向下刺入皮内，注药后形成橘皮样隆起，称皮丘。将针拔出，在第一个皮丘的边缘再进针，如法操作行成第二个皮丘，如此在切口线上形成皮丘带。再经皮丘向皮下组织注射局麻药，即可切开皮肤和皮下组织。上述操作法的目的是让患者只在第一针刺入时有痛感。常用药物为0.5%普鲁卡因或0.25%～

0.5%利多卡因。

局部浸润麻醉时应注意：①注入组织内的药液需有一定容积，在组织内形成张力，借水压作用使药液与神经末梢广泛接触，从而增强麻醉效果；②降低药液浓度，防止用药量超过一次限量；③每次注药前都要回抽，以免注入血管内；④药液中含肾上腺素浓度 1∶(20万～40万)(即2.5～5μg/ml)可减缓局麻药的吸收，延长作用时间。

（三）区域阻滞麻醉

围绕手术区四周和底部注射局麻药，阻滞进入手术区的神经纤维，使该手术区产生麻醉作用称区域阻滞麻醉。适用于短小手术如局部肿块切除术、腹股沟疝修补术等。用药同局部浸润麻醉。其优点为：①可避免刺入肿瘤组织；②不致因局部浸润药液后，一些小的肿块不易被扣及，而使手术难度增加；③不会因注药使手术区的局部解剖难于辨认。

（四）神经阻滞

在神经干、丛、节的周围注射局麻药，阻滞其冲动传导，使所支配的区域产生麻醉作用，称神经阻滞(nerve block)。常用神经阻滞有颈丛、臂神经丛肋间、指(趾)神经干阻滞，以及星状神经节和腰交感神经节阻滞等。

1. 颈神经丛阻滞 颈神经丛由 $C_{1\sim4}$脊神经(C代表颈)组成。脊神经出椎间孔后，经过椎动脉后面到达横突尖端，过横突后分支形成一系列的环，构成颈神经丛。颈神经丛分深丛和浅丛，支配颈部肌组织和皮肤。深丛在斜角肌间与臂神经丛处于同一水平，为椎前筋膜所覆盖。浅丛从胸锁乳突肌后缘穿出筋膜下，分成许多支，支配皮肤和浅表结构。

(1) 深丛阻滞：常采用 C_4横突一处阻滞法。患者仰卧，头转向对侧，从乳突尖端至 C_6横突作一连线，穿刺点在此线上。横突位于胸锁乳突肌和颈外静脉交叉点附近，用手指按压常可摸到横突。在此水平刺入2～3 cm可触及横突骨质，回抽无血液和脑脊液，注入局麻药液10 ml。

(2) 浅丛阻滞：体位同上。在胸锁乳突肌后缘中点垂直进针至皮下，注射1%利多卡因6～8 ml；或在此点注射3～4 ml，再沿胸锁乳突肌后缘向头侧和尾侧各注射2～3ml。

适应证和并发症：可选用于颈部手术，如甲状腺手术、气管切开术和颈动脉内膜剥脱术等。浅丛阻滞并发症很少见。深丛阻滞的并发症有：①局麻药毒性反应，颈部血管丰富，吸收较快，如意外注入椎动脉，药液直接进入脑内；②药液意外注入蛛网膜下隙或硬膜外间隙；③膈神经麻痹；④喉返神经麻痹，故不能同时作双侧深丛阻滞；⑤霍纳综合征(Horner syndrome)。

2. 臂神经丛阻滞 臂神经丛主要由 $C_5\sim T_1$(T分别代表胸)脊神经的前支组成并支配上肢的感觉和运动(图5-7)。这些神经自椎间孔穿出后，经过前、中斜角肌之间的肌间沟，在肌间沟中相互合并组成臂神经丛。然后在锁骨上方第一肋骨面上横过而进入腋窝，并形成主要终末神经，即正中、桡、尺和肌皮神经。在肌间沟中，臂神经丛为椎前筋膜和斜角肌筋膜所形成的鞘膜包裹，此鞘膜在锁骨上方延伸为锁骨下动脉鞘膜，在腋窝形成腋鞘。臂神经丛阻滞可在肌间沟、锁骨上和腋窝三处进行，分别称为肌间沟径路、锁骨上径路和腋径路(图5-8)。阻滞时必须将局麻药注入鞘膜内才能见效。

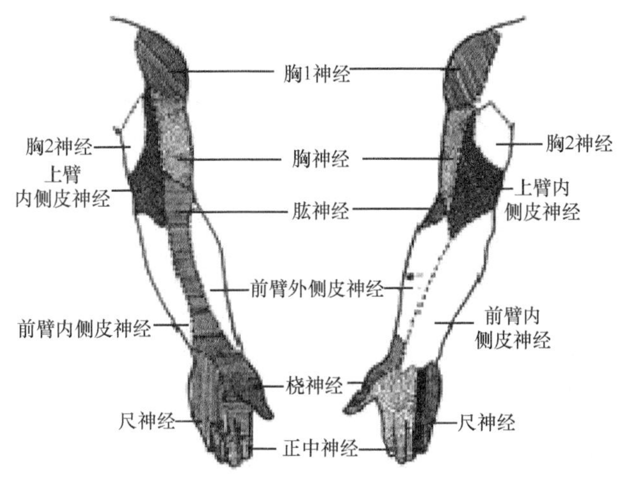

图 5-7　臂丛神经支配范围

(1) 肌间沟径路：患者仰卧，头偏向对侧，手臂贴身旁使肩下垂。让患者略抬头以显露胸锁乳突肌的锁骨端，用手指在其后缘向外滑动，可摸到一条小肌肉即前斜角肌。前、中斜角肌之间的凹陷即肌间沟。肌间沟呈上小下大的三角形。用手指沿沟下摸，可触及锁骨下动脉。自环状软骨作一水平线与肌间沟的交点即为穿刺点，此处相当于第6颈椎横突水平。以针头与皮肤垂直进针，刺破椎前筋膜时可有突破感，然后向内向足方向进入少许。当针触及臂神经丛时，患者常诉异感，此时回抽无血或脑脊液，即可注射局麻药。一般用含1∶20万肾上腺素(5 μg/ml)的1.3%利多卡因25 ml。

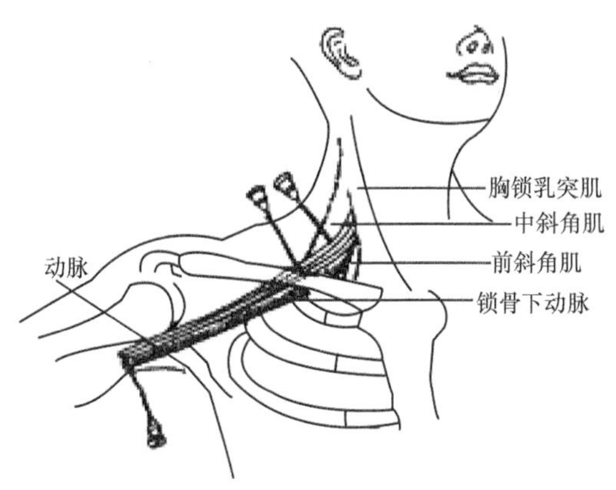

图 5-8　臂丛神经阻滞的不同入路

(2) 锁骨上径路：体位同肌间沟径路，患侧肩下垫一小薄枕，充分显露颈部。麻醉者站在患者头侧，确定锁骨中点后，可在锁骨上窝深处摸到锁骨下动脉的搏动，臂神经丛即在其外侧。在锁骨中点上1 cm处进针，并向后、内、下方向推进，患者诉有放射到手指、腕或前臂的异感时即停止前进，回抽无血或空气，注入药液。如未遇到异感，针尖进入1~2 cm深度时将触及第一肋骨，可沿第一肋骨的纵轴向前后探索，引出异感后注药，或沿肋骨作扇形封闭，即可阻滞臂神经丛。

(3) 腋径路：仰卧头偏向对侧，阻滞侧上肢外展90°，肘屈曲，前臂外旋，手背贴床且靠近头部作行军礼状，以充分暴露腋窝。先在腋窝触摸腋动脉搏动，再沿动脉上行摸到胸大肌下缘动脉搏动消失处，略向下取动脉搏动最高点作穿刺点。穿刺针在腋动脉搏动最高点与动脉呈10°~20°夹角刺入皮肤，然后缓慢进针直至出现刺破鞘膜的落空感。松开持针手指，针随动脉搏动而摆动，即认为针已入腋鞘内。注射器回抽无血后注入30~35ml局麻药。若穿刺针刺入动脉，此时可继续进针穿过动脉后壁直至回吸无血，注入局麻药20~40ml，每注入5ml应回抽一次。

适应证与并发症:臂神经丛阻滞适用于上肢手术,肌间沟径路可用于肩部手术,腋径路更适用于前臂和手部手术。但这三种方法都有可能出现局麻药毒性反应。肌间沟径路和锁骨上径路还可发生隔神经麻痹、喉返神经麻痹和霍纳综合征(Horner's syndrome)。霍纳综合征是因星状神经节被阻滞,出现同侧瞳孔缩小、眼睑下垂、鼻黏膜充血和面部潮红等征候群。如穿刺不当,锁骨上径路可发生气胸,肌间沟径路可引起高位硬膜外阻滞,或药液意外注入蛛网膜下隙而引起全脊椎麻醉。

3. 肋间神经阻滞　$T_{1\sim12}$脊神经的前支绕躯干环行,实际上是 $T_2 \sim T_{11}$。在肋骨角处它位于肋骨下缘的肋骨沟内贴着动脉的下面向前伸进。患者侧卧或俯卧,上肢外展,前臂上举。在肋骨角或腋后线处用左手示指将皮肤轻轻上移,右手持注射器在肋骨接近下缘处垂直刺入至触及肋骨骨质。松开左手,针头随皮肤下移。将针再向内刺入,滑过肋骨下缘后深入 0.2~0.3 cm,回抽无血或空气后注入局麻药液 3~5 ml。

并发症:①气胸;②局麻药毒性反应,药液意外注入肋间血管,或阻滞多根肋间神经用药量过大和吸收过快所致。

4. 指(趾)神经阻滞　用于手指(脚趾)手术。每指有 4 根指神经支配,即左右两根掌侧指神经和背侧指神经。在手指、脚趾及阴茎等处使用局麻药时禁忌加用肾上腺素,注药量也不能太多,以免血管收缩或受压而引起组织而引起组织坏死,注药量也不能太多,以免血管收缩或受压而引起组织在指根背侧部进针,向前滑过指骨至掌侧皮下,术者用手指抵于掌侧可感到针尖,此时后退 0.2~0.3 cm,注射 1% 利多卡因 1 ml。再退针恰至进针点皮下注药 0.5 ml。手指另一侧如法注射。

第五节　椎管内麻醉

椎管内有两个可用于麻醉的腔隙,即蛛网膜下隙和硬脊膜外间隙。根据局麻药注入的腔隙不同,分为蛛网膜下隙阻滞(简称腰麻),硬膜外间隙阻滞及腰麻-硬膜外间隙联合阻滞(combined spinal-epidural block, CSE),统称椎管内麻醉。

一、椎管内麻醉的解剖基础

(一) 脊柱和椎管

脊柱由脊椎重叠而成。脊椎由位于前方的椎体和后方的椎弓所组成,中间为椎孔,所有上下椎孔连接在一起即成椎管。椎管上起枕骨大孔,下止于骶裂孔。正常脊柱有 4 个生理弯曲,即颈、胸、腰和骶尾弯曲(图 5-9),颈曲和腰曲向前突,胸曲与骶曲向后突。患者仰卧时,C_3和 L_3(L 代表腰)所处位置最高,T_5和 S_4(S 代表骶)最低,这对腰麻时药液的分布有重要影响。

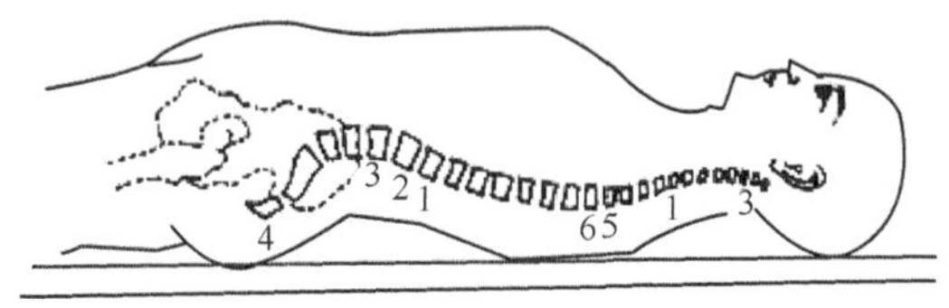

图 5-9　脊柱弯曲图

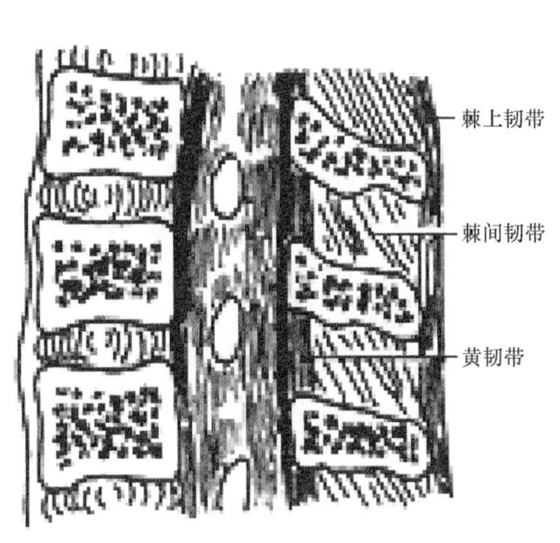
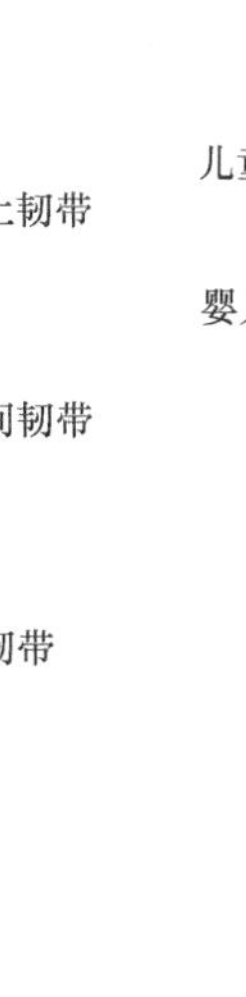

图 5-10　脊柱的韧带

图 5-11　腰椎及骶骨矢状面观

（二）韧带

连接椎弓的韧带与椎管内麻醉关系密切。从外至内分别是棘上韧带、棘间韧带和黄韧带（图 5-10）。棘上韧带连接脊椎棘突尖端，质地较坚韧，老年人常发生钙化。棘间韧带连结上下两棘突，质地较疏松。黄韧带连接上下椎板，覆盖着椎板间孔，几乎全由弹力纤维构成，组织致密坚韧，针尖穿过时有阻力，穿过后有落空感。作椎管内麻醉时，穿刺针经过皮肤、皮下组织、棘上韧带、棘间韧带和黄韧带，即进入硬膜外间隙。如再穿过硬脊膜和蛛网膜即至蛛网膜下隙。

（三）脊髓、脊膜与腔隙

椎管内有脊髓和三层脊髓被膜。脊髓下端成人一般终止于 L_1椎体下缘或 L_2上缘，新生儿在 L_3下缘，并随年龄增长而逐渐上移。故成人作腰椎穿刺应选择 L_2以下的腰椎间隙，而儿童则在 L_3以下间隙（图 5-11）。脊髓的被膜自内至外为软膜、蛛网膜和硬脊膜。硬脊膜由坚韧的结缔组织形成，血供较少，刺破后不易愈合。软膜和蛛网膜之间的腔隙称蛛网膜下隙，上与脑蛛网膜下隙沟通，下端止于 S_2水平，内有脑脊液。在 S_2水平，硬脊膜和蛛网膜均封闭而成硬膜囊。硬脊膜与椎管内壁（即黄韧带和骨膜）之间的腔隙为硬膜外间隙，内有脂肪、疏松结缔组织、血管和淋巴管。硬膜外间隙在枕骨大孔处闭合，与颅腔不通，其尾端止于骶裂孔。硬脊膜和蛛网膜之间有一潜在腔隙，称为硬膜下间隙（图 5-11）。

（四）根硬膜、根蛛网膜和根软膜

硬脊膜、蛛网膜和软膜均沿脊神经根向两侧延伸，包裹脊神经根，故分别称为根硬膜、根蛛网膜和根软膜。根硬膜较薄，且愈近椎间孔愈薄。根蛛网膜细胞增生形成绒毛结构，可以突进或穿透根硬膜，并随年龄增长而增多。根蛛网膜和根软膜之间的腔隙称根蛛网膜下隙，它和脊髓部蛛网膜下隙相通，在椎间孔处闭合成盲囊。在蛛网膜下隙注入墨汁时，可见墨水颗粒聚积在根部蛛网膜下隙处，故又称墨水套囊。蛛网膜绒毛有利于引流脑脊液和清除蛛网膜下隙的颗粒物。

(五) 骶管

骶管是骶骨内的椎管腔,在此腔内注入局麻药所产生的麻醉称骶管阻滞,是硬膜外阻滞的一种。骶管内有稀疏结缔组织、脂肪和丰富的静脉丛,容积约 25-30ml,由于硬膜囊终止于 S_2 水平,因此骶管是硬膜外间隙的一部分,并与腰段硬膜外间隙相通。骶管下端终止于骶裂孔,骶裂孔呈 V 或 U 形,上有骶尾韧带覆盖,两旁各有一豆大骨性突起,称为骶管角。骶裂孔和骶角是骶管穿刺定位时的重要解剖标志。自硬膜囊至骶裂孔的平均距离为 47 mm,为防止误入蛛网膜下隙,骶管穿刺时进针不能过深。由于骶管的变异很多,有可能穿刺困难或麻醉失败。

(六) 脊神经

脊神经共 31 对:颈神经(C)8 对,胸神经(T)12 对,腰神经(L)5 对,骶神经(S)5 对和尾神经(Co)1 对。每条脊神经由前、后根合并而成。前根又名腹根,从脊髓前角发出,由运动神经纤维和交感神经传出纤维(骶段为副交感神经传出纤维)组成。后根又名背根,由感觉神经纤维和交感神经传入纤维(骶段为副交感神经传入纤维)组成,进入脊髓后角。

二、椎管内麻醉的机制及生理

(一) 脑脊液

成人总容积为 120~150 ml,其中脊蛛网膜下隙内仅 25~30 ml。脑脊液透明澄清,pH 为 7.35,比重 1.003~1.009。侧卧位时压力为 0.69~1.67 kPa(70~170 mmH_2O),坐位时为 1.96~2.94 kPa(200~300 mmH_2O)。脑脊液在腰麻时起稀释和扩散局麻药的作用。

(二) 药物作用部位

腰麻时,局麻药直接作用于脊神经根和脊髓表面。而硬膜外阻滞时局麻药作用的途径可能有:①通过蛛网膜绒毛进入根部蛛网膜下隙,作用于脊神经根;②药液渗出椎间孔,在椎旁阻滞脊神经,由于椎间孔内神经鞘膜很薄,局麻药可能在此处透入而作用于脊神经根;③直接透过硬脊膜和蛛网膜进入蛛网膜下隙,同腰麻一样作用于脊神经根和脊髓表面。但椎管内麻醉的主要作用部位是脊神经根。由于蛛网膜下隙内有脑脊液,局麻药注入后被稀释,且脊神经根是裸露的,易于被局麻药所阻滞,因此,腰麻与硬膜外阻滞比较,腰麻用药的浓度较高,但容积较小,剂量也小(为后者的 1/5~1/4),而稀释后的浓度远较硬膜外阻滞为低。

(三) 麻醉平面与阻滞作用

麻醉平面是指感觉神经被阻滞后,用针刺法测定皮肤痛觉消失的范围。交感神经被阻滞后,消除内脏牵拉反应;感觉神经被阻断后,阻断皮肤和肌肉疼痛传导;运动神经被阻滞后,产生肌松弛。由于神经纤维的粗细不同,局麻药阻滞顺序也不同,具体顺序为:血管舒缩神经纤维→寒冷刺激→温感消失→对不同温度的辨别→慢痛→快痛→触觉消失→运动麻痹→压力感觉消失→本体感觉消失。消退顺序与阻滞顺序则相反。交感神经阻滞总是先起效而最后消失，因而易造成术后低血压，尤易出现直立性低血压，故术后过早改变患者体位是不恰当的。各脊神经节段在人体体表的分布区见图 5-12。参照体表解剖标志，不同部位的脊神经支配分别为：胸骨柄上缘为 T_2，两侧乳头连线为 T_4，剑突下为 T_6，季肋部肋缘为 T_8，平脐线为 T_{10}，耻骨联合上 2~3 cm 为 T_{12}，大腿前面为 $L_{1\sim3}$，小腿前面和足背为 $L_{4\sim5}$，大腿和小腿后面以及肛门会阴区位 $S_{1\sim5}$。如痛觉消失范围上界平乳头连线，下界平脐线，则麻醉平面表示为 $T_{4\sim10}$。

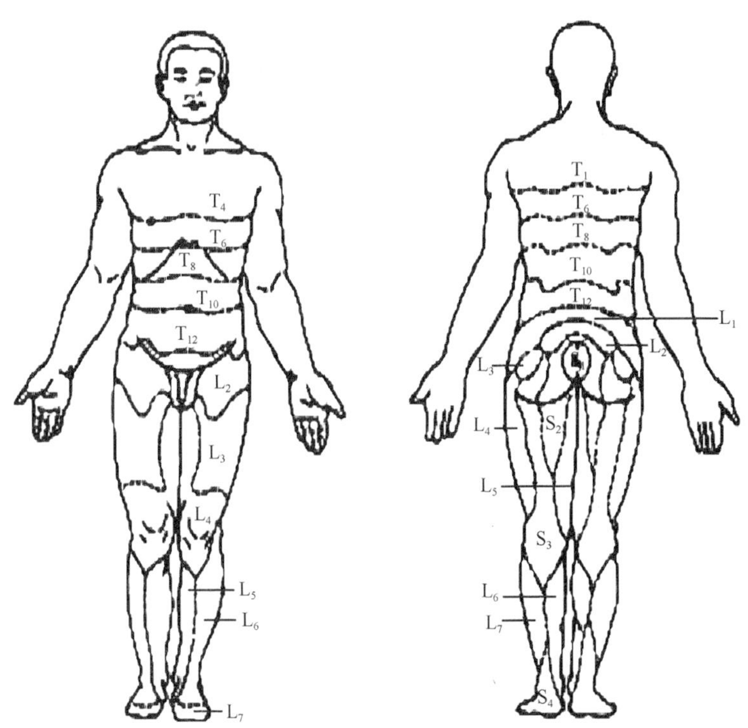

图 5-12　脊神经在体表的分布节段

（四）椎管内麻醉对生理的影响

1. 对循环的影响　①低血压：椎管内麻醉时，由于交感神经被阻滞，使小动脉舒张而周围阻力降低，静脉扩张使静脉系统内血容量增加，回心血量减少，心输出量下降，而导致低血压。如麻醉平面不高，范围不广，可借助于未被麻醉区域的血管收缩来代偿。对术前准备不充分、已有低血容量、动脉粥样硬化或心功能不全、麻醉平面高、阻滞范围广者应特别注意血压下降。②由于交感神经被阻滞，迷走神经兴奋性增强，可使心率减慢。在高平面阻滞时，心脏加速神经也被阻滞，则可引起心动过缓。

2. 对呼吸的影响　取决于阻滞平面，尤以运动神经阻滞范围更为重要。高平面蛛网膜下隙阻滞或上胸段硬膜外阻滞时，运动神经阻滞导致肋间肌麻痹，影响呼吸肌收缩，可使呼吸受到不同程度的抑制，表现为胸式呼吸减弱甚至消失，但只要膈神经未被麻痹，就仍能保持基本的肺通气量。如膈肌同时麻痹，腹式呼吸减弱或消失，则将导致通气不足甚或呼吸停止。故采用高位硬膜外阻滞时，为防止对呼吸的严重不良影响，应降低局麻药浓度，使运动神经不被阻滞或阻滞轻微。

3. 对其他系统的影响 椎管内麻醉下,迷走神经功能亢进,胃肠蠕动增加,容易诱发恶心、呕吐。对肝肾功能也有一定影响,并可发生尿潴留。

三、蛛网膜下隙阻滞

将局麻药注入到蛛网膜下隙,阻断部分脊神经的传导功能而引起相应支配区域的麻醉作用称为蛛网膜下隙阻滞(spinal block),又称脊椎麻醉或腰麻。

(一) 分类

可根据麻醉平面和局麻药药液的比重分类。

1. 麻醉平面阻滞 平面达到或低于 T_{10}为低平面,高于 T_{10}但低于 T_4为中平面,达到或高于 T_4为高平面腰麻。由于高平面腰麻对患者全身影响大,麻醉中不易管理,目前已不用高平面腰麻。

2. 局麻药液的比重 所用药液的比重高于、等于、低于脑脊液比重时,分别称为重比重、等比重、轻比重腰麻。

(二) 腰麻穿刺术

穿刺时患者一般取侧卧位或坐位,屈髋屈膝,头颈向胸部屈曲,腰背部尽量向后弓曲,使棘突间隙张开便于穿刺。鞍区麻醉常为坐位。成人穿刺点一般选 $L_{3\text{-}4}$间隙,也可酌情上移或下移一个间隙。在两侧髂嵴最高点作一连线,此线与脊柱相交处即为 L_4棘突或 $L_{3\sim4}$棘突间隙。直入法穿刺时,以 0.5%~1% 普鲁卡因在间隙正中作皮丘,并在皮下组织和棘间韧带逐层浸润。

1. 直入法 用左手拇、示两指固定穿刺点皮肤。将穿刺针在棘突间隙中点,与患者背部垂直,针尖稍向头侧作缓慢刺入,并仔细体会针尖处的阻力变化。当针穿过黄韧带时,有阻力突然消失"落空"感觉,继续推进常有第二个"落空"感觉,提示已穿破硬膜与蛛网膜而进入蛛网膜下隙。如果进针较快,常将黄韧带和硬膜一并刺穿,则往往只有一次"落空"感觉。

2. 旁入法 于棘突间隙中点旁开 1.5cm 处作局部浸润。穿刺针与皮肤成 75°对准棘突间孔刺入,经黄韧带及硬脊膜而达蛛网膜下隙。本法可避开棘上及棘间韧带,特别适用于韧带钙化的老年患者或脊椎畸形、棘突间隙不清楚的肥胖患者。

(三) 常用局麻药

1. 普鲁卡因 腰麻用的普鲁卡因是纯度较高的白色结晶,每安瓶内装 150mg。成人一次用量为 100~150 mg,鞍区麻醉为 50~100 mg。常用 5% 普鲁卡因重比重溶液,即普鲁卡因 150 mg 溶解于 5% 葡萄糖溶液或脑脊液 2.7 ml,再加 0.01% 肾上腺素 0.2~0.3 ml。作用时间可持续至 1~1.5 小时。如将普鲁卡因 150 mg 溶于注射用水 10 ml 内,即配成 1.5% 的轻比重溶液。

2. 丁卡因 为白色结晶,成人一次用量为 10 mg,最多不超过 15 mg。常用浓度为 0.33%,用脑脊液 1 ml 溶解丁卡因 10 mg,再加 10% 葡萄糖溶液和 3% 麻黄碱溶液各 1 ml,配制成所谓 1∶1∶1 重比重溶液。起效时间为 5~10 分钟,作用时间为 2~2.5 小时。将丁卡因 10 mg 溶于注射用水 10 ml 内,即配成 0.1% 的轻比重溶液。

3. 布比卡因　常用剂量为 8~15 mg,常用浓度 0.5%~0.75%,用 10% 葡萄糖溶液配成重比重溶液,起效时间和作用时间与丁卡因类似。以注射用水稀释成 0.25% 浓度以下,为轻比重溶液。

(四) 麻醉平面的调节

局麻药注入蛛网膜下隙以后,应设法在短时间内调节和控制麻醉平面。一旦超过药液与神经组织结合所需时间,就不容易调节平面。如果麻醉平面过低导致麻醉失败,平面过高对生理的影响较大,甚至危及患者的生命安全。影响麻醉平面的因素很多,如局麻药药液的比重、剂量、容积,患者身高、脊柱生理弯曲和腹腔内压力等,但药物的剂量是影响腰麻平面的主要因素,剂量越大,平面越高。假如这些因素不变,则穿刺间隙、患者体位和注药速度等是调节平面的重要因素。

1. 穿刺间隙　由于脊柱的生理弯曲,患者仰卧时 L_3 位置最高,T_5 和 S_4 最低。因此在 $L_{2\sim3}$ 间隙穿刺并注入重比重局麻药液,患者转为仰卧位后,药液在脑脊液中沿着脊柱的坡度向胸段流动,麻醉平面容易偏高。如在 $L_{4\sim5}$ 间隙穿刺注药,则患者仰卧后大部分药液将向骶段流动,麻醉平面容易偏低。

2. 患者体位　患者体位对于麻醉平面的调节十分重要。患者注药仰卧位后,应根据手术区对麻醉平面的要求,改变患者体位进行调节。例如平面过低时,由于重比重药液在脑脊液中向低处扩散,可将手术台调至头低位,使平面上升。一旦平面足够,立即将手术台调至水平位,并严密观察患者的呼吸和血压变化。调节平面应在注药后 5~10 分钟内完成。假如手术部位在下肢,穿刺时可让患者患侧在下侧卧,注药后继续保持侧卧位 5~10 分钟,麻醉作用即偏于患侧。如只需阻滞肛门和会阴区,可使患者取坐位在 $L_{4\sim5}$ 间隙穿刺,以小量药液(约一般量的 1/2)作缓慢注射,则局麻药仅阻滞骶尾神经,称鞍区麻醉。

3. 注药速度　速度愈快,麻醉范围愈广;速度愈慢,则麻醉范围愈局限。一般的注药速度为每 5 秒钟注射 1 ml。

(五) 并发症

1. 术中并发症

(1) 血压下降、心率减慢:可因脊神经被阻滞后,麻醉区域的血管扩张,回心血量减少,心排出量降低所致。血压下降的发生率和严重程度与麻醉平面有密切关系。麻醉平面愈高,阻滞范围愈广,发生血管舒张的范围增加而进行代偿性血管收缩的范围减小,故血压下降愈明显。一般低平面腰麻血压下降者较少。合并有高血压或血容量不足者,自身代偿能力低下,容易发生低血压。血压明显下降者可先快速静脉滴注 200~300 ml,以扩充血容量,必要时可静脉注射麻黄碱等血管活性药物。若麻醉平面超过 T_4,心加速神经被阻滞,迷走神经相对亢进,易引起心动过缓。心率过缓者可静脉注射阿托品或异丙肾上腺素。

(2) 呼吸抑制:因胸段脊神经阻滞引起肋间肌麻痹,可出现呼吸抑制表现为胸式呼吸微弱,腹式呼吸增强,严重时患者潮气量减少,咳嗽无力,不能发声,甚至发绀,应迅速吸氧,保持呼吸道通畅并同时借助面罩辅助呼吸。如果发生全脊麻而引起呼吸停止,血压骤降或心搏骤停,应立即施行气管内插管控制通气、维持循环等措施进行抢救。

(3) 恶心呕吐:常见于①血压骤降,脑供血骤减,兴奋呕吐中枢;②迷走神经功能亢进,胃肠蠕动增加；③手术牵引内脏。一旦出现恶心呕吐，应针对原因处理。检查是否有麻醉平面过高及血压下降，并采取相应措施；或暂停手术以减少迷走刺激；氟哌利多、昂丹司琼(ondansetron，枢复宁)等药物也有一定的预防和治疗作用。

2. 术后并发症

(1) 腰麻后头痛：发生率在3%～30%，由于脑脊液通过硬膜穿刺孔不断丢失，使脑脊液压力降低所致。典型的症状为直立位头痛，而平卧后则好转。疼痛多为枕部、顶部。常出现于麻醉后2～7日，年轻女性患者较多见。其特点是抬头或坐起时头痛加重，平卧后减轻或消失。约半数患者的症状在4日内消失，一般不超过一周，但也有病程较长者。头痛的发生与穿刺针粗细有关，穿刺针较粗或反复穿刺者的发生率较高。为预防腰麻后头痛，应采用细穿刺针(26G)穿刺，避免反复多次穿刺，围术期输入足量液体并防止脱水。发生腰麻后头痛者应平卧休息，可服镇痛或安定类药，针灸或用腹带捆紧腹部也有一定疗效。头痛严重者可于硬膜外隙内注入生理盐水、5%葡萄糖液，或右旋糖酐15～30 ml，疗效较好，必要时可采用硬膜外充填自体血疗法。

(2) 尿潴留：较常见。主要因支配膀胱的副交感神经纤维很细，对局麻药很敏感，阻滞后恢复较晚，即使皮肤感觉恢复，仍可发生尿潴留。下腹部或肛门、会阴手术后切口疼痛及患者不习惯卧床排尿等因素也可引起尿潴留。可以热敷、针灸或肌内注射副交感神经兴奋药卡巴胆碱(carbachol)治疗，必要时留置导尿管。

(3) 化脓性脑脊膜炎：可因直接或间接原因引起，如皮肤感染、脓毒症者等，严重者可危及生命，故重在预防。

(4) 腰麻后神经并发症。①脑神经麻痹：一般在腰麻后1周发病，常先有剧烈头痛、眩晕，继而出现斜视和复视。其发病机制可能与腰麻后头痛相似，由于脑脊液外漏，脑组织失去了脑脊液的衬垫作用。当患者坐起或站立时，脑组织因重力作用下沉而压迫脑神经。展神经较长，更容易受牵拉或受压而发生功能障碍。治疗：纠正腰麻后低颅内压，给予维生素B及对症治疗。大多数患者在6个月内能自愈。②粘连性蛛网膜炎：病程发展较慢，常先出现感觉障碍，逐渐发展成感觉丧失和瘫痪。其病变是软膜和蛛网膜的慢性增生性炎症反应，蛛网膜下隙和硬膜外间隙均粘连闭锁，血管亦因炎症机化而闭塞，引起脊髓和脊神经根的退行性改变。发生原因不明，可能与药物、异物、化学刺激或病毒等因素有关。③马尾丛综合征：其特点是局限于会阴区和下肢远端的感觉和运动障碍，轻者仅表现为尿潴留，严重者大小便失禁。如因穿刺时损伤马尾丛神经纤维，一般数周或数月后可能自愈。如为化学性损伤，恢复较困难。

(六) 适应证和禁忌证

腰麻适用于2～3小时以内的下腹部、盆腔、下肢和肛门会阴部手术。禁忌证：①中枢神经系统疾患，如脑脊膜炎、脊髓前角灰白质炎、颅内压增高等。②休克。③穿刺部位有皮肤感染。④脓毒症。⑤脊柱外伤或结核。⑥急性心力衰竭或冠心病发作。对老年人、心脏病、高血压等患者应严格控制用药量和麻醉平面。不能合作者，如小儿或精神病患者，一般不用腰麻。

四、硬脊膜外隙阻滞

将局麻药注射到硬脊膜外间隙，阻滞部分脊神经的传导功能，使其所支配区域的感觉和(或)运动功能消失的麻醉方法,称为硬脊膜外间隙阻滞(epidural block),又称硬膜外阻滞或硬膜外麻醉。

(一) 硬膜外穿刺术

硬膜外穿刺可在颈、胸、腰、骶各段间隙进行。一般选择手术区域中央的相应棘突间隙穿刺。各种手术选择的穿刺棘突间隙可参考表5-7。硬膜外穿刺有直入法和侧入法两种。穿刺体位、进针部位和针所经过的组织与腰麻基本相同。但硬膜外穿刺时,当针尖穿过黄韧带时阻力骤然消失即达硬膜外间隙。硬膜外穿刺成功的关键是不能刺破硬脊膜,故特别强调针尖刺破黄韧带时的感觉。判断硬膜外针尖是否到达硬膜外间隙常采用以下方法。①阻力消失法:在穿刺过程中抵达黄韧带时阻力增大,并有韧性感。推动注射器芯有回弹阻力感,气泡被压小。继续缓慢进针,一旦刺破黄韧带时有落空感,注液及小气泡无阻力,回抽无脑脊液流出,表示针尖已进入硬膜外间隙。②毛细血管负压法:穿刺针抵达黄韧带后,与盛有液体的玻璃毛细接管相连接,缓慢进针。当针进入硬膜外间隙时,管内液体被吸入,为硬膜外间隙特有的"负压现象"。确定针尖在硬膜外间隙后,可通过穿刺针置入导管,导管留在硬膜外间隙的长度为3~4 cm。退出穿刺针并固定好导管供连续注药用。

表5-7　硬膜外阻滞穿刺棘突间隙的选择

手术部位	手术名称	穿刺棘突间隙(插管方向)
颈部	甲状腺、颈淋巴系手术	$C_{5\sim6}$或$C_{6\sim7}$(向头)
上肢	双侧手术、断肢再植术	$C_7\sim T_1$(向头)
胸壁	乳房手术	$T_{4\sim5}$(向头)
上腹部	胃、胆囊、脾、肝、胰腺等手术	$T_{8\sim9}$(向头)
中腹部	小肠手术	$T_{9\sim10}$(向头)
腰部	肾、肾上腺、输尿管上段手术	$T_{10\sim11}$(向头)
下腹部	阑尾手术	$T_{11\sim12}$(向头)
盆腔	子宫、直肠等手术	$T_{12}\sim L_1$,$L_{4\sim5}$(均向头)
腹股沟区	腹股沟疝、髋关节等手术	$L_{1\sim2}$(向头)
下肢	大腿手术	$L_{2\sim3}$(向头)
	小腿手术	$L_{3\sim4}$(向头)
会阴	肛门、会阴部手术	$L_{3\sim4}$(向尾)或骶管阻滞

(二) 常用局麻药和注药方法

常用药物为利多卡因、丁卡因、布比卡因和罗哌卡因。一般用1.5%~2%利多卡因,起效时间5~8分钟,作用维持时间约1小时左右。丁卡因用0.25%~0.33%浓度,起效时间10~30分钟,维持时间3~4小时。布比卡因一般用0.5%~0.75%浓度,起效时间4~10分钟,维持时间4~7小时。罗哌卡因常用0.5%~0.75%浓度。

穿刺置管成功后,注入试验剂量2%利多卡因3~5ml,目的是排除误入蛛网膜下隙的可能;此外,从试验剂量所出现的阻滞范围及血压波动幅度,了解患者对药物的耐受性,指导继续用药的剂量。观察5~10分钟后,如无蛛网膜下腔阻滞征象,可每隔5分钟注入3~5ml

局麻药,直至阻滞范围满足手术要求为止;也可根据临床经验一次性注入预定量,用药的总和即首次总量,也称初量,根据所给药物作用时间结合临床表现给予局麻药 5~10ml 或追加首次用量的 1/3~1/2,直至手术结束。

(三) 麻醉平面的调节

硬膜外阻滞的麻醉平面与腰麻不同,是节段性的。影响平面的主要因素有:①药物容量和注药速度。注入容量愈大、注药速度越快、扩散愈广,麻醉范围愈宽。②穿刺间隙。麻醉上、下平面的高低取决于穿刺间隙的高低。如间隙选择不当,可能上或下平面不符合手术要求而导致麻醉失败,或因平面过高而引起呼吸循环的抑制。③导管方向。导管向头端插入,药液易向胸、颈段扩散;向尾端插管,则易向腰、骶段扩散。④注药方式。药量相同,如一次集中注入则麻醉范围较广,分次注入则范围缩小。通常在颈段注药,其扩散范围较胸段广,而胸段又比腰段广。⑤患者情况。老年、动脉硬化、妊娠、脱水、恶病质等患者,注药后麻醉范围较广,用药量应格外慎重。

(四) 并发症

1. 术中并发症

(1) 全脊椎麻醉(total spinal anesthesia):是由于硬膜外麻醉所用局麻药大部分或全部意外注入到蛛网膜下隙,使全部脊神经被阻滞的现象。患者可在注药后几分钟内发生呼吸困难、血压下降、意识模糊或消失,继而呼吸停止。处理原则是维持患者循环和呼吸功能。如发生全脊椎麻醉,立即面罩加压给氧,紧急气管插管进行机械通气,加速输液,并以血管加压药维持循环稳定。若处理及时和正确,可避免严重后果,否则可导致心搏骤停。预防全脊麻的措施包括:①严格遵守操作规程,穿刺时仔细谨慎,预防穿破硬膜,突破黄韧带后应回吸无脑脊液。②先注入试验剂量观察 5~10 分钟,无全脊麻表现再继续给药。

(2) 局麻药毒性反应:硬膜外间隙内有丰富的静脉丛,对局麻药的吸收很快;导管可意外进入血管内,使局麻药直接注入血管内;导管损伤血管也可加快局麻药的吸收。以上原因都可引起不同程度的毒性反应。此外,一次用药剂量超过限量,也是发生毒性反应的常见原因。

(3) 血压下降:主要因交感神经被阻滞而引起阻力血管和容量血管的扩张,导致血压下降。特别在胸段硬膜外阻滞时,可阻滞心交感神经引起心动过缓,更易发生低血压。特点:①硬膜外阻滞起效较慢,故血压下降也出现较晚。②硬膜外阻滞的平面虽较高,如能控制麻醉范围比较局限,则血压下降幅度较小。③因局麻药用量较大,吸收后对心血管有直接抑制作用,可加重对循环的抑制。

(4) 呼吸抑制:硬膜外阻滞可影响肋间肌及膈肌的运动,导致呼吸储备功能降低,而对静息通气量的影响较小。当阻滞平面低于 T_8时,呼吸功能基本正常,如达 T_2以上,通气储备功能明显下降。为了减轻对呼吸的抑制,可降低用药浓度以减轻对运动神经的阻滞。

(5) 恶心呕吐:同腰麻。

2. 术后并发症 硬膜外阻滞的术后并发症一般较腰麻为少。少数患者出现腰背痛或暂时尿潴留,一般多不严重。但它也可发生严重神经并发症,甚至截瘫,其致病原因有损伤、血肿、感染和脊髓血管病变等。对于这些并发症,应以预防为主。

(1) 神经损伤:可因穿刺针直接创伤或导管因质硬而损伤脊神经根或脊髓,局麻药的神经毒性也应考虑。表现为局部感觉和(或)运动的障碍,并与神经分布相关。在穿刺或置管时,如患者有电击样异感并向肢体放射,说明已触及神经。异感持续时间长者,可能损伤严重,应放弃阻滞麻醉。一般采取对症治疗,数周或数月可自愈。

(2) 硬膜外血肿:穿刺出血的发生率为 2%～6%,血肿形成引起截瘫的发生率为 1∶20 000。凝血功能障碍或应用抗凝药者容易发生。硬膜外麻醉后若出现麻醉作用持久不退,或消退后再出现肌无力、截瘫等,都是血肿形成压迫脊髓的征兆。应及早作出诊断,争取在血肿形成后 8 小时内进行椎板切开减压术,清除血肿。如超过 24 小时则一般很难恢复。有凝血功能障碍或正在抗凝治疗者,禁用硬膜外阻滞。

(3) 脊髓前动脉综合征:脊髓前动脉是一根终末血管,供应脊髓截面前 2/3 的区域,如较长时间血供不足,可引起脊髓缺血性改变,甚至坏死,称脊髓前动脉综合征。患者一般无感觉障碍,主诉躯体沉重,翻身困难。部分患者能逐渐恢复,也有些患者出现截瘫。可能原因有:①原有动脉硬化,血管腔狭窄,常见于老年人。②局麻药中肾上腺素浓度过高,引起脊髓前动脉持久收缩。③麻醉期间有较长时间的低血压。

(4) 硬膜外脓肿:因无菌操作不严格,或穿刺针经过感染组织,引起硬膜外间隙感染并逐渐形成脓肿。临床表现出脊髓和神经根受刺激和压迫的症状,如放射性疼痛、肌无力及截瘫,并伴有感染征兆。应予大剂量抗生素治疗,并及早进行椎板切开引流。

(5) 导管拔出困难或折断:可因椎板、韧带及椎旁肌群强直,使导管拔出困难。处理时可将患者处于原穿刺体位,一般可顺利拔出。如仍拔管困难,可热敷或在导管周围注射局麻药,然后均匀地用力拔出。如导管折断,无感染或神经刺激症状者,一般不需要手术取出,但应严密观察。

(五) 适应证和禁忌证

硬膜外最常用于横隔以下的各种腹部、腰部和下肢手术,且不受手术时间的限制。也可用于颈部、上肢和胸壁手术,但麻醉操作和管理技术都较复杂,要慎重。禁忌证与腰麻相似,凡患者穿刺点皮肤感染、凝血机制障碍、休克、脊柱结核或严重畸形、中枢神经系统疾患等均为禁忌。对老年、妊娠、贫血、高血压、心脏病、低血容量等患者应减少用药剂量,加强患者管理。

五、骶管阻滞

骶管阻滞(caudal block)是经骶裂孔穿刺,注局麻药于骶管腔以阻滞骶脊神经,是硬膜外阻滞的一种方法,适用于直肠、肛门会阴部手术,也可用于婴幼儿及学龄前儿童的腹部手术。

骶裂孔和骶角是骶管穿刺点的重要解剖标志,其定位方法是:先摸清尾骨尖,沿中线向头方向可触及一个有弹性的凹陷,即为骶裂孔,在孔的两旁可触到蚕豆大的骨质隆起,为骶角。两骶角连线的中点,即为穿刺点。髂后上嵴连线在第二骶椎平面,是硬脊膜囊的终止部位,骶管穿刺针如果越过此连线,即有误穿蛛网膜下腔而发生全脊麻的危险。

1. 骶管穿刺术　可取侧卧位或俯卧位。侧卧位时,腰背应尽量向后弓曲,双膝屈向腹部。俯卧位时,髋部需垫厚枕以抬高骨盆,暴露骶部。于骶裂孔中心作皮内小丘,将穿刺针垂直刺进皮肤,当刺到骶尾韧带时有弹韧感觉,稍作进针有阻力消失感觉。此时将针向尾侧方向倾倒，与皮肤呈30°~45°，顺势推进2cm，即可到达骶管腔。接上注射器，抽吸无脑脊液，注射生理盐水和空气全无阻力，也无皮肤隆起，证实针尖确在骶管腔内，即可注入试验剂量，观察无蛛网膜下腔阻滞现象后，可分次注入其药。

2. 常用局麻药 骶管阻滞可用1.5%利多卡因或0.5%布比卡因（均加适量肾上腺素），成人用药量一般为20 ml。采取分次注药法，先注入试验剂量5 ml，观察5分钟，如无不良反应，再将其余15 ml注入。

3. 并发症 骶管内有丰富的静脉丛，穿刺时损伤血管，可发生毒性反应。如穿刺针插入过深，进入硬膜囊内，注入蛛网膜下腔发生全脊椎麻醉。

六、蛛网膜下隙与硬膜外隙联合阻滞

蛛网膜下隙与硬膜外隙联合阻滞又称腰麻-硬膜外联合阻滞，近年来较广泛用于下腹部及下肢手术。其特点是既有腰麻起效快、镇痛完善与肌松弛的优点，又有硬膜外阻滞时调控麻醉平面、满足长时间手术的需要等长处。穿刺方法有两种。两点法：患者体位与腰麻相同，先选T_{12}~L_1，作硬膜外隙穿刺并置入导管，然后再于$L_{3\sim4}$或$L_{4\sim5}$间隙行蛛网膜下隙穿刺。一点法：经$L_{2\sim3}$棘突间隙用特制的联合穿刺针作硬膜外隙穿刺，穿刺成功后再用配套的25G腰穿针经硬膜外穿刺针内行蛛网膜下隙穿刺，见脑脊液流出即可注入局麻药（腰麻）；然后退出腰穿针，再经硬膜外针向头端置入硬膜外导管，并固定导管备用。由于所用腰穿针很细，故对硬脊膜损伤很小，术后头痛的发生率明显减少，但注药时间需45~60秒。目前临床上多采用一点法。

第六节 麻醉期间和麻醉恢复期的监测和管理

一、麻醉期间的监测和管理

患者在手术麻醉期间，由于外科疾病或并存疾病的影响，麻醉方法和药物的影响，手术创伤及失血，以及体位的改变等因素，都可对生理功能带来不同程度的影响，严重者可危及患者的生命。因此，麻醉期间应主动采取措施预防严重生理变化的发生，密切观察患者各种生理功能的变化，力求及早发现和及时纠正，以避免发生严重并发症。

呼吸功能是麻醉时最容易和最先受到影响的重要功能之一。全身麻醉可引起各种不同程度的呼吸抑制甚至呼吸肌麻痹，阻滞麻醉对呼吸肌的影响也可引起严重的呼吸抑制，麻醉辅助用药、手术体位及并存的呼吸疾病，都是麻醉期间影响呼吸功能的重要因素。因此，麻醉期间保持呼吸功能正常是一项十分重要的任务。呼吸功能正常是指能维持动脉血氧分压（PaO_2）、二氧化碳分压（$PaCO_2$）和血液pH在正常范围内。这三项指标也是衡量呼吸管理是否合理的参数。保持自主呼吸的患者，应观察患者的呼吸运动的类型（胸式或腹式呼吸），呼吸的幅度、频率和节律，同时观察口唇黏膜、皮肤及手术野出血的颜色，以判断是否有呼吸道梗阻、缺氧或CO_2蓄积。必要时应监测SpO_2或动脉血气分析。全身麻醉患者还应监测潮气量、每分钟通气量，有条件者可监测呼气末CO_2分压，以保证患者的通气功能正常。

麻醉期间维持循环功能的稳定在麻醉管理中占有重要地位，循环系统的变化将直接影

响患者的安全和术后的恢复。麻醉期间每隔5~10分钟测定和记录一次血压、脉搏、呼吸等参数，并记录手术重要步骤、出血量、输液量、输血量及用药等。麻醉期间引起循环障碍的可能原因包括：外科疾病和并存疾病的病理改变，麻醉方法和麻醉药物的影响及其相互作用，手术对循环的影响等。当发生循环障碍时，应对血容量、心脏代偿功能和外周血管的舒缩状态作出正确判断，并进行有针对性的处理。麻醉期间维持有效血容量是非常重要的，血压降低往往与绝对或相对的血容量不足有关。应根据术前心、肾功能及脱水情况，术中失血及体液丢失量进行补充。建立必要的循环监测措施有助于临床判断。麻醉的深浅程度对循环的影响是多方面的。麻醉太浅可引起机体的应激反应，使血压升高，心率增快。麻醉过深既可抑制心肌收缩功能，又可使外周血管舒张，引起外周血管阻力降低和相对血容量不足，结果使血压降低。因此，根据病情和手术要求及时调节麻醉深度，对于维持循环稳定是非常重要的，必要时可应用血管活性药物来支持循环功能。

麻醉期间还应密切观察全身情况。非全身麻醉患者应注意神志和表情的变化，严重低血压和缺氧可使患者的表情淡漠和神志突然丧失。局麻药毒性反应时，可出现精神兴奋症状，严重者可发生惊厥。体温监测十分必要，特别是小儿。体温过高可使代谢增快，氧耗量增加，严重者可引起代谢性酸中毒和高热惊厥。体温降低时，患者对麻醉的耐受能力也降低，容易发生麻醉过深而引起循环抑制，麻醉后苏醒时间也延长。术中应监测中心体温，以监测食管或直肠温度为好。

二、麻醉恢复期的监测和管理

手术和麻醉虽然结束，但手术及麻醉对患者的生理影响并未完全消除。在此期间，患者的呼吸及循环功能仍然处于不稳定状态，各种保护性反射仍未完全恢复，其潜在的危险性并不亚于麻醉诱导时。因此，应重视麻醉后恢复室(recovery room)的建立和管理。

(一) 监测

在麻醉恢复期应常规监测心电图、血压、呼吸频率和SPO_2，并每5~15分钟记录一次，直至患者完全恢复。至少应测定并记录一次体温，如有异常应继续监测。手术较大者，不管是全身麻醉或阻滞麻醉，术后都应常规吸氧。如果患者并存肺部疾病，或行开胸和上腹部手术者，更应重视其呼吸功能的变化和管理。全身麻醉后患者要注意其神志恢复的情况和速度，而椎管内麻醉者应密切观察其阻滞部位感觉和运动的恢复情况。

(二) 全身麻醉后苏醒延迟的处理

常见原因为全身麻醉药的残余作用，包括吸入及静脉全身麻醉药、肌松药和麻醉性镇痛药等。可因麻醉过深引起，亦可因患者的病理生理改变而引起药物代谢和排泄时间延长所致，如高龄、肝肾功能障碍、低温等。此外麻醉期间发生的并发症，如电解质紊乱、血糖过高或过低、脑出血或脑血栓形成等，都可引起患者的意识障碍，即使麻醉因素已排除，患者术后仍可处于不同程度的昏迷状态。遇此情况，首先应维持循环稳定、通气功能正常和充分供氧，应进一步检查其原因，并针对病因治疗。

(三) 保持呼吸道通畅

全身麻醉后或阻滞麻醉应用了辅助药，都可影响患者神志的恢复。在此期间非常容易发生呼吸道梗阻,应密切观察。呼吸道不全梗阻表现为呼吸困难并有鼾声,吸气时辅助呼吸肌用力,出现三凹征和鼻翼扇动。呼吸道完全梗阻者,只见有强烈的呼吸行为而无气体交换,胸部和腹部呼吸运动反常。如果未能及时发现和处理,可危及患者的生命。

(四) 维持循环系统的稳定

在麻醉恢复期,血压容易波动,体位的变化对循环也有影响。发生术后低血压的常见原因有:①低血容量。表现为黏膜干燥、心率快及少尿。应检查血红蛋白含量及 HCT 以除外内出血。对于顽固性低血压者,应监测尿量、直接动脉压、CVP 或 PCWP。②静脉回流障碍。可发生于机械通气、张力性气胸、心包填塞等。③血管张力降低。可发生于椎管内麻醉、过敏反应、肾上腺皮质功能低下等,也可见于应用抗高血压药、抗心律失常药及复温时。应针对原因处理。发生术后高血压的常见原因有:①术后疼痛,膀胱尿潴留,患者躁动不安。②低氧血症和(或)高碳酸血症。③颅内压升高。④高血压病患者术前停用抗高血压药。应针对病因治疗。

(五) 恶心、呕吐的处理

以全身麻醉后患者发生率较高,尤其是以吸入麻醉药为主、麻醉时间较长者更易发生。麻醉期间应用麻醉性镇痛药可使恶心呕吐的发生率增加。麻醉恢复期发生恶心、呕吐对保持呼吸道的通畅十分不利,如果发生误吸则更加危险。应用氟哌利多和枢复宁可明显减少或减轻恶心、呕吐的发生。

第七节　体外循环

体外循环(extracorporeal circulation, EEC)是指使用特殊装置将人体静脉血引出体外,进行人工气体交换、温度调节和过滤等处理,再泵入人体动脉内的一项生命支持技术,又称心肺转流术(cardiopulmonary bypass, CPB)。目的是暂时取代人体的心、肺功能,维持全身重要组织器官的血液供应和气体交换。体外循环技术是心脏外科和一些特殊手术的必要条件。

一、体外循环的基本装置与功能

体外循环的基本装置主要包括:血泵(人工心)、氧合器(人工肺)、变温器、微栓过滤器及附属装置等五部分(图 5-13)。

1. 血泵　用于暂时代替人体心脏泵血功能的装置。分非搏动泵和搏动泵两种。非搏动泵通过调节泵头转动,挤压泵管单向排出血液,泵出血液的方式为平流;而搏动泵排出血液方式具有搏动性,有利于微循环的灌注。

2. 氧合器　用于暂时代替人体肺在体外进行气体交换的装置。有两种类型:①鼓泡式氧合器。将氧气与引出的静脉血直接接触,形成血气泡,直接进行氧合并排出 CO_2,再经除泡滤过后成为氧合血。由于气、血直接接触,容易引起血液的蛋白变性和有形成分破坏。因此,使用时间受限。②膜式氧合器。将血液通过可透气的高分子薄膜或中空管壁进行气体交换。气、血不直接接触,明显减少了微气栓形成和血液成分的破坏。

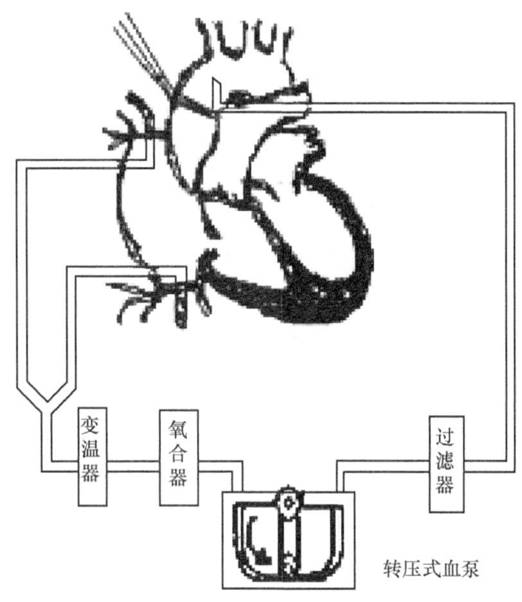

图 5-13　体外循环装置示意图

3. 变温器　水箱内的水温调节至设定值，通过管道输入与氧合器为一体的冷热交换器，从而升高或降低氧合器内的血液温度。在变温尤其是复温过程中，变温器内水温与血温温差应小于 10 ℃，否则容易产生微气栓。复温时水温不能超过 42 ℃。以防溶血和血液蛋白变性。

4. 微栓过滤器　为直径 20～40μm 微孔的高分子材料滤网装置，置于动脉端管路，滤除各种微栓子，如微气栓、血栓、脂肪栓，以及微小组织块等。

5. 附属装置　包括各种血管插管、连接管道、贮血器以及监测系统等。

二、体外循环的实施

（一）体外循环的准备

1. 制定体外循环方案　详细了解患者的病情，根据手术方案制定个体化的体外循环方案。选择合适的体外循环插管、连接管路与材料，确保人工心肺机的良好工作状态。

2. 体外循环的预充和血液稀释　连接好静脉引流管、氧合器、血泵和动脉管道，转流前先充满液体，并充分排尽动脉管道内空气的过程称为预充，这部分液体称为预充液。预充液应根据患者情况选择晶体溶液、胶体溶液或血浆、清蛋白或血液等，维持水、电解质和酸碱平衡，并进行适当的血液稀释。例如成人多以晶体溶液预充；儿童则需按一定晶体，胶体比例甚至全血液预充；发绀型先天性心脏病患儿需以清蛋白或血浆替代库血预充。转流后预充液对血液有稀释作用，现多采用中度血液稀释：即转流后的血细胞比容为 20%～25% 或血红蛋白为 70～80 g/L。这样不仅节省用血，更重要的是降低血液黏稠度，改善微循环，减少血液成分的破坏，减轻凝血功能的紊乱。如果用晶体溶液预充，需加肝素 1 mg/dl；而用血液制品预充，应加肝素 4 mg/L。

（二）体外循环的实施

1. 建立体外循环 中心静脉注射肝素300～400U/kg，维持全血活化凝血时间（ACT）>480～600秒转流后每隔30分钟重复监测ACT，根据实测值追加肝素用量，维持ACT在上述水平。顺序插入升主动脉导管-上、下腔静脉引流管（或腔静脉-右心房引流管），并与预充好的人工心肺机连接。

2. 体外循环与低温 根据手术情况需要实施低温技术，以降低机体代谢率，减轻缺血、缺氧对重要组织器官的损伤，提高体外循环的安全性。临床上分为：①浅低温（32～35 ℃）；②中低温（26～31℃）；③深低温（20～25 ℃）；④超深低温（15～20℃）。一般以浅低温常用。

3. 体外循环转流 人工心肺机的灌注流量根据患者体重或体表面积计算。成人常温灌注流量一般为2.2～2.8 L/（m^2·min）。心肺转流开始，心内直视手术常需束紧腔静脉阻断带，钳闭升主动脉和在心停搏下进行。从转流开始到心内直视手术前，从开放升主动脉到停止转流这两段时间，由于主动脉血流来自心脏射血和血泵泵血，这种转流方式称为并体循环。在此期间通过体外循环装置调节血温与机体温度。转流结束后，需静脉注射适量鱼精蛋白中和肝素的抗凝作用。按序拔除下腔、上腔静脉引流管（或腔静脉-右心房引流管）和主动脉插管。

停止转流的指标：心电图基本恢复正常，心脏充盈适度，心肌收缩有力，平均动脉压60～80 mmHg，直肠温度35～36℃，鼻咽温度36～37℃，血红蛋白浓度成人>80g/L，血气电解质正常。

4. 体外循环监测 为保证体外循环期间的安全性，应严密监测ACT、温度、灌注流量、尿量；此外还要监测动脉压，维持体外循环中动脉压于50～70 mmHg；对中心静脉压的监测反映血容量高低和腔静脉引流的通畅程度。血泵的泵压可反映主动脉插管端的阻力和通常程度。另外，血气分析和电解质的监测对于体外循环和心脏功能的恢复都有很重要的意义。

三、心肌保护

体外循环心内直视手术时，为保证手术野安静、无血，必须暂时钳闭升主动脉，阻断冠状血液循环，造成了心肌缺血缺氧及再灌注损伤。为了既能获得无血手术野的条件，又能提供良好的心肌保护，有利于手术后恢复良好功能，常采用的保护措施和方法称为心肌保护（myocardial protection）。

目前最常采用的是主动脉内灌注冷心脏停搏液法。即在钳闭升主动脉后，经主动脉根部灌注4℃含钾心脏停搏液，使心肌迅速停止活动，减少心肌能量消耗。常用含钾浓度为20 mmol/L，每隔20～30分钟重复灌注。同时用冰水或冰泥在心脏表面降温至15℃，最大限度地降低心肌代谢和能量需求，保存心肌的能量储备，提高心肌对缺血缺氧的耐受能力。心脏停搏液根据溶酶不同，分为晶体液、含血液和全氟化合物三类。常用的晶体停搏液为Thomas医院停搏液；全氟化合物具有更好的携氧供氧的效果；当患者的心脏射血分数<40%，含血停搏液的心肌保护作用优于晶体停搏液。

心脏停搏液的灌注方法有三种。①顺行灌注：经升主动脉前壁插入灌注针或灌注管间歇或持续灌注。它适用于主动脉瓣关闭良好,无需切开升主动脉的心内直视手术。②逆行灌注:直视或闭式将特制带囊的冠状静脉灌注管置入冠状静脉窦,灌注停搏液时囊袋自动膨起,堵住管外窦口间隙,避免停搏液漏入右心房。它适用于不能顺行灌注,或冠状动脉狭窄和阻塞的心脏直视手术。灌注量和灌注间隔基本与顺行灌注相同。③顺行-逆行联合灌注:多为先顺灌后逆灌的方法。可减少在冠状动脉反复插管,灌注时不中断手术操作,有助于缩短心肌缺血时间。

近年,体外膜式氧合(extracorporeal membrane oxygenation,ECMO)与体外生命支持(extracorporeal life support,ECLS)开始应用于临床,针对一些呼吸或循环衰竭患者,通过体外循环设备,较长时间辅助或替代心肺功能。目的是为心肺疾病治疗与功能恢复争取时间。

第八节　疼痛治疗

一、概　　述

国际疼痛研究协会把疼痛(pain)定义为:与实际的或潜在的组织损伤相关联、或者可以用组织损伤描述的一种不愉快的感觉和情绪上的体验。因此,疼痛是人对伤害性刺激的一种主观感受,是人的理性因素、情感因素和生理因素相互作用的结果。不同个体对疼痛的感受是不同的,同一个体在不同时期对疼痛的反应也不一样。疼痛是许多疾病常见或主要的症状,可引起机体发生一系列病理生理变化和严重后果。如手术后疼痛可影响患者术后的恢复,慢性疼痛可使人不能正常生活和工作等。由于疼痛生理学、镇痛药理学及疼痛治疗技术方面与麻醉学的关系非常密切,因此疼痛诊疗学已成为麻醉学科的重要组成部分。

(一) 分类

疼痛的临床分类可简单地按疼痛的程度、起病的缓急和疼痛部位分类。

1. 按疼痛程度分类　①轻微疼痛。②中度疼痛。③剧烈疼痛。

2. 按起病缓急分类　①急性疼痛(acute pain):如发生于创伤、手术、急性炎症、心肌梗死等。②慢性疼痛(chronic pain):如慢性腰腿痛、晚期癌症痛等。

3. 按疼痛部位分类　①浅表痛:位于体表或黏膜,以角膜和牙髓最敏感。性质多为锐痛,比较局限,定位明确。主要由 Aδ 有髓神经纤维传导。②深部痛:内脏、关节、韧带、骨膜等部位的疼痛。一般为钝痛,不局限,患者常只能笼统地说明疼痛部位。主要由 C 类无髓神经纤维传导。内脏痛是深部痛的一种,往往会在远离脏器的体表皮肤出现牵涉痛。

(二) 疼痛程度的评估常用方法

1. 视觉模拟评分法(visual analogue scales, VAS)　是临床上最常用的疼痛程度的定量方法。在纸上画一条 1 0cm 长的直线,两端分别标明“0”和“10”的字样。“0”代表无痛,“10”代表最剧烈的疼痛。让患者根据自己所感受的疼痛程度,在直线上标出相应位置,起点至记号点的距离(以 cm 表示),即为评分值。分值越高,示疼痛程度越重。

2. 语言描述评分法(verbal rating scale, VRS)　患者描述自身感受的疼痛状态,一般将疼痛分为四级:①无痛;②轻微疼痛;③中度疼痛;④剧烈疼痛。每级 1 分,如为“剧烈疼痛”,其评分为 4 分。此法简单,患者容易理解,但不够精确。

二、疼痛对生理的影响

1. 精神情绪变化　急性疼痛引起患者精神兴奋、焦虑烦躁,甚至哭闹不安。

长期慢性疼痛可使人精神抑郁、表情淡漠。

2. 内分泌系统　疼痛可引起应激反应,促使体内释放多种激素,如儿茶酚胺、皮质激素、血管紧张素Ⅱ、抗利尿激素、促肾上腺皮质激素、醛固酮、生长激素和甲状腺素等。由于儿茶酚胺可抑制胰岛素的分泌和促进胰高血糖素分泌增加,后者又促进糖原异生和肝糖原分解,最后造成血糖升高和负氮平衡。

3. 循环系统　剧痛可兴奋交感神经,血中儿茶酚胺和血管紧张素Ⅱ水平的升高可使患者血压升高、心动过速和心律失常,对伴有高血压、冠状动脉供血不足的患者极为不利。而醛固酮、皮质激素和抗利尿激素的增多,又可引起患者体内水钠潴留,进一步加重心脏负荷。剧烈的深部疼痛有时可引起副交感神经兴奋,使血压下降,脉率减慢,甚至发生虚脱、休克。

4. 呼吸系统　胸、腹部手术后的急性疼痛对呼吸系统影响很大。因疼痛引起的肌张力增加,使总顺应性下降;患者呼吸浅快,肺活量、潮气量和功能残气量均降低,肺泡通气/血流值下降,易产生低氧血症。同时患者可因疼痛而不敢深呼吸和用力咳嗽,积聚于肺泡和支气管内的分泌物不能很好地咳出,易酿成肺炎或肺不张,这在老年人更易发生。故术后疼痛是术后肺部并发症的重要因素之一。

5. 消化系统　慢性疼痛常引起食欲缺乏,消化功能障碍以及恶心、呕吐为主要表现。

6. 凝血机制　如手术后急性疼痛等应激反应可改变血液黏稠度,使血小板黏附功能增强,纤溶功能降低,使机体处于一种高凝状态,促进血栓形成,甚至可酿成致命的并发症。

7. 其他　疼痛可引起免疫功能下降,不利于防治感染和控制肿瘤扩散。由于疼痛可引起肾血管反射性收缩,垂体抗利尿激素分泌增加,尿量减少。又可因手术后切口疼痛或因体位不适应,造成排尿困难,长时间排尿不畅可引起尿路感染。

三、慢性疼痛治疗

慢性疼痛(chronic pain)是指疼痛持续超过某种急性疾病的一般病程或损伤愈合所需的正常时间,或疼痛复发持续超过 1 个月。它的形成与持续不仅给患者而且也给社会造成多方面的危害。故慢性疼痛治疗不仅是医疗问题,也是社会问题。

(一) 慢性疼痛诊治范围

慢性疼痛诊治主要有如下几种。①头痛:偏头痛、紧张性头痛;②颈肩痛和腰腿痛:颈椎病、颈肌筋膜炎、肩周炎、腰椎间盘突出症、腰椎骨质增生症、腰背肌筋膜炎、腰肌劳损;③四肢慢性损伤性疾病:滑囊炎、狭窄性腱鞘炎(如弹响指)、腱鞘囊肿、肱骨外上髁炎(网球肘);④神经痛:三叉神经痛、肋间神经痛、灼性神经痛、幻肢痛、带状疱疹和带状疱疹后遗神经痛;⑤周围血管疾病:血栓闭塞性脉管炎、雷诺综合征;⑥癌症疼痛、癌症治疗相关痛(手术相关痛、治疗操作相关痛）；⑦艾滋病疼痛：由于神经病变和 Karposi 肉瘤病变引发疼痛。⑧心理性疼痛。

（二）常用治疗方法

1. 药物治疗　是疼痛治疗最基本、最常用的方法。一般慢性疼痛患者需较长时间用药，为了维持最低有效的血浆药物浓度，应采取定时定量用药。如待疼痛发作时使用，往往需要较大剂量而维持时间较短，效果不够理想。

（1）解热消炎镇痛药：常用的有阿司匹林、对乙酰氨基酚、保泰松、吲哚美辛、萘普生、布洛芬、双氯芬酸等。它们通过抑制体内前列腺素的生物合成，降低前列腺素使末梢感受器对缓激肽等致痛因子增敏作用，以及降低它本身具有的致痛作用。这些药物对头痛、牙痛、神经痛、肌肉痛或关节痛的效果较好，对创伤性剧痛和内脏痛无效。除了对乙酰氨基酚外，它们不但镇痛，还有较强的消炎和抗风湿作用。

（2）麻醉性镇痛药：因这类药物很多有成瘾性，仅用于急性剧痛和晚期癌症疼痛。常用的有吗啡、哌替啶、芬太尼、美沙酮、可待因和喷他佐辛等。

（3）催眠镇静药：以苯二氮　类最常用，如地西泮、硝西泮、艾司唑仑、咪达唑仑等，也用巴比妥类药物。但应注意此类药物反复使用后，可引起药物依赖性和耐药性。

（4）抗癫痫药：苯妥英钠和卡马西平治疗三叉神经痛有效。

（5）抗抑郁药：因长期受到疼痛的折磨，患者可出现精神忧郁，情绪低落，言语减少，行动迟缓等，需用抗忧郁药。常用的有丙米嗪、阿米替林、多塞平（多虑平）和马普替林等。

2. 神经阻滞　是慢性疼痛的主要治疗手段。一般选用长效局麻药，对癌症疼痛、顽固性头痛如三叉神经痛可以采用无水乙醇或 5%～10% 苯酚，以达到长期止痛目的。许多疾病的疼痛与交感神经有关，可通过交感神经阻滞进行治疗，例如用交感神经阻滞治疗急性期带状疱疹，不但可解除疼痛，使皮疹迅速消退，而且还可减少后遗神经痛的发生率。常用的交感神经阻滞法有星状神经节阻滞和腰交感神经阻滞。

（1）星状神经节阻滞（stellate ganglion block）：星状神经节由下颈交感神经节和第 1 胸交感神经节融合而成，位于第 7 颈椎和第 1 胸椎之间前外侧，支配头、颈和上肢。阻滞时于患者肩下垫一薄枕，取颈极度后仰卧位。在环状软骨平面摸清第 6 颈椎横突。将胸锁乳突肌拨向外侧，使附着于胸锁乳突肌后鞘的颈内动脉和静脉被一起推向外侧。用 3.5～4 cm 长的 7 号针，在环状软骨外侧垂直进针，触及第 6 颈椎横突，将针后退 0.3～0.5 cm，回抽无血，注入 0.25% 布比卡因或 1% 利多卡因（均含肾上腺素）10 ml，注药后同侧出现霍纳综合征和手指温度增高，即示阻滞有效。适用于偏头痛、灼性神经痛、患肢痛、雷诺综合征、血栓闭塞性脉管炎、带状疱疹等。

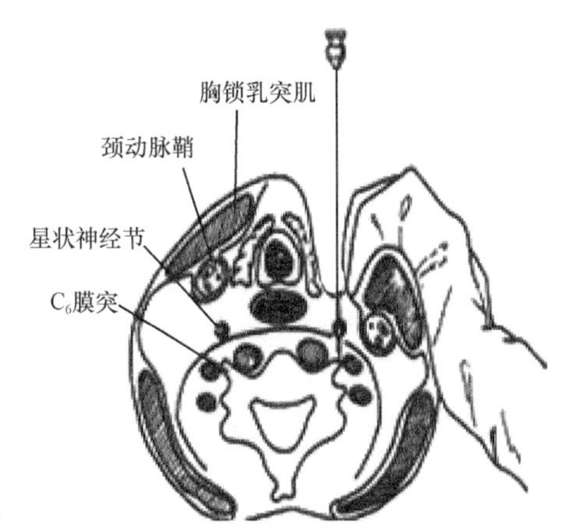

图 5-14　星状神经节阻滞

并发症：①局麻药的毒性反应；②药物意外注入椎管内，引起血压下降，呼吸停止；③气胸；④膈神经麻痹；⑤喉返神经麻痹。

（2）腰交感神经阻滞（lumbar sympathetic ganglion block）：腰交感神经节位于腰椎椎体

的前侧面,左右有 4～5 对神经节,支配下肢。侧卧位操作时,阻滞侧在上,而俯卧位时在下腹部垫一枕头,使背部突出。在 L_3 棘突上缘旁开 4 cm 处作皮丘,取 22G 10 cm 长的穿刺针,经皮丘垂直进针直至针尖触及横突,测得皮肤至横突的距离。将针退至皮下使针向内向头侧均呈 30°倾斜,再刺入而触及椎体。然后调整针的方向,沿椎体旁滑过再进入 1～2cm 抵达椎体前外侧缘,深度离横突不超过 4cm,回抽无血无脑脊液,注入 0. 25% 布比卡因或 1% 利多卡因(均含肾上腺素)10ml,即可阻滞 L_2 交感神经节(图 5-15)。阻滞后下肢温度升高,血管扩张。

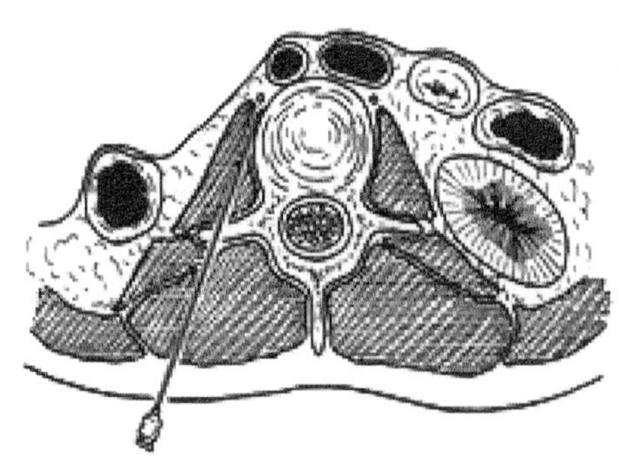

图 5-15　腰交感神经阻滞

并发症:①药液意外注入蛛网膜下腔;②局麻药毒性反应;③损伤引起局部血肿。

3. 椎管内注药

(1) 蛛网膜下腔注药:用无水乙醇或 5%～10% 酚甘油注入以治疗晚期癌痛。

(2) 硬脊膜外间隙注药

1) 糖皮质激素:主要治疗颈椎病和腰椎间盘突出症。可减轻或消除因脊神经根受机械性压迫引起的炎症,或消除髓核突出后释放出糖蛋白和类组胺等物质引起神经根的化学性炎症,从而缓解症状。①颈椎病:选 $C_{6～7}$ 或 $C_7～T_1$ 间隙穿刺,成功后注入泼尼松龙 1. 5 ml(37. 5 mg)、地塞米松 1 ml(5 mg),再加 0. 5%～1% 利多卡因 4～5 ml。②腰椎间盘突出症:一般选椎间盘突出的上或下一个间隙进行穿刺,成功后注入泼尼松龙 2 ml(50 mg)、地塞米松 1 ml (5 mg)及 2% 利多卡因 4 ml 的混合药液。一般每周注射一次,3～4 次为一疗程。根据病情可间隔 1～2 个月后再治疗一个疗程。

2) 阿片类药物:常用吗啡。因其成瘾问题,多限于癌症疼痛治疗。

3) 局麻药:可单独使用,但常与糖皮质激素或阿片类药物合用。

4. 痛点注射　主要用于慢性疼痛疾病,如腱鞘炎、肩周炎、肱骨外上髁炎、紧张性头痛及腰肌劳损等。可在局部固定压痛点注药,每一痛点注射 1% 利多卡因或 0. 25% 布比卡因 1～4 ml,加泼尼松龙混悬液 0. 5 ml(12. 5 mg),每周 1～2 次,3～5 次为一疗程。

5. 针灸疗法　针灸疗法在我国具有悠久的历史,针刺疗法止痛确切。适用于各种急、慢性疼痛治疗。针刺方法分为体针和耳针两种,体针疗法较常用。体针穴位选择原则如下。①近取法:在疼痛部位及其附近取穴,如颈肌筋膜炎取阿是穴。②远取法:根据循经取穴原则,选取于痛处相距较远的腧穴,如腰背痛取委中穴。③远取与近取相结合:如偏头痛取合谷、印堂、攒竹等穴位。④随证取穴:根据某些腧穴具有主治一些特殊病症的特点选穴,如内关、郑门治心区痛等。另可依据辨证施治原则进行诊断和治疗,如腰痛可分寒湿、湿热、淤血和肾虚等型。

6. 推拿疗法　在治疗时医生根据病情在患者身体的特定部位或体表穴位,施用各种手法技巧,矫正骨与关节解剖位置异常,改善神经肌肉功能,调整脏器的功能状态,以达到治疗目的。常用于治疗颈椎病、肩周炎、肱骨外上髁炎、腰肌劳损等。

7. 物理疗法　简称理疗在疼痛治疗中应用很广,种类很多,常用的有电疗、光疗、磁疗和石蜡疗法等。电疗法有短波、超短波、微波等高频电疗,以及直流电离子导入、感应电、电兴奋和间动电疗法等。光疗法常用近红外线和远红外线两种。其主要作用是消炎、镇痛、解痉、改善局部血液循环、软化瘢痕和兴奋神经肌肉等。

8. 经皮神经电刺激疗法(transcutaneous electrical nerve stimulation, TENS)　采用电脉冲刺激治疗仪,通过放置在身体相应部位皮肤上的电极板,将低压的低频和高频脉冲电流透过皮肤刺激神经,以提高痛阈、缓解疼痛。电极板可直接放在疼痛部位或附近,或支配疼痛区域之神经部位,如带状疱疹引发的肋间神经痛可放置于该神经的起始部位。

9. 心理疗法　心理因素在慢性疼痛治疗中起着重要作用。心理疗法中的支持疗法就是医务人员采用解释、鼓励、安慰和保证等手段,帮助病人消除焦虑、忧郁和恐惧等不良心理因素,从而调动病人主观能动性,增强机体抗病痛的能力,积极配合治疗。此外,还有催眠与暗示疗法、认知疗法以及生物反馈疗法等。

(三) 癌症疼痛治疗

癌症是多发病,约70%晚期癌症患者都有剧烈疼痛,有些患者可能绝望并产生轻生念头。这对患者、家庭和社会都带来很大影响。现在绝大多数癌性疼痛都能得到有效控制。但是,癌症患者常常有严重心理障碍,因此,在积极治疗癌痛的同时,要重视心理治疗,包括姑息保健(palliative care)。

1. 癌痛的三阶梯疗法(WHO推荐)基本原则　①根据疼痛程度选择镇痛药物;②口服给药,一般以口服药为主;③按时服药,根据药理特性有规律地按时给药;④个体化用药,应根据具体患者和疗效给药。

第一阶梯,轻度疼痛时,选用非阿片类镇痛药,代表药物是阿司匹林。也可选用胃肠道反应较轻的布洛芬和对乙酰氨基酚等。第二阶梯,在轻、中度疼痛时,单用非阿片类镇痛药不能控制疼痛,应加用弱阿片类药以提高镇痛效果。代表药物为可待因。第三阶梯,选用强阿片类药,代表药物是吗啡。其选用应根据疼痛的强度(如中、重度癌痛)而不是根据癌症的预后或生命的时限。常用缓释或控释剂型。

在癌痛治疗中,常采取联合用药的方法,即加用一些辅助药以减少主药的用量和不良反应。辅助药有:①弱安定药,如地西泮或艾司唑仑等;②强安定药,如氯丙嗪和氟哌啶醇等;③抗忧郁药,如阿米替林。

2. 椎管内注药

(1) 硬膜外间隙注入吗啡:可选择于疼痛部位相应的间隙进行穿刺,成功后置入导管以便反复注药。每次注入吗啡1~2 mg,用生理盐水10 ml稀释,每日一次。

(2) 蛛网膜下隙内注入神经破坏性:药物常用苯酚或无水乙醇注入蛛网膜下隙,破坏后根神经,使其产生脱髓鞘作用而达到止痛目的。

1) 苯酚:常用5%~7%酚甘油,为重比重溶液。穿刺点应选择在拟麻痹脊神经根的中间点。患者痛侧向下卧位,穿刺针进入蛛网膜下隙后,将患者向背后倾斜450(即倒向操作者侧),然后缓慢注入酚甘油0. 5ml,最多不超过1 ml。这种体位可借助重比重药液下沉,使苯酚集中作用于痛侧神经。注药后保持原体位不变20分钟。

2) 无水乙醇:是轻比重溶液,患者应采取痛侧向上并前倾45°体位,使患侧后根神经处于最高点。穿刺点的确定同上,穿刺成功后注入药0. 5ml,需要时酌情补加,总量不超过2 ml。注药后维持原体位30分钟。

3. 放疗、化疗和激素疗法　都是治疗癌症的方法,同时也可用作晚期癌症止痛。放疗或化疗用于对其敏感的癌瘤,可使肿块缩小,减少由于其压迫和侵犯神经组织引起的疼痛。

对放疗敏感的癌瘤有精原细胞瘤、鼻咽癌、小细胞肺癌等。对于骨转移癌痛放疗效果显著。而化疗可用于乳癌、睾丸癌、卵巢癌等,肝动脉插管化疗对治疗肝癌有效。对于一些激素依赖性肿瘤可使用激素疗法,如雄激素和孕激素用于晚期乳癌,雌激素用于前列腺癌,都能起到止痛的作用。

(四) 术后镇痛

术后疼痛是人体对手术伤害刺激后的一种反应,它所引起的病理生理改变能影响术后恢复,导致呼吸、泌尿及心血管系统的并发症。因而越来越引起人们的重视。

1. 镇痛药物 术后镇痛最常用的药物有阿片类药,如吗啡、哌替啶和芬太尼;非阿片类药,如曲马多等。解热镇痛药因对锐痛和内脏痛效果较差,故较少使用。硬膜外镇痛时局麻药常选用布比卡因或罗哌卡因,其作用时间较长,如浓度低于 0.2% 则对运动神经的阻滞很弱,比较安全。

2. 镇痛方法 传统的术后镇痛方法有口服药物,肌内、皮下、静脉注射药物和直肠给药等。由于这些方法:①不能及时止痛;②血药浓度波动大,有效镇痛时间有限,镇痛效果往往不够满意;③不能个体化用药,对于药物需求量很大的患者常镇痛不全,而对于需求量较小的患者又可能用药过量,抑制呼吸;④重复肌内注射造成注射部位疼痛,对患者产生不良的心理影响。现以硬膜外镇痛和患者自控镇痛法为好。

(1) 硬膜外镇痛:包括硬膜外单次和持续给药。常选用吗啡,吗啡可透过硬膜外间隙进入蛛网膜下隙,作用于脊髓后角的阿片受体。成人常用剂量为 2~3 mg/次,用生理盐水稀释至 10 ml 注入,注药后约 30 分钟起效;持续 6~24 小时,平均为 12 小时。疼痛再度出现时,可重复给药。

不良反应:常有恶心、呕吐、皮肤瘙痒、尿潴留和呼吸抑制。药液中加入氟哌利多 2.5 mg,既可增强镇痛,又可减少恶心呕吐的发生。由于注射吗啡可产生延迟性呼吸抑制,故应密切观察,最好控制一次剂量在 2~3 mg,对老年危重患者更应警惕。

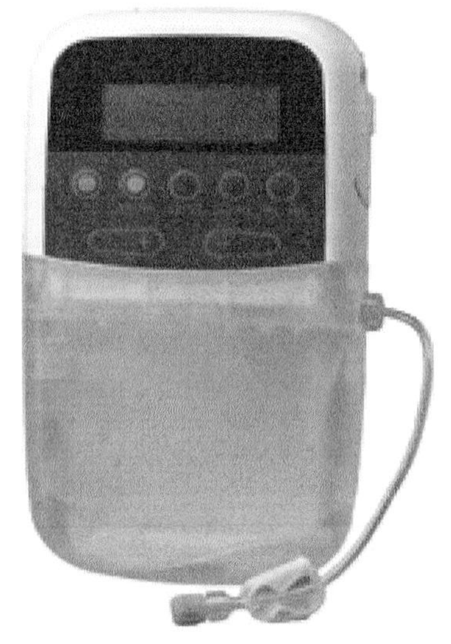

图 5-16 自控镇痛装置

(2) 患者自控镇痛(patient controlled analgesia, PCA):即在患者感到疼痛时,可自行按压 PCA 装置的给药键,按设定的剂量注入镇痛药,从而达到止痛效果。它弥补了传统镇痛方法存在的镇痛不足和忽视患者个体差异,以及难以维持血药浓度稳定等问题。PCA 装置包括:注药泵;自动控制装置,一般用微电脑控制;输注管道和单向活瓣等(图 5-16)。

1) 分类:①患者自控静脉镇痛(PCIA);②患者自控硬膜外镇痛(PCEA)。

2) 常用术语:①负荷剂量(loading dose),指 PCA 迅速达到无痛所需血药浓度,即最低有效镇痛浓度(MEAC)所需药量;②单次剂量(bolus dose),是指患者因镇痛不全所追加的镇痛药剂量;③锁定时间(lock out time),是指设定的两个单次有效给药的间隔时间,在此期间 PCA 装置不执行单次剂量指令;④背景剂量(basal infusion)为设定的持续给药量。

3）注意事项：PCA 的药物配方种类较多，PCIA 主要以麻醉性镇痛药为主，常用吗啡、芬太尼或曲马多等。PCEA 则以局麻药和麻醉性镇痛药复合应用，常用 0.1%～0.2% 布比卡因加小量的芬太尼或吗啡。无论采用 PCIA 或 PCEA，医生都应事先向患者讲明使用的目的和正确的操作方法。PCA 开始时，常给一负荷剂量作为基础，再以背景剂量维持，如遇镇痛不全时，患者可自主给予单次剂量，以获得满意的镇痛效果。在此期间，医生应根据病情及用药效果，合理调整单次剂量、锁定时间及背景剂量，达到安全有效的个体化镇痛的目的。

（曹　苏）

第六章　重症治疗与复苏

学习目标

1. 掌握重症监测治疗的目标和内容。
2. 掌握心肺脑复苏的概念,基本生命支持、高级生命支持及复苏后治疗的内容。
3. 掌握急性肾衰竭、急性肝衰竭的诊断和治疗。

第一节　重症监测治疗

一、概　　述

重症监测治疗室(ICU)是对重症病例的生理功能进行严密监测和及时有效治疗的专门单位。ICU 的设立应根据医院的规模、病种、技术力量和设备条件而定。一般认为,规模较小的医院可设综合性 ICU,为各专业服务。500 张床位以上的医院应设有专业 ICU。ICU 的床位数在综合医院一般为总床位数的 2%~8%。ICU 是一个多专业协作的医疗单位,必须分工明确,组织有序。ICU 重症患者的生命支持技术水平,直接反映医院的综合救治能力,体现医院整体医疗实力,是现代化医院的重要标志。

二、ICU 的工作内容

ICU 的主要工作内容是应用先进的监测与生命支持技术,对重症患者的生理功能进行严密监测,收集临床资料进行综合分析,及时发现和预测重症患者的病情变化和发展趋势;针对病情采取积极有效的治疗措施,防止严重病情的发展,改善和促进器官功能的恢复,改善重症患者的预后。近年来,床边监测和生命支持技术得到迅猛发展,重症患者的管理也发生了革命性改变。

(一) 监测的目的

1. 早期发现高危因素　对于高危患者,早期发现威胁患者生命的高危因素,及时采取干预措施,避免进一步恶化。

2. 连续监测器官功能状态,评估原发疾病严重程度　通过连续动态的监测和检查,结合病史,准确地评估疾病严重程度,预测重症患者的病情发展及预后。

3. 指导诊断和鉴别诊断　根据病史、体征及检测资料,为疾病的诊断和鉴别诊断提供依据。

4. 实施早期目标导向治疗　在一定时间内,根据连续监测的生理参数,及其对治疗的反应,调整治疗方案,以期达到目标生理学指标,即早期目标导向治疗。在重症监测基础上的目标导向治疗,是重症医学的重要特征。

(二) 重症监测治疗的内容

对重症患者的监测内容,已经从基本生命体征的监测,发展到全面的器官系统功能的监测。重症监测的主要内容如下。

1. 循环系统

(1) 心电图监测:是危重患者的常规监测项目,主要是了解心率的快慢,心律失常类型的诊断,心肌缺血的判断等。

(2) 血流动力学监测:包括有创和无创监测,可以实时反映患者的循环状态,并可根据测定的心排出量和其他参数计算出血流动力学的全套数据(表 6-1),为临床诊断、治疗和预后的评估提供可靠的依据。

表 6-1　血流动力学参数及计算方法

参数	缩写	方法	正常值范围
血压	BP	测定	(90~140)/(60~90)mmHg 平均 70~105mmHg
心率	HR	测定	60~100 次/分
心排出量	CO	测定	5~6L/min
心脏指数	CI	CO/BSA	3. 5±0. 5/min · m^2
每搏量	SV	CO×1000/HR	60~90ml/beat
每搏指数	SVI	SV/BSA	40~60ml/(beat · m^2)
中心静脉压	CVP	测定	6~12cmH_2O
肺动脉压	PAP	测定	17~30/6~12 mmHg 平均压 10~18 mmHg
肺动脉楔压	PAWP	测定	6~12 mmHg
动脉血氧含量	CaO_2	1. 39×SaO_2×Hb- 0. 031×PaO_2	160~220ml/L
动静脉氧含量差	C(a-v)O_2	CaO_2-CvO_2	4~8 ml/L
氧耗量	VO_2	CI×[C(a-v)O_2]×10	100~170ml/(min · m^2)
氧摄取率	O_2ext	C(a-v)O_2/ CaO_2	22%~33%
体表面积	BSA (m^2)	0. 61 × 身 高 (m) + 0. 0128×体重 (kg)-0. 1529	

重症病人循环功能的稳定是十分重要的,连续监测循环功能有利于对循环状态的判断和治疗原则的确定。心排出量、肺动脉楔压和 CVP,在评估心脏负荷和肺水肿危险性方面具有重要的临床价值。当 PCWP 低于 10 mmHg,表示心脏前负荷降低,有效循环血量不足。应参考血细胞比容(HCT)及血浆胶体渗透压,选择不同输液(晶体液、胶体液或全血)补充。当 PCWP 高于 18 mmHg 时,说明心脏前负荷升高,应用利尿药或血管扩张药降低前负荷,保护心肌功能。但是,肺动脉楔压和 CVP 受到心脏顺应性、心脏瓣膜功能及胸腔内压力等多种因素的影响,用其来指导容量治疗具有一定的局限性。近年来,胸腔内血容量、每搏心排出量变异度能较好地反映心脏的前负荷和机体对容量的反应性,已广泛应用于临床监测。

(3) 组织灌注的监测:组织灌注状态与其预后密切相关,持续低灌注可导致脏器难以逆转的损伤。传统监测指标,如血压、脉搏、尿量、末梢循环状态等,因其无法量化评估组织灌注,其临床应用存在局限性。近年来,血乳酸浓度、混合静脉血氧饱和度、胃黏膜的 $PaCO_2$ 等指标因为能更好地反映组织灌注、组织氧平衡、胃肠道组织缺血状态及患者的预后,已广泛用于临床重症患者的监测。

2. 呼吸系统

(1) 呼吸功能监测:急性肺通气功能衰竭在术后患者中并非少见,术后肺部并发症是引起死亡的主要原因之一。手术前肺功能异常者较易发生术后肺部并发症,术前肺功能正常者的术后肺部并发症的发生率约为 3%,而异常者为 70%。正确认识和监测术后肺功能改变有着重要意义。肺通气功能、血氧交换功能对于判断肺功能的损害程度及治疗效果非常重要。常用呼吸功能监测参数见表 6-2。

表 6-2 常用呼吸功能监测参数

参数	缩写	正常值范围
潮气量(ml/kg)	V_T	6~10
呼吸频率(BPM)	RR	12~20
动脉血氧饱和度(%)	SaO_2	96~100
动脉血氧分压(mmHg)	PaO_2	80~100
氧合指数	PaO_2/FiO_2	>300
二氧化碳分压(mmHg)	$PaCO_2$	35~45
无效腔量/潮气量	V_D/V_T	0.25~0.40
肺活量(ml/kg)	VC	65~75
最大吸气力(cmH_2O)	MIF	75~100

(2) 呼吸治疗

1) 氧疗:氧疗是通过不同的供氧装置或技术,使患者的吸入氧浓度高于大气的氧浓度以达到纠正低氧血症和提高氧供的目的。氧治疗可使 FiO_2 升高,当肺通气功能无障碍时,有利于氧由肺泡向血流方向弥散,升高 PaO_2。轻度通气障碍、肺部感染等,对氧治疗较为敏感,疗效较好;但当肺泡完全萎陷或肺泡的血液灌流完全停止,氧治疗的效果很差。循环功能的好坏是输送氧的关键,对于贫血性缺氧或心排出量降低者,必须治疗病因,而氧治疗是必需的辅助治疗方法。

供氧方法有:高流量系统:患者所吸入的气体都由该装置供给,气体流速高,FiO_2 稳定并能调节。临床文图里(Venturi)面罩常用。低流量系统:所提供的气流量低于患者吸气总量,吸入氧气的同时还吸入一定量的空气。因此 FiO_2 不稳定,不易控制,适用于不需要精确控制 FiO_2 的患者。常用方法有:鼻导管吸氧、面罩吸氧等。

2) 机械通气的应用:机械通气是治疗呼吸衰竭的有效方法,也是危重医学中的基本内容。机械通气可以保护通气功能、改善并维持肺的换气功能;减少呼吸做功。机械通气模式都有治疗作用的同时,也存在副损伤的可能。机械通气本身也可引起或加重肺损伤,称为呼吸机相关肺损伤。肺泡过度扩张或肺内压过高可导致肺组织及间质结构的破坏和肺泡膜损伤。表现为肺水肿、肺顺应性降低和氧合功能障碍,并可引起纵隔气肿、皮下气肿和气胸等。常见的呼吸机相关损伤包括气压伤、容积伤、生物伤等。常用机械通气模式如下。

控制通气:按照预先设定的参数给患者进行机械通气,患者不能控制任何呼吸参数。

辅助控制呼吸:呼吸机与患者的自主呼吸同步,给予预先设定的潮气量,呼吸机的送气由患者吸气时产生的负压触发。

同步间歇指令通气:指令性正压通气和自主自主呼吸相结合的通气模式,在机械通气期间,饮食患者自主呼吸,呼吸频率可有患者控制,呼吸机以固定频率正压通气,但每次送气都是在患者吸气力的触发下发生的。

3) 胸部物理治疗:胸部物理治疗是几种维护呼吸道卫生、辅助呼吸道内分泌物排出、预防或逆转肺萎陷方法的总称,包括体位引流、拍背、胸部震颤、辅助咳嗽和呼吸功能训练等。术后患者常继发肺不张或肺部感染,除了呼吸支持治疗和应用抗生素外,胸部物理治疗是非常有效的治疗方法。

三、病情的评估

ICU 主要收治那些经过严密监测和积极治疗后有可能恢复的各类危重患者。对病情和预后进行正确的评估,对治疗十分重要。重症患者评分系统给临床提供了量化、客观的指标。常用的评分系统如下。

治疗干预评分系统(TISS):根据患者所需要采取的监测、治疗、护理和诊断性措施进行评分的方法。病情越重,所采取的监测、治疗及检查的措施越多,TISS 评分越高。TISS 对于评价病情严重程度,合理安排医疗护理工作具有一定价值。一般认为,积分为 40 分以上者都属高危患者。TISS 简单易行,但未考虑到患者的年龄和既往健康状况,不同水平的医疗单位所采取的监测和治疗方法也不一致。

急性生理及慢性健康评估系统(APACHE):是目前比较广泛采用的评估方法。APACHE 由急性生理改变、慢性健康状况及年龄三部分组成,包括 12 项常规生理指标和 Glasgow 昏迷评分,积分越高,病情越重,预后也越差。

多脏器功能障碍评分(MODS):Marshall 1995 年提出多脏器功能评分,Richard 2001 年加以改良,其特点是参数少,评分简单,对病死率和预后预测较准确,但其只反映了 6 个常见器官功能状态,没有考虑其他影响因素。

第二节　心肺脑复苏

“复苏”主要是指“心肺复苏”(CPR),即针对呼吸和循环骤停所采取的抢救措施,以人工呼吸替代患者的自主呼吸,以心脏按压形成暂时的人工循环并诱发心脏的自主搏动。但是,心肺复苏成功的关键不仅是自主呼吸和心跳的恢复,中枢神经系统功能的恢复更为重要。从心脏停搏到脑细胞坏死的时间以细胞最短,因此,维持脑组织的灌流是心肺复苏的重点,一开始就应积极防治脑细胞的损伤,力争脑功能的完全恢复。故将“心肺复苏”扩展为“心肺脑复苏”(CPCR),并将其分为三个阶段:基本生命支持(BLS),高级生命支持和复苏后治疗。

一、基本生命支持

基本生命支持是呼吸、循环骤停时的现场急救措施,主要任务是迅速有效地恢复生命器官

(特别是心和脑)的血液灌流和供氧。基本生命支持可归纳为ABC:A(airway)指保持呼吸道顺畅,B(breathing)指进行有效的人工呼吸,C(circulation)指建立有效的人工循环。人工呼吸和心脏按压是基本生命支持时的主要措施。成年患者BLS的主要内容包括以下方面。

(一)尽早识别心搏骤停和启动紧急医疗服务系统

早期发现心搏骤停的十分重要,但也很困难。一旦犹豫不决,就有可能失去宝贵的抢救时间。对于非专业人员来说,如果发现有人突然神志消失或者晕厥,可轻拍其肩部,并大声呼叫,如无法反应,没有呼吸或有不正常呼吸,就应立即判断已发生心搏骤停,立即呼叫急救中心,启动紧急医疗服务,以争取时间获得专业人员的救助和得到电除颤器。专业组织人员,在10秒内不能判断是否有脉搏,应马上开始心肺复苏,如果有两人或两人以上在急救现场,一人立即开始进行胸外心脏按压,另一人打电话启动紧急医疗服务系统。

(二)尽早开始心肺复苏

心肺复苏是复苏的关键,在启动紧急医疗服务系统的同时,立即开始心肺复苏。胸外心脏按压是心肺复苏的重要措施,因为在心肺复苏期间的组织灌注主要依赖心脏按压。在现场复苏时,首先进行胸外按压30次,随后在开放呼吸道并进行人工呼吸。实际上,在心搏骤停的最初时段,仍有氧存留在患者体内和血液中,及早开始胸外按压,可尽早建立血液循环,恢复大脑和心脏的供氧。

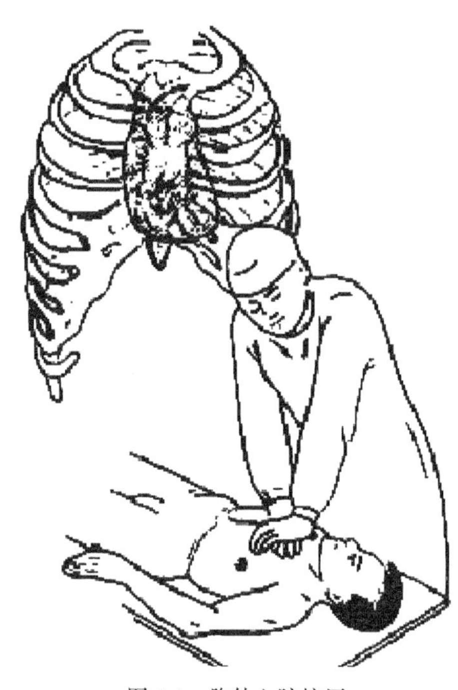

图6-1　胸外心脏按压

1. 心脏按压　是指间接或直接按压心脏,使心脏维持充盈和搏出功能,并能诱发心脏自律搏动恢复的措施。心脏停搏可表现为三种类型:心室停顿、心室纤颤、电-机械分离。当患者的神志突然丧失,大动脉搏动消失(触诊颈总动脉或股动脉)及无自主呼吸,即可诊断为呼吸循环骤停。心脏停搏使全身组织细胞失去血液灌流和缺氧,而脑细胞经受4~6分钟的完全性缺血缺氧,即可引起不可逆性损伤。因此,尽早建立有效的人工循环对患者的预后产生显著影响。心脏按压分为胸外心脏按压和开胸心脏按压两种方法。

(1)胸外心脏按压(图6-1):胸外心脏按压之所以能使心脏排血,是由在胸外心脏按压时,胸内压力明显升高并传递到胸内的心脏和血管,驱使血液流动。当按压解除时,胸膜腔内压下降并低于大气压,静脉血又回流到心脏,称为胸泵机制。只要正确操作,就可以建立暂时的人工循环,动脉压可达80~100mmHg,足以防止脑细胞的不可逆损害。

施行胸外心脏按压时,患者必须平卧,背部垫一硬板或平卧于地上。术者立于或跪于患者一侧。胸外心脏按压的部位在胸骨下1/2处。将一手掌根部置于按压点,另一手掌根部覆于前者之上。手指向上方跷起,两臂伸直,凭自身重力通过双臂和双手掌,垂直向胸骨加压,使胸骨下陷4~5 cm。心脏按压应有力而迅速,每次按压后应使胸廓完全恢复原位。

如果胸廓不能完全复位可导致胸膜腔内压升高，减少冠状动脉和脑的灌注。根据2010年AHA复苏指南，高质量的复苏措施包括，胸外按压频率至少100次/分，按压深度至少为胸部前后径的1/3或至少5cm，大多数婴儿约为4cm，儿童约为5cm，每次按压后胸部充分回弹，维持胸外按压的连续性，尽量避免或减少因人工呼吸或电除颤而使心脏按压中断。在心脏按压过程中，容易发生疲劳而影响心脏按压的频率和深度，因此，如果有两人以上进行心脏按压时，建议每两分钟就交换一次，心脏按压与人工呼吸比例为30∶2，直到人工气道的建立，人工气道建立后每6~8秒进行一次人工呼吸，或8~10次/分，而不中断心脏按压。心脏按压有效的标志是可以触及大动脉的搏动，只有到心肌尤其是心肌起搏系统得到足够的血液灌注，才可能恢复自主循环。

心脏按压过程中如果瞳孔立即缩小并有对光反应者，预后较好。如瞳孔始终完全散大且角膜呈灰暗色，预后一般不良。

胸外心脏按压较常见的并发症是肋骨骨折。肋骨骨折可损伤内脏，引起内脏的穿孔、破裂及出血等。老年人由于骨质较脆而胸廓又缺乏弹性，更易发生肋骨骨折。

(2) 开胸心脏按压(图6-2)：即切开胸壁直接挤压心脏。胸外心脏按压可使主动脉压升高，但右心房压、右心室压及颅内压也升高。因此冠状动脉的灌注压和血流量并无明显改善，脑灌注压和脑血流量的改善也有限。而开胸直接心脏按压更容易刺激自主心跳的恢复，且对中心静脉压和颅内压的影响较小，因而增加心肌和脑组织的灌注压和血流量，有利于自主循环的恢复和脑细胞的保护。胸廓严重畸形，胸外伤引起的张力性气胸、多发性肋骨骨折、心包填塞、胸主动脉瘤破裂需要立即进行体外循环者，以及开胸手术发生心脏停搏者，应该首选开胸心脏按压。胸外心脏按压效果不佳并超过10分钟者，只要具备开胸条件，应采用开胸心脏按压。

2. 人工呼吸　在心肺复苏期间，人工呼吸与心脏按压同样重要，尤其是因窒息导致心搏停止者，先心脏按压30次再进行人工呼吸2次。

(1) 呼吸道管理：保持呼吸道通畅是进行人工呼吸的先决条件。昏迷患者很容易因各种原因而发生呼吸道梗阻，舌后坠和呼吸道分泌物、呕吐物是引起呼吸道梗阻最常见原因。因此，在施行人工呼吸前必须清除呼吸道内的异物，以仰头举颏的方法可消除由于舌后坠引起的呼吸道梗阻(图6-3)。有条件时可通过放置口咽或鼻咽通气道、食管堵塞通气道或气管内插管等方法，以维持呼吸道通畅。

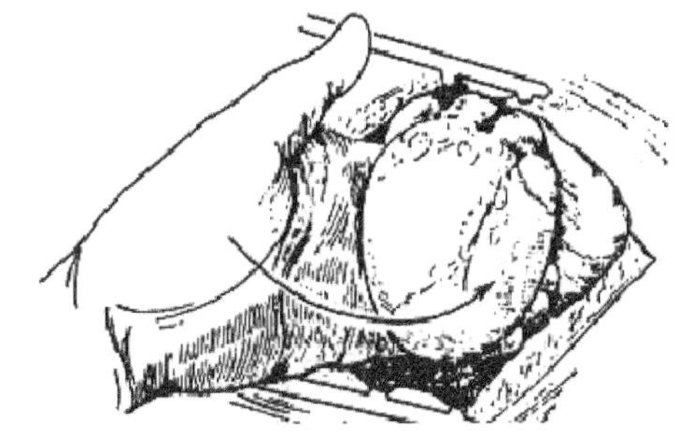

图6-2　开胸心脏按压

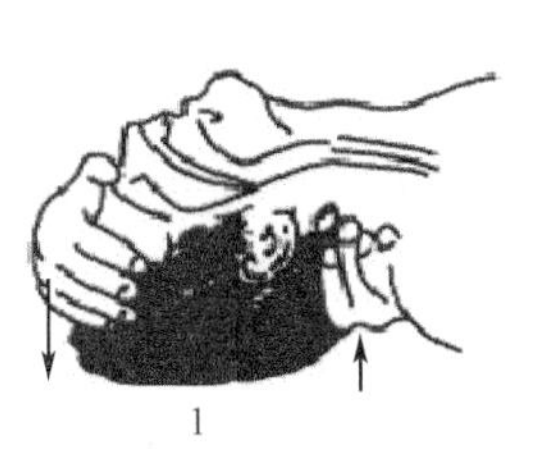

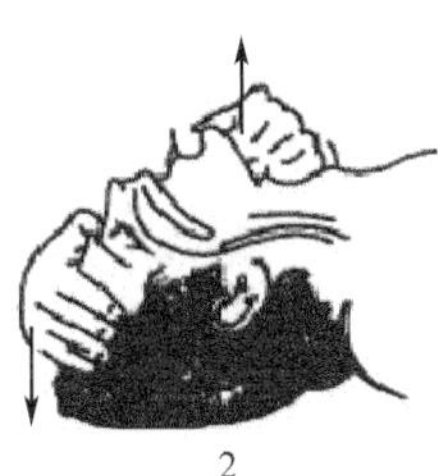

图6-3　头后仰法

1. 头后仰；2. 提起下颌

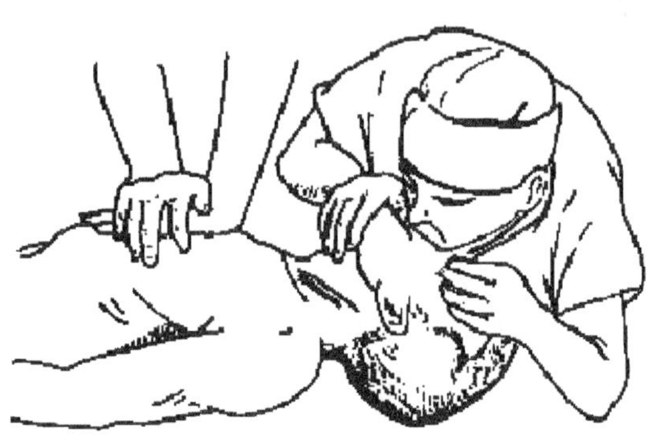

图 6-4　口对口人工呼吸

(2) 徒手人工呼吸(图 6-4):其中以口对口(鼻)人工呼吸最适于现场复苏。施行口对口人工呼吸时,必须首先保持呼吸道通畅。操作者一手保持患者头部后仰,并将其鼻孔捏闭,另一手保持患者头部后仰并向上抬起。深吸一口气并对准患者口部用力吹入。每次吹毕即将口移开,此时患者凭胸廓的弹性收缩被动地自行完成呼气。每次人工呼吸的吸气时间应大于 1 秒钟,并可看到胸廓起伏,成人潮气量为 500～600 ml。要领是每次深吸气时必须尽量多吸气,吹出时必须用力。这样可使吹出的气体中氧浓度较高,可达 16%以上;对于原来肺功能正常者,PaO_2可达 10 kPa(75 mmHg),SaO_2高于 90%。

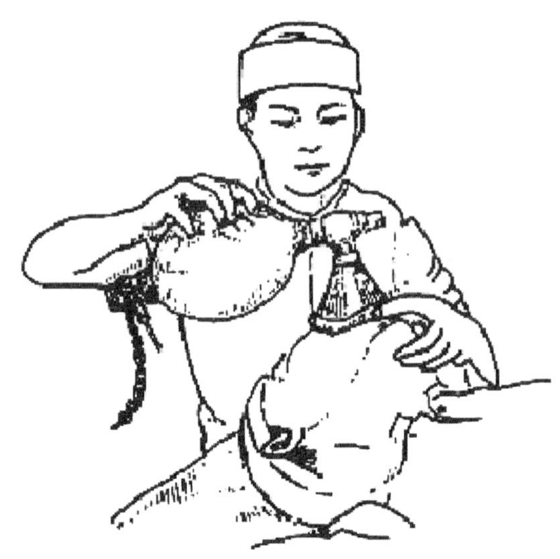

图 6-5　简易人工呼吸器

(3) 简易人工呼吸器机械通气(图 6-5):凡是便于携带至现场实行人工呼吸的呼吸器,均是简易呼吸器。人工呼吸器一般有面罩,呼吸伙伴和呼吸囊所组成。使用时将面罩扣于患者口鼻部。挤压呼吸囊即可将气体吹入患者肺内。松开呼吸囊时,气体被动呼出,经活瓣排到大气。呼吸能远端还可以氧气源连接,提高吸入氧浓度。

二、高级生命支持

高级生命支持(ALS)是基本生命支持的继续,是借助于器械和设备、先进的复苏技术、设备和药物治疗，争取最佳疗效和预后的复苏阶段。内容如下。

（一）呼吸支持

在高级生命支持阶段，因利用专业人员和先进设备的优势，建立人工气道，有利于心脏复苏，最佳选择是气管内插管。通过人工气道进行正压通气时，频率为8～10/分，气道压低于30cmH_2O，避免过度通气。

（二）循环支持

高级生命支持期间，应着力恢复和维持自主循环，为此应强调高质量的心肺复苏和早期除颤。对心室颤动者早期心肺复苏和迅速除颤可显著增加患者的存活率。对于非心室颤动患者，应该采取高质量的复苏技术和药物治疗，迅速恢复并维持自主循环，避免再次发生心搏骤停。病因治疗对于成功复苏十分重要，尤其是对于自主循环难以恢复或难以维持稳定者。

（三）复苏期监测

在不影响胸外按压的前提下，心肺复苏期应建立必要的检测方法和输液途径，便于对病情的准确判断，采取合理的药物治疗。主要监测内容包括如下方面。

1. 心电图　在复苏过程中还可能出现其他心律失常，心电图监测可以明确诊断，为治疗提供重要依据。

2. 呼气末CO_2分压　在高级生命支持期间，体内CO_2的排出主要取决于心排出量和对组织的灌注量。当心排出量和肺灌注量很低时，呼气末CO_2分压很低，当心排出量增加肺灌注改善时，呼气末CO_2分压增高，表明胸外按压已使心排出量明显增加，组织灌注得到改善。当自主循环恢复时，最早的变化是呼气末CO_2分压突然升高。因此连续监测呼气末CO_2分压可以判断胸外心脏按压的效果，如果能维持10mmHg以上表示心肺复苏有效。

3. 冠状动脉灌注压　冠状动脉灌注压为主动脉舒张压与右心房舒张压之差，对于改善心肌血液循环和自主循环恢复十分重要。在心肺复苏期间，很难监测冠状动脉管灌注压，而动脉舒张压与主动脉舒张压很接近，因此，监测直接动脉对于评价冠状动脉灌注压十分必要，如果在胸外按压时，动脉舒张压低于20mmHg，自主循环是很难恢复，应用肾上腺素或血管加压素提高冠状动脉灌注压。

4. 中心静脉血氧饱和度　是反映组织氧平衡的重要参数，在临床上监测中心静脉血氧饱和度可操作性强，中心静脉血氧饱和度的正常值为70%～80%，在心脏复苏过程中，如果不能使中心静脉血氧饱和度达40%，复苏成功率也很低，如果中心静脉血氧饱和度大于40%，只有自主循环恢复的可能，当中心静脉血氧饱和度大于72%，自主循环可能已经恢复。

（四）药物治疗

复苏时用药的目的是为了激发心脏复跳并增强心肌收缩力，防治心律失常，调整急性酸碱失衡，补充体液和电解质。复苏时的给药务必做到迅速准确，应首选为静脉途径给药。如已有中心静脉置管则应由中心静脉给药；如果没有中心静脉置管应由肘静脉穿刺给药。如果已经气管内插管而开放静脉又困难时，应由气管内给药。肾上腺素、利多卡因和阿托品都可经气管内给药。建立骨内通路，经骨内可以输液、给药，其效果与静脉给药相当。心内注射引起的并发症太多,如张力性气胸、心包压塞、心肌或者冠状血管撕裂等,现在一般不采用。

1. 肾上腺素　是心肺复苏中的首选药物,①具有α与β受体兴奋作用,有助于自主心律的恢复;②可使舒张压升高,外周血管阻力增加,而不增加冠状动脉和脑血管的阻力,因而可增加心肌和脑的灌流量;③能增强心肌收缩力,使心室颤动由细颤转为粗颤,提高电除颤成功率。在心脏按压的同时用肾上腺素能使冠状动脉和心内、外膜的血流量明显增加,并增加脑血流量。每次静脉用量为0.5~1.0 mg,或0.01~0.02 mg/kg,必要时每5分钟可重复一次。

2. 血管加压素　为一种抗利尿激素,当大剂量应用或用量超过正常量时,可作用于血管平滑肌的V1受体,产生非肾上腺素样的血管收缩作用,使外周血管阻力增加。其半衰期为10~20分钟,比肾上腺素长。早期观察认为,血管加压素,用以复苏可增加器官灌注、改善脑供氧,但目前的研究认为,在自主心搏恢复,存活出院及神经功能改善方面,两者之间都没有区别。心搏骤停的急救中可将其替代肾上腺素,一次用量或重复用量为40U,经静脉或骨内注射。

3. 利多卡因　是治疗室性心律失常的有效药物,可使心肌的激惹性降低,尤其适用于治疗室性期前收缩或阵发性室性心动过速。对于除颤后又复发心室纤颤而需反复除颤的病例,利多卡因或可缓解心室纤颤的复发。常用剂量为1~1.5mg/kg,缓慢静脉注射,5~10分钟可重复应用。恢复窦性心率后可以2~4 mg/min的速度连续静脉滴注。

4. 胺碘酮　同时有钠、钾、钙离子通道阻断作用,并有α与β受体阻滞作用,因此,对治疗房性和室性心律失常都有效,在心肺复苏时,对电除颤、血管加压素无效,可考虑应用胺碘酮。胺碘酮在治疗心室颤动或室性心动过速方面具有的优势,但低血压和心动过缓发生率高。

2010年AHA复苏指南中,以下几种药物列入非常规用药。

5. 阿托品　能降低心肌迷走神经的张力,提高窦房结的兴奋性,促进房室传导,对窦性心动过缓有较好疗效,尤其适用于有严重窦性心动过缓合并低血压、低组织灌注或合并频发室性期前收缩者。引起心脏静止和无脉性心电活动的主要原因是严重心肌缺血,最有效的治疗方法是通过心脏按压及用肾上腺素来改善冠状动脉血流灌注和心肌供氧。2010年AHA复苏指南中不推荐在心脏静止和无脉性心电活动中常规使用阿托品。

6. 氯化钙　可使心肌收缩力增强,提高心室自律性,使心脏的收缩期延长。但是多个临床研究都发现,钙剂在促进心脏静止和无脉性心电活动的恢复中,几乎没有任何效果,因而,心搏骤停不是应用钙剂的适应证。但是,高钾血症、低钙血症、高镁血症等可以考虑应用钙剂,一般用量为10%的氯化钙溶液2.5~5ml,或2~4mg/kg体重,缓慢静脉注射。

7. $NaHCO_3$　为复苏时纠正急性代谢性酸中毒的主要药物。呼吸心搏骤停后可引起呼吸性及代谢性酸中毒,纠正的最好方法是提高心肺复苏的质量,增加心排出量和组织灌流,尽快恢复自主循环。在复苏期不主张常规使用$NaHCO_3$,盲目大量使用$NaHCO_3$对复苏十分不利:①可引起低血钾症和氧离解曲线左移,损害组织对氧的摄取;②引起高钠血症和血浆渗透压升高;③使用$NaHCO_3$后,CO_2的产生增加导致高碳酸血症,加重酸中毒。首次$NaHCO_3$的剂量1mmol/kg,每10分钟给0.5mmol/kg。最好能根据动脉血气分析结果按公式计算给药:$NaHCO_3$(mmol)=BE×0.2×体重(kg)。

三、复苏后治疗

心脏停搏使全身各组织器官立即缺血缺氧。心脏缺氧损害是否可逆，决定患者是否能存活；中枢神经功能的恢复取决于脑缺氧损伤的程度；而肺、肾和肝功能的损害程度，决定整个复苏和恢复过程是否平顺。进行系统的复苏后治疗，不仅可以降低因复苏后循环不稳定引起的早期死亡率，及因多器官功能障碍和脑损伤引起的晚期死亡率，而且可以改善患者的生存质量。防治多器官功能衰竭和缺氧性脑损伤是复苏后治疗的主要内容，首先应保持呼吸和循环功能的良好和稳定。

（一）呼吸管理

自主循环恢复后，维持良好的呼吸功能对于患者的以后十分重要。心肺复苏后应对呼吸系统进行详细检查并检查胸肺X线片，以判断气管内插管的位置、有无肋骨骨折、气胸及肺水肿。如果自主呼吸未恢复、有通气或氧合功能障碍者，应进行机械通气治疗，并根据血气分析结果调节呼吸器以维持良好的 PaO_2、$PaCO_2$ 及 PH。在复苏后治疗期，避免高气道压和大潮气量、过度通气，以免由此带来的肺损伤、脑缺血和心功能的不利影响。过度通气可降低 $PaCO_2$，有利于降低颅内压，但也可以引起脑血管收缩而降低脑的血流灌注，导致进一步的脑损伤。

（二）维持血流动力学稳定

心搏骤停以后，即使自主循环恢复，也常出现血流动力学不稳定，因而复苏后期必须严密监测循环功能。重症患者应监测 ECG、动脉压、CVP 及尿量，必要时应放置 Swan-Ganz 漂浮导管监测 PCWP 和心排出量以指导临床治疗。维持血压在正常或稍高于正常水平为宜，有利于脑内微循环血流的重建。复苏后期可能仍需要应用某些药物来支持循环功能，其目的是为了给其他更重要的治疗措施创造条件，但不能完全依赖药物，并应及早脱离这些支持。只有在不需要任何药物的支持下仍能保持循环功能正常时，才能认为循环功能确已稳定。

（三）防治多脏器功能障碍

心搏骤停复苏后，多器官功能障碍，却可持续数小时至数日，这是细胞灌流不足导致缺血缺氧的结果，称为心搏骤停综合征。复苏后应保持呼吸和循环功能的稳定，根据监测结果，调整体液平衡，改善组织灌注压和心肌收缩力，使血流动力学处于最佳状态，以改善组织的血流灌注和供养。

（四）脑复苏

为了防治心脏停搏后缺氧性脑损伤所采取的措施称为脑复苏。人脑组织按重量计算虽只占体重的2%，而脑血流量却占心排出量的15%～20%，需氧量占全身的20%～25%，葡萄糖消耗占65%。可见脑组织的代谢率高，氧耗量大，但能量储备很有限。当脑完全缺血10～15秒，脑的氧储备即完全消耗，患者意识丧失；大脑完全缺血5～7分钟以上者，出现有多发性、局灶性脑组织缺血的形态学改变。当自主循环功能恢复，脑组织再灌注后，脑缺血性改变仍继续发展。有人观察到,在心跳停止 5 分钟后,以正常压力恢复脑的灌流,可见到多灶性"无再灌流现象",可能与红细胞凝聚、血管痉挛、有害物质的释放等因素有关。因此,脑复苏的主要任务是防治脑水肿和颅内压升高,以减轻或避免脑组织的再灌注损伤,保护脑细胞功能。

1. 低温治疗 低温是脑复苏综合治疗的重要组成部分。低温可使脑细胞的氧需量降低,从而维持脑氧供需平衡,起到脑保护作用。体温每降低 1℃可使代谢率下降 5%~6%,脑血流量降低约为 6.7%,颅内压下降 5.5%。这对以防治复苏后会发生脑水肿和颅内高压十分有利。低温对脑和其他器官功能均有保护作用,对心搏骤停自主循环恢复后,仍然处于昏迷者,都主张进行低温治疗。但是不宜认为凡是心脏停搏者都必须降温。心脏停搏未超过 3~4 分钟或患者已呈软瘫状态时,不是低温的适应证。心脏停搏时间较久,自主循环已恢复仍处于昏迷者,患者体温快速升高或肌张力增高,经过治疗后循环稳定者,应尽早开始低温治疗。如果心脏停搏的时间不明,应密切观察,若患者出现体温升高趋势或有肌紧张及痉挛表现时,应立即降温。2010 年 AHA 复苏指南推荐,心搏骤停经心肺复苏已恢复自主循环但仍处于昏迷的成年患者,应该进行浅低温治疗。一旦开始低温治疗,就应持续到患者神志恢复,尤其是听觉恢复,有的 24 小时后即恢复,如果 24 小时仍未恢复着,可持续低温 72 小时,但一般都不超过 5 日。

2. 促进脑血流灌注 脑血流量取决于脑灌注压的高低,脑灌注压为平均动脉压与颅内压之差。因此,应适当提高动脉压,降低颅内压和防治脑水肿。脱水低温和肾上腺皮质激素的应用,仍是现今常用的防治急性脑水肿和降低颅内压的措施。在脱水过程中应适当补充胶体液以维持血管内容量和血浆胶体渗透压,减少细胞内液量,降低脑水肿。适当的血液稀释,有利于改善脑血流灌注促进神经功能的恢复。

3. 药物治疗 对缺氧性脑细胞保护措施的研究有很多的争议。肾上腺皮质激素在脑复苏中的应用,理论上有很多优点,临床经验认为其对已经形成的水肿,其作用难以肯定。钙通道阻滞剂、氧自由基清除剂等,至今尚未在临床取得广泛的共识。

第三节 急性肾衰竭与急性肾损伤

急性肾衰竭(ARF)是指由各种原因引起的肾功能损害,在短时间(几小时至几日)内出现血中氮质代谢产物积聚,水、电解质和酸碱平衡失调及全身并发症,是一种严重的临床综合病征。近年来医学界建议 ARF 归类于急性肾损伤(AKI)。AKI 的诊断标准为:①48 小时内血肌酐升高,大于 0.3mg/dl;②血肌酐水平达到基线水平的 1.5 倍;③尿量持续 6 小时少于 0.5ml/(kg·h)。

【病因和分类】

1. 肾前性 由于出血、脱水、休克等病因引起血容量不足;心脏疾病、肺动脉高压、肺栓塞等所致心排出量降低;全身性疾病,如肝肾综合征、严重脓毒症、过敏反应和药物等引起有效血容量减少及肾血管病变,这些均可导致肾血流的低灌注状态,使肾小球滤过率不能维持正常而引起少尿。初时,肾实质并无损害,属功能性改变;若不及时处理,可使肾血流量进行性减少,发展成为急性肾小管坏死,出现 AKI。

2. 肾后性 由于尿路梗阻所致,包括双侧肾、输尿管或孤立肾、输尿管周围病变及盆腔肿瘤压迫输尿管引起梗阻以上部位的积水。膀胱内结石、肿瘤及前列腺增生、前列腺肿瘤和尿道狭窄等引起双侧上尿路积水,使肾功能急剧的下降。

3. 肾性　主要是由肾缺血和肾毒素所造成的肾实质性病变,急性肾小管坏死最为常见。临床上能使肾缺血的因素很多,如大出血、脓毒性休克、血清过敏反应等。肾毒素物质有:氨基糖苷类抗生素如庆大霉素、卡那霉素、链霉素等;重金属如铋、汞、铝、砷等;其他药物如放射显影剂、阿昔洛韦、顺铂、异环磷酰胺、环孢素A、两性霉素B等;有机溶剂如四氯化碳、乙二醇、苯、酚等;生物类毒物如蛇毒、青鱼胆、蕈毒等。肾缺血和肾毒素对肾的影响不能截然分开,常交叉同时作用,如大面积深度烧伤、挤压综合征、脓毒性休克等。

【临床表现】　临床表现临床上ARF有少尿型ARF和非少尿型ARF,而少尿型ARF的临床病程分为两个不同的时期,即少尿(或无尿)期、多尿期与恢复期。

1. 少尿(或无尿)期　此期是整个病程的主要阶段,一般为7~14日,最长可达1个月以上。少尿期越长,病情愈重。

(1)尿量减少:尿量骤减或逐渐减少,24小时尿量少400ml者称为少尿,少于100ml者称为无尿。

非少尿型ARF是指患者在进行性氮质血症期内,每日尿量维持在400ml以上,甚至1000~2000ml。其发病机制目前仍不清楚,尿量不减少的原因有三种解释:①各肾单位受损程度不一,小部分肾单位的肾血流量和肾小球滤过功能存在,而肾小管重吸收功能显著障碍;②所有肾单位的受损程度虽相同,但肾小管重吸收功能障碍在比例上远较肾小球滤过功能降低程度重;③肾髓质深部形成高渗状态的能力降低,致使髓袢液中水分重吸收减少。与少尿型比较,非少尿型ARF临床表现轻,进展缓慢,并发症少,但高钾血症的发生率与少尿性相近。

(2)进行性氮质血症:由于肾小球滤过率降低,蛋白质的代谢产物不能经肾排泄,含氮物质积聚于血中,称氮质血症。氮质血症时,血内其他毒性物质如酚、胍等亦增加,如同时伴有发热、感染、损伤,则蛋白质分解代谢增加,血中尿素氮和肌酐升高更快,终形成尿毒症。临床表现为恶心、呕吐、头痛、烦躁、倦怠无力、意识模糊,甚至昏迷。

(3)水、电解质和酸碱平衡失调

1)水中毒:少尿期体内水分大量积蓄,再加体内本身每24小时的内生水可达450~500 ml,极易造成水中毒。严重时可发生高血压、心力衰竭、肺水肿及脑水肿,表现为恶心、呕吐、头晕、心悸、呼吸困难、水肿、嗜睡及昏迷等症状。水中毒是ARF的主要死因之一。

2)高钾血症:正常人90%的钾离子经肾排泄。少尿或无尿时,钾离子排出受限,特别是有严重挤压伤、烧伤或感染时,组织分解代谢增加,钾由细胞内释放到细胞外液,血钾可迅速升高达危险水平。高钾血症必须紧急处理,否则有引起心室纤颤或心搏骤停的可能,是ARF死亡的常见原因之一。

3)高镁血症:正常情况下,60%镁由粪便排泄,40%由尿液排泄。在ARF时,血镁与血钾呈平行改变,因此高钾血症的患者必然也伴有高镁血症。电图表现为P-R间期延长,QRS波增宽,T波增高。高血镁可引起神经肌肉传导障碍,出现低血压、呼吸抑制、麻木、肌力减弱、昏迷甚至心脏停搏。

4)高磷血症和低钙血症:ARF时会发生血磷升高,有60 %~80%的磷转向肠道排泄,并与钙结成不溶解的磷酸钙,影响钙的吸收,出现低钙血症。血钙过低会引起肌抽搐,并加重高血钾对心肌的毒性作用。

5）低钠血症：主要由 ARF 时水过多所致；此外，呕吐、腹泻、大量出汗等引起钠过多丢失；代谢障碍使“钠泵”效应下降，细胞内钠不能泵出，细胞外液钠含量下降；肾小管功能障碍，钠再吸收减少等情况均可能产生低钠血症。

6）低氯血症：由于氯和钠是在相同的比例下丢失，低钠血症常伴低氯血症。若频繁呕吐，大量胃液丧失，氯化物丢失更多。

7）代谢性酸中毒：是 ARF 少尿期的主要病理生理改变之一。因缺氧而使无氧代谢增加，无机磷酸盐等非挥发性酸性代谢产物排泄障碍，加之肾小管损害及丢失碱基和钠盐，分泌 H^+ 及其与 NH_3 结合的功能减退，导致体内酸性代谢产物的积聚和血 HCO_3^- 浓度下降，产生代谢性酸中毒并加重高钾血症。临床表现为呼吸深而快，呼气带有酮味，面部潮红，并可出现胸闷、气急、软弱、嗜睡及神志不清或昏迷，严重时血压下降、心律失常，甚至出现心脏停搏。

（4）全身并发症：由于 ARF 所致的一系列病理生理改变及尿毒症毒素在体内的蓄积，可以引起全身各系统的中毒症状。心血管系统可表现为高血压、急性肺水肿和心力衰竭、心率失常、心包炎等。消化系统常见食欲减退、恶心、呕吐、腹泻、腹胀，甚至可出现消化道出血、黄疸等。神经系统表现为疲倦、精神较差，若出现意识淡漠、嗜睡或烦躁不安，甚至昏迷，提示病情严重。贫血和 DIC 与原发疾病、病程长短、有无出血等并发症有关。

2. 多尿期　在少尿或无尿后的 7~14 日，如 24 小时内尿量增加至 800 ml 以上，即为多尿期开始。一般历时约 14 日，尿量每日可达 3000ml 以上。在开始的第 1 周，由于肾小管上皮细胞功能尚未完全恢复，虽尿量明显增加，但血尿素氮、肌酐和血钾仍继续上升，尿毒症症状并未改善，此为早期多尿阶段。当肾功能进一步恢复、尿量大幅度增加后，则又可出现低血钾、低血钠、低血钙、低血镁和脱水现象，此时患者仍然处于氮质血症及水、电解质失衡状态。待血尿素氮、肌酐开始下降时，则病情好转，即进入后期多尿。

3. 恢复期　急性肾小管坏死患者在恢复早期，无名明显症状，或体质虚弱、乏力、消瘦，肾小球滤过功能一般在 3~6 个月内恢复，但部分病例肾小球浓缩功能不全可维持一年以上。肾功能迟迟不恢复，提示遗留永久性肾损害。

【诊断和鉴别诊断】

1. 病史及体格检查　需详细询问和记录与 ARF 相关的病史，归纳为以下三个方面：①有无肾前性因素；②有无引起肾小管坏死的病因；③有无肾后性因素。此外，应注意是否有肾病和肾血管病变，在原发病的基础上引起 ARF，有时临床表现非常明显。肢体水肿和颈静脉充盈程度检查可以提示 ARF 的发生原因及评价目前水、电解质平衡和心脏功能的情况。心脏听诊可了解有无心力衰竭。颈静脉充盈程度能反映中心静脉压的高低。

2. 尿液检查　①尿量。精确记录每小时尿量，危重患者尤其是昏迷患者需要留置导尿管收集尿液。②尿液检查。注意尿色改变，酱油色尿提示有溶血或软组织严重破坏，尿呈酸性。肾前性 ARF 时尿浓缩，尿比重和渗透压高；肾性 ARF 为等渗尿，尿比重在 1.010~1.014。尿常规检查，镜下见到宽大的棕色管型，即为肾衰竭管型，提示急性肾小管坏死，对 ARF 有诊断意义；大量红细胞管型及蛋白提示急性肾小球肾炎；有白细胞管型提示急性肾盂肾炎。

3. 血液检查　①血常规检查。嗜酸性细胞明显增多提示急性间质性肾炎的可能。轻、中度贫血与体液潴留有关。②动态监测血尿素氮、肌酐和肌酐清除率。③动态监测血清酸碱与电解质水平。

4. 肾穿刺活检　通常用于没有明确致病原因的肾实质性 ARF,如肾小球肾炎、血管炎、溶血性尿毒症综合征、血栓性血小板减少性紫癜及过敏性间质性肾炎等。

【治疗】　治疗原则:①积极治疗原发病。②维持液体平衡。③维持内环境稳定。④清除毒素。⑤控制感染。

1. 少尿期治疗

(1) 液体管理:少尿期应严格控制水的摄入量,在纠正了原有的体液丢失后,应该坚持"量出为入"的原则,每日输液量为前一日的尿量加上显性失水量和非显性失水量约 400ml。显性失水是指粪便、呕吐物、渗出液、引流液等可以观测到的液体量总和。发热患者体温每增加 1℃,应增加液体 100ml,血流动力学监测有助于了解血容量和心功能状态,为液体治疗提供合理依据。应密切观察并记录 24 小时出入水量,以每日体重减少 0.5kg 为佳。

(2) 纠正电解质、酸碱平衡紊乱:高血钾是少尿期最主要的死亡原因。应严格控制钾的摄入,减少导致高血钾的各种因素。当血钾>5.5 mmol/L,应采用 10% 葡萄糖酸钙 20 ml 经静脉缓慢注射或加入葡萄糖溶液中滴注,以钙离子对抗钾离子对心脏的毒性作用;或以 5% $NaHCO_3$ 100 ml 静脉滴注;或 25g 葡萄糖及 6U 胰岛素缓慢静脉滴注,使钾离子进入细胞内而降低血钾。当血钾>6.5 mmol/L 或心电图呈高血钾图形时,紧急行血液净化治疗。当血浆碳酸氢盐低于 15 mmol/L 时,应予 $NaHCO_3$ 治疗。

(3) 营养支持:补充适量的碳水化合物能减少蛋白质分解代谢,延缓尿素氮和肌酐的升高,有助于肾细胞的修复和再生。鼓励通过胃肠道补充,每日摄入 40g 蛋白质并不加重氮质血症,以血尿素氮与肌酐之比不超过 10∶1 为准。

(4) 控制感染:是减缓 ARF 发展的重要措施。积极处理感染灶,采取措施以防导管相关性感染。需应用抗生素时,应避免有肾毒性及含钾药物,并根据其半衰期调整用量和治疗次数。

(5) 血液净化:是 ARF 治疗的重要组成部分,又称肾替代治疗,用人工方法替代肾功能,清除体内水分和溶质,同时调节水、电解质、酸碱平衡,是目前治疗肾衰竭的重要方法。

1) 血液透析:通过血泵将血液输送到透析器,经透析的血液再回输入患者体内。透析器内的半透膜将血液与透析液分隔,根据血液与透析液间浓度梯度及溶质通过膜的扩散渗透原理进行溶液与溶质交换,以达到去除水分和某些代谢产物的目的。血液透析的优点是能快速清除过多的水分、电解质和代谢产物。缺点是对于炎症介质等中分子物质清除能力较差,加重出血倾向,透析影响血流动力学稳定,不利于再灌注和有效血容量的维持及需要昂贵的特殊设备。

2) 连续性肾替代治疗(CRRT):利用患者自身血压(静脉或动脉)将血液送入血液滤器,通过超滤清除水分和溶质,血液和替代液体再回输入体内。血流动力好,不稳定和多器官功能衰竭时更适宜于应用此治疗方法。其优点在于血流动力学稳定性,操作简便,保证了静脉营养的实施,能清除中大分子及炎症介质。缺点是需动脉通道和持续应用抗凝剂,且 K^+、Cr、BUN 的透析效果欠佳。

3) 腹膜透析:适用于非高分解代谢的 ARF,以及有心血管功能异常、建立血管通路有困难、全身肝素化有禁忌和老年患者。其优点是不需特殊设备,不会影响血流动力学的稳定,不用抗凝剂,不需要血管通路。缺点是对水、电解质和代谢产物的清除相对较慢,会发生腹腔感染和漏液。

4）血液滤过:利用滤过膜两侧的压力差,通过超滤的方式清除水和溶质,有利于中、大分子物质的清除,对于全身炎症反应综合征的治疗效果更佳。

2. 多尿期的治疗　多尿期初,由于肾小球滤过率尚未恢复,肾小管的浓缩功能仍较差,血肌酐、尿素氮和血钾还可以继续上升;当尿量明显增加时,又会发生水、电解质失衡,此时患者全身状况仍差,蛋白质不足,容易感染,故临床上仍不能放松监测和治疗。治疗重点为维持水、电解质和酸碱平衡,控制氮质血症,增进营养,补充蛋白质,治疗原发病和防止各种并发症。

【预防】

1. 维持肾灌注　严密监测患者的血流动力学变化,维持心排血量、平均动脉压,防止肾缺血。

2. 避免使用肾毒性药物　高龄、全身性感染,心功能不全、肝硬化肾功能不全、血容量不足和低蛋白血症者,对肾毒性药物因为敏感,要高度重视。

3. 清除肾毒性物质　积极液体复苏可减轻肌红蛋白尿的肾毒性,预防急性肾功能不全。

4. 控制感染　积极查找感染源,彻底清除感染灶,合理应用抗生素,减少导管相关感染和呼吸机相关感染,是预防急性肾小管坏死的重要措施。

第四节　急性肝衰竭

急性肝衰竭(AHF)为在短期内出现肝功能急剧恶化,导致肝本身合成、解毒、排泄和生物转化等功能发生严重障碍,表现为进行性神志改变和凝血功能障碍的综合征。AHF 如不及早诊断和救治,则治疗困难、预后较差。

【病因】

1. 病毒性肝炎　是 AHF 的多见病因,甲、乙、丙型肝炎均可发生,在我国尤其以乙型肝炎最常见。急性发病时,肝细胞可大量坏死,肝功能不能维持。

2. 化学物中毒　较常见是药物的毒性损害,如对乙酰氨基酚、甲基多巴、硫异烟胺、吡嗪酰胺、麻醉剂氟烷、非类固醇类抗炎药等。肝毒性物质如四氯化碳、黄磷等;误食毒菌也可造成 AHF。

3. 外科疾病　肝巨大或弥漫性恶性肿瘤,尤其合并肝硬化时,易并发 AHF。严重肝外伤,多量肝组织被手术切除或者有肝血管损伤、肝血流阻断时间过长等,治疗门静脉高压症的门体静脉分流、胆道长时间阻塞、肝胆管结石反复炎症导致肝损害都可能发生 AHF。

4. 其他　自身免疫性肝炎、缺血性肝损伤、肝豆状核变性、妊娠期急性脂肪肝等均可引起 AHF。

【临床表现】

1. 早期症状　初期为非特异性表现,如恶心、呕吐、腹痛、缺水及黄疸。

2. 意识障碍　主要是肝性脑病,原因为肝不能代谢和排出毒性物质,包括硫醇、游离脂肪酸、芳香族氨基酸、酚等,均可能影响中枢神经。缺氧、DIC、低血糖、酸碱平衡失调等可使脑损害加重;肝性脑病根据程度分为四度:Ⅰ度(前驱期)为反应迟钝;Ⅱ度(昏迷前期)为行为不能自控,可激动、侵入、瞌睡;Ⅲ度(昏睡期或浅昏迷期)为嗜睡,仍可唤醒;Ⅳ度(昏迷期)为昏迷不醒,对刺激无反应,反射逐渐消失。

3. 肝臭　呼气有特殊的气味,可能为肝的代谢功能紊乱,血中硫醇增多引起。

4. 出血　纤维蛋白原和肝内合成的凝血因子减少、DIC 或消耗性凝血病,引起皮肤出血斑点、注射部位出血或胃肠道出血等。

5. 其他器官系统功能障碍　①循环功能障碍:血管张力下降、低血压、心输出量减少、组织缺氧、无氧代谢增强、乳酸堆积;②脑水肿:多发生在Ⅳ度肝性脑病患者,可表现为血压高、心率缓慢、瞳孔异常、去大脑姿势、癫痫发作等;③肺水肿:主要是肺毛细血管通透性增加,呼吸加快加深,可引起呼吸性碱中毒,后期可发生 ARDS;④肾功能障碍:尿减少和氮质血症;⑤感染:大多数患者合并感染,如肺炎、菌血症、尿道感染等,常见部位为肺、尿道、肠道,是引起死亡的主要原因之一。

6. 实验室检查　①转氨酶可增高,但肝细胞大量坏死时可不增高;②血胆红素增高;③白细胞常增多;④电解质异常如低钠、高钾或低钾、低镁;⑤多为代谢性酸中毒;⑥血肌酐和尿素氮可能增高;⑦凝血酶原时间延长,纤维蛋白原、血小板减少。

【诊断】　我国根据病理组织学特征和病情发展速度将肝衰竭分为四类。①AHF,起病急,其两周以内出现Ⅱ度以上肝性脑病的特征的肝衰竭;②亚急性肝衰竭,起病较急,15 日~26 周出现肝衰竭的临床表现;③慢性加急性肝衰竭,在慢性肝病基础上,出现急性肝功能失代偿,出现急性肝功能失代偿;④慢性肝衰竭,在肝硬化基础上,出现慢性肝功能失代偿。

AHF 诊断标准主要包括:①既往无肝炎病史,以急性黄疸型肝炎起病;②起病两周内出现该行出现极度乏力伴明显的恶心、呕吐等严重的消化道症状;③出现Ⅱ度以上的肝性脑病;④出血倾向明显,凝血酶原活动度≤40%;⑤肝浊音界进行性缩小;⑥患者黄疸迅速加深;出现上述表现者,应考虑本病。

【预防】　AHF 患者的死亡率较高,应尽量避免发生。预防措施包括:①注意药物对肝的损害,如麻醉药、治疗结核药物、安眠药等,用药时间较长时需检测肝功能;②肝手术前应评估患者的肝储备功能,做好充分准备;③积极治疗肝原发病如肝炎、肝癌及引起胆道梗阻的疾病;④当出现休克、缺氧、脓毒症、ARDS 等严重病症时,注意监测肝功能;⑤手术期间和术后要防止缺氧、低血压或休克感染等,避免肝细胞损害;⑥手术后要根据病情继续监测肝功能,保持呼吸循环良好,维护肝功能;⑦如血胆红素持续升高且伴随已升高的转氨酶下降,说明已经发生 AHF,应及时积极治疗。

【治疗】

1. 病因治疗　化学物质中毒,迅速停止继续接触有毒物质。病毒性肝炎所致的肝衰竭,应考虑用核苷类似物治疗。甲型、丁型肝炎,必须用支持治疗。

2. 一般治疗　①肠外营养支持必须要用富含支链氨基酸的制剂和葡萄糖,使用脂肪乳时应选用中/长链脂肪乳,尽量使用肠内营养;②补充血清白蛋白;③口服乳果糖,以排软便 2~3 次/日为度,口服肠道抗菌药物,以减少肠道菌群;④静脉滴注谷氨酸(钾或钠)、精氨酸或酪氨酸,以降低血氨;⑤静滴左旋多巴,改善中枢神经递质,有利于恢复大脑功能。

3. 预防感染　全身使用广谱抗生素,包括抗真菌感染药物。

4. 肝性脑病的治疗　①应用硫喷妥钠,可抗氧化剂和抗惊厥、抑制脑血管痉挛、减轻脑水肿和大脑氧代谢率;②过度换气,减少 CO_2 张力和颅内压力,并使用甘露醇;③降体温至

32～33℃，以降低颅内压、增加脑血流量和脑灌注压；④自身免疫性肝炎引起的肝性脑病可考虑使用激素。

5. 人工肝支持 在肝移植患者等待供肝期间，可用人工肝暂时支持肝的功能，为肝移植起“桥梁”作用，为施行肝移植术做准备。

6. 肝移植 是治疗 AHF、特别是肝病变引起的 AHF 唯一有效的方法。临床上用于经期及内科和人工肝治疗后疗效不佳者。

（陈锦鹏）

第七章　围手术期处理

学习目标

1. 掌握术前一般准备和特殊准备的内容。
2. 掌握术后常见的并发症及处理方法。
3. 了解手术分类。
4. 了解手术并发症的预防。

围手术期处理就是为患者手术做准备和促进术后康复。围手术期从患者决定需要手术治疗开始，到与本次手术有关的治疗基本结束为止的一段时间。包括手术前手术中和手术后三个阶段。创伤患者术前期可能仅数分钟，复杂患者可能需数日，以查清病情，做好术前准备，使患者具有充分的思想准备和良好的机体条件。手术后，要采取综合治疗措施，防治可能发生的并发症，促使患者早日康复。术后期的长短可因不同疾病及术式而有所不同。

第一节　术 前 准 备

患者的术前准备与疾病的轻重缓急、手术范围的大小有密切关系。按照手术的时限性，外科手术可分为三种。①急症手术：如外伤性肠破裂，在最短时间内进行必要的准备后立即手术。在胸腹腔内大血管破裂等病情十分急迫的情况下，必须争分夺秒地进行紧急手术。②限期手术：如各种恶性肿瘤根治术，手术时间虽可选择，但不宜延迟过久，应在尽可能短的时间内做好术前准备。③择期手术：如一般的良性肿瘤切除术及腹股沟疝修补术等，可在充分的术前准备后选择合适时机进行手术。

手术前，要对患者的全身情况有足够的了解，必须详细询问病史，全面地进行体格检查，除了常规的实验室检查外，还需要进行一些涉及重要器官功能的检查评估，包括心理和营养状态，心、肺、肝、肾、内分泌、血液及免疫系统功能等。评估患者对手术的耐受力。

（一）一般准备

一般准备包括心理准备和生理准备两方面。

1. 心理准备　患者术前对手术及预后有多种顾虑，难免有恐惧、紧张及焦虑等情绪。医务人员应以恰当的言语和安慰的口气对患者作适度的解释，使患者能以积极的心态配合手术和术后治疗。同时，也应就疾病的诊断，手术的必要性及手术方式，术中和术后可能出现的不良反应、并发症及意外情况，术后治疗及预后估计等方面，向患者家属和（或）单位负责人作详细介绍和解释，取得他们的信任和同意，协助做好患者的心理准备工作，配合整个治疗过程顺利进行。应履行书面知情同意手续，包括手术、麻醉的知情同意书，输血治疗同意书等，由患者本人或法律上有责任的亲属（或监护人）签署。为挽救生命而需紧急手术，若亲属未赶到，须在病史中记录清楚，并上报备案后进行手术。

2. 生理准备　是对患者生理状态的调整,使患者能在较好的状态下安全度过手术和术后的治疗过程。

(1) 为手术后变化的适应性锻炼:包括术前练习在床上大小便,教会患者正确的咳嗽和咳痰的方法。术前 2 周应停止吸烟。

(2) 输血和补液:施行大中手术者,术前应作好血型和交叉配合试验,备好一定数量的血制品。对有水、电解质及酸碱平衡失调,贫血及低蛋白血症的患者应在术前予以纠正。

(3) 预防感染:手术前,应采取多种措施提高患者的体质,预防感染。例如,及时处理已发现的感染灶;手术前不与感染者接触。手术中严格遵循无菌技术原则,操作轻柔,减少组织损伤,防止手术野感染。预防性应用抗生素的指征为:①涉及感染病灶或切口接近感染区域的手术;②肠道手术;③操作时间长、创伤大的手术;④开放性创伤,创面已污染或有广泛软组织损伤,创伤至实施清创的间隔时间较长,或清创所需时间较长及难以彻底清创者;⑤癌肿手术;⑥涉及大血管的手术;⑦需要植入人工制品的手术;⑧脏器移植术。预防性使用抗生素应在术前 0. 5~2 小时,或麻醉开始时首次给药。手术时间超过 3 小时或失血量大于 1500ml,可在术中给予第二剂。一般用药时间一般不超过 24 小时,个别情况可延长至 48 小时。

(4) 胃肠道准备:从术前 8~12 小时开始禁食,术前 4 小时开始禁止饮水,以防因麻醉或手术过程中的呕吐而引起窒息或吸入性肺炎。必要时可用胃肠减压。涉及胃肠道手术者,术前 1~2 日开始进流质饮食,有幽门梗阻的患者,需在术前进行洗胃。对一般性手术,酌情在术前一日酌情作肥皂水灌肠。如果施行的是结肠或直肠手术,酌情在术前一日及手术当日清晨行清洁灌肠或结肠灌洗,并于术前 2~3 日开始口服肠道制菌药物,以减少术后并发感染的机会。

(5) 其他:手术前夜,可给予镇静剂,以保证良好的睡眠。患者如有与疾病无关的体温升高,妇女月经来潮等情况,应延迟手术日期。进手术室前,应排尽尿液;盆腔手术和时间长的手术,应留置导尿管,使膀胱处于空虚状态。由于疾病原因或手术需要,可在术前放置胃管。术前应取下患者的可活动义齿,以免麻醉或手术过程中脱落或造成误咽或误吸。

(二) 特殊准备

除要做好上述一般的术前准备外,还需根据患者的具体情况,作好多方面的特殊准备。

1. 营养不良　营养不良的患者常伴有低蛋白血症,往往与贫血、血容量减少同时存在,使其耐受失血、低血容量的能力降低。低蛋白状况可引起组织水肿,影响愈合。因病致体重下降>20%,不仅死亡率上升,术后感染率也会增加 3 倍。因此,术前应尽可能予以纠正。如果血浆白蛋白测定值低于 30g/L 或转铁蛋白<0. 15g/L,则需术前行肠内或肠外营养支持。

2. 脑血管病　围手术期脑卒中不常见,80%都发生在术后,多因低血压、心房纤颤的心源性栓塞所致。危险因素包括老年、高血压、冠状动脉疾病、糖尿病和吸烟等。近期有脑卒中史者,择期手术应至少推迟 2 周,最好 6 周。

3. 心血管病　高血压者应继续服用降压药物,避免戒断综合征。血压在 160/100mmHg 以下,可不必作特殊准备。血压过高者(> 180/100mmHg),术前应选用合适的降血压药物,使血压平稳在一定水平,但不要求降至正常后才做手术。对原有高血压病史,进人手术室血压急骤升高者,应与麻醉师共同处理,根据病情和手术性质,抉择实施或延期手术。

对伴有心脏疾病的患者,施行手术的死亡率明显增高,需要外科医生、麻醉医生和内科医生共同对心脏危险因素进行评估和处理。常用Goldman指数量化心源性死亡的危险性和危及生命的并发症(表7-1)。对年龄>40岁,接受非心脏手术的患者,心源性死亡的危险性和危及生命的心脏并发症随总得分的增加而上升(表7-2)。

Goldman指数的优点是半数以上的积分是可以控制的,如充血性心力衰竭得到纠正可减11分,心肌梗死延期手术减10分等。

表7-1 Goldman指数

临床所见	得分
第二心音奔马律或静脉压升高	11
心肌梗死发病<6个月	10
任何心电图>5个室性期前收缩/分钟	7
最近心电图有非窦性节律或心房期前收缩	7
年龄>70岁	5
急症手术	4
胸腔、腹腔、主动脉手术	3
显著主动脉瓣狭窄	3
总体健康状况差	3

表7-2 Goldman指数与心脏并发症发生率、死亡率

Goldman指数	心脏并发症	死亡率
0~5分	<1%	
6~12分	7%	
13~25分	13%	2%
>26分	78%	56%

4. 肺功能障碍 术后肺部并发症和相关的死亡率仅次于心血管系统,居第二位。有肺病史或预期行肺切除术、食管或纵隔肿瘤切除术者,术前尤应对肺功能进行评估。危险因素包括慢性阻塞性肺疾病、吸烟、年老、肥胖、急性呼吸系统感染。胸部X线检查可以鉴别肺实质病变或胸膜腔异常;红细胞增多症可能提示慢性低氧血症。对高危患者,术前肺功能检查具有重要意义,第1秒钟最大呼气量(FEV1)<2L时,可能发生呼吸困难,FEV1%<50%,提示肺重度功能不全,可能需要术后机械通气和特殊监护。

如果患者每日吸烟超过10支,停止吸烟极为重要。戒烟1~2周,黏膜纤毛功能可恢复,痰量减少;戒烟6周,可以改善肺活量。术前鼓励患者呼吸训练,增加功能残气量,可以减少肺部并发症。急性呼吸系统感染者,择期手术应推迟至治愈后1~2周;如系急症手术,需加用抗生素,尽可能避免吸入麻醉。阻塞性呼吸道疾病者,围手术期应用支气管扩张药;喘息正在发作者,择期手术应推迟。

5. 肾疾病 麻醉、手术创伤都会加重肾的负担。ARF的危险因素包括术前血尿素氮和肌酐升高,充血性心力衰竭、老年、术中低血压、夹闭腹主动脉、脓毒症、使用肾毒性药物等。实验室检查血钠、钾、钙、磷、血尿素氮、肌酐等,对评价肾功能很有帮助。术前准备应最大限度地改善肾功能,如果需要透析,应在计划手术24小时以内进行。及时纠正病因,恰当地补充钠与水,能预防或减轻急性肾小管坏死的严重程度。

6. 糖尿病　糖尿病患者并发症发生率和死亡率较无糖尿病者上升 50%。糖尿病影响伤口愈合,感染并发症增多,常伴发无症状的冠状动脉疾患。对糖尿病患者的术前评估包括糖尿病慢性并发症(如心血管、肾疾病)和血糖控制情况,并作相应处理:①仅以饮食控制病情者,术前不需特殊准备。②口服降糖药的患者,应继续服用至手术的前一日晚上;如果服长效降糖药如氯磺丙脲,应在术前 2~3 日停服。禁食患者需静脉滴注葡萄糖加胰岛素维持血糖轻度升高状态(5.6~11.2 mmol/L)较为适宜。③平时用胰岛素者,术前应以葡萄糖和胰岛素维持正常糖代谢。在手术日晨停用胰岛素。④伴有酮酸中毒的患者,需要接受急症手术,应当尽可能纠正酸中毒、血容量不足、电解质失衡(特别是低血钾)。对糖尿病患者在术中应根据血糖监测结果,静脉滴注胰岛素控制血糖。

7. 凝血障碍　常规凝血试验阳性的发现率低,靠凝血酶原时间(PT),活化部分凝血活酶时间(APTT)及血小板计数,识别严重凝血异常的也仅占 0.2%。所以仔细询问病史和体格检查显得尤为重要。病史中询问患者及家族成员有无出血和血栓栓塞史;是否曾输血,有无出血倾向的表现,如手术和月经有无严重出血,是否易发生皮下淤斑、鼻出血或牙龈出血等;是否同时存在肝、肾疾病;有无营养不良的饮食习惯,过量饮酒,服用阿司匹林、非甾体抗炎药物或降血脂药,抗凝治疗(如心房纤颤、静脉血栓栓塞、机械心瓣膜时服华法林)等。查体时应注意皮肤、黏膜出血点、脾大或其他全身疾病征象。术前 7 日停用阿司匹林,术前 2~3 日停用非甾体类抗炎药,术前 10 日停用抗血小板药噻氯匹定和氯吡格雷。如果临床确定有凝血障碍,择期手术前应作相应的治疗处理。脾大和免疫引起的血小板破坏,输血小板难以奏效,不建议常规预防性输血小板。紧急情况下,药物引起的血小板功能障碍,可输血小板。冷沉淀物能促成血小板聚集和黏附,可减少尿毒症患者的失血。对于需要抗凝治疗的患者,术前处理较为复杂,这涉及权衡术中出血和术后血栓形成的利与弊,常需请血液病医生协助。

8. 下肢深静脉血栓形成的预防　血栓形成常发生在下肢深静脉,一旦血栓脱落可发生致命的肺动脉栓塞。围手术期发生静脉血栓形成的危险因素包括年龄>40 岁,肥胖,有血栓形成病史,静脉曲张,吸烟,大手术(特别是盆腔、泌尿外科、下肢和癌肿手术),长时间全身麻醉和血液学异常等。有静脉血栓危险因素者,应预防性使用低分子量肝素,间断气袋加压下肢和口服华法林(近期曾接受神经外科手术或有胃肠道出血的患者慎用)。对于高危患者,可联合应用多种方法如抗凝,使用间断加压气袋等,对预防静脉血栓形成有积极意义。

第二节　术后处理

术后处理是围手术期处理的一个重要阶段,是连接术前准备、手术与术后康复之间的桥梁。术后处理得当,能使手术应激反应减轻到最低程度。

(一) 常规处理

1. 术后医嘱　术后医嘱包括诊断、施行的手术、监测方法和治疗措施,如止痛、抗生素应用、伤口护理及静脉输液,各种管道、插管、引流物、吸氧等处理。

2. 监测　常规监测生命体征,包括体温、脉率、血压、呼吸频率、每小时(或数小时)尿量,记录出入水量。有心、肺疾患或有心肌梗死危险的患者应予无创或有创监测中心静脉压,肺动脉楔压及心电监护,采用经皮氧饱和度监测仪动态观察动脉血氧饱和度。重症患者可以送进外科重症监测治疗室治疗。

3. 静脉输液　术后输液的用量、成分和输注速度,取决于手术的大小、患者器官功能状态和疾病严重程度。肠梗阻、小肠坏死、肠穿孔患者,术后24小时内需补给较多的晶体。但输液过量又可以导致肺水肿和充血性心力衰竭;休克和脓毒症患者由于液体自血管外渗至组织间隙,会出现全身水肿,此时估计恰当的输液量显得十分重要。

4. 引流管　医嘱应该写明引流的种类、放置部位、吸引的压力、灌洗液及次数、护理方法。要经常检查放置的引流物有无阻塞、扭曲等情况,注意引流物的妥善固定,以防落入体内或脱出,并应记录、观察引流物的量和性质,它有可能提示有无出血或瘘等并发症发生。

(二) 卧位

根据麻醉及患者的全身状况、术式、疾病的性质等选择卧术式后,使患者处于舒适和便于活动的体位。全身麻醉尚未清醒的患者除非有禁忌,均应平卧,头转向一侧,使口腔内分泌物或呕吐物易于流出,避免吸入气管,直到清醒。蛛网膜下腔阻滞的患者,亦应平卧或头低卧位12小时,以防止因脑脊液外渗致头痛。全身麻醉清醒后、蛛网膜下腔阻滞12小时后,以及硬脊膜外腔阻滞、局部麻醉等患者,可根据手术需要安置卧式。

施行颅脑手术后,如无休克或昏迷,可取15°~30°头高脚低斜坡卧位。施行颈、胸手术后,多采用高半坐位卧式,以便于呼吸及有效引流。腹部手术后,多取低半坐位卧式或斜坡卧位,以减少腹壁张力。脊柱或臀部手术后,可采用俯卧或仰卧位。腹腔内有污染的患者,在病情许可情况下,尽早改为半坐位或头高脚低位。休克患者,应取下肢抬高15°~20°,头部和躯干抬高20°~30°的特殊体位。肥胖患者可取侧卧位,有利于呼吸和静脉回流。

(三) 各种不适的处理

1. 疼痛　麻醉作用消失后,切口受到刺激时会出现疼痛。术后疼痛可引起呼吸、循环、胃肠道和骨骼肌功能变化,甚至引起并发症。胸部和上腹部手术后疼痛,使患者自觉或不自觉固定胸肌、腹肌和膈肌,不愿深呼吸,促成肺膨胀不全。活动减少,引起静脉血栓形成和栓塞。术后疼痛也会致儿茶酚胺和其他应激激素的释放,引起血管痉挛,高血压,严重的发生中风、心肌梗死和出血。有效的止痛会改善大手术的预后。常用的麻醉类镇痛药有吗啡、哌替啶和芬太尼。硬膜外阻滞可留置导管数日,连接镇痛泵以缓解疼痛。

2. 呃逆　手术后发生呃逆多为暂时性,但有时可为顽固性。呃逆的原因可能是神经中枢或膈肌直接受刺激引起。手术后早期发生者,可采用压迫眶上缘,短时间吸入CO_2,抽吸胃内积气、积液,给予镇静或解痉药物等措施。上腹部手术后如果出现顽固性呃逆,要特别警惕膈下感染可能。此时,应作CT、X线片或B超检查,一旦明确有膈下积液或感染,需要及时处理。

(四) 胃肠道

剖腹术后,胃肠道蠕动减弱。麻醉、手术对小肠蠕动影响很小,胃蠕动恢复较慢,右半结肠需48小时,左半结肠72小时。胃和空肠手术后,上消化道推进功能的恢复需2~3日。在食管、胃和小肠手术后,有显著肠梗阻、神志欠清醒、急性胃扩张的患者,应插鼻胃管,连接低压、间断吸引装置，经常冲洗，确保鼻胃管通畅，直到正常的胃肠蠕动恢复（可闻及肠鸣音或已排气）。罂粟碱类药物能影响胃肠蠕动。胃或肠造口导管应进行重力（体位）引流或低压、间断吸引。空肠造口的营养管可在术后第2日滴入营养液。造口的导管需待内脏与腹膜之间形成牢靠的粘连方可拔除（约术后3周）。

（五）活动

如果镇痛效果良好，原则上应该早期活动。早期活动有利于增加肺活量，减少肺部并发症，改善全身血液循环，促进切口愈合，减少因静脉血流缓慢并发深静脉血栓形成的发生率；有利于肠道蠕动和膀胱收缩功能的恢复，减少腹胀和尿潴留的发生。有休克、心力衰竭、严重感染、出血、极度衰弱等情况，以及施行过有特殊固定、制动要求的手术患者，则不宜早期活动。

早期起床活动，应根据患者的耐受程度，逐步增加活动量。在患者已清醒、麻醉作用消失后，就应鼓励在床上活动，如深呼吸，四肢主动活动及间歇翻身等，促进静脉回流。痰多者，患者可坐在床沿上，做深呼吸和咳嗽。

（六）缝线拆除

缝线的拆除时间，可根据切口部位、局部血液供应情况、患者年龄来决定。一般头、面、颈部在术后4～5日拆线，下腹部、会阴部在术后6～7日拆线，胸部、上腹部、背部、臀部手术7～9日拆线，四肢手术10～12日拆线（近关节处可适当延长），减张缝线14日拆线。青少年患者可适当缩短拆线时间，年老、营养不良患者可延迟拆线时间，也可根据患者的实际情况采用间隔拆线。电刀切口，也应推迟1～2日拆线。

对于初期完全缝合的切口，拆线时应记录切口愈合情况，可分为三类：①清洁切口（Ⅰ类切口），指缝合的无菌切口，如甲状腺大部切除术等；②可能污染切口（Ⅱ类切口），指手术时可能带有污染的缝合切口，如胃大部切除术等，皮肤不容易彻底消毒的部位、6小时内的伤口经过清创术缝合、新缝合的切口再度切开者，也属此类；③污染切口（Ⅲ类切口），指邻近感染区或组织直接暴露于污染或感染物的切口，如阑尾穿孔的阑尾切除术、肠梗阻坏死的手术等。切口的愈合也分为三级：①甲级愈合，用“甲”字代表，指愈合优良，无不良反应；②乙级愈合，用“乙”字代表，指愈合处有炎症反应，如红肿、硬结、血肿、积液等，但未化脓；③丙级愈合，用“丙”字代表，指切口化脓，需要作切开引流等处理。应用上述分类分级方法，观察切口愈合情况并作出记录。例如甲状腺大部切除术后愈合优良，则记以“Ⅰ/甲”；胃大部切除术切口血肿，则记以“Ⅱ/乙”。

第三节　术后并发症的防治

手术后可能发生各种并发症，可由原发病、手术或一些不相关的因素引起。掌握其发生原因及临床表现，如何预防，一旦发生后应采取的治疗措施，是术后处理的一个重要组成部分。

（一）术后出血

术中止血不完善，创面渗血未完全控制，原痉挛的小动脉断端舒张，结扎线脱落，凝血障碍等，都是造成术后出血的原因。

术后出血可以发生在手术切口、空腔器官及体腔内。腹腔手术后24小时之内出现休克，应考虑到有内出血。表现为心搏过速，血压下降，尿排出量减少，外周血管收缩。如果出血持续，腹围可能增加。B超检查及腹腔穿刺，可以明确诊断。胸腔手术后从胸腔引流管内每小时引流出血液量持续超过100ml，就提示有内出血。胸部X线片，可显示胸腔积液。术后中心静脉压低于0.49 kPa(5 cmH_2O)；尿量少于25ml/h；在输给足够的血液和液体后，休克征象和监测指标均无好转，或继续加重，或一度好转后又恶化等，都提示有术后出血，应当迅速再手术止血。

（二）术后发热与低体温

1. 发热　发热是术后最常见的症状，约72%的患者体温超过37℃，41%高于38℃。术后发热不一定表示伴发感染。非感染性发热通常比感染性发热来得早（分别平均在术后1.4日和2.7日）。

术后第一个24小时出现高热（>39℃），如果能排除输血反应，多考虑链球菌或梭菌感染，吸入性肺炎，或原已存在的感染。

非感染性发热的主要原因：手术时间长（>2小时），广泛组织损伤，术中输血，药物过敏，麻醉剂（氟烷或安氟醚）引起的肝中毒等。如体温不超过38℃，可不予处理。高于38.5℃，患者感到不适时，可予以物理降温，对症处理，严密观察。感染性发热的危险因素包括患者体弱、高龄、营养状况差、糖尿病、吸烟、肥胖、使用免疫抑制药物或原已存在的感染病灶。手术因素有止血不严密、残留死腔、组织创伤等。忽视预防性使用抗生素也是因素之一。感染性发热除伤口和其他深部组织感染外，其他常见发热病因包括肺膨胀不全、肺炎、尿路感染、化脓性或非化脓性静脉炎等。

2. 低体温　轻度低体温也是一个常见的术后并发症，多因麻醉药阻断了机体的调节过程，开腹或开胸手术热量散失，输注冷的液体和库存血液。患者对轻度低体温耐受良好，除使周围血管阻力轻微增加和全身耗氧减少之外，对机体无大妨碍。然而明显的低体温会引起一系列的并发症：周围血管阻力明显增加，心脏收缩力减弱，心排出量减少，神经系统受抑制，凝血障碍。深度低体温通常与大手术，特别是多处创伤的手术，输注大量冷的液体和库存血液有关。

术中应监测体温。大量输注冷的液体和库存血液时，应通过加温装置，必要时用温盐水反复灌洗体腔，术后注意保暖，可以预防术后低体温。

（三）呼吸系统并发症

呼吸系统并发症占术后死亡原因中第二位。年龄超过60岁，有慢性支气管炎、肺气肿、哮喘、肺纤维化等慢性阻塞性肺疾患的患者，更易招致呼吸系统并发症。

1. 肺膨胀不全　上腹部手术的患者，肺膨胀不全发生率为25%，老年、肥胖，长期吸烟和有呼吸系统疾病的患者更常见，最常发生在术后48小时之内（90%的发热可能与该并发症有关）。如果超过72小时，肺炎则不可避免。但多数患者都能自愈，且无大碍。

预防和治疗：鼓励咳嗽和深呼吸，经鼻气管吸引分泌物，叩击胸、背部。严重慢性阻塞性肺疾病患者，雾化吸入支气管扩张剂和溶黏蛋白药物有效。有气道阻塞时，应行支气管镜吸引。

2. 术后肺炎 肺膨胀不全,异物吸入和大量的分泌物是术后肺炎的常见病因。长期辅助呼吸者术后肺炎的危险性最高。气管插管损害黏膜纤毛转运功能,给氧、肺水肿、吸入异物和应用皮质激素都影响肺泡巨噬细胞的活性。在术后死亡的患者中,约一半直接或间接与术后肺炎有关,50%以上的术后肺炎,系革兰阴性杆菌引起。

3. 肺栓塞 肺栓塞包括肺血栓栓塞症、肺脂肪栓塞、羊水栓塞、空气栓塞、肿瘤栓塞、细菌栓塞等。肺栓塞的易患因素很多,如年龄50岁以上、下肢深静脉血栓形成、外伤、软组织损伤、烧伤、心肺疾病、肥胖、糖尿病等。临床表现为突发性呼吸困难、胸痛、咯血、晕厥、不明原因的急性右心衰竭、休克,血氧饱和度下降、肺动脉瓣区收缩期杂音。肺栓塞的治疗主要包括:①重症监护绝对卧床,适当使用镇静止痛药物,缓解患者的焦虑和惊恐症状;②吸氧、气管插管、机械通气;③循环支持;④溶栓,抗凝治疗等。预后与呼吸功能不全的严重程度相关。

(四)术后感染

1. 细菌感染 表现为发热、腹痛、腹部触痛及白细胞增加。如为弥漫性腹膜炎,应急诊剖腹探查;如为感染局限,行腹部和盆腔B超或CT扫描常能明确诊断。腹腔脓肿定位后可在B超引导下作穿刺置管引流,必要时需开腹引流。选用抗生素应针对肠道菌丛和厌氧菌丛。

2. 真菌感染 临床上多为假丝酵母菌(念珠菌)所致,常发生在长期应用广谱抗生素的患者,若有持续发热,又未找出确凿的病原菌,此时应想到真菌感染的可能性。治疗可选用两性霉素B或氟康唑等。

(五)切口并发症

1. 血肿、积血和血凝块 是最常见的并发症,几乎都归咎于止血技术的缺陷。促成因素有服用阿司匹林,小剂量肝素,原已存在的凝血障碍,术后剧烈咳嗽,以及血压升高等。表现为切口部位不适感,肿胀和边缘隆起、变色,血液有时经皮肤缝线外渗。颈部血肿特别危险,因为血肿可压迫呼吸道导致患者窒息。小血肿能再吸收,但伤口感染概率增加。治疗方法:在无菌条件下排空凝血块,结扎出血血管,再次缝合伤口。

2. 血清肿 伤口的液体积聚而非血或脓液,与手术切断较多的淋巴管有关。血清肿使伤口愈合延迟,增加感染的危险。皮下的血清肿可用空针抽吸,敷料压迫,以阻止淋巴液渗漏和再积聚。腹股沟区域的血清肿多在血管手术之后,空针抽吸有损伤血管和增加感染的危险,可让其自行吸收。如果血清肿继续存在,或通过伤口外渗,手术探查切口,结扎淋巴管。

3. 伤口裂开 指手术切口的任何一层或全层裂开。腹壁全层裂开常有腹腔内脏膨出。切口裂开可以发生在全身各处,但多见于腹部及肢体邻近关节的部位,主要原因有:①营养不良,组织愈合能力差;②切口缝合技术有缺陷,如缝线打结不紧,组织对合不全等;③腹腔内压力突然增高的动作,如剧烈咳嗽,或严重腹胀。切口裂开常发生于术后1周之内。往往在患者一次腹部突然用力时,自觉切口疼痛和突然松开,有淡红色液体自切口溢出。除皮肤缝线完整而未裂开外,深层组织全部裂开,称部分裂开;切口全层裂开,有肠或网膜脱出者,为完全裂开。

预防和治疗:缝线距伤口缘2~3cm,针距1cm,消灭死腔,引流物勿通过切口。对估计发生此并发症可能性很大的患者，可使用以下预防方法：①在依层缝合腹壁切口的基础上，加用全层腹壁减张缝线；②应在良好麻醉、腹壁松弛条件下缝合切口，避免强行缝合造成腹膜等组织撕裂；③及时处理腹胀；④患者咳嗽时，最好平卧，以减轻咳嗽时横隔突然大幅度下降，骤然增加的腹内压力；⑤适当的腹部加压包扎，也有一定的预防作用。

切口完全裂开时，要立刻用无菌敷料覆盖切口，在良好的麻醉条件下重新予以缝合，同时加用减张缝线。切口完全裂开再缝合后常有肠麻痹，术后应放置胃肠减压。切口部分裂开的处理，按具体情况而定。

4. 切口感染　表现为伤口局部红、肿、热、疼痛和触痛，浅表伤口感染时有分泌物，伴有或不伴有发热和白细胞增加。处理原则：在伤口红肿处拆除伤口缝线，使脓液流出，同时行细菌培养。清洁手术，切口感染的常见病原菌为葡萄球菌和链球菌，会阴部或肠道手术切口感染的病原菌可能为肠道菌丛或厌氧菌丛，应选用相应的抗菌药治疗。累及筋膜和肌肉的严重感染，需要急诊切开清创、防治休克和静脉应用广谱抗生素。

（六）泌尿系统并发症

1. 尿潴留　手术后尿潴留较为多见，尤其是老年患者、盆腔手术、会阴部手术或蛛网膜下隙麻醉后排尿反射受抑制，切口疼痛引起膀胱和后尿道括约肌反射性痉挛，以及患者不习惯床上排尿等，都是常见原因。凡是手术后6~8小时尚未排尿，或者虽有排尿，但尿量甚少，次数频繁，都应在下腹部耻骨上区作叩诊检查，如发现明显浊音区，即表明有尿潴留，应及时处理。先可安定患者情绪，如无禁忌，可协助患者坐于床沿或立起排尿。如无效，可在无菌条件下进行导尿。尿潴留时间过长，导尿时尿液量超过500ml者，应留置导尿管1~2日，有利于膀胱壁逼尿肌收缩力的恢复。有器质性病变，如骶前神经损伤、前列腺肥大等，也需要留置导尿管4~5日。

2. 泌尿道感染　下泌尿道感染是最常见的获得性医院内感染。泌尿道原已存在的污染，尿潴留和各种泌尿道的操作是主要原因。短时间(<48小时)膀胱插管的患者，约5%出现细菌尿，然而有临床症状的仅为1%。急性膀胱炎表现为尿频、尿急、尿痛和排尿困难，有轻度发热。急性肾盂肾炎则有高热，腰部疼痛与触痛，尿液检查有大量白细胞和脓细胞。

预防和治疗：术前处理泌尿系统污染，预防和处理尿潴留，治疗包括给足够的液体，膀胱彻底引流和针对性应用抗生素。

（陈锦鹏）

第八章　代谢与营养治疗

学习目标

1. 掌握营养状态的准确评估。
2. 掌握营养支持的途径及方法。
3. 了解肠内及肠外营养的并发症

营养支持治疗是20世纪临床医学中的重大发展之一，已经成为危重患者治疗中不可缺少的重要内容。为能合理地实施营养支持治疗，首先应该充分了解机体的正常代谢及饥饿、创伤引起的代谢变化。使营养支持治疗措施能适应患者的代谢状态，既有效又较少发生并发症。目前的营养支持方式，可分为肠内营养及肠外营养两种。

第一节　人体的基本营养代谢

新陈代谢是维持人体生命活动及内环境稳定最根本的需要，也是营养学最基本的问题。正常情况下，机体将食物中所含营养物质转化成生命活动所需的能量，或转化为能量的储存形式。疾病状态下，机器可发生一系列代谢改变，以适应疾病或治疗等情况。

一、正常情况下的物质代谢

人体能量来源于食物中的碳水化合物、蛋白质及脂肪。机体需每日不断地以所摄入食物进行能量转换，产生热量和机械做工，以维持机体正常的生命活动。

1. 碳水化合物　主要生理功能是提供能量，同时也是细胞结构的重要成分之一。正常情况下，维持成年人机体正常功能所需的能量中，一般55%～65%由碳水化合物供给人体。大脑、神经组织及其他一些组织则完全依赖葡萄糖氧化供能。食物中的碳水化合物经消化道消化吸收后以葡萄糖、糖原及含糖复合物三种形式存在。

2. 蛋白质　是生物体的重要组成，在生命活动中起着极其重要的作用。蛋白质的主要生理功能是参与构成各种细胞组织，维持细胞组织生长、更新和修复，参与多种重要的生理理功能及氧化供能。

3. 脂肪　主要生理功能是提供能量、构成身体组织、供给必需脂肪酸并携带脂溶性维生素等。

二、能量代谢

生物体内碳水化合物、蛋白质和脂肪在代谢过程中所伴随的能量释放、转移和利用称为能量代谢。准确地评估临床上不同状态下患者的能量消耗是提供合理有效的营养支持及决定营养物质需要量与比例的前提和保证。

1. 机体能量消耗测定及计算　机体每日的能量消耗包括基础能量消耗（BEE）、食物的生热效应、兼性生热作用和活动的生热效应几个部分，其中基础能量消耗在每日总能量消耗所占比例最大(60%～70%)，是机体维持正常生理功能和内环境稳定等活动所消耗的能量。

临床上最常用的机体能量消耗测定方法是间接测热法，测定机体在单位时间内所消耗的氧和产生的 CO_2 量，即可计算出机体在该时间内的产热即能量消耗。由于设备或条件的限制，实际测量患者的静息能量消耗以指导临床营养的实施极为困难，因此需要一些简便、有效的能量消耗计算公式供临床使用。常用的经典能量计算有 Harris-Benedict 公式：

男性 BEE(kcal) = 66.5+13.7×W+5.0×H−6.8×A

女性 BEE(kcal) = 655.1+9.56×W+1.85×H−4.68×A

W：体重(kg)；H：身高(cm)；A：年龄(岁)

2. 机体能量需要量的确定　机体能量消耗值并不等于实际能量需要量，不同患者的能量消耗与能量利用效率之间的关系也不同。对于无法实际测定静息能量消耗的患者，若 BMI<30，推荐的能量摄入量为 20～25kcal/(kg·d)；BMI>30 的患者，推荐的能量摄入量应为正常需要量的 70%～80%。

三、饥饿、创伤状况下代谢变化

机体在饥饿或创伤的情况下，受神经-内分泌的调控，可发生一系列病理生理变化，包括物质代谢及能量代谢的变化。营养支持治疗时，需适应这些变化。

(一) 饥饿时的代谢变化

机体对饥饿的代谢反应是减少活动和降低基础代谢率，从而减少机体组成的分解。饥饿时，血糖下降，为维持糖代谢恒定，胰岛素分泌立即减少，胰高糖素、生长激素、儿茶酚胺分泌增加，以加速糖原分解，使糖生成增加。随着饥饿时间延长，上述激素的变化可促使氨基酸自肌肉动员，肝糖异生增加，糖的生成由此增加，但也同时消耗了机体蛋白质。饥饿时，受内分泌的支配，体内脂肪水解增加，逐步成为机体的最主要能源。充分利用脂肪能源，即减少蛋白质的分解。水分丢失、大量脂肪和蛋白质被分解，使组织、器官重量减轻，功能下降。例如肾浓缩能力消失，肝蛋白丢失，胃肠排空运动延迟，消化酶分泌减少，肠上皮细胞萎缩，通气及换气能力减弱，心脏功能减退。最终可导致死亡。

(二) 创伤、感染后的代谢变化

创伤、感染等外周刺激传导至下丘脑，通过神经-内分泌发生一系列反应。交感神经系统兴奋，胰岛素分泌减少，肾上腺素、去甲肾上腺素、胰高糖素、促肾上腺皮质激素、肾上腺皮质激素及抗利尿激素分泌均增加，机体的静息能量消耗(REE)增加。创伤时机体一方面对糖的利用率下降，另外一方面糖异生作用明显增强，因而容易发生高血糖、糖尿。蛋白质分解增加，尿氮排出增加，出现负氮平衡，其程度和持续时间与创伤应激程度、营养状况及患者年龄有关。糖异生过程活跃，脂肪分解明显增加，其分解产物作为糖异生作用的前提物质，从而减少蛋白质分解，保存机体蛋白质，对创伤应激患者有利。

第二节　营养状态的评定

对患者营养状态的评定，既可判别其营养不良程度，又是营养支持治疗效果的客观指标。通过临床检查、人体测量、生化检查等手段，判定机体营养状况，确定营养不良的类型和程度，估计营养不良所致的危险性，并监测营养支持的疗效，从而提示预后。

一、临床检查

临床检查是通过询问病史和仔细的体格检查来发现是否存在营养不良。病史、精神史、用药史及生理功能史等。膳食调查可记录一段时期内每日、每餐摄入食物和饮料的量，以了解有无厌食、进食改变等情况。

通过细致的体格检查可以及时发现肌肉萎缩、毛发脱落、皮肤损害、水肿或腹水等体征，初步判断营养不良程度。

二、人体测量

人体测量是最简单方便也是应用最广泛的评价方法。人体测量的内容主要包括体重、体重指数、皮褶厚度与臂围等。

1. 体重　是构成机体脂肪组织、肌肉骨骼组织、水和矿物质的总和。体重变化可反映营养状态，但应排除脱水或水肿等影响因素。理想体重的计算方法：男性理想体重(kg)＝身高(cm)－105；女性理想体重(kg)＝身高(cm)－100。由于体重的个体差异较大，临床往往用实际体重与理想体重的百分比来表示机体营养状况。结果判定，80%～90%为轻度营养不良；70%～79%为中度营养不良；<69%为重度营养不良；110%～120%为超重；>120%为肥胖。将体重改变与时间结合起来，能更好地评价患者的营养状况。一般来说，三个月体重丢失>5%，或六个月体重丢失>10%。可以判定存在营养不良。

2. 体重指数(BMI)　体重指数被公认为反映蛋白质热量营养不良及肥胖症的可靠指标。计算公式：BMI＝体重(kg)/身高^2(m^2)。正常值为19～25(19～34岁)，21～27(>35岁)；17.0～18.5为轻度营养不良；16～17为中度营养不良；<16为重度营养不良；>27.5为肥胖；27.5～30为轻度肥胖；30～40为中度肥胖；>40为重度肥胖。

3. 皮褶厚度与臂围　通过三头肌皮皱厚度、上臂中点周径及上臂肌肉周径的测定来反映全身肌肉及脂肪的状。

三、生化及实验室检查

1. 血浆蛋白　包括血清蛋白(白蛋白)、转铁蛋白、维生素A结合蛋白及前白蛋白浓度测定，是营养评定的重要指标。营养不良时该测定值均有不同程度下降。白蛋白的半寿期为18日，转铁蛋白及前白蛋白的半寿期均较短，分别为8日及2日。血清前白蛋白、转铁蛋白和维生素A结合蛋白半衰期短，血清含量少，是反映营养状况更敏感更有效的指标。

2. 氮平衡试验　氮平衡是评价机体蛋白质营养状况可靠和常用的指标。在没有消化道及其他额外的体液丢失(如消化道瘘或大面积烧伤等)的情况下，机体蛋白质分解后基本是以尿素形式从尿中排出。因此测定尿中尿素氮含量(注意要精确收集 24 小时尿液并计量),加常数 2~3 g(表示以非尿素氮形式排出的含氮物质和经粪便、皮肤排出的氮)即为出氮量。入氮量则是静脉输入氨基酸液的含氮量(6.25g 氨基酸=1g 氮)。若氮的摄入量大于排出量了,为正氮平衡;若氮的摄入量小于排出量,则负氮平衡,若氮的摄入量与排出量相等,为氮平衡状态。

第三节　肠外营养

肠外营养(PN)是指通过胃肠道以外途径提供营养支持的方式,一般通过静脉途径提供营养。从外科角度,营养不良者的术前应用、消化道瘘、急性重症胰腺炎、短肠综合征、严重感染与脓毒症、大面积烧伤,以及肝肾衰竭等,都是应用 PN 的指征。肠外营养疗效确切挽救了大量危重患者的生命。

一、肠外营养制剂

肠外营养由碳水化合物、脂肪乳、氨基酸、维生素、电解质及微量元素等基本营养素组成,以提供患者每日所需要的能量及各种营养物质,维持机体正常代谢。

1. 碳水化合物　葡萄糖是肠外营养的主要能源物质。机体所有器官、组织都能利用葡萄糖能量,肠外营养时补充葡萄糖 3~3.5g/(kg · d)就有显著的节省蛋白质的作用。其来源丰富、价格低廉,符合人体生理要求。通过血糖、尿糖的监测能了解其利用情况,相当方便。

2. 脂肪乳剂　是 PN 的另一种重要能源。乳剂的能量密度大,10%溶液含热量 4.18U (1 kcal)/ml,应激时其氧化率不变、甚至加快。脂肪乳剂安全无毒,富含必需脂肪酸,对静脉壁无刺激,可经外周静脉输入。但需注意使用方法,输注太快可致胸闷、心悸或发热等反应。一般情况下,肠外营养中脂肪乳应占 30%~40%总热卡。脂肪乳剂的输注速度为 1.3~1.7mg/(kg · min),高脂血症患者应减少或停用脂肪乳剂。

3. 氨基酸制剂　氨基酸是肠外营养的唯一氮源,是机体合成蛋白质的底物。复方氨基酸有平衡型及特殊型两类。平衡氨基酸溶液含 EAA8 种,NEAA 8~12 种,其组成符合正常机体代谢的需要,适用于大多数患者。特殊氨基酸溶液专用于不同疾病。例如,用于肝病的制剂中含 BCAA 较多,而含芳香氨基酸较少。用于肾病的制剂主要是含 8 种必需氨基酸,仅含少数非必需氨基酸(精氨酸、组氨酸等)。

4. 电解质制剂　肠外营养时需补充钾、钠、氯、钙、镁及磷,其对维持机体水、电解质和酸碱平衡,保持内环境稳定,维护各种酶活性和神经肌肉的应激性均有重要作用。

5. 维生素和微量元素　维生素制剂有水溶性及脂溶性两种,均为复方制剂。每支注射液包含正常人各种维生素的每日基本需要量。微量元素注射液含锌、铜、锰、铁、铬、碘等微量元素的每日需要量。微量元素和维生素虽然不能产生能量,但对于维持人体正常代谢和生理功能是必不可少的。

二、肠外营养混合液配置

肠外营养所供的营养素种类较多,从生理角度,将各种营养素在体外先混合配制再输入，称为全合一营养液系统。全营养混合液的配制过程要符合规定的程序，由专人负责，以保证混合液中的脂肪乳剂的理化性质仍保持在正常状态。为确保混合营养液的安全性和有效性，目前不主张在肠外营养液中添加其他药物。

近年来，随着新技术新材料的不断发展，有将 TNA 液制成两腔或三腔袋的产品，腔内分装氨基酸、葡萄糖和脂肪乳剂，有隔膜将各成分分开，以防相互发生反应。临用前用手加压即可撕开隔膜，使各成分立即混合。这种产品符合 TNA 原则，做到各营养底物同时输入，而且节省了配制所需的设备，简化了步骤，有很好的应用价值。

三、肠外营养的输入途径

由于全营养混合液的渗透压不高，故经周围静脉滴注并无困难，适宜于用量小、PN 支持不超过 2 周者。对于需长期 PN 支持者，则以经中心静脉导管输入为宜。该导管常经颈内静脉或锁骨下静脉穿刺置入至上腔静脉。

四、肠外营养的并发症

肠外营养的并发症有静脉导管相关并发症、代谢性并发症、脏器功能损害及代谢性骨病等。

1. 静脉导管相关并发症　分为非感染性并发症及感染性并发症两大类，非感染性并发症大多数在中心静脉导管放置过程中发生气胸、空气栓、血管、神经损伤和导管护理不当所致导管脱出、导管折断、导管堵塞等。感染性并发症主要指中心静脉导管相关感染及周围静脉血栓性静脉炎。

2. 代谢性并发症　从其发生原因可归纳为三方面：补充不足、糖代谢异常，以及肠外营养本身所致。补充不足所致的并发症主要是血清电解质紊乱、微量元素缺乏、必需脂肪酸缺乏（EFAD）。糖代谢紊乱所致的并发症是低血糖及高血糖、肝功能损害。影响因素很多，其中最主要的原因是葡萄糖的超负荷引起的肝脂肪变性。

3. 脏器功能损害　长期肠外营养可引起肝损害，主要病理改变为肝脂肪浸润和胆汁淤积，其原因与长期缺乏食物刺激、肠道激素的分泌受抑制、不恰当的营养物质摄入等有关。此外，长期禁食可导致肠黏膜上皮绒毛萎缩，肠道免疫功能障碍，导致肠道细菌易位而引发肠源性感染。

4. 代谢性骨病　长期肠外营养患者出现骨质疏松、骨钙丢失、高钙血症、尿钙排出增加、四肢关节疼痛，甚至出现骨折等表现，称之为代谢性骨病。

第四节　肠内营养

肠内营养（EN）是指通过胃肠道途径提供营养的方式，凡胃肠道功能正常，或存在部分功能者，营养支持时应首选肠内营养。肠内营养制剂经肠道吸收入肝，在肝内合成机体所需的各种成分，符合生理状态。肠内营养能维持肠道结构和功能的完整，费用低，并发症较少等优点，而是临床营养支持首选的方法。

一、肠内营养制剂

为适应机体代谢的需要,肠内营养制剂的成分均很完整,包括碳水化合物、蛋白质、脂肪或其分解产物,也含有生理需要量的电解质、维生素和微量元素等。肠内营养制剂根据其组成可分为非要素型、要素型、组件型及疾病专用型肠内营养制剂等四类:

1. 非要素型制剂　该类制剂以整蛋白或蛋白质游离物为氮源,也称整蛋白型制剂,其渗透压接近等渗,口感较好,使用方便,耐受性强,适于胃肠道功能较好的患者,是应用最广泛的肠内营养制剂。

2. 要素型制剂　该制剂是氨基酸或多肽类、葡萄糖、脂肪、矿物质和维生素的混合物,具有成分明确、营养全面、不需要消化即可直接或接近直接吸收、含残渣少、不含乳糖等特点,但其口感较差,适合于胃肠道消化、吸收功能部分受损的患者,如短肠综合征、胰腺炎等患者。

3. 组件型制剂　该制剂是仅以某种或某类营养素为主的肠内营养制剂,是对完全型肠内营养制剂进行补充或强化,以适合患者的特殊需要,主要有蛋白质组件、脂肪组件、糖类组件、维生素组件和矿物质组件等。

4. 疾病专用型制剂　此类制剂是根据不同疾病特征设计的针对特殊患者的专用制剂,主要有:糖尿病、肝病、肿瘤、婴幼儿、肾病、创伤等专用制剂。

肠内营养制剂有粉剂及溶液两种,临床上应根据患者的病情选择相应制剂,以达到最佳的治疗效果。

二、肠内营养途径选择

肠内营养的输入途径有口服、鼻胃管、鼻肠置管、胃造口、空肠造口等,具体投给途径的选择取决于疾病情况、喂养时间长短、患者精神状态及胃肠道功能。

1. 鼻胃管、鼻肠置管　鼻胃管喂养的优点在于胃容量大,对营养液的渗透压不敏感,适合于各种完全性营养配方,缺点是有反流与吸入气管的风险,长期置管可出现咽部红肿、不适,呼吸系统并发症增加。

2. 胃及空肠造口　胃或空肠造口适用于较长时间进行肠内营养的患者,具体可采用手术造口或经皮内镜辅助造口。

三、肠内营养的输注

肠内营养的输注方式有一次性输注,间隙性重力滴注和连续性经泵输注三种。

1. 一次性输注　将营养液用注射器缓慢注入喂养管内,每次 200 ml 左右,每日 6~8 次。该方法适用于胃造瘘的患者,因为胃容量大,对容量及渗透压的耐受性较好。

2. 间隙性重力输注　将配制好的营养液借重力经输液管将营养液缓慢滴入胃肠道内,每次 250~400ml 左右,每日 4~6 次。此法优点是类似正常饮食,患者自由活动时间较多。

3. 连续经泵输注　应用输液泵 12~24 小时均匀持续输注,临床上胃肠道不良反应较少,营养效果好。

肠内营养液输注时应循序渐进,开始时采用低浓度、低剂量、低速度,随后再逐渐增加营养液浓度、滴注速度及投给剂量。

四、肠内营养的并发症及防治

肠内营养常见的并发症不多，也不严重，主要有机械方面、胃肠道方面、代谢方面及感染方面的并发症。

1. 机械性并发症　主要有鼻、咽及食管损伤，喂养管堵塞，拔管困难等。

2. 胃肠道并发症　恶心、呕吐、腹泻、腹胀、肠痉挛等症状是临床最常见的消化道并发症，大多数能够通过合理的操作来预防和及时处理。

3. 代谢性并发症　主要有水、电解质及酸碱代谢异常，糖代谢异常，微量元素、维生素及脂肪酸的缺乏。

4. 感染性并发症　感染性并发症主要与营养液的误吸和营养液污染有关。吸入性肺炎是肠内营养最严重的并发症，常见于幼儿、老年病人及意识障碍患者。防止胃内容物潴留及反流是预防吸入性肺炎的重要措施。

（陈锦鹏）

第九章　外科感染

学习目标

1. 掌握外科感染的基本概念。
2. 掌握临床常见浅部组织感染的临床特点及治疗。
3. 了解手部感染的特点及处理。
4. 掌握破伤风的临床表现及处理原则。
5. 了解全身性外科感染的临床特点。

第一节　概　　论

外科感染(surgical infection)是指需要外科治疗的感染,包括创伤、烧伤、手术、器械检查等并发的感染。外科感染可按不同的角度以分类;根据病程长短感染可分为急性、亚急性与慢性感染。病程在3周以内为急性感染,超过2个月为慢性感染,介于两者之间为亚急性感染。感染亦可按照发生条件来分类,如条件性(机会性)感染、二重感染(菌群交替)、医院内感染等。按病菌种类和病变性质分非特异性和特异性感染。非特异性感染又称化脓性感染或一般性感染,常见致病菌有葡萄球菌、链球菌、大肠杆菌等,常见疾病有疖、痈、丹毒、急性乳腺炎、急性阑尾炎等。特异性感染如结核病、破伤风、气性坏疽、念珠病等,因致病菌不同,可有独特的表现。

外科感染的发生受到致病菌的毒力、局部及全身的抵抗力、及时和正确的治疗等因素的影响。外科感染处理的关键在于恰当的外科干预和抗菌药物的合理应用。去除感染灶、通畅引流是外科治疗的基本原则,任何一种抗菌药物都不能取代引流等外科处理。一般来说,抗菌药物在外科感染治疗中仅起到辅助作用。

第二节　浅部组织的化脓性感染

一、疖

【病因和病理】　疖(furuncle)俗称疔疮,是单个毛囊及其周围组织的急性细菌性化脓性炎症。大多为金黄葡萄球菌感染,偶可因表皮葡萄球菌或其他病菌致病。与局部皮肤不洁、擦伤、皮下毛囊与皮脂腺分泌物排泄不畅或机体抗感染能力降低有关。因金黄葡萄球菌多能产生血浆凝固酶,可与感染部位的纤维蛋白原转变为纤维蛋白,从而限制了细菌的扩散,炎症特征多为局限性而有脓栓形成。

【临床表现】　好发于颈项、头面和背部,初时局部皮肤有红、肿、痛的小硬结,范围<2 cm。数日后肿痛范围扩大、小硬节中央组织坏死、软化,中心处出现黄白色的脓栓;触之稍有波动;大多脓栓可自行脱落、破溃。待脓液流尽后炎症逐步消退后愈合。有的疖(无头

疖)无脓栓,其炎症则需经抗炎处理后消退。

面疖特别是鼻、上唇及周围所谓“危险三角区”的疖症状明显、病情严重,特别是由于处理不当如被挤压时,病菌可经内眦静脉、眼静脉进入颅内海绵状静脉窦,引起化脓性海绵状静脉窦炎,出现颜面部进行性肿胀,可有寒战、高热、头痛、呕吐、昏迷甚至死亡。

此外,不同部位同时发生几处疖,或者在一段时间内反复发生疖,称为疖病。与患者的抗感染能力较低(如有糖尿病),或皮肤不洁、擦伤等有关。

【诊断与鉴别诊断】 本病易于诊断。如有发热等全身反应,应作血常规检查;老龄或疖病患者还应检查血糖和尿糖,或做脓液细菌培养及药物敏感试验。

需鉴别的病变有:皮脂囊肿感染、痤疮轻度感染及痈等。痤疮病变小并且顶端有点状凝脂;痈病变范围大,可有数个脓栓,除有红肿疼痛外,全身症状也较重。

【预防和治疗】 保持皮肤清洁,应避免汗渍过多,勤洗澡和及时更换内衣,婴儿更应注意保护皮肤避免表皮受伤。

1. 局部处理 红肿阶段可选用热敷、超短波、红外线等理疗,也可敷贴中药金黄散、玉露散或鱼石脂软膏。疖顶见脓点或有波动感时,可用苯酚或碘酊点涂脓点,也可用针尖或小刀头将脓栓剔出,但禁忌挤压。出脓后敷以呋喃西林、湿纱条或以化腐生肌的中药膏,直至病变消退。

2. 药物应用 若有发热、头痛、全身不适等全身症状,特别是面部疖或并发急性淋巴结炎、淋巴管炎时,可选用青霉素类或磺胺类药物治疗;或用清热解毒中药方剂;有糖尿病者应给予胰岛素或降血糖药物。

二、痈

【病因和病理】 痈(carbuncle)是指多个相邻毛囊及其周围组织同时发生急性细菌性化脓性炎症,也可由多个疖融合而成。多由金黄葡萄球菌感染所致,中医称其为“疽”。

炎症常从毛囊底部开始,并向阻力较小的皮下组织蔓延,再沿深筋膜向外周扩展,上传入毛囊群而形成多个脓头。由于有多个毛囊同时发生感染,痈的炎症范围显然要比疖大,病变累及深层皮下结缔组织,使其表面皮肤血运障碍甚至坏死;自行破溃常较慢,全身反应较重。随着时间迁延,还可能有其他病菌进入病灶形成混合感染,甚至发展为脓毒症。

【临床表现】 一般以中、老年发病多,病变好发于皮肤较厚的部位,初起为局部小片皮肤硬肿、热痛,肤色暗红,其中可有数个凸出点或脓点,但一般疼痛较轻,多有畏寒、发热、食欲减退和全身不适。随后局部病灶的皮肤可因组织坏死呈紫褐色,但肉芽增生比较少见,很难自行愈合。延误治疗病变继续扩大加重,出现严重的全身反应。唇痈容易引起颅内化脓性海绵状静脉窦炎,危险性更大。

【诊断与鉴别诊断】 本病诊断不难,鉴别时可做脓液细菌培养与药物敏感试验,并要注意老年患者有无糖尿病、低蛋白血症、心脑血管病等。

【预防和治疗】 注意个人卫生,保持皮肤清洁,及时治疗疖病,以防感染扩散。

1. 药物应用 可先选用青霉素或磺胺类药,以后根据细菌培养和药物敏感试验结果更换敏感药物。中药选用清热解毒方剂,以及其他对症药物。有糖尿病时应注意饮食管理,并及时应用胰岛素或降血糖药以控制高血糖。

2. 局部处理 初期仅有红肿时，可用50%硫酸镁湿敷，鱼石脂软膏、金黄散等敷贴，也可以碘伏原液稀释10倍后每日涂布3次，同时口服或静脉给予抗生素，争取病变范围缩小。已出现多个脓点、表面紫褐色或已破溃流脓时，需要及时切开引流，清除脓液和尚未成脓、但已失活的组织；然后在脓腔内填塞生理盐水或凡士林纱条，外加干纱布绷带包扎（图9-1）。术后注意创面渗血，渗出液过多时应及时更换敷料。一般术后24小时更换敷料，改呋喃西林纱条贴于创面抗炎。以后每日更换敷料，等炎症控制后伤口内可使用生肌散，促进肉芽组织生长，促进创面收缩愈合。较大的创面皮肤难以覆盖者，可在肉芽组织长后予以植皮以加快修复。

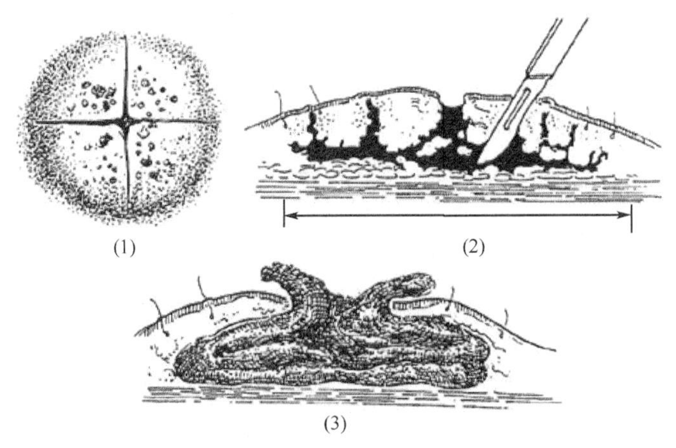

图9-1 痈的切开引流

（1）十字形切口；（2）切口深达筋膜，长度超过炎症范围少许；（3）纱条填塞止血

三、皮下急性蜂窝织炎

【病因和病理】 急性蜂窝织炎（acute cellulitis）是指发生在皮下、筋膜下、肌间隙或深部蜂窝组织的急性细菌感染的非化脓性炎症。致病菌主要是溶血性链球菌，其次为金黄葡萄球菌，以及大肠杆菌或其他型链球菌等。由于溶血性链球菌感染后可释放溶血素、链激酶、透明质酸酶等，故其炎症不易局限，与正常组织分界不清、扩散迅速，可在短期内引起广泛的皮下组织炎症、渗出、水肿，可导致全身炎症反应综合征（SIRS）和内毒素血症，但血培养常为阴性。若是金黄色葡萄球菌引起者，则因细菌产生的凝固酶作用而病变较为局限。

【临床表现】 急性蜂窝织炎分表浅和深部，表浅者初起时患处红、肿、热、痛，炎症沿皮下向四周扩散迅速，肿胀越发明显，并可出现不同大小的水疱、疼痛更加剧烈，此时局部皮肤发红、指压后可稍退色，红肿边缘界限不清楚。邻近病变部位的淋巴结常有肿痛。深部的急性蜂窝织炎则表皮的病状不明显，常有寒战、高热、头痛、乏力等全身症状；严重时体温极高或过低，甚至有意识改变等严重中毒表现。

由于病菌的种类与毒性、患者的状况和感染部位的不同，可有如下几种特殊类型。

1. 产气性皮下蜂窝织炎 致病菌以厌氧菌为主，如肠球菌、兼性大肠杆菌、变形杆菌、拟杆菌或产气荚膜梭菌。下腹与会阴部比较多见，常在皮肤受损伤且污染较重的情况下发生。产气性皮下蜂窝织炎病变主要局限于皮下结缔组织，不侵及肌层。初期表现类似一般性蜂窝织炎，但病变进展快且可触感皮下捻发音，破溃后可有臭味，全身状态较快恶化。

2. 新生儿皮下坏疽 亦称新生儿蜂窝织炎，致病菌主要为金黄色葡萄球菌，病变多发生背部与臀部，偶尔在枕部、肩、腿、腰骶和会阴等容易受压处。其特点是起病急、发展快，发病不易局限，极易引发皮下组织广泛的坏死。初起时皮肤发红，触之稍硬。病变范围扩大时，皮肤与皮下组织分离，触诊时皮下浮动感，脓液多时也可出现有波动。皮肤坏死时肤色呈灰褐色或黑色，并可破溃。严重时可有高热、拒乳、哭闹不安，昏睡、昏迷等全身感染症状。

3. 口底、颌下急性蜂窝织炎 感染多起源于口腔或面部，炎症肿胀可迅速波及咽喉，导致喉头水肿，压迫气管，阻碍通气，有导致窒息的危险。检视颌下皮肤轻度红热，但肿胀明显，伴有高热、呼吸急迫、吞咽困难、不能进食、口底肿胀。病起源于面部者，红、肿、热、痛，全身反应较重；感染常向颌下或颈深部蔓延，可累及颌下或颈阔肌后的结缔组织，甚至纵隔，引起吞咽和呼吸困难，甚至窒息。

【诊断与鉴别诊断】 本病诊断并不困难。浆液性或脓性分泌物涂片可检出致病菌，血和脓细菌培养与药物敏感试验有助诊断与治疗。

产气性皮下蜂窝织炎应与气性坏疽区别。后者以产气荚膜梭菌引起的坏死性肌炎为主，伤口常有某种腥味，X 线片肌肉间可见气体影。新生儿皮下坏疽初期有皮肤质地变硬时，应与硬皮病区别。后者皮肤不发红，体温不增高。小儿颌下蜂窝织炎引起呼吸急促、不能进食时，应与急性咽峡炎区别。后者颌下肿胀稍轻，而口咽内红肿明显。

【预防和治疗】 重视皮肤卫生，防治皮肤受伤。婴儿和老年人的抵抗力较弱，要重视生活护理。

【抗菌药物使用】 一般先用青霉素或头孢类抗生素，疑有厌氧菌感染时加用甲硝唑。根据临床治疗效果或细菌培养与药敏报告调整用药。

【局部处理】 早期急性蜂窝织炎，可用 50% 硫酸镁湿敷，或金黄散、鱼石脂膏敷贴，形成脓肿应切开引流；口底及颌下急性蜂窝织炎则应争取及早切开减压，以防窒息；为缓解皮下炎症扩展和减少皮肤坏死，也可在病变处作多个小的切口减压，产气性皮下蜂窝织炎必须及时隔离，伤口可用 3% 过氧化氢液冲洗、湿敷等处理。

【对症处理】 注意改善患者全身状态，高热时作冷敷物理降温；进食困难者输液维持营养和体液平衡；呼吸困难时给予吸氧或辅助通气等，注意防止酸碱失衡。

四、丹　　毒

【病因和病理】 丹毒(erysipelas)是皮肤淋巴管网的急性非化脓性炎症，为乙型溶血性链球菌侵袭所致，好发于下肢与面部，大多常先有病变远端皮肤或黏膜的某种病损。发病后淋巴管网分布区域的皮肤出现炎症反应，局部很少有组织坏死或化脓，但全身炎症反应明显，易治愈但常有复发。

【临床表现】 病变多见于下肢，表现为片状皮肤红疹、微隆起、色鲜红、中间稍淡、境界较清楚，局部有烧灼样疼痛。起病急，全身性脓毒症重，开始即可有畏寒、发热、头痛、全身不适等。附近淋巴结常肿大、有触痛，但皮肤和淋巴结少见化脓破溃。下肢丹毒反复发作导致淋巴管阻塞、淋巴液淤滞，导致淋巴水肿，局部皮肤粗厚、肢体肿胀，甚至发展成"象皮肿"。

【预防和治疗】 注意皮肤清洁，及时处理小创口；积极治疗与丹毒相关的足癣、溃疡、鼻窦炎等，避免复发。

治疗时就注意卧床休息，抬高患肢。局部可用50%硫酸镁液湿热敷。全身应用抗菌药物，静脉滴注如青霉素、头孢类敏感的抗生素。

五、浅部急性淋巴管炎和淋巴结炎

【病因和病理】 淋巴管与淋巴结的急性非化脓性炎症，病菌为乙型溶血性链球菌、金黄色葡萄球菌等，病变时皮下淋巴管内淋巴回流受阻渗出，沿淋巴管周围组织产生炎症反应。皮下淋巴管分深、浅两层，深层淋巴管炎病变身在隐匿、体表无变化；而浅层急性淋巴管炎（acute lymphatitis）则可在皮下结缔组织层内，沿集合淋巴管蔓延，表现为网状淋巴管炎（丹毒）与管状淋巴管炎。浅部的急性淋巴结炎好发部位多在颌下、颈部、腋窝、肘内侧、腹股沟或腘窝。多来源于口咽炎症、足癣、皮肤损伤以及各种皮肤、皮下化脓性感染等。

【临床表现】 管状淋巴管炎多见于四肢，下肢更常见，病变部位表皮下可见红色线条，有触痛，扩展时红线向近心端延伸，中医称“红丝疔”。皮下深层的淋巴管炎不出现红线，可有条形触痛带。患者有发热、畏寒、头痛、食欲减退和全身不适等症状，病情取决于病菌的毒性和感染程度。

急性淋巴结炎轻者局部淋巴结肿大、有疼痛和触痛，但表面皮肤正常，可清晰触及肿痛的淋巴结，大多能自行消肿痊愈；炎症加重时肿大淋巴结可粘连成团形成肿块，疼痛加重，皮肤发红、发热；严重者淋巴结坏死形成局部脓肿并有发热、白细胞增加等全身感染等炎症反应。

【诊断与鉴别诊断】 本病需与急性静脉炎相鉴别，后者也有皮肤下索条状触痛，沿静脉走行分布，常与血管内长期留置导管或输注刺激性药物有关。

【治疗与预防】 应着重治疗原发感染病灶。发现皮肤有红线条时，可用呋喃西林等湿温敷；如果红线条向近侧延长较快，可在皮肤消毒后用较粗的针头，沿红线分别选取几个点垂直刺入皮下，并局部再湿敷抗菌药液，以利抗炎。

未形成脓肿的急性淋巴结炎，应积极治疗原发感染灶，淋巴结炎多可随着原发感染控制后得以消退。若已形成脓肿，除应用抗菌药物外，还需切开引流。一般可先试行穿刺吸脓，然后在局部麻醉下切开引流。

第三节　手部急性化脓性细菌感染

手部急性化脓性细菌感染常见为甲沟炎、脓性指头炎、手掌侧化脓性腱鞘炎、掌深间隙感染和滑囊炎，致病菌主要为金黄葡萄球菌，大多数由外伤后细菌入侵继发感染所致，如针刺、剪指甲过深、逆剥新皮倒刺等轻微外伤即可引发严重感染。

一、甲沟炎和脓性指头炎

1. 甲沟炎　是皮肤沿指甲两侧形成的甲沟及其周围组织的化脓性细菌感染，常因微小刺伤、倒刺、剪指甲过深等引起。致病菌多为金黄葡萄球菌。

甲沟炎常先发生在一侧甲沟皮下，先为局部的红、肿、热、痛，感染加重时常有疼痛加剧和发热等全身症状。化脓时甲沟皮下出现白色脓点,有波动感,炎症可蔓延至甲根或扩展到另一侧甲沟,形成半环形脓肿;向甲下蔓延形成甲下脓肿;后者可因感染向深层蔓延而形成指头炎或慢性甲沟炎。

甲沟炎初起未成脓时,口服抗菌药物,局部可选用鱼石脂软膏、金黄散糊等敷贴或超短波、红外线等理疗。已成脓时切开引流。甲根处的脓肿,需要分离拔除一部分指甲甚至全片指甲,手术时需注意避免甲床损伤,以利指甲再生。

2. 脓性指头炎 为手指末节掌面的皮下化脓性感染,致病菌多为金黄色葡萄球菌。初起阶段,指头有针刺样痛,轻度肿胀。继而指头肿胀加重、有剧烈的跳痛,可有发热、全身不适、白细胞计数增高。感染加重时,神经末梢因受压和营养障碍而麻痹,指头疼痛反而减轻;若末节指骨并发骨髓炎,化脓指头破溃溢脓后,因指骨坏死或骨髓炎创口常经久不愈。

指头炎初发时,应悬吊前臂平置患手,避免下垂以减轻疼痛。若患指剧烈疼痛、肿胀明显、伴有全身症状,应当及时切开引流,避免指骨受压坏死和发生骨髓炎。通常采用指神经阻滞麻醉,末节指侧面作纵切口,切口远侧不超过甲沟的 1/2,近侧不超过指节横纹,将皮下纤维索分离切断,剪去突出的脂肪使引流通畅;脓腔较大则宜作对口引流并放置橡皮片引流,有死骨片应当除去;切口不应做成鱼口形,以免术后疤痕形成影响手指触觉(图 9-2,图 9-3)。

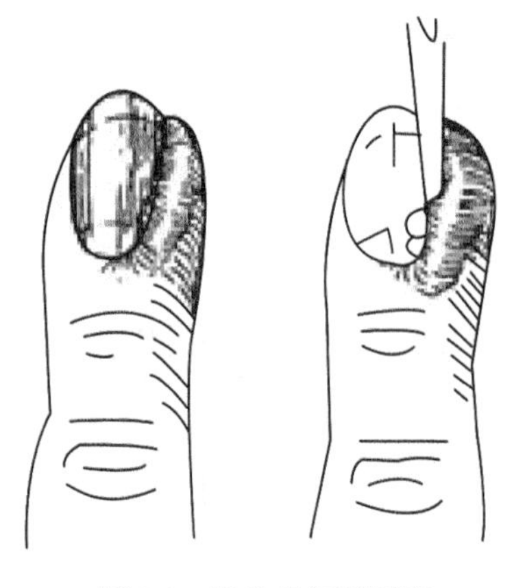

图 9-2 甲沟炎切开引流

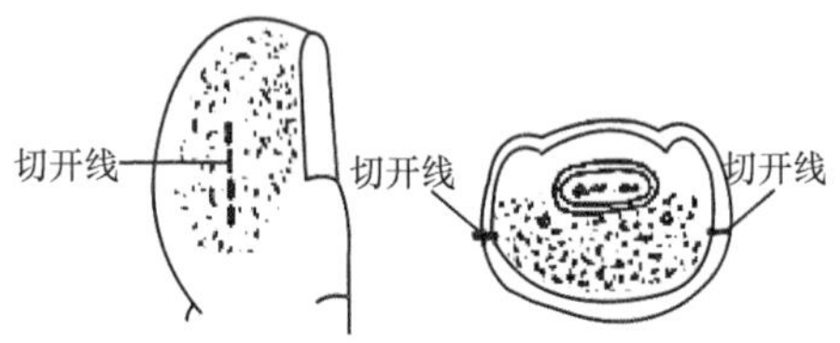

图 9-3 指头炎切开线

二、急性化脓性腱鞘炎和化脓性滑囊炎

【病因与病理】 多为局部刺伤后继发感染细菌感染或掌部感染蔓延所致,致病菌多为金黄色葡萄球菌。

由于拇指与小指的腱鞘分别与桡侧、尺侧滑液囊相沟通,因此拇指和小指的腱鞘炎可蔓延到桡侧、尺侧滑液囊。两滑液囊在腕部有时经一小孔互相沟通,感染也可能由此而互相传播。示指、中指与环指的腱鞘不与滑液囊相沟通,感染常局限在各自的腱鞘内,但可扩散到手掌深部间隙 。

【临床表现】 病情发展迅速,局部与全身症状明显,患指疼痛非常剧烈,多伴有发热、头痛、不适,白细胞计数增高等急性炎症表现。

1. 典型的急性化脓性腱鞘炎　体征为:①除末节外,患指中、近节呈均匀性肿胀,皮肤极度紧张;②患指各个指关节呈轻度弯曲,作被动伸指运动疼痛加剧;③炎症亦可蔓延到手掌深部间隙或经滑液囊扩散到腕部和前臂。

2. 化脓性滑囊炎　尺侧滑液囊和桡侧滑液囊的感染,分别由小指和拇指腱鞘炎引起。桡侧滑液囊感染时,拇指肿胀微屈、不能外展和伸直,压痛区在拇指及鱼际处。尺侧滑液囊感染时小鱼际处和小指腱鞘区压痛,以小鱼际隆起与掌侧横纹交界处最为明显。小指及环指呈半屈位,如试行伸直可引起剧烈疼痛。

【预防与治疗】　强调手的卫生与保护,有手部外伤时应及时消毒与包扎,以防细菌继发感染。

早期治疗与脓性指头炎相同,如经治疗仍无好转且局部肿痛明显时,需尽早作切开引流减压,以防指肌腱受压坏死。化脓性腱鞘炎时可在肿胀腱鞘之一侧作切口减压或作双侧切口作对口引流,注意切口不能作在手指掌面正中,要选在中、近两指节侧面,纵形打开整个腱鞘,避免伤及神经和血管。应避开手指、掌的横纹以免损及肌腱影响患指伸屈。尺侧滑囊炎与桡侧滑液囊炎时可分别在小鱼际与大鱼际掌面作小切口引流,但应注意该小切口之近端距离腕横纹至少要有 1.5cm。以免损伤正中神经。也可各作两个小切口作对口引流。排出脓液后,前者切口内置入乳胶片引流;后者也可采用两根细塑料管分别插入腱鞘与滑囊,作脓腔引流与抗生素溶液灌洗。术后将手抬高并固定在功能位置。

三、掌深间隙急性细菌性感染

【病因与病理】　掌深间隙感染可以由腱鞘炎感染蔓延引起,也可因直接刺伤所致。致病菌多为金黄色葡萄球菌。

手掌深部间隙位于手掌屈指肌腱和滑液囊深面的疏松组织间隙。外侧与内侧分别为大、小鱼际肌。掌腱膜与第三掌骨相连的纤维结构将此间隙分隔成桡侧的鱼际间隙与尺侧的掌中间隙。示指腱鞘炎可蔓延至鱼际间隙感染;中指与环指腱鞘感染,则可蔓延至掌中间隙。

【临床表现】　掌深间隙感染全身症状明显,可有发热、头痛、心率增快、白细胞计数增加等,还可继发引流区淋巴结肿大、触痛。

掌中间隙感染可见皮肤紧张、发白、压痛明显,掌心隆起,正常凹陷消失,手背部水肿严重;中指、环指和小指处于半屈位,被动伸指可引起剧痛。

鱼际间隙感染时掌心凹陷仍在,鱼际和拇指指蹼处肿胀并有压痛。示指半屈,拇指外展略屈,活动受限不能对掌。

【预防与治疗】　早期可用大剂量抗生素静脉滴注,如无好转应及时切开引流。掌中间隙感染时纵行切开中指与环指间的指蹼掌面,切口不应超过手掌远侧横纹,以免损伤掌浅动脉弓。亦可在环指相对位置的掌远侧横纹处作一小横切口,进入掌中间隙。鱼际间隙感染引流的切口可直接作在鱼际最肿胀和波动最明显处,亦可在拇指、示指间指蹼处“虎口”作切口,或在第二掌骨桡侧作纵切口(图 9-4)。

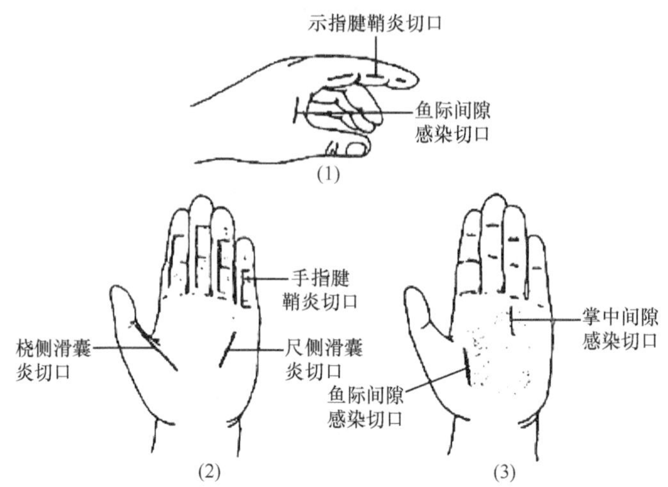

图 9-4 手指屈肌腱鞘炎、滑囊炎、掌深间隙感染的手术切口

(1)示指掌侧腱鞘炎与鱼际间隙感染的切开线;(2)手指腱鞘炎与桡、尺侧滑囊炎的切开线;(3)掌深间隙感染的切口

第四节 全身性外科感染

脓毒症是指因病原菌因素引起的全身性炎症反应,体温、循环、呼吸、神志有明显的改变者。菌血症是脓毒症中的一种,即血培养检出病原菌者。其不仅仅限于血液在短时间出现细菌。目前多指临床有明显感染症状的菌血症。

全身性感染中病原菌及其产物,如内毒素、外毒素等和它们介导的多种炎症介质均对机体产生损害,这些炎症介质适量时可起防御作用,过量时就可造成组织损害。如炎症得不到控制,炎症介质失控,导致严重的全身性炎症反应综合征(SIRS),脏器受损和功能障碍,严重者可致感染性休克、多器官功能障碍综合征(MODS)。

【病因】 导致全身性外科感染的原因是致病菌数量多、毒力强和(或)机体抗感染能力低下。它常继发于严重创伤后的感染和各种化脓性感染,如大面积烧伤创面感染、开放性骨折合并感染、急性弥漫性腹膜炎、急性梗阻性化脓性胆管炎等。近年来,一些潜在的感染途径引起注意。

静脉导管感染:静脉留置导管,尤其是中心静脉置管,护理不慎或留置时间过长而污染,很易成为病原菌直接侵入血液的途径。如形成感染灶,可成为不断播散病菌或毒素的来源。

肠源性感染:肠道是人体中最大的"细菌库"。健康情况下,肠黏膜有严密的屏障功能。在严重创伤等危重的患者,肠黏膜屏障功能受损或衰竭时,肠内致病菌和内毒素可经肠道移位而导致肠源性感染。

糖尿病、尿毒症、长期或大量应用皮质激素或抗癌药等的患者,由于免疫力低下,患化脓性感染后较易导致全身性感染。

全身性感染的常见致病菌如下。

1. 革兰染色阴性杆菌 常见为大肠杆菌、绿脓杆菌、变形杆菌,克雷伯菌、肠杆菌等,且不断出现超级耐药菌如鲍曼不动杆菌、嗜麦芽窄食单胞菌等。此类细菌的主要毒性在于内毒素,抗生素对内毒素及其介导的多种炎症介质是无能为力的。因此,由革兰阴性杆菌所致的脓毒症一般比较严重,可出现三低现象(低温、低白细胞、低血压),发生感染性休克者也较多。

2. 革兰染色阳性球菌　较常见的有三种:金黄葡萄球菌、表皮葡萄球菌、肠球菌。金黄葡萄球菌易于血液播散,可在体内形成转移性脓肿。有些菌株局部感染也可引起高热、皮疹,甚而休克。表皮葡萄球菌由于易黏附在医用塑料制品如静脉导管、气管导管等,细菌包埋于黏质中,可逃避机体的防御与抗生素的作用。近年表皮葡萄球菌的感染率明显增加。肠球菌是人体肠道中的常驻菌,有的肠球菌脓毒症不易找到原发灶,耐药性较强,可能来自肠道。

3. 无芽胞厌氧菌　厌氧菌感染有2/3同时有需氧菌。两类细菌有协同作用,能使坏死组织增多,易于形成脓肿。脓液可有粪臭样恶臭。常见的无芽胞厌氧菌是拟杆菌、梭状杆菌、厌氧葡萄球菌和厌氧链球菌。

4. 真菌　应特别注意白色念珠菌、曲霉菌、毛霉菌、新型隐球菌等条件致病菌;长时间应用广谱抗生素,真菌得以过度生长,成为一般细菌感染后的二重感染;免疫抑制剂、激素应用等,使免疫功能进一步削弱,从而导致真菌感染;长期留置静脉导管可致真菌感染。

真菌可经血行播散,一般血液培养不易发现,但在多个内脏可形成肉芽肿或坏死灶,特别是曲霉素、毛霉菌有嗜血管性,易导致血管栓塞,组织进行性坏死。深部血行播散性真菌病常继发于细菌感染之后,或与细菌感染混合存在,临床不易区别,容易漏诊、误诊。

【临床表现】　脓毒症主要表现为:①骤起寒战、高热,体温可达40~41℃,或体温不升,起病急,病情重,发展迅速;②头痛、头晕、恶心、呕吐、腹胀,面色苍白或潮红、出冷汗。神志淡漠或烦躁、谵妄和昏迷;③心率加快、脉搏细速,呼吸急促或困难;④肝脾可增大,严重者出现黄疸或皮下出血淤斑等。

【实验室检查】　①白细胞计数明显增高,或降低、核左移、幼稚型增多,出现毒性颗粒;②不同程度的酸中毒、氮质血症、溶血、尿中出现蛋白、血细胞、酮体等,代谢失衡和肝、肾受损征象;③寒战发热时抽血进行细菌培养,较易发现细菌。

如病情发展,感染未能控制,可出现感染性休克及多器官功能不全乃至衰竭。

【诊断】　根据病史及典型临床表现,一般不难作出初步诊断。可根据原发感染灶的性质及其脓液性状,可大致区分致病菌为革兰染色阳性或阴性杆菌。对临床表现如寒战、发热、脉搏细速、低血压、腹胀、黏膜皮肤淤斑或神志改变,不能用原发感染病来解释时,也应提高警惕,以免误诊和漏诊。

应作体液和分泌物的细菌培养确定致病菌,最好在发生寒战、发热时抽血作细菌培养,可提高阳性率。对多次血液细菌培养阴性者,应考虑厌氧菌或真菌性脓毒症,可抽血做厌氧性培养,或作尿和血液真菌检查和培养。

【治疗】　全身性感染治疗的关键是处理原发感染灶。

1. 原发感染灶的处理　首要的是明确感染的原发灶,作及时、彻底的处理,包括清除坏死组织和异物、消灭无效腔、脓肿引流等。如一时找不到原发灶,应进行全面的检查,特别应注意一些潜在的感染源和感染途径,并予以解决。如静脉导管感染时,拔除导管应属首要措施。危重患者疑为肠源性感染时,应及时纠正休克,尽快恢复肠黏膜的血流灌注;通过早期肠道营养促使肠黏膜的尽快修复;口服肠道生态制剂以维护肠道正常菌群等。

2. 抗菌药物的应用　重症感染不能等待培养结果,可先根据原发感染灶的性质、部位,与当地细菌微生态情况,选用广谱抗生素,再根据细菌培养及抗生素敏感试验结果,调整用抗菌药物。对真菌性脓毒症,应尽量停用广谱抗生素,或改用必需的窄谱抗生素,并全身应用抗真菌药物。

3. 支持疗法 补充血容量、纠正低蛋白血症等。

4. 对症治疗 如控制高热、纠正电解质紊乱和维持酸碱平衡等。

第五节 有芽胞厌氧菌感染

一、破 伤 风

【病因】 破伤风(tetanus)是一种特异性感染,除了可能发生在各种创伤后,还可能发生于不洁条件下分娩的产妇和新生儿。致病菌是破伤风梭菌,为专性厌氧,革兰染色阳性。破伤风梭菌平时存在于人畜的肠道,随粪便排出体外,以芽胞状态广泛分布于自然界。此菌对环境有很强的抗力,能耐煮沸。创伤伤口的污染率很高,战场中污染率可达 25%~80%。但破伤风发病率只占污染者的 1%~2%,提示发病必须具有其他因素,主要因素就是缺氧环境。

【病理生理】 在缺氧环境中,破伤风梭菌的芽胞发育为增殖体,迅速繁殖并产生大量外毒素,引起患者一系列临床症状和体征。菌体及其外毒素,在局部并不引起明显的病理改变,伤口甚至无明显急性炎症或可能愈合。但痉挛毒素吸收至脊髓、脑干等处,与联络神经细胞的突触相结合,抑制突触释放抑制性传递介质。运动神经元因失去中枢抑制而兴奋性增强,致使随意肌紧张与痉挛。破伤风毒素还可阻断脊髓对交感神经的抑制,致使交感神经过度兴奋,引起血压升高、心率增快、体温升高、自汗等。

【临床表现】 潜伏期通常是 7 日左右,个别患者可在伤后 1~2 日就发病。也有在伤后数月或数年因清除病灶及异物而发病的。潜伏期越短者,预后越差。前驱症状是全身乏力、头晕、头痛、咀嚼无力、局部肌肉发紧、扯痛、反射亢进等。典型症状是在肌紧张性收缩(肌强直、发硬)的基础上,阵发性强烈痉挛,通常最先受影响的肌群是咬肌,随后顺序为面部表情肌、颈、背、腹、四肢肌,最后为膈肌。相应出现的征象为:张口困难、皱眉、口角下缩、咧嘴"苦笑"、颈部强直、头后仰;当背、腹肌同时收缩,因背部肌群较为有力,躯干因而过伸成弓,结合颈、四肢的屈膝、弯肘、半握拳等痉挛姿态,形成"角弓反张"或"侧弓反张";膈肌受影响后,通气困难,可出现呼吸暂停,面唇青紫。强烈的肌痉挛,可使肌断裂,甚至发生骨折。膀胱括约肌痉挛可引起尿潴留。持续的呼吸肌和膈肌痉挛,可造成呼吸骤停。患者死亡原因多为窒息、心力衰竭或肺部并发症。

如积极治疗、不发生特殊并发症者,病程一般为 3~4 周,缓解期平均约 1 周。但肌紧张与反射亢进可继续一段时间;恢复期间还可出现一些精神症状,如幻觉,言语、行动错乱等,但多能自行恢复。

少数患者可仅表现为受伤部位持续性肌强直,腱反射亢进,症状可持续数周甚至数月,预后较好。

【诊断和鉴别诊断】 破伤风的诊断主要根据临床表现。凡有外伤史,不论伤口大小、深浅,如果伤后出现肌紧张、扯痛,张口困难、颈部发硬、反射亢进等,均应考虑此病的可能性。需要与下列疾病鉴别。①化脓性脑膜炎:虽有"角弓反张"状和颈项强直等症状,但无阵发性痉挛；有剧烈头痛、高热、喷射性呕吐、神志有时不清；脑脊液检查有压力增高、白细胞计数增多等。②狂犬病：有被疯狗、猫咬伤史，以吞咽肌抽搐为主。喝水不能下咽，并流大量口涎，患者听见水声或看见水，咽肌立即发生痉挛。③其他：如颞下颌关节炎、子痫、癔病等。

【预防】　创伤后早期彻底清创，改善局部循环，是预防破伤风发生的重要措施。

通过人工免疫，产生较稳定的免疫力是另一重要的预防措施。主动免疫采用破伤风类毒素抗原注射，使人体产生抗体以达到免疫目的。采用类毒素基础免疫通常需注射3次，在现行小儿计划免疫中通常实施百日咳、白喉、破伤风三联疫苗的免疫注射。接受全程主动免疫者，伤后仅需肌内注射0.5ml类毒素，即可在3~7日内形成有效的免疫抗体，不需注射破伤风抗毒素。

被动免疫法对伤前未接受自动免疫的伤员，尽早皮下注射破伤风抗毒素(TAT)1500~3000U。尽早注射有预防作用，但其作用短暂，有效期为10日左右，因此，对深部创伤，有潜在厌氧菌感染可能的患者，可在1周后追加注射一次量。抗毒素易发生过敏反应，注射前必须进行皮内敏感试验。如过敏，应按脱敏法注射。目前最佳的被动免疫是肌内注射250~500U人体破伤风免疫球蛋白(TIG)。人体破伤风免疫球蛋白是自人体血浆免疫球蛋白中提纯或用基因重组技术制备的，一次注射后人体可存留4~5周，免疫效能10倍于破伤风抗毒素。

【治疗】　破伤风是一种极为严重的疾病，死亡率高，尤其是新生儿和吸毒者，为此要采取积极的综合治疗措施，包括清除毒素来源，中和游离毒素，控制和解除痉挛，保持呼吸道通畅和防治并发症等。

1. 彻底清创　凡能找到伤口，伤口内存留坏死组织、引流不畅者，应在抗毒血清治疗后，在良好麻醉、控制痉挛下进行伤口处理、充分引流，局部可用3%过氧化氢溶液冲洗。有的伤口看上去已愈合，应仔细检查瘢痕下有无窦道或死腔。

2. 中和游离毒素　抗毒素应用目的是中和游离的毒素。只在早期有效，一旦毒素已与神经组织结合，则难收效。一般用量是10 000~60 000U，分别由肌内注射与静脉滴入。静脉滴入应稀释于5%葡萄糖溶液中，缓慢滴入。用药前应作皮内过敏试验。目前推荐应用破伤风人体免疫球蛋白，早期应用有效，剂量为3000~6000 U，一般只需一次肌内注射。

需要注意的是破伤风的发病不能确保形成对破伤风的免疫，在确诊破伤风1个月后，应给予0.5ml破伤风类毒素，并完成基础免疫注射。

3. 一般护理　患者入院后，应住隔离病室，避免光、声等刺激；避免骚扰患者。据情可交替使用镇静、解痉药物，以减少患者的痉挛和痛苦。痉挛发作频繁不易控制者，可用2.5%硫喷妥钠缓慢静脉注射，每次0.25~0.5g，但要警惕发生喉头痉挛和呼吸抑制，用于已作气管切开者比较安全。但新生儿破伤风要慎用镇静解痉药物，可酌情用洛贝林、尼可刹米等。

4. 注意防治并发症　主要并发症在呼吸道，如窒息、肺不张、肺部感染；对抽搐频繁、药物又不易控制的严重患者，应尽早进行气管切开，以便改善通气，清除呼吸道分泌物，必要时可进行人工辅助呼吸。还可利用高压氧舱辅助治疗。气管切开患者应注意作好呼吸道管理，包括气道雾化、湿化、冲洗等。要定时翻身、拍背，以利排痰，并预防压疮。已并发肺部感染者，根据菌种选用抗生素。

5. 注意营养支持和水电解质平衡　由于患者不断阵发痉挛，出大汗等，故每日消耗热量和水分丢失较多。因此要十分注意营养(高热量、高蛋白、高维生素)补充和水与电解质平衡的调整。必要时可采用肠内或肠外营养。

6. 抗生素治疗　青霉素 80 万~100 万 U,肌内注射,每 4~6 小时 1 次,或大剂量静脉滴注,可抑制破伤风梭菌。也可给甲硝唑 2.5 g/d,分次口服或静脉滴注,持续 7~10 日。如伤口有混合感染,则相应选用抗菌药物。

二、气 性 坏 疽

【病因】　气性坏疽(gas gangrene)是厌氧菌感染的一种,即梭状芽胞杆菌所致的肌坏死或肌炎。主要致病菌有产气荚膜梭菌、水肿杆菌、腐败杆菌、溶组织杆菌等,本病发展急剧,预后严重。感染发生时,往往不是单一细菌,而是几种细菌的混合。这类细菌在人畜粪便与周围环境中(特别是泥土中)广泛存在,故伤后污染此菌的机会很多,但发生感染者不多。因为这类细菌在人体内生长繁殖需具备缺氧环境。例如,开放性骨折伴有血管损伤,挤压伤伴有深部肌肉损伤,上止血带时间过长或石膏包扎过紧,邻近肛周、会阴部位的严重创伤,继发此类感染的概率较高。

【病理生理】　这类细菌可产生多种有害于人体的外毒素与酶。有的酶是通过脱氮、脱氨、发酵的作用而产生大量不溶性气体如硫化氢、氮等,积聚在组织间;有的酶能溶组织蛋白,使组织细胞坏死、渗出、产生恶性水肿。由于气、水夹杂,急剧膨胀,局部张力迅速增加,皮肤表面可变得如“木板样”硬,筋膜下张力急剧增加,从而压迫微血管、进一步加重组织的缺血、缺氧与失活,更有利于细菌繁殖生长,形成恶性循环。这类细菌还可产生卵磷脂酶、透明质酸酶等,使细菌易于穿透组织间隙,快速扩散。病变一旦开始,可沿肌束或肌群向上下扩展,肌肉转为砖红色,外观如熟肉,失去弹性。如侵犯皮下组织,气肿、水肿与组织坏死可迅速沿筋膜扩散。活体组织检查可发现肌纤维间有大量气泡和大量革兰阳性粗短杆菌。

【临床表现】　临床特点是病情急剧恶化,烦躁不安,夹有恐惧或欣快感;皮肤、口唇变白,大量出汗、脉搏快速、体温逐步上升。随着病情的发展,可发生溶血性贫血、黄疸、血红蛋白尿、酸中毒,全身情况可在 12~24 小时内全面迅速恶化。

患者常诉伤肢沉重或疼痛,持续加重,如有胀裂,程度常超过创伤伤口所能引起者,止痛剂不能奏效;局部肿胀与创伤所能引起的程度不成比例,并迅速向上下蔓延,每小时都可见到加重。伤口中有大量浆液性或浆液血性渗出物,可渗湿厚层敷料,当移除敷料时有时可见气泡从伤口中冒出。皮下如有积气,可触及捻发音。因组织分解、液化、腐败和大量产气(硫化氢等),伤口可有恶臭。局部探查时,如属筋膜上型,可发现皮下脂肪变性、肿胀;如为筋膜下型,筋膜张力增高,肌肉切面不出血。渗出物涂片染色可发现革兰阳性粗大杆菌。X 线片检查常显示软组织间有积气。

【诊断与鉴别诊断】　早期诊断的重要依据是局部表现。伤口内分泌物涂片检查有革兰阳性染色粗大杆菌和 X 线检查显示患处软组织间积气,有助于确诊。

鉴别诊断:①某些脏器如食管、气管因手术、损伤或病变导致破裂溢气,体检也可出现皮下气肿、捻发音等,但不伴有全身中毒症状;局部的水肿、疼痛、皮肤改变均不明显。②一些兼性需氧菌感染如大肠杆菌、克雷伯菌的感染也可产生一定的气体,但主要是 CO_2,属可溶性气体,不易在组织间大量积聚,而且无特殊臭味。③厌氧性链球菌也可产气,但全身中毒症状较轻,发展较缓。处理及时,切开减张、充分引流,加用抗生素等治疗,预后较好。

【预防】 预防的关键是尽早彻底清创,包括清除失活、缺血的组织、去除异物特别是非金属性异物、对深而不规则的伤口充分敞开引流(避免无效腔存在)。对疑有气性坏疽的伤口,可用3%过氧化氢或1∶1000高锰酸钾等溶液冲洗、湿敷。挫伤、挤压伤的软组织在早期较难判定其活力,24~36小时后界限才趋明显,这段时间内要密切观察。对腹腔穿透性损伤,特别是结肠、直肠、会阴部创伤,也应警惕此类感染的发生

【治疗】 一经诊断,需立即开始积极治疗。越早越好,可以挽救患者的生命,减少组织的坏死或截肢率。主要措施如下。

1. 急症清创 术前准备应包括静脉滴注大剂量青霉素、输血等。准备时间应尽量缩短。深部病变往往超过表面显示的范围,故病变区应作广泛、多处切开,包括伤口周围水肿或皮下气肿区,术中应充分显露探查,彻底清除变色、不收缩、不出血的肌肉。如整个肢体已广泛感染,应果断进行截肢以挽救生命。如感染已部分超过关节截肢平面,其上的筋膜腔应充分敞开,术后用氧化剂冲洗、湿敷,经常更换敷料,必要时还要再次清创。

2. 应用抗生素 首选青霉素,常见产气荚膜梭菌中对青霉素大多敏感,但剂量需大,每日应在1000万U以上。大环内酯类(如琥乙红霉素、麦迪霉素等)和硝唑类(如甲硝唑、替硝唑)也有一定疗效。氨基糖苷类抗生素对此类细菌已证实无效。

3. 高压氧治疗 提高组织间的含氧量,造成不适合细菌生长繁殖的环境,可提高治愈率减轻伤残率。

4. 全身支持治疗 包括输血、纠正水与电解质失调、营养支持与对症处理等。

第六节　外科应用抗菌药的原则

目前临床常用的抗菌药物达数百种,滥用抗菌药的现象时有发生。获得抗菌药物的最佳疗效,避免不良反应,成为合理应用抗菌药物的核心问题。

(一) 抗菌药物的合理应用原则

1. 尽早明确病原菌 应尽早从患者的感染部位、血液、痰液等取样培养分离致病菌,并进行抗菌药敏感试验,有针对性的使用抗菌药。危重患者在未获知病原菌及药敏结果前,可在临床诊断的基础上预测最有可能的致病菌种,并结合当地细菌耐药情况,选择适当的药物进行治疗。

2. 合理选用抗菌药物 各种抗菌药物均有特定的抗菌谱与适应证,不同的致病菌对药物的敏感性也不同,要根据临床诊断、细菌学检查、药物的效应及药代动力学特点,选择疗效高、毒性小、应用方便、价廉易得的药物。

3. 个体化治疗方案 个体化抗菌药物治疗方案包括抗菌药物的选用品种、剂量、给药次数、给药途径、疗效及联合用药等。

(1) 给药剂量:按各种抗菌药物的治疗剂量范围给药。治疗重症感染和抗菌药物不易达到的部位的感染,抗菌药物剂量宜较大(治疗剂量范围高限);而治疗单纯性下尿路感染时,由于多数药物尿药浓度远高于血药浓度,则可用较小剂量(治疗剂量范围低限)。

(2) 给药途径

1) 轻症感染者,应选用口服吸收完全的抗菌药物。重症感染、全身性感染患者初始治疗应予静脉给药,以确保药效;病情好转能口服时应尽早改为口服给药。

2）尽量避免抗菌药物的局部应用：皮肤黏膜局部应用抗菌药物后，很少被吸收，在感染部位不能达到有效浓度，反易引起过敏反应或导致耐药菌产生，因此治疗全身性感染或脏器感染时应避免局部应用抗菌药物。抗菌药物的局部应用只限于少数情况，如全身给药后在感染部位难以达到治疗浓度时可加用局部给药作为辅助治疗。

3）给药次数：应根据药代动力学和药效学的原则确定给药次数。

4）给药疗程：因感染不同而异，一般宜用至体温正常、症状消退后72~96小时。但是，败血症、感染性心内膜炎、化脓性脑膜炎、伤寒、骨髓炎、深部真菌病、结核病等需较长的疗效方能彻底治愈，并防止复发。

4. 联合用药须有明确的指征 联合用药的指征有：①病因未明的严重感染；②单一抗菌药物不能控制的混合感染或严重感染；③单一抗菌药物不能有效控制的感染性心内膜炎或败血症等重症感染；④需长程治疗，但病原菌易对某些抗菌药物产生耐药性的感染，如结核病、深部真菌病；⑤联合用药时宜选用具有协同或相加抗菌作用的药物联合，减少用药剂量，从而降低药物的毒性和不良反应。

（二）围术期预防用药的原则

围术期预防用药的目的在于预防术后切口感染，以及清洁-污染或污染手术后手术部位感染和术后可能发生的全身性感染。

1. 清洁手术 术野无污染，通常不需要预防用抗菌药物，仅在下列情况时可考虑预防用药：手术范围大、时间长、污染机会增加；手术涉及重要脏器，一旦发生污染将造成严重后果者，如头颅手术、心脏手术、眼内手术等；异物植入手术；高龄或免疫缺陷者等高危人群。

2. 清洁-污染手术 指上下呼吸道、上下消化道、泌尿生殖道手术，由于手术部位存在大量人体寄生菌群，手术时可能污染手术野造成感染，因此需预防应用抗菌药物。

3. 污染手术 指由于胃肠道、尿路、胆道体液大量逸出或开放性创伤未经扩创等已造成手术野严重污染的手术，需预防应用抗菌药物。

（三）抗菌药物在特殊人群中的应用

患者的病理、生理及免疫状况可影响药物的作用，即使同一种抗菌药物在不同的患者体内其吸收、分布、代谢与排泄过程也有差异，在选用时应予重视。特别是对特殊人群，用药需遵循个体化原则。

1. 肾功能减退患者 抗菌药物的应用尽量避免使用肾毒性抗菌药物，确有应用指征时，调整给药剂量及方法；根据感染的严重程度、病原菌种类及药敏试验结果等选用低肾毒性或无肾毒性的抗菌药物。

2. 肝功能减退患者 抗菌药物的应用药物主要由肝清除，肝功能减退时清除明显减少，但无明显毒性反应，仍可正常应用，但治疗过程中需严密监测肝功能，必要时减量；或主要经肝清除代谢，肝功能减退时清除减少，并可导致毒性反应的发生，应避免使用此类药物。

3. 老年患者 抗菌药物的应用老年患者肾功能呈生理性减退，因此给药时应按轻度肾功能减退情况减量，即可用正常治疗量的1/2~2/3；宜选用毒性低且具杀菌作用的抗菌药物。

4. 新生儿患者 新生儿感染避免应用毒性大的抗菌药物，确有应用指征，必须同时行血药浓度检测,并及时调整剂量;避免应用或禁用可能发生严重不良反应的抗菌药物;抗菌药物应按日龄调整给药方案。

5. 小儿患者　尽量避免应用有耳、肾毒性的抗生素,临床如有明确指征,需在使用过程中严密观察不良反应;四环素类抗生素可致牙齿黄染及牙釉质发育不良,不可用于8岁以下小儿;喹诺酮类对骨骼发育可能产生不良影响,避免用于18岁以下未成年人。

6. 妊娠期和哺乳期患者　妊娠期避免应用有致畸或明显毒性作用的抗菌药;确有应用指征时,须行血药浓度监测;可选用青霉素类、头孢菌素类等β内酰胺类等药物毒性低、对母体和胎儿均无明显影响,且无致畸作用的抗菌药物。哺乳期病人使用抗菌药物,药物均可自母乳分泌,不论乳汁中药物浓度如何,均可对乳儿产生潜在影响,因此,哺乳期应用任何抗菌药物均宜暂停哺乳。

（陈锦鹏）

第十章　创　　伤

学习目标

1. 掌握的创伤的分类。
2. 了解创伤的诊断及处理原则。
3. 了解战伤的救治原则。

第一节　创伤概论

【概念和分类】　创伤是指机械性因素作用于人体所造成的组织结构完整性的破坏或功能障碍。

创伤常用的分类方法有以下几种。

1. 按致伤因素分类　可分为烧伤、冻伤、挤压伤、刃器伤、火器伤、冲击伤、毒剂伤、核放射伤及复合伤等。

2. 按受伤部位分类　一般分为颅脑伤、颌面部伤、颈部伤、胸(背)部伤、腹(腰)部伤、骨盆伤、脊柱脊髓伤、四肢伤和多发伤等。

3. 按伤后皮肤完整性分类　皮肤完整无伤口者称闭合伤,如挫伤、挤压伤、扭伤、震荡伤、关节脱位和半脱位、闭合性骨折和闭合性内脏伤等。有皮肤破损者称开放伤,如擦伤、撕裂伤、切割伤、砍伤和刺伤等。在开放伤中,又可根据伤道类型再分为贯通伤、盲管伤。

4. 按伤情轻重分类　一般分为轻、中、重伤。轻伤主要是局部软组织伤,暂时失去作业能力,但仍可坚持工作,无生命危险,或只需小手术者;中等伤主要是广泛软组织伤、上下肢开放骨折、肢体挤压伤、机械性呼吸道阻塞、创伤性截肢及一般的腹腔脏器伤等,丧失作业能力和生活能力,需手术,但一般无生命危险;重伤指危及生命或治愈后有严重残疾者。

【病理】　在致伤因素的作用下,机体迅速产生各种局部和全身性防御性反应,但不同的损伤,机体的反应也不相同。如局部软组织轻微损伤,一般以局部反应为主,全身反应较轻或持续时间短;而严重的局部损伤,不仅局部反应重,全身反应也较明显且持续时间也长,两者还可相互加重以形成恶性循环。所以,对局部伤口的早期正确处理将有利于全身反应的减轻,并可促进局部反应的消退。

1. 局部反应　局部反应的轻重与致伤因素的种类、作用时间、组织损害程度和性质,以及污染轻重和是否有异物存留等有关。主要表现为局部炎症反应,其基本病理过程与一般炎症相同。严重创伤时,由于局部组织细胞损伤较重,加之伤口常有污染、异物存留、局部微循环障碍及各种化学物质生成而造成的继发性损伤,从而使局部炎症反而更为严重,血管通透性增加及渗出更加明显,局部炎症细胞浸润更为显著,炎症持续时间可能更长,对全身影响将更大。创伤性炎症反应是非特异性的防御反应,有利于清除坏死组织、杀灭细菌及组织修复。

2. 全身反应　是致伤因素作用于人体后引起的一系列神经内分泌活动增强并由此而

引发的各种功能和代谢改变的过程，是一种非特异性应激反应。由于神经内分泌系统的作用，伤后机体总体上处于一种分解代谢的状态，表现为基础代谢率增高，能量消耗增加，糖、蛋白质、脂肪分解加速，糖异生增加。因此伤后常出现高血糖、高乳酸血症，血中游离脂肪酸和酮体增加，尿素氮排除增加，从而出现负氮平衡状态。水、电解质代谢紊乱可导致水、钠潴留，钾排除增多及钙、磷代谢异常等。

3. 组织修复和创伤愈合　理想的修复是组织缺损完全由原来性质的细胞来修复，恢复原有的结构和功能，称为完全修复。但由于人体各种组织细胞固有的再生殖能力不同，使各种组织创伤后修复情况差别较大。因此，创伤后多见的组织修复方式是不完全修复，即组织损伤不能由原来性质的细胞修复，而是由其他性质细胞（常是成纤维细胞）增生替代来完成。

（1）组织修复的基本过程：大致可分为三个阶段。①局部炎症反应阶段：创伤后立即发生，常可持续3～5日。主要是血管和细胞反应、免疫应答、血液凝固和纤维蛋白的溶解，清除损伤或坏死的组织，为组织再生和修复奠定基础。②细胞增殖分化和肉芽组织生成阶段：局部炎症开始不久，即可有新生细胞出现。成纤维细胞、内皮细胞等增殖、分化、迁移，分别合成、分泌组织基质（主要为胶原）和形成新生毛细血管，并共同构成肉芽组织。浅表的损伤一般通过上皮细胞的增殖、迁移，可覆盖创面而修复。但大多数软组织损伤则需要通过肉芽组织生成的形式来完成。③组织塑形阶段：创伤初步修复后，新生组织在数量和质量方面并不一定能达到结构和功能的要求，故需进一步改构和重建。主要包括胶原纤维交联增加、强度增加；多余的胶原纤维被胶原蛋白酶降解；过度丰富的毛细血管网可消退和伤口的黏蛋白及水分减少等。

（2）创伤愈合的类型：可分为两种。①一期愈合：组织修复过程迅速，以原来的细胞为主，仅含少量纤维组织，结构和功能修复良好。多见于损伤程度轻、范围小、无感染的伤口或创面。②二期愈合：以纤维组织修复功能为主，不同程度地影响结构和功能恢复，多见于损伤程度重、范围大、坏死组织多，且常伴有感染的伤口。因此，在创伤治疗时，应采取合理措施，创造条件，争取达到一期愈合。

（3）影响创伤愈合的因素：主要有局部和全身两方面因素。局部因素中伤口感染是最常见的原因。细菌感染可导致局部炎症持久不易消退，甚至形成化脓性病灶，不利于组织修复及创伤愈合。损伤范围大、坏死组织多，或有异物存留的伤口，必然影响修复过程。局部血液循环障碍使组织缺血缺氧，或由于局部制动不足、包扎或缝合过紧等不当措施，造成组织继发性损伤，也不利于愈合。全身因素主要有营养不良、大量使用细胞增生抑制剂（如皮质激素等）、免疫功能低下及全身性严重并发症等。因此，在创伤处理时，应重视影响创伤愈合的因素，并积极采取相应的措施予以纠正。

4. 创伤并发症　严重创伤后的并发症较多，可影响患者的伤情及病程的发展和预后。对创伤并发症应有足够的警惕性，要密切观察，早期诊断，积极采取措施预防和处理。常见的并发症又分为以下几种。

（1）感染：开放性创伤一般都有污染，如果污染严重，处理不及时或不当，很容易发生感染。闭合性创伤如累及消化道或呼吸道，也容易发生感染。初期可为局部感染，重者可迅速扩散成全身感染。伤道较深，并有大量坏死组织存在，且污染较重者，还应注意发生厌氧菌（破伤风或气性坏疽）感染的可能。

（2）休克：早期常为失血性休克，晚期由于感染发生可导致感染性休克。

（3）脂肪栓塞综合征：常见于多发性骨折，主要栓塞部位是肺，可造成肺通气功能障碍甚至呼吸功能不全。

（4）应激性溃疡：发生率较高，多见于胃、十二指肠，小肠和食管也可发生。溃疡可为多发性，面积大，易发生大出血或穿孔。

（5）凝血功能障碍：主要是由于凝血物质消耗、缺乏，抗凝系统活跃，常表现为出血倾向。凝血功能障碍、低体温和酸中毒被称为“死亡三联症”，是重症创伤死亡的重要原因之一。

（6）器官功能障碍：创伤多伴有组织的严重损伤和大量的坏死组织，可造成机体严重而持久的炎症反应。缺血缺氧、毒性产物、炎症介质和细胞因子的作用，可发生心脏、肾脏、肝脏及呼吸功能损害，导致 MODS。

第二节　创伤的诊断与治疗

诊断创伤主要是明确损伤的部位、性质、程度、全身性变化及并发症，特别是原发损伤部位相邻或远处内脏器官是否损伤及其程度。因此，需要详细地了解受伤史，仔细地全身检查，并借助辅助诊断措施等才能得出全面、正确的诊断。各部位组织器官的各种不同损伤，将在有关章节中分别阐述，本节仅介绍创伤诊断的基本方法。

（一）受伤史

详细的受伤史对了解损伤机制和估计伤情发展有重要价值。若患者因昏迷等原因不能自述，应在救治的同时向现场目击者、护送人员、家属及其他知情人员了解并记录受伤的经过、症状及既往疾病情况等。

1. 受伤情况　首先是了解致伤原因、受伤的时间和地点，明确创伤类型、性质和程度。如刺伤，虽伤口较小，但可伤及深部血管、神经或内脏器官；坠落伤不仅可造成软组织伤，还可导致一处或多处骨折，甚至内脏损伤。受伤时的体位对诊断也有帮助，如坠落时的首先着地部位。枪弹伤时，受伤时的体位对判断伤道走行具有重要的参考意义。

2. 伤后表现及其演变过程　不同部位创伤，伤后表现不尽相同。如神经系统损伤，应了解是否有意识丧失、持续时间及肢体瘫痪等；胸部损伤是否有呼吸困难、咳嗽及咯血等；对腹部创伤应了解最先疼痛的部位、疼痛的程度、疼痛性质及疼痛范围等情况，对指示受伤部位或继发损伤有诊断意义。对开放性损伤失血较多者，应询问大致的失血量、失血速度及口渴情况。此外，还应了解伤后现场急救情况、所用药物及采取的措施等情况。

3. 伤前情况　注意患者是否饮酒过量、吸毒，对判断意识情况有重要意义。了解有无高血压史者，正确评估伤后的血压变化。若患者原有糖尿病、肝硬化、慢性尿毒症、血液病等，或长期使用皮质激素类、细胞毒性类药物等，伤后就较易并发感染或延迟愈合，应作为诊治时的参考。对药物过敏史也应了解。

（二）体格检查

首先应从整体上观察患者状态，判断患者的一般情况，区分伤情轻重。对生命体征平稳者，可作进一步仔细检查；伤情较重者，可先着手急救，在抢救中逐步检查。

1. 一般情况检查　注意呼吸、脉搏、血压、体温等生命体征及意识状态、面容、体位姿势等全身情况。如果存在体温过低、意识失常、呼吸急促或困难、脉搏微弱、脉率过快或失律、收缩压或脉压过低、面色苍白或口唇、肢端发绀等一项或多项表现,必须进一步深入检查。

2. 详细体格检查 根据受伤史或某处突出的体征,详细检查。例如,头部外伤需检查头皮、颅骨、瞳孔、耳道、鼻腔、神经反射、肢体运动和肌张力等;腹部伤需检查有无触痛、腹肌紧张、反跳痛、移动性浊音、肝区浊音和肠鸣音等;胸部伤需注意肋骨叩痛、双侧呼吸音是否对称等;四肢伤需检查肿胀、畸形或异常活动、骨擦音或骨擦感、肢端脉搏、感觉及运动等。

3. 伤口检查 对于开放性损伤,注意伤口形状、大小、边缘、深度及污染情况、出血的性状、外露组织、异物存留及伤道位置等。对枪弹、爆炸物所致的损伤,应注意寻找入口和出口,注意内脏多处损伤的可能。伤情较重者,应在手术室良好麻醉下进行,以保障伤员安全。

(三) 辅助检查

对某些部位创伤也有重要的诊断价值,但应根据患者的全身情况选择必需的项目,以明确病情,不耽误治疗为原则。

1. 实验室检查 首先是常规检查。血常规和血细胞比容可判断失血或感染情况;尿常规可提示泌尿系统损伤和糖尿病。电解质检查可分析水、电解质和酸碱平衡紊乱的情况。对疑有肾损伤者,可进行肾功能检查;疑有胰腺损伤时,应作血或尿淀粉酶测定等。

2. 穿刺和导管检查 诊断性穿刺是一种简单、安全的辅助方法。阳性时能迅速确诊,但阴性时还应注意区分假阳性和假阴性。一般胸腔穿刺可明确血胸或气胸;腹腔穿刺或灌洗,可证实内脏破裂、出血。放置导尿管或灌洗可诊断尿道或膀胱的损伤;监测中心静脉压可辅助判断血容量和心功能;心包穿刺可证实心包积液和积血。

3. 影像学检查 X 线片检查可明确骨折类型和损伤情况、是否有气胸、血气胸、肺病变或腹腔积气等;还可确定伤处某些异物的大小、形状和位置等,以便制订治疗措施。对重症患者可进行床旁 X 线片检查。CT 可以诊断颅脑损伤和某些腹部实质器官及腹膜后的损伤。超声检查可发现胸、腹腔的积血和肝、脾的包膜内破裂等。选择性血管造影可帮助确定血管损伤和某些隐蔽的器官损伤。

对严重创伤患者,还可根据需要监测心、肺、脑、肾等重要器官的功能,以利于观察病情变化,及时采取治疗措施。

4. 手术探查 是诊断闭合性创伤的重要方法之一,不仅可以明确诊断,更重要的是为抢救和进一步治疗赢得时间。如果病情危急,而临床症状体征与实验室检查及影像学检查严重不符时,可以考虑手术探查。

(四) 创伤检查的注意事项

及时正确的创伤诊断对后续治疗具有重要的意义,但创伤病情危重者应注意以下事项。①发现危重情况如窒息、大出血、心搏骤停等,必须立即抢救,不能单纯为了检查而耽误抢救时机。②检查步骤尽量简捷,检查动作必须轻巧,防止因检查而加重损伤。③重视症状明显部位的同时应仔细检查潜在的、隐蔽的损伤。例如,左下肋骨骨折必须排除脾破裂的可能,其早期症状可能被掩盖,但后果更加严重。④接收批量患者时,不可忽视异常安静的患者,因为有窒息、深度休克或昏迷者已不可能呼唤呻吟。⑤一时难以诊断清楚的损伤,应在对症处理过程中密切观察,争取尽早确诊。

【创伤的处理】 院前现场急救和院内救治是否及时和正确直接关系到患者的生命安全和功能恢复。创伤救治的一般原则如下。

1. 急救 急救的目的是挽救生命,应首先解除危及伤员生命的情况,然后再进行后续处理,并尽可能稳定伤情,为转送和后续确定性治疗创造条件。心跳、呼吸骤停,窒息,大出血,张力性气胸和休克等必须马上开展现场急救。常用的急救技术主要有复苏、通气、止血、包扎、固定和搬运等。

(1) 复苏:心跳、呼吸骤停时,应立即行体外心脏按压及人工呼吸;有条件时用简易呼吸器或呼吸机支持呼吸;在心电监测下电除颤,紧急时可开胸心脏按压;药物除颤,并兼顾脑复苏。

(2) 通气:呼吸道发生阻塞可在很短时间内使患者窒息死亡,必须争分夺秒地解除阻塞,维持呼吸道的通畅。

对呼吸道阻塞的患者,必须果断地、以最简单、最迅速有效的方式予以通气。常用的方法如下。①手指掏出口腔内阻塞物,有条件时可用吸引管吸出。呼吸道通畅后应将患者头偏向一侧或取侧卧位。②抬起下颌:适用于颅脑伤舌根后坠及伤员深度昏迷而窒息者。用双手抬起患者两侧下颌角,即可解除呼吸道阻塞。如仍有呼吸异常音,应迅速清除口内分泌物和血液、凝血块等。呼吸道通畅后应将患者头偏向一侧或取侧卧位。必要时可将舌拉出,用别针或丝线穿过舌尖固定于衣扣上或用口咽通气管。③环甲膜穿刺或切开:如情况特别紧急,可用粗针头作环甲膜穿刺,或用尖刀片作环甲膜切开,然后放入导管,吸出气道内血液和分泌物。④气管插管。⑤气管切开:可彻底解除上呼吸道阻塞和清除下呼吸道分泌物。

(3) 止血:大出血可使患者迅速陷入休克,甚至致死,所以必须及时止血。常用的止血方法有指压法、加压包扎法、填塞法和止血带法等。

1) 指压法:用手指压迫动脉经过骨骼表面的部位,达到止血目的。例如,头颈部大出血,可压迫一侧颈总动脉、颞动脉或颌动脉;上臂出血可根据伤部压迫腋动脉或肱动脉;下肢出血可压迫股动脉等。指压法止血是应急措施,因有侧支循环,其效果有限,且难以持久。因此,应根据情况适时改用其他止血方法。

2) 加压包扎法:最为常用。一般小动脉和静脉损伤出血均可用此法止血。方法是先将灭菌纱布或敷料填塞或置于伤口,外加纱布垫压,再以绷带加压包扎。包扎的压力要均匀,范围应够大。

3) 填塞法:用于肌肉、骨端等渗血。先用1~2层大的无菌纱布铺盖伤口,以纱布条或绷带充填其中,再加压包扎。此法止血不够彻底,且可能增加感染机会。在清创去除填塞物时,又可出现较大出血。

4) 止血带法:一般用于四肢伤大出血,且加压包扎无法止血的情况。止血带的位置应靠近伤口的最近端。止血带中以局部充气式止血带最好,其不良反应小。在紧急情况下,也可使用橡皮管、三角巾或绷带等代替,但应在止血带下放好衬垫物。使用止血带应注意以下事项。①不必缚扎过紧,以能止住出血为度。②应每隔1小时放松1~2分钟,且使用时间一般不应超过4小时。③上止血带的患者必须有显著标志,并注明启用时间,优先转送。④松解止血带之前,应先输液或输血,补充血容量,打开伤口,准备好止血用器材,然后再松止血带。⑤因止血带使用时间过长,远端肢体已发生坏死者,应在原止血带的近端加上新止血带,然后再行截肢术。

(4) 包扎:包扎的目的是保护伤口、减少污染、压迫止血、固定骨折、关节和敷料并止痛。最常用的材料是绷带、三角巾和四头带。无上述物品时,可就地取材用干净毛巾、包袱布、手绢、衣服等替代。绷带有环形包扎、螺旋反折包扎,8 字形包扎和帽式包扎等。包扎要掌握"三点一走行",即绷带的起点、止点、着力点(多在伤处)和走行方向顺序。三角巾使用简单、方便、灵活,可用于身体不同部位的包扎,也可作较大面积创伤的包扎,但不便加压,也不够牢固。四头带用于胸、腹部伤包扎时较为方便,用于四肢包扎时也不易滑脱。在进行伤口包扎时,动作要轻巧,松紧要适宜、牢靠,既要保证敷料固定和压迫止血,又不影响肢体血液循环。包扎敷料应超出伤口边缘 5~10 cm。遇有外露污染的骨折断端或腹内脏器,不可轻易还纳。若系腹腔组织脱出,应先用干净器皿保护后再包扎,不要将敷料直接包扎在脱出的组织上面。

(5) 固定:骨关节损伤时必须固定制动,以减轻疼痛,避免骨折端损伤血管和神经,并有利于防治休克和搬运后送。固定前应尽可能牵引伤肢和矫正畸形,然后将伤肢放在适当位置,固定于夹板或其他支持物上。固定范围一般应包括骨折处远和近端的两个关节,既要牢靠不移,又不可过紧。急救中如缺乏固定材料,可行自体固定法,如将上肢固定于胸廓上,受伤的下肢固定于健肢上。伤口出血者,应先止血并包扎,然后再固定。开放性骨折固定时,外露的骨折端不要还纳伤口内,以免造成污染扩散。固定的夹板不可与皮肤直接接触,须垫以衬物,尤其是夹板两端、骨凸出部和悬空部位,以防止组织受压损伤。

(6) 搬运:患者经过初步处理后,需从现场送到医院进一步检查和治疗。正确的搬运可减少患者痛苦,并获得及时治疗。平时多采用担架或徒手搬运。对骨折患者,特别是脊柱损伤的患者,搬运时必须保持伤处稳定,切勿弯曲或扭动,以免加重损伤。对昏迷患者,搬运时必须保持呼吸道通畅,可采用半卧位或侧卧位。

2. 进一步救治　患者经现场急救被送到救治机构后,即应对其伤情进行判断、分类,然后采取针对性的措施进行救治。

(1) 判断伤情:可根据前述创伤分类方法及指标进行伤情判断和分类,把需作紧急手术和心肺监护的患者与一般患者区分开来。常常可简单地分为三类。①第一类:致命性创伤,只能作短时的紧急复苏,立即手术治疗,如危及生命的大出血、窒息、张力性气胸等。②第二类:生命体征尚属平稳的患者,可观察或复苏 1~2 小时,争取时间做好充分的手术准备。③第三类:性质尚未明确、潜在性创伤的患者,应继续密切观察,并作进一步检查,做好手术准备。

(2) 呼吸支持:维持呼吸道通畅,必要时行气管插管或气管切开。张力性气胸穿刺排气或闭式引流;开放性气胸封闭伤口后行闭式引流。如有多根肋骨骨折引起反常呼吸时,先用加垫包扎或肋骨牵引限制部分胸廓浮动,再行肋骨固定。发生外伤性膈疝时,可先插入气管导管行人工呼吸,再行手术整复。另外,应保持足够有效的氧供。

(3) 循环支持:主要是积极抗休克。对循环不稳定或休克患者应建立静脉输液通道,应尽快恢复有效循环血容量,维持循环的稳定。在扩充血容量的基础上,可酌情使用血管活性药物。对心搏骤停者,应立即胸外心脏按压,药物或电除颤起搏。心包填塞者应立即行心包穿刺抽血。

(4) 镇静止痛和心理治疗:剧烈疼痛可诱发或加重休克,故在不影响病情观察的情况下选用药物镇静止痛。无昏迷和瘫痪的患者可皮下或肌内注射哌替啶 75~100mg 或盐酸吗啡 5～10mg 止痛。由于患者可有恐惧、焦虑等，甚至发生伤后精神病，故心理治疗很重要，使患者配合治疗，利于康复。

(5) 防治感染：遵循无菌术操作原则，使用抗菌药物。开放性创伤需加用破伤风抗毒素。抗菌药在伤后 2～6 小时内使用可起预防作用，延迟用药起治疗作用，并需延长持续用药时间。对抗感染能力低下的患者，用药时间也需延长，且常需调整药物品种。

(6) 密切观察：严密注视伤情变化，特别是对严重创伤怀疑有潜在性损伤的患者，必要时进行生命体征的监测和进一步的检查。发现病情变化，应及时处理。

(7) 支持治疗：主要是维持水、电解质和酸碱平衡，保护重要脏器功能，并给予营养支持。

3. 急救程序 创伤的急救遵循一定的程序，其基本原则是先救命，后治伤。一般分为五个步骤进行。①把握呼吸、血压、心率、意识和瞳孔等生命体征，视察伤部，迅速评估伤情。②对生命体征的重要改变迅速作出反应，如心肺复苏、抗休克及外出血的紧急止血等。③重点询问受伤史，分析受伤情况，仔细体格检查。④实施各种诊断性穿刺或安排必要的辅助检查。⑤进行确定性治疗，如各种手术等。

4. 批量患者的救治 自然灾害和重大交通事故可发生成批患者，现场急救时，重要的是检伤分类。对一般轻伤患者，就地医疗处理后，即可归队或转有关部门照料，使主要救治力量用以抢救重伤患者。重伤患者中确定急需优先救治者，给予必要的紧急处理后，按轻重缓急顺序，及时组织后送。在后送前或后送途中要向有关救治机构报告伤情、初步诊断及已作的处理，密切注意伤情变化，作相应的应急处理。救治机构在接收成批患者后，应迅速组织救治力量进行抢救。

5. 闭合性创伤的治疗 临床上多见的如浅部软组织挫伤、扭伤等。

浅部软组织挫伤多因钝性外力碰撞或打击导致部分组织细胞受损，微血管破裂出血，继而发生炎症。临床表现为局部疼痛、肿胀、触痛，或有皮肤发红，继而转为皮下青紫瘀斑。

治疗：常用物理疗法，如伤后初期局部可用冷敷，12 小时后改用热敷或红外线治疗，还可服用云南白药等。挫伤后有血肿形成时，可加压包扎。如浅部挫伤系由强大暴力所致，须检查深部组织器官有无损伤，以免因漏诊和延误治疗而造成严重后果。

闭合性骨折和脱位应先予以复位，然后根据情况选用各种外固定或内固定的方法制动。头部、颈部、胸部、腹部等的闭合性创伤，都可能造成深部组织器官的损伤，甚至危及生命，必须仔细检查诊断和采取相应的治疗措施。

6. 开放性创伤的处理 擦伤、表浅的小刺伤和小切割伤，可用非手术疗法。其他的开放性创伤均需手术处理，目的是为了修复断裂的组织，但必须根据具体的伤情选择方式方法。清洁伤口可以直接缝合。开放性创伤早期为污染伤口可行清创术，直接缝合或者延期缝合。感染伤口先要引流，然后再作其他处理。较深入体内的创伤在手术中必须仔细探查和修复。应尽量取出伤口或组织内异物，以利于组织修复；另外，开放性创伤者应注射破伤风抗毒素治疗，在伤后 12 小时内应用可起到预防作用。污染和感染伤口还要根据伤情和感染程度考虑使用抗菌药。

临床上多见的浅部开放性创伤如：浅部的小刺伤，多由庄稼刺条、木刺、缝针等误伤造成。小刺伤可能引起感染(如指头炎等)，还可能造成异物存留，因此不应忽视。小刺伤的伤口出血，直接压迫 3～5 分钟即可止血。止血后可用 70% 乙醇或碘伏原液涂擦，包以无菌敷料，保持局部干燥 24～48 小时。伤口内若有异物存留，应设法拔出，然后消毒和包扎。

浅部切割伤,多为刀刃、玻璃片、铁片等造成,伤口的长度和深度可不相同,关系到组织损伤范围。伤口边缘一般比较平整,出血可呈渗溢状或涌溢状,如有小动脉破裂,出血呈喷射状。伤口经过处理可止血和闭合,但局部组织发生炎症反应,故有轻度疼痛和红肿。如果并发感染,局部的红肿和疼痛就加重,还可有发热等;如有化脓性病变,即不能顺利愈合。

浅部切割伤要根据伤口的具体情况施行清创和修复。

(1) 浅表小伤口的处理:长径 1cm 左右的皮肤、皮下浅层组织伤口,先用等渗盐水棉球蘸干组织裂隙,再用 70% 乙醇或碘伏消毒外周皮肤。可用一条小的蝶形胶布固定创缘使皮肤完全对合,再在皮肤上涂碘伏,外加包扎。一周内每日涂碘伏一次;10 日左右除去胶布。仅有皮肤层裂口,消毒后无菌包扎即可。

(2) 一般伤口的处理:开放性伤口常有污染,应行清创术,清创时间越早越好,伤后 6~8 小时内清创一般都可达到一期愈合。清创步骤是:①先用无菌敷料覆盖伤口,用无菌刷和肥皂液清洗周围皮肤;②去除伤口敷料后可取出明显可见的异物、血块及脱落的组织碎片,用生理盐水反复冲洗;③常规消毒铺巾;④沿原伤口切除创缘皮肤 1~2mm,必要时可扩大伤口,但肢体部位应沿纵轴切开,经关节的切口应作 S 形切开;⑤由浅至深,切除失活的组织,清除血肿、凝血块和异物,对损伤的肌腱和神经可酌情进行修复或仅用周围组织掩盖;⑥彻底止血;⑦再次用生理盐水反复冲洗伤腔,污染重者可用 3% 过氧化氢溶液清洗后再以生理盐水冲洗;⑧彻底清创后,伤后时间短和污染轻的伤口可予缝合,但缝合不宜过密、过紧,以伤口边缘对合为度。缝合后消毒皮肤,外加包扎,必要时固定制动。

如果伤口污染较重或处理时间已超过伤后 8~12 小时,但尚未发生明显的感染,皮肤的缝线暂不结扎,伤口内留置盐水纱条引流。24~48 小时后伤口仍无明显感染者,可将缝线结扎使创缘对合。

(3) 感染伤口的处理:用等渗盐水或呋喃西林等药液纱布条敷在伤口内,引流脓液促使肉芽组织生长。肉芽生长较好时,脓液较少,表面呈粉红色、颗粒状突起,擦之可渗血;同时创缘皮肤有新生,伤口可渐收缩。如肉芽有水肿,可用高渗盐水湿敷。如肉芽生长过多,超过创缘平面而有碍创缘上皮生长,可用 10% 硝酸银液棉签涂肉芽面,随即用等渗盐水棉签擦去。

7. 康复治疗　主要包括物理治疗和功能练习,特别是对骨折和神经损伤者更属必要。

第三节　战伤救治原则

战伤一般是指在战斗中由武器直接或间接造成的各种损伤。现代战争中,多种因素造成的复合伤明显增多,如火器伤复合烧伤,烧伤复合冲击伤等。在使用核武器和化学武器时,还可发生放射复合伤和化学复合伤。

战伤的救治采用分级救治(也称阶梯治疗)的组织形式,由梯次配置于战区和后方的各级救治机构分工负责,在保持继承性和连续性的前提下共同完成。患者在受伤地及其附近进行急救,主要是挽救生命和稳定伤情,然后逐级或越级送到远离战场的救治机构进行确定性治疗。在分级救治过程中,检伤分类具有非常重要的作用。它可最大限度地提高救治工作的效率,较好地解决轻、重伤患者及个体、群体患者救治的矛盾,使救治过程高效、有序。

战伤救治技术方面,强调火线急救,挽救生命,包括保持呼吸道通畅、止血、包扎、固定和搬运、后送等。在检伤分类的基础上，积极抗休克，维持呼吸、循环稳定。伤口的处理原则是尽早清创，除头、面、手和外阴部外，一般禁止初期缝合。此外，还应注意止痛、抗感染及后送途中患者的治疗等问题。

火器伤是战时最常见的损伤，一般由高速弹丸或弹片等投射物击中人体造成。通常情况下，组织损伤重、范围大、易感染。投射物的前冲力可直接击穿或切割其路径上的组织而形成原发伤道；其侧冲力可使组织形成比原发伤道直径大数倍至数十倍的瞬时空腔，此空腔可挤压和牵拉周围组织而形成挫伤区；挫伤区外为震荡区。火器投射物动能大，易造成复杂的伤道和多部位、多器官损伤。火器伤的全身治疗主要是全面了解伤情，积极防治休克，维持呼吸、循环的稳定。局部治疗主要是尽早清创，充分显露伤道，清除坏死和失活的组织，清创后不宜一期缝合，应保持伤口引流通畅 3 ~5 日后，酌情行延期缝合。同时，应积极抗感染和支持治疗。

冲击伤是冲击波的超压和负压引起的损伤，其特点是多处受伤、复合伤多、伤情重、发展快、死亡率高。单纯冲击波致伤时，体表多完好无损，但常有不同程度的内脏损伤，表现为外轻内重的特点。当冲击伤合并其他损伤时，体表损伤常较显著，而内脏损伤却容易被掩盖，易造成漏诊误诊；肺部冲击伤的主要病理改变是肺出血和水肿，轻者仅有短暂的胸痛、胸闷；重者可出现呼吸困难、发绀及口鼻流出血性泡沫样液体，24 ~48 小时后可发展为急性呼吸窘迫综合征(ARDS)。听器冲击伤主要表现有耳聋、耳鸣、耳痛、眩晕、头痛等，外耳道可流出浆液或血性液体，并可有鼓膜破裂。冲击伤治疗的关键是早期、正确的诊断，救治原则与其他伤相似。

复合伤是多种致伤因素共同作用的结果，具有死亡率高、休克发生率高、感染发生早而重等特点。其救治原则是尽早消除致伤因素的作用，如撤离现场、清除放射或化学污染，抗放射或抗毒治疗等。同时，应采取针对性措施积极抗休克、复苏、防治感染、伤口处理及全身支持等。

(陈锦鹏)

第十一章　移　　植

学习目标

1. 了解临床移植的发展简史。
2. 掌握临床排斥反应的机制、分类和防治。
3. 了解临床常见器官移植和方法。

第一节　概　　述

移植是指将一个个体的细胞、组织或器官(移植物)用手术或其他方法,植入到自体或另一个体的某一部位,以替代原已丧失功能的器官的一门技术。移植物分为细胞、组织和器官移植。骨髓移植、肝细胞移植和胰岛细胞移植等属于细胞移植;皮肤、皮瓣、骨移植等属于组织移植;心、肺、肝、肾、胰腺、小肠等属于实体器官移植。提供移植物的个体被称为供体,而接受移植物的个体被称为受体。

移植发展简史　移植是20世纪医学发展中最杰出的成就之一。1818年开展的输血技术就属于最早的细胞移植。1905年世界第一例角膜移植获得成功,次年法国开始尝试临床肾移植。在第二次世界大战期间,曾将异体皮肤移植到烧伤患者的创面,但因发生排斥而失败。随后Medawar对小鼠同种异体皮肤移植作了深入研究,阐明移植免疫耐受机制,为现代移植生物学奠定了基础。1954年Murray等在同卵孪生兄弟之间进行了活体供肾的肾移植获得成功,标志着器官移植进入了临床应用阶段。60年代,随着硫唑嘌呤、泼尼松和抗淋巴细胞血清等第一代免疫抑制药物的问世,以及器官保存和血管吻合技术的改进,使器官移植获得稳步发展。此后,相继开展了脾移植(woodruff,1960)、原位肝移植(Starzl,1963)、肺移植(Hardy,1963)、胰腺移植(Kelly等,1966)、心移植(Bar-nard,1967)、心肺联合移植(Cooley,1968)和小肠移植(Detterling,1968)。70年代末,环孢素A问世,使移植的此功能率大为提高。近年来由于临床移植病例大量增加,供体的短缺显得非常突出。为此,以亲属作为活体供体,部分弥补了人类器官和组织的短缺,成为临床器官移植的又一伟大创举。进人21世纪,肾、肝、胰、心移植和多器官移植已被公认为是一种治疗器官终末期病变的有效手段。

分类　按供、受体是否为同一个体可分为自体移植和异体移植。按植入部位不同分为原位移植和异位移植。按供、受体种系和基因关系分类,两者基因完全相同如同卵双生间的异体移植,称为同系移植或同基因移植,移植后不会发生排斥反应。种系相同而基因不同,如人与人之间的移植,称同种异体移植,移植后会发生排斥反应。不同种之间的移植,如人与狒狒之间的移植,称异种移植,移植后会引发强烈的排斥反应。根据供体是否存活,分尸体供体移植和活体供体移植。前者移植物来自脑死亡供体,后者为依法自愿捐献自身器官的自然人。当活体供体与受体之间有血缘关系时称之为亲属活体供体移植,无血缘关系的称之为非亲属活体供体移植。

细胞移植是指将适量游离的具有某种功能的活细胞输注到受体的血管、体腔或组织器官内的技术。其主要适应证是补充受体体内该种细胞数量的缺少或功能的降低。细胞移植的临床应用日益广泛,其中骨髓与造血干细胞移植备受瞩目,可用于治疗遗传性联合免疫缺陷病、重症地中海贫血等遗传性疾病,重症再生障碍性贫血以及包括各种白血病在内的血液系统恶性肿瘤等疾病。

组织移植是指某一种组织如皮肤、筋膜、软骨、骨、血管等,或整体联合几种组织如皮肌瓣等的移植术。一般采用自体或异体组织行游离移植或血管吻合移植以修复某种组织的缺损。

器官移植主要是指实体器官整体或部分、并需要进行器官所属血管及其他功能性管道结构重建的移植,如肾移植、肝、心脏,以及腹腔器官联合移植等。

第二节　移 植 免 疫

目前的临床移植多属同种异体移植,移植排斥是成功移植的最大障碍,其本质是一种受体对供体特异性的免疫反应。在细胞免疫、体液免疫和其他天然免疫因素的参与下,受体免疫系统进行“自我”和“非我”的识别。这种免疫系统的识别、激活与效应直接关系到移植物能否存活,称为移植免疫。

(一) 移植抗原

移植抗原包括:主要组织相容性复合物(MHC 抗原)、次要组织相容性抗原(mH 抗原)、内皮糖蛋白如 ABO 血型抗原。

1. MHC 分子　组织相容性是指不同个体间进行组织器官移植时,供受体双方相互接受程度。编码最强移植抗原的基因座位即为 MHC,定位于人第 6 号染色体的短臂上,其分子基因产物称为人类白细胞抗原(HLA),分为Ⅰ类、Ⅱ类和Ⅲ类分子。Ⅰ类分子(HLA-A,B,C)存在于体内几乎所有有核细胞的表面;Ⅱ类分子(HLA-DR,DQ,DP)通常仅表达于抗原提呈细胞(APC)表面,主要是树突状细胞、巨噬细胞、B 细胞和其他有抗原提呈功能的细胞。Ⅲ类分子的多态性与移植免疫关系并不密切。MHC 具有广泛的多态性,引起同种移植免疫反应。HLA 配型的目的就是测定供体与受体抗原相容程度,力求使排斥反应减小到最低程度。

2. mH 抗原　可引起细胞免疫介导的移植物排斥反应,但不具有 MHC 抗原结构。这类抗原单独刺激可引起较弱的排斥反应。

3. ABO 血型抗原　ABO 抗原亦可表达于血管内皮,违反血型配伍原则时,可以与受体血液中原已存在的血型抗体结合,导致超急性排斥反应,从而损伤植入的器官。

(二) 移植抗原的识别与免疫应答

移植抗原识别分为直接识别与间接识别。直接识别是指供体的抗原递呈细胞经血液迁移至二级淋巴组织(淋巴结和脾),将表面的 MHC 分子或抗原肽-MHC 分子复合物直接递呈给受体淋巴细胞,使其识别并产生应答。间接识别是指供体移植物的脱落细胞或抗原经受体抗原递呈细胞摄取、加工和处理,以供体抗原肽-受体 MHCⅡ分子复合物的形式递呈给受体 T 细胞,使之活化。一般认为直接识别在移植早期急性排斥反应中起重要作用,间接识别机制协同发挥作用。在急性排斥反应中晚期或慢性排斥反应中,间接识别机制更为重要。

(三) 临床排斥反应的机制和分类

器官移植后排斥反应可分为两种不同类型的:一种是宿主抗移植物反应(HVG),即临床常提到的排斥反应。另一种为移植物抗宿主反应(GVHR)。根据排斥反应的组织学表现可以进一步划分为急性、慢性排斥反应。根据排斥反应机制可分为T细胞介导性排斥反应和抗体介导性排斥反应。临床上通常根据排斥反应发生的时间和强度,以及发生的机制和病理表现分为超急性排斥反应、急性排斥反应和慢性排斥反应。

1. 超急性排斥反应(HAR)　由于受体预先存在抗供体抗原的抗体(如ABO血型不符或妊娠、输血)可在移植物再灌注后数分钟或数小时内迅速与移植物抗原结合,激活补体系统,导致溶解反应的发生,引起移植物出血、液体外渗及微血管内血栓形成。术中可发现移植物肿胀、色泽变暗红色、血流量减少而变软,无弹性,器官功能迅速衰竭。一旦发生只能切除移植物,重新移植。肾、心、肺和胰腺的同种异体移植都可能发生超急性排斥反应,而肝对超急性排斥具有良好的耐受性,即使受体、供体血型不合也可能不发生超急性排斥反应。

加速血管排斥反应又称血管排斥反应,是体液免疫为主的排斥反应,主要病理特征是小动脉纤维蛋白样坏死和明显的血管内血栓形成,并有移植物的出血梗死。通常在移植术后3~5日发生,可导致移植物功能迅速减退和衰竭。临床罕见,一旦发生可经激素冲击治疗加血浆置换,去除血中的抗体,有逆转可能。

2. 急性排斥反应(AR)　细胞免疫和体液免疫因素均参与,临床上最常见。病理特征为移植物内大量的单核细胞和淋巴细胞浸润,可见于移植后的任何时间段。程度轻微时无特征性临床表现,目前尚无可靠的生化或免疫学指标可助早期诊断,早期诊断困难。穿刺活检提供的病理学诊断是“金标准”。一旦确诊则应尽早治疗,可大剂量激素冲击或调整免疫抑制方案,多数病例可以逆转。

3. 慢性排斥反应(CR)　是移植物功能丧失的常见原因,部分患者在移植数月后穿刺活检即有发现。其发生机制尚不完全清楚,临床表现为移植器官功能缓慢减退,增加免疫抑制药物浓度治疗难以奏效。其病理特征主要是移植物血管周围炎、内膜增生硬化导致管腔狭窄、闭塞,最终因慢性缺血纤维化而萎缩。目前,慢性排斥致移植器官功能丧失的唯一有效疗法是再次移植。

4. 移植物抗宿主反应(GVHR)　是移植物的特异性淋巴细胞识别宿主抗原所致,可导致移植失败。其引起的移植物抗宿主病可引发多器官功能衰竭和受体死亡。

(四) 排除反应的防治

1. 组织配型　包括以下四个方面。①ABO血型配合:同种异体间的移植必须血型相同或符合输血原则。②淋巴细胞毒交叉配合试验:指受体的血清与供体淋巴细胞之间的配合试验,是临床移植前必须检查的项目。淋巴细胞毒交叉配合试验<10%才能施行。③HLA配型:HLA 6个位点配型与亲属肾移植、骨髓移植的存活率有较密切关系。HLA-A,B和DR不相匹配的情况影响器官移植的效果。④群体反应性抗体检测:用于检测受体体内预存的HLA抗体。超过10%即为致敏。

2. 免疫抑制剂的应用　临床治疗急性排斥反应分为基础治疗和挽救治疗。基础治疗即应用免疫抑制剂有效预防排斥反应的发生。由于移植物通血后即开始免疫应答过程，因此在术后早期免疫抑制剂用量较大，称为诱导阶段。随后可逐渐减量，达到维持值以预防急性排斥反应发生，称为维持阶段。一般情况下，免疫抑制剂需要终身服用。当发生急性排斥反应时，需加大免疫抑制剂用量或调整免疫抑制剂方案以逆转排斥反应，称为挽救治疗。临床常用的免疫抑制药物主要分为免疫诱导用药和免疫维持用药两大类。

（1）常用免疫诱导药物

1）抗淋巴细胞抑制剂：主要是一些免疫球蛋白制剂，包括多克隆抗体和单克隆抗体。多克隆抗体如抗淋巴细胞球蛋白或抗胸腺细胞球蛋白，是从血清中提取的多克隆抗体，可直接对淋巴细胞产生细胞毒作用并使之溶解。主要用于免疫诱导阶段以及逆转耐激素的难治性排斥反应。

2）单克隆抗体：①抗 CD3 单克隆抗体。主要是 OKT3，为鼠抗人淋巴细胞表面分子 CD3 的单克隆抗体，抑制 T 细胞活性和多种细胞因子的表达。可用于免疫诱导治疗，以及逆转耐激素的难治性排斥反应。②利妥昔单克隆抗体：最初主要应用于器官移植术后淋巴增殖性疾病。现将利妥昔单抗与免疫抑制剂、血浆置换和静脉注射大剂量免疫球蛋白联合应用，抑制移植受者自身抗体介导的免疫应答，也用于血型不合的肾移植，预防发生排斥反应。

3）静脉注射用免疫球蛋白（IVIG）：由供者血库的血浆精制而成，含有正常人群的全部抗体。主要应用于 ABO 血型不相容及交叉试验阳性的受者。

（2）免疫维持用药

1）糖皮质激素：常用的有琥珀酸钠氢化可的松、甲泼尼龙琥珀酸钠、泼尼松、泼尼松龙和地塞米松等。激素不仅经常与抗增殖类药物和（或）钙调磷酸酶抑制剂类药物联合应用，用于基础治疗，也是治疗急性排斥反应的首选药物。

2）T 细胞介导的免疫抑制剂：包括钙调磷酸酶抑制剂和 mTOR 抑制剂。①钙调磷酸酶抑制剂是免疫维持治疗的最基本药物之一，包括环孢素 A（CsA）和他克莫司（FK506）。CsA 可与 T 细胞胞质中的环孢亲和素结合，抑制钙依赖的磷酸化和转录调节因子 NF-AT 的激活，抑制 T 细胞活化、增殖。TAK 可以胞质内的配体 FK 结合蛋白结合，再通过 CsA 相似的作用途径抑制 T 细胞的活化增殖。② mTOR 抑制剂包括西罗莫司和依维莫司等，作用于白介素 2 受体（IL-2 R）下游的信号转导系统，使细胞周期停留在 G_1 和 S 期，从而起到免疫抑制作用。

3）抗增殖类药物：硫唑嘌呤可抑制细胞 DNA 合成，对 T 细胞增殖作用抑制作用较为明显，主要不良反应为肝肾毒性及骨髓抑制。吗替麦考酚脂可相对特异的抑制淋巴细胞增殖，抑制抗体生成。主要不良反应为胃肠道不良反应。

4）淋巴细胞隔离 FTY720：抑制外周淋巴器官中淋巴细胞的外流，加强内皮细胞的黏附连接。

理想的免疫抑制治疗方案要求既能保证移植物不被排斥，又对受体免疫系统影响最小和不良反应最少。基本原则是联合用药，目前常用三联用药方案为采用一种钙调神经素抑制剂（CsA 或 FK506）联合糖皮质激素和增殖抑制剂（Aza 或 MMF）。可根据具体情况增减为四联或两联用药。移植受体均需要终身维持免疫抑制治疗，少数患者在使用较长时期后，达到“临床耐受”状态，维持极少剂量甚至完全停用。

（五）移植耐受

移植耐受指在不用任何免疫抑制剂的情况下，对移植物不产生排斥反应，使移植物长期存活，同时保持对其他抗原的免疫反应状态。耐受机制分为中枢性免疫耐受和外周性免疫耐受。中枢性耐受是指T细胞、B细胞在中枢器官分化成熟过程中接触自身或外源性抗原所产生的耐受。外周性耐受则是指T细胞、B细胞在外周淋巴器官成熟及免疫应答过程中所产生的抗原特异性免疫耐受状态。诱导免疫耐受是解决临床移植排斥反应并避免长期使用免疫制剂的理想策略，虽然动物实验取得一定效果，但是距临床应用还有很远的距离。

第三节　移植器官的获得

（一）供体的选择

1. 器官的捐献　移植器官的来源可分为尸体器官和活体器官。前者是目前国内移植器官的主要来源，主要是脑死亡或心脏死亡供者捐献。由于移植器官的短缺，活体亲属供肾、供肝已被医学界广泛接受。

2. 器官的选择　原则上选择年龄较轻捐献者的器官，但由于器官的短缺，供体年龄不断放宽，肺、胰腺供体不超过55岁，供心脏、肾、肝者分别不超过60岁，供移植用的器官（特别是肝）体积应和受体切除的器官匹配。

已知有全身性感染伴血培养阳性或尚未彻底治愈，人类免疫缺陷病毒（HIV）感染、恶性肿瘤、乙型、丙型肝炎病毒感染者、吸毒者禁忌作为器官移植的供体。

为了预防过于剧烈的、甚至致命的排斥反应，移植前应按移植免疫学的要求来筛选供、受体。行ABO血型测定、淋巴细胞毒交叉配合试验及HLA配型。ABO血型抗原除在红细胞上表达之外，还表达在血管内皮上，所以同种异体间的移植通常需满足血型相同或符合输血原则。淋巴细胞毒交叉配合试验<10%或为阴性才能施行肾移植。如果受体以前曾经接受过输血、有过妊娠或接受过同种异体移植，很可能在其血清内已产生抗淋巴细胞的抗体，器官移植术后将可能发生超急性排斥反应。HLA 6个位点配型与亲属肾移植、骨髓移植的存活率有较密切关系。HLA-A，B和DR不相匹配的情况影响器官移植的效果。随着新型免疫抑制药物在临床应用，这种差异在逐渐减小。

（二）器官的切取与保存

获得器官的过程主要包括切开探查、原位灌注、切取器官、保存器官和运送。手术切下已阻断血液供应的器官后，在35～37℃温度下短期内即趋向失去活力。热缺血时间是指器官从供体血液循环停止或局部血供终止到冷灌注开始的间隔时间，这一期间对器官的损害最为严重，一般不应超过10分钟。冷缺血时间则是指从供体器官冷灌注到移植后血供开放前所间隔的时间，包括器官保存阶段。过长的冷缺血时间对移植器官的功能恢复和长期存活率有不良的影响。缩短热缺血和冷缺血时间、低温保存、避免细胞肿胀和生化损伤对保证供体器官的功能和移植后的存活率极为重要。用特制的器官灌洗液（0～4 ℃）快速灌洗器官，尽可能将血液冲洗干净。灌洗压保持在60～100cmH_2O，肝的灌注量需2～3L，肾和胰腺需 200～500ml。然后保存于 2～4 ℃灌洗液中直至移植。

UW、HTK 和 Hartmann 等器官灌洗保存液在临床最为常用。UW 液的阳离子浓度与细胞内液相似，为仿细胞内液型；Hartmann 液是由乳酸林格液加清蛋白组成，为细胞外液型；而 HTK 液为非细胞内、外液型。Hartmann 液多用于器官切取冷灌注，UW 和 HTK 液多用于保存器官。临床上器官保存时限为：心 5 小时，肾 40～50 小时，胰腺 10～20 小时和肝 12～15 小时。

第四节　器官移植

应用于临床的器官移植已有肾、肝、心、胰、肺、小肠、脾、肾上腺、甲状旁腺、睾丸、卵巢，以及心肺、肝小肠、心肝、胰肾联合移植和腹内多器官联合移植等。随着移植效果的逐年提高，出现了大批恢复正常生活和工作的长期存活者。

（一）肾移植

肾移植（图 11-1）的适应证是各种肾病进展到慢性肾衰竭尿毒症期，包括慢性肾小球肾炎、慢性肾盂肾炎、多囊肾、糖尿病性肾病、间质性肾炎和自身免疫性肾病等。

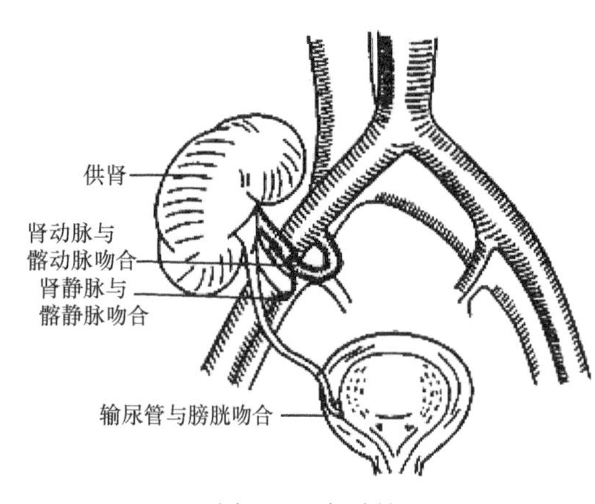

图 11-1　肾移植

肾移植术式已经定型：移植肾放在腹膜后的髂窝，肾动脉与髂内或髂外动脉吻合，肾静脉与髂外静脉吻合，输尿管经过一段膀胱浆肌层形成的短隧道与膀胱黏膜吻合，以防止尿液回流。

在临床各类器官移植中，肾移植疗效最显著，长期存活者工作、生活、心理、精神状态均属满意。HLA 完全相同的同卵双生兄弟姐妹间肾移植 1 年移植物存活率达 95% 以上，患者存活率超过 97 %。HLA 所有位点统计，0 错配、1～2 错配、3～4 错配和 5～6 错配，移植物 10 年存活率分别为 63%、58%、52% 和 47 %。肾衰竭患者越早接受透析，移植肾存活率越高；而透析时间越长，术后发生移植肾延迟复功的比例越高，所以应尽早肾移植。

（二）肝移植

肝移植目前术后 1 年生存率近 90%，3 年生存率近 80 %，最长存活时间已近 40 年。儿童肝移植术后的存活率较成人更为理想。

肝移植的适应证良性病变有病毒性或酒精性肝硬化失代偿期、急性肝衰竭、先天性胆道闭锁、肝豆状核变性等。恶性病变包括原发性肝细胞癌等，符合移植标准的肝癌肝移植受体，其 5 年存活率接近良性病变的受体。目前国际上主要的肝癌肝移植标准为单个肿瘤直径不超过 5cm，或肿瘤数目少于 3 个且最大直径不超过 3cm，无大血管侵犯、淋巴结或肝外转移。

肝移植的经典术式，包括原位肝移植（图 11-2）、背驮式肝移植（图 11-3）和改良背驮式肝移植(图 11-4)。原位肝移植将受体下腔静脉连同肝一并切除,并将供体的肝作原位的吻接。背驮式肝移植则保留受体下腔静脉,将受体的肝静脉合并成形后与供体的肝上下腔静脉作吻合。背驮式的优点在于,作供、受肝的肝上下腔静脉吻合和门静脉吻合时,可完全或部分保留下腔静脉的回心血流,以维持受体循环的稳定。改良背驮式肝移植则把供肝的下腔静脉和受体的三支肝静脉开口,分别扩大成相同形状的三角形开口进行吻合,有利于流出道的畅通。

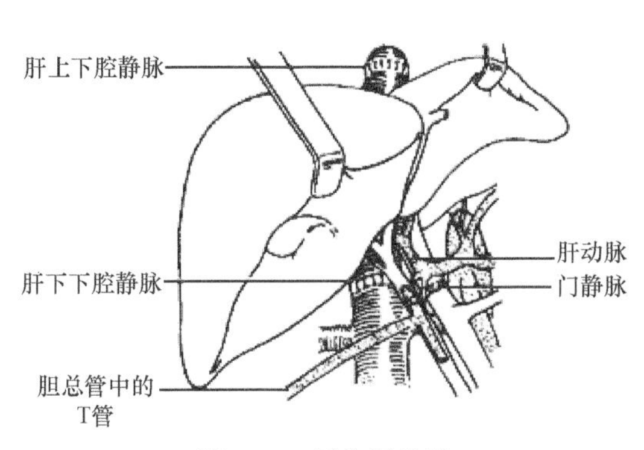

图 11-2　原位肝移植

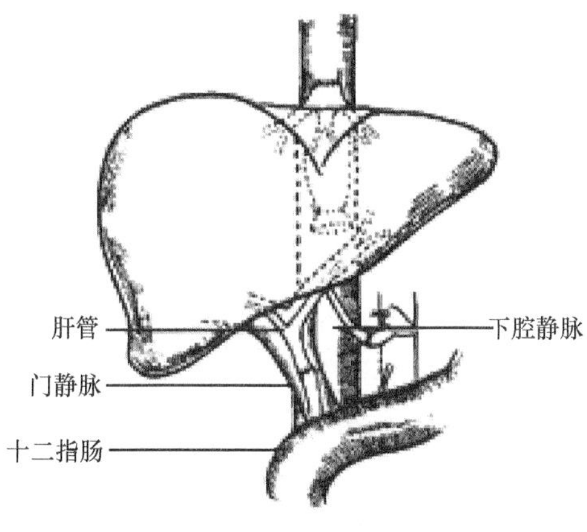

图 11-3　背驮式肝移植

活体亲属供肝移植,则取近亲属的部分肝(左外叶、左或右半肝)移植给受体,前提是务必保证对供体尽量少的危害性,而受体又能获得与常规肝移植相似的效果。

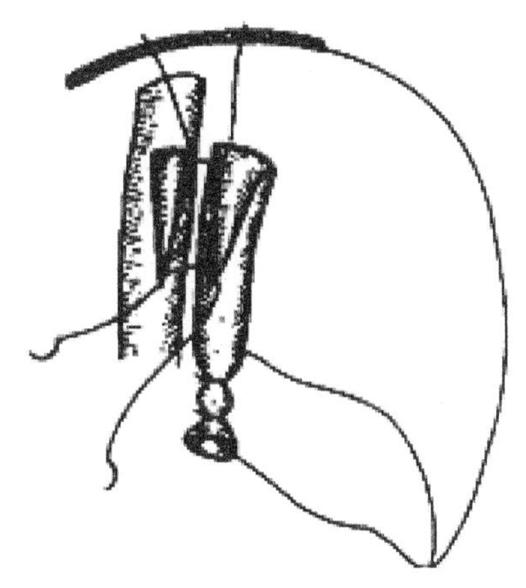

图 11-4　改良背驮式肝移植

(三) 胰腺移植

胰腺移植有三种类型:同期胰肾联合移植(SPK)、肾移植后胰腺移植(PAK)和单纯胰腺移植(PTA)。

胰腺移植是治疗 1 型糖尿病的有效方法,可改善甚至部分逆转糖尿病肾病、糖尿病引起的心血管疾病和周围血管疾病等并发症。但由于胰腺移植后可能引起一些难以接受的不良反应,临床上一般仅对晚期糖尿病患者尤其是并发尿毒症时才选择作胰腺移植或胰肾联合移植。2 型糖尿病因血糖难以控制或出现严重的糖尿病并发症及全胰腺切除术后,也可考虑作胰腺移植。

移植胰腺外分泌处理方式主要有空肠引流(图 11-5)和膀胱引流(图 11-6),胰液空肠引流术式占 80% 以上。移植胰腺内分泌回流方式有经体循环系统(髂内、髂外静脉)回流和门静脉系统(肠系膜下静脉、脾静脉)回流两种。体循环系统回流,不同于生理性的胰岛素直接进入门静脉,造成高胰岛素血症。门静脉系统回流的优点是避免了高胰岛素血症,胰岛素直接进入肝更有利于其利用;此外由于移植胰的静脉血回流入肝,抗原或抗原抗体复合物等在肝内得到处理,有利于减少排斥反应的发生,并改善脂蛋白的代谢和成分。胰肾联合移植采用门静脉回流的空肠引流式是比较符合生理状态的理想术式。

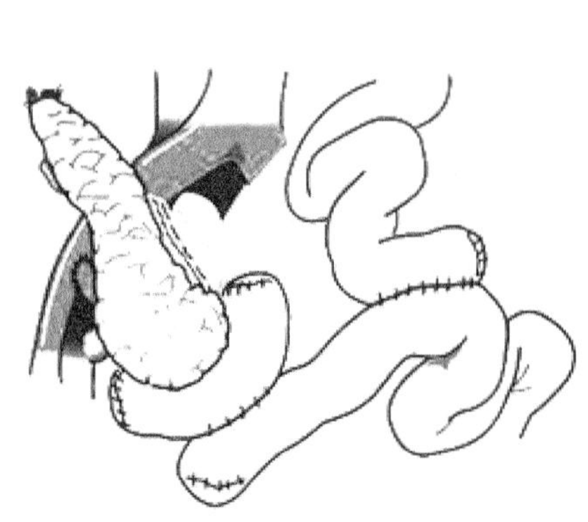
图 11-5 空肠引流胰腺移植

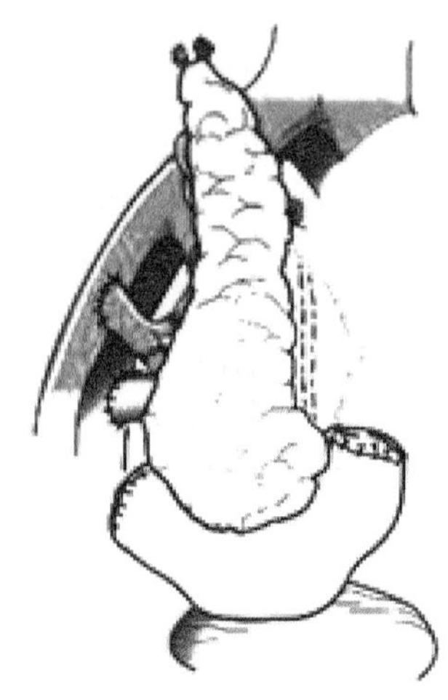
图 11-6 膀胱引流胰腺移植

（四）心、肺移植

扩张性心肌病、冠心病和瓣膜病、先天性复杂性心脏畸形不适合外科手术矫正或矫正术无效者，均是心脏移植的主要适应证。据资料统计，心脏移植术后 1 年、5 年、10 年的存活率分别为 80%、64% 和 45 %。移植心因慢性排斥反应所致的冠状动脉硬化是影响术后长期存活的主要原因。原位心移植的手术方式有经典法、全心法和双腔静脉法，目前双腔静脉法是国内外的主流术式（图 11-7）。终末期肺病如肺气肿、肺纤维化、肺囊性纤维化、支气管扩张症等，不适于药物和其他手术治疗或治疗失败者是肺移植的适应证。肺移植受体 1 年的生存率为 70%～90%，5 年生存率为 40%～50%。术后早期的感染和原发性移植物无功能，以及术后远期的闭塞性细支气管炎，是影响生存率的主要原因。

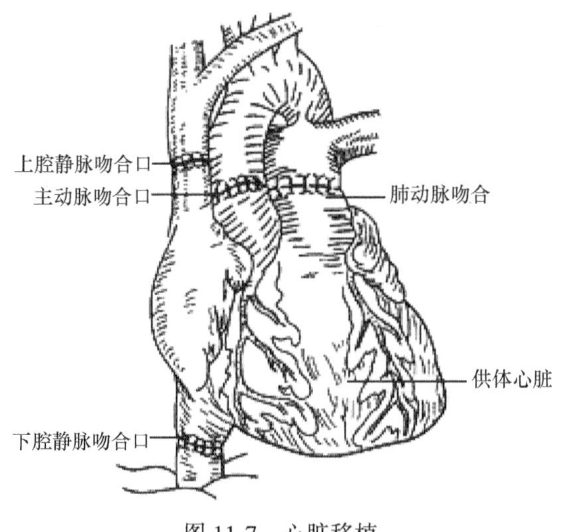

图 11-7 心脏移植

（陈锦鹏）

第十二章　肿　瘤

学习目标

1. 掌握肿瘤的病因。
2. 了解肿瘤的发病机制。
3. 掌握肿瘤的治疗方法及预防。
4. 了解常见体表肿瘤及治疗。

第一节　概　论

肿瘤(tumor)是机体细胞在各种始动与促进因素长期作用下所产生的增生与异常分化所形成的新生物。新生物一旦形成后,不因病因消除而停止增生。它的生长不受正常机体生理调节,而是破坏正常组织与器官。

随着人类平均寿命延长,恶性肿瘤对人类的威胁日益显得突出,已成为目前最常见死亡原因之一。恶性肿瘤是男性第二位、女性第三位死因。全世界每年约760万人死于癌症,有1010余万人患恶性肿瘤。我国每年约新发病例200万,死亡约150余万人,其中60%以上为消化系统癌症。我国最常见的恶性肿瘤,在城市依次为肺癌、胃癌、肝癌、肠癌与乳癌,在农村为胃癌、肝癌、肠癌。

【病因】 肿瘤的发生有外界因素与内在因素。外界因素包括环境与行为因素,对人类恶性肿瘤的发生有重要影响。约80%以上的恶性肿瘤与环境因素有关。环境因素可分为致癌因素与促癌因素。机体的内在因素在肿瘤的发生、发展中也起着重要作用。

1. 外界因素

(1) 化学因素:①烷化剂。如有机农药、硫芥、乙酯杂螨醇等,可致肺癌及造血器官肿瘤等。②多环芳香烃类化合物。与煤烟垢、煤焦油、沥青等经常接触的工人易患皮肤癌与肺癌。③氨基偶氮类。易诱发膀胱癌、肝癌。④亚硝胺类。与食管癌、胃癌和肝癌的发生有关。⑤真菌毒素和植物毒素。如黄曲霉素易污染粮食,可致肝癌、肾癌、胃与结肠的腺癌。⑥其他。金属(镍、铬、砷)可致肺癌等。氯乙烯能诱发人肝血管肉瘤。二氯二苯基、三氮乙烷(DDT)和苯可致肝癌。

(2) 物理因素:①电离辐射。由于X线防护不当所致的皮肤癌、白血病等。吸入放射污染粉尘可致骨肉瘤和甲状腺肿瘤等,也属医源性致癌的原因之一。②紫外线。可引起皮肤癌,尤对易感性个体(着色性干皮病)作用明显。③其他。烧伤深瘢痕的长期存在易致癌变,皮肤慢性溃疡可能致皮肤鳞癌。石棉纤维与肺癌有关。滑石粉与胃癌有关。

(3) 生物因素:致癌病毒可分为DNA肿瘤病毒与RNA肿瘤病毒两大类。前者如EB病毒与鼻咽癌、伯基特淋巴瘤相关,单纯疱疹病毒反复感染与宫颈癌有关,乙型肝炎病毒与肝癌有关。C型RNA病毒主要与白血病、霍奇金病有关。

此外,幽门螺杆菌感染与胃癌的发生有关,埃及血吸虫可致膀胱癌,华支睾吸虫与肝癌有关,日本血吸虫病对大肠癌有促癌作用。

2. 内在因素

(1) 遗传因素:癌症有遗传易感性,如结肠息肉病、乳癌、胃癌等。BRCA1 基因突变者易患乳腺癌;APC 基因突变者易患肠道息肉病。相当数量的食管癌、肝癌、鼻咽癌患者也有家族史。

(2) 内分泌因素:与肿瘤发生有关的激素,较明确的有雌激素和催乳素与乳癌有关;雌激素与子宫内膜癌有关。生长激素可以刺激癌的发展。

(3) 免疫因素:先天或后天免疫缺陷者易发生恶性肿瘤,如丙种球蛋白缺乏症患者易患白血病和淋巴造血系统肿瘤,获得性免疫缺陷病(艾滋病)易患恶性肿瘤,肾移植后长期使用免疫抑制剂者肿瘤发生率较高。

【发病机制】 肿瘤是在机体内在因素与外界因素联合作用下,细胞中基因改变并积累而逐渐形成的。癌变是一个多基因参与、多步骤发展的非常复杂的过程,癌变分子机制主要包括:①癌基因激活、过度表达。②抑癌基因突变、丢失。③微卫星不稳定,出现核苷酸异常的串联重复(1~6 个碱基重复序列)分布于基因组。④修复相关基因功能丧失,如错配修复基因突变,导致细胞遗传不稳定或致肿瘤易感性增加。⑤凋亡机制障碍。⑥端粒酶过度表达。⑦信号转导调控紊乱。⑧浸润转移相关分子改变等(图 12-1)。

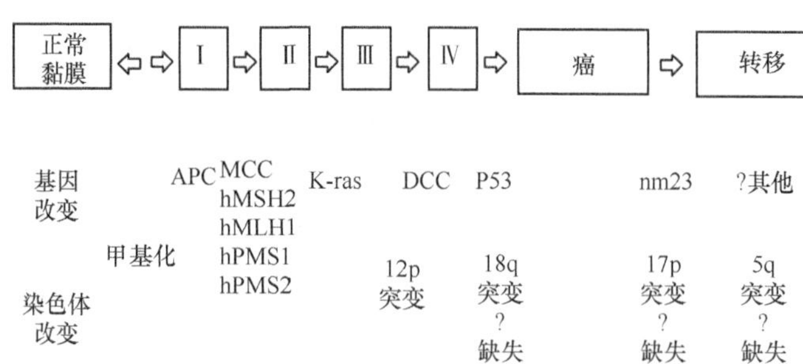

图 12-1　结肠癌癌变分子改变机制模式图

在致癌机制研究中,以化学致癌和病毒致癌两方面最为深入,且两者最后都殊途同归地集中于癌基因/抑癌基因学说。

1. 化学致癌 主要包括启动、促进和演进三个阶段。启动阶段是不可逆的过程,其中以化学致癌物的代谢活化、DNA 的损伤与修复和细胞增殖三个过程最为重要。启动剂或其代谢产物引起了癌基因和(或)抑癌基因的突变,但细胞在形态学上与正常细胞无区别。促进阶段主要干扰细胞的信号转导通路,这一阶段在基因表达水平和细胞水平都是可逆的。演进阶段也是不可逆的,在形态学上出现了可辨认的改变;主要特点是细胞核型不稳定,同时伴有基因突变,从而使肿瘤细胞获得新的遗传特征,增加其恶性程度。

2. 病毒致癌 DNA 肿瘤病毒在感染宿主细胞后,其 DNA 可插入宿主细胞的 DNA 中形成转化基因,这些基因编码的蛋白质可通过直接致癌、抑制抑癌基因间接致癌、反式激活同一条 DNA 链上其他基因表达等方式导致肿瘤发生。RNA 肿瘤病毒必须先以病毒 RNA 为模板形成互补的 DNA(前病毒 DNA);再由 DNA 聚合酶形成 DNA 中间体(双链前病毒 DNA),后者才能聚合到细胞 DNA 中进行复制。RNA 肿瘤病毒可将病毒来源的癌基因携入细胞基因组内致癌,也可携入其他特定序列,激活细胞内原有癌基因致癌。

肿瘤干细胞学说认为肿瘤的异质性在肿瘤刚形成时即已产生。肿瘤干细胞是肿瘤细胞中占有很小比例(0.02%～0.1%)、具有无限增殖能力和不定分化潜能的肿瘤细胞,是肿瘤形成的起始细胞,并由其维持肿瘤的生长。肿瘤干细胞对化疗和放疗均不敏感,可能是肿瘤复发转移的根源。

【分类与命名】 根据肿瘤的形态及肿瘤对机体的影响和肿瘤的生物学行为,肿瘤可分为良性与恶性两大类。良性肿瘤,一般称为"瘤"。恶性肿瘤来自上皮组织者称为"癌";来源于间叶组织者称为"肉瘤";胚胎性肿瘤常称为母细胞瘤,如神经母细胞瘤等。但某些恶性肿瘤仍沿用传统名称"瘤"或"病",如恶性淋巴瘤、精原细胞瘤、白血病、霍奇金病等。

在临床上除良性与恶性肿瘤两大类以外,少数细胞形态上虽属良性,但常浸润性生长,切除后易复发,甚至出现转移,在生物学行为上介于良性与恶性之间,故称交界性或临床性肿瘤,如包膜不完整的纤维瘤、黏膜乳头状瘤、唾液腺多形性腺瘤等。有的肿瘤虽为良性,但由于生长部位与器官特性所致的恶性后果,而显示为恶性生物行为,如颅内良性肿瘤伴恶性高血压及胰岛素瘤伴低血糖等。

临床上还将肿瘤分为实体瘤和非实体瘤。实体瘤主要应用以外科为主的综合治疗。而非实体瘤常无明确肿块,治疗以化学治疗为主。

各种良性或恶性肿瘤,根据其组织及器官来源部位不同而冠以不同的名称,如背部脂肪瘤、乳癌、肺癌、结肠癌、股骨骨肉瘤等。相同器官或组织可发生不同细胞类型的肿瘤,如肺鳞状细胞癌与肺腺癌、子宫颈鳞状细胞癌与子宫颈腺角化癌、胃腺癌与胃类癌等。同一细胞类型的癌,由于细胞分化程度不一,又分为高分化、中分化及低(未)分化癌,如胃高分化腺癌、肺未分化癌等。

【肿瘤的诊断】 肿瘤的诊断包括明确肿瘤的部位和病变的性质,对恶性肿瘤还应该包括病变的恶性程度及分期,有助于确定合理的治疗方案。

1. 临床诊断 恶性肿瘤早期多无症状,即便有症状也常无特异性。待患者有特征性症状时病变常已属晚期。肿瘤的临床诊断目前缺乏理想的特异性强的早期诊断方法,尤其对深部肿瘤的早期诊断更为困难。结合病史与体检及各种检查的综合诊断是当前早期诊断的有效方法。如何从无症状阶段的早期诊断及以无创或微创方法诊断是临床应努力的方向。下列十项症状并常被认为是恶性肿瘤的早期信号,必须及时进行必要的检查:①身体任何部位发现肿块并逐渐增大;②身体任何部位发现经久不愈的溃疡;③中年以上妇女出现阴道不规则流血或白带增多;④进食时胸骨后不适,灼痛、异物感或进行性吞咽困难;⑤久治不愈的干咳或痰中带血;⑥长期消化不良,进行性食欲减退,不明原因的消瘦;⑦大便习惯改变或便血;⑧鼻塞鼻出血;⑨黑痣增大或破溃出血;⑩无痛性血尿。

(1) 局部表现

1) 肿块:肿块常是体表或浅在肿瘤的第一表现。因肿瘤性质不同,肿块硬度、移动度及边界均可不同。深部的肿块不易触及,但可出现脏器受压或梗阻症状。良性肿瘤多生长慢,恶性肿瘤则快。

2) 疼痛:肿块的膨胀性生长、破溃或感染等使末梢神经或神经干受刺激或压迫,可出现各种疼痛,常难以忍受,尤以夜间最明显。肿瘤可致空腔脏器痉挛,产生绞痛,如肿瘤致肠梗阻后发生的肠绞痛。

3) 溃疡:体表或空腔脏器的肿瘤,若生长过快,可因血供不足而继发坏死,或因继发感染而形成溃烂。恶性者常呈菜花状,或肿块表面有溃疡,可有恶臭及血性分泌物。

4) 出血:上消化道肿瘤有呕血或黑便;下消化道肿瘤可有血便或黏液血便;泌尿道肿瘤

除出现血尿外,常伴局部绞痛;肺癌可有咯血或痰中带血;子宫颈癌可有血性白带或阴道出血;肝癌破裂可致腹腔内出血。

5) 梗阻:胰头癌、胆管癌可合并阻塞性黄疸,胃癌伴幽门梗阻可致呕吐,肠肿瘤可致肠梗阻,支气管癌可致肺不张。

6) 转移症状:如区域淋巴结肿大;相应部位静脉回流受阻,致肢体水肿或静脉曲张;骨转移可有疼痛或触及硬结,甚至发生病理性骨折;肺癌、肝癌、胃癌可致癌性胸、腹水等。

(2) 全身症状:良性及早期恶性肿瘤多无明显的全身症状。恶性肿瘤患者常见的非特异性全身症状有贫血、低热、消瘦、乏力等。如肿瘤影响营养摄入或并发感染出血时,则可出现明显的全身症状。恶病质常是恶性肿瘤晚期全身衰竭的表现。

某些特殊部位的肿瘤可呈现相应的全身性改变。例如:肾上腺嗜铬细胞瘤引起高血压;甲状旁腺腺瘤引起骨质改变;颅内肿瘤引起颅内压增高和定位症状等。

(3) 病史和体检

1) 年龄:儿童肿瘤多为胚胎性肿瘤或白血病。青少年肿瘤多为肉瘤,如骨、软组织及淋巴造血系统肉瘤。癌多发生于中年以上,青年癌症患者则往往发展迅速,常以转移灶或继发症状为主诉。

2) 病程:良性者病程较长,伴出血或感染时可突然增大,如有恶变也可迅速增长。恶性肿瘤病程较短,老年患者的恶性肿瘤和低度恶性肿瘤发展较慢,如皮肤基底细胞癌、甲状腺乳头癌。

3) 病史:①胃癌、大肠癌、食管癌、乳癌等有家族多发或遗产倾向,需注意家族史;②注意癌前期病变或相关疾患病史,如胃癌与萎缩性胃炎、慢性胃溃疡、胃息肉有关,乳头状瘤或癌与黏膜白斑有关,大肠癌与肠道腺瘤性息肉病有关,肝癌与乙型肝炎相关,鼻咽癌与EB病毒感染有关等;③吸烟、长期饮酒、不良饮食习惯、职业相关的接触与暴露史等,均应引起注意。

4) 体格检查、全身体检:除一般常规体检外,对于肿瘤转移多见部位如颈、锁骨上、腹股沟淋巴结,以及对腹内肿瘤者肝触诊及直肠指诊等均不可疏漏。

5) 局部检查:明确肿块所在解剖部位、肿瘤的性状、区域淋巴结或转移灶情况。如肿瘤大小、外形、硬度、表面温度、血管分布、有无包膜及活动度常有助于诊断。必须仔细检查区域淋巴结或转移灶的情况:如乳癌检查腋下与锁骨上淋巴结;咽部肿瘤需检查颈部淋巴结;肛管或阴道癌应检查腹股沟淋巴结;腹内肿瘤者需行肝触诊及直肠指诊等。

2. 实验室诊断

(1) 常规检查:常规化验包括血、尿及粪便常规必须检查。胃癌患者可伴贫血及大便隐血;白血病血象明显改变。大肠肿瘤可有黏液血便或大便隐血阳性;泌尿系统肿瘤可见血尿。多发性骨髓瘤可见尿中出现本周蛋白。恶性肿瘤患者常可伴血沉加快。

(2) 血清学检查:肿瘤标记物可以是酶、激素、糖蛋白、胚胎性抗原或肿瘤代谢产物。大多数肿瘤标记物在恶性肿瘤和正常组织之间,并无质的差异而仅为量的差别,故特异性较差,但可作为辅助诊断,对疗效判定和随访具有一定的价值。

1) 酶学检查:肝癌、骨肉瘤患者血清碱性磷酸酶常可增高,前列腺癌时可见血清酸性磷酸酶增高。前列腺癌骨转移伴增生性骨反应者,酸性和碱性磷酸酶均可增高。肝癌及恶性淋巴瘤有乳酸脱氢酶不同程度的增高。

2) 糖蛋白:肺癌者血清 α 酸性糖蛋白、消化系统癌 CA19-9、CA50 等增高。

3）激素类：垂体肿瘤致生长激素过高；胰岛细胞癌伴胰岛素分泌过多导致低血糖；甲状旁腺肿瘤可出现高钙血症；肺燕麦细胞癌出现抗利尿激素增高伴低血钠等。绒毛膜促性腺激素已被广泛应用于绒毛膜上皮癌的诊断及治疗。

4）肿瘤相关抗原：癌胚抗原是胎儿胃肠道产生的一组糖蛋白，在结肠癌、胃癌、肺癌、乳癌均可增大；术后监测 CEA，对预测肠癌复发有较好的作用。甲胎蛋白是动物胎儿期由卵黄囊、肝、胃肠道产生的一种球蛋白，肝癌及恶性畸胎瘤者均可增高，在我国用于肝癌普查，效果良好。抗 EB 病毒抗原的 IgA 抗体对鼻咽癌特异，可用于鼻咽癌筛查。

（3）基因检查：基因诊断即利用核酸中碱基特异序列以确定是否有肿瘤或癌变的特定基因存在，从而作出诊断。目前基因检查仍在实验室阶段，临床尚未广泛应用。

3. 影像学和内镜诊断 应用 X 线、超声波、各种造影、核素、计算机断层扫描（computer tomograph，CT）、磁共振成像（magnetic resonance image，MRI）等各种方法所得成像，检查有无肿块及其所在部位、阴影的形态与大小，可以判断有无肿瘤及其性质。

（1）X 线检查

1）透视与平片：肺肿瘤、骨肿瘤可见特定的阴影。

2）造影检查。①普通造影：应用对比剂如钡剂作钡餐与灌肠、碘剂做造影，根据显示的充盈缺损、组织破坏、有无狭窄等形态，可获对比清晰的图像。②插管造影：应用特殊器械插管进行造影，如逆行输尿管插管肾盂造影、纤维十二指肠镜下作胆道与胰管逆行造影。③血管造影：经周围动脉插管行选择性动脉造影，如肝动脉、颈动脉、腹腔动脉、肠系膜上、下动脉造影，可显示患瘤器官肿瘤的血管图像以帮助诊断。应用 X 线减数造影技术更可显示清晰的血管图像。④利用器官排泄特点进行造影，如静脉肾盂造影等。

3）特殊 X 线显影术：静电 X 线（干板摄影）和钼靶 X 线球管摄影，应用于软组织及乳腺组织，不同软组织显示不同对比的影像，图像清晰。

（2）超声显像：目前广泛应用于肝、胆、胰、脾、甲状腺、乳房、颅脑、子宫、卵巢等部位肿瘤的诊断，安全简便且无损伤，对判断囊性与实质性肿块很有价值。

（3）CT：常用于颅内肿瘤、实质性脏器肿瘤、实质性肿块及淋巴结等的鉴别诊断。螺旋 CT 一次屏气可完成胸或全腹部扫描，经电脑工作站完成三维图像、CT 血管造影、仿真内镜检查等。

（4）放射性核素显像：常用于肿瘤诊断的放射性核素有^{99}锝、^{131}碘、^{198}金、^{32}磷、^{133}氙、^{67}镓、^{169}镱、^{113}铟等十余种。临床上甲状腺肿瘤、肝肿瘤、骨肿瘤、脑肿瘤及大肠癌等常用放射性核素检查，一般可显示直径在 2cm 以上的病灶。骨肿瘤诊断阳性率较高，且可早于 X 线显影，能较早发现骨转移瘤，但易有假阳性。

（5）MRI：利用人体内大量存在的氢原子核中的质子在强磁场下，激发氢质子共振，产生的电磁波被接收线圈接收并作空间定位，形成 MRI 图像，以供临床诊断，对神经系统及软组织显像尤为清晰。

（6）正电子发射断层显像（positron emission tomography，PET）：以正电子核素标记为示踪剂，通过正电子产生的 γ 光子，重建出示踪剂在体内的断层图像。示踪剂应用最多为氟化脱氧葡萄糖，能根据肿瘤与正常组织对葡萄糖利用率的变化和差异作出显像，对脑肿瘤、结肠癌、肺癌、黑色素瘤、乳腺癌、卵巢癌等诊断率可高达 90% 左右，是一项无创、动态、定量分子水平的三维活体生化显像技术，有定位定性诊断结合的功能。

（7）内镜检查：是应用腔镜和内镜技术直接观察空腔脏器、胸腔、腹腔及纵隔的肿瘤或其他病变，并可取细胞或组织行病理学检查诊断，还能对小的病变做治疗，如摘除息肉。常用的有食管镜、胃镜、纤维肠镜、直肠镜、乙状结肠镜、气管镜、腹腔镜、纵隔镜、膀胱镜及阴道镜、子宫镜等。

4. 病理学诊断　病理学诊断为目前确定肿瘤的直接而可靠依据。

（1）临床细胞学检查：此法取材方便，被临床广泛应用。①体液自然脱落细胞：肿瘤细胞易于脱落，标本取自胸水、腹水、尿液沉渣及痰液与阴道涂片。②黏膜细胞：食管拉网、胃黏膜洗脱液、宫颈刮片及内镜下肿瘤表面刷脱细胞。③细针穿刺：用针和注射器吸取肿瘤细胞进行涂片染色检查。细胞学检查优点是简便易行、花费低、不需麻醉，缺点是细胞学检查自然脱落的细胞易退变，分化较高的单个或少数肿瘤细胞，有时诊断较困难、诊断标准不易统一。

（2）病理组织学检查：根据肿瘤所在部位、大小及性质等，应用不同的取材方法。①穿刺活检：穿刺活检通常用于皮下软组织或某些内脏的实性肿块。其缺点是穿刺活检有促进肿瘤转移的可能，因而应严格掌握适应证。②钳取活检：适用于皮肤、口唇、口腔黏膜、鼻咽、子宫颈等处，胃肠道、尿道可在进行内镜检查时获取肿瘤组织。③经手术能完整切除者则行切除活检，或手术中切取部分组织作快速（冷冻）切片诊断。对色素性结节或痣，尤其疑有黑色素瘤者，一般不作切取或穿刺取材，应完整切除检查。各类活检有促使恶性肿瘤扩散的潜在可能，因此应在术前短期内或术中施行。

（3）免疫组织化学检查：利用特异抗体与组织切片中的相关抗原结合，经过特殊显色处理，使抗原-抗体结合物显现出来。具有特异性强、敏感性高、定位准确、形态与功能相结合等优点，对提高肿瘤诊断准确率、判别组织来源、发现微小癌灶、正确分期及恶性程度判断等有重要意义。

5. 肿瘤分期　国际抗癌联盟提出的 TNM 分期法目前被广泛采用，T 指原发肿瘤（tumor）、N 为淋巴结（node）、M 为远处转移（metastasis）。再根据病灶大小及浸润深度等在字母后标以 0 至 4 的数字，表示肿瘤发展程度。1 代表小，4 代表大，0 为无。以此三项决定其分期，不同 TNM 的组合，诊断为不同的期别。在临床无法判断肿瘤体积时以 Tx 表示。肿瘤分期有临床分期（CTNM）及术后临床病理分期（PTNM）。各种肿瘤的 TNM 分类具体标准，是由各专业会议协定的，如乳腺癌分期如下：0 期为 TisN0M0；Ⅰ期为 T1N0M0；Ⅱ期为 T0～1N1M0、T2N0～1M0、T3N0M0；ⅢA 期 T0～3N2M0、T2N1～2M0；ⅢB 期为 T4N0～3M0、T0～4N3M0；Ⅳ期为包括 M1 的任何 TN 组合。

【实体肿瘤的治疗】　良性肿瘤及临界性肿瘤以手术切除为主。临界性肿瘤必须彻底切除，否则极易复发或恶性变。恶性肿瘤主要有外科治疗、化学治疗、放射治疗三种手段，近年来生物治疗及中医药治疗报道也日渐增多。一般认为，恶性实体瘤Ⅰ期者以手术治疗为主。Ⅱ期以局部治疗为主，原发肿瘤切除或放疗，包括可能存在的转移灶的治疗，辅以有效的全身化疗。Ⅲ期者采取综合治疗，手术前、后及术中放疗或化疗。Ⅳ期以全身治疗为主，辅以局部对症治疗。

1. 肿瘤的外科治疗　肿瘤外科是用手术方法将肿瘤切除对大多数早期和较早实体肿瘤来说手术仍然是首选的治疗方法。良性肿瘤经完整切除后，可获得治愈。即使恶性实体瘤，只要癌细胞尚未扩散，手术治疗仍有较大的治愈机会。

肿瘤外科按其应用目的可以分为预防性手术、诊断性手术、根治性手术、姑息性手术和减瘤手术等。

（1）预防性手术：用于治疗癌前病变，防止其发生恶变或发展成进展期癌。例如：隐睾症在幼年行睾丸复位术可降低睾丸癌发生的可能性。家族性结肠息肉的患者可通过预防性结肠切除而获益。

（2）诊断性手术：能为正确的诊断、精确的分期，进而进行恰当合理的治疗提供可靠的依据。

1）切除活检术：指将肿瘤完整切除进行诊断。切除活检适用于较小的或位置较浅的肿瘤，既达到活检目的，也是一种治疗措施，是肿瘤活检的首选方式。

2）切取活检术：指在病变部位切取一小块组织作组织学检查以明确诊断。用于病变体积较大、部位较深的肿瘤，也适用于开胸和剖腹探查时确定病变性质和肿瘤有无转移。

3）剖腹探查术：用其他方法无法明确诊断，又无法排除腹内恶性肿瘤时可考虑行剖腹探查术。剖腹探查可为肿瘤治疗赢得时间，获取组织学诊断以指导进一步治疗，同时也可识别非癌病变。

（3）根治性手术：指手术切除了全部肿瘤组织及肿瘤可能累及的周围组织和区域淋巴结，以求达到彻底治愈的目的。根治性手术包括瘤切除术、广泛切除术、根治术和扩大根治术等。

1）瘤切除术：适用于良性肿瘤，因良性肿瘤常有完整包膜，可在包膜外将肿瘤完整切除，也适用于一些瘤样病变，如色素痣、血管瘤等。

2）广泛切除术：适用于软组织肉瘤和一些体表高分化癌。手术在肿瘤边缘之外适当切除周围正常组织，切除范围视肿瘤的分化程度及所在部位而定。皮肤恶性肿瘤应切除肿瘤的边缘 3~5cm，深达肌膜一并切除。肿瘤来自肌肉，则将涉及的肌肉自起点达止点全部肌群切除。

3）根治术及扩大根治术：习惯将原发癌所在器官的部分或全部连同区域淋巴结整块切除的手术称为癌根治术，若切除的淋巴结扩大到习惯范围以外，则称为扩大根治术。例如，乳癌根治术切除全乳腺、腋下、锁骨下淋巴结、胸大小肌及乳房附近的软组织。乳癌扩大根治术则包括胸骨旁淋巴结清扫。根治术只是手术方式的一种，其所为“根治”是针对切除范围而言，术后仍有不同程度的复发率。

（4）姑息性手术：如晚期胃癌行姑息性胃大部切除术，以解除胃癌出血。直肠癌梗阻行乙状结肠造口术，目的是为了缓解症状、减轻痛苦、改善生存质量、延长生存期。

（5）减瘤手术：当肿瘤体积较大，单靠手术无法根治的恶性肿瘤，作大部切除，术后继以化疗、放疗、生物治疗等以控制残留的肿瘤细胞，称为减瘤手术。减瘤手术仅适用于残余肿瘤能用其他治疗方法有效控制者，如卵巢癌、Burkitt 淋巴瘤、睾丸癌等。

（6）复发或转移灶的手术治疗：复发肿瘤应根据具体情况及手术、化疗、放疗对其疗效而定，凡能手术者应考虑再行手术。例如，软组织肉瘤术后复发多再行扩大切除乃至关节离断术、截肢术；乳癌术后局部复发可再行局部切除术。转移性肿瘤的手术切除适合于原发灶已能得到较好的控制，而仅有单个转移性病灶。

（7）重建和康复手术：乳癌改良根治术后经腹直肌皮瓣转移乳房重建，头颈部肿瘤术后局部组织缺损的修复等，在患者术后的重建和康复方面起着独特而重要的作用，能提高患者的生活质量。

（8）肿瘤外科的原则：肿瘤外科的基本原则是防止术中肿瘤细胞的脱落种植和血行转移。

1）不切割原则：手术中不直接切割癌肿组织，由四周向中央解剖，一切操作均应在远离癌肿的正常组织中进行。

2）整块切除原则：将原发病灶和所属区域淋巴结作连续性的整块切除，而不应将其分别切除。

3）无瘤技术原则：无瘤技术的目的是防止手术过程中肿瘤的种植和转移。其主要内容为手术中的任何操作均不接触肿瘤本身，包括局部的转移病灶。

2. 肿瘤的化学治疗　肿瘤的化学治疗（chemotherapy）简称化疗，已成为肿瘤的主要治疗手段之一。

（1）肿瘤化疗适应证：根据化疗疗效的不同，其临床应用范围有下述几种。

1）首选化疗的恶性肿瘤：目前一些肿瘤单独应用化疗已可能治愈，这些肿瘤有恶性滋养细胞瘤（绒瘤、恶性葡萄胎）、睾丸精原细胞瘤、Burkitt 淋巴瘤、大细胞淋巴瘤、中枢神经系统淋巴瘤、小细胞淋巴瘤、急性淋巴细胞白血病、胚胎性横纹肌肉瘤等。

2）可获长期缓解的肿瘤：如颗粒细胞白血病、部分霍奇金病、肾母细胞瘤、乳癌、肛管癌、膀胱癌、喉癌、骨肉瘤及软组织肉瘤等，应用化疗可使肿瘤缓解或缩小。

3）化疗有一定作用的肿瘤：如胃肠道癌、鼻咽癌、宫颈癌、前列腺癌、非小细胞肺癌等，应用化疗可进一步提高疗效。

（2）抗肿瘤药物

1）细胞毒素类药物：如环磷酰胺、氮芥、卡莫司汀、白消安（马利兰）、洛莫司汀等，作用于 RNA、DNA、蛋白质和酶，导致细胞死亡。

2）抗代谢类药：对核酸代谢物与酶结合反应有相互竞争作用，影响与阻断了核酸的合成，如氟尿嘧啶、替加氟、甲氨蝶呤、巯嘌呤、阿糖胞苷等。

3）抗生素类：有抗肿瘤作用的如放线菌素 D（更生霉素）、丝裂霉素、表柔比星、平阳霉素、博来霉素等。

4）生物碱类：干扰细胞内纺锤体的形成，使细胞停留在有丝分裂中期。如长春碱类、羟喜树碱、紫杉醇、替尼泊苷（VM-26）等。

5）激素类：能改变内环境进而影响肿瘤生长，有的能增强机体对肿瘤侵害的抵抗力，常用的有他莫昔芬（三苯氧胺）、托瑞米芬（法乐通）、缓退瘤、己烯雌酚、黄体酮、丙酸睾酮、甲状腺素、泼尼松等。

6）分子靶向药物：以肿瘤相关的特异分子作为靶点，在化学特性上可以是单克隆抗体和小分子化合物。其作用靶点可以是细胞受体、信号转导和抗血管生成等。单抗类常用的有：赫赛汀、美罗华、西妥昔和贝伐单抗等；小分子化合物常用的有：伊马替尼、吉非替尼等。由于分子靶向药物有较明确的作用靶点，因此治疗的选择性较强，不良反应较轻。

（3）化疗方式：从理论上讲，即使某一种药物能杀灭 99.99% 的肿瘤细胞，尚存留 0.01%肿瘤细胞，仍可能出现临床复发。多药物的联合应用是控制复发的可能途径。根据化疗在治疗中的地位和治疗对象的不同，其临床应用主要有以下四种。

1）诱导化疗：用于可治愈肿瘤或晚期散播性肿瘤，此时化疗是首选的治疗或唯一可选的治疗，希望达到治愈或使病情缓解后再选用其他治疗。

2）辅助治疗：用于肿瘤已被局部满意控制后的治疗，如在癌根治手术后或治愈性放疗后，针对可能残留的微小病灶进行治疗，以达到进一步提高局部治疗效果的目的。

3）初始治疗：又称为新辅助治疗，用于尚可选用手术或放疗的局限性肿瘤，应用初始化疗后常可使肿瘤缩小，进而缩小手术范围，减少放疗剂量或提高局部治疗的疗效。

4）特殊途径化疗：为了提高药物在肿瘤局部的浓度，可将有效药物作腔内注射、动脉内注射、动脉隔离灌注或者门静脉灌注。

（4）化疗的毒副反应：化疗常见的不良反应有：①骨髓抑制，白细胞、血小板减少；②消化道反应，如恶心、呕吐、腹泻、口腔溃疡等；③毛发脱落；④血尿；⑤免疫功能降低，容易并发细菌或真菌感染。

3. 肿瘤的放射治疗　放射治疗简称放疗，是肿瘤治疗的主要手段之一。目前，大约70%的肿瘤患者在病程不同时期因不同的目的需要接受放射治疗。

（1）放射线及放射治疗机的种类：临床上应用的放射线分为两大类。

1）电磁辐射：①X 线，波长为$(0.001\sim120)\times10^{-10}$m，由电能产生；②γ 线，波长为$(0.001\sim1.5)\times10^{-10}$m，来自天然或人工的放射性核素。

2）粒子辐射：①α 射线，是带正电的粒子，为一束运动的氦原子核；②β 射线，是带负电的粒子，即电子；③其他，质子射线、中子射线、重离子射线、负 π 介子射线。

放射治疗机主要有以下几类。

1）加速器：使用最多的是电子感应加速器和电子直线加速器，此外还有电子回旋加速器等。前两者既可产生电子束，又可产生高能 X 线。目前，直线加速器在临床上的应用尤为广泛。

2）^{60}Co 远距离治疗机：该机由一个不断放射 γ 射线的^{60}Co 放射源，附属防护装置和治疗机械装置构成，至今在不发达国家及发展中国家仍广泛使用。

3）^{137}Cs 中距离治疗机：^{137}Cs 是人工放射性核素，它放出的 γ 线能量为 0.66MeV。其优点是半衰期长，为 33 年，适合作为腔内照射放射源。

4）X 线治疗机：根据 X 线的能量高低及穿透力强弱可分为：接触 X 线治疗机（50kV）、浅层 X 线治疗机（60～120kV）和深层 X 线治疗机（180～250kV）。当前，X 线治疗机已很少用于临床。

（2）放射治疗技术：包括远距离治疗、近距离治疗、适形放射治疗、X（γ）刀立体定向放射治疗、全身放射治疗、半身放射治疗、等中心治疗等。

1）远距离治疗：又称外照射，是指放射源位于体外一定距离，集中照射人体某一部位，是常用的放疗技术。

2）近距离治疗：将放射源直接放入病变组织或人体的天然管道内，如舌、鼻咽、食管、宫颈等部位进行照射，又称组织间放疗或腔内放疗。

3）立体定向放射外科：是指采取立体定向等中心技术通过三维空间将高能放射线（X线或 γ 线）一次大剂量聚照在病变部位，使病灶区发生放射性坏死而病灶周围正常组织因等剂量曲线急剧陡降免受损伤。放射源为 X 线者称之为 X 刀，放射源为 γ 线者则为 γ 刀。适合位置固定而体积较小的肿瘤，通常 X 刀可用于治疗直径在 5cm 以下的肿瘤，γ 刀则不宜用于治疗直径大于 3cm 的病灶。

4）适形放射治疗：是一种新的放疗技术，它使照射高剂量分布区的三维形态与病变形状一致，最大限度地将剂量集中到病灶内，而使其周围正常组织器官少受或免受不必要的照射。适形放射治疗的应用有助于减轻放疗反应，增加病变区的剂量，不仅能提高疗效，同时扩展了放疗的适应证，是肿瘤放疗技术发展的一个方向。

（3）放疗的临床应用

1）根治性放疗：根治性放疗是希望通过放射治疗达到彻底消灭肿瘤，使患者完全恢复健康的目的。根治性放疗应按病变的性质、范围、耐受性和患者的一般情况等确定。

2）姑息性放疗：以缓解症状、改善生活质量为主要目的，适于某些病变范围广泛，对射线不敏感，及年迈、全身情况差，或难以耐受根治性放疗的患者。

3）放射结合手术、化疗的综合治疗：手术、放疗、化疗的综合治疗为临床肿瘤治疗中最为常用的治疗形式。其模式有：①传统模式（术后放化疗），如乳腺癌、睾丸肿瘤、大肠癌、软组织肿瘤；②先放疗后手术，如骨肉瘤、三期乳腺癌、四期肺癌、学丸肿瘤、小细胞肺癌；③放疗化疗同时进行，如尤文瘤、肺癌；④放化疗加生物治疗，如淋巴瘤、胃癌、乳腺癌。

（4）放疗适应证

1）适合放射治疗的肿瘤：①对射线高度敏感的淋巴造血系统肿瘤、性腺肿瘤、多发性骨髓瘤、肾母细胞瘤等低分化肿瘤；②中度敏感的表浅肿瘤和位于生理管道的肿瘤，如鼻咽癌、口腔癌、皮肤癌（面部和手部）、上颌窦癌、外耳癌、喉内型喉癌、宫颈癌、膀胱癌、肛管癌等，这些肿瘤有些虽也适合手术治疗，但放疗以功能损害小为其优点；③肿瘤位置使手术难以根治的恶性肿瘤，如颈段食管癌、中耳癌等。

2）放疗与手术综合治疗的肿瘤：主要有乳癌、淋巴结转移癌、食管癌，支气管肺癌、卵巢癌、恶性腮腺多形性腺瘤、脑肿瘤（包括垂体肿瘤）、宫颈癌、外阴癌、阴茎癌、肢体及躯干部皮肤癌等。此类肿瘤常行术前或术后放疗以减少局部的术后复发率。放疗与手术均为局部治疗，它们的综合治疗常对肿瘤的局部控制有较好作用，但对减少恶性肿瘤的远处转移作用不大。

3）放疗价值有限，仅能缓解症状的肿瘤：喉外型喉癌、下咽癌、甲状腺肿瘤、恶性唾液腺肿瘤、尿道癌、阴道癌等。

4）放疗价值不大的肿瘤：成骨肉瘤、纤维肉瘤、一般的横纹肌肉瘤、脂肪肉瘤、恶性黑色素瘤、胃肠道高分化癌、胆囊癌、肾上腺癌、肝转移癌等。

（5）放疗的不良反应：放射治疗的不良反应主要为骨髓抑制（白细胞减少，血小板减少）、皮肤黏膜改变及胃肠反应等。治疗中必须常规检测白细胞和血小板。发现白细胞降至 3×10^9/L，血小板降至 80×10^9/L 时须暂停治疗。

4. 生物治疗　包括免疫治疗与基因治疗两大类。肿瘤的免疫治疗、基因治疗目前尚处于研究阶段。

5. 中医中药治疗　主要应用祛邪、扶正、化淤、软坚、散结、清热解毒、化痰祛湿、通经活络及以毒攻毒等原理，补益气血、调理脏腑，可减轻不良反应。

【肿瘤的预防及随访】

1. 预防　恶性肿瘤是由多种不同的因素相互作用而引起的，目前尚无可利用的单一预防措施。国际抗癌联盟认为 1/3 癌症是可以预防的，1/3 癌症如能早期诊断是可以治愈的，1/3 癌症可以减轻痛苦、延长寿命。并据此提出了恶性肿瘤的三级预防概念：一级预防是消除或减少可能致癌的因素，防止癌症的发生；二级预防是指癌症一旦发生，如何在其早期阶段发现它并予以及时治疗；三级预防是治疗后的康复，提高生存质量及减轻痛苦，延长生命。

2. 随访　肿瘤的治疗不能仅以患者治疗后近期恢复即告结束，如果出现复发或转移也需积极治疗。因此肿瘤治疗后还应定期对患者进行随访和复查。随访对肿瘤患者还有心理治疗和支持的作用。随访应有一定的制度,在恶性肿瘤治疗后最初 2 年内,每 3 个月至少随访一次,以后每半年复查一次,超过 5 年后每年复查一次直至终生。复查的内容根据不同肿瘤而有所不同

肿瘤经手术、放化疗等治疗后大致有三种转归:①临床治愈:各种治疗清除了体内所有的癌细胞,患者获得长期生存,即使体内有少量的微转移灶,也可被机体的免疫系统所杀灭;②恶化:肿瘤未能控制,继续发展而致死亡:③复发:经一个缓解期后又出现新的病灶,机体的免疫系统不能清除治疗后残留或转移的癌细胞。各种肿瘤的恶性程度不一,故治疗后的疗效判断也不尽相同。发展迅速的儿童横纹肌肉瘤,易在短期内复发,治愈后随访 2 年以上很少有再复发。胃肠道腺癌、肺癌、子宫颈癌需观察 5 年以上,乳癌随访 10 年才能得出临床治愈的结论。甲状腺乳头状癌至少随访 10 年以上才能判断有无治愈。

第二节 常见体表肿瘤与肿块

体表肿瘤是指来源于皮肤、皮肤附件、皮下组织等浅表软组织的肿瘤。在临床上尚需与非真性肿瘤的肿瘤样肿块鉴别。

一、皮肤乳头状腺瘤

皮肤乳头状瘤系表皮乳头样结构的上皮增生所致,同时向表皮下乳头状伸延,易恶变为皮肤癌,如阴茎乳头状瘤极易癌变为乳头状鳞状细胞癌。

1. 乳头状疣 非真性肿瘤,多由病毒所致。表面是乳头向外突出,见多根细柱状突出物,基底平整不向表皮下伸延。有时可自行脱落。

2. 老年性色素疣 多见于头额部、暴露部位或躯干,高出皮面,黑色,斑块样,表面干燥、光滑或呈粗糙感。基底平整,不向表皮下伸延。局部扩大增高、出血破溃则有癌变可能。

二、皮 肤 癌

皮肤癌常见为基底细胞癌与鳞状细胞癌,多见于头面部及下肢。

1. 皮肤基底细胞癌(skin basal cell carcinoma) 来源于皮肤或附件基底细胞,发展缓慢,呈浸润性生长,很少有血道或淋巴道转移。亦可同时伴色素增多,呈黑色,称色素性基底细胞癌,临床上易误诊为恶性黑色素瘤,但质较硬;破溃者呈鼠咬状溃疡边缘。好发于头面,如鼻梁旁、眼睫等处。对放射线敏感,故可行放疗;早期也可手术切除。

2. 鳞状细胞癌(squamous cell carcinoma) 早期即可呈溃疡,常继发于慢性溃疡或慢性窦道开口,或瘢痕部的溃疡经久不愈而癌变。表面呈菜花状,边缘隆起不规则,底部不平,易出血,常伴感染致恶臭。可局部浸润及淋巴结转移。手术治疗为主,区域淋巴结应清扫。放疗亦敏感,但不易根治。在下肢者严重时伴骨髓浸润,常需截肢。

三、痣与黑色素瘤

1. 黑痣(pigment nevus) 可有以下几类。①皮内痣:痣细胞位于表皮下,真皮层,常高

出皮面。表面光滑,可存有汗毛(称毛痣)。少见恶变。②交界痣:痣细胞位于基底细胞层,向表皮下延伸。局部扁平,色素较深。该痣细胞易受激惹,局部受外伤或感染后易恶变。③混合痣:皮内痣与交界痣同时存在。当黑痣色素加深、变大,或有瘙痒、疼痛时,为恶变可能,应及时作完整切除,送做病理检查。如有破溃及出血,更应提高警惕。切忌作不完整的切除或化学烧灼。冷冻、电灼、激光虽可消除,但无病理诊断难以明确有无恶变,不宜推广。

2. 黑色素瘤(melanoma)　为高度恶性肿瘤,发展迅速,当妊娠时发展更快。若受外伤,如作不彻底切除或切取活检,可迅即出现卫星结节及转移,故应作广泛切除治疗。手术治疗为局部扩大切除,如截趾(指)或小截肢,4~6 周后行区域淋巴结清扫。对较晚期或估计切除难达根治者,可进行免疫治疗或冷冻治疗,争取局部控制后再作手术治疗。免疫治疗为卡介苗或白介素及干扰素治疗。

四、脂　肪　瘤

脂肪瘤(lipoma)为正常脂肪样组织的瘤状物,好发于四肢、躯干。境界清楚,呈分叶状,质软可有假囊性感、无痛。生长缓慢,但可达巨大体积。深部脂肪瘤有恶变可能,应及时切除。多发者瘤体常较小,常呈对称性,有家族史,可伴疼痛(称痛性脂肪瘤)。

五、纤维瘤及纤维瘤样病变

纤维瘤及纤维瘤样病变为位于皮肤及皮下纤维组织肿瘤,瘤体不大,质硬,生长缓慢,常见有以下几类。

1. 纤维黄色瘤　位于真皮层及皮下,多见于躯干、上臂近端。常由不明的外伤或瘙痒后小丘疹发展所致。因伴有内出血、含铁血黄素,故可见褐色素,呈咖啡色。直径一般在 1cm 以内,如增大应疑有纤维肉瘤变。

2. 隆突性皮纤维肉瘤　来源于皮肤真皮层,表面皮肤光薄,似菲薄的瘢痕疙瘩样隆突于表面。低度恶性,具假包膜。切除后局部极易复发,多次复发恶性度增高,并可出现血道转移。该类肿瘤手术切除应包括足够的正常皮肤及足够的深部相应筋膜。

3. 带状纤维瘤　为腹肌外伤或产后修复性纤维瘤,常夹有增生的横纹肌纤维。虽非真性肿瘤,但无明显包膜,应完整切除。

六、神经纤维瘤

神经纤维瘤包括神经鞘瘤与神经纤维瘤。前者由鞘细胞组成,后者为特殊软纤维,具有折光的神经纤维细胞并伴有少量神经索。

1. 神经鞘瘤　位于体表者,可见于四肢神经干的分布部位。

(1) 中央型:源于神经干中央,故其包膜即为神经纤维。肿瘤呈梭形。手术不慎易切断神经,故应沿神经纵行方向切开,包膜内剥离出肿瘤。

(2) 边缘型:源于神经边缘,神经索沿肿瘤侧面而行。易手术摘除,较少损伤神经干。

2. 神经纤维瘤　常为多发性,且对称,可夹杂有脂肪、毛细血管等。大多无症状,但也可伴明显疼痛、皮肤常伴咖啡样色素斑。本病可伴有智力低下,或原因不明头痛、头晕,可有家族聚集倾向。

神经纤维瘤呈象皮样肿型者为另一类型，好发于头顶或臀部，肿瘤由致密的纤维成分组成。其中为血管窦，在手术切面因血窦开放，渗血不易控制。故手术时应从正常组织切入。创面较大常需植皮修复。

七、血 管 瘤

血管瘤按其结构分为三类，临床过程和预后各不相同。

1. 毛细血管瘤 多见于婴儿，大多数是女性。出生时或生后早期见皮肤有红点或小红斑，逐渐增大、红色加深并可隆起。如增大速度比婴儿发育更快，则为真性肿瘤。瘤体境界分明，压之可稍退色，释手后恢复红色。大多数为错构瘤，可自行停止生长或消退。

早期瘤体较小时容易治疗，施行手术切除或以液氮冷冻治疗，效果均良好。瘤体增大时仍可用手术或冷冻治疗，但易留有瘢痕。

2. 海绵状血管瘤 一般由小静脉和脂肪组织构成。多数生长在皮下组织内，也可在肌肉，少数可在骨或内脏等部位。皮下海绵状血管瘤可使局部轻微隆起。皮肤正常，或有毛细血管扩张，或呈青紫色。肌海绵状血管瘤常使肌肥大、局部下垂，在下肢者久站或多走时有发胀感。

治疗应及早施行血管瘤切除术，术前需充分估计病变范围，必要时可行血管造影。术中要注意控制出血和尽量彻底切除血管瘤组织。辅助治疗可在局部注射血管硬化剂。

3. 蔓状血管瘤 由较粗的迂曲血管构成，大多数为静脉，也可有动脉或动静脉瘘。除了发生在皮下和肌肉，还常侵入骨组织，范围较大，甚至可超过一个肢体。血管瘤外观常见蜿蜒的血管，有明显的压缩性和膨胀性。或可听到血管杂音，或可触到硬结。

治疗应争取手术切除。术前作血管造影检查，详细了解血管瘤范围，设计好手术方案。必须充分做好准备，包括准备术中控制失血及大量输血等。

八、囊性肿瘤及囊肿

1. 皮样囊肿 为囊性畸胎瘤，浅表者好发于眉梢或颅骨骨缝处，可与颅内交通呈哑铃状。手术摘除前应有充分估计和准备。

2. 皮脂囊肿 为皮脂腺排泄受阻所致潴留性囊肿。多见于皮脂腺分布密集部位如头面及背部。表面可见皮脂腺开口的小黑点。囊内为皮脂与表皮角化物集聚的油脂样“豆渣物”，易继发感染伴奇臭，感染控制后手术切除治疗。

3. 表皮样囊肿 为明显或不明显的外伤致表皮基底细胞层进入皮下生长而成的囊肿。囊肿壁由表皮所组成，囊内为角化鳞屑。多见于易受外伤或磨损部位，如臀部、肘部，间或发现于注射部位。手术切除治疗。

4. 腱鞘或滑液囊肿 由浅表滑囊经慢性劳损诱致。多见于手腕、足背肌腱或关节附近，坚硬感。可加压击破或抽出囊液注入醋酸氢化可的松，也可手术切除治疗，但治疗后易复发。

（陈锦鹏）

第十三章　外科微创技术

学习目标

1. 掌握微创的基本概念。
2. 了解临床常用微创技术及进展。
3. 了解微创技术的适应证及并发症。

第一节　概　　述

一、微创的基本概念

微创是指把手术对人体局部或全身的损伤控制到最小的程度，而又能取得最好的治疗效果的理想手术方式。损伤控制外科、功能保护外科、钥匙孔外科和快速康复外科都属微创概念之列。历代外科学家曾反复强调手术过程中应该尽量保护正常的机体组织结构不受损伤与破坏，要求手术时不用粗线作大块组织的结扎，不用有损伤的钳、镊对内脏或组织夹持或牵拉；强调手术切口应选择在最接近病变的部位，在满足充分显露病变的前提下，争取采用小切口，不要任意扩大切口；能用简单的手术达到治愈疾病者绝不采用更大而复杂的手术方法来处理，此类都属于“微创”范畴，是外科学必须遵循的基本原则。现代科学技术的迅猛发展，先进医疗设备和器材、各种腔镜和内镜、机器人手术系统在临床广泛应用，使外科“微创”技术所涉及的领域更为广泛，手术的方式更加繁多，手术技巧的要求也就越来越高。

二、微创的基本要素

微创包含微创医学与微创外科技术。微创医学是将社会人文思想与医学微创理念融为一体的现代医学观念。强调医学要以患者为中心的医疗方案，在诊断与治疗疾病的全过程，尽可能减轻或不损害机体内环境稳定性。

外科微创技术（MIS）包括腔镜外科技术、内镜外科技术和介入外科治疗技术。由于医学是一门社会人文与自然科学息息相关的学科，具有一般自然科学所不能解决的一些极其困难的问题。微创技术临床应用过程中随时都应注意医、患之间的信任与沟通问题。尤其要注意由于医、患双方对治疗效果的理解与期望不一致造成纠纷。应该强调的，手术方法的改进与变革决不意味就是“微创”。要取得任何手术的成功与达到预期的效果，必须通过医者充分发挥其技术和智慧才能得到实施与完成。

第二节　内 镜 技 术

内镜技术迄今已有200余年，医学内镜经过不断发展和改进已逐步趋向完善。初期的硬式内镜灵活度差，而后研制出了由目测部硬管和可曲部软管构成的半可曲式胃镜。1957年纤维胃-十二指肠镜的研制标志着进入了纤维内镜发展阶段，1983年研制成功借助微型CCD图像传感器将图像显示至电视屏上的电子内镜，具有图像逼真、清晰度高、避免视疲劳和可供多人同时观看等特点。

一、内镜技术的基本原理

内镜种类较多。习惯上把经自然通道进入者称为内镜，如胃镜、肠镜等。而经戳孔进入体腔或潜在腔隙者称为腔镜，如腹腔镜、关节镜等。硬质膀胱镜的结构原理是以纤维导光索将冷光源光线导入，镜身自尿道插入至膀胱，可依次观察尿道及膀胱腔内的各种病变，包括结石、异物、血块、溃疡或新生物等。可作病灶活检或切除，还可作输尿管插管及造影。硬质内镜虽然不能像软质内镜那样随意调节观测方向，但具有结构简单、操作方便、内镜不易受损等多种优点，至今在临床上仍被广泛应用。纤维胃镜属软质内镜，其镜身及头端均可弯曲。完整的纤维胃镜设备包括纤维、冷光源和附件（包括活检及治疗器械、摄影及电视装置）三部分。术者在胃镜直视下可采用各种附件进行操作，包括活检及切除等。与胃镜结构类似的还有结肠镜、胆道镜、鼻咽镜及支气管镜等。

二、内镜下的诊疗技术

内镜下的诊疗技术包括染色、放大、造影、活检等。染色是指应用特殊的染料对胃肠道黏膜进行染色，从而提高病变检出率的方法。而放大则是可将观察对象放大60~170倍。联合应用染色内镜和放大内镜可更准确地反映病变的病理学背景，如区分增生性、腺瘤性和癌性病变，从而提高早期癌的检出率。内镜下造影技术如经内镜逆行胰胆管造影术，膀胱镜下逆行输尿管肾盂造影术等扩展了常规X线造影技术的应用范围，提高了诊断准确率。经内镜使用活检钳还可获取组织标本进行病理诊断，为进一步治疗打下基础。

三、内镜技术的临床应用

1. 胆管结石　纤维胆道镜可用于胆道探查取石、取异物、止血，也可在术中指引狭窄段胆管的扩张，或经肝实质切开处或肝断面取出胆管结石。胆道镜经T管窦道取出残留结石是传统胆道探查术的重要补救措施。

2. 胃癌　随着胃镜技术的完善，早期胃癌的诊断率已明显提高。这些早期胃癌可以行内镜黏膜切除术（EMR）。

3. 泌尿外科疾病　泌尿外科是内镜技术应用最为广泛的临床科室之一，泌尿系统结石已经很少需要开放手术。经皮肾镜、输尿管镜、膀胱镜或腹腔镜，可采用气压弹道、超声、激光等方法碎石，清除绝大多数肾、输尿管或膀胱结石。自20世纪70年代以来，经尿道前列腺电切术已经成为治疗良性前列腺增生症的标准术式，外科医生已很少实施开放手术来摘除前列腺。膀胱癌根据其不同分期，可以选择不同的内镜治疗，如浅表性膀胱癌可经尿道作膀胱肿瘤电切术。

4. 胸外科疾病　如食管镜用于食管息肉、早期肿瘤性病变切除等；支气管镜应用于支气管病变的切除、止血或支气管狭窄球囊扩张等。

四、内镜技术的发展

近年来内镜技术又有许多革命性的进步。

1. 胶囊内镜 胶囊内镜是一个塑料胶囊,其内包含有摄像机、无线电发射器等装置。胶囊被检查者吞下后,借助消化道的蠕动在全消化道内推进。在胶囊的运行过程中,能随时将胃肠道所观测到的图像发射到无线接收记录仪。医生用适当的软件观看到所接收的图像,并对疾病做出诊断。目前胶囊内镜正应用于不明原因的消化道出血、慢性腹痛、慢性腹泻等多种消化道疾病的检查。

2. 各种新型内镜 染色内镜是应用特殊的染料对胃肠道黏膜进行染色,使黏膜结构显示更加清晰,病变部位与周围的对比更强,从而提高病变检出率。放大内镜可将观察对象放大60~170倍,使其对早期黏膜病变的诊断效果明显优于普通内镜。共聚焦激光显微内镜是一种全新的内镜检查技术。它在普通内镜的末端加上一个极小的激光共聚焦显微镜,从而可以提供放大1000倍的图像。使用共聚焦激光显微内镜检查时,电脑屏幕上可以实时显示检测部位的细微图像,可以观察到细胞、血管、基底膜、结缔组织等形态和结构。超声内镜将内镜技术和超声技术有机地结合起来,可以清晰显示胃肠道管壁结构。超声内镜在消化道肿瘤分期、消化道黏膜下肿瘤诊断、胰腺和胆道疾病诊断以及指导内镜下穿刺活检、内镜下黏膜切除等方面极具价值。

第三节 腔镜外科技术

一、腹腔镜外科手术设备、器械与基本技术

临床上应用的腔镜很多,如胸腔镜、腹腔镜、宫腔镜和关节腔镜等,其基本构件和操作原理相似。此处主要介绍腹腔镜。

(一) 腹腔镜系统

该系统由腹腔镜、高清晰度微型摄像头、数模转换器、高分辨率显示器、全自动冷光源和图像存储系统等组成。

1. 腹腔镜 腹腔镜是用Hopking技术制造的光学系统,光线通过组合的石英玻璃柱束传导并经空气透镜组折射而产生极其明亮清晰的图像,几乎不出现失真。临床上常用直径10mm,镜面视角0°和30°的腹腔镜。

2. 微型摄像头及数模转换器 腹腔镜接上摄像头,其图像通过光电耦合器(CCD)将光信号转换成数字信号,再通过数模转换器将信号输送到显示器上将图像显示出来。目前还有三晶片制成的摄像头,将光线的三原色通过透镜的折射分开传输后再合成,这样可使图像色彩的还原更加逼真,并可使图像的清晰度达到800线以上水平。

3. 显示器 目前应用最普遍的是模拟显示器,图像通过CCD处理后的数字信号,再通过数模转换器转换成模拟信号后在显示器上显示出来,其图像的水平解析度达800线以上。全数字显示器光信号通过CCD转换成数字信号经逐行扫描直接在显示器上显示出来,其图像的水平解析度可达1250线。

4. 冷光源 冷光源通过光导纤维与腹腔镜相连以照亮手术野,它可以自动控制或手动控制,它的灯泡有氙灯、金属卤素灯、氢灯、金属弧光灯等。灯泡的热量通过机器内的强力排风扇排出及光导纤维的传导散热,以防烫伤腹腔内器官。

5. 图像存储系统 手术图像的存储,可用专业用的图像捕捉卡及相应的软件,将手术录像实时捕捉并存储在电脑硬盘上,可进行录像或图像的编辑与处理,并可刻录成光盘保存。

(二) CO_2气腹系统

建立CO_2气腹的目的是为手术提供足够的空间和视野,是避免意外损伤其他脏器的必要条件。整个系统由全自动大流量气腹机、CO_2 钢瓶、带保护装置的穿刺套管鞘、弹簧安全气腹针组成。

(三) 手术设备与器械

手术设备主要有高频电凝装置、激光器、超声刀、腹腔镜超声、冲洗吸引器等。手术器械主要有电钩、分离钳、抓钳、持钳、肠钳、吸引管、穿刺针、扇形牵拉钳、持针钳、术中胆道造影钳、打结器、施夹器、各类腔内切割缝合与吻合器等。

(四) 基本技术

1. 建立气腹 ①闭合法:在脐下缘作弧形或纵向切口,长约 10mm 达皮下,在切口两侧用巾钳或手提起腹壁,将气腹针经切口垂直或向盆腔斜行刺入腹腔,穿刺进腹后可采用抽吸试验、负压试验或容量试验证实气腹针已进入腹腔,即可向腹腔内注入 CO_2 气体,至预设压力 13 mmHg,气腹即告完成。②开放法:在脐下缘作弧形或纵向切口,长约 10mm 达深筋膜,在直视下打开腹膜,用手指明确进入腹腔及腹壁下没有粘连后,置入套管连接充气管建立气腹。

2. 腹腔镜下止血 电凝止血是腹腔镜手术中的主要止血方式,有单极和双极电凝两种。其他有钳夹、超声刀、自动切割吻合器、闭合器、热凝固、内套圈结扎及缝合等。

3. 腹腔镜下组织分离与切开 腹腔镜手术分离组织结构时,不像开腹手术那样,可以用手触摸感觉组织的致密与疏松,只能借助于手术器械,分离得好,解剖结构就清楚,手术中出血就少。主要方法有电凝切割、剪刀锐性剪开、超声刀凝固切割、分离钳钝性分离、高压水柱分离等。

4. 腹腔镜下缝合 腹腔镜下缝合是腹腔镜手术中难度较高的操作技术,是手术者必须掌握的手术技巧,需经过一定时间的体外训练和手术实践。缝线打结方法有腔内打结与腔外打结两种。缝针通过穿刺套管鞘进入腹腔后,用持针器夹住缝针,分离钳提起组织同常规方法一样进行缝合。

5. 标本取出 小于或略大于套管鞘的标本可以直接从套管鞘内取出。如标本较大可将操作孔扩大后取出。良性病变切除的组织巨大者可借助器械,粉碎后从套管鞘内取出,亦可作一小切口取出组织。恶性肿瘤标本取出必须使用标本袋,以免造成肿瘤的播散。

二、腹腔镜外科手术适应证及常用的手术

早年,腔镜主要用于腹腔探查,对疾病进行诊断。近 20 年来,腹腔镜手术在临床上广泛

地应用于外科疾病的治疗。主要适应证包括炎性疾病(如胆囊炎、阑尾炎)、先天性发育异常(如小儿巨结肠)、外伤及良性肿瘤等。常用的手术包括腹腔镜胆囊切除术、结肠切除术(良性肿瘤)、阑尾切除术、食管反流手术(Nissen 手术)、小肠切除术、病修补术、甲状腺手术、胃部分(楔形)切除术、脾切除术、胰腺尾部切除术、淋巴清扫术、肝楔形切除术(良性肿瘤)等。现在结直肠癌根治性切除术、胃癌根治术等也越来越普及。而胰十二指肠切除术(Whipple 手术)、解剖性半肝切除术、供肝切取术、供肾切取术、血管动脉瘤切除或转流术等,开展尚少,处于探索阶段。

三、腹腔镜手术的并发症

腹腔镜手术除了可能发生与传统开腹手术同样的并发症以外,还可发生腹腔镜技术所导致的特有并发症。

(一) CO_2气腹相关的并发症

腹腔镜手术一般用 CO_2气体来建立气腹。气腹的建立必将对心肺功能产生一定程度的影响,如膈肌上抬、肺顺应性降低、有效通气减少、心输出量减少、下肢静脉淤血和内脏血流减少等,并由此产生一系列并发症,包括皮下气肿、气胸、心包积气、气体栓塞、高碳酸血症与酸中毒、心律失常、下肢静脉瘀血和血栓形成、腹腔内缺血、体温下降等。

(二) 与腹腔镜手术相关的并发症

1. 血管损伤　术中血管损伤可发生于各种腹腔镜手术中,暴力穿刺是损伤后腹膜大血管的主要原因,其他则发生在手术操作过程中。血管损伤大致可分三类:①腹膜后大血管,包括腹主动脉、下腔静脉、髂动静脉、门静脉等大血管,这类损伤发生率较低,但死亡率很高;②腹壁、肠系膜和网膜血管等;③手术区血管,如在行腹腔镜胆囊切除(laparoscopic cholecystectomy,LC)时损伤肝蒂血管,包括肝动脉、门静脉和胆囊动脉及其分支等。

2. 内脏损伤　腹腔镜术中内脏损伤并不少见,如果术中未能及时发现并处理,术后发生腹膜炎、出血等严重并发症,严重者危及生命。空腔脏器损伤:包括肝外胆管、小肠、结肠、胃、输尿管和膀胱等;实质性脏器损伤:包括肝、脾、膈肌、肾、子宫等。

3. 腹壁并发症　腹腔镜手术的腹壁并发症主要是与戳孔有关,有戳孔出血与腹壁血肿,戳孔感染、腹壁坏死性筋膜炎和戳孔疝等。

(陈锦鹏)

第十四章　颅内压增高和脑疝

学习目标

1. 熟悉颅内压的形成、调节与代偿。
2. 掌握颅内压增高的机制、病因、临床表现。
3. 了解脑疝的形成机制，掌握脑疝的临床表现。
4. 熟悉颅内压增高和脑疝的治疗原则。

第一节　颅内压增高

【概述】 颅内压增高（increased intracranial pressure）是指由于颅脑损伤、脑肿瘤、脑出血、脑积水、炎症等病理损害发展至一定阶段，导致颅内压持续超过 2.0kPa（200mmH_2O），而引起的相应的综合征。颅内压增高是临床常见的许多疾病共有的一组征候群，是外伤性颅脑损伤患者的主要死因。颅内压增高可引起脑血液循环障碍、静脉回流受阻、颅内淤血，产生脑受压、移位，严重者发生脑疝，导致继发性脑干损伤，患者终因呼吸循环衰竭而死亡，因此对颅内压增高及时诊断和正确处理十分重要。

【颅内压的形成与正常值】 颅腔内的脑组织、脑脊液和血液 3 种主要成分使颅内保持一定的压力，称为颅内压（intracranial pressure，ICP），颅内压力通常用蛛网膜下腔脑脊液的压力来表示，该压力数值可通过侧卧位腰椎穿刺或直接脑室穿刺测量获得，也可采用颅内压监测装置，持续动态地了解颅内压变化。平卧时，成人颅内压的正常值为 0.7～2.0kPa（70～200mmH_2O），儿童为 0.5～1.0kPa（50～100mmH_2O）。

【颅内压的调节与代偿】 儿童自颅缝闭合后，颅腔的容积基本恒定，为 1400～1500ml，其中脑组织体积为 1150～1350ml，占 80% 以上，脑脊液总量约 150ml，占 10% 左右，血液量变动较大，占 2%～11%。生理状态下，脑组织、脑脊液、血液三者总的体积基本保持稳定，某一者体积增加时，则其他两者的量相应减少（Monroe-Kellie 原理），实现颅内压在较小的波动范围内保持正常的平衡状态。颅内压受血压和呼吸的影响可在一定范围内波动，表现为收缩期颅内压略有增高，舒张期稍降；呼气时压力略增，吸气时稍降。颅内压的调节主要是通过脑脊液量的增减来进行，此外还部分依靠颅内的静脉血被排挤到颅外血液循环。当颅内压高于 70mmH_2O 时，脑脊液的分泌较前减少而吸收增多，使颅内脑脊液量减少，以代偿增加的颅内压。当颅内压低于 70mmH_2O 时，脑脊液的分泌则增加，而吸收减少，使颅内脑脊液量增多，以维持正常颅内压。颅内增加的临界容积为颅腔总容积的 5%，超过此范围，颅内压开始增高。当颅腔内容物体积增大或颅腔容积缩减超过颅腔容积的 8%～10% 时，就会产生严重的颅内压增高。

【颅内压增高的发病机制】

1. 颅腔内容物体积或量增加

（1）颅内占位性病变挤占了颅内空间：如颅内血肿、脑肿瘤、脑脓肿等。由于颅内容积不能适应颅腔内容物体积的增加,超出了机体的代偿范围,致使颅内压增高。

(2) 脑体积增加:常见于脑水肿、脑血管疾病、脑寄生虫病等。

(3) 颅内血容量增加:常见于呼吸道梗阻或呼吸中枢衰竭引起的 CO_2 蓄积或碳酸血症,丘脑下部、鞍区或脑干部位手术,使自主神经中枢或血管运动中枢受刺激等,均可导致颅内压增高。

(4) 脑脊液量增加:脑脊液吸收障碍、脑脊液循环受阻、脑脊液分泌过多,导致脑脊液量增加,引起颅内压增高,常见于梗阻性和交通性脑积水。

2. 颅腔容积缩小

(1) 大片凹陷性骨折使颅腔变窄,导致颅内压增高。

(2) 狭颅症、颅缝早闭等致使颅腔容积狭小,不能适应脑的发育增长,引起颅内压增高。

【病理生理】

1. 颅内压增高影响因素

(1) 年龄:婴幼儿颅缝及前囟未闭,儿童及青少年的颅缝尚未牢固融合,颅内压增高可使颅缝分离而相应地增加颅腔容积,使颅腔内代偿性空间扩大,颅内压增高的症状和体征可出现较晚。老年人由于脑萎缩使颅内的代偿空间相对增多,在相当长的时间内可不出现明显的颅内压增高症状和体征,故病程亦较长。

(2) 病变扩张速度:颅内病变体积扩增初期,由于机体自身存在一定的代偿功能,颅内压的变动很小,随着病变体积的不断扩增,代偿功能逐渐耗竭,颅内压增高逐渐明显,当达到临界点时,少量的体积增加就会导致颅内压的大幅升高。这种颅腔内容物的体积与颅内压之间的关系可以用体积/压力关系曲线来表示(图 14-1)。

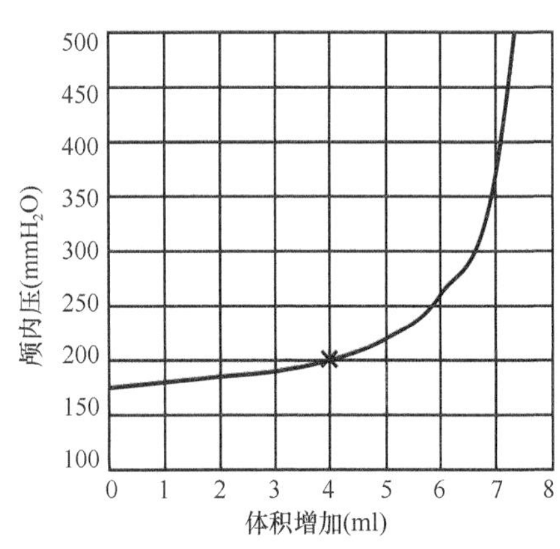

图 14-1 颅内体积/压力关系曲线

如体积/压力关系已达×处,再增加体积,颅内压上升速度将明显增快($1cmH_2O=0.098kPa$)

颅内发生占位性病变时,随着病变的缓慢增长,可以长期不出现颅内压增高症状,一旦由于颅内压代偿功能失调,则病情将迅速发展,往往在短期内即出现颅内高压危象或脑疝;如原有的颅内压增高已超过临界点,则释放少量脑脊液即可使颅内压明显下降。临床上屡见颅内压增高已压迫脑组织的患者,由于呼吸不畅、躁动、咳嗽、大便用力、搬动患者头部时头颈屈曲,可突然昏迷甚至呼吸停止,此时,采取迅速脱水、脑室穿刺排放脑脊液,将颅内压降至临界点以下,往往能迅速缓解症状,脱离危境。

(3) 病变部位和性质:位于脑室系统、中线部位或后颅窝的病变,如外伤性脑室出血、小脑出血等,容易堵塞脑脊液循环通路影响脑脊液的吸收,虽然病变体积本身不大,但常因发生脑积水而早期出现颅内压增高,或加重原有颅内压增高。位于颅内大静脉窦附近的病变,如上矢状窦旁骨折等,由于可压迫静脉窦,阻碍颅内静脉血液的回流或脑脊液的吸收,使颅内压增高的症状早期出现。颅内良性肿瘤,生长缓慢,颅内压增高出现较迟,同时脑组织因肿瘤压迫可以缓慢萎缩,使病程延长。而恶性肿瘤或转移性肿瘤,生长较快,出现颅内压增高症状亦较快,病程相对较短。另外一些破坏性或浸润性病变，病变本身虽有扩张性，但由于它破坏了周围脑组织，使颅腔内容物体积的净增量并不显著，因此，临床症状虽发展迅速，却不出现或延迟出现颅内压增高的症状。

（4）伴发脑水肿程度：恶性胶质瘤、脑转移性肿瘤、脑肿瘤放射治疗后、中毒、炎症性反应等均可伴有较明显的脑水肿，故早期即可出现颅内压增高症状。

（5）全身系统性疾病：严重的系统性疾病，如尿毒症、肝性脑病、各种毒血症、肺部感染、酸碱平衡失调等都可引起继发性脑水肿，促使颅内压增高。呼吸道不通畅或呼吸抑制造成脑组织缺氧和碳酸增多，可继发脑血管扩张和脑水肿，导致颅内压增高，后者又使脑血流量减少，导致呼吸抑制和脑缺氧加剧，进一步加重颅内压增高。全身性高热也会加重颅内压增高的程度。

2. 颅内压增高后果　机体在颅内压增高的发生与发展过程中，为维持正常的生理功能，既要通过颅腔容积代偿缓冲颅内压的增高，又要进行脑及全身血流量的调节以确保脑供血。但是，容积代偿与血流量调节均是有限度的，超过一定限度，不仅导致颅内压增高，还可造成严重的不良后果，甚至危及生命。

（1）脑血流量降低，造成脑缺血甚至死亡：正常脑血流量为每分钟 50～55ml/100g 脑组织。脑血流量与脑动脉灌注压（CPP）成正比，与脑血管阻力（CVR）成反比。可用公式表示为：脑血流量（CBF）= 脑动脉灌注压（CPP）/ 脑血管阻力（CVR）= 平均动脉压（MAP）-颅内压（ICP）/ 脑血管阻力（CVR）。

颅内压增高时，脑灌注压下降，脑血流量减少，患者处于脑缺氧状态，严重时可危及生命。机体通过对自身血管张力的调整来增加足够的血流量，改善脑缺氧状态。调节方式有脑血管自动调节和全身血管加压反应两种方式。

1）脑血管的自动调节：当颅内压不超过 35mmHg，灌注压不低于 40～45mmHg 时，脑血管可根据血液内的化学因素（主要为动脉血 $PaCO_2$）进行调节而产生收缩或舒张，通过调节脑血管口径的大小，改变其阻力，使脑血流量保持相对稳态。

2）全身血管加压反应：当颅内压增高到 35mmHg 以上，脑灌注压在 40mmHg 以下时，脑血流量减少到正常的 1/2，脑组织严重缺氧，$PaCO_2$ 多在 50mmHg 以上（正常为 35～45mmHg），脑血管呈麻痹状态，脑血管自动调节的功能基本丧失，此时为确保所需求的脑血流量，机体通过自主神经系统的反射作用，使全身周围血管收缩，血压升高，心搏出量增加，以增加脑血流量，提高脑灌注压，与此同时呼吸节律减慢，呼吸深度增加，使肺泡内气体能充分交换，提高血氧饱和度。在颅内压增高的情况下，机体出现升高动脉压、减慢心率、增加心搏出量和减慢加深呼吸等生命体征的变化来维持脑血流量，称为库欣（Cushing）反应。

（2）脑水肿：颅内压增高可直接影响脑的代谢和血流量，从而产生脑水肿，使脑组织的体积增大，增加颅腔内容物的总体积，加剧颅内压增高的症状。脑水肿时，液体积聚在细胞外间隙称为血管源性脑水肿，液体积聚在细胞内称为细胞性脑水肿。血管源性脑水肿主要因血脑屏障受损，导致毛细血管的通透性增加，水分渗出增多，积存于血管周围及细胞间隙所致，多见于颅脑损伤、脑肿瘤等病变的初期。细胞性脑水肿源于多种原因导致的神经细胞代谢功能障碍，使钠离子、氯离子进入细胞内增多，最终导致细胞肿胀，常见于脑缺血、脑缺氧的初期。

（3）脑移位和脑疝：见本章第二节。

（4）胃肠功能紊乱及消化道出血：部分颅内压增高的患者可首先出现呕吐、胃及十二指肠出血、溃疡、穿孔等胃肠道功能紊乱症状，这与颅内压增高引起下丘脑自主神经中枢缺血而致功能紊乱有关。亦有人认为颅内压增高时，消化道黏膜血管收缩造成缺血，引起黏膜糜烂出血，形成广泛消化道溃疡。

(5) 神经源性肺水肿：常见于急性颅内压增高病例中，患者表现为呼吸急促，痰鸣，并有大量泡沫状血性痰液。这是由于下丘脑、延髓受压导致 α-肾上腺素能神经活性增强，血压反应性增高，左心房及肺静脉压增高，肺毛细血管压力增高，引起肺水肿。

(6) 对心肌和心血管功能的影响：颅内压急剧增高，肾上腺素神经元活性增强导致儿茶酚胺类递质增高，引起血流动力学、心电生理及心血管的改变，诱发心肌缺血和心肌梗死。

【引起颅内压增高的常见疾病】 神经外科中，引起颅内压增高常见的疾病有以下几种。

1. 颅脑损伤 颅脑损伤引起颅内血肿、脑挫裂伤伴脑水肿是外伤性颅内压增高最常见原因。蛛网膜下腔出血伴脑血管痉挛、脑梗死、脑脊液循环不畅，也是颅内压增高的常见原因。其他如外伤性蛛网膜炎及静脉窦血栓形成或脂肪栓塞亦可致颅内压增高，但较少见。

2. 颅内肿瘤 大部分颅内肿瘤均伴有颅内压增高。一般情况下肿瘤体积愈大，颅内压增高愈明显。除体积因素影响外，肿瘤的部位、性质和生长速度对颅内压增高也有重要影响。颅脑中线或颅后窝的占位性病变，由于病变容易阻塞脑脊液循环通路而发生梗阻性脑积水，故颅内压增高症状可早期出现且严重；位于颅前窝和颅中窝底部或位于大脑半球凸面的肿瘤，有时瘤体较大但颅内压增高症状出现较晚；而一些恶性胶质瘤或脑转移瘤，由于肿瘤生长迅速，且肿瘤周围伴有严重的脑水肿，故多在短期内即出现较明显的颅内压增高。

3. 颅内感染 化脓性脑膜炎、病毒性脑膜炎或脑脓肿多伴有颅内压增高，随着炎症好转，颅内压力可逐渐恢复正常。结核性脑膜炎晚期，因颅底部炎症性物质沉积，使脑脊液循环通路受阻，引起梗阻性脑积水，出现颅内压增高。

4. 脑血管疾病 由多种原因引起的脑出血都可造成明显的颅内压增高。蛛网膜下腔出血后，由于脑脊液循环和吸收障碍形成脑积水，或颈内动脉血栓和脑血栓形成，脑软化区周围水肿均可引起颅内压增高。例如，软化灶内出血，可引起急剧的颅内压增高，甚至危及病人生命。

5. 颅脑先天性疾病 婴幼儿先天性脑积水多由于导水管的发育畸形，形成梗阻性脑积水；颅底凹陷和先天性小脑扁桃体下疝畸形，脑脊液循环通路可在第四脑室正中孔或枕大孔区受阻；狭颅症患儿由于颅缝过早闭合，颅腔狭小，限制脑组织的正常发育，从而引起颅内压增高。

6. 脑寄生虫病 脑囊虫病引起的颅内压增高的原因有：①脑内多发性囊虫结节可引起弥散性脑水肿；②单个或数个囊虫在脑室系统内阻塞室间孔、导水管或第四脑室，产生梗阻性脑积水；③葡萄状囊虫体分布在颅底脑池时引起粘连性蛛网膜炎，使脑脊液循环受阻。脑棘球蚴病或脑血吸虫性肉芽肿，均在颅内占有一定体积，可因病变较大而产生颅内压增高。

7. 脑缺氧 心搏骤停、呼吸停止，全身麻醉过程中忽发喉痉挛、缺氧、呼吸停止均可发生严重脑缺氧。另外，癫痫持续状态和喘息状态(肺性脑病)亦可导致严重脑缺氧和继发性脑水肿，引起颅内压增高。

8. 良性颅内压增高 又称假脑瘤综合征，是一组病因不同、以颅内压增高为共同特征的临床综合征，以脑蛛网膜炎比较多见，其中发生于颅后窝者颅内压增高最为显著。颅内静脉窦（上矢状窦或横窦）血栓形成，由于静脉回流障碍引起颅内压增高。其他代谢性疾病、维生素A摄入过多、药物过敏和病毒感染所引起的中毒性脑病等均可引起颅内压增高。婴儿、儿童及成人都可发生，婴儿主要表现为激动不安、食欲减退及呕吐；大龄儿童及成人常以头痛起病，同时有呕吐、视物模糊及视乳头水肿。多数颅内压增高症状可随原发疾病好转而逐渐恢复正常。

【颅内压增高的类型】

1. 根据颅内压增高起病原因

(1) 弥漫性颅内压增高：多因颅腔狭小或脑实质普遍性的体积增大而引起，由于颅腔内各部位及各分腔之间压力均匀升高，不存在明显的压力差，因此在脑室造影、颅脑CT等摄片检查上，脑组织及中线结构无明显移位。临床所见的各种原因引起的弥漫性脑膜脑炎、弥漫性脑水肿、交通性脑积水、静脉窦血栓等所引起的颅内压增高均属于这一类型。这类患者对颅内压增高的耐受性较好，一旦释放出部分脑脊液后，增高的颅内压可明显下降，颅内压增高症状可明显好转，压力解除后神经功能恢复也较快。

(2) 局灶性颅内压增高：多因颅内某一部位有局限性的扩张病变，病变部位压力首先增高，促使其附近的脑组织受到来自病灶的挤压而发生移位，并把压力传向远处，由于颅内各腔隙间存在着压力差，这种压力差导致脑室、脑干及中线结构发生移位，往往形成脑疝。神经外科临床上见到的颅内压增高大多属于此种类型，其病因常见有颅内各种占位性病变，如脑肿瘤、脑脓肿、肉芽肿等，这类患者对颅内压增高的耐受力较差，压力解除后由于脑组织移位受损及脑缺血缺氧，神经功能恢复较慢且常不能完全恢复。

2. 根据病变进展速度　颅内压增高可分为急性、亚急性和慢性三类。

(1) 急性颅内压增高：常见于急性颅内出血、重型颅脑挫裂伤等。其病情发展快，早期即出现剧烈的头痛、烦躁不安、频繁呕吐，继而出现意识障碍，颅内压增高所引起的症状和体征严重，生命体征（血压、呼吸、脉搏、体温）变化剧烈。

(2) 亚急性颅内压增高：病情发展较快，颅内压增高的反应较轻，多见于颅内恶性肿瘤、转移瘤及各种颅内炎症等。

(3) 慢性颅内压增高：病情发展较慢，可长期无颅内压增高的症状和体征，多见于生长缓慢的颅内良性肿瘤、慢性硬脑膜下血肿等。

急性或慢性颅内压增高均可导致脑疝发生。脑疝发生后，移位脑组织被挤进小脑幕裂孔、硬脑膜裂隙或枕骨大孔中，压迫脑干，产生一系列危急症状。脑疝发生后，加剧了脑脊液和血液循环障碍，使颅内压力进一步增高，从而形成恶性循环，最终导致病人死亡。

【临床表现】　主要症状和体征包括以下几种。

1. 颅内高压三主征（头痛、呕吐和视神经乳头水肿）　①头痛：颅内压增高最常见症状之一，多位于额部及颞部，为持续性胀痛和撕裂痛并有阵发性加剧，可从颈枕部向前方放射至眼眶，一般以早晨及晚间出现较多，间歇期可以正常。当用力、咳嗽、弯腰或低头活动时常使头痛加重，头痛程度随颅内压的增高而进行性加重。②呕吐：头痛剧烈时可伴有恶心和呕吐，呕吐由迷走神经中枢及神经受激所致，呈喷射性，呕吐虽与进食无关，但似较易发生于进食后，因此患者常常拒食，可导致水、电解质失衡和体重锐减。③视神经乳头水肿：是颅内压增高重要客观体征，可通过眼底镜观察，表现为视神经乳头充血，边缘模糊不清，中央凹陷消失，视盘隆起，静脉怒张，动脉曲张扭曲，早期视力没有明显障碍，但视野检查可发现生理盲点扩大。若视神经乳头水肿长期存在,视神经发生继发性萎缩,表现为视神经乳头淡白,视力开始明显减退,视野向心性缩小,若颅内压增高不能及时解除,视力恢复困难,甚至失明。幼儿甚少发生视神经乳头水肿。

头痛、呕吐和视神经乳头水肿是颅内压增高典型表现,称为颅内压增高"三主征",其各自出现的时间并不一致,可单独发生,也可合并存在。

2. 意识及生命体征变化　①呼吸和循环改变:颅内压急剧增高时患者可出现库欣(cushing)综合征,表现为血压升高、心跳和脉搏徐缓、呼吸节律减慢,随着病情进展血压下降、脉搏增快,呼吸不规则至停止。②意识及精神障碍:常表现为精神不振、烦躁不安、易激惹等症状,逐渐出现反应迟钝、嗜睡、昏睡、乃至昏迷。③体温调节障碍:出现高热,物理降温无效,或体温不升。

3. 神经系统受损体征　常见的有展神经麻痹和复视,瞳孔大小不对称,视物模糊或视野缺损,病理反射阳性等,多见颅内高压加剧时引起脑移位和脑疝,详见本章第三节。

4. 内脏综合征　较常见的有上消化道出血、神经源性肺水肿、急性肾衰竭、尿崩症和脑性低钠血症等。

5. 其他症状和体征　慢性颅内压增高,可见板障静脉压迹增多,蝶鞍扩大,前床突与鞍背骨质脱钙等现象,婴幼儿可有头颅增大、颅缝增宽或分离、前囟饱满隆起。头颅叩诊时呈破罐音(Macewen 征)。

【诊断】　详细询问病史和认真细致地神经系统体格检查,可发现神经系统局灶性症状与体征,由此作出初步诊断。重视患者的自觉症状,当患者经常出现头痛及呕吐,查体有视神经乳头水肿时,颅内压增高诊断可以确诊。小儿反复呕吐及头围迅速增大,成人进行性剧烈的头痛、瘫痪及视力减退等,都应考虑到有颅内病变可能。及时选用有针对性的辅助检查,有助于确定有无颅内压增高的存在。

1. 电子计算机 X 线断层扫描(CT)　诊断颅内病变首选检查,特点是快速、精确、无创伤,对绝大多数病变可作出定位诊断,也助于定性诊断。

2. 磁共振成像(MRI)　也是无创伤性检查,但检查所需时间较长,对颅骨骨质显像差。

3. 数字减影血管造影(DSA)　用于诊断脑血管性疾病和富于血供的颅脑肿瘤。

4. X 线片　颅内压增高时可见颅骨骨缝分离,指状压迹增多,鞍背骨质稀疏及蝶鞍扩大,蛛网膜颗粒加深等。X 线片对于诊断颅骨骨折,开放性损伤后颅内异物位置,垂体腺瘤所致蝶鞍扩大及听神经瘤引起内听道扩大等,具有一定价值。现已少用于单独诊断颅内占位性病变。

5. 腰椎穿刺　可用于测压和治疗,但对颅内压增高的患者有一定危险,可诱发脑疝危象,故应慎重进行。

6. 颅内压监测　临床可通过植入颅内压力传感器或腰穿置管,对颅内压进行持续监测,指导药物治疗和手术时机选择。

【治疗原则】

1. 一般处理　①卧床休息,密切观察患者的神志、瞳孔、血压、呼吸、脉搏及体温等方面的变化,以掌握病情发展,有条件时可作颅内压监测,根据监测中所获得压力信息来指导治疗。②头部略抬高,以利于颅内静脉回流,降低颅内压。③频繁呕吐者应暂禁食,以防吸入性肺炎。不能进食的患者应予补液,补液量应以维持出入液量的平衡为度,补液过多可促使颅内压增高恶化,注意补充电解质并调整酸碱平衡。④润肠、保持大便通畅,避免用力排便及高位灌肠而导致颅内压骤然增高。⑤保持呼吸道通畅，防止因呼吸不畅而使颅内压更加增高，对意识不清及咳痰困难者要考虑作气管切开术。⑥病情稳定者需尽早查明病因，以明确诊断，尽快施行去除病因的治疗。

2. 外科治疗　去除病因治疗，是颅内压增高的根本治疗原则。对无手术禁忌患者的颅内占位性病变，首先应考虑作病变切除术。位于大脑非功能区的良性病变，应争取作根治性切除；不能根治的病变可作大部切除、部分切除或减压术；若有脑积水者，可行脑脊液分流术；颅内压增高已引起急性脑疝者，应分秒必争进行紧急抢救或手术处理。

3. 降低颅内压　适用于尚未查明原因的颅内压增高，或虽已查明原因，但仍需要非手术治疗的病例。若患者意识清楚，颅内压增高较轻，可先选用口服药物。常用的口服药物有：①氢氯噻嗪25～50mg，每日3次；②乙酰唑胺250mg，每日3次；③氨苯蝶啶50mg，每日3次；④呋塞米（速尿）20～40mg，每日3次；⑤50%甘油盐水溶液60ml，每日2～4次。若有意识障碍或颅内压增高症状较重的病例，则选用静脉或肌内注射药物。常用注射制剂有：①20%甘露醇250ml，快速静脉滴注，每日2～4次；②20%尿素转化糖或尿素山梨醇溶液200ml，静脉滴注，每日2～4次；③呋塞米20～40mg，肌内或静脉注射，每日1～2次。此外，也可采用浓缩2倍的血浆100～200ml静脉注射；20%人血清白蛋白20～40ml静脉注射，对减轻脑水肿、降低颅内压有效。

4. 激素　肾上腺皮质激素能降低血-脑屏障通透性，加强对水、电解质代谢的调节功能，减轻病变区周围水肿，缓解颅内压增高，增强非特异性抗炎作用。常用的药物有地塞米松5～10mg静脉或肌内注射，每日2～3次；氢化可的松100mg静脉注射，每日1～2次；泼尼松5～10mg口服，每日1～3次。

5. 亚低温冬眠疗法　在神经节阻滞药物的保护下，配合物理降温，使患者的体温处于亚低温状态，有利于降低脑新陈代谢率，减少脑组织的氧耗量，保护脑细胞膜结构，减轻内源性毒性产物对脑组织的继发性损害，对降低颅内压亦起到一定作用。按低温程度可分为轻度低温（33～35℃）、中度低温（28～32℃）、深度低温（17～27℃）和超深低温（<16℃）。临床上一般采用轻度或中度低温，统称为亚低温。

6. 脑脊液体外引流　各种原因导致脑脊液循环障碍，引起颅内压增高并发生脑疝时，经脑室缓慢引流出脑脊液，可以有效缓解颅内压增高。

7. 脑保护剂　脑水肿及颅内压增高时，神经细胞能量代谢障碍，自由基和兴奋性氨基酸的大量生成可直接损伤脑细胞，可给予ATP、辅酶A、SOD、维生素C、尼莫地平等药物治疗。

8. 辅助过度换气　促进体内CO_2排出，降低动脉血的CO_2分压，使脑血管收缩，减少脑血容量，从而使颅内压相应下降。但有发生脑缺血的危险，需适度掌握。

9. 巴比妥治疗　大剂量注射异戊巴比妥或硫喷妥钠可降低脑的代谢，减少氧耗及增加脑对缺氧的耐受，降低颅内压。治疗时需有经验的专家指导，给药期间，应做血药浓度监测。

10. 对症治疗　头痛者可给予镇痛剂，但应忌用吗啡和哌替啶等类药物，以防止抑制呼吸中枢；有抽搐发作者，应给予抗癫痫药物治疗；烦躁患者在排除颅内高压进展、气道梗阻、排便困难等前提下，给予镇静剂。

第二节 脑 疝

【概述】 颅腔被小脑幕分成幕上腔及幕下腔。幕下腔容纳脑桥、延髓及小脑,幕上腔又被大脑镰分隔成左右两分腔,容纳左右大脑半球。幕上与幕下通过小脑幕切迹相交通。小脑幕切迹裂孔中有中脑通过,其外侧面与颞叶钩回、海马回相邻,动眼神经越过小脑幕切迹走行在海绵窦的外侧壁直至眶上裂(图 14-2)。幕下与椎管通过枕骨大孔相交通,延髓下端通过此孔与脊柱相连(图 14-3)。两侧大脑半球通过大脑幕下裂隙相交通。

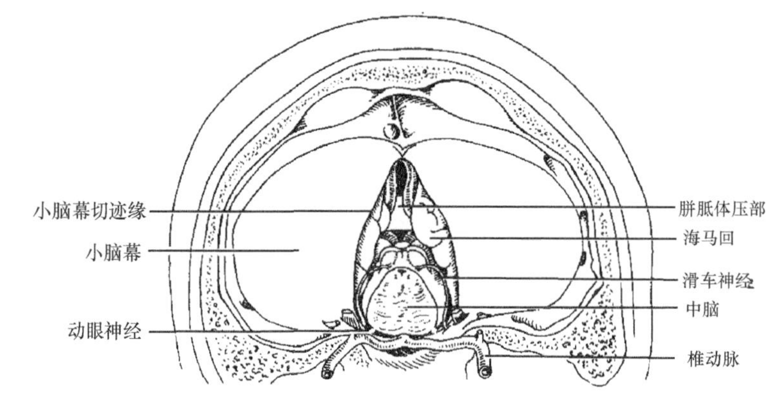

图 14-2 小脑幕切迹处的局部解剖关系(由幕下向上看时所见)

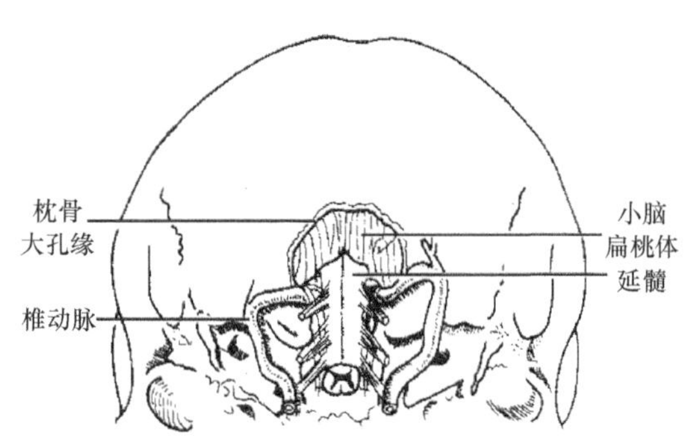

图 14-3 枕骨大孔处的局部解剖关系(由颅外向颅内看时所见,硬脑膜和寰枢椎以去除)

颅脑损伤如脑挫裂伤、脑水肿、颅内血肿、各种颅内占位性病变时,病变区出现颅内压增高,脑组织从高压力区向低压力区移位,导致脑组织、血管及脑神经等重要结构受压和移位,被挤入小脑幕裂孔、枕骨大孔、大脑镰下间隙等生理性或病理性间隙或孔道中,可出现一系列严重临床症状,称为脑疝(brain hernia)。小脑幕切迹与枕骨大孔中,有中脑与延髓,脑疝导致其受压而出现严重的继发性脑干损伤。早期预防和积极治疗颅内压增高,降低脑疝的发生,减少脑干损害,才能争取良好的预后。

【病因及分类】 当幕上一侧占位性病变不断扩增引起颅内压增高时,导致颅内各分腔压力不均从而引起脑疝。常见病因有:①外伤所致各种颅内血肿,如硬脑膜外血肿、硬脑膜下血肿及脑内血肿等;②颅内肿瘤,尤其是位于一侧大脑半球、中线部位及颅后窝的肿瘤;③各类型脑出血、大面积脑梗死;④颅内脓肿、颅内寄生虫病及各种肉芽肿性病变;⑤医源性因素,对于颅内压增高患者,进行不适当的操作如腰椎穿刺,放出脑脊液过多过快,使各分腔间的压力差增大,则可促使脑疝形成。

根据移位的脑组织及其通过的硬脑膜间隙和孔道,可将脑疝分为以下常见的三类:①小脑幕切迹疝又称颞叶钩回疝,为颞叶海马回、钩回通过小脑幕切迹被推移至幕下;②枕骨大孔疝又称小脑扁桃体疝，为小脑扁桃体及延髓经枕骨大孔推挤向椎管内；③大脑镰下疝又称扣带回疝，一侧半球的扣带回经镰下孔被挤入对侧(图14-4)。

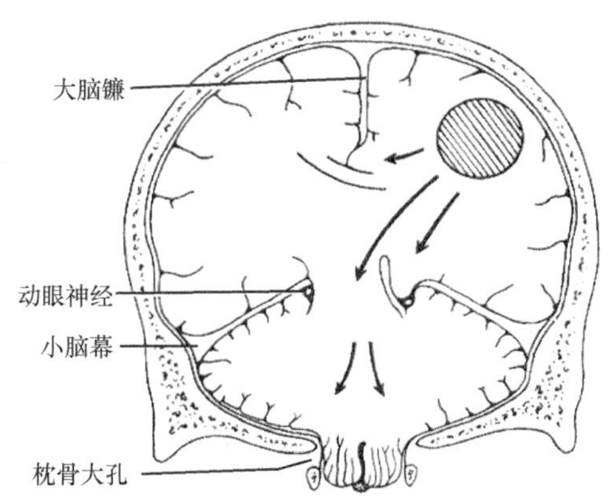

图14-4　大脑镰下疝(上)、小脑幕切迹疝(中)和枕骨大孔疝(下)的示意图

【病理】

1. 小脑幕切迹疝　中线结构如海马回和钩回向下移位，挤入小脑幕裂孔，压迫小脑幕切迹内的中脑、动眼神经、大脑后动脉和中脑导水管。随病情继续发展，将脑干压向对侧，最后全部中脑均遭受挤压。按小脑幕切迹疝的形成和发展过程，出现以下病理改变：①动眼神经损害，患侧瞳孔先短暂缩小继而散大；②脑干变化，脑干受压、变形、移位，引起脑干缺血、水肿和出血，并继发脑干软化；③脑脊液循环障碍，脑干受压可引起中脑导水管部分或完全梗阻，产生急性脑积水，使颅内压增高，脑疝演变更加严重；④大脑后动脉受压狭窄，其供血区域发生缺血梗死，加重脑水肿，且疝出的脑组织如不能及早获得还纳，可因血液回流障碍发生充血、水肿以致本身出现嵌顿、出血、水肿和坏死，更严重压迫脑干。

2. 枕骨大孔疝　①延髓直接受压，引起生命中枢衰竭，患者可迅速出现呼吸骤停，危及生命；②第四脑室中孔被疝出的扁桃体所阻塞，脑脊液循环通路受阻，进一步加剧了颅内压增高，形成恶性循环，使病情迅速恶化；③疝出的小脑扁桃体发生充血、出血和水肿，致使延髓和颈髓上段受压严重。

3. 大脑镰下疝　因相应部位的动、静脉受压导致肢体瘫痪、脑水肿和颅内压增高，常与小脑幕切迹疝并发。

【临床表现】　不同类型的脑疝各有其临床特点。

1. 小脑幕切迹疝　早期：①颅内压增高，患者在原有病变的基础上，出现头痛加剧、呕吐频繁、躁动不安等颅内压增高加重的表现；②意识改变，患者随脑疝进展可出现嗜睡、意识朦胧；③瞳孔改变，瞳孔两侧不等大，患侧瞳孔先短暂缩小继而散大，对光反射迟钝；④运动障碍，一般表现为轻度的对侧肢体肌力减弱和肌张力增高；⑤生命体征变化，呼吸减慢、脉搏轻微。中期：①意识障碍，进行性加重，嗜睡转入半昏迷状态，呼之不应，对强刺激尚有反应；②瞳孔改变，患侧瞳孔明显散大，对光反射消失，对侧瞳孔可正常，但对光反射多减弱，眼球尚能左右摆动；③运动障碍，对侧肢体瘫痪，包括中枢性面瘫、肌张力增高、腱反射亢进、病理征阳性；④生命体征紊乱，出现明显的库欣反应，呼吸深而慢，脉搏慢而有力，血压升高，体温略升。晚期：①意识呈深昏迷状态，对任何刺激均无反应；②双侧瞳孔均明显散大，对光反射消失，眼球固定不动，多呈去脑强直状态；③生命中枢衰竭，出现潮式或叹息样呼吸，脉搏微弱，血压和体温下降，最终呼吸停止。

2. 枕骨大孔疝　①颅内压增高症状：患者剧烈头痛，以枕部及上颈部为严重，频繁呕吐，有时有强迫头位，出现颈项强直；②生命体征紊乱出现较早，脉搏缓慢有力，血压升高；③意识障碍出现较晚，在慢性患者多数无神志变化；④因脑干缺氧，瞳孔可忽大忽小；⑤由于位于延髓的呼吸中枢受压，患者出现呼吸衰竭，乃至突发呼吸骤停而死亡。

3. 大脑镰下疝　一般此疝不引起特殊症状，有时大脑前动脉受大脑镰压迫、绞窄同侧大脑前动脉,压迫对侧大脑前动脉,则出现:①急性肢体麻痹,对侧完全麻痹,同侧不完全麻痹;②急性脑脊液循环障碍;③排尿功能障碍。

【治疗】 脑疝是颅内压增高的严重状况,必须作紧急处理,一旦诊断为脑疝应立即快速静脉滴注高渗降颅内压药物,以缓解病情,争取时间。进行必要的诊断性检查以明确病变的性质及部位,根据病情迅速完成开颅术前准备,尽快手术去除病因。如病因一时不能明确或虽已查明病因但尚缺乏有效疗法时,可选用下列姑息性手术,以缓解增高的颅内压。

1. 侧脑室外引流术 临床上常用的颅脑手术前的辅助性抢救措施之一,可在短期内有效地降低颅内压,暂时缓解病情。手术方式采取经额、枕部快速钻颅或锥颅,穿刺侧脑室并安置引流管,行脑脊液体外引流,特别适于严重脑积水患者。

2. 脑脊液分流术 根据具体情况及条件可选用:①脑室脑池分流术;②脑室腹腔分流术;③脑室心房分流术。脑积水的病例可施行侧脑室-腹腔分流术(ventriculo-peritoneal shunt,V-P shunt)。导水管梗阻或狭窄者,可选用侧脑室-枕大池分流术或导水管疏通术。侧脑室-心房分流术现已较少应用。

3. 减压术 小脑幕切迹疝时可采用颞肌下减压术;枕骨大孔疝时可采用枕肌下减压术。大面积脑梗死、重度颅脑损伤致严重脑水肿而颅内压增高时,可采用去骨瓣减压术。以上方法称为外减压术。在开颅手术中可能会遇到脑组织肿胀大量膨出,此时可将部分非功能区脑叶切除,以达到减压目的,称为内减压术。

(刘倩倩 施 炜)

第十五章　颅脑损伤

学习目标

1. 掌握原发性颅脑损伤的分类。
2. 掌握颅内血肿的临床表现、鉴别诊断和诊断方法。
3. 掌握颅内血肿的治疗原则。
4. 掌握颅骨骨折的临床表现,诊断及治疗原则。
5. 熟悉头皮损伤的分类、临床表现、处理方法。

【概述】 颅脑损伤在外伤中最为常见,通常合并其他部位的损伤。常见原因包括交通事故、高处坠落、失足跌倒、工伤、火器伤和自然灾害等,也可见于难产和产钳引起的婴儿颅脑损伤。根据颅脑解剖的特点,颅脑损伤可分为头皮损伤、颅骨损伤与脑损伤,三者可合并存在。根据伤情程度又可分为轻、中、重、特重四型。颅脑损伤伤情严重程度和及时有效的诊治对患者的预后起主导作用。

第一节　头皮损伤

头皮是头部防御外界暴力的屏障,由皮肤、皮下组织、帽状腱膜、腱膜下层和骨膜组成,颞部头皮分为六层,包括皮肤、皮下组织、颞浅筋膜、颞深筋膜、颞肌和骨膜。原发性颅脑损伤中头皮损伤最常见,根据头皮损伤的不同程度,临床可分为多种类型,其处理原则不同。

一、头皮血肿

头皮富含血管,打击或者碰撞后,组织内血管破裂出血导致血液渗出和局部积聚形成头皮血肿。根据血肿部位不同,其可分为皮下血肿、帽状腱膜下血肿和骨膜下血肿三类。皮下血肿位于头皮表层和帽状腱膜之间,受皮下纤维隔限制,临床表现为血肿体积小,张力高,疼痛显著,中心稍软凹陷,周边隆起较硬,无波动感,可误诊为凹陷颅骨骨折,需摄片予以区别。帽状筋膜下血肿因帽状腱膜下层为疏松的蜂窝组织层,其间有连接头皮静脉和颅骨板障静脉及颅内静脉窦的导血管,临床表现为血肿范围广,可蔓延全头,张力略低,波动感明显,疼痛较轻。婴幼儿巨大帽状腱膜下血肿可引起休克。骨膜下血肿多于板障出血或因骨膜剥离而致,常伴有颅骨骨折。临床表现为血肿范围不超过骨缝,张力高,大者可有波动感。

头皮下血肿多数日后可自行吸收,无需特殊处理。帽状腱膜下血肿和骨膜下血肿早期可冷敷和加压包扎,多数血肿可自行吸收。少数巨大的血肿难以自行吸收时可在无菌条件下经皮穿刺血肿,抽出积血并加压包扎。血肿合并感染者应切开引流。处理头皮血肿时,需判断是否合并颅骨骨折及脑损伤的可能。

二、头皮裂伤

头皮裂伤通常由锐器或钝性致伤物所致,头皮血供丰富,出血多,严重时可导致失血性休克,故应尽快止血,急救时可用无菌纱布填塞创口后加压包扎,以后及时行清创缝合,并注射破伤风抗毒素,同时预防感染。对污染严重的伤口可清创后放置引流,创口新鲜后再行二期缝合。由于头皮血供丰富,伤口一期缝合可放宽到24小时。处理头皮裂伤时需排除是否并发其他颅脑损伤可能。

三、头皮撕脱伤

头皮撕脱伤多因发辫受机械力牵拉所致,强大暴力拉扯头皮,导致大片头皮自帽状腱膜下层或连同骨膜撕脱,患者常伴有大量出血,导致失血性或疼痛性休克。治疗上在压迫止血、抗休克、抗感染、创面彻底清创后,对于不超过6小时、头皮瓣完整、无明显污染和血管断端整齐的患者,可行撕脱头皮原位再植;对于骨膜完整、创面无明显感染的患者,可试行中厚皮片植皮术;对于头皮撕脱时间过久,创面有感染存在的患者,一期手术行创面清创,待后期经换药创面新鲜并有肉芽形成后再行二期植皮;如果患者伴大面积颅骨裸露,可于颅骨表面每间隔1cm钻孔至板障层以便肉芽生长,待肉芽生长后二期植皮。

第二节 颅骨损伤

颅骨骨折是指颅骨受外力作用导致局部凹曲变形所发生的骨折。颅骨骨折在颅脑损伤中较为常见,往往是由于钝性暴力或穿透性损伤造成。颅骨骨折通常表明头部外伤暴力较大,可合并脑膜、脑、脑血管及神经损伤,可引起颅内血肿、脑脊液漏、颅内感染等严重并发症,影响患者预后。

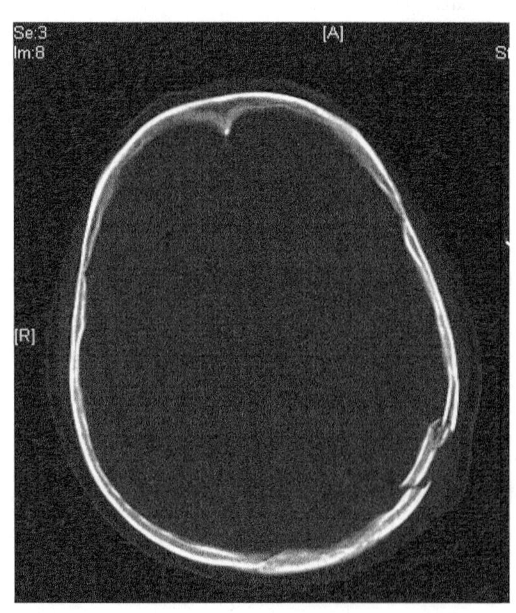

图15-1 颅盖骨折

颅骨骨折的分类:①按骨折是否与外界相通分为闭合性骨折与开放性骨折;②按骨折形态分为线形骨折、凹陷性骨折、粉碎性骨折;③按骨折部位分为颅盖骨折和颅底骨折。

一、颅盖骨折

颅盖骨折好发于额顶骨,枕骨和颞骨次之,骨折线的形态、部位及走行与暴力作用的方向、速度及着力点一致。线形骨折最为多见,约占颅盖骨折的60%左右,呈线状或放射状,宽数毫米,大多为全层骨折。凹陷性骨折绝大多数为全层凹陷(图15-1),骨折片的边缘呈环锥形或放射形。

临床表现及诊断:线形骨折无并发损害

时，常无特殊临床表现，多表现为头皮挫裂伤和头皮血肿，常通过 X 线片或 CT 扫描确诊。

凹陷性骨折局部有明显的软组织伤，着力点部有时可及颅骨下陷，凹陷性骨折经 X 线片或 CT 扫描可确诊。

粉碎性骨折有两条以上骨折线，骨折线相互交叉不规则，将颅骨分裂为数块。凹陷性及粉碎性颅盖骨折常并发脑、脑膜、颅内血管和神经的损伤，其继发性损伤和并发症往往比骨折本身更严重，所以应注意观察患者体征变化，并及时行相关影像学检查。

治疗：闭合性线性骨折本身无需特殊处理，应注意观察颅内迟发性血肿的发生。开放性线形骨折必须尽早手术，如骨折线宽且有异物者需清除污物，去除污染的颅骨以防术后感染，如有颅内血肿按血肿处理。

凹陷性骨折手术适应证：①骨折面积大于 5cm 直径，深度超过 1cm，伴或不伴有神经缺损症状和体征；②骨折位于重要功能区产生压迫症状，如位于中央前、后回、语言中枢等；③骨片刺入脑内或引起瘫痪、失语和癫痫等功能障碍者；④开放凹陷性颅骨骨折。手术相对禁忌证：①非功能区的轻度凹陷骨折，面积小于 5cm 直径，深度不超过 1cm，无神经功能障碍；②静脉窦区有凹陷骨折手术应慎重，以防复位手术引起大量出血。

二、颅底骨折

颅底骨折以线性骨折为主，约占颅骨骨折的 1/3，颅底与鼻窦、岩骨或乳突气房相邻，骨折后易使颅腔与外界相通而形成开放性骨折，从而引起颅内感染。颅底凹凸不平，骨嵴纵横，密布骨孔、骨管、骨沟和裂隙，因而颅底骨折通过 X 线检查不易确定，颅底骨折临床诊断主要依据症状和体征。颅底骨折根据发生部位不同，可分为颅前窝骨折、颅中窝骨折和颅后窝骨折，临床表现各有特征，分述如下。

【临床表现及诊断】

1. 颅前窝骨折　骨折多数累及眶顶和筛骨，前额部皮肤常有挫伤和肿胀。如颅前窝底部骨折撕裂额底部脑膜时，可出现脑脊液鼻漏，脑脊液漏可因呛咳、情绪激动等因素而加剧。偶尔气体可由鼻窦经骨折线进入颅腔内，气体分布于蛛网膜下腔、脑内或脑室内，形成“外伤性颅内积气”。颅前窝发生骨折，血液可向下浸入眼眶，引起迟发性眼睑皮下淤血、球结膜下出血，呈紫蓝色，称为“熊猫眼”（图 15-2），对临床诊断有重要意义。此外，嗅神经经筛骨走行至颅内嗅觉中枢，视神经走行于视神经管内，颅前窝骨折还可伴有嗅、视神经损伤。

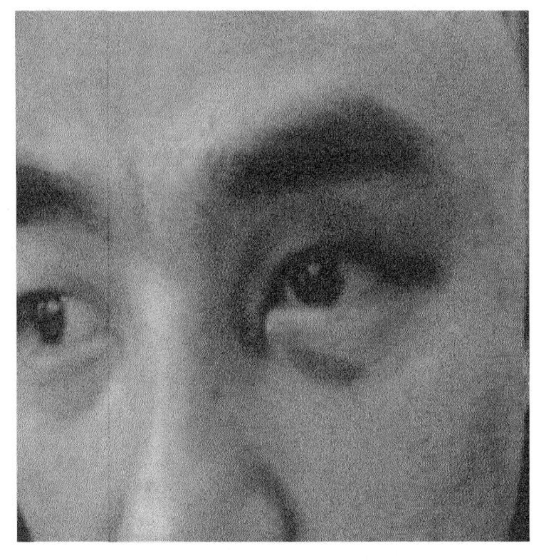

图 15-2　颅前窝骨折

2. 颅中窝骨折　蝶骨骨折累及蝶窦时有时可形成脑脊液鼻漏。若骨折线累及颞骨岩部时，可损伤面神经和听神经，出现周围性面瘫，听力丧失，眩晕或平衡障碍等。若岩骨骨折线经过中耳，伴有鼓膜破裂时，可产生外耳出血和脑脊液耳漏；若岩部骨折鼓膜尚保持完整时，血液积聚于鼓室内，耳部检查可发现鼓膜呈蓝紫色；此外脑脊液可经咽鼓管流向鼻腔或口腔，此时需注意与筛窦或蝶窦骨折伴发的脑脊液鼻漏相鉴别。骨折线经过蝶骨，还可损伤颈内动脉产生颈内动脉-海绵窦瘘，表现为头部或眶部连续性吹风样杂音，搏动性眼球突出，眼球运动受限和视力进行性减退等。此外颅中窝骨折也还形成海绵窦段颈内假性动脉瘤。颈内动脉损伤或外伤性颈内动脉瘤突然破裂，大量出血经骨折缝隙和蝶窦涌向鼻腔，可发生致死性鼻腔大出血，如不及时处理，患者将死于出血性休克。当眶上裂骨折时，可损伤动眼、滑车和展神经，以及三叉神经第 1 支，出现眼球运动障碍和前额部感觉障碍，即为眶上裂综合征。

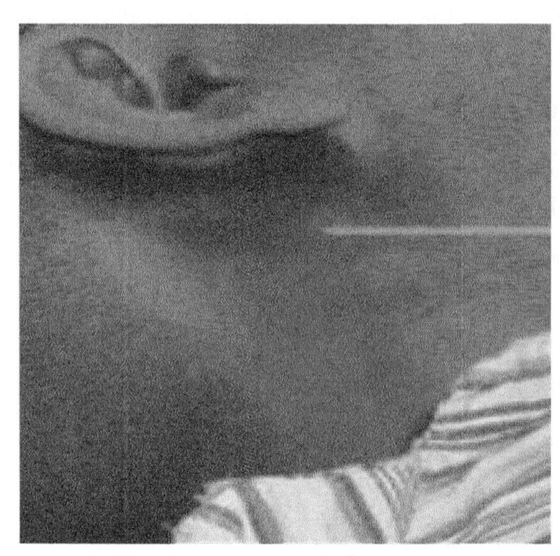

图 15-3　颅后窝骨折

3. 颅后窝骨折　常有枕部直接承受暴力的外伤史。若累及颞骨岩部、乳突部可见皮下淤血，临床上称为 Battle' s 斑（图 15-3），若累及枕骨基底部，可见枕下部头皮肿胀及皮下淤血斑。若累及斜坡，可于咽后壁见到黏膜下淤血，如骨折经过颈内静脉孔或舌下神经孔，可能出现吞咽困难，声音嘶哑或舌肌瘫痪。骨折累及枕骨大孔，可出现延髓损伤的症状，严重者伤后立即出现深昏迷，四肢弛缓，呼吸困难，甚至死亡。

【诊断与鉴别】

1. X 线片　颅底骨折通过颅骨 X 线检查并不容易发现。颅骨摄片时，除应摄常规的前后位和侧位外，有时需要增加一些特殊的位置：如 30°额枕位（汤氏位）、45°前后位（斯氏位）等。

2. 颅脑 CT 扫描　骨窗位 CT 薄层扫描并进行三维重建，有利于发现颅底骨折。CT 扫描既可显示骨折缝隙的部位、大小、走行方向，还可显示与骨折有关的血肿、颅内积气情况等，粉碎性骨折嵌插入脑内的骨片也可通过 CT 扫描三维定位从而利于手术治疗。

【治疗】　颅底骨折本身无需特别治疗，需重点判断有无脑脊液漏、脑神经损伤等并发症。颅底骨折所致脑脊液漏大多在 2 周内痊愈，治疗期间需预防和控制感染，保持鼻孔和外耳道清洁，不可堵塞和冲洗，以防污染液体逆行感染。清醒者头宜取高位，头偏向脑脊液漏一侧，腰穿为相对禁忌证，以免颅压降低，液体逆流引起颅内感染。超过 1 月仍存在脑脊液漏者，常需行手术修补瘘口。若合并视神经损伤导致完全失明患者，如果系骨片压迫视神经者，应争取尽早行视神经探查减压术。

第三节　脑　损　伤

颅脑损伤中最主要的是脑损伤，其病情急而危重、变化迅速，诊治不及时往往导致严重的后果。临床上按脑损伤发生的机制分为：原发性脑损伤和继发性脑损伤。按脑与外界是否相通分为：闭合性脑损伤和开放性脑损伤。

【发生机制】　脑损伤的受伤机制比较复杂，一般有两种方式：包括直接损伤和间接损伤。

1. 直接损伤　①加速性损伤：相对静止的头部为运动中的物体直接撞击，由静态转为动态,而造成脑损伤。②减速性损伤:为运动中的头部撞碰到静止的物体所引发的脑损伤。上述两种损伤中,加速性损伤通常发生在受力的一侧;而减速性损伤通常损伤较重,脑损伤在受力侧和对侧均可发生。

2. 间接损伤　①坠落伤,如坠落时臀部或双足着地,外力沿脊柱传递到头部引起的脑损伤。②挥鞭样损伤,外力作用于躯干的某部位并使之急骤运动时,此对头部尚处于相对的静止状态,或头部的运动速度滞后于躯干,则头部可因被摔动而导致脑损伤。③挤压伤,胸部或腹部受到强烈的挤压时,骤然升高的胸膜腔内压或腹内压可通过腔静脉将冲击力传递至颅内可引起颅脑损伤。

一、原发性脑损伤

脑震荡

脑震荡通常定义为"中枢神经系统暂时性功能障碍",指头部遭受外力打击等损伤后发生的一种较轻的颅脑损伤,主要表现为伤后短暂意识丧失、近事遗忘及头痛、恶心和呕吐等临床症状,而神经系统检查无阳性体征发现。脑震荡的发生具体机制还尚不清楚,目前普遍认为脑震荡的成因与脑干网状结构的损伤密切相关。脑震荡是最轻的一种脑损伤,一般无需特殊处理,经休息及对症处理后大多可以治愈,其可以单独发生,也可以与其他颅脑损伤如颅内血肿合并存在。

【临床表现和诊断】

1. 意识障碍　伤后立即发生意识障碍,可见昏迷,亦可见神志恍惚。意识障碍多短暂,一般不超过 30 分钟。意识恢复后,常有头疼、恶心呕吐、眩晕、畏光及乏力等症状。

2. 近事遗忘　脑震荡最特征的症状,即不能记忆伤时或伤前的情况。

3. 脑震荡后遗症　脑震荡恢复期常有头痛头晕、耳鸣、失眠等症状,通常在伤后数周或数月后消失。若逾时 3~6 个月无明显好转,除了精神因素外,还应做进一步检查排除迟发性损害存在。

4. 神经系统体检多无异常体征　若行腰穿检查,脑脊液压力大多正常,细胞数多在正常范围内。头颅 CT 扫描无阳性发现。

脑挫裂伤

外力作用于头部造成脑组织器质性损伤,称为脑挫裂伤,脑挫伤通常发生于受暴力直接作用的部位,也可发生于外力作用点的对侧。

【病理】　轻型脑挫裂伤可见局部脑膜下皮质有点片状出血,较重者有软脑膜撕裂,深部皮质、白质亦受累,严重者脑皮质及深部白质广泛挫碎、破裂坏死、局部出血水肿。镜下可见脑组织出血,脑皮质分层不清或消失,神经细胞大片消失或缺血性改变,神经轴索肿胀、断裂及崩解为粒状,髓鞘脱失,星形细胞变形,少枝胶质细胞肿胀,血管充血水肿,血管周围间隙扩大等。

【临床表现】　脑挫裂伤的临床表现可因受伤部位、范围和性质不同而存在很大差异。轻者症状轻微,重者可昏迷,神经功能障碍,甚至死亡。

1. 意识障碍　意识障碍是衡量脑挫裂伤轻重的客观指标。轻者持续数十分钟或数小时,重者可持续数日、数周或更长时间。伤情越重,昏迷时间越长,一般以伤后昏迷时间超过 30 分钟作为判定脑挫裂伤的参考时限。长期昏迷者多有广泛脑皮质损害或脑干损伤存在。

2. 头痛、恶心呕吐 头痛是脑挫伤最常见的症状，头痛可局限于头部的某一部位（多在受伤部位或额、颞部位），亦可为全头性头痛，合并颅内血肿时，患者的头痛呈进行性加重并伴有意识障碍的加深。脑挫裂伤患者多发生呕吐，可能是由于外伤时第四脑室底部、前庭系统受到刺激，或蛛网膜下腔出血刺激所引起，而较晚发生的呕吐大多数由于颅内压力增高引起。

3. 生命体征 多有明显改变，一般早期可出现血压下降、脉搏细弱及呼吸浅快。若血压持续降低，提示脑干损伤严重或有其他合并损伤。严重脑挫裂伤者，可出现血压上升、脉搏变缓、呼吸深慢，此时需注意颅内血肿发生的可能性。

4. 神经系统体征 依据脑挫裂伤损伤部位和程度而不同，导致不同表现。功能哑区可无神经系统缺损的表现，而功能区受损时，可出现相应的瘫痪、失语、视野缺损、感觉障碍及局灶性癫痫等征象。脑挫裂伤早期没有神经系统阳性体征者，若在观察过程中出现新的定位体征时，应考虑到颅内发生继发性损害的可能，应及时进行检查。

【诊断】 对有头部外伤史，伤后出现昏迷，临床上表现为头痛、恶心呕吐、脑膜刺激症状及神经系统定位体征，伴有血压、脉搏、呼吸、体温和瞳孔的显著变化，应考虑有脑挫裂伤存在。但由于昏迷的患者很多症状难以发现，或损伤发生在无功能区的患者可无局灶症状和体征，导致诊断上不易准确，故需要依靠如 CT 扫描、MR、颅内压监护等其他必要检查协助明确诊断。

1. CT 及 MRI 检查 CT 可诊断脑挫裂伤的部位、范围，以及脑受压情况，是目前最有价值的检查手段，结合临床症状，CT 诊断准确率高，同时还可根据 CT 上显示脑室和脑池的大小、形态和中线位移情况来判断颅内压的高低。MRI 一般不用于急性颅脑损伤的诊断。但在某些特殊情况下，MRI 优于 CT，如对合并脑干损伤、白质轴索损伤及早期外伤后脑梗死等。

2. 脑脊液检查 腰椎穿刺根据脑脊液是否含血情况，可与脑震荡相鉴别。同时能够测定颅内压及引流血性脑脊液从而减轻临床症状。但对明显颅内压增高的患者，禁忌腰椎穿刺，以防脑疝发生。

原发性脑干损伤

脑干损伤是指中脑、脑桥、延髓的损伤，是一种极其严重的，甚至致命的损伤。原发脑干损伤患者伤后可立即出现持续昏迷状态，瞳孔大小多变，早期可发生呼吸循环功能衰竭，可出现去大脑强直及双侧病理征阳性。原发性脑干损伤与其他颅脑损伤往往合并存在，临床症状多重叠，有时诊断及鉴别诊断较为困难。

【病因及发病机制】 当外力作用头部时，加速、减速或旋转运动导致脑干组织在颅腔内急剧碰撞和扭曲，可造成脑干损伤；同时脑干移动发生损伤时，脑干除在颅底上擦挫伤外，还受到相邻大脑和小脑的牵拉、扭转、挤压及冲击等致伤力导致脑干损伤。前额部受击易使脑干嵌挫在同侧小脑幕切迹缘上；枕后受力可使脑干直接撞击于斜坡和枕骨大孔上；而在挥鞭样损伤中脑干延髓发生损伤的机会较大。

【病理改变】 常为脑干部位挫伤伴灶性出血和水肿，多见于中脑被盖区，脑桥及延髓被盖区次之，此外还有脑干受压移位、变形使血管断裂引起出血和软化等继发病变。

【临床表现】 原发性脑干损伤的典型表现多为伤后立即出现持续昏迷状态，昏迷深浅程度不一，轻者对痛刺激可有反应，严重时呈深度昏迷，一切反射均消失，四肢软瘫，生命体征明显紊乱，表现为呼吸节律紊乱，心率、血压明显波动。若损伤在延髓部位时可出现呼吸停止。

脑干损伤早期,处于急性脑休克阶段,患者全部反射可消失,常不能查出锥体束征;病情逐步稳定后,可表现为肢体瘫痪、肌张力增高、腱反射亢进及病理反射阳性等。四肢肌张力由增高变为松弛无力时,往往表示病情危重。

脑干损伤后常出现高热、消化道出血、肺淤血或急性肺水肿、顽固性呃逆、甚至脑水肿等。

【辅助检查】 原发性脑干损伤往往与脑挫裂伤或颅内出血同时发生,需借助 CT 或 MRI 检查才能明确诊断。常见的 CT 表现为脑干肿胀,脑干周围环池、基底池消失,脑干内小的高密度出血灶,或低密度的水肿区。MRI 检查是诊断脑干损伤最理想的方法,可清晰显示损伤的部位、程度,但早期因病情危重难以进行。

弥漫性轴索损伤

弥漫性轴索损伤属于原发性闭合性脑外伤,是头部旋转性外力引起的脑白质广泛性轴索损伤,目前交通事故仍是弥漫性轴索损伤致伤的主要原因。意识障碍是其典型临床表现,其诊断有时较为困难,弥漫性轴索损伤患者往往预后较差。

【病理】 弥漫性轴突损伤主要分布于脑的中央区域,包括大脑半球的白质、脑干和小脑上下脚等处,常出现多发性损伤,白质出血、肿胀。显微镜下可见轴突损伤肿胀和轴突损伤后形成的回缩球,这是确诊弥漫性轴索损伤的主要依据。弥漫性轴突损伤早期神经轴突回缩呈球形,神经纤维肿胀,粗细不均匀,扭曲明显,轴突周围水肿加重;损伤后数周到数月,镜下表现为轴突变性,形成微角质,脑白质萎缩,脑室扩大积水。根据病理所见弥漫性轴突损伤可分为三级。Ⅰ级:大脑半球、胼胝体、脑干、小脑弥漫性轴突损伤;Ⅱ级:除一级改变还有胼胝体的局灶性出血和坏死;Ⅲ级:除上述病理改变外,还有脑干出血坏死。

【临床表现】

1. 意识障碍 是弥漫性轴突损伤的典型临床表现。弥漫性轴突损伤患者伤后有不同程度的原发性昏迷,多数患者昏迷较深、时间长。昏迷原因主要由于大脑广泛性轴突损伤,使脑皮质与皮质下中枢联系中断。弥漫性轴索损伤分级愈高,意识障碍愈重。

2. 瞳孔改变 GCS 评分低的患者常发生瞳孔改变,表现为双侧瞳孔不等大,单侧或双侧散大,光反射消失,同向凝视或眼球分离。

3. 生命体征改变 可表现为呼吸节律不齐,幅度不一,重者可出现中枢性呼吸衰竭及神经源性肺水肿;出现各种心律失常及血压波动,可出现神经源性休克,表现为顽固性低血压;还可以出现中枢性高热或体温不升等。

4. 四肢肌张力改变 肌张力改变可以是增高或降低,通常肌张力增高比肌张力降低预后佳,恢复可能性大。

5. 自主神经功能障碍 表现为多汗、发热和流涎等症状。

【辅助检查】 目前对于弥漫性轴索损伤的诊断多依赖临床表现结合 CT、MRI 等影像学技术,CT 扫描可见大脑皮质与髓质交界处、胼胝体、脑干、内囊区域或三脑室周围有多个点状或小片状出血灶;MRI 能提高小出血灶的检出率,分辨率和敏感度也较 CT 高,目前高场强 MRI 特殊序列扫描可以发现微小病灶和轻型弥漫性轴索损伤。

丘脑下部损伤

丘脑下部损伤系指颅脑损伤头部处于减速运动时,大脑在颅腔内呈直线或旋转运动,脑与骨结构的摩擦致额底严重挫伤,或大脑内部不同结构之间瞬间形成剪力作用,均可导致下丘脑损伤。临床表现为机体内脏活动、内分泌、物质代谢、体温调节、意识和睡眠等生理功能活动异常。单纯丘脑下部损伤少见,大多与严重的脑挫伤或脑干损伤相伴发。

【发病机制】 丘脑下部是自主神经系统重要的皮质下中枢,与机体内脏活动、内分泌、物质代谢、体温调节及维持意识和睡眠有重要关系。丘脑下部在解剖上深藏于脑底和蝶鞍上方,当颅底骨折越过蝶鞍或其附近时,或者重度冲击伤、对冲伤致使脑底部沿纵轴猛烈前后滑动时,也可造成丘脑下部的损伤。暴力既可直接或间接地造成下丘脑损伤,也可通过影响到其血液供应而致缺血性损伤。

【病理改变】 病理多为表现为丘脑下部的灶性出血、水肿,以及缺血、软化、神经细胞坏死,偶可见垂体柄断裂和垂体内出血。

【临床表现】

1. 意识及睡眠障碍 丘脑下部后外侧区与中脑被盖部均属上行性网状激动系统,系维持觉醒的激动机构,是管理觉醒/睡眠的重要中枢,一旦受损,患者即可出现嗜睡症状,虽可唤醒但很快又入睡,严重时可表现为昏睡不醒。

2. 体温调节障碍 丘脑下部具有体温调节功能。当丘脑下部前部损害时,机体散热功能出现障碍,出现中枢性高热,体温常常骤然升起,高达40℃甚至更高,皮肤干燥少汗,皮肤温度分布不均,四肢低于躯干,且无炎症及中毒表现,解热药亦无效;当丘脑下部后部损伤时,出现产热和保温作用失灵而引起体温过低。不论体温过高或过低,均显示下丘脑受到严重损害,对物理性降温或升温反应不良者预后较差。

3. 内分泌代谢功能紊乱

(1)丘脑下部视上核,室旁核受损或垂体柄视上核-垂体束受累,致抗利尿激素分泌不足,引起中枢性尿崩,每日尿量达4000~10 000ml以上,尿比重低于1.005。

(2)下丘脑-垂体-靶腺轴的功能失调,可出现糖、脂肪代谢失调,尤其是糖代谢紊乱,表现为高血糖,常与水代谢紊乱并存,导致患者血浆渗透压增高,而尿中无酮体出现,患者严重失水,血液浓缩,甚至休克,最终出现高渗高糖非酮性昏迷,死亡率极高。

4. 循环及呼吸紊乱 丘脑下部损伤致心血管功能发生改变,临床以低血压,心率快较多见,且波动性大,如果低血压合并有低温则预后不良。下丘脑后部呼吸中枢损伤,表现为呼吸减慢甚至停止,视前区损伤时可发生急性中枢性肺水肿。

5. 消化系统障碍 丘脑下部前区至延髓迷走神经背核为管理上消化道的神经中枢,受损可引起上消化道病变。致胃、十二指肠黏膜糜烂,坏死,溃疡及出血,其成因可能是失去上级中枢的抑制,导致上消化道血管收缩,缺血;或因迷走神经兴奋,导致胃泌素分泌亢进,胃酸过高。除此之外,这类患者还常发生顽固性呃逆,呕吐及腹胀等症状。

【辅助检查】 丘脑下部损伤往往与脑挫裂伤或颅内出血同时发生,CT和MRI检查明显提高了丘脑下部损伤的诊断水平,且MRI对于下丘脑细小散在斑点状出血也能够清晰显示,急性期在T1加权像上为低信号,在T2加权像则呈等信号,亚急性和慢性期T1加权像上出血灶为清晰的高信号,更利于识别。故MRI对丘脑下部损伤检查优于CT。

二、颅内血肿

外伤性颅内血肿(intracranial hematoma)是颅脑损伤中最常损伤类型之一,可引起颅内压增高从而导致脑疝产生致严重后果。从受伤至血肿形成,依据出血的部位不同可分为硬脑膜外血肿(epidural hematoma)、硬脑膜下血肿(subdural hematoma)、脑内血肿(intracerebral hematoma)及特殊部位血肿等;按出血发展速度不一可分为三型:症状在受伤后3日以内者为急性型,4日到3周以内为亚急性型,超过3周为慢性型。

(一) 硬脑膜外血肿

外伤后血液积聚于颅骨与硬脑膜之间,形成硬脑膜外血肿,约占外伤性颅内血肿的1/3,好发于幕上半球凸面。硬脑膜外血肿最多见于额颞部和顶颞部,其次见于顶枕部及小脑。可合并其他类型血肿,构成复合型血肿,其中以外伤着力点硬膜外血肿合并对冲部位硬膜下血肿较为常见。可发生于任何年龄,多见于青壮年。

【发病机制】 硬脑膜外血肿主要来源于脑膜中动脉及其分支。其形成与颅骨损伤有密切关系,骨折或颅骨变形撕破位于骨沟内的硬脑膜中动脉或静脉窦或板障出血,于硬脑膜外形成血肿(图15-4)。此外,血液积聚于颅骨与硬脑膜之间,在硬脑膜与颅骨分离过程中,可又撕破一些硬脑膜小血管,使血肿逐渐增大。病情严重程度与出血速度和部位,颅内代偿机能,原发性脑损伤的轻重密切相关。若出血来源属动脉损伤急性出血所致,血肿迅速增大,数小时内引起脑疝,威胁生命。

【临床表现】

1. 外伤史 颅盖部直接暴力伤,局部有伤痕或头皮血肿,颅骨X线片发现骨折线跨过脑膜中动脉沟;或后枕部受伤,有软组织肿胀、皮下积血,颅骨X线片发现骨折线跨过横窦,上述情况下均应重视有硬脑膜外血肿可能。

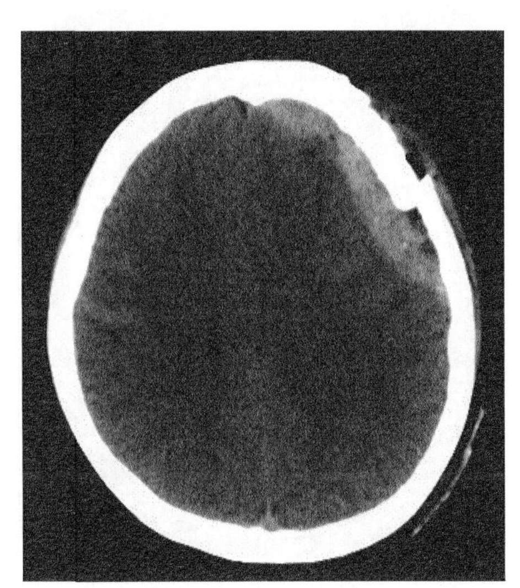

图15-4 硬脑膜外血肿

2. 意识障碍 进行性意识障碍为颅内血肿的主要症状,通常在伤后数小时至1~2日内发生。根据原发性脑损伤程度不同,此类患者的意识变化有三种不同类型:①当原发性脑损伤很轻(脑震荡或轻度脑挫裂伤)时,伤后可无原发昏迷,至血肿逐渐形成后,出现进行性颅内压增高导致意识障碍。②如果原发性脑损伤不重,虽导致患者伤后意识障碍,数分钟或数小时后意识障碍好转,继而又因为硬膜外血肿的形成,脑受压引起患者再度昏迷。这一段意识清醒的时期称为“中间清醒期(lucid interval)”,中间清醒期为硬膜外血肿的典型表现。③原发性脑损伤较重时,可表现为持续进行性加重的意识障碍;或血肿形成较迅速,中间清醒期不明显,可表现为意识好转,不久又陷入昏迷。

3. 颅内压增高 患者常有头痛、呕吐加剧,出现库欣反应。如血肿继续扩大,颅内压持续增高,则引起脑疝。

4. 瞳孔改变 颅内血肿所致的颅内压增高到一定程度,可导致脑疝。小脑幕切迹疝早期患侧动眼神经受到刺激,患侧瞳孔可先缩小,对光反应迟钝,随着动眼神经受压,患侧瞳孔散大、对光反应消失。若脑疝进一步发展,脑干严重受压,中脑受压双侧瞳孔散大。

5. 神经系统体征 单纯硬脑膜外血肿除非位于脑功能区,早期较少出现神经系统体征。若血肿增大引起小脑幕切迹疝,可有锥体束征,脑疝晚期表现为去大脑强直。

【诊断】 根据头部外伤史，伤后当时清醒，而后出现昏迷，或有中间清醒期的意识障碍，结合影像学检查可明确诊断。影像学检查 CT 是首选辅助检查手段，CT 检查若发现颅骨内板与脑表面之间有双凸镜形或梭形密度增高影（图 15-4），可有助于确诊。此外，CT 检查还可明确定位、计算出血量、了解脑室受压及中线结构移位，以及对脑挫裂伤、脑水肿、多个或多种血肿并存等情况明确诊断。MRI 一般极少用于急性硬膜外血肿诊断。X 线检查可显示骨折线经过脑膜中动脉或静脉窦沟，可早期辅助诊断。

（二）硬脑膜下血肿

硬脑膜下血肿是颅内血肿中最常见类型。血肿多来源于脑挫裂伤皮质破裂的小动脉，出血积聚于硬脑膜下腔，常呈多发性或与其他脑内血肿合并发生。

【发病机制】 急性和亚急性硬脑膜下血肿的出血来源可为脑挫裂伤所致的皮层动脉或静脉破裂，也可由脑内血肿穿破皮层流到硬脑膜下腔。此类血肿大多由对冲性脑挫裂伤所致，好发于额极、颞极及其底面。单纯性血肿较少见，多为脑皮层上桥静脉损伤所致，此类血肿可不伴有脑挫裂伤，血肿较广泛地覆盖于大脑半球表面（图 15-5），预后相对较好。

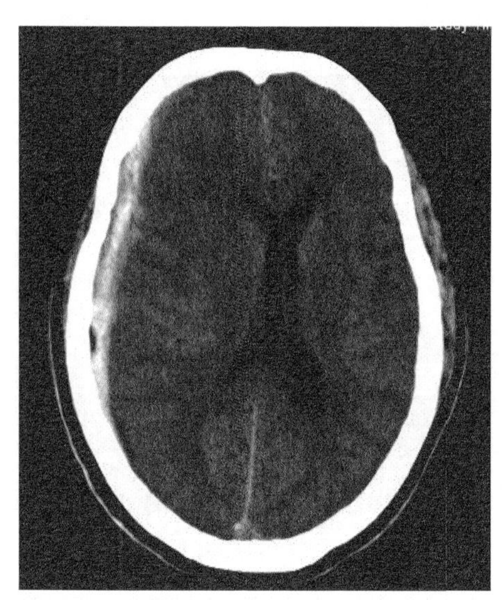

图 15-5　硬脑膜下血肿

慢性硬膜下血肿其出血来源和发病机制尚不完全清楚。好发于老年人，多有轻微头部外伤史，出血原因可能与老年性脑萎缩后颅内空间相对增大有关，轻微惯性力作用，导致脑与颅骨产生相对运动，使脑皮层表面的桥静脉撕裂出血所致。

【临床表现】 急性和亚急性硬脑膜下血肿主要表现如下。

1. 意识障碍　多数有脑挫裂伤及继发性脑水肿同时存在，病情一般较重。表现为意识障碍进行性加深或持续昏迷，无中间清醒期或意识好转期表现，病情可急剧恶化导致脑疝甚至死亡。亚急性或单纯性硬膜下血肿多有中间清醒期。

2. 颅内压增高　急性硬膜下血肿患者主要表现为意识障碍加深，生命体征变化突出，另外较早出现小脑幕切迹疝的征象。亚急性者多受伤超过 3 日，表现为进行性头痛、呕吐加剧、躁动不安及意识障碍进行性加重，甚至因脑疝发生昏迷。

3. 神经系统体征　伤后可如脑挫裂伤累及脑功能区，可出现偏瘫、失语等相应体征。例如，血肿持续增大，引起脑疝时则可表现出患侧瞳孔散大、对侧肢体瘫痪等典型征象。

慢性硬脑膜下血肿（chronic subdural hematoma）临床表现：①慢性颅内压增高症状如头痛、恶心、呕吐和视乳头水肿等。②血肿压迫所致的局灶症状和体征如轻偏瘫、失语和局限性癫痛等。③脑萎缩、脑供血不全症状如智力障碍、精神失常和记忆力减退等。中老年人，不论有无头部外伤史，如有上述临床表现时，应想到本病可能。

【诊断】 根据头部有较重外伤史，伤后意识障碍并逐渐加重，伴有颅内压增高及局灶性体征，应高度怀疑急性硬膜下血肿可能。确诊主要依靠头颅 CT 扫描，头颅 CT 扫描是首选的辅助检查手段，既可以了解硬膜下血肿的范围，又可明确有无脑挫裂伤等其他问题的存在。急性硬膜下血肿 CT 影像学表现为颅骨内板与脑皮层之间高密度新月形影(图 15-5)。

慢性硬膜下血肿容易漏误诊,凡老年人有慢性颅内压增高症状或精神异常,尤其曾有过头部受伤史,应考虑慢性硬脑膜下血肿可能。及时行 CT 或 MRI 检查。CT 检查:如发现颅骨内板下低密度的新月形、半月形(图 15-6),可有助于确诊;MRI 有时可以进一步明确诊断,影像学上可表现短 T1、长 T2 信号影。

(三) 脑内血肿

脑内血肿是指头部外伤以后在脑实质内出血形成的血肿。脑内血肿以额叶和颞叶最为多见。脑内血肿多数伴有脑挫裂伤,常与硬脑膜下血肿并发(图 15-7)。

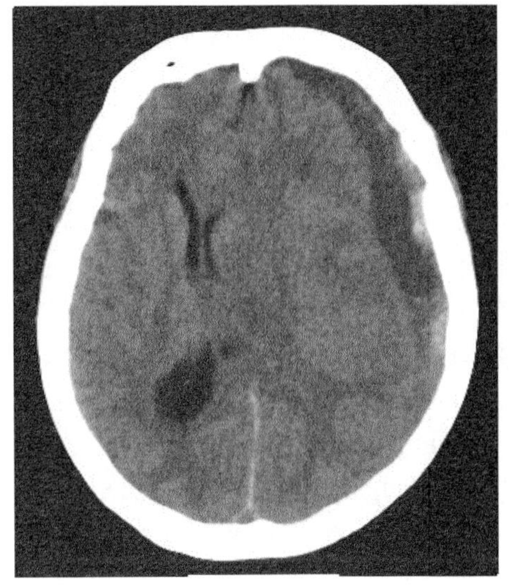

图 15-6　硬膜下血肿 CT 影像

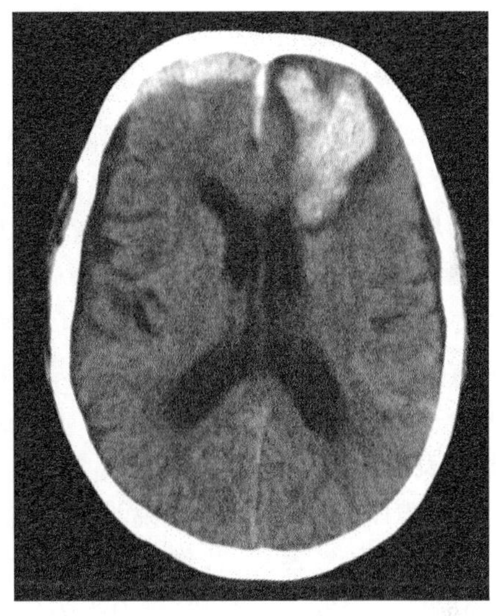

图 15-7　脑内血肿

【发生机制】 脑内血肿多发生在脑挫裂伤最严重的部位,常见的血肿部位有额叶底部、颞极及凹陷骨折处的深部,可与硬脑膜下血肿伴发。老年人由于血管弹性差,外伤时脑受力变形或剪切力的作用,导致深部血管破裂,血肿好发于脑深部白质内,甚至破入脑室。

【病理改变】 脑内血肿有两种类型:①浅部血肿的出血来自脑挫裂伤灶,多数与脑挫裂伤的好发部位一致;②深部血肿多见于老年人,脑皮层表面可无明显挫伤,血肿位于白质深部,系脑深部血管破裂引起。

【临床表现和诊断】 临床表现因致伤因素和损伤部位的不同而各异,主要表现如下几方面。

1. 意识障碍 是脑内血肿最突出的临床表现之一,以进行性意识障碍加重为主,与急性硬脑膜下血肿甚相似。意识障碍的程度取决于血肿的范围、增长速度和合并硬膜下、硬膜外血肿的情况。长期昏迷者多有广泛脑皮质损害或脑干损伤存在。脑内血肿可有一过性意识好转,但中间清醒期多不明显,病情可急剧恶化导致脑疝甚至死亡。

2. 头痛、呕吐 患者清醒之后头痛明显,可伴有呕吐;伤后持续剧烈头痛、频繁呕吐,同时又有神志一度好转后又进一步加重,应排除有无继发血肿变化的可能。

3. 生命体征改变 往往都有体温、血压、脉搏及呼吸改变。

4. 神经系统体征 依损伤的部位和程度而表现不同。功能哑区可无神经系统缺损的表现；而功能区受损时，可出现相应的瘫痪、失语、视野缺损、感觉障碍及局灶性癫痫等征象。脑内血肿量较少没有神经系统阳性体征患者，若在观察治疗过程中出现新的定位体征时，即应考虑到脑内血肿发生继发性损害改变的可能，应及时进行检查。

【诊断】 脑内血肿诊断主要依靠外伤史、临床表现和影像学检查。CT 是影像学检查的主要手段，CT 检查提示在脑挫裂伤灶附近或脑深部白质内见到圆形或不规则高密度影，周围见低密度水肿区（图 15-7）。

三、开放性脑损伤

开放性脑损伤是颅骨与硬脑膜破损，脑组织与外界直接或间接相通。与闭合性脑损伤比较，开放性脑损伤除了损伤原因和机制不同，其脑损伤的临床表现、诊断与处理原则无较大区别。

（一）非火器所致开放性脑损伤

【致伤原因和机制】 致伤物较多，通常可分为两类，一类是利器，如针、钉等，脑挫裂伤或血肿主要由接触力所致，常局限于着力点部位，对周围影响较小；另一类由钝器伤所致者，除着力点的开放性脑损伤外，尚可有因惯性力所致的对冲性脑挫裂伤和血肿存在。创伤局部往往掺杂有大量异物如头发、布片、泥沙、玻璃碎片和碎骨片等，清创时如未能彻底清除，可合并颅骨或颅内感染。

【临床表现】

1. 意识障碍 轻者可清醒，锐器穿刺伤若未伤及功能区，又未引起颅内出血，则预后良好。重者可出现持续昏迷，若伤及脑干或丘脑下部，患者有去大脑强直及高热等表现。开放性颅脑损伤若继发颅内血肿，可引起脑疝。

2. 局灶症状 开放伤局部损伤严重，局灶症状多见，如偏瘫、失语、视野缺损等。

3. 生命体征 锐器所致局限性开放伤，通常生命体征多无明显改变。如头部创口大，损伤严重，出血多可出现失血性休克，检查时应注意创口的大小、方向及深度，对留置在创内的致伤物，现场急救时暂勿触动，以免引起出血。

4. 颅内感染症状 开放性颅脑损伤未得到及时正确地处理，极易并发颅内感染，出现发热、头痛、呕吐、意识状态恶化等症状。

【诊断】 开放性颅脑损伤可见头部创口，易于诊断。但对颅内损伤情况，则需仔细检查并借助于必要的辅助检查。一般 X 线片检查应列为常规检查，这不仅可了解颅骨骨折的部位、类型、程度等全面情况，还可显示异物的数目、位置、性质，以及插入物的位置等，从而作为手术的参考。CT 扫描作为快速、无损伤性检查，不仅能帮助了解开放性脑损伤的性质、位置和范围，颅内血肿情况，而且有助于确定碎骨片，显示异物的存留。因此 CT 是目前急性开放性颅脑损伤必要的辅助检查手段。

（二）火器所致开放性脑损伤

火器性颅脑损伤（missile craniocerebral injury）常见于战时，因火药、炸药等发射或爆炸产生的投射物，如枪弹弹丸、各种破片等所致的颅脑损伤为火器性颅脑损伤。

【分类】 火器性颅脑损伤的分类方法诸多，目前常用的分类法是根据投射物穿透的组织和伤道的不同进行分类。

1. 头皮软组织伤　头皮损伤,颅骨及硬脑膜完整。也可合并有颅内损伤,如脑挫裂伤、颅内出血、血肿等。

2. 颅脑非穿透伤　有颅外软组织和颅骨损伤,硬脑膜尚完整。多伴有脑损伤,在损伤局部有脑挫裂伤,也可并发颅内出血或血肿。

3. 颅脑穿透伤　颅外软组织、颅骨和硬脑膜均穿透,颅腔与外界相通,脑组织损伤较严重。根据伤道的不同分为以下几种。

(1) 盲管伤:有射入口,无射出口,致伤物停留在颅内伤道远端。

(2) 贯通伤:有射入口和射出口,入口脑组织内有许多碎骨片,出口骨缺损较大。颅腔形成贯通的伤道。

(3) 切线伤:投射物呈切线方向由头颅部穿过,造成颅外软组织、颅骨和脑组织的沟槽样伤道。

【病理改变】　火器性颅脑损伤与非火器性颅脑损伤病理改变不同,伤道一般分为三个区域。

1. 原发伤道区　伤道内充满破碎毁损的脑组织,与血块、血液、渗出物和随致伤物进入的异物交融,碎骨片通常于伤道近端。致伤物多停留在伤道远端。脑膜或脑组织出血可在硬脑膜外、硬脑膜下或伤道内形成血肿,伤道内血肿可在近端、中段或远端。

2. 脑挫裂伤区　在伤道周围,由于空腔效应,产生超压现象,引起脑组织的挫裂伤。病理表现为点、片状出血、脑组织水肿。其损伤程度和范围取决于致伤物传递给周围组织的能量。

3. 震荡区　脑组织挫裂伤区周围为震荡区。震荡区一般光学显微镜或肉眼无明显病理改变,可出现暂时性功能抑制。

【临床表现】

1. 意识障碍　低速致伤物导致脑组织伤局限,未伤及脑重要结构者可无意识障碍。但较重的穿透伤大都有不同程度、持续时间不等的意识障碍。无原发意识障碍、意识障碍好转或恢复后再出现进行性意识障碍,均提示有急性颅内压升高,常为颅内血肿引起,应行相关检查,排除继发病变。

2. 颅内压增高症状　开放性创口者,因脑脊液、积血及碎化脑组织外流可缓解颅内压增高。创口小、颅内有血肿者,常有明显颅内压增高症状,表现为头痛、呕吐、烦躁不安、进行性意识障碍,甚至可出现脑疝。

3. 局灶症状　因脑功能区损伤引起,可出现瘫痪、失语、感觉障碍、视野缺损或其他脑神经功能障碍等症状。

4. 生命体征　轻者可无或仅有轻微变化,重者则有明显的变化,甚至有呼吸、循环衰竭,可迅速致死。

【诊断】　火器性颅脑损伤的检查诊断与其他颅脑损伤相仿,需明确颅脑损伤性质和有无其他部位的合并伤。

火器伤患者应常规头颅 X 线正侧位片,以了解颅骨骨折情况、射入口及射出口位置,颅内碎骨片及异物的数目、大小、形态和部位,对判断伤情,指导清创有重要意义。CT 对诊断对开放性颅脑损伤同样有重要作用,有助于了解伤道的位置、方向、异物及颅内出血、血肿、脑损伤情况,对损伤晚期合并脑脓肿等诊断有重要意义。

四、颅脑外伤的处理

颅脑损伤患者往往是伤情重、情况急、变化快、涉及损伤多。因此对于颅脑损伤必须做到早期发现、早期处理,特别是对于脑疝的预防和早期发现、早期处理尤其重要,从而对颅脑损伤患者争取良好的疗效。

(一) 病情观察

病情观察是鉴别原发性与继发性脑损伤的重要手段,目的是为了早期发现病情变化,如脑疝等情况;同时也为了判断疗效和及时改变相应的治疗方法。为了防止迟发性颅内血肿的漏诊,对于部分早期检查无明显异常的颅脑损伤患者应进行一段时间的观察与追踪,其中意识观察最为重要。

1. 意识 绝大多数患者伤后都有立即出现的意识障碍,这也是判断患者有无脑损伤的重要依据。头部外伤后意识障碍可有以下由轻到重的表现:嗜睡、朦胧、浅昏迷、昏迷和深昏迷五个阶段。嗜睡为最轻或最早出现的意识障碍,在此阶段对外界反应能力降低,各种生理反射存在,对物理刺激有反应,唤醒后可以回答问题,但合作欠佳,不能迅速理解和回答,呈嗜睡状态。朦胧指对外界刺激反应迟钝,瞳孔、角膜及吞咽反射存在,对检查不合作,不能正确回答问题。浅昏迷指对语言已完全无反应而对痛觉尚敏感的意识障碍阶段,痛刺激(如压迫眶上神经)时,能用手作简单的定位防御动作,或有回避动作,或能表现皱眉。昏迷指患者对痛觉反应已经迟钝、痛刺激后随意动作已完全丧失的意识障碍阶段,可有溺尿表现,瞳孔对光反应与角膜反射尚存在。深昏迷时对外界一切刺激的反应完全丧失,瞳孔光反射消失,角膜和吞咽反射消失,四肢肌张力消失或极度增强,尿潴留。另外,1974~1976年英国 Teasdale 和 Jennett 提出了 Glasgow 昏迷评分法。从睁眼、语言和运动三个方面分别订出具体评分标准,最高为 15 分,表示意识清楚;8 分以下为昏迷,最低为 3 分(表 15-1)。

表 15-1 格拉斯哥昏迷分级评分

睁眼反应	记分	言语反应	记分	运动反应	记分
自动睁眼	4	回答正确	5	按吩咐动作	6
呼唤睁眼	3	回答错乱	4	刺痛能定位	5
刺痛时睁眼	2	词句不清	3	刺痛肢体回缩	4
无反应	1	只能发音	2	刺痛肢体屈曲	3
		无反应	1	刺痛肢体过伸	2
				无反应	1

2. 瞳孔 由动眼神经的副交感纤维支配缩肌和睫状肌,是能够客观反映病情的可靠征象。小脑幕切迹疝发生时瞳孔进行性扩大变化、对光反射消失是最常引起关注的。如果伤后一侧瞳孔立即散大,光反应消失,或伴有眼内直肌麻痹,眼球外斜,同时患者意识清醒,应考虑动眼神经损伤;若颅脑损伤后双侧瞳孔不等大,光反应灵敏,瞳孔缩小侧脸裂变窄,眼球内陷,同侧面部潮红、少汗,称为霍纳氏征,系颈交感神经节损伤所致。

3. 神经系体征 原发性脑损伤引起的偏瘫、失语等局灶体征,多数伤时已出现,且不再继续加重;继发性脑损伤偏瘫、失语则在伤后逐渐出现,若同时伴有意识障碍进行性加重表现,则应考虑小脑幕切迹疝的存在。

4. 生命体征 脑损伤时可在损伤即刻出现意识障碍、面色苍白及四肢松软等一过性表现,并伴有呼吸、脉搏浅弱,节律紊乱,血压下降,多在数分钟后逐渐恢复正常。而在伤后与意识障碍、瞳孔变化同时出现的进行性心率减慢和血压升高,应考虑小脑幕切迹疝;枕骨大孔疝又称小脑扁桃体疝,由于发生脑疝的部位延髓的特殊性,枕骨大孔疝发生时可无明显的意识障碍和瞳孔变化而突发呼吸停止。

5. 其他情况 观察期间患者出现剧烈头痛或烦躁不安症状,可能为颅内压增高或脑疝的预兆;原本意识清楚的患者发生尿失禁,应视为意识障碍;意识障碍的患者由能够自行改变卧位或能够在呕吐时自行改变头位发展到不能变动姿势,有时为病情加重表现。

(二) 脑损伤的分级

脑损伤的分级目的是为了评估伤情,同时制订诊疗方案、评价疗效。

1. 按伤情轻重分级 ①轻型(Ⅰ级)是指单纯脑震荡,有或无颅骨骨折,昏迷在30分钟以内,仅有轻度头痛、头晕等自觉症状,神经系统和脑脊液检查无明显改变;②中型(Ⅱ级)是指轻度脑挫裂伤伴有或无颅骨骨折及蛛网膜下腔出血,无脑受压征,昏迷在12小时以内,有轻度的神经系统阳性体征,体温、呼吸、脉搏、血压轻度改变;③重型(Ⅲ级)是指广泛颅骨骨折,广泛脑挫裂伤及脑干损伤或颅内血肿,昏迷在12小时以上,意识障碍逐渐加重或出现再昏迷,有明显的神经系统阳性体征,体温、呼吸、脉搏有明显改变。

2. 按Glasgow昏迷评分法 按GCS评分多少和伤后原发昏迷时间的长短,可将颅脑损伤患者的伤情分为轻、中、重三型:昏迷时间在30分钟以内,处于13~15分者定为轻度;昏迷时间为30分钟~6小时,处于9~12分为中度;昏迷超过6小时,或在伤后24小时内意识恶化再次昏迷,处于3~8分为重度。

GCS昏迷计分法简单易行,分级明确,便于观察。但无论哪一种分级方法,须与脑损伤的病理变化、临床观察和CT检查等相联系,以便动态地全面地反映患者的伤情。

(三) 急诊处理

对于不同严重程度伤情的颅脑损伤患者急诊处理的原则不尽相同。

1. 轻型(Ⅰ级) 伤情较轻,神经系统检查阴性,生命体征基本稳定,辅助检查无明显阳性发现者,留急诊室观察4~6小时,向家属说明有迟发性颅内血肿可能。

2. 中型(Ⅱ级) 伤情较重,有阳性或可疑的神经系统体征,生命体征轻度改变,辅助检查有局限性脑挫伤未见血肿者,有意识障碍者必须住院,住院观察48~72小时,有病情变化时应即刻作头部CT复查,并作好随时手术的准备。

3. 重型(Ⅲ级) 伤情严重,有颅内压增高改变,须住院或在重症监护病房,放置颅内压监测或脑诱发电位监测,有手术指征者尽早手术;已有脑疝时,先予以20%甘露醇250ml及呋塞米40mg静脉推注,同时立即行开颅手术。

(四) 昏迷患者的处置

对于颅脑损伤昏迷患者应需预防各种并发症,同时保持内外环境的稳定以争取较好的预后。

1. 呼吸道 脑组织的耗氧量大,对缺氧的耐受能力差,所以对于颅脑损伤昏迷患者保证呼吸道通畅、防止气体交换不足是治疗的首要。在现场急救和运送过程中须注意清除呼吸道分泌物，根据实际情况可采用侧卧位，深昏迷者须抬起下颌，或临时放置口咽通气管，以免舌根后坠阻碍呼吸。必要时急诊行气管插管或气管切开。

2. 营养　急性颅脑损伤患者因意识障碍，不能主动进食。如果患者营养障碍将降低机体的免疫力和修复功能，使易发生或加剧并发症，因此通常需要肠外、肠内营养支持。早期采用肠道外营养，如静脉输入20%脂肪乳剂、70%氨基酸、20%葡萄糖与胰岛素及电解质、维生素等，以维持需要；待肠蠕动恢复后，即可采用肠道内营养逐步代替静脉途径，通过鼻胃管或鼻肠管给予每日所需营养。但应注意适量缓给，使患者胃肠逐渐适应高糖、高蛋白状态，否则易引起腹泻。

3. 尿潴留　对于颅脑损伤昏迷的患者易发生尿潴留，因此往往需要留置导尿管。但长期留置导尿管是引起泌尿系统感染的主要原因。从预防角度看应尽量缩短尿管留置时间，定期冲洗膀胱，经常检查尿常规、尿细菌培养及药敏试验；需要长期导尿者，可考虑行耻骨上膀胱造瘘术，以减轻泌尿系统感染。

（五）脑水肿的治疗

1. 脱水疗法　通过提高血内渗透压及利尿的方法达到使脑组织内水分及脑脊液减少，从而起到降低颅内压的目的。适用于病情较重的颅脑损伤，多有头痛、呕吐等颅内压增高表现，腰椎穿刺或颅内压监测提示颅内压力偏高，CT检查可发现脑挫裂伤合并脑水肿。常用的脱水药物为甘露醇、呋塞米（速尿）及白蛋白等。用法有：①20%甘露醇按每次0.25～1.0g/kg（成人每次250 ml）静脉快速滴注，依颅内压增高情况给予患者每6、8或12小时重复一次；②白蛋白注射液5～10g静滴，每日1～3次；③50%甘油盐水口服液，1～2ml/Kg/次，每日3～4次。遇急性颅内压增高已有脑疝征象时，必须立即用20%甘露醇250ml静脉推注，同时用呋塞米40mg静脉注射。在应用脱水疗法过程中，须适当补充液体与电解质，维持正常尿量，维持良好的周围循环和脑灌注压，并随时监测血电解质、红细胞压积容积、酸碱平衡及肾功能等。应用甘露醇时，可能出现肾功能的损害、血尿，并须注意其一过性的血容量增加可能使隐匿型心脏病患者突发心力衰竭。

2. 激素　主要是利用糖皮质激素具有稳定细胞膜结构的作用，减少因自由基引发的脂质过氧化反应所致的脑血管通透性降低，从而恢复血脑屏障功能，使脑水肿得到改善。皮质醇类激素使用以尽早、短期使用为宜。

3. 过度换气　借助于机械通气辅助呼吸使血CO_2分压降低，促使脑血管适度收缩，从而降低颅内压。过度换气仅适于颅脑损伤某些特殊情况下短暂应用，如脑血流高灌注导致颅内压增高、或持续性颅内压增高但其他降低颅压措施无效。过度换气时血气分析中CO_2分压宜维持在4.00～4.67kPa（30～35mmHg）之间[正常为4.67～6.00kPa（35～45mmHg）]，不可低于3.33kPa（25mmHg）以免引起脑缺血。

（六）手术治疗

颅脑损伤手术治疗的原则是救治患者生命，纠正颅脑损伤后的继发性脑损伤，保存神经系统重要功能，降低患者死亡率和伤残率。

1. 开放性脑损伤　原则上须尽早行清创缝合术，使之成为闭合性脑损伤。清创缝合应争取在伤后6小时内进行。术前须仔细检查创口，分析颅骨X线与CT检查结果，充分了解骨折情况、碎骨片及异物分布情况、骨折与大静脉窦的关系、脑挫裂伤及颅内血肿等情况。火器伤还需了解伤道方向、途径、范围及颅内血肿、异物等情况。清创由浅而深，逐层进行，需要彻底清除碎骨片、头发等异物，并手术创面彻底止血。为避免增加脑损伤，对位置深在或分散存在的金属异物可暂不取出。如无明显脑损伤创面渗血，也无明显脑水肿、颅压增高或颅内感染征象存在，应争取缝合或修复硬脑膜，以减少颅内感染和癫痫发生率；硬脑膜外可置放引流。

2. 闭合性脑损伤　闭合性脑损伤的手术主要是针对颅内血肿或重度脑挫裂伤合并脑水肿引起的颅内压增高和脑疝，其次为颅内血肿引起的局灶性脑损害。颅内血肿非手术的指征为：①无症状的脑内小血肿；②无明显颅内高压症状；③意识清醒和无进行性意识障碍；④无脑受压症状和体征；⑤CT 扫描，除颞叶外，幕上血肿< 30 ml、幕下血肿< 10 ml、无明显占位效应者。需要指出的是，上述患者在采用脱水等治疗的同时，须严密观察病情，并作好随时手术的准备，一旦有手术指征，须尽早手术。颅内血肿的手术指征为：①有临床症状体征或症状体征进行性加重的硬膜外血肿；②急性硬脑膜下血肿，血肿厚度>1cm 或者中线结构移位超过 5mm；③CT 扫描，幕上血肿量>30ml、颞部血肿>20ml、幕下血肿>10ml，并且有急性颅内压增高和占位效应者。重度脑挫裂伤合并脑水肿的手术指征为：①颅内血肿 30ml 以上，伴有意识障碍进行性加重或有一侧瞳孔散大的脑病表现；②CT 检查发现中线结构明显移位、脑室明显受压；③非手术治疗效果欠佳时或颅内压监护压力持续超过 30mmHg。凡有手术指征者皆应及时手术，以便尽早地去除颅内压增高病因、解除脑组织受压；已经出现一侧瞳孔散大的小脑幕切迹疝征象时，力争在 30 分钟以内将血肿清除并去骨瓣减压。

常用的手术方式有以下几种。

1. 开颅血肿清除或减压术　对于硬膜外血肿开骨窗后吸除血肿并彻底止血，腔内放引流管引流，术前没有脑疝发生时可将骨瓣复位，术前已有明显脑疝征象或 CT 检查中线结构有明显移位者，术中应将硬脑膜敞开并去骨瓣减压，以减轻术后脑水肿引起的颅内压增高；对硬脑膜下血肿，在打开硬脑膜后，可在脑压板协助下用生理盐水冲洗方法将血块冲出，由于硬脑膜下血肿常合并脑挫裂伤和脑水肿，所以清除硬膜下血肿后，常需要进一步清除脑挫伤组织，并将硬脑膜敞开去骨瓣减压；对脑内血肿，多合并脑挫裂伤与脑水肿，可清除血肿及部分挫伤脑组织，以不缝合硬脑膜并去骨瓣减压为宜。

2. 去骨瓣减压术　严重广泛脑挫裂伤、恶性颅内高压采用标准外伤大骨瓣方法取得良好效果，去骨瓣时强调骨窗要尽量平颅底。对于病情较重的广泛性脑挫裂伤或脑疝晚期已有严重脑水肿存在者，有时可考虑行两侧去骨瓣减压术。

3. 钻孔探查术　只在紧急情况下进行，如术中发现有急性脑膨出，结合术前 CT 检查，高度怀疑有手术对侧血肿的患者可行对侧钻孔探查。其目的是争取时间行血肿清除术，从而挽救患者生命。钻孔部位一般定在 CT 检查可疑出血的部位，及有头皮伤痕部位，对于钻洞发现有颅内血肿的，可根据钻洞的部位进一步扩大切口，并行开骨瓣行血肿清除。

4. 脑室引流术　脑室内出血或脑内血肿破入脑室合并脑室扩大，应行脑室引流术。脑室内主要为未凝固的血液时，可行颅骨钻孔穿刺脑室置管引流；如主要为血凝块时，则可行皮质造瘘进入脑室清除血肿后置管引流。

5. 钻孔引流术　为慢性硬脑膜下血肿首选方法，主要采取颅骨钻孔，切开硬脑膜到达血肿腔后即有陈血及棕褐色碎血块流出，置管反复冲洗清除硬膜下血肿。术后引流 48～72 小时，患者取头低卧位并给予生理盐水和等渗溶液静脉滴注，以促使原受压脑组织膨起复位,消除死腔。

(七)对症治疗与并发症处理

1. 高热 常见原因为脑干或下丘脑损伤导致的中枢性高热,或者因为呼吸道、泌尿系统、颅内感染导致的感染性发热等。高热可造成脑组织相对性缺氧,从而加重脑的损害,故须积极采取各种降温措施。通常采用物理降温的方法来降低体温。如体温过高物理降温无效或引起寒战时,需采用冬眠疗法。常用氯丙嗪及异丙嗪各 25mg 或 50mg 肌内注射或静脉慢注,用药 20 分钟后开始用冰毯机物理降温,通常温度维持在 32~35℃,根据病情需要一般维持 3~5 日。值得注意的是对于使用冬眠药物患者,血管张力降低,咳嗽反射减弱,故须注意掌握好剂量以维持血压,同时为保证呼吸道通畅及吸痰,常需行气管切开。

2. 躁动 患者突然变得躁动不安,常为意识恶化的预兆,提示有颅内血肿或脑水肿可能;对躁动不安者,须先寻找其原因作相应的处理,若为颅内血肿所致,应以清除血肿以缓解颅内高压;若为疼痛、尿潴留或缺氧所致,则须及时予以纠正。在烦躁病因去除后,可给予镇静剂。

3. 蛛网膜下隙出血 为脑裂伤所致。有头痛、头昏及颈强直等表现,可给予解热镇痛药作为对症治疗。伤情趋于稳定后,可每日或隔日作腰椎穿刺,放出适量血性脑脊液。受伤早期有颅内血肿或颅内压增高脑疝可能时,禁忌作腰椎穿刺,以免促使脑疝形成。

4. 外伤性癫痫 凡颅脑外伤后初期有癫痫发作者,均应早期给予抗癫痫药物治疗。早期癫痫发作的常见原因常有颅骨凹陷性骨折、蛛网膜下腔出血、颅内血肿和脑挫裂伤等;晚期癫痫发作主要由脑萎缩、脑内软化灶、颅内感染及异物等原因等引起。预防癫痫发作的药物包括:苯妥英钠或丙戊酸钠。癫痫大发作时可用地西泮(安定)10~20mg 静脉注射加以控制,对于癫痫持续状态,必须尽早控制,可在控制呼吸的情况下采用地西泮静脉维持。对于外伤性癫痫完全控制后,应继续服药 1~2 年,必须逐渐减量后才能停药,突然中断服药,常是癫痫发作的诱因。

5. 消化道出血 为下丘脑或脑干损伤引起应激性溃疡所致,在治疗上应以预防为主,除了输血补充血容量、停用激素外,应用质子泵抑制剂如奥美拉唑,或者采用 H_2 受体拮抗剂雷尼替丁、西咪替丁等。

6. 尿崩 较少见,多为下丘脑受损所致,尿量每日>4000ml,尿比重<1.005,患者显著失水,尤其伴有意识障碍者因渴感丧失,往往导致水、电解质紊乱。治疗可给予垂体后叶素,首次 5~10U 皮下注射,每日 1~3 次,根据尿崩情况而定,待尿量得到控制后,逐渐减量。也可采用醋酸去氨加压素静脉注射、口服或鼻滴剂。尿崩期间,须注意补钾(按每 1000ml 尿量补充 1g 氯化钾计算),并定时监测血电解质。

7. 急性神经源性肺水肿(acute neurogenic pulmonary edema) 多见于重型颅脑创伤患者,多为下丘脑和脑干损伤所导致。患者主要表现为呼吸困难、咳出血性泡沫痰、肺部布满水泡音;患者应取头胸稍高位,双下肢下垂,以减小回心血量;气管插管或气管切开,保持呼吸道通畅,高流量给氧,间断性正压呼吸,最好是用呼吸机辅助呼吸,行呼气终末正压换气;并给予强心、利尿治疗:呋塞米 40 mg、地塞米松 10 mg、毛花苷丙 0.4 mg 静脉注射,以增加心输出量、改善肺循环和减轻肺水肿。

(刘小江　施　炜)

第十六章　颅脑和脊髓先天性畸形

学习目标

1. 熟悉颅脑和脊髓先天性畸形的常见疾病。
2. 掌握脑积水、颅裂和脊柱裂、狭颅症以及颅底陷入症的临床表现。
3. 熟悉脑积水的检查方法。
4. 熟悉脑积水的诊断及鉴别诊断。
5. 熟悉脑积水的治疗原则。

第一节　先天性脑积水

先天性脑积水（congenial hydrocephalus）又称婴幼儿脑积水（infantile hydrocephalus），是指发生于胚胎期或婴幼儿期，因脑脊液产生、吸收间的失衡和（或）脑脊液循环受阻所致的病理状态。脑室系统内脑脊液过多，导致脑室扩大，颅腔因颅缝未闭代偿性扩大，形成典型的颅腔及眼部体征，造成脑功能损害。先天性脑积水发生率为2‰～5‰，是最常见的先天神经系统畸形疾病之一。

【分类】　脑积水的两种主要功能分类如下。

1. 梗阻性脑积水（obstructive hydrocephalus）　系脑室系统存在梗阻因素所致。梗阻常发生在脑室狭窄部位，如室间孔、中脑导水管、第Ⅳ脑室出口等处。梗阻部位以上的脑室系统可显著扩大。

2. 交通性脑积水（communicating hydrocephalus）　脑室和蛛网膜下隙之间无梗阻，蛛网膜颗粒水平的脑脊液循环受阻，导致脑脊液流出脑室后到达幕上的蛛网膜下隙，但是不能被蛛网膜颗粒吸收，产生脑积水症状。

根据脑积水发展速度、脑室扩张程度和临床症状的表现，将脑积水分为急性进展性脑积水、慢性脑积水、正常颅压脑积水和静止性脑积水。

【病因】　确切病因尚不明确，只有少数能找到确切的遗传关联，而更多的则归因于发育异常、肿瘤性梗阻、出血、感染、创伤等。脑积水多为临床渐进过程，脑室扩张造成颅内压升高、神经和血管受压移位和脑缺血性损害，使患者神经功能逐渐恶化。当这一过程发生在胚胎期和婴幼儿期时，其对脑的发育的影响更为严重。

1. 脑脊液产生过多　真正意义上，只有较大的脉络丛乳头状瘤或脉络丛乳头状癌，才会造成脑脊液过度分泌。

2. 脑脊液吸收障碍　脑膜炎、蛛网膜下隙出血后发生粘连、静脉窦血栓形成和上腔静脉综合征等是常见原因。

3. 脑脊液循环受阻　梗阻的原因可以是先天性的，如中脑导水管狭窄、Dandy-Walker畸形合并脑积水、ChiariⅡ畸形伴四脑室出口阻塞等；也可以是肿瘤性的，如脑室内肿瘤、导水管周围的肿瘤等；或是凝血块阻塞，如脑室出血后脑积水。

【临床表现】 不同类型脑积水在不同年龄的患者群体中呈现多种多样的表现。新生儿患者由于特有的解剖生理特点，缺乏表达能力，其临床表现有别于成人，需要细致地观察和对比。

1. 颅压增高引起的症状 儿童和成人脑积水进展期，颅缝已闭使颅腔的代偿作用丧失，因此头痛、呕吐、视乳头水肿的症状更为突出。而婴幼儿则不易出现上述典型症状。取而代之的是喂养困难，易激惹，表情淡漠，出现持续高调短促的异常哭泣等。

2. 头围和头部形态异常 活动性脑积水的患儿头颅增大比面部生长快，婴幼儿头围增长超过2厘米/月，尤其伴随着前囟膨隆、前囟增大、颅缝裂开等，应引起高度关注。头皮菲薄、头皮静脉清晰可见、“落日征”（双眼球呈下视状态，上眼睑不伴随下垂，可见眼球下半部沉落到下眼睑缘，部分角膜在下睑缘以上，上睑巩膜下翻露白）等均提示脑积水的可能。头顶部叩诊可听到破罐音（Macewen征）。

3. 神经功能障碍 展神经在颅内行程较长导致对颅内压增高敏感，其麻痹造成的斜眼、复视，容易被发现，但经常以“斜视”就诊于眼科，此症无定位价值。侧脑室扩张使放射冠受到牵张、压迫，引起步态异常和排便控制障碍。Ⅲ脑室后部扩张，压迫中脑被盖部，造成Parinaud综合征。颅压继续增高必然导致意识状态恶化，患儿陷入昏睡、直至昏迷。如高颅压被逐渐代偿，脑室进行性扩张、皮质萎缩，病况似乎趋于稳定，而实质上神经功能的损害仍在加剧。患儿神经功能发育明显延迟。

4. 静止期脑积水 又称之为“代偿性脑积水”，指脑积水进展到一定程度后趋于平衡，无头围进行性增大和临床症状加重的表现。如患者出现颅内压增高症状（失代偿）如头痛、呕吐、共济失调或视力障碍时须就诊。无分流时静止性脑积水符合以下标准：①脑室大小正常或接近正常；②头颅生长曲线正常；③精神运动功能持续发育。

【辅助检查】

1. 腰椎穿刺 腰椎穿刺可以测定颅内压力。但是在腰椎穿刺前，必须明确不存在诱发脑疝的因素。术中行“压腹试验”“压颈试验”以测定椎管是否通畅。通过腰椎穿刺注入核素或造影剂，可以完成核素脑池扫描或CT脑池扫描，对于明确梗阻部位提供有益的信息。

2. 头部X线检查 典型表现颅骨变薄、骨缝增宽、脑回压迹加深等表现，常需要数周至数月方能显现。现在已逐渐被更精确影像诊断手段所取代。

3. 头部CT检查 安全快捷，可以显示脑室扩张部位和程度，寻找病因；在脑池内注入造影剂的辅助下，动态CT扫描可以了解梗阻部位。通过计算额角最宽径与同一水平颅骨内板最宽径的比值（Evan's index），可以评估脑室扩张程度。脑室周围低密度提示脑室周围有脑脊液渗出。

4. 头部MRI检查 能准确地显示脑室和蛛网膜下隙各部位的形态、大小和狭窄部位，揭示梗阻原因和其他合并异常情况较CT敏感，还可进行脑脊液动力学检查（脑脊液电影），动态了解脑脊液循环状况。MRI T2加权像上显示脑室周围高信号也是脑脊液经室管膜吸收的表现。

5. 超声检查 对于胎儿和新生儿，经颅超声检查可以动态监测脑室形态和脑室内出血。

【治疗】 脑积水仍是外科疾病，除极少数经利尿、脱水等治疗或未经治疗可缓解症状，停止发展外，多数脑积水患儿需行手术治疗。

1. 非手术治疗 通常都是辅助治疗或缓解治疗。对于静脉窦的闭塞、脑膜炎、新生儿脑室内出血等可能有效。药物治疗包括乙酰唑胺减少脑脊液的分泌、脱水剂降低颅压。对于新生儿脑室内出血后的脑积水，脑脊液引流（腰椎穿刺或脑室穿刺）可以缓解部分患儿的脑积水症状直至脑脊液吸收恢复正常，在可能的情况下应作为治疗的首选，但腰穿只能用于交通性脑积水。

2. 手术治疗　治疗的最终目的不是脑室大小恢复正常，治疗的目的在于促进神经功能和外观的恢复。治疗的原则是把脑脊液引流到身体能吸收脑脊液的腔隙内。目前采用的手术有脑室腹腔分流术、腰大池-腹腔分流术、脑室右心房分流术、神经内镜下Ⅲ脑室造瘘术等。

（1）脑室-腹腔分流术（ventriculo-peritoneal shunt，V-P shunt）：是目前应用最广的术式。分流管按其阀门所适应的压力范围，分为低、中、高压等类型，供临床依不同病情选择使用。手术方式为通过颅骨钻孔，经过脑室穿刺置管，将分流管的脑室端放置于侧脑室；分流管另外一端通过皮下隧道，经耳后、颈胸部，引至腹部，通过剖腹将分流管的腹腔端置入腹腔内。

（2）脑室-心房分流术（ventriculo-atrial shunt，V-A shunt）：主要适用于无法实施 V-P 分流术患者。导管通过面总静脉或经右侧颈内静脉，置入右心房。远期并发症较多，发生并发症的后果严重，目前临床应用较少。

（3）腰大池-腹腔分流术（lumbo-peritoneal shunt，L-P shunt）：对于脑室系统至腰池蛛网膜下隙无梗阻的脑积水患者，都可选择腰大池-腹腔分流术。该方法实施简便，不需要穿刺神经组织。值得注意的是，L-P 分流后更容易发生过度引流并发症。因此建议采用可调压分流装置。

（4）神经内镜下Ⅲ脑室造瘘术（endoscopic third ventriculotomy，ETV）：使用神经内镜在第Ⅲ脑室底部开孔，使脑脊液流入脚间池，达到治疗梗阻性脑积水目的。

3. 手术后并发症

（1）穿刺并发症：穿刺道出血，甚至形成脑内血肿。快速引流高压的脑脊液，术后易发生急性硬脑膜下出血、脑室内出血甚至硬脑膜外血肿。穿刺手术也可引起癫痫等症状。

（2）分流管梗阻：为最常见的并发症，可发生在从手术室到术后数年的任何时间内，最常见于术后 6 个月。梗阻部位可以发生于脑室内和（或）腹腔端。表现为术后脑积水的症状经历一段时间缓解后又加重，或术后 CT 检查脑室已经缩小复查再度扩大。常见的堵管原因有：①脑脊液蛋白含量过高；②脑室内出血，血液或凝血块可堵塞分流管的脑室端；③大网膜粘连包裹或挤入引流管的腹腔端内。

（3）感染：依据受累部位将感染分为：伤口感染、脑膜炎、腹膜炎、分流管感染。多数感染发生在分流术后 2 个月内。临床表现可为寒战、高热等急性感染征象。预防感染须极力避免在颅内感染尚未完全控制的情况下实行分流术，并严格无菌操作。术后一旦怀疑感染，应立即采集标本、尽快明确病原学，使用强力药物控制感染。感染迁延不愈者应拔除分流装置，改行腰池持续引流（无梗阻性脑积水）或脑室外引流（梗阻性脑积水）。如果发生脑室炎，则病死率和病残率激增。腹腔可并发腹膜炎、膈下脓肿、腹腔脓肿。

（4）分流管移位：分流管与皮肤、肠管、腹壁肌肉摩擦，造成外露、由直肠脱出，甚至经由肌肉层穿透皮肤。分流管脱出的处理应及时，防止感染逆行入腹腔、颅腔。如分流术后出现视乳头水肿等急性颅内高压症，或出现视力、视野改变，应考虑脑室端分流管移位可能。一旦明确诊断，需重置分流管脑室端。

(5)分流过度或不足：分流过度时临床上出现典型的颅内低压症状，严重者可导致硬脑膜下积液/积血、脑室内出血或硬脑膜外血肿。分流不足时患者术后症状无改善,影像学检查发现脑室扩大依然存在或改善不明显。为防止分流过度或不足,分流手术时建议选择可行阀门压力调节的分流管。

(6) 裂隙脑室综合征:临床上较少见。患者多有既往脑室炎症或分流装置感染的病史。脑室形态较小,脑室顺应性下降。脑室内压增高时,脑室壁不能代偿性扩张,常致临床症状急骤恶化。

分流管能维持功能多久尚无确切答案。临床发现有的患儿分流管已失去其作用,脑积水也不一定复发;这是因为颅内可能已开放了其他流通渠道或脑积水已不再进展。如果患儿在分流术后再次出现颅内压增高和脑室扩大表现,是施行再次分流术的指征。

第二节 颅裂和脊柱裂

颅裂(cranium bifidum)和脊柱裂(spina bifida)都属于神经管闭合畸形。由于胚胎发育障碍所致,其好发部位见于颅骨及脊柱的中线处,少数偏于一侧。颅裂和脊柱裂均可分为显性和隐性两类。隐形颅裂只有颅骨缺损而无颅腔内容物的膨出,隐形脊柱裂只有椎管的缺损而无椎管内容物的膨出,隐形颅裂和脊柱裂大多无需特殊治疗。

一、颅 裂

显性颅裂又称囊性颅裂或囊性脑膜膨出,根据膨出物的内容可分为:①脑膜膨出,内容物为脑膜和脑脊液;②脑膨出,内容物为脑膜和脑实质,不含脑脊液;③囊状脑膜脑膨出,内容物为脑膜、脑实质和部分脑室,脑实质与脑膜之间有脑脊液;④囊状脑膨出,内容物为脑膜、脑实质和部分脑室,但在脑实质和脑膜之间无脑脊液存在。

【临床表现和诊断】 颅裂多发于颅骨的中线部位,好发于枕部(70%~75%)及鼻根部(15%),亦可发生于蝶骨、筛骨、眼眶等部位。

(1) 局部症状:患儿出生时即可发现局部肿块,随年龄的增长而增大。位于枕部者,若为囊状脑膜脑膨出,其颅骨缺损直径可达数厘米,肿块可巨大,实质感,不透光,不能压缩,啼哭时张力不变,覆盖于肿块表面的皮肤变薄,极易发生破溃感染;若为脑膜膨出,则颅骨缺损直径较小,可小至数毫米,肿块较小,囊性感,能压缩,啼哭时张力可变。其余几种囊性颅裂的表现介于上述两者之间。位于颅底的囊性颅裂常在鼻根部,多为扁平状包块,常引起颜面畸形,表现为眼距增宽,眼眶变小,可堵塞鼻腔引起呼吸困难,并可引起泪囊炎。

(2) 神经系统症状:位于颅盖骨部的脑膜脑膨出,可合并脑发育不全、脑积水等其他脑畸形,表现为智力低下、抽搐及不同程度的瘫痪、腱反射亢进、不恒定的病理反射。如发生在枕部的脑膜脑膨出,可有皮质性的视觉障碍及小脑受损的表现。如发生在鼻根部时,可一侧或双侧嗅觉消失,如膨出突入框内,可有Ⅱ、Ⅲ、Ⅳ、Ⅵ、颅神经及第Ⅴ颅神经的第一支受累。单纯的脑膜膨出未合并其他脑畸形者,可无神经系统症状,智力发育也不受影响。

【辅助检查】 头部X线片显示颅骨缺损,即可诊断为囊性颅裂。CT检查能清楚显示颅裂的部位、大小、膨出的内容及是否合并脑发育不全、脑积水等。头部MRI检查可更清晰地显示脑部畸形和膨出物的各种内容。

【治疗】 对于显性颅裂需要尽早手术。手术时间最好在出生后6~12个月为宜。手术治疗的目的是关闭颅裂处的缺损，切除膨出的肿块，还纳膨出的脑组织等内容物，整复皮肤、兼顾外观。位于颅盖的颅裂，颅骨缺损可暂不修补，只需修补硬脑膜和缝合头皮。颅裂位于颅底部者，常需开颅修补颅骨裂孔及硬脑膜。有脑积水者，需先作脑脊液分流术。已有呼吸阻碍或肿块表面变薄者，应及早提前手术。

二、脊　柱　裂

脊柱裂(spine bifida)为脊柱轴线上的先天畸形，又称脊椎裂，或脊椎闭合不全，其发生率为0.1%。脊柱裂最常见的形式是棘突及椎板缺如，椎管向背侧开放，好发于腰骶部。根据有无椎管内容物膨出，脊柱裂又分为隐形脊柱裂和显性脊柱裂。显性脊柱裂又可分为以下几种。①脊膜膨出：脊膜连同包裹的脑脊液，囊性突出于皮下，但无神经组织，脊髓、脊神经的位置形态均正常。此型症状最轻，预后良好。②脊髓脊膜膨出：此型临床最常见。脊髓和(或)脊神经伴随脊膜由骨质缺损处囊状膨出，并与囊壁及周围组织形成粘连。③脊髓膨出，即脊髓外露，脊髓组织平板样暴露于外。

【临床表现】 脊柱裂的临床表现可以归纳为以下3个方面。

1. 局部表现

(1) 皮肤异常：皮肤表面的浅凹、多毛、毛细血管瘤样皮损、窦道等，都提示可能存在神经管闭合畸形。

(2) 局部肿块：生后即可发现腰骶部、下胸段、颈段、上胸段中线左近有隆起的肿块。80%的病损位于腰骶部。哭闹时肿块增大、张力高，安静时背部肿块软且张力不高，表明囊肿与椎管内沟通；内容物以液体成分为主者，透光试验阳性。合并椎管内外脂肪瘤者，肿块呈实性。

2. 脊髓、神经受损表现　神经功能障碍的轻重程度取决于畸形的程度，主要有以下几点。

(1) 下肢活动感觉障碍：新生儿下肢自发运动的不对称，穿衣困难(肌力、肌张力异常)，关节位置形态异常(如足内翻)等都提示神经损害的存在。运动障碍以迟缓性瘫痪为主。细致查体发现的感觉障碍平面和运动受损的肌群，对于判断膨出神经的节段和评估预后，有重要的价值。

(2) 括约肌功能障碍：小便失禁、肛门括约肌皱褶减少、张力降低、粪便溢流都是具有提示价值的临床征象。

(3) 合并畸形产生的临床症状：可合并脑积水、Chiari畸形、脊柱侧弯、后凸畸形、皮毛窦等畸形，呈现相应症状。

3. 囊状脊柱裂破溃的表现　内容物外露、脑脊液外溢、临床识别不难。

【诊断】 结合上述临床变现，脊柱X线发现病变水平的椎管扩大，并可见相应的椎板和部分椎体缺如；超声检查可见膨出囊内除了液体外，还可有脊髓、神经根突入囊内，且部分脊髓及神经与囊壁相粘连；磁共振显示脊柱裂的细节(脊髓地位、终丝增粗、合并的脂肪瘤和膨出物的组成等)，诊断即可成立。

【治疗】

1. 非手术治疗　合并重度脑积水、严重脊柱畸形、其他脏器先天畸形、截瘫、胸腰段囊性脊柱裂等疾患的脊柱裂患儿，新生儿期病死率较高。患儿状况逐步稳定度过了生命危险期可考虑延期手术。

2. 手术治疗　显性脊柱裂均需手术治疗，手术时机在出生后 1～3 个月；如囊壁已极薄须尽早手术。脊髓外露、脊髓脊膜膨出溃破的患儿需要急诊手术。手术治疗的关键技术：松解粘连和栓系，处理伴发病损，恢复脊髓的包被，分层修复硬脊膜、筋膜层和皮下层，无张力缝合皮肤。

第三节　狭　颅　症

狭颅症（craniostenosis）亦称颅缝早闭（craniosynostosis）或颅缝骨化症。由于一条或多条颅缝早期闭合，导致颅腔容积减少、形态异常，不能适应脑的正常发育。狭小的颅腔压迫和限制了正在迅速发育中的脑组织，引起头颅畸形、颅内压增高和各种神经功能障碍。

【临床表现】

1. 头部畸形　有各种类型，因受累颅缝的不同而异。矢状缝过早闭合，形成舟状头或长头畸形；两侧冠状缝过早闭合，形成短头或扁头畸形；一侧冠状缝过早闭合，形成斜头畸形；额缝过早闭合，形成三角颅；所有颅缝均过早闭合，形成尖头畸形或塔状头。

2. 神经功能障碍和颅内压增高　患儿可有不同程度的智力低下。视力障碍较为常见，晚期发生视神经萎缩、视野缺损甚至失明、颅内高压症状多不典型，一般认为矢状缝和额缝早期闭合的患者无颅压增高，因矢状缝早闭头呈舟状，前后径增大，其头围和颅腔容积不小于正常人。

3. 眼部症状和合并畸形　眼部征象包括眼球突出、眼球内陷、眼距异常、斜视，出现视力障碍和视神经萎缩等。常合并身体其他部位畸形，如并指（趾）、腭裂、唇裂及脊柱裂等。

【诊断】　依据上述头部特征，颅骨 X 线片发现骨缝过早消失，代之以融合处骨密度增加，并有脑回压迹增多、鞍背变薄等颅内压增高征象，一般不难诊断。

【治疗】　手术越早效果越好，生后 6 个月以内手术者预后较好。患儿一旦出现视神经萎缩和智力障碍，即使施行手术，神经功能已不易恢复。根据受累骨缝、患儿年龄，选择不同的手术方式。总的原则是切除骨化的颅缝，扩大颅腔，兼顾外形和神经发育的双重需要。

第四节　颅底陷入症

颅底陷入症（basilar invagination）又称颅底内陷。主要特点是枕骨大孔周围的颅底骨结构向颅内陷入，枢椎齿突高出正常水平，甚至突入枕骨大孔；枕骨大孔的前后径缩短和颅后窝狭小，因而使延髓受压和局部神经受牵拉。病因以先天性发育畸形为常见，可与扁平颅底（platybasia）（颅前窝底与斜坡构成的颅底，角>145°）、寰枢椎畸形、小脑扁桃体下疝等合并存在。

【临床表现】　婴幼儿颅底和颈椎骨化尚未完成，组织结构松而富于弹性，故此期多不出现临床症状；成年以后可出现颈神经根、脊髓、后组脑神经受损症状。严重者尚可出现颅内压增高，并可因小脑扁桃体疝而致死。临床所见的颈项粗短、枕后发际较低、头部歪斜、面颊和耳廓不对称等特殊外观，也提示本病的可能。

【诊断】　在 X 线颅骨侧位片上，测量 Chamberlain 线（硬腭后缘与枕骨大孔后上缘连线，正常者枢椎齿突低于此线，若齿突高出此线 3mm 以上，即为颅底陷入）和 Boogard 角（枕骨大孔前后缘与斜坡构成的颅底角，正常为120°～130°，大于130°即为扁平颅底）。头部CT颅底薄层和三维重建可以很好地显示骨畸形。MRI能清楚地显示延髓、颈髓的受压部位和有无小脑扁桃体疝，便于决定手术治疗的方法。

【治疗】 无明显临床症状者，可暂不手术，但应嘱患者注意避免颈部外伤，以防止出现突然的延髓压迫、呼吸中枢衰竭。若出现明显临床症状，需及时进行手术治疗。手术的目的是解除小脑及延髓和脊髓的压迫，扩大后颅窝的体积，达到小脑、延髓和脊髓的减压。根据是否存在寰枢关节脱位，手术包括枕下减压术和后路固定术。

（龚佩佩　施　炜）

第十七章　颅脑和椎管内血管性疾病

学习目标

1. 了解颅脑和椎管内血管性疾病的分类。

2. 了解颅内动脉瘤、动静脉畸形、脑底异常血管网症、颈动脉海绵窦漏的病因。

3. 掌握自发性蛛网膜下隙出血的病因、临床表现、诊断和鉴别诊断及治疗原则。掌握颅内动脉瘤、动静脉畸形、脑卒中的临床表现、诊断和鉴别诊断及治疗原则。

【概述】 脑血管疾病的发病率和死亡率都很高,严重地威胁着人类健康,它与恶性肿瘤、冠心病共同构成人类死亡的三大疾病。有些颅内和椎管内血管性疾病,如颅内动脉瘤、血管畸形、脑卒中等需外科手术治疗。

第一节　自发性蛛网膜下隙出血

蛛网膜下隙出血(subarachnoid hemorrhage,SAH)是各种原因引起的颅内和椎管内血管突然破裂,血液流至蛛网膜下隙的统称。它并非一种疾病,而是某些疾病的临床表现。其有外伤性和非外伤性之分。前者由颅脑外伤引起,后者即自发性蛛网膜下隙出血。

【病因】 自发性蛛网膜下隙出血的病因很多,最常见的为颅内动脉瘤和血管畸形破裂,其次是高血压脑出血。其他原因有海绵状血管瘤、动脉硬化、脑底异常血管网症(烟雾病,moyamoya 病)、颅内肿瘤卒中、血液病、动脉炎、脑炎及抗凝治疗的并发症等,但均少见。研究表明吸烟、酗酒、高血压均为 SAH 的发病相关危险因子,约半数的 SAH 病例与吸烟有关,并呈量效依赖关系。

【临床表现】 SAH 是脑卒中引起猝死的最常见病因。

(1) 发病前常有情绪激动、用力排便、咳嗽、房事等诱因。

(2) 典型症状:①起病骤急,突然出现剧烈头痛,呈劈裂般剧痛,遍及全头或前额、枕部,并可沿及颈、腰背。②恶心呕吐、面色苍白、全身冷汗,约 3/4 患者发病后出现上述表现。③意识障碍:半数以上患者可出现短暂意识模糊甚至昏迷。少数患者可无意识改变,但有畏光、淡漠、怕声响等表现。④精神症状:如烦躁不安、意识模糊、定向力障碍等。⑤约 20% 患者出血后有癫痫发作,有的还可出现眩晕、项背痛或下肢疼痛。

(3) 典型体征:①脑膜刺激征明显,常在蛛网膜下隙出血后 1~2 日内出现,可有 Kernig 征(+)及颈项强直。②单侧或双侧锥体束征。③眼底出血(Terson 征),为玻璃体膜下片状出血,多见脉瘤破裂导致 ICP 升高和血块压迫视神经鞘,引起视网膜中央静脉出血。此征是诊断 SAH 的依据之一。④局灶体征,可有一侧动眼神经麻痹,提示存在同侧颈内动脉—后交通动脉动脉瘤或大脑后动脉动脉瘤。⑤偏瘫,在出血前后出现偏瘫和轻偏瘫者约占 20%,多由于病变或出血累及运动区皮质和其传导束所致。

【诊断】

1. 头颅 CT 平扫是目前诊断急性 SAH 的首选,出血后一周内 CT 显示 SAH 最清晰

(图 17-1),显示脑沟与脑池密度增高,1~2 周后出血逐渐吸收。其作用在于:①明确 SAH 是否存在及程度,并提供出血部位的线索。②增强 CT 检查,有时能判断 SAH 病因,如显示增强的 AVM 或动脉瘤的占位效应。CT 血管造影(CTA)作为无创脑血管成像手段,可显示脑血管畸形和动脉瘤。③能了解伴发的脑(室)内血肿,脑积水,脑梗死和脑水肿。④随访治疗效果和了解并发症。

2. 头部 MRI　一般不用于 SAH 急性期的检查诊断。MRI 血管造影(MRA)是非创伤性的脑血管成像方法,对头颈及颅内血管性疾病可作为诊断的筛选手段。

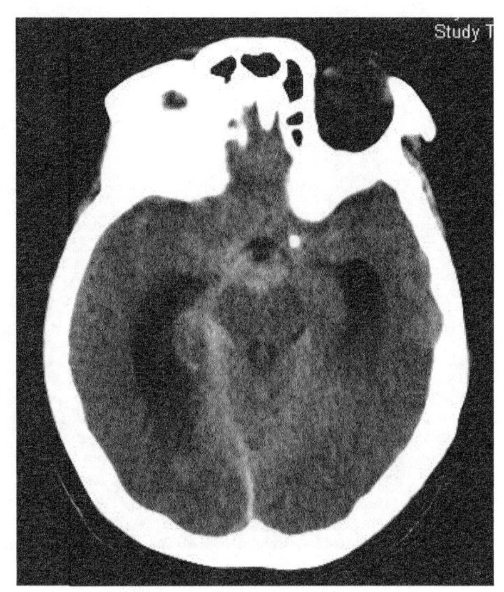

图 17-1　蛛网膜下隙出血

3. 脑血管造影(DSA)　是本病的标准诊断方法(金标准)。目前主张 SAH 患者应尽早行脑血管造影检查以明确诊断,一般只要患者病情稳定即可行检查。DSA 能及时明确动脉瘤大小、形态、部位、单发或多发,有无血管痉挛;动静脉畸形可以了解畸形血管团的大小、供应动脉和引流静脉,以及侧支循环情况。对怀疑脊髓动静脉畸形、动静脉瘘的患者还应行脊髓动脉造影。

4. 腰椎穿刺　是诊断 SAH 的常用方法,特别是 CT 检查阴性者。但需掌握穿刺时机,对 CT 已确诊的 SAH 不再需要作此项检查,因为伴有颅内压增高的 SAH,腰穿可能诱发脑疝。腰穿属于有创检查,可诱发再出血或加重症状,操作前应权衡利弊。

【治疗】

1. 一般治疗　出血急性期,患者应绝对卧床休息,头抬高 30°,保持呼吸道通畅,避免额外刺激。药物控制高血压预防脑血管痉挛。对延期手术或不能手术者,应用止血剂,以防再出血。积极对症处理:头痛剧烈者可给止痛、镇静剂,并应保持大便通畅。当伴颅内压增高时,应用甘露醇溶液脱水治疗。

2. 尽早病因治疗　如动脉瘤、动静脉畸形的介入栓塞、开颅动脉瘤夹闭,动静脉畸形或脑肿瘤切除等。

第二节　颅内动脉瘤

颅内动脉瘤(intracranial aneurysm)系由于颅内动脉局部异常改变引起的血管壁的囊性膨出,是造成蛛网膜下腔出血的首位病因。其症状主要由出血引起,部分由于瘤体压迫、动脉痉挛以及栓塞造成。在脑血管意外中,仅次于脑血栓和高血压脑出血,位居第三。本病好发于 40~60 岁中老年人,青少年少见。

【病因】　动脉瘤发病原因尚不十分清楚。某些先天性的解剖因素可能是其形成原因。脑动脉管壁的厚度为体内其他部位同管径动脉的 2/3;脑血管承担较大的血流量,尤其在血管的分叉部位脑血管缺乏周围组织的支持(图 17-2)。动脉壁先天性缺陷学说认为,颅内 Willis 环的动脉分叉处的动脉壁先天性平滑肌层缺乏是主要原因;后天性动脉壁退变学说则认为,颅内动脉粥样硬化和高血压,使动脉内弹力纤维断裂及消失,从而削弱了动脉壁。此外,身体的各部感染,如感染性心内膜炎、肺部感染等,形成感染性栓子脱落,经血液播散停留在脑动脉的终末支、分叉部,侵蚀脑动脉壁而形成感染性动脉瘤。头部外伤也可导致外伤性动脉瘤形成,但临床较少见。

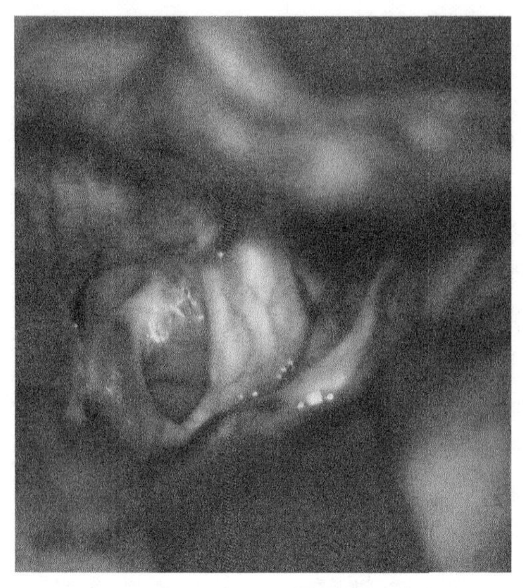

图 17-2 颅内动脉瘤

【病理和分类】 组织学检查发现动脉瘤壁的中层平滑肌组织发育不良,外弹力层内弹性纤维断裂或消失,仅存一层内膜,瘤壁内有炎性细胞浸润。扫描电镜下可见瘤壁弹力板消失。巨大动脉瘤常由小动脉瘤经反复的出血和修复发展而来。因瘤体较大,其内易形成血流漩涡,常有血栓形成,甚至钙化,血栓分层呈“洋葱”状。易引起远端动脉的栓塞。动脉瘤按形状大致分为囊状(包括球形、葫芦形、漏斗形)、梭形及壁间动脉瘤三种。其外观紫红色,瘤壁极薄,瘤顶部更为薄弱,98%的动脉瘤出血位于瘤顶。破裂的动脉瘤周围,被血肿包裹,瘤顶破口处与周围组织粘连。依动脉瘤位置将其分为:①颈内动脉系统动脉瘤,约占颅内动脉瘤的 90%,包括颈内动脉-后交通动脉瘤、大脑前动脉-前交通动脉瘤、大脑中动脉动脉瘤;②椎基底动脉系统动脉瘤,约占颅内动脉瘤 10%,包括椎动脉瘤、基底动脉瘤、小脑前下动脉瘤、小脑后下动脉瘤、小脑上动脉瘤和大脑后动脉瘤等。动脉瘤直径小于 0.5 cm 属于小型,直径在 0.6~1.5 cm 为一般型,直径在 1.6~2.5 cm 属大型,直径大于 2.5 cm 为巨大型。直径小的动脉瘤出血概率较大。颅内多发性动脉瘤约占 20%,以两个者多见,亦有三个以上的动脉瘤。

【临床表现】 中、小型动脉瘤未破裂出血,临床可无任何症状。颅内动脉瘤的症状一般可分为三类:出血症状、局灶症状及缺血症状。

1. 出血症状 动脉瘤一旦破裂出血,病情进展迅速,其临床表现与破裂出血的部位有关。最常见的是单纯的蛛网膜下腔出血,即患者突然出现剧烈头痛,形容如“头要炸开”,频繁呕吐。颈强直,克氏征阳性。也可能出现意识障碍,甚至昏迷。部分患者出血前有劳累,情绪激动等诱因,也可无明显诱因或在睡眠中发病。Willis 环后部的动脉瘤出血时,头痛可局限于枕部,伴有眩晕、复视、共济运动失调及脑干症状。创伤性动脉瘤多位于颈内动脉海绵窦段,临床表现为阵发性鼻腔大量出血。部分患者出血可经视神经鞘侵入玻璃体引起视力障碍。约 1/3 的患者动脉瘤破裂后因未及时诊治而死亡。多数动脉瘤破口会被凝血封闭而停止出血,病情逐渐稳定。约 15% 的患者随着动脉瘤破口周围血凝块溶解,动脉瘤可能再次破溃出血,二次出血多发生在第一次出血后 2 周内。二次出血者 40%~65% 死亡。

2. 局灶症状 取决于动脉瘤的部位、毗邻解剖结构及动脉瘤大小。动眼神经位于颈内动脉的后外方,因此颈内动脉-后交通动脉瘤常出现病侧动眼神经麻痹,表现为病侧眼睑下垂、瞳孔散大,内收、上、下视不能,直接、间接对光反射消失。有时局灶症状出现在蛛网膜下腔出血之前,被视为动脉瘤出血的前兆症状,如轻微偏头痛、眼眶痛,继之出现动眼神经麻痹,此时应警惕随之而来的蛛网膜下腔出血。大脑中动脉的动脉瘤可出现偏瘫,运动性或感觉性失语。基底动脉分叉部、小脑上动脉及大脑后动脉近端动脉瘤常出现第Ⅲ、Ⅳ、Ⅵ颅神经麻痹及大脑脚、桥脑的压迫征。巨大动脉瘤影响到视路，患者可有视力视野障碍。

3. 脑缺血及脑动脉痉挛　动脉痉挛为动脉瘤破裂出血后发生脑缺血的重要原因。蛛网膜下腔出血后，红细胞破坏产生5-羟色胺、儿茶酚胺等多种血管活性物质作用于脑血管，发生血管痉挛，发生率为21%～62%，多发生在出血后的3～15日。局部血管痉挛只发生在动脉瘤附近，患者症状不明显，只在脑血管造影上显示。广泛脑血管痉挛，会导致脑梗死发生，患者意识障碍、偏瘫，甚至死亡。此外，瘤囊内血栓脱落及蔓延也是造成脑缺血的原因，其症状因梗阻的血管不同而异。

动脉瘤出血后，病情轻重不一。为便于判断病情，选择造影和手术时机，评价疗效，国际常采用Hunt-Hess五级分类法。

Ⅰ级：无症状，或有轻微头痛和颈强直。

Ⅱ级：头痛较重，颈强直，除颅神经麻痹外，无其他神经症状。

Ⅲ级：轻度意识障碍、嗜睡，或轻微的灶性神经功能缺失。

Ⅳ级：木僵，中度至重度偏侧不全醉痹，早期去脑强直和自主神经障碍。

Ⅴ级：深昏迷、去脑强直，濒危状态。

【诊断】

(1) 确定有无蛛网膜下腔出血。怀疑蛛网膜下腔出血时，可行腰椎穿刺检查。但腰椎穿刺可能诱发动脉瘤破裂出血，故一般不再作为确诊SAH的首选。SAH出血急性期，CT确诊SAH阳性率极高，安全迅速可靠。同时CT对确定血肿部位、血肿范围、血肿大小、脑梗死情况有很大价值。但对于SAH出血一周后，有时CT不易诊断。

(2) 因颅内动脉瘤多位于颅底部Willis动脉环，随着CT血管造影(CTA)技术的发展，CTA检查可以发现绝大对数动脉瘤，由于CTA无创、方便，可以用于动脉瘤的早期筛查。需要指出的是，某些直径小于5mm的动脉瘤，CTA可能有漏诊。此外，CT检查中密度不同的同心环形图像"环靶征"是巨大动脉瘤的特征性表现。MRI检查可以发现动脉瘤内流空，MRI血管造影(MRA)可提示不同部位动脉瘤，也可用于颅内动脉瘤筛选。三维MRA或者CTA可以从不同角度了解动脉瘤与载瘤动脉的关系，从而为手术夹闭动脉瘤决策提供更多的资料。

(3) 脑血管造影(DSA)是确诊颅内动脉瘤必需的方法(图17-3)，对判明动脉瘤的位置、形态、内径、数目、血管痉挛、囊内有无血栓和确定手术方案都十分重要。经股动脉插管全脑血管造影，可避免遗漏多发动脉瘤。病情在H-H分级三级以下，脑血管造影应及早进行，三级和三级以上患者可待病情稳定后，再行造影检查。及早造影明确诊断，尽快手术栓塞或者夹闭动脉瘤，可以防止动脉瘤再次破裂出血。首次造影阴性，可能因脑血管痉挛而动脉瘤未显影，高度怀疑动脉瘤者，应在3个月后重复DSA造影。

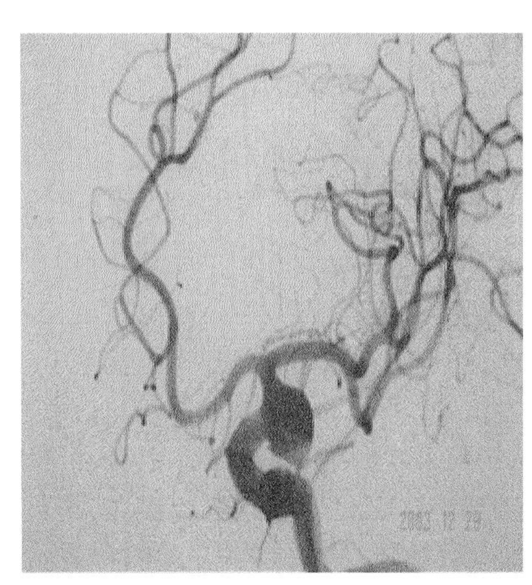

图17-3　颅内动脉瘤脑血管造影

【治疗】　非手术治疗主要目的在于防止再

出血和控制动脉痉挛,适用于以下情况。①患者病情不适合手术或一般情况不能耐受。②诊断不明确,需进一步检查。③作为术前的辅助治疗手段。动脉瘤破裂后,患者应绝对卧床休息,尽量减少不良的声、光刺激,最好将患者置 ICU 监护。经颅多普勒超声(transcranial dopplor ultrasonic monitor)检查可监测脑血流变化,有利于观察病情进展。防止再出血包括镇痛、抗癫痫、控制血压和使用安定剂使患者保持安静。便秘者应给缓泻剂。可选择性采用抗纤维蛋白溶解剂,如氨基己酸,以抑制纤维蛋白溶解酶原的形成,但肾功能障碍者慎用,不良反应有血栓形成可能。合并脑血管痉挛时,使用钙拮抗剂、脑脊液引流和皮质类固醇预防及治疗。

颅内动脉瘤应积极手术治疗,采取保守治疗患者将有发生动脉瘤再出血可能。

1. 手术时机选择 有蛛网膜下腔出血的Ⅰ、Ⅱ级患者,应尽早造影,越早手术越好,以防再动脉瘤出血。病情属Ⅲ级及Ⅲ级以上,提示出血严重,可能有严重的脑血管痉挛或者急性脑积水,积极处理后一旦临床情况稳定并有好转,应立即手术。

2. 手术方法 目前动脉瘤主流的手术方案包括以下几种。①经皮穿刺介入栓塞动脉瘤。目前导管技术可达部位的动脉瘤,可选球囊、弹簧圈栓塞进行介入治疗。②开颅夹闭动脉瘤。除了动脉瘤介入手术,动脉瘤夹闭是动脉瘤处理的常用方案之一。它既不阻断载瘤动脉,维持脑组织正常血供,又可完全彻底消除动脉瘤,避免发生再出血。动脉瘤手术夹闭后,术中可通过不同的检测手段来检查手术效果,包括:术中脑血管造影(复合手术室);术中微型多普勒超声探测载瘤动脉通畅与否;术中荧光血管造影。③孤立术是在动脉瘤的两端夹闭载瘤动脉,使动脉瘤孤立与血循环外,只有在充分证实有良好的侧支循环代偿的前提下才能行动脉瘤孤立术,在未能证明脑的侧支供血良好情况时应禁用。动脉瘤壁加固术疗效不肯定应尽量少用。

第三节 颅内和椎管内动静脉畸形

颅内和椎管内血管畸形(vascular malformations)指由于血管发育障碍引起的局部血管数量和结构异常,并对正常血流产生影响。可分为五种类型。①动静脉畸形(arteriovenous malformations, AVM)。②海绵状血管畸形(cavernous malformations)。③毛细血管扩张(telangiectases)。④静脉畸形(venous malformations)。⑤静脉曲张(varices)。上述五类血管畸形中以动静脉畸形最常见,占颅内幕上血管畸形的 62.7%,占幕下血管畸形的 42.7%,其次是海绵状血管瘤。

一、颅内动静脉畸形

颅内动静脉畸形(arteriovenous malformations, AVM)是一团发育异常的病态脑血管,由动脉、静脉及动脉化的静脉样血管组成(图 17-4)。动脉直接与静脉交通,期间无毛细血管。颅内 AVM 可位于大脑半球的任何部位,多呈楔形,其尖端指向侧脑室。AVM 小的直径不及 1 cm,大的可达 10 cm。有些 AVM 由于血栓形成或出血破坏,常规血管造影不显影,称作隐匿型动静脉畸形。AVM 也可很大,累及半球之大部,称为巨大型动静脉畸形。畸形血管团内夹杂有胶质样变脑组织及充满含铁血黄素的巨噬细胞。由于畸形血管的盗血,使周围脑组织供血减少,因而出现盗血症状。其周围脑组织因缺血而萎缩,呈胶质增生带,有时伴陈旧性出血。

【临床表现】 小的动静脉畸形常无症状，甚至体积相当大的动静脉畸形也可无症状。绝大多数是引起出血或癫痫才被发现，有的是由于长期顽固性头痛而发现。其症状因动静脉畸形的部位、大小、是否有出血或者缺血而异。

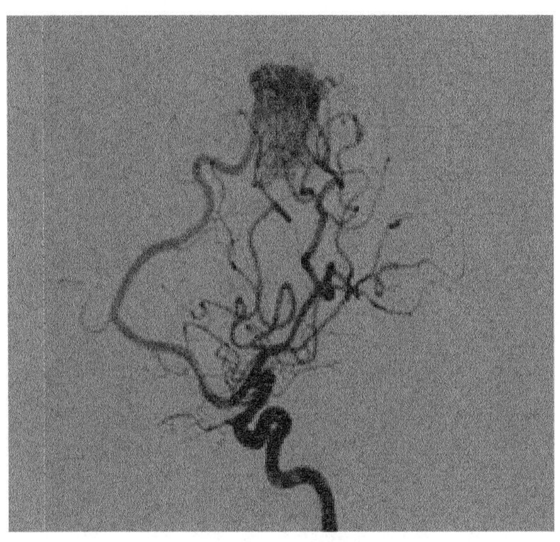

图 17-4　颅内动静脉畸形

1. 出血 这是动静脉畸形的最常见症状。30%～65%的 AVM 首发症状是出血。出血的好发年龄为 20～40 岁。出血与季节无关，通常发生在活动时。出血与血管畸形的大小、部位相关。一般认为单支供应动脉供血、体积小、部位深在，或者颅后窝 AVM 容易急性破裂出血。很大的动静脉畸形较小的动静脉畸形出血少，中心型较边缘型易出血。AVM 畸形血管破裂可导致脑内、脑室内或蛛网膜下腔出血，出现意识障碍，头痛、呕吐等症状，但小的出血临床症状可以不明显。出血多发生在脑内，有 1/3 引起蛛网膜下腔出血，占蛛网膜下隙出血的 9%，仅次于颅内动脉瘤。出血引起颅内血肿时有压迫症状出现，严重者可造成脑疝死亡。发生脑室内出血者，其神经系统体征较重，急性脑积水发生率高。妇女妊娠期，AVM 破裂的危险性增大。近年研究发现，在各年龄组未破裂的 AVM，每年出血率为 2%左右。年轻患者 AVM 出血的危险高于老年患者。AVM 再出血率和出血后死亡率都低于颅内动脉瘤，这是由于 AVM 出血源多为扩张的静脉，压力较低。

2. 癫痫 可在发生颅内出血时出现，也可单独出现。成人 21%～67%以癫痫为首发症状，一半以上发生在 30 岁前，多见于额、颞部 AVM。额部 AVM 可发生癫痫大发作，顶部以局限性发作为主。其引起癫痫的原因是：动静脉畸形引起病变周围进行性胶质增生，以及出血后的含铁血黄素刺激大脑皮层。14%～22%出过血的 AVM 患者会发生癫痫。早期癫痫可服药控制发作，但后期药物治疗可能对癫痫很难控制。由于长期顽固性癫痫发作，脑组织缺氧不断加重，可导致患者智力减退。

3. 头痛 多数是颅内出血的结果。除此之外，部分未发生出血的 AVM 患者可有持续性或反复发作的头痛史。多为顽固性头痛，头痛可呈单侧局部，也可全头痛，间断性或迁移性。头痛可能与供血动脉、引流静脉以及窦的扩张有关，有时与 AVM 少量出血、脑积水及颅内压增高有关。

4. 神经功能缺损 未破裂出血的 AVM 中，部分患者有急性或进行性神经功能缺损。脑内出血可致急性神经功能缺损；而由于 AVM 盗血作用或合并脑积水，患者神经功能缺损可呈进行性，表现为运动、感觉、视野以及语言功能障碍。个别患者可有颅内杂音或三叉神经痛。

【诊断】 动静脉畸形的诊断依靠脑血管造影、MRI 及 CT 扫描。①头部 CT 增强扫描，AVM 显示为混杂密度区。在急性出血期，CT 可以确定血肿的部位及量，CTA 可供筛查患者使用。②头部 MRI 因病变内高速血流表现为流空现象。另外 MRI 能良好的显示 AVM 病灶与脑解剖关系，从而为切除 AVM 选择手术入路提供依据。MRA 可供诊断参考。③脑血管造影是确诊本病的金标准。行颈动脉、椎动脉全脑血管造影,可显示出 AVM 部位、大小及全部供血动脉和引流静脉(图 17-4),有时还可见由对侧颈内动脉或椎基底动脉系统的盗血现象。④脑电图检查患侧大脑半球病变区及其周围可出现慢波或棘波。对有癫痫的患者可行术中脑电图监测,一并切除致癫病灶减少术后癫痫发作。

【治疗】

(1) 手术切除为治疗颅内 AVM 的最根本方法,不仅能杜绝病变再出血,还能阻止畸形血管盗血现象,从而改善脑血流。只要病变位于手术可切除部位均应进行开颅切除。应用显微手术技术,手术切除效果满意。对 AVM 出血形成血肿的急诊患者,有条件者应在术前完成脑血管造影,以明确畸形血管情况。患者已发生脑疝,无条件行脑血管造影,可紧急开颅手术,先清除血肿降低颅压,抢救生命,待二期手术再切除畸形血管。

(2) 神经介入栓塞也是治疗 AVM 的主要方法。通过介入栓塞可以一期或者分期通过 NBCA、ONYX 胶、弹簧圈栓塞治愈 AVM。此外对于复杂 AVM 手术切除的患者,可在术前 3~5 日通过介入栓塞使得动静脉畸体积缩小,并减少血供,从而为手术切除提供条件。

(3) 对位于脑深部重要功能区如脑干、间脑等部位的 AVM,不适宜手术切除,或者介入栓塞、手术切除后残存的 AVM,直径小于 3 cm,可考虑 γ 刀或 X 刀治疗,使畸形血管内皮缓慢增生,血管壁增厚,形成血栓而闭塞,但治疗期间,仍有出血可能。

(4) 各种治疗后都应择期复查脑血管造影,了解畸形血管是否消失。对残存的畸形血管团还需辅以其他治疗,避免再出血。手术中造影能随时了解 AVM 的切除情况。

二、脊髓血管畸形

脊髓血管畸形少见,男多于女,80%患者发病年龄在 20~40 岁之间,主要为 AVM,其次为脊髓海绵状血管瘤(spinal cord cavernoumas)。脊髓 AVM 病情发展缓慢,可多年保持稳定。病变系先天脊髓血管发育异常,由一团扩张迂曲的畸形血管构成,内含一根或几根增粗的供应动脉和扩张迂曲的引流静脉。本病可位于髓内和(或)髓外,亦可在硬脊膜处形成动静脉瘘。由于脊髓各节段供血来源不同,按 AVM 所在部位可分为三组:颈段、上胸段和下胸-腰-骶段,以后者最常见。

【临床表现】

1. 出血　病变血管破裂引起脊髓蛛网膜下腔出血或脊髓内血肿。一半以上的患者以急性疼痛发病,疼痛部位与畸形所在脊髓节段相符合,反复发作,改变体位可诱发疼痛。间歇性跛行、四肢力弱甚至瘫痪、括约肌功能障碍等症状临床也常见。

2. 脊髓受压　因动脉血不经毛细血管网直接进入静脉引起静脉压增高,远侧静脉血流淤滞,血管扩张迂曲,压迫脊髓或神经根,导致肢体感觉、运动及括约肌功能障碍。

3. 盗血　脊髓 AVM 盗血可引起脊髓缺血,从而产生神经功能障碍。

【诊断】　脊髓碘剂造影可见到迂曲扩张的充盈缺损或造影剂在椎管内梗阻。脊髓血管造影可清楚地显示 AVM 的位置范围,供血动脉、引流静脉情况,从而为手术切除提供依据。AVM 在 MRI 为流空的血管影,有时为异常条索状等 T2 信号。合并出血时,病变中可混有不规则点片状短 T1 高信号。MRI 也可明确髓内海绵状血管瘤诊断。

【治疗】 本病以显微手术切除为主。显微外科手术切除表浅局限的脊髓 AVM 和髓内海绵状血管瘤效果满意。由于手术切除难度大,对无症状的髓内病变手术需慎重。如果 AVM 范围广泛,可介入治疗后再手术切除。

第四节　脑底异常血管网症

脑底异常血管网症又称烟雾病(moyamoya disease),因颈内动脉颅内起始段狭窄、闭塞及脑底出现异常血管扩张网所致的脑出血性或缺血性疾病。因在脑血管造影上形似"烟雾状"或"朦胧状"而得名。在蛛网膜下腔出血的病因中,烟雾病约占 6.2%。其发病年龄呈双峰样,第一高峰在 10 岁以内儿童,第二高峰在 40~50 岁成人。

【病因】 该病可继发于钩螺旋体脑动脉炎、脑动脉硬化、脑动脉炎及放射治疗后。但绝大部分原发脑底异常血管网病因尚不清楚,可能由脑动脉先天发育不良,或由变态反应性炎症所致。

【病理】 其基本病理变化为:脑底动脉环主干(多为一侧或者双侧颈内动脉远端或者大脑中动脉/大脑前动脉近端)动脉管腔狭窄或闭塞,有血栓形成,病变呈进行性发展。长期的缺血刺激,使 Willis 动脉环及其周围主干动脉与大脑皮层、基底节、丘脑和硬脑膜有广泛的侧支代偿血管形成,从而构成了脑底广泛的异常血管。病变的血管壁结缔组织增生、内膜增厚、内弹力板断裂和破坏,中层平滑肌明显变薄。外膜无明显改变。增生的异常血管网管壁菲薄,管腔扩张,不能耐受病变引起的异常血流压力,可形成微小动脉瘤、假性动脉瘤和真性动脉瘤。微小动脉瘤和假性动脉瘤多位于脑实质内,常引起基底节和丘脑、室管膜下、脑室内及皮层下出血。真性动脉瘤常引起蛛网膜下腔出血。

【临床表现】

1. 儿童患者 主要表现为脑缺血症状,如短暂性脑缺血发作(TIA)、脑缺血性卒中和脑血管性痴呆。可有癫痫发作。

2. 成人患者 多表现为脑出血症状,常为脑内出血、脑室内出血和蛛网膜下腔出血三种类型。发病急,患者常有短暂性脑缺血发作先兆,可反复发作。表现为头痛、呕吐、意识障碍,逐渐肢体偏瘫。也可左右两侧肢体交替出现偏瘫,或伴失语、智力减退等。

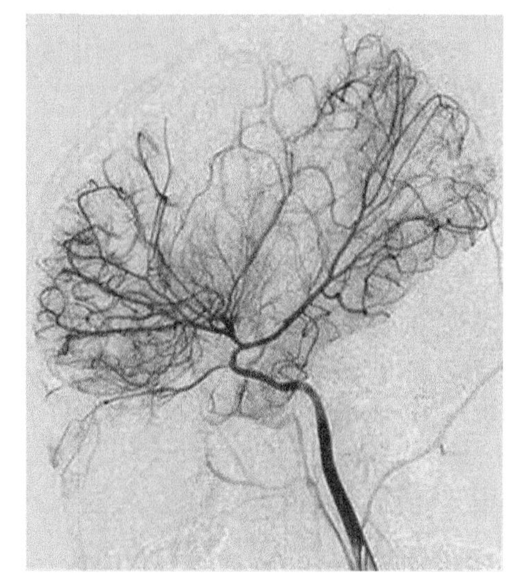

图 17-5　脑底异常血管网造影

【诊断】

(1) 脑血管造影可确诊,其特殊表现为颈内动脉床突上段狭窄或闭塞;在基底节部位纤细的异常血管网,呈烟雾状;广泛的血管吻合,如大脑后动脉与胼周动脉吻合网,颈外动脉与大脑中动脉分布于颞叶动脉吻合(图 17-5)。有时可见假性或真性动脉瘤。

(2) 表现为脑缺血的患者,头部 CT 显示脑内多处点片状低密度灶,并可有不同程度脑萎缩征象。而表现为脑出血的患者,可见高密度的出血灶。

(3) 头部 MRI(MRA)检查主要有三个特征

性改变:①Willis 环显示模糊不清;②基底节可有多个低信号区;③灰质和白质的对比不清晰,可见脑梗死、脑软化、脑出血和脑萎缩。MRA 提示脑血管异常,也可见烟雾状的脑底异常血管网征象。

【治疗】 由于病因不清,尚无特殊治疗方法。对脑缺血的患者,可给予抗生素、激素和扩张血管剂等治疗。目研究认为,颅内外直接血管吻合或者间接血管吻合对部分缺血性 Moyamoya 病有效。直接血管吻合包括颞浅动脉-大脑中动脉吻合术、颈外动脉-桡动脉-大脑中动脉吻合术;间接血管吻合主要包括脑-硬膜-颞肌血管融通术。上述手术通过缓解善缺血症状,从而改善神经功能。急性脑内出血造成脑压迫者,应紧急手术清除血肿;单纯脑室内出血型,可行侧脑室额角穿刺引流。对血肿吸收后继发脑积水,可行侧脑室-腹腔分流术。对病因明确的继发性烟雾病,应针对病因治疗。

第五节　颈动脉海绵窦瘘

颈动脉海绵窦瘘(carotid-cavernous fistula,CCF)是颈动脉和海绵窦之间异常的动静脉交通,多因头部外伤引起,常合并颅底骨折。少数 CCF 继发于硬脑膜动静脉畸形(dural arteriovenous malformation)或破裂的海绵窦动脉瘤;极少数可因医源性损伤所致。外伤性颈动脉海绵窦可在伤后立即发生,也可在几周后发生,男性多见。自发性颈内动脉海绵窦瘘,以中年女性多见,妊娠及分娩常为诱因,所形成的瘘多为低流量的,临床表现较外伤性 CCF 轻,1/3 的患者可自愈。

【临床表现】

1. 颅内杂音 CCF 的常见症状和体征为连续如机器轰鸣般的声音,节律与心脏搏动一致。颅内杂音安静时明显,常影响睡眠。用听诊器可在额部和眶部听到。指压患侧颈总动脉,颅内杂音可减低或消失。

2. 突眼 因眼静脉压力增高,静脉迂曲使眶内内容物增加,使眼球向前突出。常常数日内即非常显著,后停止进展。球结膜常充血水肿对于 CCF 具有一定的诊断意义。眼睑充血、肿胀,下睑结膜常因水肿而外翻。有时眶部及额部可见静脉怒张,并有搏动(图 17-6)。如不及时治疗,压力可经海绵间静脉窦使对侧海绵窦扩张,引起双侧突眼。

3. 眼球搏动 因心脏搏动时血液经颈内动脉传至扩张的眼静脉所致。在眼球侧方较其前方更易触知。有时搏动可以看见。以指压患侧颈总动脉,眼球搏动减弱或消失。

4. 眼球运动障碍 由于海绵窦内第Ⅲ、Ⅳ、Ⅵ 脑神经受损可以导致眼球运动障碍。因展神经行走于海绵窦内,动眼神经和滑车神经行走于海绵窦的外侧壁,故 CCF 发生时展神经最易受损。表现为患侧眼球运动障碍,甚至眼球固定。

5. 眼底征象 表现为视乳头水肿,视网膜血管扩张,静脉尤甚,有时可有视网膜出血。病史长者,视神经进行性萎缩,视力下降甚至失明。

6. 鼻出血 CCF 的患者可因颈内动脉出血导致鼻出血,出血量较大,甚至可以导致出血性休克。

7. 其他 CCF 发生时三叉神经第一支常被侵犯,可引起额部、眼部疼痛和角膜感觉减退。

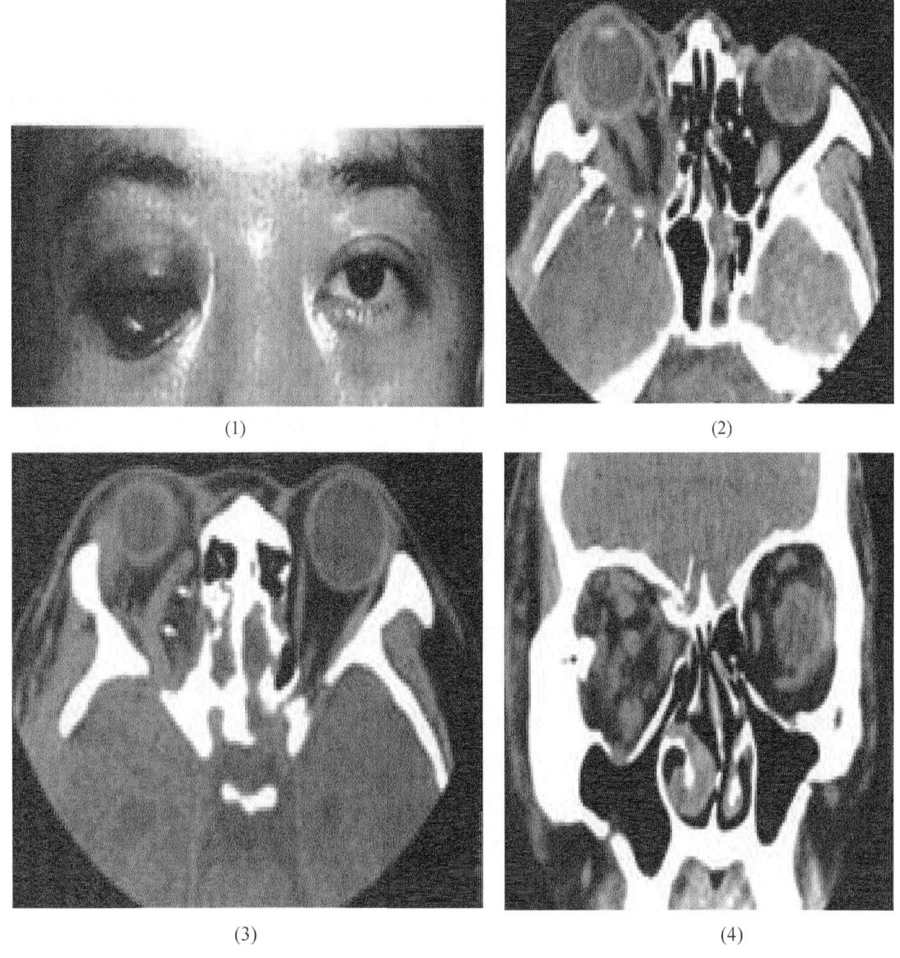

(1)　(2)　(3)　(4)

图 17-6　颈动脉海绵窦瘘

【诊断】　CCF 应与突眼性甲状腺功能亢进和眶内、鞍旁肿瘤及海绵窦动脉瘤相鉴别。患者出现搏动性突眼、颅内杂音、结膜充血水肿等症状，结合头部外伤史可诊断 CCF。经股动脉插管全脑血管造影(图 17-7)，可见颈内动脉海绵窦段与海绵窦之间产生短路，并可发现漏口。颈内动脉床突上段、大脑中动脉和大脑前动脉不易充盈，而海绵窦、蝶顶窦静脉和眼静脉等则在动脉期显影并扩张。增强 CT 或 MRI 可见明显扩张的眼静脉、眼球突出、眼外肌充血增厚及鞍旁结构密度或信号明显增高。

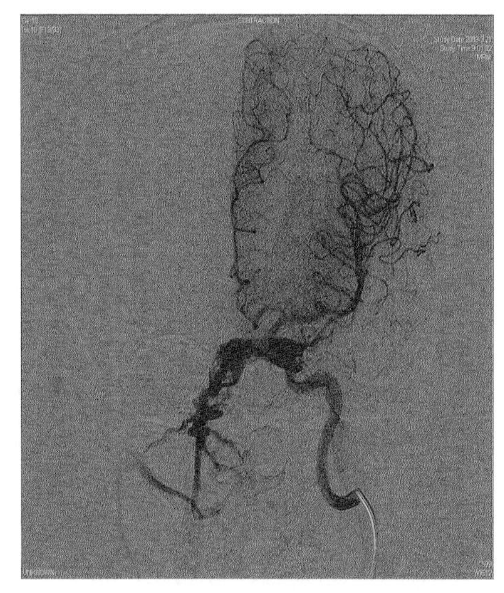

图 17-7　经股动脉插管全脑血管造影

【治疗】　目的在于保护视力，消除颅内杂音，防止脑梗死和鼻出血。治疗原则是关闭瘘口的同时保持颈内动脉的通畅。首选血管内介入治疗，经导管将气囊或弹簧圈等栓塞材料放置在瘘口处从而封闭瘘口。介入治疗 CCF 可消除头颅杂音，使眼球回纳，恢复眼球运动。对 CCF 复发患者可再次治疗。颈内动脉闭塞、结扎和孤立手术，目前临床已较少应用，必须先行球囊闭塞实验评估对侧颈内动脉代偿情况。

第六节 脑卒中的外科治疗

一、缺血性脑卒中的外科治疗

颈内动脉和椎动脉的狭窄和闭塞造成脑供血不足，可导致缺血性脑卒中，严重者可引起死亡。缺血性脑卒中的发病率高于出血性脑卒中，约占脑卒中总数的 70%～80%。颈内动脉和椎动脉都可出现狭窄和闭塞，年龄多在 40 岁以上，男性较女性多。颈内动脉或椎动脉狭窄和闭塞的主要原因是动脉粥样硬化。此外胶原性疾病或动脉炎引起的动脉内膜增生和肥厚、颈动脉外伤、肿瘤压迫颈动脉、小儿颈部淋巴结炎和扁桃体炎伴发的颈动脉血栓及先天颈动脉扭曲等，均可引起颈内动脉狭窄和闭塞。颈椎病骨质增生或颅底陷入压迫椎动脉，也可造成椎动脉缺血。

【临床表现】 脑动脉狭窄和闭塞后，根据神经功能障碍的轻重和症状持续时间，分三种类型。

1. 短暂性脑缺血发作（transient ischemic attack，TIA） TIA 的发生主要是由于脑血流量下降或微小栓子栓塞。其临床特点是：短暂的局灶性神经功能缺失，脑内无明显梗死灶，24 小时内症状完全消失，但反复发作，可自行缓解，不留后遗症。颈内动脉缺血表现为，突然对侧肢体运动和感觉障碍、失语、中枢性面肌麻痹及单眼短暂失明等，少有意识障碍；椎动脉缺血表现为：双眼阵发性黑矇或阵发性同向偏盲、眩晕、耳鸣、听力障碍、复视、共济失调和吞咽困难等。

2. 可逆性缺血性神经功能障碍（reversible ischemic neurological deficit，RIND） 与 TIA 基本相同，但神经功能障碍持续时间超过 24 小时，大部分为可逆性病变，24 小时以后逐渐恢复，一般在 1～3 周以内功能完全恢复，脑部可遗留有小的梗死灶。

3. 完全性卒中（complete stroke，CS） 症状较 TIA 和 RIND 严重，出现较重的局部神经功能障碍。虽然症状可能时轻时重，但总的趋势是无好转，脑部出现明显的梗死灶，常出现意识障碍。

【诊断】

（1）对有缺血性脑卒中症状的患者首先做 CT 扫描，最大的帮助是排除脑出血。因只靠症状和体征很难区别患者是脑梗死还是脑出血，但 CT 对早期脑梗死诊断价值有限，MRI 可以早期发现小的梗死灶。

（2）头颈部磁共振血管造影（MRA）或高分辨磁共振成像（HRMRI），可以显示颈动脉全程，HRMRI 对粥样斑块病理成分的分析更有帮助。

（3）脑血管造影可显示不同部位脑动脉狭窄、闭塞或扭曲及病变的位置、范围及程度。检查时尽量做到全脑血管造影，包括颈部的动脉和锁骨下动脉，必要时还可检查主动脉弓。

（4）颈动脉彩色多普勒超声检查和经颅多普勒超声探测是无创检查，可作为诊断颈部动脉、颈内动脉起始段和颅内动脉狭窄、闭塞的筛选手段。

(5) 脑血流量测定,颈内动脉氙(^{133}Xe)注射法局部及全脑脑血流量测定,可显示不对称性脑灌注,提示局部脑缺血病变。

【外科治疗】

1. 颈动脉内膜切除术(carotid endarterectomy,CEA)　切除增厚的颈动脉内膜粥样硬化斑块。频繁发作的 TIA,造影发现有颈动脉狭窄(狭窄超过 50%)是手术适应证,应尽早手术;颈内动脉颅外段严重狭窄(狭窄程度超过 70%),狭窄部位在颈内动脉分叉部(下颌骨角以下),手术可及者可以行 CEA 手术。颈内动脉完全性闭塞 24 小时以内亦可考虑开通手术,完全闭塞超过 24 小时,已发生脑梗死、脑软化者,不宜手术。

2. 颅外-颅内动脉吻合术　对预防部分颅内动脉狭窄或者闭塞导致的 TIA 可能有效。手术可选用颞浅动脉-大脑中动脉吻合,枕动脉-小脑后下动脉吻合,枕动脉-大脑后动脉吻合术等。主要依据血管管径大小以及皮层的缺血区域来选择相吻合的动脉。

二、出血性脑卒中的外科治疗

脑出血卒中是指原发于脑实质内的、非外伤性出血。其大多数是由于高血压病伴发的脑小动脉病变在血压骤升是破裂所致,称为高血压性脑出血。多发于 50 岁以上高血压动脉硬化患者,男多于女,是高血压病死亡的主要原因。出血多位于基底节,可向内扩延至内囊部、脑室。出血量增多形成血肿,血肿周围的脑组织破坏(图 17-8)。血肿周围脑组织水肿,压迫邻近组织可发生脑疝,常为脑出血致死的直接原因。出血沿神经束扩散使其破坏,导致神经纤维的生理性传导中断,这种功能障碍在超早期清除血肿后有恢复的可能。脑干内出血或出血破入第四脑室,往往病情严重。

【诊断】　既往有高血压动脉硬化史,突然意识障碍和偏瘫,应及时行头颅 CT 检查,以便鉴别脑出血或脑梗死。CT 对急性脑出血的定位准确,表现为高密度影区,可破入脑室。出血性脑卒中分为三级:Ⅰ级,轻型,患者意识尚清或浅昏迷,轻偏瘫;Ⅱ级,中型,完全昏迷,完全性偏瘫;两瞳孔等大或仅轻度不等;Ⅲ级,重型,深昏迷,完全性偏瘫及去脑强直,双瞳散大,生命体征紊乱。

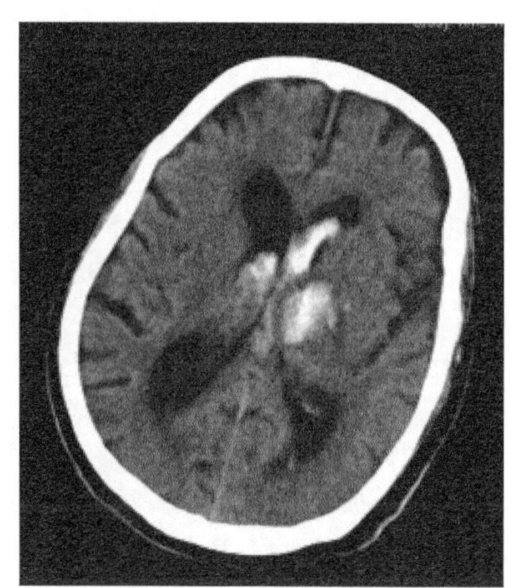

图 17-8　出血性脑卒中

【外科治疗】　手术目的在于清除血肿,解除脑疝,降低病死率和病残率。对于Ⅲ级患者,出血破入脑室者或者内侧型脑内血肿,手术效果往往不佳;虽有血肿,但患者神志清楚,病情无进行性恶化者,可暂时在密切观察患者病情的基础上保守治疗;此外患者年龄过大,有系统性疾病,如心、肺、肝、肾功能严重不全,亦不宜手术治疗。手术方法有骨瓣开颅血肿清除术、立体定位穿刺血肿抽吸术和微骨窗入路血肿清除术,各种术式具有自身的适应范围。

(黄传俊　施　炜)

附：颅内和椎管肿瘤

一、颅内肿瘤

颅内肿瘤泛指生长于颅内的肿瘤，通常称为脑瘤，分为原发性肿瘤和继发性肿瘤两大类。其病因至今并不明确，肿瘤可发生自脑、脑膜、脑垂体、颅神经、脑血管和胚胎残余组织者等，称为原发性颅内肿瘤；而由身体其他脏器组织的恶性肿瘤转移至颅内者，则称为继发性颅内肿瘤。颅内肿瘤约占全身肿瘤的2%可发生于任何年龄，以20~50岁为最多见。男、女颅内肿瘤总的发病率大致相等。颅内肿瘤中胶质瘤占45%；脑垂体腺瘤15%；脑膜瘤15%；神经鞘瘤7%；先天性肿瘤3%，以及转移性肿瘤和其他类型肿瘤15%。

【病因】 颅内肿瘤病因尚不明确，大量研究表明其发生与下列因素有关。

1. 遗传因素 在神经外科领域中，某些肿瘤具有明显的家族倾向性，如血管网织细胞瘤，多发性神经纤维瘤等，一般认为它们均为常染色体显性遗传性肿瘤，外显率较高。

2. 理化因素 物理因素中被确认的具有致肿瘤可能的是放射线，已有许多关于头颅放疗后引起颅内肿瘤的报道。在化学因素中，多环芳香碳氢化合物和硝酸化合物，如甲基胆蒽、苯并比、甲基亚硝脲、亚硝基哌啶等在一些动物实验中都可诱发脑瘤。

3. 病毒感染 实验研究表明一些病毒包括DNA病毒和RNA病毒，若接种于动物脑内可诱发脑瘤。

4. 免疫抑制 器官移植免疫抑制药的应用，会增加颅内或外周肿瘤发生的风险。

5. 残余的胚胎 颅咽管瘤，上皮样及皮样囊肿，畸胎瘤，脊索瘤明显发生于残留于脑内的胚胎组织，这些残余组织具有增殖分化的潜力，在一定条件下可发展为肿瘤。

【分类】

1. 按颅内肿瘤来源

原发性：起源于颅内各种组织的肿瘤。

继发性：全身其他部位的肿瘤转移至颅内。

2. 按颅内肿瘤的组织分类 Bailey和Cushing基于Cohnheim（1887）关于胚胎残留细胞形态成肿瘤的假说，于1926年首次对神经系统肿瘤进行分类，建立反映肿瘤组织的来源及恶性程度Kernohan分类法，将神经上皮性肿瘤根据其分化程度分为Ⅰ~Ⅳ级。2007年世界卫生组织公布了第四版分类法，为WHO分类法最新版本。

（1）神经上皮组织肿瘤：星形细胞肿瘤、间变性星形细胞瘤、胶质母细胞瘤、巨细胞胶质母细胞瘤、胶质肉瘤、少枝胶质细胞肿瘤、室管膜细胞肿瘤、间变性室管膜细胞肿瘤混合性胶质瘤、脉络丛肿瘤、来源未确定的神经上皮肿瘤、神经元及神经元和胶质细胞混合性肿瘤、松果体实质细胞肿瘤、胚胎性肿瘤、髓母细胞瘤。

（2）颅脑脊神经肿瘤：施万细胞瘤（神经鞘瘤）、神经纤维瘤、恶性周围神经鞘瘤（神经源性肉瘤，间变性神经纤维瘤，恶性雪旺氏细胞瘤）等。

（3）脑脊膜组织肿瘤：脑膜上皮细胞肿瘤（脑膜瘤、非典型脑膜瘤）；间质性，非脑膜上皮性组织肿瘤（骨软骨瘤、脂肪瘤、纤维组织细胞瘤以及其他恶性肿瘤如血管外皮细胞、软骨肉瘤、间质性软骨肉瘤）；恶性纤维组织细胞瘤（横纹肌肉瘤、脑膜肉瘤病）；广泛性黑色素沉积症、黑色素细胞瘤、恶性黑色素瘤组织来源未确定肿瘤、血管网状细胞瘤；其他肿瘤等。

(4) 淋巴瘤和造血细胞肿瘤:恶性淋巴瘤、浆细胞瘤、粒细胞、其他肿瘤等。

(5) 生殖细胞肿瘤:生殖细胞瘤、胚胎癌、卵黄囊瘤(内胚窦瘤)、绒毛膜癌、畸胎瘤、混合性生殖细胞肿瘤、其他肿瘤等。

(6) 鞍区肿瘤:垂体腺瘤、垂体癌、颅咽管瘤、其他肿瘤等。

(7) 转移性肿瘤。

【临床表现】

1. 颅内压增高症状

(1) 头痛:部分患者以头痛为发病第一个症状。在整个病程中,以头痛者较多。头痛常是间歇的,晨间较重。头痛的部位、程度、性质变化很大。头痛在儿童常呈间歇性。其解释是颅内压的增高为颅缝分离所缓解。老年人因脑萎缩、代偿空间大、反应迟钝等原因头痛症状早期不明显。

(2) 呕吐:部分患者第一个症状是呕吐。多在晨间,与饮食无关,吐前常无恶心,多呈喷射性呕吐。幕下肿瘤可刺激呕吐中枢及前庭、迷走神经等,导致呕吐出现较早且严重。

(3) 视神经乳头水肿:为颅内压增高重要的体征。早期表现为乳头色红,边缘不清,水肿高起,静脉扩张,视网膜有时见出血,晚期出现视乳头苍白,视力模糊乃至失明。

(4) 其他:可有头晕、耳鸣、烦躁、嗜睡、精神欠佳、复视、癫痫发作等。病情进行性加重,或突发瘤内卒中,发生脑疝、昏迷,以致死亡。

2. 局灶症状及体征 若颅内肿瘤位于脑重要功能区及其附近,由于压迫或破坏导致神经功能缺失,这时局灶症状及体征具有重要的定位诊断意义。

(1) 大脑半球

1) 额叶:①精神障碍,如思维贫乏、语无伦次、迫害妄想、情感淡漠、孤僻、欣快、哭笑,意识朦胧、嗜睡等。有时存在轻度精神症状,如失眠、多梦、健忘、情绪不稳等。②癫痫,对侧部分性运动性发作,包括皮层扩延性发作或持续部分性癫痫。③累及中央前回皮质运动中枢运动障碍,产生对侧偏瘫、单瘫、面瘫,累及额下回后部 Broca 区产生运动性失语(主侧半球)。④产生单侧或双侧嗅觉缺失。⑤产生病侧原发性视神经萎缩,对侧视盘水肿(Foster-Kennedy 综合征)。

2) 颞叶:①癫痫,产生颞叶钩回发作;也可有全身性大发作、失神小发作。②精神障碍,表现为焦虑、恐惧、淡漠、迟钝、错觉、幻觉、感知综合障碍(如视物变形)等。③累及颞上回后部(Wernick 区)产生感觉性失语(主侧半球)。④可产生对侧同向偏盲或上象限偏盲。

3) 顶叶:①癫痫,对侧部分性感觉性癫痫。②累及中央后回皮层感觉中枢出现偏身感觉障碍,对侧偏身,上肢及肢体远端较重,主要损害实体觉、图形觉。③结构性失用症,不能描绘简单图形,可有半侧空间疏忽遗漏,多数为左侧空间,其特点为描绘图形的一半或描绘在纸的一侧(右侧)。④其他,如失写、失算、左右不分及手指失认症(Gerstmann 综合征)。失语、失读、视觉性空间定向障碍(体外空间或环境方位的失认)。

4) 枕叶:累及距状沟周围皮层视觉中枢可产生对侧同向偏盲(中心视力可保存),两侧枕叶病变引起两眼完全失明;但瞳孔对光反应仍保存,可有幻觉、癫痫先兆,如间歇性闪光、暗点、图案等。

(2) "中线"结构:其特点是肿瘤所在部位并不完全反映该部位损害的症状,如不论肿瘤长在胼胝体、纹状体、丘脑或侧脑室,可以没有纹状体或丘脑的症状,可发生严重精神障碍,大多数病例无癫痫发作,缺乏明显的单侧功能丧失的症状。

1）胼胝体：①精神障碍，欣快、淡漠、记忆衰退、失定向力、痴呆，还可有嗜睡、遗忘、缄默等。②“胼胝体综合征”，左手失用症是重要体征之一。③自主神经症状，多汗，皮肤划纹征，呃逆，心动过速，体温调节障碍。

2）侧脑室：脑室多为“哑区”，往往肿瘤需长得足够大时才产生症状。当颅内压增高时，可产生对侧偏身感觉减退、偏盲和（或）轻偏瘫，可伴步态不稳、肢体共济失调、失语等。

3）丘脑：①运动感觉障碍常见对侧轻偏瘫伴感觉缺损。②侵犯基底核时则有不自主运动与肌强直，累及中脑后部、四叠体时可有眼球活动受限、同向运动障碍、瞳孔不等大、对光反应消失等，还可有耳鸣、单侧耳聋。③精神障碍，淡漠、抑郁、躁狂、冲动、幻觉、妄想，记忆减退，可发展至严重痴呆，称“丘脑性痴呆”。④内分泌失调，肥胖、多尿、月经不调等。⑤丘脑外侧受损，常有明显的神经体征，如轻偏瘫、偏侧性感觉障碍。

4）第三脑室：①“脑室危象”为脑脊液循环突然梗阻，产生急性颅内压增高症状。②精神障碍，呈进展性。可有近事记忆减退、智力衰退，甚至痴呆。③突然跌倒，下肢肌突然失去张力，而意识完全清楚，一般持续 5~15 分钟。

（3）小脑

1）小脑半球：患侧肢体共济失调，如指鼻及跟膝胫试验不稳准，快复轮替运动不能、辨距不良、回缩现象、构音困难、眼球震颤、肌张力减低，深反射迟钝或消失，步态不稳、向患侧跌倒等，或出现构音不良等语言障碍。

2）小脑蚓部：躯干共济失调为主，步态蹒跚，左右摇晃，站立不稳。

3）小脑桥脑角：产生相应的颅神经症状及小脑症状，表现为眩晕、患侧耳鸣、耳聋、面部感觉障碍、周围性面瘫、眼震及小脑性共济失调，有时可出现声音嘶哑、吞咽困难，对侧锥体束征等。

（4）脑干：虽可引起特征性的交叉性瘫痪（同侧脑神经麻痹及对侧肢体瘫痪）或交叉性感觉障碍，但脑干横径不大，往往表现双侧颅神经和长束受损征。

1）中脑（四叠体或顶盖、大脑脚脚底及被盖和松果体）：①眼球运动神经核上性、核性、核间性和核下性损害，早期有复视，松果体及四叠体最常见的体征是两眼同向上视麻痹，偶尔合并同向俯视麻痹，常伴瞳孔扩大及对光反应消失（Parinaud 征）。此外，可见单侧或双侧眼睑下垂，内直肌、下直肌、下斜肌及上斜肌麻痹。②小脑结合臂损害，常见躯干性共济失调，偶而单侧或双侧肢体共济失调，肌张力低，水平型眼震。③锥体束损害，大脑脚底、被盖部病变早出现、顶盖病变晚，表现为痉挛性偏瘫，至终末期则四肢瘫。昏迷者有去大脑强直及强直性抽搐。④精神症状，嗜睡、记忆力衰退、性格改变等。

2）桥脑和延髓：①呕吐、呃逆、进食呛咳、吞咽困难、声音嘶哑、说话不清，可有括约肌功能障碍，面部感觉障碍，角膜反射消失，单侧或双侧外展、面神经麻痹。咽反射消失，耳鸣及耳聋，水平或垂直型眼震。②锥体束损害出现较早，偏瘫在脑神经麻痹的对侧，可发展成四肢瘫，单侧或双侧小脑性共济失调，感觉障碍不显著，可有病灶对侧痛觉与温觉障碍，无颅内压增高征或出现晚。③精神障碍，淡漠、嗜睡、冲动等。

（5）枕大孔区

1）延髓、上颈髓损害症状：感觉及运动障碍，括约肌功能障碍，或突发呼吸功能障碍，可有猝倒、垂直性眼震、核间性眼肌麻痹（两眼同向侧视时，患侧眼球不能内收，对侧眼球单眼眼震，但辐辏正常）。

2）后组颅神经损害：说话带鼻音、软腭无力、吞咽困难、舌肌及胸锁乳突肌萎缩。

3）小脑症状：步态不稳、动作笨拙、眼震、肌张力低、腱反射迟钝等。

4）上颈脊神经及脑膜刺激症状：枕颈部痛、颈强直、强迫头位等。

5）可有脊髓空洞症型综合征：痛、温觉减退与消失、而深感觉保存的分离性感觉障碍为特点，兼有脊髓长束损害的运动障碍与神经营养障碍，感觉障碍往往从上至下发展。

6）第四脑室：常有强迫头位，头位变动阻塞脑脊液通路时出现头痛、呕吐和眩晕，称Bruns 征（第四脑室棘球蚴病）。

（6）蝶鞍区

1）垂体及其附近：①内分泌功能障碍，垂体功能亢进（巨人症、泌乳-闭经综合征、肢端肥大症），垂体功能减退（侏儒、黏液性水肿、阳痿）。②视神经受压症状，视力减退、视神经萎缩、两颞侧偏盲、眼肌麻痹等。

2）丘脑下部：尿崩症，肥胖性生殖器退化综合征；嗜睡；幼年时起病者可有性早熟症；间脑性癫痫（潮红、出汗、流泪、流涎、发热、瞳孔扩大、血压升高、脉搏加快）等。

3. 远隔症状　由于肿瘤和颅内压力增高引起脑组织移位，神经受牵拉和压迫而产生的一些局部症状。例如，外展神经受压和牵拉而出现复视；一侧大脑半球肿瘤将脑干推向对侧，使对侧大脑脚受压产生病灶侧偏瘫等。

各种不同类型颅内肿瘤的特点

（一）神经上皮来源肿瘤

神经上皮起源的肿瘤是最常见的颅内肿瘤，发病在性别上以男性为多，肿瘤的发病年龄大多为 21~50 岁，以 31~40 岁为高峰。按肿瘤细胞起源分为星形细胞起源肿瘤、少枝胶质细胞起源肿瘤、混合性胶质瘤、室管膜起源肿瘤、神经元及混合性神经元-神经胶质起源肿瘤、脉络丛起源肿瘤、神经母细胞起源肿瘤、起源不明的神经胶质瘤等。

（1）星形细胞瘤（astrocytoma）（图 17-9）：是神经上皮肿瘤最常见的类型，包括毛细胞型星形细胞瘤（WHO Ⅰ级）、星形细胞瘤（WHO Ⅱ级）、间变性星形细胞瘤（WHO Ⅲ级）、胶质母细胞瘤（WHOⅣ级）；多发于 31~40 岁的青壮年，男多于女，可在中枢神经系统的任何部位，成年人多在半球（额叶及颞叶）、丘脑、基底节区；儿童多于幕下（小脑半球、四脑室）；首发症状多为抽搐，可以同时合并其他神经系统损害的定位症状。治疗以手术为主，但手术多无法全切，手术目的应尽量缩小肿瘤体积，手术后辅助放射治疗和化疗，可延缓病变进展时间。目前星形细胞瘤 5 年生存期约 30% 左右，总体预后不佳。

（2）少枝胶质细胞瘤（oligodendroglioma）：包括少枝胶质细胞瘤（WHO Ⅱ级）与间变性少枝胶质细胞瘤（WHOIII 级）；主要见于中年人，尤其 30~40 岁多见，男性多于女性，多见于额叶，颞叶及顶叶次之。肿瘤多位于白质内，呈浸润性生长。因生长相对缓慢，多发生钙化，呈团块状或散在钙化斑为其特征性改变。肿瘤与脑组织间界线较清楚，有时可有假包膜，部分肿瘤发生黏液样变，聚积成胶冻样。治疗手术切除为主，术后需辅助放、化疗。

（3）室管膜瘤（ependymoma）：包括室管膜瘤（WHO Ⅱ级）及间变型室管膜瘤（WHO Ⅲ级）；主要见于儿童及青年人，男性多于女性，多位于幕下；儿童室管膜瘤幕下占绝大多数。肿瘤起源于室管膜细胞嵴，位于脑室内，少数肿瘤的主体位于脑组织内。由于肿瘤多呈膨胀性生长，位于第四脑室的室管膜瘤可充盈整个四脑室，使四脑室塑型，并可生长累及桥脑小脑角、小脑延髓池、甚至到达颈髓背面压迫延髓和上位颈髓的现象，有可塑性室管膜瘤之称。治疗以手术治疗为主，但术后复发率较高，同时也可出现沿脑室及脊髓的种植播散。

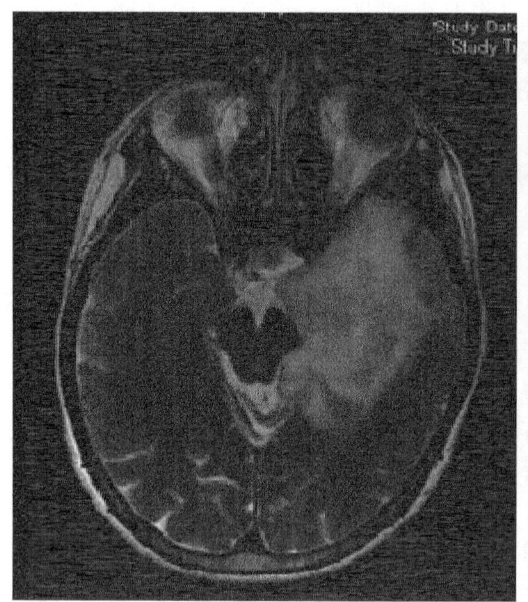
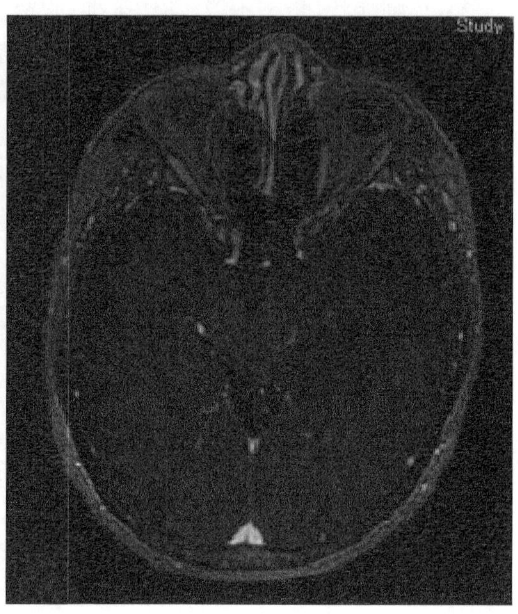

图 17-9　星形细胞瘤

本病对放疗中度敏感。术后需辅助放射治疗和化学治疗。

(4) 多行性胶质母细胞瘤(gliobastoma multiforme)(图 17-10):多形性胶质母细胞瘤简称为胶母细胞瘤(WHOⅣ级)。胶质母细胞瘤是最常见的脑胶质瘤,占胶质瘤的 25% 以上,也是最恶性的一种。男性多于女性,男女之比为 3∶1。大多发生于成人,特别是 30~50 岁。胶质母细胞瘤多发于额叶、颞叶白质,呈浸润性生长,浸润范围广,可经胼胝体到对侧,呈蝴蝶状生长。瘤体因常伴有出血坏死。肿瘤发展迅速,手术切除后常很快复发。总体来说,胶质母细胞瘤预后极差,目前胶质母细胞瘤经综合治疗后平均生存期 16 个月左右。

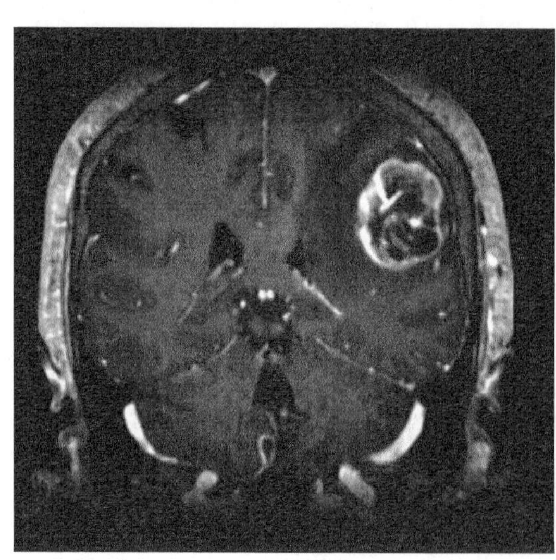
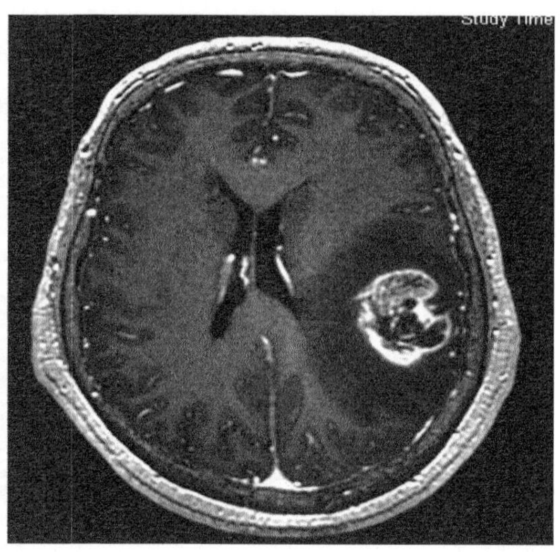

图 17-10　多行性胶质母细胞瘤

（5）髓母细胞瘤（medulloblastoma）：可发生于新生儿到70岁的任何年龄，男性多于女性，绝大多数在10岁之前，是儿童最常见中枢神经系统恶性肿瘤。髓母细胞瘤绝大部分发生在小脑蚓部，小脑损害发生早。肿瘤生长迅速，病程短。临床表现包括原因不明的头痛、呕吐及行走不稳；体征包括视乳头水肿、躯干性共济失调、眼震或强迫头位。此外因瘤内出血可迅速引起患者病情恶化，出血进入蛛网膜下腔，引起脑膜刺激症状。肿瘤也可阻塞脑脊液循环，诱发小脑扁桃体下疝导致呼吸停止而死亡。此称之为小脑危象。髓母细胞瘤转移是本病的主要特征。脊髓尤其是马尾神经是常见的受累部位。故术后可行全脑、脊髓放射治疗，以防止肿瘤复发。

（二）脑膜瘤

脑膜瘤（meningioma）（图17-11）：是起源于脑膜细胞的良性肿瘤，发生率次于胶质瘤。成年人较多，老年与儿童较少。女性稍多于男性。肿瘤大部分来自蛛网膜细胞，也可能来自硬膜成纤维细胞和软脑膜细胞，可发生在任何含有蛛网膜成分的地方，以矢状窦旁，大脑凸面，大脑镰旁者多见，其次为蝶骨嵴、鞍结节、小脑桥脑角与小脑幕和嗅沟等部位。脑膜瘤系脑外肿瘤，呈球形生长，与脑组织边界清楚。脑膜瘤有时可侵犯临近的颅骨，而使颅骨增厚或变薄。脑膜瘤首选手术治疗，化疗及放射治疗不敏感，手术应同时切除受侵犯的硬脑膜及相邻的颅骨，否则易复发。少部分残留肿瘤可行X-刀或伽马刀治疗。

少部分脑膜瘤呈恶性肿瘤的特点，称之为恶性脑膜瘤。此类肿瘤临床表现为肿瘤在原部位多次复发，并可发生颅外转移。预后极差。

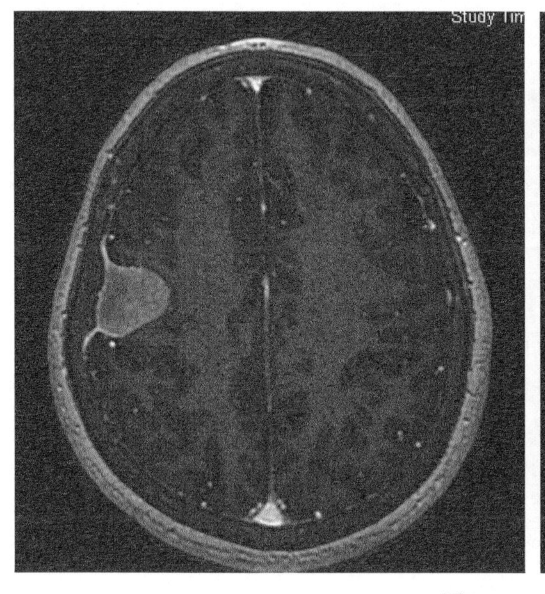

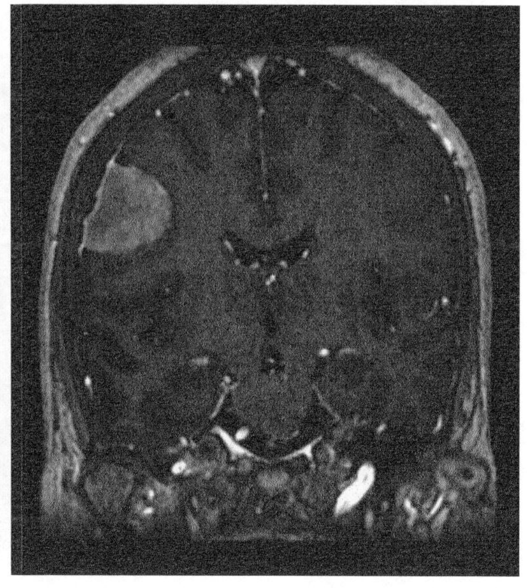

图17-11　脑膜瘤

（三）垂体腺瘤

垂体腺瘤（pituitary adenoma）（图17-12）来源于垂体前叶和后叶，以前叶的腺瘤占大多数。垂体前叶有6种激素，即生长激素、促肾上腺皮质质激素、催乳激素、促甲状腺激素及两种促性腺激素。垂体后叶主要含有抗利尿激素与催产素等，按垂体瘤是否分泌功能激素可分为功能性垂体瘤和无功能性垂体瘤，功能性垂体瘤可进一步分为 PRL 瘤，GH 瘤，ACTH 瘤，TSH 瘤，LH/FSH 瘤及混合瘤等。≤1 cm 者称为微腺瘤；1～3 cm 为大腺瘤；> 3 cm 为巨大腺瘤。

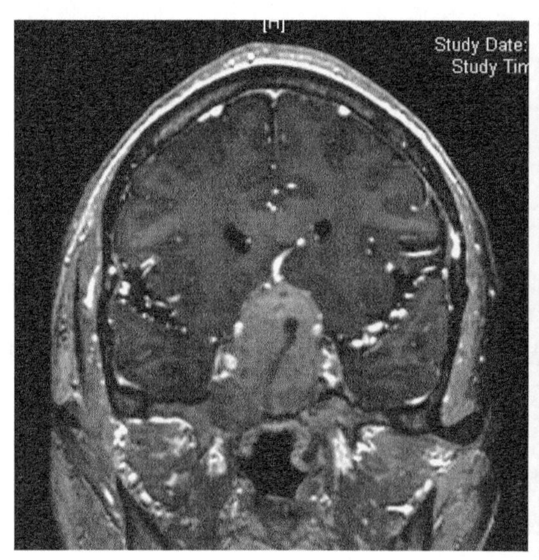

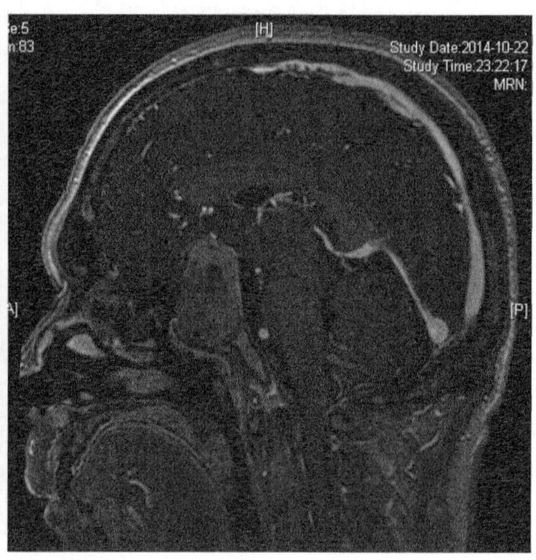

图 17-12　垂体腺瘤

【临床表现】

1. 激素分泌过多征候群

（1）PRL 瘤：女性多见，典型表现为闭经、溢乳、不育；男性则表现为性欲减退、阳痿、乳腺发育、不育等。

（2）GH 瘤：未成年患者可发生生长过速，巨人症；成人以后为肢端肥大的表现。

（3）ACTH 瘤：临床表现为向心性肥胖、满月脸、水牛背、多血质、皮肤紫纹、毳毛增多等。重者闭经、性欲减退、全身乏力，有的患者并有高血压、糖尿病、血钾减低、骨质疏松、骨折等。

（4）TSH 瘤：少见，由于垂体促甲状腺激素分泌过盛，引起甲状腺功能亢进症状。

（5）FSH/LH 瘤：非常少见，性功能减退、闭经、不育、精子数目减少等。

2. 激素分泌减少　某种激素分泌过多干扰了其他激素的分泌，或肿瘤压迫正常垂体组织而使激素分泌减少，最为常见表现为继发性性腺功能减退、甲状腺功能减退、肾上腺皮质功能减退。

3. 垂体周围组织压迫征群

（1）头痛：因为肿瘤造成鞍内压增高，垂体硬膜囊及鞍隔受压，多数患者出现头痛，主要位于前额、眶后和双颞部，程度轻重不同，间歇性发作。

（2）视力减退、视野缺损：肿瘤向前上方发展压迫视交叉，多数为颞侧偏盲或双颞侧上方偏盲。

（3）海绵窦综合征：肿瘤向侧方海绵窦发展，可压迫第Ⅲ、Ⅳ、Ⅵ对颅神经，引起上眼睑下垂、眼外肌麻痹和复视等颅神经损害表现。

（4）下丘脑综合征：大型、巨大型垂体瘤，肿瘤向上方发展，影响下丘脑可导致尿崩症、睡眠异常、体温调节障碍、饮食异常、性格改变。

4. 垂体卒中　垂体瘤可发生瘤体内出血、坏死导致垂体瘤卒中。临床多起病急骤，剧烈头痛，并迅速出现不同程度的视力减退，严重者可在数小时内双目失明，常伴眼外肌麻痹，可出现神志模糊、定向力障碍、颈项强直甚至突然昏迷。

治疗原则：抑制肿瘤的激素分泌，最大程度去除肿瘤，保留正常垂体功能，减轻肿瘤对视力的影响，防止肿瘤复发。垂体瘤首选手术治疗。经鼻蝶入路内镜下垂体瘤已成为有效安全治疗手段，部分术后肿瘤残留可予以药物辅助治疗，如奥曲肽、溴隐亭等；此外，溴隐亭对大型 PRL 腺瘤或 PRL 微腺瘤可作为首选治疗方案；对药物治疗效果不佳者可考虑辅以 γ 刀等放射治疗。

（四）听神经瘤

听神经瘤（acoustic neuroma）（图 17-13）是指起源于前庭神经的肿瘤，多位于桥脑小脑角（CPA）内。听神经瘤多源于前庭神经内听道段，亦可发自内听道口神经鞘膜起始处或内听道底，其中多数听神经瘤起自前庭上神经，其次为前庭下神经，一般为单侧，两侧同时发生者较少。

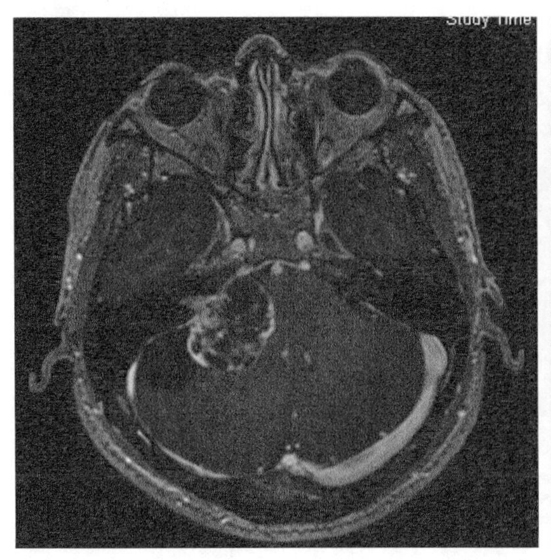

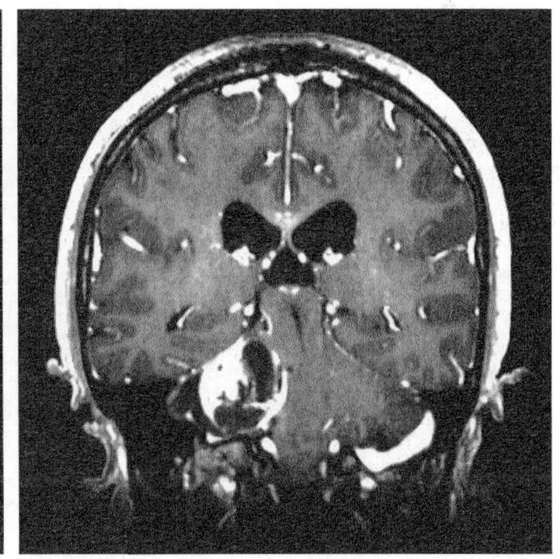

图 17-13　听神经瘤

【临床表现】　≤1.5 cm 者称为小型；1.5~3 cm 为中型；> 3 cm 为大型。

（1）单侧感音神经性听力下降，通常早于其他症状；耳鸣是常见的早期症状，可在听力下降之前就出现；前庭功能障碍亦可为听神经瘤的早期症状，表现为轻度的头晕、不稳感，明显的周围性平衡功能紊乱较少见。

（2）肿瘤压迫三叉神经可出现同侧面部麻木、疼痛或感觉异常。面部麻木通常首先出现在上颌区，检查时有角膜反射减退或消失，面部痛触觉减退，晚期可出现嚼肌、颞肌无力或萎缩。

（3）压迫第Ⅸ、Ⅹ、Ⅺ、Ⅻ后组颅神经则引起吞咽困难、声嘶、误咽和呛咳等；压迫、刺激面神经则出现面瘫、面肌痉挛；也可因中间神经受压而出现中耳、乳突区刺痛、痒感或舌前 2/3 味觉丧失；压迫展神经则出现复视。

（4）肿瘤压迫小脑引起协调运动障碍、步态不稳、向患侧倾倒等。

(5) 当瘤体巨大压迫脑干,可发生脑积水、颅压增高,出现头痛和视力下降。随着病情发展,可出现剧烈头痛、恶心、呕吐,严重时发生脑疝而死亡。

手术治疗为听神经瘤首选治疗,随神经电生理监测的开展,听神经瘤手术面神经功能保留正获得极大提高。从而避免了术后面瘫。部分小型听神经瘤患者、全身情况差无法耐受手术者、巨大听神经瘤术后肿瘤残留的,可行伽马刀治疗。

(五) 颅咽管瘤

颅咽管瘤(craniopharyngioma)(图 17-14)是由外胚叶形成的颅咽管残余的上皮细胞发展起来的一种常见的胚胎残余组织肿瘤,多起源于下丘脑、垂体柄。好发于儿童,成年人较少见,男性多于女性。颅咽管瘤好发于鞍上,可向第三脑室、下丘脑、脚间池、鞍旁、两侧颞叶、额叶底及鞍内等方向发展,压迫视神经及视交叉,阻塞脑脊液循环而导致脑积水。颅咽管瘤多数为囊性,少数为实性,鞍上者多伴囊变,肿瘤成分复杂,囊壁钙化多见。囊性瘤内富含胆固醇结晶和液体,呈暗棕色或柴油状,并有角质斑块和钙化。常见症状为:①内分泌失调,肿瘤压迫脑垂体或下丘脑所致,儿童表现为生长缓慢、发育迟缓(垂体性侏儒症),尿崩;成人表现为肥胖、性功能低下、乏力、基础代谢率减低等;②视力及视野改变,肿瘤压迫视神经及视交叉引起视力下降,视野缺损;③颅内压增高,肿瘤突入第三脑室阻塞室间孔,引起颅内压增高。外科手术为颅咽管瘤的首选治疗方法。手术治疗的目的是通过切除肿瘤达到解除肿瘤对视神经交叉及其他神经组织的压迫,解除颅内压增高。肿瘤较大可堵塞第三脑室,引起脑积水,应先行分流术。大多数颅咽管瘤用手术方法不能完全切除,而其对化疗又不敏感,故主张术后加用放射治疗。

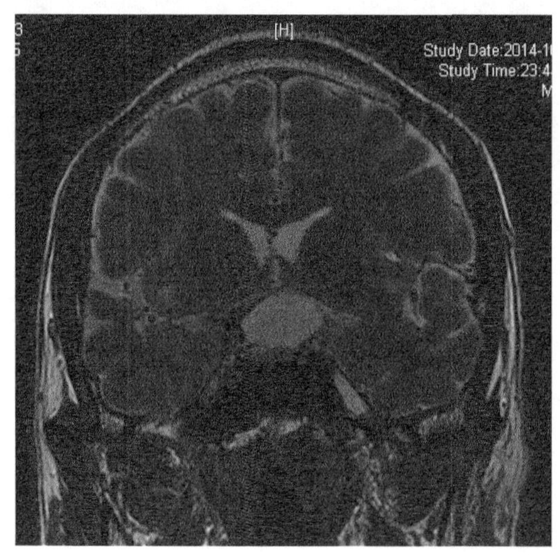

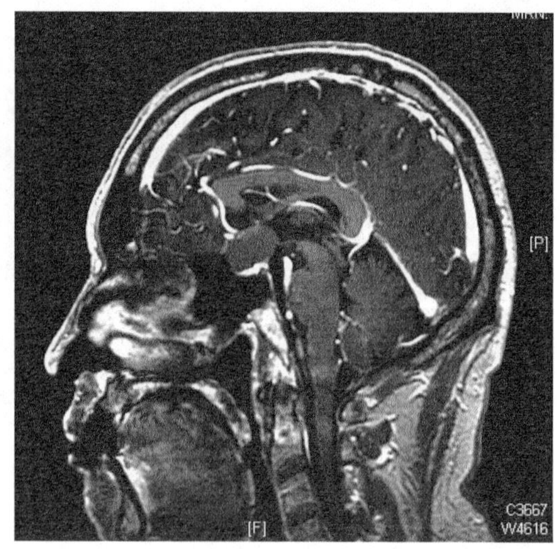

图 17-14　颅咽管瘤

(六) 血管网状细胞瘤

血管网状细胞瘤(angioreticuloma)(图 17-15)为起源于中胚叶细胞胚胎残余组织的良性肿瘤,为颅内真性血管性的肿瘤,占颅内肿瘤的 1%~2%,多为单发,该瘤好发年龄为 20~40 岁。可发生于脑的任何部位,多发生在小脑。本病有家族遗传倾向,其可与肾肿瘤、肾囊肿和胰腺囊肿以及与视网膜血管瘤之间相伴发,称为 Von-Hippel-Lindau(VHL)病。肿瘤多数呈囊性,囊内有血供丰富的囊壁结节,部分呈实质性。临床表现为颅内压增高,表现为头痛、头晕、呕吐、视盘水肿及视力减退。小脑体征常伴有眼颤、共济失调、行走不稳、复视、头晕,或局灶性症状。周围血象可能有红细胞及血红蛋白增高。血管网状细胞瘤适于手术治疗,全切除肿瘤可以治愈此病。囊性血管网状细胞瘤和实性血管网状细胞瘤的手术方法有所不同,囊性血管网状细胞瘤只切除小的肿瘤结节,无需切除囊壁;实性血管网状细胞瘤要切除整个瘤体。手术切除预后良好。

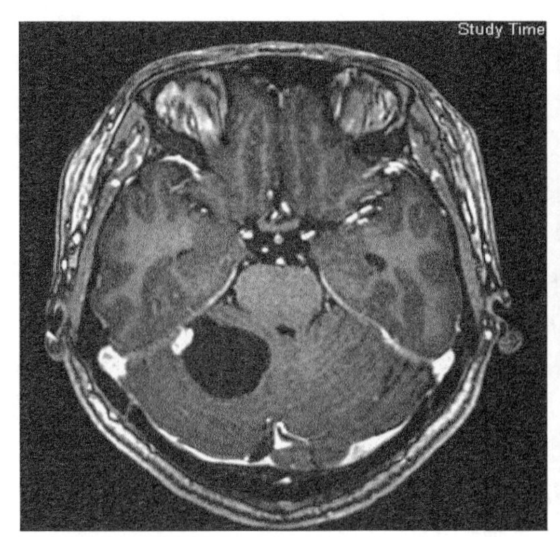

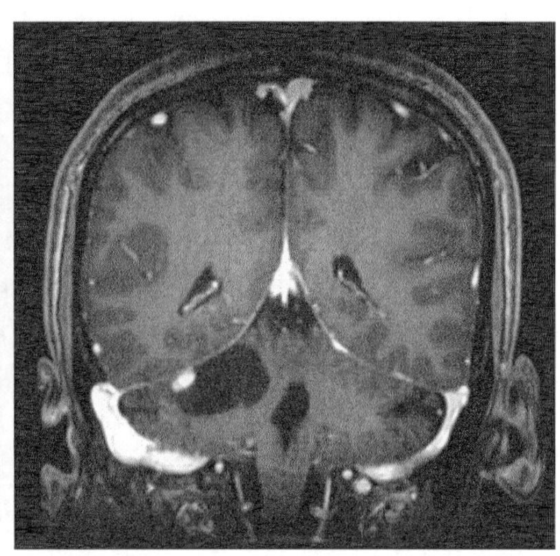

图 17-15　血管网状细胞瘤

【诊断】

颅内肿瘤的诊断　颅内肿瘤的诊断主要依靠病史和查体,其为最基本、最重要的诊断手段,通过全面、系统的病史询问,详尽细致的查体,必要的神经影像学检查及其他特殊检查,然后进行综合分析,以明确诊断。

常用辅助检查如下。

(1) 颅脑电子计算机断层扫描(CT):CT 是诊断颅内肿瘤的重要工具,CT 有较高分辨力,可反映出病变和正常组织间微小密度差。颅内肿瘤与正常脑组织在组织学上具有相当大的差异,不同的组织结构具有不同的 CT 值,表现出不同密度,从而在 CT 图像上显示病灶。静脉注射含碘对比剂后,可以显示肿瘤及肿瘤引起的结构变化,脑实质内病变可见正常的脑室等结构变形、移位等改变,注射对比剂后,肿瘤可能强化为高密度的病灶。三维 CT 使颅内病变定位诊断更加精确,CT 对于某些特殊类型肿瘤,如肿瘤伴钙化,伴出血等的诊断意义更大。

(2) 磁共振成像(MRI):在显示正常脑解剖方面,MRI 优于以前的任何技术,MRI 能提供清晰的解剖背景图像,特别是头部图像不受颅后窝伪迹的干扰,有鲜明的脑灰、白质反差,可作冠状、矢状及轴位层面的断层,比 CT 更为优越。使用顺磁性药物强化扫描已经成为 MRI 诊断脑肿瘤的主要选择手段。使用增强剂后,大多数肿瘤可出现强化。MRI 对颅后窝肿瘤尤其是脑干肿瘤,诊断更为准确。MRI 上恶性肿瘤多呈现不均匀的强化,而脑膜瘤强化则比较均匀。另外,MRI 要比 CT 能更早地发现垂体的微腺瘤,也是发现视神经胶质瘤的选择手段。磁共振血管成像技术(MRA)可清晰显示颅内血管情况,可部分替代 DSA。

(3) 神经系统 X 线检查:包括头颅 X 线片、放射性核素脑造影、脑室和脑池造影、数字显影脑血管造影(DSA)等。DSA 能清楚地显示颈内外动脉及静脉系统图像,还可测定动脉的血流量,目前已被广泛应用于脑血管病检查,成为动脉瘤、动静脉畸形、动静脉瘘等血管性疾病定性定位诊断的金标准。DSA 检查不但能提供病变的确切部位,而且对病变的范围及严重程度亦可清楚地了解,为手术提供较可靠的客观依据。在脑肿瘤中 DSA 检查可用于辅助诸如血管外及瘤区血供丰富肿瘤的血运情况判断及辅助栓塞部分肿瘤供血动脉。

(4) 脑电图(electroencephalography, EEG)及脑电地形图(brain electrical activity mapping, BEAM)检查:可作为脑肿瘤的筛选手段,尤其在肿瘤合并有癫痫发作时诊断价值更大,对大脑半球凸面肿瘤或病灶具有定位价值,可进一步明确癫痫灶与肿瘤组织之间关系。

(5) 脑电诱发电位(evoked potential)记录:脑电诱发电位记录给予被检查者作特定刺激,同时记录其脑相应区的电信号。单次刺激所诱发的皮质反应性信号十分微弱。如按一定频率重复刺激,并用电脑将所得的记录叠加,则诱发的信号不断增加,得到一个较清晰的诱发电位活动。脑电诱发电位技术在手术中脑功能的保护具有应用价值。脑诱发电位记录有:①视觉诱发电位,用于诊断视觉传导通路上的病变或肿瘤;②脑干听觉诱发电位(BAEP),用于记录小脑脑桥角及脑干的病变或肿瘤的异常电位;③体感诱发电位及运动诱发电位用于颅内肿瘤患者的皮层感觉运动功能评定。

(6) 正电子发射断层扫描(positron emission tomography, PET):其原理基于组织代谢变化,因为肿瘤组织糖酵解程度高,而且代谢活性与肿瘤的良恶程度有关,本技术通过测定组织的糖酵解程度,从而区分正常组织和肿瘤组织,了解肿瘤的恶性程度。PET 可将对肿瘤复发与放射性的坏死区别提供帮助,此外还能监测术后的肿瘤残余,监测肿瘤的发展。

【鉴别诊断】

(1) 脑脓肿:常继发于体内各种感染灶,中耳炎、乳突炎、鼻窦炎、颅骨骨髓炎及颅内静脉窦炎等化脓性感染病灶,可直接向脑内蔓延,形成脑脓肿;因细菌性心内膜炎、先天性心脏病,特别是发绀型心脏病等引起的脑脓肿,以婴幼儿多见;此外外伤或手术清创不彻底、不及时,有异物或碎骨片存留于脑内,也可形成脓肿;脑脓肿患者起病时有发热,并有脑膜刺激征,周围血象有白细胞增多,脑脊液内有炎性细胞;CT 扫描常示圆形或卵圆形密度减低阴影,增强扫描呈薄壁而光滑的环状强化,占位效应明显,这些均有助于与脑肿瘤相鉴别。

(2) 癫痫:脑瘤引起的继发性癫痫为颅内肿瘤的常见症状之一,需与原发性癫痫相鉴别。原发性癫痫起病较早没有年龄限制,没有颅内压增高的症状,没有局灶性体征,病程长,且反复发作而保持相对稳定;原发性癫痫脑电图有癫痫波发放,与脑瘤局灶体征和局灶性慢波有不同,鉴别通过 CT、MRI 检查来进行鉴别。

(3) 脑寄生虫病:包括脑血吸虫病、脑包虫病、脑囊虫病及脑肺吸虫病等。患者临床表现有颅压增高的症状,还会出现抽搐发作等。患者多有与感染源有接触史或疫区生活史。大便检查、虫卵孵化、痰液检查,会发现有寄生虫卵存在,发现皮下结节者应作活检诊断。血清及脑脊液的补体结合试验、皮肤反应试验在囊虫及肺吸虫病中一般呈阳性,与本病相鉴别并不难。同时 CT、MRI 检查也有助于鉴别诊断。

(4) 慢性硬膜下血肿:一般见于有头颅外伤的老年人,有时外伤轻微不能追忆,临床表现可有类似老年性痴呆的精神症状,有颅内压增高的表现,有意识进行性障碍,局限体征为一侧肢体体力弱为主,结合病史、CT 检查表现为硬膜下等密度或混杂密度的占位,可与脑肿瘤相鉴别。

(5) 脑血管意外:卒中型老龄脑瘤常有偏瘫、失语易与脑出血混淆。但脑血管意外患者一般年龄较大,既往多有高血压、动脉硬化史。脑梗死可急性或亚急性起病,短期内渐进性加重;脑出血多突然发病,很快出现意识障碍;两者均可出现轻偏瘫、偏身感觉障碍,或合并偏盲、失语等症状与体征;虽均能造成颅内高压,但眼底视盘水肿较少见。CT/MRI 等影像学检查一般可以作出判断。但有一些脑梗死需在影像学上同低级别星形细胞瘤鉴别。

(6) 多发硬化:多发硬化是脱髓鞘的常见类型,以轴索的弥漫性脱髓鞘及神经胶质增生为特征,好发于脑室周围、视神经、脑干、小脑白质及小脑脚、脊髓,有时需同颅内肿瘤特别是胶质瘤相鉴别。多发硬化多见于中青年,女性居多,病程中缓解与复发交替,影像学检查提示白质内存在新旧不一的两个以上病灶,可无占位效应。活动病灶在 CT 或 MRI 多可对比增强,类固醇激素治疗可以使病灶变小。

(7) 假性脑瘤:又称良性颅内压增高,本病可见于静脉窦血栓形成、炎症或外伤后蛛网膜粘连、药物反应及某些内源或外源性毒素影响。患者有颅内压增高的表现而无局灶性症状。良性颅内压增高病程进展缓慢,腰椎穿刺排放脑脊液后一般好转。易复发。良性颅内压增高与脑肿瘤还应该通过 CT 及 MRI、MRV 检查加以鉴别。

【治疗】 颅内肿瘤总体治疗原则:以手术治疗为主、根据情况辅以放射和化学药物治疗等的综合治疗。

1. 手术治疗 手术切除是目前治疗脑肿瘤的最常用也最有效的方法。

(1) 肿瘤切除术:良性、包膜完整和与神经血管易于分离的脑肿瘤,手术全切概率高。但对恶性程度高、弥漫性生长而无明确境界,或肿瘤部位深在累及重要功能区,手术常难以全切除,仅能次全(90%以上)、大部(60%以上)或部分切除。但手术可明确病理性质,减轻肿瘤负荷,为下一步治疗提供依据,延长患者生命,目前颅内肿瘤手术已进入微创神经外科的时代,手术越发重视对神经功能的保护。手术治疗的原则是在保存神经功能的前提下尽可能切除肿瘤。

(2) 内减压手术:当肿瘤无法全部切除时,可将肿瘤周边功能哑区的脑组织予以切除,给肿瘤生长留出空间,从而降低颅压,有助延长患者生命,并为进一步治疗提供时间。内减压主要限制在"非功能区"内,如额极、颞极、枕极及小脑半球外 1/3,内减压的部位应当在肿瘤周围,并建议有神经电生理术中行脑皮层功能监测。

(3) 外减压手术:即切除颅骨并剪开硬脑膜,使颅腔容积扩大,以达到降低颅内压的目的。常用于大脑深部肿瘤,由于不能切除或仅行活检及脑深部肿瘤放疗前以达到减压目的。常用术式有:颞肌下减压、枕肌下减压及大骨瓣减压。

(4) 对于脑肿瘤合并脑积水的患者可行脑脊液分流手术,包括:①侧脑室枕大池分流术;②侧脑室腹腔或心房分流术;③终板造瘘及三室底造瘘;④腰大池腹腔分流术。

2. 放射治疗 颅内肿瘤的治疗一般以手术切除为主,但由于脑部解剖结构复杂及肿瘤生长特殊,许多情况下很难完整切除肿瘤;肿瘤位于功能区或部位深在,以及患者全身情况不宜行手术治疗,可采取放疗方法进行治疗,推迟肿瘤复发、抑制肿瘤生长。此外,部分颅内肿瘤,如生殖细胞瘤,对放疗敏感,需首选放疗。放射治疗分为内放射治疗和外放射治疗。

(1) 内放射治疗:又称间质内放疗(interstatial radiotherapy)。将放射性同位素送入肿瘤内部,对正常脑组织损伤较少,同时不良反应也较小,可达到长期治疗效果。方法:①应用立体定向注射的方法;②通过置入瘤腔 Ommaya 囊经皮下穿刺直接注入放射性同位素;③术中在瘤腔内放入吸附同位素的明胶海绵等材料达治疗目的。

(2) 外放射治疗(radiotherapy)

1) 普通放射治疗:普通放疗的重要依据是利用肿瘤组织相对于正常组织增殖快,周期短,在相同放射剂量条件下,正常组织与病变组织对放射线的敏感性存在显著差异,治疗量的放射线可严重损伤病变区组织,而对正常组织的损伤较小。尽管如此,正常组织在放射线的散漫照射下仍然会受到一定程度的损伤,这是普通放疗无法避免的弊端。因此现已较少单独应用,一般用于术后辅助化疗。

2) 伽玛刀(γ-knife)放射治疗:通过精确的立体定位,将治疗剂量的离子束(γ 射线)通过聚焦的射线到达病灶处成焦点状,使病灶中的组织坏死,而靶灶周围的正常组织所接受的放射剂量极小,不会造成明显损伤。靶组织为颅内病变如脑动静脉畸形、脑肿瘤等。γ 刀对于小病灶肿瘤最大直径不大于 3cm 疗效为佳。

3) X-刀:是指在计算机辅助下将 X 射线聚集于肿瘤组织,造成病灶中的组织坏死,而靶灶周围的正常组织所接受的放射剂量不大,其原理及适应证与伽马刀雷同,但照射精度不如 γ 刀。

3. 化学治疗　化学治疗是利用化学药物杀死肿瘤细胞、抑制肿瘤细胞的生长繁殖的一种治疗方式,它是一种全身性治疗手段,对原发灶、转移灶和亚临床转移灶均有治疗作用。目前化学治疗已成为颅内肿瘤综合治疗不可缺失的一环。但由于血脑屏障存在,颅内肿瘤的治疗有其特殊性。

(1) 选择药物原则:①脑瘤患者接受化疗时,尽量选择能透过血脑屏障,在脑脊液维持较长时间,浓度较高的药物;②选择抑制瘤细胞敏感而对正常脑组织毒性小的药物;③可通过肿瘤样本行体外药敏试验,排除无效的化疗药物,检测患者肿瘤标本中耐药基因的表达,为临床选择化疗药物提供参考。针对脑胶质瘤等神经系统恶性肿瘤,在临床上常用的药物有烷化剂替莫唑胺、亚硝基脲类卡莫司汀、洛莫司汀、司莫司汀等。

(2) 不良反应及注意事项:①化疗可引起颅内压升高,使用化疗药物时,需辅助联合降低颅压药物;②化学药物治疗过程中,可引起肿瘤内部坏死出血,密切观察,有可能需手术治疗;③可引起造血功能抑制,以及肝肾功能损害,需注意血象变化,定期检查肝肾功能,必要时停止药物。

4. 基因药物治疗(gene medicine therapy)　随着恶性肿瘤基因治疗技术的迅速发展,肿瘤的基因靶向治疗已成为恶性肿瘤治疗领域的研究热点之一。但是目前相关临床开展仍然处于刚刚起步阶段,受到诸多因素限制。

二、椎管肿瘤

椎管肿瘤(intraspinal tumor),包括发生于脊髓本身及椎管内与脊髓临近的各种组织(如神经根、硬脊膜、血管、脂肪组织、先天性胚胎残余组织等)的原发性或转移性肿瘤的总称。椎管内肿瘤可压迫脊髓和神经,引起对应躯干运动和感觉障碍。

椎管肿瘤可发生于脊髓的任何节段及马尾神经,以胸段为多,占 42% ~67%,颈段占 20% ~26%,腰骶段和马尾占 12% ~24%。本病可发生于任何年龄,最多见于 20~40 岁的成人。男女之比约为 1.5∶1。

【分类】 椎管肿瘤根据肿瘤位于椎管的部位分为:颈段、胸段、腰段及马尾部。按肿瘤的性质与组织学来源分为良性肿瘤与恶性肿瘤:前者包括神经鞘瘤、脊膜瘤、血管瘤、皮样囊肿、表皮样囊肿、脂肪瘤及畸胎瘤等,后者有胶质瘤、室管膜瘤及转移性肿瘤等(图 17-16)。

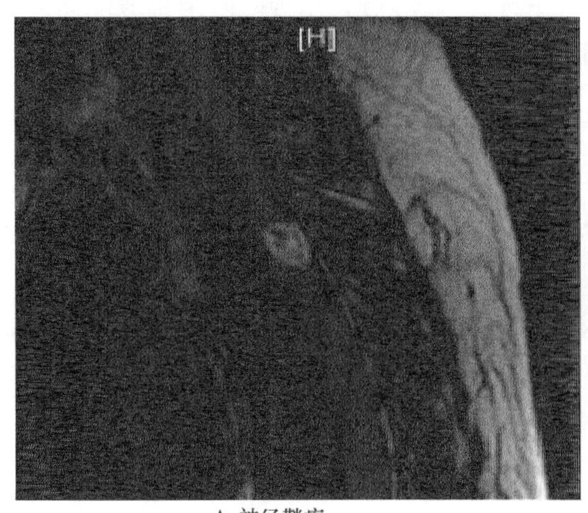

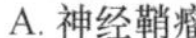
A. 神经鞘瘤

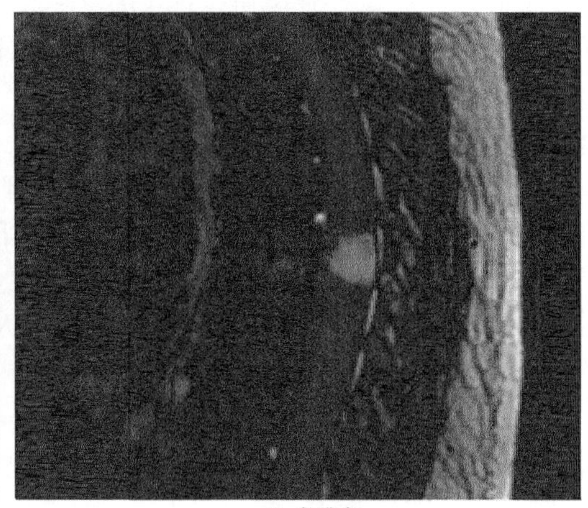
B. 脊膜瘤

图 17-16　椎管肿瘤

此外,椎管肿瘤根据肿瘤与脊髓、硬脊膜的位置关系,可分为髓内、髓外硬膜内和硬膜外三类。髓外硬膜内肿瘤最多见,其次是硬脊膜外肿瘤,最少见为髓内肿瘤;硬脊膜外肿瘤占 25% 左右,病理类型主要包括:神经鞘瘤、脊膜瘤、血管瘤、皮样及上皮样囊肿、脂肪瘤及转移瘤等;病理类型以神经鞘瘤多见。髓外硬膜内肿瘤占 55% 左右,主要病理类型是神经鞘瘤及脊膜瘤;髓内肿瘤占椎管内肿瘤的 5% ~ 10%,主要病理类型是:室管膜瘤及星形细胞瘤。

【临床表现】 脊髓是中枢神经系统神经传入和传出通路的集中处,又包含各种脊髓反射中心。脊髓位于骨性椎骨内,当椎管内发生肿瘤时,由于椎管空间局限,很容易造成对神经根的刺激和对脊髓的损害,而出现相应的神经系统症状,临床表现可分为三个时期。

1. 神经根刺激期 疾病的初期,肿瘤较小,神经后根受压,导致所支配的区域出现神经根性疼痛或感觉异常,如蚁行感、刺痛、灼痛等。开始为间歇性的,常在咳嗽、喷嚏、劳累时加剧。查体可无感觉障碍,或者仅表现感觉过敏。随神经根压迫或牵拉的加重,出现感觉减退或感觉消失。根性疼痛常见于髓外肿瘤,以颈段和马尾部肿瘤为明显;而髓内肿瘤则极为罕见。如果肿瘤位于脊髓腹侧,可无根性疼痛,表现为运动神经根的刺激症状,受压节段或所支配肌肉的抽动(肌跳),伴肌束颤动、运动不灵或无力等。这种肿瘤早期对神经根的刺激所致的感觉、运动异常,由于部位明确固定,对定位诊断具有指导意义。

2. 脊髓部分受压期 椎管肿瘤进一步发展,在神经根刺激症状的同时或之后可出现脊髓传导束受压症状。出现脊髓半侧受压综合征(Brown-Sequard's syndrome)典型体征:表现为同侧运动障碍及深感觉障碍,对侧病变平面 2 ~ 3 个节段以下痛、温觉障碍。

3. 脊髓完全受压期 椎管肿瘤发展到后期常由于脊髓部分受压或完全受压导致不全性截瘫,最终出现完全性截瘫,即脊髓完全受压期。肿瘤平面以下、深浅感觉消失,肢体完全瘫痪和痉挛,并出现大小便障碍。此期尚可发生麻痹肌的痉挛,重者可有抽搐。肿瘤平面以下部位汗腺分泌减少,皮肤干燥、粗糙、少汗或无汗。瘫痪的肢体可出现静脉淤血或水肿,此期容易发生皮肤营养不良,导致骶尾部褥疮。

【诊断】

1. 节段性定位

(1) 颈髓:高颈段($C_{1\sim4}$)肿瘤:颈、肩或枕部痛。四肢呈不全性痉挛瘫痪,肿瘤平面以下深、浅感觉丧失,大小便障碍。颈4部位肿瘤,可出现膈神经麻痹,出现呼吸困难或呃逆。颈膨大部($C_5\sim T_1$)肿瘤:双上肢呈弛缓性瘫痪(软瘫);双下肢痉挛性瘫痪(硬瘫);手、臂肌肉萎缩、肱二、三头肌腱反射消失;或眼交感神经麻痹,表现为同侧瞳孔及眼裂缩小,眼睑下垂,眼球轻度凹陷(霍纳氏症);大、小便障碍。

(2) 胸髓:上胸段($T_{2\sim8}$)肿瘤:胸、腹上部神经痛和束带感。双上肢正常,双下肢硬瘫。腹壁及提睾反射消失。下胸段($T_{9\sim12}$)肿瘤:下腹部及背部根痛和束带感。双上肢正常,双下肢硬瘫。肿瘤平面以下深、浅感觉障碍,中、下腹反射消失,提睾反射消失。

(3) 腰骶髓:腰上段($L_{1\sim3}$):髋关节屈曲及股内收动作不能,膝、踝、足趾为痉挛性瘫痪。根痛分布范围为腹股沟、臀外部、会阴或大腿内侧。下肢锥体束征阳性,膝反射亢进,提睾反射消失。腰下段($L_{4\sim5}$ $S_1\sim S_2$):根性疼痛分布于大腿前外侧或小腿外侧,感觉障碍限于下肢。膝踝关节运动障碍。股二头肌反射和提睾反射正常。膝反射及踝反射消失。大小便失禁或潴留。

(4) 圆锥部($S_3\sim S_5$):会阴部及肛门区皮肤呈马鞍状感觉减退或消失,称鞍区感觉障碍。常有膀胱直肠功能障碍,性功能减退或消失。若肿瘤压迫邻近的马尾神经,可出现根性疼痛和下肢某部位的下运动神经元性瘫痪及感觉障碍。

(5) 马尾:常有马尾综合征表现,疼痛为最常见的早期症状。表现为腰骶部疼痛或坐骨神经痛,膝、踝反射消失,鞍区感觉减退,早期为单侧性,随后表现为双侧。肛门反射消失。可有下肢的下运动神经元性瘫痪,括约肌功能障碍出现较晚,足底可有营养性溃疡。

2. 髓内外病变鉴别诊断(表17-1)

表17-1　髓内外病变鉴别诊断

	髓内肿瘤	髓外肿瘤
常见病理类型	神经胶质瘤、室管膜瘤	神经纤维瘤、脊膜瘤
病程	长短不一,一般病程短,胶质瘤囊性变时可进展加速	较长,进展缓慢,硬膜外转移性肿瘤呈急性病程
根痛	少见,多为烧灼性痛,少有定位意义	多见、且有定位意义
感觉改变	病变节段最明显,由上向下障碍,呈节段性,有感觉分离改变	下肢的脚、趾感觉改变明显,由下向上发展,少有感觉分离
下运动神经元症状	广泛而明显,有肌萎缩,	只局限于病变所在节段,不明显
锥体束征	出现晚,且不显著	早而显著
脊髓半切征	少见或不明确	多且典型,症状先限于一侧
自主神经障碍	较早出现且显著	较晚出现且不显著
椎管梗阻改变	出现较晚,且不明显	出现较早且明显
椎管骨质改变	较少见	较多见
腰穿放液后反应	症状改变不明显	肿瘤压迫症状加重
脑脊液蛋白改变	增高不明显	明显增高
营养性改变	大多显著	不明显

3. 常规检查

（1）腰穿及脑脊液检查：腰穿时通过压迫颈静脉能否改变脑脊液压力试验（奎根试验，Queckenstedt Test）进行脑脊液动力学检查，了解椎管被肿瘤阻塞程度即椎管通畅程度。通过留取少量脑脊液检查，测定脑脊液蛋白含量及细胞计数，一般来说，椎管梗阻越完全，平面越低，时间越长，脑脊液蛋白含量越高；而脑脊液细胞计数正常，即所谓蛋白-细胞分离现象，作为诊断脊髓瘤重要依据。须注意腰穿后可能神经系统症状加重，如根痛、瘫痪加重。颈段肿瘤腰穿后容易出现呼吸困难，甚至呼吸停止现象，须作好应急准备。

（2）脊柱 X 线照片检查：椎管内肿瘤行脊柱摄片时可见到椎间孔扩大、椎弓根变形和椎弓根间距增宽常提示该部位良性肿瘤可能性大。椎体骨质破坏、变形，应考虑到是否为恶性肿瘤。

（3）MRI 扫描检查：磁共振成像技术（MRI）对诊断椎管内肿瘤是目前最有诊断价值的辅助检查方法。MRI 目前已成为诊断椎管内肿瘤的首选检查，可行多节段纵行断层成像，了解肿瘤的部位、范围及其与脊髓的关系，显示肿瘤的形态及组织结构特点，判断肿瘤的性质，同时能观察到相应部位脊髓受压的程度，对脊髓肿瘤具有很高的定位、定性的诊断价值。同时对手术入路选择、判断预后帮助极大。

（4）椎管 CT 检查：CT 可见脊髓的局限性增粗胀大，伴有蛛网膜下腔或硬膜外间隙的变窄，肿瘤多密度均一，为低或等密度，与正常脊髓界限不清，可被增强或不增强。髓外硬膜下肿瘤可因不同肿瘤的类型而表现各异：神经纤维瘤多呈等或稍高密度，有囊变和钙化，中等均一强化，可因肿瘤向椎管外生长导致椎管或椎间孔的扩大，多见椎管内外相连的“哑铃”型肿块影；脊膜瘤多为高密度，明显均一强化；脂肪瘤多呈分叶状低密度，肿块多不强化；椎管内肠源性囊肿多位于颈胸髓的腹侧，边界规则清楚呈囊性，信号不强化或仅包膜轻度强化。此外髓外硬膜下肿瘤有一共同的特征是：脊髓密度多正常，以受压移位改变为主，可见肿瘤上下蛛网膜下腔的扩大而在肿瘤平面则变狭窄或消失。硬脊膜外肿瘤见椎管内边缘锐利的软组织肿块影，硬脊膜囊受压，脊髓呈浅弧形移位，相邻骨质可有破坏。

（5）脊髓造影检查：脊髓碘油造影，早期用于辅助椎管肿瘤的诊断，确定肿瘤节段，以及确定肿瘤与脊髓和硬脊膜的关系。

【治疗】　椎管内肿瘤尤其是髓外硬膜内肿瘤多属良性，一旦定位诊断明确，应尽早手术切除，患者多能恢复健康，手术同时应注意脊柱稳定性问题，根据对椎管破坏的实际情况选择是否行椎管内固定。髓内室管膜瘤术中通过显微手术，多可实现肿瘤完全切除。髓内星形细胞瘤与正常脊髓分界不清，多只能部分切除，但充分减压后可缓解脊髓压迫症状，以获得较长时间症状缓解。硬脊膜外的恶性肿瘤，如患者全身情况好，骨质破坏较局限，也可手术切除，术后辅以放射治疗及化学治疗。

此外，有研究报道，通过神经内镜辅助完成部分椎管内肿瘤手术，减少椎体后部结构的破坏，保持术后脊柱的稳定性，减少手术创伤，减少术后医源性的椎管狭窄，获得了良好的临床疗效。

（徐希德　施　炜）

第十八章　甲状腺疾病

学习目标

1. 了解甲状腺解剖生理。
2. 掌握单纯性甲状腺肿的诊断和处理原则。
3. 掌握甲亢的临床表现及手术后并发症。
4. 了解甲状腺癌的临床及病理特点和治疗原则。

第一节　解剖生理概要

甲状腺是人体最大的内分泌腺。位于甲状软骨下紧贴在气管第三、四软骨环前面，由两侧叶和峡部组成，平均重量为20~25g，女性略大略重。吞咽时可随喉部上下移动。甲状腺背面有甲状旁腺，内侧毗邻喉、咽、食管。

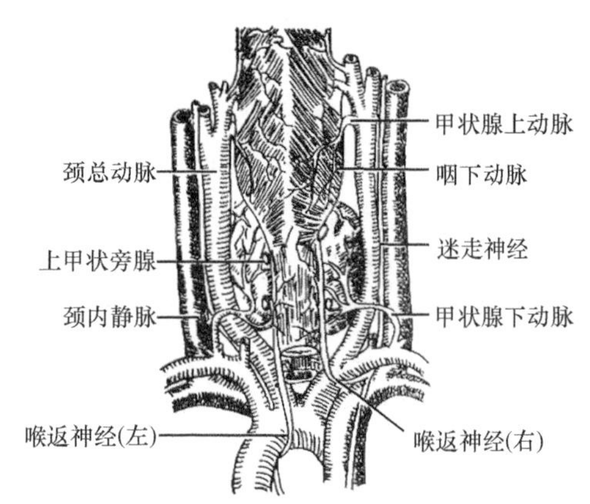

图 18-1　甲状腺解剖

甲状腺有两层被膜：气管前筋膜包绕甲状腺形成甲状腺鞘，称为甲状腺假被膜；甲状腺自身的外膜伸入腺实质内，将腺体分为若干小叶，即纤维囊，又称甲状腺真被膜。真假被膜间有疏松结缔组织，血管，神经和甲状旁腺等（图 18-1）。手术分离甲状腺时，应在此间隙内进行，并避免损伤不该损伤的结构。

甲状腺的血液供应非常丰富，主要来源于甲状腺上动脉（颈外动脉的分支）和甲状腺下动脉（锁骨下动脉的分支）。甲状腺上、下动脉均有分支，这些分支在甲状腺的上下左右及与喉部、气管、咽部、食管的动脉分支都互相吻合，构成丰富的血管网。因此在甲状腺大部切除后，虽然结扎了两侧的甲状腺上、下动脉，但并不会造成残留甲状腺的血液供应障碍。甲状腺有 3 条主要静脉，即甲状腺上、中、下静脉。甲状腺上、中静脉血液流入颈内静脉，甲状腺下静脉血液直接流入无名静脉。

甲状腺的淋巴回流路径是经峡部上缘的淋巴管，汇入环甲膜的喉前淋巴结。经腺体侧叶上级的淋巴管沿甲状腺上动脉、静脉汇入颈总动脉分叉处的颈深淋巴结。甲状腺的淋巴管向下汇入气管前淋巴结和沿喉返神经的小淋巴结群。

颈部淋巴结分区划分规定如下。

第Ⅰ区（1evel Ⅰ）：包括颏下区及颌下区淋巴结。

第Ⅱ区（1evel Ⅱ）：为颈内静脉淋巴结上组，即二腹肌下，相当于颅底至舌骨水平，前界为胸骨舌骨肌侧缘，后界为胸锁乳突肌后缘，为该肌所覆盖。

第Ⅲ区（1evel Ⅲ）：为颈内静脉淋巴结中组，从舌骨水平至肩胛舌骨肌与颈内静脉交叉处，前后界与Ⅱ区同。

第Ⅳ区（level Ⅳ）：为颈内静脉淋巴下组，从肩胛舌骨肌到锁骨上。

第Ⅴ区（level Ⅴ）：为枕后三角区或称副神经链淋巴结，包括锁骨上淋巴结，后界为斜方肌，前界为胸锁乳突肌后缘，下界为锁骨。

第Ⅵ区（level Ⅵ）：为内脏周围淋巴结，或称前区。包括环甲膜淋巴结、气管周围淋巴结、甲状腺周围淋巴结，咽后淋巴结也属这一组。这一区两侧界为颈总动脉，上界为舌骨，下界为胸骨上窝。

迷走神经进入胸腔后发出喉返神经，两侧行走途径不同。右侧在锁骨下动脉之前离开迷走神经，绕动脉的前、下后再折向上行，沿气管食管沟的前方上升，在环状软骨后方进入喉内。左侧行走途径较长，在迷走神经过主动脉弓时离开迷走神经，绕主动脉弓部之前、下、后，然后沿气管食管沟上行，在环甲关节后方进入喉内。喉返神经大多数分为前后两支，前支支配内收肌（环杓侧肌甲杓肌及会厌肌），后支支配外展肌（环杓后肌、杓间肌）。

喉上神经也是迷走神经发出，内支支配感觉，损伤可造成呛咳，误吞误咽。外支支配环甲肌运动，故损伤可造成音调降低。

甲状腺的主要功能是合成、储存、分泌甲状腺素，调节机体代谢。

第二节　单纯性甲状腺肿

单纯性甲状腺肿是甲状腺功能正常的甲状腺肿，是以缺碘、致甲状腺肿物质或相关酶缺陷等原因所致的代偿性甲状腺肿大，不伴有明显的甲状腺功能亢进或减退，故又称非毒性甲状腺肿，其特点是散发于非地方性甲状腺肿流行区，且不伴有肿瘤和炎症，病程初期甲状腺多为弥漫性肿大，以后可发展为多结节性肿大。

【病因】　患者的发病可能与下列因素有关。

1. 碘缺乏　碘是合成甲状腺激素的必须元素，碘元素不足，机体不能合成足够的甲状腺激素，反馈刺激垂体TSH升高，升高的TSH促使甲状腺增生，引起甲状腺肿。

2. 酶缺陷　甲状腺激素合成过程中某些酶的先天性缺陷或获得性缺陷可引起单纯性甲状腺肿，如碘化物运输酶缺陷、过氧化物酶缺陷、去卤化酶缺陷、碘酪氨酸耦联酶缺陷等。

3. 药物　碘化物、氟化物、锂盐、氨基比林、氨鲁米特、磺胺类、保泰松、胺碘酮、磺胺丁脲、甲巯咪唑、丙硫氧嘧啶等药物可引起单纯性甲状腺肿。这些药物通过不同的机制，干扰或抑制甲状腺激素合成过程中的各个环节，最终影响甲状腺激素合成，反馈引起TSH升高，导致甲状腺肿。

4. 吸烟　可引起单纯性甲状腺肿，因为吸入物中含硫氰酸盐，这是一种致甲状腺肿物质，吸烟者血清甲状腺球蛋白水平要高于非吸烟者。

5. 遗传因素

【临床表现】

1. 甲状腺肿大或颈部肿块　病程早期为弥漫性甲状腺肿大，查体可见肿大甲状腺表面光滑，质软，随吞咽上下活动，无震颤及血管杂音，随着病程的发展，逐渐出现甲状腺结节性肿大，一般为不对称性、多结节性多个结节可聚集在一起，表现为颈部肿块。结节大小不等、质地不等、位置不一。甲状腺肿一般无疼痛，如有结节内出血则可出现疼痛。如体检发现甲状腺结节质硬活动度欠佳，应警惕恶变可能。

2. 压迫症状　是非毒性甲状腺肿最重要的临床表现,压迫症状在病程的晚期出现,但胸骨后甲状腺肿早期即可出现压迫症状。肿大的甲状腺可能压迫气管,食管及周围神经、血管。

【诊断】　非地方性甲状腺肿流行区域的居民,甲状腺弥漫性肿大或结节性肿大,在排除甲状腺功能亢进、甲状腺功能减退、桥本甲状腺炎、急性甲状腺炎、亚急性甲状腺炎、无痛性甲状腺炎、甲状腺癌等疾病后可诊断为单纯性甲状腺肿。检查发现甲状腺肿大比较容易。但临床上更需要判断甲状腺肿及结节的性质。

【治疗】　对于多数单纯性甲状腺肿患者,不论是弥漫性还是结节性,可以不需任何特殊治疗。

有下列情况者需要手术:①有局部症状,从颈部不适到严重压迫症状;②甲状腺肿进展较快;③胸骨后甲状腺肿;④结节性甲状腺肿不能排除恶变者;⑤伴甲状腺功能异常者(包括临床甲状腺功能亢进)。

手术方式:多采用甲状腺次全切除。

第三节　甲状腺功能亢进的外科治疗

甲状腺功能亢进症简称“甲亢”,是由于甲状腺合成释放过多的甲状腺素,造成机体代谢亢进和交感神经兴奋,引起心悸、出汗、进食和便次增多和体重减少的病症。多数患者还常常同时有突眼、眼睑水肿、视力减退等症状。根据病因分为:原发性、继发性、高功能腺瘤。原发性最常见,是指在甲状腺肿大的同时,出现功能亢进症状。表现为腺体弥漫性、两侧对称肿大,常伴有眼球突出,故又称突眼性甲状腺肿。继发性甲亢较少见,如继发于结节性甲状腺肿。高功能腺瘤少见,甲状腺内有单个或多个自主性高功能结节,无突眼。

【临床表现】　甲亢的临床表现主要是甲状腺素分泌增多的表现。甲状腺素促进新陈代谢,促进机体氧化还原反应;表现为进食增加,胃肠活动增强,出现便次增多;虽然进食增多,但氧化反应增强,机体能量消耗增多,患者表现体重减少;产热增多表现怕热、出汗,甲状腺素增多刺激交感神经兴奋,临床表现心悸、心动过速,失眠,对周围事物敏感,情绪波动,甚至焦虑。

甲亢患者长期没有得到合适治疗,会引起消瘦和甲亢性心脏病。甲亢性心脏病引起心脏扩大,心律失常、心力衰竭,严重的会导致死亡。

甲亢的患者出现的脉率增快及脉压增大尤为重要,常可作为判断病情严重程度和治疗效果的重要标志。

【诊断】　甲亢的诊断并不困难,依据临床表现及辅助检查,可明确诊断。

常用的辅助检查如下。

1. 基础代谢率测定　基础代谢率=(脉率+脉压)-111。正常值为±10%;+20%~+30%为轻度甲亢,+30%~+60%为中度,>+60%重度。

2. 甲状腺摄^{131}I率测定　正常24小时摄^{131}I率为30%~40%,高峰出现在24小时。如果摄取率2小时>25%、24小时>50%且吸收高峰提前出现,均可诊断为甲亢。

3. 血清中T_3和T_4含量的测定　甲状腺分泌的T_3、T_4、FT_3、FT_4明显升高,由于甲状腺和垂体轴的反馈作用,TSH常常降低。甲亢时,T_3可高于正常的4倍以上,而T_4仅为正常的2.5倍,因此,T_3的测定对甲亢的诊断具有较高的敏感性。

【治疗】

1. 外科治疗　甲状腺肿大部切除术对中度以上的甲亢仍是目前最常用而有效的疗法，能使90%~95%的患者获得痊愈，手术死亡率低于1%。缺点是有一定的并发症和约5%左右的患者术后甲亢复发，也有少数患者术后发生甲状腺功能减退。

手术治疗适应证：①多发结节性甲状腺肿伴甲亢或高功能腺瘤；②中度以上的Graves病；③腺体较大，伴有压迫症状，或胸骨后甲状腺肿等类型甲亢；④抗甲状腺药物或^{131}I治疗后复发者或坚持长期用药有困难者。因甲亢对妊娠可造成不良影响，故妊娠早、中期的甲亢患者凡具有上述指征者，仍应考虑手术治疗，并可以不终止妊娠。

手术禁忌证为：①青少年患者；②症状较轻者；③老年患者或有严重器质性疾病不能耐受手术者。

2. 术前准备

（1）一般准备：对精神过度紧张或失眠者可适当应用镇静和安眠药以消除患者的恐惧心情。心率过快者，可口服普萘洛尔（心得安）10mg，每日3次。发生心力衰竭者，应予以洋地黄制剂。

（2）术前检查：除全面体格检查和必要的化验检查外，还应包括：①颈部、胸部摄片，了解有无气管受压或移位；②详细检查心脏有无扩大、杂音或心律不齐等，并做心电图检查；③喉镜检查，确定声带功能；④测定T_3、T_4、TSH，了解甲亢程度，选择手术时机。

（3）药物准备：是术前用于降低基础代谢率和控制症状的重要环节。

1）抗甲状腺药+碘剂法：先用硫脲类药物，通过降低甲状腺素的合成，从而控制因甲状腺素升高引起的甲亢症状，待甲亢症状得到基本控制后，改服2周碘剂，才能进行手术。由于硫脲类药物丙硫氧嘧啶，或甲巯咪唑（他巴唑）、卡比马唑（甲亢平）等能使甲状腺肿大和动脉性充血，症状控制后必须加用碘剂2周待甲状腺缩小变硬后手术更安全。

2）单用碘剂法：开始即用碘剂，2~3周后甲亢症状得到基本控制，脉率<90次/分以下，血清T_3、T_4水平正常，便可进行手术。因部分患者，服用碘剂2周后，症状减轻不明显，此时要加用硫脲类药物，直至症状基本控制，停用硫氧嘧啶类药物后，继续单独服用碘剂1~2周，再进行手术。碘剂的作用在于抑制蛋白水解酶，减少甲状腺球蛋白的分解，从而抑制甲状腺素的释放，碘剂还能减少甲状腺的血流量，使腺体充血减少，语颤消失，腺体缩小变硬。常用的碘剂是复方碘化钾溶液，每日3次；第一日每次3滴，第二日每次4滴，以后逐日每次增加1滴，至每次16滴为止，然后维持此剂量。由于碘剂只抑制甲状腺素释放，而不抑制其合成，因此一旦停服碘剂后，储存于甲状腺滤泡内的甲状腺球蛋白大量分解，甲亢症状可重新出现，甚至比原来更为严重。因此，凡不准备施行手术者，不要服用碘剂。

3）普萘洛尔法：对于常规应用硫氧嘧啶类药物不能耐受或无效者、碘剂过敏者，可单用普萘洛尔做术前准备。普萘洛尔是一种肾上腺素受体阻滞剂，能控制甲亢的症状，缩短术前准备的时间，且用药后不引起腺体充血，有利于手术操作，用法为每6小时1次，每次20~60mg口服。一般4~7日后脉率降至正常水平时，便可施行手术。由于普萘洛尔在体内的有效半衰期不到8小时，所以口服普萘洛尔要在术前1~2小时；术后继续逐渐减量应用普萘洛尔4~7日。此外，术前不用阿托品，以免引起心动过速。有哮喘病和心脏病者禁用此法。

3. 切除腺体数量　应根据腺体大小或甲亢程度决定。通常需切除大部分腺体，并同时切除峡部；腺体切除过少容易引起复发，过多又易发生甲状腺功能低下（黏液水肿）。应保存两叶腺体背面包膜部分，以免损伤喉返神经和甲状旁腺。

4. 术后处理　①术后当日应密切观察患者生命体征：神志、呼吸、脉搏、血压、体温，防治甲状腺危象；②术后采用半卧位，利于呼吸与创口引流；③观察呼吸，保持呼吸道通畅、排痰，注意创口情况；④甲亢者术后继续用碘剂，10 滴每日 3 次，共 1 周；⑤术后当日禁食。

【术后并发症】

1. 术后呼吸困难和窒息　这是术后最危急的并发症，多发生在术后 48 小时内。常见原因为：①切口内出血压迫气管，主要是手术时止血不彻底，或因血管结扎线滑脱引起；②喉头水肿，主要是由于手术操作创伤或气管插管损伤所引起；③术后气管塌陷，是气管壁长期受压，发生软化，术后失去周围组织支撑所引起；④双侧喉返神经损伤。

临床表现为进行性呼吸困难、烦躁、发绀以至窒息。如因出血所引起者，尚有颈部肿胀，引流口渗出鲜血等。如发生上述情况，应立即在床旁拆除缝线，敞开伤口，去除血肿。待情况好转后，再送手术室做进一步检查处理。

2. 喉返神经损伤　主要是手术操作直接损伤引起，如切断、缝扎、挫夹或牵拉过度；少数是由于血肿压迫或瘢痕组织牵拉而引起。前者在术中立即出现症状，后者在术后数日才出现症状。如完全切断或缝扎喉返神经，损伤是永久性的，挫夹、牵拉或血肿压迫所致的损伤多为暂时性，一般可在 3～6 个月内逐渐恢复。一侧喉返神经损伤所引起的声嘶，可由健侧声带过度地向患侧内收而好转，术后喉镜检查虽仍见患侧声带外展，但患者并无明显声嘶。两侧喉返神经损伤会发生两侧声带的麻痹，引起失音或呼吸困难，需做气管切开。

3. 喉上神经损伤　多由于结扎、切断甲状腺上动静脉时，离开腺体上极较远，未加仔细分离，连同周围组织大束结扎所引起。若损伤喉上神经外支，会使环甲肌瘫痪，引起声带松弛，音调降低。分离向上延伸很高的甲状腺上极时，有时可损伤喉上神经的内支，由于喉黏膜的感觉丧失，患者失去喉部的反射性咳嗽，进食时，特别是饮水时，就可引起误咽而呛咳。一般可自行恢复。

4. 手足搐搦　手术时甲状旁腺被一并切除、损伤或其血液供应受累时，都可引起甲状旁腺功能不足，引起手足搐搦。

症状多在手术后 1～2 日出现。轻者仅有面部或手足的强直感或麻木感，常伴心前区的重压感；重者发生面肌和手足的搐搦（一种带疼痛性的痉挛）。每日可发作数次，每次 10～20 分钟，甚至数小时，严重病例还伴有喉和膈肌痉挛，可引起窒息而死亡。晚期常继发双眼白内障。经过 2～3 周后，未受损伤的甲状旁腺增大或血供恢复，起到代偿作用，症状消失。

在不出现搐搦的间歇期间，神经肌肉的应激性明显增高，如果在耳前叩击面神经、颜面肌肉即发生短促的痉挛（chrostek 征）、如果用力压迫患者的上臂神经，即引起手的搐搦（Trousseau 征）。血钙多降低血磷则上升，同时尿中的钙、磷排出减少。

治疗：限制肉类，蛋和乳制品的摄入，因为含磷较高，影响钙的吸收。发作时立即静脉推注 10% 葡萄糖酸钙或氯化钙 10～20ml。症状轻者可以口服葡萄糖酸钙或乳酸钙 2～4g，每日 3～4 次。同时加用维生素 D_2，每日 5 万～10 万单位，以促使其在肠道吸收。最有效的方法是口服二氢速固醇（AT10）油剂，有提高血钙的特殊作用，从而降低神经、肌肉的应激性。甲状旁腺永久损伤者，可以采用同种异体甲状旁腺移植，亦有疗效，但不持久。

5. 甲状腺危象　发病原因迄今尚未肯定。过去认为：甲状腺危象是手术时过度挤压了甲状腺组织，促使大量甲状腺素突然进入血液中的结果。但是患者血液中的甲状腺素含量并不一定高。因此，不能简单地认为甲状腺危象是由于甲状腺素在血液中过多的结果。近年来则认为：甲状腺危象是由于肾上腺皮质激素分泌不足引起的，甲亢时肾上腺皮质激素的合成、分泌和分解代谢加速。久之,使肾上腺皮质功能减退,而手术创伤应激诱发危象。同时也由于术前准备不充分,甲亢症状未能很好控制所至。

临床表现多于术后 12~36 小时内发生高热,脉快而弱(每分钟 120 次以上),患者烦躁、谵妄,甚至昏迷,并常有呕吐和水泻。如不积极治疗,患者往往迅速死亡。故危象一旦发生,应及时予以抢救治疗。

治疗措施包括以下几种。①复方碘溶液 3~5ml,口服,紧急时可用 10% 碘化钠 5~10ml 加入 500ml 10% 葡萄糖液中静脉滴注,以减少甲状腺素的释放。②用 β 受体阻滞剂或抗交感神经药,常用的有普萘洛尔 5mg,加入 5% 葡萄糖液 100ml 静脉滴注,或口服 40~80mg,每 6 小时一次。利血平 2mg 肌肉注射,每 6 小时一次。③氢化可的松,每日 200~400mg,分次静脉滴注。④镇静剂,常用苯巴比妥钠 100mg 或冬眠合剂Ⅱ号半量,肌肉注射,6~8 小时一次。⑤降温,一般配合冬眠药物物理降温,使患者体温尽量保持在 37℃左右。⑥静脉输入大量葡萄糖液并保持水、电解质及酸碱平衡。⑦吸氧,以减轻组织的缺氧。⑧如有心力衰竭者可给予洋地黄制剂,如有肺水肿可给予呋塞米。

6. 术后复发　造成术后复发的常见原因是:未切除甲状腺峡部或锥体叶;或切除的腺体不够,至残留的腺体过多,或甲状腺下动脉未予结扎等。复发甲状腺的再次手术常常带来难以估计的困难,而且容易损伤喉返神经和甲状旁腺。

7. 甲状腺功能减退　由于腺体切除过多所引起。表现轻重不等的黏液性水肿,皮肤和皮下组织水肿,面部尤甚,按之不留凹痕,皮肤干燥,毛发疏落,患者常感疲乏,性情淡漠,智力较迟钝,动作缓慢,性欲减退。此外,脉率慢、体温低、基础代谢率降低。

治疗:长期服用左甲状腺素钠片,疗效较好。

第四节　甲 状 腺 炎

甲状腺炎是一种常见的甲状腺疾病,女性多见。临床表现多种多样,同一种类型的甲状腺炎在病程的不同时期不仅可以表现为甲状腺功能亢进,还可表现为甲状腺功能减退可以表现为弥漫性甲状腺病变,还可以表现为甲状腺结节。

一、亚急性甲状腺炎

亚急性甲状腺炎又称病毒性甲状腺炎,De Quervain 甲状腺炎,肉芽肿性甲状腺炎,1904 年由 De Quervain 首先报告。一般认为和病毒感染有关。多见于 30~40 岁女性。

【临床表现和诊断】　起病时患者常有上呼吸道感染,多数患者表现为发热,短期内甲状腺肿大伴单个或多个结节,触之坚硬而显著压痛。疼痛向患侧耳颞部放射。患者可有发热,血沉增快。典型者整个病期可分为早期伴甲状腺功能亢进症、中期伴甲状腺功能减退症及恢复期三期。病程约为三个月,恢复后甲状腺功能多不减退。

【治疗】　泼尼松每日 4 次,每次 5mg,2 周后减量,全程 1~2 个月。约有 10% 的患者可发生永久性甲状腺功能低减,需要长期甲状腺素替代治疗。抗生素治疗无效。

二、慢性淋巴细胞性甲状腺炎

慢性淋巴细胞性甲状腺炎又称自身免疫性甲状腺炎,是一种以自身甲状腺组织为抗原的慢性自身免疫性疾病。由日本九州大学 Hashimoto 首先报道,故又称 Hashimoto(桥本)甲状腺炎。本病是儿童及青少年甲状腺肿大及获得性甲状腺功能减退症最常见的原因。

【临床表现】 甲状腺多为双侧对称性、弥漫性肿大,峡部及锥状叶常同时增大,也可单侧性肿大。甲状腺往往随病程发展而逐渐增大,但很少压迫颈部出现呼吸和吞咽困难,多伴甲状腺功能减退。

【诊断】 甲状腺肿大,基础代谢率降低,甲状腺摄^{131}I 量减少,结合血清抗甲状腺过氧化物酶抗体(TPOAb)和 TgAb 显著增高可帮助诊断。还可以行穿刺活检帮助确诊。

【治疗】 长期服用左甲状腺素钠片治疗,有压迫症状或疑恶变者手术治疗。

第五节　甲状腺腺瘤

甲状腺腺瘤是起源于甲状腺滤泡细胞的良性肿瘤,是甲状腺最常见的良性肿瘤。好发于甲状腺功能的活动期。临床分滤泡状和乳头状实性腺瘤两种,前者多见。多见于 40 岁以下的妇女。

【临床表现与诊断】 患者因稍有不适或无任何症状而被发现颈部肿物。多数为单发,圆形或椭圆形,表面光滑,边界清楚,质地韧实,与周围组织无粘连,无压痛,可随吞咽上下移动。肿瘤直径一般在数厘米,巨大者少见。巨大瘤体可产生邻近器官受压征象,但不侵犯这些器官。有少数患者因瘤内出血瘤体会突然增大,伴胀痛,病史较长者,往往因钙化而使瘤体坚硬;有些可发展为功能自主性腺瘤,而引起甲状腺功能亢进。部分甲状腺腺瘤可发生癌变。具有下列情况者,应当考虑恶变的可能性:①肿瘤近期迅速增大;②瘤体活动受限或固定;③出现声音嘶哑、呼吸困难等压迫症状;④肿瘤硬实、表面粗糙不平;⑤出现颈淋巴结肿大。

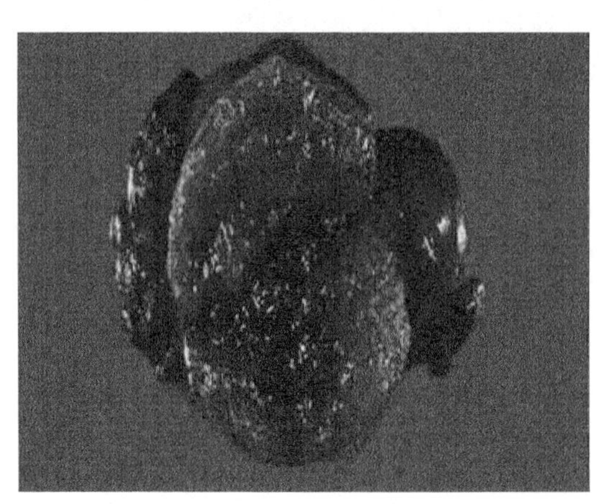

图 18-2　甲状腺腺瘤大体标本

【治疗】 根据临床表现,可选择密切观察或手术治疗。因甲状腺腺瘤有恶变可能(10%),手术治疗需切除患侧腺叶或完整的肿瘤(图 18-2),切除的标本需要行冰冻切片检查,以判断有无恶变。

附:甲状腺癌

甲状腺癌是最常见的甲状腺恶性肿瘤,约占全身恶性肿瘤的 1%。除髓样癌外,绝大部分甲状腺癌起源于滤泡上皮细胞。

【病理】

1. 乳头状癌(papillary carcinoma)　约占成人甲状腺癌总数的 70%,而儿童甲状腺癌常常都是乳头状癌。乳头状癌常见于中青年女性,以 21~40 岁的妇女最多见。该类型分化好,生长缓慢,恶性程度低。该病有多中心性发生倾向,且较早出现颈部淋巴结转移,需争取早期发现和积极治疗,预后较好。

2. 滤泡状癌(follicular carcinoma)　约占15%,多见于50岁左右的妇女。此型发展较快,属中度恶性,且有侵犯血管倾向。颈淋巴结转移仅占10%,因此预后不如乳头状癌。

3. 未分化癌(anaplastic thyroid carcinoma)　占5%~10%,多见于老年人,发展迅速,高度恶性,约50%有颈部淋巴结转移,或侵犯喉返神经、气管或食管,常经血运向远处转移。预后很差,平均存活3~6个月,1年存活率仅5%~10%。

4. 髓样癌(medullary thyroidcarcinoma)　少见。发生于滤泡旁细胞(C细胞),可分泌降钙素(calcitonin)。细胞排列呈巢状或束状,无乳头或滤泡结构,其间质内有淀粉样沉着,呈未分化状,但其生物学特性与未分化癌不同,恶性程度中等,可有颈淋巴结转移和血运转移。

【临床表现】　甲状腺内发现肿块,质地硬而固定、表面不平是各型癌的共同表现。随着病程的进展,可逐渐出现声音嘶哑,呼吸、吞咽困难和交感神经受压引起Horner综合征以及侵犯颈丛出现耳、枕、肩等处疼痛和局部淋巴结及远处器官转移等表现。颈淋巴结转移在未分化癌发生较早。有的患者甲状腺肿块不明显,因发现转移灶而就医时,应想到甲状腺癌的可能。未分化癌以局部浸润为主,髓样癌患者应排除Ⅱ型多发性内分泌腺瘤综合征的可能。对合并家族史和出现腹泻、颜面潮红、低血钙时应注意。

【诊断】　主要根据临床表现,若甲状腺肿块质硬、固定,颈淋巴结肿大,或有压迫症状者,或存在多年的甲状腺肿块,在短期内迅速增大者,均应怀疑为甲状腺癌。超声检查有助于诊断,细针穿刺细胞学检查常可以明确诊断。血清降钙素测定可协助诊断髓样癌。

临床分期

乳头状癌、滤泡状癌,年龄在45岁以下

Ⅰ期 任何T 任何N M0

Ⅱ期 任何T 任何N M1

乳头状癌、滤泡状癌,年龄在45岁以上及髓样癌

Ⅰ期 T1 N0 M0

Ⅱ期 T2 N0 M0

Ⅲ期 T3 N0 M0　T1~3 N1a M0

Ⅳa期 T4a N0~1a M0　T1~4a N1b M0

Ⅳb期 T4b 任何N M0

Ⅳc期 任何T 任何N M1

未分化癌

所有未分化癌均视为Ⅳ期

Ⅳa期 T4a 任何N M0;Ⅳb期 T4b 任何N M0;Ⅳc期任何T 任何N

T1 肿瘤直径≤2cm

T2 原发肿瘤直径为2~4cm

T3 原发肿瘤直径>4cm,肿瘤局限在甲状腺内或有少量延伸至甲状腺外

T4a 肿瘤蔓延至甲状腺包膜以外,侵犯皮下软组织、喉、气管、食管或喉返神经

T4b 肿瘤侵犯椎前筋膜或包裹颈动脉或纵隔血管

Tx 原发肿瘤大小未知,但未延伸至甲状腺外

N0 无淋巴结转移

N1a 肿瘤转移至Ⅵ区[气管前、气管旁和喉前(Delphian)淋巴结]

N1b 肿瘤转移至单侧、双侧、对侧颈部或上纵隔淋巴结

Nx 术中未评估淋巴结

M0 无远处转移灶

M1 有远处转移灶

Mx 未评估远处转移灶

【治疗】 甲状腺癌的手术治疗包括甲状腺本身的手术，以及颈淋巴结的清扫。甲状腺的切除范围目前仍有分歧。范围最小的是腺叶加峡部的切除。最大至甲状腺全切除。甲状腺切除范围的趋势是比较广泛的切除。有证据显示甲状腺近全切或全切除术后复发率较低。

颈淋巴结清扫范围同样有争论，但最小范围清扫，即中央区淋巴结清扫已经达成共识。颈部淋巴结清扫可作中央区颈淋巴结清扫或改良颈淋巴结清扫。前者指清除颈总动脉内侧、甲状腺周围、气管食管沟之间及上纵隔的淋巴结组织；后者指保留胸锁乳突肌、颈内静脉及副神经的颈淋巴结清扫。对高危组患者，肉眼可见颈淋巴结转移、肿瘤侵犯至包膜外及年龄超过 60 岁者，应作改良颈淋巴结清扫；若疾病分期较晚，颈淋巴结受侵犯广泛者，则应作传统淋巴结清扫。理想的手术方式应该根据每个患者具体情况不同，充分评估淋巴结转移情况，行择区淋巴结清扫，即个体化手术原则。

放射核素治疗：对于乳头状癌、滤泡癌，术后应用 ^{131}I 适合于 45 岁以上患者、多发性癌灶、局部侵袭性肿瘤及存在远处转移者。主要是破坏甲状腺切除术后残留的甲状腺组织，对高危病例有利于减少复发和死亡率。应用碘治疗目的是：①破坏残留甲状腺内隐匿微小癌，易于使用核素检测复发或转移病灶；②术后随访过程中，增加用状腺球蛋白作为肿瘤标记物的价值。

内分泌治疗：分化型甲状腺癌的细胞膜表面表达 TSH 受体，并且对 TSH 刺激发生反应，使甲状腺癌组织复发和增生。通过超生理剂量的 T_4 抑制血清 TSH 水平，可以减少肿瘤复发的危险。所以术后患者要长期接受左甲状腺素片替代治疗。目的是一方面供应机体甲状腺激素的需求，另一方面抑制肿瘤的复发。TSH 抑制治疗的目标是：①持续肿瘤组织存在的患者，在没有特殊禁忌证情况下，血清 TSH 应当维持在<0.1mU/L；②临床无症状的高危型患者，血清 TSH 应当维持在 0.1～0.5mU/L，5～10 年；③临床无症状的低危型患者，TSH 应当维持在 0.3～2.0mU/L，5～10 年。超生理剂量的 T_4 治疗的不良反应包括亚临床甲亢，加重缺血性心脏病、心房纤颤和闭经后妇女的骨质疏松。

放射外照射治疗：主要用于未分化甲状腺癌。

（盛陈毅　陆玉华）

第十九章 乳房疾病

学习目标

1. 了解乳房淋巴引流途径。
2. 熟悉乳房肿块的鉴别诊断要点。
3. 熟悉急性乳腺炎的诊断、预防和治疗。
4. 熟悉乳腺癌的临床表现、诊断和外科处理原则。
5. 掌握乳房的正确检查方法。

乳房疾病是妇女常见病，在西方发达国家，乳腺癌的发病率居女性恶性肿瘤发病率之首。近年我国乳腺癌发病率的增长速度却高出高发国家 1~2 个百分点，据国家癌症中心和卫生部疾病预防控制局 2012 年公布的 2009 年乳腺癌发病数据显示：全国肿瘤登记地区乳腺癌发病率位居女性恶性肿瘤的第 1 位。

第一节 解剖生理

乳腺（图 19-1）位于皮下浅筋膜的浅层与深层之间。浅筋膜伸向乳腺组织内形成条索状的小叶间隔，一端连于胸肌筋膜，另一端连于皮肤，将乳腺腺体固定在胸部的皮下组织之中。起支持作用和固定乳房位置的纤维结缔组织称为乳房悬韧带或 Cooper 韧带。乳腺被结缔组织分隔为 15~25 个叶，每个叶又分为若干小叶，每个小叶是一个复管泡状腺。腺泡上皮为单层立方或柱状，在上皮细胞和基膜间有肌上皮细胞。导管包括小叶内导管、小叶间导管和总导管。小叶内导管多为单层柱状或立方上皮，小叶间导管为复层柱状上皮，总导管又称输乳管。输乳管会在近乳头处形成膨大的输入管窦，末端变细并开口于乳头。乳腺是很多内分泌腺的靶器官，在不同的年龄段，乳腺的生理状态在各激素的影响下表现不同。

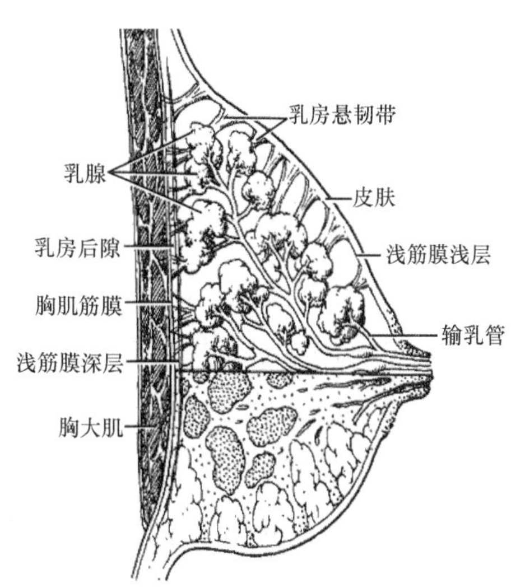

图 19-1 乳腺解剖结构

乳腺淋巴回流途径（图 19-2）如下。①乳房大部分淋巴液经胸大肌外侧缘淋巴管流至腋窝淋巴结，再流向锁骨下淋巴结（75%）。部分乳腺上部淋巴液可流向胸大小肌淋巴结（Rotter 淋巴结），直达锁骨下淋巴结。通过锁骨下淋巴结后，淋巴液继续流向锁骨上淋巴结。②部分乳房内侧的淋巴液通过肋间淋巴管流向胸骨旁淋巴结。③两侧乳房间皮下有交通淋巴管，一侧乳房的淋巴液可流向另一侧。④乳房深部淋巴网可沿腹直肌鞘和肝镰状韧带通向肝。

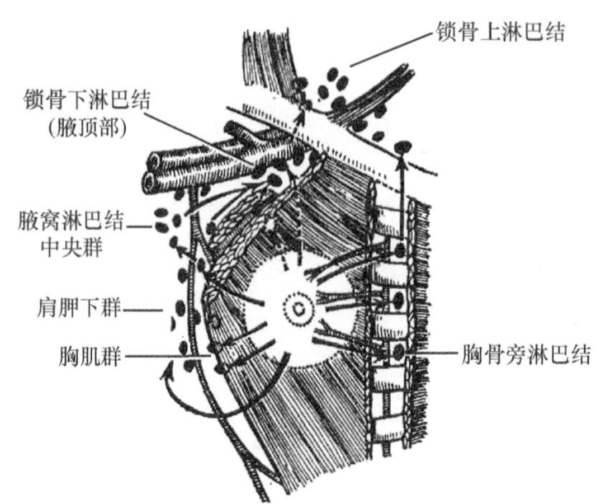

图 19-2　乳腺淋巴回流途径

第二节　乳房检查

体位:端坐或仰卧位,两侧乳房充分暴露,以利对比。

1. 视诊　首先应观察乳腺的发育情况。两侧乳房是否对称,大小是否相似;两侧乳头是否在同一水平上,乳头是否有回缩凹陷;乳头乳晕有无糜烂,乳房皮肤色泽如何,有无水肿和橘皮样变,是否有红肿,表面乳腺区浅表静脉是否怒张等。

2. 扪诊　手掌要平伸,四指并拢,用最敏感的示指、中指、无名指的末端指腹按顺序轻扪乳房的外上、外下、内下、内上区域,最后是乳房中间的乳头及乳晕区。检查时不可用手指抓捏乳腺组织,否则会把抓捏到的乳腺组织误认为肿块。发现乳房肿块后,应该注意乳房肿块的位置、形态、大小、数目、质地、表面光滑度、活动度及有无触痛等。最后轻挤乳头,若有溢液,依次挤压乳晕四周,并记录溢液来自哪个乳管。由于乳腺癌常易发生腋下及锁骨上区淋巴结转移,故乳房部的体格检查应常规检查上述区域的淋巴结的大小、质地及活动度等(图 19-3)。

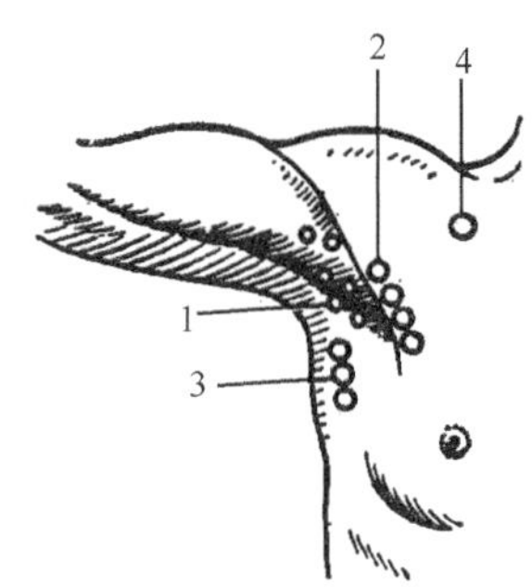

图 19-3　腋窝淋巴结

1. 中央群;2. 胸肌群;3. 肩胛下群;4. 锁骨下群

3. 特殊检查

(1) 钼靶 X 线摄影检查:由于乳腺钼靶检查可以观察到临床触摸不到肿块的早期乳腺癌,尤其是新一代数字式乳腺钼靶 X 线摄影检查使图像更清晰,早期乳腺癌的诊断率更高,其鉴别良、恶性肿瘤的准确率甚至可达 90% 以上。

(2) B 超检查:也是乳腺疾病常用的检查方法之一,可与乳腺钼靶 X 线摄影检查结合起来使用。应用 B 超检查乳房病变的最大优点是可以快速、准确地判别乳腺肿块的性质为实性或囊性。对乳腺囊肿、脓肿及囊性增生症的诊断优于其他检查。

(3) 磁共振(MRI):是钼靶和 B 超检查的重要补充。对微小病灶,评价病灶范围有优势。

(4) 乳管镜检查:如果患者有乳头溢液(流水),可以采用乳管镜检查,大多数患者可以确诊。该方法确诊率高、痛苦小。

(5) 病理学检查:病理学检查是临床确诊乳腺癌的必备依据,主要用于乳腺钼靶 X 线摄影检查和 B 超检查可疑者。病理学检查包括细胞病理学检查和组织病理学检查两种。细胞病理学检查损伤小、痛苦少、速度快、方便易行,准确率在 70% ~90%。组织病理学检查不但可以定性,还能在手术前确定肿瘤的类型,准确率在 90% ~97%。

第三节　多乳头、多乳房畸形

胚胎期自腋窝至腹股沟连线上,由外胚层的上皮组织发生 6~8 对乳头状局部增厚,即为乳房始基。出生时除胸前一对外均退化。未退化或退化不全即出现多乳头和(或)多乳房,临床也称副乳。此种异常多见于女性。多乳房在成年妇女行经、妊娠或哺乳时可出现胀痛、有时有乳汁分泌。多乳头多乳房畸形一般不需处理,但应注意其乳腺组织有发生各种乳房疾病的可能,包括肿瘤。

第四节　急性乳腺炎

急性乳腺炎(acute mastitis)是指乳腺的急性化脓性感染,是产褥期的常见病,是引起产后发热的原因之一,最常见于哺乳妇女,尤其是初产妇。哺乳期的任何时间均可发生,而哺乳的开始最为常见,多见于产后 3~4 周。

【病因】

1. 乳汁的淤积　乳汁淤积有利于细菌的生长繁殖。原因有:①孕妇产前未能及时矫正乳头内陷,婴儿吸乳时困难;②乳汁过多,排空不完全,产妇没有及时将乳房内多余乳汁排空;③乳管不通,乳管炎症,肿瘤及外在压迫堵塞乳管。

2. 细菌的侵入　乳头内陷时婴儿吸乳困难,易造成乳头周围的破损,是细菌沿淋巴管入侵造成感染的主要途径。另外婴儿经常含乳头而睡,也可使婴儿口腔内炎症直接侵入乳管,引起化脓性感染。其致病菌以金黄色葡萄球菌为常见。

【临床表现】　急性化脓性乳腺炎局部皮肤红、肿、热、痛,出现较明显的硬结,触痛更加,同时患者可出现寒战、高热、头痛、无力、脉快等全身症状。此时腋下可出现肿大的淋巴结,有触痛,化验血白细胞计数升高,严重时可合并败血症。由于治疗措施不得力或病情进一步加重,导致脓肿形成,脓肿可为单房性或多房性。浅表的脓肿易被发现,而较深的脓肿波动感不明显,不易发现。如果乳腺炎患者全身症状明显,局部及全身药物治疗效果不明显时要注意进行疼痛部位的穿刺,待抽出脓液或涂片中发现白细胞来明确脓肿的诊断。脓液应做细菌培养和药敏试验。

【治疗】

1. 脓肿形成之前

(1) 早期仅有乳汁淤积的产妇全身症状轻,可继续哺乳,采取积极措施促使乳汁排出通畅,减轻淤积。

(2) 局部治疗对乳房肿胀明显或有肿块形成者,局部热敷有利于炎症的消散,每次热敷 20~30 分钟,3 次/日,严重者可用 25%硫酸镁湿敷。

(3) 抗生素使用选用针对金黄色葡萄球菌的敏感抗生素,如青霉素类或头孢类。根据病情或口服、肌内注射或静脉滴注。四环素、氨基糖苷类、喹诺酮类、磺胺药和甲硝唑等药物应该避免使用。

2. 脓肿已形成 应及时切开引流，切口一般以乳头、乳晕为中心呈放射形，乳晕下浅脓肿可沿乳晕做弧形切口，脓肿位于乳房后，应在乳房下部皮肤皱襞做弧形切口。

【预防】 保持乳头清洁，经常用温肥皂水洗净，如有乳头内陷者更应注意清洁，不要用乙醇擦洗。养成良好的习惯定时哺乳，每次将乳汁吸尽，不让婴儿含乳头睡觉。如有乳头破损要停止哺乳，用吸乳器吸出乳汁，在伤口愈合后再行哺乳。注意婴儿口腔卫生。

第五节 乳腺囊性增生病

乳腺增生病是指乳腺导管、乳腺小叶、腺泡上皮、纤维组织的单项或多项良性增生。以周期性加重的乳房胀痛和多发性乳房肿块为主要临床特点。常见于中年女性，由于本病的临床表现有时与乳腺癌混淆，因此正确认识本病十分重要。

【病因】 目前主要认为与人体的内分泌功能紊乱，特别是与妇女的卵巢功能失调有关。雌孕激素比例失调。

【临床表现】 一侧或双侧乳房的胀痛与肿块是本病的主要表现。部分患者呈周期性，与月经期有关，月经来前，肿块增大，乳房胀痛，检查乳房时可摸到大小不等、形状各异的小包块，按压疼痛加重，肿块多发生在乳房外上侧，短期内迅速长大要考虑癌变的可能。

【诊断】 根据临床表现，一般不难诊断。但要特别注意本病与乳腺癌同时存在的可能。应嘱患者 3~6 个月复查。钼靶和 B 超有利于两者的鉴别。

【治疗】

1. 药物治疗 治疗多应采取疏肝理气，活血化瘀之法。是目前主要的治疗手段，临床证明中药治疗效果很好。

2. 手术治疗 对乳腺增生来说，局部切除手术不能达到治疗目的，更多地在于排除乳房恶性病变，对于肿块较硬，难以与乳腺癌鉴别时，行手术治疗以明确诊断是必要的。

附：乳房肿瘤

女性乳房肿瘤发病率较高，良性以纤维腺瘤多见，约占良性肿瘤的 3/4，其次为乳管内乳头状瘤，约占 1/5，恶性肿瘤绝大多数为乳腺癌（98%），肉瘤少见（2%）。男性乳房肿瘤发病率很低，男性乳腺癌发病率约为女性 1%。

一、乳房纤维腺瘤

【病因】 本病产生的原因是小叶内纤维细胞对雌激素的敏感性异常增高，可能与纤维细胞所含雌激素受体的量或质的异常有关。雌激素是本病发生的刺激因子，所以纤维腺瘤发生于卵巢功能期。

【临床表现】 乳腺纤维腺瘤可发生于青春期后的任何年龄的女性，但以 18~25 岁的青年女性多见。部位多在乳腺外上象限，大多为单发性，少数为多发，呈圆形或椭圆形，边界清楚，表面光滑，具韧性，活动良好，与表皮和胸肌无粘连。除肿块外，患者多无自觉症状。月经周期对肿块的大小无影响。

【治疗】 乳房纤维腺瘤虽属良性,但有恶变可能,故一旦发现,应予手术切除。手术可在局麻下实行。显露肿瘤后,连同其包膜整块切除。切下的肿块必须常规地进行病理检查,排除恶性病变的可能。由于妊娠可使肿瘤增大,所以在妊娠前或妊娠后发现的纤维腺瘤一般都应手术切除。

二、乳管内乳头状瘤

乳管内乳头状瘤多见于经产妇,40~50岁为多。75%病例发生在大乳管近乳头的壶腹部,瘤体很小,带蒂而有绒毛,且有很多壁薄的血管,故易出血。发生于中小乳管的乳头状瘤常位于乳房周围区域。

【临床表现】 乳管内乳头状瘤属良性,但6%~8%的病例可发生恶变。一般无自觉症状,常因乳头溢液污染内衣而引起注意,溢液可为血性,暗棕色或黄色液体。肿瘤小,常不能触及,偶有较大的包块。大乳管乳头状瘤,可在乳晕区扪及直径为数毫米的小结节,多呈圆形、质软、可推动,轻压此包块,常可从乳头溢出血性液体。

【治疗】 本病无有效治疗药物,以手术治疗为主。对单发的乳管内乳头状瘤应切除病变的乳管系统。术前需正确定位,用指压确定溢液的乳管口,插入钝头细针,做乳晕切口,沿针头或美蓝显色部位,切除乳管及周围的乳腺组织。并常规进行病理检查,如有恶变应施行乳腺癌根治术。对年龄较大、乳管上皮增生活跃或渐变者,可行单纯乳房切除术。乳管内乳头状瘤一般认为属良性,但恶变率为6%~8%,尤其对起源于小乳管的乳头状瘤应警惕其恶变的可能。

三、乳房肉瘤

乳房肉瘤是较少见的恶性肿瘤,包括中胚叶结缔组织来源的间质肉瘤、纤维肉瘤、血管肉瘤和淋巴肉瘤等。另外还有一种不同于一般肉瘤的肿瘤,是以良性上皮成分和富于细胞的间质成分组成,因其个体标本上常出现裂隙因而称作分叶状肿瘤,按其间质成分、细胞分化的程度可分为良性及恶性。良性者称为分叶状纤维腺瘤;恶性者称作叶状囊肉瘤,其上皮成分可表现为良性增生,而间质成分则有核分裂及异形性。

临床上常见于50岁以上的女性,表现为乳房肿块,较大,界限清晰,皮肤表面可见扩张的静脉,可以推动,腋窝淋巴结转移较少,以肺、纵隔和骨转移多见。治疗以单纯乳房切除为主。放化疗疗效不确定。

四、乳　腺　癌

乳腺癌是发生在乳腺腺上皮组织的恶性肿瘤。乳腺癌中99%发生在女性,男性仅占1%。在我国呈逐年上升趋势,部分大城市报告乳腺癌占女性恶性肿瘤之首。

【病因】 乳腺癌的病因尚未完全清楚,研究发现乳腺癌的发病存在一定的规律性,具有乳腺癌高危因素的女性容易患乳腺癌。乳腺癌家族史是乳腺癌发生的危险因素,所谓家族史是指一级亲属(母女、姐妹)中有乳腺癌患者。近年发现乳腺腺体致密也成为乳腺癌的危险因素。乳腺癌的危险因素还有月经初潮早(<12岁),绝经迟(>55岁);未婚,未育,晚育,未哺乳;患乳腺良性疾病未及时诊治;经组织活检证实患有乳腺非典型增生;胸部接受过高剂量放射线的照射；长期服用外源性雌激素；绝经后肥胖；长期过量饮酒，以及携带与乳腺癌相关的突变基因。需要解释的是欧、美国家做了大量研究，现已知的乳腺癌的易感基因有 BRCA-1、BRCA-2，还有 *p*53、PTEN 等，与这些基因突变相关的乳腺癌称为遗传性乳腺癌，占全部乳腺癌的 5%～10%。具有以上若干项高危因素的女性并不一定患乳腺癌，只能说其患乳腺癌的风险比正常人高。

【临床表现】 早期乳腺癌往往不具备典型的症状和体征，不易引起重视，常通过体检或乳腺癌筛查发现。以下为乳腺癌的典型体征。

1. 乳腺肿块 80%的乳腺癌患者以乳腺肿块首诊。患者常无意中发现乳腺肿块，多为单发，质硬，边缘不规则，表面欠光滑。大多数乳腺癌为无痛性肿块，仅少数伴有不同程度的隐痛或刺痛。

2. 皮肤改变 乳腺癌引起皮肤改变可出现多种体征，最常见的是肿瘤侵犯了连接乳腺皮肤和深层胸肌筋膜的 Cooper 韧带，使其缩短并失去弹性，牵拉相应部位的皮肤，出现"酒窝征"，若癌细胞阻塞了淋巴管，则会出现"橘皮样改变"，乳腺癌晚期，癌细胞沿淋巴管、腺管或纤维组织浸润到皮内并生长，在主癌灶周围的皮肤形成散在分布的质硬结节，即所谓"皮肤卫星结节"。炎性乳腺癌是一种罕见的特殊类型乳腺癌，肿瘤特点酷似急性炎症改变，乳腺弥漫性增大，乳腺皮肤红、肿、热、痛，病程进展快、预后差，转移发生率高达 30%～40%，5 年生存率仅为 25%～48%。

3. 乳头、乳晕异常 肿瘤位于或接近乳头深部，可引起乳头回缩。肿瘤距乳头较远，乳腺内的大导管受到侵犯而短缩时，也可引起乳头回缩或抬高。乳头湿疹样癌，即乳腺 Pagets 病，表现为乳头皮肤瘙痒、糜烂、破溃、结痂、脱屑、伴灼痛，以致乳头回缩。

4. 腋窝淋巴结肿大 乳腺癌可出现同侧腋窝淋巴结肿大，肿大的淋巴结质硬、散在、可推动。随着病情发展，淋巴结逐渐融合，并与皮肤和周围组织粘连、固定。晚期可在锁骨上和对侧腋窝摸到转移的淋巴结。

【诊断】 乳腺癌的早期发现、早期诊断，是提高疗效的关键。应结合患者的临床表现及病史、体格检查、影像学检查、组织病理学和细胞病理学检查，进行乳腺癌的诊断与鉴别诊断。

多数患者是自己无意中发现乳腺肿块来医院就诊的，少数患者是通过体检发现乳腺肿物或可疑病变。可触及肿块可采用针吸活检或手术切除活检明确诊断。若是靠影像学检查发现可疑病变，肿块无法触摸，可借助影像学检查定位进行活检，病理学检查是乳腺癌诊断的金标准。

乳腺癌的 TNM 分期

T0：原发癌未查出

Tis：原位癌

T1：癌瘤长径≤2cm

T2：癌瘤长径>2cm≤5cm

T3：>5cm

T4：肿瘤大小不计，但侵及皮肤或胸壁。炎性乳腺癌也属于此类。

N0：同侧腋窝无肿大淋巴结

N1：同侧腋窝有肿大淋巴结，尚可推动

N2：同侧腋窝肿大淋巴结融合，或与周围组织粘连

N3:有同侧胸骨旁淋巴结转移,有同侧锁骨上淋巴结转移。

M0:无远处转移

M1:有远处转移

根据以上情况,可把乳腺癌分为以下各期

0期 Tis N0 M0

Ⅰ期 T1 N0 M0

Ⅱ期 T0~1 N1 M0,T2 N0~1 M0,T3 N0 M0

Ⅲ期 T0~2 N2 M0,T3 N1~2 M0,T4任何NM0,任何TN3 M0

Ⅳ期 包括M1的任何TN0

【治疗】 随着对乳腺癌生物学行为认识的不断深入,以及治疗理念的转变与更新,乳腺癌的治疗进入了综合治疗时代,形成了乳腺癌局部治疗与全身治疗并重的治疗模式。根据肿瘤的分期和患者的身体状况,采用手术、放疗、化疗、内分泌治疗、生物靶向治疗及中医药辅助治疗等多种手段。

1. 手术治疗 仍为乳腺癌的主要治疗手段之一。术式有多种,对其选择尚缺乏统一意见,总的发展趋势是,尽量减少手术破坏,在设备条件允许下对早期乳腺癌患者尽力保留乳房外形。无论选用何种术式,都必须严格掌握以根治为主,保留功能及外形为辅的原则。

(1)乳腺癌根治术:根治术的范围是将整个患病的乳腺连同癌瘤周围2cm宽的皮肤、乳腺周围脂肪组织、胸大小肌和其筋膜,以及腋窝、锁骨下所有脂肪组织和淋巴结整块切除。目前使用较少。

(2)乳腺癌扩大根治术:是指乳癌根治术的同时一并切除乳房内侧部的胸壁,即在胸膜外将第2、3、4肋软骨,包括胸廓内动、静脉和胸骨旁淋巴结(即乳房内动、静脉及其周围的脂肪及淋巴组织)切除。目前已经很少使用。

(3)乳腺癌改良根治术:目前已成为常用的手术方式。分为:保留胸大肌,切除胸小肌的Patey改良根治术(modified radical mastectomy)。保留胸大、小肌的Auchincloss改良根治术。前者清扫淋巴结与根治术相仿,后者不能清扫腋上组淋巴结。根据大量病例观察,认为Ⅰ、Ⅱ期乳腺癌应用根治术及改良根治术的生存率无明显差异。

(4)全乳房切除术:该术式适宜于原位癌、微小癌及年迈体弱不宜作根治术者。

(5)保留乳房的乳腺癌切除术:适合于临床Ⅰ期、Ⅱ期的乳腺癌患者,且乳房有适当体积,术后能保持外观效果者。术后必须辅以放疗、化疗等。多中心或多灶性、无法获得切缘阴性者禁忌施行该手术。今年来随着技术的发展和患者对美容效果要求的提高,保乳手术在我国的开展逐年增加。

2. 化学药物治疗 乳腺癌是实体瘤中应用化疗最有效的肿瘤之一,化疗在整个治疗中占有重要地位。由于手术尽量去除了肿瘤负荷,残存的肿瘤细胞易被化学抗癌药物杀灭。一般认为辅助化疗应予术后早期应用,联合化疗的效果优于单药化疗,辅助化疗应达到一定剂量,治疗期不宜过长,以6个月左右为宜,能达到杀灭亚临床型转移灶的目的。常用的有CEF方案(环磷酰胺、表柔比星、氟尿嘧啶)。化疗期间应定期检查肝、肾功能,应用多柔比星者要注意心脏毒性。

术前化疗又称新辅助化疗:可探测肿瘤对药物的敏感性,并使肿瘤缩小,减轻与周围组织的粘连。新辅助化疗可使大部分原发性乳腺癌体积明显缩小。用于进展期乳腺癌可以提高其切除率,对早期乳腺癌可以提高选择保留乳腺术式的机会。药物可采用蒽环类联合紫杉类方案,一般4~6个疗程。

3. 内分泌治疗 乳腺癌的内分泌治疗始于1896年Beatson用卵巢切除治疗晚期乳腺癌,至今已有上百年的历史。乳腺癌的内分泌治疗在肿瘤的内分泌治疗中最为成熟和卓有成效。体内雌激素水平病理性上升,是刺激乳癌细胞增生的主要因素。雌激素在绝经前主要由女性的卵巢分泌,绝经后由肾上腺和部分脂肪组织分泌。乳腺细胞中存在雌激素和孕激素受体,这些受体使得乳腺组织随着激素水平而增生。研究表明,大约2/3的乳癌细胞含有一定量的雌激素受体(estrogen receptor,ER),这类乳癌称为ER雌激素受体阳性乳腺癌;40%~50%的乳癌含有孕激素受体(progesterone receptor,PR),这类乳癌称为PR孕激素受体阳性乳腺癌。ER雌激素受体或PR孕激素受体阳性乳腺癌对内分泌治疗敏感。

内分泌治疗的重要进展就是他莫昔芬的应用。他莫昔芬的用量为每日20mg,至少服用3年,一般服用5年。该药安全有效,不良反应有潮热、恶心、呕吐、静脉血栓形成、眼部不良反应、阴道干燥或分泌物多。长期应用后少数病例可能发生子宫内膜癌。

新发展的芳香化酶抑制剂如阿那曲唑、来曲唑、依西美坦等。这一类药物对于绝经后的患者有效。有资料证明该类药物对绝经后的患者其疗效优于他莫昔芬。

4. 放射治疗 是乳腺癌局部治疗的手段之一。在保留乳房的乳腺癌手术后,放射治疗是一重要组成部分,应于肿块局部广泛切除后给予较高剂量放射治疗。单纯乳房切除术后可根据患者年龄、疾病分期分类等情况,决定是否应用放疗。根治术后是否应用放疗,多数认为对Ⅰ期病例无益,对Ⅱ期以后病例可能降低局部复发率。目前要求腋窝有淋巴结转移者均需要放疗。

5. 生物治疗 通过转基因制备的曲妥珠单抗对于HER2过度表达的乳腺癌有一定的疗效。资料显示可以降低乳腺癌的复发率,特别对于其他化疗药物无效的乳腺癌也有部分的效果。

(盛陈毅　陆玉华)

第二十章　胸部损伤

学习目标

1. 了解胸部损伤的分类和病理生理变化;创伤性窒息的概念,临床表现特点;肋软骨炎的临床表现、诊断和治疗;胸壁结核的病因、病理、临床表现、诊断和鉴别诊断、治疗方法;胸壁肿瘤的分类及治疗方法。

2. 熟悉:肋骨骨折、气胸、血胸、血心包的病因和病理生理变化;脓胸的分类、治疗原则及方法。

3. 掌握:胸部损伤的临床表现、诊断及急救处理原则;肋骨骨折、气胸、血胸、血心包的临床表现及治疗方法。

第一节　概　　论

胸部的骨性胸廓支撑保护胸内脏器,参与呼吸功能。创伤时骨性胸廓的损伤范围与程度往往表明暴力的大小。钝性暴力作用下,胸骨或肋骨骨折可破坏骨性胸廓的完整性,并使胸腔内的心、肺发生碰撞、挤压、旋转和扭曲,造成组织广泛挫伤。继发于挫伤的组织水肿可能导致器官功能障碍或衰竭。

正常双侧均衡的胸膜腔负压维持纵隔位置居中。一侧胸腔积气或积液会导致纵隔移位,使健侧肺受压,并影响腔静脉回流。胸骨上窝气管的位置有助于判断纵隔移位。起始于降主动脉的肋间动脉管径较大,走行于背部肋间隙中央,损伤后可发生致命性大出血。上腔静脉无静脉瓣,骤升的胸膜腔内压会使上腔静脉压力急剧升高,导致上半身毛细血管扩张和破裂。

膈肌:分隔两个压力不同的体腔,胸腔压力低于腹腔。膈肌破裂时,腹内脏器和腹腔积液会疝入或流入胸腔。

分类根据损伤暴力性质不同,胸部损伤(chest trauma or thoracic trauma)可分为钝性伤(blunt injury)和穿透伤(penetrating injury);根据损伤是否造成胸膜腔与外界沟通,可分为开放性胸部损伤和闭合性胸部损伤。钝性胸部损伤多由减速性、挤压性、撞击性或冲击性暴力所致,损伤机制复杂,多有肋骨或胸骨骨折,常合并其他部位损伤;器官组织损伤以钝挫伤与裂伤为多见,心肺组织广泛钝挫伤后继发的组织水肿常导致急性呼吸窘迫综合征、心力衰竭和心律失常;伤后早期容易误诊或漏诊,钝性伤患者多数不需要开胸手术治疗。穿透性胸部损伤多由火器或锐器暴力致伤,损伤机制较清楚,损伤范围直接与伤道有关,早期诊断较容易;器官组织裂伤所致的进行性出血是伤情进展快、患者死亡的主要原因,相当部分穿透性胸部损伤患者需要开胸手术治疗。

紧急处理:胸部损伤的紧急处理包括入院前急救处理和入院后的急诊处理两部分。

1. 院前急救处理　包括基本生命支持与严重胸部损伤的紧急处理。其原则为:维持呼吸通畅、给氧,控制外出血、补充血容量,镇痛、固定长骨骨折、保护脊柱(尤其是颈椎),并迅速转运;威胁生命的严重胸外伤需在现场施行特殊急救处理。张力性气胸需放置具有单向活瓣作用的胸腔穿刺针或闭式胸腔引流。开放性气胸需迅速包扎和封闭胸部吸吮伤口,安置上述穿刺针或引流管。对大面积胸壁软化的连枷胸有呼吸困难者,予以人工辅助呼吸。

2. 院内急诊处理　正确及时地认识最直接威胁患者生命的紧急情况与损伤部位至关重要。胸部损伤的急诊处理见图 20-1。有下列情况时应行急诊开胸探查手术:①胸膜腔内进行性出血;②心脏大血管损伤;③严重肺裂伤或气管、支气管损伤;④食管破裂;⑤胸腹联合伤;⑥胸壁大块缺损;⑦胸内存留较大的异物。

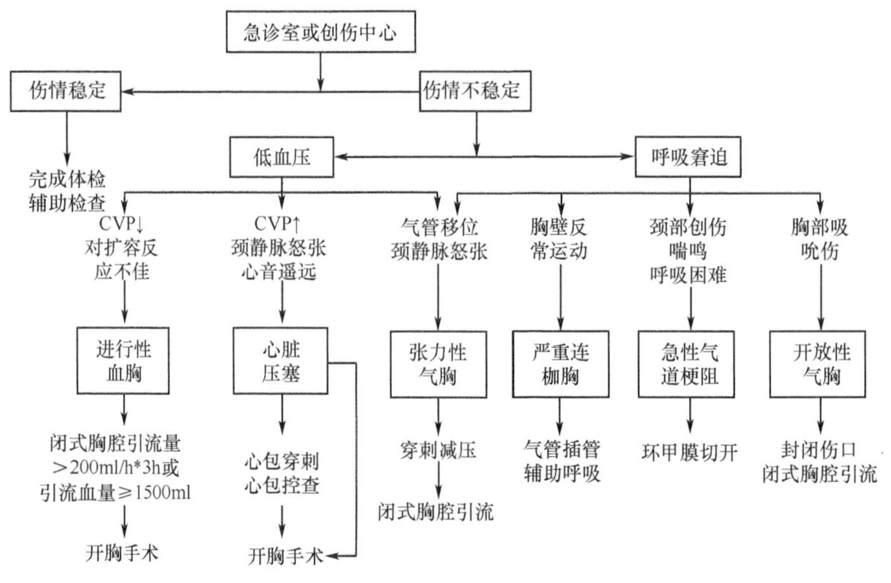

图 20-1　胸部损伤的急诊室处理

急诊室开胸手术:院前急救的进步使更多严重生理紊乱的创伤患者能送达医院急诊室。进入急诊室,濒死患者的意识丧失、叹息呼吸、脉搏细弱、甚至血压消失,但尚有心电活动;重度休克患者尚有神志,动脉收缩压<10.7kPa(80mmHg)。濒死与重度休克者需要最紧急的手术处理,方能争取挽救生命的时间,因此提出了急诊室开胸手术(emergency room thoracotomy)的概念。符合相应指征的胸部穿透伤患者急诊室开胸手术的预后较好,而钝性伤患者的生存率极低。急诊室开胸探查手术指征:①穿透性胸伤重度休克者;②穿透性胸伤濒死者,且高度怀疑存在急性心脏压塞。手术在气管插管下经前外侧开胸切口进行。手术抢救成功的关键是迅速缓解心脏压塞、控制出血、快速补充血容量和及时回输胸腔或心包内失血。

第二节　肋骨骨折

暴力直接作用于肋骨,可使肋骨向内弯曲折断,前后挤压暴力使肋骨腋段向外弯曲折断。第 1～3 肋骨粗短,且有锁骨、肩胛骨保护,不易发生骨折。一旦骨折往往说明致伤暴力巨大,常合并锁骨、肩胛骨骨折和颈部、腋部血管神经损伤。第 4～7 肋骨长而薄,最易折断。第 8～10 肋前端肋软骨形成肋弓与胸骨相连,第 11～12 肋前端游离,弹性都较大,均不易骨折。若发生骨折,应警惕腹内脏器和膈肌损伤。多根多处肋骨骨折(rib fracture)将使局部胸壁失去完整肋骨支撑而软化,出现反常呼吸运动,即吸气时软化区胸壁内陷,呼气时外凸,又称为连枷胸(flail chest)(图 20-2)。老年人肋骨骨质疏松,脆性较大,容易发生骨折。已有恶性肿瘤转移灶的肋骨,也容易发生病理性骨折。

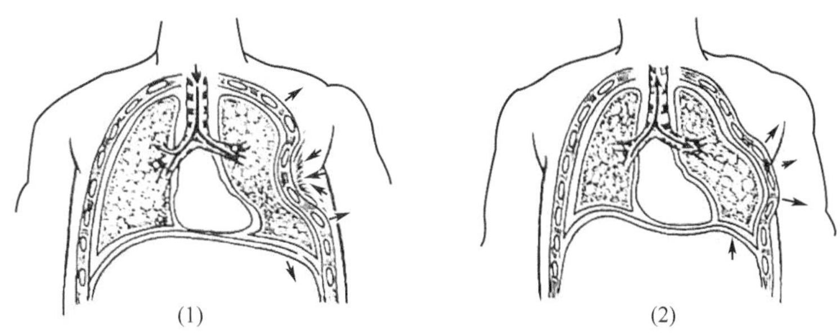

图 20-2　胸壁软化区的反常呼吸运动

(1) 吸气;(2) 呼气

【临床表现】　疼痛是肋骨骨折最显著的症状。肋骨骨折断端可刺激肋间神经产生局部疼痛,在深呼吸、咳嗽或转动体位时加剧。胸痛使呼吸变浅、咳嗽无力,呼吸道分泌物增多、潴留,易致肺不张和肺部感染。胸壁可有畸形,局部明显压痛,挤压胸部疼痛加重,甚至产生骨摩擦音,即可与软组织挫伤鉴别。骨折断端向内移位可刺破胸膜、肋间血管和肺组织,产生血胸、气胸、皮下气肿或咯血。伤后晚期骨折断端移位发生的损伤可能造成迟发性血胸或血气胸。连枷胸的反常呼吸运动可使伤侧肺受到塌陷胸壁的压迫,呼吸时两侧胸腔压力的不均衡造成纵隔扑动,影响肺通气,导致体内缺氧和 CO_2 滞留,严重时可发生呼吸和循环衰竭。连枷胸常伴有广泛肺挫伤、挫伤区域的肺间质或肺泡水肿导致氧弥散障碍,出现低氧血症。胸部 X 线照片可显示肋骨骨折断裂线和断端错位,但前胸肋软骨骨折并不显示相应 X 线征象。

【治疗】　处理的原则是镇痛、清理呼吸道分泌物、固定胸廓和防治并发症。镇痛的方法甚多,可酌情使用肠内或肠外给药的镇痛剂和镇静剂,或使用患者自控止痛装置、肋间神经阻滞,甚至硬膜外置管镇痛。鼓励患者咳嗽排痰,早期下床活动,减少呼吸系统的并发症。固定胸廓的方法因肋骨骨折的损伤程度与范围不同而异。

1. 闭合性单处肋骨骨折　骨折两断端因有上、下完整的肋骨和肋间肌支撑,较少有错位、活动和重叠,多能自行愈合。一般胸痛较轻,可不需特别处理,或服用非甾体类药物。传统的胶布胸廓固定虽有一定的镇痛效果,但因限制呼吸和咳嗽排痰,胶布刺激皮肤引发表皮水疱,已废弃使用。固定胸廓的目的主要为减少肋骨断端活动、减轻疼痛,可采用带条、胸布或弹性胸带固定胸廓。这种方法也适用于胸背部、胸侧壁多根多处肋骨骨折,胸壁软化范围小而反常呼吸运动不严重的患者。

2. 闭合性多根多处肋骨骨折　有效镇痛和呼吸管理是主要治疗原则。咳嗽无力、呼吸道分泌物潴留者,胸壁软化范围大、反常呼吸运动明显的连枷胸患者,需在伤侧胸壁放置牵引支架,在体表用毛巾钳或导入不锈钢丝,抓持住游离段肋骨,并固定在牵引支架上,消除胸壁反常呼吸运动。近年来也使用电视胸腔镜直视下导入钢丝的方法固定连枷胸。对咳嗽无力、不能有效排痰或呼吸衰竭者,需作气管插管或气管切开,以利抽吸痰液、给氧和施行辅助呼吸。具备其他手术适应证而开胸手术时,在肋骨两断端分别钻孔,贯穿不锈钢丝固定肋骨断端。

3. 开放性肋骨骨折　较少见,胸壁伤口需彻底清创,用不锈钢丝固定肋骨断端。如胸膜已穿破,尚需作胸膜腔引流术。手术后应用抗生素,预防感染。

第三节 气 胸

胸膜腔内积气称为气胸(pneumothorax)。气胸的形成多由于肺组织、气管、支气管、食管破裂,空气逸入胸膜腔,或因胸壁伤口穿破胸膜,胸膜腔与外界沟通,外界空气进入所致。气胸可以分为闭合性气胸、开放性气胸和张力性气胸三类。

一、闭合性气胸

闭合性气胸(closed pneumothorax)的临床表现取决于胸膜腔积气量的多少和发生的快慢。小量气胸肺萎陷在30%以下,对呼吸循环功能影响较小,多无明显症状。空气可逐渐吸收,不需特殊治疗。中量气胸指肺萎陷在30%~50%左右,50%以上则为大量气胸,可出现限制性通气障碍。患者有胸闷、胸痛和气促等症状。气管向健侧移位,伤侧胸部叩诊呈鼓音,听诊呼吸音减弱或消失。X线胸片见肺萎陷,胸膜腔内积气伴少量积液。中到大量气胸需进行胸膜腔穿刺抽气或行胸腔闭式引流术,以减轻积气对肺和纵隔的压迫,促使肺复张,并使用抗生素预防感染。

二、开放性气胸

形成开放性气胸(open pneumothorax)时,外界空气经胸壁伤口或软组织缺损处,随呼吸自由进出胸膜腔。空气出入量与胸壁伤口大小有密切关系,伤口大于气管口径时,空气出入量多,胸膜腔内压几乎等于大气压,伤侧肺将完全萎陷,丧失呼吸功能。伤侧胸膜腔内压显著高于健侧,纵隔向健侧移位,进一步使健侧肺扩张受限。呼、吸气时,两侧胸膜腔压力不均衡出现周期性变化,使纵隔在吸气时移向健侧,呼气时移向伤侧,称为纵隔扑动(mediastinal flutter)。纵隔扑动和移位影响静脉血流,可导致循环功能紊乱。患者可出现气急、呼吸困难和发绀,以致休克等临床表现。伤侧胸壁可见伴有气体进出胸腔发出吸吮样声音的伤口,称为胸部吸吮伤口(sucking wound)。气管向健侧移位,伤侧胸部叩诊鼓音,呼吸音消失,严重者伴有休克。胸部X线检查可见伤侧胸腔大量积气,肺萎陷,纵隔移向健侧。

开放性气胸急救处理:使用无菌敷料如凡士林纱布、纱布、棉垫或清洁器材如塑料袋、衣物、碗杯等制作不透气敷料和压迫物,在患者用力呼气末封盖吸吮伤口,并加压包扎,将开放性气胸立即变为闭合性气胸,然后穿刺胸膜腔抽气减压,并给予吸氧、输血、补液,纠正休克。待患者呼吸循环改善后,行清创术,封闭胸壁伤口,行胸腔闭式引流。疑有胸膜腔内脏器损伤、活动性出血或异物存留时,需剖胸探查。术后应用抗生素预防感染。

三、张力性气胸

张力性气胸(tension pneumothorax)常由肺裂伤、支气管损伤或胸壁穿透伤引起。气管、支气管或肺损伤处与胸膜腔相通,形成单向活瓣,气体随每次吸气进入胸膜腔并积累增多,导致胸膜腔压力高于大气压,又称为高压性气胸。伤侧肺严重萎陷,纵隔显著向健侧移位,健侧肺受压,通气-血流比值下降,形成功能性动-静脉短路。另外,纵隔移位,心脏大血管扭曲及胸膜腔内高压,使血液回流受阻,迅速导致呼吸循环功能紊乱。患者严重或极度呼吸困难、大汗淋漓,缺氧严重时出现烦躁、意识障碍、发绀和休克。气管明显移向健侧,颈静脉怒张,多有皮下气肿。伤侧胸部饱满,叩诊呈鼓音,呼吸音消失。胸部X线检查显示胸腔严重积气,肺完全萎陷、纵隔移位,并可能有纵隔和皮下气肿。

张力性气胸是可迅速致死的危急重症。入院前或院内急救需迅速使用粗针头在伤侧锁骨中线第2肋间穿刺胸膜腔减压,并外接单向活瓣装置。在紧急时可在针柄部外接剪有小口的柔软塑料袋、气球或避孕套等,使胸腔内高压气体易于排出,而外界空气不能进入胸腔。进一步处理应放置胸腔闭式引流,接水封瓶排气,必要时加用负压吸引装置。若胸膜腔持续漏气,呼吸困难未见改善,往往提示肺、支气管有较大裂伤,难以自行愈合,应及时剖胸探查,行手术修补。

胸腔闭式引流术的适应证为:①中、大量气胸、开放性气胸、张力性气胸;②胸腔穿刺术治疗下肺无法复张者;③需使用机械通气或人工通气的气胸或血气胸者;④拔除胸腔引流管后气胸或血胸复发者;⑤剖胸手术。方法为:根据临床诊断确定插管的部位,气胸引流一般在前胸壁锁骨中线第2肋间隙,血胸则在腋中线与腋后线间第6或第7肋间隙。消毒后在局部胸壁全层作局部浸润麻醉,切开皮肤,钝性分离肌层,经肋骨上缘置入带侧孔的胸腔引流管。引流管的侧孔应深入胸腔内2~3cm。引流管外接闭式引流装置,保证胸腔内气、液体克服0.3~0.4 kPa(3~4cmH_2O)的压力能通畅引流出胸腔,而外界空气、液体不会吸入胸腔。术后经常挤压引流管以保持管腔通畅,记录每小时或24小时引流液量。引流后肺膨胀良好,已无气体和液体排出,可在患者深吸气屏气时拔除引流管,并封闭伤口。

第四节 血 胸

胸膜腔积血称为血胸(hemothorax),是胸部损伤严重并发症之一,常与气胸同时存在称为血气胸(hemopneumothorax)。血胸主要来源有:①肺组织裂伤出血,最为多见,因肺循环压力低,一般出血少,出血速度慢,多可自行停止;②胸壁血管破裂出血(肋间血管或胸廓内动脉),来自体循环,压力较高,出血量多,且不易自止,常需手术止血;③心脏或大血管(主动脉、肺动静脉等),多为急性大出血,常因失血性休克当场或转运途中死亡,仅少数病例可送达医院抢救;④开放性胸部损伤、气管或食管破裂、胸椎骨折等。

血胸发生后不但因血容量丢失影响循环功能,还可压迫肺,减少呼吸面积。血胸推移纵隔,使健侧肺也受压,并影响腔静脉回流。当胸腔内迅速积聚大量血液,超过肺、心包和膈肌运动所起的去纤维蛋白作用时,胸腔内积血发生凝固,形成凝固性血胸(coagulating hemothorax)。凝血块机化后形成纤维板,限制肺与胸廓活动,损害呼吸功能。血液是良好的培养基,经伤口或肺破裂口侵入的细菌,会在积血中迅速滋生繁殖,引起感染性血胸(infective hemothorax),最终导致脓血胸(pyohemothorax)。持续大量出血所致胸膜腔积血称为进行性血胸(progressive hemothorax)。少数患者因肋骨断端活动刺破肋间血管或血管破裂处血凝块脱落,发生延迟出现的胸腔内积血,称为迟发性血胸(delayed hemothorax)。

【临床表现】 血胸的临床表现与出血量、速度和个人体质有关。一般而言,成人血胸量少于500ml为少量血胸,临床可无症状,立位X片检查可见肋膈角消失,下肺野欠清晰。积血500~1000ml为中量,大于1000ml为大量血胸。患者会出现不同程度的面色苍白、脉搏细速、血压下降和末梢血管充盈不良等低血容量休克表现;并有呼吸急促、肋间隙饱满、气管向健侧移位、伤侧叩诊浊音和呼吸音减低等，X 线检查可见积液达肺门平面或超过肺门平面。胸膜腔穿刺抽出血液可明确诊断。具备以下征象则提示存在进行性血胸：①持续脉搏加快、血压降低，或虽经补充血容量血压仍不稳定；②胸腔闭式引流量每小时超过 200ml，持续 3 小时；③血红蛋白量、红细胞计数和红细胞比容进行性降低，引流胸腔积血的血红蛋白量和红细胞计数与周围血相接近，且迅速凝固。

【治疗】 非进行性血胸可根据积血量多少，采用胸腔穿刺或胸腔闭式引流术治疗，及时排出积血，促使肺膨胀，改善呼吸功能，并使用抗生素预防感染。胸腔穿刺不易排净积血，反复穿刺还可能导致感染，主张放宽胸腔闭式引流术的指征，早期置管可迅速排出积血，助于肺的复张，并可动态观察胸腔的出血。

进行性血胸应在输血、补液、纠正低血容量休克的同时，及时剖胸探查，手术止血。凝固性血胸应待患者情况稳定后（一般伤后两周）尽早行纤维板剥脱术。术后鼓励咳嗽和做深呼吸运动，促使肺复张。血胸并发胸膜腔感染者，按脓性处理。

近年电视胸腔镜已用于血胸的诊断和治疗，与开胸术相比，具有创伤小、疗效好、住院时间短、费用低等优点。

第五节　创伤性窒息

创伤性窒息（traumatic asphyxia）是钝性暴力作用于胸部所致的上半身广泛皮肤、黏膜、末梢毛细血管淤血及出血性损害。当胸部与上腹部受到暴力挤压时，患者声门紧闭，胸膜腔内压骤然剧增，右心房血液经无静脉瓣的上腔静脉系统逆流，造成末梢静脉及毛细血管过度充盈扩张并破裂出血。

【临床表现】 临床表现为面、颈、上胸部皮肤出现针尖大小的紫蓝色淤斑，以面部与眼眶部为明显。口腔、球结膜、鼻腔黏膜淤斑，甚至出血。视网膜或视神经出血可产生暂时性或永久性视力障碍。鼓膜破裂可致外耳道出血、耳鸣，甚至听力障碍。伤后多数患者有暂时性意识障碍、烦躁不安、头昏、谵妄，甚至四肢痉挛性抽搐，瞳孔可扩大或极度缩小，上述表现可能与脑内轻微点状出血和脑水肿有关。若有颅内静脉破裂，患者可发生昏迷或死亡。

【治疗】 创伤性窒息所致出血点及淤斑，一般于 2~3 周后自行吸收消退。患者预后取决于承受压力大小、持续时间长短和有无合并伤。少数患者在压力移除后可发生心跳呼吸停止，应做好充分抢救准备。一般患者在严密观察下对症处理，有合并伤者应针对具体伤情给予积极处理。

第六节　肺　损　伤

根据损伤的组织学特点，肺损伤包括肺裂伤、肺挫伤和肺爆震（冲击）伤。肺裂伤伴有脏胸膜裂伤者可发生血气胸，而脏胸膜完整者则多形成肺内血肿。肺爆震伤（blast injury of lung）由爆炸产生的高压气浪或水波浪冲击损伤肺组织。肺挫伤大多为钝性暴力致伤，引起肺和血管组织损伤，在伤后炎症反应中毛细血管通透性增加，炎性细胞沉积和炎性介质释放，使损伤区域发生水肿，大面积肺间质和肺泡水肿则引起换气障碍，导致低氧血症。

肺裂伤所致血气胸的诊断与处理如前所述。肺内血肿大多在胸部 X 线检查时发现，表现为肺内圆形或椭圆形、边缘清楚、密度增高的团块状阴影，常在两周至数月自行吸收。肺挫伤患者表现为呼吸困难、咯血、血性泡沫痰及肺部啰音，重者出现低氧血症。常伴有连枷胸。X线胸片出现斑片状浸润影，一般伤后24~48小时变得更明显，CT检查准确率高于X线检查。治疗原则为：①及时处理合并伤；②保持呼吸道通畅；③氧气吸入；④限制晶体液过量输入；⑤给予肾上腺皮质激素；⑥低氧血症使用机械通气支持。

第七节　心脏损伤

心脏损伤（cardiac injury）可分为钝性心脏损伤与穿透性心脏损伤。钝性损伤多由胸前区撞击、减速、挤压、高处坠落、冲击等暴力所致，心脏在等容收缩期遭受钝性暴力的后果最为严重。穿透伤多由锐器、刃器或火器所致。

一、钝性心脏损伤

钝性心脏损伤（blunt cardiac injury）的严重程度与钝性暴力的撞击速度、质量、作用时间、心脏舒缩时相和心脏受力面积有关。轻者为无症状的心肌挫伤，重者甚至可发生心脏破裂。钝性心脏破裂患者绝大多数死于事故现场，极少数有可能通过有效的现场急救而成功地送达医院。临床上最常见的是心肌挫伤，轻者仅引起心外膜至心内膜下心肌出血、少量心肌纤维断裂；重者可发生心肌广泛挫伤、大面积心肌出血坏死，甚至心内结构，如瓣膜、腱索和室间隔等损伤。心肌挫伤后的修复可能遗留瘢痕，甚至日后发生室壁瘤。严重心肌挫伤的致死原因多为严重心律失常或心力衰竭。

【临床表现及诊断】　轻度心肌挫伤可能无明显症状，中、重度挫伤可能出现胸痛、心悸、气促，甚至心绞痛等症状。患者可能存在胸前壁软组织损伤和胸骨骨折。心肌挫伤（myocardial contusion）的诊断主要依赖临床医师的警惕性与辅助检查。常用的辅助检查为：①心电图，可存在ST段抬高、T波低平或倒置，房性、室性期前收缩或心动过速等心律失常；②超声心动图，可显示心脏结构和功能改变，食管超声心动图可减少胸部损伤时经胸探头检查的痛苦，还能提高心肌挫伤的检出率；③心肌酶学检测，传统的检测为磷酸肌酸激酶及其同工酶（CK，CK-MB）和乳酸脱氢酶及其同工酶（LDH，LDHI，LDHZ）的活性测定。近年来已采用单克隆抗体微粒子化学发光或电化学法检查磷酸肌酸激酶同工酶（CK-MB-mass）的质量测定和心肌肌钙蛋白（cardiac troponin，cTn）I或T（cTn I or cTn T）测定。前者的准确性优于同工酶活性测定，后者仅存在于心房和心室肌内，不会因骨骼肌损伤影响检测值，特异性高。

【治疗】　主要为休息、严密监护、吸氧、镇痛等。临床特殊治疗主要针对可能致死的并发症，如心律失常和心力衰竭。这些严重并发症一般在伤后早期出现，但也有迟发者。心肌挫伤后是否会发生严重并发症常难以预测，如果患者的血流动力学不稳定、心电图异常或上述心肌标志物异常，应转入ICU监护治疗。

二、穿透性心脏损伤

穿透性心脏损伤（penetrating cardiac injury）多由火器、刃器或锐器致伤。火器致伤多导致心脏贯通伤，多数患者死于受伤现场，异物留存心脏也较多见。刃器锐器致伤多为盲管伤，近年心脏介入诊断治疗的普及，使心导管所致的医源性心脏穿透伤有所增多。穿透性心脏损伤好发的部位依次为右心室、左心室、右心房和左心房；此外，还可导致心房、心室间隔和瓣膜装置损伤。大多数心导管所致的心脏损伤部位在心房的心耳处。

【临床表现及诊断】 穿透性心脏损伤的病理生理及临床表现取决于心包、心脏损伤程度和心包引流情况。致伤物和致伤动能较小时，心包与心脏裂口较小，心包裂口易被血凝块阻塞而引流不畅，导致心脏压塞。临床表现为静脉压升高、颈静脉怒张，心音遥远、心搏微弱，脉压小、动脉压降低的贝克三联征（Beck's triad）。迅速解除心脏压塞并控制心脏出血，可以成功地挽救患者生命。致伤物和致伤动能较大时，心包和心脏裂口较大，心包裂口不易被血凝块阻塞，大部分出血流入胸腔，主要表现为失血性休克。即使解除心脏压塞，控制出血，也难以迅速纠正失血性休克，抢救相对困难。少数患者由于伤后院前时间短，就诊早期生命体征尚平稳，仅有胸部损伤史与胸部较小伤口，易延误诊断和抢救时机。

诊断要点：①胸部伤口位于心脏体表投影区域或其附近；②伤后时间短；③贝克三联征或失血性休克和大量血胸的体征。穿透性心脏伤的病情进展迅速，依赖胸部X线、心电图、超声波、超声心动图，甚至心包穿刺术明确诊断都是耗时、准确性不高的方法。对于伤后时间短、生命体征尚平稳、不能排除心脏伤者，应在具备全身麻醉手术条件的手术室，局麻下扩探伤道明确诊断，以避免延误抢救的黄金时机。

【治疗】 已有心脏压塞或失血性休克者，应立即在急诊室施行开胸手术。在气管插管全身麻醉下，切开心包缓解压塞，控制出血，迅速补充血容量。大量失血者需回收胸腔内积血，经大口径输液通道回输。情况稳定后，采用无损伤带针缝线加垫修补心脏裂口。心脏介入诊治过程中发生的医源性心脏损伤，多为导管尖端所致，因其口径较小，发现后应立即终止操作、拔除心导管，给予鱼精蛋白中和肝素抗凝作用，进行心包穿刺抽吸治疗。经上述处理，一般可获得成功，从而避免了开胸手术。

穿透性心脏损伤经抢救存活者，应注意心脏内有无遗留的异物及其他病变，如创伤性室间隔缺损、瓣膜损伤、创伤性室壁瘤、心律失常、假性动脉瘤或反复发作的心包炎等。因此，应重视对出院后的患者进行随访，尽量发现和诊断心脏内的残余病变，以便及时做出相应的处理。

第八节 膈肌损伤

根据致伤暴力不同，膈肌损伤（diaphragmatic injury）可分为穿透性或钝性膈肌损伤。穿透性损伤多由火器或刃器致伤，伤道的深度与方向直接与受累的胸腹脏器有关，多伴有失血性休克。钝性损伤的致伤暴力大，损伤机制复杂，常伴有多部位损伤。而膈肌损伤的临床表现较轻，往往被其他重要脏器损伤所掩盖而漏诊，至数年后发生膈疝才被发现。

（一）穿透性膈肌损伤

下胸部或上腹部穿透性损伤都可累及膈肌，造成穿透性膈肌损伤（penetrating diaphragmatic injury）。穿透性暴力同时伤及胸部、腹部内脏和膈肌，致伤物入口位于胸部，称为胸腹联合伤（thoracoabdominal injuries）；致伤物入口位于腹部，称为腹胸联合伤（abdominothoracic injuries）。受损胸部脏器多为肺与心脏，受损腹部脏器右侧多为肝、左侧常为脾，其他依次为胃、结肠、小肠等。火器伤动能大、穿透力强，多造成贯通伤，甚至造成穹隆状膈肌多处贯通伤；刃器则多导致盲管伤。穿透性暴力所致单纯膈肌伤较为少见。胸腹或腹胸联合伤除了躯体伤口处大量外出血、有失血性休克等临床表现外，一般多同时存在血胸、血气胸、心包积血、腹腔积血、积气和空腔脏器穿孔所致的腹膜炎体征。床旁B超检查可快速、准确地判断胸腹腔积血情况。胸腔穿刺术和腹腔穿刺术，是判断胸腹腔积血的简单而有效的措施。胸腹部X线检查和CT检查虽然有助于明确金属异物存留、血气胸、腹内脏器疝入胸腔、膈下游离气体和腹腔积血，但检查需耗费时间和搬动患者，伤情危重者需慎重选择。

穿透性膈肌损伤应急诊手术治疗。首先处理胸部吸吮伤口和张力性气胸，输血补液纠正休克，并迅速手术。根据伤情与临床表现选择经胸或经腹切口，控制胸腹腔内出血，仔细探查胸腹腔器官，并对损伤的器官与膈肌予以修补。

（二）钝性膈肌损伤

钝性膈肌损伤（blunt diaphragmatic injury）多由于膈肌附着的胸廓下部骤然变形和胸腹腔之间压力梯度骤增引起膈破裂。交通事故和高处坠落是导致钝性膈肌伤的最常见原因。随着汽车速度增加与安全带的使用，钝性膈肌损伤日益多见。约90%的钝性膈肌损伤发生在左侧，可能与位于右上腹的肝减缓暴力作用和坐椅安全带的作用方向有关。钝性伤所致膈肌裂口较大，有时达10cm以上，常位于膈肌中心腱和膈肌周边附着处。腹内脏器很容易通过膈肌裂口疝入胸腔，常见疝入胸腔的腹内脏器依次为胃、脾、结肠、小肠和肝。严重钝性暴力不单可致膈肌损伤，还常导致胸腹腔内脏器挫裂伤，并常伴有颅脑、脊柱、骨盆和四肢等多部位伤。

血气胸和疝入胸腔的腹腔脏器引起肺受压和纵隔移位，导致呼吸困难、伤侧胸部呼吸音降低，叩诊呈浊音或鼓音等。疝入胸腔的腹内脏器发生嵌顿与绞窄，可出现腹痛、呕吐、腹胀和腹膜刺激征等消化道梗阻或腹膜炎表现。值得注意的是，膈肌破裂后初期可能不易诊断，临床体征和胸部X线检查结果均缺乏特异性，CT检查有助于诊断。由于进入肠道的气体和造影剂可将疝入肠袢的部分梗阻转变为完全梗阻，故禁行肠道气钡双重造影检查。膈疝患者应谨慎作胸腔穿刺或闭式胸腔引流术，因为可能伤及患者胸腔的腹内脏器。对于怀疑有创伤性膈疝者，禁用充气的军用抗休克裤，以免增加腹内压。

一旦高度怀疑或确诊为创伤性膈肌破裂或膈疝，而其他脏器合并伤已稳定者，应尽早进行膈肌修补术。视具体伤情选择经胸或经腹手术径路。无论选择何种手术径路，外科医师均应准备两种不同径路的手术野，以备改善术中显露之需。仔细探查胸腹腔内脏器，并予以相应处理。使用不吸收缝线修补膈肌裂口，清除胸腹腔内积液，并置胸腔闭式引流。

（史加海）

第二十一章　胸壁疾病

学习目标

1. 了解常见胸壁疾病的类型。
2. 了解胸壁疾病的常见临床表现。

第一节　漏　斗　胸

漏斗胸(funnel chest)是胸骨连同肋骨向内向后凹陷,呈舟状或漏斗状,一般胸骨体剑突交界处凹陷最深。有人认为此畸形是由于肋骨生长不协调,下部较上部迅速,挤压胸骨向后而成;亦有认为是因膈肌纤维前面附着于胸骨体下端和剑突,在膈中心腱过短时将胸骨和剑突向后牵拉所致。此病有家族倾向,可合并其他畸形。

【临床表现】　婴儿期漏斗胸压迫症状较轻者常未被注意。有些虽有吸气性喘鸣和胸骨吸入性凹陷,但常未能检查出呼吸道阻塞的原因。患儿常体形瘦弱,不好动,易得上呼吸道感染,活动能力受到限制。用力呼气量和最大通气量明显减少。活动时出现心慌、气短和呼吸困难。体征除胸廓畸形外,常有轻度驼背、腹部凸出等特殊体型。心脏X线检查和心电图常有心脏向左移位和顺时钟方向旋转。X线侧位胸片可见下段胸骨向后凹陷,与脊柱间的距离缩短。CT图像凹陷更为确切清晰。

【治疗】　有些症状不明显的患儿是因心理因素或美容因素而来就诊。除畸形较轻者外,应予手术治疗。早期手术效果较好,3~4岁后即可手术矫治。手术原则:①切断膈肌与胸骨、剑突的附着部分,充分游离胸骨和肋软骨背面;②将所有下陷肋软骨与肋骨、胸骨的连接处切断,过长者楔形切除一小段;③在胸骨柄与胸骨体交界处平面横断,抬起下陷部分,矫正整个胸廓畸形,并妥善固定(分用金属支架固定或无支架固定两种),称为胸肋抬举术。除抬举术外还有一种胸骨翻转术(分无蒂胸骨翻转术及上、下带血管蒂胸骨翻转术两种),即按上述手术原则“①”步骤完成后,自下而上沿凹陷的肋软骨边缘切断肋软骨与肋间肌,再横断胸骨,形成游离的胸骨肋软骨骨瓣,作180°翻转后放回原处缝合固定。前一种无蒂法为将两侧胸廓内动静脉结扎切断,并切断腹直肌附着点,形成完全游离;后一种带蒂法系将胸骨带着左、右胸廓内动、静脉和腹直肌或只带腹直肌蒂翻转180°,使形成十字交叉状,再予合适的固定。带蒂法术后可维持胸骨正常血运,确保胸骨正常发育成长。

第二节　非特异性肋软骨炎

一般认为非特异性肋软骨炎(Tietze's disease)是一种非化脓性肋软骨肿大。女性发病略多。多位于第2~4肋软骨,单侧较多。本病病因不明。有人认为本病可能与劳损、慢性损伤、病毒感染有关。病理切片肋软骨多无异常改变。

【临床表现】　局部肋软骨轻度肿大隆起,表面光滑,皮肤正常。局部有压痛,咳嗽、上肢活动或转身时疼痛加剧。病程长短不一,可自数月至数年不等,时轻时重,反复发作。有的时久后肿大缩小,疼痛消退。预后良好。

X 线片因肋软骨不能显影,故对诊断无帮助,但可排除胸内病变、肋骨结核或骨髓炎等。

【治疗】 一般采用对症治疗,如局部利多卡因加氢化可的松封闭或于肋软骨肿大处骨膜刺孔减张等,有一定效果。一般对理疗和抗生素疗效不明显。若长期应用各种治疗无效,且症状较重或不能排除肿瘤可能时,可将肋软骨切除。

第三节　胸壁结核

胸壁结核(tuberculosis of chest wall)是继发于肺或胸膜结核感染的肋骨、胸骨、胸壁软组织结核病变。多表现为结核性寒性脓肿或慢性胸壁窦道。多发于青年或中年。

【病理】 胸内结核经淋巴系统、血行播散或直接累及胸壁淋巴结及胸壁各层组织,包括骨骼系统和软组织部分;胸壁结核脓肿以起源于胸壁深处的淋巴结较多,经穿透肋间肌蔓延至胸壁浅部皮下层,往往在肋间肌层里外各有一个脓腔,中间有孔道相通,形成葫芦状。有的脓肿穿通肋间肌之后,因重力坠积作用,逐渐向外向下沉降至胸壁侧面或上腹壁。

【临床表现和诊断】 胸壁结核全身症状多不明显。若原发结核病灶尚有活动,则可有疲倦、盗汗、低热、虚弱等症状。多数患者除有局部不红、不热、无痛的脓肿外,几乎没有症状,故称为寒性脓肿。若脓肿穿破皮肤,常排出水样混浊脓液,无臭,伴有干酪样物质,经久不愈,形成溃疡或窦道,且其边缘往往有悬空现象。若寒性脓肿继发化脓性感染,可出现急性炎症症状。

胸壁无痛软块,按之有波动,首先应考虑胸壁结核的可能性。穿刺若抽得脓液,涂片及细菌培养阴性,多可确定诊断。穿刺部位应选在脓肿的上方,避免垂直刺入而致脓液沿针道流出形成瘘管。胸部 X 线检查有时可发现肺、胸膜或肋骨结核病变,但 X 线检查阴性并不能排除胸壁结核的诊断。若有慢性瘘管或溃疡,可作活检明确诊断。鉴别诊断应与化脓性肋骨、胸骨骨髓炎及胸壁放线菌病相鉴别。

【治疗】 由于胸壁结核是全身结核的一部分,故首先应注意全身治疗,如休息、营养及抗结核药物治疗。有活动性结核时不可进行手术治疗。对胸壁结核性脓肿,在上述全身治疗基础上,可试行穿刺,排脓后注入抗结核药物。手术治疗胸壁结核的原则要求彻底切除病变组织,包括受侵的肋骨、淋巴结和有病变的胸膜,切开所有窦道,彻底刮除坏死组织和肉芽组织,用 0.025% 碘伏反复冲洗后用肌瓣充填残腔,并撒入青霉素、链霉素粉剂预防感染(注意药物过敏)。术毕加压包扎,防止血液积聚。必要时安放引流,24 小时拔除引流后再加压包扎。

寒性脓肿合并化脓性感染时,可先切开引流,待感染控制后再按上述原则处理。

第四节　胸壁肿瘤

胸壁肿瘤(tumor of chest wall),一般是指胸廓深部软组织、肌、骨骼的肿瘤。可分为原发性和转移性两类。原发性肿瘤又可分为良性和恶性两种。原发于骨组织者,20% 发生于胸骨,80% 发生于肋骨。发生于前胸壁及侧胸壁者多于后胸壁。常见的骨骼良性肿瘤有骨纤维瘤、骨瘤、软骨瘤、骨软骨瘤等;恶性肿瘤则多为各种肉瘤,其中软骨肉瘤占 30%~40%。

起源于深部软组织者，有神经类肿瘤、脂肪瘤、纤维瘤、血管瘤及各类肉瘤如软骨肉瘤、骨肉瘤、尤因肉瘤、浆细胞瘤等。转移性胸壁肿瘤系自他处恶性肿瘤转移而来，以转移至肋骨最为多见，常造成肋骨的局部破坏或病理性骨折，引起疼痛，但肿块多不明显。

【诊断】 主要根据病史、症状和肿块的性质。生长比较迅速、边缘不清、表面有扩张血管、疼痛等，往往是恶性肿瘤的表现。肿块坚硬如骨、边缘清楚、增大缓慢者，多属良性骨或软骨肿瘤。X 线片有助于诊断及鉴别诊断。必要时可作肿瘤的针刺活检或切取活检明确诊断。但取活组织检查最好与切除计划联系起来一期进行。

【治疗】 原发性胸壁肿瘤不论良性或恶性，在条件许可下均应及早作切除治疗。转移性胸壁肿瘤若原发病变已经切除，亦可采用手术疗法。对恶性肿瘤应作彻底的胸壁整块切除，包括肌层、骨骼、肋间组织、壁胸膜和局部淋巴结。切除后胸壁缺损面积大者宜同期作修补术。放疗和化疗对某些不能手术的恶性肿瘤有一定缓解作用，一般多作为综合治疗的一部分。

（史加海）

第二十二章　脓　　胸

学习目标

1. 了解脓胸的病因、病理。
2. 掌握急性脓胸的临床表现和诊断。

脓胸(empyema)是指脓性渗出液积聚于胸膜腔内的化脓性感染。脓胸按病理发展过程可分为急性和慢性;按致病菌则可分为化脓性、结核性和特异病原性脓胸;按波及的范围又可分为全脓胸和局限性脓胸。

【病因和病理】 脓胸的致病菌多来自肺内感染灶,也有少数来自胸内和纵隔内其他脏器或身体其他部位病灶,直接或经淋巴侵入胸膜引起感染化脓。继发于脓毒血症或败血症的脓胸,则多通过血行播散。致病菌以肺炎链球菌多见。但由于抗生素的应用,这些细菌所致肺炎和脓胸已较前减少,而葡萄球菌特别是耐药性金黄色葡萄球菌却大大增多。尤以小儿更为多见,且感染不易控制。此外还有大肠杆菌、绿脓杆菌、真菌等,虽略少见,但亦较以前增多。若为厌氧菌感染,则成腐败性脓胸。

致病菌进入胸膜腔的途径有:①直接由化脓病灶侵入或破入胸膜腔,或因外伤、手术污染胸膜腔;②经淋巴途径,如膈下脓肿、肝脓肿、纵隔脓肿、化脓性心包炎等,通过淋巴管侵犯胸膜腔;③血源性播散,在全身败血症或脓毒血症时,致病菌可经血液循环进入胸膜腔。

感染侵犯胸膜后,引起胸水大量渗出。早期脓液稀薄,含有白细胞和纤维蛋白,呈浆液性。在此期内若能排出渗液,肺易复张。随着病程进展,脓细胞及纤维蛋白增多,渗出液逐渐由浆液性转为脓性,纤维蛋白沉积于脏、壁胸膜表面。初期纤维素膜附着不牢固,质软而易脱落,以后随着纤维素层的不断加厚,韧性增强而易于粘连,并有使脓液局限化的倾向。纤维素在脏胸膜附着后将使肺膨胀受到限制。以上病理变化基本属于临床的急性期。

以后,毛细血管及炎性细胞形成肉芽组织,纤维蛋白沉着机化,在壁、脏胸膜上形成韧厚致密的纤维板,构成脓腔壁。脓腔内有脓液沉淀物和肉芽组织。纤维板固定紧束肺组织,牵拉胸廓内陷,纵隔向病侧移位,并限制胸廓的活动性,从而降低呼吸功能。临床上进入慢性脓胸期。

临床上脓胸有各种名称(图 22-1):大量渗出液体布满全胸膜腔时称为全脓胸。机化纤维组织引起粘连,使脓液局限于一定范围内,形成局限性或包裹性脓胸,常位于肺叶间、膈肌上方、胸膜腔后外侧及纵隔面等处。有时分隔成多个脓腔,成为多房性脓胸。若伴有气管、食管瘘,则脓腔内可有气体,出现液平面,称为脓气胸。脓胸可穿破胸壁,成为自溃性脓胸或外穿性脓胸。

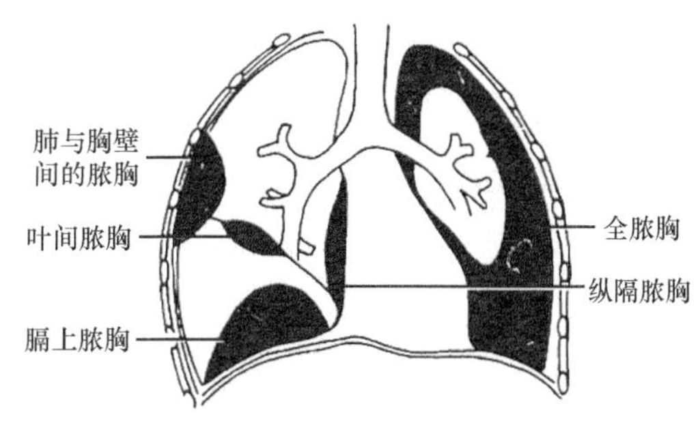

图 22-1　脓胸分类

脓胸上述病理改变虽有不同阶段之分，但并无明确时间界限，临床表现也不一致。因此，综合判断脓胸的不同阶段，有利于确定治疗方案。

第一节　急性脓胸

【临床表现和诊断】　常有高热、脉快、呼吸急促、食欲缺乏、胸痛、全身乏力、白细胞增高等征象。积脓较多者尚有胸闷、咳嗽、咳痰症状。体检患侧语颤减弱，叩诊呈浊音，听诊呼吸音减弱或消失。严重者可伴有发绀和休克。X 线胸部检查患部显示有积液所致的致密阴影。若有大量积液，患侧呈现大片浓密阴影，纵隔向健侧移位。如脓液在下胸部，可见一由外上向内下的斜行弧线形阴影。脓液不多者，有时可同时看到肺内病变。伴有气胸时则出现液面。若未经胸腔穿刺而出现液面者，应高度怀疑有气管、食管瘘。超声波检查所示积液反射波能明确范围和准确定位，有助于脓胸诊断和穿刺。胸腔穿刺抽得脓液，可诊断为脓胸。首先观察其外观性状，质地稀稠，有无臭味。其次是作涂片镜检、细菌培养及药物敏感试验，以指导临床用药。

【治疗】　急性脓胸的治疗原则是：①根据致病菌对药物的敏感性，选用有效抗生素；②彻底排净脓液，使肺早日复张；③控制原发感染，全身支持治疗，如补充营养和维生素、注意水和电解质的平衡、矫正贫血等。排净脓液的方法有：及早反复胸腔穿刺抽脓，并向胸膜腔内注入抗生素。若脓液稠厚不易抽出，或经过治疗脓量不见减少，患者症状无明显改善，或发现有大量气体，疑伴有气管、食管瘘或腐败性脓胸等，均宜及早施行胸膜腔闭式引流术。

闭式引流术的方法有两种，一是经肋间插管法，另一种是经肋床插管法。后者是在脓腔相应部位切开皮肤肌肉，切除长为 3～4cm 一段肋骨，将肋间神经血管前后端予以结扎。然后经肋床切开胸膜，并剪取一条胸膜做病理检查。继而以手指探查脓腔，如有多房应予穿通，以利引流。吸净脓液后置入粗大有侧孔的引流管，并以缝线将引流管妥善固定，其外端连接水封瓶闭式引流。亦可在脓腔顶部加一经肋间插管作灌注抗生素冲洗用。脓液排出后，肺逐渐膨胀，两层胸膜靠拢，空腔逐渐闭合。若空腔闭合缓慢或不够满意，可早行胸腔扩清及纤维膜剥除术。如脓腔长期不能闭合，则成为慢性脓胸。

第二节　慢性脓胸

【病因】　慢性脓胸有如下常见病因：①急性脓胸就诊过迟，未及时治疗，逐渐进入慢性期；②急性脓胸处理不当，如引流太迟，引流管拔除过早，引流管过细，引流位置不恰当或插入太深，致排脓不畅；③脓腔内有异物存留，如弹片、死骨、棉球、引流管残段等，使胸膜腔内感染难以控制；④合并支气管或食管瘘而未及时处理；或胸膜腔毗邻的慢性感染病灶，如膈下脓肿、肝脓肿、肋骨骨髓炎等反复传入感染，致脓腔不能闭合；⑤有特殊病原菌存在，如结核菌、放线菌等慢性炎症所致的纤维层增厚，肺膨胀不全，使脓腔长期不愈。

慢性脓胸的特征是脏、壁胸膜纤维性增厚。由于脓腔壁坚厚，肺不能膨胀，脓腔不能缩小，感染也不能控制。壁胸膜增厚的纤维板使肋骨聚拢，肋间隙变窄，胸廓塌陷。脓腔壁收缩使纵隔向患侧移位。这些都严重影响呼吸功能。部分患者有杵状指（趾）。

【临床表现和诊断】　常有长期低热，食欲减退、消瘦、贫血、低蛋白血症等慢性全身中毒症状。有时尚有气促、咳嗽、咳脓痰等症状。体格检查及 X 线胸片均可见前述病理特征。曾作引流术者胸壁可见引流口瘢痕或瘘管。根据病史、体检和 X 线胸片、诊断慢性脓胸并不困难。若未作过引流者,需作胸腔穿刺,化验培养脓液,明确致病菌种。脓腔造影或瘘管造影可明确脓腔范围和部位,若疑有支气管胸膜瘘宜慎用或禁忌。可自瘘口内注入少量美蓝,若吐出蓝色痰液,即可证实有支气管胸膜瘘。

【治疗】 慢性脓胸的治疗原则有三:①改善全身情况,消除中毒症状和营养不良;②消灭致病原因和脓腔;③尽力使受压的肺复张,恢复肺的功能。

常用手术有以下几种:①改进引流;②胸膜纤维板剥除术;③胸廓成形术;④胸膜肺切除术。各有其适应证,有时又要综合应用。

1. 改进引流手术 针对引流不畅的原因,如引流管过细、引流位置不在脓腔最低位等予以改进。有些患者经过改进引流后获得痊愈;或减轻中毒症状,使脓腔逐渐缩小,为以后进行必要的根治手术创造有利条件。因而也可认为这是大手术前的准备措施。

2. 胸膜纤维板剥除术 最大限度地恢复肺功能,是治疗慢性脓胸的主要原则之一。因此剥除脓腔壁胸膜和脏胸膜上的纤维板,使肺得以复张,消灭脓腔,改善肺功能和胸廓呼吸运动,是较为理想的手术。但手术成功的机会只在病期不长、纤维板粘连不甚紧密的患者可能性较大。而很多患者由于病程已久,韧厚的胸膜纤维板与肺组织紧密粘连融合,以致不可能剥除,即使用"十"字切口,将纤维板分块切除,有时亦未能成功。此外,肺被压缩时间过久,肺组织已纤维化不能复张;或是肺内有广泛病变、结核性空洞或支气管扩张等,均不宜行胸膜纤维板剥除术(图 22-2)。

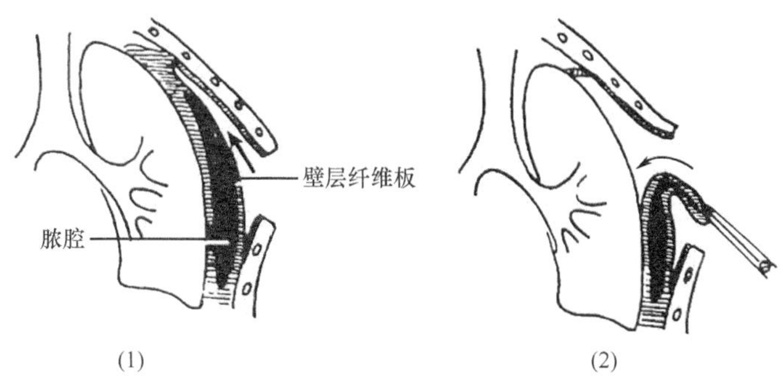

图 22-2　胸膜纤维板剥除术(示意图)

3. 胸廓成形术 目的是去除胸廓局部的坚硬组织,使胸壁内陷,以消灭两层胸膜间的死腔。这种手术不仅要切除覆盖在脓腔上的肋骨,而且也要切除增厚的壁胸膜纤维板,但需保留肋间神经血管、肋间肌和肋骨骨膜。这些保留的胸壁软组织可制成带蒂的移植瓣用来充填脓腔和堵塞支气管胸膜瘘。若脓腔较大,还可利用背阔肌、前锯肌作带蒂肌瓣充填或再用带蒂大网膜移植堵瘘填腔。肺表面的脏层纤维板往往有肉芽组织和坏死组织,须小心剥除,但注意不要造成肺表面漏气。术毕骨膜外放置引流,并且妥善加压包扎。如患者体质虚弱不能耐受一次广泛手术,可自上而下分期进行,间隔期约 3 周左右。

4. 胸膜肺切除术 当慢性脓胸合并肺内严重病变,如支气管扩张、结核性空洞、纤维化实变毁损或伴有不易修补成功的支气管胸膜瘘,可将纤维板剥除术加病肺切除术一次完成。但这一手术技术要求高、难度大、出血多、创伤重,必须严格掌握适应证。否则手术死亡率高,并发症多。

(史加海)

第二十三章　肺部疾病

学习目标

1. 了解肺大疱和支气管扩张的临床表现特点，手术适应证、手术禁忌证、术前准备、术后处理和并发症的处理。

2. 熟悉肺结核外科治疗的手术适应证、禁忌证、并发症和手术的基本原则。

3. 了解肺包虫病等的病因、临床表现、诊断、预防和治疗原则。

4. 了解肺或支气管肿瘤、支气管腺瘤、肺转移性肿瘤的临床表现、诊断和治疗原则。

第一节　肺　大　疱

肺大疱(pulmonary bulla)是指肺表面或肺实质内各种不同类型的异常含气囊腔，其形成机制是因肺泡内压力升高，肺泡壁破裂互相融合，最后形成巨大的囊泡状改变。

【病因及病理】　肺大疱在病因上可分为先天性和后天性两类，但分类主要在病理学上具有意义，临床征象基本类同。临床上常根据患者的发病年龄、有无炎症病史或是否伴有慢性弥漫性阻塞性肺部疾病作出判断。后天性肺大疱一般继发于小支气管的炎性病变，如肺炎、肺结核或肺气肿，临床上常与肺气肿并存。因小支气管发生炎性病变后引起水肿、狭窄，造成管腔部分阻塞，产生活门作用，使空气能进入肺泡而不易排出，致肺泡内压力升高。炎症使肺组织损坏，肺泡间隔逐渐因泡内压力升高而破裂，肺泡互相融合形成大的含气囊腔。如果肺泡破裂后空气进入脏胸膜下间隙，则形成胸膜下大疱。肺大疱有单发也有多发，继发于肺炎或肺结核者常为单发或只有数个大疱，亦无明显肺气肿同时存在；继发于肺气肿者常为多发，表现为几个大疱伴有多个小疱，大疱周围的肺实质常伴有阻塞性肺部病变和肺气肿。肺大疱以位于肺尖部及肺上叶边缘多见，疱壁很薄，大小不一，数目不定。既可表现为宽基底，亦可表现为狭颈体大的大疱。显微镜下可见疱壁为肺泡扁平上皮细胞，有时可仅有纤维膜或纤维结缔组织存在。

较大的肺大疱可压迫周围肺组织，造成余肺膨胀不全，影响气体交换。一般常因剧烈咳嗽、屏气或运动，使肺内压力骤然升高，导致大疱突然破裂，形成自发性气胸(spontaneous pneumothorax)。还有的可因大疱与胸顶粘连形成粘连条索，在突然发生气胸时条索被撕断，引起出血造成自发性血气胸。

【临床表现】　患者的症状主要与大疱的数目、大小及是否伴有慢性弥漫性阻塞性肺部疾病密切相关。数目小、体积小的单纯肺大疱可无症状，有时只是在体检做X线检查或因其他疾病做剖胸术时偶被发现。体积大或多发性肺大疱可有胸闷、气短等症状。

有的患者因原因不明的自发性气胸就诊，多为肺大疱破裂所致。自发性气胸多见于年轻健康成人，男多于女。若大疱体积巨大，压迫周围肺的程度重或伴有周围肺广泛气肿，可发生喘鸣、咳嗽咳痰、呼吸困难、发绀等症状。由于肺大疱常为多发，且大小并存，故术中除见有几个体积大的大疱外，在肺叶边缘常可见串珠状小疱。

肺大疱继发性感染少见，亦很少并发咯血。主要并发症是自发性气胸（或血气胸），多发生在明显用力、剧咳或体力活动之后，因胸腔内压大小与体位变动有关，特别是在体位突然改变时，可使胸部特别是胸顶部负压急骤上升，促使更多的空气进入肺大疱，造成其胀满破裂。

【诊断】 胸部X线检查是诊断肺大疱的主要方法。表现为病变区透亮度增高，周围有密度增强的弧形疱壁阴影。其他肺叶往往看不到明显病灶。伴有广泛肺部阻塞性病变和肺气肿者，多可看到胸片上除大疱外，横膈低平，肺纹理稀疏，胸廓狭长及水滴状心脏等。有时大疱内含有液平，多半是其周围肺组织的炎症反应，而不是大疱本身感染所引起，常可随周围炎症的消退而被吸收。大的肺大疱看上去类似气胸，鉴别困难。但后者透亮度更高，完全无肺纹理可见，且肺组织向肺门方向压缩，弧度与肺大疱相反。CT是有效的鉴别诊断方法，能清楚地显示肺大疱的范围，也有助于与气胸的鉴别诊断。

鉴别气胸与肺大疱时，作胸穿应持慎重态度。将肺大疱误认为气胸而作胸穿可致大疱漏气，造成医源性气胸，甚至成为张力性气胸。若胸内气体力过高造成明显压迫症状，又不能区分肺大疱或张力性气胸时，应向患者家属充分解释病情后，行穿刺或引流减压以挽救生命。但同时需作好进一步剖胸术的准备工作。

【治疗】 体积小的肺大疱若同时伴有慢性阻塞性肺部疾病，治疗多采用非手术疗法，如禁烟、肺功能锻炼等。有呼吸道感染时宜采用抗生素和呼吸道解痉剂治疗，以改善呼吸功能。对体积大的肺大疱，估计术后能改善肺功能者，有外科手术指征。特别对反复并发自发性气胸或继发感染等，应积极考虑外科手术治疗。

1. 并有弥漫性肺气肿的肺大疱 对这类患者首先必须确切估计，肺大疱切除术后是否能减少生理死腔，降低气道阻力，改善因大疱对周围肺组织的压迫，提高呼吸功能。年龄不是手术的绝对禁忌证，但老年人肺气肿常较中青年人严重，手术并发症多，疗效较差。

术前应禁烟、深吸气练习提高肺通气量、肺部理疗、雾化吸入、抗生素控制感染、解痉等，有助于减少并发症和降低死亡率。手术原则是尽可能切除肺大疱病变，避免肺表面漏气，不损害正常肺组织，不影响余肺扩张。对严重肺气肿病肺可同时作肺减容术。由于存在慢性阻塞性肺部病变，术后常会出现漏气现象，只要术中确已缝合漏气处，这类细小漏气多在术后1~3周会自行闭合。

肺大疱外引流术，是一简单而能迅速缓解症状的方法。手术可在局麻下进行，经肋床插入粗管引流。适用于不能耐受剖胸术而又急需缓解症状的患者，对大疱继发感染成脓腔的患者也可采用。既可作为暂时性减压用，也可作为永久性治疗用。

2. 肺大疱并发自发性气胸 临床上出现的自发性气胸多为：①单纯性；②张力性；③血气胸。后者占自发性气胸的2%~5%。患者症状的严重程度多与气胸的大小成正比。治疗原则如下。

（1）肺受压小于30%，症状轻微者，在严密观察下，等待气胸自行吸收。

（2）肺受压30%~50%，症状明显，应试用穿刺抽气治疗，若疗效不明显或反复发作时，放置胸腔闭式引流。

（3）经上述处理2~3周肺仍不能完全复张或继续从引流管内漏气者，应行剖胸探查术，除处理原发病变外同时处理其他未破肺大疱。

（4）肺受压在50%以上，或伴有血气胸时，应做更严密的观察。若患者有急性失血，应果断开胸急诊手术治疗，彻底止血，修复破口，促使早期恢复，避免并发症。

（5）一侧反复发作或双侧自发性气胸同时发作或反复发作，宜积极采取手术治疗。

手术除处理大疱外，宜附加胸膜切除术或胸膜划痕法，即用纱布浸泡高渗葡萄糖或碘酊，在壁胸膜上来回摩擦划痕，引起粘连，防止复发。

第二节　肺部感染性疾病的外科治疗

一、支气管扩张的外科治疗

支气管扩张（bronchiectasis）是支气管和邻近肺组织的慢性化脓性疾病，是亚段支气管永久性的异常扩张。多因支气管阻塞及其远端发生感染，这两者常互为因果。引起支气管阻塞的原因有淋巴结肿大、异物、稠厚分泌物脓块、肿瘤等。有先天性支气管壁软骨支持组织发育缺陷的患者，更易发生感染和支气管扩张。支气管扩张可分为柱状、囊状和混合型三种。囊状支气管扩张主要是感染、异物阻塞或支气管狭窄造成，是外科治疗的主要对象。支气管扩张多发生在周围第三、四级支气管分支，左侧多于右侧，下叶多于上叶。炎症先损坏管壁纤毛柱状上皮，继而管壁弹力纤维、平滑肌、软骨等。组织破坏后逐渐为纤维组织所替代，支气管遂呈柱状或囊状扩大，成为感染分泌物淤积的管柱或囊袋。有的支气管还可因炎症瘢痕及纤维化收缩而被闭塞，致肺不张。一般经过抗感染治疗可使支气管和肺部炎症改善，但不能逆转支气管扩张的病理改变。故切除病肺组织是治疗中度以上支气管扩张的有效方法。

【临床表现】　主要为咳嗽、咳脓性或黏液脓性痰，反复发作呼吸道和肺部感染。患者排痰量较多，呈黄绿色脓性黏液，甚至有恶臭。体位改变，尤其是清晨起床时可能诱发剧烈咳嗽、咳痰，这可能是由于扩张支气管内积存的脓液引流入近端气道，引起刺激所致。有时痰中带血或大量咯血。病程久者可能有贫血、营养不良或杵状指（趾）。支气管扩张的主要诊断方法是支气管造影，可明确扩张所在的部位、范围、程度和类型。近年来，高分辨率 CT 诊断支气管扩张已取得良好效果，已逐渐取代支气管造影。

【外科治疗】　首先给予内科强化治疗，包括改善全身营养状况，鼓励咳嗽排痰，体位引流，咯血的患者给予止血药物，根据痰培养和药敏试验，选用适当的抗生素。支气管动脉栓塞可用于治疗支气管扩张引起的大咯血，尤其是针对不能耐受、或病变广泛不适合手术者；支气管动脉造影能显示出血来自支气管动脉的患者，疗效更佳。外科治疗是治疗支气管扩张的主要手段，支气管扩张范围较局限，全身状况较好可以耐受病变肺切除，应考虑手术治疗，其原则是切除病变组织，消除肺部感染、出血病灶。

1. 手术适应证　①有支气管扩张的明显症状，如反复呼吸道感染、咳脓痰，经内科长期治疗（>6 个月）症状无减轻或改善不明显，症状反复发作，且越来越严重者。在肺功能允许的范围内，做肺段切除或肺叶切除，全肺切除应慎重；②反复咯血或大咯血，病变部位已明确者，待病情稳定后，手术切除有病变的肺段或肺叶。在危及生命时，应行急诊手术。

2. 手术禁忌证　①一般情况差，心、肺、肝、肾功能不全，不能耐受手术者；②支气管病变广泛，双侧弥漫性病变，严重呼吸功能不全者；③合并肺气肿、哮喘或肺源性心脏病者。

3. 术前准备　①心、肺、肝、肾功能检查，评估患者手术耐受性；②近期高分辨率 CT 检查，确定病变范围，决定手术方式；③纤维支气管镜检查，排除支气管内异物或肿瘤，同时对咯血患者可协助判断出血部位，指导手术切除范围；④控制感染和减少痰量，超声雾化吸入,体位引流排痰,呼吸训练等,争取控制痰量在50ml/24h以下;⑤痰培养和药敏试验,以指导临床用药;⑥支持治疗,给予高蛋白、高维生素饮食,纠正营养不良和贫血。

4. 手术方法　为防止术中支气管扩张囊腔中的痰液流入正常肺内,造成窒息或新的感染区,宜采用双腔气管插管,术中加强吸痰。根据患者一般情况和病变情况,可按下列情况选择不同手术方式。

(1) 病变局限于一叶、一段或多段者,可作肺段或肺叶切除术。

(2) 病变若侵犯一侧多叶甚至全肺,而对侧肺的功能良好者,可做多叶甚至一侧全肺切除术。

(3) 双侧病变,若一侧肺的肺段或肺叶病变显著,而另侧病变轻微,估计痰或血主要来自病重的一侧,可作单侧肺段或肺叶切除术。

(4) 双侧病变,若病变范围总肺容量不超过50%,切除后不致严重影响呼吸功能者,可根据情况一期或分期作双侧手术。一般先进行病重的一侧。分期间隔时间至少半年。

(5) 双侧病变范围广泛,一般不宜做手术治疗。但若反复大咯血不止,积极内科治疗无效,能明确出血部位,可考虑切除出血的病肺以抢救生命。

支气管扩张手术切除后,疗效多较满意。症状消失或明显改善者约占90%左右。术后有残余症状者,多为残留病变,或因术后残腔处理不当,致剩留的肺叶或肺段支气管发生扭曲,致支气管扩张复发。但弥散性病变和多肺段切除患者,手术效果常难以预测。

二、肺结核的外科治疗

肺结核(pulmonary tuberculosis)的外科治疗已有一百多年的历史,20世纪40年代以来,各种有效的抗结核药物如链霉素、异烟肼、乙胺丁醇和利福平相继出现,单靠合理的药物联合治疗,已可治愈大多数初始痰菌阳性的患者,其痰菌阴转率达98%~100%,两年复发率仅1%~2%。因此,外科手术治疗已不占主要地位。但是,20世纪90年代末以来,由于肺结核发病率增高,耐药病例增多,手术治疗有增加的趋势。目前最常用的手术方法是肺切除术,它是消灭慢性传染源、预防复发和治疗各种严重并发症的有效手段。肺段切除术术后并发瘘较多,现已少用。胸廓成形术和其他胸膜外萎陷疗法目前已极少采用。必须明确,外科治疗是肺结核综合疗法的一个组成部分,术前术后必须应用有效抗结核病药物配合治疗,同时增强患者的抵抗力,防止和减少手术并发症的发生。

(一) 肺切除术

1. 适应证

(1) 空洞性肺结核:开放性空洞,痰菌阳性,经3~6个月药物治疗无效,应建议手术。巨大空洞(直径大于3cm)、张力空洞、厚壁空洞及肺下叶空洞,因支气管引流不畅,空洞难以闭合,均不宜做萎陷疗法。化疗无效,X线显示病灶不缩小,痰菌阳性,不能坚持服药及随访者,体力劳动者,或不能排除癌性空洞的病例,均应考虑做肺切除术。

(2) 结核球:直径大于2 cm时干酪样病灶不易愈合,有时溶解液化成为空洞,这种空洞大部分都含有抗酸杆菌。此外,较大结核球坏死组织内无血管分布,周围又被以纤维包膜,药物难以渗入,经18个月规则抗结核治疗无效,特别是并发咯血,痰菌阳转,说明病灶已活动或破溃,故应切除。有时结核球难以与肺癌鉴别,或并发肺泡癌或瘢痕组织发生癌变,故应警惕及早作手术切除。

(3) 毁损肺：由广泛的干酪病变和空洞及纤维化的陈旧性肺结核病灶，肺功能已大部丧失，并成为感染源，还可引起咯血，并发支气管扩张及继发感染，应根据病情作肺叶或全肺切除术。

(4) 结核性支气管狭窄或支气管扩张：瘢痕狭窄可造成肺段或肺叶不张，结核病灶及肺组织纤维化又可造成支气管扩张，继发感染，引起反复咳痰、咯血。上述情况均应做肺切除术。

(5) 反复大咯血：多由于空洞溃破，支气管动脉破裂出血，大量咯血可危及生命。24 小时咯血量多于 600ml，药物治疗无效，为挽救患者，应及早做 X 线检查或慎重考虑做支气管动脉造影，明确出血的血管，注入明胶海棉，栓塞破裂的支气管动脉，1 个月后再做肺切除术。

(6) 其他适应证：①久治不愈的慢性纤维干酪型肺结核，反复发作，病灶比较集中在某一肺叶内；②胸廓成形术后仍有排菌，如有条件可考虑切除治疗；③合并慢性结核性脓胸的病例，应考虑做脓胸、肺切除术或胸膜纤维板剥脱术。

2. 禁忌证

(1) 肺结核病活动期，对侧肺或同侧其他肺叶有浸润性病变，大量排菌。体温、脉搏及血沉等基本指标不正常，均不宜手术。应先做 6 个月的短程化疗，以免手术并发血行播散。

(2) 一般情况和心肺代偿能力差。

(3) 临床检查及肺功能测定提示病肺切除后将严重影响患者呼吸功能者。

(4) 合并肺外其他脏器结核病，经过系统的抗结核治疗，病情仍在进展或恶化者。

(5) 未成年儿童的肺结核病，化疗多能治愈，不必急于进行手术。老年患者的心肺功能一般较差，故应尽量避免做肺切除术。

3. 手术的选择

(1) 术前准备应充分，争取病变稳定，痰菌阴转，但不宜拖延，以免出现耐药菌株，对有耐药性的患者，应选用新的抗结核药物。

(2) 详细询问患者抗结核药物使用情况，评价疗效。合适的手术时机是化疗后 6～9 个月，在此段时间内，大部分可逆性病变已经愈合或消退。

(3) 肺切除的手术原则是尽可能切除及保留最大量的健肺组织。具体手术操作与治疗非结核性病变的手术无多大差别。

(4) 术后继续抗结核治疗至少 6～12 个月。若肺切除后有胸内残腔，余肺内尚有残留病灶，应考虑同期或分期加作胸廓成形术。

4. 术后并发症

(1) 支气管胸膜瘘：其发生率显然比非结核病者为高，占 5%～10%，多因支气管残端内膜结核，缝合不妥造成。肺切除术后，如发现胸腔引流管持续漏气，多于 10～14 日，应怀疑并发支气管胸膜瘘。于胸腔内注入亚甲蓝液 1～2ml，如患者咳出带有蓝色的痰液，即可确诊。术后早期发生支气管胸膜瘘时，患者可突感呼吸困难，呛咳，痰量增多并有少量咯血。如自瘘口吸入胸腔积液，可引起窒息，应立即置患者于侧卧位，术侧在下，直至安置胸腔闭式引流为止。及早应用广谱抗生素，加强全身支持疗法，约 20% 的病例经治疗后瘘管可能闭合。如瘘管长期不愈，可视病情改为开放引流。后期治疗包括胸廓成形术，通常分两期完成。

(2) 结核播散:麻醉操作,患者体位,术后不能有效排痰及发生支气管胸膜瘘等,都可引起结核播散,通常可用药物控制。术前、术后合理化疗(至少 6 个月),可减少此并发症。

(二) 胸廓成形术

胸廓成形术是一种萎陷疗法,即切除多根肋骨,使胸壁向病肺塌陷,压缩病肺组织,使其得以静息,有利于组织愈合。同时,减缓该部血液和淋巴回流,减少毒素吸收,并产生局部缺氧,不利于结核菌繁殖。压缩肺组织可使空洞壁靠合,促使组织愈合。

胸廓成形术的适应证为上叶空洞,对侧无明显病变或已稳定。双侧上叶空洞也可考虑分期做双侧胸廓成形术。厚壁空洞、张力空洞、下叶空洞、结核球及合并支气管内膜结核的病例,均不宜做胸廓成形术。其原因是难以达到压缩的目的,或是因压缩病肺后使支气管移位、扭曲,造成严重梗阻。20 世纪 80 年代后,我国已很少采用胸廓成形术。

典型的胸廓成形术要求切除足够的骨质胸壁,使空洞周围的肺组织萎陷。对上叶空洞,要切除第 1~7 根肋骨。上 3 根肋骨的前切端要包括部分肋软骨,以下逐渐少切;后端要切除胸椎横突及肋骨颈部,以使后胸壁充分塌陷。为预防术后反常呼吸运动,手术应分两期进行,每期切除肋骨不超过 4 根,自上而下进行,相隔 10~14 日完成。

三、肺棘球蚴病

肺棘球蚴病(pulmonary echinococcus)又称肺包虫病(hydatid disease of pulmonary),是流行于畜牧区人畜共患的一种寄生虫病。

【病因与病理】 绝大多数患者是细粒棘球蚴绦虫(犬绦虫)的钩蚴侵入人体内所致。在肝、肺等脏器中形成囊肿,并造成多种并发症。肺棘球蚴病占棘球病的 15%~22%,多为单发,多发的占 10%~19%,右肺多于左肺,下叶多于上叶(约 2∶1)。

肺棘球蚴病的病理特点是一个不断扩张的占位性病变。从外表看是一个白色半透明充满清亮液体的球体,它的壁由内囊和外囊组成。内囊的壁又有角质膜和生发膜两层结构,外囊是包围内囊的一个纤维组织增生的囊壳,它是由宿主的组织反应和压缩的肺组织所构成,手术时不必切除。

【临床表现】 肺棘球蚴囊肿由于生长缓慢,如无并发症,可多年无症状,部分病例可有轻度咳嗽、胸痛、咯血、气急、呼吸道刺激症状,往往程度轻微,易被患者忽视,仅于体检或因其他疾病如肝包虫病等就诊时才被发现。囊肿穿破入支气管是最常见的并发症,患者常有刺激性剧烈咳嗽,咳出大口似清水或苹果浆色黏液痰液,痰液中可找到头节,内含“粉皮”、“蛋白”样碎块。如大量内囊皮堵塞喉部及气管时,患者往往窒息猝死。囊肿穿破入胸膜腔,则形成液气胸,继而成为脓胸,病情明显恶化,出现全身中毒症状。病程较长,是肺棘球蚴病造成预后不良的主要原因,有些病例还可出现皮疹、发热、恶心、呕吐、腹痛、支气管痉挛和休克等过敏反应症状,严重者可以致死。

体格检查时仅有 1/3 左右病例有阳性体征。体积很小的囊肿物理检查不易发现,巨大囊肿表现为胸内占位性病变的体征。如压迫纵隔使气管及心脏移位,在病变区叩诊呈浊音,呼吸音减低或消失。

【诊断】 肺棘球蚴病的诊断依据以下四点。

(1) 患者居住在或到过棘球蚴病流行区,有牧羊犬接触史。

（2）X 线胸片或 CT 表现为密度均匀、边界清楚的圆形或椭圆形阴影(图 23-1)。

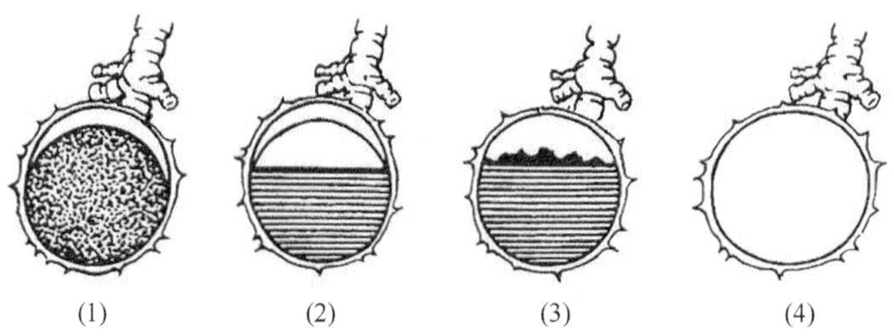

图 23-1　肺棘球蚴囊肿破裂后的各种 X 线征象

(1)外囊破裂,顶部有新月形透亮区;(2)内、外囊破裂,内有液平面,顶部有两层弧形透亮带;(3)内、外囊破裂,内囊陷落,呈现水上浮莲征;(4)囊壁破裂,内容排空,呈囊状透亮影

1）外囊破裂,少量空气进入内外囊间隙,在囊肿顶部呈现新月形透亮区。

2）外囊、内囊都破裂,囊液部分排出,空气同时进入外囊及内囊,内囊整个自纤维壁脱离下陷,悬于外囊壁与液面之间,其上方有两层弧形透亮带,即所谓的双弓现象,亦称双间隙现象。

3）内囊、外囊都破裂,表现为含气、液的囊腔,且囊膜碎片及子囊漂浮于囊液表层,呈波浪状,犹如水上浮莲现象。

4）囊壁破裂,内容物全部排空,无合并感染,则呈现囊状透亮影,类似肺大疱。

在 X 线胸部透视下,肺棘球蚴囊肿可随呼吸运动而变动,即所谓的包虫呼吸样征象。

（3）超声检查显示肺内有囊性病变。

（4）实验室检查:血常规显示嗜酸粒细胞比例增高,有时可达 25%~30%;棘球蚴液皮内试验(Casoni 试验)已成为诊断棘球蚴病常用的主要方法之一,阳性反应率可达 86%~96%。

怀疑肺棘球蚴病时,最好采用断层摄影或超声检查,禁忌用穿刺术作为诊断方法,以避免发生囊液外渗产生过敏反应和棘球蚴播散等严重并发症。

【治疗】　目前治疗棘球蚴病尚无特效治疗药物,外科手术是治疗肺棘球蚴囊肿唯一可靠有效的方法。原则上应在诊断确立后争取早日手术,目的是完全彻底去除内囊的同时,必须尽最大可能保存肺组织,并防止囊液污染手术野,以免发生囊液外溢产生过敏反应或棘球蚴头节播散。

应根据囊肿部位、数目、大小、有无并发症及肺支气管继发灶改变的病理类型,选择手术方式。

1. 内囊摘除术　适用于无并发症的肺棘球蚴囊肿。开胸显露囊肿后,用纱布垫遮盖囊肿周围之肺组织和胸膜腔,避免囊液外溢沾染周围组织。用穿刺针抽出部分囊液后,注入少量 10% 氯化钠溶液以杀灭头节,15 分钟后切开外囊,然后取出塌陷的内囊。也可不穿刺囊肿,小心地切开外囊,在沿外囊与内囊间隙扩大分离面,此时于气管内加压吹气使肺膨胀,内囊即可完整逸出。然后剥离切除外囊壁,用细丝线缝合囊壁的细小支气管开口,消灭死腔。这是一种既能彻底治疗病变,又能最大限度保存肺组织的理想术式之一。

2. 囊肿摘除术　适用于较小的无并发症位于肺组织深部的肺棘球蚴囊肿。将外囊与内囊一并摘除,然后缝合肺组织创面。

3. 肺叶或肺段切除术　适用于并发感染,造成周围肺组织病变的病例和胸腔化脓性感染者,应采取相应的肺切除或引流措施。

四、肺部真菌感染的外科治疗

肺部真菌感染(pulmonary fungal infection)是指由真菌引起的支气管肺部感染,即真菌对气管、支气管和肺部的侵犯,引起气道黏膜炎症和肺部炎性肉芽肿,严重者可引起坏死性肺炎,包括致病性真菌如组织胞质菌、球孢子菌,条件致病性真菌如肺隐球菌、肺曲霉菌、肺念珠菌、肺毛菌等。临床上常见的肺部真菌感染多为条件致病性真菌感染,患者多有明显基础疾病,如COPD、肺结核、恶性肿瘤、HIV感染、器官移植、糖尿病及长时间入住重症监护病房等。

近年来,由于临床广谱抗生素的长期使用,抗肿瘤药物、糖皮质激素、免疫抑制剂的广泛应用,器官移植的大量开展,以及免疫缺陷病如艾滋病等的流行,导致肺部真菌感染发生率逐渐增加,并日益成为器官移植受体、恶性肿瘤及免疫缺陷病患者及其他危重病患者的重要死亡原因之一。虽然新型广谱抗真菌药物的应用使得治疗有效率有所提高,但部分局限性真菌感染在标准的药物治疗过程中,仍需要联合手术治疗。

【手术适应证】

1. 病变局限,经抗真菌药物正规治疗3~6个月无明显好转者,或病变进展,形成肺脓肿、空洞等。
2. 肺内病变无法明确诊断,与肺内肿瘤及结核等不能鉴别者。
3. 病变累及胸膜、胸壁,形成脓胸、胸壁脓肿或瘘道等,需外科引流或扩创术。
4. 有反复呼吸道症状如咯血、血痰,经药物治疗不能控制者。
5. 肺内病变邻近大血管,为防止大咯血,需手术切除。
6. 血液系统恶性肿瘤化疗前预防肺内病变复发。

【手术方式】 由于往往患者免疫功能低下,术前对患者的全身情况需做充分估计,并给予相应的术前治疗准备。根据病变部位及范围,手术方式包括肺楔形切除、肺段切除、肺叶切除甚至全肺切除。胸膜胸壁受累者应行引流或扩大切除术,胸壁有瘘道者应行扩创术。

【手术并发症及处理】 肺部真菌感染术后并发症主要为脓胸、支气管胸膜瘘、复发、肺部感染及切口感染等,其发生率及死亡率较一般的肺切除手术为高。术前、术后正规应用抗真菌药物,合理使用抗生素,术中严格无菌操作,妥善处理支气管残端,术后保持呼吸道以及胸腔引流管通畅,使余肺尽早充分膨胀,严格注意口腔卫生等,对防止及减少术后并发症有着重要作用。

附:肺和支气管肿瘤

肺和支气管肿瘤包括原发性和转移性肿瘤。在原发性肿瘤中,以恶性肿瘤为多见,最常见的是肺癌,原发性肺肉瘤如淋巴瘤或纤维肉瘤都很少见。原发性良性肿瘤有腺瘤和错构瘤等,也不多见。肺的转移瘤绝大多数为其他器官组织的恶性肿瘤经血行播散到肺部。

一、肺　　癌

肺癌(lung cancer)大多数起源于支气管黏膜上皮,因此也称支气管肺癌(bronchopulmonary carcinoma）。20 世纪 50 年代以后，随着世界工业化进程的加快，大气污染和环境恶化，吸烟人群的增加和人口的老龄化，肺癌的发病率在世界范围内迅速增长。到 20 世纪 90 年代，肺癌已成为恶性肿瘤的头号杀手。据统计，在许多国家大城市中，肺癌的发病率已居各种肿瘤的首位。近年来，我国肺癌的发病率增加更为明显，北京、上海、天津等城市中，肺癌的发病率和死亡率居恶性肿瘤的首位。肺癌患者多数是男性，男女之比为（3～5）∶1，但近年来，女性肺癌的发病率也明显增加。发病年龄大多在 40 岁以上。

【病因】 肺癌的病因至今不完全明确。大量资料表明，长期大量吸烟是肺癌的一个重要致病因素。纸烟燃烧时释放致癌物质。多年每日吸烟 40 支以上者，肺鳞癌和小细胞癌的发病率比不吸烟者高 4～10 倍。目前，研究已鉴定出烟中含有的致癌物质有多环芳香烃（PAHs）、亚硝胺、芳香胺、氮氧苯胂醛、肼类及重金属类等 50 多种，这些化合物在动物实验中可通过多种途径诱发肺癌，如与 DNA 反应形成突变的 DNA 加合物，诱导 p53 基因突变等。

某些工业部门和矿区职工，肺癌的发病率较高，这可能与长期接触石棉、铬、镍、铜、锡、砷、放射性物质等致癌物质有关。城市居民肺癌的发病率比农村高，这可能与大气污染和烟尘中致癌物质含量较高有关。因此，应该提倡不吸烟，并加强工矿和城市环境的保护工作。

人体内在因素如免疫状态、代谢活动、遗传因素、肺部慢性感染等，也可能对肺癌的发病有影响。近来，肺癌分子生物学方面的研究表明，K-ras，C-myc，C-erbB-1（EGFR），C-erbB-2（HER2/neu），bel-2 等抑癌基因 Rb，p53，CDKN2A（p16INK4A）等的异常、突变、缺失或过度表达与肺癌的发生、发展、生长转移均有密切关系。

【病理】 肺癌起源于支气管黏膜上皮。癌肿可向支气管腔内和（或）邻近的肺组织生长，并可通过淋巴、血行或经支气管转移扩散。癌肿的生长速度和转移扩散的情况与癌肿的组织学类型、分化程度等生物学特性有一定关系。

肺癌的分布情况，右肺多于左肺，上叶多于下叶。起源于主支气管、肺叶支气管的肺癌，位置靠近肺门者称为中心型肺癌；起源于肺段支气管以下的肺癌，位置在肺的周围部分者称为周围型肺癌。

1. 分类 2004 年世界卫生组织（WHO）对肺癌的病理组织学分类进行了修订，包括侵袭前病变在内，将肺癌的组织学类型分为 11 种，如表 23-1。

表 23-1 肺癌病理组织学分类

1. 侵袭前病变	7. 多型性，肉瘤样或含肉瘤成分癌
2. 鳞状细胞癌	8. 其他
3. 小细胞癌	9. 类癌
4. 腺癌	10. 唾液腺型癌
5. 大细胞癌	11. 未分化癌
6. 腺鳞癌	

（1）鳞状细胞癌（鳞癌）：在肺癌中最为常见，约占 50%。患者年龄大多在 50 岁以上，男性占多数。大多起源于较大的支气管，常为中心型肺癌。虽然鳞癌的分化程度不一，但生长速度尚较缓慢，病程较长，对放射和化学疗法较敏感。通常先经淋巴转移，血行转移发生较晚。

鳞状细胞癌根据细胞类型的差异又可分为许多类型：如变异型、乳头型、透明细胞型、小细胞型、基底细胞型。按照分化程度可分为高分化、中分化和低分化三种。

（2）小细胞癌（未分化小细胞癌）：发病率比鳞癌低，90% 以上有吸烟史，发病年龄较轻，多见于男性。一般起源于较大支气管，大多为中心型肺癌。少数也可起源于小支气管，表现为周围性肺癌。小细胞癌的特点是小细胞弥漫性生长或形成实体癌巢，细胞核椭圆或梭形，呈颗粒状，核仁不显著，胞质淡染或呈细颗粒状，内含神经内分泌颗粒，细胞边界不清。癌细胞小于正常的淋巴细胞，分裂象常见，细胞形态与小淋巴细胞相似，形如燕麦穗粒，因而又称为燕麦细胞癌。小细胞癌恶性程度高，生长快，较早出现淋巴和血行广泛转移。对放射和化学疗法虽较敏感，但在各型肺癌中预后较差。

(3) 腺癌：发病年龄较小，女性相对多见。多数起源于较小的支气管上皮，多为周围型肺癌，少数则起源于大支气管。早期一般没有明显临床症状，往往在胸部 X 线检查时发现，表现为圆形或椭圆形分叶状肿块。一般生长较慢，但有时在早期即发生血行转移，淋巴转移则较晚发生。

细支气管肺泡癌是腺癌的一种类型，起源于细支气管黏膜上皮或肺泡上皮，故又称为细支气管肺泡细胞癌。发病率低，女性较多见，常位于肺野周围部分。一般分化程度较高，生长较慢，癌细胞沿细支气管、肺泡管和肺泡壁生长，而不侵犯肺泡间隔。淋巴和血行转移发生较晚，但可侵犯胸膜或经支气管播散到其他肺叶。在 X 线形态上可分为结节型和弥漫型两类。前者可以是单个结节或多个结节，后者形态类似支气管肺炎。

(4) 大细胞癌：此型肺癌甚为少见，是一种低分化癌，细胞呈大多角形，泡状核，核仁突出，中等量胞质。约半数起源于大支气管，常在发生脑转移后才被发现。预后很差。

此外，少数肺癌病例同时存在不同类型的癌肿组织，如腺癌内有鳞癌组织，鳞癌内有腺癌组织或鳞癌与小细胞癌并存。这一类癌肿称为混合型肺癌。

2. 转移　肺癌的扩散和转移，有下列几种主要途径。

(1) 直接扩散：肺癌形成后，癌肿沿支气管壁并向支气管腔内生长，可以造成支气管腔部分或全部阻塞。癌肿可直接扩散侵入邻近肺组织，并穿越肺叶间裂侵入相邻的其他肺叶。癌肿的中心部分可以坏死液化形成癌性空洞。肺癌侵犯胸膜，造成胸膜转移及胸膜腔播散也较常见。此外，随着癌肿不断地生长扩大，还可侵犯胸壁、胸内其他组织和器官。

(2) 淋巴转移：淋巴转移是常见的扩散途径。小细胞癌在较早阶段即可经淋巴转移。鳞癌和腺癌也常经淋巴转移扩散。癌细胞经支气管和肺血管周围的淋巴管道，先侵入邻近的肺段或肺叶支气管周围的淋巴结，然后根据肺癌所在部位，到达肺门或气管隆突下淋巴结，或侵入纵隔和气管旁淋巴结，最后累及锁骨上前斜角肌淋巴结和颈部淋巴结。纵隔和气管旁以及颈部淋巴结转移一般发生在肺癌同侧，但也可以在对侧，即所谓交叉转移。肺癌侵入胸壁或膈肌后，可向腋下或上腹部主动脉旁淋巴结转移。

(3) 血行转移：血行转移是肺癌的晚期表现。小细胞癌和腺癌的血行转移较鳞癌更为常见。通常癌细胞直接侵入肺静脉，然后经左心随着大循环血流而转移到全身各处器官和组织，常见的有肝、骨骼、脑、肾上腺等。

(4) 支气管内播散：肺泡细胞癌病例，细支气管和肺泡壁上的癌细胞很容易脱落；癌细胞可以经支气管管道扩散到邻近的肺组织中，形成新的癌灶。

(5) 胸膜转移：靠近肺表面的癌肿，浸透脏层胸膜后，癌细胞可在胸膜腔内种植转移到壁层胸膜；也可通过胸膜的微血管、淋巴管以及粘连部位转移至壁层胸膜。胸膜转移可以造成恶性胸腔积液，积液通常为渗出液，细胞学检查可发现癌细胞。

【临床表现】　肺癌的临床表现与癌肿的部位、大小、是否压迫、侵犯邻近器官及有无转移等情况有着密切关系。早期肺癌特别是周围型肺癌往往无任何症状，大多在胸部 X 线检查时发现。癌肿在较大的支气管内长大后，常出现刺激性咳嗽，极易误认为伤风感冒。当癌肿继续长大影响引流，继发肺部感染时，可以有脓性痰液，痰量也较前增多。另一常见症状是血痰，通常为痰中带血点、血丝或断续地少量咯血；大量咯血则很少见。有的肺癌患者，由于肿瘤造成较大的支气管不同程度的阻塞，可造成阻塞远端发生阻塞性肺炎、局限性肺气肿等。

肺癌最常见的初始症状依次为咳嗽（45% ~ 75%）、胸闷气短（30% ~ 50%）、痰中带血（19% ~29%）及胸痛（25% ~30%）。

晚期肺癌压迫侵犯邻近器官、组织或发生远处转移时，可以产生下列征象。

（1）压迫或侵犯膈神经，引起同侧膈肌麻痹。多见于近纵隔面的肺癌，X 线可见膈肌抬高，透视下可见膈肌反常运动。

（2）压迫或侵犯喉返神经，引起声带麻痹，声音嘶哑，喉镜检查可见声带麻痹，处于正中位。

（3）压迫上腔静脉，引起面部、颈部、上肢和上胸部静脉怒张，皮下组织水肿，上肢静脉压升高，即上腔静脉综合征。

（4）侵犯胸膜，可引起胸膜腔积液，往往为血性；大量积液，可以引起气促；胸水常为渗出性，胸水蛋白/血浆总蛋白>0.5，胸水 LDH/血浆 LDH>0.6，胸水细胞以淋巴细胞为主，可以找到癌细胞。有时癌肿侵犯胸膜及胸壁，可以引起持续性剧烈胸痛。

（5）癌肿侵入纵隔，压迫食管，可引起吞咽困难。

（6）上叶顶部肺癌，亦称 Pancoast 肿瘤（Pancoast tumor），可以侵入纵隔和压迫位于胸廓上口的器官或组织，如第 1 肋骨、锁骨下动脉和静脉、臂丛神经、颈交感神经等，产生剧烈胸肩痛、上肢静脉怒张、水肿、臂痛和上肢运动障碍，同侧上眼睑下垂、瞳孔缩小、眼球内陷、面部无汗等颈交感神经综合征。肺癌血行转移后，按侵入的器官而产生不同症状。

少数肺癌病例，由于癌肿产生内分泌物质，临床上呈现非转移性的全身症状：如骨关节病综合征（杵状指、骨关节痛、骨膜增生等）、Cushing 综合征、重症肌无力、男性乳腺增大、多发性肌肉神经痛等。这些症状在切除肺癌后可能消失。

【诊断】 早期诊断具有重要意义。只有在病变早期得到诊断、早期治疗，才能获得较好的疗效。为此，应当广泛进行防癌的宣传教育，劝阻吸烟，建立和健全肺癌防治网。对 40 岁以上成人，每隔半年定期进行胸部 X 线普查。中年以上久咳不愈或出现血痰，应提高警惕，做周密的检查；如胸部 X 线检查发现肺部有肿块阴影时，应首先考虑到肺癌的可能，宜进行详细的进一步检查，不能轻易放弃肺癌的诊断或拖延时间，必要时应剖胸探查。目前，80%的肺癌病例在明确诊断时已失去外科手术的治疗机会，因此，如何提高早期诊断率是一个十分迫切的问题。

诊断肺癌的主要方法如下。

1. 影像学检查 这是诊断肺癌的一个重要手段。大多数肺癌可以经胸部 X 线片和 CT 检查获得临床诊断。

中心型肺癌早期 X 线胸片可无异常征象。当癌肿阻塞支气管，排痰不畅，远端肺组织发生感染，受累的肺段或肺叶出现肺炎征象。若支气管管腔被癌肿完全阻塞，可产生相应的肺叶或一侧全肺不张。当癌肿发展到一定大小，转移到肺门及纵隔淋巴结可出现肺门阴影或纵隔阴影增宽，不张的上叶肺与肺门肿块联合可形成“反 S 征”影像。肿瘤侵犯邻近的肺组织和转移到肺门及纵隔淋巴结时，可见肺门区肿块，或纵隔阴影增宽，轮廓呈波浪形，肿块形态不规则，边缘不整齐，有时呈分叶状。纵隔转移淋巴结压迫膈神经时，可见膈肌抬高,透视可见膈肌反常运动。气管隆突下肿大的转移淋巴结,可使气管分叉角度增大,相邻的食管前壁,也可受到压迫。晚期病例还可看到胸膜腔积液或肋骨破坏。

电子计算机体层扫描(CT)可显示薄层横断面结构图像,避免病变与正常组织互相重叠,密度分辨率很高,可发现一般X线检查隐藏区(如肺尖、膈上、脊柱旁、心后、纵隔等处)的病变。由于CT检查的分辨率高,可显示直径更小、密度更低的病变。CT不但可以显示病灶的局部影像特征,还可以评估肿瘤范围、肿瘤与邻近器官关系、淋巴结转移情况,为制订肺癌的治疗方案提供重要依据,也是发现早期肺癌的最有效手段。

肺癌常见的CT征象有分叶征、毛刺征、空泡征、支气管充气征、肿瘤滋养动脉、血管切迹和集束征、胸膜凹陷或牵拉征、偏心空洞等。部分早期肺腺癌在CT中可表现为毛玻璃样阴影(GGO)。中心性肺癌CT表现为肺门肿块,还可表现为支气管内占位、管腔狭窄、阻塞、管壁增厚,同时伴有肺门增大及阻塞性肺炎或肺不张等改变。

MRI并非肺癌诊断的常用手段,但对肺上沟瘤需显示胸壁侵犯及锁骨下血管和臂丛神经受累情况,MRI可提供更准确的诊断信息。此外对碘过敏不能行增强CT扫描的病例可考虑MRI检查。

此外,超声对胸腔积液定位、锁骨上区淋巴结检查有重要意义,骨扫描是肺癌骨转移筛查的重要手段。

2. 痰细胞学检查　肺癌表面脱落的癌细胞可随痰液咳出。痰细胞学检查,找到癌细胞,可以明确诊断,多数病例还可判别肺癌的病理类型。痰检查的准确率为80%以上。起源于较大支气管的中央型肺癌,特别是伴有血痰的病例,痰中找到癌细胞的机会更多。临床上对肺癌可能性较大者,应连续送检痰液3次或3次以上做细胞学检查。

3. 支气管镜检查　临床怀疑的肺癌病例应常规进行支气管镜检查,其目的在于:①观察气管和支气管中的病变,并取得病理证据;②病灶准确定位,对制订手术切除范围、方式有重要意义;③发现同时可能存在的气管内原发癌。近年新出现的自发荧光电子支气管镜技术能进一步提高对肉眼未能观察到的原位癌或隐性肺癌的诊断。

4. 纵隔镜检查　可直接观察气管前隆凸下及两侧支气管区淋巴结情况,并可采取组织作病理切片检查,明确纵隔淋巴结有无转移。由于纵隔镜在直视下取材,取材量大,诊断准确率高,目前仍然是诊断上述区域纵隔淋巴结转移的标准,但需要全身麻醉,局部切口,创伤较大。

5. 支气管内超声引导针吸活检术(endobronchial ultrasound-guided transbronchial needle aspiration,EBUS-TBNA)　是近年来出现的新技术,可对纵隔或肺门淋巴结进行细针穿刺针吸活检,已逐渐广泛应用于肺癌病理获取和淋巴结分期。与纵隔镜相比,具有更加微创的优势。

6. 正电子发射断层扫描(PET)　PET检查利用正常细胞与肿瘤细胞对放射性核素标记的脱氧葡萄糖的摄取不同而显像,恶性肿瘤的糖代谢高于正常细胞,表现为局部放射性浓聚。可用于肺结节的鉴别诊断、肺癌分期、转移灶检测、疗效评价、肿瘤复发转移监测等。近年来发展的PET-CT,结合了PET和CT的优点,弥补了PET对病灶精确定位的困难,提高了诊断的效能及准确性。目前,PET是肺癌定性诊断和分期的最好、最准确的无创检查。

7. 经胸壁针吸穿刺活组织检查(transthoracic needle aspiration,TTNA)　对周围型肺癌阳性率较高,可在CT或超声引导下进行,但可能产生气胸、胸膜腔出血或感染,以及癌细胞沿针道播散等并发症,故通常只用于无手术指征的肺癌患者病理取材,以协助指导放化疗方案的制订。

8. 转移病灶活组织检查　晚期肺癌病例，已有锁骨上、颈部、腋下等处淋巴结转移或出现皮下转移结节者，可切取转移病灶组织作病理切片检查，或穿刺抽取组织作涂片检查，以明确诊断。

9. 胸水检查　抽取胸水经离心处理后，取其沉淀作涂片检查，寻找癌细胞。

10. 胸腔镜检查　在其他检查未能取得病理诊断且临床高度怀疑肺癌时，可考虑电视辅助胸腔镜手术（video-assisted thoracic surgery，VATS）全面探查胸腔内情况，诊断胸膜病变、肺的弥漫性病变、肺外周小结节、肺门纵隔淋巴结等进行活检，明确病理诊断及分期，并可同时完成治疗性切除手术。

肺癌的TNM分期：肺癌的分期对临床治疗方案的选择具有重要指导意义。世界卫生组织按照肿瘤的大小（T），淋巴结转移的情况（N）和有无远处转移（M）将肺癌加以分类，为目前世界各国所采用，2014版NCCN肺癌指南TNM分期如下（表23-2，表23-3）。

表23-2　2014 NCCN肺癌指南TNM分期

T原发肿瘤	
Tx	原发肿瘤不能评价；或痰、支气管冲洗液找到癌细胞但影像学或支气管镜没有可视肿瘤
T0	没有原发肿瘤的证据
Tis	原位癌
T1	肿瘤最大径≤3cm，周围为肺或脏层胸膜所包绕，镜下肿瘤没有累及叶支气管以上（即没有累及主支气管）
T1a 肿瘤≤2cm	
T1b 肿瘤>2cm但≤3cm	
T2	肿瘤最大径>3cm但≤7cm，或符合以下任何一点 累及主支气管，但距隆突≥2cm 累及脏层胸膜 扩展到肺门的肺不张或阻塞性肺炎，但不累及全肺
T2a 肿瘤>3cm但≤5cm	
T2b 肿瘤>5cm但≤7cm	
T3	肿瘤最大径>7cm或任何大小的肿瘤已直接侵犯下述结构之一者：胸壁（包括上沟瘤）、膈肌、膈神经、纵隔胸膜、心包；或肿瘤位于距隆突2cm以内的主支气管但尚未累及隆突；全肺的肺不张或阻塞性炎症；原发肿瘤同一叶内出现单个或多个卫星结节
T4	任何大小的肿瘤已直接侵犯下述结构之一者：纵隔、心脏、大血管、气管、喉返神经、食管、椎体、隆突；同侧非原发肿瘤所在叶的其他肺叶出现的单个或多个结节
区域淋巴结（N）	
Nx	区域淋巴结不能评价
N0	没有区域淋巴结转移
N1	同侧支气管周围淋巴结和（或）同侧肺门淋巴结和肺内淋巴结转移，包括原发肿瘤的直接侵犯
N2	同侧纵隔和（或）隆突下淋巴结转移
N3	对侧纵隔、对侧肺门淋巴结、同侧或对侧斜角肌或锁骨上淋巴结转移
远处转移（M）	
M0	没有远处转移
M1	有远处转移 M1a 对侧肺叶出现的肿瘤结节；胸膜结节或恶性胸腔积液或恶性心包积液 M1b 远处器官转移

表 23-3　2014 NCCN 肺癌指南 TNM 分期

分期		T	N	M
隐匿性癌		Tx	N0	M0
0 期		Tis	N0	M0
Ⅰ期	ⅠA	T1a,T1b	N0	M0
	ⅠB	T2a	N0	M0
Ⅱ期	ⅡA	T2b	N0	M0
		T1a,T1b,T2a	N1	M0
	ⅡB	T2b	N1	M0
		T3	N0	M0
Ⅲ期	ⅢA	T1a,T1b,T2a,T2b	N2	M0
		T3	N1,N2	M0
		T4	N0,N1	M0
	ⅢB	任意 T	N3	M0
		T4	N2	M0
Ⅳ期		任意 T	任意 N	M1a
		任意 T	任意 N	M1b

鉴别诊断：肺癌病例按肿瘤发生部位、病理类型和不同分期，在临床上可以有多种表现，需注意与下列疾病混淆。

1. 肺结核

（1）肺结核球：易与周围型肺癌混淆。肺结核球多见于青年，一般病程较长，发展缓慢。病变常位于上叶尖后段或下叶背段。在 X 线片上块影密度不均匀，可见到稀疏透光区和钙化点，肺内常另有散在性结核病灶。

（2）粟粒性肺结核：易与肺腺癌、弥漫型细支气管肺泡癌混淆。粟粒性肺结核常见于青年，全身毒性症状明显，抗结核药物治疗可改善症状，病灶逐渐吸收。

（3）肺门淋巴结结核：在 X 线片上肺门块影可能误诊为中心型肺癌。肺门淋巴结结核多见于青少年，常有结核感染症状，很少有咯血。

应当指出，肺癌可以与肺结核合并存在。两者的临床症状和 X 线征象相似易被忽视，以致延误肺癌的早期诊断。对于中年以上肺结核患者，在原有肺结核病灶附近或其他肺内出现密度较浓的块状阴影、肺叶不张、一侧肺门阴影增宽，以及在抗结核药物治疗过程中肺部病灶未见好转，反而逐渐增大等情况时，都应引起对肺癌的高度怀疑，必须进一步做痰细胞学检查和支气管镜检查。

2. 肺部炎症

（1）支气管肺炎：早期肺癌产生的阻塞性肺炎，易被误诊为支气管肺炎。支气管肺炎发病较急，感染症状比较明显。X 线片上表现为边界模糊的片状或斑点状阴影，密度不均匀，且不局限于一个肺段或肺叶。经抗菌药物治疗后，症状迅速消失，肺部病变吸收也较快。

（2）肺脓肿：肺癌中央部分坏死液化形成癌性空洞时，X 线片表现易与肺脓肿混淆。肺脓肿在急性期有明显感染症状，痰量多，呈脓性，X 线片上空洞壁较薄，内壁光滑，常有液平面，脓肿周围的肺组织或胸膜常有炎性变。支气管造影空洞多可充盈,并常伴有支气管扩张。

3. 肺部其他肿瘤

(1) 肺部良性肿瘤:如错构瘤、纤维瘤、软骨瘤等有时需与周围型肺癌鉴别。一般肺部良性肿瘤病程较长,生长缓慢,临床上大多没有症状。在X线片上呈现接近圆形的块影,密度均匀,可以有钙化点,轮廓整齐,多无分叶状。

(2) 支气管腺瘤:是一种低度恶性的肿瘤。发病年龄比肺癌轻,女性发病率较高。临床表现可以与肺癌相似,常反复咯血。X线片上的表现,有时也与肺癌相似。经支气管镜检查,诊断未能明确者宜尽早作剖胸探查术或胸腔镜手术。

(3) 炎性假瘤:慢性非特异性炎症疾病引起的类瘤样病变,青壮年居多,患者多无症状,X线表现为边界清楚的结节状影,阴影近侧可伴有指向肺门的粗大肺纹理,为炎症吸收不全所致。

4. 纵隔淋巴肉瘤　可与中心型肺癌混淆。纵隔淋巴肉瘤生长迅速。临床上常有发热和其他部位表浅淋巴结肿大。在X线片上表现为两侧气管旁和肺门淋巴结肿大。对放射疗法高度敏感,小剂量照射后即可见到块影缩小。纵隔镜检查亦有助于明确诊断。

【治疗】　肺癌的治疗方法主要有外科手术治疗、放射治疗、化学药物治疗、靶向治疗等。尽管80%的肺癌患者在明确诊断时已失去手术机会,但手术治疗仍然是肺癌最重要和最有效的治疗手段。然而,目前所有的各种治疗肺癌的方法效果均不能令人满意,必须适当地联合应用,进行综合治疗以提高肺癌的治疗效果。具体的治疗方案应根据肺癌的分期和TNM分类,病理细胞类型,患者的心肺功能和全身情况及其他有关因素等,进行认真详细的综合分析后再作决定,采用多学科综合治疗。

非小细胞肺癌和小细胞肺癌在治疗方面有很大的不同。一般来讲,凡非小细胞肺癌病灶较小,局限在支气管和肺内,尚未发现远处转移,患者的全身情况较好,心肺功能可以耐受者,均应采用手术治疗。并根据手术时发现的情况、病理类型、细胞分化程度、淋巴结转移情况,决定综合应用化疗、放疗及其他治疗。对于癌肿已侵犯胸膜、胸壁、心包等情况(T3,T4)以及纵隔淋巴结已有转移(N2)者,可根据情况(如能切除者)考虑进行扩大的肺切除术。例如,合并胸壁切除及重建术、心包部分切除术、胸膜剥脱术、左心房部分切除术及纵隔淋巴结清扫术等。术前后辅助放疗或化疗。扩大的肺癌切除术手术范围大,损伤严重,故在病例选择方面应特别慎重。这些患者的手术适应证仍有争论,需进一步研究和探讨。

小细胞肺癌常在较早阶段就已发生远处转移,手术很难治愈,以化疗和放疗为主。可采用化疗-手术-化疗,化疗-放疗-手术-化疗,或化疗-放疗-化疗,以及附加预防性全脑照射等积极的综合治疗,已使疗效比过去有明显提高。

1. 手术治疗　目的是尽可能彻底切除肺部原发癌肿病灶和局部及纵隔淋巴结,并尽可能保留健康的肺组织。手术适应证是Ⅰ、Ⅱ期和部分经过选择的ⅢA期(如T3N1M0)的非小细胞肺癌。已明确纵隔淋巴结转移(N2)的患者,手术可考虑在新辅助化疗/放化疗后进行。ⅢB、Ⅳ期肺癌,手术不应列为主要的治疗手段。

肺癌手术方式首先解剖性肺叶切除和淋巴结清扫。由于肿瘤和患者耐受性因素,又有扩大切除和局部切除。扩大切除,指需切除范围不仅局限于一个肺叶的术式,如双肺叶切除、支气管袖状肺叶切除术、肺动脉袖状肺叶切除术、全肺切除术、心包内处理肺血管和(或)合并部分左心房切除的全肺切除等。扩大切除的风险远高于标准肺叶切除,因此手术适应证的筛选需谨慎。局部切除术,指切除范围小于一个肺叶的术式,包括肺段切除术和楔形切除术。其优点是手术风险低,但与标准的肺叶切除相比局部复发率增加,主要用于非常早期的肺癌和耐受不良的老年患者。目前常用的手术入路包括传统的开胸切口(后外侧切口),胸部小切口和胸腔镜切口,后者创伤小,效果好,已逐步取代传统开胸切口。

手术治疗结果:非小细胞肺癌,T1 或 T2、N0M0 病例经手术治疗后,约有半数的人能获得长期生存,有的报告其 5 年生存率可达 70% 以上。IIB 期及 III 期病例生存率则较低。据统计,我国目前肺癌手术的切除率为 85% ~97% ,术后 30 日死亡率在 2% 以下,总的 5 年生存率为 30% ~40% 。

手术禁忌证:①远处转移,如脑、骨、肝等器官转移(即 M1 病例);②心、肺、肝、肾功能不全,全身情况差的患者;③广泛肺门、纵隔淋巴结转移,无法清除者;④严重侵犯周围器官及组织,估计切除困难者;⑤胸外淋巴结转移,如锁骨上(N3)等,肺切除术应慎重考虑。

2. 放射治疗　是局部消灭肺癌病灶的一种手段。在各种类型的肺癌中,小细胞癌对放射疗法敏感性较高,鳞癌次之,腺癌和细支气管肺泡癌最低。通常是将放射疗法、手术与药物疗法综合应用,以提高治愈率。临床上常采用的是手术后放射疗法。对癌肿或肺门转移病灶未能彻底切除的病例,于手术中在残留癌灶区放置小的金属环或金属夹作标记,便于术后放射疗法时准确定位。一般在术后 1 个月左右患者健康情况改善后开始放射疗法,剂量为 40~60 Gy,疗程约 6 周。为了提高肺癌病灶的切除率,有的病例可手术前进行放射治疗。晚期肺癌病例,并有阻塞性肺炎、肺不张、上腔静脉阻塞综合征或骨转移引起剧烈疼痛者以及癌肿复发的病例,也可进行姑息性放射疗法,以减轻症状。放射疗法可引起倦乏、胃纳减退、低热、骨髓造血功能抑制、放射性肺炎、肺纤维化和癌肿坏死液化空洞形成等放射反应和并发症,应给予相应处理。

3. 化学治疗　肺癌的化疗分为新辅助化疗(术前化疗)、辅助化疗(术后化疗)和系统性化疗。肺癌的标准化疗方案是下列药物之一与铂类的两药联合方案,包括长春瑞滨、紫杉醇、吉西他滨、多西他赛、培美曲塞、依托泊苷、拓扑替康等。方案的选择取决于病理类型和患者情况。身体耐受差也可选择单药化疗。辅助化疗疗程一般是 4 个周期,系统化疗最多不超过 6 个周期,更多周期的双药化疗未见生存上的获益。

4. 靶向治疗　针对肿瘤特有的基因异常进行的治疗称为靶向治疗。其针对性强、对该肿瘤具有较好的疗效且不良反应轻。目前,在肺癌领域得到应用的靶点主要是表皮生长因子受体(EGFR)、血管内皮生长因子(VEGF)和间变淋巴瘤激酶(ALK)。对于中国非小细胞肺癌患者,最重要的靶向治疗药物是 EGFR 的小分子抑制剂如吉非替尼、厄洛替尼。对于携带 EGFR 基因突变的肿瘤,EGFR 抑制剂治疗的有效率和疾病控制时间远高于传统化疗。东亚肺腺癌患者中,特别是女性和非吸烟者,EGFR 基因突变比例超过 50% ,高于其他人种。因此,针对 EGFR 基因突变的靶向治疗药物对于中国的肺癌患者意义重大。

当前,肺癌的治疗效果仍不能令人满意。由于治疗对象多属晚期,其远期生存率低,预后较差。因此,必须研究和开展以下方面的工作,以提高肺癌治疗的总体效果:①积极宣传,普及肺癌知识,提高肺癌诊断的警惕性,研究和探索早期诊断方法,提高早期发现率和诊断率;②进一步研究和开发新的有效药物,改进综合治疗方法;③改进手术技术,进一步提高根治性切除的程度和同时最大限度地保存正常肺组织的技术;④研究和开发分子生物学技术,探索肺癌的基因治疗技术,使之能有效地为临床服务。

【肺癌治疗新进展】　近年来,电视胸腔镜手术已成为普胸手术的主流术式,具备微创、视野宽阔、患者痛苦小、术后并发症少、术后恢复快等优点,目前电视胸腔镜下肺叶切除、肺段切除、肺楔形切除、全肺切除等均已广泛开展。

近年来,通过实验研究和临床观察,发现人体的免疫功能状态与癌肿的生长发展有一定关系,从而促使免疫治疗的应用。

免疫治疗的具体措施如下。

(1) 特异性免疫疗法:用经过处理的自体肿瘤细胞或加用佐剂后,作皮下接种进行治疗。此外尚可应用各种白介素、肿瘤坏死因子、肿瘤核糖核酸等生物制品。

(2) 非特异性免疫疗法:用卡介苗、短小棒状杆菌、转移因子、干扰素、胸腺肽等生物制品,或左旋咪唑等药物以激发和增强人体免疫功能。

二、支气管腺瘤

支气管腺瘤(bronchial adenoma)主要起源于支气管或气管黏膜腺体。女与男之比约为2∶1。腺瘤生长缓慢,但可浸润扩展入邻近组织,并可有淋巴结转移,甚至血行转移。因此,应认为是一种低度恶性肿瘤。

【分类】 支气管腺瘤可分为三种类型。

1. 支气管类癌(carcinoid of bronchus) 这是最为常见的一种类型。起源于支气管壁黏液分泌腺的嗜银细胞,电镜检查显示类癌细胞含有神经分泌颗粒。肿瘤突入支气管腔,质软,血管丰富,易出血,呈暗红色或红色,可带蒂或无蒂,表面有完整的黏膜覆盖。有的肿瘤一部分在支气管内,另一部分向支气管壁外生长入肺组织内而呈哑铃状。一般与周围组织分界清楚或具有包膜。

2. 支气管囊性腺样癌(cystic adenoid carcinoma of bronchus) 亦称圆柱形腺瘤。起源于腺管或黏膜分泌腺。支气管囊性腺样癌常发生在气管下段或主支气管根部,恶性程度较高,常突入气管或支气管腔内,呈粉红色,表面黏膜完整。

3. 黏液表皮样癌(muco-epidermoidal carcinoma of bronchus) 最为少见。起源于肺叶支气管或主支气管黏膜分泌腺。恶性程度高低不一,大多数为低度恶性,常呈息肉样,表面黏膜完整。

【临床表现】 常见的症状为咳嗽、咯血或支气管阻塞引起的哮鸣、呼吸困难、反复呼吸道感染或肺不张。支气管类癌病例,有时有阵发性面部潮红、水肿、肠蠕动增加、腹泻、心悸、皮肤发痒等类癌综合征。

【诊断】 胸部X线片和胸部CT,可以显示肿瘤肿块阴影,或肿瘤引起的支气管阻塞征象。但局限在支气管壁内较小的肿瘤,X线检查可能不显示病变,CT或MRI检查有助于诊断。腺瘤生长缓慢,有的病例症状出现多年后,才能明确诊断。

支气管镜检查是重要的诊断方法。绝大多数支气管腺瘤可以直接被窥察。由于腺瘤血管丰富,容易出血,进行支气管镜检查时,应避免做活组织检查,以免导致大量咯血。

【治疗】 手术切除是支气管腺瘤的首选治疗方法。发生于肺叶支气管的腺瘤,通常做肺叶切除术。发生于主支气管或气管的腺瘤,为了尽量保留正常肺组织,可以作支气管袖状切除术,切除含有肿瘤的一段支气管或气管,作对端吻合术。肿瘤局限于支气管壁的病例,也可以切开支气管,摘除全部腺瘤后,再修复支气管。全身情况禁忌手术或已有转移的腺瘤患者,可施行放射治疗或药物治疗。

【预后】 支气管腺瘤生长缓慢,预后良好。经完整切除后,5年生存率达到90%以上。

以典型类癌效果最好,非典型类癌次之,支气管囊性腺样癌预后最差。

三、肺或支气管良性肿瘤

肺或支气管良性肿瘤比较少见。临床上较常见的有错构瘤、软骨瘤、纤维瘤、平滑肌瘤、血管瘤和脂肪瘤等。

肺错构瘤是由支气管壁各种正常组织错乱组合而形成的良性肿瘤,一般以软骨为主。此外,还可以有腺体、纤维组织、平滑肌和脂肪等。具有完整的包膜,生长缓慢。大多发生在肺的边缘部分,靠近胸膜或肺叶间裂处。多见于男性青壮年。一般不出现症状,往往在胸部 X 线检查时发现。肿瘤呈圆形、椭圆形或分叶状块影,边界清楚,可以有钙化点。

治疗方法是施行肺楔形切除术。位置在肺表浅部分,而肿瘤又较小者,也可作肿瘤摘除术。

四、肺转移性肿瘤

肺是恶性肿瘤常见的转移部位,据统计在死亡于恶性肿瘤的病例中,20%~30%有肺转移。常见的原发恶性肿瘤有胃肠道、泌尿生殖系统、肝、甲状腺、乳腺、骨、软组织、皮肤癌肿和肉瘤等。恶性肿瘤发生肺转移的时间早晚不一,大多数病例在原发癌肿出现后 3 年内转移。有的病例可以在原发肿瘤治疗后 5 年、10 年以上才发生肺转移。少数病例,则在查出原发癌肿之前,先发现肺转移病变。

【临床表现】 除原发肿瘤症状外大多数没有明显的特殊临床症状,一般在随访原发肿瘤的患者中,进行胸部 X 线检查时始被发现。少数病例可以有咳嗽、血痰、发热和呼吸困难等症状。

【诊断】 根据肺部 X 线和胸部 CT 表现,结合原发癌症的诊断或病史,一般可诊断肺转移性肿瘤。多数病例为多发性、大小不一、密度均匀、轮廓清楚的圆形转移病灶。少数病例,肺内只有单个转移病灶,X 线表现与周围型原发肺癌相似。痰细胞学检查,阳性率很低。支气管镜检查,对诊断没有帮助。有时,单个肺转移性肿瘤很难与原发性周围型肺癌相区别。

【治疗】 肺部转移性肿瘤一般是恶性肿瘤的晚期表现。两侧肺出现广泛散在转移瘤者,没有外科手术适应证。但对符合以下条件的患者,可以进行手术治疗,以延长其生存期:①原发肿瘤已得到比较彻底的治疗或控制,局部无复发;②身体其他部位没有转移;③肺部只有单个转移瘤;或虽有几个转移病变,但均局限于一个肺叶或一侧肺内;或肺转移瘤虽为两侧和多个,但估计可作局限性肺切除术,患者肺功能还能耐受者;④患者的全身情况、心肺功能良好。

手术方法应根据情况选择肺楔形切除术、肺段切除术、肺叶切除术或非典型的局限性肺切除术;甚至经胸骨正中或分两期行双侧肺转移瘤切除术。由于肺转移瘤手术达到根治目的较为困难,因而一般不作全肺切除术,对需作全肺切除术的患者应特别慎重。

【预后】 肺转移瘤手术疗效受多种因素影响,不能完全切除者预后较差;原发瘤切除到转移瘤出现的间隔时间越长,预后越好;转移灶的数目越多预后越差;机体免疫状态、原发瘤的生物学行为对术后疗效也有很大影响,其中结肠癌的肺转移瘤切除后预后较好。

(史加海)

第二十四章　食管疾病

学习目标

1. 掌握食道癌的诊断和治疗原则。

2. 熟悉食道癌的病理分类、转移途径和临床表现。食管良性肿瘤、贲门失弛缓症的诊断和治疗。

第一节　食　管　癌

食管癌(esophageal carcinoma,carcinoma of the esophagus)是一种常见的上消化道恶性肿瘤。中国是世界上食管癌的高发区。

【流行病学】　全世界几乎所有国家和民族均有发病。不同的地区,发病率极不相同。欧、美等国发病率很低,为(2~5)/10万,亚洲国家的发病率为(1.2~32)/10万。目前我国是世界上食管癌死亡率最高的国家之一。我国北方各省的发病率和死亡率均高于南方。在各种恶性肿瘤的死亡率中,以食管癌居首位的有豫(占40.55%)、苏、赣、冀、陕、皖、川、鄂和北京9个省、市。我国资料示男女发病率比例为(1.3~2.7)∶1。发病年龄以高年龄组为主。35岁以前的构成比很小,35岁以后随年龄增长而构成比增高。

【病因】　食管癌的发病原因尚无明确定论,食管癌的人群分布与年龄、性别、职业、种族、地理、生活环境、饮食生活习惯、遗传易感性等有一定关系,食管癌可能是多种因素所致的疾病。国外认为吸烟喝酒是主要病因。国内认为不注意口腔卫生、暴食、粗食和过热食物使食管黏膜受损后引起慢性炎症,导致上皮增生而易癌变。

【病理】　临床上食管的解剖分段:①颈段,自食管入口至胸骨柄上沿的胸廓入口处;②胸段,又分上、中、下三段。胸上段——自胸廓上口至气管分叉平面;胸中段——自气管分叉平面至贲门口全长度的上一半;胸下段——自气管分叉平面至贲门口全长度的下一半。通常将食管腹段包括在胸下段内。食管癌的病变部位约15%在颈段食管,50%在中段,35%在下段。高发区(如中国)以鳞癌为主,占80%以上,非高发区(美国和欧洲)的腺癌已超过鳞癌,占50%以上。贲门部腺癌可向上延伸累及食管下段。

早期食管癌病变多数限于黏膜表面,未见明显肿块,表现为充血、糜烂、斑块或乳头状。至中、晚期癌肿长大,逐渐累及食管全周,肿块突入腔内,还可穿透食管壁全层,侵入心包和纵隔(图24-1)。

临床上中晚期食管癌大体病理可分为五型。①髓质型:约占60%,管壁明显增厚并向腔内外扩展,使癌瘤的上下端边缘呈坡状隆起。切面呈灰白色均匀致密的实体肿块。②蕈伞型:约占20%,瘤体呈卵圆形扁平肿块状,向腔内呈蘑菇样突起。隆起的边缘与其周围的黏膜境界清楚,瘤体表面多有浅表溃疡,其底部凹凸不平。③溃疡型:约10%,瘤体的黏膜面呈深陷而边缘清楚的溃疡。溃疡的大小和外形不一,深入肌层,阻塞程度较轻。④缩窄型:约占8%,瘤体形成明显的环形狭窄,累及食管全部周径,较早出现阻塞症状。⑤腔内

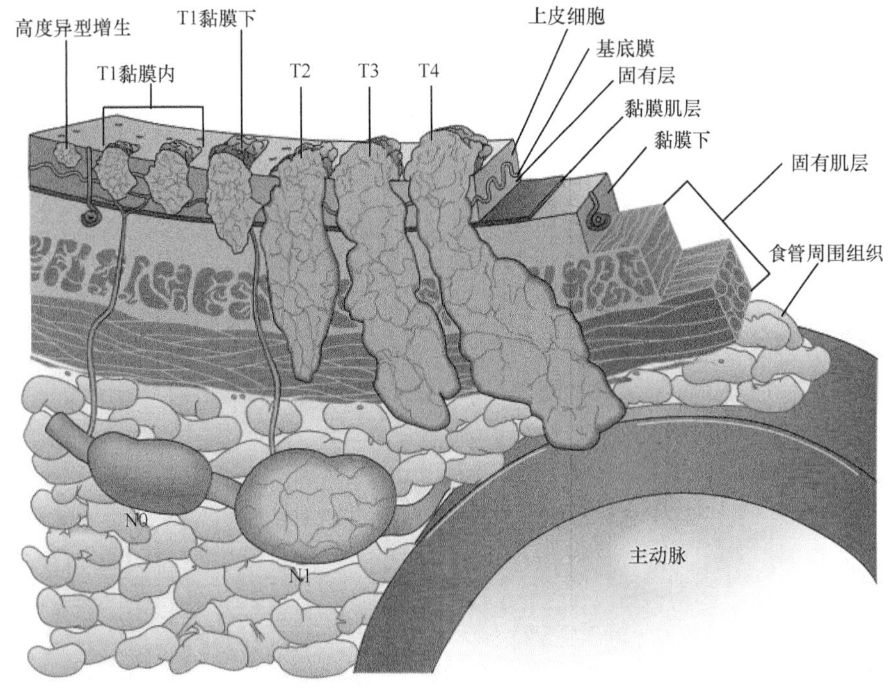

图 24-1　食管癌侵犯食管各层示意图

型:约占 2%,瘤体呈管腔内包块,可有蒂,息肉状,表面可有溃疡,食管壁浸润不明显。

食管癌通过三种方式播散。

1. 直接浸润　癌细胞沿黏膜和黏膜下播散,继而向上、下及全层浸润,蔓延至肌层、食管纤维外膜,侵入邻近器官,当破溃时可发生严重并发症致死。

2. 淋巴管转移　癌细胞沿黏膜下淋巴管转移,进入食管旁、纵隔及颈部和上腹部淋巴结,这是食管癌的主要扩散方式,约 25% 病例的淋巴结转移为跳跃式。

3. 血行转移　此转移方式多属晚期病例。

食管癌国际 TNM 分期标准第 7 版(UICC,2009 版)

1. T 分期标准　原发肿瘤

Tx:原发肿瘤不能确定

T0:无原发肿瘤证据

Tis:重度不典型增生(腺癌无法确定原位癌)

T1:肿瘤侵及黏膜固有层、黏膜肌层或黏膜下层

　　T1a:肿瘤侵及黏膜固有层或黏膜肌层

　　T1b:肿瘤侵及黏膜下层

T2:肿瘤侵及食管肌层

T3:肿瘤侵及食管纤维膜

T4:肿瘤侵及食管周围结构

　　T4a:肿瘤侵及胸膜、心包或膈肌,可手术切除

　　T4b:肿瘤侵及其他邻近器官,如主动脉、椎体、气管等,不能手术切除

2. N 分期标准 区域淋巴结

Nx:区域淋巴结转移无法确定

N0:无区域淋巴结转移

N1:1～2 枚区域淋巴结转移

N2:3～6 枚区域淋巴结转移

N3:≥7 枚区域淋巴结转移

注:必须将转移淋巴结数目与清扫淋巴结总数一并记录。

3. M 分期标准 远处转移

M0:无远处转移

M1:有远处转移

注:锁骨上淋巴结和腹腔动脉干淋巴结不属于区域淋巴结,而为远处转移

4. G 分期标准 肿瘤分化程度

Gx:分化程度不能确定——按 G1 分期

G1:高分化癌

G2:中分化癌

G3:低分化癌

G4:未分化癌——按 G3 分期

食管癌国际 TNM 分期第 7 版(2009)(表 24-1)

表 24-1 鳞状细胞癌(包括其他非腺癌类型)

分期	T 分期	N 分期	M 分期	G 分期	肿瘤部位*
0	is(HGD)	0	0	1,X	任何部位
ⅠA	1	0	0	1,X	任何部位
ⅠB	1	0	0	2～3	任何部位
	2～3	0	0	1,X	下段,X
ⅡA	2～3	0	0	1,X	中、上段
	2～3	0	0	2～3	下段,X
ⅡB	2～3	0	0	2～3	中、上段
	1～2	1	0	任何级别	任何部位
ⅢA	1～2	2	0	任何级别	任何部位
	3	1	0	任何级别	任何部位
	4a	0	0	任何级别	任何部位
ⅢB	3	2	0	任何级别	任何部位
ⅢC	4a	1～2	0	任何级别	任何部位
	4b	任何级别	0	任何级别	任何部位
	任何级别	3	0	任何级别	任何部位
Ⅳ	任何级别	任何级别	1	任何级别	任何部位

* 肿瘤部位按肿瘤上缘在食管的位置界定,X 指未记载肿瘤部位

【临床表现】 早期食管癌患者可有轻度下咽不适症状。即使早期病例也有不同程度的吞咽时胸骨后烧灼感、针刺样胸骨后疼痛或牵拉摩擦样疼痛,吞咽时轻度哽噎或在食管

内、咽部有停滞感或异物感，进粗食和过热食物时症状加重，多可自行缓解。症状时轻时重，特别是嗜酒患者，多不能引起重视。

中晚期食管癌的典型症状为进行性吞咽困难，先是难咽干的食物，继而半流质，最后水和唾液也不能咽下。由于不同的病理类型和病变程度，可出现持续性胸痛（多见于溃疡型和穿透食管壁侵犯后纵隔的病例）、声音嘶哑（肿瘤或转移性淋巴结侵犯喉返神经的病例）、Horner 综合征（肿瘤压迫颈交感神经节的病例）。患者逐渐消瘦、脱水、无力。当肿瘤侵犯气管和支气管，可形成食管-气管或食管-支气管瘘，引起呛咳，并发生呼吸系统感染甚至窒息致死。患者最后出现恶病质状态，如有远处转移，则可出现相应症状。

体格检查时应特别注意锁骨上有无肿大淋巴结、肝有无肿块和有无腹水、胸腔积液等远处转移体征。

【诊断】　食管癌通过拉网法采取脱落细胞检查，其阳性率可达 90% 以上，早期癌的发现率可提高 80% 以上，对于发现及诊断早期食管癌是一种重要可靠的手段。

食管 X 线钡餐检查是诊断食管癌最主要的方法之一，早期可见：①食管黏膜皱襞紊乱、粗糙或有中断现象；②小的充盈缺损；③局限性管壁僵硬，蠕动中断；④小龛影。中、晚期有明显的不规则狭窄和充盈缺损，管壁僵硬。有时狭窄上方食管有不同程度的扩张（图 24-2）。

纤维食管镜检查+活检可以确诊。在食管镜检查时还可同时作染色检查法，即将 3% Lugol 碘溶液喷布于食管黏膜上。正常食管鳞状上皮被染成棕黑色，这是上皮细胞内糖原与碘的反应，而肿瘤组织因癌细胞内的糖原消耗殆尽，故仍呈碘本身的黄色。

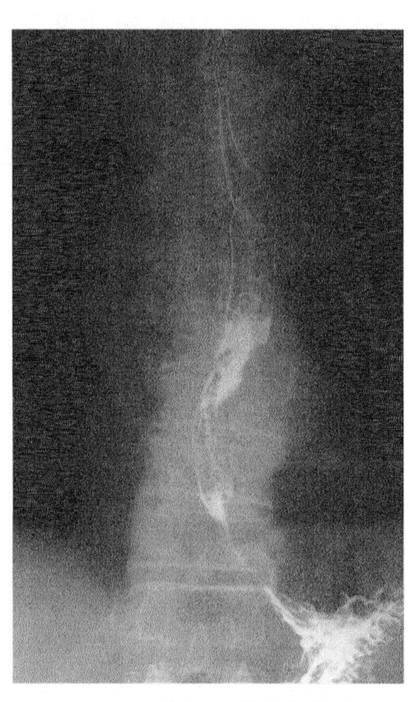

图 24-2　食管 X 线钡餐检查

CT 扫描可以清晰显示食管与邻近纵隔器官的关系。内镜超声检查主要用于食管癌的 T、N 分期检查，可明确食管各层被肿瘤破坏和侵犯的程度及有无纵隔、淋巴结或腹内脏器转移等，对评估外科手术可切除性有帮助。

【鉴别诊断】　食管癌应与食管炎及食管良性肿瘤、贲门失弛缓症、食管憩室和食管良性狭窄等相鉴别。

【治疗】　食管癌的治疗原则是多学科综合治疗，即包括手术、放射治疗和化学治疗。一般对较早期病变宜采用手术治疗；对较晚期病变，仍应争取手术治疗。位于中、上段的晚期病变，而年龄较大或有手术禁忌证者，则以放射治疗为佳。

1. 手术治疗　手术是治疗食管癌的首选方法。早期切除常可达到根治的效果。术前应进行 TNM 分期。手术方法应根据病变大小、部位、病理分型及全身情况抉择而定。原则上应切除食管大部分。中、晚期食管癌常浸润至黏膜下，食管切除范围应在距离癌瘤 5～8cm，并行淋巴结清扫（包括肿瘤周围的纤维组织及颈部、胸顶上纵隔、食管气管旁和隆凸周围、腹内胃小弯、胃左动脉及腹主动脉周围等处淋巴结）。因此，食管下段癌，与代食管器官吻合多在主动脉弓上，而食管中段或上段癌则应吻合在颈部。代食管器官常用的是胃，有时用结肠或空肠。

手术适应证：①Ⅰ、Ⅱ期和部分Ⅲ期食管癌（T3N1M0 和部分 T4N1M0）；②放疗后和复发，无远处转移，一般情况能耐受手术者；③全身情况良好，有较好的心肺功能储备；④对较长的鳞癌估计切除可能性不大而患者全身情况良好者，可先采用术前放化疗，待瘤体缩小后再作手术。

手术禁忌证：①Ⅳ期及部分Ⅲ期食管癌（侵及主动脉及气管的 T4 病变）；②心肺功能差或合并其他重要器官系统严重疾病，不能耐受手术者。

经胸食管癌切除是目前常规的手术方法。经食管裂孔剥除食管癌法可用于心、肺功能差，不能耐受开胸手术者。此法可并发喉返神经麻痹及食管床大出血，应掌握适应证。

对于晚期食管癌，不能根治或放射治疗，进食较困难者，可做姑息性减状手术，如食管腔内置管术、胃造瘘术、食管胃转流或食管结肠转流吻合术。这些减状手术，延长寿命有限，且可能发生并发症，故应严格掌握适应证。各种术式的选择取决于患者的病情和肿瘤的部位。常见的术后并发症是吻合口瘘和吻合口狭窄。

2. 放射疗法　食管癌的放射疗法可局部抑制肿瘤，单独放射治疗食管癌疗效差，5 年生存率仅为 6%，故放射治疗一般仅作为综合治疗的一部分。术前放疗：可增加手术切除率，提高远期生存率。一般放疗结束 2~3 周后再作手术。术后放疗：可对术中切除不完全的残留癌组织在术后 3~6 周开始术后放疗。对术中切除不完全的病变，局部可留置银夹标记，术后再做放射治疗。颈段和上胸段食管癌手术的创伤大，并发症发生率高，而放疗损伤小，疗效优于手术，应以放疗为首选。

3. 化学治疗　食管癌化疗分为姑息性化疗、新辅助化疗（术前）、辅助化疗（术后）。化学治疗必须强调治疗方案的规范化和个体化。采用化疗与手术治疗相结合或与放疗相结合的综合治疗，有时可提高疗效，或使食管癌患者症状缓解，存活期延长。但要定期检查血象，并注意药物不良反应。

4. 放化疗联合　局部晚期食管癌建议联合放化疗。

第二节　食管良性肿瘤

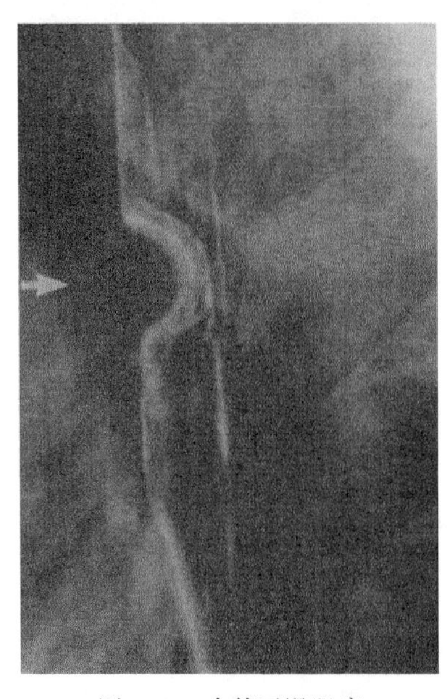

图 24-3　食管平滑肌瘤

食管良性肿瘤（Benign Esophageal Tumors）少见，占全部食管肿瘤的 0.5%~0.8%。按其组织发生来源可分为腔内型（息肉及乳头状瘤）、黏膜下型（血管瘤及颗粒细胞成肌细胞瘤）及壁间型（食管平滑肌瘤或食管间质瘤）。

食管良性肿瘤以平滑肌瘤最常见，约占全部食管良性肿瘤的 75%，多见于中年，男女之比约为 2∶1（图 24-3）。

食管良性肿瘤患者的症状和体征主要取决于肿瘤的部位、大小和肿瘤生长速度。绝大多数无明显临床症状。较大的肿瘤可以不同程度地堵塞食管腔，出现吞咽困难、呕吐和消瘦。部分患者有咳嗽、胸骨后压迫感或疼痛感，或上消化道出血。部分食管息肉患者，因息肉蒂较长，呕吐时肿物可呕至口中，甚至出现呕出物堵塞气道，造成呼吸道急性梗阻，突发窒息。食管血管瘤患者可发生出血。

对可疑食管良性肿瘤患者，不论有无症状，均须经X线吞钡检查和内镜检查。X线表现主要为钡柱在肿瘤病变处可稍有停滞，随即偏流或分流而下，很少出现完全性梗阻。因发生于肌层，故黏膜完整，边缘光滑，呈卵圆形、圆形或分叶状，有时呈现“半月状”压迹。食管轮廓外常可见与充盈缺损范围一致的软组织块影。食管镜检查可见肿瘤表面黏膜光滑、正常。这时切勿进行食管黏膜活检致黏膜破损。

除对成人的一些小的无症状的壁内型食管良性肿瘤可予以严密观察外，其他较大的肿瘤均应手术切除。手术途径及方法取决于肿瘤的部位和食管受累的范围。对腔内型小而长蒂的肿瘤可经内镜摘除。对壁内型和黏膜下型肿瘤，一般需经剖胸或胸腔镜切除。术中小心保护食管黏膜防止破损。如肿瘤瘤体较大，病变范围较广，切除肿瘤后食管缺损处无法修复，则应选择食管切除。

第三节　食管化学烧伤

食管化学烧伤（esophagus chemical burns）亦称为食管腐蚀伤（esophageal corrosive burns），是由于吞服强碱或强酸等化学腐蚀剂引起的食管损伤和炎症。在儿童多为误服，故一般最多只服一口即止。在成年人多为自杀服用，故量较大，损伤由口咽部向下延及食管，甚至达胃和十二指肠。酸性腐蚀物有硫酸、盐酸等，碱性腐蚀物则以氢氧化钠为主。

【病理】　食管腐蚀性烧伤以吞服碱性腐蚀剂多见。强酸和强碱引起食管和胃的病理改变不同。强酸产生蛋白凝固性坏死。强碱产生较严重的溶解性坏死；食管腐蚀性烧伤的严重程度，决定于吞服化学腐蚀剂的类型、浓度、剂量、食管的解剖特点、伴随的呕吐情况及腐蚀剂与组织接触的时间。一般而言，腐蚀剂的浓度和在食管内停留的时间，是造成食管损伤程度的关键因素。灼伤程度可自食管黏膜充血水肿，上皮脱落直到深达肌层，出现溃疡甚至累及食管全层，导致穿孔不等。

其可分为3度。

1. Ⅰ度　食管黏膜和黏膜下层充血、水肿和上皮脱落，未累及肌层，不形成瘢痕性狭窄。

2. Ⅱ度　烧伤穿透黏膜下层而深达肌层，在急性期组织充血、水肿、渗出，组织坏死脱落后形成溃疡，食管因此失去弹性和蠕动，分泌减少，大多形成瘢痕和狭窄。

3. Ⅲ度　病变累及食管全层及周围组织，甚至食管坏死穿孔而发生纵隔炎症，可因大出血、败血症、休克而死亡，幸存者必致重度狭窄。

食管腐蚀性损伤的自然病程分为三个阶段，各阶段有不同的演变特点。

1. 急性坏死期　吞服腐蚀剂后24小时是腐蚀剂的作用阶段。食管出现剧烈炎性反应，黏膜充血水肿。若腐蚀食管全层，可致食管穿孔、食管周围脓肿及纵隔感染而死亡。伤后72小时是组织反应阶段，2~3日后水肿开始消退。

2. 溃疡及肉芽期　吞服腐蚀剂后1周开始出现微弱的新生肉芽组织。约10日后出现纤维性变并形成肉芽组织，吞咽困难减轻，进入症状缓解期。

3. 瘢痕期　2~3周后进入瘢痕形成期，食管腐蚀性狭窄逐渐形成并呈进行性加重。伤后6~8周是其高峰阶段。这一过程有的可达1年之久。

【临床表现】　吞服腐蚀剂后立即有口腔、咽部及胸骨后疼痛，可有吞咽困难和呕吐，还可出现中毒现象，如昏迷、虚脱、发热等，个别患者因声门受累可出现呼吸困难，甚至引起窒息。胃烧伤后可有腹痛。呕血多说明食管或胃的烧伤严重,大量呕血要考虑由溃疡穿透至邻近大血管所致。强碱较强酸更容易引起食管穿孔,以下段食管多见,可引起纵隔炎、脓胸、食管气管瘘。偶尔也可因水肿消退或阻塞物脱落而症状好转。后期食管狭窄导致吞咽困难,可有脱水及营养不良表现。

【诊断】 根据患者吞服腐蚀剂的病史,口唇、舌、口腔及咽部及灼烧伤,并主诉咽部、胸部等疼痛或吞咽困难,诊断基本确立。食管钡餐造影可了解食管灼伤程度和范围,显示狭窄的部位、程度和长度,检查时机宜在急性炎症消退后,患者能进食流质时进行。检查时可见黏膜不规整、局部痉挛,充盈缺损或狭窄,如有穿孔则可见钡剂外溢。食管内镜检查可直视损伤的程度和部位,同时还可进行治疗。

【治疗】 食管化疗烧伤治疗的重点在于早期处理,如急救处理得当,可解除患者痛苦,减轻或预防食管狭窄的形成。常规禁食、下鼻胃管,可灌入少量牛奶、蛋白水或口服植物油,以保护食管和胃黏膜。若鼻胃管无法进入胃内者,可行胃造瘘术。胃亦烧伤者则行空肠造瘘。积极处理包括喉头水肿、休克、胃穿孔、纵隔炎等并发症。全身应用广谱抗生素。早期应用糖皮质激素可减轻炎症,减缓纤维组织增生及瘢痕形成。若怀疑有食管、胃穿孔可能时禁用激素。吞服腐蚀剂量较大、浓度高,特别是企图自杀的患者,可有上消化道的大片坏死、严重出血,此时只有及时诊断并急诊手术才有望挽救部分患者的生命。腹膜刺激征是急诊剖腹手术的指征。

对早期轻中度狭窄可行食管扩张术,一般需定期多次。开始时一周一次,逐渐加大探条号数和延长扩张时间间距。

对严重长段狭窄及扩张疗法失败者,可采用手术治疗。手术方法有食管狭窄部切除术或不切除狭窄部仅作食管与胃或结肠旁路吻合术替代食管。替代物上提可经胸腔、胸骨后及皮下三种途径,后两者因不开胸,创伤小,对全身状况衰弱者尤为适用。

第四节　贲门失弛缓症

贲门失弛缓症(achalasia,AC)又称贲门痉挛、巨食管症,是指吞咽时食管体部无蠕动,食管下端括约肌(lower esophageal sphincter,LES)松弛障碍呈痉挛状,食管体部缺乏正常的蠕动波,食物不能像正常一样顺利通过贲门部,从而使食管排空受阻及腔内食物潴留,导致近侧食管明显扩张。临床表现为间断性吞咽困难,多见于20~50岁,女性稍多。

【病因和病理】 贲门失弛缓症病因不明确,可为精神压力、外伤、体重剧减等所致。目前大多数理论认为神经失调是其病理基础。该病患者食管壁Auerbach神经丛节细胞有变性、减少或消失,副交感神经分布缺陷,使食管壁蠕动和张力消失,引起食管下括约肌痉挛不能松弛,致食物滞留于食管内。久之食管扩张、肥厚、伸长、屈曲、失去肌张力,食物淤滞,慢性刺激食管黏膜,致充血、发炎,甚至发生溃疡。时间久后,少数患者可发生癌变。

【临床表现】 贲门失弛缓症多见于青壮年,性别无差异,传统的三联症是吞咽困难、反流、体重下降。多数患者病程较长,症状时轻时重,与精神情绪有关,忧虑和紧张常使症状加重。胃灼热感、餐后阻塞感和夜间咳嗽较常见。热食较冷食易于通过,有时咽固体食物因可形成一定压力,反而可以通过。症状开始时下咽不畅为间歇性发作,随病程进展呈持续性进食困难。食管扩大明显时,可容纳大量液体及食物。由于食物停滞于食管内,常有呕吐、溢食,特别在夜间患者睡眠时,多在体位改变时,溢出量依病程不同从沾湿睡枕到大量呕吐,呕出物为未消化的食物和液体,但不含胃酸。因溢食导致误吸可引起肺部并发症,如肺炎、肺脓肿和支气管扩张。误吸严重时可有生命危险。食管扩张和黏膜炎症可引起胸骨后疼痛不适,疼痛以病程早期较为明显,当食管明显扩张后,疼痛反而减轻。因长期吞咽困难,患者可有不同程度的体重减轻,严重者有脱水、酸碱代谢平衡紊乱。

【诊断】 本病的诊断主要根据食管造影和食管动力学检查。食管造影可见扩张的食管及其末端的狭窄,呈经典的鸟嘴状改变,边缘整齐光滑,上端食管明显扩张,可有液面。

按其发展程度分为四期。

Ⅰ期:食管中下段轻度扩张,食管胃连接处轻微狭小,液体稍有停顿即能通过,胃泡存在。

Ⅱ期:食管中度扩张、蠕动弱,有明显食物残渣食物潴留,食管下端呈鸟喙状,胃泡消失(图 24-4)。

Ⅲ期:食管弥漫性扩张,管内大量积食,下段突然变窄,但狭窄段短而平滑,无蠕动,胃泡消失。

Ⅳ期:食管明显扩大,延长成角,呈“S”形,可占据右侧胸腔,纵隔增宽,积食多有液平,胃泡消失。

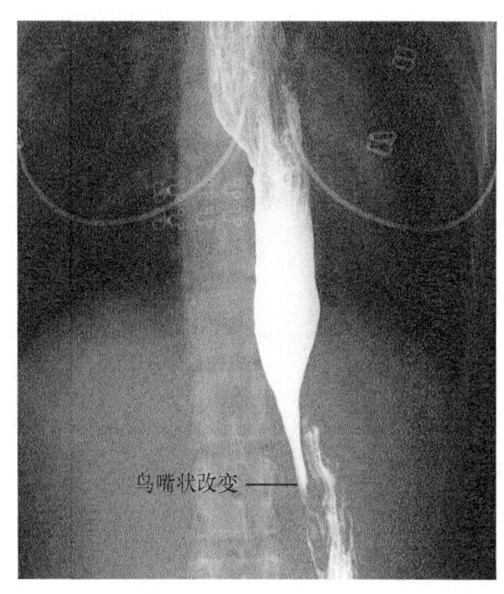

图 24-4　贲门失弛缓症

食管动力学检查可以确诊。被怀疑贲门失弛缓症病例应接受食管镜检查。食管镜检查可见食管上段有食物和液体潴留,下段食管持续痉挛,此种痉挛经食管镜施以持续柔和压力很易扩张。食管镜检查的主要目的为除外其他狭窄、阻塞性病变,如食管下段癌、贲门癌等。

【治疗】 在疾病的早期,舌下含服硝酸甘油、硝酸盐类或钙离子通道阻断剂,轻症患者症状可得到数小时缓解。到了病程的中期和晚期,常需食管下端强力扩张疗法或外科手术治疗,以解除食管远端的梗阻。食管下端强力扩张是让患者吞入囊袋,使之位于食管下端贲门部,然后充以空气、钡剂或水银使囊袋膨胀,达到扩张狭窄部的目的。一般来说,强力扩张法效果良好且大约可持续数月。但是扩张疗法需重复进行,且有食管穿孔的危险,因此应用该方法需谨慎。将肉毒素注射于食管下端括约肌可阻断乙酰胆碱的释放,防止平滑肌收缩,从而达到松弛食管下端括约肌的效果。

目前治疗贲门失弛缓症较为成功的手术是改良 Heller 手术,即食管下段贲门肌层切开术。食管下段贲门肌层切开术操作简单,效果好,危险性低,可行传统开放手术,经腹腔镜或胸腔镜下手术,或机器人辅助下手术。经腹或左胸切口做一侧食管下段贲门肌层纵向切开,必须切断所有的纵形肌和环形肌,使黏膜沿切口膨出,肌层剥离范围约至食管周径的一半。术中需注意保护黏膜,特别是食管胃黏膜返折处易被剥破,术时亦不要损伤迷走神经和裂孔周围的支持结构。此手术的主要并发症是食管穿破、反流性食管炎和切开不彻底,症状复发。也有在此手术基础上加作抗反流手术,如胃底固定术、幽门成形术等。如果患者病情较晚，食管严重扭曲，或是已行肌层切开手术但效果差，可考虑行食管切除术，且此时行该手术治疗还可消除病程晚期癌变的风险。

最新进展：近年来经胃镜球囊扩张法治疗贲门失弛缓症取得较好效果，优势是避免了开胸手术。

第五节 食管憩室

食管壁的一层或全层局限性膨出，形成与食管腔相通的囊袋，称为食管憩室(esophageal diverticula)。食管憩室是一种常见的后天性疾病，可以单发或多发，几乎都见于成年人。

分类：按发生部位分为咽食管憩室、食管中段憩室和膈上憩室。按发生的机制可分为膨出型和牵引型两类。

膨出型憩室是因食管的神经运动功能障碍等原因造成食管腔内压力增高，致食管黏膜通过其外覆肌层的薄弱处疝出而成。这种憩室主要由食管黏膜和黏膜下层结缔组织构成，又称为假性憩室。咽食管憩室和膈上憩室属于此型。

牵引型憩室是食管外牵引力所致，肺门或纵隔淋巴结结核或炎症与局部食管形成瘢痕粘连，从而产生使食管壁向外突出的引力牵引食管壁逐渐形成憩室，常位于气管分叉平面。由于憩室包括食管壁的全层，又名为真性憩室。食管中段憩室多属于此类。

(一) 咽食管憩室

咽食管憩室(Zenker 憩室)的解剖学基础是在咽下缩肌斜行纤维与环咽肌横纤维之间的后方中央的一个缺损，在稍偏左侧更明显。有研究报道，本症患者在吞咽时咽下缩肌收缩，而其下方的环咽肌未能及时松弛。这种吞咽动作的不协调，使咽部食管腔内压力增高，致食管黏膜向薄弱点膨出。膨出的憩室位于食管后壁。咽食管憩室常见于 50 岁以上的成年人，男性多于女性(图 24-5，图 24-6)。

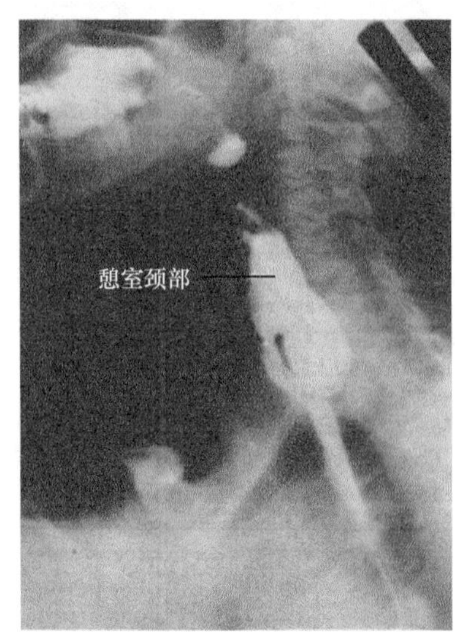

图 24-5 咽食管憩室

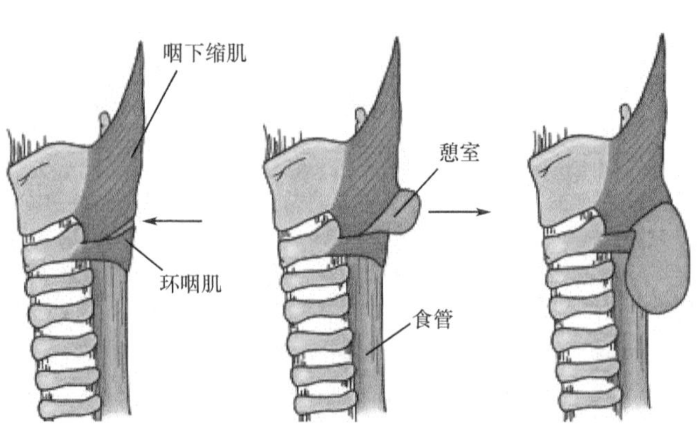

图 24-6 咽食管憩室发生的解剖基础

【临床表现和诊断】 初期无症状,仅有咽喉部不适感。当憩室增大后可出现咳嗽、口涎增多间歇性高位咽下困难。当囊袋进一步增大可出现憩室内容反流,反流物的特点是新鲜的、未经消化的、无苦味酸味的食物。囊袋大者当食物淤积较多时,压迫颈部可发生明显的吞咽困难,反流物带有腐败气味。有时可在吞咽时有咕噜声。口臭、嗓音变化、胸骨后疼痛和呼吸道感染也较常见。患者会因此不愿意与他人说话。此病若不及时治疗,可发生吸入性肺炎和肺脓肿,这对于老年人来讲有时是致命的。极少数咽食管憩室发生癌变,可能是由于长期食物及分泌物刺激所致。

诊断主要靠X线钡餐检查。采用正、侧、斜位不同角度摄片,可显示憩室的形态、位置和大小。在服钡造影时如发现憩室内壁不规则,应高度怀疑憩室癌变,需进一步行纤维食管镜检查观察有无并发炎症或恶变。但纤维食管镜检查有穿破憩室的危险,因而应持慎重态度。

【治疗】 诊断明确后应在出现并发症前尽快择期手术。术前48小时内进流食,尽可能变动体位排空憩室内的残留物。有吸入性肺炎时宜先抗生素治疗,消除炎症。术前置胃管,有助于术中辨别憩室颈根部。仰卧位,头转向健侧,取胸锁乳突肌前缘切口,在气管前将胸锁乳突肌及周围组织、肌肉分开并向侧方牵引,将颈动脉鞘向外侧牵引,切断甲状腺下动脉及甲状腺中静脉,将甲状腺向内侧牵引,即可暴露咽后间隙和憩室。一般憩室位于肩胛舌骨肌水平。提起憩室囊,沿囊壁解剖憩室颈。用血管钳平行于食管纵轴钳夹憩室颈部,切除憩室壁,细线间断缝合,线结打在食管腔内。注意不可切除过多,以免造成食管狭窄。黏膜缝毕后,缝合食管肌层和周围肌层,消灭薄弱点。有环咽肌肥厚者,宜同时作纵行切开,横行缝合术。置引流条引流。手术并发症主要为喉返神经损伤,多数能自行恢复。近年来,内镜下手术也越来越多的应用到该病治疗中。

(二) 食管中段憩室

食管中段憩室可以是膨出型或牵引型,多数是牵引型憩室,多发生在食管中段气管分叉平面处。由于憩室开口大而浅,颈宽底窄形似帐篷,且囊袋一般不下垂,故多不引起症状。患者常因其他疾病而被检查出来。牵引型憩室多发生在气管分叉部的食管前壁和右侧壁。若憩室引流不畅,造成憩室炎和水肿时,可产生胸骨后疼痛或哽噎现象。当患者有慢性咳嗽时,需考虑支气管食管瘘。如果憩室炎症、溃疡、坏死穿孔,可引起出血、纵隔脓肿、支气管瘘等并发症及相应的症状和体征。

通过钡餐造影可以显示憩室的解剖结构、大小和位置。侧位片可以用来判断憩室位于食管的哪一侧。内镜可在怀疑憩室恶变时进行,也对支气管食管瘘的诊断有帮助。

明确病因对于食管中段憩室的治疗很重要。对于有纵隔淋巴结结核炎症的无症状患者,可予抗结核治疗。一般无症状者不需手术治疗。如果患者逐渐症状加重、憩室逐渐增大或出现并发症如炎症、异物穿孔、出血等时,才需手术治疗。一般在显露憩室,剥离周围粘连后,常见凸出的黏膜自行回缩,不一定作憩室切除术,仅将食管肌层缝合加固并与周围粘连病因隔离即可。若作憩室切除术,原则与膨出型相同。由于术后局部又可产生瘢痕牵引,故有时手术疗效不甚理想。

(三) 膈上食管憩室

膈上食管憩室亦为膨出型食管憩室。多位于食管下段近膈上处,通过食管肌纤维间隙

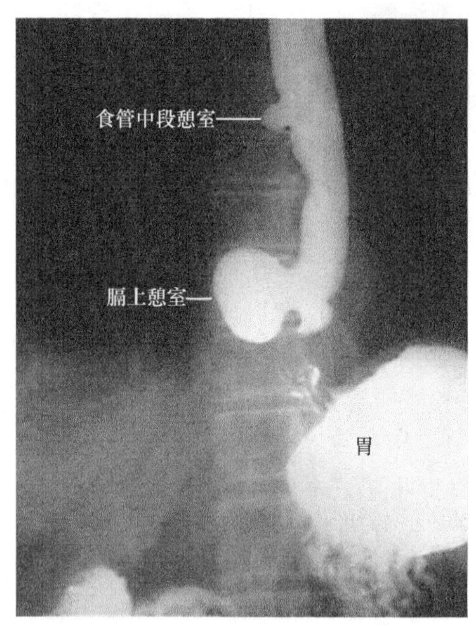

图 24-7　食管中段憩室和膈上食管憩室

向胸腔突出。多数文献报道,大部分膈上憩室伴有食管运动功能失调、食管裂孔疝及食管反流。憩室压迫食管形成梗阻的可能性较小(图 24-7)。

多数小膈上憩室患者可以没有任何症状或症状轻微,较大并伴有运动功能失调的憩室可能有不同的症状,如反流、上腹疼痛、厌食、体重减少、慢性咳嗽和口臭。

主要症状为胸骨上或上腹部疼痛。

钡餐造影可确诊该病,并可显示憩室的大小、位置、与膈肌之间的距离。憩室可以同时合并裂孔疝,造影时需多方位观察,以免漏诊或误诊。内镜只在怀疑憩室恶变和有合并畸形时进行。

憩室伴有食物淤积或者有明显症状(炎症、出血等),可行憩室切除术。若伴有器质性梗阻因素,宜术中同时处理。

(史加海)

第二十五章　心 脏 疾 病

学习目标

1. 了解先天性心脏病的类型、风湿性心瓣膜病的病理生理、冠心病，黏液瘤的临床表现、诊断和治疗原则，了解体外循环和心肌保护。

2. 熟悉缩窄性心包炎的病因，临床表现、诊断和治疗原则。

3. 掌握：掌握常见后天性心脏病的病理生理、诊断方法和外科治疗原则。

第一节　先天性心脏病的外科治疗

根据是否存在体循环与肺循环之间的分流，先天性心脏病分为三大类。①左向右分流型，心房、心室或大动脉之间存在异常通道，早期由于体循环（左心系统）压力高于肺循环（右心系统），血液经缺损左向右分流，患者无发绀，病情发展到晚期，肺动脉压力持续升高成为不可逆性改变，血液右向左分流，患者出现发绀、咯血。如房间隔缺损、室间隔缺损、动脉导管未闭、主动脉窦动脉瘤破裂等。②右向左分流型（发绀型），由于心脏解剖结构异常，大量右心系统静脉血进入左心系统，患者出现持续性发绀。如法洛四联症、完全性肺静脉异位连接、完全性大动脉转位等。③无分流型（非发绀型），体循环与肺循环之间无分流，患者一般无发绀。如主动脉缩窄、先天性主动脉瓣狭窄、先天性二尖瓣狭窄等。

一、动脉导管未闭

动脉导管是胎儿期连接主动脉峡部与肺动脉分叉处之间的生理性血流通道。出生后由于肺动脉阻力下降、前列腺素 E_1 及 E_2 含量显著减少和血液氧分压增高，通常约 85% 婴儿在生后 2 个月内，动脉导管闭合成为动脉韧带，逾期不闭合者即为动脉导管未闭（patent ductus arteriosus，PDA）。根据未闭动脉导管的粗细、长短和形态，分为管型、漏斗型、窗型、哑铃型和动脉瘤型五型。

【病理生理】　正常主动脉压力超过肺动脉压，由于未闭动脉导管的存在，血液从主动脉向肺动脉分流。不论收缩期或舒张期，上述压力阶差持续存在，所以分流持续存在。分流量大小取决于导管粗细和主动脉、肺动脉之间的压力阶差。左向右分流导致肺循环血流增加，左心房、室容量负荷加重，左心室肥大甚至充血性心力衰竭；同时，肺循环血流增加使肺动脉压力升高，引起肺小动脉痉挛，早期出现动力性肺动脉高压，如果分流量大或时间长，则肺小动脉内膜增厚、中层平滑肌和纤维增生及管腔狭窄，终至不可逆性病理改变，形成阻力性肺动脉高压，右心后负荷加重，右心室肥厚。当肺动脉压力超过主动脉压时，血液右向左分流，患者出现发绀、杵状指/趾，即艾森曼格综合征（Eisenmenger syndrome），可致右心衰竭甚至死亡。

【临床表现】　症状：导管直径细、分流量小者常无明显症状。管径粗、分流量大者常发生呼吸道感染，表现为易激惹、气促、乏力、发育不良，甚至并发充血性心力衰竭等。当病情发展为严重肺动脉高压且出现右向左分流时，可表现为下半身发绀和杵状指/趾，称为“差异性发绀”。

体征：胸骨左缘第2肋间闻及粗糙的连续性机器样杂音，向左锁骨上窝传导，常扪及连续性震颤。肺动脉高压时，表现为杂音消失或仅有收缩期杂音，肺动脉瓣第二心音亢进。左向右分流量大者，可因相对性二尖瓣狭窄而闻及心尖部舒张中期隆隆样杂音。由于舒张压降低，脉压增大，有甲床毛细血管搏动、水冲脉、股动脉枪击音等周围血管征。

辅助检查：心电图，正常或左心房左心室肥大，肺动脉高压时则左、右心室肥大。胸部X线检查，心影增大，主动脉结突出，肺动脉段隆起，左心室扩大，肺血增多，可呈“漏斗征”；透视下可见肺门区动脉搏动增强，称为“肺门舞蹈征”。超声心动图，左心房、左心室增大。二维超声切面显示未闭动脉导管，多普勒超声发现异常血流信号。可判断导管管径和是否合并其他畸形。

【诊断】 根据典型的杂音性质、部位、周围血管征，结合超声心动图、X线检查和心电图改变，一般可以确诊。不典型病例、重度肺动脉高压或合并其他畸形需作右心导管检查。动脉导管未闭需与主-肺动脉间隔缺损、主动脉窦动脉瘤破裂、冠状动脉瘘、室间隔缺损合并主动脉瓣脱垂相鉴别。

【治疗】

1. 手术适应证　早产儿、婴幼儿反复发生肺炎、呼吸窘迫、心力衰竭、喂养困难或发育不良者，应及时手术。无明显症状者若伴有肺充血、心影增大，宜择期手术。

2. 禁忌证　艾森曼格综合征是手术禁忌。在某些复杂先天性心脏病中，动脉导管未闭是患者赖以生存的代偿通道，如主动脉弓离断、完全性大动脉转位、肺动脉闭锁等，在此情况下，不可单独结扎动脉导管，需同期进行心脏畸形矫治。

3. 手术方法（图25-1）

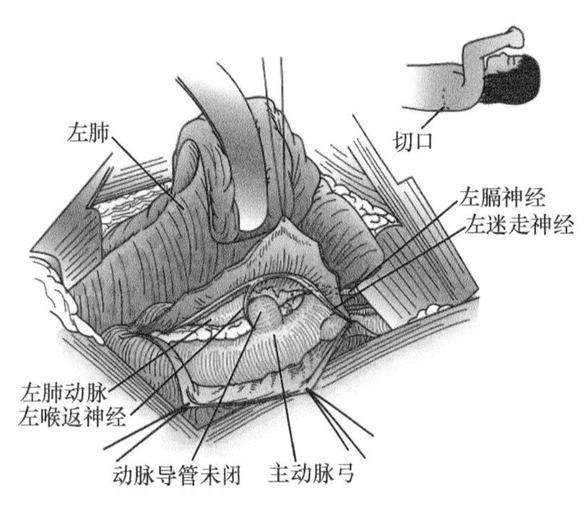

图25-1　动脉导管未闭手术示意图

（1）结扎或钳闭、切断缝合术：经左后外侧第4肋间切口或电视胸腔镜技术进入左侧胸腔，前者或可经胸膜外，解剖动脉导管三角区纵隔胸膜，保护迷走神经、喉返神经，游离动脉导管，控制性降压后粗丝线双重结扎或钽钉钳闭动脉导管。如导管粗大、术中损伤出血，可用两把导管钳或Pott-Smith钳钳闭导管，在两钳之间边切边用Prolene线缝合，此法不常用。常见并发症为动脉导管或附近主动脉及肺动脉破裂出血、喉返神经损伤、导管再通、假性动脉瘤形成。

（2）导管封堵术：分为介入封堵和小切口直视封堵。介入封堵是经皮穿刺股动脉和股静脉，在X线引导下，右心导管经肺动脉和动脉导管，进入降主动脉，确定位置后释放封堵器或弹簧圈封闭动脉导管，适用于年龄稍大的病例，无需切口；外科经胸封堵是采用胸骨左缘第2肋间小切口，在超声引导下穿刺肺动脉到达动脉导管及主动脉，释放封堵器，适用于全部年龄段病例。外科经胸封堵术避免了X线辐射，若封堵失败，可随时转为其他方式手术。

(3) 体外循环下结扎导管,或经肺动脉导管内口缝闭术:经胸骨正中切口,建立体外循环,在心包腔内游离并结扎动脉导管,或者切开肺动脉,浅低温下短暂降低流量或停止体外循环,直接缝闭或补片修补导管内口。适用于合并其他心脏畸形需同期手术、导管粗短、钙化、瘤样变伴有严重肺动脉高压、感染性心内膜炎,或结扎术后再通的病例。

二、肺动脉口狭窄

右心室和肺动脉之间存在先天性狭窄的畸形,称为肺动脉口狭窄。可单独存在或者是复杂心脏疾病的一部分。病理解剖包括:肺动脉瓣膜交界融合、发育不良而狭窄、右心室漏斗部狭窄和肺动脉瓣环、主干及分支不同程度狭窄。其中肺动脉瓣膜狭窄最常见,表现为瓣叶增厚、交界融合,瓣膜呈圆顶状突向肺动脉内,肺动脉主干扩张。右心室漏斗部狭窄表现为隔膜性狭窄或管状狭窄,前者由纤维肌性隔膜样组织在右心室漏斗部形成局限性狭窄环,将右心室分为两个腔,其中位于狭窄环和肺动脉瓣之间的薄壁心腔称为第三心室;后者右心室前壁、室上嵴隔束及壁束肌肉广泛肥厚,导致弥漫性右心室流出道狭窄,易缺氧发作。肺动脉主干及其分支狭窄可为单处或多处肺动脉发育不良。

【病理生理】 肺动脉口狭窄导致右心室向肺动脉射血受阻,右心室需要克服较高后负荷才能完成泵血,长期压力超负荷引起右心室向心性肥厚,重症者右心室腔变小,加重右心室流出道狭窄,且心内膜下缺血、三尖瓣增厚、闭合异常、乳头肌移位等,引起三尖瓣闭锁不全。晚期可致心力衰竭。静脉回心血流受阻和血液淤滞,可出现周围性发绀。严重肺动脉口狭窄若合并心房或心室间隔水平的缺损,可因右向左分流出现中央性发绀。右心室与肺动脉的压力阶差反映肺动脉口狭窄程度,正常压差不超过 5mmHg,压差<40mmHg 为轻度狭窄,40～100mmHg 为中度狭窄,>100mmHg 为重度狭窄。狭窄程度划分常需结合右心室-左心室压力比。

【临床表现】 症状:轻度狭窄者可长期无症状;中重度狭窄者表现为活动后易疲惫、气短、心悸甚至晕厥;严重肺动脉口狭窄的典型表现为呼吸困难和心动过速。症状随年龄增长而加重。

体征:胸骨左缘第 2 肋间闻及响亮的喷射性收缩期杂音,伴收缩期震颤,肺动脉瓣区第二心音减弱或消失。漏斗部狭窄者杂音位置一般在稍低位。严重狭窄者心脏杂音较轻,口唇、肢端发绀。

辅助检查:心电图:电轴右偏,右心室肥大劳损,T 波倒置,V1 导联 R 波高度与右心室肥厚程度正相关。胸部 X 线检查:肺血可正常,重症者减少,右心房、右心室增大,心尖圆钝,瓣膜狭窄者扩张的肺动脉段突出。超声心动图:对肺动脉口狭窄诊断准确性高,能明确狭窄部位和程度,并初步估算跨瓣压差。

【诊断】 根据症状体征,结合心电图、X 线检查和超声心动图一般能作诊断。必要时行右心导管测压和右心室造影等检查。肺动脉口狭窄需与房间隔缺损、室间隔缺损、动脉导管未闭和法洛四联症相鉴别。

【治疗】

1. 手术适应证 轻度狭窄者不需手术。中度以上狭窄,有明显临床症状、心电图显示右心室肥厚、右心室与肺动脉压力阶差>50mmHg 时,应择期手术。重度狭窄者出现晕厥或继发性右心室流出道狭窄,应尽早手术。

2. 手术方法　经胸骨正中切口建立体外循环,心脏停搏或跳动下实施心内直视手术。瓣膜狭窄者通过肺动脉切口,进行交界切开术;漏斗部狭窄者则切开右心室流出道,剪除纤维肌环及肥厚的壁束和隔束心肌,疏通右心室流出道,如狭窄解除仍不满意,可用自体心包或人工材料补片加宽右心室流出道;瓣环狭窄者应切开瓣环,作右心室流出道至肺动脉的跨瓣环补片加宽;肺动脉主干及其分支狭窄者需根据狭窄部位分别采用心包或人工材料补片加宽。

经皮肺动脉瓣球囊扩张术是通过股静脉插入导管至肺动脉瓣口,通过球囊充气扩大狭窄的瓣膜开口,适用于单纯瓣膜狭窄且瓣叶病变较轻者。此法创伤小、恢复快。但部分病例扩张效果不确切,可因瓣叶撕裂发生肺动脉瓣关闭不全。

最新进展:近年来外科采用小切口经右心室流出道肺动脉瓣球囊扩张术取得成功,与介入相比,优势是避免 X 线损害。

三、房间隔缺损

房间隔缺损(atrial septal defect,ASD)是心房间隔先天性发育不全导致的左、右心房间异常交通,是最常见的先天性心脏病之一,可分为原发孔型和继发孔型。近来原发孔型房间隔缺损被归入房室间隔缺损(心内膜垫缺损)。原发孔型房间隔缺损位于冠状静脉窦前下方,常伴二尖瓣大瓣裂缺。继发孔型房间隔缺损位于冠状静脉窦后上方。继发孔型房间隔缺损分为中央型(卵圆孔型)、上腔型(静脉窦型)、下腔型和混合型。多数为单孔缺损,少数为筛孔状多孔缺损(图 25-2)。

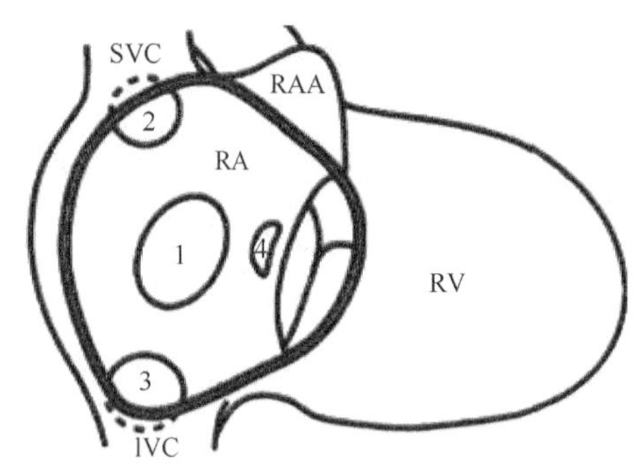

图 25-2　房间隔缺损部位

1. 中央型(卵圆孔型);2. 上腔型(静脉窦型);3. 下腔型;4. 原发孔型;SVC. 上腔静脉;IVC. 下腔静脉;RA. 右心房;RV. 右心室;RAA. 右心耳

【病理生理】　正常左心房压力(8 ~ 10mmHg)略高于右心房(3 ~ 5mmHg)。经房间隔缺损血液左向右分流,分流量多少取决于缺损大小、两侧心房压力差、两侧心室顺应性。原发孔型房间隔缺损的分流量还与二尖瓣反流程度有关。正常情况下左心室顺应性小于右心室,左向右分流造成右心房、右心室增大和肺动脉扩张。早期肺小动脉痉挛,随时间延长,逐渐出现肺小动脉管壁细胞增生、管壁增厚,形成阻力性肺动脉高压。当右心房压力高于左心房时,血液右向左分流,引起发绀,即艾森曼格综合征(Eisenmenger syndrome)。

【临床表现和诊断】　症状:继发孔型儿童期多无明显症状,少数分流量大者出现发育迟缓、活动耐量差,青年期逐渐出现易疲劳、活动后气短等症状。原发孔型症状出现早,病情进展快。

体征:因肺循环血流增加、肺动脉瓣相对狭窄,胸骨左缘第 2 ~ 3 肋间闻及Ⅱ ~ Ⅲ级吹风样收缩期杂音,肺动脉瓣第二心音亢进伴固定分裂。分流量大者因三尖瓣相对性狭窄可在剑突下闻及隆隆样舒张期杂音。原发孔型房间隔缺损伴二尖瓣裂缺者在心尖部闻及Ⅱ ~

Ⅲ级收缩期杂音。病程晚期出现心房纤颤、心房扑动和肝大、腹水、下肢水肿等表现。

辅助检查：心电图，继发孔型电轴右偏，不完全性或完全性右束支传导阻滞，右心室肥大；原发孔型电轴左偏，P-R间期延长，左心室肥大。房间隔缺损晚期常出现心房纤颤、心房扑动。胸部X线检查：右心房、右心室增大，肺动脉段突出，主动脉结小，呈典型"梨形心"；肺血增多，透视下可见"肺门舞蹈征"。原发孔型显示左心室扩大。超声心动图：准确显示缺损位置、大小和房间隔水平分流信号，以及缺损与上腔静脉、下腔静脉及二尖瓣、三尖瓣的位置关系。原发孔型可有右心、左心扩大和二尖瓣裂缺、反流。右心导管：主要用于测定肺动脉压力并计算肺血管阻力，能显示肺血流与体血流比增加。

根据症状体征和超声心动图检查，结合心电图和X线检查，可明确诊断。

【治疗】

1. 手术适应证　由于房间隔缺损可能并发房性心律失常、右心功能不全、肺动脉高压、充血性心力衰竭等，无禁忌证的所有患者均应闭合缺损。年龄不是决定手术的关键因素，合并肺动脉高压时应尽早手术，艾森曼格综合征是手术禁忌。

2. 手术方法　建立体外循环，切开右心房。根据缺损大小选择直接缝合或使用补片材料修补。如合并部分性肺静脉异位连接，应使用补片将异位肺静脉开口隔入左心房。原发孔型应先修复二尖瓣裂缺，再用补片修补房间隔缺损。需防止损伤窦房结和窦房结动脉。

介入封堵和经胸封堵分别在X线和心脏超声引导下植入封堵器封闭房间隔缺损。该方法无需体外循环，创伤小，恢复快，适用于继发孔型且房间隔缺损大小、位置适宜的患者。

最新进展：不适合介入封堵或者外科小切口封堵的病例，可以采用经胸腔镜体外循环下微创房间隔缺损修补术，以最大限度减小手术创伤。

四、室间隔缺损

室间隔缺损(ventricular septal defect，VSD)是最常见的先天性心脏病(图25-3)，占先天性心脏病的20%，是胎儿期室间隔发育不全所致的心室间异常交通。可单独存在，也可合并其他复杂心血管畸形。根据缺损位置不同，分为膜周部缺损、漏斗部缺损和肌部缺损三大类型以及若干亚型，其中膜周部缺损最为常见，其次为漏斗部缺损，肌部缺损较少见。可单发或多发。

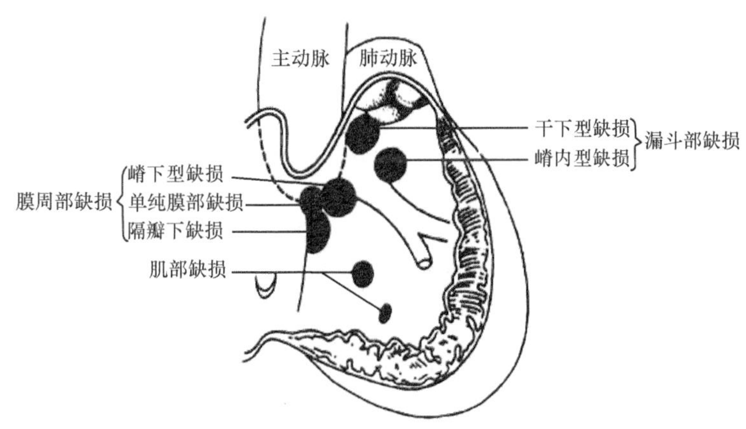

图25-3　室间隔缺损的各种类型

【病理生理】 室间隔缺损血流动力学改变与缺损大小、左心室与右心室压力阶差和肺血管阻力高低等有关。小缺损分流量少,肺动脉压可以正常,对心功能影响小,但感染性心内膜炎发病率明显增加;大缺损分流量多,肺循环血流增加,左心室容量负荷加重,左心房、左心室扩大。因肺循环血流增加早期引起肺小动脉痉挛和肺动脉压力升高,右心室后负荷增加,右心室肥厚,随病程进展终至阻力性肺动脉高压,出现右向左分流,即艾森曼格综合征,肺血管发生六级病理改变,将失去手术机会。

【临床表现】 症状:缺损小、分流量少者,一般无明显症状。分流量大者出生后即反复呼吸道感染、充血性心力衰竭、喂养困难、喂奶后气促和发育迟缓。能度过婴幼儿期的较大缺损者,表现为活动耐量差、劳累后心悸、气促,逐渐出现发绀和右心衰竭。室间隔缺损患者易并发感染性心内膜炎。

体征:胸骨左缘第 3 ~4 肋间闻及Ⅲ级以上粗糙、响亮的收缩期杂音,常伴收缩期震颤。心脏杂音部位与室间隔缺损的解剖位置有关。分流量大者因二尖瓣相对性狭窄在心尖部可闻及柔和的舒张期杂音。肺动脉高压出现双向分流时,心前区杂音柔和、短促且强度降低,肺动脉瓣第二心音亢进,可伴有肺动脉瓣关闭不全的舒张期杂音。

辅助检查:心电图,缺损小者心电图多正常;缺损大者常有左心室肥大。肺动脉高压时表现为双心室肥大、右心室肥大伴劳损,重度肺动脉高压可以有 ST 段改变。胸部 X 线检查,缺损小者肺充血及心影改变轻。缺损较大者左心室增大,肺动脉段突出,肺血增多。阻力性肺动脉高压时,左、右心室扩张程度反而减轻,伴肺血管影“残根征”。超声心动图,不仅显示缺损大小、位置和分流方向、合并畸形,同时初步了解肺动脉压力。室间隔缺损时左心房、左心室扩大或双室扩大。

【诊断】 根据杂音部位、性质,结合超声心动图和 X 线检查,一般可作出诊断。严重肺动脉高压有时需行右心导管检查,测定肺动脉压力和计算肺/体循环血流值,以明确手术适应证。

【治疗】

1. 手术适应证 根据症状体征、心功能、缺损大小和位置、肺动脉高压程度、房室扩大等情况综合判断。年龄和体重不是手术的决定因素。

(1) 大室间隔缺损(缺损直径大于主动脉瓣环直径的 2/3):新生儿或婴幼儿出现喂养困难、反复肺部感染、充血性心力衰竭时,应尽早手术。大龄儿童和成人出现肺/体循环血流量>2、心脏杂音明显、X 线检查显示肺充血、超声心动图显示左向右分流为主时,应积极手术。

(2) 中等室间隔缺损(缺损直径为主动脉瓣环直径的 1/3 ~2/3):出现反复肺部感染、发育迟缓等症状,且伴心脏扩大、肺充血、肺动脉高压时,应尽早手术。

(3) 小室间隔缺损(缺损直径小于主动脉瓣环直径的 1/3):随访观察,约半数室间隔缺损在 3 岁以前自然闭合,以膜部缺损最为多见。一旦超声心动图、X 线检查或心电图显示心脏扩大、肺充血,尤其合并感染性心内膜炎时,应积极手术。

(4) 特殊情况:肺动脉瓣下(干下型)缺损易并发主动脉瓣脱垂导致主动脉瓣关闭不全,宜尽早手术。艾森曼格综合征是手术禁忌证。

2. 手术方法 心内直视手术仍然是治疗室间隔缺损的主要方法,经胸骨正中切口,建立体外循环,根据缺损位置选择右心房、右心室或肺动脉切口显露室间隔缺损,多发肌部缺损有时需采用平行室间沟的左心室切口才能良好显露。缺损小者可直接缝合,缺损大者用自体心包片或人工补片材料修补。术中避免损伤主动脉瓣和房室传导束。

介入封堵(X线引导)和经胸封堵(超声引导)是治疗室间隔缺损的新方法,具有创伤小、恢复快等优点,但目前仅适用于严格选择的病例,远期效果尚待进一步评估。

五、主动脉缩窄

主动脉缩窄(coarctation of the aorta)是指降主动脉起始段先天性狭窄。根据缩窄部位与动脉导管或动脉韧带的关系分为以下两型。①导管前型(婴儿型):缩窄位于动脉导管开口的近心端,动脉导管呈未闭状态,并供应降主动脉血液;缩窄范围较广泛,多累及弓部;常合并室间隔缺损、主动脉瓣二瓣化畸形和二尖瓣狭窄等。②导管后型或近导管型(成人型):缩窄位于动脉导管远心端或邻近动脉导管,动脉导管多已闭合,较少合并心脏畸形。缩窄段以下第3~7对肋间动脉常与锁骨下动脉分支建立广泛侧支循环。

【病理生理】 主动脉缩窄近端血压升高,引起左心室后负荷加重,左心室肥大和劳损,甚至心力衰竭或诱发脑卒中。缩窄远端血压降低,血流量减少,严重者出现肾缺血和下半身供血不足,造成低氧、尿少和酸中毒。导管前型侧支循环建立不充分,肺动脉部分血流经动脉导管流入降主动脉,引起下半身发绀。导管后型广泛侧支循环形成,粗大肋间动脉可形成动脉瘤。

【临床表现】 症状:症状轻重、出现早晚与缩窄程度、是否合并心血管畸形有关。若缩窄较轻,不合并其他心血管畸形,多无明显症状,常在体检时发现上肢高血压。缩窄较重者出现头痛、头晕、耳鸣、眼花、气促、心悸、面部潮红等高血压症状,并有下肢易麻木、发冷或间歇性跛行等缺血症状。严重主动脉缩窄合并心脏畸形者,症状出现早,婴幼儿期即有充血性心力衰竭、喂养困难和发育迟缓。

体征:上肢血压高,桡动脉、颈动脉搏动增强。下肢血压低,股动脉、足背动脉搏动弱甚至不能扪及。胸骨左缘第2~3肋间和背部肩胛区可闻及喷射性、收缩期杂音,合并心脏畸形者在心前区闻及相应杂音。部分患者有差异性发绀。

辅助检查:心电图:正常或左心室肥大劳损。胸部X线检查:左心室增大,主动脉峡部凹陷,其上、下方左侧纵隔影增宽,呈“3”字形影像。7岁以上患者可在第3~9肋骨下缘发现增粗肋间动脉所致压迹。超声心动图:锁骨上窝探查有助诊断,显示主动脉缩窄部位、缩窄近、远侧压力阶差和加速的血流信号。胸前区探查能发现合并心脏畸形。

【诊断】 根据上述特征,典型病例不难诊断。CTA、MRI或主动脉造影可明确缩窄部位、范围、程度、与周围血管关系和侧支血管分布情况,有助制订个体化治疗方案。

【治疗】

1. 手术适应证 当上、下肢动脉收缩压差>50mmHg、缩窄处管径小于主动脉正常段内径50%,即具备手术指征。单纯主动脉缩窄者,若上肢动脉收缩压>150mmHg应及时手术。婴幼儿期反复肺部感染、心力衰竭或合并其他心脏畸形(如主动脉弓发育不良、动脉导管未闭、室间隔缺损),应尽早手术和一期矫治。无症状主动脉缩窄者,目前认为4~6岁择期手术为宜。年龄过小者易发生术后远期再狭窄,年龄过大者主动脉分支易出现血管硬化等继发改变。

2. 手术方法 侧支循环发育不良时,应用低温、临时血管桥、左心转流等方法保护脊髓、肾和腹腔脏器,以免阻断胸降主动脉时发生缺血性损害。低温麻醉(32℃)可使阻断主动脉血流的安全时限延长至30分钟，术中需持续监测上肢、下肢血压。手术采用右侧卧位，左侧第4肋间进胸，根据患者年龄、缩窄部位和程度及局部解剖情况选择手术方式。婴幼儿合并心脏畸形，经胸骨正中切口建立体外循环，行心内畸形和主动脉缩窄的一期矫治。主要手术方式包括以下几种。

(1) 缩窄段切除及端端吻合术：适合于缩窄段局限，切除后能无张力地吻合切缘者。

(2) 左锁骨下动脉蒂片成形术：结扎、切断足够长度的左锁骨下动脉，纵行剖开左锁骨下动脉形成带蒂瓣，作扩大主动脉缩窄段的补片。适用于左锁骨下动脉较粗，缩窄段较长的婴幼儿。其优点是采用自体血管，有潜在生长能力，术后再狭窄发生率低。

(3) 补片成形术：纵切缩窄血管段，使用人工补片加宽缝合。近年有应用自体肺动脉片代替人工材料。适用于缩窄段较长、端端吻合困难者。主要缺点是易致动脉瘤形成。

(4) 缩窄段切除及人工血管移植术：适用于缩窄段较长的患者。因管道不能生长，该方法在儿童期应尽量少用。

(5) 人工血管旁路移植术：经左侧第4肋间切口或联合正中切口，选用适宜大小的人工血管连接缩窄段的近远端。适用于缩窄部位不易显露、切除有困难及再缩窄需再次手术者。

(6) 球囊扩张术：经皮穿刺置入球囊扩张导管，扩大缩窄主动脉管腔。适用于手术后再狭窄或严重心力衰竭难耐受开胸手术者。该方法术后再狭窄发生率高。

最新进展：近年来采用自体肺动脉补片行主动脉成形术，由于补片具有生长功能，避免成年后再次主动脉手术。

六、主动脉窦动脉瘤破裂

主动脉窦动脉瘤破裂(rupture of aortic sinus aneurysm)是一种少见的先天性心脏病，亚洲人发病率较高，男性多于女性。由于胚胎期主动脉窦部组织发育不良，缺乏正常的中层弹力纤维，长期承受高压血流冲击，逐渐向外膨出，形成主动脉窦动脉瘤。动脉瘤呈囊袋状，一般长0.5～3.5cm，直径0.5～1.2cm，顶端薄弱，一旦破裂可形成一个或多个破口。主动脉窦动脉瘤破裂好发于右冠状动脉窦，多破入右心室腔，其次为无冠状动脉窦，多破入右心房。常见合并心脏畸形包括室间隔缺损、主动脉瓣关闭不全等。

【病理生理】 主动脉窦动脉瘤可突入右心室流出道，阻碍右心室血流。一旦瘤体破裂，主动脉血液流入右心室或右心房，形成持续性左向右分流，增加右心室、左心室容量负荷和肺血流，引起心力衰竭、肺动脉高压。其严重程度与动脉瘤破口大小和破入心腔压力有关。由于右心房压力更低，破入右心房者病情程度重，进展快；主动脉舒张压降低还可引起冠状动脉供血不足。

【临床表现】 症状：主动脉窦动脉瘤未破裂时多无明显症状，少数情况下较大瘤体突入右心室流出道引起梗阻表现。瘤体破裂常有明确病史和诱因，如剧烈活动、创伤等。约40%患者突发胸痛、气促等症状，可因急性右心衰竭死亡。多数患者发病隐匿，呈渐进性劳力性心慌、气短。

体征：破入右心室者，胸骨左缘第3～4肋间可闻及Ⅲ～Ⅳ级收缩中期增强的连续性机器样杂音，向心尖传导并伴收缩期震颤。破入右心房者震颤和杂音位置偏向胸骨中线或右缘。多有脉压增宽、水冲脉和毛细血管搏动等周围血管征，并有颈静脉充盈、肝大、双下肢水肿等右心衰竭表现。

辅助检查:心电图:电轴左偏,左心室或双心室肥大。胸部X线检查:肺血增多,心影增大,肺动脉段突出。超声心动图:病变主动脉窦明显隆起,舒张期脱入右心室流出道或右心房间隔下缘。二维超声可显示窦瘤破裂口,多普勒超声证实存在分流。

【诊断】 根据病史、心脏杂音特点,结合超声心动图、心电图和X线检查可明确诊断、主动脉窦动脉瘤破裂需与动脉导管未闭、高位室间隔缺损伴主动脉瓣关闭不全、冠状动-静脉瘘和主-肺动脉间隔缺损相鉴别。逆行主动脉造影可发现右冠窦或无冠窦瘤样畸形,以及右心房、右心室流出道或肺动脉早期显影。

【治疗】

1. 手术适应证 主动脉窦动脉瘤破裂一经确诊,应尽早手术,尤其是主动脉窦瘤破裂合并急性心力衰竭不能控制时应急诊或限期手术。主动脉窦动脉瘤未破裂但合并室间隔缺损、主动脉瓣关闭不全或右心室流出道梗阻时,需同期手术修复。未破裂的较小主动脉窦动脉瘤可暂不手术,定期随访。

2. 手术方法 体外循环下实施心内直视手术,根据主动脉窦动脉瘤破入的心腔与合并畸形,选择右心房、右心室或升主动脉切口显露主动脉窦动脉瘤。在窦瘤颈部环形剪除瘤壁,较小窦瘤内口可直接缝合,0.5cm以上较大的窦瘤口需用人工材料补片修补。室间隔缺损和主动脉瓣关闭不全应同期处理。

七、法洛四联症

法洛四联症(tetralogy of fallot)(图25-4)是右心室漏斗部或圆锥发育不良所致的一种具有特征性肺动脉口狭窄和室间隔缺损的心脏畸形,主要包括四种病理解剖:肺动脉口狭窄、室间隔缺损、主动脉骑跨和右心室肥厚,肺动脉口狭窄可发生在右心室体部及漏斗部,肺动脉瓣及瓣环,主肺动脉及左、右肺动脉等部位,狭窄可以是单处或多处。随年龄增长,右心室肌束进行性肥大、纤维化和内膜增厚,加重右心室流出道梗阻。右心室肥厚继发于肺动脉口狭窄。法洛四联症常见合并畸形有房间隔缺损、右位主动脉弓、动脉导管未闭和左位上腔静脉等。

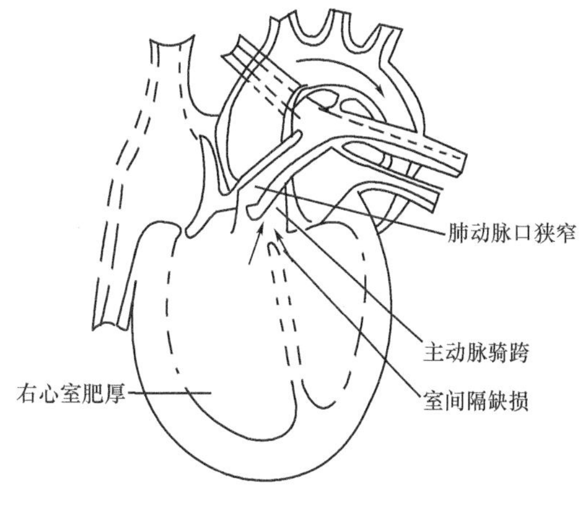

图25-4　法洛四联症示意图

【病理生理】 肺动脉口狭窄和室间隔缺损是引起法洛四联症病理生理改变的基础。主要表现在四个方面:①左、右心室收缩压峰值相等。右心室压只能等于而不超过体循环压力,右心室功能得到保护,避免承担进行性加重的压力超负荷,临床很少出现充血性心力衰竭。成人法洛四联症因左心室高压导致右心室压力超负荷,右心室心肌肥厚,常伴三尖瓣关闭不全。②心内分流方向主要取决于右心室流出道梗阻严重程度和体循环阻力。法洛四联症一般是右向左分流,体循环阻力骤然下降或右心室漏斗部肌肉强烈收缩时,可致肺循环血流突然减少,引起缺氧发作;蹲踞时体循环阻力上升,右向左分流减少,发绀减轻,缺氧症状缓解。③肺部血流减少主要取决于肺动脉口狭窄严重程度,与狭窄部位无关。④慢性缺氧导致红细胞增多症和体-肺循环侧支血管增多。

【临床表现】 症状:大多数患者出生即有呼吸困难,生后3~6个月出现发绀,并随年龄增长逐渐加重。由于组织缺氧,体力和活动耐量均较同龄人差,伴喂养困难、发育迟缓。蹲踞是特征性姿态,多见于儿童期。蹲踞时发绀和呼吸困难有所减轻。缺氧发作多见于单纯漏斗部狭窄的婴幼儿,常发生在清晨和活动后,表现为骤然呼吸困难,发绀加重,甚至晕厥、抽搐死亡。

体征:生长发育迟缓,口唇、眼结膜和肢端发绀,杵状指/趾。胸骨左缘第2~4肋间可闻及Ⅱ~Ⅲ级喷射性收缩期杂音,肺动脉瓣区第二心音减弱或消失。严重肺动脉口狭窄者,杂音很轻或无杂音。

辅助检查:心电图,电轴右偏,右心室肥大。胸部X线检查,心影正常或稍大,肺血减少,肺血管纹理纤细;肺动脉段凹陷,心尖圆钝,呈“靴状心”,升主动脉增宽。超声心动图,右心室流出道、肺动脉瓣或肺动脉主干狭窄;右心室增大,右心室壁肥厚;室间隔连续性中断;升主动脉内径增宽,骑跨于室间隔之上。多普勒超声显示室间隔水平右向左分流信号。实验室检查,血红细胞计数、血细胞比容与血红蛋白含量升高,且与发绀程度成正比。动脉血氧饱和度降低。重度发绀患者血小板计数和全血纤维蛋白原含量明显减少,血小板功能差,凝血时间和凝血酶原时间延长。

【诊断】 根据特征性症状体征,结合上述检查,不难诊断。右心导管检查可发现右心室压升高,肺动脉压力低,右心室、左心室和主动脉收缩压基本相同。选择性右心造影能明确主动脉与肺动脉的位置关系、肺动脉狭窄部位和程度、肺动脉分支和左心室发育情况。法洛四联症常并发脑血栓、脑脓肿、细菌性心内膜炎和高血压。

【治疗】

1. 手术适应证 根治手术的两个必备条件:①左心室发育正常,左心室舒张末期容量指数≥30ml/m^2;②肺动脉发育良好,McGoon比值≥1.2或Nakata指数≥150mm^2/m^2。(McGoon比值指心包返折处两侧肺动脉直径之和除以膈肌平面降主动脉直径,正常值>2.0;Nakata指数指心包返折处两侧肺动脉横截面积之和除以体表面积,正常值≥330mm^2/m^2)。对不具备上述条件,或者冠状动脉畸形影响右心室流出道疏通的患者,应先行姑息手术。有症状的新生儿和婴儿应早期手术,符合条件者应实施一期根治。对无症状或症状轻者,目前倾向于1岁左右行择期根治术,以减少继发性心肌损害。无论根治还是姑息手术,禁忌证为经内科治疗无效的顽固性心力衰竭、严重肝肾功能损害。

2. 手术方法 姑息手术:目的是增加肺血流量,改善动脉血氧饱和度,促进左心室和肺血管发育,为根治手术创造条件。手术方式较多,最常用有两种。①体循环-肺循环分流术,经典术式为改良Blalock-Taussig分流术,即在非体外循环下用直径4~5mm的人工血管连接无名动脉和右肺动脉。②右心室流出道疏通术,体外循环下纵行切开右心室和肺动脉,不修补室间隔缺损,切除肥厚的右心室漏斗部肌肉,用自体心包或人工材料补片拓宽右心室流出道及肺动脉。姑息手术后需密切随访,一旦条件具备,应考虑实施根治手术。姑息手术常见并发症为乳糜胸、Horner综合征、肺水肿、感染性心内膜炎和发绀复发。

根治手术:经胸骨正中切口,建立体外循环,经右心房或右心室切口,剪除肥厚的壁束和隔束肌肉,疏通右心室流出道,用补片修补室间隔缺损,将骑跨的主动脉隔入左心室,自体心包片或人工血管片加宽右心室流出道、肺动脉瓣环或肺动脉主干及分支。根治手术常见并发症为低心排出量综合征、灌注肺、残余室间隔缺损和Ⅲ°房室传导阻滞。

第二节　后天性心脏病的外科治疗

一、慢性缩窄性心包炎

慢性缩窄性心包炎(chronic constrictive pericarditis)是由于心包的慢性炎症性病变所致心包增厚、粘连,甚至钙化,使心脏的舒张和收缩受限,心功能逐渐减退,造成全身血液循环障碍的疾病。

【病因】　过去,慢性缩窄性心包炎多数由结核性心包炎所导致。由于结核病得以控制,慢性缩窄性心包炎病例明显减少,大多数患者病因不明,即使将切除的心包做病理检查和细菌学检查,也难明确致病原因。此外,化脓性心包炎、心包积血等也可导致慢性缩窄性心包炎,但病例数较少。

【病理和病理生理】　慢性心包感染者心包腔内发生纤维蛋白沉积,纤维组织增生,心包腔水分吸收,间隙消失,心包脏、壁两层广泛粘连和纤维瘢痕形成。如局部渗液吸收不完全,则形成局限性包裹性积液。结核性心包炎患者,腔隙内含有干酪样物质和肉芽组织。心包增厚,程度常不均一,一般为0.3～0.5cm,有时可达1cm以上,在膈面最为坚厚。部分病例瘢痕组织内有钙质沉积,钙质斑块嵌入心肌或形成钙质硬壳包裹心脏。下腔静脉入口处若形成环状瘢痕缩窄,可引起严重的下腔静脉系统淤血;少数病例缩窄环位于左心房室沟及肺动脉处,则引起类似二尖瓣狭窄、肺动脉狭窄的症状。心肌长期受增厚心包束缚,心肌萎缩变性,肌层变薄,心肌间质水肿、纤维化,甚至发生心肌胶原重构,心功能日趋低下。

心室舒张受限,充盈不足,搏出量减少是慢性缩窄性心包炎的基本病理生理发生变化。由于心脏受到增厚坚硬的心包所束缚,明显地限制了心脏的舒张,使心脏的充盈血量减少,静脉血液回流受阻,体静脉系统压力增高,使身体各脏器淤血;同时,由于心脏充盈血量减少,心脏长期受瘢痕组织束缚,心肌萎缩,心肌收缩力降低,心排血量减少,反射性引起心率增快,引起各脏器动脉供血不足;由于肾血流量减少,造成肾对钠和水的潴留,使血容量增加,导致静脉压进一步增加,出现肝大、腹水、胸水、下肢水肿等一系列体征;长期肝功能不良,蛋白合成降低,胸腹水丢失蛋白质导致低蛋白血症。

【临床表现】　主要是重度右心功能不全的表现。常见的症状为易倦、乏力、咳嗽、气促、腹部饱胀、胃纳不佳和消化功能失常等。气促常发生于劳累后,但如有大量胸水或因腹水使膈肌抬高,则静息时亦感气促。肺部明显淤血者,可出现端坐呼吸。

体格检查:颈静脉怒张、肝大、腹水、下肢水肿,心搏动减弱或消失,心浊音界一般不增大。心音遥远。一般心律正常,脉搏细速,有奇脉。收缩压较低,脉压小,静脉压常升高达1.9～3.9kPa(20～40cmH_2O)。胸部检查可有一侧或双侧胸膜腔积液征。

实验室检查:血象一般无明显改变,但可有轻度贫血。红细胞沉降率正常或稍增快。肝功能轻度降低,血清白蛋白减少。

心电图检查:各导联QRS波低电压,T波平坦或倒置。部分患者可有心房颤动。

X线检查:心影大小接近正常,左右心缘变直,主动脉弓缩小。心脏搏动减弱或消失。

在斜位或侧位片上显示心包钙化较为清晰。胸片上还可显示胸膜腔积液。

CT 和磁共振检查：可以清楚地显示心包增厚及钙化的程度和部位，亦有助于鉴别诊断。

超声心动图：可显示心包增厚、粘连或积液，心房扩大、心室缩小和心功能减退。

心导管检查：右心房和右心室舒张压升高，右心室压力曲线示收缩压接近正常，舒张早期迅速下倾，再迅速升高，并维持在高平面。肺毛细血管和肺动脉压力均升高。

【诊断】 根据病史和临床体征，以及超声心动图检查，大多数患者的诊断并无困难。缩窄性心包炎需与肝硬化、结核性腹膜炎、充血性心力衰竭和心肌病相鉴别。CT 检查可明确显示心包的增厚钙化程度和范围。少数病例为了明确诊断需要施行心导管检查。

【治疗】 缩窄性心包炎明确诊断后，应尽早施行手术，以免病期迁延过久，导致患者全身情况不佳，心肌萎缩加重，肝功能进一步减退，从而增加手术的危险性，影响手术效果。手术前需改善患者的营养状况，纠治电解质紊乱、低蛋白血症和贫血，给予低盐饮食和利尿药物。有较大量腹水或胸水者，术前 1～2 日应予抽除，以改善呼吸和循环功能。

手术通常采用胸骨正中切口，先切开左心前区增厚的心包纤维组织，切开脏心包显露心肌后，即可见到心肌向外膨出，搏动有力。然后，沿分界面细心地继续剥离左心室前壁和心尖部的心包，再游离右心室，最后，予以切除。心包切除的范围，两侧达膈神经，上方超越大血管基部，下方到达心包膈面。有些病例的上、下腔静脉入口处形成瘢痕组织环，亦应予以剥离切除。剥离心包时，应避免损破心肌和冠状血管。如钙化斑嵌入心肌，难于剥离时，可留下局部钙化斑。手术中要避免麻醉过深，严密监测中心静脉压、动脉压和心电图，控制输血输液，以防缩窄解除后心室过度膨胀，发生急性心力衰竭。心包剥离后，心脏舒张及收缩功能大多立即改善，静脉压下降，静脉血液回流量增多，淤滞在组织内的体液回纳入血循环；动脉压升高，脉压增大。心脏的负担加重，应即时根据情况给予强心、利尿药物。术后要加强对患者的心、肺、肾功能的监测，输液量不宜过多，注意保持水、电解质平衡。对病因为结核者应继续抗结核治疗。

二、二尖瓣狭窄

【病因与病理】 后天性心脏瓣膜病是最常见的心脏病之一，其中由于风湿热所致的瓣膜病约占我国心脏外科患者的 30% 左右。近年来由于加强了对风湿病的防治，瓣膜病的发病率也逐渐下降。在风湿性心脏瓣膜病中，最常累及二尖瓣，主动脉瓣次之，三尖瓣很少见，肺动脉瓣则极为罕见。风湿性病变可以单独损害一个瓣膜区，也可以同时累及几个瓣膜区，常见的是二尖瓣合并主动脉瓣病变。

风湿性炎症产生的二尖瓣狭窄因病程的不同，可产生四种瓣膜结构的改变：①瓣叶交界融合；②瓣叶特别是后瓣叶纤维化增厚伴有散在的钙化；③腱索融合增粗和短缩，乳头肌肥厚变形；④瓣膜结构包括瓣叶、腱索和乳头肌混合病变，使瓣膜活动受限，多合并一定程度的关闭不全。狭窄的二尖瓣狭窄呈典型的漏斗状，瓣口呈鱼口状，伴有瓣膜的钙质沉积，有时累及瓣环。

风湿性二尖瓣狭窄（mitral stenosis）发病率女性较高。从急性风湿热发作至形成重度二尖瓣狭窄，一般需要 2 年的时间，大多数患者至少可保持 10 年以上的无症状期，因此，在儿童和青年期发作风湿热后，往往在 30～40 岁才出现临床症状。但如病变严重，在青少年即可发现重度二尖瓣狭窄。

慢性二尖瓣狭窄可引起左心房增大，房壁增厚与钙化，腔壁血栓形成，肺血管闭塞等病理改变。

【病理生理】　正常成年人二尖瓣瓣口面积为4～6cm^2，每分钟有4～5L血液在舒张期从左心房通过二尖瓣瓣口流入左心室。当瓣口面积小于2cm^2时表现为轻度狭窄，此时跨瓣压力阶差较小，尚能推动血液从左心房至左心室。当二尖瓣开口缩小至1cm^2，则为重度狭窄。一般以二尖瓣狭窄的阻力，即平均跨瓣压力阶差与平均跨瓣血流量之比来表示狭窄的程度，将其分为轻度狭窄（瓣口面积在1.2cm^2以上）、中度狭窄（瓣口面积在0.8～1.2cm^2）及重度狭窄（瓣口面积小于0.8cm^2）。轻到中度二尖瓣狭窄的患者，肺血管的阻力不升高，肺动脉压正常，仅在运动时轻度升高。瓣口面积缩小至1cm^2或1cm^2以下时，血流障碍明显加重，左心房压力升高，呈现显著的左心房-左心室舒张压力阶差。左心房逐渐扩大，肺静脉和肺毛细血管扩张、淤血，造成肺部慢性梗阻性淤血，影响肺泡换气功能。运动时肺毛细血管压力升高更为明显。压力升高到40mmHg，超过正常血浆渗透压30mmHg，即可产生急性肺水肿。早期病例较易发生急性肺水肿，晚期由于肺泡与毛细血管之间的组织增厚，毛细血管渗液不易进入肺泡内，因此，肺水肿的发生率减少。肺静脉和肺毛细血管压力升高，可引起肺小动脉痉挛，血管壁增厚，管腔狭窄。肺小动脉痉挛收缩，可以阻止大量血液进入肺毛细血管床，并限制肺毛细血管压力的过度升高，从而减低肺水肿发生率。但是由于肺小动脉阻力增高，肺动脉压力也显著增高。重度二尖瓣狭窄病例，肺动脉收缩压可升高达80～90 mmHg，平均压升高达40～50 mmHg，使右心室排血负担加重，逐渐肥厚、扩大，最终发生右心衰竭。

【临床表现与诊断】　临床症状的轻重主要取决于瓣口狭窄的程度。当瓣口面积缩小至2.5cm^2左右时，心脏听诊虽有二尖瓣狭窄的杂音，静息时可无症状出现。瓣口面积小于1.5cm^2时，左心房排血困难，肺部慢性梗阻性淤血，肺顺应性减低，临床上可出现气促、咳嗽、咯血、发绀等症状。气促通常在活动时出现，其轻重程度与活动量大小有密切关系。在剧烈体力活动、情绪激动、呼吸道感染、妊娠、心房颤动等情况下，有时可以诱发阵发性气促、端坐呼吸或急性肺水肿。咳嗽多在活动后和夜间入睡后，肺淤血加重时出现。10%～20%病例有咯血。肺淤血引起的咯血，为痰中带血；急性肺水肿引起的咯血，为血性泡沫痰液。有的病例由于支气管黏膜下曲张静脉破裂，可引起大量咯血。此外，还常有心悸、心前区闷痛、乏力等症状。

体格检查：肺部慢性梗阻性淤血的病例，常有面颊与口唇轻度发绀，即所谓二尖瓣面容。并发心房颤动者，则脉律不齐。右心室肥大者心前区可扪及收缩期抬举性搏动。多数病例在心尖区能触及舒张期震颤。心尖区可听到第一音亢进和舒张中期隆隆样杂音，这是风湿性二尖瓣狭窄的典型杂音。在胸骨左缘第3、第4肋间，常可听到二尖瓣开瓣音。但在瓣叶高度硬化，尤其并有关闭不全的病例，心尖区第一音则不脆，二尖瓣开瓣音常消失，肺动脉瓣区第二音常增强，有时轻度分裂。二尖瓣狭窄合并重度肺动脉高压伴有肺动脉瓣功能性关闭不全的病例，在胸骨左缘第2、第3或第4肋间，可能听到逐渐减弱的舒张期杂音，在吸气末增强，呼气末减弱（Graham-Steel杂音）。右心衰竭患者可呈现肝大、腹水、颈静脉怒张、踝部水肿等。

心电图检查：轻度狭窄病例，心电图可以正常。中度以上狭窄可呈现电轴右偏、P波增宽，呈双峰或电压增高。肺动脉高压病例，可示右束支传导阻滞，或右心室肥大。病程长的病例,常示心房颤动。

X 线检查:轻度狭窄病例,X 线片可无明显异常。中度或重度狭窄,常见到左心房扩大;食管吞钡检查可发现左心房向后压迫食管,心影右缘呈现左、右心房重叠的双心房阴影。主动脉结缩小、肺动脉段隆出、左心房隆起、肺门区血管影纹增粗。肺间质性水肿的病例,在肺野下部可见横向线条状阴影,称为 KerleyB 线。长期肺淤血的病例,由于肺组织含铁血黄素沉着,可呈现致密的粟粒形或网形阴影。

超声心动图检查:M 型超声心动图显示瓣叶活动受限制,大瓣正常活动波形消失,代之以城墙垛样的长方波,大瓣与小瓣呈同向活动。左心房前后径增大。二维或切面超声心动图可直接显现二尖瓣瓣叶增厚和变形、活动异常、瓣口狭小、左心房增大,并可检查左心房内有无血栓、瓣膜有无钙化及估算肺动脉压力增高的程度,排除左心房黏液瘤等情况。

心导管检查:二尖瓣狭窄病例一般不需要施行心导管检查,仅在杂音不典型,诊断存在疑虑时进行。可以测量肺动脉压力和肺毛细血管楔压,以反映左心房压力,再结合心排血量和心率计算二尖瓣口面积。怀疑同时有冠心病者可行冠状动脉造影。

根据病史、体征、X 线、心电图和超声心动图检查即可确诊。

【治疗】 外科治疗的目的是扩大二尖瓣瓣口,矫治瓣膜病变,解除左心房排血障碍,缓解症状,改善心功能。

1. 手术适应证 轻度二尖瓣狭窄,症状轻微的患者,可暂缓手术,定期随访。中度狭窄,心功能Ⅲ级,左心房明显扩大伴有肺动脉高压,即使没有心房颤动的患者,也应进行手术。严重二尖瓣狭窄(瓣口面积 $< 1.0cm^2/m^2$ BSA),即使症状较轻,为阻止病情的恶化,也应手术治疗。严重肺动脉高压和右心衰竭的晚期患者,虽然手术的危险性增加,但术后临床症状及血流动力学均有明显改善,肺血管阻力也明显下降。二尖瓣狭窄妊娠的患者,经积极内科治疗,仍有严重的肺淤血发生,则应及时手术治疗。急性肺水肿和大量咯血,如内科治疗无效,则应进行急诊手术,只有解除梗阻,才能挽救患者的生命。风湿活动表明有活动性心脏病的存在,一般认为应首先应用抗风湿热综合治疗,待治疗停止 3 个月后手术为宜。但反复风湿热活动,特别是年轻的患者,手术后有利于风湿热的控制。

2. 术前准备 重度二尖瓣狭窄伴有心力衰竭或心房颤动者,术前应给予适量洋地黄和利尿剂,纠正电解质失衡,待全身情况和心脏功能改善后进行手术。术前应对患者做好解释工作,并给予镇静剂,以免情绪紧张,诱发急性肺水肿。

3. 手术方法 二尖瓣狭窄的手术治疗方法有 4 种:经皮球囊导管二尖瓣交界扩张分离术、闭式二尖瓣交界分离术和直视狭窄切开术或二尖瓣置换术。其中经皮球囊导管二尖瓣交界扩张分离术属于内科范畴。

(1) 闭式二尖瓣交界分离术(图 25-5)通常经左胸后外侧第 5 肋间或左前胸第 4 肋间切口进胸。在膈神经前方纵行切开心包。术者右手示指经左心耳切口检查二尖瓣瓣叶和瓣口等情况。在左心房内示指的引导下,将二尖瓣扩张器由左心室心尖部插入,通过瓣口,分次扩张,从 2.5 cm 起,到 3.0 ~ 3.5cm 左右。怀疑左心耳内有血栓或左心耳细小无法容纳手指的病例,可采用右侧途径,经右前胸前 4 肋间切口进胸,解剖房间沟,经左心房切口放入示指和右径二尖瓣扩张器,进行瓣膜交界分离扩大术。

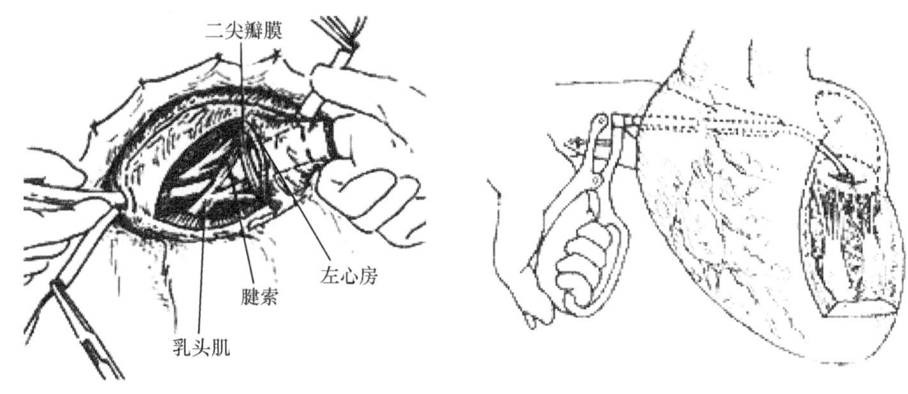

图25-5　闭式二尖瓣交界分离术
左侧为左入径;右侧为右入径

闭式分离术的手术死亡率一般在2%以下。约有75%的病例疗效良好。但术后5年内约有10%的患者因再度发生狭窄,需再手术。目前由于经皮球囊扩张术的广泛应用,直视手术的安全性明显提高,因此闭式二尖瓣交界分离术已很少进行。

(2)直视手术:需在体外循环下进行。通常采用正中胸骨切口。经房间沟切开左心房,显露二尖瓣,切开融合交界,扩大瓣口和切开、分离粘着融合的腱索和乳头肌,以改善大瓣活动度。如瓣膜病变严重,已有重度纤维化、硬化、挛缩或钙化,则需切除瓣膜,作人工瓣膜替换术。

三、二尖瓣关闭不全

【病因与病理】　二尖瓣结构中任何一处异常均可引起二尖瓣关闭不全(mitral regurgitation or mitral insufficiency),但一般多种异常同时存在。慢性风湿性心脏病是引起二尖瓣关闭不全的主要原因,约占40%,其中半数以上病例合并狭窄。主要病理改变是瓣叶和腱索增厚、挛缩、瓣膜面积缩小、瓣叶活动度受限制以及二尖瓣瓣环扩大等。

二尖瓣脱垂综合征是另一种常见的二尖瓣关闭不全,为一种退行性变。据西方国家报告人群中发病率达3%~5%。常见的二尖瓣脱垂常发生于结缔组织的遗传性疾病,二尖瓣叶及其结构体积增加。其病理表现有二尖瓣黏液样增生,瓣叶中层由松软的黏液样物质组成。电镜显示胶原纤维排列紊乱、断裂和破坏,随着黏液样基质的进一步增生与过剩,引起二尖瓣脱垂。由于腱索中心部位的胶原变性,成为腱索断裂的主要原因,进一步加重二尖瓣关闭不全;同时瓣环黏液样变性,引起瓣环扩张。二尖瓣脱垂综合征可与风湿性二尖瓣关闭不全同时存在。局部缺血性心脏病也可引起二尖瓣脱垂。细菌性心内膜炎可造成二尖瓣叶赘生物或穿孔;其他原因如外伤所致之腱索断裂、乳头肌功能不全、二尖瓣脱垂等均可造成二尖瓣关闭不全。

【病理生理】　左心室收缩时,由于两个瓣叶不能对拢闭合,一部分血液反流入左心房,使排入体循环的血流量减少。由于左心房血量增多,压力升高,逐渐产生左心房代偿性扩大和肥厚,左心室也逐渐扩大和肥厚。随着左心房、左心室扩大,二尖瓣瓣环也相应扩大,使二尖瓣关闭不全加重,左心室长时期负荷加重,终于产生左心衰竭。同时导致肺静脉淤血,肺循环压力升高,最后可引起右心衰竭。

【临床表现】 病变轻、心脏功能代偿良好者可无明显症状。病变较重或历时较久者可出现乏力、心悸,劳累后气促等症状。急性肺水肿和咯血的发生率远较二尖瓣狭窄少。临床上出现症状后,病情可在较短时间内迅速恶化。

体格检查:主要体征是心尖搏动增强并向左向下移位。心尖区可听到全收缩期杂音,常向左侧腋中线传导。肺动脉瓣区第二音亢进,第一音减弱或消失。晚期病例可呈现右心衰竭以及肝大、腹水等体征。

心电图检查:较轻的病例心电图可以正常。较重者则常显示电轴左偏、二尖瓣型 P 波、左心室肥大和劳损。

X 线检查:左心房及左心室明显扩大。吞钡 X 线检查见食管受压向后移位。

超声心动图检查:M 型检查显示二尖瓣大瓣曲线呈双峰或单峰型,上升及下降速率均增快。左心室和左心房前后径明显增大。左心房后壁出现明显凹陷波。合并狭窄的病例则仍可显示城墙垛样长方波。二维或切面超声心动图可直接显示心脏收缩时二尖瓣瓣口未能完全闭合。超声多普勒检测示舒张期血液湍流,可估计关闭不全的轻重程度。

心导管检查:右心导管检查可显示肺动脉和肺毛细血管压力升高,心排血指数降低。

左心室造影:于左心室内注入造影剂,心脏收缩时可以见到造影剂返流入左心房。关闭不全程度重者造影返流量多。但左心室排血分数降低。

【治疗】 二尖瓣关闭不全症状明显,心功能受影响,心脏扩大时即应及时在体外循环下进行直视手术(图 25-6)。手术方法可分为两种。

1. 二尖瓣修复成形术 利用患者自身的组织和部分人工代用品修复二尖瓣装置,使其恢复功能,包括瓣环的重建和缩小,乳头肌和腱索的缩短或延长,人工瓣环和人工腱索的植入,瓣叶的修复等。手术的技巧比较复杂,术中应检验修复效果,看关闭不全是否纠正;如仍有明显关闭不全,则应重新进行二尖瓣替换术。

2. 二尖瓣替换术 二尖瓣严重损坏,不适于施行瓣膜修复术的病例需作二尖瓣替换术。切除二尖瓣瓣叶和腱索,但需沿瓣环保留 0.3 ~ 0.5 cm 的瓣叶组织,将人工瓣膜缝合固定于瓣环上。

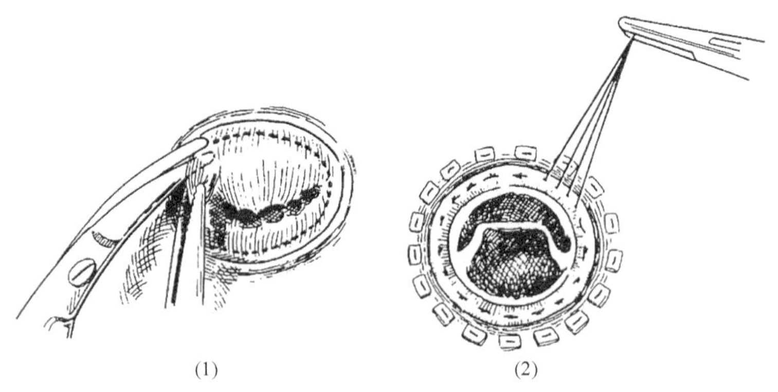

图 25-6　人造瓣膜替换术

(1)沿瓣环保留少量瓣叶组织,切除病变的二尖瓣;(2)人造机械瓣膜缝合,固定于瓣环上

临床上使用的人工瓣膜有机械瓣膜、生物瓣膜两大类。各有其优缺点。当前用于二尖瓣区的机械瓣膜为双叶瓣与开口 70°的侧倾碟瓣,因其耐久性强,主要用于 60 岁以下的患者,但需终生抗凝治疗,因此有可能发生与瓣膜有关的血栓栓塞和与抗凝有关的出血并发

症。异种生物瓣经过改进,有低压和防钙化处理异种猪心包瓣和牛心包瓣,增加了生物瓣膜的耐久性,主要用于60岁以上的老年患者。

四、主动脉瓣狭窄

主动脉瓣狭窄(aortic stenosis)是由于先天性瓣叶发育畸形或者风湿性病变侵害主动脉瓣致瓣叶增厚粘连,瓣口狭窄(图25-7)。

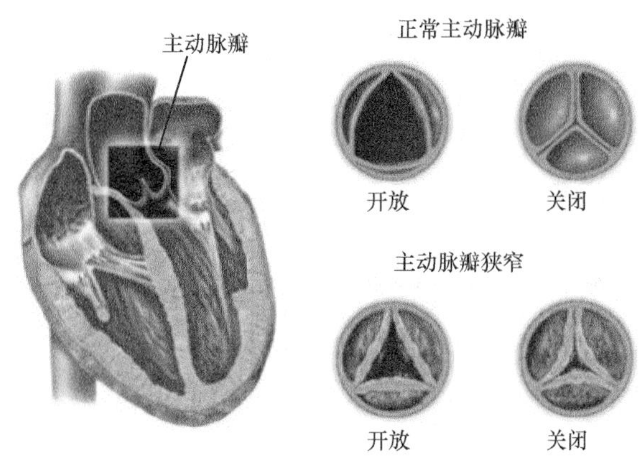

图25-7 主动脉瓣狭窄示意图

病因以风湿性心脏病多见,通常是狭窄与关闭不全同时存在,且常并发二尖瓣病变。退行性钙化性主动脉瓣病变的发病率日益增加,成为老年性主动脉瓣膜狭窄最常见的原因。先天性瓣膜畸形,如单瓣型、二瓣型主动脉瓣等,在幼年时可以没有症状,但在成年或老年时易发生瓣叶钙化、硬化,瓣口狭窄(图25-8)。

【病理生理】 获得性主动脉瓣狭窄是一个缓慢的狭窄过程,在此过程中左心室肥厚是主要的代偿反应。左心室壁逐渐肥厚、硬化、顺应性减退,左心室舒张末压力增加以维持心输出量。为了达到足够的左心室舒张末压力,心脏越来越依赖于左心房的收缩。如果左心房没有较好的收缩向左心室供血(如心房纤颤),可能导致心输出量的严重下降和急性血流动力学失代偿。

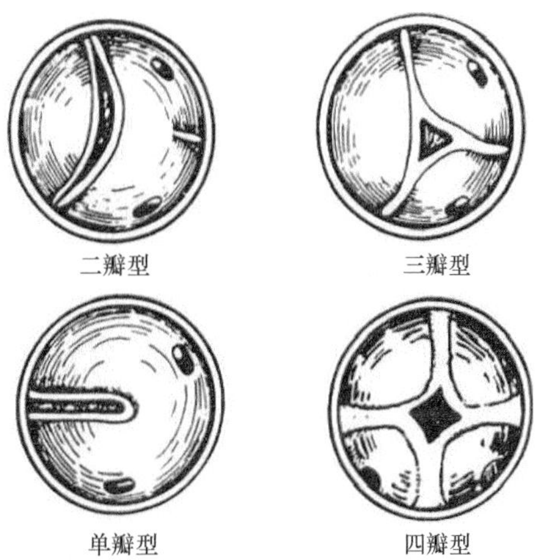

图25-8 主动脉瓣狭窄类型

虽然左心室肥厚是心脏应对逐渐增加的后负荷的自然反应机制,但它对心脏是不利的。它会增加心肌耗氧量,使左心室壁顺应性减退,增加左心室收缩压,延长射血时间。同时,冠状动脉血流也受到影响,冠状动脉灌注压下降,导致心内膜慢性缺血改变。

正常主动脉瓣瓣口面积为3cm^2。随着主动脉瓣的瓣口面积逐渐缩小,从左心室到主动脉的跨瓣压差增加。但当瓣口面积减小到1cm^{2}以下时,左心室排血就遇到阻碍,左心室收缩压升高,患者出现症状。跨瓣压差的大小,反映主动脉瓣狭窄的程度。中度狭窄跨瓣压差常为 30 ~ 50mmHg，重度狭窄则可达 50 ~ 100mmHg 或更高。

【临床表现】 主动脉瓣狭窄的患者可出现乏力、眩晕或昏厥、心绞痛、劳累后气促、端坐呼吸、急性肺水肿等症状。在瓣口面积减小到大约 $1cm^2$ 之前，患者可不出现症状。此过程可维持数年。但当狭窄到了一定程度，患者会开始反复出现症状，甚至会出现猝死。

体格检查：胸骨右缘第二肋间能扪到收缩期震颤。主动脉瓣区有粗糙喷射性收缩期杂音，向颈部传导，主动脉瓣区第二音延迟并减弱。重度狭窄病例听诊杂音音调高，常呈现脉搏细小、血压偏低和脉压小。

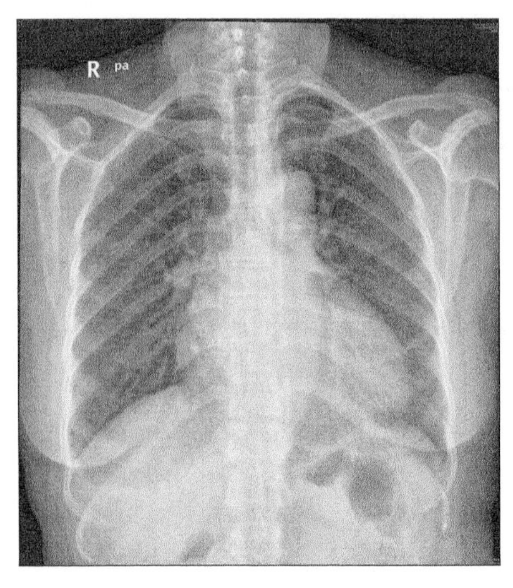

图 25-9　主动脉瓣狭窄胸片

【诊断】 心电图检查：显示电轴左偏、左心室肥大、劳损、T 波倒置，一部分病例尚可呈现左束支传导阻滞、房室传导阻滞或心房颤动。

X 线检查：早期病例心影可无改变。病变加重后示左心室增大，心脏左缘向左向下延长，升主动脉可显示狭窄后扩张，主动脉瓣钙化影。有心力衰竭症状的患者可有肺水肿表现(图 25-9)。

超声心动图检查：可精确估计主动脉瓣狭窄的严重程度。血流通过瓣膜的速度可用来计算跨瓣压差的最大值和瓣口面积。M 型检查显示主动脉瓣叶开放振幅减小，瓣叶曲线增宽，舒张期可呈多线。在二维或切面超声图像上可见到主动脉瓣叶增厚、变形或钙化，活动度减小和瓣口缩小等征象。

心导管检查：通常不需行心导管检查，可用于超声心动图检查无法评估主动脉瓣狭窄程度时。在测完左心室压力后，心导管从左心室退至主动脉，还可测跨瓣压差。有心绞痛或大于 50 岁的患者在术前需行冠状动脉造影以排除冠状动脉疾病。

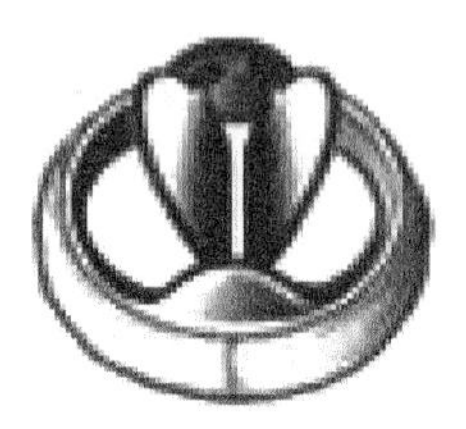

机械瓣膜

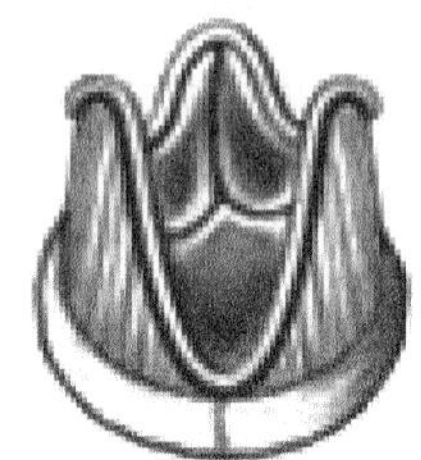

生物瓣膜

图 25-10　人工瓣膜

【治疗】 主动脉瓣狭窄是血流的机械性障碍，最有效的治疗方法是主动脉瓣膜置换手术(图 25-10)。患者出现症状就是手术指征(心绞痛、昏厥、心力衰竭)，应尽快手术治疗。无症状的主动脉瓣狭窄患者是否需要行主动脉瓣膜置换手术目前尚有不同意见。对于严重主动脉瓣狭窄不适合手术的患者，可经心尖或经皮支架瓣膜植入术。

五、主动脉瓣关闭不全

主动脉瓣关闭不全(aortic insufficiency)是主动脉瓣叶结构异常，导致瓣叶不能严密对合。病因可源自主动脉瓣膜病变或是主动脉根部的病变，包括风湿性心脏病、老年退行性病变、感染性心内膜炎、先天性主动脉瓣畸形、主动脉瓣环扩张症、马方综合征(Marfan's syndrome)、主动脉夹层动脉瘤、创伤性主动脉瓣关闭不全等。

【病理生理】 主动脉瓣关闭不全主要的血流动力学改变是舒张期血液自主动脉反流

入左心室，左心室容量过负荷。由于主动脉与左心室之间舒张压力阶差较大，瓣口关闭不全的面积即使仅为0.5 cm^2，每分钟反流量也可达2～5L。左心室在舒张期同时接受来自左心房和主动脉反流的血液，因而充盈过度，肌纤维伸长，左心室逐渐扩大，在心脏功能代偿期，正常的每搏输出量和射血分数可以得到维持。但这会增加左室壁张力和心肌耗氧量，且心率加快，以减少舒张期时间，同时舒张压降低，脉压增加，冠状动脉灌注量减少，心肌耗氧逐渐大于心肌供氧，造成心肌供血不足。左心室功能失代偿时，出现心排出量减少，左心房和肺动脉压力升高，可导致左心衰竭。

【临床表现】　在心脏功能代偿期时，患者可较长时间的没有明显症状。患者最终出现的症状，主要是左心室失代偿的结果，早期可出现心悸、心前区不适、头部强烈搏动感。重度关闭不全者常有心绞痛发作、气促，并可出现阵发性呼吸困难、端坐呼吸或急性肺水肿。

体格检查：心界向左下方增大，心尖部可见抬举性搏动。在胸骨左缘第3、4肋间和主动脉瓣区有叹息样舒张早、中期或全舒张期杂音，向心尖区传导。重度关闭不全者呈现水冲脉、动脉枪击音、毛细血管搏动等征象，有的患者会随着每次心脏搏动而出现点头征。

【诊断】　心电图检查：往往为非特异性，可显示电轴左偏和左心室肥大、劳损。

X线检查：心影增大，左心室明显增大，向左下方延长。主动脉结隆起，升主动脉和弓部增宽，左心室和主动脉搏动幅度增大。如果是急性主动脉瓣关闭不全，心影可不增大（图25-11）。

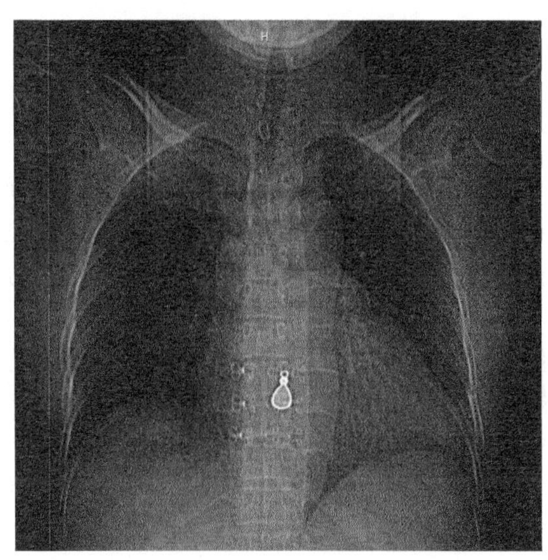

图25-11　主动脉瓣关闭不全胸片

超声心动图检查：主动脉瓣开放与关闭的速度均增快，舒张期呈多线。由于舒张期血液反流入左心室，冲击二尖瓣，可呈现二尖瓣大瓣高速颤动。左心室内径增大，流出道增宽。二维或切面超声心动图常可显示主动脉瓣叶在舒张期未能对拢闭合。超声多普勒检测可估计反流程度。

心导管检查：逆行升主动脉造影，可见造影剂在舒张期从主动脉反流入左心室。按反流量的多少，可以估计关闭不全的程度。

【治疗】　药物治疗主要是降低心脏后负荷，包括利尿药、硝苯地平、ACEI类降压药等。无症状患者需密切随访复查，应在造成左心室不可逆改变之前进行手术治疗。

临床上出现症状，如呈现心绞痛或左心室衰竭症状，可在数年内病情恶化或发生猝死，故应争取尽早施行人工瓣膜替换术。

六、冠状动脉粥样硬化性心脏病

冠状动脉粥样硬化性心脏病（atherosclerotic coronary artery disease）简称冠心病，是心脏的冠状动脉粥样硬化性病变导致冠状动脉狭窄，心肌供血不足，心肌缺血、缺氧，引起心绞痛、心肌梗死、心律失常、猝死和心力衰竭等临床表现的疾病（图25-12）。

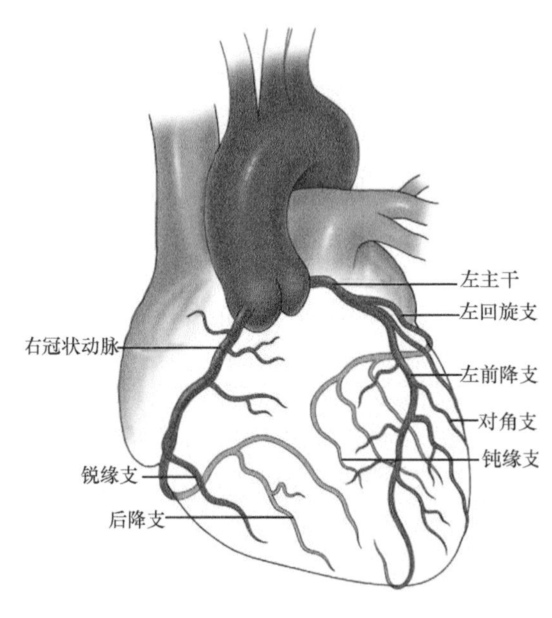

图 25-12 心脏血管解剖示意图

冠心病是成人因心脏病死亡的主要原因。我国近 30 年来冠心病发病率呈明显上升趋势。冠心病多在中老年发病,男性发病率与死亡率明显高于女性。

冠心病的病因尚不明确,危险因素主要包括遗传、高脂血症、高密度脂蛋白水平过低、高血压、糖尿病、肥胖、饮酒、吸烟、缺乏运动、精神负荷等。

【病理】 冠状动脉粥样硬化是全身动脉系统动脉硬化进程的一部分。其病变主要位于动脉内膜层,早期为动脉壁细胞内以及细胞外基质内脂肪沉着,逐步聚积、扩大形成黄白色隆起于内膜的斑块,即粥样硬化斑块。斑块基底部可能出现中心组织退变,脂肪堆积崩解而呈"粥"样。以后纤维组织沉积,斑块逐渐增大,内膜增厚,导致管腔狭窄。晚期斑块内常伴有钙化和出血,内膜损伤继发血小板聚集和血栓形成,加重管腔狭窄甚至完全闭塞。

【病理生理】 正常人在静息时冠状动脉血流量每分钟为 250ml,占心排出量的 5% ,心脏的血液供应是与心脏的氧耗是相适应的。心肌细胞氧分压是调节冠状动脉血流量的主要因素。当体力活动或情绪激动时,心脏搏动次数增多,收缩力增强,以及心室壁张力增高,致心肌需氧量增大,动脉血氧分压降低,冠状动脉血流量就相应增多,以满足心肌氧的需要。冠状动脉粥样硬化导致冠状动脉管径狭窄,使血流受限,而供血供氧不能相应增加,导致代谢产物堆积,产生心绞痛、心律失常等一系列心肌缺血的临床表现。长时间心肌严重缺血可导致心肌细胞坏死。

心肌如果完全缺乏血供超过 40 分钟,约有 70% 会出现坏死,若此时获得再灌注,可以挽救 60% ~70% 的梗死心肌,但若缺血后 3 小时才得到再灌注,则只能恢复 10% 。动物实验证实缺血 6 小时内恢复血液灌注仍可以使心肌功能得到恢复。因此冠状动脉闭塞后急性心肌缺血应尽可能在 6 小时内得到再灌注,否则大部分心肌将会发生不可逆的坏死。

【临床表现】 冠心病最常见的症状是心绞痛,可伴有呼吸困难或胃肠道不适。典型表现为心前区压榨样绞痛,并向左肩及左上肢放射,疼痛可持续数分钟或数小时,多在活动、劳力或情绪激动等情况下诱发,休息或服用硝酸甘油等扩冠药物后症状缓解。不稳定性心绞痛(unstable angina,UA)包括休息状态下的心绞痛,新发的心绞痛,还有进行性加重的心绞痛,这些往往提示严重的缺血和心肌梗死。

急性冠状动脉综合征(acute coronary syndrome,ACS)是一组心肌缺血的临床综合征,包括急性 ST 段抬高性心肌梗死(STEMI)、急性非 ST 段抬高性心肌梗死(NSTEMI)。心肌梗死常表现为持续加剧至不能缓解的压榨性心前区疼痛,可伴有恶心、呕吐、大汗、焦虑和呼吸困难。冠状动脉低灌注可表现为头晕、疲劳和呕吐。心率和血压开始时可正常,但随着疼痛的持续加重会反应性增高。血压下降提示心源性休克可能且预后较差。部分冠心病患者可能仅有心律失常,如心房颤动、室性心律失常等,或因心律失常导致猝死。

心肌梗死的机械并发症是泵衰竭的常见原因，如心室壁瘤、乳头肌功能不良或断裂、室间隔空孔、心室游离壁的破裂等。

【诊断】　心电图检查：有半数患者有心肌缺血的征象，如T波改变、ST段改变，心绞痛发作时心电图有明确缺血征象有助于诊断。

超声心动图：可以发现缺血局部的室壁运动障碍或室壁瘤，对可能并发的瓣膜病变，如二尖瓣关闭不全等，有较高的检出率。

核素检查包括心肌灌注扫描、心血池扫描和心肌代谢检查。心肌灌注扫描可以检查心肌是否存在缺血，心血池扫描可以了解心功能，心肌代谢检查对了解梗死区域是否还存在存活心肌有很重要的意义，有无存活心肌是决定梗死区域是否需行血运重建的主要依据。

冠状动脉造影和左心室造影，可以帮助了解冠状动脉病变的支数、狭窄的部位、狭窄以远的冠状动脉的口径，以及心功能和是否存在室壁瘤等情况，对手术病例的选择和预后的判断起决定作用。

【治疗】　冠心病的治疗可分为内科药物治疗、介入治疗和外科治疗三类。应根据患者的具体情况选择，以达到缓解症状、提高生活质量及延长寿命的目的。

冠心病外科治疗主要是应用冠状动脉旁路移植手术（coronary artery bypass grafting，CABG）（简称“搭桥”）为缺血心肌重建血运通道，改善心肌的供血和供氧。目前比较明确的冠状动脉旁路移植术的适应证主要包括以下几种。

（1）明显的左主干病变（狭窄程度>50%）或相当于左主干病变的左前降支和左回旋支近端狭窄≥70%；

（2）三支血管病变或者两支血管病变伴左前降支近端狭窄，尤其是左心室功能不正常（EF<50%）或伴有严重心律失常。

（3）冠状动脉腔内成形术（percutaneous transluminal coronary angioplasty，PTCA）失败后仍有进行性心绞痛或伴有血流动力学异常者；

（4）冠状动脉旁路移植术后内科治疗无效的心绞痛患者。

术前合并高血压、糖尿病者应进行相应的药物治疗加以控制；合并慢性支气管炎伴呼吸功能低下者，应选择抗生素控制呼吸道炎症，并指导患者进行呼吸功能锻炼，戒烟；对合并左心功能不全者，术前应通过强心、利尿及扩张血管药物的治疗进行调整，术前不要停药，术前使用的钙通道阻断剂及β受体阻滞剂，现在主张可一直延用至手术当日，阿司匹林类的抗凝药应于术前1周停药。对心肌有明显抑制作用的抗心律失常药物如心律平等，若术前心律失常控制满意，则应于术前2日停药。术前应给充分镇静药物以解除患者紧张情绪。

用于冠状动脉旁路移植的旁路材料可分为静脉和动脉两种。①静脉可取材于双下肢的大隐静脉，或双上肢的前臂静脉，取材方便，长度不受限制可供任意裁剪，但其远期通畅率不如动脉。②动脉最常用的是乳内动脉，远期通畅率高，且只需作一个远端吻合。其他如胃网膜右动脉、桡动脉及腹壁下动脉亦可用作动脉旁路材料。

随着体外循环技术的进步，正中胸骨切口、体外循环下的冠状动脉旁路移植术成为冠心病外科治疗的经典术式。而后随着新的牵开器和固定器的出现，不用体外循环，在心脏跳动下进行冠状动脉旁路移植术也得到较广泛的应用。

冠状动脉旁路移植术（图25-13）通常需要重建多根狭窄冠状动脉的血运，较多采用乳内动脉与狭窄段远端的冠状动脉分支作端侧吻合术；或采取一段自体的大隐静脉，将静脉

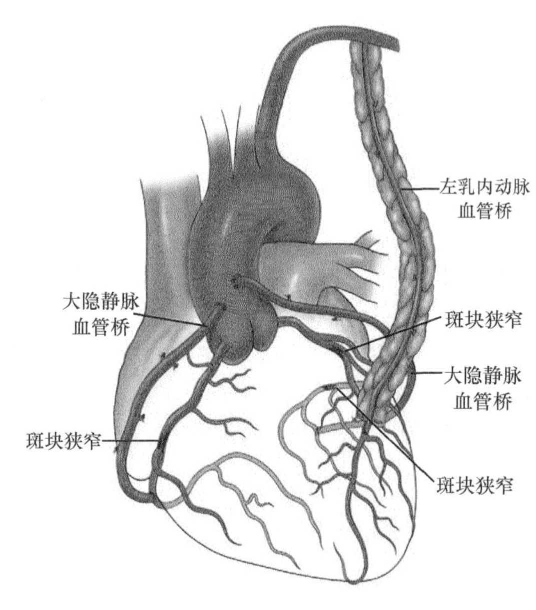

图 25-13　冠状动脉旁路移植术

的近心端和远心端分别与狭窄段远端的冠状动脉分支和升主动脉作端侧吻合术;或单根大隐静脉或桡动脉等与邻近的数处狭窄血管作序贯或蛇形端侧与侧侧吻合术。

近年来由于经皮冠状动脉内植入支架材料的改进,支架植入的远期通畅率已接近静脉桥。因此,选择小切口下胸廓内动脉至前降支搭桥联合支架植入治疗非前降支病变的复合技术(Hybrid)在临床应运而生,可能成为未来发展的一个方向。

心肌梗死引起的室壁瘤、心室间隔穿孔、乳头肌或腱索断裂所致的二尖瓣关闭不全等并发症也可行手术治疗,如室壁瘤切除术、室间隔穿孔修补术和二尖瓣替换术等,并根据情况同时争取作冠状动脉旁路移植术。手术后冠状动脉再狭窄还可再次或三次手术。

七、心脏黏液瘤

心脏原发性肿瘤和继发性肿瘤,除黏液瘤外均较少见。心脏原发性肿瘤中良性肿瘤占75%,如心脏黏液瘤(cardiac myxoma)(50%)、横纹肌瘤(20%),及纤维瘤、血管瘤、畸胎瘤等;恶性肿瘤占25%,如各种肉瘤(20%)、淋巴瘤、间皮瘤等。

心脏黏液瘤患者年龄大多数在30~50岁之间,约75%发生于左心房,第二位为右心房,然后依次为右心室和左心室。心脏黏液瘤可为单发,亦有散发,可有多瘤体。黏液瘤患者中有5%呈现明显的家庭性倾向且术后复发率亦较高(图25-14)。

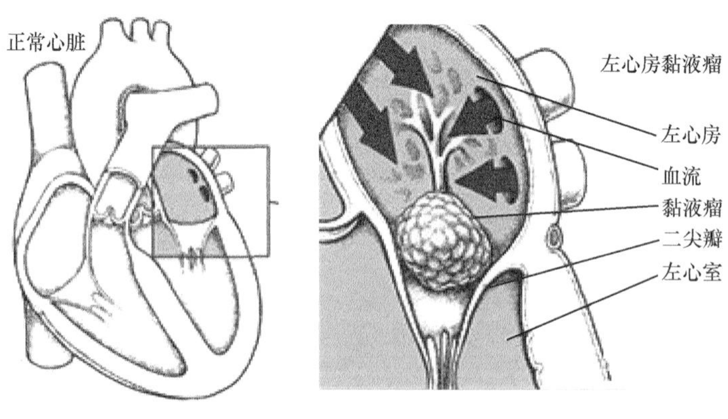

图 25-14　心脏黏液瘤

【病理与病理生理】　心脏黏液瘤起源于心内膜下具有多向分化潜能的间叶细胞。心房间隔卵圆窝区富含此类细胞,因而是好发部位。瘤体多数具有较宽而短的蒂,瘤体能随心动周期而活动。黏液瘤可呈白色或黄色甚至浅棕色,并可能有血栓附着于表面。瘤体多呈胶冻黏液样,光滑并柔软,乳头状瘤体则质脆易碎。显微镜检查见大量富含酸性黏多糖的基质及少量弹性纤维和胶原纤维,基质内有散在的或排列成条索状的梭状或星状细胞。此外,尚可见到淋巴细胞、浆细胞、红细胞、含有含铁血黄素的吞噬细胞和平滑肌细胞。在肿瘤基部毛细血管比较丰富。黏液瘤多属良性,但少数病例可能发生恶变,成为黏液肉瘤或出现远处转移。

心脏黏液瘤的主要病理生理改变是突入心腔内的瘤体妨碍正常血流。左心房黏液瘤常造成二尖瓣瓣口梗阻,影响瓣膜的开放和闭合,产生类似二尖瓣病变的病理生理,致左心房压升高,肺静脉回流受阻而肺淤血,肺动脉压增高或肺水肿。左心房黏液瘤碎裂脱落可引起体动脉栓塞。右心房黏液瘤则影响腔静脉回流,后果是静脉压上升,颈静脉怒张,肝大淤血,最终导致右心衰竭。右心房黏液瘤碎片脱落可引起肺动脉栓塞。

【临床表现】　心脏黏液瘤的临床表现复杂多样,主要取决于瘤体的位置、大小、生长速度、瘤蒂的长短,以及是否发生脱落、出血、坏死等。

(1) 机械性心腔血流阻塞:心脏黏液瘤占据心腔一定位置,若体积尚小,对血流可不起阻塞作用。随着瘤体逐渐增大,其阻塞血流作用将逐渐明显。

左心房黏液瘤,舒张期瘤体移向二尖瓣口,并经瓣口脱入左室,收缩期回入左心房,故产生类似二尖瓣狭窄的表现,如肺淤血和心慌气促等,听诊可闻及舒张期杂音。若瘤体过大,收缩期不能全部回入左心房而卡在瓣口(晕厥、猝死),或瘤体有一部分附着于二尖瓣环或瓣叶,阻塞二尖瓣活动,影响其关闭,而引起二尖瓣关闭不全。

右心房黏液瘤造成三尖瓣瓣口阻塞时可呈现颈静脉怒张、肝大、腹水、下肢水肿等与三尖瓣狭窄或缩窄性心包炎相类似的症状。体格检查在胸骨左缘第4、5肋间可听到舒张期杂音。

(2) 动脉栓塞:少数病例出现栓塞现象,如偏瘫、失语、昏迷、急性腹痛(肠系膜动脉栓塞)、肢体疼痛、缺血(肢体动脉栓塞)等。有的病例摘除栓子经病理检查后才明确诊断。

(3) 心脏外其他部分的黏液瘤病变:可引发局部的内分泌紊乱等改变。

(4) 自身免疫反应:由于黏液瘤出血、变性、坏死,引起全身免疫反应,常有发热、消瘦、贫血、食欲缺乏、关节痛、荨麻疹、无力、血沉增快,血清蛋白的电泳改变等表现。

【诊断】　左心房黏液瘤在胸部X线检查常显示左心房、右心室增大、肺部淤血等与二尖瓣病变相类似的征象。心电图表现亦与二尖瓣病变相似,但黏液瘤病例很少出现心房颤动。左心房黏液瘤的临床诊断易与风湿性二尖瓣病变相混淆。黏液瘤病例多无风湿热病史,病程较短,症状和体征可能随体位变动而改变。超声心动图检查可以看到心腔内存在云雾状光团回声波,常随心脏收缩舒张而移动。超声心动图检查诊断准确率极高。栓塞如位于周围动脉内,取栓后病理检查可证实黏液瘤的诊断

【治疗】　黏液瘤病例明确诊断后应尽早施行手术摘除肿瘤,恢复心脏功能,避免肿瘤发生恶变以及突然堵塞房室瓣瓣口引致猝死,或肿瘤碎屑脱落并发栓塞。

施行黏液瘤摘除术需应用体外循环,若是左心房黏液瘤,常用的路径有以下几种。①经房间沟进入左心房,这一径路创伤较小,以电刀将蒂部连同周围房间隔组织作整块切除。②经房间隔径路。见到瘤体后,于其蒂部连同房间隔或其附着部心房壁一并切除。这一径路可探查到全部四个心腔,可防止遗漏多发性黏液瘤。缺点是若瘤体较大时因牵拉房间隔,可能撕裂切口下端误伤传导束,引起传导阻滞。③双心房径路。适用于瘤体巨大或蒂部宽阔的黏液瘤。

手术过程中应注意阻断循环前不要搬动心脏、挤捏心脏或用手指作心内探查,以免瘤体脱落造成栓塞。手术过程中必须轻柔操作,防止瘤体破裂脱落。注意避免损破肿瘤组织,切除肿瘤后应详细检查各个心腔,并用生理盐水反复清洗心腔,以防遗漏多发性黏液瘤或残留肿瘤碎屑。必要时需补片修补房间隔或行瓣膜成形甚至置换术

手术治疗疗效优良,术后症状消失,心功能恢复较快。少数病例可以再发,故术后必须定期随诊,并作超声心动图复查。

(史加海)

第二十六章 胸主动脉瘤

学习目标

了解胸主动脉瘤病因、病理、临床表现及诊断治疗。

胸主动脉瘤

胸部主动脉某处或某段管腔异常扩大，达到正常管径 1.5 倍以上，形成瘤状，即称为胸主动脉瘤(thoracic aortic aneurysm)。胸主动脉瘤是胸主动脉最为常见且需外科治疗的疾病，常导致患者死亡。

【病因与分类】 胸主动脉瘤可从不同角度作出分类。

1. 按病因分类 以动脉粥样硬化和动脉中层囊性坏死最为常见。后者以马方综合征者为其典型，为升主动脉瘤最常见的病因。其他病因有感染(梅毒、真菌和细菌)、先天性因素、创伤，罕见病因为特发性主动脉炎。

2. 按组织病理学分类 真性主动脉瘤，其血管瘤壁由内膜、中层和外膜三层组织构成；假性主动脉瘤，为血管壁破裂、血液外溢形成由附近组织或器官构成的包裹性血肿；夹层主动脉瘤，血管瘤壁由中层和外膜构成，而分离的内膜游离悬浮其中。

3. 按病变部位分类 可分为升主动脉、主动脉弓和降主动脉瘤等

4. 按形态分类 有梭形、管形、囊形和混合形主动脉瘤。

【病理与病理生理】 胸主动脉瘤位于降主动脉者多见，其次为主动脉弓部和升主动脉。大多数为单发，极少数为多发。主要病变是动脉中层弹力纤维发生变性，断裂或坏死，坚韧性和弹性明显减弱，局部脆弱。在主动脉内高压的血流冲击下，脆弱部位逐渐向外膨胀、突出，形成动脉瘤，高血压症更可加速瘤体的增长。

根据 Laplace 定律，$T=p \cdot r$(T:张力，p:压力，r:半径)，瘤壁承受的张力与血压和瘤体半径成正比，即瘤体越大，瘤壁越薄，受压力越大，故瘤体必然继续长大，最终在薄弱的部位突破，发生大出血，而致死亡。

【临床表现】 胸动脉瘤的临床表现与瘤体的部位和直径的大小有关，在未发生破裂之前，常有动脉瘤压迫、侵蚀邻近组织或器官的症状和(或)体征，如气管受压会发生气促、排痰困难或咯血，上腔静脉或无名静脉受压则出现颈静脉怒张及上胸部侧支循环静脉扩张，胸交感神经节受压产生 Horner 综合征，喉返神经受压出现声音嘶哑等。胸痛多为前胸部或背部肩胛间区持续性钝痛，剧烈撕裂性疼痛多并发主动脉夹层。动脉瘤破裂出血产生休克危及生命是其最凶险的症状，有时病变处血管壁未完全破裂但有血液向外渗漏，发生胸腔、纵隔甚或心包积血，引起相应的症状和体征。升主动脉根部瘤常并发主动脉窦与瓣环扩大，出现主动脉瓣关闭不全，有相应的心功能受损表现。瘤腔贴壁血流缓慢与涡流可引起血栓形成，附壁血栓脱落会导致脑、内脏、四肢血管栓塞。

【诊断与鉴别诊断】 胸主动脉瘤确诊主要依赖影像学检查。胸部 X 线片多在体检时

发现纵隔影增宽，升主动脉瘤体位于纵隔右前方，弓部与降主动脉瘤体位于左后方。CT对胸主动脉瘤的诊断有一定的帮助，尤其是超高速螺旋CT诊断意义更大，能显示出瘤体的大小、部位及范围等。彩色超声心动图和食管超声心动图可在床旁快速实施，能够观察主动脉瘤及血管腔内病变，并了解心脏内结构，可发现并存的主动脉瓣关闭不全等。MRI对诊断胸主动脉瘤准确性好，能更精细地刻画管壁结构对比度，但不适用于危重抢救期患者。随着无创影像诊断技术发展，胸主动脉造影已很少单独用于胸主动脉瘤的诊断。胸主动脉瘤需与纵隔肿瘤、中心型肺癌和主动脉夹层相鉴别。

【治疗】　胸主动脉瘤的预后很差，症状发生后的平均寿命仅有6～8个月，因此胸主动脉瘤一旦明确诊断后应积极地施行侵入性治疗，包括手术、介入和杂交治疗三大类。

侵入性治疗的指征为：①胸主动脉瘤已出现压迫症状；②瘤体直径>5cm；③瘤体直径增长>1cm/年；④假性动脉瘤与夹层动脉瘤应尽早治疗。禁忌证为：①重要器官（脑、肝、肾）功能损害；②全身情况不能耐受治疗。

手术治疗使用外科技术置入人工血管替换病变的胸主动脉，根据瘤体的部位和类型，有不同的手术方法，且需不同的心肺转流、深低温停循环或选择性脑灌注等技术支持。手术主要并发症有出血、吻合口破裂、动脉破裂或夹层形成、截瘫、膈神经损伤、术后渗血、胸腔感染、中枢神经系统并发症、乳糜胸和心、肺、肾功能不全等。

介入治疗采用血管腔内介入技术，置入带膜支架人工血管，隔绝胸主动脉腔。术后并发症主要为内漏、带膜支架移位、截瘫等。

新近出现的杂交治疗将手术技术与介入技术相结合，使用人工血管和带膜支架人工血管共同矫治胸主动脉瘤病变。一站式杂交手术需要具备体外循环装置和数字减影血管造影设备的杂交手术室。

最新进展：近年来应用全主动脉弓人工血管替换加改良支架象鼻技术（孙氏手术）治疗主动脉瘤的方法取得良好的临床效果。

附：原发性纵隔肿瘤（primary mediastinal tumors）

纵隔位于两侧胸膜腔之间，前为胸骨，后为胸椎（包括两侧脊柱旁肋脊区），两侧为纵隔胸膜，胸廓出口以下及膈肌以上。纵隔内有心包、心脏、大血管、食管、气管、主支气管、神经（迷走神经、膈神经和交感神经）、胸腺、胸导管、丰富的淋巴组织和结缔脂肪组织。为了便于标明病变在纵隔内的所在部位，可将纵隔划分为若干部分。简单的划区法是以胸骨角与第4胸椎下缘的水平连线为界，把纵隔分成上、下两部。下纵隔以心包前后界分为前、中、后部分。心包、心脏和气管分叉所处部位称为中纵隔，其前方为前纵隔，后方为后纵隔（图26-1）。

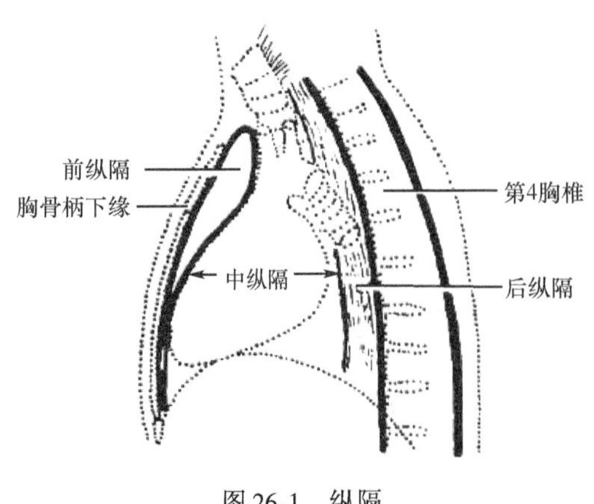

图26-1　纵隔

纵隔内组织和器官较多，胎生结构来源复杂，所以纵隔区内发生的肿瘤种类繁多，既有原发性肿瘤，也有转移性肿瘤。肿瘤和囊肿。有原发的，有转移的。原发性肿瘤中以良性多见,但也有相当一部分为恶性。

常见的纵隔肿瘤(mediastinal tumor)(图 26-2)

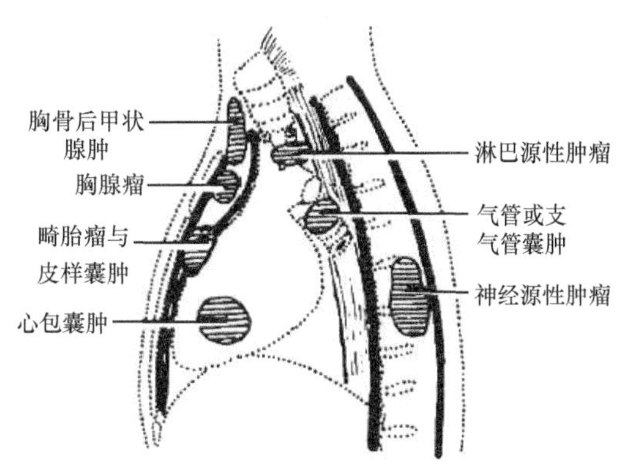

图 26-2　纵隔肿瘤

1. 畸胎瘤(teratoma)与皮样囊肿(dermoid cyst)　统称为畸胎类肿瘤,在纵隔肿瘤中最为常见,多位于前纵隔。畸胎瘤为来自三个胚层组织的实体瘤,肿瘤内除有结缔组织外还含有表皮、真皮及皮脂腺、骨、软骨、肌、支气管、肠壁及淋巴样组织等,有的甚至含有发育不完整的部分器官。囊内多为褐黄色液体,混有皮脂及胆固醇结节,并有毛发。畸胎皮样囊肿为囊性肿瘤,常以外胚层组织为主,亦可见中胚层、内胚层组织。10% 畸胎类肿瘤为恶性。

2. 神经源性肿瘤(neurogenic tumor)　多起源于交感神经,少数起源于外围神经。这类肿瘤多位于后纵隔脊柱旁肋脊区内。以单侧多见。大部分无明显症状,长大压迫神经干或恶变侵蚀肋间神经、骨骼和胸壁时可发生疼痛。神经源性肿瘤在成人中大多数是良性的,但在儿童中相当一部分是恶性的。

纵隔神经源性肿瘤可分成两大类。

(1) 自主神经系统肿瘤:大多起源于交感神经。恶性的有神经母细胞瘤及节细胞神经母细胞瘤,良性的有神经节细胞瘤。尚有少数发生于迷走神经的神经纤维瘤。

(2) 起源于外围神经的肿瘤:良性的有神经鞘瘤和神经纤维瘤。临床上这两类肿瘤表现相似,故有人统称为神经纤维瘤。多发生于脊神经根或其近侧段,亦有少数来自肋间神经。恶性者有恶性神经鞘瘤及神经纤维肉瘤。

3. 胸腺瘤(Thymoma)　多位于前上纵隔。分皮质型、髓质型和混合型三类。呈椭圆形阴影或分叶状,边缘界限清楚。多为良性,包膜完整。但临床上常视为有潜在恶性,易浸润附近组织器官。无外侵或包膜完整的胸腺瘤术后仍有可能复发,应予以重视。目前临床大多根据上皮细胞形态及淋巴细胞与上皮细胞的比例进行分类,将胸腺瘤分为 A、B、AB 三型。A 型肿瘤由梭形肿瘤上皮细胞构成,不含非典型肿瘤细胞或肿瘤淋巴细胞;B 型肿瘤由圆形上皮样细胞组成;AB 型为两者的混合表现,与 A 型相似,但含肿瘤淋巴细胞。根据上皮细胞成比例的增加和非典型肿瘤细胞的出现,又将 B 型肿瘤分成三种亚型:B1 型、B2 型、B3 型。所有的胸腺癌为 C 型。在分期方面,Massaoka 将胸腺瘤病理分为四期:Ⅰ期:有完整包膜,镜下包膜无肿瘤细胞浸润;Ⅱ期:肿瘤浸润包膜、纵隔脂肪或纵隔胸膜;Ⅲ期:侵及心包、大血管或肺;Ⅳa 期:胸膜和心包转移;Ⅳb 期:远处转移。Ⅰ期为良性胸腺瘤,Ⅱ期以上为恶性。

胸腺瘤约 15% 合并重症肌无力。反之,重症肌无力患者中约有半数以上有胸腺瘤或胸腺增生异常。有些退化的残余胸腺内含有活跃的生发中心,常迷走异位于气管前、甲状腺下极、肺门、心包、膈肌等处的脂肪组织内。胸腺因涉及人体免疫功能,有些病症可能与自身免疫机制改变有关。

4. 纵隔囊肿(mediastinal cyst)　较常见的有支气管囊肿、食管囊肿(或称前肠囊肿、肠源性囊肿)和心包囊肿,均因胚胎发育过程中部分胚细胞异位而引起。三种囊肿均属良性。多呈圆形或椭圆形,壁薄,边缘界限清楚。

5. 胸内甲状腺肿(intrathoracic goiter) 大多数是单纯性甲状腺肿,多位于前纵隔。胸内甲状腺肿有两个来源:①颈部的甲状腺肿向下延伸、扩展或坠入;②极少数为胚胎发育期遗留的迷走甲状腺组织发展成为甲状腺肿,与颈部甲状腺无明显关系,其血供来自胸内。

6. 淋巴源性肿瘤 多系恶性,如淋巴肉瘤、Hodgkin 病等。肿块常呈双侧性且不规则。淋巴源性肿瘤不宜手术,多采用放射治疗或化学药物治疗。

7. 其他肿瘤 一般有血管源性、脂肪组织性、结缔组织性、来自肌组织等间叶组织肿瘤。较为少见。

【临床表现】 一般而言,纵隔肿瘤阳性体征不多。其症状与肿瘤大小、部位、生长方向和速度、质地、性质等有关。其症状主要有两个方面,即压迫症状和特殊症状。

1. 压迫症状 常见症状有胸痛、胸闷、剧烈咳嗽及呼吸困难(刺激或压迫呼吸系统)、吞咽困难(压迫食管)、颈胸交感神经麻痹综合征(压迫神经系统)、声音嘶哑(喉返神经受侵多提示肿瘤为恶性)、上腔静脉阻塞综合征(压迫大血管如无名静脉)、上臂麻木(压迫臂丛神经)、截瘫(哑铃状的神经源性肿瘤压迫脊髓)等症状。

2. 特异性症状 对确诊意义较大,如畸胎瘤类肿瘤破入肺内时会咳出头发样细毛或豆腐渣样皮脂,胸腺肿瘤可出现重症肌无力,甲状腺肿瘤可合并甲状腺功能亢进。部分神经节细胞瘤和神经母细胞瘤可有腹泻、腹胀或高血压、面部潮红、多汗等内分泌失常症状等。

【诊断】 除了上述临床表现对诊断有重要参考意义外,下列检查有助于诊断。

1. 胸部影像学检查 是诊断纵隔肿瘤的重要手段。X 线正侧位胸片可显示肿瘤的部位、密度、外形、边缘清晰光滑度、有无钙化或骨影等。胸部 CT 或磁共振更能进一步显示肿瘤与邻近组织器官的关系。MRI 检查能了解肿块与周围大血管的关系,有助于与血管瘤鉴别。食管吞钡检查可了解食管受压情况。心血管造影或支气管造影,能进一步鉴别肿瘤的相通部位以及与心脏大血管或支气管、肺等的关系。用 CO_2 作纵隔充气造影可了解肿瘤与纵隔组织、器官的关系。

2. 超声检查 有助于鉴别实质性、血管性或囊性肿瘤。

3. 放射性核素显像 碘扫描可协助诊断非囊性胸骨后甲状腺肿。放射性核素^{131}碘检查,对诊断有无甲状腺功能亢进有帮助。

4. 颈部肿大淋巴结活检 有助于鉴别淋巴源性肿瘤或其他恶性肿瘤。

5. 气管镜、食管镜、纵隔镜等检查 有助于鉴别诊断,必要时可采用。

6. 诊断性放射治疗 主要用于尚待确诊的淋巴源性肿瘤,在短期内能否缩小,有助于鉴别对放射性敏感的肿瘤,如恶性淋巴瘤等。恶性胸腺瘤亦较敏感。

【治疗】 除恶性淋巴源性肿瘤适用放射治疗外,绝大多数原发性纵隔肿瘤只要无其他禁忌证,均应外科治疗。即使良性肿瘤或囊肿毫无症状,由于会逐渐长大,压迫毗邻器官,甚至出现恶变或继发感染,因而均以采取手术为宜。手术方式根据肿瘤部位和大小及与周围组织器官的关系可采用传统开胸手术或微创胸腔镜手术。恶性纵隔肿瘤若已侵入邻近器官造成手术无法切除或欠彻底,或已出现远处转移,可根据病理性质给予放射或化学药物治疗。

(史加海)

第二十七章　腹　外　疝

学习目标

1. 掌握常见腹外疝的临床特点。
2. 熟悉各类腹外疝的特点。
3. 了解特殊类型腹外疝的特点。

第一节　概　　论

体内某个脏器或组织离开正常解剖部位,通过先天或后天形成的薄弱点、缺损或孔隙进入另一部位,称为疝(hernia)。疝多发生于腹部,以腹外疝为多见。腹外疝是由腹腔内的脏器或组织连同腹膜壁层,经腹壁薄弱点或孔隙向体表突出而形成。腹内疝是由脏器或组织进入腹腔内的间隙囊内而形成,如网膜孔疝。

【病因】　腹壁强度降低和腹内压力增高是腹外疝发生的两个原因。

1. 腹壁强度降低　引起腹壁强度降低的潜在因素很多,最常见的因素有:①某些组织穿过腹壁的部位,如精索或子宫圆韧带穿过腹股沟管、股动静脉穿过股管、脐血管穿过脐环等处;②腹白线因发育不全也可成为腹壁的薄弱点;③手术切口愈合不良、外伤、感染、腹壁神经损伤、老年、久病、肥胖所致肌萎缩等也常是腹壁强度降低的原因。生物学研究发现,腹股沟疝患者体内腱膜中胶原代谢紊乱,腹直肌前鞘中的成纤维细胞增生异常,超微结构中含有不规则的微纤维,因而影响腹壁的强度。另外发现,吸烟的患者血浆中促弹性组织离解活性显著高于正常人。

2. 腹内压力增高　慢性便秘、排尿困难(如包茎、良性前列腺增生、膀胱结石)、搬运重物、举重、腹水、妊娠、婴儿经常啼哭等是引起腹内压力增高的常见原因。正常人虽时有腹内压增高情况,但如腹壁强度正常,则不致发生疝。

【病理解剖】　典型的腹外疝由疝囊、疝内容物和疝外被盖物组成。疝囊是壁层腹膜的憩室样突出部,由疝囊颈和疝囊体组成。疝囊颈是疝囊比较狭窄的部分,是疝环所在的部位,是疝突向体表的门户,又称疝门,亦即腹壁薄弱区或缺损所在。各种疝通常以疝门部位作为命名依据,如腹股沟疝、股疝、脐疝、切口疝等。疝内容物是进入疝囊的腹内脏器或组织,以小肠为最多见,大网膜次之。此外如盲肠、阑尾、乙状结肠、横结肠、膀胱等均可作为疝内容物进入疝囊,但较少见。疝外被盖是指疝囊以外的各层组织。

【临床类型】　腹外疝临床类型有易复性、难复性、嵌顿性、绞窄性等类型。

易复性疝(reducible hernia):疝内容物很容易回纳入腹腔的疝,称易复性疝。

难复性疝(irreducible hernia):疝内容物不能回纳或不能完全回纳入腹腔内,但并不引起严重症状者,称难复性疝。疝内容物反复突出,致疝囊颈受摩擦而损伤,并产生粘连是导致疝内容物不能回纳的常见原因。这种疝的内容物多数是大网膜。此外,有些病程长、腹壁缺损大的巨大疝,因内容物较多,腹壁已完全丧失抵挡内容物突出的作用,也常难以回纳。另有少数病程较长的疝，因内容物不断进入疝囊时产生的下坠力量将囊颈上方的腹膜逐渐推向疝囊，尤其是髂窝区后腹膜与后腹壁结合的极为松弛，更易被推移，以至盲肠(包括阑尾)、乙状结肠或膀胱随之下移而成为疝囊壁的一部分，这种疝称为滑动疝(图 27-1)，属难复性疝。

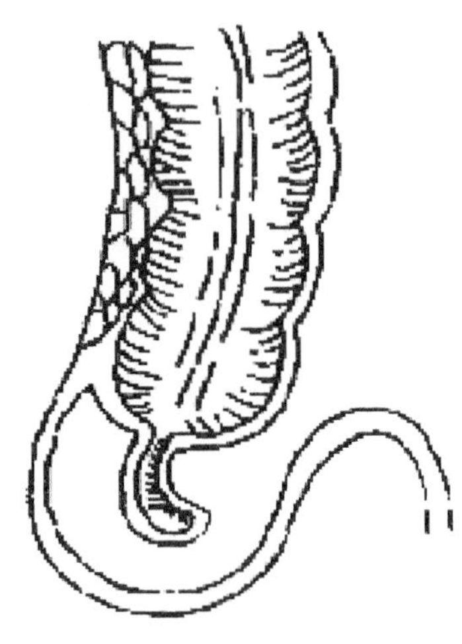

图 27-1　滑动疝，盲肠成为疝囊壁的组成部分

嵌顿性疝(incarcerated hernia)：疝囊颈较小而腹内压突然增高时，疝内容物可强行扩张囊颈而进入疝囊，随后因囊颈的弹性收缩，又将内容物卡住，使其不能回纳，这种情况称为嵌顿性或箍闭性疝。疝发生嵌顿后，如其内容物为肠管，肠壁及其系膜可在疝囊颈处受压，先使静脉回流受阻，导致肠壁充血和水肿，疝囊内肠壁及其系膜渐增厚，颜色由正常的淡红逐渐转为深红，囊内可有淡黄色渗液积聚。于是肠管受压情况加重而更难回纳。肠管嵌顿时肠系膜内动脉的搏动可触及，嵌顿如能及时解除，病变肠管可恢复正常。

绞窄性疝(strangulated hernia)：肠管嵌顿如不及时解除，肠壁及其系膜受压情况不断加重可使动脉血流减少，最后导致完全阻断，即为绞窄性疝(图 27-2)。此时肠系膜动脉搏动消失，肠壁逐渐失去其光泽、弹性和蠕动能力，最终变黑坏死。疝囊内渗液变为淡红色或暗红色。如继发感染，疝囊内的渗液则为脓性。感染严重时，可引起疝外被盖组织的蜂窝织炎。积脓的疝囊可自行穿破或误被切开引流而发生粪瘘(肠瘘)。

嵌顿性疝和绞窄性疝实际上是一个病理过程的两个阶段，临床上很难截然区分。肠管嵌顿或绞窄时，可导致急性肠梗阻。但有时嵌顿的内容物仅为部分肠壁，系膜侧肠壁及其系膜并未进入疝囊，肠腔并未完全梗阻，这种疝称为肠管壁疝或 Richter 疝，如嵌顿的小肠是小肠憩室(通常是 Meckel 憩室)，则称为 Littre 疝。嵌顿的内容物通常多为一段肠管，有时嵌顿肠管可包括几个肠袢，形如 W，疝囊内各嵌顿肠袢之间的肠管可隐藏在腹腔内，这种情况称为逆行性嵌顿疝。因为逆行性嵌顿疝一旦发生绞窄，不仅疝囊内的肠管可坏死，腹腔内的中间肠袢亦可坏死，甚至有时疝囊内的肠管尚存活，而腹腔内的肠袢已发生坏死。所以，在手术处理嵌顿或绞窄性疝时，应准确判断肠管活力，特别应警惕有无逆行性嵌顿疝，术中必须把腹腔内有关肠袢牵出检查，以防隐匿于腹腔内的坏死中间肠袢被遗漏。儿童疝，因疝环组织一般比较柔软，嵌顿后很少发生绞窄。

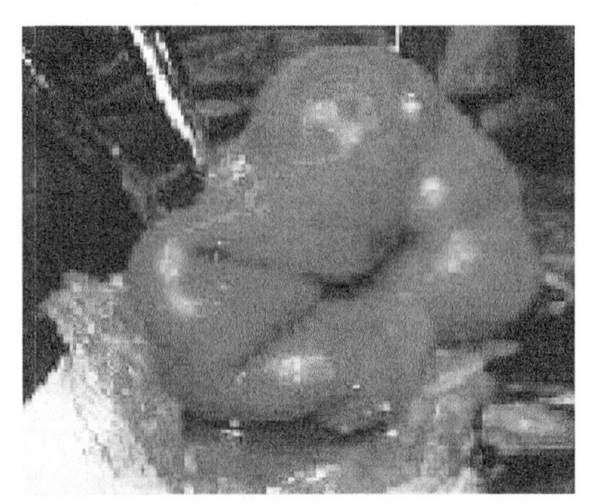

图 27-2　绞窄性疝

第二节　腹股沟疝

腹股沟区是前外下腹壁的三角形区域，其下界为腹股沟韧带，内界为腹直肌外侧缘，上界为髂前上棘至腹直肌外侧缘的一条水平线。发生在这个区域的腹外疝称为腹股沟疝。

腹股沟管解剖　内口：精索或子宫圆韧带穿过腹横筋膜而形成的一个卵圆形裂隙，即腹股沟管深环(内环或腹环)。外口：腹外斜肌腱膜纤维在耻骨结节上外方形成的一个三角形裂隙,即腹股沟管浅环(外环或皮下环)。前壁:腹外斜肌腱膜。后壁:腹横筋膜。上壁:腹内斜肌和腹横肌形成的弓状下缘。下壁:腹股沟韧带和腔隙韧带。内容物:精索或子宫圆韧带。

直疝三角(Hesselbach 三角,海氏三角)是由腹壁下动脉、腹直肌外侧缘、腹股沟韧带三者之间形成的一个三角区。该处腹壁缺乏完整的腹肌覆盖,且腹横筋膜较周围薄,故易发生疝,由该处发生的疝称为腹股沟直疝。

【临床类型】 分为腹股沟斜疝与腹股沟直疝两种(表 27-1)。

1. 腹股沟斜疝 疝囊经过腹股沟管深环(内环)突出,经腹股沟管穿出腹股沟管浅环(皮下环),并可进入阴囊(图 27-3)。

2. 腹股沟直疝 疝囊经直疝三角直接由后向前突出,不经过内环,也不进入阴囊(图 27-4)。

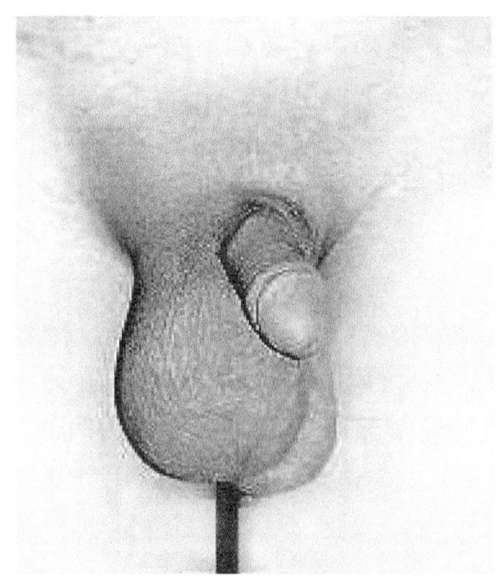

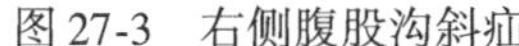

图 27-3 右侧腹股沟斜疝

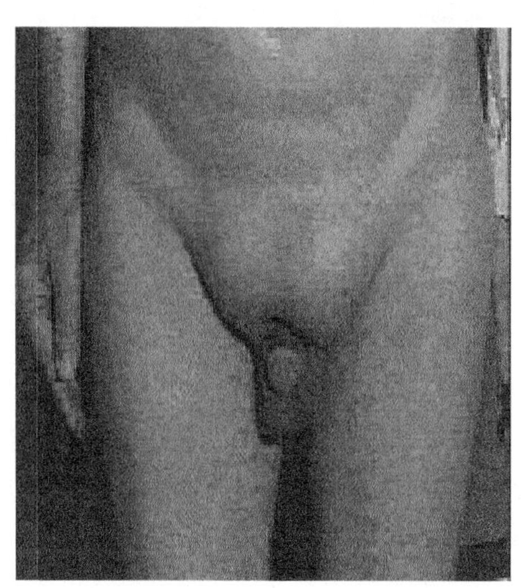

图 27-4 双侧腹股沟直疝

【临床表现】 典型的腹股沟疝的临床表现是腹股沟区有一突出的肿块,站立或咳嗽时出现,平卧后消失。疝内容物回纳后用手指紧压腹股沟管深环,让患者起立并咳嗽,斜疝疝内容物并不出现,出现者即为直疝。难复性斜疝的主要特点是疝内容物不能完全回纳。嵌顿性疝临床上表现为疝内容物突然增大,并伴有明显疼痛,平卧或用手推送不能使疝内容物回纳,并有明显触痛。绞窄性疝的临床症状多较严重,可发生疝外被盖组织的急性炎症及肠袢坏死穿孔,严重者可发生脓毒症。

表 27-1 斜疝和直疝的鉴别

	斜疝	直疝
年龄	多见于儿童及青壮年	多见于老年
突出途径	经腹股沟管突出,	由直疝三角突出,不进阴囊
疝块外形	椭圆或梨形,上部呈蒂柄状	半球形,基底较宽
回纳疝块后压住深环	疝块不再突出	疝块仍可突出
精索与疝囊的关系	精索在疝囊后方	精索在疝囊前外方
疝囊颈与腹壁下动脉关系	疝囊颈在腹壁下动脉外侧	疝囊颈在腹壁下动脉内侧
嵌顿机会	较多	极少

【分型】

Ⅰ型:疝环缺损直径≤1.5cm(约一指尖),疝环周围腹横筋膜有张力,腹股沟管后壁完整。

Ⅱ型:疝环缺损直径1.5～3.0cm(约两指尖),疝环周围腹横筋膜存在、但薄且张力降低,腹股沟管后壁已不完整。

Ⅲ型:疝环缺损直径≥3.0cm(大于两指),疝环周围腹横筋膜薄而无张力或已萎缩,腹股沟管后壁缺损。

Ⅳ型:复发疝。

【鉴别诊断】　腹股沟疝的诊断虽较容易,但需与以下常见疾病相鉴别。

1. 睾丸鞘膜积液　鞘膜积液所呈现的肿块完全局限在阴囊内,其上界可以清楚地摸到;用透光试验检查肿块,鞘膜积液多能透光(阳性),而疝内容物则不能透光。应该注意的是,幼儿的疝内容物,因组织菲薄,常能透光,勿与鞘膜积液混淆。

2. 交通性鞘膜积液　肿块的外形与睾丸鞘膜积液相似,起床后或站立活动时肿块缓慢出现并增大。平卧或睡觉后肿块逐渐缩小,挤压肿块,其体积也可逐渐缩小,透光试验为阳性。

3. 精索鞘膜积液　肿块较小,在腹股沟管内,牵拉同侧睾丸可见肿块移动。

4. 隐睾　腹股沟管内下降不全的睾丸可被误诊为斜疝或精索鞘膜积液。隐睾肿块较小,挤压时可出现特有的胀痛感觉。如患侧阴囊内睾丸缺如,则诊断更为明确。

5. 急性肠梗阻肠管　被嵌顿的疝可伴发急性肠梗阻,但不应仅满足于肠梗阻的诊断而忽略疝的存在;尤其是患者比较肥胖或疝块较小时,更易发生这类问题而导致治疗上的错误。

【治疗原则】

1. 非手术治疗　1岁以下婴幼儿,可用棉线束带或绷带压住腹股沟管深环,防止疝块突出。年老体弱或伴有其他严重疾病而禁忌手术者,可用医用疝带一端的软压垫对着疝环顶住,阻止疝块突出。

2. 传统的疝修补术

(1) 疝囊高位结扎术:显露疝囊颈,予以高位结扎,切去疝囊。

(2) 加强或修补腹股沟管前壁的方法(Ferguson法):在精索前方将腹内斜肌下缘和联合肌腱缝至腹股沟韧带上。

(3) 加强或修补腹股沟管后壁的方法

1) Bassini法:提起精索,在其后方将腹内斜肌下缘和联合肌腱缝至腹股沟韧带上,置精索于腹内斜肌与腹外斜肌腱膜之间。临床应用最广泛。

2) Halsted法:提起精索,在其后方将腹内斜肌下缘和联合肌腱缝至腹股沟韧带上,并将腹外斜肌腱膜也在精索后方缝合。

3) McVay法:在精索后方把腹内斜肌下缘和联合腱缝至耻骨梳韧带上。

4) Shouldice法:将腹横筋膜自耻骨结节处向上切开,直至内环,然后将切开的两叶予以重叠缝合,先将外下叶缝于内上叶的深面,再将内上叶的边缘缝于髂耻束上,以再造合适的内环,发挥其括约肌作用,然后按Bassini法将腹内斜肌下缘和联合腱缝于腹股沟韧带深面。

3. 无张力疝修补术

(1) 平片无张力疝修补术(Lichtenstein手术)。

(2) 疝环充填式无张力疝修补术(Rutkow 手术)。

4. 经腹腔镜疝修补术

(1) 经腹膜前法(TAPP)。

(2) 完全经腹膜外法(TEA)。

(3) 经腹腔内法(IPOM)。

(4) 单纯疝环缝合法 。

【嵌顿性和绞窄性疝的处理原则 】

1. 手法复位

(1) 嵌顿时间在 3 ~4 小时以内,局部压痛不明显,也无腹部压痛或腹肌紧张等腹膜刺激征者。

(2) 年老体弱或伴有其他较严重疾病而估计肠袢尚未绞窄坏死者。

2. 手术治疗

(1) 手法复位失败。

(2) 嵌顿性疝原则上需要紧急手术治疗,以防止疝内容物坏死并解除伴发的肠梗阻。

(3) 绞窄性疝的内容物已坏死,更需手术。

(4) 手术的关键在于正确判断疝内容物的活力,然后根据病情确定处理方法。

3. 手术注意事项

(1) 如嵌顿的肠袢较多,应特别警惕逆行性嵌顿的可能。

(2) 切勿把活力可疑的肠管送回腹腔。

(3) 必须仔细探查肠管,以免遗漏坏死肠袢于腹腔内。

(4) 凡施行肠切除吻合术的病人,在高位结扎疝囊后,一般不宜作疝修补术,以免因感染而致修补失败。

第三节　股　疝

疝囊通过股环、经股管向卵圆窝突出的疝,称为股疝(femoral hernia)。股管有两口:上口为股环,下口为卵圆窝,股管有四缘:前缘为腹股沟韧带,后缘为耻骨梳韧带,内缘为腔隙韧带,外缘为股静脉(图 27-5)。

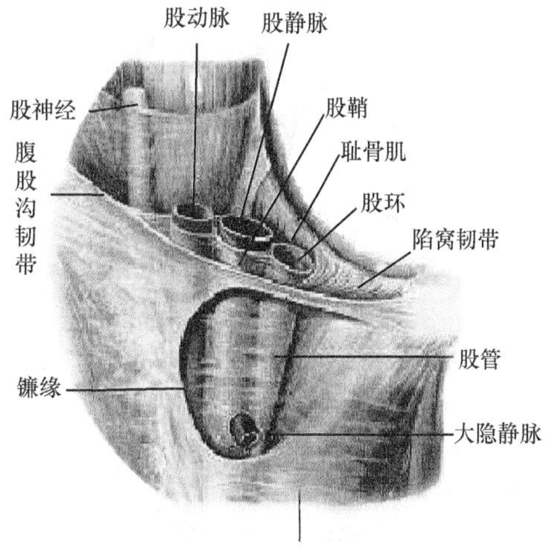

图 27-5　股环解剖

【临床表现】　常在腹股沟韧带下方卵圆窝处出现一半圆形隆起,疝块往往不大。股疝容易嵌顿,一旦嵌顿可迅速发展为绞窄性疝。

【鉴别诊断】

1. 腹股沟斜疝　腹股沟斜疝位于腹股沟韧带上内方,股疝则位于腹股沟韧带下外方,一般不难鉴别诊断,用手指探查腹股沟管外环(浅环)是否扩大,有助于两者的鉴别。

2. 脂肪瘤　股疝疝囊外常有一增厚的脂肪组织层,在疝内容物回纳后,局部肿块不一定完全消失。脂肪瘤基底不固定而活动度较大，股疝基底固定而不能被推动。

3. 肿大的淋巴结　嵌顿性股疝常误诊为腹股沟区淋巴结炎。

4. 大隐静脉曲张结节样膨大　卵圆窝处结节样膨大的大隐静脉在站立或咳嗽时增大，平卧时消失，可能被误诊为易复性股疝。

5. 髂腰部结核性脓肿　脊柱或骶髂关节结核所致寒性脓肿可沿腰大肌流至腹股沟区，并表现为一肿块。这一肿块也可有咳嗽冲击感，且平卧时也可暂时缩小，可与股疝混淆。这种脓肿多位于腹股沟的外侧部、偏髂窝处，且有波动感。检查脊柱常可发现腰椎有病征。

【手术治疗】　最常用的手术是 McVay 修补法。此法不仅能加强腹股沟管后壁而用于修补腹股沟疝，同时还能用于修补股疝。另一方法是在处理疝囊后，在腹股沟韧带下方把腹股沟韧带、腔隙韧带和耻骨肌筋膜缝合在一起，借以关闭股环。也可采用无张力修补法或经腹腔镜疝修补术。

第四节　切　口　疝

切口疝(incisional hernia)是发生于腹壁手术切口处的疝。临床上比较常见，占腹外疝的第三位。

【病因】　主要病因是腹壁切口感染、缝合技术、缝合材料、腹内压增高和全身性因素。最常发生于经腹直肌切口，并以下腹部切口多见；其次为正中切口和旁正中切口。

【临床表现】

(1) 腹壁切口处膨隆，有肿块出现。

(2) 较大的切口疝有腹部牵拉感。

(3) 多数切口疝无完整疝囊，疝内容物常可与腹膜外腹壁组织粘连而成为难复性疝 。

(4) 切口疝的疝环一般比较宽大，很少发生嵌顿。

【治疗】

(1) 治疗原则是手术修补，手术要点是切除瘢痕、显露疝环、回纳疝内容物、缝合修补。

(2) 对于较大的切口疝，可用人工高分子修补材料或自体筋膜组织进行修补。

第五节　脐　　疝

疝囊通过脐环突出称为脐疝(umbilical hernia)。

【病因】　小儿脐疝的病因是脐环闭锁不全或脐部瘢痕组织不够坚强，在腹内压增加的情况下发生。成人脐疝为后天性疝，较为少见。

【临床表现】　小儿脐疝多属易复性，表现为啼哭时脐疝脱出，安静时肿块消失，疝囊颈一般不大，但极少发生嵌顿和绞窄。成人脐疝由于疝环狭小，发生嵌顿或绞窄者较多。

【治疗】　非手术治疗：适于 2 岁之前的小儿，原则是在回纳疝块后，用一大于脐环的、外包纱布的硬币或小木片抵住脐环，用胶布或绷带加以固定。手术治疗：原则是切除疝囊，缝合疝环。

第六节　白　线　疝

白线疝(hernia of linea alba)是指发生于腹壁正中线(白线)处的疝,绝大多数在脐上,故也称上腹疝。下腹部两侧腹直肌靠得较紧密,白线部腹壁强度较高,故很少发生白线疝。

【治疗】 疝块较小而无明显症状者,可不必治疗,症状明显者可行手术修补。

(查文章)

第二十八章　腹部损伤

学习目标

1. 掌握腹部损伤的临床特点。
2. 熟悉各类型腹部损伤的特点。
3. 了解少见腹部损伤特点。

第一节　概　　论

腹部损伤(abdominal injury)在平时和战时都较多见,其发病率在平时占各种损伤的0.4%~1.8%。

【分类】 腹部损伤可分为开放性腹部损伤和闭合性腹部损伤两大类,开放性腹部损伤有腹膜破损者为穿透伤(多伴内脏损伤),无腹膜破损者为非穿透伤(偶伴内脏损伤);其中投射物有入口、出口者为贯通伤,有入口而无出口者为盲管伤。闭合性腹部损伤可仅局限于腹壁,也可同时兼有内脏损伤。此外,各种穿刺、内镜、灌肠、刮宫、腹部手术等诊治措施导致的腹部损伤称医源性损伤。开放性腹部损伤涉及内脏,其诊断常较明确;如若体表无伤口,要确定诊断有无内脏损伤有时会很困难,故闭合性损伤更具有重要的临床意义。

【临床表现】 由于致伤原因及伤情的不同,腹部损伤后的临床表现可有很大差异,从无明显症状体征到出现重度休克甚至濒死状态。一般单纯腹壁损伤的症状和体征较轻,可表现为受伤部位疼痛,局限性腹壁肿胀、压痛,或有时可见皮下瘀斑。内脏如为挫伤,可有腹痛或无明显临床表现。严重者主要病理变化是腹腔内出血和腹膜炎。肝、脾、胰、肾等实质器官或大血管损伤主要临床表现为腹腔内(或腹膜后)出血,包括面色苍白、脉率加快,严重时脉搏微弱,血压不稳,甚至休克。腹痛呈持续性,一般并不很剧烈,腹膜刺激征也并不严重。但肝破裂并伴有较大肝内胆管断裂时,因有胆汁沾染腹膜,或胰腺损伤若伴有胰管断裂,胰液溢入腹腔,可出现明显的腹膜刺激征。体征最明显处一般即是损伤所在。肩部放射痛提示肝或脾的损伤。肝、脾包膜下出血或肠系膜、网膜内出血可表现为腹部包块。移动性浊音虽然是内出血的有力证据,但已是晚期体征,对早期诊断帮助不大。肾损伤时可出现血尿。胃肠道、胆道、膀胱等空腔脏器破裂的主要临床表现是弥漫性腹膜炎。除胃肠道症状(恶心、呕吐、便血、呕血等)及稍后出现的全身性感染的表现外,最为突出的是腹部有腹膜刺激征,其程度因空腔器官内容物不同而异。通常是胃液、胆汁、胰液刺激最强,肠液次之,血液最轻。伤者有时可有气腹征,而后可因肠麻痹而出现腹胀,严重时可发生感染性休克。空腔脏器破裂处也可有一定程度的出血,但出血量一般不大,除非邻近大血管有合并损伤。如果两类脏器同时破裂,则出血性表现和腹膜炎可以同时存在。了解受伤过程和检查体征是诊断腹部损伤的主要依据,但有时因伤情紧急,了解受伤史和检查体征常需和一些必要的治疗措施(如止血、输液、抗休克、维护呼吸道通畅等)同时进行。应注意某些伤者可同时有一处以上内脏损伤,有些还可同时合并腹部以外损伤(如颅脑损伤、肋骨骨折、胸部损伤、脊柱骨折、四肢骨折等)。

开放性腹部损伤的诊断要慎重考虑是否为穿透伤。有腹膜刺激征或腹内组织、器官自腹壁伤口突出者显然腹膜已穿透,且绝大多数都有内脏损伤。穿透伤诊断还应注意:①穿透伤的入口或出口可能不在腹部而在胸、肩、腰、臀或会阴;②有些腹壁切线伤虽未穿透腹膜,但并不排除内脏损伤的可能;③穿透伤的入口、出口与伤道不一定呈直线,因受伤瞬间的姿势与检查时可能不同,低速或已减速投射物可能遇到阻力大的组织而转向;④伤口大小与伤情严重程度不一定成正比。

闭合性腹部损伤诊断中需要认真考虑的是判断是否有内脏损伤,且绝大部分内脏损伤者需早期手术治疗;如不能及时诊断,可能贻误手术时机而导致严重后果。为此,闭合性腹部损伤的诊断应包括以下各点。

1. 有无内脏损伤　多数患者根据临床表现即可确定内脏是否受损,但仍有不少患者并不容易作出诊断。这种情况常见于早期就诊而腹内脏器损伤体征尚不明显及有腹壁损伤伴明显软组织挫伤者。因此,进行短时间的严密观察十分必要。值得注意的是,有些患者在腹部以外另有较严重的合并损伤掩盖了腹部内脏损伤的表现。例如,合并颅脑损伤时,患者可因意识障碍而不能提供腹部损伤的自觉症状;合并胸部损伤时,因明显的呼吸困难使注意力被引至胸部;合并长骨骨折时,骨折部的剧痛和运动障碍而导致忽略了腹部情况。

为了防止漏诊,必须做到以下几种。

(1) 详细了解受伤史:包括受伤时间、受伤地点、致伤条件、伤情、受伤至就诊之间的伤情变化和就诊前的急救处理。伤者有意识障碍或因其他情况不能回答问话时,应向现场目击者和护送人询问。

(2) 重视全身情况的观察:包括脉率、呼吸、体温和血压的测定,注意有无休克征象。

(3) 全面而有重点的体格检查:包括腹部压痛、肌紧张和反跳痛的程度和范围,是否有肝浊音界的改变或移动性浊音,肠蠕动是否受抑制,直肠指检是否有阳性发现等。还应注意腹部以外部位有无损伤,尤其是有些火器伤或利器伤的入口虽不在腹部,但伤道却通向腹腔而导致腹部内脏损伤。

(4) 进行必要的实验室检查:红细胞、血红蛋白与血细胞比容下降,表示有大量失血。白细胞总数及中性粒细胞升高不但见于腹内脏器损伤,同时也是机体对创伤的一种应激反应,诊断意义不大。血淀粉酶或尿淀粉酶升高提示胰腺损伤或胃肠道穿孔,或是腹膜后十二指肠破裂,但胰腺或胃肠道损伤未必均伴有淀粉酶升高。血尿是泌尿系统损伤的重要标志。通过以上检查,如发现下列情况之一者,应考虑有腹内脏器损伤:①早期出现休克征象者(尤其是出血性休克);②有持续性甚至进行性腹部剧痛伴恶心、呕吐等消化道症状者;③有明显腹膜刺激征者;④有气腹表现者;⑤腹部出现移动性浊音者;⑥有便血、呕血或尿血者;⑦直肠指检发现前壁有压痛或波动感,或指套染血者。腹部损伤患者如发生顽固性休克,尽管同时有其他部位的多发性损伤,但其原因一般都是腹腔内损伤所致。

2. 什么脏器受到损伤　应先确定是哪一类脏器受损,然后考虑具体脏器。单纯实质性器官损伤时,腹痛一般不重,压痛和肌紧张也不明显。出血量多时可有腹胀和移动性浊音。但肝、脾破裂后,因局部积血凝固,可出现固定性浊音。空腔器官破裂所致腹膜炎，不一定在伤后很快出现，尤其是下消化道破裂，腹膜炎体征通常出现得较迟。有时肠壁的破口很小，可因黏膜外翻或肠内容残渣堵塞导致暂时闭合而不发展为弥漫性腹膜炎。

以下各项表现对于确定哪一类脏器破裂有一定价值：①有恶心、呕吐、便血、气腹者多为胃肠道损伤，再结合暴力打击部位、腹膜刺激征最明显的部位和程度，可确定损伤在胃、上段小肠、下段小肠或结肠；②有排尿困难、血尿、外阴或会阴部牵涉痛者，提示泌尿系统脏器损伤；③有膈面腹膜刺激表现并伴同侧肩部牵涉痛者，提示上腹脏器损伤，其中尤以肝和脾的破裂为多见；④有下位肋骨骨折者，提示有肝或脾破裂的可能；⑤有骨盆骨折者，提示有直肠、膀胱、尿道损伤的可能。

3. 是否有多发性损伤 由于现代工农业生产方式和交通运输工具的发展，多发损伤的发病率日益增高。各种多发损伤可能有以下几种情况：①腹内某一脏器有多处破裂；②腹内有一个以上脏器受到损伤；③除腹部损伤外，尚有腹部以外的合并损伤；④腹部以外损伤累及腹内脏器。不论是哪一种情况，在诊断和治疗中，都应注意避免漏诊，否则必将导致严重后果。提高警惕和诊治中的全局观点是避免这种错误的关键。例如，对血压偏低或不稳的颅脑损伤者，经一般处理后未能及时纠正休克，即应考虑到腹腔内出血的可能，而且在没有脑干受压或呼吸抑制的情况下，应该优先处理内出血。

4. 诊断遇有困难怎么办 以上检查和分析未能明确诊断时，可采取以下措施。

（1）其他辅助检查

1）诊断性腹腔穿刺术和腹腔灌洗术：阳性率可达90%以上，对于判断腹腔内脏有无损伤和哪一类脏器损伤有很大帮助。腹腔穿刺术的穿刺点最多选于脐和髂前上棘连线的中、外1/3交界处或经脐水平线与腋前线相交处。把有多个侧孔的细塑料管经针管送入腹腔深处，进行抽吸，抽到液体后，观察其性状（血液、胃肠内容物、混浊腹水、胆汁或尿液），借以推断哪类脏器受损，必要时可作液体的涂片检查。疑有胰腺损伤时，可测定其淀粉酶含量。如果抽到不凝血，提示实质性器官破裂所致内出血，因腹膜的去纤维作用而使血液不凝。抽不到液体并不能完全排除内脏损伤的可能性，应继续严密观察，必要时可重复穿刺，或改行腹腔灌洗术。诊断性腹腔灌洗术则是经上述诊断性腹腔穿刺置入的塑料管向腹内缓慢灌入500～1000 ml无菌生理盐水，然后借虹吸作用使腹内灌洗液流回输液瓶中。取瓶中液体进行肉眼或镜下检查，必要时涂片、培养或测定淀粉酶含量。此法对腹内少量出血者比一般诊断性穿刺术更为可靠，有利于早期诊断并提高确诊率。检查结果符合以下任何一项，即属阳性：①灌洗液含有肉眼可见的血液、胆汁、胃肠内容物或证明是尿液；②显微镜下红细胞计数超过100×10^9/L或白细胞计数超过5×10^9/L；③淀粉酶超过100 Somogyi单位；④灌洗液中发现细菌。对于有严重腹内胀气，中、晚期妊娠，既往有腹部手术或炎症史及躁动不能合作者，不宜做腹腔穿刺。诊断性腹腔灌洗虽很敏感，但仍有少数假阳性及假阴性结果，因此如决定做剖腹探查，仍应根据全面检查的结果，慎重考虑。

2）X线检查：凡腹内脏器损伤诊断已确定，尤其是伴有休克者，应抓紧时间处理，但如伤情允许，有选择的X线检查还是有帮助的。最常用的是胸片及平卧位腹部平片，酌情可拍骨盆片。骨折的存在可能提示有关脏器的损伤。腹腔游离气体为胃肠道（主要是胃、十二指肠和结肠，少见于小肠）破裂的证据，立位腹部平片可表现为膈下新月形阴影。腹膜后积气提示腹膜后十二指肠或结直肠穿孔。腹腔内有大量积血时，小肠多浮动到腹部中央(仰卧位),肠间隙增大,充气的左、右结肠可与腹膜脂肪线分离。腹膜后血肿时,腰大肌影消失。胃右移、横结肠下移,胃大弯有锯齿形压迹(脾胃韧带内血肿)是脾破裂的征象。右膈升高,肝正常外形消失及右下胸肋骨骨折,提示有肝破裂的可能。

3) B 超检查:主要用于诊断肝、脾、胰、肾的损伤,能根据脏器的形状和大小提示损伤的有无、部位和程度,以及周围积血、积液情况。

4) CT 检查:对实质脏器损伤及其范围程度有重要的诊断价值。CT 影像比 B 超更为精确,假阳性率低,虽然对于肠管损伤 CT 检查的价值不大,但增强 CT 对十二指肠破裂的诊断很有帮助。

5) 其他检查:可疑肝、脾、胰、肾、十二指肠等脏器损伤,经上述检查方法未能证实者,选择性血管造影可有很大帮助。实质性器官破裂时,可见动脉像的造影剂外漏,MRI 检查对血管损伤和某些特殊部位的血肿如十二指肠壁间血肿有较高的诊断价值。腹腔镜诊断腹内损伤,由于 CO_2 气腹可引起高碳酸血症和因抬高膈肌而影响呼吸,大静脉损伤时更有发生 CO_2 栓塞的危险。

(2) 进行严密观察:对于一时不能明确有无腹部内脏损伤而生命体征尚稳定的患者,严密观察也是诊断中的一个重要步骤。观察期间要反复检查伤情的演变,并根据这些变化,不断综合分析,尽早作出结论而不致贻误治疗。观察的内容一般应包括:①每 15 ~30 分钟测定一次脉率、呼吸和血压;②每 30 分钟检查一次腹部体征,注意腹膜刺激征程度和范围的改变;③每 30 ~60 分钟测定一次红细胞数、血红蛋白和血细胞比容,了解是否有所下降,并复查白细胞数是否上升;④必要时可重复进行诊断性腹腔穿刺术或灌洗术。除了随时掌握伤情变化外,观察期间应做到:①不随便搬动伤者,以免加重伤情;②不使用止痛剂,以免掩盖伤情;③禁食,防止有胃肠道穿孔而加重腹腔污染。为了给可能需要进行的手术治疗创造条件,观察期间还应进行以下处理:①积极补充血容量,并防治休克;②注射广谱抗生素以预防或治疗可能存在的腹内感染;③疑有空腔脏器破裂或有明显腹胀时,应进行胃肠减压。

(3) 剖腹探查:以上方法未能排除腹内脏器损伤或在观察期间出现以下情况时,应终止观察,及时进行手术探查:①腹痛和腹膜刺激征有进行性加重或范围扩大者;②肠蠕动音逐渐减弱、消失或出现明显腹胀者;③全身情况有恶化趋势,出现口渴、烦躁、脉率增快或体温及白细胞计数上升者;④红细胞计数进行性下降者;⑤血压由稳定转为不稳定甚至下降者;⑥胃肠出血者;⑦积极救治休克而情况不见好转或继续恶化者。尽管可能会有少数伤者的探查结果为阴性,但腹内脏器损伤被漏诊,有导致死亡的可能。所以,只要严格掌握指征,剖腹探查术所付出的代价是值得的。

穿透性开放损伤和闭合性腹内损伤多需手术。穿透性损伤如伴腹内脏器或组织自腹壁伤口突出:可用消毒碗覆盖保护,勿予强行回纳,以免加重腹腔污染。回纳应在手术室经麻醉后进行。

对于已确诊或高度怀疑腹内脏器损伤者的处理原则是做好紧急术前准备,力争早期手术。如腹部以外另有伴发损伤,应全面权衡轻重缓急,首先处理对生命威胁最大的损伤。对于最危急的病例,心肺复苏是首要任务,其中解除气道梗阻是首要一环。其次要迅速控制明显的外出血,处理开放性气胸或张力性气胸,尽快恢复循环血容量,控制休克和进展迅速的颅脑外伤。如无上述情况,腹部创伤的救治就应当放在优先的地位。对于腹内脏器损伤本身,实质性脏器损伤常可发生威胁生命的大出血,比空腔脏器损伤更为紧急，而腹膜炎尚不致在同样的短时间内发生生命危险。

内脏损伤的伤者很容易发生休克，故防治休克是治疗中的重要环节。诊断已明确者，可给予镇静剂或止痛剂。已发生休克的内出血伤者要积极抢救，力争在纠正休克后进行手术。但若在积极的抗休克治疗下，仍未能纠正，提示腹内有进行性大出血，则应在抗休克的同时，迅速剖腹止血。空腔脏器穿破者，休克发生较晚，多数属失液引起的低血容量性休克，一般应在纠正休克的前提下进行手术。少数因同时伴有感染性休克因素而不易纠正者，也可在抗休克的同时进行手术治疗。应用足量抗生素对于空腔脏器破裂者当属必要。

麻醉选择以气管内麻醉比较理想，既能保证麻醉效果，又能根据需要供氧，并防止手术中发生误吸。胸部有穿透伤者，无论是否有血胸或气胸，麻醉前都应先做患侧胸腔闭式引流，以免在正压呼吸时发生危险的张力性气胸。

切口选择常用正中切口，进腹迅速，创伤和出血较少，能满足彻底探查腹腔内所有部位的需要，还可根据需要向上下延长或向侧方添加切口甚至联合开胸。腹部有开放伤时，不可通过扩大伤口去探查腹腔，以免伤口愈合不良。有腹腔内出血时，开腹后应立即吸出积血，清除凝血块，迅速查明来源，加以控制。肝、脾、肠系膜和腹膜后的胰、肾是常见的出血来源。决定探查顺序时可以参考两点：①根据术前的诊断或判断，首先探查受伤的脏器；②凝血块集中处一般即是出血部位。若出血较多，危及生命，又一时无法判断其来源时，可用手指压迫主动脉穿过膈肌处，暂时控制出血，争得时间补充血容量，查明原因再作处理。

如果没有腹腔内大出血，则应对腹腔脏器进行系统、有序的探查。做到既不遗漏伤情，也不作多余、重复的翻动。探查次序原则上应先探查肝、脾等实质性器官，同时探查膈肌有无破损。接着从胃开始，逐段探查十二指肠第一段、空肠、回肠、大肠以及其系膜。然后探查盆腔脏器，再后则切开胃结肠韧带显露网膜囊，检查胃后壁和胰腺。如属必要最后还应切开后腹膜探查十二指肠二、三、四段。在探查过程中发现的出血性损伤或脏器破裂，应随时进行止血或夹住破口。也可根据切开腹膜时所见决定探查顺序，如有气体逸出，则提示胃肠道破裂，见到食物残渣应先探查上消化道，见到粪便先探查下消化道，见到胆汁先探查肝外胆道及十二指肠等。纤维蛋白沉积最多或网膜包裹处往往是穿孔所在部位。待探查结束，对探查所得伤情作一全面估计，然后按轻重缓急逐一予以处理。原则上是先处理出血性损伤，后处理穿破性损伤；对于穿破性损伤，应先处理污染重的损伤，后处理污染轻的损伤。关腹前应彻底清除腹内残留的液体和异物，如遗留的纱布等，恢复腹内脏器的正常解剖关系。用生理盐水冲洗腹腔，污染严重的部位应反复冲洗。根据需要选用放置烟卷、乳胶管引流，或应用双套管进行负压吸引。腹壁切口污染不重者，可以分层缝合，污染较重者，皮下可放置乳胶片引流，或暂不缝合皮肤和皮下组织，留作延期处理。

第二节　常见内脏损伤的特征和处理

1. 脾破裂

（1）分类

1）中央型破裂：破损在脾实质深部。

2）被膜下破裂：破损在脾实质周边部分。

3）真性破裂：临床上85%属于此类，破损累及被膜，破裂部位多见于脾上极和膈面。

（2）分级

Ⅰ级：脾被膜下破裂或被膜及实质轻度损伤，术中见脾裂伤长度≤5.0cm，深度≤1.0cm。

Ⅱ级：脾裂伤长度>5.0cm，深度>1.0cm，但脾门未累及，或脾段血管受累。

Ⅲ级：脾破裂伤及脾门部或脾部分离断，或脾叶血管受累。

Ⅳ级：脾广泛破裂，或脾蒂、脾动静脉主干受累。

处理原则：抢救生命第一，保脾第二。

（3）非手术处理适应证

1）无休克或容易纠正的一过性休克。

2）影像学检查证实脾裂伤比较局限、表浅。

3）无其他腹腔脏器合并伤。

（4）手术指征

1）观察中发现继续出血（48小时内需输血1200ml）。

2）合并有其他器官损伤。

（5）手术方式

1）保脾手术。

2）脾全切手术：脾中心破裂、脾门撕裂或有大量失活组织；高龄；多发伤严重者；病脾。

3）脾移植：小儿可将脾组织切成薄片或小块埋入大网膜囊内行自体移植。

2. 肝破裂　肝破裂（liver rupture）在各种腹部损伤中占15%～20%，右肝破裂较左肝为多。肝破裂无论在致伤因素、病理类型和临床表现方面都和脾破裂极为相似；但因肝破裂后可能有胆汁溢入腹腔，故腹痛和腹膜刺激征常较脾破裂伤者更为明显。肝破裂后，血液有时可通过胆管进入十二指肠而出现黑便或呕血，诊断中应予注意。肝被膜下破裂也有转为真性破裂的可能，而中央型肝破裂则更易发展为继发性肝脓肿。

对于肝损伤的分级方法，目前尚无统一标准。1994年美国创伤外科协会提出如下肝外伤分级法。

Ⅰ级：血肿位于被膜下，<10%肝表面积。裂伤，被膜撕裂，实质裂伤深度<1 cm。

Ⅱ级：血肿位于被膜下，10%～50%肝表面积；实质内血肿直径<10cm裂伤，实质裂伤深度1～3 cm，长度<10 cm。

Ⅲ级：血肿位于被膜下，>50%肝表面积或仍在继续扩大，被膜下或实质部血肿破裂；实质内血肿>10 cm或仍在继续扩大。裂伤：深度>3 cm。

Ⅳ级：裂伤，实质破裂累及25%～75%的肝叶或在单一肝叶内有1～3个Couinaud肝段受累。

Ⅴ级：裂伤，实质破裂超过75%肝叶或在单一肝叶超过3个Couinaud肝段受累。血管：近肝静脉损伤，即肝后下腔静脉/肝静脉主支。

Ⅵ级：血管，肝撕脱。

处理肝破裂手术治疗的基本要求是彻底清创、确切止血、消除胆汁溢漏和建立通畅的引流。肝火器伤和累及空腔脏器的非火器伤都应手术治疗。其他的刺伤和钝性伤则主要根据患者全身情况决定治疗方案。血流动力学指标稳定或经补充血容量后保持稳定的患者，可在严密观察下进行非手术治疗。生命体征经补充血容量后仍不稳定或需大量输血才能维持血压者，说明有继续活动性出血，应尽早剖腹手术。

手术治疗

（1）基本要求：彻底清创、确切止血、消除胆汁溢漏和建立通畅引流。

（2）处理原则

A. 肝火器伤和累及空腔器官的非火器伤都应手术治疗。

B. 肝单纯缝合：适用于裂口不深、出血不多、创缘较整齐者。

C. 肝动脉结扎：适用于裂口内有不易控制的动脉性出血。

D. 肝叶或肝段切除：适用于大块肝组织破损，特别是粉碎性肝破裂者。

E. 纱布块填塞法：适用于裂口较深或肝组织已有大块缺损而止血不满意、又无条件进行大手术者。

3. 胰腺损伤

（1）特点

1）发病率低：1%～2%。

2）早期易漏诊。

3）常并发胰漏或胰瘘。

4）死亡率较高：20%。

（2）手术治疗

1）手术目的：止血、清创、控制胰腺外分泌及处理合并伤。

2）手术方法

A. 被膜完整的胰腺损伤：局部引流。

B. 胰体部分破裂而主胰管未断：褥式缝合修补。

C. 胰颈、体、尾部严重挫裂伤或横断伤：胰腺近端缝合、远端切除。

D. 胰腺头部严重挫裂或断裂：主胰管吻合术或结扎近端主胰管、缝闭近端腺体、远端与空肠吻合。

4. 胃损伤

（1）临床特点

1）损伤未波及胃壁全层，可无明显症状。

2）损伤致胃壁全层破裂，可出现腹部剧痛和腹膜刺激征。

3）肝浊音界消失，膈下游离气体。

4）胃管引流出血性物。

（2）手术治疗

1）手术探查要彻底：应包括后壁的探查。

2）边缘整齐的裂口：止血后直接缝合。

3）边缘有挫伤或失活组织者：修整后缝合。

4）广泛损伤者：胃部分切除。

5. 十二指肠损伤

（1）临床特点

1）损伤发生在腹腔内部分：明显的腹膜炎体征。

2）损伤发生在腹膜后部分：诊断较困难，下述情况可为诊断提供线索。

A. 右上腹或腰部持续性疼痛并进行性加重，向右肩及右睾丸放射。

B. 右上腹及右腰固定压痛。

C. 腹部体征轻微而全身情况不断恶化。

D. 有时可有血性呕吐物出现。

（2）临床特点：损伤发生在腹膜后部分：诊断较困难，下述情况可为诊断提供线索。

1）血清淀粉酶升高。

2）腹平片见腰大肌轮廓模糊，有时见腹膜后呈花斑状改变并逐渐扩展。

3）胃管注入水溶性碘剂可见外溢。

4）CT 示右肾前间隙气泡更加清晰。

5）直肠指检有时可在骶前触及捻发感。

（3）手术方式

1）单纯修补术。

2）带蒂肠片修补术。

3）损伤肠断切除吻合术。

4）十二指肠憩室化。

5）胰头十二指肠切除术。

6）浆膜切开血肿清除术。

6. 小肠破裂

（1）诊断

1）明显的腹膜炎体征。

2）部分患者有气腹表现。

（2）治疗

1）确诊后立即手术治疗。

2）手术注意事项：手术时要对整个小肠和系膜进行系统细致的探查，系膜血肿即使不大也应切开检查。

（3）手术方式

1）以简单修补为主。

2）以下情况行部分小肠切除吻合术。

A. 裂口较大或裂口边缘部肠壁组织挫伤严重。

B. 小段肠管有多处破裂。

C. 肠管大部分或完全断裂。

D. 肠管严重碾挫、血运障碍。

E. 肠壁内或系膜缘有大血肿。

F. 肠系膜损伤影响肠壁血液循环。

7. 结肠破裂

（1）特点

1）结肠壁薄、血液供应差、组织愈合能力差。

2）结肠内容物液体成分少，含菌量大，腹膜炎出现晚而严重。

（2）处理原则

1）少数裂口小、腹腔污染轻、全身情况良好的患者可考虑一期修补或一期切除吻合（限于右半结肠）。

2）大部分患者采取肠造口术或肠外置术，3～4 月后关闭瘘口。

8. 直肠破裂

（1）直肠上段破裂

1）临床表现与结肠破裂基本相同。

2）手术以剖腹修补为主；腹腔、盆腔污染严重者加做乙状结肠转流性造口。

（2）直肠下段破裂

1）临床表现不表现为腹膜炎，易引起严重的直肠周围感染。

2）手术时应充分引流直肠周围间隙，加做乙状结肠造口术。

9. 腹膜后血肿

（1）临床表现

1）Grey Turner 征。

2）内出血征象、腰背痛和肠麻痹。

3）伴尿路损伤患者常有血尿。

4）血肿进入盆腔可有里急后重，直肠指诊触及骶前区伴有波动感的隆起。

（2）治疗

1）积极防治休克和感染。

2）剖腹探查中需探查血肿的情况。

A. 后腹膜破损者。

B. 后腹膜无破损，但血肿范围有扩展时。

C. 后腹膜无破损，但血肿位置位于两侧腰大肌外缘、膈脚和骶岬之间。

3）探查时尽力找到并控制出血点；无法控制则用纱布填塞。

（查文章）

第二十九章　腹　膜　炎

学习目标

1. 掌握腹膜炎的临床特点。
2. 熟悉各类腹膜炎的特点。
3. 了解特殊类型腹膜炎的特点。

【解剖生理概要】 腹膜分为相互连续的壁腹膜和脏腹膜两部分。壁腹膜贴附于腹壁、横膈脏面和盆壁的内面，脏腹膜覆盖于内脏表面，成为它们的浆膜层。脏腹膜将内脏器官悬垂或固定于膈肌、腹后壁或盆腔壁，形成网膜、肠系膜及几个韧带。腹膜腔是壁腹膜和脏腹膜之间的潜在间隙，在男性是封闭的；女性的腹膜腔则经输卵管、子宫、阴道与体外相通。腹膜腔是人体最大的体腔。在正常情况下，腹腔内有75～100 ml黄色澄清液体，起润滑作用。在病变时，腹膜腔可容纳数升液体或气体。腹膜腔分为大、小腹腔两部分，即腹腔和网膜囊，经由网膜孔（epiploic foramen，Winslow孔）相通。

大网膜自横结肠下垂遮盖其下的脏器。大网膜有丰富的血液供应和大量的脂肪组织，其活动度大，能够移动到所及的病灶处将其包裹，使炎症局限，有修复病变和损伤的作用。壁腹膜主要受体神经（肋间神经和腰神经的分支）的支配，对各种刺激敏感，痛觉定位准确。腹前壁腹膜在炎症时，可引起局部疼痛、压痛和反射性的腹肌紧张，是诊断腹膜炎的主要临床依据。腹膜受到刺激时，通过膈神经的反射可引起肩部放射性痛或呃逆。脏腹膜受自主神经（来自交感神经和迷走神经末梢）支配，对牵拉、胃肠腔内压力增加或炎症、压迫等刺激较为敏感，其性质常为钝痛而定位较差，多感觉局限于脐周和腹中部；重刺激时常引起心率变慢、血压下降和肠麻痹。腹膜的表面是一层排列规则的扁平间皮细胞。深面依次为基底膜、浆膜下层，含有血管丰富的结缔组织、脂肪细胞、巨噬细胞、胶原和弹力纤维。腹膜有很多皱襞，其面积几乎与全身的皮肤面积相等，为1.7～2.0 m^2。腹膜是双向的半透性膜，水、电解质、尿素及一些小分子物质能透过腹膜。腹膜能向腹腔内渗出少量液体，内含淋巴细胞、巨噬细胞和脱落的上皮细胞。在急性炎症时，腹膜分泌出大量的渗出液，以稀释毒素和减少刺激。渗出液中的巨噬细胞能吞噬细菌、异物和破碎组织。渗出液中的纤维蛋白沉积在病变周围，发生粘连，以防止感染的扩散并修复受损的组织，因此造成腹腔内的广泛纤维性粘连，如导致肠管成角、扭曲或成团块，则可引起肠梗阻。腹膜有很强的吸收能力，能吸收腹腔内的积液、血液、空气和毒素等。在严重的腹膜炎时，可因腹膜吸收大量的毒性物质，而引起感染性休克。

本章重点介绍急性弥漫性腹膜炎。

腹膜炎是腹腔脏腹膜和壁腹膜的炎症，可由细菌感染、化学性或物理性损伤等引起。

按病因可分为细菌性和非细菌性两类；按临床经过可将其分为急性、亚急性和慢性三类。

按发病机制可分为原发性和继发性两类；按累及的范围可分为弥漫性和局限性两类。急性化脓性腹膜炎累及整个腹腔称为急性弥漫性腹膜炎。

【病因】

1. 继发性腹膜炎(secondary peritonitis)　继发性化脓性腹膜炎是最常见的腹膜炎。腹腔内空腔脏器穿孔、外伤引起的腹壁或内脏破裂,是急性继发性化脓性腹膜炎最常见的原因。例如,胃十二指肠溃疡急性穿孔,胃肠内容流入腹腔首先引起化学性刺激,产生化学性腹膜炎,继发感染后成为化脓性腹膜炎;急性胆囊炎,胆囊壁坏死穿孔,造成极为严重的胆汁性腹膜炎,外伤造成的肠管、膀胱破裂,腹腔污染及经腹壁伤口进入细菌,可很快形成腹膜炎。腹腔内脏器炎症扩散也是急性继发性腹膜炎的常见原因,如急性阑尾炎、急性胰腺炎、女性生殖器官化脓性感染等,含有细菌的渗出液在腹腔内扩散引起腹膜炎。其他如腹部手术中的腹腔污染,胃肠道、胆管、胰腺吻合口渗漏;腹前、后壁的严重感染也可引起腹膜炎。引起继发性腹膜炎的细菌主要是胃肠道内的常驻菌群,其中以大肠杆菌最为多见;其次为厌氧拟杆菌、链球菌、变形杆菌等。一般都是混合性感染,故毒性较强。

2. 原发性腹膜炎(primary peritonitis)　又称为自发性腹膜炎,腹腔内无原发性病灶。致病菌多为溶血性链球菌、肺炎双球菌或大肠杆菌。细菌进入腹腔的途径一般如下。①血行播散,致病菌如肺炎双球菌和链球菌从呼吸道或泌尿系统的感染灶,通过血行播散至腹膜。婴儿和儿童的原发性腹膜炎大多属于这一类。②上行性感染,来自女性生殖道的细菌,通过输卵管直接向上扩散至腹腔,如淋菌性腹膜炎。③直接扩散,如泌尿系统感染时,细菌可通过腹膜层直接扩散至腹膜腔。④透壁性感染,正常情况下,肠腔内细菌是不能通过肠壁的。但在某些情况下,如肝硬化并发腹水、肾病、猩红热或营养不良等机体抵抗力低下时,肠腔内细菌即有可能通过肠壁进入腹膜腔,引起腹膜炎。原发性腹膜炎感染范围很大,与脓液的性质及细菌种类有关。常见的溶血性链球菌的脓液稀薄,无臭味。

【病理生理】　胃肠内容物和细菌进入腹腔后,机体立即发生反应,腹膜充血、水肿并失去光泽。接着产生大量清晰的浆液性渗出液,以稀释腹腔内的毒素,并出现大量的巨噬细胞、中性粒细胞,加以坏死组织、细菌和凝固的纤维蛋白,使渗出液变混浊而成为脓液。以大肠杆菌为主的脓液呈黄绿色,常与其他致病菌混合感染而变得稠厚,并有粪便的特殊臭味。

腹膜炎的结局取决于两方面,一方面是患者全身的和腹膜局部的防御能力;另一方面是污染细菌的性质、数量和时间。细菌及其产物(内毒素)刺激患者的细胞防御机制,激活许多炎性介质,其中血中肿瘤坏死因子 a(TNFa)、白介素-1、IL-6 和弹性蛋白酶等可升高,其在腹腔渗出液中的浓度更高。这些细胞因子多来自巨噬细胞,另一些是直接通过肠屏障外溢入腹腔,或由损伤的腹膜组织所生成。腹膜渗出液中细胞因子的浓度更能反映腹膜炎的严重程度。在病程后期,腹腔内细胞因子具有损害器官的作用。除了细菌因素以外,这些毒性介质不被清除,其终末介质 NO 将阻断三羧酸循环而导致细胞缺氧窒息,造成多器官衰竭和死亡。此外,腹内脏器浸泡在脓性液体中,腹膜严重充血、水肿并渗出大量液体,引起脱水和电解质紊乱,血浆蛋白减低和贫血,加之发热、呕吐,肠管麻痹,肠腔内大量积液使血容量明显减少。肠管因麻痹而扩张、胀气,可使膈肌抬高而影响心肺功能,使血液循环和气体交换受到影响,加重休克导致死亡。年轻体壮、抗病能力强者,可使病菌毒力下降。病变损害轻的能与邻近的肠管和其他脏器及移过来的大网膜发生粘连,将病灶包围,使病变局限于腹腔内的一个部位成为局限性腹膜炎。渗出物逐渐被吸收,炎症消散,自行修复而痊愈。如局限部位化脓,积聚于膈下、髂窝、肠袢间、盆腔,则可形成局限性脓肿。腹膜炎治愈后,腹腔内多有不同程度的粘连,大多数粘连无不良后果。一部分肠管粘连可造成扭曲或形成锐角,使肠管不通发生机械性肠梗阻,即粘连性肠梗阻。

【临床表现】　根据病因不同,腹膜炎的症状可以是突然发生,也可能是逐渐出现的。如空腔脏器损伤破裂或穿孔引起的腹膜炎发病较突然。而阑尾炎、胆囊炎等引起的腹膜炎多先有原发病症状,以后才逐渐出现腹膜炎表现。

1. 腹痛　是最主要的临床表现。疼痛的程度与发病的原因、炎症的轻重、年龄、身体素质等有关。疼痛一般都很剧烈,难以忍受,呈持续性。深呼吸、咳嗽、转动身体时疼痛加剧。患者多不愿改变体位。疼痛先从原发病变部位开始,随炎症扩散而延及全腹。

2. 恶心、呕吐　腹膜受到刺激,可引起反射性恶心、呕吐,吐出物多是胃内容物。发生麻痹性肠梗阻时可呕出黄绿色胆汁,甚至棕褐色粪水样内容物。

3. 体温、脉搏　其变化与炎症的轻重有关。开始时正常,以后体温逐渐升高、脉搏逐渐加快。原有病变如为炎症性,如阑尾炎,发生腹膜炎之前则体温已升高,发生腹膜炎后更加增高。年老体弱的患者体温可不升高。脉搏多加快,如脉搏快体温反而下降,这是病情恶化的征象之一。

4. 感染中毒症状　患者可出现高热、脉速、呼吸浅快、大汗、口干。病情进一步发展,可出现面色苍白、虚弱、眼窝凹陷、皮肤干燥、四肢发凉、呼吸急促、舌干苔厚、脉细微弱、体温骤升或下降、血压下降、神志恍惚或不清,表示已有重度缺水、代谢性酸中毒及休克。

5. 腹部体征　腹胀,腹式呼吸减弱或消失。腹部压痛、腹肌紧张和反跳痛是腹膜炎的标志性体征,尤以原发病灶所在部位最为明显。腹肌紧张的程度随病因和患者的全身状况不同而不同。腹胀加重是病情恶化的一项重要标志。胃肠或胆囊穿孔可引起强烈的腹肌紧张,甚至呈“木板样”强直。幼儿、老人或极度衰弱的患者腹肌紧张不明显,易被忽视。腹部叩诊因胃肠胀气而呈鼓音。胃十二指肠穿孔时,肝浊音界缩小或消失。腹腔内积液较多时可叩出移动性浊音。听诊时肠鸣音减弱,肠麻痹时肠鸣音可能完全消失。直肠指检:直肠前窝饱满及触痛,这表示盆腔已有感染或形成盆腔脓肿。

【辅助检查】　白细胞计数及中性粒细胞比例增高。病情险恶或机体反应能力低下的患者,白细胞计数不增高,仅中性粒细胞比例增高。腹部立位平片:小肠胀气并有多个小液平面是肠麻痹征象。胃肠穿孔时多可见膈下游离气体。超声检查显出腹腔内有不等量的液体,但不能鉴别液体的性质。B 超引导下腹腔穿刺抽液或腹腔灌洗可帮助诊断。

腹腔穿刺的方法是:根据叩诊或 B 超检查进行定位,一般在两侧下腹部髂前上棘内下方进行诊断性腹腔穿刺抽液,根据抽出液的性质来判断病因。抽出液可为透明、浑浊、脓性、血性、含食物残渣或粪便等几种情况。结核性腹膜炎为草绿色透明腹水。胃十二指肠急性穿孔时抽出液呈黄色、浑浊、含胆汁、无臭味。饱食后穿孔时抽出液可含食物残渣。急性重症胰腺炎时抽出液为血性、胰淀粉酶含量高。急性阑尾炎穿孔时抽出液为稀薄脓性略有臭味。绞窄性肠梗阻时抽出液为血性、臭味重。如抽出液为不凝血,应想到有腹腔内出血;如抽出物为全血且放置后凝固,需排除是否刺入血管。抽出液还可作涂片镜检及细菌培养。腹腔内液体少于 100 ml 时,腹腔穿刺往往抽不出液体,可注入一定量生理盐水后再进行抽液检查。CT 检查对腹腔内实质性脏器病变(如急性胰腺炎)的诊断帮助较大,对评估腹腔内液体量也有一定价值。

诊断根据病史及典型体征,白细胞计数及分类,腹部 X 线检查,超声或 CT 检查结果等综合分析,腹膜炎的诊断一般是比较容易的。但儿童在上呼吸道感染期间突然腹痛、呕吐,出现明显的腹部体征时,应仔细分析是原发性腹膜炎,还是肺部炎症刺激肋间神经所引起的。

【治疗】 分为非手术治疗和手术治疗。

1. 非手术治疗 对病情较轻,或病程较长超过 24 小时,且腹部体征已减轻或有减轻趋势者,或伴有严重心肺等脏器疾患不能耐受手术者,可行非手术治疗。非手术治疗也可作为手术前的准备工作。

(1) 体位:一般取半卧位,以促使腹腔内渗出液流向盆腔,减少吸收和减轻中毒症状,有利于局限和引流;且可促使腹内脏器下移,腹肌松弛,减轻因腹胀挤压膈肌而影响呼吸和循环。鼓励患者经常活动双腿,以防发生下肢静脉血栓形成。休克患者取平卧位或头、躯干和下肢各抬高约 20°的体位。

(2) 禁食、胃肠减压:胃肠道穿孔的患者必须禁食,并留置胃管持续胃肠减压,抽出胃肠道内容和气体,以减少消化道内容物继续流入腹腔,减轻胃肠内积气,改善胃壁的血运,有利于炎症的局限和吸收,促进胃肠道恢复蠕动。

(3) 纠正水、电解质紊乱:由于禁食、胃肠减压及腹腔内大量渗液,因而易造成体内水和电解质紊乱。根据患者的出入量及应补充的水量计算需补充的液体总量(晶体、胶体),以纠正缺水和酸碱失衡。病情严重的应多输血浆、白蛋白或全血,以补充因腹腔内渗出大量血浆引起的低蛋白血症和贫血。注意监测脉搏、血压、尿量、中心静脉压、心电图、血细胞比容及血气分析等,以调整输液的成分和速度,维持尿量每小时 30 ~ 50ml。急性腹膜炎中毒症状重并有休克时,如输液、输血仍未能改善患者状况,可以用一定剂量的激素,对减轻中毒症状、缓解病情有一定帮助,也可以根据患者的脉搏、血压、中心静脉压等情况给予血管收缩剂或扩张剂。

(4) 抗生素:继发性腹膜炎大多为混合感染,致病菌主要为大肠杆菌、肠球菌和厌氧菌(拟杆菌为主)。在选择抗生素时,应考虑致病菌的种类。过去主张大剂量联合应用抗生素,现在认为单一广谱抗生素治疗大肠杆菌的效果可能更好。严格地说,根据细菌培养出的菌种及药敏结果选用抗生素是比较合理的。需要强调的是,抗生素治疗不能替代手术治疗,有些病例通过手术就可以获得治愈。

(5) 补充热量和营养支持:急性腹膜炎的患者代谢率较正常人偏高,当热量补充不足时,体内大量蛋白首先被消耗,使患者的抵抗力及愈合能力下降。在输入葡萄糖供给一部分热量的同时应补充白蛋白、氨基酸等。静脉输入脂肪乳可获较高热量。长期不能进食的患者应尽早给予肠外营养;手术时已作空肠造口者,肠管功能恢复后可给予肠内营养。

(6) 镇静、止痛、吸氧:可减轻患者的痛苦与恐惧心理。已经确诊、治疗方案已定的及手术后的患者,可用止痛剂。而诊断不清或需进行观察的患者,暂不用止痛剂,以免掩盖病情。

2. 手术治疗 绝大多数的继发性腹膜炎需要及时手术治疗。

(1) 手术适应证:①经上述非手术治疗 6 ~ 8 小时后(一般不超过 12 小时),腹膜炎症状及体征不缓解反而加重者;②腹腔内原发病严重,如胃肠道穿孔或胆囊坏疽、绞窄性肠梗阻、腹腔内脏器损伤破裂、胃肠道手术后短期内吻合口漏所致的腹膜炎;③腹腔内炎症较重,有大量积液,出现严重的肠麻痹或中毒症状,尤其是有休克表现者;④腹膜炎病因不明确,且无局限趋势者。

(2) 麻醉方法:多选用全身麻醉或硬膜外麻醉,个别休克危重患者也可用局部麻醉。

(3) 原发病的处理:手术切口应根据原发病变的脏器所在的部位而定。如不能确定原发病变位于哪个脏器,则以右旁正中切口为好,开腹后可向上下延长。如曾作过腹部手术,可经原切口或在其附近作切口。开腹时要小心肠管,剥离粘连时要尽量避免分破肠管。探查时要细致轻柔,查清楚腹膜炎的病因后,决定处理方法。胃十二指肠溃疡穿孔时间不超过 12 小时,可作胃大部切除术。如穿孔时间较长,腹腔污染严重或患者全身状况不好,只能行穿孔修补术。坏疽的阑尾及胆囊应切除。如胆囊炎症重,解剖层次不清,全身情况不能耐受手术,只宜行胆囊造口术和腹腔引流,坏死的肠管应切除,坏死的结肠如不能切除吻合,应行坏死肠段外置或结肠造口术。

(4) 彻底清洁腹腔:开腹后立即用吸引器吸净腹腔内的脓液及渗出液,清除食物残渣、粪便和异物等。脓液多积聚在原发病灶附近、膈下、两侧结肠旁沟及盆腔内。可用甲硝唑及生理盐水冲洗腹腔至清洁。腹腔内有脓苔、假膜和纤维蛋白分隔时,应予清除以利于引流。关腹前一般不在腹腔内应用抗生素,以免造成严重粘连。

(5) 充分引流:要把腹腔内的残留液和继续产生的渗液通过引流物排出体外,以减轻腹腔感染和防止术后发生腹腔脓肿。常用的引流物有硅管、乳胶管或双腔引流管等。引流管的腹腔内段应剪多个侧孔,其大小应与引流管内径接近。将引流管放在病灶附近及最低位,保证引流通畅。严重的感染,要放两根以上引流管,术后可作腹腔灌洗。放腹腔引流管的指征:①坏死病灶未能彻底清除或有大量坏死组织无法清除;②为预防胃肠道穿孔修补等术后发生渗漏;③手术部位有较多的渗液或渗血;④已形成局限性脓肿。

(6) 术后处理:继续禁食、胃肠减压、补液、应用抗生素和营养支持治疗,保证引流管通畅。根据手术时脓液的细菌培养和药物敏感试验结果,选用有效的抗生素。待患者全身情况改善,临床感染消失后,可停用抗生素。一般待引流量小于每日 10 ml,非脓性,也无发热、无腹胀等,表示腹膜炎已控制后,可拔除腹腔引流管。密切观察病情变化,注意心、肺、肝、肾、脑等重要脏器的功能及 DIC 的发生,并进行及时有效的处理。

(查文章)

第三十章　胃十二指肠疾病

学习目标

1. 掌握胃、十二指肠溃疡概念、手术指征、手术方法、手术原则、术式选择和术后并发症。

2. 掌握胃十二指肠溃疡穿孔、出血、幽门梗阻的临床表现、诊断和治疗原则。

3. 熟悉先天性肥厚性幽门狭窄、十二指肠憩室、良性十二指肠淤滞症疾病的病因、临床表现和治疗原则。

第一节　解剖生理概要

一、胃的解剖

1. 胃的位置和分区　胃位于食管和十二指肠之间，上端与食管相连的入口部位称贲门，距离门齿约40cm，下端与十二指肠相连接的出口为幽门。食管与胃大弯的交角称贲门切迹，该切迹的黏膜面形成贲门皱襞，有防止胃内容物向食管逆流的作用。幽门部环状肌增厚，浆膜面可见一环形浅沟，幽门前静脉沿此沟的腹侧面下行，是术中区分胃幽门与十二指肠的解剖标志。将胃小弯和胃大弯各作三等份，再连接各对应点可将胃分为三个区域，上1/3为贲门胃底部U(upper)区；中1/3是胃体部M(middle)区，下1/3是幽门部L(lower)区(图30-1)。

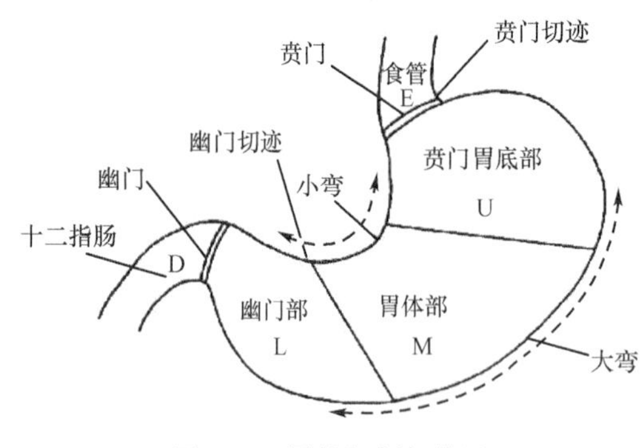

图30-1　胃的解剖与分区

2. 胃的韧带　胃与周围脏器有韧带相连接，包括胃膈韧带、肝胃韧带、脾胃韧带、胃结肠韧带和胃胰韧带，胃凭借韧带固定于上腹部。

3. 胃的血管　胃的动脉血供丰富，来源于腹腔动脉。发自腹腔动脉干的胃左动脉和来自肝固有动脉的胃右动脉形成胃小弯动脉弓，供血胃小弯。胃大弯由来自胃十二指肠动脉的胃网膜右动脉和来自脾动脉的胃网膜左动脉构成胃大弯的动脉弓。来自脾动脉的数支胃短动脉供应胃底。胃后动脉可以是一支或两支，起自脾动脉的中1/3段，于小网膜囊后壁的腹膜后面伴同名静脉上行，分布于胃体上部与胃底的后壁。胃有丰富的黏膜下血管丛，静脉回流汇集到门静脉系统。胃的静脉与同名动脉伴行，胃短静脉、胃网膜左静脉均回流入脾静脉；胃网膜右静脉则回流入肠系膜上静脉；胃左静脉(冠状静脉)的血液可直接注入门静脉或汇入脾静脉；胃右静脉直接注入门静脉(图30-2)。

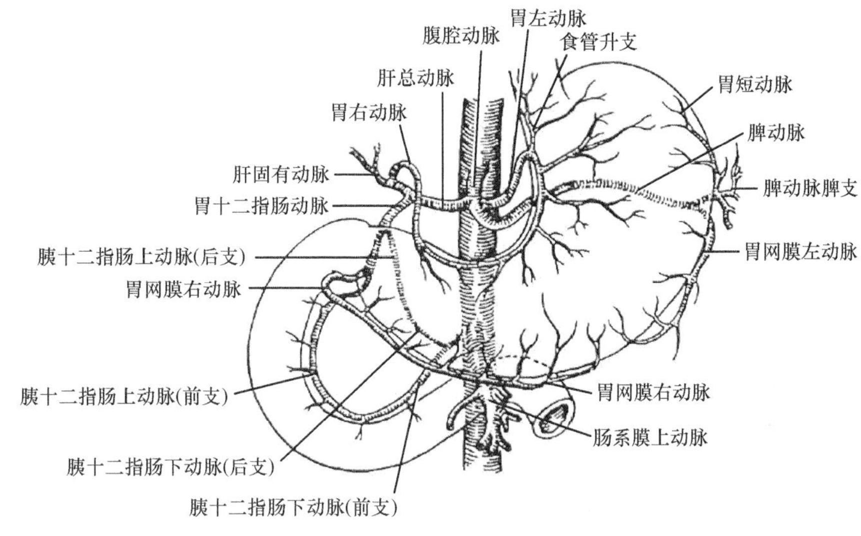

图 30-2　胃和十二指肠的血管

4. 胃的淋巴引流　胃黏膜下淋巴管网丰富,并经贲门与食管、经幽门与十二指肠交通。胃周淋巴结,沿胃的主要动脉及其分支分布,淋巴管回流逆动脉血流方向走行,经多个淋巴结逐步向动脉根部聚集。按淋巴的主要引流方向可分为以下四群:①腹腔淋巴结群,引流胃小弯上部淋巴液;②幽门上淋巴结群,引流胃小弯下部淋巴液;③幽门下淋巴结群,引流胃大弯右侧淋巴液;④胰脾淋巴结群,引流胃大弯上部淋巴液(图 30-3)。

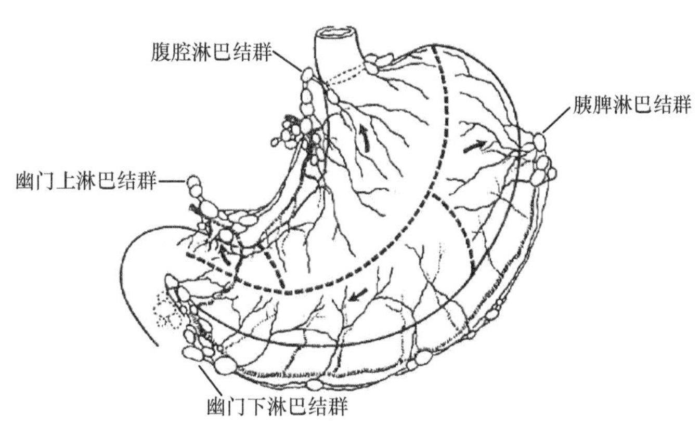

图 30-3　胃的淋巴引流

5. 胃的神经　胃受自主神经支配,支配胃的运动神经包括交感神经与副交感神经。胃的交感神经为来自腹腔神经丛的节后纤维,和动脉分支伴行进入胃,主要抑制胃的分泌和运动并传出痛觉;胃的副交感神经来自迷走神经,主要促进胃的分泌和运动。交感神经与副交感神经纤维共同在肌层间和黏膜下层组成神经网,以协调胃的分泌和运动功能。左、右迷走神经沿食管下行,左迷走神经在贲门前面,分出肝胆支和胃前支(Latarjet 前神经);右迷走神经在贲门背侧,分出腹腔支和胃后支(Latarjet 后神经)。迷走神经的胃前支、后支都沿胃小弯行走,发出的分支和胃动、静脉分支伴行,进入胃的前、后壁。最后的 3～4 终末支,在距幽门 5～7 cm 处进入胃窦,形似“鸦爪”,管理幽门的排空功能,在行高选择性胃迷走神经切断术时作为保留分支的标志。

6. 胃壁的结构 胃壁从外向内分为浆膜层、肌层、黏膜下层和黏膜层。胃壁肌层外层是沿长轴分布的纵行肌层,内层由环状走向的肌层构成。胃壁肌层由平滑肌构成,环行肌纤维在贲门和幽门处增厚形成贲门和幽门括约肌。黏膜下层为疏松结缔组织,血管、淋巴管及神经丛丰富。由于黏膜下层的存在,使黏膜层与肌层之间有一定的活动度,因而在手术时黏膜层可以自肌层剥离开。

二、胃的生理

胃具有运动和分泌两大功能,通过其接纳、储藏食物,将食物与胃液研磨、搅拌、混匀,初步消化,形成食糜并逐次排入十二指肠为其主要的生理功能。此外,胃黏膜还有吸收部分物质的功能。

(一) 胃的运动

食物在胃内的储藏、混合、搅拌及规律性的排空,主要由胃的肌肉运动完成。胃的蠕动波起自胃体通向幽门,胃窦部肌层较厚,增强了远端胃的收缩能力,幽门发挥括约肌作用,调控食糜进入十二指肠。胃的电活动起搏点位于胃底近大弯侧的肌层,有规律地发出频率约为 3 次/分钟脉冲信号(起搏电位),该信号沿胃的纵肌层传向幽门。每次脉冲不是都引起肌肉蠕动收缩,但脉冲信号决定了胃蠕动收缩的最高频率。随起搏电位的到来,每次收缩都引起胃内层环状肌的去极化。食糜进入漏斗状胃窦腔,胃窦的收缩蠕动较胃体更快而有力,每次蠕动后食糜进入十二指肠的量取决于蠕动的强度与幽门的开闭状况。幽门关闭,食物在胃内往返运动;幽门开放时,每次胃的蠕动波将 5 ~ 15 ml 食糜送入十二指肠。空胃腔的容量仅为 50 ml,但在容受性舒张状况下,可以承受多达 1000 ml 以上而无胃内压增高。容受性舒张是迷走神经感觉纤维介导的主动过程。进食后的扩张刺激引发蠕动,若干因素影响到胃蠕动的强度、频率及胃排空的速度。胃的迷走反射加速胃蠕动;进食的量与质对于排空亦起调节作用,食物颗粒小,因较少需研磨比大颗粒食物排空为快;十二指肠壁的受体能够感受食糜的渗透浓度与化学成分,当渗透压大于 200 mmol/L 时迷走肠胃反射被激活,胃排空延迟;不少胃肠道激素能够对胃的运动进行精细调节,胃泌素能延迟胃的排空。

(二) 胃液分泌

胃腺分泌胃液,正常成人每日分泌量 1500 ~ 2500 ml,胃液的主要成分为胃酸、胃蛋白酶、电解质、黏液和水。壁细胞分泌盐酸,而非壁细胞的分泌成分类似细胞外液,略呈碱性,其中钠是主要阳离子。胃液的酸度决定于上述两种成分的配合比例,并和分泌速度、胃黏膜血液流速有关。

胃液分泌分为基础分泌(或称消化间期分泌)和餐后分泌(即消化期分泌)。基础分泌是指不受食物刺激时的自然胃液分泌,其量较小。餐后胃液分泌明显增加,餐后分泌可分为三个时相。①迷走相(头相):食物经视觉、味觉、嗅觉等刺激兴奋神经中枢,兴奋经迷走神经下传至壁细胞、主细胞、黏液细胞,使其分泌胃酸、胃蛋白酶原和黏液;迷走神经兴奋还使 G 细胞分泌胃泌素、刺激胃黏膜肥大细胞分泌组胺,进而促进胃酸分泌。这一时相的作用时间较短,仅占消化期泌酸量的 20%~30%。②胃相:指食物进入胃以后引起的胃酸分泌,包括食物对胃壁的物理刺激(扩张)引起的迷走长反射和食物成分对胃黏膜的化学性刺激造成的胃壁内胆碱反射短通路。在胃相的胃酸分泌中,胃泌素介导的由食物成分刺激引起的胃酸分泌占主要部分,当胃窦部的 pH<2.5 时胃泌素释放受抑制,pH 达到 1.2 时,胃泌素分泌完全停止,对胃酸及胃泌素分泌起负反馈调节作用。胃窦细胞分泌的生长抑素也抑制胃泌素的释放。如果手术使得正常的壁细胞黏膜与胃窦黏膜的关系改变,酸性胃液不流经生成胃泌素的部位,血中胃泌素可增加很高,促使胃酸分泌,伴明显酸刺激。③肠相:指食物进入小肠后引起的胃酸分泌,占消化期胃酸分泌量的 5%~10%。消化期胃酸分泌有着复杂而精确的调控机制,维持胃酸分泌的相对稳定。

三、十二指肠的解剖和生理

十二指肠是幽门和十二指肠悬韧带(Treitz 韧带)之间的小肠,长约 25 cm,呈 C 形,是小肠最粗和最固定的部分。十二指肠分为四部分。①球部:长 4~5 cm,属腹膜间位,活动度大,黏膜平整光滑,球部是十二指肠溃疡好发部位。胆总管、胃十二指肠动脉和门静脉在球部后方通过。②降部:与球部呈锐角下行,固定于后腹壁,腹膜外位,仅前外侧有腹膜遮盖,内侧与胰头紧密相连,胆总管和胰管开口于此部中下 1/3 交界处内侧肠壁的十二指肠乳头,距幽门 8~10 cm,距门齿约 75 cm。从降部起十二指肠黏膜呈环形皱襞。③水平部:自降部向左走行,长约 10 cm,完全固定于腹后壁,属腹膜外位,横部末端的前方有肠系膜上动、静脉跨越下行。④升部:先向上行,然后急转向下、向前与空肠相接,形成十二指肠空肠曲,由十二指肠悬韧带(Treitz 韧带)固定于后腹壁,此韧带是十二指肠空肠分界的解剖标志。整个十二指肠环抱在胰头周围。十二指肠的血供来自胰十二指肠上动脉和胰十二指肠下动脉,两者分别起源于胃十二指肠动脉与肠系膜上动脉。胰十二指肠上、下动脉的分支在胰腺前后吻合成动脉弓。

十二指肠接受胃内食糜以及胆汁、胰液。十二指肠黏膜内有 Brunner 腺,分泌的十二指肠液含有多种消化酶如蛋白酶、脂肪酶、蔗糖酶、麦芽糖酶等。十二指肠黏膜内的内分泌细胞能分泌促胃液素、胆囊收缩素、促胰液素等肠道激素。

第二节　胃十二指肠溃疡的外科治疗

一、概　　述

胃、十二指肠局限性圆形或椭圆形的全层黏膜缺损,称为胃十二指肠溃疡(gastroduodenal ulcer)。因溃疡的形成与胃酸-蛋白酶的消化作用有关,也称为消化性溃疡(peptic ulcer)。随着纤维内镜技术的不断完善、新型制酸剂和抗幽门螺杆菌(helicobacter pylori,HP)药物的应用使得溃疡病诊断和治疗发生了很大改变。外科治疗主要用于急性穿孔、出血、幽门梗阻或药物治疗无效的溃疡患者及胃溃疡恶变等情况。

【病理】　典型溃疡呈圆形或椭圆形,黏膜缺损深达黏膜肌层。溃疡深而壁硬,呈漏斗状或打洞样,边缘增厚或充血水肿,基底光滑,表面可覆盖有纤维或脓性呈灰白或灰黄色苔膜。胃溃疡多发生在胃小弯,以胃角最多见,胃窦部与胃体也可见,大弯胃底少见。十二指肠溃疡主要在球部,发生在球部以下的溃疡称为球后溃疡。球部前后壁或是大小弯侧同时见到的溃疡称对吻溃疡。

【发病机制】 胃十二指肠溃疡发病是多个因素综合作用的结果。其中最为重要的是胃酸分泌异常、幽门螺杆菌感染和黏膜防御机制的破坏。

【临床特点】 胃溃疡与十二指肠溃疡统称为消化性溃疡,其临床表现《内科学》教材已有详细描述,但两者之间的差别仍很显著:胃溃疡发病年龄平均要比十二指肠溃疡高 15 ~20 年,发病高峰在 40 ~60 岁。胃溃疡患者基础胃酸分泌平均为 1.2 mmol/h,明显低于十二指肠溃疡患者的 4.0 mmol/h。约 5% 胃溃疡可发生恶变,而十二指肠溃疡很少癌变;与十二指肠溃疡相比胃溃疡的病灶大,对于内科治疗反应差,加上有恶变的可能,使得外科治疗尤显重要。

胃溃疡根据其部位和胃酸分泌量可分为四型:Ⅰ型为低胃酸,最为常见,占 50%~60%,溃疡位于胃小弯角切迹附近;Ⅱ型约占 20%,高胃酸,胃溃疡合并十二指肠溃疡;Ⅲ型约占 20%,高胃酸,溃疡位于幽门管或幽门前;Ⅳ型约占 5%,低胃酸,溃疡位于胃上部 1/3,胃小弯高位接近贲门处,常为穿透性溃疡,易发生出血或穿孔,老年患者相对多见。

【治疗】 无严重并发症的胃十二指肠溃疡一般均采取内科治疗,外科手术治疗主要是针对胃十二指肠溃疡的严重并发症进行治疗。

二、急性胃十二指肠溃疡穿孔

急性穿孔(acute perforation)是胃十二指肠溃疡严重并发症,为常见的外科急腹症。起病急、病情重、变化快,需要紧急处理,若诊治不当可危及生命。近来溃疡穿孔的发生率呈上升趋势,发病年龄渐趋高龄化。十二指肠溃疡穿孔男性患者较多,胃溃疡穿孔则多见于老年妇女。

【病因与病理】 90% 的十二指肠溃疡穿孔发生在球部前壁,而胃溃疡穿孔 60% 发生在胃小弯,40% 分布于胃窦及其他各部。急性穿孔后,有强烈刺激性的胃酸、胆汁、胰液等消化液和食物溢入腹腔,引起化学性腹膜炎。导致剧烈的腹痛和大量腹腔渗出液,6 ~8 小时后细菌开始繁殖并逐渐转变为化脓性腹膜炎。病原菌以大肠杆菌、链球菌为多见。由于强烈的化学刺激、细胞外液的丢失及细菌毒素吸收等因素,患者可出现休克。胃十二指肠后壁溃疡,可穿透全层并与周围组织包裹,形成慢性穿透性溃疡。

【临床表现】 多数患者既往有溃疡病史,穿孔前数日溃疡病症状加剧。情绪波动、过度疲劳、刺激性饮食或服用皮质激素药物等常为诱发因素。穿孔多在夜间空腹或饱食后突然发生,表现为骤起上腹部刀割样剧痛,迅速波及全腹,患者疼痛难忍,可有面色苍白、出冷汗、脉搏细速、血压下降等表现,常伴恶心、呕吐。当胃内容物沿右结肠旁沟向下流注时,可出现右下腹痛,疼痛也可放射至肩部。当腹腔有大量渗出液稀释漏出的消化液时,腹痛可略有减轻。由于继发细菌感染,出现化脓性腹膜炎,腹痛可再次加重。偶尔可见溃疡穿孔和溃疡出血同时发生。溃疡穿孔后病情的严重程度与患者的年龄、全身情况、穿孔部位、穿孔大小和时间及是否空腹穿孔密切有关。

体检时患者表情痛苦,仰卧微屈膝,不愿移动,腹式呼吸减弱或消失;全腹压痛、反跳痛,腹肌紧张呈“板样”强直,尤以右上腹最明显。叩诊肝浊音界缩小或消失,可有移动性浊音;听诊肠鸣音消失或明显减弱。患者有发热,实验室检查示白细胞计数增加,血清淀粉酶轻度升高。在站立位 X 线检查时,80% 的患者可见膈下新月状游离气体影。

【诊断和鉴别】 诊断既往有溃疡病史,突发上腹部剧烈疼痛并迅速扩展为全腹疼痛伴腹膜刺激征等上消化道穿孔的特征性的临床表现,结合 X 线检查腹部发现膈下游离气体,诊断性腹腔穿刺抽出液含胆汁或食物残渣,不难作出正确诊断。在既往无典型溃疡病史者,位于十二指肠及幽门后壁的溃疡小穿孔,胃后壁溃疡向小网膜腔内穿孔,老年体弱反应性差者的溃疡穿孔,空腹时发生的小穿孔等情况下,症状、体征不太典型,较难诊断。需与下列疾病作鉴别。

1. 急性胆囊炎 表现为右上腹绞痛或持续性疼痛伴阵发加剧,疼痛向右肩放射,伴畏寒发热。右上腹局部压痛、反跳痛,可触及肿大的胆囊,Murphy 征阳性。胆囊坏疽穿孔时有弥漫性腹膜炎表现,但 X 线检查膈下无游离气体。B 超提示胆囊炎或胆囊结石。

2. 急性胰腺炎 急性胰腺炎的腹痛发作一般不如溃疡急性穿孔者急骤,腹痛多位于上腹部偏左并向背部放射。腹痛有一个由轻转重的过程,肌紧张程度相对较轻。血清、尿液和腹腔穿刺液淀粉酶明显升高。X 线检查膈下无游离气体,CT、B 超提示胰腺肿胀。

3. 急性阑尾炎 溃疡穿孔后消化液沿右结肠旁沟流到右下腹,引起右下腹痛和腹膜炎体征,可与急性阑尾炎相混。但阑尾炎一般症状比较轻,体征局限于右下腹,无腹壁板样强直,X 线检查无膈下游离气体。

【治疗】

1. 非手术治疗 适用于一般情况好,症状体征较轻的空腹穿孔,穿孔超过 24 小时,腹膜炎已局限者;或是经水溶性造影剂行胃十二指肠造影检查证实穿孔已封闭的患者。非手术治疗不适用于伴有出血、幽门梗阻、疑有癌变等情况的穿孔患者。治疗措施主要包括:持续胃肠减压,减少胃肠内容物继续外漏;输液以维持水、电解质平衡并给予营养支持;全身应用抗生素控制感染;经静脉给予 H_2 受体阻断剂或质子泵拮抗剂等制酸药物。非手术治疗 6～8 小时后病情仍继续加重,应立即转行手术治疗。非手术治疗少数患者可出现膈下或腹腔脓肿。痊愈的患者应胃镜检查排除胃癌,根治幽门螺杆菌感染并采用制酸剂治疗。

2. 手术治疗

(1) 单纯穿孔缝合术:单纯穿孔修补缝合术的优点是操作简便,手术时间短,安全性高。一般认为:穿孔时间超出 8 小时,腹腔内感染及炎症水肿严重,有大量脓性渗出液;以往无溃疡病史或有溃疡病史未经正规内科治疗,无出血、梗阻并发症,特别是十二指肠溃疡患者;有其他系统器质性疾病不能耐受急诊彻底性溃疡手术,为单纯穿孔缝合术的适应证。穿孔修补通常采用经腹手术,穿孔以丝线间断横向缝合,再用大网膜覆盖,或以网膜补片修补;也可经腹腔镜行穿孔缝合大网膜覆盖修补。对于所有的胃溃疡穿孔患者,需作活检或术中快速病理检查除外胃癌,若为恶性病变,应行根治性手术。单纯穿孔缝合术术后溃疡病仍需内科治疗,幽门螺杆菌感染阳性者需要抗幽门螺杆菌治疗,部分患者因溃疡未愈仍需行彻底性溃疡手术。

(2) 彻底性溃疡手术:优点是一次手术同时解决了穿孔和溃疡两个问题。如果患者一般情况良好,穿孔在 8 小时内或超过 8 小时,腹腔污染不严重;慢性溃疡病特别是胃溃疡患者,曾行内科治疗,或治疗期间穿孔;十二指肠溃疡穿孔修补术后再穿孔,有幽门梗阻或出血史者可行彻底性溃疡手术。手术方法包括胃大部切除术,对十二指肠溃疡穿孔可选用穿孔缝合术加高选择性迷走神经切断术或选择性迷走神经切断术加胃窦切除术。

三、胃十二指肠溃疡大出血

胃十二指肠溃疡患者有大量呕血、柏油样黑便，引起红细胞、血红蛋白和血细胞比容明显下降，脉率加快，血压下降，出现休克前期症状或休克状态，称为溃疡大出血。胃十二指肠溃疡出血，是上消化道大出血中最常见的原因，约占 50% 以上。

【病因与病理】 溃疡基底的血管壁被侵蚀而导致破裂出血，大多数为动脉出血。引起大出血的十二指肠溃疡通常位于球部后壁，可侵蚀胃十二指肠动脉或胰十二指肠上动脉及其分支引起大出血。胃溃疡大出血多数发生在胃小弯，出血源自胃左、右动脉及其分支。十二指肠前壁附近无大血管，故此处的溃疡常无大出血。溃疡基底部的血管侧壁破裂出血不易自行停止，可引发致命的动脉性出血。大出血后血容量减少、血压降低血流变缓，可在血管破裂处形成血凝块而暂时止血。由于胃肠的蠕动和胃十二指肠内容物与溃疡病灶的接触，暂时停止的出血有可能再次活动出血，应予高度重视。

【临床表现】 胃十二指肠溃疡大出血的临床表现取决于出血量和出血速度。患者的主要症状是呕血和解柏油样黑便，多数患者只有黑便而无呕血，迅猛的出血则为大量呕血与解黑血便。呕血前常有恶心，便血前后可有心悸、眼前发黑、乏力、全身疲软，甚至出现晕厥。患者过去多有典型溃疡病史，近期可有服用阿司匹林或 NSAID 药物等情况。如出血速度缓慢则血压、脉搏改变不明显。短期内失血量超过 800 ml，可出现休克症状。患者焦虑不安、四肢湿冷、脉搏细速、呼吸急促、血压下降。如血细胞比容在 30% 以下，出血量已超过 1000 ml。大出血通常指的是每分钟出血量超过 1 ml 且速度较快的出血。患者可呈贫血貌、面色苍白，脉搏增快；腹部体征不明显，腹部稍胀，上腹部可有轻度压痛，肠鸣音亢进。腹痛严重的患者应注意有无伴发溃疡穿孔。大量出血早期，由于血液浓缩，血象变化不大，以后红细胞计数、血红蛋白值、血细胞比容均呈进行性下降。

【诊断与鉴别诊断】 有溃疡病史者，发生呕血与黑便，诊断并不困难。无溃疡病史时，应与应激性溃疡出血、胃癌出血、食管曲张静脉破裂出血、食管炎、贲门黏膜撕裂综合征和胆道出血鉴别。大出血时不宜行上消化道钡餐检查，急诊纤维胃镜检查可迅速明确出血部位和病因，出血 24 小时内胃镜检查阳性率可达 70% ~ 80%，超过 48 小时则阳性率下降。胃镜检查发现溃疡基底裸露血管的患者，再出血率在 50% 以上，需要积极治疗。选择性腹腔动脉或肠系膜上动脉造影也可用于血流动力学稳定的活动性出血患者，可明确病因与出血部位，指导治疗，并可采取栓塞治疗或动脉内注射垂体加压素等介入性止血措施。

【治疗】 治疗原则是补充血容量防治失血性休克，尽快明确出血部位并采取有效止血措施。

1. 补充血容量 建立可靠畅通的静脉通道，快速滴注平衡盐液，作输血配型试验。同时严密观察血压、脉搏、尿量和周围循环状况，并判断失血量指导补液。失血量达全身总血量的 20% 时，应输注羟乙基淀粉、右旋糖酐或其他血浆代用品，用量在 1000 ml 左右。出血量较大时可输注浓缩红细胞，也可输全血，并维持血细胞比容不低于 30%。输入液体中晶体与胶体之比以 3 : 1 为宜。监测生命体征，测定中心静脉压、尿量，维持循环功能稳定和良好呼吸、肾功能十分重要。

2. 留置鼻胃管 用生理盐水冲洗胃腔，清除血凝块，直至胃液变清，持续低负压吸引，动态观察出血情况。可经胃管注入 200 ml 含 8mg 去甲肾上腺素的生理盐水溶液，每 4 ~ 6

小时一次。

3. 急诊纤维胃镜检查　可明确出血病灶，还可同时施行内镜下电凝、激光灼凝、注射或喷洒药物等局部止血措施。检查前必须纠正患者的低血容量状态。

4. 止血、制酸、生长抑素等药物的应用　经静脉或肌内注射血凝酶；静脉给予 H_2 受体拮抗剂（西咪替丁等）或质子泵抑制剂（奥美拉唑等）；静脉应用生长抑素（善宁、思他宁等）。

5. 急症手术　多数胃十二指肠溃疡大出血，可经非手术治疗止血，约 10% 的患者需急症手术止血。手术指征为：①出血速度快，短期内发生休克，或较短时间内（6～8 小时）需要输入较大量血液（>800 ml）方能维持血压和血细胞比容者；②年龄在 60 岁以上伴动脉硬化症者自行止血机会较小，对再出血耐受性差，应及早手术；③近期发生过类似的大出血或合并穿孔或幽门梗阻；④正在进行药物治疗的胃十二指肠溃疡患者发生大出血，表明溃疡侵蚀性大，非手术治疗难以止血；⑤纤维胃镜检查发现动脉搏动性出血，或溃疡底部血管显露再出血危险很大。急诊手术应争取在出血 48 小时内进行，反复止血无效，拖延时间越长危险越大。胃溃疡较十二指肠溃疡再出血机会高三倍，应争取及早手术。

手术方法有：①包括溃疡在内的胃大部切除术，如术前未经内镜定位，术中可切开胃前壁，明确出血溃疡的部位，缝扎止血同时检查是否有其他出血性病灶；②对十二指肠后壁穿透性溃疡出血，先切开十二指肠前壁，贯穿缝扎溃疡底的出血动脉，再行选择性迷走神经切断加胃窦切除或加幽门成形术；③重症患者难以耐受较长时间手术者，可采用溃疡底部贯穿缝扎止血方法。

四、胃十二指肠溃疡瘢痕性幽门梗阻

胃、十二指肠溃疡病人因幽门管、幽门溃疡或十二指肠球部溃疡反复发作形成瘢痕狭窄，合并幽门痉挛水肿可以造成幽门梗阻（pyloricobstruction）。

【病因和病理】　溃疡引起幽门梗阻的机制有痉挛、炎症水肿和瘢痕三种，前两种情况是暂时的、可逆性的，在炎症消退、痉挛缓解后幽门恢复通畅，瘢痕造成的梗阻是永久性的，需要手术方能解除。瘢痕性幽门梗阻是由于溃疡愈合过程中瘢痕收缩所致，最初是部分性梗阻，由于同时存在痉挛或是水肿使部分性梗阻渐趋完全性。初期，为克服幽门狭窄，胃蠕动增强，胃壁肌层肥厚，胃轻度扩大。后期，胃代偿功能减退，失去张力，胃高度扩大，蠕动消失。胃内容物滞留，使胃泌素分泌增加，使胃酸分泌亢进，胃黏膜呈糜烂、充血、水肿和溃疡。由于胃内容物不能进入十二指肠，因吸收不良患者有贫血、营养障碍；呕吐引起的水、电解质丢失，导致脱水、低钾低氯性碱中毒。

【临床表现】　幽门梗阻的主要表现为腹痛与反复发作的呕吐。患者最初有上腹膨胀不适并出现阵发性胃收缩痛，伴嗳气、恶心与呕吐。呕吐多发生在下午或晚间，呕吐量大，一次可达 1000～2000 ml，呕吐物含大量宿食有腐败酸臭味，但不含胆汁。呕吐后自觉胃部饱胀改善，故患者常自行诱发呕吐以期缓解症状。常有少尿、便秘、贫血等慢性消耗表现。体检时见患者有营养不良，消瘦，皮肤干燥、弹性消失，上腹隆起可见胃型，有时有自左向右的胃蠕动波，晃动上腹部可闻及振水音。

【诊断和鉴别】　诊断根据长期溃疡病史，特征性呕吐和体征，即可诊断幽门梗阻。诊断步骤:清晨空腹置胃管,可抽出大量酸臭胃液和食物残渣;X 线钡餐检查,见胃扩大,张力减低,钡剂入胃后有下沉现象。正常人胃内钡剂 4 小时即排空,如 6 小时尚有 1/4 钡剂存留者,提示有胃潴留。24 小时后仍有钡剂存留者,提示有瘢痕性幽门梗阻。纤维胃镜检查可确定梗阻,并明确梗阻原因。

幽门梗阻应与下列情况鉴别:①痉挛水肿性幽门梗阻,系活动溃疡所致,有溃疡疼痛症状,梗阻症状为间歇性,经胃肠减压和应用解痉制酸药,疼痛和梗阻症状可缓解;②十二指肠球部以下的梗阻性病变,十二指肠肿瘤、胰头癌、十二指肠淤滞症也可以引起上消化道梗阻,据其呕吐物含胆汁,X 线、胃镜、钡餐检查可助鉴别;③胃窦部与幽门的癌肿可引起梗阻,但病程较短,胃扩张程度轻,钡餐与胃镜活检可明确诊断。

【治疗】 怀疑幽门梗阻患者可先行盐水负荷试验,空腹情况下置胃管,注入生理盐水 700 ml,30 分钟后经胃管回吸,回收液体超过 350 ml 提示幽门梗阻。经过一周包括胃肠减压、全肠外营养及静脉给予制酸药物的治疗后,重复盐水负荷试验。如幽门痉挛水肿明显改善,可以继续保守治疗;如无改善则应考虑手术。瘢痕性梗阻是外科手术治疗的绝对适应证。术前需要充分准备,包括禁食,留置鼻胃管以温生理盐水洗胃,直至洗出液澄清。纠正贫血与低蛋白血症,改善营养状况;维持水、电解质平衡,纠正脱水、低钾低氯性碱中毒。手术目的在于解除梗阻,消除病因。术式以胃大部切除为主,也可行迷走神经干切断术加胃窦部切除术。如为老年患者、全身情况极差或合并其他严重内科疾病者可行胃空肠吻合加迷走神经切断术治疗。

五、手术方式及注意事项

穿孔缝合修补术与胃大部切除术是治疗胃十二指肠溃疡最常用的两种手术方式。

(一) 穿孔缝合修补术

手术适应证:胃或者十二指肠溃疡急性穿孔。

手术方法:在溃疡穿孔处一侧沿着胃纵轴进针,贯穿全层,从穿孔的另外一侧出针。缝合的针数根据溃疡的大小而定,一般为三针左右。

注意事项:①对溃疡怀疑有恶变者要取穿孔处组织做病理检查;②缝合时注意不要缝到对侧胃壁;③穿孔处胃壁水肿明显,打结时要松紧适当,以免缝线切割组织。必要时可采用大网膜覆盖的方法。

(二) 胃大部切除术

胃大部切除术包括胃切除及胃肠道重建两大部分。胃切除可分为全胃切除、近端胃切除和远端胃切除,后者即胃大部切除术,在我国是治疗胃十二指肠溃疡首选术式。胃大部切除治疗胃十二指肠溃疡的原理是:①切除了大部分胃,因壁细胞和主细胞数量减少,使得胃酸和胃蛋白酶分泌大为减少;②切除胃窦部,减少 G 细胞分泌胃泌素所引起的胃酸分泌;③切除溃疡本身及溃疡的好发部位。胃切除与消化道重建的基本要求如下。

1. 胃的切除范围 胃大部切除范围是胃的远侧 2/3 ~ 3/4,包括胃体的远侧部分、胃窦部、幽门和十二指肠球部的近胃部分。胃切除范围的解剖标志是从胃小弯胃左动脉第一降支的右侧到胃大弯胃网膜左动脉最下第一个垂直分支左侧的连线，按此连线大致可切除胃的60%（图30-4）。

2. 溃疡病灶的处理　胃溃疡病灶应尽量予以切除，十二指肠溃疡如估计溃疡病灶切除很困难时则不应勉强，可改用溃疡旷置术。毕Ⅱ式胃切除后，酸性胃内容物不再接触溃疡病灶，旷置的溃疡可自行愈合。

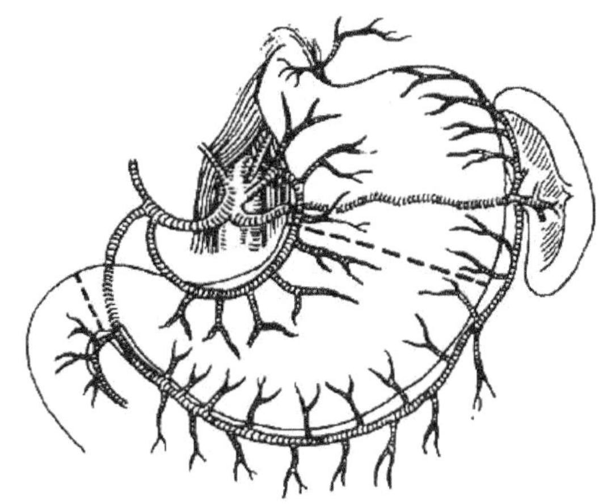

图30-4　胃大部切除范围

3. 近端空肠的长度与走向　越靠近十二指肠的空肠，黏膜抗酸能力越强，日后发生吻合口溃疡的可能性越小。在无张力和不成锐角的前提下，吻合口近端空肠段宜短。结肠后术式要求从Treitz韧带至吻合口的近端空肠长度为6～8 cm，结肠前术式以8～10 cm为宜。近端空肠与胃大、小弯之间的关系并无固定格式，但要求近端空肠位置应高于远端空肠，以利排空；如果近端空肠与胃大弯吻合，应将远端空肠置于近端空肠前以防内疝。

胃大部切除后胃肠道重建基本方式是胃十二指肠吻合或胃空肠吻合。

（1）毕（Billroth）Ⅰ式胃大部切除术远端胃大部切除后，将残胃与十二指肠吻合。优点是吻合后的胃肠道接近于正常解剖生理状态，食物经吻合口进入十二指肠，减少胆汁胰液反流入残胃，术后因胃肠功能紊乱而引起的并发症较少。对十二指肠溃疡较大，炎症、水肿较重，瘢痕、粘连较多，残胃与十二指肠吻合有一定张力，行毕Ⅰ式手术比较困难，易致胃切除范围不够，增加术后溃疡复发机会（图30-5）。

（2）毕（Billroth）Ⅱ式胃大部切除术即切除远端胃后，缝合关闭十二指肠残端，残胃和上端空肠端侧吻合。优点是即使胃切除较多，胃空肠吻合也不致张力过大，术后溃疡复发率低；十二指肠溃疡切除困难时允许行溃疡旷置。但这种吻合方式改变了正常解剖生理关系，胆胰液流经胃空肠吻合口，术后并发症和后遗症较毕Ⅰ式多（图30-6）。

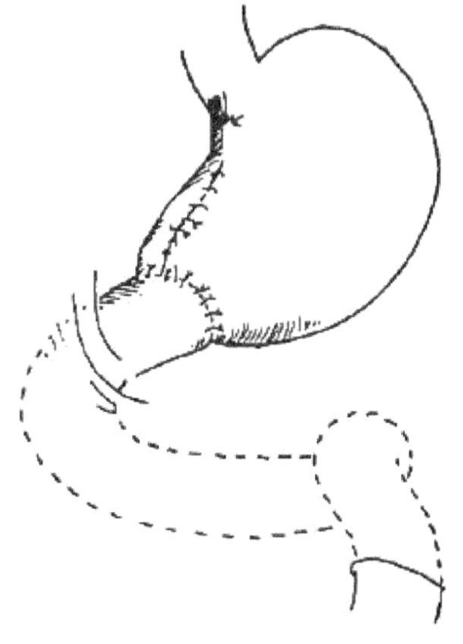

图30-5　毕Ⅰ式胃大部切除

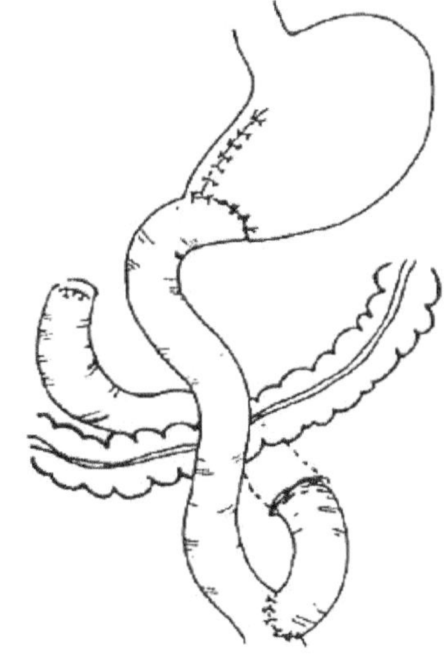

图30-6　毕Ⅱ式胃大部切除

（3）胃大部切除术后胃空肠 Roux-en-Y 吻合即远端胃大部切除后，缝合关闭十二指肠残端，在距十二指肠悬韧带 10～15 cm 处切断空肠，残胃和远端空肠吻合，距此吻合口以下 45～60 cm 空肠与空肠近侧断端吻合。小弯高位溃疡即使胃切除较多，胃空肠吻合也不致张力过大。此法有防止术后胆胰液进入残胃，减少反流性胃炎发生的优点（图 30-7）。

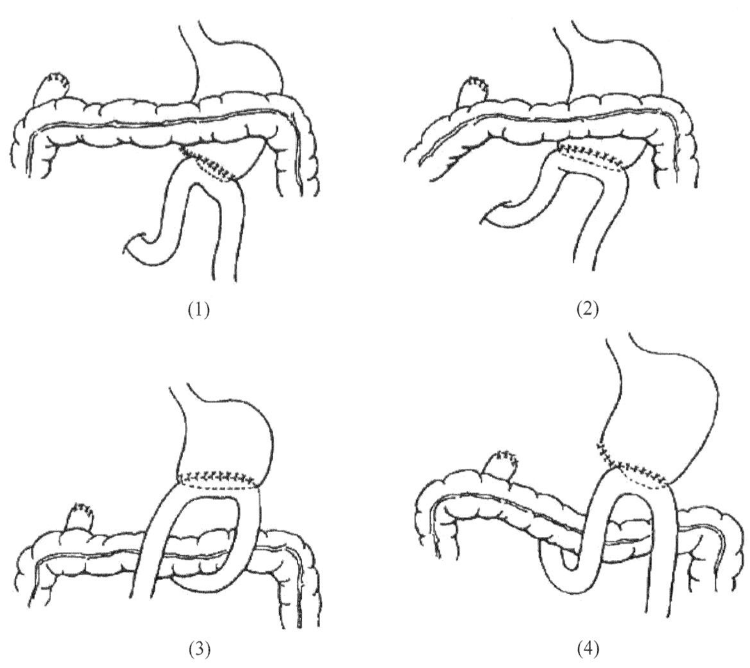

图 30-7　胃空肠 Roux-en-Y 吻合术

（三）手术疗效评定

手术疗效评定可参照 Visick 标准，从优到差分为四级。Ⅰ级：术后恢复良好，无明显症状；Ⅱ级：偶有不适及上腹饱胀、腹泻等轻微症状，饮食调整即可控制，不影响日常生活；Ⅲ级：有轻到中度倾倒综合征，反流性胃炎症状，需要药物治疗，可坚持工作，能正常生活；Ⅳ级：中、重度症状，有明显并发症或溃疡复发，无法正常工作与生活。胃大部切除术后溃疡复发率为 20%～50%，与手术切除范围是否恰当有关。

六、术后并发症

各类胃十二指肠溃疡手术后早期出现的并发症有些与手术操作不当有关；术后远期发生的一些并发症则常与手术自身带来解剖、生理、代谢和消化功能改变有关。

（一）术后早期并发症

1. 术后出血　胃大部切除术后，可有少许暗红色或咖啡色胃液自胃管抽出，一般 24 小时以内不超出 300 ml，以后胃液颜色逐渐变浅变清，出血自行停止。若术后不断吸出新鲜血液，24 小时后仍未停止，则为术后出血。发生在术后 24 小时以内的胃出血，多属术中止血不确切；术后 4～6 日发生出血，常为吻合口黏膜坏死脱落而致；术后 10～20 日发生出血，与吻合口缝线处感染,黏膜下脓肿腐蚀血管所致。部分病例可因旷置的溃疡出血或是术中探查遗漏病变引起出血。术后胃出血多可采用非手术疗法止血,必要时可作纤维胃镜检查或行选择性血管造影,明确出血部位和原因,还可局部应用血管收缩剂或栓塞相关的动脉止血。当非手术疗法不能止血或出血量大时,应手术止血。

2. 胃排空障碍　胃切除术后排空障碍属动力性胃通过障碍,发病机制尚不完全明了。术后拔除胃管后,患者出现上腹持续性饱胀、钝痛,并呕吐带有食物和胆汁的胃液。X 线上消化道造影检查,见残胃扩张、无张力,蠕动波少而弱,胃肠吻合口通过欠佳。多数患者经保守治疗,禁食、胃肠减压、营养支持、给予胃动力促进剂等多能好转。

3. 胃壁缺血坏死、吻合口破裂或瘘　胃穿孔是发生在高选择性胃迷走神经切断术后的严重并发症。由于术中切断了胃小弯侧的血供,可引起小弯胃壁缺血坏死。缺血坏死多局限于小弯黏膜层,局部形成坏死性溃疡的发生率在 20% 左右,溃疡大于 3 cm 时可引起出血,导致胃壁全层坏死穿孔者少见。术中缝合胃小弯前后缘浆肌层,可预防此并发症。术后若发现胃小弯有缺血坏死应禁食、严密观察,有穿孔腹膜炎时应再次手术,修补穿孔、引流腹腔。

吻合口破裂或瘘常在术后一周左右发生。原因与缝合技术不当、吻合口张力过大、组织血供不足有关,在贫血、水肿、低蛋白血症的患者中更易出现。术后发生吻合口破裂患者有高热、脉速、腹痛及弥漫性腹膜炎的表现,需立即手术修补、腹腔引流;症状较轻,无弥漫性腹膜炎时,可先行禁食、胃肠减压、充分引流、肠外营养、抗感染等综合措施,必要时手术治疗。

4. 十二指肠残端破裂　发生在毕Ⅱ式胃切除术后早期的严重并发症,原因与十二指肠残端处理不当及胃空肠吻合口输入袢梗阻引起十二指肠腔内压力升高有关。临床表现为突发上腹部剧痛,发热、腹膜刺激征及白细胞计数增加,腹腔穿刺可有胆汁样液体。一旦确诊,应立即手术。术中尽量妥善关闭十二指肠残端,行十二指肠造瘘与腹腔引流。如伴有输入袢的不全梗阻,应行输入-输出袢的侧侧吻合。术后给予肠内或肠外营养支持,全身应用抗生素。为预防该并发症应注意在十二指肠溃疡切除困难时,宜行溃疡旷置的术式,不可勉强切除;十二指肠残端关闭不满意时,可预作十二指肠置管造瘘。

5. 术后梗阻　包括吻合口梗阻和输入袢、输出袢梗阻,后两者见于毕Ⅱ式胃大部切除术后。

(1) 输入袢梗阻:有急、慢性两种类型。急性输入袢梗阻由于梗阻近端为十二指肠残端,因此是一种闭袢性梗阻,容易发生肠绞窄。患者表现为上腹部剧烈腹痛伴呕吐。呕吐物不含胆汁。上腹部常可扪及肿块。

(2) 输出袢梗阻:毕Ⅱ式胃切除术后吻合口下方输出段肠管因术后粘连、大网膜水肿、炎性肿块压迫形成梗阻,或是结肠后空肠胃吻合,将横结肠系膜裂口固定在小肠侧,引起缩窄或压迫导致梗阻。临床表现为上腹部饱胀,呕吐含胆汁的胃内容物。钡餐检查可以明确梗阻部位。若非手术治疗无效,应手术解除病因。

(3) 吻合口梗阻:吻合口太小或是吻合时胃肠壁组织内翻过多而引起,也可因术后吻合口炎症水肿出现暂时性梗阻。吻合口梗阻若经保守治疗仍无改善,可手术解除梗阻。

(二) 远期并发症

1. 碱性反流性胃炎　多在胃切除手术或迷走神经切断加胃引流术后数月至数年发生,

由于毕Ⅱ式胃大部切除术后碱性胆汁、胰液、肠液流入胃中，破坏胃黏膜屏障，导致胃黏膜充血、水肿、糜烂等改变。临床主要表现为，上腹或胸骨后烧灼痛、呕吐胆汁样液和体重减轻。抑酸剂治疗无效，较为顽固。治疗可服用胃黏膜保护剂、胃动力药及胆汁酸结合药物考来烯胺（消胆胺）。症状严重者可行手术治疗，一般采用改行 Roux-en-Y 胃肠吻合，以减少胆汁反流入胃的机会。

2. 倾倒综合征（dumping syndrome）　是由于胃大部切除术后，原有的控制胃排空的幽门窦、幽门括约肌及十二指肠球部解剖结构不复存在，加上部分患者胃肠吻合口过大（特别是毕Ⅱ式），导致胃排空过速所产生的一系列综合征。根据进食后出现症状的时间可分为早期与晚期两种类型，部分患者也可同时出现。①早期倾倒综合征：发生在进食后半小时内，与餐后高渗性食物快速进入肠道引起肠道内分泌细胞大量分泌肠源性血管活性物质有关，加上渗透作用使细胞外液大量移入肠腔，患者可出现心悸、心动过速、出汗、无力、面色苍白等一过性血容量不足表现，并有恶心、呕吐、腹部绞痛、腹泻等消化道症状。治疗主要采用饮食调整疗法，即少量多餐，避免过甜食物、减少液体摄入量并降低渗透浓度常可明显改善。饮食调整后症状不能缓解者，以生长抑素治疗，常可奏效。手术治疗应慎重，可改作毕Ⅰ式或 Roux-en-Y 胃肠吻合。②晚期倾倒综合征：在餐后 2～4 小时出现症状，主要表现为头昏、苍白、出冷汗、脉细弱甚至有晕厥等。由于胃排空过快，含糖食物快速进入小肠，刺激胰岛素大量分泌，继而出现反应性低血糖综合征，故曾称为低血糖综合征。采取饮食调整、食物中添加果胶延缓碳水化合物吸收等措施可缓解症状。严重病例可用生长抑素奥曲肽，以改善症状。

3. 溃疡复发　由于胃切除量不够，胃窦部黏膜残留；迷走神经切断不完全；或是输入空肠过长等因素引起。也要警惕胃泌素瘤或胃泌素增多症引起的溃疡复发。胃切除术后可形成吻合口溃疡，临床表现为溃疡病症状再现，有腹痛及出血。可采用制酸剂、抗 HP 感染保守治疗，无效者可再次手术，行迷走神经干切断术或扩大胃切除手术。二次手术有一定难度，应当作好术前评估与准备。为了排除胃泌素瘤引起胰源性溃疡的可能，应测血胃泌素水平。

4. 营养性并发症　由于胃大部切除术后，胃容量减少，容易出现饱胀感，使得摄入量不足，引起体重减轻、营养不良。胃次全切除后胃酸减少，壁细胞生成的内因子不足，使得铁与维生素 B_{12} 吸收障碍，可引起贫血。因此，术后饮食调节十分重要，应给予高蛋白、低脂饮食，补充铁剂与足量维生素，通过食物构成的调整结合药物治疗，情况可获改善。

5. 残胃癌　胃十二指肠溃疡患者行胃大部切除术后 5 年以上，残余胃发生的原发癌称残胃癌。随访显示发生率在 2% 左右，大多在手术后 30～25 年出现。可能与残胃常有萎缩性胃炎有关。患者有上腹疼痛不适、进食后饱胀、消瘦、贫血等症状，胃镜及活检可以确诊。一旦确诊应采用手术治疗。

第三节　先天性肥厚性幽门狭窄

先天性肥厚性幽门狭窄（congenital hypertrophic pyloric stenosis）是新生儿期幽门肥大增厚而致的幽门机械性梗阻，是新生儿常见疾病之一，男女之比为 4∶1。其确切病因不明，可能与自主神经结构功能异常、血中胃泌素水平增高及幽门肌持续处于紧张状态有关。

【病理】　肉眼观幽门部形似橄榄状，与十二指肠界限明显，长 2～2.5cm，直径 0.5～

1.0cm，表面光滑呈粉红或苍白色，质硬但有弹性。肌层特别是环形肌肥厚，达 0.4～0.6cm，幽门管狭细。镜下见黏膜充血、水肿，肌纤维层厚，平滑肌增生，排列紊乱。

【临床表现】 此病多在出生后 2～3 周内出现典型的表现。进行性加重的频繁呕吐，呕吐物为不含胆汁的胃内容物。进食后出现呕吐，最初是回奶，接着发展为喷射状呕吐。上腹部见有胃蠕动波，剑突与脐之间触到橄榄状的肥厚幽门，是本病的典型体征。患儿可有脱水、体重减轻；血气与生化检查常出现低钾性碱中毒，可有反常性酸尿。

【诊断与鉴别诊断】 根据患儿典型的喷射状呕吐，见有胃蠕动波，以及扪及幽门肿块，即可确诊。超声检查探测幽门肌层厚度>4 mm、幽门管长度>16mm、幽门管直径>14 mm，提示本病。X 线钡餐示胃扩张、蠕动增强、幽门管腔细长、幽门通过受阻、胃排空延缓。应与可以导致婴儿呕吐的其他疾病相区别，如喂养不当、感染、颅内压增高、胃肠炎等。幽门痉挛的新生儿也可有出现间隙性喷射状呕吐，但腹部不能触及幽门肿块；钡餐检查有助于区别肠旋转不良、肠梗阻、食管裂孔疝等。

【治疗】 幽门环肌切开术是治疗本病的主要方法，手术可开腹施行也可经腹腔镜施行。手术前需纠正营养不良与水、电解质紊乱，以保证麻醉、手术能够安全进行。手术在幽门前上方纵行切开浆膜与幽门环肌层，切口远端不超过十二指肠，近侧应超过胃端，使黏膜自由膨出即可。术中应注意保护黏膜、避免损伤。手术结束前，应经胃管注入 30 ml 空气检查有无黏膜穿孔，必要时予以修补。术后当日禁食，以后逐步恢复饮水与喂奶。

第四节　十二指肠憩室

十二指肠憩室（duodenal diverticulum）是部分肠壁向腔外凸出所形成的袋状突起。直径从数毫米至数厘米，多数发生于十二指肠降部，可单发也可多发。75% 的憩室位于十二指肠乳头周围 2 cm 范围之内，故有乳头旁憩室之称。十二指肠憩室发病率随年龄而增加，上消化道钡餐检查发现率为 6%，ERCP 检出率为 9%～23%。

【病理】 绝大部分十二指肠憩室是由于先天性十二指肠局部肠壁肌层缺陷所致，憩室壁由黏膜、黏膜下层与结缔组织构成，肌纤维成分很少，称为原发性或假性憩室。由于十二指肠乳头附近是血管、胆管、胰管穿透肠壁的部位，肌层薄弱，肠腔内压力增高，黏膜可通过薄弱处向外突出形成憩室。发生于球部的十二指肠憩室很少，因周围组织炎症粘连，瘢痕牵拉十二指肠壁而形成的憩室称为继发性或真性憩室。当憩室颈部狭小时，食物一旦进入，不易排出，憩室内可形成肠石；因引流不畅、细菌繁殖可引起憩室炎，形成溃疡，导致出血甚至穿孔。壶腹周围憩室患者胆道结石发生率高，可致胆管炎、胰腺炎发作。

【临床表现】 多数无临床症状，仅 10% 的患者出现症状。表现为上腹疼痛、饱胀、腹泻等。并发憩室炎时有中上腹或脐部疼痛，可放射至右上腹或后背，伴恶心、白细胞计数增加，体检有时可有上腹压痛。CT 检查可见十二指肠壁增厚、胰周软组织肿胀、肠外气体存在等表现。由于憩室多在后腹膜，穿孔后症状常不典型，可形成后腹膜脓肿，手术时可见十二指肠周围胆汁黄染与蜂窝织炎，需切开后腹膜探查。

【诊断】 X 线钡餐检查特别是低张性十二指肠造影，可见圆形或椭圆形腔外光滑的充盈区，立位可见憩室内呈气体、液体及钡剂三层影。纤维十二指肠镜检查诊断率比较高。B 超与 CT，可发现位于胰腺实质内的十二指肠憩室，因憩室内常含气体、液体与食物碎屑，有时会误诊为胰腺假性囊肿或脓肿。

【治疗】 无症状者不须治疗。有憩室炎症状可行抗炎制酸、解痉等治疗。手术适应证为：内科治疗无效的憩室炎；有穿孔、出血或憩室内肠石形成；因憩室引发胆管炎、胰腺炎等。常用的术式有憩室切除术、憩室内翻缝合术及消化道转流手术；同时存在多个憩室，或乳头旁憩室切除困难者，常用毕Ⅱ式胃部分切除术旷置十二指肠。

第五节 良性十二指肠淤滞症

良性十二指肠淤滞症是十二指肠水平部受肠系膜上动脉压迫导致的肠腔梗阻，也称为肠系膜上动脉综合征（superior mesenteric artery syndrome）。

【病因与病理】 十二指肠水平部在第三腰椎水平横行跨越脊柱和腹主动脉。肠系膜上动脉恰在胰腺颈下缘从腹主动脉发出，自十二指肠第三部前面越过。当两动脉之间形成夹角变小，肠系膜上动脉将十二指肠水平部压向椎体或腹主动脉造成肠腔狭窄和梗阻。发生淤滞症的原因与肠系膜上动脉起始点位置过低，十二指肠悬韧带过短牵拉，脊柱过伸，体重减轻或高分解状态致腹主动脉与肠系膜上动脉间的脂肪垫消失等有关（图 30-8）。

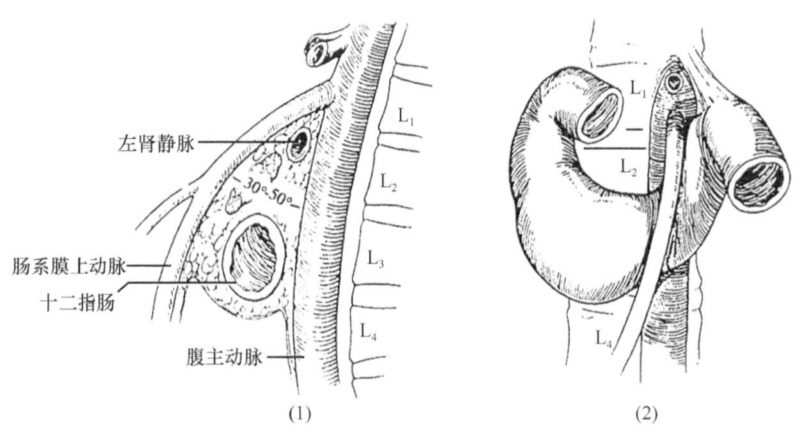

图 30-8 十二指肠淤滞症

【临床表现】 良性十二指肠淤滞症常呈间歇性发作，表现为十二指肠通过障碍。呕吐是主要症状，常发生在餐后数小时，呕吐物为含胆汁的胃内容物，伴上腹饱胀不适。取俯卧位、胸膝位或呕吐后可使症状缓解。体检见上腹饱满，可有胃型，无明显腹部压痛。缓解期有非特异性上消化道症状，如食欲缺乏、饱胀等。长期反复发作者可出现消瘦、营养不良、贫血和水、电解质代谢紊乱。肠系膜上动脉压迫引起的急性梗阻，可在脊柱过伸位的躯干石膏固定后突然发生。在烧伤、大手术后体重明显减轻又需长期仰卧的患者中亦可出现。

【诊断】 有反复发作呕吐胆汁与胃内容物的患者，特别是体位改变症状减轻的患者，应考虑本病的可能。X 线钡餐的特征性表现有：①钡剂在十二指肠水平部脊柱中线处中断，有整齐的类似笔杆压迫的斜行切迹（“笔杆征”），钡剂在此处通过受阻；②近端十二指肠及胃扩张，有明显的十二指肠逆蠕动；③切迹远端肠腔瘪陷，钡剂在 2 ~ 4 小时内不能排空；④侧卧或俯卧时钡剂可迅速通过十二指肠水平部进入空肠。超声检查测量肠系膜上动脉与腹主动脉之间的夹角，正常为 30° ~ 50°，有淤滞症者 < 13°；夹角内肠系膜上动脉压迫处十二指肠腔前后径 <1.0 cm，而近端十二指肠腔前后径 >3.0cm，CT 结合动脉造影或螺旋 CT

三维图形构建可以显露肠系膜上动脉与十二指肠之间的关系以及在这一水平上的梗阻。

【治疗】 取决于病因与梗阻程度。如因石膏固定后脊柱过伸引起的,可去除石膏。梗阻发作时禁食,胃肠减压,纠正水、电解质平衡和肠外营养支持。也可留置鼻空肠管在透视下推送过梗阻点,行肠内营养支持。缓解期宜少量多餐,以易消化食物为主,餐后侧卧或俯卧位可预防发作。内科治疗无效可手术治疗,术中可经胃管注气,当十二指肠扩张到 3 ~4 cm 时可明确显露十二指肠受压情况。常用的术式是十二指肠空肠吻合术,将梗阻近端的十二指肠水平部与空肠第一部行侧侧吻合,或行 Roux-en-Y 吻合;如压迫系十二指肠悬韧带过短造成时、可行十二指肠悬韧带松解术。切断悬韧带使十二指肠下移,当肠系膜上动脉起始点与十二指肠上缘间能从容通过两横指时,压迫即可解除。

(查文章)

第三十一章　小肠疾病

学习目标

1. 掌握常见小肠疾病的临床特点。
2. 熟悉各类型小肠疾病的特点。
3. 了解特殊小肠疾病的改变。

第一节　解剖和生理概要

【小肠的解剖】　小肠分十二指肠、空肠和回肠三部分,正常成人小肠全长3～5.5 m,但个体差异甚大。十二指肠长25～30 cm;空肠与回肠间并无明确的解剖标志,小肠上段2/5为空肠,下段3/5为回肠。十二指肠和空肠交界处为十二指肠悬韧带(Treitz 韧带)所固定。空肠和回肠全部在腹腔内,活动性甚大,仅通过小肠系膜从左上向右下附着于腹后壁。空肠黏膜有高而密的环状皱襞,愈向下则皱襞愈低而稀,至回肠远端常消失,故肠壁由上而下逐渐变薄。另外,肠管也逐渐变细。

空肠和回肠血液供应来自肠系膜上动脉,该动脉从腹主动脉分出,在胰腺颈部下缘穿出,跨过十二指肠水平部,进入小肠系膜根部,分出胰十二指肠下动脉、中结肠动脉、右结肠动脉、回结肠动脉和12～16支空肠、回肠动脉,各支相互吻合形成动脉弓,最后分出直支到达肠壁。近端小肠的动脉仅有初级动脉弓,直支较长,故系膜血管稠密,肠系膜的脂肪也较少。愈向远端则可有3级和4级动脉弓,因而分出的直支较短,且肠系膜脂肪较多。这也有助于从外观上判断空肠和回肠。小肠的静脉分布与动脉相似,最后集合成肠系膜上静脉,而与脾静脉汇合成为门静脉。空肠黏膜下有散在性孤立淋巴结,至回肠则有许多淋巴集结(Peyer 集结)。小肠淋巴管起始于黏膜绒毛中央的乳糜管,淋巴液汇集于肠系膜根部的淋巴结,再经肠系膜上动脉周围淋巴结,腹主动脉前的腹腔淋巴结而至乳糜池。小肠接受交感和副交感神经支配。来自腹腔神经丛和肠系膜上神经丛的交感神经节后纤维和迷走神经的节前纤维,沿肠系膜血管分布至肠壁。交感神经兴奋使小肠蠕动减弱,血管收缩,迷走神经兴奋使肠蠕动和肠腺分泌增加。小肠的痛觉由内脏神经的传入纤维传导。

【小肠的生理】　小肠是食物消化和吸收的主要部位。除了来自肝和胰腺的消化液外,小肠黏膜分泌含有多种酶的碱性肠液。食糜在小肠内经消化分解为葡萄糖、半乳糖、果糖、氨基酸、二肽、三肽、脂肪酸等即由小肠黏膜吸收。水、电解质则主要在小肠吸收。此外,还有某些微量物质如铜、铁、维生素等,以及包括胃肠道分泌液和脱落的胃肠道上皮细胞的成分所构成的大量内源性物质。男性成人这些内源性物质的液体量估计每日达8000 ml左右,再加每日摄入的水分约2000 ml,而仅500 ml左右进人结肠,因此在小肠疾病如肠梗阻或肠瘘发生时,可引起严重的营养障碍和水、电解质平衡失调。

小肠还分泌多种胃肠激素如肠促胰泌素、生长抑素、肠抑胃肽、胆囊收缩素、血管活性肠多肽、胃泌素、脑啡肽、神经降压素等。小肠有丰富的肠淋巴组织,有重要免疫功能,包括抗体介导和细胞介导的免疫防御反应。小肠固有层的浆细胞分泌 IgA、IgM、IgE 和 IgG 等多种免疫球蛋白，主要是 IgA，以分泌性 IgA（sIgA）出现，其不易被肠道的水解酶破坏。

第二节　肠炎性疾病

一、肠　结　核

肠结核（tuberculosis of intestine）是结核杆菌侵犯肠道引起的慢性特异性感染。外科所见的肠结核多为因病变引起肠狭窄、炎性肿块和肠穿孔而需要手术治疗的患者。

【病因和病理】　肠结核多继发于肺结核，好发部位为回肠末端和回盲部。由于结核杆菌毒力、数量和人体对其免疫反应程度的不同，在病理形态上可表现为溃疡型和增生型两类，也可以两种病变并存。溃疡型肠结核多发生在末端回肠。病变开始于肠壁的淋巴集结，继而发生干酪样坏死，肠黏膜脱落而形成大小、深浅不一的溃疡，在修复过程中容易造成肠管的环形瘢痕狭窄。由于病变呈慢性发展过程，且常同时伴有腹膜和肠系膜淋巴结核，局部多有肠壁纤维组织增生与之紧密粘连，所以发生溃疡急性穿孔较为少见，而慢性穿孔多局限成腹腔脓肿。增生型肠结核多局限在回盲部，在黏膜下层结核性肉芽肿和纤维组织增生，黏膜隆起呈假性息肉样变，也可有浅小的溃疡。肠壁增厚和变硬及与周围粘连，易导致肠腔狭窄和梗阻。

【临床表现】　本病多见于 20～40 岁的青年及中年。患者常有体弱、消瘦、午后低热、盗汗、食欲缺乏等结核病的全身症状。但增生型肠结核患者则全身症状较轻。溃疡型肠结核的主要症状为慢性腹部隐痛或痉挛性绞痛，以右下腹及脐周围为著，常于进食后加重，排便后减轻。腹泻便稀多见，偶有以便秘为主或腹泻和便秘交替出现，除非病变侵犯结肠，一般粪便不带黏液和脓血。腹部检查右下腹有轻度压痛，肠鸣音活跃。当病变发展到肠管环形瘢痕狭窄或为增生型肠结核时，则主要表现为低位部分肠梗阻症状。腹部检查常可于右下腹扪及固定的肿块，有轻度压痛。发生慢性肠穿孔时常形成腹腔局限脓肿，表现为发热、腹痛加重和腹部出现明显压痛的肿块，脓肿穿破腹壁便形成肠外瘘。

诊断根据以上临床表现，特别是肺部或身体其他部位有结核病灶的青壮年患者，应考虑肠结核的可能。X 线钡餐或钡剂灌肠检查，对诊断具有重要意义。纤维结肠镜检查可见结肠乃至回肠末端的病变，并可做活组织检查，以确定诊断。

对于痰结核菌阴性的患者，如果粪便浓缩找结核菌阳性，则有诊断意义。治疗肠结核主要采用内科抗结核治疗和支持疗法。对于有空洞或开放性肺结核者，需经彻底治疗，待排菌停止，才能使肠道不再继续受到感染。外科手术治疗的适应证为：并发肠梗阻；急性肠穿孔；慢性肠穿孔形成局限性脓肿或肠外漏；不能控制的肠道大出血。除急诊情况外，手术前原则上应先进行一段抗结核治疗和全身支持疗法，特别是有活动性肺结核或其他肠外结核的患者，需经治疗并待病情稳定后再行外科治疗。

【治疗原则】

(1) 小肠结核应切除病变肠段做端端肠吻合术。如为多发性病变，可作分段切除吻合，但应避免作广泛切除，以保留足够长度的小肠。

(2) 回盲部结核应做右半结肠切除及回肠结肠端端吻合术。如病变固定切除有困难，可在病变肠段的近侧切断回肠，将远断端缝闭，近断端与横结肠作端侧吻合，以解除梗阻，待以后二期手术切除病变肠袢。但应避免施行单纯回肠横结肠侧侧吻合的短路手术。

(3)急性肠穿孔时应急诊剖腹,根据患者全身和局部情况,进行病变肠切除术或腹腔引流术。慢性肠穿孔形成的局限性脓肿,其周围多有紧密粘连,宜行脓腔切开引流术,待病情好转,形成瘘管后再进一步处理。

(4) 肠外漏要根据病变部位,按一般治疗肠漏的原则,维持水和电解质平衡及营养状况,更换敷料保护漏口周围皮肤,最后多需切除病变肠段才能治愈。

手术中,对病变周围粘连紧密、包裹成团的肠管,如无梗阻存在,不要进行广泛分离,以免损伤肠壁造成更严重的粘连、梗阻甚至肠瘘。另外,术后都要继续行抗结核及全身支持治疗。

二、伤寒肠穿孔

肠穿孔是伤寒病的严重并发症之一,死亡率较高。肠伤寒病变主要位于回肠末段,病变的淋巴集结发生坏死,黏膜脱落形成溃疡多在病程的第 2 ~ 3 周,所以,并发肠穿孔也多在此期间,肠穿孔发生在距回盲瓣 50 cm 以内,多为单发。临床表现和诊断已经确诊为伤寒病的患者,突然发生右下腹痛,短时间内扩散至全腹,并伴有明显腹部压痛、肠鸣音消失等腹膜炎征象,X 线腹部透视或拍片发现气腹,诊断多不困难。全身反应常表现为体温初降后升和脉率增快,白细胞计数在原来的基础上有升高,这就不同于一般没有并发症的伤寒患者。由于伤寒患者常有体弱、腹胀,所以腹肌紧张往往不明显,对腹部叩诊肝浊音界缩小和消失也不易正确评价,因此易造成误诊。部分患者在穿孔发生前可先有腹泻、腹胀、肠出血等表现,或有饮食不调和误用泻剂等诱因。有两种情况要特别引起注意:

(1) 对病情严重,神志不清的患者,由于不能获得正确的主诉,要认真观察,反复检查比较腹部体征,如腹膜刺激体征发展,听诊肠鸣音消失,白细胞计数上升,有助于诊断。

(2) 对于伤寒病症状轻微和不典型的患者,则应结合季节和伤寒流行的动态,并详细询问腹痛发生前有否低热、头痛不适、四肢酸痛、食欲缺乏等表现,以便和急性阑尾炎等急腹症鉴别。手术时应取腹腔渗液作伤寒杆菌培养。另外,血伤寒杆菌培养和肥达反应试验,有助于明确诊断。

【治疗】 伤寒肠穿孔(intestinal perforation due to typhoid fever)确诊后应及时手术治疗。一般采用右下腹部切口,原则是施行穿孔缝合术。如穿孔过大,其周围肠壁水肿严重,可作近端回肠插管造口,以保证穿孔缝合处愈合。但是,对术中发现肠壁很薄接近穿孔的其他病变处,也应作浆肌层缝合,以防术后发生新的穿孔。腹腔内应置放烟卷引流。肠伤寒穿孔患者一般体质差,难以耐受大手术打击,故一般不应做肠切除术,除非肠穿孔过多,以及并发不易控制的大量肠道出血,而患者全身状况尚许可者,才考虑采用。术后对伤寒病和腹膜炎应采用抗菌药物及加强支持疗法等积极治疗。

三、克 罗 恩 病

克罗恩病(Crohn's disease)的病因迄今未肯定。发病以年轻者居多,女性多于男性。此病多见于美国、西欧和东北欧,我国少见。

【病因和病理】 克罗恩病可侵及胃肠道的任何部位,最多见于回肠末段,故又称"末端回肠炎",可同时累及小肠、结肠,病变局限在结肠者较少见,直肠受累者则不及半数。病变可局限于肠管的一处或多处，呈节段性分布。炎症波及肠壁各层，浆膜面充血水肿、纤维素渗出，病变黏膜增厚，可见裂沟状深溃疡，黏膜水肿突出表面呈卵石路面状；肠壁增厚，肉芽肿形成，可使肠腔变窄；受累肠系膜也有水肿、增厚和淋巴结炎性肿大；病变肠袢间及与周围组织、器官常粘连，或因溃疡穿透而形成内外瘘。

【临床表现】 临床表现与发病急缓，病变部位和范围以及有无并发症有关。一般起病常较缓慢，病史多较长。主要症状为腹泻、腹痛、低热、体重下降等。粪隐血可呈阳性，一般无便血。腹痛常位于右下腹或脐周，一般为痉挛性痛，多不严重，常伴局部轻压痛。当有慢性溃疡穿透、肠内瘘和粘连形成时，可出现腹内包块。部分患者出现肠梗阻症状，但多为不完全性。诊断与鉴别诊断除临床表现外，X 线钡餐检查如显示回肠末段肠腔狭窄、管壁僵硬，黏膜皱襞消失，呈线样征等和纤维结肠镜检查有助于确诊。

克罗恩病应与肠结核和溃疡性结肠炎鉴别。少数克罗恩病患者发病较急或在急性阶段，易误诊为急性阑尾炎。但是急性阑尾炎一般以往无低热、腹泻病史，右下腹压痛较局限、固定，白细胞计数增加较显著。

【治疗】 一般采用内科保守治疗。克罗恩病手术适应证为肠梗阻、狭窄，慢性肠穿孔后形成腹腔脓肿，肠内瘘或肠外瘘，长期持续出血，以及诊断上难以排除癌肿、结核者。以回肠末段克罗恩病为例，手术应切除病变部位包括近远侧肉眼观正常肠管 3 cm 做肠端端吻合。如因粘连严重或局部脓肿形成，不能切除，可在病变近侧 3 cm 处切断正常肠管，内翻缝合远侧断端，近侧断端与横结肠行端侧吻合，如有脓肿应切开引流。根据情况再决定以后是否作二期手术切除病变。一般不宜作单纯的病变近远侧肠侧侧吻合的短路手术。若与周围器官形成内瘘，切除克罗恩病变肠袢后，周围器官只需作瘘管修补缝合，除非同时患有克罗恩病病变。曾经肠切除术后复发，有单个或多个短的小肠纤维性狭窄，可行狭窄整形术。因误诊为阑尾炎等而在手术中发现为此病时，如无梗阻、穿孔等并发症，不必做肠切除术。如盲肠、末段回肠病变明显，切除阑尾后容易发生残端瘘。本病手术治疗后复发率可达 50% 以上，复发部位多在肠吻合口附近。

四、急性出血性肠炎

急性出血性肠炎（acute hemorrhagic enteritis），是一种好发于小肠的局限性急性出血坏死性炎症，病变主要在空肠或回肠，甚至整个小肠，偶尔也可累及结肠。

【病因】 未确定。病变肠管常呈节段性肠壁充血、水肿、炎性细胞浸润、广泛出血、坏死和溃疡形成，甚至穿孔。肠管扩张，肠腔内充满暗红的血性液和坏死物质。腹腔内可有混浊的或血性渗液。

【临床表现】 常发病于夏秋季，可有不洁饮食史，以儿童及青少年居多。起病急骤，表现为急性腹痛，多由脐周或上中腹开始，疼痛性质为阵发性绞痛，或者呈持续性疼痛伴有阵发性加剧。有发热、恶心、呕吐、腹泻和腥臭血便。腹部检查有不同程度的腹胀、腹肌紧张、压痛，肠鸣音一般减弱。肠管明显坏死时，全身中毒症状、腹膜炎和肠梗阻症状加重，严重的患者往往出现休克。

诊断上需与肠套叠、克罗恩病、中毒性菌痢或急性肠梗阻等相鉴别。

【治疗】 一般采用非手术治疗。主要是包括禁食，胃肠减压，加强全身支持疗法，纠正水、电解质紊乱，抗休克治疗，应用广谱抗生素、甲硝唑等以控制肠道细菌特别是厌氧菌的生长。手术适应证为:①有明显腹膜炎表现,或腹腔穿刺有脓性或血性渗液,怀疑有肠坏死或穿孔;②不能控制的肠道大出血;③有肠梗阻表现经非手术治疗不能缓解,反而加重。手术中如发现病变肠段无坏死、穿孔或大量出血的情况,可用普鲁卡因做肠系膜根部封闭。对于已有肠坏死、穿孔或伴大量出血时,如病变较局限,应作病变肠段切除吻合术,切除的范围应达正常肠黏膜的部位。如患者全身情况严重或病变过于广泛,无法全部切除,则可将病变严重部分肠段切除并作肠造口术,以后作二期吻合。术后应行积极的药物及支持疗法。

第三节 肠系膜血管缺血性疾病

随着人口老龄化,肠系膜血管缺血性疾病已不少见,其中以发生于肠系膜动脉,特别是肠系膜上动脉者多于肠系膜静脉。因肠系膜血管急性血循环障碍,导致肠管缺血坏死,临床上表现为血运性肠梗阻。可由下列原因引起。①肠系膜上动脉栓塞(mesenteric arterial embolism),栓子多来自心脏,如心肌梗死后的壁栓,心瓣膜病、心房纤颤、心内膜炎等,也可来自主动脉壁上粥样斑块;栓塞可发生在肠系膜上动脉出口处,更多见于远侧较窄处,常见部位在中结肠动脉出口以下。②肠系膜上动脉血栓形成(mesenteric arterial thrombosis),大多在动脉硬化性阻塞或狭窄的基础上发生,常涉及整个肠系膜上动脉,也有较局限者。③肠系膜上静脉血栓形成(mesenteric venous thrombosis),可继发于腹腔感染、肝硬化门静脉高压致血流淤滞、真性红细胞增多症、高凝状态和外伤或手术造成血管损伤等。

【临床表现】 根据肠系膜血管阻塞的性质、部位、范围和发生的缓急,临床表现各有差别。一般阻塞发生过程越急,范围越广,表现越严重,动脉阻塞的病状又较静脉阻塞急而严重。肠系膜上动脉栓塞和血栓形成的临床表现大致相仿。一般发病急骤,早期表现为突然发生剧烈的腹部绞痛,恶心呕吐频繁,腹泻。腹部平坦、柔软,可有轻度压痛,肠鸣音活跃或正常。其特点是严重的症状与轻微的体征不相称。全身改变也不明显,但如血管闭塞范围广泛,也可较早出现休克。随着肠坏死和腹膜炎的发展,腹胀渐趋明显,肠鸣音消失,出现腹部压痛、腹肌紧张等腹膜刺激征。呕出暗红色血性液体,或出现血便;腹腔穿刺抽出液也为血性。血象多表现血液浓缩,白细胞计数在病程早期便可明显升高,常达 $20\times10^9/L$ 以上。

肠系膜上动脉血栓形成的患者,常先有慢性肠系膜上动脉缺血的征象,表现为饱餐后腹痛,以致患者不敢进食而日渐消瘦,和伴有慢性腹泻等肠道吸收不良的症状。当血栓形成突然引起急性完全性血管阻塞时,则表现与肠系膜上动脉栓塞相似。

肠系膜上静脉血栓形成的症状发展较慢,多有腹部不适、便秘或腹泻等前驱症状。数日至数周后可突然剧烈腹痛、持续性呕吐,但呕血和便血更为多见,腹胀和腹部压痛,肠鸣音减少。腹腔穿刺可抽出血性液体,常有发热和白细胞计数增高。

【诊断】 诊断主要依靠病史和临床表现,腹部 X 线片显示受累小肠、结肠轻度或中度扩张胀气,晚期由于肠腔和腹腔内大量积液,平片显示腹部普遍密度增高。选择性动脉造影对诊断有重要意义,早期可有助于鉴别血管栓塞、血栓形成或痉挛,并可同时给予血管扩张剂等治疗。

【治疗】 应及早诊断,及早治疗,包括支持疗法和手术治疗。肠系膜上动脉栓塞可行取栓术。血栓形成则可行血栓内膜切除或肠系膜上动脉-腹主动脉"搭桥"手术。如果已有肠坏死,应做肠切除术。肠系膜上静脉血栓形成需施行肠切除术,切除范围应包括全部有静脉血栓形成的肠系膜,否则术后静脉血栓有继续发展的可能。术后并应继续行抗凝治疗。急性肠系膜血管缺血性疾病,临床常因认识不早而出现坏死,预后凶险,死亡率很高。

肠系膜血管缺血性疾病中还有一类非肠系膜血管阻塞性缺血(nonocclusive mesentericischemia),其肠系膜动、静脉并无阻塞。临床诱因如充血性心力衰竭、急性心肌梗死、感染性休克、心脏等大手术后,以及应用麦角等药物、大量利尿剂和洋地黄中毒等,与低血容量、低心排出量或肠系膜血管收缩所致血流动力学改变有关。尤易发生于已有肠系膜上动脉硬化性狭窄病变者,临床表现与急性肠系膜上动脉阻塞极相似,但发病较缓慢,剧烈腹痛逐渐加重。待发展到肠梗死阶段,则出现严重腹痛、呕血或血便,并出现腹膜炎体征。选择性肠系膜上动脉造影最具诊断价值,显示其动脉近端正常,而远侧分支变细而光滑。

治疗首先应纠正诱发因素。血细胞比容增高时应补给晶体、胶体溶液或输注低分子右旋糖酐。经选择性肠系膜上动脉插管注罂粟碱、妥拉唑林等血管扩张药物。发生肠坏死应手术治疗。术后可继续保留肠系膜上动脉插管给药。由于本病伴有致病诱因的严重器质性疾病,且患者常年龄较大,故死亡率甚高。

第四节　肠　梗　阻

肠内容物不能正常运行、顺利通过肠道,称为肠梗阻(intestinal obstruction),是外科常见的病症。肠梗阻不但可引起肠管本身解剖与功能上的改变,并可导致全身性生理上的紊乱,临床病象复杂多变。

【病因和分类】　按肠梗阻发生的基本原因可以分为三类。

1. 机械性肠梗阻(mechanical intestinal obstruction)　最常见。是由于各种原因引起肠腔变狭小,使肠内容通过发生障碍。可因:①肠腔堵塞,如粪块、大胆石、异物等;②肠管受压,如粘连带压迫、肠管扭转、嵌顿疝或受肿瘤压迫等;③肠壁病变,如肿瘤、先天性肠道闭锁、炎症性狭窄等。

2. 动力性肠梗阻　是由于神经反射或毒素刺激引起肠壁肌功能紊乱,使肠蠕动丧失或肠管痉挛,以致肠内容物不能正常运行,但无器质性的肠腔狭窄。常见的如急性弥漫性腹膜炎、腹部大手术、腹膜后血肿或感染引起的麻痹性肠梗阻(paralytic ileus)。痉挛性肠梗阻甚少见,可见于如肠道功能紊乱和慢性铅中毒引起的肠痉挛。

3. 血运性肠梗阻　是由于肠系膜血管栓塞或血栓形成,使肠管血运障碍,继而发生肠麻痹而使肠内容物不能运行。随着人口老龄化,动脉硬化等疾病增多,现已不属少见。

肠梗阻又可按肠壁有无血运障碍,分为单纯性和绞窄性两类。

(1)单纯性肠梗阻:只是肠内容物通过受阻,而无肠管血运障碍。

(2)绞窄性肠梗阻(strangulated intestinal obstruction):系指梗阻并伴有肠壁血运障碍者,可因肠系膜血管受压、血栓形成或栓塞等引起。

肠梗阻还可按梗阻的部位分为高位(如空肠上段)和低位(如回肠末段和结肠)两种,根据梗阻的程度,又可分为完全性和不完全性肠梗阻,此外,按发展过程的快慢还可分为急性和慢性肠梗阻。若一段肠袢两端完全阻塞,如肠扭转、结肠肿瘤等,则称闭袢性肠梗阻,结肠肿瘤引起肠梗阻,由于其近端存在回盲瓣,也易致闭袢性肠梗阻。

肠梗阻在不断变化的病理过程中,上述有的类型在一定条件下是可以互相转化的。

【病理和病理生理】 肠梗阻发生后，肠管局部和机体全身将出现一系列复杂的病理和病理生理变化。

1. 病理变化 各类型肠梗阻的病理变化不全一致，单纯性机械性肠梗阻一旦发生，梗阻以上肠蠕动增加，以克服肠内容物通过障碍。此外，肠腔内因气体和液体的积贮而膨胀。肠梗阻部位愈低，时间愈长，肠膨胀愈明显。梗阻以下肠管则瘪陷、空虚或仅存积少量粪便。扩张肠管和瘪陷肠管交界处即为梗阻所在，这对手术中寻找梗阻部位至为重要。急性完全性梗阻时，肠管迅速膨胀，肠壁变薄，肠腔压力不断升高，到一定程度时可使肠壁血运障碍。最初主要表现为静脉回流受阻，肠壁的毛细血管及小静脉充血，肠壁充血、水肿、增厚、呈暗红色。由于组织缺氧，毛细血管通透性增加，肠壁上有出血点，并有血性渗出液渗入肠腔和腹腔。随着血运障碍的发展，继而出现动脉血运受阻，血栓形成，肠壁失去活力，肠管变成紫黑色。又由于肠壁变薄、缺血和通透性增加，腹腔内出现带有粪臭的渗出物。最后，肠管可缺血坏死而溃破穿孔。

慢性肠梗阻多为不完全梗阻，梗阻以上肠腔有扩张，并由于长期肠蠕动增强，肠壁呈代偿性肥厚，故腹部视诊常可见扩大的肠型和肠蠕动波。痉挛性肠梗阻多为暂时性，肠管多无明显病理改变。

2. 全身性病理生理改变 主要由于体液丧失、肠膨胀、毒素的吸收和感染所致。

（1）体液丧失：体液丧失及因此而引起的水、电解质紊乱与酸碱失衡，是肠梗阻很重要的病理生理改变。胃肠道的分泌液每日约为8000ml，在正常情况下绝大部分被再吸收。急性肠梗阻患者，由于不能进食及频繁呕吐，大量丢失胃肠道液，使水分及电解质大量丢失，尤以高位肠梗阻为甚。低位肠梗阻时，则这些液体不能被吸收而潴留在肠腔内，等于丢失体外。另外，肠管过度膨胀，影响肠壁静脉回流，使肠壁水肿和血浆向肠壁、肠腔和腹腔渗出。如有肠绞窄存在，更丢失大量血液。这些变化可以造成严重的缺水，并导致血容量减少和血液浓缩，以及酸碱平衡失调。但其变化也因梗阻部位的不同而有差别。例如，十二指肠第一段梗阻，可因丢失大量氯离子和酸性胃液而产生碱中毒。一般小肠梗阻，丧失的体液多为碱性或中性，钠、钾离子的丢失较氯离子为多，以及在低血容量和缺氧情况下酸性代谢物增多，加之缺水、少尿可引起严重的代谢性酸中毒。严重的缺钾可加重肠膨胀，并可引起肌无力和心律失常。

（2）感染和中毒：在梗阻以上的肠腔内细菌数量显著增加，细菌大量繁殖，而产生多种强烈的毒素。由于肠壁血运障碍或失去活力，肠道细菌引起严重的腹膜炎和感染、中毒。

（3）休克及多器官功能障碍：严重的缺水、血液浓缩、血容量减少、电解质紊乱、酸碱平衡失调、细菌感染、中毒等，可引起严重休克。当肠坏死、穿孔，发生腹膜炎时，全身中毒尤为严重。肠腔膨胀使腹压增高，膈肌上升，腹式呼吸减弱，影响肺内气体交换，同时妨碍下腔静脉血液回流，而致呼吸、循环功能障碍。最后可因多器官功能障碍乃至衰竭而死亡。

【临床表现】 由于肠梗阻的原因、部位、病变程度、发病急慢的不同，可有不同的临床表现，但肠内容物不能顺利通过肠腔则是一致具有的，其共同表现是腹痛、呕吐、腹胀及停止肛门排气排便。

1. 腹痛 机械性肠梗阻发生时，由于梗阻部位以上强烈肠蠕动，表现为阵发性绞痛，疼痛多在腹中部，也可偏于梗阻所在的部位，有时能见到肠型和肠蠕动波。如果腹痛的间歇期不断缩短，以至成为剧烈的持续性腹痛，则应该警惕可能是绞窄性肠梗阻的表现。

2. 呕吐 在肠梗阻早期，呕吐呈反射性，吐出物为食物或胃液。此后，呕吐随梗阻部位高低而有所不同，一般是梗阻部位愈高，呕吐出现愈早、愈频繁。高位肠梗阻时呕吐频繁，吐出物主要为胃及十二指肠内容；低位肠梗阻时，呕吐出现迟而少，吐出物可呈粪样。结肠梗阻时，呕吐到晚期才出现。呕吐物如呈棕褐色或血性，是肠管血运障碍的表现。麻痹性肠梗阻时，呕吐多呈溢出性。

3. 腹胀　一般梗阻发生一段时间后出现，其程度与梗阻部位有关。高位肠梗阻腹胀不明显，但有时可见胃型。低位肠梗阻及麻痹性肠梗阻腹胀显著，遍及全腹。结肠梗阻时，如果回盲瓣关闭良好，梗阻以上结肠可成闭袢，则腹周膨胀显著。腹部隆起不均匀对称，是肠扭转等闭袢性肠梗阻的特点。

4. 停止肛门排气排便　完全性肠梗阻发生后，患者多不再排气排便；但梗阻早期，尤其是高位肠梗阻，可因梗阻以下肠内尚残存的粪便和气体，仍可自行或在灌肠后排出，不能因此而否定肠梗阻的存在。某些绞窄性肠梗阻，如肠套叠、肠系膜血管栓塞或血栓形成，则可排出血性黏液样粪便。

【检查】　单纯性肠梗阻早期，患者全身情况多无明显改变。梗阻晚期或绞窄性肠梗阻患者，可表现唇干舌燥、眼窝内陷、皮肤弹性消失、尿少或无尿等明显缺水征，或脉搏细速、血压下降、面色苍白、四肢发凉等中毒和休克征象。

腹部视诊：机械性肠梗阻常可见肠型和蠕动波。肠扭转时腹胀多不对称。麻痹性肠梗阻则腹胀均匀。触诊：单纯性肠梗阻因肠管膨胀，可有轻度压痛，但无腹膜刺激征。绞窄性肠梗阻时，可有固定压痛和腹膜刺激征。压痛的包块，常为受绞窄的肠袢。肿瘤或蛔虫性肠梗阻时，有时可在腹部触及包块或条索状团块。叩诊：绞窄性肠梗阻时，腹腔有渗液，移动性浊音可呈阳性。听诊：肠鸣音亢进，有气过水声或金属音，为机械性肠梗阻表现。麻痹性肠梗阻时，则肠鸣音减弱或消失。直肠指检如触及肿块，可能为直肠肿瘤、极度发展的肠套叠的套头或低位肠腔外肿瘤。

实验室检查：单纯性肠梗阻的早期，变化不明显。随着病情发展，血红蛋白值及血细胞比容可因缺水、血液浓缩而升高，尿比重也增高。白细胞计数和中性粒细胞明显增加，多见于绞窄性肠梗阻。查血气分析和血清 Na^+、K^+、Cl^-、尿素氮、肌酐的变化，可了解酸碱失衡、电解质紊乱和肾功能的状况。呕吐物和粪便检查，有大量红细胞或隐血阳性，应考虑肠管有血运障碍。

X 线检查：一般在肠梗阻发生 4～6 小时，X 线检查即显示出肠腔内气体；立位或侧卧位透视或拍片，可见多枚液平面及胀气肠袢。但无上述征象，也不能排除肠梗阻的可能。由于肠梗阻的部位不同，X 线表现也各有其特点：如空肠黏膜环状皱襞可显示"鱼肋骨刺"状；回肠黏膜则无此表现；结肠胀气位于腹部周边，显示结肠袋形。当怀疑肠套叠、乙状结肠扭转或结肠肿瘤时，可作钡剂灌肠或 CT 检查以助诊断。

【诊断】　诊断在肠梗阻诊断过程中，必须辨明下列问题。

1. 是否肠梗阻　根据腹痛、呕吐、腹胀、停止肛门排气排便四大症状和腹部可见肠型或蠕动波、肠鸣音亢进等，一般可作出诊断。X 线检查对确定有否肠梗阻帮助较大。但需注意，有时可不完全具备这些典型表现，特别是某些绞窄性肠梗阻的早期，可能与输尿管结石、卵巢囊肿蒂扭转、急性坏死性胰腺炎等混淆，甚至误诊为一般肠痉挛，尤应警惕。

2. 是机械性还是动力性梗阻　机械性肠梗阻具有上述典型临床表现，早期腹胀可不显著。麻痹性肠梗阻无阵发性绞痛等肠蠕动亢进的表现，相反为肠蠕动减弱或消失，腹胀显著。X 线检查可显示大、小肠全部充气扩张；而机械性肠梗阻胀气限于梗阻以上的部分肠管,即使晚期并发肠绞窄和麻痹,结肠也不会全部胀气。

3. 是单纯性还是绞窄性梗阻 因为绞窄性肠梗阻预后严重,并必须及早进行手术治疗。有下列表现者,应考虑绞窄性肠梗阻的可能。①腹痛发作急骤,起始即为持续性剧烈疼痛,或在阵发性加重之间仍有持续性疼痛。肠鸣音可不亢进。有时出现腰背部痛,呕吐出现早、剧烈而频繁。②病情发展迅速,早期出现休克,抗休克治疗后改善不显著。③有明显腹膜刺激征,体温上升、脉率增快、白细胞计数增高。④腹胀不对称,腹部有局部隆起或触及有压痛的肿块(胀大的肠袢)。⑤呕吐物、胃肠减压抽出液、肛门排出物为血性,或腹腔穿刺抽出血性液体。⑥经积极非手术治疗而症状体征无明显改善。⑦腹部 X 线检查见孤立、突出胀大的肠袢、不因时间而改变位置,或有假肿瘤状阴影;或肠间隙增宽,提示有腹腔积液。

4. 是高位还是低位梗阻 高位小肠梗阻的特点是呕吐发生早而频繁,腹胀不明显。低位小肠梗阻的特点是腹胀明显,呕吐出现晚而次数少,并可吐粪样物。结肠梗阻与低位小肠梗阻的临床表现很相似,鉴别较困难,X 线检查有很大帮助。低位小肠梗阻,扩张的肠袢在腹中部,呈"阶梯状"排列,而结肠内无积气。结肠梗阻时扩大的肠袢分布在腹部周围,可见结肠袋,胀气的结肠阴影在梗阻部位突然中断,盲肠胀气最显著,小肠内胀气可不明显。

5. 是完全性还是不完全性梗阻 完全性梗阻呕吐频繁,如为低位梗阻腹胀明显,完全停止排便排气。X 线腹部检查见梗阻以上肠袢明显充气和扩张,梗阻以下结肠内无气体。不完全梗阻呕吐与腹胀都较轻或无呕吐,X 线所见肠袢充气扩张都较不明显,而结肠内仍有气体存在。

6. 是什么原因引起梗阻 应根据年龄、病史、体征、X 线、CT 等影像学检查等几方面分析。在临床上粘连性肠梗阻最为常见,多发生在以往有过腹部手术、损伤或炎症史的患者。嵌顿性或绞窄性腹外疝是常见的肠梗阻原因,所以机械性肠梗阻的患者应仔细检查各可能发生外疝的部位。结肠梗阻多系肿瘤所致,需特别提高警惕。新生婴儿以肠道先天性畸形为多见。2 岁以内小儿,则肠套叠多见。蛔虫团所致的肠梗阻常发生于儿童。老年人则以肿瘤及粪块堵塞为常见。

【治疗】 治疗肠梗阻的治疗原则是矫正因肠梗阻所引起的全身生理紊乱和解除梗阻。具体治疗方法要根据肠梗阻的类型、部位和患者的全身情况而定。

1. 基础疗法 即不论采用非手术或手术治疗,均需应用的基本处理。

(1) 胃肠减压:是治疗肠梗阻的重要方法之一。通过胃肠减压,吸出胃肠道内的气体和液体,可以减轻腹胀,降低肠腔内压力,减少肠腔内的细菌和毒素,改善肠壁血循环,有利于改善局部病变和全身情况。

(2) 矫正水、电解质紊乱和酸碱失衡:不论采用手术和非手术治疗,纠正水、电解质紊乱和酸碱失衡是极重要的措施。输液所需容量和种类须根据呕吐情况、缺水体征、血液浓缩程度、尿排出量和比重,并结合血清钾、钠、氯和血气分析监测结果而定。单纯性肠梗阻,特别是早期,上述生理紊乱较易纠正。而在单纯性肠梗阻晚期和绞窄性肠梗阻,尚须输给血浆、全血或血浆代用品,以补偿丧失至肠腔或腹腔内的血浆和血液。

(3) 防治感染和中毒:应用抗肠道细菌,包括抗厌氧菌的抗生素。一般单纯性肠梗阻可不应用,但对单纯性肠梗阻晚期,特别是绞窄性肠梗阻及手术治疗的患者,应该使用。此外,还可应用镇静剂、解痉剂等一般对症治疗,止痛剂的应用则应遵循急腹症治疗的原则。

2. 解除梗阻 可分手术治疗和非手术治疗两大类。

手术治疗:各种类型的绞窄性肠梗阻、肿瘤及先天性肠道畸形引起的肠梗阻,以及非手术治疗无效的患者,适应手术治疗。由于急性肠梗阻患者的全身情况常较严重,所以手术的原则和目的是:在最短手术时间内,以最简单的方法解除梗阻或恢复肠腔的通畅。具体手术方法要根据梗阻的病因、性质、部位及患者全身情况而定。

手术大体可归纳为下述四种。

(1) 解决引起梗阻的原因:如粘连松解术、肠切开取除异物、肠套叠或肠扭转复位术等。

(2) 肠切除肠吻合术:如肠管因肿瘤、炎症性狭窄等,或局部肠袢已经失活坏死,则应作肠切除肠吻合术。

对于绞窄性肠梗阻,应争取在肠坏死以前解除梗阻,恢复肠管血液循环,正确判断肠管的生机十分重要。如在解除梗阻原因后有下列表现,则说明肠管已无生机:①肠壁已呈黑色并塌陷;②肠壁已失去张力和蠕动能力,肠管呈麻痹、扩大、对刺激无收缩反应;③相应的肠系膜终末小动脉无搏动。如有可疑,可用等渗盐水纱布热敷,或用0.5%普鲁卡因溶液作肠系膜根部封闭等。倘若观察10~30分钟,仍无好转,说明肠已坏死,应做肠切除术。若肠管生机一时实难肯定,特别当病变肠管过长,切除后会导致短肠综合征的危险,则可将其回纳入腹腔,缝合腹壁,于18~24小时后再次行剖腹探查术(“second look” laparotomy)。但在此期间内必须严密观察,一旦病情恶化,即应随时行再次剖腹探查,加以处理。

(3) 短路手术:当引起梗阻的原因既不能简单解除,又不能切除时,如晚期肿瘤已浸润固定,或肠粘连成团与周围组织粘连,则可作梗阻近端与远端肠袢的短路吻合术。

(4) 肠造口或肠外置术:如患者情况极严重,或局部病变所限,不能耐受和进行复杂手术,可用这类术式解除梗阻;但主要适用于低位肠梗阻如急性结肠梗阻,对单纯性结肠梗阻,一般采用梗阻近侧(盲肠或横结肠)造口,以解除梗阻。如已有肠坏死,则宜切除坏死肠段并将两断端外置作造口术,待以后二期手术再解决结肠病变。

非手术治疗:主要适用于单纯性粘连性(特别是不完全性)肠梗阻,麻痹性或痉挛性肠梗阻,蛔虫或粪块堵塞引起的肠梗阻,肠结核等炎症引起的不完全性肠梗阻,肠套叠早期等。在治疗期间,必须严密观察,如症状、体征不见好转或反有加重,即应手术治疗。非手术治疗除前述基础疗法外,还包括:中医中药治疗、口服或胃肠道灌注生植物油、针刺疗法,以及根据不同病因采用低压空气或钡灌肠,经乙状结肠镜插管,腹部按摩等各种复位法。

一、粘连性肠梗阻

粘连性肠梗阻(intestinal obstruction due to adhesions)是肠粘连或腹腔内粘连带所致的肠梗阻,较为常见,其发生率占各类肠梗阻的20%~40%。

【病因和病理】 肠粘连和腹腔内粘连带形成可分先天性和后天性两种。先天性者较少见,可因发育异常或胎粪性腹膜炎所致;后天性者多见,常由于腹腔内手术、炎症、创伤、出血、异物等引起。临床上以手术后所致的粘连性肠梗阻为最多。

肠粘连必须在一定条件下才会引起肠梗阻。常见的如因肠袢间紧密粘连成团或固定于腹壁,使肠腔变窄或影响了肠管的蠕动和扩张;肠管因粘连牵扯扭折成锐角;粘连带压迫肠管,肠袢套入粘连带构成的环孔;或因肠袢以粘连处为支点发生扭转等。在上述病变基础上，肠道功能紊乱、暴饮暴食、突然改变体位等，往往是引起梗阻的诱因。

【诊断】 急性粘连性肠梗阻主要是小肠机械性肠梗阻的表现，患者多有腹腔手术、创伤或感染的病史，以往有慢性肠梗阻症状和多次急性发作者多为广泛粘连引起的梗阻；长期无症状，突然出现急性梗阻症状，腹痛较重，出现腹部局部压痛，甚至腹肌紧张者，即应考虑是粘连带等引起的绞窄性肠梗阻。

手术后近期发生的粘连性肠梗阻应与手术后肠麻痹恢复期的肠蠕动功能失调相鉴别，后者多发生在手术后 3 ~4 日，当自肛门排气排便后，症状便自行消失。及时、正确治疗腹腔炎症对防止粘连的发生有重要意义。还要特别注意的是：腹腔手术止血不彻底而形成的血肿，肠管暴露在腹腔外过久或纱布敷料长时间覆盖接触损伤浆膜，手套上未洗净的滑石粉等异物带入腹腔，腹膜撕裂、缺损，大块组织结扎，腹腔引流物的放置，腹腔或腹壁切口感染等，都是促成粘连的医源性因素，应予防止。此外，术后早期活动和促进肠蠕动及早恢复，则有利于防止粘连的形成。

【治疗】 治疗粘连性肠梗阻重要的是要区别是单纯性还是绞窄性，是完全性还是不完全性。因为手术治疗并不能消除粘连，相反地，术后还可能形成新的粘连，所以对单纯性肠梗阻，不完全性梗阻，特别是广泛性粘连者，一般选用非手术治疗。又如术后早期炎性肠梗阻，除新形成的纤维素性粘连以外，与术后早期腹腔炎症反应有关，既有肠壁水肿、肠腔梗阻，又存在炎症引起的局部肠动力性障碍，一般应采用非手术治疗。

粘连性肠梗阻如经非手术治疗不见好转甚至病情加重，或怀疑为绞窄性肠梗阻，手术须及早进行，以免发生肠坏死。对反复频繁发作的粘连性肠梗阻也应考虑手术治疗。

手术方法应按粘连的具体情况而定。①粘连带和小片粘连可施行简单的切断和分离。②广泛粘连不易分离，且容易损伤肠壁浆膜和引起渗血或肠瘘，并再度引起粘连，所以对那些并未引起梗阻的部分，不应分离；如因广泛粘连而屡次引起肠梗阻，可采用小肠插管内固定排列术，即经胃造瘘插入带气囊双腔管，将其远端插至回肠末端，然后将小肠顺序折叠排列，借胃肠道内的带气囊双腔管达到内固定的目的，以避免梗阻再发生。③如一组肠袢紧密粘连成团引起梗阻，又不能分离，可将此段肠袢切除作一期肠吻合；倘若无法切除，则作梗阻部分近、远端肠侧侧吻合的短路手术，或在梗阻部位以上切断肠管，远断端闭合，近端与梗阻以下的肠管作端侧吻合。值得提醒的是，粘连性肠梗阻可多处发生，手术中应予注意。

二、肠蛔虫堵塞

由于蛔虫团、胆石、粪便或其他异物等肠内容堵塞肠腔，称肠堵塞，是一种单纯性机械性肠梗阻。较多见的是蛔虫结聚成团并引起局部肠管痉挛而致肠腔堵塞。驱虫治疗不当常为诱因，最多见于儿童，农村发病率较高。临床表现为脐周围阵发性腹痛和呕吐，可有便蛔虫或吐蛔虫的病史。一般腹胀不显著，梗阻多为不完全性，也无腹肌紧张，腹部常可扪及条索状团块，并且可能随肠管收缩而变硬，肠鸣音可亢进或正常。体温、白细胞计数多正常。腹部 X 线片上偶见小肠充气或有液平面，有时可以看到肠腔内成团的虫体阴影。诊断一般不难，但应注意与肠套叠鉴别。少数患者可因过大蛔虫团引起肠壁坏死穿孔，大量蛔虫进入腹腔引起腹膜炎。

【治疗】 单纯性蛔虫堵塞采用非手术疗法效果较好。除禁食、输液外，可口服生植物油，也可口服药物等驱虫；如腹痛剧烈，可用解痉剂，或配以针刺、腹部轻柔按摩等。症状缓解后行驱虫治疗。如经非手术治疗无效，或并发肠扭转，或出现腹膜刺激征时，应施行手术切开肠壁取虫，但应尽量取尽，以免发生残留的蛔虫从肠壁缝合处钻出，引起肠穿孔和腹膜炎。术后应继续驱虫治疗。

三、肠　扭　转

肠扭转（volvulus）是一段肠袢沿其系膜长轴旋转而造成的闭袢型肠梗阻，同时肠系膜血管受压，也是绞窄性肠梗阻。常常是因为肠袢及其系膜过长，系膜根部附着处过窄或粘连收缩靠拢等解剖上的因素，并因肠内容重量骤增，肠管动力异常，以及突然改变体位等诱发因素而引起。肠扭转部分在其系膜根部，以顺时针方向旋转为多见，扭转程度轻者在360°以下，严重的可达2～3转。常见的肠扭转有部分小肠、全部小肠和乙状结肠扭转。

【临床表现】　肠扭转表现为急性机械性肠梗阻，根据其发生的部位，临床上各有特点。

小肠扭转：急性小肠扭转多见于青壮年。常有饱食后剧烈活动等诱发因素，发生于儿童者则常与先天性肠旋转不良等有关。表现为突然发作剧烈腹部绞痛，多在脐周围，常为持续性疼痛阵发性加重；腹痛常牵涉腰背部，患者往往不敢平仰卧，喜取胸膝位或蜷曲侧卧位；呕吐频繁，腹胀不显著或者某一部位特别明显，可以没有高亢的肠鸣音。腹部有时可扪及压痛的扩张肠袢。病程稍晚，即易发生休克。腹部X线检查符合绞窄性肠梗阻的表现，另外，还可见空肠和回肠换位，或排列成多种形态的小跨度蜷曲肠袢等特有的征象。

乙状结肠扭转：多见于男性老年人，常有便秘习惯，或以往有多次腹痛发作经排便、排气后缓解的病史。临床表现除腹部绞痛外，有明显腹胀，而呕吐一般不明显。如作低压灌肠，往往不足500ml便不能再灌入。腹部X线片显示马蹄状巨大的双腔充气肠袢，圆顶向上，两肢向下；立位可见两个液平面。钡剂灌肠X线检查见扭转部位钡剂受阻，钡影尖端呈“鸟嘴”形。

【治疗】　肠扭转是一种较严重的机械性肠梗阻，常可在短时期内发生肠绞窄、坏死，死亡率为15%～40%，死亡的主要原因常为就诊过晚或治疗延误，一般应及时手术治疗。

1. 扭转复位术　将扭转的肠袢按其扭转的相反方向回转复位。复位后如肠系膜血液循环恢复良好，肠管未失去生机，则还需要解决预防复发的问题，如为移动性盲肠引起的盲肠扭转，可将其固定于侧腹壁；过长的乙状结肠可将其平行折叠，固定于降结肠内侧，也可行二期手术将过长的乙状结肠切除吻合。

2. 肠切除术　适用于已有肠坏死的病例，小肠应作一期切除吻合。乙状结肠一般切除坏死肠段后将断端作肠造口术，以后再二期手术作肠吻合术，较为安全。早期乙状结肠扭转，可在乙状结肠镜明视下，将肛管通过扭转部进行减压，并将肛管保留2～3日。但此疗法，必须在严密观察下进行，一旦怀疑有肠绞窄，必须及时改行手术治疗。

四、肠　套　叠

一段肠管套入其相连的肠管腔内称为肠套叠（intussusception），其发生常与肠管解剖特点（如盲肠活动度过大）、病理因素（如肠息肉、肿瘤）及肠功能失调、蠕动异常等有关。按照发生的部位可分为回盲部套叠（回肠套入结肠）、小肠套叠与结肠套叠（结肠套入结肠）等型。

【临床表现】 肠套叠是小儿肠梗阻的常见病因,80% 发生于 2 岁以下的儿童。最多见的为回肠末端套入结肠。肠套叠的三大典型症状是腹痛、血便和腹部肿块,表现为突然发作剧烈的阵发性腹痛,患儿阵发哭闹不安、面色苍白、出汗,伴有呕吐和果酱样血便。腹部检查常可在腹部扪及腊肠形、表面光滑、稍可活动、具有一定压痛的肿块,常位于脐右上方,而右下腹扪诊有空虚感。腹胀等其他一般肠梗阻症状,随着病程的进展而逐步出现。空气或钡剂灌肠 X 线检查,可见空气或钡剂在结肠受阻,阻端钡影呈"杯口"状,甚至呈"弹簧状"阴影。

除急性肠套叠外,尚有慢性复发性肠套叠,多见于成人,其发生原因常与肠息肉、肿瘤等病变有关。多呈不完全梗阻,故症状较轻,可表现为阵发性腹痛发作,而发生便血的不多见。由于套叠常可自行复位,所以发作过后检查常为阴性。

【治疗】 早期可用空气(或氧气、钡剂)灌肠复位,疗效可达 90% 以上。一般空气压力先用 60mmHg,经肛管灌入结肠内,在 X 线透视再次明确诊断后,继续注气加压至 80mmHg 左右,直至套叠复位。如果套叠不能复位、病期已超过 48 小时、怀疑有肠坏死,或空气灌肠复位后出现腹膜刺激征及全身情况恶化,都应行手术治疗。手术方法:①手术复位;②肠切除吻合术。对手术复位失败,肠壁损伤严重或已有肠坏死者,可行一期肠切除吻合术。如果患儿全身情况不良,则可先切除坏死肠管,将断端暂置切口外,关闭腹壁,以后再行二期肠吻合术。成人肠套叠多有引起套叠的病理因素,一般主张手术为宜。

第五节　短肠综合征

短肠综合征(short bowel syndrome)是因小肠被广泛切除后,小肠吸收面积不足导致的消化、吸收功能不良的临床综合病征。最常见的病因是肠扭转、肠系膜血管栓塞或血栓形成和 Crohn 病行肠切除术所致。其主要临床表现为早期的腹泻和后期的严重营养障碍。

【病理生理】 食物的消化、吸收过程几乎均在小肠内进行,其中某些营养成分的吸收有其特定部位。例如,铁、钙主要在空肠吸收,而胆盐、胆固醇、维生素 B_1 等则是在回肠吸收。当该段小肠被切除,则相应成分的营养物质的吸收就会受到明显影响。回盲瓣在消化、吸收过程中具有很重要的作用,既可延缓食糜进入,结肠的速度,使其在小肠内的消化、吸收更完全,又能阻止结肠内细菌的反流,保持小肠内的正常内环境。正常人的小肠长度长短不一,个体差异较大,但任何个体的肠吸收能力均远超过正常的生理需要。因此,当 50% 小肠被切除后可不出现短肠综合征。但若残留小肠<100cm,则必定会产生不同程度的消化、吸收功能不良。小肠越短,症状就越重。切除回肠后引起的营养障碍比切除空肠更明显。如同时切除了回盲瓣,则功能障碍更严重。

短肠综合征者残留小肠的代偿改变表现为小肠黏膜高度增生,绒毛变长、肥大,肠腺陷凹加深,肠管增粗、延长,使吸收面积及吸收能力增加。食物的直接刺激可使小肠代偿性增生。代偿期需 1 ~2 年,可望有半数患者完全得到代偿,恢复饮食并维持正常营养状态。

【临床表现】 早期的症状是不同程度的水样腹泻,多数患者并不十分严重,少数患者每日排出水量可达 2. 5 ~5. 0 L,可使脱水、血容量下降、电解质紊乱及酸碱平衡失调。数日后腹泻次数逐渐减少,生命体征稳定,胃肠动力开始恢复,但消化吸收功能极差。若无特殊辅助营养支持治疗措施,患者则会逐渐出现营养不良症状,包括体重减轻、疲乏、肌萎缩、贫血和低白蛋白血症等。短肠综合征者促胰液素、促胆囊收缩素及肠抑胃素的分泌均减少,而幽门部胃泌素细胞有增生现象，以致 40%～50% 患者胃酸分泌亢进。这不仅可使腹泻加重，消化功能进一步恶化，并可能并发吻合口溃疡。由于胆盐吸收障碍，影响肠肝循环，胆汁中胆盐浓度下降，加之上述肠激素分泌减少使胆囊收缩变弱，易发生胆囊结石（比正常人高 3～4 倍）。钙、镁缺乏可使神经、肌肉兴奋性增强和手足搐溺。由于草酸盐在肠道吸收增加，尿中草酸盐过多而易形成泌尿系统结石。长期缺钙还可引起骨质疏松。长期营养不良，可恶化导致多器官功能衰竭。

【治疗】 由于对短肠综合征代谢变化的充分认识，以及日趋成熟的营养支持治疗和促代偿措施，本病的治疗效果较以往已大为改善。

在术后最初几日，首先需治疗的是由于严重腹泻而导致的脱水、低血容量、电解质紊乱及酸碱失调。根据生命体征（血压、脉率、呼吸率）、动脉血血气分析及血电解质（钾、钠、氯、钙、镁及磷）测定结果，确定静脉补充晶、胶体溶液量及电解质量。若有代谢性酸中毒，应补充 5% $NaHCO_3$ 溶液纠正。待患者循环、呼吸等生命体征稳定后（3～5 日），则应尽早开始肠外营养（PN）支持，以补充患者所必需的营养物质，包括能量物质（葡萄糖、脂肪乳剂）、蛋白质合成的原料（复方氨基酸溶液）、各种电解质及维生素等。目前的 PN 已能满足机体的需要，并发症也不多，因此已被广泛应用，为减少排便次数，可酌情给予肠动力抑制药物，如口服阿片酊、可待因或洛哌丁胺等。口服考来烯胺可消除胆盐对结肠的刺激，也能减轻腹泻。为控制高胃酸分泌，可口服抗酸药和静脉用 H_2 受体阻滞剂如西咪替丁、雷尼替丁等。

病情渐趋稳定后，可以开始经口摄食。先以单纯的盐溶液或糖溶液，逐步增量，以后可逐步过渡到高碳水化合物、高蛋白、低脂肪、低渣饮食。经口摄食所不足的那一部分，仍需经肠外营养途径补充。可选用专用于短肠综合征者的肠内营养制剂。其主要成分是少肽或氨基酸、葡萄糖及游离脂肪酸等。各成分不必再消化即可被很快吸收。这类产品常有特殊味道，故常需经管饲给予。有些特殊物质对小肠功能的代偿具有显著促进作用，如谷氨酰胺（glutamine），短链脂肪酸、纤维素、生长激素及胰岛素样生长因子等，都已开始临床应用。上述几种物质的联合应用可望使短肠综合征者的代偿过程提早完成。但如果残留小肠仅为 0～30 cm，其中相当多的患者最终仍难以代偿，以致单靠经口摄食无法维持正常的营养状态，必须长期依赖肠外营养的支持。这种长期肠外营养支持常可在患者家中实施，患者及其家属需先接受培训，掌握无菌术及营养液配制技术。国内已有实行家庭肠外营养长达 17 年的成功经验。短肠综合征的手术治疗方面，小肠移植术虽被认为是短肠综合征最彻底的治疗方法，但移植术后严重的排斥反应至今尚难克服，故目前还无法广泛用于临床。此外，小肠倒置术及结肠间置术均能延长食物通过肠道的时间，有一定的实用价值，可根据患者的具体情况选择使用。尽量避免过多切除小肠，是预防本综合征发生的关键。

附：小肠肿瘤

小肠肿瘤（small intestinal tumor）的发病率较胃肠道其他部位为低，约占胃肠道肿瘤的 2% 左右，恶性肿瘤占 3/4 左右。由于小肠肿瘤诊断比较困难，容易延误治疗。

小肠肿瘤有良性及恶性两类。良性肿瘤较常见的有腺瘤、平滑肌瘤，其他如脂肪瘤、纤维瘤、血管瘤等。恶性肿瘤以恶性淋巴瘤、腺癌、平滑肌肉瘤、类癌等比较多见。腺癌可突向肠腔内生长，呈息肉样，也可沿肠壁浸润生长，引起肠腔狭窄，一般腺瘤和癌常见于十二指肠，其他则多见于回肠和空肠。

类癌常发生于胃肠道，45% 位于阑尾，28% 位于回肠末端，直肠占 16%，源于中肠者（胃、十二指肠、空回肠及右半结肠）多分泌 5-羟色胺（serotonin），源于后肠者（左半结肠、乙状结肠）分泌生长抑素（somatostain）为主。类癌中 75% 小于 1 cm，约 2% 可有转移，1～2 cm者 50% 可有转移，大于 2 cm 者 80%～90% 可出现转移，如肝转移。

此外，小肠还有转移性肿瘤，可由胰、结肠和胃癌直接蔓延，也可从远处经淋巴管或血行播散而来，如卵巢癌、黑色素瘤等。

【临床表现】 临床表现很不典型，常表现下列一种或几种症状。

1. 腹痛 是最常见的症状，可为隐痛、胀痛乃至剧烈绞痛，当并发肠梗阻时，疼痛尤为剧烈，并可伴有腹泻、食欲缺乏等。

2. 肠道出血 常为间断发生的柏油样便或血便，或大出血，有的因长期反复小量出血未被察觉，而表现为慢性贫血。

3. 肠梗阻 引起急性肠梗阻最常见的原因是肠套叠，但绝大多数为慢性复发性。肿瘤引起的肠腔狭窄和压迫邻近肠管也是发生肠梗阻的原因，亦可诱发肠扭转。

4. 腹内肿块 一般肿块活动度较大，位置多不固定。

5. 肠穿孔 多见于小肠恶性肿瘤，急性穿孔导致腹膜炎，慢性穿孔则形成肠瘘。

6. 类癌综合征 类癌大多无症状，小部分患者出现类癌综合征，由于类癌细胞产生的5-羟色胺和血管舒缓素的激活物质缓激肽所引起，主要表现为阵发性面、颈部和上躯体皮肤潮红（毛细血管扩张），腹泻，哮喘和因纤维组织增生而发生心瓣膜病。常因进食、饮酒、情绪激动、按压肿瘤而激发。大多见于类癌而有肝转移的患者。

【诊断】 诊断小肠肿瘤的诊断主要依靠临床表现和 X 线钡餐检查，由于小肠肿瘤的临床症状不典型，并又缺少早期体征和有效的诊断方法，因此容易延误诊断。对具有上述一种或数种表现者，应考虑小肠肿瘤的可能，需作进一步的检查。

（1）X 线钡餐检查，对疑有十二指肠的肿瘤，采用弛张性十二指肠钡剂造影。

（2）纤维十二指肠镜、纤维小肠镜、胶囊内镜检查及选择性动脉造影术，可提高诊断率。

（3）由于类癌患者血中 5-羟色胺升高，故对怀疑类癌的病例，测定患者尿中的 5-羟色胺的降解物 5-羟吲哚乙酸（5-HIAA），有助于确定肿瘤的性质。

（4）必要时可行剖腹探查。

【治疗】 小的或带蒂的良性肿瘤可连同周围肠壁组织一起作局部切除。较大的或局部多发的肿瘤作部分肠切除吻合术。恶性肿瘤则需连同肠系膜及区域淋巴结作根治性切除术。术后根据情况，选用化疗或放疗。如肿瘤已与周围组织浸润固定，无法切除，并有梗阻者，则可作短路手术，以缓解梗阻。抗组胺及氢化可的松可改善类癌综合征。

（查文章）

第三十二章 阑尾疾病

学习目标

1. 掌握阑尾疾病的临床特点。
2. 熟悉各类型阑尾疾病的特点。
3. 了解特殊阑尾疾病的改变。

第一节 解剖生理概要

阑尾(appendix)通常位于右髂窝部,长 5 ~ 10 cm,直径 0.5 ~ 0.7 cm,起于盲肠根部,附于盲肠后内侧壁,三条结肠带的会合点。因此,沿盲肠的三条结肠带向顶端追踪可寻到阑尾根部。其体表投影在脐与右髂前上棘连线中外 1/3 交界处,称为麦氏点(McBurney 点)。麦氏点是选择阑尾手术切口的标记点。绝大多数阑尾属腹膜内器官,其位置多变,由于阑尾基底部与盲肠的关系恒定,因此阑尾的位置也随盲肠的位置而变异,一般在右下腹部,但也可高到肝下方,低至盆腔内,甚而越过中线至左侧。阑尾的解剖位置可以以基底部为中心,如时针在 360°范围内的任何位置。此点决定了病人临床症状及压痛部位的不同。

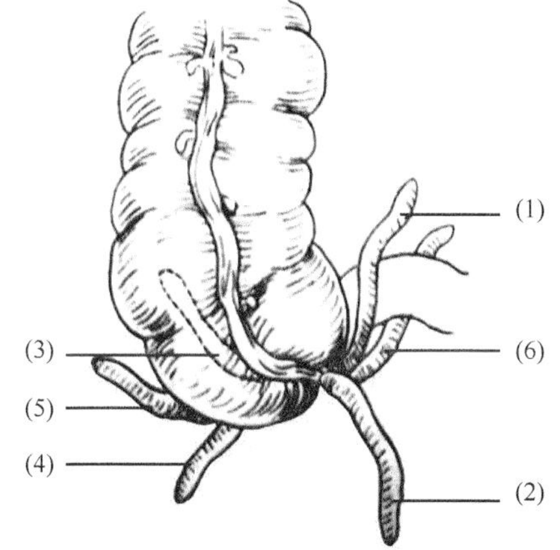

图 32-1 阑尾的解剖位置
(1)回肠前位;(2)盆位;(3)盲肠后位;(4)盲肠下位;(5)盲肠外侧位;(6)回肠后位

【阑尾的解剖】

1. 阑尾的位置(图 32-1)

阑尾动脉:回结肠动脉的分支,为一无侧支的终末动脉。有血运障碍时易致阑尾坏死。

阑尾静脉:与阑尾动脉伴行,回流入门静脉。阑尾炎症时可引起门静脉炎和肝脓肿。

2. 阑尾的淋巴与神经 淋巴:淋巴管与系膜内的血管伴行,引流到回结肠淋巴结。

神经:交感神经经腹腔丛和内脏小神经传入第 10 ~ 11 脊髓胸节,故阑尾可有内脏牵涉痛。

3. 阑尾的组织结构 类似结肠的组织结构分为:黏膜层、黏膜下层、肌层、浆膜层。黏膜可分泌黏液、富含淋巴及嗜银细胞,黏膜下层内淋巴组织丰富,参与 B 淋巴细胞的产生和成熟。

第二节 急性阑尾炎

【病因】

1. 阑尾管腔阻塞 是急性阑尾炎最常见的病因。阑尾管腔阻塞的最常见原因是淋巴滤泡的明显增生,多见于年轻人。粪石也是阻塞的原因之一,异物、炎性狭窄、食物残渣、蛔虫、肿瘤等则是较少见的病因。由于阑尾管腔细,开口狭小,系膜短使阑尾蜷曲,这些都是造成阑尾管腔易于阻塞的因素。阑尾管腔阻塞后阑尾黏膜仍继续分泌黏液,腔内压力上升,血运发生障碍,使阑尾炎症加剧。

2. 细菌入侵 细菌繁殖,分泌内毒素和外毒素,损伤黏膜上皮并使黏膜形成溃疡,细菌穿过溃疡的黏膜进入阑尾肌层。阑尾壁间质压力升高,妨碍动脉血流,造成阑尾缺血,最终造成坏疽。致病菌多为肠道内的各种革兰阴性杆菌和厌氧菌。

【临床病理分型】

1. 急性单纯性阑尾炎 属轻型阑尾炎或病变早期。病变多只限于黏膜和黏膜下层。阑尾外观轻度肿胀,浆膜充血并失去正常光泽,表面有少量纤维素性渗出物。镜下,阑尾各层均有水肿和中性粒细胞浸润,黏膜表面有小溃疡和出血点。临床症状和体征均较轻。

2. 急性化脓性阑尾炎 亦称急性蜂窝织炎性阑尾炎,常由单纯性阑尾炎发展而来。阑尾肿胀明显,浆膜高度充血,表面覆以纤维素性(脓性)渗出物。镜下:阑尾黏膜的溃疡面加大并深达肌层和浆膜层,管壁各层有小脓肿形成,腔内亦有积脓。阑尾周围的腹腔内有稀薄脓液,形成局限性腹膜炎。临床症状和体征较重。

3. 坏疽及穿孔性阑尾炎 阑尾管壁坏死或部分坏死,呈暗紫色或黑色。阑尾腔内积脓,压力升高,阑尾壁血液循环障碍。穿孔部位多在阑尾根部和尖端。穿孔如未被包裹,感染继续扩散,则可引起急性弥漫性腹膜炎。

4. 阑尾周围脓肿 急性阑尾炎化脓坏疽或穿孔,如果此过程进展较慢,大网膜可移至右下腹部,将阑尾包裹并形成粘连,形成炎性肿块或阑尾周围脓肿。

【临床诊断】

1. 症状

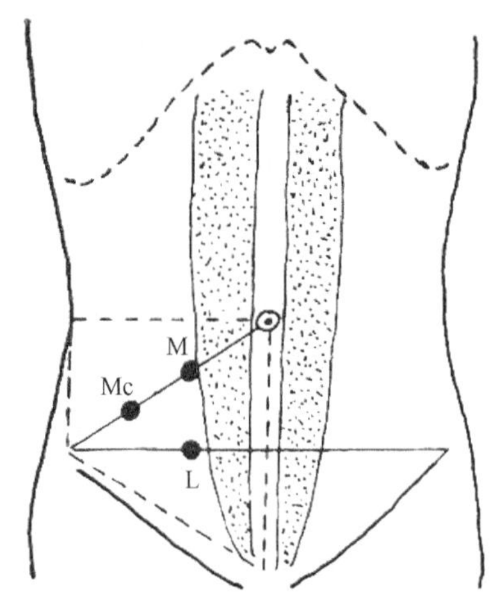

图 32-2 阑尾炎的压痛点

(1) 腹痛:典型的腹痛发作始于上腹部,逐渐移向脐部,数小时(6~8 小时)后转移并局限在右下腹。此过程的时间长短取决于病变发展的程度和阑尾位置。大部分患者具有这种典型的转移性腹痛的特点,部分病例发病开始即出现右下腹痛。不同类型的阑尾炎其腹痛也有差异,如单纯性阑尾炎表现为轻度隐痛;化脓性阑尾炎呈阵发性胀痛和剧痛;坏疽性阑尾炎呈持续性剧烈腹痛;穿孔性阑尾炎因阑尾腔压力骤减,腹痛可暂时减轻,但出现腹膜炎后,腹痛又会持续加剧。不同位置的阑尾炎,其腹痛部位也有区别,如盲肠后位阑尾炎疼痛在右侧腰部,盆位阑尾炎腹痛在耻骨上区,肝下区阑尾炎可引起右上腹痛,极少数左下腹部阑尾炎呈左下腹疼痛(图 32-2)。

(2)胃肠道症状:发病早期可能有厌食,恶心、呕吐也可发生,但程度较轻。有的患者可能发生腹泻。盆腔位阑尾炎,炎症刺激直肠和膀胱,引起排便、里急后重症状。弥漫性腹膜炎时可致麻痹性肠梗阻、腹胀、排气排便减少。

(3) 全身症状:早期乏力,炎症重时出现中毒症状,心率增快,发热,达 38℃左右。阑尾穿孔时体温会更高,达 39℃或 40℃。如发生门静脉炎时可出现寒战、高热和轻度黄疸。

2. 体征

(1) 右下腹压痛:是急性阑尾炎最常见的重要体征。压痛点通常位于麦氏点,可随阑尾位置的变异而改变,但压痛点始终在一个固定的位置上。发病早期腹痛尚未转移至右下腹时,右下腹便可出现固定压痛。压痛的程度与病变的程度相关。老年人对压痛的反应较轻。当炎症加重,压痛的范围也随之扩大。当阑尾穿孔时,疼痛和压痛的范围可波及全腹。但此时,仍以阑尾所在位置的压痛最明显。可用叩诊来检查,更为准确。也可嘱患者左侧卧位,体检效果更好。

(2) 腹膜刺激征:反跳痛,腹肌紧张,肠鸣音减弱或消失等是壁层腹膜受炎症刺激出现的防卫性反应,提示阑尾炎症加重,出现化脓、坏疽或穿孔等病理改变。腹膜炎范围扩大,说明局部腹腔内有渗出或阑尾穿孔。但是,在小儿、老人、孕妇、肥胖、虚弱者或盲肠后位阑尾炎时,腹膜刺激征象可不明显。

(3) 右下腹包块:体检发现右下腹饱满,触及一压痛性包块,边界不清,固定,应考虑阑尾周围脓肿的诊断。

(4) 辅助诊断的其他体征

1) 结肠充气试验(Rovsing):患者仰卧位,用右手压迫左下腹,再用左手挤压近侧结肠,结肠内气体可传至盲肠和阑尾,引起右下腹疼痛者为阳性。

2) 腰大肌试验(Psoas):患者左侧卧,使右大腿后伸,引起右下腹疼痛者为阳性。说明阑尾位于腰大肌前方,盲肠后位或腹膜后位。

3) 闭孔内肌试验(obturator):患者仰卧位,使右髋和右大腿屈曲,然后被动向内旋转,引起右下腹疼痛者为阳性,提示阑尾靠近闭孔内肌。

4) 经肛门直肠指检:引起炎症阑尾所在位置压痛。压痛常在直肠右前方。当阑尾穿孔时直肠前壁压痛广泛。当形成阑尾周围脓肿时,有时可触及痛性肿块。

3. 实验室检查　大多数急性阑尾炎患者的白细胞计数和中性粒细胞比例增高。白细胞计数升高到$(10\sim20)\times10^9/L$,可发生核左移。部分患者白细胞可无明显升高,多见于单纯性阑尾炎或老年患者。尿检查一般无阳性发现,如尿中出现少数红细胞,说明炎性阑尾与输尿管或膀胱相靠近。明显血尿说明存在泌尿系统的原发病变。

4. 影像学检查

(1) 腹部平片可见盲肠扩张和液气平面,偶尔可见钙化的粪石和异物影,可帮助诊断。

(2) B 超检查有时可发现肿大的阑尾或脓肿。

(3) 螺旋 CT 扫描可获得与 B 超相似的效果,尤其有助于阑尾周围脓肿的诊断。但是必须强调,这些特殊检查在急性阑尾炎的诊断中不是必须的,当诊断不肯定时可选择应用。

【鉴别诊断】

1. 胃十二指肠溃疡穿孔　穿孔溢出的胃内容物可沿升结肠旁沟流至右下腹部,容易误认为是急性阑尾炎的转移性腹痛。患者多有溃疡病史,表现为突然发作的剧烈腹痛。体征除右下腹压痛外,上腹仍有疼痛和压痛,腹壁板状强直等腹膜刺激症状也较明显。胸腹部 X 线检查如发现膈下有游离气体,则有助于鉴别诊断。

2. 右侧输尿管结石　多呈突然发生的右下腹阵发性剧烈绞痛,疼痛向会阴部、外生殖器放射,右下腹无明显压痛,或仅有沿右侧输尿管径路的轻度深压痛,尿中查到多量红细胞,B 超检查或 X 线片在输尿管走行部位可呈现结石阴影。

3. 妇产科疾病　异位妊娠破裂表现为突然下腹痛,常有急性失血症状和腹腔内出血的体征，有停经史及阴道不规则出血史，检查时宫颈举痛、附件肿块、阴道后穹隆穿刺有血等。卵巢滤泡或黄体囊肿破裂的临床表现与异位妊娠相似，但病情较轻，多发病于排卵期或月经中期以后。急性输卵管炎和急性盆腔炎，下腹痛逐渐发生，可伴有腰痛；腹部压痛点较低，直肠指诊盆腔有对称性压痛，伴发热及白细胞计数升高，常有脓性白带，阴道后穹隆穿刺可获脓液，涂片检查细菌阳性。卵巢囊肿蒂扭转有明显而剧烈腹痛，腹部或盆腔检查中可触及有压痛性的肿块。B 超检查均有助于诊断和鉴别诊断。

4. 急性肠系膜淋巴结炎 多见于儿童，往往先有上呼吸道感染史，腹部压痛部位偏内侧，范围不太固定且较广，并可随体位变更。

5. 其他疾病 急性胃肠炎时，恶心、呕吐和腹泻等消化道症状较重，无右下腹固定压痛和腹膜刺激体征。胆道系统感染性疾病，易与高位阑尾炎相混淆，但有明显绞痛、高热，甚至出现黄疸，常有反复右上腹痛史。右侧肺炎、胸膜炎时可出现反射性右下腹痛，但有呼吸系统的症状和体征。此外，回盲部肿瘤、Crohn 病、Meckel 憩室炎或穿孔、小儿肠套叠等，亦需进行临床鉴别。

【治疗】 手术治疗：绝大多数急性阑尾炎一旦确诊，应早期施行阑尾切除术。早期手术系指阑尾炎症还处于管腔阻塞或仅有充血水肿时就手术切除，此时手术操作较简易，术后并发症少。如化脓坏疽或穿孔后再手术，不但操作困难且术后并发症会明显增加。术前即应用抗生素，有助于防止术后感染的发生。

（1）不同临床类型急性阑尾炎的手术方法选择亦不相同。

1）急性单纯性阑尾炎：行阑尾切除术，切口一期缝合。

2）急性化脓性或坏疽性阑尾炎：行阑尾切除术。腹腔如有脓液，应仔细清除，用湿纱布擦净脓液后关腹，注意保护切口，一期缝合。

3）穿孔性阑尾炎：宜采用右下腹经腹直肌切口，利于术中探查和确诊，切除阑尾，清除腹腔脓液或冲洗腹腔，根据情况放置腹腔引流。术中注意保护切口，冲洗切口，一期缝合。术后注意观察切口，有感染时及时引流。

4）阑尾周围脓肿：阑尾脓肿尚未破溃穿孔时应按急性化脓性阑尾炎处理。如阑尾穿孔已被包裹形成阑尾周围脓肿，病情较稳定，宜应用抗生素治疗或同时联合中药治疗促进脓肿吸收消退，也可在超声引导下穿刺抽脓或置管引流。如脓肿扩大，无局限趋势，宜先行 B 超检查，确定切口部位后行手术切开引流。以引流为主，如阑尾显露方便，也应切除阑尾，如阑尾根部坏疽穿孔，可行 U 字缝合关闭手术。

【并发症及处理】

1. 急性阑尾炎的并发症

（1）腹腔脓肿：是阑尾炎未经及时治疗的后果。在阑尾周围形成的阑尾周围脓肿最常见，也可在腹腔其他部位形成脓肿，常见部位有盆腔、肠间隙等处。临床表现有麻痹性肠梗阻的腹胀症状、压痛性包块和全身感染中毒症状等。B 超和 CT 扫描可协助定位。一经诊断即应在超声引导下穿刺抽脓冲洗或置管引流，或必要时手术切开引流。由于炎症粘连较重，切开引流时应小心防止副损伤，尤其注意肠管损伤。中药治疗阑尾周围脓肿有较好效果，可选择应用。阑尾脓肿非手术疗法治愈后其复发率很高。因此应在治愈后 3 个月左右择期手术切除阑尾，比急诊手术效果好。

（2）内、外瘘形成：阑尾周围脓肿如未及时引流，少数病例脓肿可向小肠或大肠内穿破，亦可向膀胱、阴道或腹壁穿破，形成各种内瘘或外瘘，此时脓液可经瘘管排出。X 线或钡剂检查或者经外瘘置管造影可协助了解瘘管走行,有助于选择相应的治疗方法。

(3) 化脓性门静脉炎(pylephlebitis):急性阑尾炎时阑尾静脉中的感染性血栓,可沿肠系膜上静脉至门静脉,导致化脓性门静脉炎症。临床表现为寒战、高热、肝大、剑突下压痛、轻度黄疸等。虽属少见,如病情加重会产生感染性休克和脓毒症,治疗延误可发展为细菌性肝脓肿,行阑尾切除并大剂量抗生素治疗有效。

2. 阑尾切除术后并发症

(1) 出血:阑尾系膜的结扎线松脱,引起系膜血管出血。表现为腹痛、腹胀和失血性休克等症状。关键在于预防,阑尾系膜结扎确切,系膜肥厚者应分束结扎,结扎线距切断的系膜缘要有一定距离,系膜结扎线及时剪除不要再次牵拉以免松脱。一旦发生出血表现,应立即输血补液,紧急再次手术止血。

(2) 切口感染:是最常见的术后并发症。在化脓或穿孔性急性阑尾炎中多见。近年来,由于外科技术的提高和有效抗生素的应用,此并发症已较少见。术中加强切口保护,切口冲洗,彻底止血,消灭死腔等措施可预防切口感染。切口感染的临床表现包括,术后 2～3 日体温升高,切口胀痛或跳痛,局部红肿、压痛等。处理原则:可先行试穿抽出脓液,或于波动处拆除缝线,排出脓液,放置引流,定期换药,短期可治愈。

(3) 粘连性肠梗阻:也是阑尾切除术后的较常见并发症,与局部炎症重、手术损伤、切口异物、术后卧床等多种原因有关。一旦诊断为急性阑尾炎,应早期手术,术后早期离床活动可适当预防此并发症。粘连性肠梗阻病情重者须手术治疗。

(4) 阑尾残株炎:阑尾残端保留过长超过 1 cm 时,或者粪石残留,术后残株可炎症复发,仍表现为阑尾炎的症状。也偶见术中未能切除病变阑尾,而将其遗留,术后炎症复发。应行钡剂灌肠透视检查以明确诊断。症状较重时应再次手术切除阑尾残株。

(5) 粪瘘:很少见。产生术后粪瘘的原因有多种,阑尾残端单纯结扎,其结扎线脱落,盲肠原为结核、癌症等,盲肠组织水肿脆弱术中缝合时裂伤。

第三节　特殊类型阑尾炎

一般成年人急性阑尾炎诊断多无困难,早期治疗的效果非常好。如遇到婴幼儿、老年人及妊娠妇女患急性阑尾炎时,诊断和治疗均较困难,值得格外重视。

1. 新生儿急性阑尾炎　新生儿阑尾呈漏斗状,不易发生由淋巴滤泡增生或者粪石所致阑尾管腔阻塞。因此,新生儿急性阑尾炎很少见。由于新生儿不能提供病史,其早期临床表现又无特殊性,仅有厌食、恶心、呕吐、腹泻和脱水等,发热和白细胞升高均不明显,因此术前难于早期确诊,死亡率也很高。诊断时应仔细检查右下腹部压痛和腹胀等体征,并应早期手术治疗。

2. 小儿急性阑尾炎　小儿大网膜发育不全,不能起到足够的保护作用。患儿也不能清楚地提供病史。其临床特点:①病情发展较快且较重,早期即出现高热、呕吐等症状;②右下腹体征不明显、不典型,但有局部压痛和肌紧张,是小儿阑尾炎的重要体征;③穿孔率较高,并发症和死亡率也较高。诊断小儿急性阑尾炎须仔细耐心,取得患儿的信赖和配合,再经轻柔的检查,左、右下腹对比检查,仔细观察患儿对检查的反应,作出判断。治疗原则是早期手术,并配合输液、纠正脱水,应用广谱抗生素等。

3. 妊娠期急性阑尾炎　较常见,尤其妊娠中期子宫的增大较快,盲肠和阑尾被增大的子宫推挤向右上腹移位,压痛部位也随之上移。腹壁被抬高,炎症阑尾刺激不到壁层腹膜,所以使压痛、肌紧张和反跳痛均不明显;大网膜难以包裹炎症阑尾,腹膜炎不易被局限而易在腹腔内扩散。这些因素致使妊娠中期急性阑尾炎难于诊断,炎症发展易致流产或早产,威胁母子生命安全。治疗以早期阑尾切除术为主。妊娠后期的腹腔感染难以控制,更应早期手术。围手术期应加用黄体酮。手术切口须偏高,操作要轻柔,以减少对子宫的刺激。尽量不用腹腔引流。术后使用广谱抗生素。加强术后护理。临产期的急性阑尾炎如并发阑尾穿孔或全身感染症状严重时,可考虑经腹剖宫产术,同时切除病变阑尾。

4. 老年人急性阑尾炎　随着社会老龄人口增多,老年人急性阑尾炎的发病率也相应升高。因老年人对疼痛感觉迟钝,腹肌薄弱,防御功能减退,所以主诉不强烈,体征不典型,临床表现轻而病理改变却很重,体温和白细胞升高均不明显,容易延误诊断和治疗。由于老年人动脉硬化,阑尾动脉也会发生改变,易导致阑尾缺血坏死。加之老年人常伴发心血管病、糖尿病、肾功能不全等,使病情更趋复杂严重。一旦诊断应及时手术,同时注意处理伴发的内科疾病。

5. AIDS/HIV 感染患者的阑尾炎　其临床症状及体征与免疫功能正常者相似,但不典型,此类患者白细胞不高,常被延误诊断和治疗,B 超或 CT 检查有助于诊断。阑尾切除术是主要的治疗方法,强调早期诊断并手术治疗,可获较好的短期生存,否则穿孔率较高,因此,不应将 AIDS 和 HIV 感染者视为阑尾切除的手术禁忌证。

第四节　慢性阑尾炎

【病因和病理】　大多数慢性阑尾炎(chronic appendicitis)由急性阑尾炎转变而来,少数也可开始即呈慢性过程。主要病变为阑尾壁不同程度的纤维化及慢性炎性细胞浸润,黏膜层和浆肌层可见以淋巴细胞和嗜酸粒细胞浸润为主,替代了急性炎症时的多形核白细胞,还可见到阑尾管壁中有异物巨细胞。此外,阑尾因纤维组织增生,脂肪增多,管壁增厚,管腔狭窄、不规则,甚至闭塞。这些病变妨碍了阑尾的排空,压迫阑尾壁内神经而产生疼痛症状。多数慢性阑尾炎患者的阑尾腔内有粪石,或者阑尾粘连,淋巴滤泡过度增生,使管腔变窄。

【临床表现和诊断】　既往有急性阑尾炎发作病史,也可能症状不重亦不典型。经常有右下腹疼痛,有的患者仅有隐痛或不适,剧烈活动或饮食不节可诱发急性发作。有的患者有反复急性发作的病史。主要的体征是阑尾部位的局限性压痛,这种压痛经常存在,位置也较固定。左侧卧位体检时,部分患者在右下腹可触及阑尾条索。X 线钡剂灌肠透视检查,可见阑尾不充盈或充盈不全,阑尾腔不规则,72 小时后透视复查阑尾腔内仍有钡剂残留,即可诊断慢性阑尾炎。

【治疗】　诊断明确后需手术切除阑尾,并行病理检查证实此诊断。慢性阑尾炎常粘连较重,手术操作尤应细致。

第五节　阑尾肿瘤

阑尾肿瘤非常少见,多在阑尾切除术中或尸体解剖中被诊断。主要包括:类癌、腺癌和囊性肿瘤三种。

1. 阑尾类癌(carcinoid tumors)　起源于阑尾的嗜银细胞。阑尾类癌约占胃肠道类癌的45%,占阑尾肿瘤的90%,阑尾是消化道类癌的最常见部位。部分肿瘤伴黏液囊肿形成。其组织学恶性表现常不明显。阑尾类癌的典型肉眼所见为一种小的(1～2 cm)、坚硬的、边界清楚的黄褐色肿物,约3/4 发生在阑尾远端,少数发生在阑尾根部。临床表现与急性阑尾炎相似,几乎总是在阑尾切除术中偶然发现。如肿物小,无转移,单纯阑尾切除手术可达到治疗目的。其中9%的病例(>2 cm)发生转移而表现恶性肿瘤的生物学特性,这些病例有肿瘤浸润或有淋巴结转移,应采用右半结肠切除术。远处转移者可用化疗。

2. 阑尾腺癌(adenocarcinoma)　起源于阑尾黏膜的腺上皮,被分为结肠型和黏液型两种亚型。结肠型,由于其临床表现,肉眼及显微镜下所见与右结肠癌相似,常被称为阑尾的结肠型癌,其术前最常见的表现与急性阑尾炎或右结肠癌相似。术前钡灌肠常显示盲肠外肿物。常需术中病理确诊。治疗原则为右半结肠切除术。预后与盲肠癌相近。黏液性腺癌的治疗同结肠型,其预后优于结肠型。

3. 阑尾囊性肿瘤(cystic neoplasms)　包括阑尾黏液囊肿和假性黏液瘤。阑尾病变为囊状结构,或含有黏液的阑尾呈囊状扩张,称为阑尾黏液囊肿(mucocele)。其中75%～85%为良性囊腺瘤,少数为囊性腺癌。患者可有无痛性肿块,或者腹部CT中偶然发现。囊壁可有钙化。当囊肿破裂时,经阑尾切除可治愈。如为恶性可发生腹腔内播散种植转移。假性黏液瘤是阑尾分泌黏液的细胞在腹腔内种植而形成,可造成肠粘连梗阻,需彻底切除或需反复多次手术处理。

(查文章　许永华)

第三十三章　结、直肠与肛管疾病

学习目标

1. 掌握结直肠和肛管的解剖生理概要、检查方法。
2. 熟悉乙状结肠扭转的病因、临床表现和治疗原则。
3. 熟悉溃疡性结肠炎的外科治疗原则。
4. 熟悉肠息肉及肠息肉病的概念、检查方法和治疗。
5. 了解直肠肛管先天性疾病的临床表现和治疗原则。
6. 掌握肛裂、肛瘘、直肠肛管周围脓肿的概念、临床表现、诊断和治疗。
7. 掌握痔、直肠脱垂的概念、临床表现、诊断和治疗原则。

第一节　解剖生理概要

一、结、直肠与肛管解剖

（一）结肠

结肠包括盲肠、升结肠、横结肠、降结肠和乙状结肠，下接直肠。成人结肠全长平均约150 cm(120～200 cm)。结肠各部的直径不一，自盲肠的7.5 cm依次减为乙状结肠末端的2.5 cm。结肠有三个解剖标志，即结肠袋、肠脂垂和结肠带。盲肠以回盲瓣为界与末端回肠相连接。回盲瓣具有括约功能，由于它的存在，结肠梗阻易发展为闭袢性肠梗阻。另一方面，残留回盲瓣的短肠综合征较已切除回盲瓣的相同长度的短肠综合征的预后相对较好。盲肠为腹膜内位器官，故有一定的活动度，其长度在成人约为6 cm，盲肠过长时，易发生扭转。升结肠与横结肠延续段称为结肠肝曲，横结肠与降结肠延续段称为结肠脾曲，肝曲和脾曲是结肠相对固定的部位。升结肠和降结肠为腹膜间位器官，前面及两侧有腹膜遮盖，后面以疏松结缔组织与腹后壁相贴，故其后壁穿孔时可引起严重的腹膜后感染。横结肠和乙状结肠为腹膜内位器官，完全为腹膜包裹，是结肠中活动度较大的部分，乙状结肠若系膜过长则易发生扭转。结肠的肠壁分为浆膜层、肌层、黏膜下层和黏膜层(图33-1)。

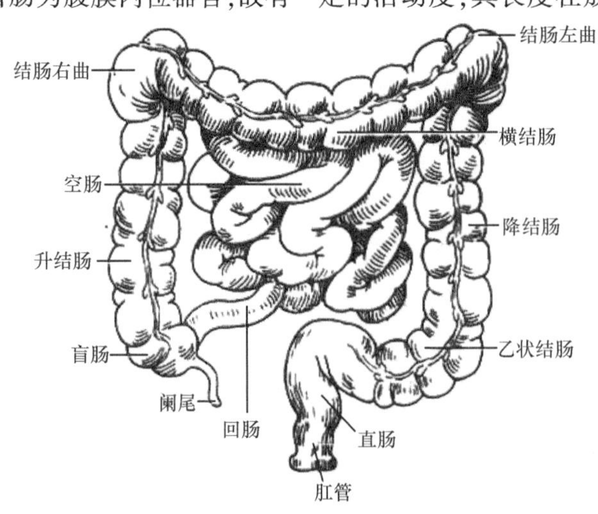

图33-1　结肠的解剖与分区

（二）直肠

直肠位于盆腔的后部，上接乙状结肠，沿骶、尾骨前面下行，穿过盆膈转向后下，至尾骨平面与肛管相连，形成约90°的弯曲。上部直肠与结肠粗细相同，下部扩大成直肠壶腹，是暂存粪便的部位。直肠长度12～15 cm，分为上段直肠和下段直肠，以腹膜返折为界。上段直肠的前面和两侧有腹膜覆盖，前面的腹膜返折成直肠膀胱陷凹或直肠子宫陷凹。如该陷凹有炎性液体或腹腔肿瘤盆底种植转移时，直肠指诊可以帮助诊断；如有盆腔脓肿可穿刺或切开直肠前壁进行引流。下段直肠全部位于腹膜外。男性直肠下段的前方借直肠膀胱隔与膀胱底、前列腺、精囊腺、输精管壶腹及输尿管盆段相邻。女性直肠下段借直肠阴道隔与阴道后壁相邻。直肠后方是骶、尾骨和梨状肌。直肠的肌层与结肠相通。直肠环肌在直肠下端增厚而成为肛管内括约肌，属不随意肌，受自主神经支配，可协助排便，无括约肛门的功能。直肠纵肌下端与肛提肌和内、外括约肌相连。直肠黏膜紧贴肠壁，内镜下与结肠黏膜易于区别，看不到结肠黏膜所形成的螺旋形皱襞，但在直肠壶腹部有上、中、下三条半月形的直肠横襞，内含环肌纤维，称为直肠瓣。

直肠下端与口径较小且呈闭缩状态的肛管相接，直肠黏膜呈现8～10个隆起的纵形皱襞，称为肛柱。肛柱基底之间有半月形皱襞，称为肛瓣。肛瓣与肛柱下端共同围成的小隐窝，称肛窦。窦口向上，肛门腺开口于此。窦内容易积存粪屑，易于感染而发生肛窦炎。肛管与肛柱连接的部位，有三角形的乳头状隆起，称为肛乳头。肛瓣边缘和肛柱下端共同在直肠和肛管交界处形成一锯齿状的环形线，称齿状线。

直肠系膜：指的是在中下段直肠的后方和两侧包裹着直肠的、形成半圈1.5～2.0 cm厚的结缔组织，内含动脉、静脉、淋巴组织及大量脂肪组织。

肛垫：位于直肠、肛管结合处，亦称直肠肛管移行区（痔区）。该区为一环状、约1.5 cm宽的海绵状组织带，富含血管、结缔组织及与平滑肌纤维相混合的纤维肌性组织（Treitz肌）。Treitz肌呈网络状结构缠绕直肠静脉丛，构成一个支持性框架，将肛垫固定于内括约肌上。肛垫似一胶垫协助括约肌封闭肛门（图33-2）。

（三）肛管

肛管上自齿状线，下至肛门缘，长1.5～2 cm。肛管内上部为移行上皮，下部为角化的复层扁平上皮。肛管为肛管内、外括约肌所环绕，平时呈环状收缩封闭肛门。

齿状线是直肠与肛管的交界线。胚胎时期齿状线是内、外胚层的交界处，故齿状线上、下的血管、神经及淋巴来源都不同，是重要的解剖学标志。其重要性有以下几方面。①齿状线以上是黏膜，受自主神经支配，无疼痛感；齿状线以下为皮肤，受阴部内神经支配，痛感敏锐。故内痔的注射及手术治疗均需在齿状线以上进行，无麻醉情况下累及齿状线以下部位时将引起剧烈疼痛。②齿状线以上由直肠上、下动脉供应，齿状线以下属肛管动脉供应。③齿状线以上的直肠上静脉丛通过直肠上静脉回流至门静脉；齿状线以下的直肠下静脉丛通过肛管静脉回流至腔静脉。④齿状线以上的淋巴引流主要入腹主动脉旁或髂内淋巴结；齿状线以下的淋巴引流主要入腹股沟淋巴结及髂外淋巴结。

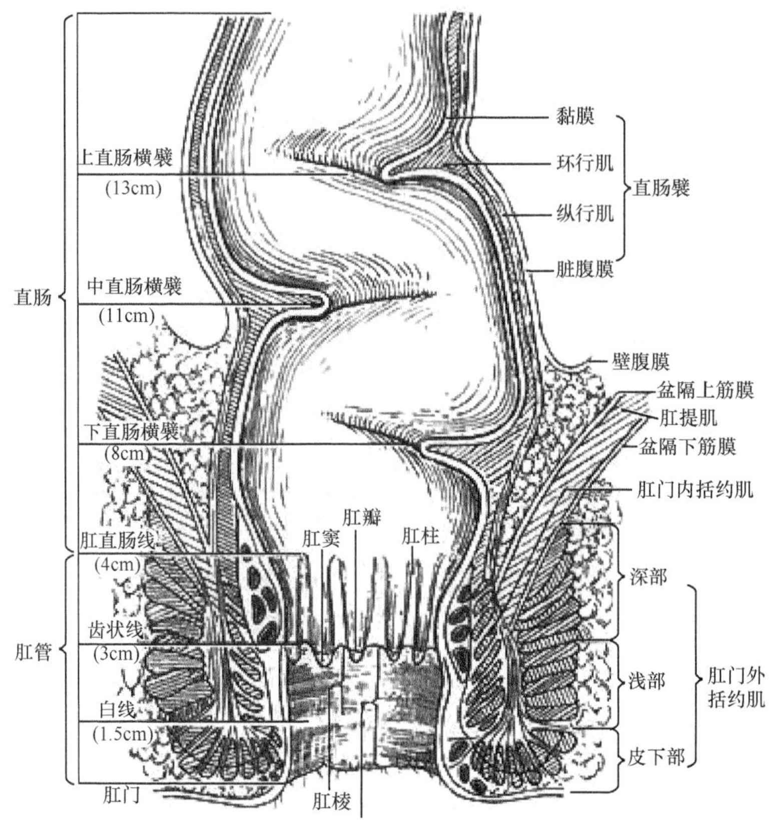

图 33-2 直肠与肛管的解剖

白线位于齿状线与肛缘之间,是内括约肌下缘与外括约肌皮下部的交界处,外观不甚明显,直肠指诊时可触到一浅沟,所以亦称括约肌间沟。

(四) 直肠肛管肌

肛管内括约肌为肠壁环肌增厚而成,属不随意肌。肛管外括约肌是围绕肛管的环形横纹肌,属随意肌,分为皮下部、浅部和深部。皮下部位于肛管下端的皮下,肛管内括约肌的下方;浅部位于皮下部的外侧深层,而深部又位于浅部的深面,它们之间有纤维束分隔。肛管外括约肌组成三个肌环:深部为上环,与耻骨直肠肌合并,附着于耻骨联合,收缩时将肛管向上提举;外括约肌浅部肌环为中环,附着于尾骨,收缩时向后牵拉;皮下部为下环,与肛门前皮下相连,收缩时向前下牵拉。三个环同时收缩将肛管向不同方向牵拉,加强肛管括约肌的功能,使肛管紧闭。

肛提肌是位于直肠周围并与尾骨肌共同形成盆膈的一层宽薄的肌,左右各一。根据肌纤维的不同排布分别称为耻骨直肠肌、耻骨尾骨肌和髂骨尾骨肌。肛提肌起自骨盆两侧,斜行向下止于直肠壁下部两侧,左右连合呈向下的漏斗状,对于承托盆腔内脏、帮助排粪、括约肛管有重要作用。

肛管直肠环由肛管内括约肌、直肠壁纵肌的下部、肛管外括约肌的深部和邻近的部分肛提肌(耻骨直肠肌)纤维共同组成的肌环,绕过肛管和直肠分界处,在直肠指诊时可清楚扪到。此环是括约肛管的重要结构,如手术时不慎完全切断,可引起大便失禁。

（五）直肠肛管周围间隙

在直肠与肛管周围有数个间隙，是感染的常见部位。间隙内充满脂肪结缔组织，由于神经分布很少、感觉迟钝，故发生感染时一般无剧烈疼痛，往往在形成脓肿后才就医。由于解剖位置与结构上的关系，肛周脓肿容易引起肛瘘，故有重要的临床意义。在肛提肌以上的间隙有以下几种：①骨盆直肠间隙，在直肠两侧，左右各一，位于肛提肌之上，盆腔腹膜之下。②直肠后间隙，在直肠与骶骨间，与两侧骨盆直肠间隙相通。在肛提肌以下的间隙有以下两个：①坐骨肛管间隙（亦称坐骨直肠间隙），位于肛提肌以下，坐骨肛管横隔以上，相互经肛管后相通（此处亦称深部肛管后间隙）。②肛门周围间隙，位于坐骨肛管横隔以下至皮肤之间，左右两侧也于肛管后相通（亦称浅部肛管后间隙）。

（六）结肠的血管、淋巴管和神经

右半结肠由肠系膜上动脉所供应，分出回结肠动脉、右结肠和中结肠动脉；左半结肠是由肠系膜下动脉所供应，分出左结肠动脉和数支乙状结肠动脉。静脉和动脉同名，经肠系膜上静脉和肠系膜下静脉而汇入门静脉。结肠的淋巴结分为结肠上淋巴结、结肠旁淋巴结、中间淋巴结和中央淋巴结四组，中央淋巴结位于结肠动脉根部及肠系膜上、下动脉的周围，再引流至腹主动脉周围淋巴结。支配结肠的副交感神经左右侧不同，迷走神经支配右半结肠，盆腔神经支配左半结肠。交感神经纤维则分别来自肠系膜上和肠系膜下神经丛。

（七）直肠肛管的血管、淋巴和神经

1. 动脉　齿状线以上的供应动脉主要来自肠系膜下动脉的终末支-直肠上动脉，其次为来自髂内动脉的直肠下动脉和髂正中动脉。齿状线以下的血液供应为肛管动脉。它们之间有丰富的吻合。

2. 静脉　直肠肛管有两个静脉丛。直肠上静脉丛位于齿状线上方的黏膜下层，汇集成数支小静脉，穿过直肠肌层汇成为直肠上静脉，经肠系膜下静脉回流入门静脉。直肠下静脉丛位于齿状线下方，在直肠、肛管的外侧汇集成直肠下静脉和肛管静脉，分别通过髂内静脉和阴部内静脉回流到下腔静脉。

3. 淋巴　直肠肛管的淋巴引流亦是以齿状线为界，分上、下两组。上组在齿状线以上，有三个引流方向。向上沿直肠上动脉到肠系膜下动脉旁淋巴结，这是直肠最主要的淋巴引流途径；向两侧经直肠下动脉旁淋巴结引流到盆腔侧壁的髂内淋巴结；向下穿过肛提肌至坐骨肛管间隙，沿肛管动脉、阴部内动脉旁淋巴结到达髂内淋巴结。下组在齿状线以下，有两个引流方向：向下外经会阴及大腿内侧皮下注入腹股沟淋巴结，然后到髂外淋巴结；向周围穿过坐骨直肠间隙沿闭孔动脉旁引流到髂内淋巴结。上、下组淋巴网有吻合支，因此，直肠癌有时可转移到腹股沟淋巴结。

齿状线以下的肛管及其周围结构主要由阴部神经的分支支配。主要的神经分支有肛直肠下神经、前括约肌神经、会阴神经和肛尾神经。肛直肠下神经的感觉纤维异常敏锐，故肛管的皮肤为“疼痛敏感区”。肛周浸润麻醉时，特别是在肛管的两侧及后方要浸润完全。

二、结、直肠肛管的生理功能

结肠的主要功能是吸收水分，储存和转运粪便，也能吸收葡萄糖、电解质和部分胆汁

酸。吸收功能主要发生于右侧结肠。此外,结肠能分泌碱性黏液以润滑黏膜,也分泌数种胃肠激素。

直肠有排便、吸收和分泌功能。可吸收少量的水、盐、葡萄糖和一部分药物;也能分泌黏液以利排便。肛管的主要功能是排泄粪便。排便过程有着非常复杂的神经反射。直肠下端是排便反射的主要发生部位,是排便功能中的重要环节,在直肠手术时应予以足够的重视。

第二节　结、直肠及肛管检查方法

【常见检查体位】　患者的体位对直肠、肛管疾病的检查很重要,体位不当可能引起疼痛或遗漏疾病,应根据患者的身体情况和检查目的,选择不同的体位。①左侧卧位:患者左侧卧位,左下肢略屈,右下肢屈曲贴近腹部。②膝胸位:患者双膝跪于检查床上,头颈部及胸部垫枕,双前臂屈曲于胸前,臀部抬高,是检查直肠肛管的最常用体位,肛门部显露清楚,肛窥、硬式乙状结肠镜插入方便,亦是前列腺按摩的常规体位。③截石位:患者仰卧于专用检查床上,双下肢抬高并外展,屈髋屈膝,是直肠肛管手术的常用体位,双合诊检查亦选择该体位。④蹲位:取下蹲排大便姿势,用于检查内痔、脱肛和直肠息肉等。蹲位时直肠肛管承受压力最大,可使直肠下降 1 ~ 2 cm,可见到内痔或脱肛最严重的情况。⑤弯腰前俯位:双下肢略分开站立,身体前倾,双手扶于支撑物上;该方法是肛门视诊最常见体位(图 33-3)。

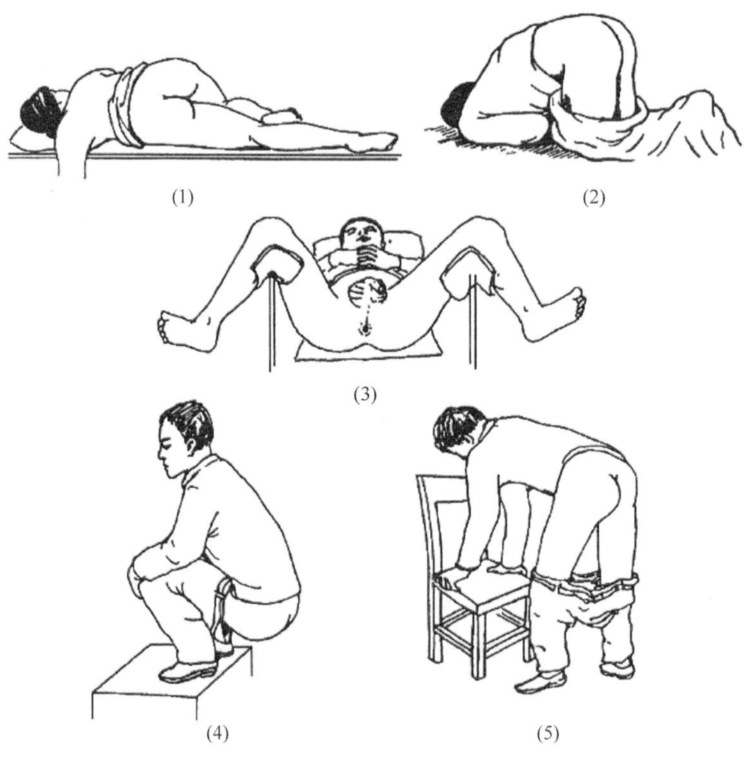

图 33-3　直肠肛管检查体位

肛门视诊常用体位有弯腰前俯位、左侧卧位、膝胸位和截石位。用双手拇指或示、中、环三指分开臀沟，观察肛门处有无红肿、血、脓、粪便、黏液、瘘口、外赘状物、溃疡、肿块及脱垂等。以便分析判断病变性质。视诊有时可发现很有诊断价值的佐证：肛瘘可见瘘管外口或肛周沾有粪便或脓性分泌物；肛门失禁可观察到肛门松弛；血栓性外痔可见暗紫色的圆形肿块；赘状物或溃疡常为性病或特殊感染；肛裂在肛管后正中处可见条形溃疡；肛周脓肿可见到炎性肿块。分开肛门后，嘱患者用力屏气或取蹲位，有时可使内痔、息肉或脱垂的直肠从肛门脱出。尤其是蹲位并用力作排便样动作，对诊断环状内痔很有价值(图33-4)。

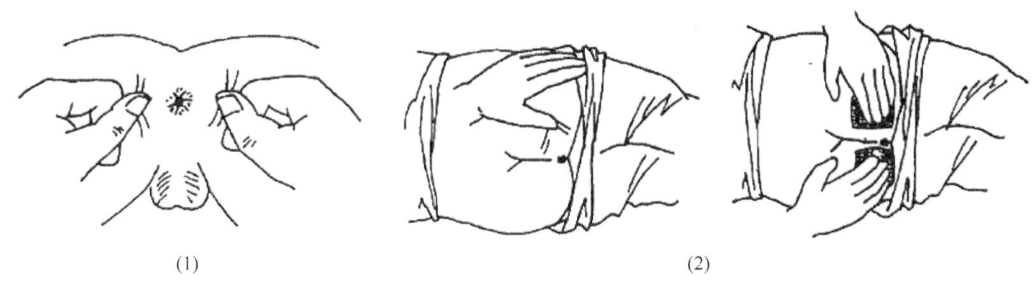

图33-4　肛门视诊

直肠指诊是简单而重要的临床检查方法，对及早发现肛管、直肠癌意义重大。据统计70%左右的直肠癌可在直肠指诊时被发现，而85%的直肠癌延误诊断病例是由于未作直肠指诊引起。进行一次有效的直肠指诊，同时患者不感觉到疼痛，要求在检查前做好解释，不应在患者没有思想准备的情况下贸然进行。婴儿不论多小行直肠指诊亦无困难。

直肠指诊时应注意几个步骤。①右手戴手套或指套涂以润滑液，首先进行肛门周围指诊，肛管有无肿块、压痛，皮下有无赘状物，有无外痔等。②测试肛管括约肌的松紧度，正常时直肠仅能伸入一指并感到肛门环缩。在肛管后方可触到肛管直肠环。③检查肛管直肠壁有无触痛、波动、肿块及狭窄，触及肿块时要确定大小、形状、位置、硬度及能否推动。④直肠前壁距肛缘4～5 cm，男性可扪及直肠壁外的前列腺，女性可扪及子宫颈，不要误诊为病理性肿块。⑤根据检查的具体要求，必要时作双合诊检查。⑥抽出手指后，观察指套，有无血迹或黏液，若有血迹而未触及病变，应行乙状结肠镜检查。

经肛直肠指诊可发现以下一些常见的病变。

1. 痔　内痔多较柔软不易扪及，如有血栓形成，可扪及硬结，有时有触痛、出血。

2. 肛瘘　沿瘘外口向肛门方向延伸，双指合诊常可扪及条索状物或瘘内口处小硬结。

3. 直肠息肉　可扪及质软可推动的圆形肿块，多发息肉则可扪及大小不等的质软肿块，移动度大的息肉多可扪及蒂部。

4. 肛管、直肠癌　在肛管或示指可及的直肠内可触及高低不平的硬结、溃疡、菜花状肿物，肠腔可有狭窄，指套上常有脓血和黏液。

直肠指诊还可发现直肠肛管外的一些常见疾病，如前列腺炎、盆腔脓肿、急性附件炎、骶前肿瘤等；如在直肠膀胱陷凹或直肠子宫陷凹触及硬节，应考虑腹腔内肿瘤的种植转移。

【内镜检查】

1. 肛门镜检查　肛门镜(亦称肛窥)的长度一般为7 cm，内径大小不一。用于低位直肠病变和肛门疾病的检查，能了解低位直肠癌、痔、肛瘘等疾病的情况。肛门镜检查时多选膝胸位或其他体位。肛门镜检查之前应先作肛门视诊和直肠指诊，如有局部炎症、肛裂、妇女月经期或指诊时患者已感到剧烈疼痛,应暂缓肛门镜检查。肛门镜检查的同时还可进行简单的治疗,如取活组织检查等。

2. 肛门周围病变的记录方法 视诊、直肠指诊和肛门镜检查发现的病变部位,一般用时钟定位记录,并表明体位。如检查时取膝胸位,则以肛门后方中点为 12 点,前方中点为 6 点;截石位则记录方法相反(图 33-5)。

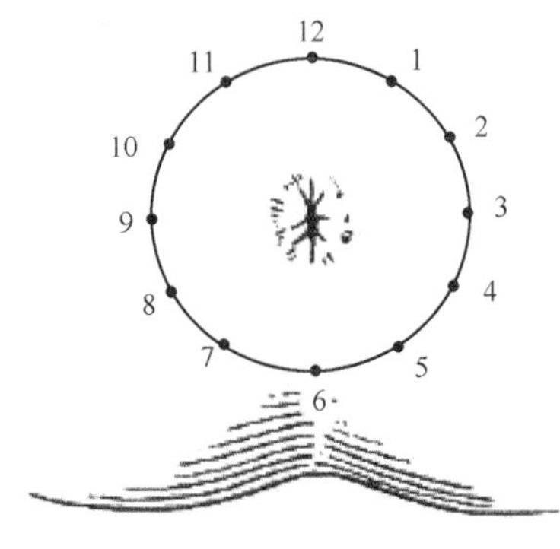

图 33-5 肛门检查时钟定位法

3. 乙状结肠镜检查 包括硬管乙状结肠镜和纤维乙状结肠镜,是诊断直肠、乙状结肠疾病的重要方法,并可进行活组织检查。检查前为便于观察应予以灌肠,患者取膝胸位,先作直肠指诊,了解有无直肠狭窄,缓慢插入 5 cm 后,取出镜芯,在光源直视下看见肠腔再推进,切忌暴力,必要时可注气扩充肠管后再推进。

4. 纤维结肠镜检查 可显著提高结直肠疾病,包括回肠末端和盲肠疾病的检出率和诊断率,并可进行息肉摘除、下消化道出血的止血、结肠扭转复位、结直肠吻合口良性狭窄的扩张等治疗。有一定的并发症,如出血、穿孔等。

【影像学检查】

1. X 线检查 钡剂灌肠是结肠疾病常用的检查方法,尤其是气钡双重造影检查,有利于结直肠微小病变的显示,对结直肠肿瘤、憩室、炎性肠病、先天性异常、直肠黏膜脱垂等病变有重要诊断价值。对于怀疑有肠穿孔的患者,可采用泛影酸钠水溶液代替钡剂。

2. MRI 可清晰地显示肛门括约肌及盆腔脏器的结构,在肛瘘的诊断及分型、直肠癌术前分期以及术后复发的鉴别诊断方面很有价值,较 CT 优越。

3. CT 对结直肠癌的分期、有无淋巴转移及腹外侵犯的判断有重要意义。近年来,CT 模拟结肠镜(computed tomographic virtual colonoscopy,CTVC)作为一种全直结肠显像的诊断技术已在临床上得到应用,可产生类似纤维结肠镜所见的三维仿真影像,对结直肠肿瘤、息肉有着重要诊断价值,其优点有检查快速、无损伤性等。

4. 直肠腔内超声检查 可以清楚地显示肛门括约肌及直肠壁的各个层次。适用于肛管直肠肿瘤的术前分期,可以明确肿瘤浸润深度和有无淋巴结受累,也适用于对肛门失禁、复杂肛瘘、直肠肛管周围脓肿、未确诊的肛门疼痛的检查。

5. 结直肠肛管功能检查 直肠、肛管功能在排便过程中占有重要地位,功能检查方法主要有直肠肛管压力测定、直肠感觉试验、模拟排便试验(球囊逼出试验和球囊保留试验)、盆底肌电图检查、排粪造影和结肠运输试验。

第三节 乙状结肠扭转

乙状结肠扭转(sigmoid volvulus)是乙状结肠以其系膜为中轴发生扭转,导致肠管部分或完全梗阻。乙状结肠是结肠扭转最常见的发生部位,占 65% ~ 80%,其次为盲肠和横结肠。60 岁以上老人是青年人发生率的 20 倍(详见小肠疾病之肠扭转)。

第四节 溃疡性结肠炎的外科治疗

溃疡性结肠炎(ulcerative colitis)是发生在结、直肠黏膜层的一种弥漫性的炎症性病变。

人们通常将溃疡性结肠炎和克罗恩病(Crohn 病)统称为非特异性炎性肠病。它可发生在结、直肠的任何部位,其中以直肠和乙状结肠最为常见,也可累及结肠的其他部位或整个结肠,少数情况下也可累及回肠末端,称为倒流性回肠炎。病变多局限在黏膜层和黏膜下层,肠壁增厚不明显,表现为黏膜的大片水肿、充血、糜烂和溃疡形成。临床上以血性腹泻为最常见的早期症状,多为脓血便,腹痛表现为轻到中度的痉挛性疼痛,少数患者因直肠受累而引起里急后重。

【外科治疗的适应证】 溃疡性结肠炎的外科指征包括中毒性巨结肠、穿孔、出血、难以忍受的结肠外症状(坏疽性脓皮病、结节性红斑、肝功能损害、眼并发症和关节炎)及癌变。另外,因结、直肠切除是治愈性的治疗,当患者出现顽固性的症状时也可考虑手术治疗。

手术方式外科手术主要包括以下三种手术方式。

1. 全结肠、直肠切除及回肠造口术 早在 20 世纪 30 年代便已采用,此手术不但彻底切除了病变可能复发的部位,也解除了癌变的危险,因而成为治疗溃疡性结肠炎手术的金标准及衡量其他手术的基础。

2. 结肠切除、回直肠吻合术 该手术是20 世纪60 年代初期以保留直肠、肛管功能,使患者免除实行回肠造口而采用的,但该手术没有彻底切除疾病复发的部位而存在复发和癌变的危险。

3. 结直肠切除、回肠储袋肛管吻合术 1947 年,Ravit 和 Sabiston 推荐了经腹结肠切除、直肠上中段切除、直肠下段黏膜剥除,回肠经直肠肌鞘拖出与肛管吻合术。该术的优点是切除了所有患病的黏膜,保留了膀胱和生殖器的副交感神经,避免永久性回肠造口,保留肛管括约肌。70 年代后期又进行重要的手术改进,即制作回肠储袋与肛管吻合。常见的回肠储袋有 J 形、S 形、H 形、W 形。该术近年来在国内外已广为采用。

第五节　肠息肉及肠息肉病

肠息肉(polyps)及肠息肉病(polyposis)是一类从黏膜表面突出到肠腔内的隆起状病变的临床诊断。从病理上可分为:①腺瘤性息肉:包括管状、绒毛状及管状绒毛状腺瘤;②炎性息肉:黏膜炎性增生或血吸虫卵性以及良性淋巴样息肉;③错构瘤性:幼年性息肉及色素沉着息肉综合征(Peutz-Jeghers 综合征);④其他:化生性息肉及黏膜肥大赘生物。多发性腺瘤如数目多于100 颗称之为腺瘤病。

一、肠　息　肉

肠息肉可发生在肠道的任何部位。息肉为单个或多个,大小可自直径数毫米到数厘米,有蒂或无蒂。小肠息肉的症状常不明显,可表现为反复发作的腹痛和肠道出血。不少患者往往因并发肠套叠等始引起注意,或在手术中才发现。大肠息肉多见于乙状结肠及直肠,成人大多为腺瘤,腺瘤直径大于2 cm 者,约半数癌变。乳头状腺瘤癌变的可能性较大。大肠息肉约半数无临床症状,当发生并发症时才被发现,其表现为:①肠道刺激症状,腹泻或排便次数增多,继发感染者可出现黏液脓血便;②便血可因部位及出血量而表现不一,高位者粪便中混有血,直肠下段者粪便外附有血,出血量多者为鲜血或血块;③肠梗阻及肠套叠,以盲肠息肉多见。

炎症性息肉主要表现为原发疾病，如溃疡性结肠炎、肠结核、克罗恩（Crohn）病及血吸虫病等的症状，炎性息肉乃原发疾病的表现之一。

儿童息肉大多发生于 10 岁以下，以错构瘤性幼年性息肉多见，有时可脱出肛门外。

大肠息肉诊断多无困难，发生在直肠中下段的息肉，直肠指检可以触及，发生在乙状结肠镜能达到的范围内者，也易确诊，位于乙状结肠以上的息肉需作钡剂灌肠气钡双重对比造影，或纤维结肠镜检查确认。

大肠息肉的治疗：有蒂者内镜下可摘除或圈套蒂切除，凡直径>1 cm 而完整摘除困难或广蒂者，先行咬取活检，排除癌变后经手术完整摘除。如有癌变则根据癌变范围，选择局部肠壁或肠切除手术。

二、肠息肉病

在肠道广泛出现数目多于 100 颗的息肉，并具有其特殊临床表现，称为息肉病，与一般息肉相区别。常见有以下几种。

1. 色素沉着息肉综合征（Peutz-Jeghers 综合征）　以青少年多见，常有家族史，可癌变，属于错构瘤一类。多发性息肉可出现在全部消化道，以小肠为最多见。在口唇及其周围、口腔黏膜、手掌、足趾或手指上有色素沉着，呈黑斑，也可为棕黄色斑。此病由于范围广泛，无法手术根治，当并发肠道大出血或肠套叠时，可作部分肠切除术。

2. 家族性肠息肉病（familial intestinal polyposis）　又称家族性腺瘤性息肉病（familial adenomatous polyposis，FAP）与遗传因素有关，5 号染色体长臂上的 APC 基因突变。其特点是婴幼儿期并无息肉，常开始出现于青年时期，癌变的倾向性很大。直肠及结肠常布满腺瘤，极少累及小肠。乙状结肠镜检查可见肠黏膜遍布不带蒂的小息肉。如直肠病变较轻，可作全结肠切除及末端回肠直肠吻合术；直肠内腺瘤则经直肠镜行电灼切除或灼毁。为防止残留直肠内的腺瘤以后发生癌变，故需终身随诊。如直肠的病变严重，应同时切除直肠，作永久性回肠末端造口术。

3. 肠息肉病合并多发性骨瘤和多发性软组织瘤（Gardner 综合征）　也和遗传因素有关，此病多在 30～40 岁出现，癌变倾向明显。治疗原则与家族性肠息肉病相同；对肠道外伴发的肿瘤，其处理原则与有同样肿瘤而无肠息肉病者相同。

炎性息肉以治疗原发肠道疾病为主；增生性息肉症状不明显者，无需特殊治疗。

三、直肠息肉

直肠息肉（rectal polyp）泛指自直肠黏膜突向肠腔的隆起性病变。除幼年性息肉多发生于 5～10 岁小儿外，其他直肠息肉多发生在 40 岁以上，年龄越大，发生率越高。直肠是息肉的多发部位，并常常合并有结肠息肉。

【病理】　常将息肉分为肿瘤性息肉和非肿瘤性息肉。肿瘤性息肉可分为管状腺瘤、绒毛状腺瘤和混合性腺瘤，有恶变倾向。发生在直肠者以单个较多，有蒂。非肿瘤性息肉包括增生性（化生性）息肉、炎性息肉、幼年性息肉等。

【临床表现】　小息肉很少引起症状，息肉增大后最常见的症状为便血，多发生在排便后，为鲜红血液，不与粪便相混。多为间歇性出血，且出血量较少，很少引起贫血。直肠下端的息肉可在排便时脱出肛门外，呈鲜红色，樱桃状，便后自行缩回。直肠息肉并发感染时，可出现黏液脓血便，大便频繁，里急后重，有排便不尽感。

【诊断】 主要靠直肠指检和直肠、乙肠结肠镜或纤维结肠镜检查。指检时在直肠内可触到质软、有或无蒂、活动、外表光滑的球形肿物。直肠、乙状结肠镜可直接观察到息肉形态。因息肉经常是多发性的，见到息肉应进一步行纤维结肠镜检查，同时镜下取组织做病理检查，以确定息肉性质，决定治疗方式。

【治疗】

(1) 电灼切除息肉位置较高，无法自肛门切除者，通过直肠镜、乙状结肠镜或纤维结肠镜显露息肉，有蒂息肉用圈套器套住蒂部电灼切除。广基息肉电灼不安全。

(2) 经肛门切除适用于直肠下段息肉。在硬膜外麻醉下进行，扩张肛门后，用血管钳将息肉拉出，对带蒂的良性息肉，结扎蒂部，切除息肉；对广基息肉，应切除包括息肉四周的部分黏膜，缝合创面；若属绒毛状腺瘤，切缘距腺瘤不少于 1 cm。

(3) 肛门镜下显微手术切除适用于直肠上段的腺瘤和早期直肠癌的局部切除术。麻醉后，经肛插入显微手术用肛门镜，通过电视屏幕，放大手术野，镜下切除息肉。与电灼切除相比较，肛门镜下显微手术切除息肉是切除后创面可缝合，避免了术后出血、穿孔等并发症。

(4) 开腹手术适用于内镜下难以彻底切除、位置较高的癌变息肉，或直径大于 2 cm 的广基息肉。开腹作局部切除时，若发现腺瘤已癌变，应按直肠癌手术原则处理。家族性息肉病迟早将发展为癌，必须接受根治性手术，应根据直肠息肉的分布决定是否保留直肠；可行直肠切除或直肠黏膜剥除，经直肠肌鞘行回肠 J 形贮袋肛管吻合术等。

(5) 其他炎性息肉以治疗原发肠病为主；增生性息肉，症状不明显，不需特殊治疗。

第六节　直肠肛管先天性疾病

一、先天性直肠肛管畸形

先天性直肠肛管畸形(congenital ano-rectal malformation)是胚胎时期后肠发育障碍所致的消化道畸形，是小儿肛肠外科的常见病，占先天性消化道畸形的首位。发病率为 1∶(1500～5000)，中国的调查资料表明约在 1∶4000，男女发病无差异。

【临床表现】 绝大多数直肠肛管畸形患儿，在正常位置没有肛门，易于发现。不伴有瘘管的直肠肛管畸形在出生后不久即表现为无胎粪排出，腹胀，呕吐；瘘口狭小不能排出胎粪或仅能排出少量胎粪时，患儿喂奶后呕吐，以后可吐粪样物，逐渐腹胀；瘘口较大，在生后一段时间可不出现肠梗阻症状，而在几周至数年逐渐出现排便困难。

高位直肠闭锁，肛门、肛管正常的患儿表现为无胎粪排出，或从尿道排出混浊液体，直肠指诊可以发现直肠闭锁。女孩往往伴有阴道瘘。泌尿系瘘几乎都见于男孩。从尿道口排气和胎粪是直肠泌尿系瘘的主要症状。

【诊断】 诊断多无困难。生后无胎粪排出，检查无肛门，诊断即可成立。直肠闭锁肛管正常时，直肠指诊亦可确定。阴道流粪，表明有阴道瘘；尿道口不随排尿动作而排气、排粪为尿道瘘；全程排尿均有胎粪，尿液呈绿色为膀胱瘘。辅以影像学检查多可明确直肠肛管畸形的类型。

【影像学检查】 先天性直肠肛管畸形的诊断并无困难，但要确定直肠闭锁的高度、直肠末端与耻骨直肠肌的关系及有无泌尿系瘘还需影像学检查。

X 线倒置位摄片法可以了解直肠末端气体阴影位置,判断畸形位置。倒置侧位片上耻骨与骶骨尾关节的连线称 PC 线,相当于耻骨直肠肌平面,以此区分高位、中位与低位畸形。瘘管造影可显示瘘管的方向、长短与粗细。直肠盲端穿刺造影可显示直肠盲端的形态及与会阴皮肤间的距离。B 超检查对直肠末端的定位较 X 线更为准确。

磁共振成像检查也逐渐在临床应用,准确可靠。

【治疗】 根据直肠肛管畸形的类型不同,治疗方法亦不同,但都必须手术治疗。肛管直肠闭锁则应在出生后立即手术。

低位畸形手术较为简单,多经会阴入路可完成手术。单纯肛膜闭锁,仅需切除肛膜,直肠黏膜与肛门皮肤缝合。肛管闭锁可游离直肠盲端,经肛门拖出,与肛门皮肤缝合,行肛管成形术。

高位畸形需经腹、会阴部或后矢状切口入路行肛管直肠成形术。手术原则是:①游离直肠盲端;②合并瘘管者,切除瘘管并修补;③肛门直肠成形。一般情况下,先行结肠造口,6 ~ 12 个月后再行二期手术。

二、先天性巨结肠

先天性巨结肠(congenital megacolon)是病变肠壁神经节细胞缺如的一种肠道发育畸形,在消化道畸形中,其发病率仅次于先天性直肠肛管畸形,有家族性发生倾向。发病率为 1∶5000,以男性多见,男∶女为 4∶1。先天性巨结肠的发生是由于外胚层神经嵴细胞迁移发育过程停顿,使远端肠道(直肠、乙状结肠)肠壁肌间神经丛中神经节细胞缺如,导致肠管持续痉挛,造成功能性肠梗阻,其近端结肠继发扩大。所以,先天性巨结肠的原发病变不在扩张与肥厚的肠段,而在远端狭窄肠段。无神经节细胞肠段范围长短不一,因而先天性巨结肠有长段型和短段型之分(图 33-6)。

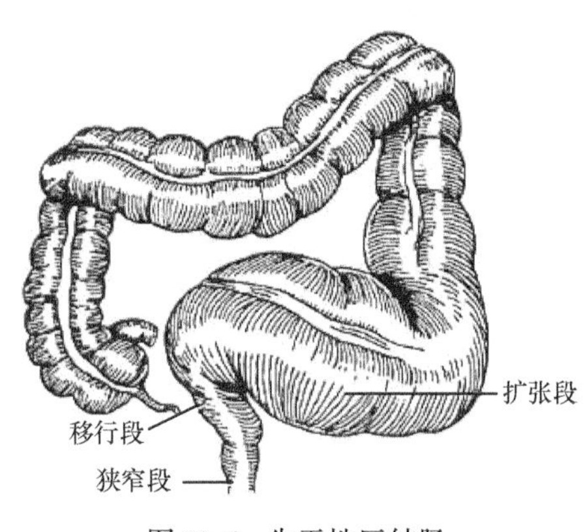

图 33-6　先天性巨结肠

【临床表现】 新生儿巨结肠多在出生后胎粪不排或排出延迟,甚至发生急性肠梗阻。多需灌肠或塞肛栓(开塞露)后才有较多胎粪排出。呕吐亦是常见症状;由于顽固性便秘,患儿常有腹胀,可见肠型。直肠指诊可发现直肠壶腹空虚,粪便停留在扩张的结肠内,指诊可激发排便反射,退出手指时,大量粪便和气体随之排出。随着年龄增长,患儿主要表现为便秘、腹胀、全身营养不良,多需灌肠或其他方法帮助排便。体检最突出的体征为腹胀,部分病例可在左下腹触及粪石包块。

【诊断】 根据病史及临床表现诊断并不困难。婴儿和儿童巨结肠多有典型病史及顽固性便秘和逐渐加重的腹胀。表现为慢性不全性结肠梗阻。为明确诊断并了解病变部位和范围,应作以下检查。①腹部 X 线检查:可见扩张充气的结肠影,或表现为结肠梗阻;②钡灌肠:少量钡剂灌肠,了解痉挛段的长度和排钡功能,钡剂 24 小时后仍有残留是巨结肠的佐证;③直肠测压:是检查先天性巨结肠有效的方法,以了解肛管有无正常松弛反射;

④活体组织检查:取黏膜下及肌层病理检查以确定有无神经节细胞存在;⑤直肠黏膜组织化学检查:直肠黏膜下固有层进行组化染色可见乙酰胆碱酯酶强阳性染色;存在大量染色的神经纤维,而缺乏神经节细胞。

【治疗】 以手术治疗为主。对诊断尚不肯定或虽已肯定但暂不行手术、术前准备者,需接受非手术治疗。主要包括扩肛、盐水灌肠、开塞露塞肛、补充营养等,以缓解腹胀,维持营养。对诊断已肯定,能耐受手术的患儿应行手术治疗。手术要求切除缺乏神经节细胞的肠段和明显扩张肥厚、神经节细胞变性的近端结肠,解除功能性肠梗阻。对必须手术而病情过重者,应先行结肠造口,以后再施行根治手术。新生儿巨结肠宜先行保守治疗或结肠造口手术,待半岁左右施行根治术。近年来在新生儿期亦有采用一期根治手术者。

常见的有三种手术:①病变肠段切除,拖出型结肠、直肠端端吻合术(Swenson 术式),近端结肠翻出肛门外作吻合,保留直肠前壁 2 cm,后壁 1 cm 斜行吻合;②直肠后结肠拖出,侧侧吻合术(Duhamel 术式);③直肠黏膜剥除,结肠经直肠肌鞘拖出与肛管吻合术(Soave 术式)。先天性巨结肠手术治疗的效果基本满意,为了减少先天性巨结肠的并发症,应早期诊断、早期手术治疗。

第七节　肛　　裂

肛裂(anal fissure)是齿状线下肛管皮肤层裂伤后形成的小溃疡。方向与肛管纵轴平行,长0.5~1.0 cm,呈梭形或椭圆形,常引起肛周剧痛。多见于青中年人,绝大多数肛裂位于肛管的后正中线上,也可在前正中线上,侧方出现肛裂者极少。若侧方出现肛裂应想到肠道炎症性疾病(如结核、溃疡性结肠炎及 Crohn 病等)或肿瘤的可能。

【病因及病理】 肛裂的病因尚不清楚,可能与多种因素有关。长期便秘、粪便干结引起的排便时机械性创伤是大多数肛裂形成的直接原因。肛门外括约肌浅部在肛管后方形成的肛尾韧带伸缩性差、较坚硬,此区域血供亦差;肛管与直肠成角相延续,排便时,肛管后壁承受压力最大,故后正中线处易受损伤。

急性肛裂可见裂口边缘整齐,底浅,呈红色并有弹性,无瘢痕形成。慢性肛裂因反复发作,底深不整齐,质硬,边缘增厚纤维化、肉芽灰白。裂口上端的肛门瓣和肛乳头水肿,形成肥大乳头;下端皮肤因炎症、水肿及静脉、淋巴回流受阻,形成袋状皮垂向下突出于肛门外,称为前哨痔。因肛裂、前哨痔、乳头肥大常同时存在,称为肛裂"三联征"(图 33-7)。

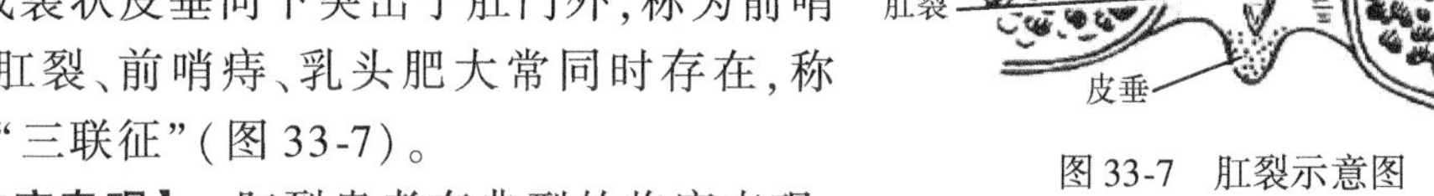

图 33-7　肛裂示意图

【临床表现】 肛裂患者有典型的临床表现,即疼痛、便秘和出血。疼痛多剧烈,有典型的周期性:排便时由于肛裂内神经末梢受刺激,立刻感到肛管烧灼样或刀割样疼痛,称为排便时疼痛;便后数分钟可缓解,称为间歇期;随后因肛门括约肌收缩痉挛,再次剧痛,此期可持续半小时到数小时,临床称为括约肌挛缩痛。直至括约肌疲劳、松弛后疼痛缓解,但再次排便时又发生疼痛。以上称为肛裂疼痛周期。因害怕疼痛不愿排便,久而久之引起便秘,粪便更为干硬,便秘又加重肛裂,形成恶性循环。排便时常在粪便表面或便纸上见到少量血迹,或滴鲜血,大量出血少见。

【诊断与鉴别诊断】 依据典型的临床病史、肛门检查时发现的肛裂“三联征”，不难作出诊断。应注意与其他疾病引起的肛管溃疡相鉴别，如 Crohn 病、溃疡性结肠炎、结核、肛周肿瘤、梅毒、软下疳等引起的肛周溃疡相鉴别，可以取活组织做病理检查以明确诊断。肛裂行肛门检查时，常会引起剧烈疼痛，有时需在局麻下进行。

【治疗】 急性或初发的肛裂可用坐浴和润便的方法治疗；慢性肛裂可用坐浴、润便加以扩肛的方法；经久不愈、保守治疗无效、且症状较重者可采用手术治疗。

1. 非手术治疗 原则是解除括约肌痉挛，止痛，帮助排便，中断恶性循环，促使局部愈合。具体措施如下：①排便后用 1∶5000 高锰酸钾温水坐浴，保持局部清洁；②口服缓泻剂或液体石蜡，使大便松软、润滑；增加饮水和多纤维食物，以纠正便秘，保持大便通畅；③肛裂局部麻醉后，患者侧卧位，先用示指扩肛后，逐渐伸入两中指，维持扩张 5 分钟。扩张后可解除括约肌痉挛，扩大创面，促进裂口愈合。但此法复发率高，可并发出血、肛周脓肿、大便失禁等。

2. 手术疗法

（1）肛裂切除术：即切除全部增殖的裂缘、前哨痔、肥大的肛乳头、发炎的隐窝和深部不健康的组织直至暴露肛管括约肌，可同时切断部分外括约肌皮下部或内括约肌，创面敞开引流。缺点为愈合较慢。

（2）肛管内括约肌切断术：肛管内括约肌为环形的不随意肌，它的痉挛收缩是引起肛裂疼痛的主要原因。手术方法是在肛管一侧距肛缘 1～1.5 cm 作小切口达内括约肌下缘，确定括约肌间沟后分离内括约肌至齿状线，剪断内括约肌，然后扩张至 4 指，电灼或压迫止血后缝合切口，可一并切除肥大乳头、前哨痔，肛裂在数周后自行愈合。该方法治愈率高，但手术不当可导致肛门失禁。

第八节 直肠肛管周围脓肿

直肠肛管周围脓肿（perianorectal abscess）是指直肠肛管周围软组织内或其周围间隙发生的急性化脓性感染，并形成脓肿。脓肿破溃或切开引流后常形成肛瘘。脓肿是肛管直肠周围炎症的急性期表现，而肛瘘则为其慢性期表现。

【病因和病理】 绝大部分直肠肛管周围脓肿由肛腺感染引起。肛腺开口于肛窦，多位于内外括约肌之间。因肛窦开口向上，腹泻、便秘时易引发肛窦炎，感染延及肛腺后首先易发生括约肌间感染。直肠肛管周围间隙为疏松的脂肪结缔组织，感染极易蔓延、扩散，向上可达直肠周围形成高位肌间脓肿或骨盆直肠间隙脓肿；向下达肛周皮下，形成肛周脓肿；向外穿过外括约肌，形成坐骨肛管间隙脓肿；向后可形成肛管后间隙脓肿或直肠后间隙脓肿。以肛提肌为界将直肠肛管周围脓肿分为肛提肌下部脓肿和肛提肌上部脓肿：前者包括肛门周围脓肿、坐骨直肠间隙脓肿；后者包括骨盆直肠间隙脓肿、直肠后间隙脓肿、高位肌间脓肿（图 33-8）。

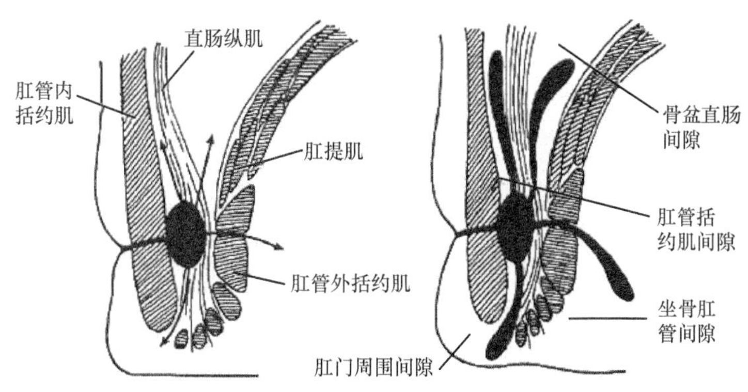

图 33-8　直肠肛管周围间隙的感染途径

【临床表现】

1. 肛门周围脓肿　肛门周围皮下脓肿最常见,多由肛腺感染经外括约肌皮下部向外扩散而成。常位于肛门后方或侧方皮下部,一般不大。主要症状为肛周持续性跳动性疼痛,行动不便,坐卧不安,全身感染性症状不明显。病变处明显红肿,有硬结和压痛,脓肿形成可有波动感,穿刺时抽出脓液。

2. 坐骨肛管间隙脓肿　又称坐骨直肠窝脓肿,也比较常见。多由肛腺感染经外括约肌向外扩散到坐骨直肠间隙而形成。也可由肛管直肠周围脓肿扩散而成。由于坐骨直肠间隙较大,形成的脓肿亦较大而深,容量为 60～90 ml。发病时患侧出现持续性胀痛,逐渐加重,继而为持续性跳痛,坐立不安,排便或行走时疼痛加剧,可有排尿困难和里急后重;全身感染症状明显,如头痛、乏力、发热、食欲缺乏、恶心、寒战等。早期局部体征不明显,以后出现肛门患侧红肿,双臀不对称;局部触诊或直肠指检时患侧有深压痛,甚至波动感。如不及时切开,脓肿多向下穿入肛管周围间隙,再由皮肤穿出,形成肛瘘(图 33-9)。

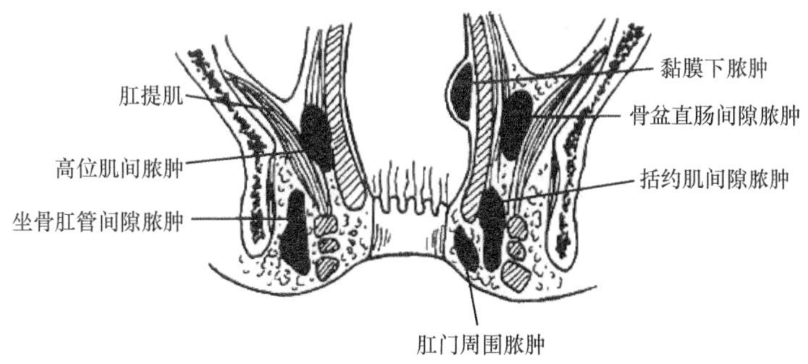

图 33-9　直肠肛管周围脓肿的位置

3. 骨盆直肠间隙脓肿　又称骨盆直肠窝脓肿,较为少见,但很重要。多由肛腺脓肿或坐骨直肠间隙脓肿向上穿破肛提肌进入骨盆直肠间隙引起,也可由直肠炎、直肠溃疡、直肠外伤所引起。由于此间隙位置较深,空间较大,引起的全身症状较重而局部症状不明显。早期就有全身中毒症状,如发热、寒战、全身疲倦不适。局部表现为直肠坠胀感,便意不尽,排便时尤感不适,常伴排尿困难。会阴部检查多无异常,直肠指诊可在直肠壁上触及肿块隆起,有压痛和波动感。诊断主要靠穿刺抽脓,经直肠以手指定位,从肛门周围皮肤进针。必要时作肛管超声检查或 CT 检查证实。

4. 其他 有肛门括约肌间隙脓肿、直肠后间隙脓肿、高位肌间脓肿、直肠壁内脓肿(黏膜下脓肿)。由于位置较深,局部症状大多不明显,主要表现为会阴、直肠部坠胀感,排便时疼痛加重;患者同时有不同程度的全身感染症状。直肠指诊可触及痛性包块。

【治疗】

1. 非手术治疗 ①抗生素治疗:选用对革兰阴性杆菌有效的抗生素。②温水坐浴。③局部理疗。④口服缓泻剂或液体石蜡以减轻排便时疼痛。

2. 手术治疗 脓肿切开引流是治疗直肠肛管周围脓肿的主要方法,一旦诊断明确,即应切开引流。手术方式因脓肿的部位不同而异。①肛门周围脓肿切开引流术在局麻下就可进行,在波动最明显处作与肛门呈放射状切口,无须填塞以保证引流通畅。②坐骨肛管间隙脓肿要在腰麻或硬膜外麻醉下进行,在压痛明显处用粗针头先作穿刺,抽出脓液后,在该处作一平行于肛缘的弧形切口,切口要够长,可用手指探查脓腔。切口应距离肛缘 3 ~ 5 cm,以免损伤括约肌。应置管或放置油纱布条引流。③骨盆直肠间隙脓肿切开引流术要在腰麻或全身麻醉下进行,切开部位因脓肿来源不同而不同,脓肿向肠腔突出,手指在直肠内可触及波动,应在肛镜下行相应部位直肠壁切开引流,切缘用可吸收线缝扎止血;若经坐骨直肠间隙引流,日后易出现肛门括约肌外瘘。源于经括约肌肛瘘感染者,引流方式与坐骨肛管间隙脓肿相同,只是手术切口稍偏肛门后外侧,示指在直肠内作引导,穿刺抽出脓汁后,切开皮肤、皮下组织,改用止血钳分离,当止血钳触及肛提肌时,则遇到阻力,在示指引导下,稍用力即可穿破肛提肌达脓腔。若经直肠壁切开引流,易导致难以治疗的肛管括约肌上瘘。其他部位的脓肿,若位置较低,在肛周皮肤上直接切开引流;若位置较高,则应在肛镜下切开直肠壁引流。

肛周脓肿切开引流后,绝大多数形成肛瘘。故有许多学者采取切开引流+挂线术,一次性行脓肿切开引流并与肛窦的内口至切开引流口挂线,致使脓肿完全敞开,引流更通畅,且避免二次的肛瘘手术治疗。以 MRI 确定脓肿部位及内口位置,一次性挂线引流治疗肛管直肠周围脓肿多能取得较好的临床效果。

第九节 肛 瘘

肛瘘(anal fistula)是指肛门周围的肉芽肿性管道,由内口、瘘管、外口三部分组成。内口常位于直肠下部或肛管,多为一个;外口在肛周皮肤上,可为一个或多个,经久不愈或间歇性反复发作,是常见的直肠肛管疾病之一,任何年龄都可发病,多见于青壮年男性。

【病因和病理】 大部分肛瘘由直肠肛管周围脓肿引起,因此内口多在齿状线上肛窦处,脓肿自行破溃或切开引流处形成外口,位于肛周皮肤。由于外口生长较快,脓肿常假性愈合,导致脓肿反复发作破溃或切开,形成多个瘘管和外口,使单纯性肛瘘成为复杂性肛瘘。瘘管由反应性的致密纤维组织包绕,近管腔处为炎性肉芽组织,后期腔内可上皮化。结核、溃疡性结肠炎、Crohn 病等特异性炎症、恶性肿瘤、肛管外伤感染也可引起肛瘘,但较为少见。

【分类】 肛瘘的分类方法很多,简单介绍下面两种。

1. 按瘘管位置高低分类 ①低位肛瘘:瘘管位于外括约肌深部以下。可分为低位单纯性肛瘘(只有一个瘘管)和低位复杂性肛瘘(有多个瘘口和瘘管)。②高位肛瘘:瘘管位于外括约肌深部以上。可分为高位单纯性肛瘘(只有一个瘘管)和高位复杂性肛瘘(有多个瘘口和瘘管)。此种分类方法,临床较为常用。

2. 按瘘管与括约肌的关系分类　①肛管括约肌间型:约占肛瘘的 70%,多因肛管周围脓肿引起。瘘管位于内外括约肌之间,内口在齿状线附近,外口大多在肛缘附近,为低位肛瘘。②经肛管括约肌型:约占 25%,多因坐骨肛管间隙脓肿引起,可为低位或高位肛瘘,瘘管穿过外括约肌、坐骨直肠间隙,开口于肛周皮肤上。③肛管括约肌上型:为高位肛瘘,较为少见,约占 40%,管在括约肌间向上延伸,越过耻骨直肠肌,向下经坐骨直肠间隙穿透肛周皮肤。④肛管括约肌外型:最少见,仅占 10%。多为骨盆直肠间隙脓肿合并坐骨肛管间隙脓肿的后果。瘘管自会阴部皮肤向上经坐骨直肠间隙和肛提肌,然后穿入盆腔或直肠。这类肛瘘常因外伤、肠道恶性肿瘤、Crohn 病引起,治疗较为困难(图 33-10)。

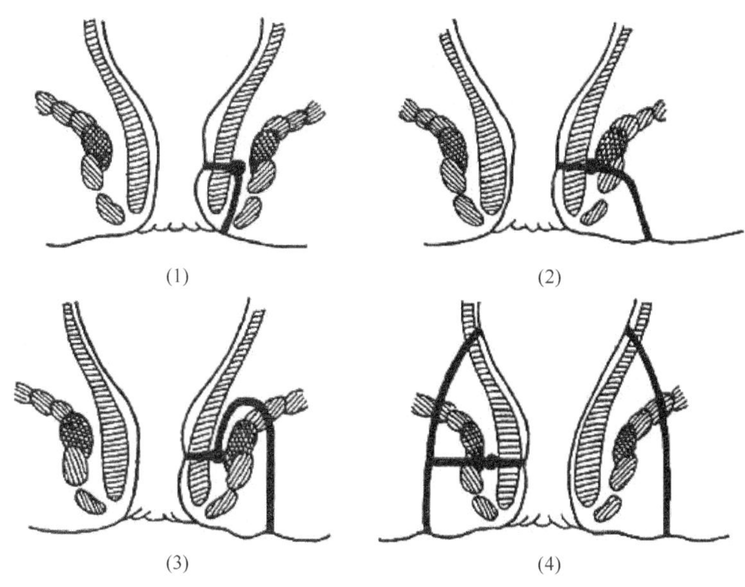

图 33-10　肛瘘的四种解剖类型

(1) 肛管括约肌间型;(2) 经肛管括约肌型;(3) 肛管括约肌上型;(4) 肛管括约肌外型

【临床表现】　瘘外口处流出少量脓性、血性、黏液性分泌物为主要症状。较大的高位肛瘘,因瘘管位于括约肌外,不受括约肌控制,常有粪便及气体排出。由于分泌物的刺激,使肛门部潮湿、瘙痒,有时形成湿疹。当外口愈合,瘘管中有脓肿形成时,可感到明显疼痛,同时可伴有发热、寒战、乏力等全身感染症状,脓肿穿破或切开引流后,症状缓解。上述症状的反复发作是瘘管的临床特点。

检查时在肛周皮肤上可见到单个或多个外口,呈红色乳头状隆起,挤压时有脓液或脓血性分泌物排出。外口的数目及与肛门的位置关系对诊断肛瘘很有帮助:外口数目越多,距离肛缘越远,肛瘘越复杂。根据 Goodsall 规律,在肛门中间划一横线,若外口在线后方,瘘管常是弯型,且内口常在肛管后正中处;若外口在线前方,瘘管常是直型,内口常在附近的肛窦上。外口在肛缘附近,一般为括约肌间瘘;距离肛缘较远,则为经括约肌瘘。若瘘管位置较低,自外口向肛门方向可触及条索样瘘管(图 33-11)。

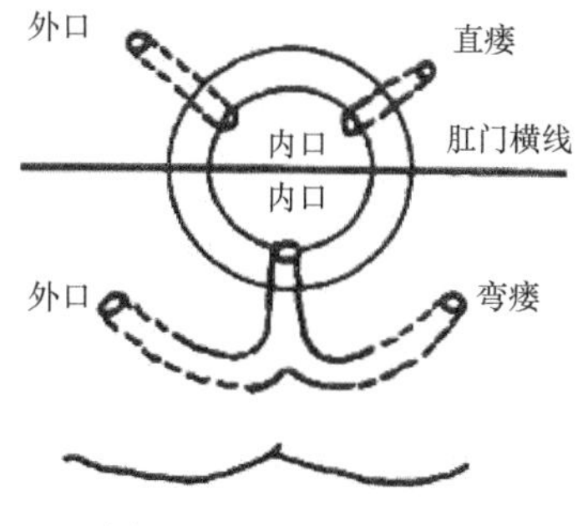

图 33-11　Goodsall 规律

确定内口位置对明确肛瘘诊断非常重要。肛门指诊时在内口处有轻度压痛，有时可扪及硬结样内口及索样瘘管。肛镜下有时可发现内口，自外口探查肛瘘时有造成假性通道的可能，宜用软质探针。以上方法不能肯定内口时，还可自外口注入美蓝溶液 1 ~ 2 ml，观察填入肛管及直肠下端的白湿纱布条的染色部位，以判断内口位置；碘油瘘管造影是临床常规检查方法。

MRI 扫描多能清晰显示瘘管位置及与括约肌之间的关系，部分患者可显示内口所在位置。这对有条件的单位和患者不失为一种有价值的诊断方法。

对于复杂、多次手术的、病因不明的肛瘘患者，应作钡灌肠或结肠镜检查，以排除 Crohn 病、溃疡性结肠炎等疾病的存在。

【治疗】 肛瘘不能自愈，不治疗会反复发作直肠肛管周围脓肿，治疗方法主要有两种。

1. 堵塞法 1% 甲硝唑、生理盐水冲洗瘘管后，用生物蛋白胶自外口注入。治愈率较低，约为 25%。该方法无创伤无痛苦，对单纯性肛瘘可采用。最近亦有用动物源生物条带填充在瘘管内，疗效尚待观察。

2. 手术治疗 原则是将瘘管切开，形成敞开的创面，促使愈合。手术方式很多，手术应根据内口位置的高低、瘘管与肛门括约肌的关系来选择。手术的关键是尽量减少肛门括约肌的损伤，防止肛门失禁，同时避免瘘的复发。

（1）瘘管切开术（fistulotomy）：是将瘘管全部切开开放，靠肉芽组织生长使伤口愈合的方法。适用于低位肛瘘，因瘘管在外括约肌深部以下，切开后只损伤外括约肌皮下部和浅部，不会出现术后肛门失禁。

（2）挂线疗法（secton division）：是利用橡皮筋或有腐蚀作用的药线的机械性压迫作用，缓慢切开肛瘘的方法。适用于距肛门 3 ~ 5 cm 内，有内外口低位或高位单纯性肛瘘，或作为复杂性肛瘘切开、切除的辅助治疗。它的最大优点是不会造成肛门失禁。被结扎的肌组织发生血运障碍，逐渐坏死、断开，但因为炎症反应引起的纤维化使切断的肌与周围组织粘连，肌不会收缩过多且逐渐愈合，从而可防止被切断的肛管直肠环回缩引起的肛门失禁。挂线同时亦能引流瘘管，排除瘘道内的渗液。此法还具有操作简单、出血少、不用换药，在橡皮筋脱落前不会发生皮肤切口愈合等优点（图 33-12）。

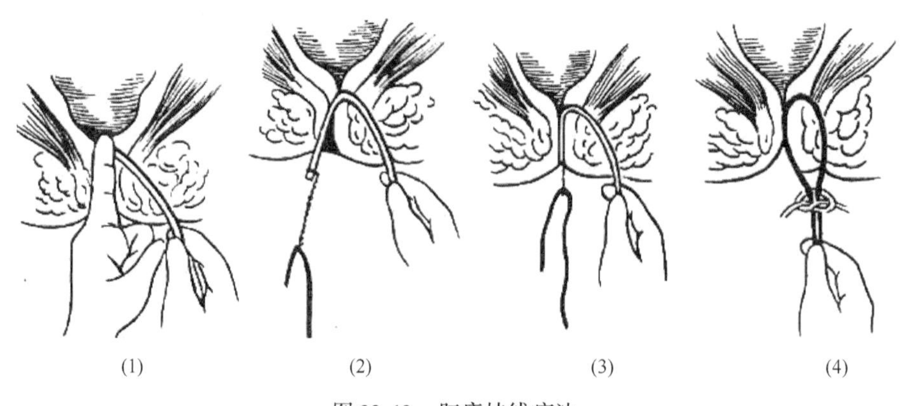

图 33-12　肛瘘挂线疗法

手术在硬膜外麻醉或局麻下进行，将探针自外口插入后，循瘘管走向由内口穿出，在内口处探针上缚一消毒的橡皮筋或粗丝线，引导穿过整个瘘管，将内外口之间的皮肤切开后扎紧挂线。术后要每日坐浴及便后坐浴使局部清洁。若结扎组织较多，在3～5日后再次扎紧挂线。一般术后10～14日被扎组织自行断裂。

（3）肛瘘切除术（fistulectomy）：切开瘘管并将瘘管壁全部切除至健康组织，创面不予缝合；若创面较大，可部分缝合，部分敞开，填入油纱布，使创面由底向外生长至愈合。适用于低位单纯性肛瘘。

（4）复杂性肛瘘的手术治疗：请参阅相关的结直肠外科专业书籍。

第十节　痔

痔（hemorrhoids）是最常见的肛肠疾病。任何年龄都可发病，但随年龄增长，发病率增高。内痔（internal hemorrhoid）是肛垫的支持结构、静脉丛及动静脉吻合支发生病理性改变或移位。外痔（external hemorrhoid）是齿状线远侧皮下静脉丛的病理性扩张或血栓形成。内痔通过丰富的静脉丛吻合支和相应部位的外痔相互融合为混合痔（图33-13）。

【病因】　病因尚未完全明确，可能与多种因素有关，目前主要有以下学说。

1. 肛垫下移学说　在肛管的黏膜下有一层环状的由静脉（或称静脉窦）、平滑肌、弹性组织和结缔组织组成的肛管血管垫，简称肛垫。起闭合肛管、节制排便作用。正常情况下，肛垫疏松地附着在肛管肌壁上，排便时主要受到向下的压力被推向下，排便后借其自身的收缩作用，缩回到肛管内。弹性回缩作用减弱后，肛垫则充血、下移形成痔。

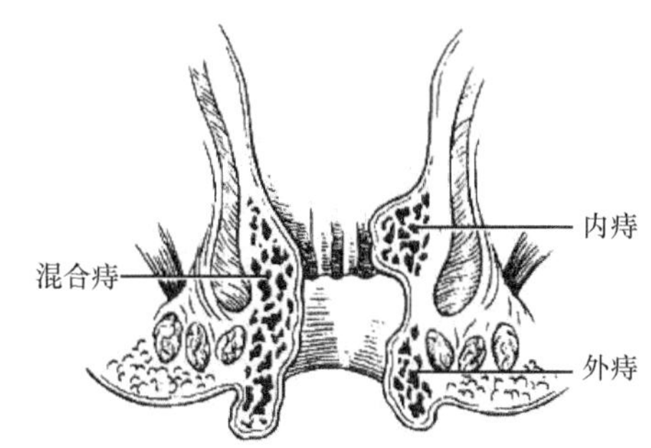

图33-13　痔的分类

2. 静脉曲张学说　认为痔的形成与静脉扩张淤血相关。从解剖学上讲，门静脉系统及其分支直肠静脉都无静脉瓣；直肠上下静脉丛管壁薄、位置浅；末端直肠黏膜下组织松弛，以上因素都容易出现血液淤积和静脉扩张。静脉丛是形成肛垫的主要结构，痔的形成与静脉丛的病理性扩张、血栓形成有必然的联系。直肠肛管位于腹腔最下部，可引起直肠静脉回流受阻的因素很多，如长期的坐立、便秘、妊娠、前列腺肥大、盆腔巨大肿瘤等，导致血液回流障碍，直肠静脉淤血扩张。

另外，长期饮酒和进食大量刺激性食物可使局部充血；肛周感染可引起静脉周围炎，使静脉失去弹性而扩张；营养不良可使局部组织萎缩无力。以上因素都可诱发痔的发生。

【分类和临床表现】　痔根据其所在部位不同分为三类。

1. 内痔　主要临床表现是出血。无痛性间歇性便后出鲜血是内痔的常见症状。未发生血栓、嵌顿、感染时内痔无疼痛，部分患者可伴发排便困难，内痔的好发部位为截石位3、7、11点。

内痔的分度：Ⅰ度，便时带血、滴血或喷射状出血，便后出血可自行停止，无痔脱出；Ⅱ度，常有便血，排便时有痔脱出，便后可自行还纳；Ⅲ度，偶有便血，排便或久站、咳嗽、劳累、负重时痔脱出，需用手还纳；Ⅳ度，偶有便血，痔脱出不能还纳或还纳后又脱出。

2. 外痔　主要临床表现是肛门不适、潮湿不洁，有时有瘙痒。如发生血栓形成及皮下血肿有剧痛。血栓性外痔最常见。结缔组织外痔(皮垂)及炎性外痔也较常见。

3. 混合痔　表现为内痔和外痔的症状可同时存在。内痔发展到Ⅲ度以上时多形成混合痔。混合痔逐渐加重,呈环状脱出肛门外,脱出的痔块在肛周呈梅花状,称为环状痔。脱出痔块若被痉挛的括约肌嵌顿,以至水肿、淤血甚至坏死,临床上称为嵌顿性痔或绞窄性痔。

【诊断】　主要靠肛门直肠检查。首先做肛门视诊,内痔除Ⅰ度外,其他三度都可在肛门视诊下见到。对有脱垂者,最好在蹲位排便后立即观察,可清晰见到痔块大小、数目及部位。直肠指诊虽对痔的诊断意义不大,但可了解直肠内有无其他病变,如直肠癌、直肠息肉等。最后作肛门镜检查,不仅可见到痔块的情况,还可观察到直肠黏膜有无充血、水肿、溃疡、肿块等。血栓性外痔表现为肛周暗紫色长条圆形肿物,表面皮肤水肿、质硬、压痛明显。

痔的诊断不难,但应与下列疾病鉴别。

1. 直肠癌　临床上常有将直肠癌误诊为痔而延误治疗的病例,主要原因是仅凭症状及大便化验而诊断,未进行肛门指诊和直肠镜检查。直肠癌在直肠指检时可扪及高低不平的硬块;而痔为暗红色圆形柔软的血管团。

2. 直肠息肉　低位带蒂息肉脱出肛门外易误诊为痔脱出。但息肉为圆形、实质性、有蒂、可活动,多见于儿童。

3. 直肠脱垂　易误诊为环状痔,但直肠脱垂黏膜呈环形,表面平滑,括约肌松弛;而后者黏膜呈梅花瓣状,括约肌不松弛。

【治疗】　应遵循三个原则:①无症状的痔无需治疗;②有症状的痔重在减轻或消除症状,而非根治;③以保守治疗为主。

1. 一般治疗　在痔的初期和无症状静止期的痔,只需增加纤维性食物,改变不良的大便习惯,保持大便通畅,防治便秘和腹泻。热水坐浴可改善局部血液循环。肛管内注入油剂或栓剂,有润滑和收敛作用,可减轻局部的瘆痒不适症状。血栓性外痔有时经局部热敷,外敷消炎止痛药物后,疼痛可缓解而不需手术。嵌顿痔初期也采用一般治疗,用手轻轻将脱出的痔块推回肛门内,阻止再脱出。

2. 注射疗法　治疗Ⅰ、Ⅱ度出血性内痔的效果较好。注射硬化剂的作用是使痔和痔块周围产生无菌性炎症反应,黏膜下组织纤维化,致使痔块萎缩。用于注射的硬化剂很多,常用的硬化剂有5%碳酸植物油、5%鱼肝油酸钠、5%盐酸奎宁尿素水溶液、4%明矾水溶液等,忌用腐蚀性药物。

注射方法为肛周局麻下使肛门括约肌松弛,插入肛门镜,观察痔核部位,主要在齿状线上直肠壁左侧、右前和右后,向痔核上方处黏膜下层内注入硬化剂2～3 ml,注射后轻轻按摩注射部位。避免将硬化剂注入到黏膜层,会导致黏膜坏死。当硬化剂注入到黏膜层时,黏膜立即变白,应将针进一步插深,但应避免进入肌层,回抽无血后注入硬化剂。如果一次注射效果不够理想,可在1月后重复一次。如果痔块较多,也可分2～3次注射。

3. 红外线凝固疗法　适用于Ⅰ度内痔。作用与注射疗法相似,通过红外线照射,使痔块发生纤维增生,硬化萎缩。但复发率高,目前临床上应用不多。

4. 胶圈套扎疗法　可用于治疗Ⅰ、Ⅱ度内痔。原理是将特制的胶圈套入到内痔的根部,利用胶圈的弹性阻断痔的血运,使痔缺血、坏死、脱落而愈合。胶圈套扎器种类很多,可分为牵拉套扎器和吸引套扎器两大类。如无胶圈套扎器,可用两把血管钳替代。先将胶圈套在第一把血管钳上,然后用这把血管钳垂直夹在痔的基底部,再用第二把血管钳牵拉套圈绕过痔核上端,套落在痔的根部。注意痔块脱落时有出血的可能。Ⅱ度内痔应分2~3次套扎,间隔3周,因一次性套扎可引起剧烈疼痛;Ⅱ度内痔可一次套扎完毕。

5. 多普勒超声引导下痔动脉结扎术(Doppler-guided hemorrhoidal artery ligation)　适用于Ⅱ~Ⅳ度的内痔。采用一种特制的带有多普勒超声探头的直肠镜,于齿状线上方2~3 cm探测到痔上方的动脉直接进行结扎,通过阻断痔的血液供应以达到缓解症状的目的。

6. 手术疗法

(1) 痔单纯切除术:主要用于Ⅱ、Ⅲ度内痔和混合痔的治疗。可取侧卧位、截石位或俯卧位,硬膜外麻醉或局麻后,先扩肛至4~6指,显露痔块,在痔块基底部两侧皮肤上作V形切口,分离曲张静脉团,直至显露肛管外括约肌。用止血钳于底部钳夹,贯穿缝扎后,切除结扎线远端痔核。齿状线以上黏膜用可吸收线予以缝合;齿状线以下的皮肤切口不予缝合,创面用凡士林油纱布填塞。嵌顿痔也可用同样方法急诊切除。

(2) 吻合器痔固定术(stapled hemorrhoidopexy):主要适用于Ⅲ、Ⅳ度内痔、非手术疗法治疗失败的Ⅱ度内痔和环状痔,直肠黏膜脱垂也可采用。主要方法是通过管状吻合器环行切除距离齿状线2 cm以上的直肠黏膜2~4 cm,使下移的肛垫上移固定,该术式在临床上通用名称为PPH手术(procedure for prolapse and hemorrhoids)。与传统手术比较具有疼痛轻微、手术时间短、患者恢复快等优点。

(3) 血栓外痔剥离术:用于治疗血栓性外痔。

非手术疗法对大部分痔的治疗效果良好,成为痔的主要治疗方法。手术治疗只限于保守治疗失败或不适宜保守治疗患者。

第十一节　直肠脱垂

直肠壁部分或全层向下移位,称为直肠脱垂(rectal prolapse)。直肠壁部分下移,即直肠黏膜下移,称黏膜脱垂或不完全脱垂;直肠壁全层下移称完全脱垂。若下移的直肠壁在肛管直肠腔内称内脱垂;下移到肛门外称为外脱垂(图33-14)。

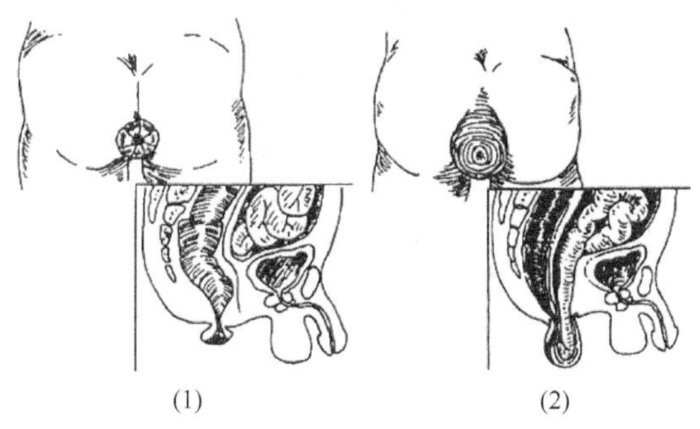

图33-14　直肠脱垂

【病因与病理】　直肠脱垂的病因尚不完全明了,认为与多种因素有关。

1. 解剖因素　幼儿发育不良、营养不良患者、年老衰弱者,易出现肛提肌和盆底筋膜薄弱无力;小儿骶骨弯曲度小、过直;手术、外伤损伤肛门直肠周围肌或神经等因素都可减弱直肠周围组织对直肠的固定、支持作用,直肠易于脱出。

2. 腹压增加　如便秘、腹泻、前列腺肥大、慢性咳嗽、排尿困难、多次分娩等，经常致使腹压升高，推动直肠向下脱出。

3. 其他　内痔、直肠息肉经常脱出，向下牵拉直肠黏膜，诱发黏膜脱垂。

直肠黏膜脱垂病理改变为直肠下段黏膜层与肌层之间结缔组织过于松弛，黏膜层下移；完全脱垂则是固定直肠的周围结缔组织过于松弛，以致直肠壁全层下移。脱出的直肠黏膜可发生炎症、糜烂、溃疡、出血，甚至嵌顿坏死。肛门括约肌因持续性地伸展、被动松弛，可发生肛门失禁，失禁后更加重了脱垂。幼儿直肠脱垂多为黏膜脱垂，往往在 5 岁前自愈；成年型直肠脱垂只要产生脱垂的因素存在，会日益加重。

【临床表现】　主要症状为有肿物自肛门脱出。初发时肿物较小，排便时脱出，便后自行复位。以后肿物脱出渐频，体积增大，便后需用手托回肛门内，伴有排便不尽和下坠感。最后在咳嗽、用力甚至站立时亦可脱出。随着脱垂加重，引起不同程度的肛门失禁，常有黏液流出，致使肛周皮肤出现湿疹。因直肠排空困难，常出现便秘，大便次数增多，呈羊粪样。黏膜糜烂、破溃后有血液流出。内脱垂常无明显症状，偶尔在行肠镜检查时发现。

检查时嘱患者下蹲后用力屏气，使直肠脱出。部分脱垂可见圆形、红色、表面光滑的肿物，黏膜皱襞呈放射状；脱出长度一般不超过 3 cm；指诊仅触及两层折叠的黏膜；直肠指诊时感到肛门括约肌收缩无力，嘱患者用力收缩时，仅略有收缩感觉。若为完全性直肠脱垂，表面黏膜为同心环状；脱出较长，脱出部分为两层肠壁折叠，触诊较厚；直肠指诊时见肛门口扩大，感到肛门括约肌松弛无力；当肛管并未脱垂时，肛门与脱出肠管之间有环状深沟。

【治疗】　直肠脱垂的治疗依年龄、严重程度的不同而不同，主要是消除直肠脱垂的诱发因素；幼儿直肠脱垂以保守治疗为主；成人的黏膜脱垂多采用硬化剂注射治疗；成人的完全性直肠脱垂则以手术治疗为主。

1. 一般治疗　幼儿直肠脱垂有自愈的可能，应注意缩短排便时间，便后立即将脱出直肠复位，取俯卧位，用胶布固定双臀等。成人也应积极治疗便秘、咳嗽等引起腹压增高的疾病，以避免加重脱垂程度和手术治疗后复发。

2. 注射治疗　将硬化剂注射到脱垂部位的黏膜下层内，使黏膜与肌层产生无菌性炎症，粘连固定。常用硬化剂为 5% 碳酸植物油、5% 盐酸奎宁尿素水溶液。对儿童与老人疗效尚好，成年人容易复发。

3. 手术治疗　成人完全性直肠脱垂的手术方法很多，各有优缺点和不同的复发率。手术途径有四种：经腹部、经会阴、经腹会阴和经骶部。前两种途径应用较多。

直肠悬吊固定术治疗直肠脱垂疗效肯定。术中游离直肠后，可通过多种方法将直肠、乙状结肠固定在周围组织上，主要为骶前两侧的组织上，注意勿损伤周围神经及骶前静脉丛；可同时缝合松弛的盆底筋膜、肛提肌，切除冗长的乙状结肠、直肠。经会阴手术操作安全，但复发率较高。可将脱出的直肠甚至乙状结肠自肛门直接切除缝合。直肠黏膜脱垂可采用痔环行切除术方法切除脱垂黏膜。年老、体质虚弱者可简单地行肛门环缩术，即在局麻或腰麻下，在肛门前后各作一小切口，用血管钳经皮下绕肛门潜行分离一圈，用金属线或涤纶带在皮下环绕门，2 ~ 3 个月后取出皮下埋置物，使肛门缩小以阻止直肠脱垂。

（查文章　许永华）

第三十四章　肝　疾　病

学习目标

1. 熟悉肝脓肿的病因、诊断、鉴别诊断和治疗。
2. 了解肝包虫病的病因、病理、诊断和治疗;肝囊肿的诊断和治疗。

第一节　肝　脓　肿

临床上常见的肝脓肿(liver abscess)有细菌性和阿米巴性两种;另外尚有一些特异性的肝脓肿,如结核性或梅毒性等。

一、细菌性肝脓肿

细菌性肝脓肿(bacterial liver abscess)是指由化脓性细菌侵入肝形成的肝内化脓性感染病灶。

【病因】　肝接受门静脉及肝动脉的双重血液供应,且通过胆道与肠道相通,发生感染的机会很多,虽然肝具有强大的网状内皮细胞吞噬系统,但当人体抵抗力下降,不足以清除入侵的病原菌时将引起细菌性肝脓肿。病原菌可经下列途径侵入肝。①胆道:胆道蛔虫症、胆管结石等并发胆管炎时,细菌沿着胆道上行,是引起细菌性肝脓肿的主要原因。②门静脉:门静脉内没有瓣膜,其属支主要包括肠系膜上静脉、脾静脉、肠系膜下静脉、胃左静脉、胃右静脉、胆囊静脉、附脐静脉。当人体发生坏疽性阑尾炎、痔核感染、菌痢、脐部感染等时,病原菌可经各属支进入肝。③肝动脉:体内任何部位的化脓性病变,如呼吸道感染、急性骨髓炎、疖和痈等并发生菌血症或败血症时,细菌可经肝动脉侵入肝。④肝毗邻感染病灶的细菌可循淋巴系统侵入。⑤开放性肝损伤时,细菌可直接经伤口侵入肝,引起感染而形成脓肿。引起细菌性肝脓肿常见的致病菌为大肠杆菌、金黄色葡萄球菌、厌氧链球菌、类杆菌属等。细菌性肝脓肿可以是单发的,也可以是多发的,其中血源性感染者常呈多发性,多个性肝脓肿的直径可在数毫米至数厘米之间,数个脓肿也可融合成一个大脓肿。

【临床表现】　本病一般起病较急,临床上常继发于某种前驱性疾病(如胆道蛔虫病、胆管结石),突发寒战、高热和肝区疼痛等。主要临床表现如下。

1. 寒战和高热　患者在发病初期突感寒战,继而高热,体温在 39～40℃,最高可达 41℃,发热多呈弛张型,伴大量出汗,脉率增快,一日数次,反复发作。

2. 肝区疼痛　肝脓肿导致肝被膜急性膨胀,肝区出现持续性钝痛,肝膈顶部脓肿常表现为随呼吸加重的肝区疼痛,左肝脓肿可表现出左肩放射痛。

3. 消化道症状　由于伴有全身性毒性反应及持续消耗,乏力、食欲减退、恶心和呕吐等消化道症状较为常见。少数患者出现腹泻、腹胀或呃逆等症状。

4. 体征　肝区压痛最为常见,右下胸部和肝区有叩击痛。如脓肿位于肝表面,可见局部饱满，甚至是局限性隆起，可伴有右上腹肌紧张和局部明显触痛。严重或继发于胆道梗阻者，可出现黄疸。

肝脓肿如未得到有效的治疗，可发生各种并发症。如右叶肝脓肿可穿破而形成膈下脓肿，也可向右胸穿破，左叶脓肿则偶可穿入心包，脓肿如向腹腔穿破，则发生急性腹膜炎。少数情况下，胆管性肝脓肿穿破血管壁，引起大量出血，从胆道排出，表现为上消化道出血。

【诊断与鉴别诊断】 临床上主要以寒战、高热、肝区疼痛、肝大和局部压痛为主要表现。辅助检查如下。

1. 实验室检查 血液检查见白细胞计数增高，核左移，中性粒细胞比例显著增加。肝功能在轻型患者多无明显异常。

2. 影像学检查 B 型超声检查可明确脓肿部位、大小及数目，其阳性诊断率可达 96% 以上，为首选的检查方法。必要时可在 B 型超声导引下施行诊断性穿刺，抽出脓液即可证实本病，并可将抽取的脓液进行细菌培养及药敏试验。X 线胸腹部检查：肝增大，有时可见液平面；右叶脓肿可使右膈肌升高，运动受限；肝阴影增大或有局限性隆起；有时出现右侧反应性胸膜炎或胸腔积液。左叶脓肿，X 线钡餐检查有时可见胃小弯受压、推移现象。CT、磁共振检查对肝脓肿的诊断及鉴别诊断帮助较大。

细菌性肝脓肿主要与阿米巴性肝脓肿（amebic liver abscess）、膈下脓肿、胆道感染及肝肿瘤等鉴别。与阿米巴性肝脓肿的鉴别要点详见表 34-1。

表 34-1　细菌性肝脓肿与阿米巴性肝脓肿的鉴别

	细菌性肝脓肿	阿米巴性肝脓肿
病史	继发于胆道感染或其他化脓性疾病	继发于阿米巴痢疾后
症状	病情急骤严重，全身中毒症状明显，有寒战高热	起病较缓慢，病程较长，可有高热，或不规则发热，盗汗
血液化验	白细胞计数及中性粒细胞可明显增加。血液细菌培养可阳性	白细胞计数可增加，如无继发细菌感染，血液细菌培养阴性。血清学阿米巴抗体检测阳性
粪便检查	无特殊表现	部分患者可找到阿米巴滋养体或包囊
脓液	多为黄白色脓液，涂片和培养可发现细菌	大多数为棕褐色脓液，无臭味，镜检有时可找到阿米巴滋养体。若无混合感染，涂片和培养无细菌
诊断性治疗	抗阿米巴药物治疗无效	抗阿米巴药物治疗有好转
脓肿	较小，常为多发性	较大，多为单发，多见于肝右叶

【治疗】

1. 非手术治疗

（1）细菌性肝脓肿患者中毒症状严重，全身状况差，应积极补液，纠正水与电解质紊乱，纠正低蛋白血症，改善肝功能。

（2）抗生素治疗：肝脓肿的致病菌以大肠杆菌、金黄色葡萄球菌、厌氧性细菌为常见，在未确定病原菌以前，可首选对此类细菌有作用的抗生素，如青霉素、氨苄西林加氨基糖苷类抗生素，或头孢菌素类、甲硝唑等药物，一般主张联合应用抗生素。然后根据细菌培养及药敏试验结果选用有效抗生素。

（3）B 超引导下穿刺：B 超引导下经皮穿刺抽脓或置管引流术适用于单个较大的脓肿，在 B 超引导下以粗针行脓腔穿刺冲洗（生理盐水或甲硝唑等）或者置入引流导管，置入导管后可引流或定时冲洗，至脓腔小于 2cm 时可拔除。

2. 手术治疗

(1) 肝脓肿切开引流术：对于较大脓肿，估计有穿破可能，或已穿破并引起腹膜炎、脓胸，以及胆源性肝脓肿或慢性肝脓肿，在应用抗生素治疗的同时，应积极进行脓肿切开引流术，常用的手术方式有以下几种：①经腹腔切开引流术：此法可达到充分有效的引流；②经后侧腹膜外脓肿切开引流术：此法适用于肝右叶后侧脓肿；③经前侧腹膜外脓肿切开引流术：此法适用于肝右叶前侧和左外叶的肝脓肿，且与前腹膜已发生紧密粘连者。

(2) 肝叶切除术。适用于：①病程长的厚壁脓肿，切开脓肿引流难以消除脓腔，创口经久不愈者；②肝脓肿切开引流后流脓不断，窦道长期不愈合；③合并某肝段胆管结石，肝组织因反复感染导致破坏、萎缩，失去正常生理功能者；④肝左外叶多发脓肿致使肝组织严重破坏者。采取肝叶切除术时对肝断面的处理要细致妥善，避免术中将炎性感染扩散到术野或腹腔，术野的引流要通畅，防止因局部感染导致肝断面出现胆瘘、出血等并发症。

二、阿米巴性肝脓肿

阿米巴性肝脓肿(amebic liver abscess)是阿米巴肠炎最常见的并发症，多数脓肿在痢疾期内形成，有的发生在痢疾愈后数周、数月或数年。

【病因】 阿米巴分迪斯帕内阿米巴和溶组织内阿米巴两种病原体，其中溶组织内阿米巴具有致病性，是引起阿米巴肝脓肿的病原体。溶组织内阿米巴有滋养体及包囊两期。其感染期为含四核的成熟包囊。被包囊污染的食品、饮用水经口摄入通过胃和小肠，在回肠末端或结肠中性或碱性环境中，由于包囊中的虫体运动和肠道内酶的作用，虫体脱囊而出，经两次分裂成为 8 个小滋养体。当机体或肠道局部抵抗力降低时，小滋养体侵入肠壁，并经破损的肠壁小静脉或淋巴管进入肝，少数滋养体堵塞门静脉末梢引起局部肝组织缺血性坏死，加之滋养体分泌的溶组织酶，使得肝实质溶解形成肝脓肿。

【临床表现】

1. 症状 大多缓起，有不规则发热、盗汗等症状，发热以间歇型或弛张型居多，体温多在 39~40℃。伴有食欲缺乏、腹胀、恶心、呕吐，腹泻、痢疾等症状。局部症状以肝区疼痛为主，呈持续性钝痛，有时放射至向右肩、右上腹、右腰等部位。

2. 体征 患者右下胸或右上腹饱满，或扪及肿块，伴有压痛，左叶肝脓肿约占 10%。部分患者肝区有局限性波动感。黄疸少见且多轻微，多发性脓肿时黄疸的发生率较高。

【诊断与鉴别诊断】 发病前曾有痢疾或腹泻史，然后有发热、肝痛、肝大，结合实验室及影像学检查可明确诊断。辅助检查如下。

1. 血象检查 急性期白细胞总数中度增多，中性粒细胞 80% 左右，有继发感染时更多。病程较长时白细胞计数大多接近正常或减少，贫血较明显，血沉增快。

2. 粪便检查 反复检查患者新鲜大便，找到溶组织阿米巴包囊或滋养体对于阿米巴性肝脓肿的诊断有帮助。

3. 血清学检查 免疫学诊断虽属间接的辅诊手段，却具有很大的实用价值。特异循环抗体的检测在肝脓肿患者的检出率可高达 95%~100%。

4. 影像学检查 B 型超声显像敏感性高，超声显像示肝内有边界不很清晰的液性占位，但与细菌性肝脓肿鉴别较困难，必要时可穿刺抽液，穿刺得典型的巧克力样脓液，则可诊断。

X 线检查、CT、肝动脉造影、放射性核素肝扫描、磁共振均可显示肝内占位性病变，对阿米巴肝脓肿和肝癌、肝囊肿鉴别有一定帮助，其中 CT 尤为方便可靠，有条件者可加选用。

5. 结肠镜及诊断性治疗等 对阿米巴肝脓肿的诊断也有一定帮助。

阿米巴肝脓肿临床表现复杂，误诊率较高，在诊断过程中需与细菌性肝脓肿、血吸虫病、肝肿瘤、膈下脓肿等鉴别。

【治疗】 该病主要由受包囊污染的水、食物、蔬菜等进入人体肠道，继而侵犯肝引起。因此，预防本病的关键是注意饮食卫生，防止病从口入。治疗首选非手术治疗，以全身支持治疗、抗阿米巴药治疗及反复穿刺吸脓为主。

1. 非手术治疗

（1）全身支持治疗：全身状况差者，应积极营养补液，纠正水与电解质紊乱，纠正低蛋白血症，改善肝功能。

（2）抗阿米巴治疗：目前大多首选甲硝唑，治愈率 90% 以上。少数对甲硝唑疗效不佳者可选用喹诺酮类、氯喹或依米丁等。

（3）肝穿刺引流：早期选用有效药物治疗，不少肝脓肿已无穿刺的必要。对恰当的药物治疗后临床情况无明显改善，或肝局部隆起显著、压痛明显，有穿破危险者采用穿刺引流。穿刺部位最好在超声波探查定位下进行。脓腔大者经导针引导作持续闭合引流，可免去反复穿刺、继发性感染的缺点。

（4）抗生素治疗：有混合感染时，视细菌种类全身应用适当的抗生素。

2. 外科治疗 切开引流适用于：①经抗阿米巴治疗及穿刺吸脓，而脓肿未见缩小，高热不退者；②脓肿继发细菌感染，经治疗不能控制者；③脓肿已穿破入胸腹腔或邻近器官；④多发性脓肿，使穿刺引流困难或失败者。切开排脓后采用持续负压闭式引流。

对于慢性厚壁脓肿药物治疗无效，切开引流后留有窦道长期不愈合，流脓不断等情况，可考虑行肝叶切除术。

【预防】 进行卫生宣传教育，使人们了解阿米巴病的危害性及防治原则和方法。搞好环境卫生，加强粪便和饮水的管理，培养个人良好的卫生习惯。厨房应有相应的卫生保障设施，生食和熟食时要分开用不同的刀和砧板。

第二节 肝棘球蚴病

肝棘球蚴病（echinococcosis of the liver）又称肝包虫病（hydatid disease of the liver），是由绦虫的蚴侵入肝所致的一种囊性病变，是牧区较常见的寄生虫病。

【病因与病理】 目前公认的绦虫有四种：细粒棘球绦虫、泡状棘球绦虫（alveolar echinococcosis）或多房棘球绦虫（echinococcus multilocularis）、伏氏棘球绦虫（echinococcus Vogeli Rausch）和少节棘球绦虫（echinococcus oligarthrus）。肝棘球蚴病多数由细粒棘球绦虫引起，少数由泡状棘球绦虫（肝泡球蚴病）引起。我国主要流行于畜牧业发达的新疆、青海、宁夏、甘肃、内蒙古和西藏等省区。

细粒棘球绦虫寄生在犬、狼等食肉动物体内，是终宿主；牛、羊、马、灵长类和人是中间宿主。人与人之间不传染。当人误食被虫卵污染的蔬菜或水源后，在十二指肠道内孵化为六钩蚴，经小肠壁随门静脉系统侵入肝，引起急性炎症反应，若幼虫未被杀死，则在肝先形成初期包虫囊肿,此囊壁即其后的内囊,而中间宿主组织在其周围形成的纤维包膜为外囊。内囊又分为外层与内层,外层称角质膜,内层为生发层,生发层又产生生发囊、头节、子囊、孙囊。生发囊最终破裂,释放出头节进入囊液,沉降到底部,称为囊沙。囊液中的营养成分被子囊和头节消耗,致虫体死亡,囊壁钙化。一般感染半年后囊的直径达0.5~1.0cm,以后每年增长1~5cm,最大可长到数10cm。棘球蚴在人体内可存活40年甚至更久。棘球蚴在人体内可发现于几乎所有部位,最多见的部位是肝(占75%),多在右叶,肺(15%)次之,此外脑、脾、肾、骨、肌肉、胆囊、子宫及皮肤、眼、卵巢、膀胱、乳房、甲状腺等均有报道(图34-1)。

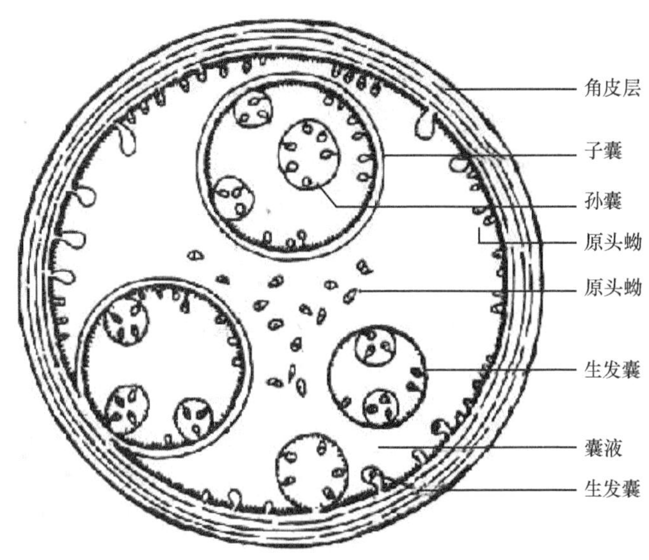

图34-1　包虫囊示意图

【临床表现】

1. 压迫症状　患者常具有多年病史、病程呈渐进性发展。初期症状不明显,囊肿逐渐增大可出现上腹部胀满感,轻微疼痛或压迫邻近器官所引起的相应症状。例如,肿块位于肝顶部的囊肿可使膈肌向上抬高,压迫肺而影响呼吸;压迫胃肠道时,可有食欲减退、恶心、呕吐和腹胀等,甚至引起肠梗阻症状;位于肝下部的囊肿可压迫胆道,引起阻塞性黄疸;压迫门静脉可产生腹水、脾大。

2. 过敏反应　包虫囊液含有异种抗原,如果释放入血液循环,会引起皮肤瘙痒,荨麻疹,呼吸困难、咳嗽、发绀,严重时出现过敏性休克。

3. 继发性感染　细菌侵入引起继发性感染,症状类似于细菌性肝脓肿。

4. 包虫囊破裂　①破入腹腔,引发急性腹膜炎或全腹腔的多发囊肿、出现腹胀或导致肠梗阻,甚至即刻发生致命性的过敏反应;②破溃入胆道,可引起胆管炎或黄疸;③破溃入结肠,包虫囊内容可自直肠排出;④经横隔破裂入肺,可能咳出子囊,引起肺部感染。

5. 体征　肝区能扪及圆形、光滑、弹性强的囊性肿物。当囊腔大于10cm,因子囊互相撞击或碰撞囊壁,常有震颤感,称包囊性震颤。若囊腔钙化,则可触及质地坚硬的实质性肿块。

【诊断与鉴别诊断】　在询问病史时应了解患者居住地区,是否有与狗、羊等接触史。辅助检查可选择:①包虫囊液皮内试验(卡松尼试验),为特异性免疫反应,阳性率可达90%~95%;②补体结合试验,阳性率可达70%~90%;③血常规检查,嗜酸粒细胞增高;④B型超声检查,肝区可见液性暗区,并可确定囊肿的部位、大小;⑤X 线检查,肝影增大,横膈右侧升高或隆起,肝区可显示阴影或有钙化影,肝前下方囊肿可显示胃肠道受压征象;⑥CT、MRI 及选择性腹腔动脉造影,有助于判断囊肿与周围脏器的解剖关系,并有助于与肝其他疾病鉴别(图 34-2)。

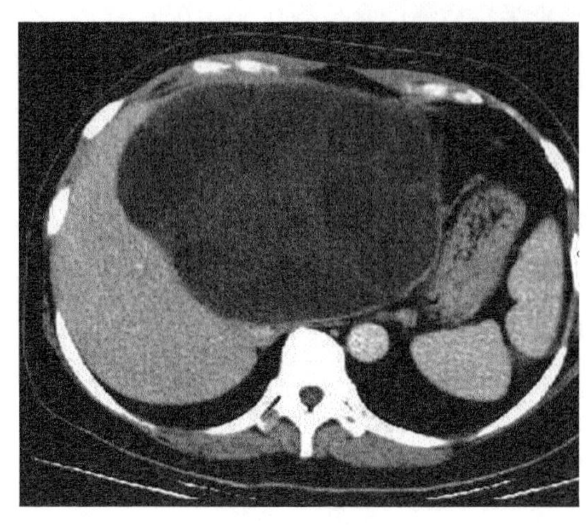

图 34-2　肝棘球蚴病 CT 图

【治疗】　对小而深藏肝内的肝包虫囊肿可严密随访,定期超声检查,如增大至接近肝表面时,可手术治疗。手术的原则是清除内囊,防止囊液外溢,消灭外囊残腔,预防感染。具体手术方法依包囊大小,有无胆瘘和感染或钙化决定。术前术中可静脉滴注氢化可的松 100~300mg,以防术中囊液破溃入腹腔引起过敏性休克,手术方式需依据有无合并感染而定。

1. 内囊摘除术　临床上最常用的方法。适用于无感染的病例。术中用切口保护圈保护切口,囊肿周围铺垫多块纱布,再铺一层浸有 10% 高渗盐水纱布(推荐用深色纱布垫)隔离。打开小口将囊液吸净后,10% 高渗盐水反复灌洗(等待 5 分钟,反复 2~3 次)以杀死头节,切开外囊壁,摘除内囊。外囊切口做内翻缝合,以消灭残腔。一般囊内可不放置引流。当外囊壁坚韧,残腔不易塌陷,且与大胆管相通时,可行外囊空肠 Roux-en-Y 吻合术。

2. B 超引导下穿刺引流囊液　经 B 超引导下穿刺抽液后注射 25% 的乙醇,因为囊内压力下降会使胆管瘘口闭合困难,此法不适用于囊肿和胆管相通的患者。切记勿注射甲醛,有引起硬化性胆管炎危险。

3. 肝叶或肝部分切除术　适用于:①局限于肝左外叶或右半肝,体积巨大、单一、囊壁坚厚或钙化不易塌陷,而病变肝组织已萎缩;②局限于肝的一叶的多发性囊肿;③引流后囊腔经久不愈,以至遗留瘘管;④囊肿感染后形成厚壁的慢性脓肿;⑤局限的肝泡状棘球蚴病者。

4. 肝移植术　由于肝泡型包虫病临床发现多在中晚期,能达到根治性切除病灶的病例不到 30%,大部分患者有肝门、下腔静脉的侵犯无法切除,严重影响了患者的生活质量和生存率,多数患者在 5 年内死亡,故晚期肝包虫病是肝移植的指征。

5. 药物治疗　药物治疗通常难以达到治愈的效果,适用于有广泛播散和手术风险大的患者。阿苯达唑(albendazole)在囊内浓度可达到血浆水平。

第三节　肝　囊　肿

肝囊肿(cyst of liver)是较常见的肝良性疾病,分为寄生虫性(如肝棘球蚴病)和非寄生虫性肝囊肿。其中非寄生虫性肝囊肿又可分为先天性、创伤性、炎症性和肿瘤性囊肿。临床多见的是先天性肝囊肿,可分为单发性和多发性两种,后者又称多囊肝(polycystic disease of liver),常与肾、肺、胰、脾或其他器官的多囊性病变同时存在。

【病因与病理】　有理论认为先天性肝囊肿是由于肝内胆管和淋巴管胚胎时发育障碍,或胎儿期患胆管炎,肝内小胆管闭塞,近端呈囊性扩大及肝内胆管变性,局部增生阻塞而成,也有后天肝组织退行性改变的说法。大部分囊肿以胆管上皮,有的是间实质细胞,或其他少见类型内衬。右叶多发,囊肿因基底膜的改变,逐步形成憩室,或小上皮细胞代谢失常、脱落、异常增殖,或局部缺血、炎症反应、间质纤维化最终小管梗阻形成囊肿。单发性肝囊肿的囊肿大小不等,直径由数毫米至 20cm 以上,可占据整个肝叶。囊肿多为单房,包膜完整,表面乳白色或呈灰色,囊壁厚度 0.5~5mm,囊内液体透明,有出血或胆汁时呈咖啡色。多囊肝的囊肿可满布肝,囊肿大小不一,最大容量可达 1000ml 以上,囊肿散布全肝或某一肝叶,以右叶多见。大体切面呈蜂窝状,囊腔内含澄清透明液体,不含胆汁。肝囊肿甚大时可压迫肝细胞,致萎缩性变,可引起胆管狭窄,致胆囊炎,可引起肝功能损害,最后出现腹水、黄疸,甚至食道静脉曲张。

【临床表现】 肝囊肿因生长缓慢,可长期或终身无症状,常在 B 超检查时偶然发现或患者偶然发现腹部包块。其主要临床表现随囊肿位置、大小、数目、有无压迫邻近器官和有无并发症而异。临床上较常见的症状和体征如下。

1. 胃肠道症状 当囊肿增大并压迫胃、十二指肠或结肠时,可引起餐后饱胀、食欲减退、恶心和呕吐等症状。

2. 腹痛 大而重的囊肿可引起上腹膨胀不适、隐痛或轻度钝痛。突发剧痛或出现腹膜炎的症状体征时,提示囊肿发生出血或破裂,可出现畏寒、发热。

3. 黄疸 肝门邻近的囊肿压迫肝管或胆总管可引起轻度黄疸,较少见。

4. 体征 腹部触及随呼吸移动的包块是主要体征,包块表面光滑,通常质硬,仅部分呈囊性,有波动感。其位置随囊肿发生的部位而定,但多数位于右上腹。

【诊断与鉴别诊断】 B 超检查对诊断肝囊肿具有敏感性高、无创伤、简便易行等优点,<1cm的囊肿也可检出,准确率达 98%,而且能确定囊肿的性质、部位、大小、数目及累及肝的范围,为本病的首选检查方法。CT 检查也能准确显示肝囊肿的部位、大小、范围、形态和数目。多发性肝囊肿患者还应检查肾、肺、胰、脾或其他脏器有无囊肿(多囊病)或先天性畸形。

肝囊肿需与腹内肝外性囊肿(如胰腺囊肿、胃肠道间质瘤、胆囊积水、胆总管囊肿、巨大卵巢囊肿等)、肝棘球蚴病、肝肿瘤等疾病进行鉴别。

【治疗】 肝囊肿的治疗应视其大小、性质及有无并发症而定。肝囊肿小且无症状者,可随访观察,不需特殊处理;大且出现压迫症状者可在超声引导下穿刺抽液,以缓解压迫症状。但抽液后囊肿常又会增大,需反复抽液。此法操作简便,不需剖腹,对不能耐受手术的巨大肝囊肿患者仍不失为一种可行的治疗方法。

对于可耐受手术患者常用的治疗方法有囊肿"开窗术"或"去顶术",即在剖腹术下或经腹腔镜切除部分囊壁,吸净囊液后使囊腔向腹腔开放。囊肿切除术则适用于肝边缘部位、带蒂突向腹腔的囊肿。肝左外叶巨大肝囊肿,可作肝叶或肝部分切除术。

当有并发症出现如囊肿破裂、囊蒂扭转、囊内出血时,可在"开窗术"后放置引流或穿刺置管引流,待囊腔缩小和萎瘪后拔除引流。与胆管相沟通的厚壁囊肿,可采取囊肿-空肠吻合术,但此法常易引起继发感染。

多发性肝囊肿一般不主张手术治疗,仅限于处理引起明显症状的大囊肿,可行囊肿穿刺抽液或行"开窗术",以缓解症状。病变局限于肝的一段或一叶,且伴有症状,患者情况允许,则可行病变肝段或肝叶切除术。

(王 尧 陆玉华)

第三十五章　门静脉高压症

学习目标

1. 掌握门静脉高压症合并上消化道出血非手术及手术治疗的适应证，以及非手术和手术的具体方法及术式的选择。

2. 熟悉门静脉高压症患者肝功能的评估（Child-Pugh 分级）；门静脉高压症的病理生理、临床表现及诊断方法。

3. 了解三腔二囊管压迫止血的原理及用法。

正常门静脉压力为 13~24cmH_2O 水柱，由于各种原因使门静脉血流受阻，血液淤滞时，则门静脉系统压力升高，从而出现一系列门静脉压力增高的症状和体征，临床表现有脾大和脾功能亢进，食管胃底静脉曲张和呕血、腹水等，叫做门静脉高压症（portal hypertension）。

【病因与病理】 门静脉系与腔静脉系之间存在有四个交通支。

1. 胃底、食管下段交通支 门静脉血流经胃冠状静脉、胃短静脉，通过食管胃底静脉与奇静脉、半奇静脉的分支吻合，流入上腔静脉。

2. 直肠下端、肛管交通支 门静脉血流经肠系膜下静脉、直肠上静脉与直肠下静脉、肛管静脉吻合，流入下腔静脉。

3. 前腹壁交通支 门静脉（左支）的血流经脐旁静脉与腹上深静脉、腹下深静脉吻合，分别流入上、下腔静脉。

4. 腹膜后交通支 在腹膜后，肠系膜上、下静脉分支与下腔静脉分支相互吻合。

在这四个交通支中，最主要的是胃底、食管下段交通支。这些交通支在正常情况下都很细小，血流量都很少。

门静脉无瓣膜，其压力通过流入的血量和流出阻力形成并维持。门静脉血流阻力增加，常是门静脉高压症的始动因素。Bass Sombry 分类法将门静脉高压病分为原发性血流量增加型及原发性血流阻力增加型。其中原发性血流阻力增加型可分为肝前、肝内和肝后三型。肝内型门静脉高压症又可分为窦前、窦后和窦型。在我国，肝炎后肝硬化是引起肝窦和窦后阻塞性门静脉高压症的常见病因。

Bass Sombry 分类法。

1. 原发性血流量增加型

（1）动脉-门静脉瘘（包括肝内、脾内及其他内脏）。

（2）脾毛细血管瘤。

（3）门静脉海绵状血管瘤。

（4）非肝病性脾大（如真性红细胞增多症、白血病、淋巴瘤等）。

2. 原发性血流阻力增加型

（1）肝前型发病率<5%。①血栓形成：门静脉血栓形成；脾静脉血栓形成；门静脉海绵样变；②门静脉或脾静脉受肿瘤或假性胰腺囊肿压迫或浸润。在小儿，肝前型多见于门脉主干的闭锁狭窄或海绵窦样病变等先天性畸形。

（2）肝内型发病率占90%。①窦前型：早期血吸虫病、先天性肝纤维化、早期原发性胆汁性肝硬化、胆管炎、早期骨髓纤维化、骨髓增生性疾病等；②窦型肝炎肝硬化、酒精性肝硬化、脂肪肝、不完全间隔性纤维化、肝细胞结节再生性增生、晚期血吸虫病及胆管炎等；③窦后型：肝静脉血栓形成或栓塞、布-加氏综合征等。

（3）肝后型占1%。下腔静脉闭塞性疾病、缩窄性心包炎、慢性右心衰竭、三尖瓣功能不全（先天性、风湿性）等。

【临床表现】 门脉高压症可引起侧支循环开放、脾大和脾功能亢进及腹水等三大临床表现，其他尚有蜘蛛痣、肝掌和肝功能减退的表现。

1. 侧支循环的开放 是门脉高压症的独特表现，是诊断门脉高压症的重要依据，侧支循环的主要部位在：①贲门食管邻接处，引起食管胃底静脉曲张；②直肠周围静脉，引起痔静脉曲张；③肝镰状韧带周围静脉，出现脐周或腹壁静脉曲张；④腹膜后间隙静脉。不同部位的静脉曲张其意义不尽相同。例如，食管静脉曲张对门脉高压症具有确诊价值，而腹壁静脉曲张、痔静脉曲张和腹膜后静脉曲张，则需注意有无其他因素。有15%～50%患者门静脉压力增高后，使胃底静脉及食管下端静脉曲张。因此，食管下端静脉曲张是门静脉高压症的重要表现。常因溃疡、创伤而破裂出血。由于有肝功能损害致凝血功能障碍，出血多不易停止。临床表现为呕血和柏油样便等上消化道大出血症状，导致休克。痔静脉曲张则可发生不同程度的便血。

2. 脾大与脾功能亢进 脾大多合并有脾功能亢进症状，患者表现有白细胞减少、血小板减少和增生性贫血。

3. 腹水和肝病体征 腹水是许多疾病的临床表现之一，但约80%由各种肝疾病导致的门脉高压引起，腹水的出现是肝功能代偿不全的表现。晚期肝硬化患者常有腹水并有肝病面容、黄疸、肝掌、蜘蛛痣、男性乳房发育、睾丸萎缩等体征，肝可缩小。

【诊断】 大多数患者根据临床表现即可做出门脉高压症的诊断。下列辅助检验有助于诊断。

1. 实验室检查 脾功能亢进症状时血常规提示白细胞减少、血小板减少。大便隐血试验阳性提示存在上消化道出血。肝功能检查常发现血浆白蛋白降低而球蛋白增高，白、球蛋白比例倒置。由于许多凝血因子在肝合成，加上慢性肝病患者有原发性纤维蛋白溶解，所以凝血酶原时间可以延长。还应作乙型肝炎病原免疫学和甲胎蛋白检查。肝功能分级见表35-1。

表35-1　肝硬化 Child-pugh 分级

项目	1分	2分	3分
白蛋白（g/L）	>35	28～35	<28
胆红素（μmol/L）	<34	34～51	>51
凝血酶原时间（活动度%）	>50	30～50	<30
腹水	无	轻度	中～重度
肝性脑病	无	1～2级	3～4级

注：A级．总分5～6分；B级．总分7～9分；C级．总分≥10分

2. 超声检查 有助于了解肝、脾大小和有无肝硬化；腹水及其严重程度；脾静脉、门静脉、肾静脉直径及有无血栓形成；门静脉血流量及血流方向等。

3. X 线钡餐造影　可显示主动脉弓以下食管黏膜呈虫蚀样或串珠样充盈缺损，在食管蠕动时上述现象消失，以区别食管癌。

4. 血管造影　能了解肝动脉、肝静脉、门静脉和下腔静脉形态、分支及病变。肝固有动脉及左、右肝动脉造影可以避免与其他血管重叠，使病变显影更清晰。

5. 计算机断层扫描(CT)　CT 扫描不仅可清晰显示肝的外形及其轮廓变化，还显示实质及肝内血管变化，并可准确测定肝容积。CT 扫描图像可明确提示门静脉系有无扩张及各侧支血管的形态变化，注入造影剂之后可显示有无离肝血流。

6. 肝组织活检　是诊断肝硬化的"金标准"，对于手术患者应尽量行肝组织活检，以明确组织学诊断。

7. 腹腔穿刺　抽取腹水，对腹水行常规生化培养及瘤细胞检查。

8. 胃镜检查　一般不推荐，以防引起出血。

【鉴别诊断】

1. 以呕血为主要症状的患者　主要有溃疡病、胃癌导致出血及胆道出血等。

2. 继发性脾大导致脾功能亢进的患者　多有疟疾、黑热病、血吸虫病等可能引起脾大的原发病史。

3. 以腹水为突出症状的患者　心脏病如二尖瓣狭窄或缩窄性心包炎等引起心力衰竭者，多有风湿热、心包炎、高血压或心绞痛等病史，有长期气促的症状，且在腹水出现前往往先有下肢水肿，体检常可发现心肺明显异常。另外，癌性腹水多处于癌症晚期，一般不难鉴别。

【治疗】　门静脉高压症的治疗主要是针对其并发症进行的治疗。外科治疗的目的则首先考虑解决食管胃底静脉曲张而引起破裂出血，其次是要解决脾大及脾功能亢进。

1. 食管胃底曲张静脉破裂出血

(1) 一般治疗：门静脉高压患者病情稳定而无明显其他并发症时，可根据以下原则综合治疗，以针对病因或相关因素治疗为主。治疗包括：休息、饮食、病因治疗，支持治疗，护肝、降酶、退黄治疗等。

(2) 降低门静脉压的药物治疗：药物治疗可降低门静脉及其曲张静脉压力，需要早期、持续和终身治疗以减少其并发症，降低病死率。用于降低门静脉压力的药物主要有三大类。

1) 血管收缩药物：可以直接或间接地引起内脏血管收缩，减少门静脉血流以降低门静脉压力及侧支血流，常用的药物如下。

A. 血管升压素及其衍生物：可以直接或间接地引起内脏血管收缩，减少门静脉血流以降低门静脉压力及侧支血流。垂体后叶素(pituitarium posterius)：采用静脉滴注起始剂量一般为 0.2～0.4U/min 12～24h，后给予维持剂量 0.1U/min 8～12h，如上述治疗无效可在严密监护下增加剂量至 1.0U/min 可望有效。醋酸特立加压素(terlipressinacetate)：首剂 2mg 以后每隔 4～6 小时静脉注射 1mg 总量可达 10mg，常用的药物还有八肽加压素，如加压素等。

B. 生长激素抑制因子及其类似物：生长抑素(Somatostatin)：首剂 250μg 静脉注射后再每小时 250μg 持续滴注。奥曲肽(Octreotide)：首剂 100μg 静脉注射后 20～50μg/h 滴注持续 24～48h 也可 100μg 每小时皮下或肌内注射。

C. β 肾上腺素受体拮抗药：包括非选择性 β-受体阻滞药(普萘洛尔、纳多洛尔、卡维地洛等)，β_1-受体阻滞药(阿替洛尔、美托洛尔等)，β_2-受体阻滞药(ICI-118551)等。

2）血管扩张药物：α-受体阻滞药，$α_2$-受体兴奋药，有机硝酸酯类，钙通道阻滞药，血管紧张素Ⅱ受体阻滞药，血管紧张素转换酶抑制药及硝普钠等。

3）其他：①利尿药，常用呋塞米及螺内酯等。②己酮可可碱。③食管收缩药，常用的有甲氧氯普胺（Metoclopramide）。

（3）内镜治疗：随着胃镜的广泛开展，特别是急诊内镜临床应用研究的深入，对门静脉高压所致的食管胃底静脉曲张的诊断及曲张静脉破裂出血的紧急救治取得了显著疗效。常用的方法有如下。

1）硬化疗法（endoscopic sderosingtherapy）：通过在曲张静脉旁黏膜下注射硬化剂，使黏膜下静脉周围纤维化，压迫静脉阻断血流；或在曲张静脉内注射硬化剂，使静脉血管内形成血栓，静脉管壁增厚闭塞。

2）套扎疗法（endoscopic variceal ligation）：在直视下应用特制的弹性橡皮圈结扎食管曲张静脉，使黏膜及黏膜下层局部缺血性坏死，静脉闭塞，局部坏死脱落，肉芽组织增生，形成瘢痕，消除食管静脉曲张。

3）组织黏合剂栓塞疗法（tissue adhesives）：在X线监视下，将组织黏合剂联合油酸氨基乙醇直接注入曲张静脉，起到立即固化闭塞血管、控制出血的目的。

4）金属夹止血疗法：在内镜直视下直接钳夹曲张静脉，可迅速消除曲张静脉，控制出血。

近年来的研究经验提示内镜下套扎加小剂量硬化剂联合治疗优于单纯使用硬化剂，且不良反应小，再在胃底的曲张静脉延伸部分注射组织黏合剂，效果更好。

（4）介入治疗：常用的治疗方法如下。①经颈静脉肝内门体静脉支架分流术（Transjugular intrahepatic portosystemic stent shunt，TIPSS）：经颈内静脉从肝静脉穿刺门静脉分支，用球囊扩张肝静脉和肝内门静脉之间穿刺道，然后，植入金属支架以建立并维持肝内门腔分流道的长期通畅。TIPS是一种有一定难度和风险的介入治疗技术，且肝性脑病的发生率较高。②经皮穿肝食管胃底曲张静脉栓塞术（percutaneous transhepatic variceal embolization，PTVE）：能彻底阻断胃冠状静脉、胃短静脉、胃后静脉、食管下段及胃底静脉血流，起到外科断流的效果。

（5）三腔二囊管压迫止血法：是传统的治疗食管胃底静脉曲张破裂出血的压迫止血法。由于食管胃底曲张静脉破裂出血来势凶猛、出血量大，紧急应用三腔二囊管局部压迫止血，可起到较好的暂时疗效，可为内镜、介入或外科手术治疗创造条件。

三腔二囊管包括三腔管、胃气囊（为圆形）和食管气囊（为椭圆形），其中胃气囊和食管气囊附在三腔管的一端，三腔管内容纳有胃导管（通胃腔，可行吸引、冲洗和注入止血药）、胃气囊导管和食管气囊导管（图35-1）。

用法：认真检查双气囊有无漏气和充气后有无偏移，通向双气囊和胃腔的管道是否通畅。检查合格后抽尽双囊内气体，将三腔管及气囊表面涂以液体石蜡，从患者鼻腔插入，到达咽部时嘱患者吞咽配合。三腔管顺利进入50～65cm后，用注射器先注入胃气囊空气150～200ml，使胃气囊充气，将三腔管向外牵引，感觉有中等弹性阻力时，表示胃气囊已压于胃底部，适度拉紧三腔管，管端悬以0.25～0.5kg重沙袋（或盐水瓶），通过滑车固定于床头架上牵引。如仍未能压迫止血者，再向食管囊内注入空气100～150ml，以压迫食管下段的扩张静脉。放置三腔管后，应抽除胃内容，并用生理盐水反复灌洗，以减少氨的吸收和使血管收缩减少出血，同时观察胃内有无鲜血吸出。如无鲜血，同时脉搏、血压渐趋稳定，说明出

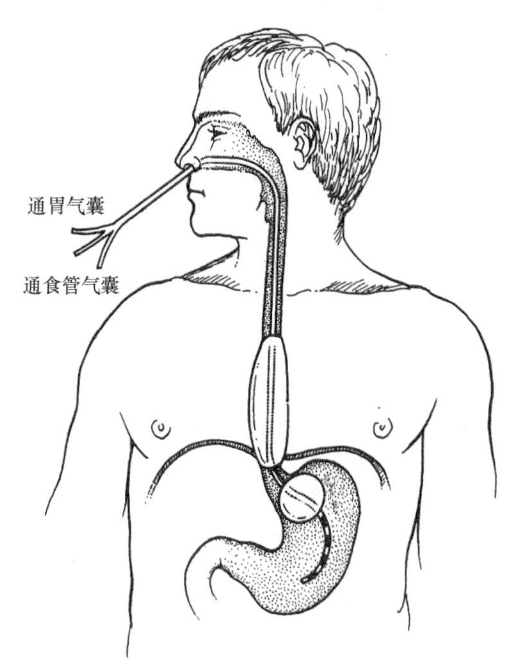

图 35-1　三腔二囊管示意图

血已基本控制。三腔管一般放置 24 小时，如出血停止，可先排空食管气囊，后排空胃气囊，再观察 12~24 小时，如确已止血，才将管慢慢拉出。放置三腔管的时间不宜持续超过 3~5 日，否则，可使食管或胃底黏膜因受压迫太久而发生溃烂、坏死、食管破裂。因此，每隔 12 小时，应将气囊放空 10~20分钟；如有出血即再充气压迫。

（6）手术治疗：对于没有黄疸、没有明显腹水的患者（Child A，B 级）发生大出血，应争取即时或经短时间准备后即行手术。应该认识到，食管胃底曲张静脉一旦破裂引起出血，就会有很大可能反复出血，而每次出血必将给肝带来损害。积极采取手术止血，不但可以防止再出血，而且是预防发生肝性脑病的有效措施。根据手术时机分为对无消化道出血史的预防性手术（目前多数外科医生倾向不作预防性手术）、大出血的急诊手术和出血停止后防止再出血的择期手术；就手术方式而言主要包括门-体静脉分流术、门-奇静脉断流术两大类。

急诊手术的适应证如下。①患者以往有大出血的病史，或本次出血来势凶猛，出血量大，或经短期积极止血治疗，仍有反复出血者，应考虑急诊手术止血。②经过严格的内科治疗 48 小时内仍不能控制出血，或短暂止血又复发出血，应积极行急诊手术止血。手术不但可防止再出血，而且是预防发生肝性脑病的有效措施。Child C 级患者因病情严重、多合并休克，急诊手术死亡率高，故不宜行急诊手术。

急诊手术术式应以贲门周围血管离断术为首选，该术式对患者打击较小，能达到即刻止血，又能维持入肝血流，对肝功能影响较小，手术死亡率及并发症发生率低。

1）断流术就是通过手术切断门静脉和体静脉之间造成出血的侧支循环，以达到防治出血的目的，大多数包括脾切除。优点是即时止血率高，手术操作简单，术后能保持门静脉向肝性血流，肝功能维持好，肝性脑病发生率低。缺点是断流术区域发生新的侧支循环，静脉曲张复发，术后再出血发生率高。另外，断流术也因为影响胃血供而导致胃缺血、胃黏膜病变。常用的术式有：胃底贲门周围血管离断术、食管周围血管离断加食管横断术、经腹胃冠状静脉曲张静脉离断术、经胸食管下端曲张静脉离断术、经腹联合断流术、直视下胃冠状静脉栓塞术等。其中胃底贲门周围血管离断术在临床上较常用，该手术不仅离断了食管胃底的静脉侧支，还保存了门静脉入肝血流。这一术式还适合于门静脉循环中没有可供与体静脉吻合的通畅静脉，肝功能差（Child C 级），既往分流手术和其他非手术疗法失败而又不适合分流手术的患者。在施行此手术时，了解贲门周围血管的局部解剖十分重要。贲门周围血管可分成四组：①冠状静脉，包括胃支、食管支及高位食管支，有时还出现“异位高位食管支”；②胃短静脉；③胃后静脉；④左膈下静脉（图 35-2）。

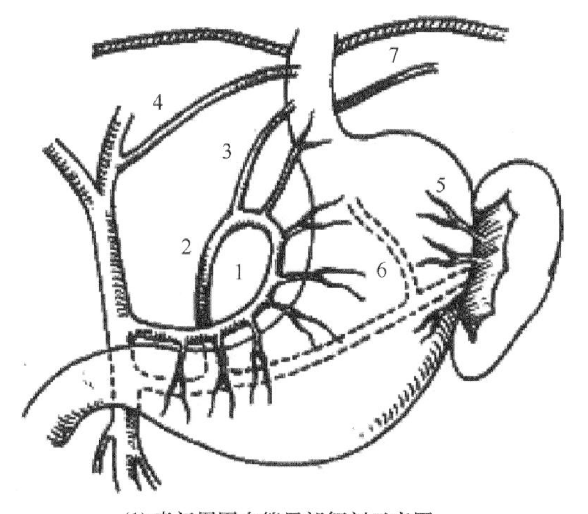

(1) 贲门周围血管局部解剖示意图

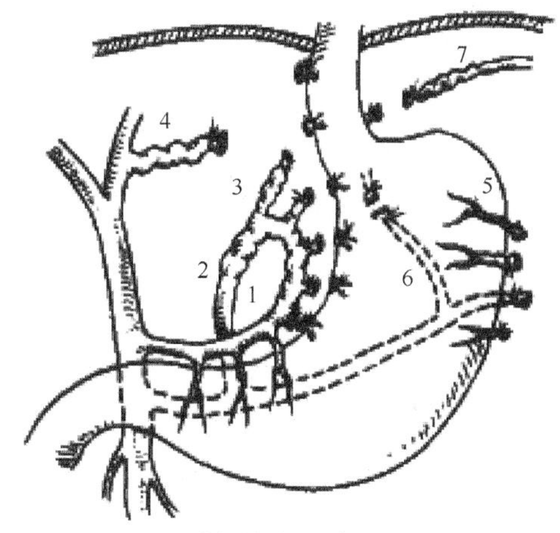

(2) 贲门周围血管离断术示意图

图 35-2　贲门周围血管

1. 胃支;2. 食管支;3. 高位食管支;4. 异位高位食管支;5. 胃短静脉;6. 胃后静脉;7. 左膈下静脉

2）门体分流术(portosystemic shunts):是通过门静脉与体静脉的吻合,将高压的门静脉系的血流直接分流到腔静脉系去,以减少门静脉血流量,降低门静脉压力。也就是用门静脉主干或其主要属支血管与下腔静脉或其属支吻合口,分流或转流部分门静脉血流,降低门静脉压力。可分为非选择性分流、选择性分流(包括限制性分流)两类。

A. 非选择性门体分流术:是将入肝的门静脉血完全转流入体循环,代表术式是门静脉与下腔静脉端侧分流术[图 35-3(1)],将门静脉肝端结扎,防止发生离肝门静脉血流;门静脉与下腔静脉侧侧分流术[图 35-3(2)],离肝门静脉血流一并转流入下腔静脉,减低肝窦压力,有利于控制腹水形成。非选择性门体分流术治疗食管胃底曲张静脉破裂出血效果好,但肝性脑病发生率高达 30%～50%,易引起肝衰竭。由于破坏了第一肝门的结构,为日后肝移植造成了困难。非选择性门体分流术还包括肠系膜上静脉与下腔静脉"桥式"(H 形)分流术[图 35-3(3)]和中心性脾-肾静脉分流术(切除脾,将脾静脉近端与左肾静脉端侧吻合)[图 35-3(4)]。术后血栓形成发生率较高。

B. 选择性门体分流术:旨在保存门静脉的入肝血流,同时降低食管胃底曲张静脉的压力。代表术式是远端脾-肾静脉分流术[图 35-3(5)],即将脾静脉远端与左肾静脉进行端侧吻合,同时离断门-奇静脉侧支,包括胃冠状静脉和胃网膜静脉。该术式的优点是肝性脑病发生率低。但有大量腹水及脾静脉直径较小的患者,一般不选择这一术式。

限制性门体分流的目的是充分降低门静脉压力,制止食管胃底曲张静脉出血,同时保证部分入肝血流。代表术式是限制性门-腔静脉分流(侧侧吻合口控制在 10 mm)和门-腔静脉"桥式"(H 形)分流(桥式人造血管口径为 8～10mm)[图 35-3(6)]。前者随着时间的延长,吻合口径可扩大,如同非选择性门体分流术;后者,近期可能形成血栓,需要取出血栓或溶栓治疗。

3）分流加断流联合术:常用的手术方式如下。①脾-肾分流加贲门周围血管离断术;②肠-腔侧侧分流加贲门周围血管离断术;③肠-腔桥式分流加贲门周围血管离断术等。此类手术综合了分流和断流术的优点,对门静脉血流影响较少,安全可靠,是一种较为理想的治疗门静脉高压的手术方法。

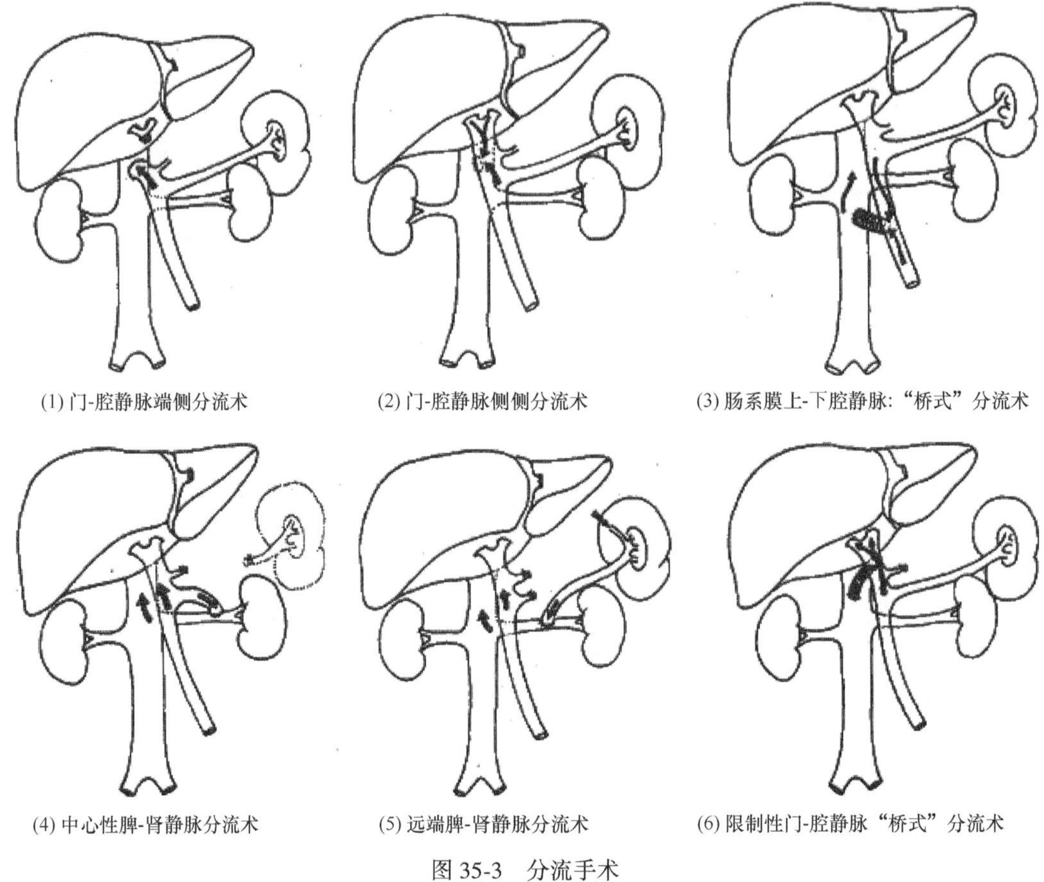

(1) 门-腔静脉端侧分流术 (2) 门-腔静脉侧侧分流术 (3) 肠系膜上-下腔静脉:“桥式”分流术

(4) 中心性脾-肾静脉分流术 (5) 远端脾-肾静脉分流术 (6) 限制性门-腔静脉“桥式”分流术

图 35-3 分流手术

2. 脾大伴有明显脾功能亢进者 由于门静脉高压引起的脾大、脾功能亢进是继发性,属脾淤血造成的。针对门静脉高压引起的脾大、脾功能亢进,在患者无上消化道出血史,脾大伴有明显脾功能亢进者,可行选择性脾动脉部分栓塞以缩小脾、减轻脾亢,而很少选择单纯性脾切除术。如有并发食管胃底静脉曲张破裂出血或有出血危险者,可在行脾切除术的同时加行分流或断流术。

3. 肝硬化引起的顽固性腹水 肝移植是目前唯一可能治愈晚期肝病的方法,并且也是解决肝内型门静脉高压的理想治疗方法。肝移植不仅是对门静脉高压食管胃底静脉曲张破裂大出血的有效治疗方法,也从根本上可能解决部分病因的治疗作用,防止发生再出血及肝性脑病、腹水等诸多问题。但由于国内供肝的缺乏、价格的昂贵、手术方式及时机的选择、免疫排斥反应、移植后的供肝又发生肝炎病毒的感染等诸多因素的影响,限制了肝移植的临床推广。

附:巴德-吉亚利综合征

巴德-吉亚利综合征,也名布-加综合征(Budd-Chiari syndrome)。它指的是由肝静脉或其开口以上的下腔静脉阻塞引起的,以门静脉高压或门静脉和下腔静脉高压为特征的一组疾病。

【病因】 我国、日本、印度和南非大多由肝静脉以上的下腔静脉隔膜(大多属先天性)引起,少数由肝静脉隔膜引起。欧美则多由肝静脉血栓形成所致,与高凝状态,如真性红细胞增多症、抗凝血酶Ⅲ缺乏有关。邻近脏器病变,如炎症,创伤,肝占位性病变或转移性癌肿,压迫或侵犯肝段下腔静脉和肝静脉,或是肝癌沿肝静脉蔓延引起癌栓和血栓引起的局部压迫也可导致巴德–吉亚利综合征。

【分型】 汪忠镐综合各种分类方法,根据下腔静脉阻塞的特性,肝静脉受累的情况,从便于手术选择的角度将本病分为三种类型。

Ⅰ型:下腔静脉隔膜为主的局限性狭窄或阻塞型(约占57%),此型系高位下腔静脉隔膜样阻塞或纤维性阻塞,肝静脉未被累及,但是,肝静脉开口位于下腔静脉阻塞的远侧,因此,除下腔静脉有阻塞外,肝静脉回流亦受阻,此型在日本相当多见,下腔静脉阻塞的远侧,血流淤滞,可继发血栓形成,若血栓延伸,即可堵塞肝静脉开口和主干。

Ⅱ型:下腔静脉弥漫性狭窄或阻塞型(约占38%),肝后段下腔静脉节段性或弥漫性阻塞,合并左肝静脉或右肝静脉闭塞,甚至肝静脉主干全部闭塞,亚洲和远东地区所见者多属此型。

Ⅲ型:肝静脉阻塞型(约占5%),肝静脉主干或开口阻塞,下腔静脉通畅,此型多发生在西欧和北美地区,常表现为肝静脉血栓形成或血栓性静脉炎,有学者观察到,随着病程的延长,肝静脉出口附近的下腔静脉继发血栓形成。

【诊断】 患者早期有劳累后右上腹胀痛、肝脾肿大,发展期有腹水、双下肢水肿、胸腹壁乃至腰背部静脉曲张及食管静脉曲张以至破裂出血。晚期患者呈恶液质状态,腹大如鼓、骨瘦如柴,如"蜘蛛人"。凡双下肢水肿及腹胀或肝脾肿大者要高度怀疑此征。彩超检查很易发现肝静脉或其开口以上的下腔静脉阻塞。下腔和(或)肝静脉造影为诊断此病的金标准。此外,尚需明确该病的原发病因,如某种高凝状态。

【治疗】

1. 药物治疗 ①支持和对症治疗:有腹水者给予利尿药,发生食管静脉曲张出血、肝性脑病者给予相应处理;②抗凝和溶栓疗法;③有明确病因或诱因者应予以去除。

2. 手术治疗 一旦明确诊断,经短期的内科支持疗法后,尽早施行手术。应根据病理类型及阻塞的部位、范围和程度选择适当的手术方法。对Ⅰ型病变首选球囊扩张和支架疗法,失败时可取经右心房和经股静脉的病变穿破和球囊扩张法或根治性矫正术式。对Ⅱ型病变可酌情选用下腔静脉–右心房、肠系膜上静脉右心房、脾静脉–右心房和肠系膜上–颈内静脉转流术。Ⅲ型病变可采用诸种门体分流术。肝移植术主要用于并发的暴发性肝衰竭和晚期肝硬化。

(王　尧　陆玉华)

第三十六章　胆 道 疾 病

学习目标

1. 掌握各类胆石病及胆道感染的临床表现、诊断及治疗方法，手术指征及具体手术方法。

2. 熟悉胆道疾病的各种检查方法及其可能发生的并发症。

3. 了解急、慢性胆囊炎，胆囊结石，肝内、外胆管结石，急性梗阻性化脓性胆管炎的病因、发病机理及病理变化过程；胆囊息肉及先天性胆管扩张症的临床分型、诊断及治疗。

第一节　胆道系统的特殊检查

1. 超声检查

（1）普通B超检查：能清楚显示胆囊的外形和大小，观察有无畸形、结石、炎症及肿瘤等，能够探测肝外胆管及其分支，查明有无胆管扩张、阻塞，提示阻塞原因，为梗阻性黄疸的诊断和鉴别诊断提供有力证据。它不受胆囊功能的影响，黄疸和胆道梗阻患者均无限制，而且操作简便、比较经济，目前已成为胆道疾病首选的影像学检查方法。

（2）腔内超声检查：包括直视下的超声内镜检查和非直视下细径导管超声检查。该方法既可通过直接观察腔内的形态改变，又可进行实时超声检查，获得胆道层次的组织学特征及周围邻近脏器的超声图像，获得内镜和超声的双重诊断信息，较单纯的内镜或超声检查更具优点。

（3）超声内镜（EUS）检查：超声内镜借助其腔内超声探头位于十二指肠和胃的不同位置可对相邻的肝外胆管及胆囊病变作出较为正确的诊断。甚至可将直径细小的微探头插入胆总管行胆管内超声（IDUS）探查，以获取更为细致的影像诊断资料。EUS和IDUS确定结石存在的准确率可达94%以上，可对胆管癌浸润深度和进展度的分期诊断。此外，三维胆管超声（3D-IDUS）的应用也将在上述超声探查的基础上进一步提高诊断的准确性及更加清楚地了解病变的范围和广度，同时能对胆管的良性和恶性狭窄、胆管壁外压迫、硬化性胆管炎等做出有效的鉴别。

2. X线平片及胆道造影　随着影像学技术发展，临床现已较少使用。

（1）胆道X线平片检查：一般胆系平片应作为造影前的常规检查，因有时造影剂密度过高会掩盖结石阴影，因此造影前的右上腹部平片检查很有必要。

（2）口服法胆囊造影：此法优点是可以检查胆道系统的排泄功能与胆囊的浓缩功能。口服法胆囊造影剂，国内常用碘番酸，为三碘化合物的片剂。此法是一种简单、安全而有效的检查方法，但存在个别人对造影剂有不良反应及肾功能的损害。如造影效果好，可加服脂肪餐，以检查胆囊收缩功能。

（3）静脉法胆道造影：造影剂一般为胆影葡胺，经静脉滴注或推注进入血循环，进入肝并与肝细胞的小分子蛋白结合，随胆汁排出。常用静脉推注或静脉滴注。本法优点为滴速缓慢,血浆内造影剂浓度低,不良反应少,造影剂与白蛋白充分结合,增加显影效果。

3. CT、MRI 及核素显像检查

(1) CT 检查:与超声及常规 X 线检查相配合可以诊断绝大多数胆道疾患,对患者无创伤。螺旋 CT 扫描薄层重建对胆总管下段小病变的显示极为有利。

(2) 磁共振胰胆管造影(MRCP):不需特殊的插管技术,也不必注入对比剂,水样的胰液、胆液是天然的对比剂。磁共振胰胆管造影(magnetic resonance cholangiopancreatography, MRCP)已成为胰胆道系统病变的重要诊断方法之一。MRCP 对胆总管扩张的检查,尤其是对严重胆总管扩张者,敏感性较高,而对胰管扩张诊断率较低,MRCP 不能对胆管扩张的结构形态学特征方面进行描写,不能明确诊断的病情较重、一般情况较差的梗阻性黄疸的患者,故不易明确梗阻的性质。其漏诊率虽低,但误诊率相对较高,故不能明确诊断,则应进一步作经内镜逆行胰胆管造影术(endoscopic retrograde cholangio-pancreatography, ERCP)检查。

4. 核素显像　其分辨力不及 CT 及 MRI,临床较少使用。

5. 直接胆道造影

(1) 术中及术后胆管造影:胆道手术时可经胆囊管插管、胆总管穿刺或置管行胆道造影,了解有无胆管狭窄、结石残留及胆总管下端通畅情况。凡行胆总管 T 管引流或其他胆管置管引流者,拔管前应常规经 T 管或经置管行胆道造影。可进一步了解胆道内有无残留结石、胆管狭窄、胆道蛔虫复发、T 形引流管和胆道括约肌是否通畅,以判断是否拔除引流管,是否需进一步处理。

(2) ERCP:是诊断胆道和胰腺疾病的重要检查方法之一。其优点有:①操作简单、安全,对患者无明显损伤;②可不受肝功能的影响而达到观察胆道的目的;③胆总管末端的观察不受结石阻塞的影响;④可同时进行胰管造影,了解胰管情况。同时可行鼻胆管引流治疗胆道感染,行 Oddi 括约肌切开,以及胆总管下端结石取石及胆道蛔虫病取虫等治疗。但 ERCP 有诱发急性胰腺炎和胆管炎的可能,诊断性 ERCP 现已部分为磁共振胰胆管造影所替代。

6. 胆道病变介入放射学检查　当 B 超、CT 和 ERCP 检查不能明确梗阻性黄疸的梗阻部位和性质时,经皮肝穿刺胆管造影(percutaneous transhepatic cholangiography, PTC)成为重要的诊断手段。PTC 是在 X 线电视或 B 超监视下,经皮经肝穿刺入肝内胆管,直接注入造影剂而使肝内外胆管迅速显影,可显示肝内外胆管病变部位、范围、程度和性质等,有助于对胆道疾病,特别是梗阻性黄疸的诊断和鉴别诊断。本法有发生胆汁漏、出血、胆道感染等缺点。在 PTC 的基础上,在置入导管行胆汁引流称为经皮肝穿刺胆管引流术(PTCD)。PTCD 后,患者的黄疸在短期内能够明显消退,明显减轻临床症状。PTCD 的疗效并不亚于手术治疗,在不具备手术条件时,应积极行 PTCD 治疗。

7. 胆道镜检查

(1) 术中胆道镜检查:经胆总管切开处,采用纤维胆道镜或硬质胆道镜进行检查。可了解及胆总管有无结石、肿瘤,还可行活体组织检查。

(2) 术后胆道镜检查:临床怀疑胆道系统仍有异常者,经 T 型管造影胆道系统有狭窄或结石残留,可行经 T 型管窦道胆道镜检查。

第二节 胆道先天性畸形

一、胆道闭锁

胆道闭锁(biliary atresia)是一种肝内外胆管出现阻塞,并可导致淤胆性肝硬化而最终发生肝衰竭,占新生儿长期阻塞性黄疸的半数病例,是小儿外科领域中最重要的消化外科疾病之一,也是小儿肝移植中最常见的适应证。

【病因】 病因不明,一般认为与宫内病毒感染,肝内肝小管炎症继发梗阻及先天性胆道发育畸形有关。

【病理】 本病由于胆道阻塞,胆汁淤积,使肝实质受损。早期肝可轻度肿大,数个月后即可发展为严重胆汁性肝硬化,肝明显肿大,质地变硬,呈细颗粒状或结节状。切面可见网络状灰白色结缔组织增生。显微镜下,肝小叶被增生的纤维组织条索分隔变形,大小不等,形状不一,中央静脉偏位或不清,肝细胞索排列紊乱,肝血窦扩张或变窄。肝细胞有胆汁沉着,呈均匀黄染、细颗粒状或粗颗粒状。全部病例可见肝细胞空泡样变性、肝细胞肿胀、肝细胞增生和库普弗细胞(Kupffer cell)动员。肝内型病理改变在出生后2~3个月可表现为胆汁滞留、肝硬化,出生5~6个月,多数小叶间胆管破坏消失,小胆管排列不整齐,狭窄或闭锁,新生胆管明显减少,在汇管区域几乎见不到胆管。Hitch 按肝组织结构的改变罗列了8项指标:①肝小叶结构变化;②肝细胞质肿胀;③汇管区炎症;④胆液淤滞;⑤纤维化;⑥胆管增生;⑦巨细胞转化;⑧髓外造血。后5项指标对于胆管闭锁和新生儿肝炎差异是显著的。

大体类型主要分为三型(图36-1):Ⅰ型,完全性胆管闭锁;Ⅱ型,近端胆管闭锁,远端胆管通畅;Ⅲ型,近端胆管通畅,远端胆管纤维化,以Ⅰ、Ⅱ型常见。

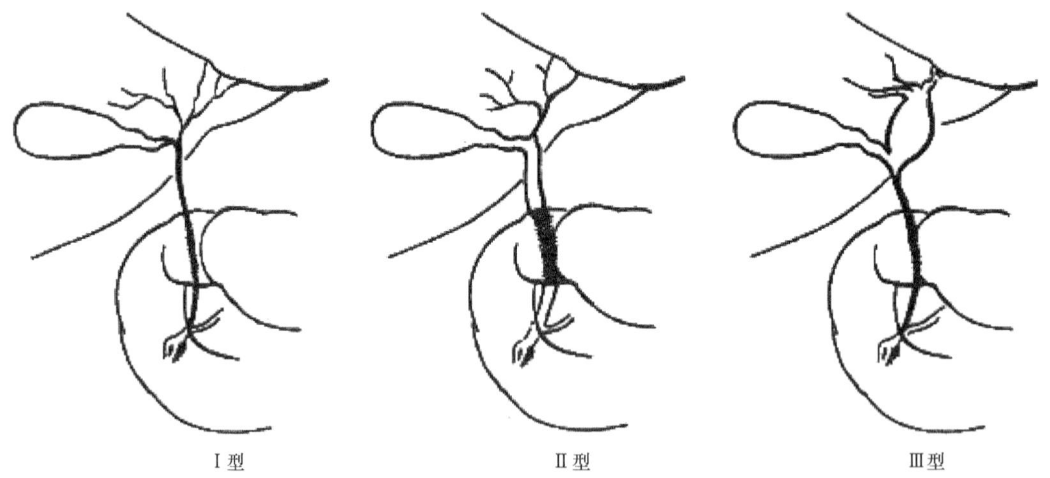

图36-1 先天性胆道闭锁的分型

Ⅰ型:完全性胆管闭锁;Ⅱ型:近端胆管闭锁,远端胆管通畅;Ⅲ型:近端胆管通畅,远端胆管纤维化

【临床表现】

1. 黄疸 梗阻性黄疸是本病突出表现。典型病例婴儿为足月产,大多数并无异常,

粪便色泽正常,黄疸一般在生后2～3周逐渐显露,有些病例的黄疸出现于生后最初几日误诊为生理性黄疸。巩膜和皮肤由金黄色变为绿褐色或暗绿色,粪便变成棕黄、淡黄米色,以后成为无胆汁的陶土样灰白色。但在病程较晚期时偶可略现淡黄色。尿色较深将尿布染成黄色。皮肤可因瘙痒而有抓痕,但不常见。2～3个月后可发生出血倾向及凝血功能障碍。

2. 营养及发育不良　在疾病初期婴儿全身情况尚属良好,至3～4个月时出现营养不良、贫血、发育迟缓、反应迟钝等。

3. 肝脾肿大　出生时肝正常,随病情发展而呈进行性肿大,2～3个月即可发展为胆汁性肝硬化及门静脉高压症。并出现易感染、低血浆蛋白性水肿腹水等。未治的婴儿,1周岁前或因食道静脉曲张大出血死亡,或因肝性脑病或脓毒血症而夭折。

【诊断】　主要诊断要点如下。

(1) 进行性黄疸加重,粪色变陶土色,尿色加深至红茶色。

(2) 腹胀,肝大,腹腔积液。

(3) 化验可见结合胆红素增高,转氨酶逐渐增高。

(4) B超提示肝外胆管和胆囊发育不良或缺如。

(5) ERCP和MRCP能显示胆管闭锁,并显示闭锁胆管的长度。

【鉴别诊断】　本病主要与新生儿肝炎、新生儿溶血症、生理性黄疸、先天性胆总管囊肿、先天性十二指肠闭锁、环状胰腺及先天性肥厚性幽门狭窄等鉴别。

【治疗】　手术是治愈的唯一方式。手术前检查肝功能、凝血功能。注射维生素K_1。手术成功率与年龄有关,患者年龄如超过三个月,通常因发生不可逆的肝损伤导致手术失败,要考虑换肝。

手术方式如下(图36-2)。①尚有部分肝外胆管通畅,胆囊大小正常者,可用胆囊或肝外胆管与空肠行Roux-en-Y型吻合。②肝外胆管完全闭锁,肝内仍有胆管腔者可采用Kasai肝门空肠吻合术。方法是在肝十二指肠韧带上方肝门前作一横切口,分离肝右动脉、门静脉

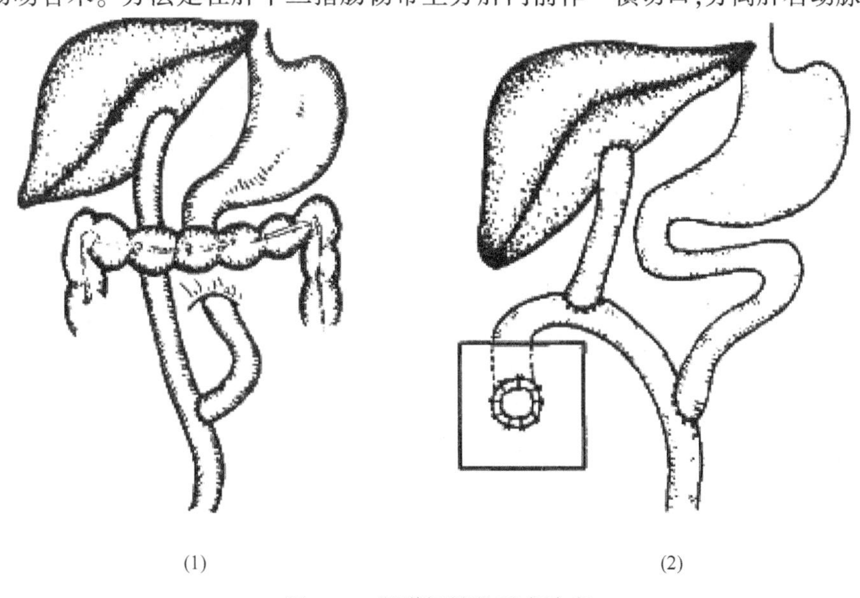

图36-2　胆道闭锁的手术治疗

(1) 胆管空肠Roux-en-Y吻合;(2) Kasai肝门空肠吻合术

前方之纤维组织束直达肝门处并切断,将空肠与肝门处纤维束行 Roux-en-Y 吻合,该手术基本思路在于即使肝外胆管已经闭锁,在肝门附近仍可能有残存的微小胆管。如果能将肝门纤维块适度的切除,则胆汁有可能顺利排出,患者得以存活。为防止术后胆道逆行感染,可在废用空肠袢上加作一 Y 形吻合,末端在腹壁上造口。③肝移植是先天性胆道闭锁发展至终末期唯一有效的治疗手段。

二、先天性胆管扩张症

先天性胆管扩张症(congenetal biliary dilatation)是肝内、肝外胆管的一部分呈囊状或梭状扩张。女性发病高于男性,占总发病率的 60%~80%。

【病因】 胆管壁先天性发育不良及胆管末端狭窄或闭锁是发生本病的基本因素,其病因仍未完全明了,可能与胚胎发育期胆管空泡化异常、胆管神经发育异常、胰胆管合流异常、感染、遗传、多因素合并致病等有关。

【临床分型】 Alonso-lej-Todani 分型法(图 36-3)。Ⅰ型:累及肝外胆管全程的梭状或囊状扩张,左、右肝管和肝内胆管正常,胆囊管汇入囊内,占 85%~90%。Ⅱ型:胆总管憩室样扩张,胆总管侧壁囊肿以窄颈或短蒂与胆总管侧壁连接,其余胆管正常,较少见,占 2%~3.1%。Ⅲ型:胆总管末端囊性脱垂,囊肿疝入十二指肠内,仅占 1.4%。其又可分为$Ⅲ_{A1}$型:胆胰管共同开口于胆总管囊肿,囊肿脱垂明显;$Ⅲ_{A2}$型:胆胰管分别开口于胆总管囊肿,囊肿脱垂明显;$Ⅲ_{A3}$型:胆总管囊肿位十二指肠黏膜下,囊肿脱垂不明显,胆胰管开口于胆总管囊肿;$Ⅲ_{B}$型:胆胰管直接开口于十二指肠,胆总管囊肿垂于十二指肠腔内。Ⅳ型:是指多发性肝内或肝外的胆管扩张,又分两个亚型,Ⅳa:肝内、外胆管多发性囊肿;$Ⅳ_{b}$:仅肝外胆管的多发扩张。Ⅴ型:肝内胆管扩张(Caroli 病),肝内胆管呈囊状或柱状扩张,又可分为无肝硬化和门脉高压的$Ⅴ_{Ⅰ}$单纯型和合并门脉周围纤维化的$Ⅴ_{Ⅱ}$型。

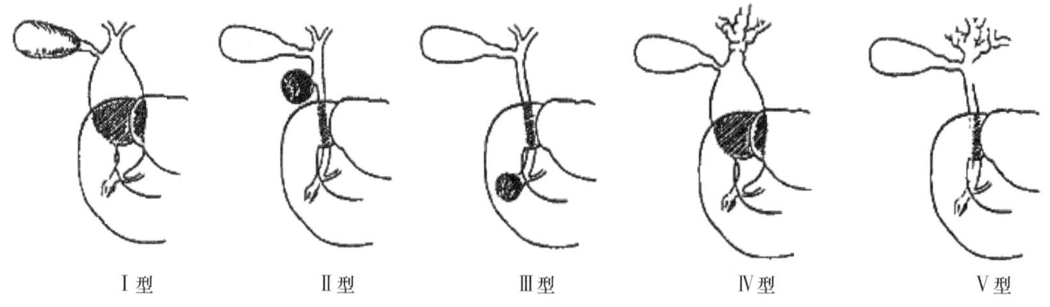

图 36-3 先天性胆管扩张症的分型

【临床表现】 腹痛、黄疸及腹部包块为本病的三个典型症状。

1. 腹痛 多局限在上腹、右上腹部或脐周围。疼痛性质以绞痛为多,也可表现为持续性或间歇性的钝痛、胀痛或牵拉痛。高脂肪或多量饮食常可诱发腹痛。有的腹痛反复发作,间歇性发作迁延数月乃至数年,疼痛发作时常伴有黄疸,并可同时有恶心、呕吐、厌食等消化道症状。有的腹痛突然加重并伴有腹膜刺激症状,常见胆总管穿孔,继发胆汁性腹膜炎。

2. 包块 多于右上腹部或腹部右侧有一囊性感光滑包块,上界多为肝边缘所覆盖,大小不一,偶见超过脐下接近盆腔的巨大腹部包块病例。可有轻重不一的触痛。部分囊肿的下端胆总管处有瓣状皱襞,似活瓣阻碍胆汁排出。囊内胆汁排出后,囊肿体积会变小,黄疸亦渐消退,这时囊肿体积会变小,黄疸减轻。

3. 黄疸　间歇性黄疸为其特点,多数病例均存在此症状。出现黄疸间隔时间长短不一。严重黄疸可伴有皮肤瘙痒,全身不适。黄疸出现和加深说明因胆总管远端梗阻,胆汁引流不畅所致,合并囊内感染或胰液反流会导致加重。当炎症减轻,胆汁排出通畅,黄疸可缓解或消退。部分患儿黄疸加重时,粪便颜色变淡,甚至呈白陶土色,同时尿色深黄。

除三个主要症状外,合并囊肿内感染时可有发热,患儿可因脂溶性维生素吸收的障碍而引致凝血因子合成低下,患儿有易出血等表现。

【诊断】　对于有典型三联征及反复发作胆管炎者诊断不难。多数患者仅有其中1~2项症状,故对怀疑本病者需借助其他检查方法确诊。绝大多数囊肿可被B超检查或放射性核素扫描检出,PTC、ERCP、MRCP、胆管造影等检查有助于确诊。

【鉴别诊断】

(1) 囊肿型以右上腹或上腹部包块为突出表现,而无黄疸者主要与肝包虫病、肝囊肿、囊性畸胎瘤、肾母细胞瘤胰腺囊肿等鉴别。

(2) 以黄疸为突出表现者主要与胆道闭锁、胆总管口壶腹周围癌等鉴别。

(3) 以急性上腹部疼痛为突出症状者主要与胆道蛔虫症、急性胆囊炎、肠套叠、急性胰腺炎等鉴别。

【治疗】　一经确诊应尽早手术,以防反复发作胆管炎导致肝硬化、癌变或囊肿破裂等严重并发症。手术方式大体可以归纳为三大类型:①胆总管外引流手术;②扩张胆总管肠管吻合的内引流手术;③扩张胆总管、胆囊切除,肝总管肠管吻合的胰胆分流、胆道重建手术,也即所谓根治性手术。目前国、内外学者一致认为扩张胆总管、胆囊切除,胆道重建应作为标准的手术方式。对于合并严重胆道感染、囊肿穿孔和胆道梗阻而一般情况极差、不能耐受根治性手术的患者可选用囊肿外引流术,其手术创伤小、胆道引流效果可靠。对于合并局限性肝内胆管扩张者,可同时行病变段肝切除术。如肝内胆管扩张病变累及全肝或已并发肝硬化,可考虑施行肝移植手术。

第三节　胆　石　病

胆石病(cholelithiasis)是胆道系统(包括胆囊与胆道)的任何部位发生结石的疾病,是常见病和多发病。胆石(gallstone)即胆道内形成的结石,胆汁中的溶解成分由于某种原因变为非溶解性,形成结晶或沉淀析出而成结石。1992年全国胆石病的调查资料显示女性与男性比例约为2.57∶1。

【病因与病理】　胆石形成原因迄今仍未完全明确,可能为一综合因素。多年来的研究已证明,胆石是在多种因素影响下,经过一系列病理生理过程而形成的,这些因素包括胆汁成分的改变、过饱和胆汁或胆固醇呈过饱和状态、胆汁囊泡及胆固醇单水晶体的沉淀、促成核因子与抗成核因子的失调、胆囊功能异常、氧自由基的参与及胆道细菌、寄生虫感染等。

1. 胆囊结石成因

(1) 代谢因素:正常胆囊胆汁中胆盐、卵磷脂、胆固醇按比例共存于一稳定的胶态离子团中。一般胆固醇与胆盐之比为 1∶20～1∶30 之间，如某些代谢原因造成胆盐、卵磷脂减少，或胆固醇量增加，当其比例低于 1∶13 以下时，胆固醇便沉淀析出，经聚合就形成较大结石。例如，妊娠后期、老年人，血内胆固醇含量明显增高，故多次妊娠者与老年人易患此病；肝功能受损者，胆酸分泌减少也易形成结石；先天性溶血患者，因长期大量红细胞破坏，可产生胆色素性结石。

（2）胆系感染：大量文献记载，从胆石核心中已培养出伤寒杆菌、链球菌、魏氏芽孢杆菌、放线菌等，足见细菌感染在结石形成上有着重要作用。细菌感染除引起胆囊炎外，其菌落、脱落上皮细胞等可成为结石的核心，胆囊内炎性渗出物的蛋白成分，可成为结石的支架。

（3）其他：如胆汁的淤滞、胆汁 pH 过低、维生素 A 缺乏等，也都是结石形成的原因之一。

2. 胆管结石成因

（1）继发于胆囊结石，系某些原因胆囊结石下移至胆总管，称为继发性胆管结石，多发生在结石性胆囊炎病程长、胆囊管扩张、结石较小的病例中，其发生率为 14%。

（2）原发性胆管结石可能与胆道感染、胆管狭窄、胆道寄生虫感染（尤其蛔虫感染）有关。

3. 病理 胆石的化学组成常从其剖面结构来判断胆固醇和胆色素的含量，按其所含成分可分为三类，胆固醇在胆固醇结石中含量超过 60%～70%，在纯胆固醇结石中超过 90%，在胆色素结石中含量应低于 40%。如结石钙盐含量较多，X 线检查常可显影（图 36-4）。

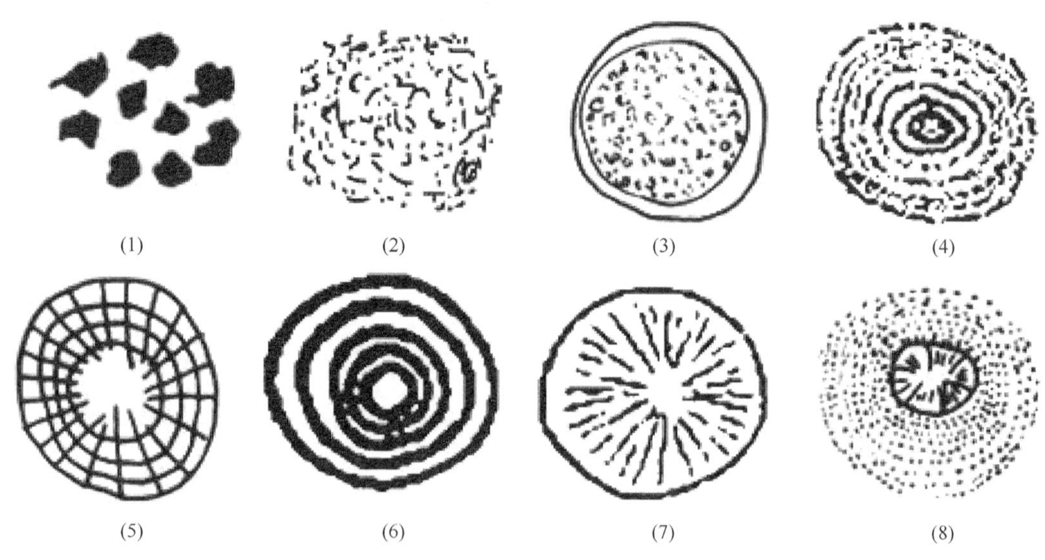

图 36-4 胆石剖面分类图

（1）黑色石；（2）～（4）胆色素结石；（5）～（7）胆固醇结石；（8）混合性结石

（1）胆固醇结石：结石的主要成分为胆固醇，多呈椭圆形（单发者）或多面形（多发者），表面平滑或稍呈结节状，黄色或黄白色，质软，剖面呈放射状线纹，X 线平片上不显影。此种结石多在胆囊内，常为单个，体积较大，直径可达数厘米。此类结石在我国较欧美为少，其发生率大约不超过胆石症的 20%。

（2）胆色素性结石：结石成分以胆红素钙为主，可含少量胆固醇。多为泥沙样，质软而脆，有的如泥团状，有的如沙粒，为棕黑或棕红色，大小不等。因含钙少，X线片上多不显影。砂粒状者大小为1~10mm，常为多个，多在肝内、外胆管中。

(3) 混合性结石：由胆固醇、胆色素和钙盐等两种以上主要成分间隔而成。外形不一，为多面形颗粒，表面光滑，边缘钝圆，呈深绿或棕色，切面呈环层状或像树干年轮或呈放射状。因含钙质较多，在X线片上有时显影（即称阳性结石）。多在胆囊内，亦可见于较大胆管中，大小、数目不等，常为多个，一般20~30个。以胆红素为主的混合性胆石在我国最多见，约占全部胆石症病例的90%以上。

一、胆囊结石

【临床表现】 大多数患者无症状，仅在体检、手术和尸解时发现，称为静止性胆囊结石。少数患者的胆囊结石的典型症状为胆绞痛，表现为急性或慢性胆囊炎。主要临床表现如下。

1. 胆绞痛 患者常在饱餐、进食油腻食物后或睡眠中体位改变时，由于胆囊收缩或结石移位加上迷走神经兴奋，结石嵌顿在胆囊壶腹部或颈部，胆囊排空受阻，胆囊内压力升高，胆囊强力收缩而引起绞痛。疼痛位于右上腹或上腹部，呈阵发性，或者持续疼痛阵发性加剧，可向右肩胛部和背部放射，可伴恶心、呕吐。胆绞痛的典型发作多表现为在15分钟或1小时内逐渐加重，然后又逐渐减弱；约有1/3的患者疼痛可突然发作，少数患者其疼痛可突然终止。如疼痛持续5~6小时以上者，常提示有急性胆囊炎并存。约半数以上的患者疼痛常放射到右肩胛区、后背中央或右肩头。胆绞痛发作时患者常坐卧不安。疼痛发作的间歇期可为数日、数周、数月甚至数年，首次胆绞痛出现后，约70%的患者一年内会复发。

2. 上腹隐痛 多数患者仅在进食过量、吃高脂食物、工作紧张或休息不好时感到上腹部或右上腹隐痛，或者有饱胀不适、嗳气、呃逆等。

3. 畏寒、发热 当并发急性胆囊炎时，患者可有畏寒、发热；当胆囊积水继发细菌感染形成胆囊积脓或坏疽、穿孔时，则寒战、发热更为显著。

4. 胆囊积液 胆囊结石长期嵌顿或阻塞胆囊管但未合并感染时，胆囊黏膜吸收胆汁中的胆色素，分泌黏液性物质，形成胆囊积液。积液呈透明无色，又称为白胆汁。

5. 其他

(1) 很少引起黄疸，较轻。

(2) 小结石可通过胆囊管进入胆总管内成为胆总管结石。

(3) 胆总管的结石通过Oddi括约肌嵌顿于壶腹部导致胰腺炎，称为胆源性胰腺炎。

(4) 因结石压迫引起胆囊炎症并慢性穿孔，可造成胆囊十二指肠瘘或胆囊结肠瘘，大的结石通过瘘管进入肠道引起肠梗阻称为胆石性肠梗阻。

(5) 结石及长期的炎症刺激可诱发胆囊癌。

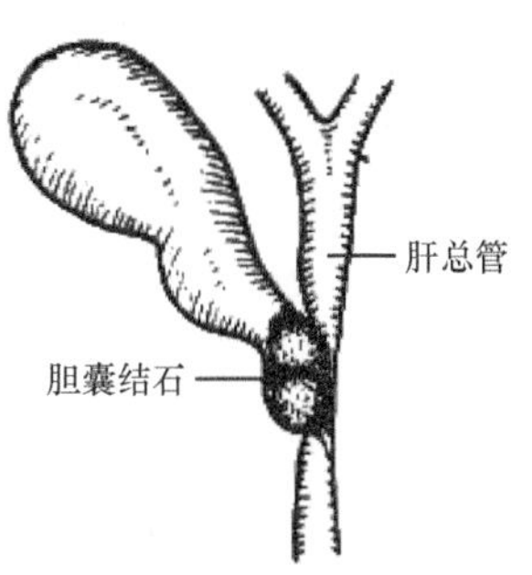

图36-5 Mirizzi综合征

6. Mirizzi综合征（图36-5） 是特殊类型的胆囊结石，由于胆囊管与肝总管伴行过长或者胆囊管与肝总管汇合位置过低，持续嵌顿于胆囊颈部的和较大的胆囊管结石压迫肝总管，引起肝总管狭窄,反复的炎症发作更导致胆囊肝总管瘘管,胆囊管消失、结石部分或全部堵塞肝总管而引起。临床表现为反复发作胆囊炎及胆管炎,明显的梗阻性黄疸。胆道影像学检查可见胆囊或增大、肝总管扩张、胆总管正常。

【诊断】 临床典型的绞痛病史是诊断的重要依据,影像学检查可确诊。首选 B 超检查,其诊断胆囊结石的准确率接近 100%。B 超检查发现胆囊内有强回声团、随体位改变而移动,其后有声影即可确诊为胆囊结石。仅有 10%~15% 的胆肝总管囊结石含有钙,腹部 X 线能确诊,侧位照片可与右肾结石区别。MRCP 也可显示胆囊结石及肝内外胆管结石。CT 不作为常规检查。

【治疗】 对于有症状和(或)并发症的胆囊结石,有条件的尽量选用腹腔镜胆囊切除(laparoscopic cholecystectomy,LC)治疗,与经典的开腹胆囊切除相比同样效果确切,但损伤小,是胆囊结石、急慢性胆囊炎的主要外科治疗方法,可彻底消除病灶,手术效果满意。

胆总管探查引流术:是治疗胆管结石的基本方法。目的为探查胆道通畅的情况,取出其中结石,冲洗胆道,T 管引流,消除胆道感染。胆总管探查的指征:B 超、MRCP 等提示胆总管内有超过 1cm 多发结石或肝内胆管有结石,胆总管扩张怀疑胆总管下端有梗阻,但不能明确,有梗阻性黄疸的临床表现和病史,反复发作胆绞痛、胆管炎,有胰腺炎病史。探查应仔细,防止遗漏病变,必要时,配合术中胆道造影或使用胆道镜。一般应切除胆囊,T 管内径宜大些,有利于小结石排出或术后非手术治疗。目前腹腔镜下胆总管切开取石+T 管引流术亦有不少医院开展。

二、肝外胆管结石

【临床表现】 肝外胆管结石是指发生在肝总管及胆总管内的结石,最多见的是胆总管结石。当胆石引起胆总管梗阻即可产生典型症状与体征。其临床表现主要与胆道阻塞、胆管内压力增高、胆汁排泄受阻及胆汁并发细菌感染等因素密切相关。典型症状有腹痛、寒战、高热及黄疸,称之为胆总管结石的三联征,即 Charcot 征。

1. 腹痛 剑突下或右上腹部疼痛或绞痛,可放射至右肩背部。发生绞痛的原因是结石嵌顿于胆总管下端壶腹部后,胆总管梗阻并刺激 Oddi 括约肌和胆管平滑肌所致。绞痛可在进食油腻食物后诱发。

2. 寒战与高热 并发胆道细菌感染时引起寒战与高热,体温可达 40℃。寒战、高热的原因是感染向肝内逆行扩散,致病菌及其毒素经肝血窦、肝静脉至体循环而导致全身性感染的结果。少数胆总管结石者,如为急性胆管梗阻,同时伴严重胆管内感染而引起急性化脓性炎症时,则称为急性化脓性胆管炎或称为重症急性胆管炎,可出现低血压、中毒性休克及败血症等全身中毒的临床表现。

3. 黄疸 发生黄疸的机制是因结石嵌顿于乏特(Vater)壶腹部不能松动,胆总管梗阻不能缓解所致,常伴有皮肤瘙痒,尿呈浓茶色,粪便色泽变淡或呈现陶土色。多数患者黄疸可呈波动性,在一周左右可有所缓解,系因胆管扩张以后,结石有所松动之故或系结石经松弛的括约肌而排入十二指肠的缘故。

4. 体检 剑突下和右上腹有深压痛,炎症重者常伴腹肌紧张,肝区可有叩击痛。如胆囊管通畅者,有时也可扪及肿大的胆囊。

【诊断】 胆绞痛的患者除了胆囊结石以外,需要考虑肝外胆管结石的可能,主要依靠影像学诊断。合并胆管炎者有典型的 Charcot 三联征则诊断不难。辅助检查如下。

1. 实验室检查 当合并胆管炎时,实验室检查改变明显,如白细胞计数及中性粒细胞升高,血清总胆红素及结合胆红素增高,血清转氨酶和碱性磷酸酶升高,尿中胆红素升高,尿胆原降低或消失,粪中尿胆原减少。

2. 影像学检查 除含钙的结石外,X 线片难以观察到结石。B 超检查能发现结石并明确大小和部位,可作为首选的检查方法,如合并梗阻可见肝内、外胆管扩张,胆总管远端结石可因肥胖或肠气干扰而观察不清。MRCP 是无损伤的检查方法,可以发现胆管梗阻的部位,有助于诊断。

【鉴别诊断】 与胆绞痛相鉴别的疾病主要有胆道蛔虫症、急性胰腺炎、消化性溃疡穿孔、心绞痛或急性心肌梗死、急性肠梗阻、急性肠扭转、肠穿孔、急性阑尾炎并发穿孔、肠系膜血管栓塞或血栓形成、女性宫外孕及卵巢囊肿蒂扭转等疼痛性疾病。

与黄疸相鉴别的疾病主要有急性病毒性肝炎、胰头癌、乏特壶腹癌等。

【治疗】 治疗肝外胆管结石仍以手术治疗为主。术中应尽量取尽结石、解除胆道梗阻、术后保持胆汁引流通畅。近年对单纯的肝外胆管结石可采用经十二指肠内镜取石,获得良好的治疗效果,但对于取石过程中行 Oddi 括约肌切开的利弊仍有争议。

术前要纠正水、电解质酸碱平衡失调,使用有效抗生素控制感染,加强肝功能的保护。

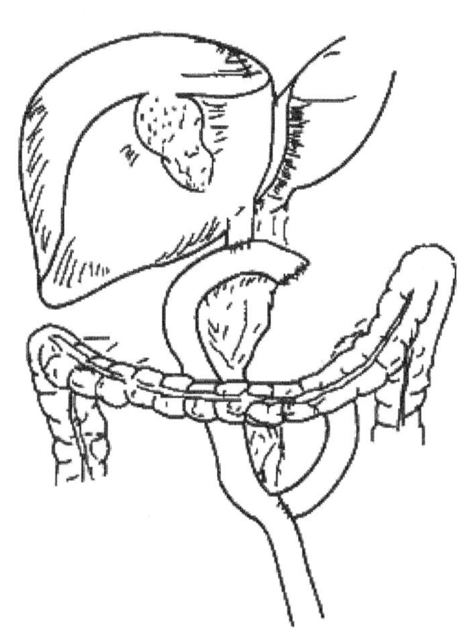

图 36-6 胆管空肠 Roux-en-Y 吻合术

手术方法采用胆总管探查,切开取石和引流术,如伴有胆囊结石和胆囊炎变,情况允许时可同时行胆囊切除术。①胆总管上下端均通畅,无其他病变,放置 T 管引流即可;②胆总管上端通畅,下端有炎变狭窄等梗阻病变,如无法用手术解除时,则可适用胆管肠道内引流术,常用胆管空肠 Roux-en-Y 吻合术(图 36-6);③胆总管下端通畅,而上端有梗阻因素,此时常为肝内胆管结石,则应按肝内胆管结石处理;④如发现胆管内为泥沙样结石,胆管扩张,亦可在第一次胆管切开取石时,即行胆肠吻合术。

三、肝内胆管结石

【临床表现】

1. 原发于左右肝管分叉处以上部位的结石,称为肝内胆管结石。结石可广泛分布于肝内胆管系统,结石发生于左侧肝内胆管者多见。散在于肝内胆管的较小结石通常不引起症状,或仅表现为右上腹和胸背部的持续性胀痛或钝痛。一般不发生绞痛。一般的肝内胆管结石不出现黄疸,只有当双侧或左、右叶的胆管均被结石阻塞时才出现黄疸,此时多数可伴有胆绞痛或较剧烈的疼痛。如并发胆道感染时,也可出现寒战与高热,重者亦可发展为急性化脓性胆管炎、全身脓毒症或感染性休克。反复胆管炎可导致多发的肝脓肿,长期梗阻甚至导致肝叶纤维化萎缩，胆汁性肝硬化、门脉高压症，肝功能失代偿，以及与长期胆道感染和胆汁滞留有关的胆管癌。

2. 体检　常可触及肿大的肝并有压痛，少数可有肝区叩击痛。

肝内胆管结石常与胆总管结石并存，所以当患者有胆石病的典型症状（绞痛、寒战与高热、黄疸）时，常是胆总管结石的症状。

【诊断与鉴别诊断】　实验室检查急性胆管炎时白细胞升高、分类中性粒细胞增高并左移，肝功能酶学检查异常。糖链抗原（CA19-9）或 CEA 明显升高应高度怀疑癌变。B 超检查可显示肝内胆管结石及部位，根据肝胆管扩张部位可判断狭窄的位置。MRCP 是无损伤的检查方法，可直接观察胆管树，显示胆管结石、胆管狭窄及近端胆管扩张。CT 或 MR 对肝硬化和癌变者有重要诊断及鉴别诊断价值。

【治疗】　主要采用手术治疗，原则为尽可能取净结石、解除胆道狭窄及梗阻、去除结石部位和感染病灶、恢复和建立通畅的胆汁引流、防止结石的复发。

手术的方法主要有：①高位胆管切开取石；②胆肠内引流；③肝切除术。对于术后经 T 管造影被发现有胆道残留结石时，可在窦道形成后拔除 T 管，经窦道插入胆道镜，在直视下用取石钳、网篮等取石。如结石过大可采用激光碎石、微爆破碎石或其他方法将残石碎裂成小块后再取出。

第四节　胆道感染

一、胆　囊　炎

胆囊炎（cholecystitis）是由于胆囊管阻塞和细菌侵袭而引起的胆囊炎症。根据其临床表现和临床经过，又可分为急性的和慢性的两种类型，约 95% 的患者合并有胆囊结石，称为结石性胆囊炎；5% 的患者未合并胆囊结石，称为非结石性胆囊炎。

（一）急性胆囊炎

【病因】　胆囊内结石突然梗阻、胆囊管扭转、胆道蛔虫或胆道肿瘤阻塞导致胆汁排出受阻，胆汁滞留、浓缩，高浓度的胆汁酸盐引起细胞损害，以上情况继发细菌感染时引起急性胆囊炎（acute cholecystitis）。另外，在年龄老化过程中，胆囊壁逐渐变得肥厚或萎缩，收缩功能减退，造成胆汁淤滞、浓缩并形成胆酸盐；胆总管末端及 Oddi 括约肌变得松弛，容易发生逆行性感染。

【临床表现】　急性结石性胆囊炎的临床表现和急性无结石性胆囊炎基本相同。

1. 症状　右上腹持续性胀痛见于胆囊管非梗阻性急性胆囊炎时，随着胆囊炎症的进展，疼痛可加重，疼痛可放射至右肩部和右肩胛骨下角等处，右上腹一般性疼痛。右上腹剧痛或绞痛，多为结石或寄生虫嵌顿梗阻胆囊颈部所致的急性胆囊炎。疼痛多发生在进食高脂食物后，多发生在夜间。伴有恶心、呕吐等消化道症状，如恶心、呕吐顽固或频繁，可造成脱水，虚脱和电解质紊乱。轻型病例常有畏寒和低热；重型病例则可有寒战和高热，热度可达 39℃以上，提示病变严重，如胆囊坏疽、穿孔或胆囊积脓，或合并急性胆管炎。黄疸较少见，一般程度较轻，提示合并胆总管结石或感染经淋巴管蔓延到了肝，造成了肝损害。

2. 体征　右上腹部压痛,可出现肌紧张、反跳痛、Murphy 征阳性。伴胆囊积脓或胆囊周围脓肿者,于右上腹可扪及有压痛的包块或明显肿大的胆囊。当腹部压痛及腹肌紧张扩展到腹部其他区域或全腹时,则提示胆囊穿孔。

【诊断】　根据病史、症状及体征,结合辅助检查,诊断一般不困难。辅助检查如下。

1. 实验室检查　血常规提示急性胆囊炎时,白细胞计数轻度增高,中性粒细胞增多。如白细胞计数超过 20×10^9/L,并有核左移和中毒性颗粒,则可能是胆囊坏死或有穿孔等并发症发生。肝功能检查提示急性胆囊炎时,血清丙氨酸转移酶、碱性磷酸酶常升高,约 1/2 的患者血清胆红素升高,1/3 的患者血清淀粉酶升高。

2. 影像学检查　B 超检查可见胆囊增大、囊壁增厚、腔内胆汁黏稠等,常可及时做出诊断。CT、MR 检查均能协助诊断。对症状不典型的患者,放射性核素检查对诊断急性胆囊炎的敏感性为 100%,特异性为 95%,亦具有诊断价值。

【鉴别诊断】　急性胆囊炎主要与引起腹痛(特别是右上腹痛)的疾病进行鉴别,急性胆囊炎时主要与急性胰腺炎、急性心肌梗死、右下肺炎、带状疱疹和急性阑尾炎等鉴别。

【治疗】

1. 非手术治疗　可作为手术前的准备。①一般治疗:禁食(必要时胃肠减压)、输液、营养支持、补充维生素、纠正水电解质及酸碱代谢失衡;②解痉、镇痛:可使山莨菪碱肌内注射或静滴以解除 Oddi 括约肌痉挛和疼痛;③抗生素治疗:抗生素使用是为了预防菌血症和化脓性并发症,通常选用对革兰阴性细菌及厌氧菌有效的抗生素和联合用药。

2. 手术治疗　急诊手术的适应证:①发病在 48~72 小时内者;②经积极内科治疗,病情继续发展并恶化者;③急性胆囊炎反复急性发作,诊断明确者;④胆囊坏疽及穿孔,并发弥漫性腹膜炎者或并发急性化脓性胆管炎、急性坏死性胰腺炎等并发症者。

手术方法:首选腹腔镜胆囊切除,也可应用传统的或小切口的胆囊切除。分离胆囊床困难或可能出血者,可保留胆囊床部分胆囊壁,用物理或化学方法破坏该处的黏膜,胆囊其余部分切除。对高危患者或局部粘连解剖不清者,可先行造口术减压引流,3 个月后再行胆囊切除。病情危重又不宜手术的化脓性胆囊炎患者可行超声或 CT 导引下经皮经肝胆囊穿刺引流术,有助于减低胆囊内压,急性期过后再择期手术。

(二) 慢性胆囊炎

慢性胆囊炎(chronic cholecystitis)指胆囊慢性炎症性病变,大多为慢性结石性胆囊炎,占 85%~95%,少数为非结石性胆囊炎。可由急性胆囊炎反复发作迁延而来,也可慢性起病。

【病理】　黏膜下和浆膜下的纤维组织增生及单核细胞的浸润,随着炎症反复发作,可使胆囊与周围组织粘连、囊壁增厚并逐渐瘢痕化,最终导致胆囊萎缩,完全失去功能。

【临床表现】

1. 症状　常不典型,多数患者既往有过胆绞痛史,急性发作时与急性胆囊炎症状同,缓解期有时可无任何症状。表现有持续性右上腹钝痛或不适感;有恶心、嗳气、反酸、腹胀和胃部灼热等消化不良症状;常在进食高脂或油腻食物后诱发或加重。

2. 体征　胆囊区可无压痛或有轻度压痛和叩击痛,无反跳痛,Murphy 征可呈阳性;胆汁淤积病例可扪及胀大的胆囊。

【诊断】　有腹痛发作并胆囊结石证据提示慢性胆囊炎的诊断。B 超发现胆囊结石、胆囊壁增厚、缩小或变形，有诊断意义。胆囊造影可发现胆结石、胆囊缩小或变形、胆囊浓缩及收缩功能不良、胆囊显影淡薄等慢性胆囊炎影像。当胆囊不显影时，如能除外系肝功能损害或肝代谢功能失常所致，有助于慢性胆囊炎的诊断。CT、MR 检查能协助诊断及鉴别诊断。

【鉴别诊断】 慢性胆囊炎时主要与消化性溃疡、慢性胃炎、胃肠神经功能症、慢性病毒性肝炎和慢性泌尿道感染等鉴别。

【治疗】 对伴有结石，或确诊为本病的无结石者应行胆囊切除，首选腹腔镜胆囊切除。对于症状轻、不影响正常生活或不能耐受手术者的患者，可选用非手术治疗，低脂饮食，口服利胆药物，如消炎利胆片、熊胆胶囊等，腹痛时可用颠茄类解痉药物对症治疗。

二、急性梗阻性化脓性胆管炎

急性梗阻性化脓性胆管炎（acute obstructive suppurative cholangitis，AOSC）是由于胆管梗阻和细菌感染，胆管内压升高，肝胆血屏障受损，大量细菌和毒素进入血循环，造成以肝胆系统病损为主，合并多器官损害的全身严重感染性疾病，是急性胆管炎的严重表现形式。

【病因】 本病的特点是在胆道梗阻的基础上伴发胆管急性化脓性感染和积脓，胆道高压，大量细菌内毒素进入血液，导致多菌种，强毒力，厌氧与需氧菌混合性败血症，内毒素血症，氮质血症，高胆红素血症，中毒性肝炎，感染性休克，以及多器官功能衰竭等一系列严重并发症，其中感染性休克，胆源性肝脓肿，脓毒败血症及多器官功能衰竭为导致患者死亡的三大主要原因。细菌的种类绝大多数为肠源性细菌，以需氧革兰阴性杆菌阳性率最高，其中以大肠杆菌最多见。我国最常见的原因是肝内胆管结石，其次为胆道寄生虫和胆管狭窄。在国外，恶性肿瘤、胆道良性病变引起狭窄、先天性胆道解剖异常、原发性硬化性胆管炎等较常见。近年来，内镜技术和介入治疗的发展相应一些操作，如 PTC、PTCD、ERCP、EST、经 T 管进行胆道造影、经 T 管窦道胆道镜取石等引起急性梗阻性化脓性胆管炎也逐渐增多。

【临床表现】

1. 症状 起病常急骤，突然发生剑突下或右上腹剧烈疼痛，一般呈持续性。继而发生寒战高热，常伴恶心和呕吐。多数患者有黄疸，但黄疸的深浅与病情的严重性可不一致。近半数患者出现烦躁不安、意识障碍、昏睡乃至昏迷等中枢神经系统抑制表现，同时常有血压下降现象。提示患者已发生败血症和感染性休克，是病情危重的一种表现。本病除有急性胆管炎的 Charcot 三联症外，还有休克、神经中枢系统受抑制表现，称为 Reynolds 五联征。

2. 体征 体温常呈弛张热或持续升高达 39～40℃以上，脉搏快而弱，血压降低。嘴唇发绀，指甲床青紫，全身皮肤可能有出血点和皮下瘀斑。剑突下或右上腹有压痛，或可有腹膜刺激征。肝常肿大并有压痛和叩击痛。肝外梗阻可触及肿大的胆囊。

【诊断】 依据典型的 Charcot 三联征及 Reynold 五联征，诊断并不困难。但应注意到，即使不完全具备 Reynold 五联征，临床也不能完全除外本病的可能。辅助检查如下。

1. 实验室检查 多有血白细胞计数显著增多，常达 20×10^9/L，其上升程度与感染严重程度成正比，分类见核左移；胆道梗阻和肝细胞坏死可引起肝功能损害。如有血清淀粉酶升高，提示伴有胰腺炎。血小板计数减少和凝血酶原时间延长，提示有弥散性血管内凝血（DIC）倾向。此外，常可有低氧血症、代谢性酸中毒、低血钾、低血糖等、血细菌培养阳性。

2. 影像学检查　B 超可在床边进行,可显示胆管扩大范围和程度以估计梗阻部位。病情稳定患者可行 CT 或 MRCP 检查。ERCP、PTCD 既可确定胆道阻塞的原因和部位,又可做应急的减压引流,但有加重胆道感染或使感染淤积的胆汁溢漏进腹腔的危险。

【鉴别诊断】　主要与急性胆囊炎、消化性溃疡穿孔或出血、急性坏疽性阑尾炎、食管静脉曲张破裂出血、重症急性胰腺炎等急腹症鉴别,也应注意与右侧胸膜炎、右下大叶性肺炎等鉴别。

【治疗】　治疗原则为手术解除胆管梗阻,减压胆管和引流胆道。疾病早期,病情不太严重时,可先采用非手术方法。对非手术治疗无效,发展成急性梗阻性化脓性胆管炎,应及时改用手术治疗。

1. 非手术治疗　①维持有效的输液通道,尽快恢复血容量。②联合应用足量抗生素,经验治疗证明,应先选用针对革兰阴性杆菌及厌氧菌的抗生素,根据该抗生素的半衰期来确定使用次数和间隔时间。③禁食、胃肠减压,纠正水、电解质紊乱和酸碱失衡,常见为等渗或低渗性缺水及代谢性酸中毒。④对症治疗如降温、使用维生素和支持治疗。⑤可考虑应用血管活性药物以提高血压、肾上腺皮质激素保护细胞膜和对抗细菌毒素,应用抑制炎症反应药物,吸氧纠正低氧状态。如有休克存在,应积极抗休克治疗。经过上述紧急处理者,病情可能趋于稳定,血压平稳、腹痛减轻、体温下降。待全身情况好转后,再择期行手术治疗。如非手术治疗后 12~24 小时病情无明显改善,应立即进行手术。即使休克不易纠正,也应争取手术引流。对病情一开始就较严重,特别是黄疸较深的病例应及时手术。

2. 手术方法　应力求简单有效,主要是胆管切开探查和引流术,包括:胆总管切开减压、T 管引流;鼻胆管引流术;PTCD。急诊胆管减压引流一般不可能完全去除病因,宜在 1~3 个月后根据病因选择彻底的手术治疗。

第五节　原发性硬化性胆管炎

原发性硬化性胆管炎(primary sclerosing cholangitis,PSC)是慢性胆汁淤积性疾病,其特征为肝内外胆管炎症和纤维化,进而导致多灶性胆管狭窄。大多数患者最终发展为肝硬化、门静脉高压和肝功能失代偿。

【病因】　原发性硬化性胆管炎实质上不是一种化脓性疾病。病因不明,不同于胆管结石,肿瘤或胆管损伤后继发的硬化性胆管炎。原发性硬化性胆管炎一般无胆石,亦无胆管手术史,不少病例同时伴有溃疡性结肠炎,少数人还伴有慢性胰腺炎、膜后纤维化、克罗恩病、类风湿性关节炎、纤维性甲状腺炎及后腹膜纤维化等疾病。发病年龄多数为 30~50 岁,男性多于女性目前认为细菌和病毒感染,免疫功能异常以及某些先天性遗传因素是本症可能的发病因素。

【临床表现】　约 70%的患者为男性,起病缓慢,有症状出现多在 50 岁左右,但无症状期可长达 10 多年。临床表现无特异性,起病一般呈隐匿性,主要有黄疸和瘙痒,可有渐进性加重的乏力、食欲下降、体重减轻,或可伴有恶心、呕吐。以右上腹疼痛和发热为表现者不常见。该病后期呈门脉高压,腹水,肝衰竭等肝硬化失代偿期表现。

【诊断】　诊断主要依靠影像学直接造影检查,常用为 ERCP 及 PTC,MRCP 也可协助诊断。影像显示胆管普遍性或局限性狭窄,以肝管分叉部明显,胆管分支减少并僵硬变细,或呈节段性狭窄。

【鉴别诊断】 本病需与下列疾病鉴别。①继发性硬化性胆管炎：常有引起胆管炎的病因，我国最多见为胆管结石，其具有与原发性硬化性胆管炎相似的多灶性胆管狭窄，但继发性硬化性胆管炎有确定的病因，如长期胆道梗阻、感染和炎症所导致胆管破坏及继发性胆汁性肝硬化。②胆管癌：影像学检查也不易鉴别。因 PSC 行肝移植的患者中，发现 23% 为手术前未发现的胆管癌。因此，有认为本病是胆管癌的癌前病变。

【治疗】 目前尚缺乏特效的治疗方法，无论药物或手术均为缓解症状性治疗。

(1) 药物治疗。①熊去氧胆酸：治疗 PSC 的用药剂量尚无统一标准，通常为 10~23mg/(kg·d)不等。有人使用 20~25mg/(kg·d)的剂量进行试验，结果显示生化指标、组织学的纤维化级别与胆管造影表现都显著改善。②皮质激素：一些小样本试验提示激素治疗有效，但尚无大规模的试验报道。③一些研究显示免疫抑制剂有益处，但存在争议。④抗生素：有人认为 PSC 与来源于胃肠道的细菌或其产物有关，因而使用抗生素抑制肠道细菌活性可能是一种治疗方法。

(2) 如为节段性病变，可通过经内镜鼻胆管引流术(endoscopic naso-biliary drainage, ENBD)，PTCD 在胆管内置放支撑引流管或导管。手术治疗常采用胆管切开取石、扩探及 T 形管或 U 形管引流术，狭窄切除或未切除的胆-肠吻合术，缓解门脉高压的各种术式等。手术疗法仍是缓解主要胆管梗阻和感染及制止门脉高压所致消化道出血的有力举措。但难于解除肝胆管广泛高位狭窄及其感染并发症；术后感染等并发症较未手术者高，手术还将影响肝移植手术操作及术后疗效。

(3) 肝移植术：由于缺乏有效的药物，对合并肝硬化、或难以与弥漫型胆管癌鉴别的患者，肝移植是终末期原发性硬化性胆管炎唯一有效的治疗手段。

第六节 胆道寄生虫病

一、胆道蛔虫病

胆道蛔虫病(biliary ascariasis)是由各种原因引起的肠道蛔虫运动活跃，并钻入胆道而出现的急性上腹痛或胆道感染。以儿童及青、少年多见，农村比城市多见。随着卫生设施的改善，本病发病率也明显下降。

【病因】 蛔虫成虫寄生于小肠中下段，有喜碱厌酸、有钻孔习性。当人体全身及消化道功能紊乱，如高热、腹泻、饥饿、胃酸度降低、驱虫不当、手术刺激等，均可激惹虫体异常活动，蛔虫可窜至十二指肠。如遇 Oddi 括约肌功能失调，蛔虫可钻入胆道。蛔虫进入胆道后，其机械刺激，引起括约肌强烈痉挛收缩，出现胆绞痛，尤其部分钻入者，刺激症状更频发，在其完全进入胆道或自行退出后，症状可缓解或消失。进入胆道的蛔虫大多数死在胆道内，其尸体碎片、角皮、虫卵将成为以后结石的核心。蛔虫将细菌带入胆道，导致胆管炎症，且可引起急性重症胆管炎、肝脓肿、急性胰腺炎、胆道出血、中毒性休克等，甚至死亡。

【临床表现】

1. 腹痛 患者突发剑突下钻顶样剧烈绞痛、疼痛持续时间不等，痛时辗转不安、呻吟不止、大汗淋漓，而疼痛过后可如常人，这是胆道蛔虫症状的特点。患者腹痛的程度和体征不相符,常常腹痛剧烈,但体征轻微。

2. 恶心、呕吐 呕吐物多为胃内容物,可含胆汁,也有可能吐出蛔虫。小儿由于咽喉反射敏感性较差,可从鼻腔中爬出蛔虫。

3. 寒战、发热 胆道蛔虫患者的体温多在正常范围之内,当引起胆管炎,患者可出现畏寒、发热。

4. 黄疸 一般不易形成完全性胆道梗阻。但钻入胆道的蛔虫数量多、蛔虫死在胆道内,或引起胆管炎时,可引起黄疸。

5. 体检 仅有右上腹或剑突下轻度深压痛。合并胆管炎、胰腺炎、肝脓肿则有相应的体征。

【诊断】 根据病史,症状及体征,结合辅助检查。

1. 实验室检查 白细胞计数多正常或轻度升高,嗜酸粒细胞计数多有增加。

粪便镜检可发现虫卵。

2. 影像学检查

(1) B超检查:胆管两边可见两条回声光带,蛔虫的体腔则在胆道的中间出现条状的无回声区或可见卷曲、回缩,甚至正在蠕动的蛔虫。

(2) 经内镜逆行胰胆管造影(ERCP)可见蛔虫,并可在镜下钳夹取出。

【鉴别诊断】 主要与胆石症,急性胰腺炎,急性肠梗阻,消化性溃疡穿孔等急腹症相鉴别,注意与心绞痛、肺炎等鉴别。

【治疗】 本病大多数患者可采用非手术治疗,仅在出现并发症才考虑手术治疗。

1. 非手术治疗

(1) 解痉止痛:阿托品、654-2等,可解除平滑肌痉挛所引起的绞痛。绞痛剧烈,在诊断明确时可配合应用哌替啶、异丙嗪、苯巴比妥等。

(2) 利胆驱虫:①发作时可用食醋、乌梅汤使虫静止;②当症状缓解后可行驱虫治疗,驱虫药物有左旋咪唑、驱虫净(四咪唑)、哌嗪等;③驱虫后继续服用利胆药物可能有利于虫体残骸排出;④十二指肠镜直视下取虫。

(3) 预防和控制感染:可选用对肠道细菌及厌氧菌敏感的抗生素。

2. 手术治疗 经非手术治疗无效且症状加重,有明显并发症,即行胆总管探查取虫,引流胆汁。胆囊坏疽者切除胆囊,胆道出血者可行肝固有动脉结扎术。有其他并发症时做相应处理。术后均须考虑驱除肠道蛔虫,以防复发。

【预防】 胆道蛔虫病常见,尤其是农村发病率更高。预防本病必须先要预防肠道蛔虫病。要养成良好的卫生习惯,不吃不洁之生菜果,防止病从口入。有肠道蛔虫症时,给予定期驱蛔治疗。

二、胆道华支睾吸虫病

胆道华支睾吸虫病(biliary clonorchiasis sinensis)是成虫寄生于胆道系统内引起的疾病,我国主要流行于南方。

【病因及病理】 华支睾吸虫虫卵通过第一中间宿主(淡水螺蛳)和第二中间宿主(淡水鱼虾)后发育成囊蚴,活的囊蚴被摄入后,经胆汁激活,囊内幼虫破囊壁而出,经胆总管进入肝胆管发育为成虫,亦可通过血管或穿过肠壁到达肝,最后寄生在肝胆管内发育为成虫,成虫的寿命一般为20~30年，主要寄生在人、犬、猫和猪的肝胆管内，虫数多时亦可移居较大的胆管甚至胆囊内，偶尔在胰管内亦可发现成虫。被成虫寄生的肝胆管，其病变程度与感染华支睾吸虫的数量多少和感染时间长短有密切关系。如感染的虫数仅10余条至几十条，则肝与胆管多无肉眼病变，如寄生虫数超过100条甚至数千条时，由于虫体充满肝内外胆管、胆囊及胰管，引起胆道梗阻，并发胆管炎、肝脓肿、胰腺炎等。华支睾吸虫病变主要发生在肝内小胆管，因虫体机械性阻塞和代谢产物的毒性作用，造成胆汁淤积，胆管呈囊状或圆柱状扩张，以左叶边缘部分为著，胆管上皮细胞有脱落和增生胆管壁因结缔组织增生而增厚，并有大量腺体增生、淋巴细胞及粒细胞浸润等现象；邻近的肝细胞有脂肪变性萎缩和坏死现象，最终导致胆汁性肝硬化。死亡的华支睾吸虫尸体、虫卵及脱落的胆管上皮可成为结石形成的核心，诱发肝胆管结石。此外，各种综合的刺激作用可引起胆管细胞癌。

【临床表现】 潜伏期为1~2个月。轻度感染时不出现临床症状或无明显临床症状。感染较重者急性期的临床表现主要有消化道症状和过敏反应，包括发热、上腹隐痛、腹胀、食欲缺乏、四肢无力、肝区等表现。临床上见到的病例多为慢性期，患者的症状往往经过几年才逐渐出现，常见的有乏力上腹不适、腹痛肝区隐痛头晕等，其次为头痛、失眠、食欲减退、腹泻等。严重感染者表现为消瘦、贫血、水肿及肝脾肿大、腹水等肝硬化及门脉高压症等，甚至死亡。儿童和青少年感染华支睾吸虫后，临床表现往往较重，死亡率较高。除消化道症状外，常有营养不良、和生长发育障碍。大量成虫堵塞胆总管，临床上可出现胆绞痛及阻塞性黄疸。

【诊断】 依据流行病学资料、临床症状和体征、结合实验室检查及影像学检查可明确诊断。

1. 病原学检查 粪检找到华支睾吸虫卵是确诊的根据，一般在感染后1个月可在大便中发现虫卵，常用的方法有：粪便中找到虫卵可以确诊华支睾吸虫病，检出率约50%。常用的方法有直接涂片法、水洗沉淀法、改良加藤厚膜涂片法及醛醚法，后2种方法检出率较高。直接从十二指肠引流液中检查虫卵，检出率高，但操作麻烦，增加患者的痛苦，不宜常规使用。

2. 免疫学检查 酶联免疫吸附试验（ELISA）诊断华支睾吸虫病血清阳性率达89.7%~100%，本法简便、快速血样用量少，敏感性和特异性高，判断结果容易，是广泛应用的一种方法。还有多种常用的方法，皮内试验的阳性率在92%~95%，约有5%假阴性可作初步筛选，血清免疫学间接血凝试验（IHA）阳性率90%。

3. 实验室检查 血常规可有白细胞总数增多、嗜酸粒细胞升高，严重感染可出现贫血象。肝功能在轻度感染者无明显异常，重度感染者主要表现为血清总蛋白和白蛋白减少，白蛋白/球蛋白比例可倒置，ALP升高，血清ALT正常或轻度升高。

4. 影像学检查 用B型超声波检查华支睾吸虫病患者时，在超声图像上可见多种异常改变，如肝内光点粗密欠均，有斑点状、团块状或雪片状，弥漫性中小胆管不同程度扩张、胆管壁粗糙、增厚，回声增强或胆管比例失常及枯枝状回声，具一定诊断价值。PTC、ERCP及CT检查对诊断也有帮助。

【鉴别诊断】 主要与病毒性肝炎、阿米巴肝脓肿、肝吸虫及其他消化系统疾病等鉴别。

【治疗】

1. 药物治疗 治疗华支睾吸虫病的药物，目前应用最多的是吡喹酮与阿苯哒唑，效果可靠。

2. 手术治疗

(1) 内镜治疗:ERCP 及内镜下十二指肠乳头切开术(EPT)对华支睾吸虫引起的梗阻有良好疗效,伴有胆总管下端结石、乳头狭窄、年龄及体质属风险大的患者可以采用内镜下治疗。与外科手术相比具有不开腹、创伤小的优点。

(2) 手术治疗:针对华支睾吸虫引起的原发、继发胆道结石、梗阻,有相当一部分患者需手术治疗。治疗原则是:通畅引流、解除狭窄、继发病治疗、服药排虫。常采用的术式是胆囊切除、胆总管探查、胆肠吻合术。不论采用何种术式,在胆管内置 T 管、支架管或 U 型管,术后不仅可以观察胆汁引流情况,而且可观察驱虫效果,决定是否需要反复排虫治疗。术后需继续服药排虫,以防复发。

【预防】

①开展卫生宣传,不吃生的或半生不熟的鱼、虾肉是预防胆道华支睾吸虫病最有效的措施;②切过生鱼的刀具应洗净再用以免污染;③不用粪便直接喂养鱼苗。

第七节　胆道疾病常见并发症

胆道疾病,如胆石病、胆道感染、胆道蛔虫病等,在发病过程中,如果诊断治疗不及时或不当,可致病情加剧而发生各种并发症,常见的严重并发症有胆囊穿孔或胆管穿孔、胆道出血、胆管炎性狭窄、胆源性肝脓肿、胆源性胰腺炎、胆管损伤等。

一、胆囊或胆管穿孔

胆囊或胆管穿孔很少见。穿孔部位多见于胆囊底部或颈部、胆总管或肝总管。病因多由于胆囊或胆总管梗阻、合并感染、内压升高、血运障碍、黏膜溃疡、结石压迫等因素。穿孔后胆汁流向游离腹腔形成弥漫性胆汁性腹膜炎,被大网膜及周围组织粘连、包裹形成胆囊周围脓肿或胆囊积脓;慢性穿孔时,与周围器官穿透形成瘘,如:胆囊十二指肠瘘,胆囊结肠瘘,胆囊腹壁瘘等。急性穿孔需急诊手术,切除胆囊,修补胆管及瘘口,胆道引流,冲洗并引流腹腔。慢性穿孔形成瘘者经造影等检查明确诊断后手术治疗。

二、胆道出血

胆道出血是胆道疾病和胆道术后严重的并发症,是上消化道出血的常见原因之一。出血来自肝内和(或)肝外胆管,以肝内多见。

【病因】　胆道感染、胆石压迫、手术、外伤、胆道肿瘤、血管性疾病,以胆道感染多见。急性化脓性胆管炎时,汇管区胆小管破溃形成肝脓肿,向门静脉穿破,形成胆管门静脉瘘而发生胆道出血。化脓性胆管炎时,胆管可形成急性溃疡,穿透胆管壁后,腐蚀伴行的肝动脉或门静脉而引发出血;胆管和胆囊黏膜糜烂引起出血。

【临床表现】　胆道大量出血的典型临床表现为三联征:①胃肠道出血(呕血、便血、有胆道引流者经引流管出血);②胆绞痛;③黄疸。反复发作、周期性。1~2 周一次。

【诊断】　诊断根据具有周期性发作的三联征,诊断一般无困难。但首次发作尚须与上消化道出血的其他原因相鉴别。①选择性肝动脉造影和(或)肠系膜上动脉造影是了解胆道出血最有价值的诊断和定位方法；②内镜检查可排除其他来源的上消化道出血，并可观察到十二指肠乳头有出血；③超声检查可观察到肝内胆管结石、肝脓肿或肿瘤，提供出血的原因；④CT、MRI、核素显像等也具有一定的诊断价值；⑤剖腹术中胆道探查是诊断胆道出血的最直接方法，术中借助胆道镜可清楚观察出血来源的方位。

【治疗】

1. 非手术治疗　①输血、输液，补充血容量，防治休克；②抗感染治疗；③使用止血剂：酚磺乙胺、氨甲苯酸、维生素 K 等；④对症治疗及支持疗法。

2. 手术治疗　如胆道出血无法控制，根据探查情况选择胆囊切除术，胆总管探查，T 管引流、肝动脉结扎、肝叶(段)切除术等或选择性肝动脉造影及介入治疗。

三、胆管炎性狭窄

胆管各处都可发生，左、右肝管，肝总管及肝段开口处狭窄常见。发病原因多为胆管炎反复发作，黏膜糜烂形成溃疡，结缔组织增生，瘢痕形成致胆管狭窄。狭窄多呈环形，长段形，可多处存在。狭窄近段扩张，胆色素结石堆积，狭窄致使结石形成，感染加重，恶性循环。肝实质不同程度毁损致纤维化，严重者肝叶萎缩。晚期导致胆汁性肝硬化和门静脉高压症。临床表现主要是反复发作的胆管炎，合并胆结石者其症状与胆管结石合并胆管炎相同。治疗原则是及时解除狭窄，使胆管畅通引流。对治疗方法的选择取决于胆管狭窄的部位、范围和程度。经十二指肠 Oddi 括约肌切开成形术，适应于胆总管下端狭窄。胆总管空肠 Roux-en-Y 吻合，适合于胆总管下端狭窄段较长者。肝门胆管成形并与空肠 Roux-en-Y 吻合，适合于肝门部胆管狭窄。一侧肝管狭窄，伴肝内胆管结石并肝萎缩，可行患侧肝叶切除术。

四、胆源性肝脓肿

胆源性细菌性肝脓肿是源于胆管结石和胆道感染的肝脓肿，占细菌性肝脓肿的大多数病例。

五、胆源性胰腺炎

胆源性胰腺炎的发病机制、临床表现和诊断，参阅本书急性胰腺炎。本病的手术时期及手术方式目前还有争论。目前的趋势是，在积极对症、支持疗法的基础上，待患者的急性症状缓解后再采取延期手术。手术多在急性发作后 7 日左右进行。但是对于诊断不肯定和经使用各种支持疗法病情仍进行性恶化者，应及时手术治疗。手术方式应根据胆道病变的不同而选择。

六、胆管损伤

胆管损伤是由于创伤或腹部手术误伤引起的肝内、外胆管损伤，分为创伤性胆管损伤和医源性胆管损伤两类。其中医源性(手术中)损伤占多数。医源性胆管损伤为横断伤或部分损伤(胆管狭窄)。90%以上发生于胆囊切除术。损伤部位：胆囊管、肝总管和胆总管汇合部多见。

【病因】 胆囊三角区、胆管变异；胆囊长期慢性炎症致胆囊三角区形成粘连水肿、解剖结构难以辨认；胆囊管结石嵌顿使胆囊管变短不易分离；分离胆囊管及胆囊动脉时过度牵拉，暴力性钝性分离；电凝止血过程中灼伤胆管壁等。

【临床表现】 术后早期：梗阻性黄疸，胆汁漏、局限性或弥漫性胆汁性腹膜炎。损伤性狭窄者，术后早期可无明显症状、数周或数月出现反复胆道感染，伴或不伴黄疸。

【诊断】 诊断术中及时发现胆管损伤非常重要。常见的胆道损伤征象为：①术中发现胆汁漏出；②检查切除的胆囊标本，发现胆囊管处有2个开口；③术中胆道造影显示胆管影像中断、狭窄或造影剂外溢；④术后发生胆汁性腹膜炎，或腹腔引流管引出胆汁，或术后早期出现梗阻性黄疸；⑤术后数周或数月出现反复发作的胆道感染症状。上述征象均提示胆管损伤可能，应进行及时检查，明确诊断。影像学检查起着十分重要的作用。术后可疑的患者应行B超、CT、PTC、ERCP、MRCP或T形管胆道造影等检查，以明确诊断。

【治疗】 处理胆管损伤的原则及术式要视损伤时的时间、部位、类型而定。

1. 术中诊断的胆管损伤 术中及时发现并处理最为理想，因为组织健康修复成功率高，同时避免了再次手术时的困难、被动及危险性。

(1) 误扎肝外胆管而未切断者：一般只需拆除结扎线即可。但如果结扎过紧过久，或松解后不能确信胆管通畅，则应考虑切开置入T管引流，以防止坏死或狭窄。胆管壁已有血运障碍坏死时，可切除该段胆管，行端端吻合或胆肠吻合术。

(2) 肝外胆管切断伤：切断伤应行端端吻合术，肝(胆)总管侧壁切开置入T管引流，同时游离十二指肠外侧腹膜以减低吻合口的张力。若胆管损伤位置高，端端吻合有困难，或胆总管切除段过长，经游离十二指肠外侧腹膜后张力仍大，则应行胆肠Roux-en-Y吻合术或胆管十二指肠吻合术，术后置支撑架引流6个月以上。以Roux-en-Y吻合术效果较佳。

(3) 肝外胆管撕裂伤：术中因暴力牵拉所致的多为纵行裂伤，如果裂口不宽或损伤的胆管小于管径的50%，应横行缝合损伤的胆管管壁，并放置T管外引流。放置时应在损伤处的上部或下部重做切口，将T管长臂置于缝合处做支撑。

(4) 胆总管下段损伤：一经发现应视具体情况做相应的处理。①损伤小，无明显的出血，仅置T管引流和腹腔引流；②损伤大，将胰头十二指肠向左内侧翻转，探查假道。若假道通向胰腺实质、肠道，无出血或出血已经停止，胆总管置T管引流，胰头十二指肠后置烟卷引流。术后要保持引流的通畅，一般多能痊愈。由于胰头十二指肠部解剖复杂，尽量避免复杂的手术处理。

2. 术后早期诊断的胆管损伤 术后早期发现有胆管损伤时，要请原手术者回忆手术过程，胆道梗阻性损伤多为肝外胆管误结扎，应尽早再次手术早期修复或松解。对胆漏为主要表现者，视引流情况而定。若胆漏量不多且无腹膜炎症状，可保守观察。若引流不佳或已经出现胆汁性腹膜炎，应积极手术探查。

3. 晚期胆管狭窄 胆管狭窄发生在术后的数月、数年，患者在症状出现后的相当一段时间内不能确诊。由于病程长，患者往往都有肝功能的损害，全身情况比较差。因此晚期胆管狭窄的治疗比较复杂，除了手术治疗外，手术时机的选择、术前准备的完善、术后处理都十分重要。手术原则及方式同第七节胆道疾病常见并发症的胆管炎性狭窄。

【预防】 严格把握手术适应证，认清楚胆囊管和肝总管与胆总管的关系。如出现意外出血，切忌慌张，不可以盲目的用钳夹止血。在解剖胆囊三角时尽量不用电切、电凝，避免对胆管造成热损伤。腹腔镜手术时术中发现胆囊三角冰冻样炎症改变，胆道变异解剖不清时，不应暴力分离，及时转开腹。术后常规检查胆囊标本。

第八节　胆 囊 息 肉

胆囊息肉（gallbladder polyps）是指胆囊壁向腔内呈息肉样突起的一类病变的总称。临床上所指的胆囊息肉包括有由胆囊炎症所引起的黏膜息肉样增生、胆囊黏膜细胞变性所引起的息肉样改变、胆囊腺瘤性息肉以及息肉样胆囊癌等。胆囊息肉在病理上有良性息肉和恶性息肉之分。良性胆囊息肉分为良性肿瘤性息肉和假瘤性息肉两大类，其中良性肿瘤性息肉可来源于上皮组织（腺瘤）和支持组织（血管瘤、脂肪瘤等），而假瘤性息肉则包括胆固醇性息肉、炎性息肉、胆囊腺肌瘤病、组织异位性息肉等。胆囊腺瘤性息肉是潜在的癌前病变，与胆囊癌的发生有关。

【临床表现】　胆囊息肉伴随临床症状包括腹痛、阵发性呕吐、腹胀以及不能耐受脂肪食物等。但部分患者无临床症状，仅在 B 超查体时发现病变。而大多数患者主要表现为间歇性右上腹不适伴或不伴右肩背部放散痛，个别病例有胆绞痛。

【诊断】　胆息肉常用检查方法有 B 超、彩超、CT、磁共振、胆道造影等，首选 B 超，但其良恶性的鉴别诊断较困难。

【治疗】　少数胆囊息肉可能为早期胆囊癌或可发生癌变，因此对本病以下情况视为恶性病变的危险因素：直径超过 1cm；年龄超过 50 岁；单发病变；息肉逐渐增大；合并胆囊结石等。手术以腹腔镜胆囊切除术为首选。术中常规行冷冻切片，以明确病理类别，如为癌性息肉，肿瘤局限于黏膜时可行单纯胆囊切除术；一旦肿瘤侵及肌层，就需要行扩大切除术，包括胆囊床肝楔形切除，淋巴结清扫。

（王　尧　陆玉华）

第三十七章　消化道大出血

学习目标

1. 掌握消化道出血的诊断和鉴别诊断。
2. 熟悉消化道出血的常见病因和处理原则。

消化道分为上消化道和下消化道。上消化道包括食管、胃、十二指肠、空肠上段(也有主张以 Treitz 韧带为界)和胆道,下消化道包括空肠下段、回肠、结肠、直肠至肛门。消化道出血的主要临床表现为呕血和便血,或仅有便血。一般在健康成人,全身总血量约为体重的 8%。消化道大出血(massive hemorrhage of alimentary tract)指在成年人,急性消化道出血一次失血量达总循环血量的 20%(800~1200 ml 以上),并引起休克症状和体征。根据出血部位可分为上消化道大出血(massive hemorrhage of the upper alimentary tract)和下消化道大出血(massive hemorrhage of the lower alimentary tract)。上消化道大出血表现为呕血(hematemesis),血色鲜红或呈棕褐色,黑便并有恶臭(血在肠道被分解)。下消化道大出血往往表现为便血,小肠和右半结肠出血往往表现为暗红色血便,出血量大时也可为红色或鲜红色血便,左半结肠和直肠出血往往表现为鲜红色血便。尽管医疗诊断技术有了长足发展,但消化道出血的部位和病因诊断仍然是一个难题,消化道大出血的死亡率仍然徘徊在6%~12%。

第一节　上消化道大出血

上消化道包括食管、胃、十二指肠、空肠上段(也有主张以 Treitz 韧带为界)和胆道。但临床所见,出血几乎都发生在 Treitz 韧带的近端,很少来自空肠上段。本章将小肠出血归到下消化道大出血进行讨论。

【病因】　上消化道大出血的病因,在不同的国家和不同地区都有差异,病因多达数十种,而引起上消化道大出血并需要外科处理的常见病因有下列五种。

1. 胃、十二指肠溃疡　是最常见的病因,占 40%~50%,其中十二指肠溃疡出血占 3/4。在十二指肠球部和胃小弯的溃疡基底血管被侵蚀,易发生大出血,多为动脉性出血,尤其是慢性溃疡伴瘢痕组织导致动脉破口缺乏收缩能力,呈搏动性出血,老年患者伴有动脉硬化,出血更难自止。

另外,吻合口溃疡出血,多发生在胃空肠吻合术吻合口附近,50%会发生出血,少数可发生大出血。

2. 门静脉高压症　占 20%~25%,肝硬化引起门静脉高压症,导致侧支循环开放,多数患者伴有食管下段和胃底黏膜下静脉曲张,黏膜变薄,易被粗糙、过冷、过热或过酸的食物刺激损伤;或被反流的胃液腐蚀变薄的黏膜,易导致曲张的静脉破裂,发生难以自止的大出血。另外,在门静脉癌栓或血栓形成时,常常引起急性门静脉高压症而发生食管下段和胃底黏膜下静脉曲张破裂致大出血,病情危急,预后很差。

3. 应激性溃疡(stress ulcer)　或称出血性胃炎(hemorrhagic gastritis)又称糜烂性胃炎(erosive gastritis),约占20%,近年来发生率有上升趋势。患者多有酗酒,服用非甾体类抗炎药物,如吲哚美辛(消炎痛)、阿司匹林等有增加胃酸分泌、损害胃黏膜屏障的作用,或有使用肾上腺皮质激素药物史,也可以发生在休克、脓毒症、严重烧伤、大手术和脑外伤后,交感神经兴奋黏膜下血管收缩痉挛,黏膜缺血、缺氧,导致出现表浅的、大小不等的、多发的胃黏膜糜烂,底部常有活动性出血和血块,部分病例仅见弥漫性渗血,可导致大出血。这类溃疡多发生在胃,较少发生在十二指肠。

4. 胃癌　癌组织缺血坏死,表面发生糜烂或溃疡,侵蚀血管引起大出血。胃癌引起的上消化道大出血,黑便比呕血更常见,多见于进展期或晚期胃癌。

5. 胆道出血(hemobilia)　因胆道感染、肝外伤、肝胆肿瘤、肝血管瘤、胆管结石压迫或手术损伤等各种原因导致血管与胆道沟通,引起血液涌入胆道,再进入十二指肠,统称胆道出血。胆道出血的三联症是胆绞痛、梗阻性黄疸和消化道出血。

【临床分析】　上消化道大出血的临床表现取决于出血的速度和出血量的多少,而出血的部位高低则是次要的。如果出血量很多、很急,可表现为呕血和便血;由于血液在胃肠内停滞的时间很短,呕的血多为鲜血,由于肠蠕动过速,便血也相当鲜红,易误认为下消化道出血;如果出血量较少、较慢时,则常表现出黑便,很少有呕血,由于血液在胃肠道内停滞时间较长,经胃作用,呕出的血多呈棕褐色,经肠液作用,使得血红蛋白内的铁转化为硫化铁,导致排出的血多呈柏油样或紫黑色。一般来说,50~100ml 的出血量,常表现为黑便,出血达 1000ml 即有便血。

尽管如此,但仔细分析起来,不同部位的出血仍有其不同特点,抓住这些特点,进一步明确出血的部位,这不仅对于诊断出血的原因有重要价值,而且当手术时对寻找出血点也有帮助。上消化道大出血的部位大致可分为下列三区。①食管或胃底曲张静脉破裂出血,一般很急,来势凶猛,一次出血量常达 500~1000 ml,常常引起休克。临床主要表现为呕血、便血,单纯便血者少见。在积极非手术疗法止血后,短期内仍可再次发生呕血。②胃和十二指肠球部出血(溃疡、出血性胃炎、胃癌),虽也很急,但一次出血量一般不超过 500 ml,并发休克的较少。临床上可以呕血为主,也可以便血为主。经过积极的非手术疗法多能止血,但可反复再出血。少数患者出血量大,需紧急手术止血。③球部以下出血(胆道出血),出血量一般不多,一次为 200~300 ml,很少引起休克,临床上表现以便血为主。采用积极的非手术疗法后,出血可暂时停止,但常每隔 1~2 周再次发生出血。

虽然不同部位的出血有其不同特点,但是,仅仅从上消化道出血时的情况来判断出血部位和出血原因是不够的,还必须结合病史、体格检查、实验室检查等各方面进行分析,从而得出正确的诊断。首先详细询问病史,如消化性溃疡患者进食和服用制酸药可缓解上腹部疼痛,或曾经消化内镜或 X 线检查明确有胃、十二指肠溃疡;如肝硬化、门静脉高压症患者常有慢性肝炎、大量酗酒或血吸虫病史,或过去曾经 X 线、内镜检查有食管静脉曲张;而进行性体重下降和厌食的患者应考虑消化道恶性肿瘤;应激性溃疡患者常有服用破坏胃黏膜屏障和损伤胃黏膜的药物,如阿司匹林等非甾体类和固醇类药物史,也可发生在严重创伤、大手术、休克和重度感染等应激状态时。这些患者诊断上一般没有太大困难。但有一部分患者在出血前没有任何症状,10%~15% 胃、十二指肠溃疡出血的患者没有明确的溃疡病史;约 25% 门静脉高压症上消化道出血的患者的出血原因并非是曲张的静脉破裂,而可能是溃疡病或门静脉高压性胃病等;而许多肝内胆道出血的患者不一定有明确的肝内感染病史;既往出血病因也不一定就是本次出血的病因。所以,要明确出血的部位和病因,还必须依靠体格检查、实验室检查和器械辅助检查等客观的临床资料。

体格检查应全面细致,应包括仔细地检查鼻咽部,应排除来自鼻咽部出血咽下的血液。如果体检发现患者有肝掌、蜘蛛痣、腹壁皮下静脉曲张、腹水、肝脾肿大、巩膜黄染等,可考虑诊断为食管、胃底曲张静脉破裂出血。但在没有腹水、肝脾肿大不明显的患者,尤其在大出血后,门静脉系统内血量减少,门静脉压力下降,脾可暂时缩小而不易扪及,往往增加了诊断的难度。肝内胆道出血多有类似胆绞痛的剧烈上腹部疼痛的前驱症状,右上腹多有不同程度的压痛,甚至可触及肿大的胆囊。在合并感染时,可伴有寒战、高热及黄疸等症状,综合考虑这些体征,有助于明确诊断。

实验室检查:血常规检测,血红蛋白、红细胞计数、血细胞比容、白细胞及中性粒细胞计数、血小板计数;由于消化道出血丧失的是全血,在呕血和黑便后,组织液被吸收入血管参与血浆容量平衡,血红蛋白浓度、血细胞比容、红细胞计数的变化在出血后3~4小时后才反映出来,血小板在活动性出血后1小时开始升高,白细胞计数在出血后2~5小时增多。肝功能检测,谷草转氨酶、谷丙转氨酶、碱性磷酸酶、总胆红素、直接胆红素、白蛋白等;凝血功能,凝血酶原时间、部分凝血活酶时间、纤维蛋白原等;在门脉高压出血的患者往往伴有肝功能和凝血功能异常。约75%的上消化道大出血患者,数小时后血中尿素氮常可明显升高,这与血液在消化道中分解产物吸收和低血压引起尿素氮清除率下降有关。氮质血症不仅与上消化道出血量有关,也与肾功能损害严重程度有关。如果尿素氮迟迟不能恢复正常,提示肾功能持续受损伤,或继续有活动性出血,或血液循环量不足。

在临床上,有部分患者通过上述临床分析,仍然不能明确大出血的病因,此时可考虑一些少见的外科疾病,如贲门黏膜撕裂综合征(Mallory-Weiss syndrome)、食管裂孔疝(esophageal hiatal hernia)、胃壁动脉瘤(gastric aneurysms)、胃息肉(gastric polyps)、血管畸形(vascular anomalies)等。

辅助检查:对上消化道大出血的诊断具有非常重要的价值。

1. 内镜检查　早期内镜检查是大多数上消化道出血诊断的首选方法,通过内镜不仅可以直接发现病灶、取活检,还可以对出血病灶进行及时局部止血治疗。上消化道出血患者收住院后,如果血流动力学相对稳定,没有严重的并发疾病,应立即行纤维胃十二指肠镜检查,也可在6~12小时进行,检查距出血时间愈近,诊断阳性率愈高,可达80%~90%。内镜检查对同时存在的两个或两个以上病变,可确切地区别出真正的出血部位。出血量大的患者,胃腔内积存大量的血凝块和积血,影响内镜的视野,无法发现出血部位或病灶,检查前以冷盐水洗胃可改善内镜视野。经验丰富的内镜医师可很快完成这一检查,而不增加患者的风险。

2. 选择性腹腔动脉或肠系膜上动脉造影　内镜检查如未能发现出血病因,特别是部分出血量大的患者胃内有大量积血和血凝块影响内镜视野时,可作选择性腹腔动脉或肠系膜上动脉造影,甚至超选择性动脉造影。当活动性出血,出血量达到0.5~1ml/min时,即可发现造影剂溢出血管而发现出血部位,也可以经动脉导管注入血管加压素或对出血的血管进行栓塞以控制出血。同时还能显示是否有血管畸形或肿瘤血管影像,对于急诊手术前出血部位定位诊断很有意义。

3. 鼻胃管或三腔二囊管　鼻胃管吸引简单、安全,对判断上消化道出血的部位和出血速度有一定价值。如鼻胃管放至食管与胃交界处(约距中切牙 40cm),轻轻抽吸,有血液吸出,说明出血来自食管或胃;如导管进入胃中,抽出清亮胃液,表明出血位于胃以下的消化道;如抽出黄色的胆汁,可以排除出血在十二指肠的近端。但约 10%的上消化道出血患者,鼻胃管吸引呈阴性。另外,10%~15%肝硬化患者并发胃、十二指肠溃疡,所以,肝硬化患者即使有食管或胃底静脉曲张,也不能排除溃疡出血的可能。对这类患者用三腔二囊管检查来明确出血部位,具有实际价值。

4. X 线钡剂造影 对于没有内镜检查条件、内镜检查未发现或不能确定出血病变时,可在出血停止后 36~48 小时进行 X 线钡剂造影。气钡对比检查可发现较大的病变如食管静脉曲张、较大的溃疡、隆起或凹陷样肿瘤及肠道憩室等,但对表浅的和较小的病变、血管发育异常或贲门黏膜撕裂综合征等不敏感。

5. 核素检查 常用静脉注射^{99m}Tc,行腹部扫描,当出血速度达 0.05~0.1 ml/min,核素就能聚积在血管溢出部位显像,对胃肠道出血敏感性很高,但定位的精确性有限,因此常作为选择性腹腔内脏动脉造影前的筛选手段。

【处理】 只要确定有呕血和黑便,都应视为紧急情况收住院或重症监护病房。不管出血的原因如何,对严重上消化道出血的患者都应遵循下列基本处理原则。

1. 一般紧急措施 初期评估:严密监测患者生命体征,如心率、血压、呼吸、尿量、神志变化等,收缩血压<100mmHg,心率>120 次/分,应视为严重出血的高危患者;收缩血压>100mmHg,心率>100 次/分,多提示为中等程度的急性出血;收缩血压和心率正常,意味着轻度出血。有上消化道出血的患者,都应置鼻胃管进行胃肠减压,如吸出红色或咖啡渣样胃内容,上消化道出血即可确诊。鲜红色血液,表明为急性出血,且出血仍在继续。

临床诊断有低血容量性休克时,应迅速建立两条静脉通道,其中一条最好是经颈内静脉或锁骨下静脉达上腔静脉,可以监测中心静脉压。先滴注平衡盐溶液及血浆代用品,同时进行血红蛋白、细胞计数、凝血象和肝功能检查,并血型鉴定、交叉配血,备够可能需要的红细胞、血浆、冷沉淀。导尿管留置,观察每小时尿量。每 15~30 分钟测定血压、脉率,结合对出血量和出血特点及尿量的观察,尤其是中心静脉压的监测,可作为补液、输血速度和量较可靠的指标。如果在 45~60 分钟内输入平衡液 1500~2000ml 后血压、脉率仍不稳定,说明失血量很大或继续出血。此时,在输注电解质溶液同时,还应输注胶体溶液(如羟乙基淀粉、血浆、10%人血白蛋白等)。大量输注平衡盐溶液使血液稀释,有利于改善微循环,但要维持血细胞比容不低于 30%。当收缩血压<100mmHg,心率>120 次/分,血红蛋白<70g/L 或血细胞比容低于 25%时需要输注浓缩红细胞。凝血象异常者可输注冷沉淀补充凝血因子。可静脉滴注维生素 K_1、血凝酶、凝血酶原复合物等止血药物。

2. 病因处理

(1) 胃、十二指肠溃疡大出血:年轻患者常常为急性溃疡,经过初步处理,溃疡出血多能够得到控制。但中老年患者,年龄在 50 岁以上者,可能为病史较长的慢性溃疡,中老年人血管弹性下降,这种大出血很难自止。这类患者经过积极初步治疗,应尽早手术。术中行胃部分切除术,切除出血的溃疡是最可靠的止血方法。部分十二指肠溃疡无法切除时,可行远端胃大部切除术,毕Ⅱ式吻合,溃疡旷置。

(2) 门静脉高压症引起的食管、胃底曲张静脉破裂的大出血:应根据肝功能的情况来选择处理方法:肝功能好的患者,应在充分术前准备下行贲门-胃底周围血管离断术或分流术，可以达到确切的止血效果；肝功能差的患者，如出现黄疸、腹水、早期肝性脑病等情况，可采用三腔二囊管压迫止血或在胃镜下注射硬化剂、套扎止血等。

(3) 应激性溃疡出血：绝大多数应激性溃疡出血可通过非手术治疗止血。予以组胺 H_2 受体拮抗剂雷尼替丁、西咪替丁等，或质子泵抑制剂，抑制胃酸分泌，同时给予胃黏膜保护剂，有利于溃疡止血和愈合。生长抑素能够减少内脏血流量，抑制促胃液素分泌，减少胃酸分泌，促使溃疡愈合。介入治疗：将导管超选择性插入出血的动脉，持续滴注血管加压素，速度为每分钟 0.2~0.4U，持续 12~24 小时。如果上述方法仍然不能止血，可行胃大部切除术或加行选择性迷走神经切断术。

(4) 胃癌引起的大出血：应尽早手术，如未发生远处转移，根据局部情况行根治性胃大部或全胃切除术；如为晚期胃癌，争取行姑息性胃癌切除术，达到止血目的。

(5) 胆道出血：出血量一般不大，可通过抗感染和应用止血药物等非手术疗法止血。如果出血不能停止，肝动脉造影明确出血灶后，可行超选择性肝动脉栓塞，约 50% 的病例能够止血成功。如能确定出血是来自肝动脉胆管瘘，尽量靠近出血病灶部位结扎肝动脉，常可收到止血效果。但仅仅结扎肝总动脉是无效的。胆道探查主要目的是明确诊断，术中行胆道镜检查或术中胆道造影，都有助于确定出血病灶的部位。如果病灶明确且局限于一侧肝内，则行肝叶切除术，既能控制出血，又可清除病灶，但对于全身情况很差的患者手术死亡率较高。

3. 诊断不明的上消化道出血　对部位不明的上消化道大出血，经过积极的处理后，急性出血仍不能得到有效控制，且血压、脉率不稳定，应早期进行剖腹探查。急诊手术的首要目标是止血，若条件允许，可对原发病作治愈性手术。

术中应按顺序全面仔细检查：首先检查常见出血部位胃和十二指肠；其次检查有无肝硬化和脾大、同时注意胆囊和胆总管情况，胆道出血时，胆囊多肿大，血性胆汁使得胆囊呈蓝色；再次检查空肠上段。经过上述检查仍未发现病变，而胃或十二指肠内确有积血，应纵行切开胃前壁，进行胃腔探查。切口应有足够长度以便在直视下检查胃壁的所有部位，并能判断出血是否来自食管或十二指肠。术中内镜检查有助于找到出血部位。找不到出血原因时，不宜盲目作胃大部分切除术。同时还应注意有数个出血灶同时存在的可能，故在手术时要避免遗漏。

第二节　下消化道大出血

下消化道大出血（massive lower alimentary tract bleeding）又称急性下消化道出血（acute lower gastrointestinal bleeding），指距十二指屈氏韧带 50cm 以下的肠段，包括空肠、回肠、结肠及直肠病变引起的出血，出血量大则排出鲜血便，重者出现休克。约 95% 来自结肠。大出血多见于老年患者。

【病因】　引起下消化道大出血有下列常见的病因。

1. 结肠、直肠癌　是最常见的病因，占下消化道出血病例的 30%~50%。

2. 良性息肉和憩室病　结、直肠良性息肉，家族性结肠息肉病，小肠息肉等均可引起下消化道出血，部分引起下消化道大出血。Meckel 憩室是小于 30 岁青年人小肠出血最常见的病因；小肠、结肠憩室等也可引起下消化道出血，尽管憩室多数位于左半结肠，而出血则以右半结肠憩室常见，多见于年龄大于 50 岁的患者，很多患者有服用非甾体类抗炎药病史，常常表现为急性、无痛、大量褐色或红色血便,约 80% 的患者出血可自行停止,但其中约 25% 可能发生再次出血。

3. 血管性疾病 肠系膜动脉栓塞或肠系膜血管血栓形成:常见于老年患者,绝大多数伴有动脉粥样硬化症,或有心房颤动病史。5% 发生在腹主动脉手术之后。表现为血便或血性腹泻,伴有腹痛甚至腹部绞痛,可出现肠坏死。一般出血不多,可自行停止。肠道血管发育异常(angiodysplasias)或血管扩张(vascular ectasias),可遍布胃肠道,引起无痛性出血,表现为黑便、便血或隐匿性失血,占下消化道出血的 5% ~10%,最常见于盲肠和升结肠。

4. 炎性肠疾病(inflammatory bowel disease) 如急性坏死性小肠炎、慢性溃疡性结肠炎、肠结核、非特异性结肠炎、结肠阿米巴等,特别是溃疡性结肠炎(ulcerative colitis),常有腹泻,伴有不等量的便血,多与大便相混,伴有腹痛、里急后重和急迫感。

5. 医源性出血 由于内镜检的开展,医源性下消化道出血的发生有明显增加趋势,占 1% ~5%,多发生在息肉部位,因烧灼不完全由息肉蒂内的中央动脉出血引起,出血量可极大,常在手术后数小时内出现,也有在息肉摘除数周后出血的报告。盆腔放射治疗引起的放射性直肠炎(radiation induced proctitis)可引起肛管、直肠出血,持续数月至数年。

尽管临床应用了许多新的诊断技术甚至手术探查,但仍有 5% 左右的下消化道出血病例未能找到其确切的病因。

【临床分析和辅助检查】 下消化道出血大多数是消化道疾病本身所致,少数病例可能是全身性疾病的局部出血现象,因此,仔细询问病史和体格检查是重要的诊断步骤。出血部位越高,则便血的颜色越暗;出血部位越低,则便血的颜色越鲜红,或表现为鲜血。同时,还取决于出血的速度和出血量,如出血速度快和出血量大,即使出血部位较高,便血也可能呈鲜红色。无痛性大量出血,通常提示憩室或血管扩张出血;棕色粪便混有或沾有血迹,出血多来源于乙状结肠、直肠或肛门。便血伴有皮肤或其他器官出血征象者,要注意血液系统疾病、急性感染性疾病、重症肝病、尿毒症、维生素 C 缺乏症等情况。

1. 胃管吸引 如抽出的胃液内无血液而又有胆汁,则可肯定出血来自下消化道。

2. 结肠镜检查 硬管乙状结肠镜检查可直接窥视直肠和乙状结肠病变,据统计约 55% 结肠癌和 4.7% ~9.7% 腺瘤性息肉可由硬管乙状结肠镜检查发现;纤维结肠镜检查具有直视的优点,已广泛应用于肠道出血的诊断,并能在检查过程中作活检及小息肉摘除等治疗,也可发现轻微的炎性病变和浅表溃疡。在急性出血期间仍可进行该项检查,但在严重出血伴休克时需待病情稳定后再进行。

3. 选择性血管造影 近年来已广泛应用于消化道出血的检查。应先行肠系膜上动脉造影,如未发现异常,可进行肠系膜下动脉造影检查。但选择性血管造影须通过股动脉插管的操作,属于损伤性检查,约 3% 出现广泛小肠缺血,下肢缺血等严重的并发症。

4. 胶囊内镜检查 上消化道内镜与结肠镜检查均不能检查小肠出血部位和病变性质。由于小肠出血罕见,不足 5% 的下消化道出血来自小肠,并且检查有一定难度,所以仅在周期性出血、且不能确定出血部位时,才进行胶囊内镜检查。服下的胶囊内镜随胃肠道蠕动而自动摄下全消化道的图像。但发现病变,无法进行活检和治疗。

5. 钡剂灌肠和结肠气钡对比造影 钡剂灌肠检查对结肠的憩室病和肿瘤的诊断有重要价值,但钡剂灌肠不能显示结肠内微小病灶。

【治疗和预后】 初步处理同上消化道大出血。同时还要进行如下治疗。

1. 内镜治疗 活动性出血的憩室、血管扩张等,可经纤维结肠镜行激光、注射硬化剂、电凝或金属夹止血治疗。

2. 动脉注入血管收缩药或栓塞 选择性肠系膜动脉注射血管收缩药(如后叶加压素),对憩室或血管扩张的急性出血止血率达80%,但50%会再次出血。目前常选用微线圈选择性动脉栓塞术,止血率达90%,对于持续反复出血,手术风险大的患者,尤宜采用此方法治疗。

3. 手术治疗 对持续性出血,24小时内输血4~6 U,或总输血量>10 U,或因憩室出血两次住院的患者,是手术的适应证。随着急诊血管造影经验的积累,需急诊手术患者日渐减少。手术前通过血管造影确定出血部位,可以减少肠管切除范围。

（陆玉华）

第三十八章　急腹症的诊断与鉴别诊断

学习目标

1. 掌握急腹症的常见病因和诊断。
2. 了解急腹症的鉴别诊断和处理。

急腹症(acute abdomen)是一类以急性腹痛为突出表现,起病急、进展快、病情重、需要早期诊断和紧急处理的腹部疾病。

【病因】

1. 感染与炎症　急性阑尾炎、急性胰腺炎、急性胆囊炎、急性胆管炎、急性肠憩室炎、急性胃肠炎、急性肠系膜淋巴结炎、肝脓肿、原发性腹膜炎、腹型紫癜等。

2. 空腔器官穿孔　胃、十二指肠溃疡穿孔,胃癌穿孔、伤寒肠穿孔、坏疽性胆囊炎穿孔、腹部外伤致肠破裂等。

3. 腹部出血　创伤所致肝、脾破裂或肠系膜血管破裂,自发性肝癌破裂,腹或腰部创伤致腹膜后血肿等。

4. 梗阻与绞窄　胃肠道梗阻致血循环障碍,甚至缺血坏死,导致绞榨性肠梗阻、胆道梗阻、泌尿道梗阻、绞窄性疝、肠扭转致血循环障碍,甚至缺血坏死,常导致腹膜炎、休克等。

5. 血管性病变　血栓形成,如急性门静脉炎伴肠系膜静脉血栓形成;血管栓塞,如心房纤颤、亚急性细菌性心内膜炎、心脏附壁血栓脱落致肠系膜动脉栓塞、肾栓塞等;动脉瘤破裂,如腹主动脉、肝动脉、肾动脉、脾动脉瘤破裂出血等。

【临床表现】

1. 腹痛

(1)腹痛发生的诱因:急性腹痛常与饮食有关,如急性胰腺炎常与暴饮暴食或过量饮酒有关;胆囊炎、胆石症常发生于进油腻食物后;胃十二指肠溃疡穿孔在饮食后多见;肠扭转常常发生在剧烈活动后,突然出现腹痛;驱虫不当可以是胆道蛔虫病的诱因。

(2)腹痛的部位:一般来说最先出现腹痛的部位或腹痛最显著的部位往往与病变的部位一致。因此,根据脏器的解剖位置,可以作出病变所在脏器的初步判断。

牵涉痛或放射痛:如胆囊炎、胆石症出现右上腹或剑突下的疼痛,但同时可向右肩或右肩胛角放射痛;急性胰腺炎表现为上腹痛伴左肩或左右肋缘至背部放射性疼痛;十二指肠后壁溃疡穿孔可致右侧腰背部放射痛;输尿管上段或肾结石呈腰痛,并向下腹或腹股沟区放射痛,而输尿管下段结石则疼痛向会阴部放射。

转移性腹痛:主要见于急性阑尾炎,阑尾在炎症未波及浆膜层时,表现为上腹或脐周疼痛,随着炎症的发展,波及浆膜层时,疼痛转移到右下腹的固定部位。

急性腹痛由某个部位开始,逐渐波及全腹者多为实质脏器破裂或空腔脏器穿孔。如胃十二指肠溃疡穿孔其疼痛始于上腹,然后波及全腹;盆腔炎始于下腹可波及全腹。

腹腔以外的疾病引起腹痛:如右侧肺炎、胸膜炎,由于炎症刺激肋间神经和腰神经分支($T_6 \sim L_1$),可引起右侧上、下腹痛,容易被误诊为胆囊炎或阑尾炎。

(3) 腹痛发生的缓急：腹痛突然发生，迅速恶化，多见于实质脏器破裂，空腔脏器穿孔，空腔脏器急性梗阻、绞窄、脏器扭转等，如急性绞窄性肠梗阻、肠扭转等；腹痛开始时轻，以后逐渐加重，多为炎症性病变。

(4) 腹痛的程度：分轻度(隐痛)、中度和重度(剧痛)，可表示腹腔内病变的轻、中、重的程度，但由于个体对疼痛的敏感程度及耐受程度不同而有差别，缺少客观的指标。一般来说，炎症性刺激引起的腹痛较轻。空腔脏器的痉挛、梗阻、嵌顿、扭转或绞窄缺血、化学刺激所产生的疼痛程度较重，剧痛，难以忍受，如胆道蛔虫所致胆绞痛，肾结石、输尿管结石致肾绞痛等。空腔脏器穿孔，如胃、十二指肠穿孔，消化液对腹膜的化学刺激，呈刀割样剧烈疼痛，患者侧卧蜷曲、不敢翻动、不敢深吸气，拒按腹部。

(5) 腹痛的性质：腹痛性质反映了腹腔内脏器病变的性质，大体可分为三种：①持续性钝痛或隐痛，多为炎症性或出血性病变，如阑尾炎、急性胰腺炎、肝破裂出血等；②阵发性绞痛，为空腔脏器平滑肌阵发性痉挛所致，腹痛持续时间长短不一，有间歇期，间歇期无疼痛，如机械性肠梗阻、胆道结石、输尿管结石等；③持续性腹痛阵发性加剧，多表示炎症和梗阻并存，如胆道结石合并胆管炎，胆囊结石合并胆囊炎，肠梗阻发生绞窄。

必须指出的是，上述不同规律的腹痛可出现在同一疾病的不同病程中，并可相互转化。

2. 消化道症状

(1) 恶心、呕吐：腹痛常常伴有恶心和呕吐。呕吐的原因常由于胃肠道疾病所致。高位梗阻呕吐出现早且频繁，低位梗阻呕吐出现晚或者不发生呕吐：急性胃肠炎发病早期频繁呕吐；急性阑尾炎常在腹痛后3~4小时出现呕吐；急性胆囊炎也常伴有呕吐；而消化性溃疡穿孔常无呕吐。呕吐物的颜色、内容及呕吐的量与梗阻的部位密切相关：呕吐物为宿食，不含胆汁见于幽门梗阻；呕吐物混有胆汁者提示梗阻部位在胆总管汇入十二指肠以远；呕吐物为褐色，混浊含有渣滓，呕吐后腹痛减轻者支持小肠梗阻；呕血或吐咖啡样物为上消化道出血；呕吐物呈咖啡色，有腥臭味可能为急性胃扩张；呕吐物为粪水样，常提示低位肠梗阻。

(2) 排便变化：大量水样便伴痉挛性腹痛提示急性胃肠炎；腹痛伴肛门停止排气、排便，常为机械性肠梗阻；脐周疼痛、腹泻和腥臭味血便提示急性坏死性肠炎；腹腔内有急性炎症病灶常抑制肠蠕动，也可引起便秘。小儿腹痛，排果酱样便是小儿肠套叠的特征。

(3) 其他伴随症状：腹腔内炎症病灶一般可伴有不同程度的发热，如化脓性阑尾炎、化脓性胆囊炎等；急性重症胆管炎等重症感染者可有寒战高热；腹腔内出血或消化道出血可出现贫血、休克；肝、胆、胰疾病伴有梗阻性黄疸；泌尿系统疾病伴有尿频、尿急、尿痛、血尿、排尿困难等；小儿急性阑尾炎患者常伴有厌食。

【体格检查】

1. 全身情况　包括患者神志、精神状态、表情、体位、疼痛或不适的程度等。患者表情痛苦，面色苍白、出汗，仰卧不动或蜷曲侧卧，明显脱水，黏膜干燥，眼窝凹陷，呼吸浅快等提示病情很重。心率快伴低血压，说明存在低血容量。胆道疾病可有巩膜及皮肤黄染。

2. 腹部检查　腹部应充分显露，范围上至乳头，下至两侧腹股沟的整个区域。应按视、触、叩、听四个方面和先后顺序检查。但心、肺检查也不能忽视。

(1) 视诊：注意腹部形态、皮肤色泽、腹壁浅静脉及其他异常情况。如腹部有手术切口瘢痕可能为粘连性肠梗阻；不对称性腹部膨隆，可见于闭袢性肠梗阻、肠扭转等；急性胃扩张可见上腹部胃蠕动波；小肠梗阻时，可见阶梯样小肠蠕动波；肠梗阻、肠麻痹或腹膜炎可表现为全腹膨胀；注意两侧腹股沟区有无肿物(疝)。急性腹膜炎时，腹式呼吸运动减弱或完全消失；腹式呼吸浅而快提示存在腹膜刺激征。注意脐周有无静脉曲张，腹壁有无出血点或出血斑等。

（2）触诊：是腹部最重要的检查方法。触诊手法应轻柔，从主诉非疼痛区域开始，最后检查疼痛部位。

触诊应着重检查腹膜炎体征，腹部压痛、肌紧张、反跳痛的部位、范围和程度。腹部压痛：最显著的部位往往是病变部位，如胃溃疡病穿孔出现全腹膜炎时，压痛仍以上腹病变区最明显。在阑尾炎早期，虽然主诉疼痛在脐周，但压痛点却在右下腹；肌紧张：壁层腹膜受刺激引起反射性的腹肌痉挛形成肌紧张，且不受患者的意志所支配，为腹膜炎的重要客观体征。轻度肌紧张是早期炎症或腹腔内出血刺激引起的。中度肌紧张见于较严重的细菌性感染炎症刺激，如化脓坏疽性阑尾炎、肠穿孔等。高度肌紧张时腹壁呈"板状腹"，主要见于胃、十二指肠穿孔或胆道穿孔的早期，腹膜受胃液、胰液、胆汁的强烈化学性刺激所致。当腹膜炎时间较长时，由于腹腔渗液增加，消化液被稀释，支配腹膜的神经麻痹等因素，腹肌紧张程度反而减轻。结核性腹膜炎，触诊呈揉面感。值得注意的是，老年人、体弱患者、小儿、经产妇、肥胖者及休克患者，腹膜刺激征比实际为轻。

触诊还可检查肝脾有无肿大，有无异常的包块，如肝癌破裂出血的患者常可触及肝癌的肿块；急性绞窄性肠梗阻可扪及胀大的肠袢；肠套叠呈腊肠样伴压痛性肿块；小儿因蛔虫团致肠梗阻其肠内蛔虫团呈柔软的条索状团块；便秘患者可扪及粪块积聚的肠管。男性患者应检查睾丸是否正常、有无扭转。

（3）叩诊：检查是否有高度鼓音、移动性浊音、叩击痛等，叩诊应先从无痛区域开始，用力要均匀。移动性浊音阳性是腹腔积液的体征，提示腹腔内有渗液或出血，肝浊音界消失提示有消化道穿孔致膈下游离气体，叩击痛最明显的部位往往是病变存在的部位。

（4）听诊：腹部听诊主要听肠鸣音有无、频率和音调，有助于对胃肠蠕动功能作出判断。肠鸣音活跃、音调高、音响较强、气过水声伴腹痛，提示有机械性肠梗阻。肠鸣音消失是肠麻痹的表现，多见于急性腹膜炎、小肠缺血、绞窄性肠梗阻晚期。低血钾时肠鸣音减弱或消失。幽门梗阻或胃扩张时上腹部有振水音。

3. 直肠指检 急腹症患者直肠指检应予足够重视。直肠指检时，注意肛门是否松弛，肛门有无突出物，直肠温度，直肠内有无肿物、肿物的质地和活动度、有无触痛，有无指套染血和黏液等。盆腔位阑尾炎可有右侧盆腔触痛，盆腔脓肿或积血在直肠膀胱凹处呈饱满感、触痛或有波动感。

【辅助检查】

1. 实验室检查 包括血、尿、粪常规，肝、肾功能、电解质、血生化，血、尿淀粉酶和血气分析等。白细胞计数和分类有助于诊断炎症及其严重程度，红细胞、血红蛋白、血细胞比容的连续观察用以判断有无腹腔内出血，血小板进行性下降，应考虑有无合并 DIC，提示需进一步检查；尿中大量红细胞提示泌尿系统损伤或结石，尿胆红素阳性说明存在梗阻性黄疸；血、尿或腹腔穿刺液淀粉酶明显增高则提示有急性胰腺炎；血直接胆红素升高，伴转氨酶升高，提示胆道阻塞性黄疸；尿素氮、肌酐增高可能是原发病合并急性肾功能障碍或尿毒症性腹膜炎；严重水、电解质和酸碱紊乱提示病情严重；腹腔脓性穿刺液涂片镜检，革兰阴性杆菌常提示继发性腹膜炎，溶血性链球菌可能为原发性腹膜炎，革兰阴性双球菌为淋菌感染；人绒毛膜促性腺激素（HCG）测定对诊断异位妊娠可提供帮助。

2. 影像学检查 包括腹部 X 线检查，B 超、CT、MRI 等。

1）X 线检查：是急腹症辅助诊断最常用的检查方法之一。胸、腹部立位 X 线片或透视可观察有无肺炎、胸膜炎、膈肌位置及运动，有无膈下游离气体，胃泡大小，小肠有无积气、气液平面，结肠内有无气体,有无阳性结石影等。如发现膈下有游离气体,对诊断胃、十二指肠溃疡穿孔,小肠或肠憩室穿孔很有帮助;气体进入腹膜后,提示十二指肠或升、降结肠后壁穿孔;多个液气平面或较大液气平面说明存在机械性小肠梗阻,此时结肠内很少或无气体存在,在肠梗阻的诊断中起重要作用;麻痹性肠梗阻为全肠道(包括结肠)扩张、积气,是全腹膜炎的特征之一;发现孤立性肠管扩张伴气液平面,应考虑闭袢性肠梗阻。钡剂灌肠透视在低位结肠梗阻中具有诊断价值。异常的钙化影包括:胆结石、胰管内结石、肾或输尿管结石、阑尾粪石等。

2）超声检查:超声检查对肝、胆、胰、脾、肾、输尿管、阑尾、子宫、附件疾病以及腹腔有无积液、脓肿有重要的诊断价值。对实质脏器的损伤、破裂、占位病变,对胆囊结石、胆囊炎及胆总管结石等,超声检查可提供准确的诊断依据;在探查阑尾粪石、管壁增厚及阑尾脓肿等方面超声检查也较敏感;对子宫、附件疾病,超声检查可清楚地分辨病变的来源和性质;对腹腔内出血和积液,不仅可探测积血、积液的量,还可在B超引导下作腹腔穿刺抽液;泌尿系统结石超声检查可探及患侧肾盂积水,输尿管扩张及结石影像;超声多普勒检查还有助于对腹主动脉瘤、动静脉瘘,动静脉血栓形成或栓塞,以及血管畸形等的诊断。当然,超声检查受到胃肠内积气的影响。

3）CT或MRI:已被广泛应用于急腹症诊断中,不受胃肠内积气的影响,可以帮助了解病变部位、范围、性质、与周围脏器的关系等,对急腹症的诊断和鉴别诊断有重要价值。如对实质性脏器自发破裂或创伤后破裂出血、急性胰腺炎、腹腔液体积聚、出血坏死、囊肿形成、肿瘤等均具有重要的诊断价值。

4）选择性动脉造影:在高度怀疑有肝破裂出血、胆道出血或消化道出血等疾病时,可采用选择性动脉造影确定诊断,部分出血性病变还可同时采用选择性动脉栓塞止血。

3. 内镜检查　是消化道疾病的常用诊疗手段,在消化道出血时,对判断出血部位及病变性质有价值,还可在内镜下注射硬化剂、上止血夹、微波或激光等技术进行止血治疗;也可在内镜下放置经鼻胆管引流管或支架,是急性胆管炎的重要治疗手段。

4. 诊断性腹腔穿刺　对诊断不明确、叩诊有移动性浊音的急腹症可选择此法协助诊断。一般选择脐与髂前上棘连线的中外1/3交界处为穿刺点,抽出不凝血液多为实质脏器破裂,如外伤性肝、脾破裂,或肝癌自发性破裂,也可能穿刺到腹膜后血肿,淡红色血液,可能是绞窄性肠梗阻;抽出腹腔液体可根据其颜色、混浊度、气味、涂片革兰染色镜检等帮助鉴别,如有胃肠内容物(食物残渣、胆汁、粪汁等),提示消化道穿孔,如混浊或为脓液提示腹膜炎或腹腔脓肿;还可作淀粉酶、胆红素的测定和细菌培养,对诊断和鉴别诊断有很大帮助。但对肠管严重扩张者或已经明确诊断者不宜采用此方法。如穿刺抽出很快凝固的血液则可能穿刺到腹壁或内脏血管。

【诊断和鉴别诊断要点】

1. 胃、十二指肠溃疡急性穿孔　根据既往有溃疡病史,突然发生的持续性上腹剧烈疼痛,迅速蔓延至全腹,体格检查时有明显的腹膜刺激征,典型的为"板状腹",肝浊音界缩小或消失,腹部立位平片有膈下有游离气体,即能确诊。部分患者有长期服用激素或非甾体类药物史。

2. 急性胆囊炎　常常在进油腻食物后,右上腹部剧烈绞痛,放射至右侧肩背部。右上腹部有压痛、反跳痛和肌紧张,部分患者Murphy征阳性。超声检查显示胆囊壁增厚,并可见胆囊结石影,有助于诊断和鉴别诊断。

3. 急性胆管炎　剑突下区剧烈疼痛,可放射至右肩部,伴寒战高热、黄疸是急性胆管炎的典型表现。病情加重,出现重症胆管炎时,可出现休克和精神症状。超声、CT或MRI检查可见胆管扩张及结石影，可辅助诊断。

4. 急性胰腺炎　常在暴饮暴食或饮酒后发病，上腹偏左侧腹痛，持续剧烈，可向肩部放射，伴有恶心、呕吐，呕吐后腹痛不缓解。可有腹胀，表现为麻痹性肠梗阻。血、尿淀粉酶明显升高，血脂肪酶升高更有诊断价值。增强 CT 检查胰腺弥漫性肿大，胰周积液，胰腺坏死时密度不均、呈皂泡征。

5. 急性肠梗阻　典型症状为腹痛、腹胀、呕吐、肛门停止排气排便，但症状视梗阻部位不同有所变化。高位梗阻呕吐出现早且频繁，无明显腹胀；低位梗阻呕吐出现晚或无呕吐，腹胀明显，梗阻发生后经肛门排气排便停止。小肠梗阻疼痛部位常位于脐周，间歇期无疼痛，腹痛时常立即发生恶心呕吐，呕吐后腹痛可减轻。腹部视诊可见蠕动波或扩张的肠袢。听诊肠鸣音活跃，有高调肠鸣及气过水声，绞榨性肠梗阻是肠鸣音减弱或消失。如腹痛加剧呈持续性，出现腹膜炎体征，提示有肠坏死或肠穿孔。腹部立位片显示肠腔扩张充气并见明显的气液平面，即可确诊。B 超和 CT 检查对急性肠梗阻具有诊断价值。

6. 急性阑尾炎　转移性腹痛和右下腹固定压痛点是急性阑尾炎的典型临床表现，转移性腹痛的时间与阑尾的位置和病变的程度有关。开始阑尾在炎症未波及浆膜层时，表现为上腹或脐周疼痛，随着炎症的发展，波及浆膜层时，疼痛转移到右下腹的固定部位，当阑尾穿孔时则出现腹膜炎。

7. 腹部钝性伤　腹部钝性伤引起腹腔内实质脏器、空腔脏器、血管等损伤，表现为急腹症的症状和体征。腹腔实质脏器破裂造成内出血，腹痛持续但不重，表现为心率快、血压低等急性失血征象或失血性休克，腹穿抽出不凝血，超声或 CT 检查可显示肝或脾裂伤及腹腔内积血，即可确诊。空腔脏器破裂伤：腹痛剧烈，持续，有腹膜炎体征，腹部立位片可见膈下游离气体，腹穿抽出胃肠内容为消化道破裂，抽出大量澄清液可能为膀胱破裂。腹腔内容进入胸腔提示有膈肌破裂伤可能，但应排除食管裂孔疝等。

8. 妇产科疾病　急性盆腔炎：淋球菌感染较多见，多见于年轻人。表现为下腹痛、发热，下腹压痛、反跳痛。阴道分泌物多，宫颈举痛，后穹隆触痛明显。经后穹隆穿刺抽得脓液，涂片可见白细胞内有革兰阴性双球菌，即可确诊。异位妊娠：输卵管妊娠破裂最为多见。突然下腹痛，多有停经史。心率快、血压低，提示有内出血，腹部压痛和肌紧张不明显，但反跳痛明显。阴道有不规则流血，宫颈呈蓝色，后穹隆或腹腔穿刺抽出不凝血液，HCG 试验阳性，盆腔超声检查可帮助确诊。卵巢肿瘤蒂扭转：其中卵巢囊肿蒂扭转较为常见。其发作突然，左或右下腹剧烈疼痛。出现腹膜炎提示肿瘤缺血坏死。经阴道和下腹双合诊及盆腔超声检查可确定诊断。

9. 内科疾病　由于神经牵涉致放射性腹痛，常见有急性肺炎、急性胸膜炎，心绞痛，心肌梗死、肺动脉栓塞；急性胃肠炎、急性肠系膜淋巴结炎、急性病毒性肝炎、原发性腹膜炎、腹型紫癜、镰状细胞贫血危象、铅中毒等引起的腹痛均需与外科急腹症进行鉴别诊断。

【处理原则】　大多数急腹症的原因来自于消化道和妇产科疾病，应详细的病史、细心的体检、进行相关的实验室和必要的影像学检查、合理的综合分析，细致鉴别，尽快明确诊断，对诊断暂时难以确定者，应留诊观察、处理。在未明确诊断前，禁用强烈镇痛剂，以免掩盖病情进展。如诊断虽不能确定，但病情重已具有手术探查指征：如腹膜炎有扩大趋势，腹腔有活动性出血，器官有血运障碍，非手术治疗病情恶化等，应及时手术探查，术中明确诊断，并作对应处理。

（陆玉华）

第三十九章　胰腺与脾疾病

学习目标

1. 掌握胰腺炎的临床表现、诊断和鉴别诊断。
2. 掌握脾切除的适应证。
3. 熟悉进行胰腺炎的发病机制。

第一节　胰 腺 疾 病

一、胰腺解剖生理概要

胰腺位于腹膜后，斜向左上方紧贴于第 1～2 腰椎前方，是人体第二大腺体。长 12～20cm，宽 3～5cm，厚 1.5～2.5cm，重 80～120g。胰腺分为胰头、颈、体、尾四个部分，但各部分并无明显界限。除脾门部胰尾被浆膜包绕外，其余部分胰腺均位于腹膜后，因此胰腺病变的表现往往比较深且隐蔽。胰头较为膨大，被十二指肠 C 形包绕，其下部向左突出并绕至肠系膜上动、静脉后方，此部分称胰腺钩突，此处常有 2～5 支小静脉汇入肠系膜上静脉；肠系膜上静脉前方的部分为胰颈；胰颈和胰尾之间为胰体，占胰的大部分，其后紧贴腰椎体；胰尾是胰左端的狭细部分，行向左上方行至脾门。

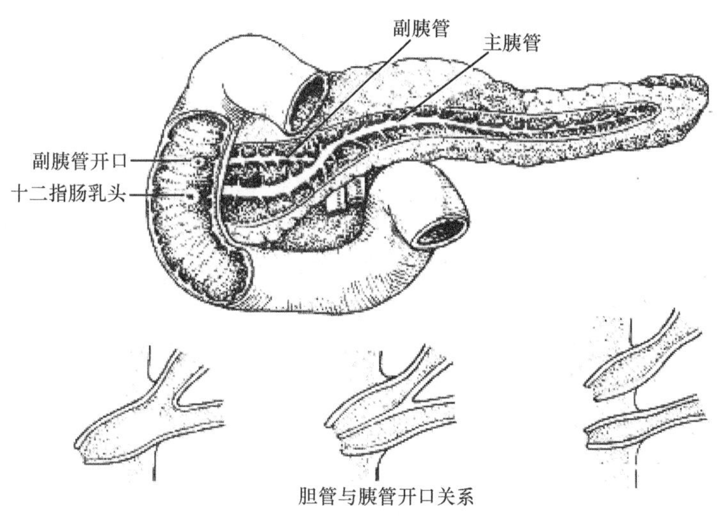

图 39-1　胰管的解剖关系

主胰管（Wirsung 管）直径 2～3 mm，由胰尾行至胰头，横贯胰腺全长，沿途接纳小叶间导管。约 85% 的人胰管与胆总管汇合形成“共同通道”，下端膨大部分称 Vater 壶腹，开口于十二指肠乳头，其内有 Oddi 括约肌；一部分虽有共同开口，但两者之间有分隔；少数人两者分别开口于十二指肠(图 39-1)。这种共同开口或共同通道是胰腺疾病和胆道疾病互相关联的解剖学基础。在胰头部胰管上方有副胰管(Santorini 管),通常与胰管相连,收纳胰头前上部的胰液,开口于十二指肠副乳头。

胰头血供丰富,来源于胃十二指肠动脉和肠系膜上动脉的胰十二指肠前、后动脉弓。胰体尾部血供来自于脾动脉的胰背动脉和胰大动脉。通过胰横动脉构成胰腺内动脉网(图 39-2),胰腺的静脉多与同名动脉伴行,最后汇入门静脉。胰腺的淋巴网也很丰富,起自腺泡周围的毛细淋巴管,在小叶间汇成稍大的淋巴管,沿血管达胰表面,注入胰上、下淋巴结与脾淋巴结,然后注入腹腔淋巴结。胰的多个淋巴结群与幽门上下、肝门、横结肠系膜及腹主动脉等处淋巴结相连通。胰腺受交感神经和副交感神经的双重支配,交感神经是胰腺疼痛的主要通路,副交感神经传出纤维对胰岛、腺泡和导管起调节作用。

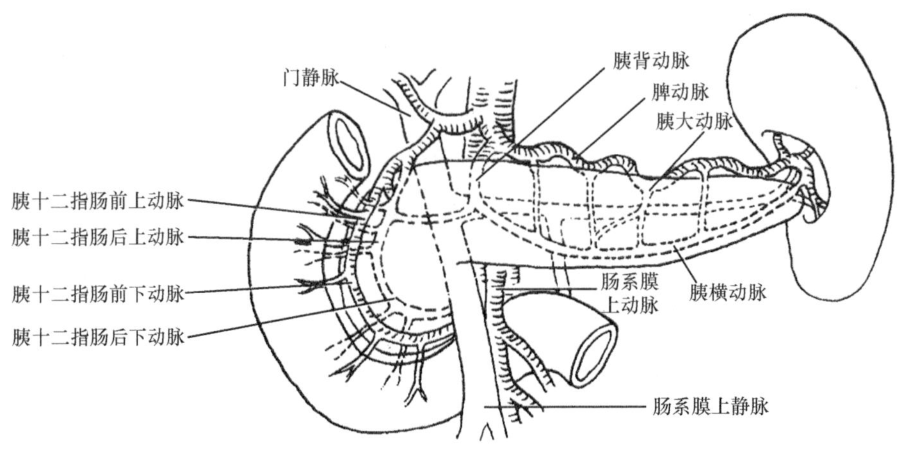

图 39-2　胰腺的血液供应

胰腺生理功能:具有外分泌和内分泌两种功能。①胰腺外分泌功能:分泌一种透明的等渗液体称为胰液,分泌量为 750~1500ml/日,pH 为 7.4~8.4。其主要成分为:腺泡细胞分泌的各种消化酶原和中心腺泡细胞和导管细胞分泌的水和碳酸氢盐。胰酶主要包括:胰淀粉酶、胰蛋白酶、糜蛋白酶、弹性蛋白酶、胶原酶、梭基肽酶、核糖核酸酶、脱氧核糖核酸酶、胰脂肪酶、胰磷脂酶等,在生理状态下,这些酶以酶原形式存在,当被肠激酶激活时,酶原转化为酶,参与消化功能。胰液的分泌受迷走神经和体液的双重控制,但以体液调节为主。②胰腺的内分泌功能:来源于胰岛,胰岛是大小不等、形状不定的细胞集团,散布于腺泡之间,一个胰腺约有 100 万个胰岛,主要分布于胰体尾。胰岛有多种细胞,以 β(B)细胞为主,分泌胰岛素;其次是 α(A)细胞分泌胰高糖素;δ(D)细胞分泌生长抑素;还有少数 PP 细胞分泌胰多肽、G 细胞分泌胃泌素和 D_1 细胞分泌血管活性肠肽(VIP)等。

二、胰　腺　炎

(一) 急性胰腺炎

急性胰腺炎(acute pancreatitis)是一种常见的急腹症。按病理分类可分为水肿性和出血坏死性。前者常见,占 80%~90%;按临床病情分为:急性轻型胰腺炎和急性重症胰腺炎。

前者病情轻,预后好;而后者则病情险恶,死亡率达 10%~30%,它不仅表现为胰腺的局部炎症,还常常累及全身的多个脏器。

【致病危险因素】 急性胰腺炎有多种致病危险因素,国内以胆道疾病为主,占 50% 以上,称胆源性胰腺炎。西方国家主要与过量饮酒有关,约占 60%。

1. 胆道疾病 胆道结石、胆管炎症、寄生虫、水肿、Oddi 括约肌痉挛等病变使胆总管末端发生梗阻或十二指肠乳头水肿,此时胆汁可经"共同通道"反流入胰管,将胰液中的磷脂酶原 A 激活成为磷脂酶 A,并激活其他酶原,引起胰腺自身消化,从而使胰腺组织发生坏死,产生急性胰腺炎。

2. 过量饮酒和暴饮暴食 在一些西方国家,过量饮酒是胰腺炎主要致病危险因素。乙醇能够直接损伤胰腺,还能刺激胰液分泌,并可引起十二指肠乳头水肿和 Oddi 括约肌痉挛,暴饮暴食使得胰液分泌旺盛,而胰管引流不畅,导致胰管内压力增高,细小胰管破裂,胰液进入腺泡周围组织。此时胰蛋白酶原被胶原酶激活成胰蛋白酶,后者又激活磷脂酶 A、弹力蛋白酶、糜蛋白酶和胰舒血管素等对胰腺进行"自我消化"而发生急性胰腺炎。

3. 十二指肠液反流 当十二指肠内压力增高,十二指肠液可向胰管内反流,其中的肠激酶可激活胰液中各种分解蛋白的酶和磷脂酶 A,从而导致急性胰腺炎的发生。导致十二指肠内压力增高的原因有:穿透性十二指肠溃疡、十二指肠憩室、环状胰腺、十二指肠炎性狭窄、胰腺钩突部肿瘤、胃大部切除术后输入袢梗阻及其他梗阻因素。

4. 医源性因素 内镜逆行胰胆管造影(ERCP)和内镜经 Vater 壶腹胆管取石术(EST)等可导致患者发生胰腺炎。

5. 创伤因素 上腹部钝器伤、穿通伤、手术操作创伤:胃、胆道等腹腔手术挤压到胰腺,或造成胰胆管压力过高等。

6. 胰腺血循环障碍 低血压、心肺旁路、动脉栓塞、血管炎及血液黏滞度增高等因素均可造成胰腺血循环障碍而发生急性胰腺炎。

7. 其他因素 胰腺炎的致病危险因素还有很多,如药物因素、感染因素、与高脂血症、高血钙、妊娠有关的代谢、内分泌和遗传因素等。

【发病机制与病理生理】 急性胰腺炎的发病机制比较复杂,至今尚未被完全阐明。在正常情况下,胰液中的酶以酶原形式存在,当这些酶原随着胰液排到十二指肠内,被激活为有消化功能的胰酶。当一些致病因素存在时,胰酶将通过不同途径相继在胰管或腺泡内提前被激活,对胰腺及其周围组织产生"自身消化",造成组织细胞坏死,对机体产生局部和全身损害。磷脂酶 A 可产生有细胞毒性的溶血卵磷脂,溶解破坏细胞膜和线粒体膜的脂蛋白结构,致细胞死亡。弹力蛋白酶可破坏血管壁和胰腺导管,使胰腺出血和坏死。胰舒血管素可使血管扩张,通透性增加。脂肪酶将脂肪分解成脂肪酸并与钙离子结合形成脂肪酸钙,可使血钙降低。胰液中的各种酶被激活后发挥作用导致胰腺和胰周组织广泛充血、水肿,甚至出血、坏死,并在腹腔和腹膜后渗出大量的液体,可导致患者在早期可出现休克。被损害的胰腺腺泡细胞释放出炎性因子,可引起炎症级联反应,少部分严重患者可导致心、脑、肺、肝、肾等器官的损害,引起多器官功能障碍综合征。

急性胰腺炎可导致血流动力学发生改变,如血液黏度增高、红细胞聚集增加和红细胞变形能力下降,这些变化将加重胰腺血循环障碍,使病情恶化,可使水肿性胰腺炎转变为出血坏死性胰腺炎。

【病理】 基本病理改变是胰腺呈不同程度的充血、水肿、出血和坏死。

1. 急性水肿性胰腺炎 病变轻,多局限在体尾部。胰腺肿胀变硬,充血,被膜紧张,胰腺周围可有积液。腹腔内脂肪组织,特别是大网膜可见散在粟粒状或斑块状的黄白色皂化斑(脂肪酸钙)。腹水为淡黄色,镜下见胰腺组织间质充血、水肿伴有炎性细胞浸润,有时可发生局限性脂肪坏死。

2. 急性出血坏死性胰腺炎 病变特征为:胰腺实质出血、坏死。大体观可见胰腺肿胀,呈暗紫色,分叶结构模糊,坏死灶呈灰黑色,病情严重者,全胰腺变黑。腹腔内可见皂化斑和脂肪坏死灶,腹膜后可出现广泛组织坏死。腹腔内或腹膜后有咖啡或暗红色血性液体或血性混浊渗液。镜下观察,可见脂肪坏死和腺泡破坏,腺泡小叶结构模糊不清。间质小血管壁也有坏死,呈现片状出血,炎细胞浸润。晚期坏死组织合并感染形成胰腺或胰周脓肿。

【临床表现】 由于病变程度不同,患者的临床表现也有很大差异。

1. 腹痛 是本病的主要症状。常于饱餐和饮酒后突然发作,腹痛剧烈,多位于左上腹,向左肩及左腰背部放射。胆源性胰腺炎者,腹痛始发于右上腹,逐渐向左侧转移。病变累及全胰时,疼痛范围较宽并呈束带状向腰背部放射。

2. 腹胀 与腹痛同时存在。是腹腔神经丛受刺激产生肠麻痹的结果,早期为反射性,继发感染后,腹膜后的炎症刺激致腹胀,炎症越严重,腹胀越明显。腹腔积液时可加重腹胀,部分患者停止排便、排气。

3. 恶心、呕吐 该症状早期即可出现,常与腹痛伴发。呕吐剧烈而频繁。呕吐物为胃十二指肠内容物,偶可呈咖啡色,呕吐后腹痛不缓解。

4. 休克表现 严重患者常常出现休克症状,如苍白、冷汗、脉细、血压下降等。引起休克的原因可有多种:剧烈疼痛、胰腺组织及腹腔内出血、组织坏死引起的机体中毒等。

5. 腹膜炎体征 急性水肿性胰腺炎时压痛多只限于上腹部,常无明显肌紧张。急性出血坏死性胰腺炎压痛明显,伴有肌紧张和反跳痛,范围较广或延及全腹。移动性浊音多为阳性。肠鸣音减弱或消失。

6. 其他 较轻的急性水肿性胰腺炎可不发热或轻度发热。合并胆道感染常伴有寒战、高热。胰腺坏死伴感染时,可出现持续性高热。若结石嵌顿或胰头肿大压迫胆总管可出现黄疸。伴急性肺功能衰竭时可有呼吸困难;有胰性脑病者可引起中枢神经系统症状,如感觉迟钝、意识模糊乃至昏迷;胃肠出血时可有呕血和便血;血钙降低时,可出现手足抽搐;严重者可有 DIC 表现;腹膜后坏死组织感染可出现腰部皮肤水肿、发红和压痛。少数严重患者可因外溢的胰液经腹膜后途径渗入皮下造成出血,在腰部、季肋部和下腹部皮肤出现大片青紫色瘀斑,称 Grey-Turner 征;若出现在脐周,称 Cullen 征。

【诊断】

1. 实验室检查

(1) 胰酶测定:血清、尿淀粉酶测定是最常用的诊断方法。血清淀粉酶在发病数小时开始升高,24 小时达高峰,4~5 日后逐渐降至正常;尿淀粉酶在 24 小时后才开始升高,48 小时到高峰,下降缓慢,1~2 周后恢复正常。血清淀粉酶值超过 500U/dl(正常值 40~180U/dl,Somogyi 法),尿淀粉酶也明显升高有诊断价值。淀粉酶升高的幅度和病变严重程度不呈正相关,值愈高诊断正确率也越高。肠梗阻、胆囊炎、腮腺炎等血淀粉酶也可升高,需鉴别。

血清淀粉酶同工酶的测定提高了本病诊断的准确性。虽然血清淀粉酶升高,但同工酶不高也不能考虑急性胰腺炎的诊断。

血清脂肪酶明显升高(正常值 23~300 U/L)也是比较客观的诊断指标。

(2) 其他项目:包括白细胞增高、高血糖、肝功能异常、低血钙、血气分析及 DIC 指标异常等。诊断性腹腔穿刺若抽出血性渗出液,所含淀粉酶值高对诊断很有帮助。

2. 影像学诊断

(1) 腹部 B 超:经济、方便、无创,是首选的影像学诊断方法,可发现胰腺肿大和胰周积液。胰腺水肿时显示为均匀低回声,出现粗大的强回声提示有出血、坏死的可能。还可检查胆道有无结石,有无胆管扩张。但 B 超的准确性受到上腹部胃肠气体和超声医生的主观判断差异的影响。

(2) X 线片:胸片可显示左肺下叶不张,左侧膈肌抬高,左侧胸腔积液等征象;腹部平片可见十二指肠环扩大、充气明显以及出现结肠中断征等。

(3) 增强 CT 和 MRI:不仅能诊断急性胰腺炎,而且对判断水肿型和出血坏死型胰腺炎提供有重要价值的依据。在胰腺弥漫性肿大的背景上若出现质地不均、液化和蜂窝状低密度区,则可诊断为胰腺坏死。还可在网膜囊内、胰周、肾周间隙、结肠后甚至髂窝等处发现胰外积液和感染征象。对并发症,如胰腺假性囊肿和脓肿等也有诊断价值。此外,MRCP 可以清晰地显示胆管和胰管,对判断原因不明的胰腺炎有意义。

3. 临床分型

(1) 轻型急性胰腺炎:为水肿性胰腺炎,主要表现为上腹痛、恶心、呕吐;体征较轻,腹膜炎局限于上腹部;实验室检查:血、尿淀粉酶增高;经过及时的抗炎、补液、支持治疗,短期内可好转,死亡率很低。

(2) 重症急性胰腺炎:多为出血坏死性胰腺炎,除上述症状加重外,腹胀明显;体征较重,腹膜炎范围广,肠鸣音减弱或消失,可有腹部包块,偶见腰胁部或脐周皮下瘀斑征,腹穿可能会抽出血性或脓性腹水。严重者可伴休克,也可并发脏器功能障碍和严重的代谢障碍;实验室检查:白细胞增多($\geq 16 \times 10^9$/L),血糖升高(>11.1 mmol/L),血钙降低(<1.87 mmol/L),血尿素氮或肌酐增高,酸中毒,PaO_2 下降<60 mmHg,应考虑 ARDS,甚至出现 DIC、急性肾衰竭等。死亡率高。在国际上,针对重症急性胰腺炎有许多评定标准,如 Ranson 预后判断标准、急性生理学和慢性健康评分标准 APACHE Ⅱ等,对病情及预后评估有帮助。

【局部并发症】

1. 胰腺及胰周组织坏死　指胰腺实质的弥漫性或局灶性坏死,伴胰周(包括腹膜后间隙)脂肪坏死。根据有无感染又分为感染性和无菌性胰腺坏死。

2. 胰腺及胰周脓肿　指由胰腺组织和(或)胰周组织坏死液化继发感染导致胰腺和(或)胰腺周围的包裹性积脓,脓液培养有细菌或真菌生长。

3. 胰腺假性囊肿　胰腺周围液体积聚,被纤维素包裹形成假性囊肿。

4. 胃肠道瘘　胃肠道壁被胰液消化腐蚀和感染致坏死、穿孔而发生瘘。常见于结肠、十二指肠,也可发生于胃和空肠。

5. 出血　由于胰液消化和感染腐蚀腹腔或腹膜后的血管,有时会造成大出血。

【治疗】　根据急性胰腺炎的分型、分期和病因选择恰当的治疗方法。

1. 非手术治疗适应于急性胰腺炎全身反应期、水肿性及尚无感染的出血坏死性胰腺炎

(1) 禁食、胃肠减压:持续胃肠减压可防止呕吐、减轻腹胀并降低腹内压并增加回心血量。

(2) 补液、防治休克:静脉输液,补充电解质,纠正酸中毒,预防治疗低血压,维持循环稳定,改善微循环。对重症患者应进行重症监护。

(3) 镇痛解痉:在诊断明确的情况下给予止痛药,同时给予解痉药(山莨菪碱、阿托品)。吗啡可引起 Oddi 括约肌痉挛,慎用。

(4) 抑制胰腺分泌:生长抑素(如 octreotide)、胰蛋白酶抑制剂有抑制胰腺分泌作用,一般用于病情比较严重的患者,质子泵抑制剂和 H_2 受体阻滞剂(如西咪替丁)可间接抑制胰腺分泌。

(5) 营养支持:禁食期主要靠完全肠外营养(TPN)。待病情稳定,肠功能恢复后,可经鼻肠管或造瘘管予以肠内营养,一般情况好转后,可逐渐恢复饮食。

(6) 抗生素的应用:对重症急性胰腺炎或有感染证据时,应经静脉使用致病菌敏感广谱抗生素。常见致病菌有大肠杆菌、绿脓杆菌、克雷伯杆菌和变形杆菌等。

(7) 中药治疗:呕吐基本控制后,经胃管注入中药。常用复方清胰汤加减:银花、连翘、黄连、黄芩、厚朴、枳壳、木香、红花、生大黄(后下),酌情每日 3~6 次,注入后夹管 2 小时,呕吐不易控制者可用药物灌肠。

2. 手术治疗

(1) 手术适应证:①急性腹膜炎不能排除其他急腹症时;②胰腺和胰周坏死组织继发感染;③伴胆总管下端梗阻或胆道感染者;④合并肠穿孔、大出血或胰腺假性囊肿;⑤经非手术治疗,病情继续恶化者。

(2) 手术方式:最常用的是坏死组织清除加引流术。

开放手术:可经上腹正中切口或弧形切口开腹,游离、松动胰腺,切断脾结肠韧带,将结肠向中线翻起,显露腹膜后间隙,清除胰周和腹膜后的渗液、脓液及坏死组织,彻底冲洗后放置多根引流管从腹壁或腰部引出,以便术后灌洗和引流。缝合腹部切口,若坏死组织较多切口也可部分敞开,以便术后经切口反复多次清除坏死组织。同时行胃造瘘、空肠造瘘(肠内营养通道),酌情行胆道引流术。若继发肠瘘,可将瘘口外置或行近端造瘘术。形成假性囊肿者,可酌情行内、外引流术。

微创手术:经腹腔或后腹膜运用内镜形坏死组织清除并引流,也有部分有经验的内镜医生通过胃镜经胃后壁开孔进入胰腺周围清除坏死组织并引流。

(3) 胆源性胰腺炎的处理:伴有胆总管下端梗阻或胆道感染的重症急性胰腺炎,宜尽早(72 小时内)手术。取出结石,解除梗阻,畅通引流,并按上述方法清除坏死组织作广泛引流。若以胆道疾病表现为主,急性胰腺炎的表现较轻,可在手术解除胆道梗阻后,行胆道引流和网膜囊引流术。也可经纤维胃镜行 Oddi 括约肌切开、取石及鼻胆管引流术。单纯胆囊结石,病情较轻者可在初次住院时行胆囊切除,若胰腺炎较重者可待病情稳定后择期手术。

(二) 慢性胰腺炎

慢性胰腺炎(chronic pancreatitis)是各种原因所致的胰实质和胰管的不可逆慢性炎症,特征为反复发作的上腹部疼痛伴不同程度的胰腺内、外分泌功能减退或丧失。

【病因】

1. 胆道疾病 是我国常见病因。胆管下端结石嵌顿于 Vater 壶腹、胆道蛔虫、十二指肠乳头水肿、等导致胆胰共同通路的梗阻,使胆汁反流进入胰管,造成胆汁诱发的胰实质损伤。

2. 过量饮酒　过量饮酒与急性胰腺炎的发病有密切关系，是部分西方国家的常见病因，在我国此种情况也经常可见。

3. 高脂血症　可继发于肾炎、去势治疗及应用外源性雌激素，以及遗传性高脂血症（Ⅰ型、Ⅴ型），可引起慢性胰腺炎。

4. 高钙血症　常发生于甲状旁腺功能亢进的患者。钙能诱导胰蛋白酶原激活使胰腺自身破坏；高钙可产生胰管结石造成胰管梗阻，从而导致本病。

5. 其他　营养不良、血管因素、遗传因素、先天性胰腺分离畸形及急性胰腺炎造成的胰管狭窄等均与本病的发生有关。

【病理】　病变为不可逆改变。典型的病变是胰腺萎缩，呈不规则结节样变硬。胰管狭窄伴节段性扩张，其内可有胰石或囊肿形成。显微镜下见：大量纤维组织增生，腺泡细胞缺失，胞体皱缩，钙化和导管狭窄。电子显微镜下可见致密的胶原和成纤维细胞增生并将胰岛细胞分隔。

【临床表现】

1. 腹痛　最常见，疼痛位于上腹部剑突下或偏左，常放射到腰背部，累及全胰则呈束腰带状。疼痛持续的时间较长。

2. 体重下降　反复腹痛伴食欲减退可导致明显消瘦，体重下降。

3. 糖尿病　约1/3患者有胰岛素依赖性糖尿病。

4. 脂肪泻　约1/4患者有脂肪泻。

通常将腹痛、体重下降、和脂肪泻称之为慢性胰腺炎的四联症。少数患者可因胰头纤维增生压迫胆总管而出现黄疸。

【诊断】　依据典型临床表现，应考虑本病的可能，结合辅助检查可以明确诊断。

粪便检查可发现脂肪滴，粪便弹性蛋白酶-1低于200μg/g粪便，则提示胰腺外分泌功能不足。

B超可见胰腺局限性结节，胰管扩张，囊肿形成，胰肿大或纤维化。腹部X线片可显示胰腺钙化或胰石影。

CT扫描可见胰实质钙化，结节状，密度不均，胰管扩张或囊肿形成等。ERCP可见胰管扩张或不规则呈串珠状，可见钙化或结石影，也可见囊肿。如胰管显影正常可除外慢性胰腺炎的诊断。

【治疗】

1. 非手术治疗　①病因治疗：治疗胆道疾病，戒酒。②镇痛：可用长效抗胆碱能药物，也可用一般止痛药，要防止药物成瘾，必要时行腹腔神经丛封闭。③饮食疗法：少食多餐，高蛋白、高维生素、低脂饮食，按糖尿病的要求控制糖的摄入。④补充胰酶：消化不良，特别对脂肪泻患者，应给予大量外源性胰酶制剂。⑤控制糖尿病：控制饮食并采用胰岛素替代疗法。⑥营养支持：长期慢性胰腺炎多伴有营养不良。除饮食疗法外，可有计划地给予肠外和（或）肠内营养支持。

2. 手术治疗　主要目的在于减轻疼痛，延缓疾病的进展，但病理过程不能逆转。

（1）纠正原发疾病：若并存胆石症应行手术取出胆石，去除病因。

（2）胰管引流术：①经十二指肠行Oddi括约肌切开术以解除括约肌狭窄，使胰管得到引流；也可经ERCP行此手术。②胰管空肠吻合术：全程切开胰管，取除结石，与空肠作侧侧吻合。

(3) 胰腺切除术:有严重胰腺纤维化而无胰管扩张者可根据病变范围选用下列手术。①胰体尾部切除术:适用于胰体尾部病变。②胰腺次全切除术:适用于严重的弥漫性胰实质病变,胰远侧切除达胆总管水平,术后有胰岛素依赖性糖尿病的危险,但大部分患者可缓解疼痛。③胰头十二指肠切除术(Whipple 手术):适宜于胰头肿块的患者,可解除胆道和十二指肠梗阻,保留了富有胰岛细胞的胰体尾部。④保留幽门的胰头十二指肠切除术(PPPD)。⑤保留十二指肠的胰头切除术:残留胰腺与空肠行 Roux-en-Y 吻合术,与 PPPD 效果相似。⑥全胰切除术:适用于病变范围广的顽固性疼痛患者。半数以上患者可解除疼痛,但术后可发生糖尿病、脂肪泻和体重下降,患者需终生注射胰岛素及口服胰酶片。

此外,对顽固性剧烈疼痛,其他方法无效时,可施行内脏神经切断术或用无水乙醇等药物注射于内脏神经节周围,以控制疼痛。

三、胰腺囊肿

(一) 胰腺假性囊肿(pancreatic pseudocyst)

胰腺假性囊肿多继发于急慢性胰腺炎和胰腺损伤,其形成是由于胰管破裂、胰液外渗及胰腺自身消化导致局部组织坏死崩解物等的聚积,刺激周围组织及器官的浆膜形成纤维包膜,囊内壁无上皮细胞,故称为假性囊肿。囊肿多位于胰体尾部。大者可产生压迫症状,继发感染后可形成脓肿,也可破溃形成胰源性腹水,或破向胃、结肠形成内瘘使囊液得以引流而自愈。

【临床表现和诊断】 多继发于胰腺炎或上腹部外伤后,上腹逐渐膨隆,腹胀,胃肠道功能障碍,压迫胃、十二指肠引起恶心、呕吐,影响进食,严重的可出现多种并发症。有时在上腹部可触及半球形、光滑、不移动、有囊性感的肿物。合并感染时有发热和触痛。B 超检查可确定囊肿的部位和大小。CT 检查具有与 B 超相同的诊断效果,并可显示囊肿与胰腺的关系,还可鉴别是否为肿瘤性囊肿。

【治疗】 部分胰腺假性囊肿可无明显症状,如能排除恶性,可非手术治疗。手术治疗适应证:持续腹痛不能忍受;囊肿增大(>6cm)出现压迫症状;合并感染或出血等并发症;非手术治疗囊肿增大;多发性囊肿及厚壁囊肿等。常用手术方法如下。①内引流术:囊壁成熟后(6 周以上)可作内引流术。常用囊肿空肠 Roux-en-Y 吻合术,若囊肿位于胃后壁,可直接将囊肿与胃后壁吻合。目前可用腹腔镜或胃镜完成内引流术。②外引流术:适用于有明显感染、囊肿时间短、壁薄不能作内引流者,也可经皮穿刺置管行外引流术。

(二) 先天性胰腺囊肿

先天性胰腺囊肿比较罕见,常为多发性,是胰管系统先天性畸形所致的胰腺真性囊肿,常合并肝、肾先天性囊肿。其内壁衬覆立方或低柱状上皮,有时上皮可完全萎缩。囊内有浆液、黏液或感染出血而形成的混浊液体。根据病变部位和范围选择手术方式:位于胰腺尾部可行胰腺体尾切除或囊肿摘除,位于胰头部可行内引流术。

(三) 潴留性囊肿

潴留性囊肿是胰管阻塞的结果,多位于胰尾部,为后天获得性胰腺真性囊肿。直径为

1~20 cm左右。其内衬覆一般的导管上皮，但由于伴发炎症、出血，可无上皮，囊内可含多种胰酶。与胰腺假囊肿不易区分。治疗方法首选手术治疗。

第二节　脾　疾　病

脾位于左季肋区后外方肋弓深处，与第9~11肋相对，长轴与第10肋一致，它有极为丰富的血液循环，实际上是脾动脉与脾静脉间的一个血窦。脾是机体最大的免疫器官，占全身淋巴组织总量的25%，含有大量的淋巴细胞和巨噬细胞，是机体细胞免疫和体液免疫的中心，故脾又是一个重要的免疫器官。

脾疾病多见为继发性病变，或仅是其他疾病病理改变的一部分，如门静脉高压症和某些造血系统疾病的继发性脾功能亢进等。脾原发性疾病，如脾肿瘤、脾囊肿等较少，外科治疗主要采用脾切除术。

一、脾切除的适应证及其疗效

脾切除(splenectomy)的主要适应证为外伤性脾破裂(见第二十八章)、门静脉高压症脾功能亢进(见第三十五章)；此外为脾原发性疾病及占位性病变，以及造血系统疾病等。

(一) 脾原发性疾病及占位性病变

1. 游走脾(wandering spleen)　又称异位脾。多为脾蒂和脾韧带先天性过长或缺失，脾沿左腹侧向下移动可至盆腔。主要表现为腹部可推动的肿块和压迫邻近脏器所引起的症状。约20%的游走脾可发生脾蒂扭转，使脾充血肿大，以致急性坏死。临床表现为急性剧烈腹痛，可伴休克。

2. 脾囊肿(splenic cyst)　脾囊肿是脾组织的瘤样囊性病变，分为真性囊肿和假性囊肿两种。真性囊肿有皮样囊肿、淋巴管囊肿或寄生虫性囊肿等，其中以包虫病囊肿较为常见，多见于中青年。假性囊肿可为损伤后陈旧性血肿或脾梗死后局限性液化而成等，多位于脾被膜下。小的非寄生虫性、非肿瘤性脾囊肿不需治疗。

3. 脾肿瘤(tumor of spleen)　原发性肿瘤极少见。脾肿瘤按照判断来源分为以下几种：血管来源，淋巴组织来源，神经组织来源，胚胎组织来源，其他间叶组织来源如纤维组织、脂肪组织及平滑肌组织等。良性肿瘤多为血管瘤、内皮瘤，良性肿瘤行手术切除效果好。恶性肿瘤多为肉瘤，发展迅速，如未扩散，首选脾切除加放射治疗或化学疗法。

4. 脾脓肿(splenic abscess)　多来自血行感染，为全身感染疾病的并发症；脾受钝伤或穿透伤、脾的轻度梗死或毗邻部位感染时，脾可继发感染，形成脾脓肿。临床表现为寒战、发热、左上腹或左胸疼痛，左上腹触痛、脾区叩击痛，B超、CT检查可确诊。脾脓肿除抗生素治疗外，如脾已与腹壁粘连，可在B超或CT引导下行穿刺抽脓或置管引流术，也可行脾切除治疗。

(二) 造血系统疾病

1. 遗传性球形红细胞增多症(hereditary spherocytosis)　是一种红细胞膜异常的遗传性溶血性贫血，为常染色体显性遗传，由于其细胞膜的内在缺陷，导致其过早衰老，易在脾内滞留、破坏。临床表现贫血、黄疸和脾大,多于幼年时即出现,男女都可发病,病情缓慢。但伴有急性发作时,可出现溶血危象。脾切除可获明显疗效,术后黄疸和贫血多在短期内消失,贫血可获治愈。但血液中球形红细胞仍然存在。由于幼儿脾切除后易发生感染,故一般在4岁以下的儿童不宜施行脾切除。

2. 遗传性椭圆形红细胞增多症(hereditary elliptocytosis)　为少见疾病,有家族性,常染色体显性遗传,男女均可得病。外周血液中椭圆形细胞增多至25%以上,有溶血性贫血和黄疸者,脾切除对消除贫血和黄疸有效,但血液中椭圆形红细胞依然增多。一般在4岁以下儿童不宜行脾切除。

3. 丙酮酸激酶缺乏(pyruvate kinase dificiency)　主要是丙酮酸激酶基因点突变所致,由于红细胞内缺乏丙酮酸激酶,其生存期缩短,在脾中破坏增多。此病在新生儿期即出现症状,黄疸和贫血都较重。脾切除虽不能纠正贫血,但能够减少输血量。

4. 珠蛋白生成障碍性贫血　又称"地中海贫血"(thalassemia),由于遗传基因缺陷致使血红蛋白中一种或一种以上珠蛋白链合成缺如或不足所导致的贫血或病理状态,多见于儿童,重型者出现黄疸,肝脾肿大。分为α型、β型、δβ型和δ型4种,其中以α型和β型地中海贫血较为常见。脾切除主要是减少红细胞在脾中的破坏,可减轻溶血或减少输血量,适用于贫血严重需长期反复输血,或巨脾(splenomegaly)并有脾功能亢进(hypersplenism)的重症患者。但多数主张也应在4岁以后手术为宜。

5. 自体免疫性溶血性贫血(autoimmune hemolytic anemia)　为一种后天获得性溶血性贫血,体内产生自体抗体和(或)补体吸附于红细胞表面,附有抗体的红细胞通过抗原抗体反应在脾和肝中被巨噬细胞所吞噬、破坏。可分为温抗体型和冷抗体型。多见于中青年女性,起病缓慢,有轻度黄疸、脾大。急性发病多见于小儿,溶血急剧时血红蛋白可低于40 g/L。治疗以输血、应用肾上腺皮质激素和免疫抑制药为主。当激素治疗无效,或须长期应用较大剂量激素才能控制溶血的患者,可施行脾切除。其对温抗体型自体免疫性溶血性贫血,约50%患者可获得较好疗效。

6. 免疫性血小板减少性紫癜(immune thrombocytopenic purpura)　本病的发生与自体免疫有关,血液学特点是外周血中血小板减少,血小板表面结合有抗血小板抗体,血小板寿命缩短,在脾及肝内被破坏,骨髓巨核细胞可代偿性增多而血小板生成障碍。急性型多见于儿童,常在发病前有感染病史。全身皮肤出现瘀斑,牙龈、口腔、鼻腔黏膜出血,胃肠道也可出血,发病数周或数月后常得到缓解。慢性型多见于青年女性,出血为持续性或反复发作,有的妇女主要表现为月经过多。血小板计数常在50×10^9/L以下,脾一般轻度肿大。

本病在出血明显时,应输给新鲜血,并应用肾上腺皮质激素,脾切除能使85%患者长期缓解,脾切除适用于:严重出血不能控制,危及生命,特别是有发生颅内出血可能者;运用肾上腺皮质激素治疗6个月以上无效,或治疗后缓解期较短,仍多次反复发作者;大剂量激素治疗虽能暂时缓解症状,但鉴于激素治疗的不良反应,而剂量又不能减少者;激素应用禁忌者。脾切除后患者获得满意效果,出血迅速停止,血小板计数在几日内即迅速上升。

7. 慢性粒细胞白血病(chronic granulocytic leukemia)　病情缓慢,是一种影响血液及骨髓的恶性肿瘤,约有70%可出现急变的表现。它的特点是产生大量不成熟的白细胞,这些白细胞在骨髓内聚集,抑制骨髓的正常造血;约90%患者脾大。脾切除对有明显脾功能亢进,尤其是伴有血小板减少者,或巨脾引起明显症状、因脾梗死引起脾区剧痛者,能缓解病情,但不能延缓其急变发生和延长生存。

8. 慢性淋巴细胞白血病(chronic lymphocytic leukemia)　是一种原发于造血组织的恶性肿瘤。肿瘤细胞为单克隆的B淋巴细胞,形态类似正常成熟的小淋巴细胞,蓄积于血液、骨髓及淋巴组织中。部分患者并发进行性血小板减少或溶血性贫血,同时脾大显著,而采用肾上腺皮质激素治疗效果不明显者,可行脾切除术。

9. 多毛细胞白血病(hairy cell leukemia)　是一种特殊类型的慢性B淋巴细胞白血病。患者表现有贫血、发热、脾大,大多数患者全血细胞减少。α-干扰素和去氧助间霉素治疗最有效。但若全血细胞减少,反复出血或感染伴有巨脾,脾切除可使血象迅速改善,生存期延长。

10. 霍奇金(Hodgkin)病　是一种恶性淋巴瘤,占淋巴瘤的45%左右,居淋巴瘤首位,而中国和日本发病率较低。由于CT、腹腔镜等无创和微创诊断手段的发展;放疗、联合化疗显著提高了疗效,因而脾切除已较少应用。

二、脾切除术后常见并发症

除了一般腹部手术后并发症外,尤需注意下列并发症。

1. 出血　一般发生在术后24~48小时内。常见原因包括胰尾血管、脾蒂血管、胃短血管的出血及膈肌、脾床的渗血。短时间内大量出血并出现低血压甚至休克者,应迅速再次进腹止血。术前注意纠正可能存在的凝血障碍,术中严格止血是防止此类并发症的关键。

2. 感染　术后早期感染包括肺部感染、膈下脓肿、切口感染、泌尿系统感染等。除感染引起的一般症状(发热、局部炎症等),还可有局部症状。手术前后预防性应用广谱抗生素可以预防感染的发生。术中脾床常规放置引流,术后加强对引流管的管理,保持引流管通畅,可以防止术后膈下脓肿的发生。

3. 血栓形成和栓塞　脾切除后血小板数升高和血液黏稠度增加引起。脾切除24小时后即有血小板回升,一般于术后1~2周达高峰即是血栓形成的高发期。最常见的是门静脉的栓塞,门静脉血栓常发生于脾切除后2周,临床表现为上腹钝痛、恶心、呕吐、血便、体温升高、白细胞计数增多及血沉加快等。另外栓塞还可发生在视网膜动脉、肠系膜静脉等,会造成严重后果。

脾切除术后凶险性感染(overwhelming postsplenectomy infection,OPSI)是全脾切除术后发生的特有的感染性并发症,发生率为0.5%,死亡率50%。患者终身均有发病风险,但绝大多数均发生于全脾切除术后前2年,尤其是儿童的脾切除术后,年龄越小发病越早。脾切除后机体免疫功能削弱和抗感染能力下降,不仅易感性增高,而且可发生OPSI,主要是婴幼儿。故对脾损伤和某些脾疾病而有保留部分脾适应证者,有选用部分脾切除术或部分脾动脉栓塞治疗的。OPSI临床特点是起病隐匿,开始可能有轻度感冒样症状。发病突然,来势凶猛,骤起寒战高热、头痛、恶心、呕吐、腹泻,乃至昏迷、休克,常并发DIC等。OPSI发病率虽不高,但死亡率高。50%患者的致病菌为肺炎球菌,其他如嗜血性流感杆菌、大肠杆菌、乙型溶血性链球菌。一旦发生OPSI则积极应用大剂量抗生素控制感染,输液、输血抗休克治疗。

(陆玉华　王志伟)

附:胰腺癌和壶腹周围癌

一、胰　腺　癌

胰腺癌(cancer of the pancreas)是一种较常见的恶性肿瘤,其发病率有明显增高的趋势。40 岁以上好发,男性比女性多见。90% 的患者在诊断后一年内死亡,5 年生存率仅1% ~3% 。

胰腺癌包括胰头癌、胰体尾部癌。90%的胰腺癌为导管细胞腺癌,少见黏液性囊腺癌和腺泡细胞癌。近年研究证明,胰腺癌存在染色体异常。吸烟是发生胰腺癌的主要危险因素,烟雾中含有亚硝胺,能诱发胰腺癌发生。本段只介绍胰头癌。

二、胰　头　癌

胰头癌(cancer of the head of the pancreas)占胰腺癌的 70% ~80% 。常见淋巴转移和癌浸润。淋巴转移多见于胰头前后、幽门上下、肝十二指肠韧带内、肝总动脉、肠系膜根部及腹主动脉旁的淋巴结,晚期可转移至锁骨上淋巴结。癌肿常浸润邻近器官,如胆总管的胰内段、胃、十二指肠、肠系膜根部、胰周腹膜、神经丛、门静脉、肠系膜上动、静脉,甚至下腔静脉及腹主动脉。还可发生癌肿远端的胰管内转移和腹腔内种植。血行转移可至肝、肺、骨、脑等。该病早期诊断困难,手术切除率低,预后很差。

【诊断】 主要依据临床表现和影像学检查。

1. 临床表现 最常见的临床表现为腹痛、黄疸和消瘦。

(1) 上腹疼痛、不适:是常见的首发症状。早期因胰管梗阻致管腔内压增高,出现上腹不适,或隐痛、钝痛、胀痛。少数(约 15%)患者可无疼痛。通常因对早期症状的忽视,而延误诊断。中晚期肿瘤侵及腹腔神经丛,出现持续性剧烈腹痛,向腰背部放射,致不能平卧,常呈卷曲坐位,通宵达旦,影响睡眠和饮食。

(2) 黄疸:是胰头癌最主要的临床表现,呈进行性加重。癌肿距胆总管越近,黄疸出现越早。胆道梗阻越完全,黄疸越深。多数患者出现黄疸时已属中晚期。伴皮肤瘙痒,久之可有出血倾向。小便深黄,大便陶土色。体格检查可见巩膜及皮肤黄染,肝大,多数患者可触及肿大的胆囊。

(3) 消化道症状:如食欲缺乏、腹胀、消化不良、腹泻或便秘。部分患者可有恶心、呕吐。晚期癌肿侵及十二指肠可出现上消化道梗阻或消化道出血。

(4) 消瘦和乏力:患者因饮食减少、消化不良、睡眠不足和癌肿消耗等造成消瘦、乏力、体重下降,晚期可出现恶病质。

(5) 其他:胰头癌致胆道梗阻一般无胆道感染,若合并胆道感染易与胆石症相混淆。少数患者有轻度糖尿病表现。晚期可扪及上腹肿块,质硬,固定,腹水征阳性。少数患者可发现左锁骨上淋巴结转移和直肠指诊触及盆腔转移。

2. 实验室检查

(1) 血清生化学检查:可有血、尿淀粉酶的一过性升高,空腹或餐后血糖升高,糖耐量试验有异常曲线。胆道梗阻时,血清总胆红素和直接胆红素升高,碱性磷酸酶、转氨酶也可轻度升高,尿胆红素阳性。

(2) 免疫学检查:大多数胰腺癌血清学标记物可升高,包括 CA19-9、CEA、胰胚抗原(POA)、胰腺癌特异抗原(PaA)及胰腺癌相关抗原(PCAA)。但是,目前尚未找到有特异性的胰腺癌标记物。CA19-9 最常用于胰腺癌的辅助诊断和术后随访。

3. 影像学检查　影像学诊断技术是胰头癌的定位和定性诊断的重要手段。

(1) B 超:可显示肝内、外胆管扩张,胆囊胀大,胰管扩张(正常直径约 3 mm),胰头部占位病变,同时可观察有无肝转移和淋巴结转移。

(2) 内镜超声:优于普通 B 超。

(3) 胃肠钡餐造影:在胰头癌肿块较大者可显示十二指肠曲扩大和反 3 字征。低张力造影可提高阳性发现率。

(4) CT 和 MRI:胰腺区动态薄层增强扫描可获得优于 B 超的效果,且不受肠道气体的影响,可了解肿瘤与周围血管的关系,对判定肿瘤可切除性也具有重要意义。MRI 或磁共振胆胰管造影(MRCP):单纯 MRI 诊断并不优于增强 CT,MRCP 能显示胰、胆管梗阻的部位、扩张程度,具有重要的诊断价值,具有无创性,多角度成像,定位准确,无并发症等优点。

(5) ERCP:可显示胆管和胰管近壶腹侧影像或肿瘤以远的胆、胰管扩张的影像。此种检查可能引起急性胰腺炎或胆道感染,应予警惕。也可在 ERCP 的同时在胆管内置入内支撑管,达到术前减轻黄疸的目的。

(6) 经皮肝穿刺胆道造影(PTC):可显示梗阻上方肝内、外胆管扩张情况,对判定梗阻部位,胆管扩张程度具有重要价值。在作 PTC 的同时行胆管内置管引流(PTCD)可减轻黄疸和防止胆漏。

(7) 选择性动脉造影:对胰头癌的诊断价值不大,但对显示肿瘤与邻近血管的关系以估计根治手术的可行性有一定意义。

(8) 经皮细针穿刺细胞学检查:在 B 超或 CT 引导下穿刺肿瘤做细胞学检查阳性率可达 80%左右。也可作基因检测,如检测 C-Kira、基因第十二密码子是否有突变,其阳性率为 90%左右。

【治疗】　手术切除是胰头癌有效的治疗方法。尚无远处转移的胰头癌,均应争取手术切除以延长生存时间和改善生存质量。

常用的手术方式如下。

(1)胰头十二指肠切除术(Whipple 手术):切除范围包括胰头(含钩突)、远端胃、十二指肠、上段空肠、胆囊和胆总管。尚需同时清除相关的淋巴结。切除后再将胰、胆和胃与空肠重建。重建的术式有多种。

(2)保留幽门的胰头十二指肠切除术(PPPD):该术式近年来在国外较多采用,适用于幽门上下淋巴结无转移,十二指肠切缘无癌细胞残留者,术后生存期与 Whipple 手术相似。

(3)姑息性手术:适用于高龄、已有肝转移、肿瘤已不能切除或合并明显心肺功能障碍不能耐受较大手术的患者。包括:用胆肠吻合术解除胆道梗阻;用胃空肠吻合术解除或预防十二指肠梗阻;为减轻疼痛,可在术中行内脏神经节周围注射无水乙醇的化学性内脏神经切断术或行腹腔神经结节切除术。

(4) 辅助治疗:术后可采用以 5-FU 和丝裂霉素为主的化疗,也有主张以放射治疗为基本疗法的综合性治疗。

术后生存期的长短与多种因素有关。经多因素分析提示,二倍体肿瘤 DNA 含量、肿瘤大小、淋巴结有无转移、切缘有无癌细胞残留等是较客观的指标。改进预后的关键在于早期诊断、早期发现、早期治疗。

三、壶腹周围癌

壶腹周围癌(periampullary adenocarcinoma)主要包括壶腹癌、胆总管下端癌和十二指肠腺癌。壶腹周围癌的恶性程度明显低于胰头癌,手术切除率和5年生存率都明显高于胰头癌。

【病理】 壶腹周围癌的组织类型主要是腺癌,其次为乳头状癌、黏液癌等。淋巴结转移比胰头癌出现晚,远处转移多至肝。

【诊断】 常见临床症状为黄疸、消瘦和腹痛,与胰头癌的临床表现易于混淆。术前诊断,包括化验及影像学检查方法与胰头癌基本相同。壶腹周围癌三种类型之间也不易鉴别,ERCP在诊断和鉴别诊断上有重要价值。

壶腹癌:黄疸出现早,可呈波动性,与肿瘤坏死脱落有关。常合并胆管感染类似胆总管结石。大便潜血可为阳性。ERCP可见十二指肠乳头隆起的菜花样肿物。胆管与胰管于汇合处中断,其上方胆胰管扩张。

胆总管下端癌:恶性程度较高。胆管壁增厚或呈肿瘤样,致胆总管闭塞,黄疸出现早,进行性加重,出现陶土色大便。多无胆道感染。胰管末端受累时可伴胰管扩张。ERCP胆管不显影或梗阻上方胆管扩张,其下端中断,胰管可显影正常。MRCP也具有重要的诊断价值。

十二指肠腺癌:位于十二指肠乳头附近,来源于十二指肠黏膜上皮。胆道梗阻不完全,黄疸出现较晚,黄疸不深,进展较慢。由于肿瘤出血,大便隐血试验可为阳性,患者常有轻度贫血。肿瘤增大可致十二指肠梗阻。

【治疗】 行Whipple手术或PPPD,远期效果较好,5年生存率可达40%~60%。

(陆玉华　王志伟)

第四十章　周围血管和淋巴管疾病

学习目标

1. 了解周围血管和淋巴管疾病概论。
2. 掌握下肢大隐静脉曲张的临床表现、诊断。
3. 熟悉血管疾病常用的检查方法。

第一节　概　　论

一、周围血管疾病概念及分类

周围血管疾病临床上是指除心、脑血管病以外的血管疾病的统称。外周血管疾病分为：动脉疾病、静脉疾病、动脉和静脉联合疾病、淋巴管疾病、血管肿瘤。

1. 动脉疾病　包括动脉扩张性疾病和动脉狭窄、闭塞性疾病、动脉功能紊乱性疾病及动脉解剖结构异常性疾病。

（1）动脉扩张性疾病：包括动脉瘤、夹层动脉瘤、假性动脉瘤。

（2）动脉狭窄、闭塞性疾病：包括急性动脉栓塞、急性血栓形成、血栓闭塞性脉管炎、动脉硬化闭塞、大动脉炎等。

（3）动脉功能紊乱性疾病：包括雷诺综合征、网状青斑、红斑性肢痛症、硬皮病、冷损伤病、损伤后血管痉挛病等。

（4）动脉解剖结构异常性疾病：包括胡桃夹综合征、胸口出口综合征、腘血管陷迫综合征等。

2. 静脉疾病

（1）静脉倒流性疾病（下肢静脉瓣膜功能不全）：包括单纯性下肢静脉曲张、原发及继发性下肢深静脉瓣膜功能不全、交通支静脉瓣膜功能不全。

（2）静脉回流障碍性疾病：包括下肢深静脉血栓形成及其后遗症、Cockett 综合征、下腔静脉血栓阻塞综合征及 Budd-Chiari's 综合征。

3. 动脉和静脉联合疾病　包括动静脉瘘、血管畸形。

4. 淋巴管疾病　包括原发性淋巴水肿、继发性淋巴水肿。

5. 血管肿瘤　包括良性血管瘤、特殊性血管瘤、中间型血管瘤、恶性血管瘤。

二、周围血管和淋巴管疾病常见临床表现

周围血管及淋巴管疾病种类繁多，但是主要的病理改变是狭窄、闭塞、扩张、破裂及静脉瓣膜关闭不全等。临床表现各有异同，现将常见的症状、体征归纳如下。

（一）疼痛

疼痛是常见的症状，通常分为间歇性疼痛和持续性疼痛两类。

1. 间歇性疼痛 与下列三种因素有关。

（1）肢体活动：在慢性动脉阻塞或静脉功能不全时，步行时可以出现疼痛，迫使患者止步，休息片刻后疼痛缓解，因此又称为“间歇性跛行”。疼痛程度不一，可表现为沉重、乏力、胀痛、钝痛、痉挛痛或锐痛。从开始行走到出现疼痛的时间，称为跛行时间，其行程称为跛行距离。如行走速度恒定，跛行时间和距离越短，提示血管阻塞的程度越严重。

（2）肢体体位：肢体所处的体位与心脏平面的关系，可以影响血流状况。动脉阻塞性疾病时，抬高患肢因供血减少而加重症状；患肢下垂则可增加血供而缓解疼痛。相反，静脉病变时，抬高患肢有利于静脉回流而减轻症状；患肢下垂则因加重淤血而诱发或加重胀痛。

（3）温度变化：疼痛与环境温度相关。动脉阻塞性疾病时，热环境能舒张血管并促进组织代谢，如果后者超过了血管舒张所能提供的血液循环，则疼痛加剧。血管痉挛性疾病，在热环境下疼痛减轻，寒冷刺激则使之加重；血管扩张性疾病则在热环境下症状加重。

2. 持续性疼痛 严重的血管病变，在静息状态下仍有持续疼痛，又称为静息痛（rest pain）。

（1）动脉性静息痛：无论急性或慢性动脉闭塞，都可因组织缺血及缺血性神经炎引起持续性疼痛。急性病变，如动脉栓塞可引起急骤而严重的持续性疼痛。由慢性动脉阻塞引起者，症状常于夜间加重，患者不能入睡，常取抱膝端坐体位，以求减轻症状。

（2）静脉性静息痛：急性主干静脉阻塞时，肢体远侧因严重淤血而有持续性胀痛。其特点是伴有静脉回流障碍的其他表现，如肢体肿胀及静脉曲张等，抬高患肢可有一定程度减轻。

（3）炎症及缺血坏死性静息痛：动脉、静脉或淋巴管的急性炎症，局部有持续性疼痛。由动脉阻塞造成组织缺血坏死，或静脉性溃疡周围炎，因激惹邻近的感觉神经引起持续性疼痛。由缺血性神经炎引起的疼痛，不仅为持续性，并常伴有间歇性剧痛及感觉异常。

（二）肿胀

1. 静脉性肿胀 下肢深静脉回流障碍或有逆流病变时，下肢静脉处于高压状态，其特点是肿胀呈凹陷性，以足踝部最明显，除浅静脉曲张外，常有色素沉着或足靴区溃疡等表现。动静脉瘘也会造成静脉高压而引起肢体肿胀，但范围比较局限，程度较轻，局部温度升高，伴有震颤及血管杂音等症状。

2. 淋巴性肿胀 淋巴管阻塞时，富有蛋白质的淋巴液积聚在组织间隙内，形成肢体肿胀。肿胀一般硬实，多起自足趾，皮肤增厚且粗糙，后期形成典型的“象皮肿”。

（三）感觉异常

主要有肢体沉重、浅感觉异常或感觉丧失等表现。

1. 沉重 行走不久，肢体出现沉重、疲倦，休息片刻可消失，提示早期动脉供血不足。静脉病变时，常于久站、久走后出现倦怠，平卧或抬高患肢后消失。

2. 异样感觉 动脉缺血影响神经干时，可有麻木、麻痹、针刺或蚁行等异样感觉。小动脉栓塞时，麻木可以成为主要症状。慢性静脉功能不全而肿胀时间较久者，皮肤感觉往往减退。

3. 感觉丧失　严重的动脉缺血病变，如急性动脉阻塞时，可以出现缺血肢体远侧浅感觉减退或丧失。如果病情进展，深感觉随之消失，常伴有足（腕）下垂及主动活动障碍。

（四）皮肤温度改变

皮肤温度与通过肢体的血流量相关，动脉阻塞性病变时，血流量减少，皮温降低；静脉阻塞性病变时，由于血液淤积，皮温高于正常；动静脉瘘时，局部血流量增多，皮温明显升高。皮肤温度的改变除患者能自我察觉外，可做皮肤测温检查。用指背比较肢体两侧对称部位，可以感觉出皮温的差别，或在同一肢体的不同部位可以查出皮温改变的平面。

（五）色泽改变

皮肤色泽能反映肢体的循环状况。

1. 正常和异常色泽　正常皮肤温暖，呈淡红色。皮色呈苍白色或发绀，伴有皮温降低，提示动脉供血不足。皮色暗红，伴有皮温轻度升高，是静脉淤血的征象。

2. 指压色泽改变　如以手指重压皮肤数秒后骤然放开，正常者受压时因血液排入周围和深部组织而呈苍白色，放开 1~2 秒钟即复原。有动脉血流减少或静脉回流障碍疾病时，复原时间延缓。在发绀区，如果指压后不出现暂时的苍白色，提示局部组织已发生不可逆的坏死。

3. 运动性色泽改变　静息时正常，但在运动后肢体远侧皮肤呈苍白色，提示动脉供血不足。这是由于原已减少的皮肤血供选择性分流入运动的肌肉造成。

4. 体位色泽改变　又称 Buerger 试验：先抬高下肢 70°~80°，或高举上肢过头，持续 60 秒，正常者趾（指）、跖（掌）皮肤保持淡红色或稍微发白，如呈苍白色或蜡黄色，提示动脉供血不足；再将下肢垂于床沿或上肢下垂于身旁，正常人皮肤色泽可在 10 秒内恢复，如恢复时间超过 45 秒，且色泽不均匀者，进一步提示动脉供血障碍。肢体持续下垂，正常人至多只有轻度潮红，凡出现明显潮红或发绀者，提示为静脉逆流或回流障碍性疾病。

（六）形态改变

动脉和静脉都可以出现扩张或狭窄性形态改变，并引起临床症状。

1. 动脉形态改变　可有下列三方面征象。①动脉搏动减弱或消失：见于管腔狭窄或闭塞性改变；②杂音：动脉管腔狭窄或局限性扩张，或者在动静脉之间存在异常交通，血液流速骤然改变，可在体表位置听到杂音，扪及震颤；③形态和质地：正常动脉富于弹性，当动脉有粥样硬化或炎症性病变后，扪触动脉时，可以发现呈屈曲状、增硬和结节等变化。

2. 静脉形态改变　主要表现为静脉曲张。肢体出现浅静脉曲张时，往往是静脉瓣破坏或回流障碍。如果曲张原因为动静脉瘘，常常伴有皮肤温度升高，伴有杂音及震颤。曲张静脉炎症后，可在局部出现硬结，并与皮肤粘连。

（七）肿块

由血管病变引起的肿块，可以分为搏动性和无搏动性两类。

1. 搏动性肿块　单个、边界清楚、表面光滑的膨胀性搏动性肿块，提示动脉瘤或假性动脉瘤，可以伴有震颤和血管杂音。肿块边界不清楚，或范围较大，可能为蔓状血管瘤。与动脉走行一致,范围较大的管状搏动性肿块,多由动脉扭曲所致,最常见于颈动脉。

2. 无搏动性肿块　浅表静脉的局限扩张,透过皮肤可见蓝色肿块,常见于颈外静脉、肢体浅静脉及浅表的海绵状血管瘤。深部海绵状血管瘤及颈内静脉扩张,肿块部位深,边界不清。静脉性肿块具有质地柔软、压迫后可缩小的特点。淋巴管瘤呈囊性,色白透亮。

(八) 营养性改变

营养性改变主要有皮肤营养障碍性变化、溃疡或坏疽、增生性改变三类。

1. 皮肤营养障碍性变化　由动脉缺血引起的营养障碍性变化,表现为皮肤松弛,汗毛脱落,趾(指)甲生长缓慢、变形发脆。较长时间的慢性动脉缺血,可引起肌萎缩。静脉淤血性改变好发于小腿足靴区,表现为皮肤光薄,色素沉着,伴有皮炎湿疹。淋巴回流障碍时,皮肤和皮下组织纤维化,汗腺、皮脂腺均遭破坏,皮肤干燥、粗糙,出现疣状增生物。

2. 溃疡(ulcer)或坏疽(gangrene)　动脉缺血或静脉淤血都可以并发溃疡。动脉性溃疡好发于肢体远侧、趾(指)端或足跟。溃疡边缘常呈锯齿状,底为灰白色肉芽组织,挤压时不易出血。由于溃疡底部及其周围神经纤维缺血,因而有剧烈疼痛。静脉性溃疡好发于足靴区,即小腿下 1/3,尤以内侧多见。初期溃疡浅,类圆形,以后可以较大而且不规则。底部常被湿润的肉芽组织覆盖,易出血,周围有皮炎、水肿和色素沉着等,愈合缓慢且易复发。肢体出现坏疽性病灶,提示动脉供血已不能满足静息时组织代谢的需要,以致发生不可逆转的变化。初为干性坏疽,继发感染后可转变为湿性坏疽。

3. 增生性改变　在先天性动静脉瘘的患者,肢体出现增长、软组织肥厚的改变,并伴有骨骼增长肥大。

三、血管疾病的检查方法

(一) 无损伤检查技术

无损伤检查技术(noninvasive examination technique)是指用仪器在体表进行心血管系统的血流动力学和形态学检查的技术。

1. 多普勒听诊器

(1) 血流测听法:用多普勒听诊器在血管体表位置测定动脉血流频谱信号,可以测到手不能感受的血流。在测听静脉血流时,多普勒听诊器可听到静脉呼吸起伏声,挤压远端肢体时,静脉回流声加强。静脉多普勒闻及血流音缺乏呼吸性波动及屏气(Valsalva 试验)时不能增强血流音或比健侧减弱,是急性深静脉血栓形成的典型表现。

(2) 节段性肢体血压测定:是诊断动脉闭塞性疾病的常用方法,测定肢体不同平面的血压可判断动脉通畅程度及狭窄或闭塞的部位。多普勒听诊器可以测定四肢各条血管的收缩压,正常下肢血压较上臂高 20~30mmHg,两侧肢体对称部位血压相仿,如果对称部位压差>20mmHg,提示血压低的一侧近心端有狭窄或闭塞。下肢节段性测压所用的指标是踝/肱指数(atikle/brachial index, ABI)。正常 ABI=1.0,ABI<0.8 时患者可出现间歇性跛行,ABI<0.4 时,患者可能出现静息痛。踝部动脉收缩压在 30mmHg 以下,患者将很快出现静息痛、溃疡或者坏疽。正常趾血压为踝部血压的 60% 以上。正常人下肢运动后,踝部血压不降低或略降低,1~5 分钟后即恢复正常。轻度间歇性跛行患者静息状态时,下肢血压

可以在正常范围,但运动后患肢血压明显降低,且需在20分钟以上才能恢复至运动前水平,因此,有时要做平板运动试验(treadmill exercise test)才能检查出潜在病变。常规将平板车坡度定为12°,速度3km/h。运动前测患者平卧位踝部血压。患者在平板车上行走,直到下肢出现间歇性跛行症状或行走5分钟为止。患者迅速平卧,测即时、2分钟和10分钟时的踝部血压,视运动后踝部血压降低程度及血压恢复时间以便判断病变的程度。

2. 彩色多普勒超声　将B超实时成像与多普勒血流测定有机结合,可提供受检血管的形态、血流方向、血管阻力、血流波形、频谱宽度及最大收缩期(或舒张期)血流流速(峰速)等指标。适用于大多数周围血管疾病的检测,如探查和定位肾动脉、肠系膜上动脉、腹主动脉、髂动脉、股动脉、腘动脉及颅外颈动脉的闭塞性或扩张性病变,也可判断深静脉瓣膜功能或血栓形成情况等。

3. 容积描记仪　常用的方法包括以下几种。①阻抗容积描记法(impedance plethysmography,IPG)。当肢体血液增加时,对电流的阻力(阻抗)减少,阻抗容积描记法通过测量电阻抗的改变以了解肢体血容量的改变。IPG诊断深静脉血栓形成的准确率达95%。②光电容积描记仪(photoelectric plethysmography,PPG)。其探头部位包括1个发射红外线的光源和1个接收光的光电晶体管,可测量皮肤毛细血管循环的变化。用PPG检测下肢静脉瓣膜功能的方法是患者坐在床沿,两下肢下垂,将光电容积描记仪电极置于小腿上。让患者做快速足背屈、跖屈或足趾踮举3~5次,描记小腿容积回复时间-静脉再充盈时间。正常运动前基线和稳定点静脉回复时间大于19~20秒。静脉瓣膜关闭不全者,静脉回复时间明显缩短。

(二)血管疾病的特殊检查

1. 放射性核素　用放射性核素进行肾血流量测定和肺扫描对诊断肾动脉闭塞性病变及肺栓塞都有肯定价值。

2. MRA　对颅内血管、颈动脉、腹主动脉及其大分支、髂-股动脉和下肢动脉狭窄或闭塞、动脉瘤,以及动静脉畸形等病变都能作出影像学检测。MRA与顺磁质造影剂联合使用可以增强血管内信号,提高图像质量。

3. 螺旋CT血管造影(spiral CT angiography,SCTA)　目前SCTA对胸主动脉瘤和腹主动脉瘤显影,是血管腔内治疗术前评估的依据。CTA也广泛用于颈动脉狭窄和下肢动脉硬化性闭塞症的影像学诊断中。

4. DSA　既减少了造影剂的用量,又使血管显影的分辨度更高,是血管疾病最有价值的诊断方法。向血管内注入造影剂是使血管与周围组织产生不同的密度对比,在X线照射下显影。血管造影术是一种有损伤的检查,可能伴发造影剂引起的过敏、肾功能损害及医源性的血管损伤、栓塞或血栓等,临床上应予重视。尽管无损伤检查可部分代替损伤性检查,但很多病例仍然需要血管造影。

动脉造影主要用于诊断血管畸形、血管损伤、动脉瘤、动脉狭窄或闭塞和动静脉瘘等。最常见的静脉造影术是下肢静脉造影术。下肢静脉造影术分为顺行性和逆行性两种。顺行性静脉造影是在踝部阻断浅静脉时观察深静脉通畅度和深浅静脉之间的穿通;支瓣膜功能造影时不阻断浅静脉,则同时观察深浅静脉通畅度和大隐静脉进入股静脉部位的属支情况。逆行性静脉造影是将造影剂注入股静脉,观察深静脉瓣膜功能及深浅静脉之间的穿通支。

四、血管疾病的药物治疗

（一）抗凝血疗法

抗凝血疗法（anticoagulant therapy）是用药物降低或消除血液的凝固性，预防和治疗血栓闭塞性疾病的方法。

1. 适应证　①预防和治疗外周血管血栓闭塞性疾病，如深静脉血栓形成及动脉血栓形成和栓塞；②术后需要预防血栓形成者，如血管吻合或移植术后、动脉血栓内膜切除术后、心脏和主动脉瓣膜移植后；术中需要预防血栓形成者，如体外循环和血液透析操作时，阻断动脉时需向其远端血管注入抗凝血药物等；③急性肺动脉栓塞、急性心肌梗死、脑动脉血栓形成或栓塞、弥散性血管内凝血（DIC）等；④视网膜血管血栓闭塞性疾病。

2. 禁忌证　①出血性疾病或有出血倾向、维生素 K 或维生素 C 缺乏者，肝、肾功能严重不全或恶病质；②高血压脑病或脑出血；③溃疡病出血或肺部疾病咯血；④DIC 已过渡到纤溶亢进阶段；⑤妊娠初 3 个月或最后 3 周，产后及哺乳期应慎用；⑥大手术后慎用。

3. 抗凝血药物

（1）普通肝素（heparin）：为了维持血液中稳定和足够的肝素浓度，又避免出血，必须定期检查血液的凝固性，调节剂量。常用全血凝固时间（CT）Lee White 试管法，正常值为 4～12 分钟，>15 分钟为延长。肝素治疗要求延长到正常值的 2～3 倍，即 20～30 分钟 CT<12 分钟，应加大肝素剂量，CT>30 分钟则应延长用药间隔、减小剂量或放慢滴注速度，甚至停药。

持续静脉滴注是肝素最好的给药方法，便于严格控制滴速，比较安全。采用输液泵则更方便。为了立即获得抗凝效果，先静脉注射首次剂量肝素 0.5～1mg/kg，然后将 24 小时所需剂量溶于 5% 葡萄糖溶液或生理盐水 1000ml 内，以 1ml/min 的速度滴注。开始滴注 3 小时后即需实验室监测，根据结果调整速度，达到预期的抗凝血水平。肝素的推荐剂量是成人深静脉血栓形成者 1～1.5mg/（kg · 6h）。间歇静脉注射是将 1～1.5mg/kg 的肝素溶于 5% 葡萄糖溶液或生理盐水 40ml 内，1 次/（4～6）小时。深皮下脂肪层注射适合预防性治疗，常用剂量为 0.8～1mg/kg，于术前 2 小时注射 1 次，术后 1 次/（8～12）小时，连用 7 日。

出血是肝素主要的不良反应，表现为创口渗血或血肿、消化道和泌尿道出血，严重时可有脑等重要脏器出血。立即中断给药，出血常很快会停止。硫酸鱼精蛋白（protamin sulfate）1mg 可中和肝素 1mg。肝素半衰期短，注射肝素 30 分钟后，0.5mg 鱼精蛋即能中和原注射剂量的肝素 1mg。常用的硫酸鱼精蛋白水溶液 5ml 内含 50mg，于 10 分钟内缓慢注射。肝素偶可引起血小板减少。

（2）低分子肝素（low molecular weight heparin，LMWH）：有钠盐和钙盐两种制剂，低分子量肝素从普通肝素中提取，分子量小，为 4000～6000 道尔顿，其特点是出血不良反应小。剂量常以抗活化第 X 因子国际单位（IU）表示，市售产品多为注射器储药包装，使用方便。用量为 1～2 支/日，皮下注射。

（3）华法林片（warfarinsodium）：是口服抗凝血药物。在开始肝素治疗的同时口服华法林片。首日剂量 7.5～10mg，次日 5mg。以后维持量 2.5～5mg，开始服药后 2 次/周监测凝血酶原时间和国际标准化比值（international normalized ratio，INR），根据 1NR 调整华法林的剂量。凝血酶原时间（PT）反应因子 II、W、IX 和 X 受抑制的程度，正常值为 11～13 秒，INR

正常值为1.0。口服抗凝剂时,PT控制在20~30秒,即INR在1.5~2.5之间为达到预防血栓的目的。待连续3次以上INR稳定于2.0~3.0区间时,可以改为每周或者数周监测1次。必须注意的是,华法林的剂量增减必须在医生指导下进行,以免误服引起严重不良反应。

口服抗凝剂的并发症是出血,但发生率比肝素低。常见牙龈出血、鼻出血、血尿或损伤部位出血,亦可多部位自发性出血,应立即停药。大出血者,静脉注射维生素K 50mg,1~2次/日,可酌情输新鲜血、血浆或者凝血酶原复合物。

(4)利伐沙班(rivaroxaban):其主要作用机制是直接抑制血浆中激活的Xa因子的活性位点,从而阻止凝血酶原转变为凝血酶起到抗凝的作用,其抗凝活性不依赖抗凝血酶,因此用药期间无须监测凝血指标,使用方便。目前仅适用于骨科行全髋关节置换术、全膝关节置换术后者预防深静脉血栓形成,推荐剂贵为术后10mg/d,共7日。

(二)抗血小板疗法

抗血小板疗法(antiplatelettherapy)主要用于防治动脉闭塞性疾病,也用于静脉血栓形成。①肠溶阿司匹林(aspirin):常用量口服50~150mg/d;②双嘧达莫(dipyridamole):口服0.1~0.4g/d。与阿司匹林合用,效果更好;③低分子右旋糖酐(low molecular dextran):静滴500ml/d,14日为1个疗程;④氯吡格雷(clopidogrel):口服每次75mg/d;⑤前列腺素(EXPGE)和前列腺素I_2(PGI_2)能抑制血小板功能和扩张血管。

(三)溶血栓疗法

溶血栓疗法(thrombolytic therapy)是治疗急性血栓闭塞疾病理想的方法,关键是早期用药,最好3日以内用药。溶血栓药物都可以经导管直接用于病变部位。

1. 适应证　①深静脉血栓形成和肺栓塞;②动脉血栓形成和栓塞、动脉慢性闭塞性疾病、脑血栓形成或者栓塞和急性心肌梗死;③眼科血栓闭塞性疾病;④某些血管手术后、导管检查后血栓闭塞、血液透析、静脉插管并发血栓阻塞。

2. 禁忌证　①凝血功能不全、出血倾向或出血性疾病;②严重肝、肾功能不全;③溶栓药物过敏;④妊娠初3个月或产后3~5日内;⑤大手术后3~5日内;⑥高血压患者。

3. 实验室监测　①凝血酶原时间(PT)控制在25秒以内;②维蛋白原正常含量为200~400mg/dl,低于100mg/dl可能出血。

4. 溶血栓药物

(1)链激酶(streptokinase,SK):首次剂量为50万~100万U,溶于50~100ml生理盐水注射液或5%葡萄糖溶液中,于30~60分钟内静脉滴注完毕。维持剂量50万U溶于生理盐水中缓慢滴注,连用3日。目前市售的多为重组链激酶。

链激酶引起的出血表现为注射局部瘀斑、血肿和新鲜创口渗血、血尿、消化道出血和鼻出血等。出血时立即停药,可用纤维溶解抑制剂氨基己酸(EACA)、氨甲苯酸(PANMBA)和氨甲环酸(AMCA)等对抗或中和。

(2)尿激酶(urokinase,UK):小剂量,5000~10 000U/次,总量在5万U以内。大剂量:首次15万~25万U,于10分钟至1小时内静脉内滴入,24小时总剂量50万~150万U。应用尿激酶时最好联合应用抗凝血药物维持疗效,预防新的血栓形成。尿激酶的出血发生率较比链激酶低,处理同链激酶。

（3）重组人体组织型纤溶酶原激活物（r-tPA）：如艾通力（actilyse），总量为 100mg。首次剂量为 10mg，于 1～2 分钟内静脉推注；然后在 60 分钟内静脉滴注 50mg；其余 40mg 在 120 分钟内静脉滴注。如果需要延长滴注时间，1∶5 的比例稀释于生理盐水注射液，并使用输液泵精确地控制滴注速度。r-tPA 的不良反应是出血。停药后凝血功能会自行恢复。出血的处理同链激酶。

（四）血管扩张药和其他药物治疗

动脉闭塞性疾病、动脉硬化和血管痉挛性疾病的药物治疗作用都有限。

1. 直接作用于小动脉平滑肌的药物　烟酸（nicotinic acid）、罂粟碱（papaverine）、低分子右旋糖酐、己酮可可碱（pentoxifylline）、二氢吡啶类钙离子拮抗剂包括硝苯地平、尼莫地平和尼群地平等。

2. 改善循环的药物　前列腺素类（prostaglandins）的前列腺素 E_1（PGE_1）和前列腺素 I_2（PGI_2）、西洛他唑（cilostazol）、盐酸沙格雷酯（sarpogrelate hydrochloride）等。活血化瘀中药，如丹参，也有一定的扩血管、降低血粘度和改善微循环的作用。

3. 预防动脉硬化的其他药物　①抑制胆固醇和三酰甘油合成的药物有非诺贝特（fenofibrate）、吉非贝齐（gemfibrozil）、洛伐他汀（lovastatin）、氯伐他汀（fluvastatin）、普伐他汀（pravastatin）、辛伐他汀（simvastatin）等；②促进胆固醇和三酰甘油分解的药物有烟酸、多价不饱和脂肪酸制剂烟酸肌醇等；③维生素 C、维生素 B_6 等；④中药如丹参、川芎及首乌等。

五、血管腔内技术和治疗

以人工血管和血管吻合为基础的传统血管外科手术具有操作复杂和创伤大的特点。血管腔内治疗（endovascular therapy，endovascular surgery），即经导管进入血管腔内进行操作性治疗的方法。作为一种新型的血管疾病治疗方法，不需要显露解剖位置深和周围解剖关系复杂的血管，也避免了精细的血管吻合，减少了手术创伤，降低了风险，具有简捷和微创的优点，目前与传统的血管手术治疗处于同等重要的地位。

（一）血管腔内技术

基本原理是借助血管自然连续的腔道，以表浅的血管作为入路，修复远处病变的血管。一般过程是通过穿刺建立血管通道，操控导丝通过病变部位，然后根据治疗的需要，将导管、球囊和支架等治疗器具顺着导丝输送到病变部位，扩张撑开狭窄的血管，或者修复加固薄弱的血管。目前血管腔内治疗的设备和器材主要包括数字减影血管造影机，导丝、导管、球囊、支架和支架型人工血管等。

（1）血管造影（angmgraphy）是通过在血管内直接注入造影剂，显示血管走向、靶器官血供和病变情况。选择性造影的过程也是为治疗选择性置管的过程，首先要借助导丝将造影导管选入目标血管段。导丝是血管腔内治疗最基本的器械，可顺着血管自然的腔道，跨过可能存在的扭曲、狭窄或分支到达目标部位，从而在体外和治疗目标部位之间架起一条“轨道”，导管、支架等治疗器械通过该轨道输送到目标部位。因此导丝的主要作用是引导、支撑治疗器械到达目标血管段。常规的特富龙（Teflon）涂层导丝用于最初的穿刺和引入血管鞘；亲水涂层导丝能顺利穿过血管和动脉瘤，沿着扭曲狭窄和不规则的血管穿行，避免进入血管夹层的假腔;超硬导丝能提供额外的支撑力,拉直扭曲的血管段,并支持支架的通过。导丝头端圆滑,带有一定的弧度,前端较软,富有弹性,往后逐渐变硬。这些设计能有效避免损伤血管。0.035 英寸(1 英寸=2.54cm)导丝是血管外科腔内操作的首选导丝。遇到解剖行径迂曲或重度狭窄血管时,则需选用更细的导丝,以便允许直径更小的球囊导管或支架通过。例如,精细的 0.018~0.025 英寸导丝多用于通过肾动脉或股浅动脉远端;超精细的 0.014 ~0.018 英寸微导丝多用于颈动脉和胫腓动脉成形术或造影。对于角度较大的分支血管或者扭曲血管,需要导丝、导管的配合方能选入,术者可根据靶血管走行特点选择各种特殊形状的导管,也可对导丝导管头端进一步塑形,必须牢记导丝推进过程应在透视下进行,切忌粗暴,以免将斑块顶开形成夹层或者导致斑块表面碎裂脱落引起远端动脉栓塞。导丝到达预定部位后,再将造影导管沿导丝推进到位,撤出导丝即可进行造影。

(2) 建立血管腔内治疗通路。

(3) 球囊血管成形和支架植入技术。

(4) 动脉瘤或者夹层动脉瘤腔内修复技术。

(5) 其他技术:动脉硬化斑块切除技术,如用旋切刀切除粥样硬化斑块,常见的装置有 Simpson 硬化斑块切除导管、Kensey 导管、Auth 旋切器、TEC 旋切导管等。

(二) 血管腔内治疗

1. 动脉瘤的腔内治疗

(1)腹主动脉瘤腔内治疗(endovascular stent grafting or endovascular exclusion for abdominal aortic aneurysm):是在 DSA 动态监测下,将人工血管内支架经股动脉导入主动脉内,释放并锚定于腹主动脉瘤近端和远端正常的动脉壁上,使动脉瘤壁不再接触血流,解除动脉瘤壁承受的血流冲击并保持腹主动脉通畅。腔内治疗的优点是创伤小,使高危患者获得了救治希望,手术死亡率和 5 年生存率与传统手术无显著差别。

并发症包括以下几种。

1)内漏(endoleak):是腔内移植物与腔外动脉瘤腔存在持续性血流的现象。主要来源是:①支架近端、远端与动脉壁之间不能完全贴合封闭而遗留裂隙,或者移植物与动脉内壁相对移位;②移植物破裂或者缝合点漏血;③肠系膜下动脉、腰动脉或髂内动脉血液反流至瘤腔。内漏的主要后果是瘤腔继续增大,最终促使腹主动脉瘤破裂或者转为传统手术。

2)移位(migration):支架固定不牢、人工血管膜与支架缝合不紧、支架小钩断开、脱落,以及患者血管继续扩张,使支架的一部分离开原来位置而形成。移位产生内漏使瘤腔持续扩大,最终可导致破裂。

3)移植物扭曲引起人工血管内血栓形成等。

4)腹主动脉瘤腔内治疗术中或者术后出现的并发症使操作终止,如动脉瘤破裂,不得不中转传统手术。例如,持续内漏、瘤腔直径继续增大甚至破裂和移植物遮盖肾动脉开口等。

(2)胸主动脉瘤及主动脉夹层的腔内治疗:均使用直管型人工血管内支架,除此之外,胸主动脉瘤及主动脉夹层的影像学评估和释放技术与腹主动脉瘤的腔内治疗相同。带人工血管膜的内支架可能阻断或者减少肋间动脉血供,引起术后截瘫。真性动脉瘤由于病变范围较广,术后截瘫发生率相对较高。假性动脉瘤和主动脉夹层的内膜破口常比较局限,造成术后截瘫的概率较小。

(3)周围动脉瘤的腔内治疗:腔内治疗颈动脉瘤、锁骨下动脉瘤、肱动脉瘤、髂动脉瘤和腘动脉瘤均有文献报道。有些表浅的外周动脉瘤可能用经典手术创伤更小。内脏动脉瘤也可选择腔内治疗减少手术创伤。

2. 动脉闭塞性疾病的腔内治疗　经皮腔内血管成形术(percutaneous transluminal angioplasty,PTA)伴或不伴血管腔内支架术,已经广泛地应用于动脉闭塞性疾病的腔内治疗,如下肢动脉、颈动脉和肾动脉等部位的闭塞性病变。PTA 的原理是通过球囊的扩张力分离狭窄的硬化内膜壳,并破坏中膜的平滑肌、弹力纤维和胶原纤维以扩大狭窄的管腔,扩大的管腔被增大的血流量和压力脉冲所支持来达到治疗目的。球囊扩张具有可重复操作性,对于狭窄的病变可以再次扩张,有助于提高肢体的救治率。对于膝下动脉球囊扩张后,可迅速恢复远端组织供血,为缺血性溃疡的治愈和肢体侧支循环的形成赢得时间。病变长度超过5cm 者不适合单纯 PTA 治疗,术后远期可能发生再狭窄,主要原因是血管壁机械扩张后不同程度地回缩及血管新内膜过度增生。各种血管内支架可能有助于降低再狭窄率,提高远期通畅率。

3. 血管损伤、动静脉瘘及静脉腔内治疗血管腔内治疗技术　包括栓塞用钢圈、血管支架、腔内移植物等为治疗损伤性动静脉瘘和假性动脉瘤,尤其是锁骨下动脉、无名动脉、椎动脉、颅底动脉和许多内脏动脉等手术显露特别困难部位的血管创伤提供了安全的治疗途径。血管腔内支架治疗布-加综合征、经颈静脉肝内门体分流、腔静脉滤网预防下肢深静脉血栓脱落引起肺栓塞等也已得到广泛的应用,效果良好。

第二节　常见外周血管和淋巴管疾病

一、周围血管损伤

周围血管损伤(peripheral vascular trauma)多见于战争时期,但在和平时期也屡有发生。主干血管损伤,可能导致永久性功能障碍或肢体丢失,甚至死亡等严重后果。

【病因】　①直接损伤,包括锐性损伤,如刀伤、刺伤、枪弹伤、手术及血管腔内操作等开放性损伤;钝性损伤,如挤压伤、挫伤、外来压迫(止血带、绷带、石钉固定等)、骨折断端与关节脱位等,大多为闭合性损伤。②间接损伤,包括创伤造成的动脉强烈持续痉挛;过度伸展动作引起的血管撕裂伤;快速活动中突然减速造成的血管震荡伤。

【病理】　①血管连续性破坏,如血管壁穿孔,部分或完全断裂,甚至部分缺损。②血管壁损伤,但血管连续性未中断,可表现为外膜损伤、血管壁血肿、内膜撕裂或卷曲,最终因继发血栓形成导致管腔阻塞。③由热造成的血管损伤,多见于枪弹伤,除了直接引起血管破裂外,同时引起血管壁广泛烧灼伤。④继发性病理改变,包括继发性血栓形成,血管损伤部位周围血肿,假性动脉瘤,损伤性动-静脉瘘等。

【临床表现和诊断】　发生在主干动、静脉行程中任何部位的严重创伤,均应疑及血管损伤的可能性。创伤部位大量出血、搏动性血肿、肢体明显肿胀、远端动脉搏动消失等,动脉或静脉损伤的临床征象。

下列检查有助于血管损伤的诊断。

(1) 超声多普勒在创伤以远部位检测,出现单相低抛物线波形,提示近端动脉阻塞;舒张期末呈高流速血流波形或逆向血流波,提示近端存在动-静脉瘘。如果动脉压低于 10~

20mmHg,应作动脉造影或 CTA。

(2) CTA 能显示血管损伤的部位及范围,对动脉损伤的显示优于静脉。

(3) 血管造影适用于:①诊断性血管造影,血管损伤的临床征象模糊、CTA 显示不清或创伤部位的手术切口不能直接探查可疑的损伤血管。②有明确的血管损伤临床表现,需作血管造影明确损伤部位和范围,为选择术式提供依据。根据伤情,选择在术前或术中施行。

(4) 术中检查术中主要辨认血管壁损伤的程度和范围,钝性挫伤造成的血管损伤,管壁色泽暗淡,失去弹性,或伴有血管壁血肿,外膜出现瘀斑。出现上述情况,即使仍有搏动存在,也应视为严重损伤。

【治疗】 血管损伤的处理包括急救止血及手术治疗两个方面。

1. 急救止血 创口垫以纱布后加压包扎止血;创伤近端用止血带或空气止血带压迫止血,必须记录时间;损伤血管暴露于创口时可用血管钳或无损伤血管钳钳夹止血。

2. 手术处理 基本原则为:止血清创,处理损伤血管。

(1)止血清创:用无损伤血管钳钳夹,或经血管断端插入 Fogarty 导管并充盈球囊阻断血流。修剪无活力的血管壁,清除血管腔内的血栓、组织碎片及异物。

(2)处理损伤血管:主干动、静脉损伤在病情和技术条件允许时,应积极争取修复。对于非主干动、静脉损伤,或患者处于不可能耐受血管重建术等情况下,可结扎损伤的血管。肢体的浅表静脉,膝或肘远侧动、静脉中某一支,颈外动、静脉和颈内静脉,一侧髂内动、静脉等,结扎后不致造成不良后果。损伤血管修复包括手术重建和血管腔内治疗。

【术后观察及处理】 术后应严密观察血供情况,超声定期检测,如发现吻合口狭窄或远端血管阻塞,需立即纠正。如出现肢体剧痛、明显肿胀,以及感觉和运动障碍,且有无法解释的发热和心率加快,提示肌间隔高压,应及时作深筋膜切开减压。术中、术后常规应用抗生素预防感染,每隔 24~48 小时观察创面,一旦发现感染,应早期引流,清除坏死组织。

二、动脉疾病

动脉的器质性疾病(炎症、狭窄或闭塞),或功能性疾病(动脉痉挛),都将引起缺血性临床表现,病程呈进展性,后果严重。动脉扩张则形成动脉瘤。

(一) 动脉硬化性闭塞症

动脉硬化性闭塞症(arteriosclerosis obliterans,ASO)是全身性疾患,发生在大、中动脉,涉及腹主动脉及其远侧主干动脉时,引起下肢慢性缺血。男性多见,发病年龄多在 45 岁以上,发生率有增高趋势。往往同时伴有其他部位的动脉硬化性病变。

【病因和病理】 病因尚不完全清楚。高脂血症、高血压、吸烟、糖尿病、肥胖等是高危因素。发病机制主要有以下几种学说:①内膜损伤及平滑肌细胞增殖,细胞生长因子释放,导致内膜增厚及细胞外基质和脂质积聚。②动脉壁脂质代谢紊乱,脂质浸润并在动脉壁积聚。③血流冲击在动脉分叉部位造成的剪切力,或某些特殊的解剖部位(如股动脉的内收肌管裂口处),可对动脉壁造成慢性机械性损伤。主要病理表现为内膜出现粥样硬化斑块,中膜变性或钙化,腔内有继发血栓形成,最终使管腔狭窄,甚至完全闭塞。血栓或斑块脱落,可造成远侧动脉栓塞。根据病变范围可分为三型:主-髂动脉型,主-髂-股动脉型,以及累及主-髂动脉及其远侧动脉的多节段型,部分病例可伴有腹主动脉瘤。患肢发生缺血性改变，严重时可引起肢端坏死。

【临床表现】 症状的轻重与病程进展、动脉狭窄及侧支代偿的程度相关。早期症状为患肢冷感、苍白，进而出现间歇性跛行。病变局限在主-髂动脉者，疼痛在臀、髋和股部，可伴有阳痿；累及股-腘动脉时，疼痛在小腿肌群。后期，患肢皮温明显降低、色泽苍白或发绀，出现静息痛，肢体远端缺血性坏疽或溃疡。早期慢性缺血引起皮肤及其附件的营养性改变、感觉异常和肌萎缩。患肢的股、腘、胫后及足背动脉搏动减弱或不能扪及。

【检查】 鉴于本症为全身性疾病，应作详细检查，包括血脂测定，心、脑、肾、肺等脏器的功能与血管的检查及眼底检查。下列检查有助于诊断及判断病情。

1. 一般检查 四肢和颈部动脉触诊及听诊，记录间歇性跛行时间与距离，对比测定双侧肢体对应部位皮温差异，肢体抬高试验（Burger 试验）。

2. 特殊检查

（1）超声多普勒：应用多普勒听诊器，根据动脉音的强弱判断血流强弱。超声多普勒血流仪记录动脉血流波形，正常呈三相波，波峰低平或呈直线状，表示动脉血流减少或已闭塞。对比同一肢体不同节段或双侧肢体同一平面的动脉压，如差异超过 20~30mmHg，提示压力降低侧存在动脉阻塞性改变。计算踝/肱指数（ABI，踝部动脉压与同侧肱动脉压比值），正常值 0.9~1.3，<0.9 提示动脉缺血，<0.4 提示严重缺血。此检查还可显示管壁厚度、狭窄程度、有无附壁血栓及测定流速。

（2）X 线片与动脉造影：平片可见病变段动脉有不规则钙化影，而动脉造影、DSA、MRA 与 CTA 等，能显示动脉狭窄或闭塞的部位、范围、侧支及阻塞远侧动脉主干的情况，以确定诊断，指导治疗。

【诊断与分期】 年龄>45 岁，出现肢体慢性缺血的临床表现，均应考虑本病。结合前述检查的阳性结果，尤其是大、中动脉为主的狭窄或闭塞，诊断即可确立。病情严重程度，可按 Fontaine 法分为四期。

Ⅰ期：患肢无明显临床症状，或仅有麻木、发凉自觉症状，检查发现患肢皮肤温度较低，色泽较苍白，足背和（或）胫后动脉搏动减弱；踝/肱指数<0.9。但是，患肢已有局限性动脉狭窄病变。

Ⅱ期：以间歇性跛行为主要症状。患肢皮温降低、苍白更明显，可伴有皮肤干燥、脱屑、趾（指）甲变形、小腿肌萎缩。足背和（或）胫后动脉搏动消失。下肢动脉狭窄的程度与范围较Ⅰ期严重，肢体依靠侧支代偿而保持存活。

Ⅲ期：以静息痛为主要症状。疼痛剧烈且持续，夜间更甚，迫使患者辗转或屈膝护足而坐，或借助肢体下垂以求减轻疼痛。除Ⅱ期所有症状加重外，趾（指）腹色泽暗红，可伴有肢体远侧水肿。动脉狭窄广泛、严重，侧支循环已不能代偿静息时的血供，组织濒临坏死。

Ⅳ期：症状继续加重，患肢除静息痛外，出现趾（指）端发黑、干瘪、坏疽或缺血性溃疡。如果继发感染，干性坏疽转为湿性坏疽，出现发热、烦躁等全身毒血症状。病变动脉完全闭塞，踝/肱指数<0.4。侧支循环所提供的血流，已不能维持组织存活。

本病除了需排除非血管疾病，如腰椎管狭窄、椎间盘脱出，坐骨神经痛，多发性神经炎及下肢骨关节疾病等引起的下肢疼痛或跛行外，尚应与下列动脉疾病作鉴别。①血栓闭塞性脉管炎：多见于青壮年，主要为肢体中、小动脉的节段性闭塞，往往有游走性浅静脉炎病史，不常伴有冠心病、高血压、高脂血症与糖尿病。②多发性大动脉炎：多见于青年女性，主要累及主动脉及其分支起始部位，活动期常见红细胞沉降率增高及免疫检测异常。③糖尿病足:与糖尿病及其多脏器血管并发症同时存在为特点,除了因糖尿病动脉硬化引起肢体缺血的临床表现外,由感觉神经病变引起肢体疼痛、冷热及振动感觉异常或丧失,运动神经病变引起足部肌无力、萎缩及足畸形,交感神经病变引起足部皮肤潮红、皮温升高与灼热痛。感染后引起糖尿病足溃疡或坏疽,多见于趾腹、足跟及足的负重部位,溃疡常向深部组织(肌腱、骨骼)潜行发展。

【治疗】

1. 非手术治疗　主要目的为降低血脂,稳定动脉斑块,改善高凝状态,扩张血管与促进侧支循环。方法:控制体重、禁烟,适量锻炼。应用抗血小板聚集及扩张血管药物,如阿司匹林、双嘧达莫(潘生丁)、前列腺素 E_1、妥拉苏林等。高压氧舱治疗可提高血氧量和肢体的血氧弥散,改善组织缺氧状况。出现继发血栓形成时,可先溶栓治疗,待进一步检查后决定后续治疗方案。

2. 手术治疗　目的在于通过手术或血管腔内治疗方法,重建动脉通路。

(1) 经皮腔内血管成形术(percutaneous transluminal angioplasty,PTA):可经皮穿刺插入球囊导管至动脉狭窄段,以适当压力使球囊膨胀,扩大病变管腔,恢复血流。结合支架的应用,可以提高远期通畅率。应用血管腔内治疗处理髂动脉的狭窄、闭塞性病变,疗效肯定。目前也用于治疗股动脉及其远侧动脉单个甚至多处狭窄或闭塞,大部分病例可取得挽救肢体的近期效果,远期疗效尚待观察、验证。

(2) 内膜剥脱术:剥除病变段动脉增厚的内膜、粥样斑块及继发血栓,主要适用于短段的髂-股动脉闭塞病变者。

(3) 旁路转流术:采用自体静脉或人工血管,于闭塞段近、远端之间作搭桥转流。主-髂动脉闭塞,可采用主-髂或股动脉旁路术。对全身情况不良者,则可采用较为安全的解剖外旁路术,如腋-股动脉旁路术。如果患侧髂动脉闭塞,对侧髂动脉通畅时,可作双侧股动脉旁路术。股-腘动脉闭塞者,可用自体大隐静脉或人工血管作股-腘(胫)动脉旁路术,远端吻合口可以作在膝上腘动脉、膝下腘动脉或胫、腓动脉,或在踝部胫前、后动脉,应根据动脉造影提供的依据作选择。施行旁路转流术时,应具备通畅的动脉流入道和流出道,吻合口应足够大,尽可能远离动脉粥样硬化病灶。局限的粥样硬化斑块,可先行内膜剥脱术,为完成吻合创造条件。

(4) 腰交感神经节切除术:先施行腰交感神经阻滞试验,如阻滞后皮肤温度升高超过1~2℃者,提示痉挛因素超过闭塞因素,可考虑施行同侧2、3、4腰交感神经节和神经链切除术,解除血管痉挛和促进侧支循环形成。近期效果满意,适用于早期病例,或作为旁路转流术的辅助手术。

(5) 大网膜移植术:动脉广泛性闭塞,不适宜作旁路转流术时,可试用带血管蒂大网膜,或整片取下大网膜后裁剪延长,将胃网膜右动、静脉分别与股动脉和大隐静脉作吻合,经皮下隧道拉至小腿与深筋膜固定,借建立侧支循环为缺血组织提供血运。

3. 创面处理　干性坏疽创面,应予消毒包扎,预防继发感染。感染创面可作湿敷处理。组织坏死界限明确者,或严重感染引起毒血症的,需作截肢(趾、指)术。合理选用抗生素。

(二)血栓闭塞性脉管炎

血栓闭塞性脉管炎(thromboangitis obliterans,TAO)又称 Buerger 病,是血管的炎性、节段性和反复发作的慢性闭塞性疾病。多侵袭四肢中、小动静脉,以下肢多见,好发于男性青壮年。

【病因和病理】 确切病因尚未明确,相关因素可归纳为两方面。①外来因素:主要有吸烟,寒冷与潮湿的生活环境,慢性损伤和感染。②内在因素:自身免疫功能紊乱,性激素和前列腺素失调以及遗传因素。其中,主动或被动吸烟是本病发生和发展的重要因素。烟碱能使血管收缩,烟草浸出液可致实验动物动脉发生炎性病变。在患者的血清中有抗核抗体存在,罹患动脉中发现免疫球蛋白(IgG,IgM,IgA)及 C3 复合物,提示免疫功能紊乱与本病的发生发展相关。

本病的病理过程有如下特征。①通常始于动脉,然后累及静脉,由远端向近端进展,呈节段性分布,两段之间血管比较正常。②活动期为受累动静脉管壁全层非化脓性炎症,有内皮细胞和成纤维细胞增生;淋巴细胞浸润,中性粒细胞浸润较少,偶见巨细胞;管腔被血栓堵塞。③后期,炎症消退,血栓机化,新生毛细血管形成。动脉周围广泛纤维组织形成,常包埋静脉和神经。④虽有侧支循环逐渐建立,但不足以代偿,因而神经、肌和骨骼等均可出现缺血性改变。

【临床表现】 本病起病隐匿,进展缓慢,多次发作后症状逐渐明显和加重。主要临床表现如下。①患肢怕冷,皮肤温度降低,苍白或发绀。②患肢感觉异常及疼痛,早期起因于血管壁炎症刺激末梢神经,后因动脉阻塞造成缺血性疼痛,即间歇性跛行或静息痛。③长期慢性缺血导致组织营养障碍改变。严重缺血者,患肢末端出现缺血性溃疡或坏疽。④患肢的远侧动脉搏动减弱或消失。⑤发病前或发病过程中出现复发性游走性浅静脉炎。

【检查和诊断】 临床诊断要点如下。①大多数患者为青壮年男性,多数有吸烟嗜好。②患肢有不同程度的缺血性症状。③有游走性浅静脉炎病史。④患肢足背动脉或胫后动脉搏动减弱或消失。⑤一般无高血压、高脂血症、糖尿病等易致动脉硬化的因素。动脉硬化闭塞症的一般检查和特殊检查均适用于本病。动脉造影可以明确患肢动脉阻塞的部位、程度、范围及侧支循环建立情况。患肢中、小动脉多节段狭窄或闭塞是本病的典型 X 线征象。最常累及小腿的 3 支主干动脉(胫前、胫后及腓动脉),或其中 1~2 支,后期可以波及腘动脉和股动脉。动脉滋养血管显影,形如细弹簧状,沿闭塞动脉延伸,是重要的侧支动脉,也是本病的特殊征象。血管闭塞性脉管炎的临床分期与动脉硬化性闭塞症相同,两者的鉴别诊断要点如表 40-1。同样需与非血管疾病引起的下肢疼痛及其他动脉疾病作鉴别诊断。

表 40-1 动脉硬化性闭塞症与血栓闭塞性脉管炎的鉴别

	动脉硬化性闭塞症	血栓闭塞性脉管炎
发病年龄	多见于>45 岁	青壮年多见
血栓性浅静脉炎	无	常见
高血压、冠心病、高脂血症、糖尿病	常见	常无
受累血管	大、中动脉	中、小动静脉
其他部位动脉病变	常见	无
受累动脉钙化	可见	无
动脉造影	广泛性不规则狭窄和节段性闭塞,硬化动脉扩张、扭曲	节段性闭塞,病变近、远侧血管壁光滑

【预防和治疗】 处理原则应该着重于防止病变进展,改善和增进下肢血液循环。

1. 一般疗法　严格戒烟、防止受冷、受潮和外伤，但不应使用热疗，以免组织需氧量增加而加重症状。疼痛严重者，可用止痛剂及镇静剂，慎用易成瘾的药物。患肢应进行适度锻炼，以促使侧支循环建立。

2. 非手术治疗　除了选用抗血小板聚集与扩张血管药物、高压氧舱治疗外，可根据中医辨证论治原则予以治疗。

3. 手术治疗　目的是重建动脉血流通道，增加肢体血供，改善缺血引起的后果。在闭塞动脉的近侧和远侧仍有通畅的动脉时，可施行旁路转流术。例如，仅腘动脉阻塞，可作股-胫动脉旁路转流术；小腿主干动脉阻塞，而远侧尚有开放的管腔时，可选择股、腘-远端胫（腓）动脉旁路转流术。鉴于血栓闭塞性脉管炎主要累及中、小动脉，不能施行上述手术时，尚可选用腰交感神经节切除术或大网膜移植术、动静脉转流术，或腔内血管成形术（PTA），对部分患者有一定疗效。

已有肢体远端缺血性溃疡或坏疽时，应积极处理创面，选用有效抗生素治疗。组织已发生不可逆坏死时，应考虑不同平面的截肢术。

（三）动脉栓塞

动脉栓塞（arterial embolism）是指动脉腔被进入血管内的栓子（血栓、空气、脂肪、癌栓及其他异物）堵塞，造成血流阻塞，引起急性缺血的临床表现。特点是起病急骤，症状明显，进展迅速，后果严重，需积极处理。

【病因和病理】　栓子的主要来源如下。①心源性：如风湿性心脏病、冠状动脉硬化性心脏病 及细菌性心内膜炎时，心室壁或人工心脏瓣膜上的血栓脱落等。②血管源性：如动脉瘤或人工血管腔内的血栓脱落；动脉粥样斑块脱落。③医源性：动脉穿刺插管导管折断成异物，或内膜撕裂继发血栓形成并脱落等。其中以心源性为最常见。栓子可随血流冲入脑部、内脏和肢体动脉，一般停留在动脉分叉处。主要病理变化：早期动脉痉挛，以后发生内皮细胞变性，动脉壁退行性变；动脉腔内继发血栓形成；严重缺血 6～12 小时后，组织可以发生坏死，肌及神经功能丧失。

【临床表现】　急性动脉栓塞的临床表现，可以概括为 5P，即疼痛（pain）、感觉异常（paresthesia）、麻痹（paralysis）、无脉（pulselessness）和苍白（pallor）。

1. 疼痛　往往是最早出现的症状，由栓塞部位动脉痉挛和近端动脉内压突然升高引起疼痛。起于阻塞平面处，以后延及远侧，并演变为持续性。轻微的体位改变或被动活动均可致剧烈疼痛，故患肢常处于轻度屈曲的强迫体位。

2. 皮肤色泽和温度改变　由于动脉供血障碍，皮下静脉丛血液排空，因而皮肤呈苍白色。如果皮下静脉丛的某些部位积聚少量血液，则有散在的小岛状紫斑。栓塞远侧肢体的皮肤温度降低并有冰冷感觉。用手指自趾（指）端向近侧顺序检查，常可扪到骤然改变的变温带，其平面约比栓塞平面低一手宽，具有定位诊断意义（图 40-1）。

3. 动脉搏动减弱或消失　由于栓塞及动脉痉挛，导致栓塞平面远侧的动脉搏动明显减弱，以至消失；栓塞的近侧，因血流受阻，动脉搏动反而更为强烈。

4. 感觉和运动障碍　由于周围神经缺血，引起栓塞平面远侧肢体皮肤感觉异常、麻木甚至丧失。然后可以出现深感觉丧失，运动功能障碍及不同程度的足或腕下垂。

5. 动脉栓塞的全身影响　栓塞动脉的管腔愈大，全身反应也愈重。伴有心脏病者，如果心脏功能不能代偿动脉栓塞后血流动力学的变化，则可出现血压下降、休克和左心衰竭，

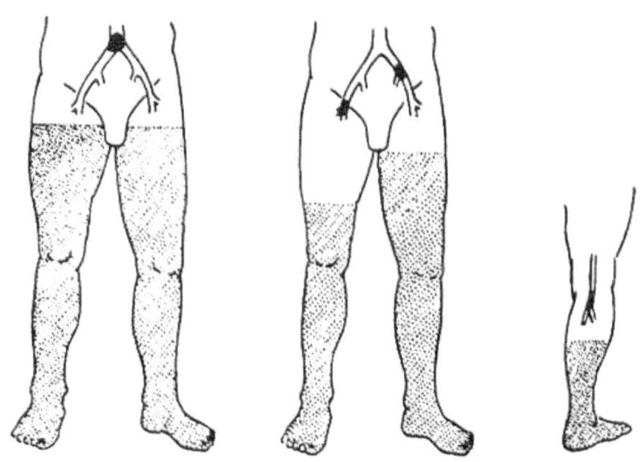

图 40-1　不同位置动脉栓塞后皮肤温度的改变
阴影代表皮肤温度降低区，都较实际栓塞部位低

甚至造成死亡。栓塞发生后，受累肢体可发生组织缺血坏死，引起严重的代谢障碍，表现为高钾血症、肌红蛋白尿和代谢性酸中毒，最终导致肾衰竭。

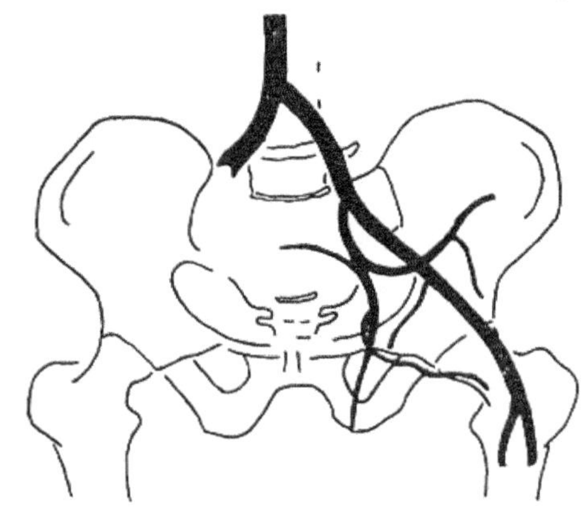

图 40-2　右髂总动脉栓塞造影剂在栓塞的近端骤然中断，终止处在栓子近侧稍有充盈，形似圆顶状

【检查和诊断】　凡有心脏病病史伴有心房纤维颤动或前述发病原因者，突然出现 5P 征象，即可作出临床诊断。下列检查可为确定诊断提供客观依据。①皮肤测温试验：能明确变温带的平面。②超声多普勒：探测肢体主干动脉搏动突然消失的部位，可对栓塞平面作出诊断。③动脉造影和 CTA：能了解栓塞部位，远侧动脉是否通畅，侧支循环状况，有否继发性血栓形成等情况（图 40-2）。

在确定诊断的同时，还应针对引起动脉栓塞的病因作相应的检查，如心电图、心脏 X 线、生化和酶学检查等，以便制订全身治疗的方案。

【治疗】　由于病程进展快，后果严重，诊断明确后，必须采取积极的有效治疗措施。

1. 非手术治疗　由于患者常伴有严重的心血管疾病，因此，即使要施行急症取栓术，亦应重视手术前后处理，以利改善全身情况，减少手术危险性。针对动脉栓塞的非手术疗法适用于以下情况。①小动脉栓塞，如胫腓干远端或肢动脉远端的动脉栓塞。②全身情况不能耐受手术者。③肢体已出现明显的坏死征象，手术已不能挽救肢体。④栓塞时间较长，或有良好的侧支建立可以维持肢体的存活者。常用药物有：纤溶、抗凝及扩血管药物。尿激酶等纤溶药物，可有经外周静脉或栓塞动脉近端穿刺注射及经动脉内导管利用输液泵持续给药等三种方法。抗凝治疗可以防止继发血栓蔓延，初以全身肝素化 3～5 日，然后用香豆素类衍化物维持 3～6 个月。治疗期间必须严密观察患者的凝血功能，及时调整用药剂量或终止治疗，防止发生重要脏器出血性并发症。

2. 手术治疗　凡诊断明确，尤其是大、中动脉栓塞，如果患者全身情况允许，应尽早施行切开动脉直接取栓；或利用 Fogarty 球囊导管取栓，不仅简化操作，缩短手术时间，而且创伤小,只要备有球囊导管都应采用该法。术后,应严密观察肢体的血供情况,继续治疗相关的内科疾病。尤其应重视肌病肾病性代谢综合征的防治:高钾血症、酸中毒、肌红蛋白尿及少尿、无尿,是急性肾功能损害表现,若不及时处理,将致不可逆性肾功能损害。术后如患肢出现肿胀,肌组织僵硬、疼痛,并致已恢复血供的远端肢体再缺血时,应及时作肌筋膜间隔切开术;肌组织已有广泛坏死者,需作截肢术。

(四) 多发性大动脉炎

多发性大动脉炎又称 Takayasu 病(Takayasu's arteritis)、无脉症,是主动脉及其分支的慢性、多发性、非特异性炎症,造成罹患动脉狭窄或闭塞。本病好发于青年,尤以女性多见。

【病因和病理】 确切病因尚未明确,可能与下列因素有关。①自身免疫反应:发病初期常有低热,四肢关节及肌肉疼痛,伴有血沉、黏蛋白、免疫球蛋白及 IgG、IgM 测定值增高,血清中抗主动脉抗体和类风湿因子阳性。可能是感染(如链球菌、结核分枝杆菌、立克次体等)激发了大动脉壁内的抗原,产生抗大动脉抗体,形成免疫复合物沉积于大动脉壁,并发生非特异性炎症。②雌激素的水平过高:本病多见于青年女性,长期应用雌激素后,动脉壁的损害与大动脉炎相似。③遗传因素:已有报告证实近亲(母女、姐妹)先后发病,提示本病与某些显性遗传因子相关。主要的病理改变为动脉壁全层炎性反应,呈节段性分布。早期的病理改变为动脉外膜和动脉周围炎;浆细胞及淋巴细胞浸润,肌层及弹性纤维破坏,伴有纤维组织增生,内膜水肿、增生、肉芽肿形成。最后导致动脉壁纤维化,管腔不规则狭窄及继发血栓形成,甚至完全闭塞。

【临床表现】 疾病的早期或活动期,常有低热、乏力、肌肉或关节疼痛、病变血管疼痛及结节红斑等症状,伴有免疫检测指标异常。当病程进入稳定期,病变动脉形成狭窄或阻塞时,即出现特殊的临床表现。根据动脉病变的部位不同,可分为下列四种类型。

1. 头臂型 病变在主动脉弓,可累及一支或几支主动脉弓分支,主要临床表现如下。①脑部缺血:一过性黑矇、头昏,严重时可出现失语、抽搐,甚至偏瘫。②眼部缺血:视力模糊、偏盲。③基底动脉缺血:眩晕、耳鸣、吞咽困难、共济失调,或昏睡、意识障碍等。④上肢缺血:患肢无力、麻木,肱动脉和桡动脉搏动微弱或不能扪及,患侧上肢血压下降以至不能测出,故有"无脉症"之 称。

2. 胸、腹主动脉型 病变在左锁骨下动脉远端的降主动脉及腹主动脉,呈长段或局限性狭窄或闭塞,以躯干上半身和下半身动脉血压分离为主要特点。在上半身出现高血压,因而有头晕、头胀、头痛和心悸等症状;下肢发凉、无力、间歇性跛行。累及内脏动脉时,出现相应脏器的缺血症状。当肾动脉受累时,以持续性高血压为主要临床症状。

3. 混合型 兼有头臂型与胸股主动脉型的动脉病变,并出现相应的临床症状。

4. 肺动脉型 部分患者可同时累及单侧或双侧肺动脉。一般仅在体检时发现肺动脉区收缩期杂音,重者可有活动后气急,阵发性干咳及咯血。

【检查和诊断】 年轻患者尤其是女性,曾有低热、乏力、关节酸痛病史,出现下列临床表现之一者即可作出临床诊断。①一侧或双侧上肢无力,肱动脉和桡动脉搏动减弱或消失,上肢血压明显降低或不能测出,而下肢血压和动脉搏动正常。②一侧或双侧颈动脉搏动减弱或消失,伴有一过性脑缺血症状,颈动脉部位闻及血管杂音。③股动脉及其远侧的动脉搏动减弱,上腹部闻及血管杂音。④持续性高血压,在上股部或背部闻及血管杂音。

辅助检查:①在多发性大动脉炎的活动期,往往有红细胞计数减少,白细胞计数增高,血沉增速及多项免疫功能检测异常。②超声多普勒，可以检查动脉狭窄的部位和程度，以及流量和流速。③动脉造影，能确定动脉病变的部位、范围、程度和类型，显示侧支建立情况，是术前必不可少的检查。④动脉病变涉及相关脏器时，应作有关的特殊检查。

【治疗】 疾病的早期或活动期，服用肾上腺皮质激素类药物及免疫抑制剂，可控制炎症，缓解症状。但在停药后，症状易复发。伴有动脉缺血症状者，可服用妥拉唑林等扩张血管药物；或服用双嘧达莫、肠溶阿司匹林，以降低血小板黏聚，防止继发血栓形成和蔓延。如病变动脉已有明显狭窄或闭塞，出现典型的脑缺血、肢体血供不足及重度高血压等症状时，应作手术治疗。手术时机应选在大动脉炎活动期已被控制，器官功能尚未丧失前施行。手术治疗的主要方法为旁路转流术。

（五）雷诺综合征

雷诺综合征（Raynaud 's syndrome）是指小动脉阵发性痉挛，受累部位程序性出现苍白及发冷、青紫及疼痛、潮红后复原的典型症状。常于寒冷刺激或情绪波动时发病。

【病因和病理】 通常将单纯由血管痉挛引起，无潜在疾病的称为雷诺病，病程往往稳定；血管痉挛伴随其他系统疾病的称为雷诺现象，病程较为严重，可以发生指（趾）端坏疽，两者统称为雷诺综合征。发病的确切原因虽未完全明确，但与下列因素有关：寒冷刺激、情绪波动、精神紧张、感染、疲劳等。由于多见于女性，而且病情常在月经期加重，因此可能与性腺功能有关。患者常呈交感神经功能亢奋状态，应用交感神经阻滞剂可以缓解症状，因此本征与交感神经功能紊乱有关。患者家族中可有类似发病，提示与遗传因素相关。血清免疫检测多有阳性发现，提示与免疫功能异常有关。病理改变与病期有关：早期因动脉痉挛造成远端组织暂时性缺血；后期出现动脉内膜增厚，弹性纤维断裂及管腔狭窄和血流量减少。如有继发血栓形成致管腔闭塞时，出现营养障碍性改变，指（趾）端溃疡甚至坏死。

【临床表现】 多见于青壮年女性；好发于手指，常为双侧性，偶可累及趾、面颊及外耳。典型症状是依次出现苍白、青紫和潮红。由于动脉强烈痉挛，以致毛细血管灌注暂时停止而出现苍白。而后，可能因缺氧和代谢产物的积聚，使小静脉和毛细血管扩张，小动脉痉挛略为缓解，少量血液流入毛细血管，但仍处于缺氧状态而出现青紫。潮红则是反应性充血，即流入毛细血管的血量暂时性增多所致。在疾病的早期，多在寒冷季节发病，一次发作的延续时间为数分钟至几十分钟。随着病情进展，不仅发作频繁，症状持续时间延长，即使在气温较高的季节遇冷刺激也可发病，甚至在受到冷风吹拂或用自来水洗手，就可引起症状发作。发作时，往往伴有极不舒适的麻木，但很少剧痛；间歇期，除手指皮温稍低外，无其他症状。指（趾）端溃疡少见，桡动脉（或足背动脉）搏动正常。

【检查和诊断】 根据发作时的典型症状即可作出诊断。必要时可作冷激发试验：手浸泡于冰水 20 秒后测定手指皮温，显示复温时间延长（正常为 15 分钟左右）。此外，尚应根据病史提供的相关疾病，进行相应的临床和实验室检查，以利作出病因诊断，指导临床正确治疗。

【治疗】 保暖措施可预防或减少发作；吸烟者应戒烟。药物治疗方面，首选能够削弱交感神经肌肉接触传导类药物，如胍乙啶，可与酚苄明（氧苯苄胺）合用，也可用妥拉唑林或利血平。尚可应用前列腺素 El（PGE1），具有扩张血管并抑制血小板聚集的作用。有自身免疫性疾病或其他系统性疾病，应同时进行治疗。大多数患者经药物治疗后症状缓解或停止发展。长期内科治疗无效的患者，可考虑行交感神经末梢切除术。

（六）周围动脉瘤

周围动脉瘤（peripheral arterial aneurysm）通常指主动脉以外的动脉区域发生的局限性异常扩张，可发生于四肢动脉、颈动脉及锁骨下动脉等处，以股动脉瘤和腘动脉瘤最为常见，约占周围动脉瘤的 90%。有三类：①真性动脉瘤；②假性动脉瘤；③夹层动脉瘤（图 40-3）。

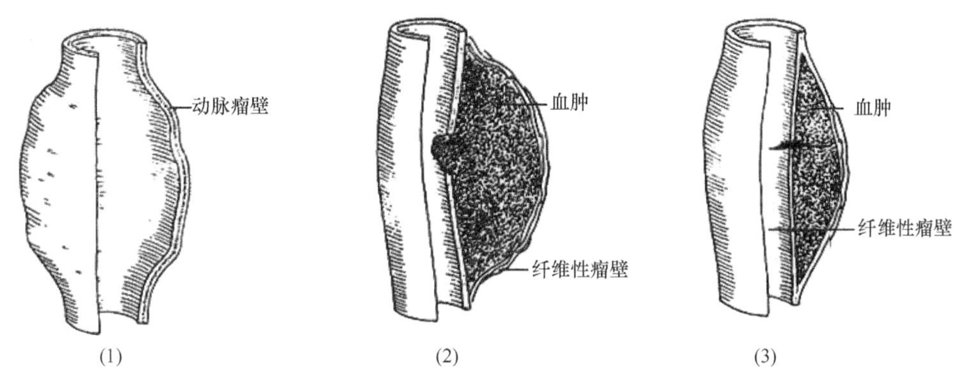

图 40-3 动脉瘤分类

（1）真性动脉瘤；（2）假性动脉瘤；（3）夹层动脉瘤

【病因】 周围动脉瘤病因复杂，动脉粥样硬化是真性动脉瘤的最常见原因，损伤、感染、炎症引起的动脉瘤以假性动脉瘤居多。

1. 动脉粥样硬化 多发于 50 岁以上的老年人群，常伴有高血压、冠状动脉硬化性心脏病及其他部位动脉硬化，可为多发性动脉瘤。

2. 损伤 锐性损伤如刀刺伤，钝性损伤可以是挫伤、骨折缘损伤，长期拄拐杖反复摩擦挤压腋部也可导致腋动脉瘤。此外，医源性损伤如因开展介入技术而行动脉穿刺、插管，动脉吻合口等，为假性动脉瘤。

3. 感染 结核、细菌性心内膜炎或脓毒症时，细菌可经血液循环侵袭动脉管壁，形成滋养血管或血管壁小脓肿，导致动脉壁溃破形成感染性动脉瘤；梅毒螺旋体侵袭动脉壁发生动脉炎使肌层胶原纤维和弹力纤维变性后梭形动脉瘤，多为假性动脉瘤，易破裂。

4. 动脉炎性疾病 大动脉炎、川崎病、白塞综合征等动脉非细菌性炎性疾病常累及青年人动脉系统形成动脉瘤。

5. 先天性动脉中层缺陷 如马方综合征（Marfan Syndrom）及 Ehlers-Danlos 综合征，常见于青年人。

【临床表现】 有以下五个方面。

1. 搏动性肿块和杂音 是动脉瘤典型的临床表现。肿块表面光滑，触诊时具有膨胀性而非传导性搏动，且与心脏搏动一致，可伴有震颤和收缩期杂音。

2. 压迫症状 由动脉瘤压迫周围神经和静脉及邻近器官出现相应症状。颈动脉瘤压迫喉返神经可引起一侧声带麻痹，出现声音嘶哑；压迫颈交感神经可出现霍纳综合征（Horner's syndrome）；压迫食管引起吞咽困难等。锁骨下动脉瘤压迫臂丛可引起上肢感觉异常和运动障碍，压迫静脉可引起上肢肿胀。股动脉瘤压迫股神经时可出现下肢的麻木和放射痛；压迫股静脉则出现下肢肿张和浅静脉怒张。腘动脉瘤压迫神经和静脉时则出现小腿的疼痛和肿胀。

3. 远端肢体、器官缺血 瘤腔内附壁血栓或硬化斑块碎片脱落可造成远端动脉栓塞，出现动脉栓塞的相应临床表现，如发生在颈动脉瘤时可出现一过性脑缺血、偏瘫或死亡。动脉瘤继发血栓形成时，可引起远端组织急性缺血。

4. 瘤体破裂 动脉瘤在压力作用下不断扩张增大，最终可突然破裂、出血而危及生命。如破入邻近空腔脏器，则引起相应脏器出血症状；如破入伴行静脉导致动-静脉瘘。颈动脉周围组织疏松，颈动脉瘤一旦破裂造成的巨大血肿，可迅速压迫气道，后果十分严重。

5. 其他症状 如瘤体增大较快或先兆破裂，局部可有明显疼痛。感染性动脉瘤可有局部疼痛、周围组织红肿，可伴有发热、周身不适等全身症状。

【诊断与鉴别诊断】 根据临床表现及体格检查，一般可做出临床诊断。瘤体小且肥胖者，不易检出而漏诊。当动脉瘤伴周围组织炎症或腔内血栓形成时，搏动不明显，切勿误诊为脓肿或良性肿瘤而行穿刺检查或切开引流术。腘动脉瘤如并发血栓形成，需与腘窝囊肿鉴别。

影像学检查有助于明确诊断，可根据情况选用超声多普勒、DSA、CT、3DCTA 和 MRA。

【治疗】 周围动脉瘤一经确诊，应尽早治疗。方法有三类。

1. 手术治疗 原则是切除动脉瘤和动脉重建术。动脉重建包括动脉裂口修补、动脉补片移植和动脉端端吻合术等。缺损较大时可行人工血管或自体静脉移植术。如为感染性动脉瘤并伴周围组织感染，应彻底清除瘤腔内血栓等感染组织，反复清洗。

2. 动脉瘤腔内修复术 采用覆膜支架置入瘤体累及动脉段，隔绝动脉瘤同时恢复动脉通路。该法创伤较小，但费用较高，远期效果仍待观察，必须严格掌握适应证。

3. 开放手术和腔内修复相结合的复合手术 即以一个较小的手术先重建受动脉瘤影响的重要分支动脉血流，再采用覆膜支架隔绝瘤体及其重要分支。适用于瘤体位置深、开放手术创伤大或患者不能耐受开放手术者。

（七）内脏动脉瘤

内脏动脉瘤是指发生在腹主动脉内脏支的动脉瘤，以脾动脉瘤最常见（占 60%），其次为肝动脉瘤（占 20%）、肠系膜上动脉瘤（占 4%），也可见于腹腔干动脉瘤、肾动脉瘤及网膜动脉和肠系膜下动脉瘤。

脾动脉瘤

在腹腔动脉瘤中，脾动脉瘤仅次于肾下腹主动脉瘤和髂动脉瘤，居内脏动脉瘤之首。

【病因】 脾动脉瘤的发病与下列因素或疾病相关。①妊娠：以妊娠妇女居多，尤以多产妇常见，且易破裂，破裂率高达 20% ~50%。与妊娠期激素水平的变化、脾动脉壁弹力层和弹力纤维形成异常、全身血容量增加等因素有关。②门静脉高压：门静脉高压时脾增大、脾动脉血流增加致脾动脉壁薄弱部位瘤样扩大。③胰腺炎：急慢性胰腺炎的胰液自身消化或局部压迫，可诱发假性脾动脉瘤的形成。④损伤：胰腺癌、胃癌、腹膜后肿瘤及淋巴结清除等腹部外科大手术，可直接损伤脾动脉，形成脾动脉瘤。血管腔内治疗直接损伤血管壁，也是导致动脉瘤的原因。

【临床表现】 脾动脉瘤的临床表现各异。未破裂时症状不典型，部分患者仅表现为上腹部不适、腹痛等，瘤体较大时可有左肩部或左背部疼痛，压迫神经丛或刺激胃后壁造成间歇性恶心、呕吐等消化道症状。动脉瘤破裂时出现突发性急性腹痛，背部或肩部放射痛及急性失血性休克等征象。如破入胆管或胃肠道，可引起胆道或消化道出血，破入胰管可引起胰腺炎等症状。

【诊断】 ①腹部 X 线检查：50%～70%的脾动脉瘤严重钙化，故脾动脉瘤区可见明显的钙化。②CT：可准确地区分脾动脉及膨大的瘤体（图 40-4）。三维成像则能显出不同侧面的立体结构。③MRI：利用其血管流空效应可协助诊断脾动脉瘤，并判断门静脉及内脏静脉内血流情况。④超声：阳性率不如 CT 和 MRI，但可作为一种初步检测指标。⑤选择性血管造影：最常用数字减影血管造影（DSA），可具体了解瘤体的大小、形态、部位及与周围的关系，并为血管腔内治疗提供参考数据。

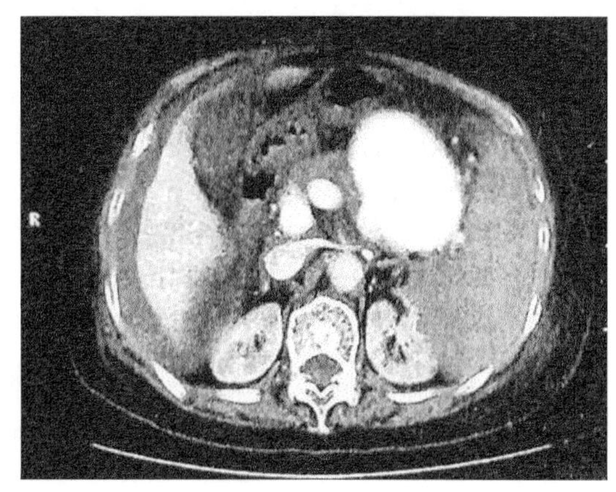

图 40-4　CTA 脾动脉瘤

【治疗】 有手术治疗和血管腔内治疗两种方法。手术治疗适用于瘤体直径>2cm，有增大趋势者，以及准备妊娠或妊娠期间发现的脾动脉瘤。手术方法有脾动脉瘤切除、脾动脉重建和脾动脉瘤连同脾切除等。血管腔内治疗可适用动脉栓塞术，或置入覆膜支架隔绝动脉瘤。

肝动脉瘤

肝动脉瘤可分为肝内和肝外两型，以后者居多，肝内型多见于右侧肝。主要病因有创伤、感染、动脉硬化及肝动脉先天性发育异常。经肝动脉插管化疗、造影等也可引起肝动脉瘤。胆管结石和胆总管 T 管引流偶可导致肝动脉瘤。瘤体较小未造成胆道阻塞者，临床症状不典型，或仅出现上腹部不适。当瘤体增大压迫胆道时，可出现发热、黄疸等症状；瘤体破裂可出现失血性休克的临床表现，破入胆道或消化道则出现胆道出血或消化道出血。结合临床表现和影像学检查，可做出正确的诊断。肝外肝动脉瘤可作动脉瘤切除，亦可行动脉瘤近、远端动脉结扎术。肝内型动脉瘤可行部分肝切除或肝动脉结扎术；也可通过介入法肝动脉栓塞治疗。

肾动脉瘤

肾动脉瘤可发生在肾动脉主干或其分支，有夹层动脉瘤和非夹层动脉瘤两类。临床表现为高血压和肾功能异常，偶有肾绞痛的发生，肾动脉瘤破裂时可出现失血性休克。结合超声、CT、MRI 检查诊断不准时，选择性肾动脉造影显示更明晰。

治疗肾动脉瘤的主要方法是动脉瘤切除、自体血管移植或人工血管移植重建肾动脉。部分患者在动脉瘤切除后行自体肾移植术；对无法切除或血管重建者，需行肾切除手术。目前已较多采用腔内修复术治疗本病。

腹腔干和肠系膜动脉瘤

腹腔干和肠系膜动脉瘤较少见，其中肠系膜上动脉瘤约占内脏动脉瘤的 8%。本病大多无临床症状，也可出现肠缺血、动脉瘤压迫引起的腹部不适和腹痛，消化道出血、腹腔或后腹膜出血等；如发生消化道缺血坏死，后果严重。临床诊断较困难，常需经 CTA 或血管造影来确定诊断（图 40-5）。治疗上可行开腹动脉瘤切除术。近年来，多采用腔内方法治疗。

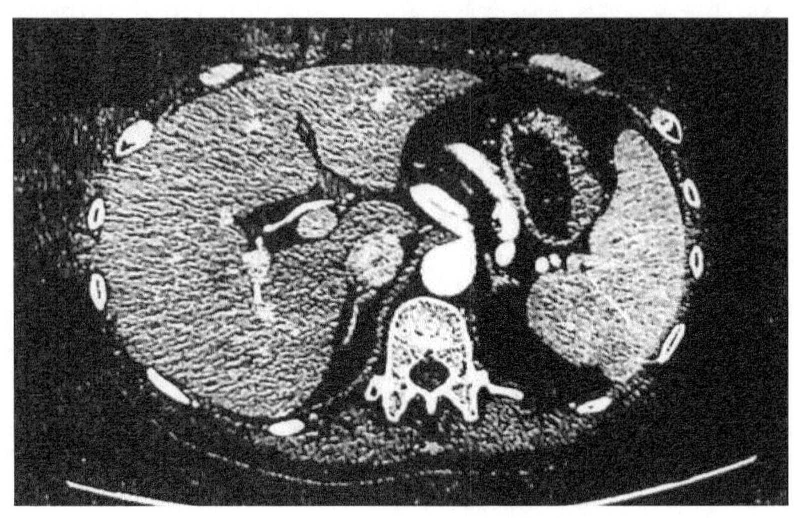

图 40-5 腹腔干动脉夹层的 CTA 显像

(八) 腹主动脉瘤

腹主动脉瘤(abdominal aortic aneurysm,AAA),是动脉扩张性疾病。当腹主动脉的直径扩张至正常直径的 1.5 倍时称之为腹主动脉瘤,是最常见的动脉扩张性疾病,一旦破裂出血可危及生命。临床上,将发生于肾动脉以上的主动脉瘤称为胸腹主动脉瘤,位于肾动脉以下者称为腹主动脉瘤。

【病因】 弹力纤维和胶原纤维是维持动脉弹性和扩张强度的主要成分,两者的降解、损伤,使腹主动脉壁的机械强度显著下降,致动脉壁局限性膨出成瘤。引起弹力纤维和胶原纤维损伤的因素涉及生物化学、免疫炎性反应、遗传、解剖、血流动力学等。肾下腹主动脉壁的弹力纤维相对匮乏、自身修复能力薄弱、腹主动脉分叉段因血反流致动脉内压扩大,都是导致腹主动脉瘤形成的重要因素。吸烟、创伤、高血压、高龄和慢性阻塞性肺疾病等,也是腹主动脉瘤的易患因素。

【临床表现】 主要临床表现如下。①搏动性肿物:多数患者自觉脐周或心窝部有异常搏动感。体格检查为脐部或脐上方偏左可触及类圆形膨胀性搏动性肿物,其搏动与心跳一致,可有震颤或听到收缩期杂音。②疼痛:主要为腹部、腰背部疼痛,多为胀痛或刀割样痛等。瘤体巨大可压迫、侵蚀椎体,引起神经根性疼痛。突发性剧烈腹痛为瘤体急剧扩张甚至破裂的先兆。③压迫:以胃肠道受压最为常见,表现为上腹胀满不适,食量下降;压迫肾盂、输尿管,可出现泌尿系统梗阻相关的症状;下腔静脉受压,可引起双下肢深静脉血栓形成;压迫胆管,可导致阻塞性黄疸。④栓塞:瘤腔内的血栓或粥样斑块一旦脱落,可随血流冲至远侧,造成下肢动脉栓塞,导致肢体缺血甚至坏死。⑤破裂:腹主动脉瘤破裂是本病最严重的临床问题和致死原因。主要临床表现为突发性剧烈腹痛、失血性休克及腹部存在搏动性肿物。如直接破入腹腔,迅速出现失血性休克,死亡率极高;若破入腹膜后腔间隙,虽可形成限制性血肿,但多伴有失血性休克、腰背部疼痛和皮下瘀斑,血肿一旦破入腹腔也将导致死亡。

【诊断】 根据病史和体格检查,发现脐周及左上腹膨胀性搏动性肿物,常可作出临床诊断。

辅助检查如下。①超声多普勒:直径3cm以上的腹主动脉瘤即可被检出,能显示瘤体大小、有无斑块及血栓,还可提供血流动力学参数。该法无创、方便、经济,可作为筛选检查。②CT:平扫及增强扫描能准确显示动脉瘤的形态及其与周围脏器的毗邻关系,判断有无解剖异常,发现有无伴发的其他腹内疾患。CT三维重建技术能更准确地显示瘤体的三维形态特征、大小及腹主动脉主要分支受累的情况,并能精确测量瘤体各部位参数,为手术或腔内修复术提供必要参数(图40-6)。③磁共振血管成像:无需造影剂,即可清楚显示病变的部位、形状、大小等,并能提供形象逼真的影像。对于瘤体破裂形成的亚急性、慢性血肿有较高的诊断价值。④DSA:术前怀疑有腹腔内血管异常或马蹄肾者,应行DSA检查。对于胸腹主动脉瘤、多发性动脉瘤和主动脉夹层的诊断有重要价值。当动脉瘤腔内有大量附壁血栓时,不能显示瘤腔的真实影像。

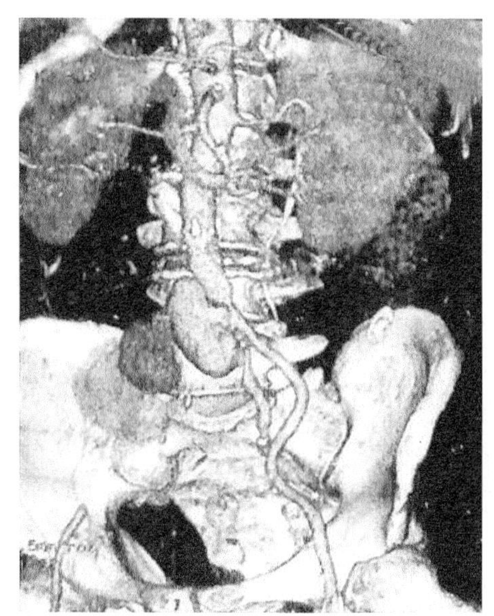

图40-6　腹主动脉瘤破裂的3DCTA图像

【治疗】 腹主动脉瘤如不治疗不可能自愈,一旦破裂死亡率高达70%~90%,而择期手术死亡率已下降至5%以下,因此应早期诊断、早期治疗。外科手术仍是主要的治疗方法;对于高危患者,可采用腔内修复术。

1. 手术治疗

(1)手术适应证:①瘤体直径≥5cm者,或瘤体直径<5cm,但不对称,易于破裂者。②伴有疼痛,特别是突发持续性剧烈腹痛者。③压迫胃肠道、泌尿系统引起梗阻或其他症状者。④引起远端动脉栓塞者。⑤并发感染。瘤体破裂,或与下腔静脉、肠管形成内瘘者,应急诊手术。

(2)手术并发症:除了心肺功能不全、急性肾衰竭和多器官功能不全等全身并发症外,可能出现凝血功能障碍或吻合口渗漏可引起腹腔内出血,下肢血栓或栓塞可引起肢体缺血、坏死。结扎肠系膜下动脉有时引起乙状结肠缺血、坏死。此外,可发生人工血管感染、吻合口假性动脉瘤等。因动脉瘤累及双侧髂内动脉而无法保留时,可引起臀肌、直肠缺血及性功能障碍。

2. 腔内修复术(endovascluar therapy)　DSA监测下,经双侧股总动脉切口,经特制的导入系统将覆膜支架送入腹主动脉,按术前设定的精确定位放至瘤腔内,利用金属支架的自膨性和植入物头端的钩状附件,使支架固定于动脉瘤近远端的动脉壁。腔内修复术创伤较小,使许多不能耐受传统手术的高危患者获得了救治机会。但该法受瘤体解剖学条件限制,严重肾功能不全、造影剂过敏者无法应用,也可有内漏等严重并发症。置入的覆膜支架的形态、结构、位置及重塑等远期变化。

（九）主动脉夹层动脉瘤

动脉血流将主动脉内膜撕裂，并进入动脉壁中层形成血肿，进一步撕裂动脉壁向远端延伸，从而造成主动脉真假两腔分离的病理改变，称为主动脉夹层动脉瘤（aortic dissecting aneurysm）。主动脉夹层动脉瘤起病急，病情严重，死亡率高，在我国并不少见，大致与腹主动脉瘤的发生率相仿。

【病因】 高血压及主动脉中层疾病是发生主动脉夹层最重要的因素。①高血压：主动脉夹层因高血压所致者占 80%～90%，严重的高血压可使主动脉壁长期处于应激状态，弹力纤维常发生囊性变性或坏死，易被持续高压血流冲破导致夹层形成。老年高血压患者常伴有动脉粥样硬化改变，家族性高血压、肾性或肾血管性和先天性主动脉缩窄所致的继发性高血压多见于中青年患者。②主动脉中层病变：动脉粥样硬化、马方综合征和 Ehlers-Danlos 综合征等引起主动脉中层囊性变或发育小、各种血管炎症等均会造成主动脉壁薄弱或结构异常，形成夹层。③损伤：严重外伤如车祸和医源性损伤如插管、主动脉手术等可引起主动脉局部撕裂，形成夹层。

【病理改变】 内膜裂口形成后，血流可以沿内膜与中膜之间行走，也可穿入中膜与外膜之间，血液流向多是螺旋形，最后在远端某一部位穿回动脉真腔，夹层瓣片将主动脉分为真假两腔。主动脉夹层动脉瘤的发展趋势是：①形成主动脉瘤样变，最终破裂；②夹层血肿或夹层瓣片压迫主动脉分支开口引起冠状动脉、头臂动脉、内脏动脉和下肢动脉缺血；③假腔闭合或血栓形成。

【临床表现】 取决于主动脉夹层动脉瘤的部位、范围、程度、主动脉分支受累情况及是否有动脉瘤破裂等。一般发病 2 周以内为急性期，2 周至 2 个月为亚急性期，超过 2 个月为慢性期。急性期症状明显，慢性期症状常不典型。男性患者较多见。常见症状如下。①疼痛：是本病最突出的表现。90% 以上患者出现突发性胸部或胸背部持续性剧烈疼痛，疼痛呈撕裂样或刀割样，可向肩胛区、前胸、腹部及下肢放射，可伴有面色苍白、出冷汗、四肢发凉、神志淡漠等休克样表现。极少数患者可无疼痛表现。②高血压：大部分病例可伴有高血压，如果出现心脏压塞、动脉瘤破裂或冠状动脉供血受阻引起的急性心肌梗死时，则出现低血压。③脏器或肢体缺血症状：主动脉弓三大分支受累阻塞或肋间动脉–腰动脉阻塞时，出现偏瘫或截瘫等症状，也可表现为一过性意识模糊、昏迷等表现，部分患者因左喉返神经压迫出现声嘶；腹腔干、肾动脉及肠系膜上动脉等重要内脏血管受累，则出现急性肝功能损害、急性肾功能不全、急性肠缺血坏死等症状；夹层可累及肢体血供，表现为类似急性动脉栓塞的“5P”征，容易误诊。④破裂：主动脉夹层可破入心包、胸膜腔引起心脏压塞或大量胸腔积血，也可破入食管、气道或腹腔而出现休克、胸痛、呼吸困难、咯血或呕血甚至猝死等表现。

【诊断和鉴别诊断】 有高血压史，不明原因的突发性胸部、背部或腹部剧烈疼痛者，应考虑本病。结合典型的临床表现、体征和辅助检查可以确诊心电图及心肌酶谱检查，有助于与急性心肌梗死鉴别。胸部 X 线片可见主动脉弓或纵隔增宽、主动脉局部隆起或大量胸腔积液等征象；超声心动图和彩色多普勒超声可以发现胸主动脉或腹主动脉内漂浮的动脉瓣片；经食管超声可发现主动脉内膜的裂口；MRA 可以显示动脉撕裂的走向和真腔、假腔情况；CTA 扫描可以明确病变的范围和真腔、假腔的分布，通过三维重建显示整个主动脉夹层动脉瘤和各内脏动脉分支的血供。

夹层动脉瘤急性期容易误诊,除与急性心肌梗死鉴别外,应与急性心包炎、急性胸膜炎、急腹症及急性下肢动脉栓塞鉴别。

【治疗】

1. 非手术治疗　一旦疑为本病应分秒必争地明确诊断和治疗,无论何型主动脉夹层动脉瘤均应首先开始药物治疗,其目的是控制疼痛、降低血压及心室收缩速率,防止夹层进一步扩展或破裂及其他一些严重并发症的发生。

2. 外科手术　目的是切除内膜撕裂口,防止夹层破裂所致大出血,重建因内膜片或假腔造成的血管阻塞区域的血流。

3. 血管腔内治疗　主要目的是封堵主动脉内膜裂口,从而消除假腔的血流,使假腔血栓形成而治愈夹层动脉瘤。

三、静脉疾病

静脉疾病比动脉疾病更为常见,好发于下肢。主要分为两类:下肢静脉逆流性疾病,如下肢慢性静脉功能不全,包括原发性下肢静脉曲张和原发性下肢深静脉瓣膜功能不全;下肢静脉回流障碍性疾病,如下肢深静脉血栓形成。静脉的解剖与血流动力学在静脉疾病的发病机制中起重要作用。

(一)解剖结构与血流动力学

【下肢静脉解剖】　下肢静脉由浅静脉、深静脉、交通静脉和肌肉静脉组成。

(1)浅静脉,有大、小隐静脉两条主干。小隐静脉起自足背静脉网的外侧,自外踝后方上行,逐渐转至小腿屈侧中线并穿入深筋膜,可有一上行支注入大隐静脉。大隐静脉是人体最长的静脉,起自足背静脉网的内侧,经内踝前方沿小腿和大腿内侧上行,在腹股沟韧带下穿过卵圆窝注入股总静脉。大隐静脉在膝平面下,分别由前外侧和后内侧分支与小隐静脉交通;于注入股总静脉前,主要有五个分支:阴部外静脉、腹壁浅静脉、旋髂浅静脉、股外侧静脉和股内侧静脉(图 40-7)。

(2)深静脉,小腿深静脉由胫前、胫后和腓静脉组成。胫后静脉与腓静脉汇合成一短段的胫腓干,后者与胫前静脉组成腘静脉,经腘窝进入内收肌管裂孔上行为股浅静脉,至小粗隆平面,与股深静脉汇合为股总静脉,于腹股沟韧带下缘移行为髂外静脉。

(3)小腿肌静脉,有腓肠肌静脉和比目鱼肌静脉,直接汇入深静脉。

(4)交通静脉,穿过深筋膜连接深、浅静脉。小腿内侧的交通静脉,多数位于距足底(13±1)cm,(18±1)cm 和(24±1)cm 处;小腿外侧的交通静脉大多位于小腿中段(图 40-7)。大腿内侧的交通静脉大多位于中、下 1/3 处。

【静脉壁结构】　静脉壁包括内膜、中膜和外膜。内膜由内皮细胞与内膜下层组成;中膜含有平滑肌细胞及结缔组织网,与静脉壁的强弱及收缩功能相关;外膜主要为结缔组织,内含供应静脉壁的血管、淋巴管与交感神经终端。与动脉相比,静脉壁薄,肌细胞及弹性纤维较少,但富含胶原纤维,对维持静脉壁强度起重要作用。静脉瓣膜由两层内皮细胞折叠而成,内有弹力纤维。正常瓣膜为双叶瓣,每一瓣膜包括瓣叶、游离缘、附着缘和交会点,与静脉壁构成的间隙称瓣窦。瓣窦部位的静脉壁较非瓣膜附着部位薄且明显膨出,使静脉外形如竹节状。越是周围静脉瓣膜数量越多、排列越密集。静脉瓣膜具有向心单向开放功

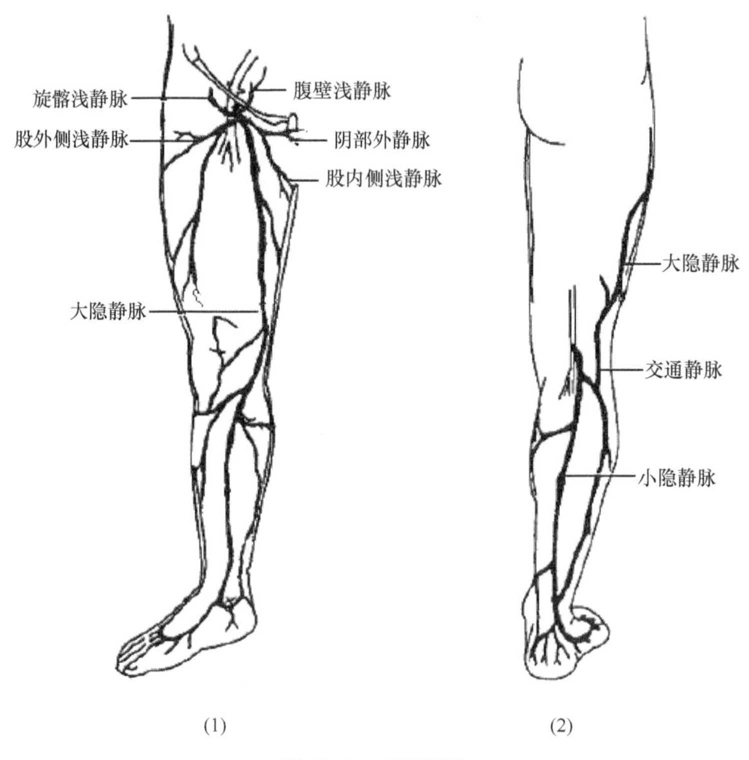

图 40-7　交通静脉

(1)大隐静脉及其属支;(2)小隐静脉及其分支

能,关闭时可耐受 200mmHg 以上的逆向压力,足以阻止逆向血流。

【血流动力学】　静脉系统占全身血量的 64%,因此又称为容量血管,起着血液向心回流的通路、贮存血量、调节心脏的流出道及皮肤温度等重要生理功能。在下肢,浅静脉占回心血量的 10% ~15%,深静脉占 85%~90%。下肢静脉血流能对抗重力向心回流,主要依赖于:①静脉瓣膜向心单向开放功能,起向心导引血流并阻止逆向血流的作用。②肌关节泵(muscle and articular pump)的动力功能,驱使下肢静脉血流向心回流并降低静脉压,因此又称“周围心脏(peripheral heart)”。③其他因素:胸腔吸气期与心脏舒张期产生的负压作用,对周围静脉有向心吸引作用;股腔内压升高及动脉搏动压力向邻近静脉传递,具有促使静脉回流和瓣膜关闭的作用。

【病理生理】　下肢静脉疾病的血流动力学变化主要是主干静脉及毛细血管压力增高。前者引起浅静脉扩张,后者造成微循环障碍,引起毛细血管扩大和毛细血管周围炎及通透性增加;纤维蛋白原、红细胞等渗入组织间隙及毛细血管内微血栓形成;由于纤溶活性降低,渗出的纤维蛋白积聚并沉积于毛细血管周围,形成阻碍皮肤和皮下组织摄取氧气和其他营养物质的屏障,造成局部代谢障碍,导致皮色素沉着、纤维化、皮下脂质硬化和皮肤萎缩,最后形成静脉性溃疡。小腿下内侧的皮肤、皮下组织的静脉血流,除了部分经隐静脉回流外,主要是经交通静脉直接向深静脉回流。这一区域血柱重力最大,交通静脉又在肌泵下方,当肌泵收缩时所承受的反向压力最高,容易发生瓣膜闭不全。因此静脉性溃疡常特征性地出现于该区。

（二）下肢慢性静脉功能不全

下肢慢性静脉功能不全(chronic venous insufficiency,CVI)是一组由静脉逆流引起的病征,常见症状为下肢沉重、疲劳、胀痛等,临床表现有七类:有自觉症状,但无明显体征;毛细静脉扩张或网状静脉扩张;浅静脉曲张;踝部和(或)小腿水肿;皮肤改变:色素沉着、湿疹、皮下脂质硬化改变及已愈合的溃疡;皮肤改变及活动期静脉性溃疡。

根据病因可分为三类:先天性瓣膜结构及功能异常;原发性浅静脉或深静脉瓣膜功能不全;继发性静脉瓣膜功能不全(深静脉血栓形成后,静脉外来压迫等)。根据病变涉及的范围分为三类:单纯累及浅静脉;同时涉及交通静脉;浅静脉、交通静脉及深静脉均累及。根据血流动力学改变可以分为:静脉逆流;静脉阻塞引起回流障碍;两者兼有。因此除了有明显下肢水肿的患者需与淋巴水肿鉴别外,对以浅静脉曲张为主症者,均应通过体检及多种特殊检查,从临床表现、病因分类、解剖定位及病理生理改变四个方面作出判断。

原发性下肢静脉曲张(primary lower extremity varicose veins)指仅涉及隐静脉,浅静脉伸长、迂曲而呈曲张状态,持久站立工作、体力活动强度高、久坐者多见。

【病因和病理生理】　静脉壁软弱、静脉瓣膜缺陷及浅静脉内压升高,是引起浅静脉曲张的主要原因。静脉壁薄弱和静脉瓣膜缺陷,与遗传因素有关。长期站立、重体力劳动、妊娠、慢性咳嗽、习惯性便秘等后天性因素,使瓣膜承受过度的压力,逐渐松弛,不能紧密关闭。循环血量经常超负荷,亦可造成压力升高,静脉扩张,而形成相对性瓣膜关闭不全。由于离心愈远的静脉承受的静脉压愈高,因此曲张静脉在小腿部远比大腿部明显。而且病情的远期进展比开始阶段迅速。

【临床表现和诊断】　原发性下肢静脉曲张以大隐静脉曲张为多见,单独的小隐静脉曲张较少见;以左下肢多见,但双侧下肢可先后发病。主要临床表现为下肢浅静脉扩张、迂曲,下肢沉重、乏力感。可出现踝部轻度肿胀和足靴区皮肤营养性变化:皮肤色素沉着、皮炎、湿疹、皮下脂质硬化和溃疡形成。

根据下肢静脉曲张的临床表现,诊断并不困难。必要时选用超声、容积描记、下肢静脉压测定和静脉造影等辅助检查,以更准确地判断病变性质。鉴别诊断如下。①原发性下肢深静脉瓣膜功能不全:症状相对严重,超声或下肢静脉造影,观察到深静脉瓣膜关闭不全的特殊征象。②下肢深静脉血栓形成后综合征:有深静脉血栓形成病史,浅静脉扩张伴有肢体明显肿胀。如鉴别诊断仍有困难,应作超声或下肢静脉造影。③动-静脉瘘:患肢皮肤温度升高,局部有时可扪及震颤或有血管杂音,浅静脉压力明显上升,静脉血的含氧量增高。

【治疗】　原发性下肢静脉曲张的治疗可有下列三种方法。

1. 非手术疗法　患肢穿医用弹力袜或用弹力绷带使曲张静脉处于萎瘪状态,避免久站、久坐,间歇抬高患肢。非手术疗法仅能改善症状,适用于:①症状轻微又不愿手术者;②妊娠期发病,鉴于分娩后症状有可能消失,可暂行非手术疗法;③手术耐受力极差者。

2. 硬化剂注射和压迫疗法　利用硬化剂注入排空的曲张静脉后引起的炎症反应使之闭塞。也可作为手术的辅助疗法,处理残留的曲张静脉。硬化剂注入后,局部用纱布卷压迫,自足踝至注射处近侧穿弹力袜或缠绕弹力绷带,立即开始主动活动。大腿部维持压迫1周,小腿部6周左右。应避免硬化剂渗漏造成组织炎症、坏死或进入深静脉并发血栓形成。

3. 手术疗法　诊断明确且无禁忌证者都可施行手术治疗:大隐或小隐静脉高位结扎及

主干与曲张静脉剥脱术。近年来应用激光进行静脉闭合手术也开展较多，远期疗效还待观察。

【并发症及其处理】 病程进展中可能出现下列并发症。

1. 血栓性浅静脉炎 曲张静脉易引起血栓形成及静脉周围炎，常遗留局部硬结与皮肤粘连，可用抗凝及局部热敷治疗，伴有感染时应用抗生素。炎症消退后，应施行手术治疗。

2. 溃疡形成 踝周及足靴区易在皮肤损伤破溃后引起经久不愈的溃疡，愈合后常复发。处理方法：创面湿敷，抬高患肢以利回流，较浅的溃疡一般都能愈合，接着应采取手术治疗。较大或较深的溃疡，经上述处理后溃疡缩小，周围炎症消退，创面清洁后也应作手术治疗，同时作清创植皮，可以缩短创面愈合期。

3. 曲张静脉破裂出血 大多发生于足靴区及踝部。可以表现为皮下淤血，或皮肤破溃时外出血，因静脉压力高而出血速度快，抬高患肢和局部加压包扎，一般均能止血，必要时可以缝扎止血，以后再作手术治疗。

原发性下肢深静脉瓣膜功能不全(primary lower extremity deep vein valve insuffi-ciency)指深静脉瓣膜不能紧密关闭，引起血液逆流，但无先天性或继发性原因。

【病因和病理生理】 病因至今尚未明确，发病因素有：①瓣膜结构薄弱，在持久的逆向血流及血柱重力作用下，瓣膜游离缘松弛而不能紧密闭合，造成静脉血经瓣叶间的裂隙向远侧逆流；②持久的超负荷回心血量导致静脉管腔扩大、瓣膜相对短小而关闭不全，故又称"相对性下肢深静脉瓣膜关闭不全"；③深静脉瓣膜发育异常或缺如，失去正常关闭功能；④小腿肌关节泵软弱，泵血无力，引起静脉血液积聚，导致静脉高压和瓣膜关闭不全。

【临床表现和诊断】 除浅静脉曲张外，根据临床表现的轻重程度可分为：①轻度，久站后下肢沉重不适，踝部轻度水肿；②中度，轻度皮肤色素沉着及皮下组织纤维化，单个小溃疡，下肢沉重感明显，踝部中度肿胀；③重度，短时间活动后即出现小腿胀痛或沉重感，水肿明显并累及小腿，伴有广泛色素沉着、湿疹或多个、复发性溃疡(已愈合或活动期)。

深静脉瓣膜功能检查能明确诊断。

1. 静脉造影 下肢静脉顺行造影显示下列特点：深静脉全程通畅，明显扩张；瓣膜影模糊或消失，失去正常的竹节状形态而呈直筒状；Vabaka 屏气试验时，可见含有造影剂的静脉血自瓣膜近心端向瓣膜远侧逆流。

2. 下肢活动静脉压测定 可间接地了解瓣膜功能，常作为筛选检查。正常时，站立位活动后足背浅静脉压平均为 10 ~30mmHg，原发性下肢静脉曲张为 25~40mmHg。深静脉瓣膜关闭不全时，高达 55 ~85mmHg。

3. 超声检查 可以观察瓣膜关闭活动及有无逆向血流，原发性深静脉瓣膜关闭不全应与深静脉血栓形成后综合征相鉴别，两者临床表现相似，但处理方法不尽相同。

【治疗】 凡诊断明确，结合临床表现的严重程度，应考虑施行深静脉瓣膜重建术。主要方法有：①股浅静脉腔内瓣膜成形术，通过缝线，将松弛的瓣膜游离缘予以缩短，使之能合拢关闭；②股浅静脉腔外瓣膜成形术；③股静脉壁环形缩窄术；④带瓣膜静脉段移植术；⑤半腱肌-股二头肌袢腘静脉瓣膜代替术。由于深静脉瓣膜关闭不全同时伴有浅静脉曲张，因此需要同时作大隐静脉高位结扎、曲张静脉剥脱，已有足靴区色素沉着或溃疡者，尚需作交通静脉结扎术。

（三）深静脉血栓形成

深静脉血栓形成（deep venous thrombosis，DVT）是指血液在深静脉腔内不正常凝结，阻塞静脉腔，导致静脉回流障碍，如未予及时治疗，急性期可并发肺栓塞（致死性或非致死性），后期则因血栓形成后综合征，影响生活和工作能力。全身主干静脉均可发病，尤其多见于下肢。

【病因和病理】 静脉损伤，血流缓慢和血液高凝状态是造成深静脉血栓形成的三大因素。损伤可造成内皮脱落及内膜下层胶原裸露，或静脉内皮及其功能损害，引起多种具有生物活性物质释放，启动内源性凝血系统，同时静脉壁电荷改变，导致血小板聚集、黏附，形成血栓。造成血流缓慢的外因有：久病卧床，术中、术后及肢体制动状态及久坐不动等。此时，因静脉血流缓慢，在瓣窦内形成涡流，使瓣膜局部缺氧，引起白细胞黏附分子表达，白细胞黏附及迁移，促成血栓形成。血液高凝状态见于：妊娠、产后或术后、创伤、长期服用避孕药、肿瘤组织裂解产物等，使血小板数增高，凝血因子含量增加而抗凝血因子活性降低，导致血管内异常凝结形成血栓。典型的血栓包括：头部为白血栓，颈部为混合血栓，尾部为红血栓。血栓形成后可向主干静脉的近端和远端滋长蔓延。其后，在纤维蛋白溶解酶的作用下，血栓可溶解消散，血栓脱落或裂解的碎片成为栓子，随血流进入肺动脉引起肺栓塞。但血栓形成后常激发静脉壁和静脉周围组织的炎症反应，使血栓与静脉壁粘连，并逐渐纤维机化，最终形成边缘毛糙管径粗细不一的再通静脉。同时，静脉瓣膜被破坏，导致继发性下肢深静脉瓣膜功能不全，即深静脉血栓形成后综合征。

【临床表现和分型】 按照血栓形成的发病部位，主要临床表现分述如下。

1. 上肢深静脉血栓形成　局限于腋静脉，前臂和手部肿胀、胀痛。发生在腋-锁骨下静脉，整个上肢肿胀，患侧肩部、锁骨上和前胸壁浅静脉扩张。上肢下垂时，肿胀和胀痛加重，抬高后减轻。

2. 上、下腔静脉血栓形成　上腔静脉血栓形成大多数起因于纵隔器官或肺的恶性肿瘤。除了有上肢静脉回流障碍的临床表现外，并有面颈部肿胀，球结膜充血水肿，眼睑肿胀。颈部、前胸壁、肩部浅静脉扩张，往往呈广泛性并向对侧延伸，胸壁的扩张静脉血流方向向下。常伴有头痛、头胀及其他神经系统症状和原发疾病的症状。下腔静脉血栓形成，多系下肢深静脉血栓向上蔓延所致。其临床特征为双下肢深静脉回流障碍，躯干的浅静脉扩张，血流方向向头端。当血栓累及下腔静脉肝段，影响肝静脉回流时，则有巴德-吉（基）亚利综合征的临床表现。

3. 下肢深静脉血栓形成　最为常见，根据发病部位及病程，可作如下分型。

（1）根据急性期血栓形成的解剖部位分型

1）中央型，即髂-股静脉血栓形成。起病急骤，全下肢明显肿胀，患侧髂窝、股三角区有疼痛和压痛，浅静脉扩张，患肢皮温及体温均升高。左侧发病多于右侧。

2）周围型，包括股静脉或小腿深静脉血栓形成。局限于股静脉的血栓形成，主要特征为大腿肿痛，由于髂-股静脉通畅，故下肢肿胀往往并不严重。局限在小腿部的深静脉血栓形成，临床特点为：突然出现小腿剧痛，患足不能着地踏平，行走时症状加重；小腿肿胀且有深压痛，作踝关节过度背屈试验可致小腿剧痛（Homans 征阳性）。

3）混合型，即全下肢深静脉血栓形成。主要临床表现为：全下肢明显肿胀、剧痛，股三角区、腘窝、小腿肌层都可有压痛，常伴有体温升高和脉率加速（股白肿）。如病程继续进展，肢体极度肿胀，对下肢动脉造成压迫及动脉痉挛，导致下肢动脉血供障碍，出现足背动脉和胫后动脉搏动消失，进而小腿和足背往往出现水泡，皮肤温度明显降低并呈青紫色（股青肿），如不及时处理，可发生静脉性坏疽。

（2）根据临床病程演变分型：下肢深静脉血栓形成后，随着病程的延长，从急性期逐渐进入慢性期。根据病程可以分成以下四型。

1）闭塞型：疾病早期，深静脉腔内阻塞，以下肢明显肿胀和胀痛为特点，伴有广泛的浅静脉扩张，一般无小腿营养障碍性改变。

2）部分再通型：病程中期，深静脉部分再通。此时，肢体肿胀与胀痛减轻，但浅静脉扩张更明显，或呈曲张，可有小腿远端色素沉着出现。

3）再通型：病程后期，深静脉大部分或完全再通，下肢肿胀减轻但在活动后加重，明显的浅静脉曲张、小腿出现广泛色素沉着和慢性复发性溃疡。

4）再发型：在已再通的深静脉腔内，再次急性深静脉血栓形成。

【检查和诊断】 一侧肢体突然发生的肿胀，伴有胀痛、浅静脉扩张，都应疑有下肢深静脉血栓形成。根据不同部位深静脉血栓形成的临床表现，一般不难作出临床诊断。下列检查有助于确诊和了解病变的范围。

1. 超声多普勒检查 采用超声多普勒检测仪，利用压力袖阻断肢体静脉，放开后记录静脉最大流出率，可以判断下肢主干静脉是否有阻塞。彩色超声可显示静脉腔内强回声、静脉不能压缩，或无血流等血栓形成的征象。如重复检查，可观察病程变化及治疗效果。

2. 下肢静脉顺行造影主要征象 ①闭塞或中断：深静脉主干被血栓完全堵塞而不显影，或出现造影剂在静脉某一平面突然受阻的征象。常见于血栓形成的急性期。②充盈缺损：主干静脉腔内持久的、长短不一的圆柱状或类圆柱状造影剂密度降低区域，边缘可有线状造影剂显示形成“轨道症”，是静脉血栓的直接征象，为急性深静脉血栓形成的诊断依据。③再通：静脉管腔呈不规则狭窄或细小多枝状，部分可显示扩张，甚至扩张扭曲状。上述征象见于血栓形成的中、后期。④侧支循环形成：邻近阻塞静脉的周围，有排列不规则的侧支静脉显影。

【预防和治疗】 手术、制动、血液高凝状态是发病的高危因素，给予抗凝药物，鼓励患者作四肢的主动运动和早期离床活动，是主要的预防措施。治疗方法可分为非手术治疗和手术取栓两类，应根据病变类型和实际病期而定。

1. 非手术治疗 ①一般处理：卧床休息、抬高患肢，适当使用利尿剂，以减轻肢体肿胀。病情允许时，着医用弹力袜或弹力绷带后起床活动。②祛聚药物：如阿司匹林、右旋糖酐、双嘧达莫（潘生丁）、丹参等，能扩充血容量、降低血黏度，防治血小板聚集，常作为辅助治疗。③抗凝治疗（anticoagulant therapy）：抗凝药物具有降低机体血凝功能，预防血栓形成、防止血栓繁衍，以利静脉再通。通常先用普通肝素或低分子肝素（分子量<6000）静脉或皮下注射，达到低凝状态后改用维生素 K 拮抗剂（如华法林）口服，对于初次、继发于一过性危险因素者，至少服用 3 个月；对于初次原发者，服药 6～12 个月或更长时间。④溶栓治疗（thrombolysis）：静脉滴注链激酶（streptokinase，SK）、尿激酶（urokinase，UK）、组织型纤溶酶原激活剂（tissue-type plasminogen activate，t-PA）等，能激活血浆中的纤溶酶原成为纤溶酶，溶解血栓。

出血是抗凝、溶栓治疗的严重并发症，且剂量的个体差异很大，应严密观察凝血功能的变化：凝血时间（CT）不超过正常的 2～3 倍，活化部分凝血时间（APTT）延长 1.5～2.5 倍，凝血酶原时间(PT)不超过对照值 1.3~1.5 倍,国际标准化比值(international normalized ratio INR)控制在 2.0~3.0。一旦出现出血并发症,除了停药外,应采用硫酸鱼精蛋白对抗肝素、维生素 K,对抗华法林使用10% 6-氨基己酸、纤维蛋白原制剂或输新鲜血,对抗纤溶治疗引起的出血。

2. 手术疗法　①取栓术(thrcmbectomy)最常用于下肢深静脉血栓形成,尤其是髂-股静脉血栓形成的早期病例。研究发现:发病后 3 日内,血栓与静脉内腔面尚无明显粘连,超过 5 日则粘连明显,因此取栓术的时机应在发病后 3~5 日内。对于病情继续加重,或已出现股青肿,即使病期较长,也可施以手术取栓力求挽救肢体。手术方法主要是采用 Fogarty 导管取栓术,术后辅助用抗凝、祛聚疗法 2 个月,防止再发。②经导管直接溶栓术(catheter-directed thrombolysis,CDT)是近年来开展的血管腔内治疗技术,适用于中央型和混合型血栓形成。

【并发症和后遗症】　深静脉血栓如脱落进入肺动脉,可引起肺栓塞,大面积肺栓塞可以致死,小的局限性肺栓塞的临床表现常缺乏特异性。典型临床表现有:呼吸困难、胸痛、咯血、低血压和低氧血症等,严重者发病急骤,可迅速处于晕厥状态,出现寒战、出汗、苍白或发绀,血压明显下降等。肺动脉 CTA 检查可以明确诊断。对已有肺栓塞发生史、血栓头端延伸至下腔静脉或置管操作可能造成血栓脱落者,应考虑放置永久性或临时性下腔静脉滤器,防止肺栓塞的发生。

深静脉血栓形成后,随着血栓机化及再通过程的进展,静脉回流障碍的症状逐渐减轻,而因深静脉瓣膜破坏造成的静脉逆流症状逐渐加重,后遗深静脉血栓形成后综合征,处理方法根据病变类型而异。闭塞为主者,以前述非手术疗法为主。髂、股静脉闭塞而股静脉通畅者,在病情稳定后可作耻骨上大隐静脉交叉转流术,使患肢远侧的高压静脉血,通过转流的大隐静脉向健侧股静脉回流。局限于股静脉阻塞者可作同侧大隐静脉股-腘(胫)静脉旁路术。已完全再通者,因深静脉瓣膜破坏,静脉逆流已成为主要病变,可采用原发性深静脉瓣膜关闭不全所介绍的手术方法治疗。凡有浅静脉曲张及足靴区溃疡者,应作曲张静脉剥脱和交通静脉结扎术。

四、动-静脉瘘

动脉与静脉间出现不经过毛细血管网的异常短路通道,即形成动-静脉瘘,可分为两类:先天性动-静脉瘘(congenital arteriovenous fistula),起因于血管发育异常;后天性,大多数由创伤引起,故又称损伤性动-静脉瘘(traumatic arteriovenous fistula)。本病多见于四肢。先天性动-静脉瘘常为多发性,瘘口细小;受累肢体出现形态和营养障碍性改变,对全身血液循环的影响较小。损伤性动-静脉瘘一般为单发且瘘口较大,高压的动脉血流通过瘘口直接进入静脉向心回流,因而造成:①静脉压升高,管壁增厚、管腔扩大、迂曲,静脉瓣膜关闭不全,导致周围静脉高压的临床表现。②瘘口近侧动脉因代偿性血流量增加而继发性扩大,瘘口远侧动脉则因血流量减少而变细,出现远端组织缺血的临床表现。③对全身血液循环产生明显影响。周围血管阻力降低,中心动脉压随之下降;动脉血流经瘘口分流及远端动脉缺血,促使心率加速,以维持有效的周围循环;回心血流增加,继发心脏扩大,最终导致心力衰竭。

对于局限的先天性动-静脉瘘,手术切除或瘘口结扎效果较好。范围广泛的多发性瘘,定位困难,而且可以是多支主干动脉与静脉间存在交通,因此手术难以彻底治愈,术后易复发。当骨骺尚未闭合,双侧下肢长度差异大且有明显跛行者,可考虑作患肢骨骺抑制术。以胀痛为主要症状者,可使用弹力长袜,以减轻症状。并发下肢静脉性溃疡者,可作溃疡周围静脉剥脱和筋膜下交通静脉结扎,以改善局部静脉淤血,促使溃疡愈合。个别病情严重的,可根据造影提示,沿主干动脉解剖并结扎动静脉间吻合支,或经动脉导管栓塞相关的动脉分支,可获得一段时期的症状缓解。

对于损伤性动-静脉瘘最理想的手术方法是切除瘘口,分别修补动、静脉瘘口,或以补片修复血管裂口。当动-静脉瘘不能切除时,可在瘘口两端切断动脉,通过端端吻合重建动脉;缺损长度较大时,可用自体静脉或人工血管重建动脉,然后修补静脉裂口。对于长期的慢性动-静脉瘘,周围已有广泛的侧支及曲张血管,上述方法难以处理,可施行四头结扎术,即在尽可能靠近瘘口处,分别结扎动脉和静脉的输入端和输出端。

五、淋巴管疾病

淋巴水肿(lymphedema)是慢性进展性疾病,由淋巴循环障碍及富含蛋白质的组织间液持续积聚引起。好发于四肢,下肢更为常见。

【解剖和病理生理】 淋巴系统由淋巴管与淋巴结组成。除表皮、中枢神经、角膜、骨骼肌、软骨及韧带等组织外,其他组织器官均存在毛细淋巴管,真皮内尤为丰富。四肢淋巴管分浅、深两组,后者与血管神经束伴行,走向腋窝或腹股沟区,以多支输入淋巴管进入淋巴结,输出淋巴管为单支。淋巴管有完整的外膜,中膜含平滑肌细胞,内膜菲薄,无基底膜,内皮细胞间隙较大,可容细菌、红细胞甚至淋巴细胞透过,具有自主收缩功能,瓣膜则有导向作用。

淋巴管是组织间液回流通道,淋巴结具有过滤与免疫保护功能。平卧位时,动脉端毛细血管压为 32mmHg,胶体渗透压 22mmHg,组织间隙压 3mmHg,因而滤过压为 7mmHg;而静脉端毛细血管压为 20mmHg,因此滤过压为 5mmHg。上述压力差,使毛细动、静脉与组织间液得以交换、循环。正常情况下自血管渗出的液体,超过静脉端回吸收量,依靠淋巴回流(2~4L/d)维持平衡,组织间液中的大分子物质(蛋白质),不能通过毛细血管内皮间隙,主要依赖淋巴管重吸收。在病理状态下,如静脉高压、低蛋白血症等,自血管渗出液增加、回吸收减少;淋巴系统本身疾病,直接影响淋巴的吸收与循环功能,两者均可造成组织间液积聚引起水肿。

【病因和分类】 淋巴水肿可按病因学(原发或继发)、遗传学(家族性或单纯性)及病发时间(先天性及迟发性)加以分类。目前较为常用的是将淋巴水肿分为两类。

1. 原发性淋巴水肿 ①先天性:1 岁前即起病,有家族史的称 Milroy 病。②早发性:于 1~35 岁间发病,有家族史者称 Meige 病。③迟发性:35 岁后发病。发病原因至今尚未明确,可能与淋巴管纤维性阻塞、扩张及收缩排空功能障碍有关。

2. 继发性淋巴水肿 常见原因有:淋巴结切除术,放疗后纤维化,肿瘤浸润淋巴结或肿瘤细胞阻塞淋巴管及炎症后纤维化等。乳腺癌作腋窝淋巴结广泛切除术、术后腋窝与胸部放疗造成的淋巴系统损害,前列腺癌及盆腔脏器肿瘤致使淋巴管(结)浸润或阻塞,反复发作的感染(P 型溶血性链球菌,少数为葡萄球菌)引起的淋巴管纤维性阻塞,是造成上肢或下肢淋巴水肿的常见原因。丝虫病流行地区与结核病高发区,仍是淋巴水肿的重要病因。

【临床表现】 先天性淋巴水肿以男性多见,常为双下肢同时受累;早发性则女性多见,单侧下肢发病,通常不超越膝平面;迟发性,半数患者发病前有感染或创伤史。主要临床表现如下。①水肿:自肢体远端向近侧扩展的慢性进展性无痛性水肿,可累及生殖器及内脏。②皮肤改变:色泽微红,皮温略高;皮肤日益增厚,苔藓状或橘皮样变,疣状增生,后期呈“象皮腿”。③继发感染:多数为 P 型溶血性链球菌感染引起蜂窝织炎或淋巴管炎,出现局部红肿热痛及全身感染症状。④溃疡:轻微皮肤损伤后出现难以愈合的溃疡。⑤恶变:少数病例可恶变成淋巴管肉瘤。

病程进展分期:潜伏期,组织间液积聚,淋巴管周围纤维化,尚无明显肢体水肿。Ⅰ期:呈凹陷性水肿,抬高肢体可大部分或完全缓解,无明显皮肤改变。Ⅱ期:非凹陷性水肿,抬高肢体不能缓解,皮肤明显纤维化。Ⅲ期:肢体不可逆性水肿,反复感染,皮肤及皮下组织纤维化和硬化,呈典型“象皮腿”外观。

【检查和诊断】 根据病史及体检不难作出临床诊断。原发性淋巴水肿以慢性进展性无痛性肢体水肿为特点,依据发病年龄及是否有家族史可予分类;继发性淋巴水肿都有起病原因;晚期病例出现“象皮腿”。进一步检查的目的是确定淋巴阻塞的类型、部位及原因,主要方法有以下几种。①淋巴核素扫描显像(lymphoscmtigraphy):核素标记的胶体如 ^{99}Tc、^{198}Au、^{131}I 标记的人血清白蛋白,皮下注入后,应被淋巴系统吸收,循淋巴管向近侧回流,利用 γ 相机追踪摄取淋巴显像。如果出现积聚在注射部位、淋巴管与淋巴结显影缓慢或不显影、淋巴管扩大、由淋巴管向皮肤逆流等征象,可以作为病因及定位诊断的依据。②CT与 MRI:患肢的皮下组织呈粗糙的蜂窝样改变,尚有可能发现与淋巴水肿相关的其他病变。③淋巴造影:有直接法和间接法,直接法是从趾蹼皮下注入亚甲蓝使淋巴管显示,经皮肤浅表切口暴露后直接穿刺注入含碘造影剂;间接法是在水肿区皮内注入可吸收造影剂,然后摄片。

【预防和治疗】 原发性淋巴水肿目前尚无预防方法。继发性者可通过预防措施降低发生率,预防和及时治疗肢体蜂窝织炎或丹毒;尽可能减少为诊断或治疗目的施行的淋巴组织切除范围;控制丝虫病、结核等特殊感染性疾病。

治疗方法如下。

1. 非手术治疗 ①抬高患肢,护理局部皮肤及避免外伤,适当选用利尿剂,穿着具有压力梯度的弹性长袜。②利用套筒式气体加压装置包裹患肢,自水肿肢体远侧向近侧程序加压,促进淋巴回流。③手法按摩疗法:自水肿的近心端开始,经轻柔手法按摩水肿消退后,顺序向远侧扩展按摩范围。④烘绑压迫疗法:利用电辐射热治疗机(60~80T)的热效应,促进淋巴回流与淋巴管再生和复通。治疗后用弹性绷带加压包扎。

2. 手术治疗 ①切除纤维化皮下组织后植皮术。当皮肤及皮下组织已发生不可逆改变后,切除深筋膜浅面的全部皮下组织,减少肢体皮下组织容积。然后取正常皮肤,或切下的病变皮肤修剪后进行植皮。病变范围广泛者,应作分期手术。②重建淋巴循环,应用显微手术技术作淋巴管-静脉吻合术、淋巴结-静脉吻合术,或取用正常淋巴管、静脉,直接植入或旁路移植,重建淋巴回流通路。③带蒂组织移植术,如大网膜、去表皮组织,移植至患肢深筋膜浅面,建立侧支回流通路。

(郑晓兵)

第四十一章　泌尿、男生殖系统外科检查和诊断

学习目标

1. 掌握泌尿、男生殖系统的常见症状和特点。
2. 掌握尿频、血尿的原因和血尿的定位。
3. 熟悉各种不同症状与泌尿生殖系统各种疾病的关系。
4. 了解泌尿外科体格检查要点，器械检查及造影检查的特点及注意事项。

泌尿外科学（urology）是专门处理和研究男性泌尿生殖道与女性泌尿道及肾上腺外科疾病的学科，是从外科学细分而来的下属专科。泌尿道与生殖道息息相关，两者的疾病常会互相影响。泌尿科学涵盖的器官包括肾、输尿管、膀胱、尿道，以及男性生殖系统的睾丸、附睾、输精管、精囊、前列腺、阴囊与阴茎。全面了解和掌握病史、体检，正确运用各种检查手段，对尽快确立诊断、积极采取治疗措施有十分重要的意义。

第一节　泌尿、男生殖系统外科疾病的主要症状

泌尿外科疾病的症状可以分为四类：①与泌尿系统或男生殖系统直接有关，如血尿、阴囊肿块等；②与其他器官系统相关的症状，如胃肠道症状、骨痛等；③全身症状，如发热、体重减轻等；④无明显的症状，仅仅在其他的检查中被发现，如巨大肾结石或肾肿瘤。绝大多数患者的症状源于泌尿、男生殖系统。本章具体叙述泌尿外科疾病的常见症状：排尿异常、尿液异常、尿道分泌物、疼痛、肿块等。根据症状找出病因，为诊断奠定基础。

【排尿异常】

1. 尿频（frequency）　即排尿次数增多，严重时几分钟排尿一次，每次尿量仅几毫升。正常成人一般白天排尿 4～6 次，夜间 0～1 次。每次尿量约 300ml。尿频可由总尿量增多（每次尿量不减少）或膀胱容量减少（每次尿量亦减少）所引起。前者见于生理性如饮水量多、食用利尿食物，或病理性如糖尿病、尿崩症、醛固酮增多症、急性肾衰竭多尿期或肾浓缩功能障碍等所致。后者见于炎性水肿或膀胱收缩力降低引起的膀胱容量减少，或者由于膀胱排空障碍导致持续性尿潴留而引起的膀胱有效容量减少，如膀胱炎、前列腺增生、神经源性膀胱、膀胱附近器官的病变、包皮过长、阴茎头包皮炎、尿道炎、前列腺炎等；有时精神因素亦可引起尿频。夜尿指夜间尿频，常见于前列腺增生症。

2. 尿急（urgency）　指患者突然有强烈尿意，迫不及待地要排尿而难以自控，但尿量却很少。常伴有尿频、尿痛。见于尿路感染、前列腺炎、输尿管下段结石、膀胱癌（尤其是原位癌）、神经源性膀胱（逼尿肌亢进型）。少数与精神因素有关，亦可见于无尿路病变的焦虑患者。

3. 尿痛（dysuria）　指排尿时膀胱区及尿道疼痛，疼痛呈烧灼感，可以发生在尿初、排尿中、尿末或排尿后。多因感染刺激膀胱及尿道黏膜或深层组织，引起膀胱、尿道痉挛及神经反射所致。常伴有尿频、尿急、血尿、脓尿。多见于尿道炎，膀胱炎，前列腺炎，膀胱结核、结

石、异物，晚期膀胱癌等。尿痛性质为烧灼感或刺痛。尿道炎多在排尿开始时出现疼痛；膀胱炎常在排尿终末时疼痛加重；前列腺炎除有疼痛外，耻骨上区、腰骶部或阴茎头部亦感疼痛；膀胱结石或异物多有尿线中断。尿频、尿急、尿痛常同时存在，三者合称为膀胱刺激征。

4. 排尿困难　是指患者排尿不畅或排尿费力。包含排尿踌躇（urinary hesitancy）、费力（straining）、不尽感、尿线无力（decreased force of urination）、分叉、变细、滴沥（dribbling）等。病因可分为下尿路机械性梗阻与动力性梗阻两种。前者见于：膀胱颈部病变以前列腺增生症最常见；先天性尿道狭窄；外伤或手术后引起的尿道狭窄；尿道结石、肿瘤，尿道周围组织或器官病变压迫尿道等。后者见于：颅脑或脊髓损伤、糖尿病、直肠癌或宫颈癌根治术损伤骨盆神经或阴部神经、脊柱裂、脊膜膨出等。检查会阴部可发现患者感觉减退、肛门括约肌松弛、插导尿管无困难，以此可与机械性梗阻相鉴别。

5. 尿潴留（urinary retention）　是指膀胱胀满而尿却不能排出。常见于前列腺增生症、尿道损伤和狭窄、急性前列腺炎或脓肿、后尿道瓣膜；脊髓或颅脑损伤；糖尿病；直肠或妇科根治性手术损伤副交感神经分支，痔或肛瘘手术也可引起尿潴留。急性尿潴留见于膀胱出口以下尿路严重梗阻，突然不能排尿，使尿液滞留于膀胱内。腹部、会阴部手术后不敢用力排尿，常会发生。慢性尿潴留见于膀胱颈部以下尿路不完全性梗阻或神经源性膀胱。临床上表现为排尿困难，耻骨上区不适，严重时出现充盈性尿失禁。长期尿潴留可引起双侧输尿管及肾积水，导致肾功能受损。

6. 尿失禁（incontinence）　为尿不能控制而自行流出。尿失禁有 4 种类型。①真性尿失禁：又称完全性尿失禁，指尿液连续从膀胱中流出，膀胱呈空虚状态。常见的原因为外伤、手术或先天性疾病引起的膀胱颈和尿道括约肌的损伤。前列腺增生摘除术后尿失禁是男性尿失禁的常见原因，多数是暂时性的，但也可成为永久性的，见于手术时损伤尿道外括约肌。先天畸形如尿道上裂、重复尿道也可发生尿失禁。②充溢性尿失禁：又称假性尿失禁，指膀胱功能完全失代偿，膀胱过度充盈而造成尿不断溢出。见于各种原因所致的慢性尿潴留，膀胱内压超过尿道阻力时，尿液持续或间断溢出。前列腺增生所致慢性尿潴留可发生充盈性尿失禁。③压力性尿失禁：中年经产妇多见，咳嗽、打喷嚏、大笑、举重、跑跳等当腹压骤然增高时，即有少量尿液不自主地由尿道口溢出。严重时站立即流尿，平卧后消失。病因为膀胱和尿道之间正常解剖关系的异常，当腹压增加，传导至膀胱和尿道的压力不等，膀胱压力增高而没有相应的尿道压力增高。另外，也与盆底肌肉松弛有关。④急迫性尿失禁：严重的尿频、尿急而膀胱不受意识控制而发生排空，通常继发于急性膀胱炎、间质性膀胱炎、近期前列腺增生部摘除术后等。患者常常突然感到强烈尿意，并迫不及待地排出尿液。或由于神经源性膀胱（逼尿肌亢进型）不能控制排尿。精神紧张、焦虑偶可引起急迫性尿失禁。

7. 遗尿（enuresis）　俗称尿床，指 3 岁以上儿童在睡眠中无意识地排尿。2~3 岁前常为生理性，遗尿原因有各种解释，包括神经源性膀胱、感染、后尿道瓣膜等病理性因素引起，应予泌尿系统检查。

8. 漏尿（leakage of urine）　指尿不经尿道口而由泌尿道瘘口中流出。漏尿应与尿失禁相鉴别。漏尿常见于外伤、产伤、手术、感染、肿瘤等所致的尿道瘘、尿道阴道瘘、膀胱阴道瘘、尿道直肠瘘、输尿管阴道瘘及先天性输尿管异位开口、膀胱外翻、脐尿管瘘等。阴茎、阴囊及会阴部的尿道瘘周围皮肤可有炎症反应。

【尿液异常】

1. 无尿、少尿 正常人24小时尿量为1000～2000ml，24小时尿量少于100 ml为无尿，少于400ml为少尿，少尿和无尿提示肾功能不全或濒于衰竭状态，可有肾前性、肾性和肾后性因素。因此，在泌尿外科所有这些患者必须首先排除由于输尿管或尿道梗阻而引起的无尿或少尿。多尿是指尿量多于一天尿量的正常值，正常人24小时尿量为1000～2000ml。多尿的患者每日尿量可达3000～5000ml。见于糖尿病或尿崩症、急性肾衰竭多尿期，由于肾浓缩尿的功能减低所致。

2. 血尿（hematuria） 尿液中含有血液即称血尿，是泌尿外科常见症状，血尿多数由泌尿外科疾病及肾内科疾病引起，少数是全身性疾病或药物反应的局部表现。尿液呈红色并不都是血尿。有些药物、食物能使尿液呈红色、橙色或褐色，如大黄、酚酞、利福平、四环素族、酚红、嘌呤类药物等。有些药物能引起血尿，如环磷酰胺、别嘌醇、肝素及双香豆素等。由于严重创伤、错误输血等使大量红细胞或组织破坏，导致血红蛋白或肌红蛋白尿。

（1）血尿分类：根据血液含量的多寡可分为肉眼血尿和镜下血尿。肉眼血尿（gross hematuria）为肉眼能见到血色的尿，一般在1000 ml尿中含1 ml血液即呈肉眼血尿。镜下血尿（microscopic hematuria）为出血量很少，只在显微镜下见红细胞。一般认为新鲜尿离心后尿沉渣每高倍镜视野红细胞>3个即有病理意义；根据出血的部位，可分为4类。①尿道溢血：血由尿道口不自主地溢出，与排尿无关。病变多在尿道括约肌远端。②初始血尿（initial hematuria）：出血部位在尿道、膀胱颈部，开始时尿内有血，以后逐渐转清。③终末血尿（terminal hematuria）：排尿终了时尿内有血或血色加重。病变多在后尿道、膀胱颈部或膀胱三角区，如结核、前列腺增生、炎症或癌。④全程血尿（total hematruia）：自排尿开始至终了，全部尿液均为血色。病变在膀胱颈以上，如肾、输尿管、膀胱肿瘤、结石等。尿三杯试验有助于诊断。血尿发作时做膀胱镜检查确定出血部位对诊断很有帮助。

（2）常见疾病与血尿：无痛性血尿，一般为泌尿系统肿瘤的特点，其中以膀胱肿瘤最多见。膀胱肿瘤患者多数为全程血尿，个别有终末血尿或初血尿，血尿常间断发生，血尿的程度与肿瘤大小、数目、恶性程度不完全一致；肾肿瘤也是以无痛性血尿为主要症状，其表现同膀胱肿瘤，但出现血尿常提示肿瘤已侵入肾盂或肾盏，为晚期症状；在少数情况下，肾结核、肾结石、前列腺增生、多囊肾等也可引起无痛性血尿；血尿伴肾绞痛，这是肾、输尿管结石的特征，血尿常在肾绞痛发作时出现，绞痛缓解后随即消失，一般为镜下血尿，肉眼血尿少见；肾肿瘤出血多时，血液经输尿管形成细条形凝血块，也可引起肾绞痛，应与结石相鉴别；血尿伴膀胱刺激症状，多表明病变在下尿路，以急性膀胱炎最多见，表现为终末血尿，偶为全程血尿，伴尿频、尿急、尿痛；血尿伴水肿、高血压、发热、出血倾向等全身症状多提示肾实质疾患或血液疾病。

3. 脓尿（pyuria） 离心尿每高倍视野白细胞超过3个以上为脓尿，提示感染。女性应留中段尿，男性包皮过长者应翻转包皮收集标本，以免污染。

4. 气尿（pneumaturia） 有气体随尿排出。提示泌尿系统与肠道相通或泌尿系统发生产气细菌感染。

5. 乳糜尿（chyhiria） 尿液中含有乳糜或淋巴液。尿呈乳白色，严重时为凝固冻状。引起乳糜尿最常见的病因是丝虫病。

6. 晶体尿（crystalluria） 在各种条件影响下，尿中有机或无机物质沉淀、结晶，形成晶体尿。

【尿道分泌物】　尿道分泌物(Urethral discharge)是尿道和生殖系疾病的常见症状,其性状可为黏液性、血性或脓性。大量黏稠、黄色的脓性分泌物是淋菌性尿道炎的典型症状。少量无色或白色稀薄分泌物为支原体、衣原体所致非淋菌性尿道炎而引起。慢性前列腺炎患者晨起排尿前或大便后尿道口出现少量乳白色、黏稠分泌物。血性分泌物提示尿道癌。须注意,尿道分泌物的性质以及相关的症状与性行为常有关。

【疼痛】　疼痛是泌尿男生殖系统疾病最常见的一种症状。其表现可能是剧烈的绞痛,也可能是隐痛或钝痛;疼痛部位常和病变部位相一致,但也可放射到其他部位;可表现为持续性痛或阵发性痛。通过对疼痛部位、发作特点、性质、强度及放射部位的了解,有助于判断造成疼痛的原因。

1. 肾及输尿管疼痛(Renal pain and ureteral pain)　肾及其包膜受脊髓的胸10~腰1的感觉神经支配,上段输尿管的神经支配和肾的神经支配相类似。当患肾使肾包膜扩张或炎症或者收集系统扩张时,都会发生肾和输尿管痛。由病肾引起的疼痛常位于肋脊角、腰部和上腹部。肾绞痛:由肾盂输尿管连接部或输尿管急性梗阻导致输尿管壁平滑肌痉挛所产生的剧烈疼痛。典型的肾绞痛表现为患侧腰部突发剧烈绞痛,可伴有恶心呕吐,大汗、辗转不安。疼痛可延输尿管走行向同侧下腹部、腹股沟部、外阴或大腿内侧放射,男性可放射至同侧阴囊或睾丸,女性可放射至大阴唇。肾绞痛是常见的急腹症之一,应与其他急腹症如急性阑尾炎、急性胆囊炎、胆囊结石等相鉴别。肾区疼痛也是“肾癌三联症”之一。慢性疼痛是一种很常见的临床症状,应注意与腰椎关节疾病及腰肌筋膜病变的鉴别。

2. 膀胱疼痛　疼痛位于耻骨上区域,常见于急性尿潴留所致膀胱过度扩张,慢性尿潴留则不明显。当膀胱颈部或三角区受激惹时,疼痛常呈锐痛、烧灼痛,男性常放射至阴茎头部及远端尿道,而女性则放射至整个尿道。

3. 前列腺痛　表现为会阴、耻骨后等部位的疼痛,可向腰骶部、腹股沟、下腹、直肠、阴囊、阴茎或龟头等处放射,多由前列腺或精囊的急、慢性炎症或肿瘤引起。急性炎症可伴有寒战及发热。慢性前列腺炎疼痛较轻,持续时间较长。

4. 阴囊痛　常由睾丸、附睾、精索疾病引起。包括外伤、精索扭转、睾丸或附睾附属物扭转及感染,附睾炎为最多见。急性睾丸炎多发于一侧,患侧睾丸肿大疼痛,疼痛可放射至腹股沟,睾丸有明显触痛。形成脓肿时,疼痛更加剧烈。睾丸扭转(testicular torsion)亦即精索扭转,睾丸突然发生剧痛,可放射至腹股沟和下腹部,并有恶心、呕吐、甚至休克。扭转后易引起睾丸缺血或坏死。鞘膜积液(hydrocele)、精索静脉曲张(varicocle)和睾丸肿瘤(testicular tumor)通常也有阴囊不适的症状如坠胀,多数患者疼痛并不严重。

【男性性功能症状】　根据临床表现可有性欲改变、勃起功能障碍(erectile dysfunction,ED)、早泄(premature)、不射精和逆行射精等。最常见为勃起功能障碍和早泄。勃起功能障碍(ED)指持续或反复不能达到或维持足够阴茎勃起以完成满意的性生活。早泄指性交时阴茎能勃起,但不能控制射精,阴茎插入阴道前或刚插入即射精。勃起功能障碍可因精神心理因素、血管病变、神经病变、内分泌疾病、药物及全身疾病引起。血精(hematospermia)为精液中含有血液,通常继发于精囊的良性充血或感染。

第二节　泌尿、男生殖系统外科检查

【体格检查】 仔细询问病史,了解患者的症状决定了下一步体检内容。除全面系统的全身检查外,泌尿生殖系统的体检仍要用到望、触、叩、听这四种基本的检查方法。每一种方法对于评价某一器官正常与否均有意义。

1. 肾检查

(1) 视诊:应注意腹部是否对称,有无局部肿胀、隆起或凹陷。肋脊角、腰部或上腹部隆起常提示有肿块存在。有腹水或腹部包块时,还应该测量腹围大小。脊柱侧凸很明显,这往往与由于炎症引起的腰肌痉挛有关。注意有无腰大肌刺激现象。

(2) 触诊:患者仰卧位,检查者左手置于肋脊角并向上托起胁腹部,右手在同侧肋缘下进行深部触诊(图 41-1)。触诊过程中嘱患者慢慢地深呼吸。肾随呼吸上下移动。正常肾一般不能触及,有时在深呼吸时刚能触及右肾下极。这种方法在小儿和偏瘦的成人中常成功。肾下垂或游走肾,采用立位较易触到。用双手触诊法触及肾肿大时,应考虑肾积水或积脓、囊肿、肿瘤等。

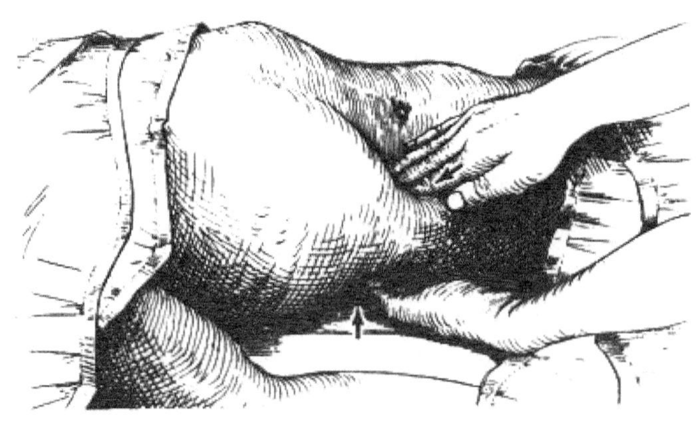

图 41-1　肾的触诊方法

(3) 叩诊:因肾表面有腹内空腔脏器,腹部叩诊为鼓音。常用背部间接叩诊法,左手掌平放于背部肾区,右手握拳轻叩,有叩击痛时提示该侧肾或肾周围有炎症。肾或输尿管结石在绞痛发作时,叩击痛可阳性。

(4) 听诊:听诊腹部有无心血管杂音,对诊断某些疾病有一定的重要作用,不应忽视。肾动脉狭窄、动脉瘤或动静脉瘘的患者在上腹部或腰部可听到血管杂音。

2. 输尿管检查 沿输尿管行径进行深部触诊,有无包块或触痛,输尿管有炎症时,沿其行径有压痛。季肋点:在第 10 肋骨前端;上输尿管点:在脐水平线上腹直肌外缘;中输尿管点:在两髂前上棘连线与通过耻骨结节所作垂直线的相交点,相当于输尿管进入骨盆腔之处;肋脊点:第 12 肋骨与脊柱的夹角顶点,又称肋脊角;肋腰点:第 12 肋骨与腰肌外缘的夹角顶点,又称肋腰角。肋脊点和肋腰点是肾一些炎性疾患如肾盂肾炎、肾脓肿或肾结核等,常出现压痛的部位;如炎症深隐于肾实质内,可无压痛而仅有叩击痛。输尿管结石、结核或化脓性炎症时,可于上输尿管点或中输尿管点出现压痛。

3. 膀胱检查

(1) 视诊:下腹部有无局部膨隆,应注意其大小、形态、部位及与排尿的关系。过度充盈的膀胱患者取仰卧位时可以看到。

(2) 触诊:耻骨上区有无压痛。如有膨隆或肿物,应注意其界限、大小、质地,压迫时有无排尿感或尿外溢,必要时(如膀胱内肿瘤等)于排尿或导尿后重新检查,或作双合诊检查。当膀胱中有 150 ml 以上的尿液时,膀胱即可在耻骨联合水平上被触及。

(3) 叩诊:膀胱叩诊对检查膀胱是否充盈特别有用,尤其是肥胖或腹肌难以放松的患者。由耻骨联合部位向上叩诊,充盈膀胱呈浊音区,有囊性感,需与腹内或盆腔内其他肿块鉴别,可以采用腹部-直肠或腹部-阴道双合诊。不能排尿或排尿后仍为浊音,则提示有尿潴留,常见于良性前列腺增生或神经源性膀胱。叩诊为实音可见于膀胱内巨大肿瘤或结石。

4. 男性生殖系统检查

(1) 阴茎和尿道口:望诊,有无包茎、包皮过长和包皮嵌顿。注意阴茎头有无肿块、溃疡、糜烂及恶臭味。包皮过长时应翻转包皮进行检查。注意阴茎有无皮损、偏斜或屈曲畸形、尿道口位置是否红肿、有无分泌物等。触诊,海绵体有无硬结对判断阴茎海绵体硬结症(Peyronie 病)很重要。尿道有无硬块、结石或压痛。

(2) 阴囊及其内容物:应取站立位。望诊:阴囊皮肤有无红肿、增厚。阴囊肿块或精索静脉曲张也能在望诊中被发现。触诊:首先检查睾丸,然后是附睾,以及索状结构,最后是腹股沟外环。仔细依次地进行触诊将有助于发现阴囊内容物异常。注意大小、质地、形状及有无肿块。注意输精管粗细、有无结节。阴囊内睾丸缺如时,应仔细检查同侧腹股沟。所有的阴囊肿块都应进行透光试验,睾丸鞘膜积液时阳性,但睾丸肿瘤伴鞘膜积液亦常见。

(3) 前列腺和精囊检查:取侧卧位、胸膝位、仰卧位或站立弯腰体位作直肠指检(图 41-2)。注意前列腺的大小、质地、有无结节、压痛,中间沟是否变浅或消失。正常前列腺栗子形大小、较平,质地韧、有弹性,后面能触及中间沟,表面光滑。前列腺按摩方法:检查前患者应排空膀胱。检查者作直肠指检,自前列腺两侧向中间沟,自上而下纵向按摩二、三次,再按摩中间沟一次,将前列腺液挤入尿道,并由尿道口滴出,直接收集前列腺液送验。急性前列腺炎时禁忌按摩。在正常情况下精囊不能触及,只有当梗阻或感染而精囊变大时可通过直肠指检触及。

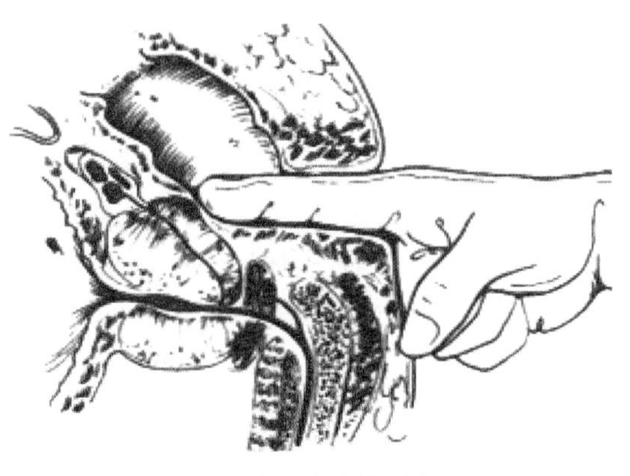

图 41-2　直肠指检前列腺触诊

5. 女性尿道、阴道检查　取截石位,望诊:识别尿道口,注意其大小、位置及有无肉阜(carimcle)或肿瘤、有无阴道膨出等。通过增加腹内压如咳嗽,可以诱发压力性尿失禁患者的尿漏。触诊:在检查阴道前壁时,可同时检查尿道、膀胱颈和膀胱三角区。双合诊检查可以了解浸润性膀胱癌侵犯周围组织的程度。

【实验室检查】

1. 尿液检查

(1) 尿液的收集方法：尿液常规检查标本以新鲜尿液为佳，一般收集中段尿为宜。男性包皮过长者，必须翻起包皮，清洗龟头。女性月经期间不应收集尿液送验。尿培养以清洁中段尿为佳，女性可以采用导尿的尿标本。由耻骨上膀胱穿刺而取的尿标本是无污染的膀胱尿标本。新生儿及婴幼儿尿液收集采用无菌塑料袋。

(2) 尿三杯试验：根据排尿过程中红细胞或白细胞在尿中的出现的时间不同，可判断泌尿系统疾病的病灶部位。清洗尿道口后，将最初的 10ml 尿留于第一杯，中间 30～40ml 尿留于第二杯，终末 10ml 留在第三杯。要求排尿过程是一个连续的过程，其检验结果可初步判断镜下血尿或脓尿的来源及病变部位。若第一杯尿液异常，提示病变在尿道；第三杯尿液异常，提示病变在后尿道、膀胱颈部或三角区；若三杯尿液均异常，提示病变在膀胱或以上部位。

(3) 尿细菌学检查：用于明确泌尿系统感染的病原菌类型及感染部位。以用药前或停药 2 日后留取尿液送检为佳。尿液采集方法以中段尿采集法最常用。革兰染色尿沉渣涂片检查可初步筛选细菌种类，供用药参考。尿沉渣抗酸染色涂片检查或结核菌培养有助于确立肾结核诊断。清洁中段尿培养结果，若菌落数>10^5/ml，提示为尿路感染。对于有尿路症状的患者，致病菌菌落数>10^2/ml 就有意义。

(4) 尿细胞学检查(urinary cytology)：用于尿路上皮系统肿瘤的早期诊断、疗效观察和防癌普查等，尤其当 CT 和膀胱镜不易发现或与膀胱炎无法区别，以及上尿路肿瘤时，更宜做此项检查。取新鲜尿液检查。检查阳性提示可能为尿路上皮移行细胞肿瘤。冲洗后收集尿液检查可提高阳性率。膀胱原位癌阳性率高。

(5) 膀胱肿瘤抗原(bladder tumor antigen，BTA)：有定性和定量两类方法，定性方法检测简单，正确率在 70%左右，阳性反应提示尿路上皮肿瘤存在可能，可作为初筛或随访。应避免血尿严重时使用。

2. 肾功能检查

(1) 尿比重测定：反映肾浓缩功能和排泄废物功能，测定方法简单，但不够精确、可靠。当肾功能受损时，肾浓缩功能进行性减弱。尿比重固定或接近于 1.010，提示肾浓缩功能严重受损。尿渗透压测定较尿比重精确，能更好地反映肾功能。

(2) 血肌肝和血尿素氮测定：反应肾功能指标，当正常肾组织不少于双侧肾总量的 1/3 时，血肌酐值仍保持正常水平。血肌酐测定较血尿素氮精确。血尿素氮受分解代谢、饮食和消化道出血等多种因素影响。

(3) 内生肌酐清除率：肌酐由肾小球滤过，内生肌酐清除率接近于用菊糖测定的肾小球滤过率。测定公式：内生肌酐清除率＝尿肌酐浓度/血肌酐浓度×每分钟尿量，正常值为 90～110 ml/min。

(4) 肾小球滤过率和有效肾血流量测定：通过 ECT 检查测得，为分侧肾功能试验。

3. 前列腺液检查　正常前列腺液较稀薄，为淡乳白色，镜检可见较多的卵磷脂体，白细胞<10 个/高倍视野。如每高倍视野中白细胞在 10 个以上或成堆出现，卵磷脂体减少或消失，表示有炎症存在。必要时可染色作细菌检查或作细菌培养，涂片可作特殊染色找抗酸杆菌，滴虫等。前列腺按摩前应作尿常规检查。按摩后再收集 5～10 ml 初段尿液送检，比较按摩前后尿白细胞数，对按摩未获前列腺液者为间接检查，而对分析是否因前列腺炎引

起的尿路感染具有临床意义。

4. 精液检查 精液常规检查包括精液外观、液化情况、精子数量、死精子及畸形百分比、精子活动度等,主要用于了解男性生殖能力。检查前禁欲5~7日。标本收集采用手淫、性交体外排精或取精器获得精液标本。当附睾、精囊、前列腺和尿道有细菌性炎症时,精液可查出病原菌,生殖系统结核有时可查出抗酸杆菌,必要时可做细菌培养和药物敏感试验。

5. 前列腺特异性抗原(prostate specific antigen,PSA) PSA是一种由前列腺上皮细胞产生的含有237个氨基酸的单链糖蛋白,分子量为3.4万,具有前列腺组织特异性,是目前前列腺癌最敏感的瘤标,是前列腺癌诊断、疗效观察、追踪复发的最佳指标。血清PSA正常值为0~4 ng/ml。如血清PSA>10 ng/ml应高度怀疑前列腺癌。经直肠指检、前列腺按摩和穿刺、经尿道B超、前列腺电切及前列腺炎发作时,血清PSA均有不同程度的升高,宜间隔2周或以上再检查血清PSA。血清PSA亦与年龄和前列腺体积有关,随年龄、前列腺体积增加而增高。须注意,某些药物如非那雄胺对血清PSA的影响。测定PSA密度(PSAD)及游离PSA(fPSA)与总PSA(tPSA)的比值,有助于鉴别良性前列腺增生症和前列腺癌。

6. 流式细胞仪检查(flour cytometry,FCM) 采用的标本包括尿、血、精液、肿瘤组织等,定量分析细胞大小、形态、DNA含量、细胞表面标志、细胞内抗原和酶活性等,为泌尿、男生殖系统肿瘤的早期诊断及预后判断提供较敏感和可靠的信息,亦可用于判断肾移植急性排斥反应及男性生育力。

【诊断性器械检查】

1. 导尿检查 用于诊断测定残余尿、注入造影剂确定有无膀胱损伤或引流尿液,治疗尿潴留等。目前最常用的是气囊或Foley导尿管,这种类型的导尿管有两个腔,其中一个腔专门用来注气或水,使导尿管留置在膀胱里。以法制(F)为计量单位,以21F为例,其周径为21 mm,直径为7 mm。

2. 残余尿测定 排尽尿后立即插入导尿管,测量有无残留尿液。正常时无残余尿,过多残余尿有导致感染可能,现多用B型超声测定。

3. 尿道金属探条(urethral sounds) 通常是金属材料制成,用以扩张狭窄尿道。适应证包括明确的尿道狭窄,行尿道扩张以维持尿道通畅;探查尿道有无狭窄,或确定狭窄的程度和部位;探查尿道内有无结石。首先选用18~20F探条,以免过细探条之尖锐头部损伤或穿破尿道。如果泌尿生殖系统有急性炎症,禁忌行尿道扩张。

4. 尿道膀胱镜检查(cystourethroscopy) 尿道膀胱镜检查及输尿管插管可直接观察尿道及膀胱内有无异常,利用活检钳取活体组织做病理检查。通过插管镜经双侧输尿管口插入输尿管导管,做逆行肾盂造影或收集双侧肾盂尿送检,亦可放置输尿管支架做内引流或进行输尿管套石术。尿道狭窄、膀胱炎症或膀胱容量过小时不宜做此检查。特殊的膀胱尿道镜包括电切镜等还可施行尿道、膀胱、前列腺、输尿管和肾的比较复杂的操作。

5. 经尿道输尿管肾镜检查(ureteropyeloscopy) 有硬性、软性两种类型,输尿管镜经尿道、膀胱置入输尿管及肾盂,肾镜通过经皮肾造瘘进入肾盏、肾盂,可以直接窥查输尿管、肾盂内有无病变,适用于原因不明的单侧肉眼血尿或细胞学检查阳性、造影显示输尿管充盈缺损等,亦可在直视下取石、碎石,切除或电灼肿瘤,活检等。全身出血性疾病、前列腺增生、病变以下输尿管梗阻及其他禁忌膀胱镜检查者为禁忌证。

6. 尿动力学测定(urodynamics) 尿流动力学是根据流体力学原理,采用电生理学方法及传感器技术,来研究贮尿和排尿的生理过程及其功能障碍的一门科学。主要用于诊断下尿路梗阻性疾病(如前列腺增生症)、神经源性排尿功能异常,尿失禁,以及遗尿症等。上尿路尿动力学检查通过经皮肾盂穿刺灌注测压,下尿路动力学检查通过尿流动力测定仪,分别或同步测定尿流率、膀胱压力容积、压力/流率值、尿道压力和肌电图,亦可与影像学同步检查,全面了解下尿路功能。

7. 前列腺细针穿刺活检(needle biopsy of the prostate) 通过经会阴或直肠穿刺,取得前列腺组织作病理学检查,用以确定前列腺病变的性质、种类及程度。定位可用手指或超声引导,后者可明显提高操作的准确性和减少感染率。多点穿刺可提高局限性小病灶的检出率。

【影像学检查】

1. B 型超声检查 无创,费用低廉,主要用途:肿块性质的确定、结石和肾积水的诊断(图 41-3),肾移植术后并发症的鉴别、残余尿的测定及前列腺测量,特殊的探头经直肠及膀胱内作 360°旋转检查,有助于对膀胱、前列腺肿瘤的诊断和分期。多普勒超声可确定动、静脉走向,显示血管血流,选择肾实质切开部位,诊断睾丸扭转。显示阴茎血流,确定 ED 病因。在 B 超引导下,可行穿刺、引流及活检等。由于 B 超不需要用造影剂,不影响肾功能,可用于肾衰竭患者,亦用于禁忌作排泄性尿路造影或不宜接受 X 线照射的患者。但超声检查有时受骨骼、气体等的干扰而影响诊断的正确性。

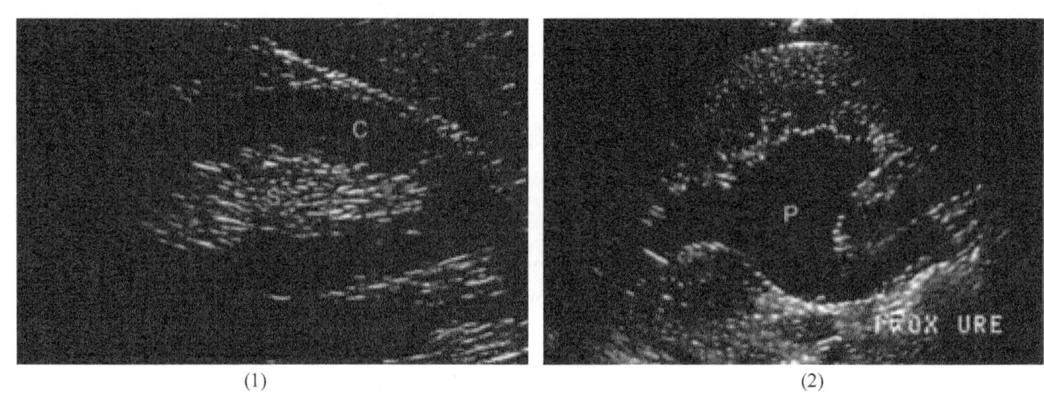

(1) (2)

图 41-3 肾 B 超显像

(1) 正常肾图像:C 为正常肾皮质,S 为正常肾窦回声;(2) 中度肾积水和输尿管扩张:P 为扩张的肾盂,PROXYRE 为扩张的上段输尿管

2. X 线检查 是很多泌尿男生殖系统疾病诊断的依据。有尿路平片、排泄性尿路造影、逆行造影、穿刺造影、肾血管造影等。

(1) 尿路平片:是所有泌尿系统 X 线检查的基础和重要部分。平片可显示肾的位置、轮廓、大小和形状,观察泌尿系统有无结石、钙化阴影,以提示有无必要进一步做造影检查,观察腰部软组织、脊柱、骨盆骨骼等情况。腰大肌阴影消失,提示腹膜后炎症或肾周围感染。侧位片有助于判断不透光阴影如结石的来源。摄片前应作充分的肠道准备。泌尿系统造影检查前,常先摄取平片,作为对照资料。

(2) 排泄性尿路造影:临床上常简写为 IVU 或 IVP,是应用无毒性的有机碘质作造影剂(如泛影葡胺注射液),经静脉注入体内后,由肾小管细胞分泌并排泄到肾盏、肾盂、输尿管及膀胱时，分别于注射后5、15、30、45分钟摄片，需要时延长拍片时间，以达到泌尿系统显影的目的，能显示尿路形态，有无扩张、外形不规则、推移、压迫和充填缺损等，同时可了解分侧肾功能。一般剂量造影显影不良时，可用大剂量快速注射（双倍剂量）造影。妊娠及肾功能严重损害为禁忌证。

（3）逆行肾盂造影（retrograde pyelography）：在膀胱镜观察下将输尿管导管插入肾盂，经导管将造影剂直接注入肾盂、肾盏内行造影的方法，称逆行性尿路造影，亦称上行性尿路造影。适用于IVP检查未能明确肾、输尿管病变范围、部位和性质者、泌尿系腹部平片（KUB）上的阴影需要做出鉴别者，以及受病情限制而不宜行排泄性尿路造影者。ESWL时，输尿管插管注入造影剂以帮助输尿管结石定位和碎石。

（4）顺行肾盂造影（anterograde pyelography）：通常在B超指引下经腰部皮肤将穿刺针直接刺入肾盂或肾盏内注射造影剂，使上尿路显影的方法。适用于上述造影方法失败或有禁忌而怀疑梗阻性病变存在者；肾功能严重障碍，或因不合作，不能行排泄性造影者；或逆行性造影受限或失败者；肾积水其体积较大，为明确病变性质和部位者。

（5）膀胱造影（cystography）：经导尿管注入6%碘化钠溶液或有机碘造影剂150～200 ml，可显示膀胱形态及其病变，如损伤、畸形、瘘管、神经源性膀胱、膀胱肿瘤及其邻近器官的关系等。排泄性膀胱尿道造影可显示膀胱输尿管回流及尿道病变。

（6）肾动脉造影：经股动脉穿刺插管至肾动脉开口上方，注入造影剂，显示双肾动脉、腹主动脉及其分支。分别插入两侧肾动脉行选择性肾动脉造影，能清晰显示肾血管形态，适用于肾血管疾病、肾实质肿瘤、来自肾之血尿而其他检查未能确诊时。数字减影血管造影（DSA）通过除去肋骨、脊柱和消化道气体等影响显像的因素，能清晰地显示血管包括1mm直径的血管，可以发现肾实质内小动脉瘤及动静脉畸形之类的血管异常。

（7）淋巴造影：经足背淋巴管注入碘油，显示腹股沟、盆腔、腹膜后淋巴结和淋巴管。用以显示膀胱癌、阴茎癌、睾丸肿瘤、前列腺癌的淋巴结转移和淋巴系统梗阻，以及乳糜尿患者的淋巴系统通路。

（8）精道造影：经输精管穿刺、切开，或经尿道镜射精管插管造影，用以显示输精管、精囊及射精管。适用于血精症等。

（9）CT：有平扫和增强扫描两种检查方法。对肾实质性和囊性疾病的鉴别诊断，确定肾损伤范围和程度，肾、膀胱、前列腺癌的分期及肾上腺肿瘤的诊断提供可靠依据。能显示腹部、盆腔转移之淋巴结，但不能直接和全面地反映脏器病变全貌。

3. 放射性核素（radionuclide imaging）　放射性核素技术能不影响正常生理过程而显示体内器官的形态和功能。由于核素用量小，几乎无放射损害。检查包括肾图、肾显像、肾上腺皮质、髓质核素显像、骨显像及阴囊显像等。

（1）肾图：测定肾小管分泌功能和显示上尿路有无梗阻。亦是一种分侧肾功能试验，反映尿路通畅及尿排出速率情况。

（2）肾显像：分为静态和动态显像。静态显像仅显示核素在肾内的分布图像，动态显像显示肾吸收、浓集和排出的全过程。通过显像清晰度、核素分布特征、显像和消退时间，显示肾形态、大小及有无占位病变等。计算肾膀胱排泄系数，可了解肾功能，测定肾小球滤过率和有效肾血流量。当肾功能不全时，肾显像比尿路造影要敏感。对肾移植患者术后观察并发症如梗阻、外溢、动脉吻合口狭窄很有帮助。

（3）肾上腺皮质和髓质核素显像对肾上腺疾病的诊断，如嗜铬细胞瘤的定位诊断。

(4) 阴囊显像常用于怀疑睾丸扭转或精索内静脉曲张等。放射性核素血流检查可判断睾丸的存活及其能力,并可与对侧的血流灌注相比较,以提供临床治疗的依据。

(5) 骨显像可显示全身骨骼系统有无肿瘤转移,尤其是确定肾癌、前列腺癌有无骨转移。

4. 磁共振成像(MRI)　无放射损伤,组织分辨力更高,能显示被检查器官组织的功能和结构,并可显示脏器血流灌注信息。对分辨肾肿瘤的良、恶性,判定膀胱肿瘤浸润膀胱壁的深度、前列腺癌分期,确诊偶然发现的肾上腺肿块等,可以提供较 CT 更为可靠的依据。其空间分辨力及有钙化病灶时的分辨力不如 CT。磁共振血管成像(MRA)适用于肾动脉瘤、肾动静脉瘘、肾动脉狭窄、肾静脉血栓形成;肾癌分期,特别是了解侵犯肾血管的情况及肾移植术后血管通畅情况。磁共振尿路成像(MRU)是一种磁共振水成像。无需造影剂和插管而显示肾盏、肾盂、输尿管的形态和结构,是了解上尿路梗阻的无创检查。有起搏器或金属支架的患者不宜行 MRU。

(马利民　蔡晓晴)

第四十二章　泌尿系统损伤

学习目标

1. 掌握泌尿系统不同部位损伤的临床特点和治疗原则。
2. 熟悉肾损伤、膀胱损伤的类型。
3. 了解尿道损伤的分类。

泌尿系统损伤以男性尿道损伤最多见，肾、膀胱次之，输尿管损伤最少见。由于肾、输尿管、膀胱、后尿道受到周围组织和器官的良好保护，通常不易受伤。泌尿系统损伤大多是胸、腹、腰部或骨盆严重损伤的合并伤。因此，当有上述部位严重损伤时，应注意有无泌尿系统损伤。

第一节　肾　损　伤

肾被强壮的腰部肌肉、脊柱、肋骨及前面的脏器和周围厚厚的脂肪垫的保护，一般情况下不易受伤。随着现代化工业及交通的发展，肾损伤的发生率已显著增高。

【病因】

1. 闭合性损伤　因直接暴力（如撞击、跌打、挤压、肋骨或横突骨折等）或间接暴力（如对冲伤、突然暴力扭转）所致。

2. 开放性损伤　因弹片、枪弹、刀刃等锐器致伤，常合并胸、腹部损伤，损伤复杂而严重。

3. 肾本身病变　如肾积水、肾肿瘤、肾结核或肾囊性病变等更易损伤，有时轻微创伤，也可造成严重的“自发性”肾破裂。

4. 医源性损伤　输尿管镜操作治疗、肾穿刺活检等医疗操作引起的肾损伤。

【病理类型】　按肾损伤程度，范围及部位不同可分类如下（图 42-1）。

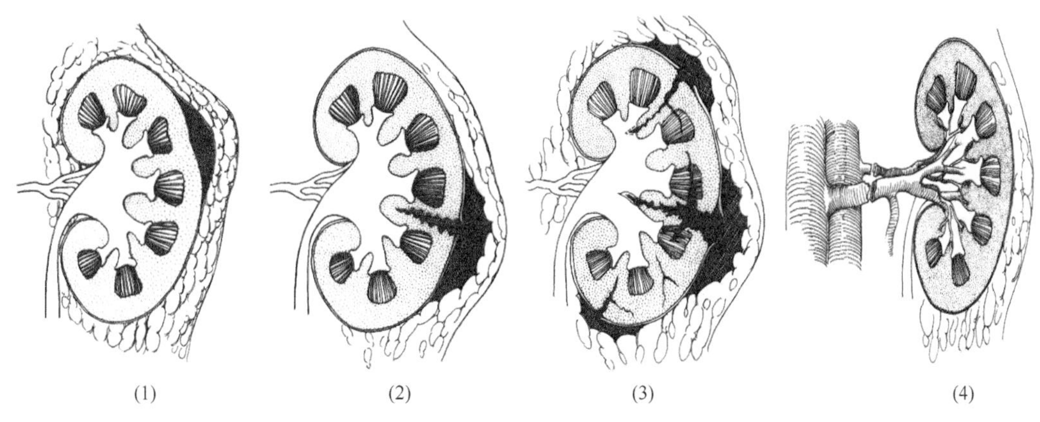

图 42-1　肾损伤的类型

（1）肾薄膜下血肿；（2）肾部分裂伤；（3）肾全层裂伤；（4）肾蒂损伤

1. 肾挫伤　损伤仅限于部分肾实质，形成肾淤斑及包膜下血肿，肾包膜及肾盂黏膜完整，如涉及肾集合系统可有轻微血尿。一般症状轻，可以自愈。

2. 肾部分裂伤　肾实质部分裂伤伴有肾包膜破裂，可致肾周血肿。如肾盂肾盏黏膜破裂，则可有明显血尿。通常不需手术治疗即可自行愈合。

3. 肾全层裂伤　肾实质深度裂伤，涉及肾包膜，内达肾盂肾盏黏膜，常引起广泛的肾周血肿、血尿和尿外渗。肾横断或碎裂时，可导致肾组织缺血。这类肾损伤症状明显，后果严重，均需手术治疗。

4. 肾蒂损伤　肾蒂血管损伤比较少见。肾蒂或肾段血管的部分或全部撕裂时可引起大出血、休克，需及时诊治，否则会危及生命。

5. 晚期病理改变　①尿液囊肿：难以愈合的深度撕裂伤可导致持续尿外渗。晚期形成较大的肾周包块，最终形成尿液囊肿或脓肿。②肾积水：腹膜后较大的血块及伴随的尿外渗可导致肾周纤维化，包裹肾盂-输尿管连接部时引起肾积水。③动-静脉瘘：动-静脉瘘可发生于穿透性肾损伤，但并不常见。④肾血管性高血压：目前认为，创伤导致组织中血流减弱甚至消失，从而导致肾血管性高血压（不足1%）。据报道，创伤引起肾周围组织纤维化压迫肾动脉，亦可导致肾性高血压。

国内一般将肾挫伤及肾部分裂伤归为轻度肾损伤，其他为重度肾损伤。

【诊断】

1. 病史　有腰腹部受直接或间接暴力的外伤史。伤后出现血尿时，即高度提示有肾损伤。

2. 临床表现

（1）血尿：为肾损伤最常见、最重要的症状，以肉眼血尿为多见。肾实质损伤均可出现不同程度血尿。肾挫伤血尿较轻。严重肾裂伤则呈大量肉眼血尿，并有血块阻塞尿路。需注意的是血尿的程度并不一定与创伤严重程度相一致。如肾蒂血管断裂、损伤性肾动脉血栓形成、肾盂广泛裂伤，输尿管断裂或淤血块阻塞时均不出现明显血尿。因此临床上不能以尿中血量多少来判断伤势轻重。血尿不重时，多在数日内消失，若伤后活动过早或并发感染，可出现继发出血。

（2）疼痛及肌紧张：肾损伤后均会出现腰腹部疼痛，因肾包膜张力增加、肾周围软组织损伤所致。血块通过输尿管时可发生肾绞痛。血、尿外渗入腹腔、或伴有腹内脏器损伤时，可出现全腹痛和腹膜刺激征。

（3）局部肿块：血和尿外渗至肾周围组织，可在局部形成肿块。若局部疼痛加重伴有高热，血白细胞增高，是肾周围感染的表现。若在治疗过程中肿块不断增大，且血红蛋白持续下降，说明有活动性出血。若伤后数日或数周后肿块突然增大并出现休克，说明有血栓脱落，血块溶解后继发性出血或合并严重继发感染，应予以警惕。

（4）休克：是肾创伤后很重要的表现，可为创伤性休克或出血性休克。其发生率与肾创伤的程度、有无合并伤及失血量有关。轻度肾创伤很少发生休克，闭合性肾创伤的休克发生率约为40%，开放性肾创伤的休克发生率可达85%。若血尿轻微或仅为显微镜下血尿而合并有休克者，应考虑为重度肾创伤，包括肾蒂伤或并发其他器官创伤。有的患者可在伤后数日甚至数周后出现休克，多为继发性出血或继发严重感染所致。

（5）合并伤的症状：肾的开放性或闭合性损伤均可能合并胸、腹脏器及脊柱或远处组织损伤。临床上常相互掩盖其症状和体征，诊查时应予注意，否则易引起漏诊误诊。有合并伤者,其临床表现更为凶险,常依所伤脏器不同而有不同临床表现,合并肝、脾及血管创伤者,以出血为主要表现;胃肠道创伤者以腹膜炎症状为主。因此,当肾创伤症状与严重复杂的临床症状不相符合时,需考虑存在其他脏器创伤的可能。

(6) 肾开放伤:根据伤道部位和方向及伤道漏尿推测有无肾创伤,但创口不一定有大量出血或漏尿,由于此类创伤均有合并伤,应早行手术探查。

3. 体格检查　应进行全面的体格检查,包括循环、呼吸、神经、消化等系统,以确定有无合并伤。通常患者均有腹部创伤的明确病史。疼痛可能局限在一侧腰部或整个腹部。有些创伤如腹腔脏器破裂性损伤或多发性骨盆骨折也可出现急性腹痛。因而可能会掩盖肾损伤。导尿通常可显示血尿。腹膜后出血可引起腹胀、肠梗阻及恶心或呕吐。创伤早期,可出现休克或严重的腹膜后出血引起的体征。腰部皮下淤血也常见到。低位肋骨骨折也经常被发现。触诊可发现弥漫性腹部疼痛。"急腹症"通常提示腹腔内有流动性血液,如触及包块,可能是较大的腹膜后血肿或尿外渗。但如果后腹膜撕裂,血液则进入腹腔,临床上检查不到可触及的包块,可发生腹胀和肠鸣音消失。

4. 实验室检查

(1) 尿液:血尿为重要依据,故尿液检查极为重要,如不能自行排尿,应行导尿检查。严重休克无尿者,往往要在抗休克、血压恢复正常后方能见到血尿。肉眼观尿液为粉红色烟雾状或更浓,为肉眼血尿。正常人尿显微镜检验每高倍视野有 0~3 个红细胞,超过 5 个红细胞为镜下血尿。尿中血液颜色由浓逐渐变浅,提示出血趋向停止。肾动脉内膜创伤,肾动脉血栓形成,可无血尿。

(2) 血液检查:血红蛋白、红细胞计数、红细胞比积测定。持续的红细胞比容降低提示大量失血。

5. 特殊检查

(1) B 型超声和 CT 检查:B 超,对观察肾损伤程度,血、尿外渗范围及病情进展情况有帮助。适合:①对伤情作初步评估;②连续监测腹膜后血肿及尿外渗情况。CT,增强扫描是肾损伤影像学检查的"金标准"。能迅速准确了解肾实质损伤情况,尿外渗、肾周血肿范围;动脉和静脉相扫描可以显示血管损伤情况;注射造影剂 10~20 分钟后重复扫描可显示集合系统损伤情况,是肾损伤临床分级的重要依据。同时还可了解对侧肾功能、肝、脾、胰、大血管情况。必要时可重复 CT 检查评估伤情变化。

(2) 腹部平片:轻度肾损伤可无重要发现,重度肾损伤可见肾影模糊不清,腰大肌影不清楚,脊柱凹向伤侧,有时可见合并肋骨或腰椎骨折。如为开放性损伤则有时可见有异物。

(3) 排泄性尿路造影:应在伤情允许下进行。可了解肾损伤的程度及对侧肾功能情况,同时还可了解有无肾原发性疾病。但因检查时须压迫腹部,对急诊外伤患者不适宜,故有人主张行大剂量静脉造影。无 CT 的单位可行此项检查。

(4) 肾动脉造影:能显示肾血管及分支的损伤情况。因该检查费时且为有创检查,因此,仅在疑有肾动脉分支损伤导致持续或继发出血,并有条件行选择性肾动脉栓塞时进行该项检查。

(5) 逆行肾盂造影:此法对集合系统创伤有诊断价值,作为一种补充检查。由于易遭感染及有一定痛苦,临床上已很少采用。

(6) 核素肾扫描:核素扫描对严重碘过敏患者判断肾血流状况有较多帮助,但一般不需进行该项检查。挫伤时扫描图上显示正常。裂伤可见肾外形不光整。血肿处呈放射性冷区。可作为一项补充检查。

【治疗】

1. 紧急处理　包括立即建立输血、输液通道,补充血容量、复苏、镇静止痛、绝对卧床休息等,并确定是合并其他脏器创伤。对重度肾创伤患者,即使血压处于正常范围,亦应给予防治休克的措施并进行必要的泌尿系统及全身其他系统的检查。如系大出血,生命体征不稳定,应立即手术探查。

2. 非手术治疗　确诊为肾挫伤、轻度肾裂伤,无其他脏器合并伤的患者,可行非手术治疗。

(1) 绝对卧床休息 2~4 周,恢复后 2~3 个月内不参加体力劳动。

(2) 密切观察定时测量血压、脉搏、呼吸、体温、腰部包块的大小、血尿浓度、血红蛋白及血细胞比容等变化。

(3) 补充血容量及热量,维持水、电解质平衡,保持足够尿量,必要时输血。

(4) 应用广谱抗生素以预防感染。

(5) 使用止痛、镇静和止血药物。

3. 手术治疗

(1) 手术指征:①开放性肾创伤;②合并有腹腔其他脏器创伤;③经检查证实为肾碎裂伤;④经检查证实为肾盂破裂;⑤静脉尿路造影检查,伤肾不显像,经肾动脉造影证实为肾蒂伤;⑥经抗休克治疗后血压不能回升或升而复降,提示有大出血者;⑦非手术治疗过程中肾区肿块不断增大,肉眼血尿持续不止,短期内出现严重贫血者。尿外渗是否需手术治疗,视其程度、发展情况及创伤性质而定。

(2) 手术方式:①肾修补术,适用于肾裂伤范围局限者;②肾部分切除术,肾一极严重损伤和缺血者;③肾血管修补术,肾蒂血管损伤或损伤性肾动脉阻塞者;④肾切除术,肾广泛性裂伤无法修补或肾蒂血管损伤不能缝合而对侧肾功能良好者;⑤清创引流术,适用于开放性肾损伤,伤口漏尿并严重污染及伤后时间较久,有严重尿外渗或并发感染者。

(3) 并发症的治疗:①腹膜后尿囊肿或肾周脓肿行手术治疗;②恶性高血压行肾血管修复或肾切除术;③肾积水作肾盂成形术或肾切除术;④持久性血尿作选择性肾动脉栓塞术。

【预后】　肾创伤的预后与创伤程度密切相关。轻度创伤者 80%~90% 经非手术治疗治愈。需行肾切除者仅占 5%~10%。死亡多因伴有其他脏器严重创伤或伤后大出血,与肾创伤本身多无直接关系。肾创伤后近期并发症有腹膜后尿性囊肿及残余血肿并发感染或形成脓肿,均需切开引流。手术及保守治疗后肾周尿性囊肿的发生率分别为 23% 及 85%,远期并发症主要有高血压及肾积水。肾创伤后高血压的发生率为 1.4% ~9.0%,其原因有肾创伤后供血不足、肾动脉血栓形成、动静脉瘘、动脉瘤、肾周纤维化、瘢痕肾或肾萎缩等。特别是重度肾创伤经非手术治疗或肾蒂伤经手术而保存下来的肾,均为创伤后高血压的发生提供了病理基础。肾积水的原因多为肾创伤后肾盂输尿管连接部狭窄或输尿管周围粘连压迫所致,需手术解除梗阻。其他远期并发症还有肾脂肪性变、肾周假性囊肿、肾盂肾炎、肾结石等,此外还有报告创伤后继发癌。故肾创伤的随访十分重要。

第二节　输尿管损伤

输尿管为一细长而有肌肉黏膜构成的管形器官，位于腹膜后间隙，周围保护良好并有相当的活动范围，因此，由外界暴力（除贯通伤外）所致成的输尿管损伤殊为少见，通常继发于复杂的盆腔手术或枪击伤，速度骤减引起的创伤也易致输尿管从肾盂撕裂。输尿管结石的内镜取石术亦可导致输尿管损伤。

【病因】

1. 手术损伤　多见于腹部或盆腔内进行较广泛的手术时，如子宫切除、直肠癌根治性切除术时。损伤可为结扎、钳夹、切开、切断、部分截除或损害输尿管血供而致管壁坏死。术时不一定被发现。直到术后出现漏尿或无尿（双侧损伤）时才被发现。手术损伤多见于下段输尿管，由于解剖较复杂，手术野较深，不易辨清输尿管位置。

2. 器械损伤　见于输尿管逆行插管、输尿管肾盂镜或腔内泌尿外科操作时穿破输尿管壁，经输尿管插管套石时套石篮嵌顿或输尿管撕脱。有过结石、创伤或感染性炎症的输尿管，因壁层溃疡或组织脆弱较易遭受损伤。正常输尿管轻度损伤时大多不产生永久性的损害，仅在严重损伤时可致输尿管狭窄。

3. 外伤性损伤　多见于战时，输尿管损伤时常伴有其他内脏的损伤或贯通伤。部分患者流血过多，严重休克，因未能及时抢救而死亡。输尿管损伤常在手术探查时或出现尿外渗、尿瘘时始被发现。

4. 放射性损伤　如宫颈癌放疗后影响输尿管，输尿管管壁水肿、出血、坏死、形成尿瘘或纤维瘢痕组织形成，引起输尿管梗阻。

【临床表现】　输尿管创伤的临床表现与术中发现与否有关。术中及时发现立即处理可无临床症状，若术中未发现，术后的临床表现则较为复杂。同时还需根据发病时间、有无感染、有无腹壁瘘或阴道瘘来判断。另外，输尿管单侧创伤与双侧创伤的临床症状也各有不同。如有其他重要脏器同时受伤，患者常因休克、腹膜炎等症状而使输尿管损伤症状不易被早期发现。输尿管损伤后常见的症状有以下几点。

1. 输尿管黏膜裂伤　仅有血尿和局部疼痛。一般可迅速缓解和消失。

2. 尿外渗　可以发生于损伤一开始，也可于4～5日后因血供障碍（嵌夹、缝扎或外膜剥离后缺血）使输尿管壁坏死而发生迟发性尿外渗。尿液由输尿管损伤处外渗到后腹膜间隙，引起局部肿胀和疼痛，腹胀、患侧肌肉痉挛和明显压痛。如腹膜破裂，则尿液可漏入腹腔引起腹膜刺激症状。

3. 尿瘘　如同时有腹壁创口或与阴道、肠道创口相通，可发生尿瘘。

4. 结扎输尿管　可引起患侧腰区胀痛、叩击痛，体检时可扪及肿大肾。如无继发感染，结扎一侧输尿管不一定有严重症状而被忽视。孤立肾或双侧输尿管结扎后可发生无尿。受到创伤后的输尿管局部组织发炎、坏死、脱离、尿液外渗或漏到腹膜组织间隙或腹腔，很快形成脓肿或腹膜炎。临床上表现为发热、腰痛、腰部肌肉紧张、肾区叩痛。尿性腹膜炎形成后则出现腹部压痛、反跳痛及胃肠道刺激症状等。

【诊断和鉴别诊断】　输尿管损伤的早期诊断十分重要，在处理外伤或施行腹部、盆腔手术时，注意检查有无尿外溢、外伤创口是否经过输尿管行径、手术野有无渗尿，或直接见到输尿管损伤的情况。发现创口内不断有血水样液体积聚时，通过检测伤口水样流出液小样标本中肌酐浓度就可判断流出液是否为尿液,尿液中肌酐浓度比血清肌酐浓度高许多倍,还可由静脉注射靛胭脂,观察创口内有无蓝色液体积聚,由此可以早发现输尿管损伤。外伤或术后常因尿外渗、无尿等情况时才考虑到此诊断。但需与肾、膀胱损伤相鉴别。

术后肠梗阻和腹膜炎可引起与损伤所致输尿管急性梗阻相似的症状。复杂的盆腔手术后出现发热、“急腹症”及伴发的恶心、呕吐等均是进行超声影像检查或排泄性尿路造影的确切指征,以便诊断是否有输尿管损伤。术后患者出现发热、肠梗阻及局限性疼痛,应当考虑深部伤口感染,同时也应考虑是否发生尿外渗和尿液囊肿形成。术后早期并发的急性肾盂肾炎临床表现可与输尿管损伤的临床表现相似,但超声影像学检查结果正常,且尿路造影检查不能提供尿路梗阻的证据。

术后数日或数周发现尿少、血尿、漏尿、肾区胀痛、腰部肌肉紧张、肾大而有叩痛等,应考虑输尿管创伤的可能。腹部引流管或伤口溢尿,阴道漏尿者,需立即进一步检查。排泄性尿路造影和 CT 均可显示输尿管损伤处的尿外渗、尿漏或梗阻。B 超可发现尿外渗和梗阻所致的肾积水。放射性核素肾显像可显示结扎侧上尿路梗阻。阴道漏尿者应与膀胱阴道瘘鉴别,同时应考虑到膀胱阴道瘘与输尿管阴道瘘同时存在的可能。结扎双侧输尿管引起无尿,应与急性肾小管坏死鉴别,必要时作膀胱镜检查及双侧输尿管插管,以明确有无梗阻存在。

【治疗】

1. 输尿管受损伤治疗原则　恢复输尿管的连续性,避免尿液漏出,保护肾功能。

(1) 患者全身情况危急、休克、脱水、失血严重或合并有其他重要器官创伤时,先纠正全身情况及优先处理重要器官的创伤,不应强求一次性完成输尿管创伤的修复手术。在处理输尿管创伤时应考虑以下因素:创伤侧别,有无肾、膀胱创伤,对侧肾功能情况,输尿管创伤的部位、性质、程度和时间等。

(2) 尿外渗应彻底引流,避免继发感染。小的穿孔如能插入并保留合适的输尿管内支架管可望自行愈合。上段输尿管损伤可经腰切口探查,中下段输尿管损伤可经伤侧下腹部弧形切口或腹直肌切口探查。

2. 处理方法

(1) 输尿管外伤时如伴有其他脏器的严重损伤,病情危重,应首先抢救患者生命。外渗尿液可彻底引流,可以行伤侧肾造瘘,以待二期修复输尿管损伤。

(2) 逆行插管引起的输尿管损伤一般不太严重,可以保守治疗。但如发生尿外渗、感染或裂口较大者仍应尽早手术。在施行套石时不应使用暴力,如套石篮套住结石嵌顿,无法拉出时,可立即手术切开取石。暴力牵拉可引起输尿管断裂和剥脱,使修复发生困难。

(3) 手术时发生输尿管损伤,应及时修复。如有钳夹、误扎时应拆除缝线,并留置输尿管内支架管引流尿液。但如估计输尿管血供已受损,以后有狭窄可能时应切除损伤段输尿管后重吻合。

(4) 肾切除术:肾切除必须慎重,如输尿管完全性梗阻发生后 2~3 个月内,由于肾盏、肾盂的反流及再吸收作用,尿的生成及排泄可维持正常,肾功能不致完全丧失,当梗阻解除后,肾功能有望恢复。因此,在上述安全期内仍可考虑施行修复性手术,不可贸然切肾。肾切除的适应证为:①肾功能严重丧失或完全丧失;②长期尿瘘继发肾感染已无法控制;③因肿瘤、腹膜后广泛粘连,无法再做修复手术者。

第三节　膀胱损伤

膀胱空虚时完全位于骨盆腔内,在充盈时其顶部高于耻骨联合。若下腹部受到暴力作用,膀胱易受创伤(图 42-2)。膀胱损伤多是由外力作用引起的而且多伴有骨盆骨折(大约 15%的膀胱尿道损伤伴有骨盆骨折)。医源性膀胱损伤包括:妇科手术或其他广泛地盆腔手术、疝修补手术及经尿道手术等。膀胱创伤的发生率在平时次于肾及尿道创伤。

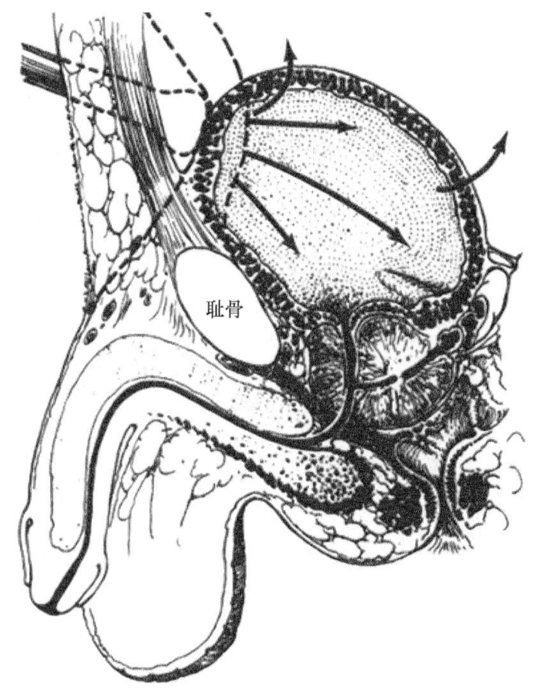

图 42-2　膀胱损伤的机理

膀胱充盈时,外力打击使得膀胱内压骤然增高导致膀胱破裂

【分类及病因】

1. 闭合伤　膀胱充盈时,下腹部遭受直接暴力或骨盆骨折均可造成膀胱损伤,多见于交通事故或房屋、土坡倒塌等挤压伤。

2. 开放伤　多见于战时火器伤,常合并腹内脏器创伤。

3. 医源性创伤　膀胱内器械操作如膀胱镜检查、输尿管镜操作,腔内碎石等均可造成膀胱损伤。盆腔内手术,输卵管结扎及疝修补术均有误伤膀胱可能。

4. 自发性破裂　已有病理改变的膀胱如结核、肿瘤等,多由不被患者所注意的微小外力所引起。

【病理类型】

1. 挫伤　暴力不大,膀胱壁未破裂,仅伤及黏膜或肌层,无尿外渗,经休息后可自愈。

2. 膀胱破裂　膀胱全层破裂,有尿外渗,根据损伤部位,机制与腹膜关系,可如下分类。

(1) 腹膜内破裂:膀胱充盈时,下腹部受直接暴力,使膀胱内压力骤然增高,导致膀胱壁最薄弱处破裂,常多发生于腹膜所覆盖的顶部后方,大量膀胱尿溢入腹腔。腹膜内膀胱破裂较为少见,但后果较腹膜外膀胱破裂要严重得多。在病程初期,低渗的尿液进入腹腔所造成的腹膜刺激症状可能较轻,肠鸣音也可正常,特别是存在其他合并伤时易造成漏诊,只有当发展为感染性尿液性腹膜炎时腹部症状才变得明显。由于腹膜有较强的吸收能力,当大量尿液进入腹腔,短时间内血尿素氮即可明显升高,这对于诊断腹膜内膀胱破裂有一定帮助。同时,外伤性腹膜内膀胱破裂往往有严重的合并伤,这些合并伤也是创伤后死亡的主要原因。

(2) 腹膜外破裂:多由骨盆骨折所引起。破裂口均在无腹膜覆盖的前壁或颈部,故外渗尿均在腹膜外膀胱周围。

(3) 混合型破裂:多见于火器伤或刀刃伤,腹膜内外破裂同时存在。大多有其他脏器合并伤。

【诊断】

1. 病史 下腹部或骨盆骨折外伤史,手术或器械损伤史。

2. 临床表现 可因创伤或出血导致休克,尤其骨盆骨折时,出血量较多常易发生。伤后有频繁的排尿感,但无尿排出或仅有少量鲜血排出。

腹膜内破裂出现下腹部疼痛,常伴有恶心呕吐腹胀等。下腹部有较广泛的肌紧张,压痛和移动性浊音。

腹膜外破裂因尿外渗于膀胱周围,发生下腹部疼痛并放射至会阴部。下腹部有肌紧张和压痛,肛指检查直肠前壁饱满或有波动感,但前列腺固定不动。

开放伤:伤口内可有尿持续流出。

3. 导尿及灌注试验 导尿管插入顺利,但无尿液流出或仅有少量血尿。注入定量的无菌盐水后,再抽回盐水量明显减少或增多均提示膀胱破裂。有时破口较小,抽出注液量改变不明显,故亦可有假阴性。

4. X 线检查 注入造影剂行膀胱造影可见有造影剂外渗,拍片要注意从不同角度拍摄,以免外溢的造影剂为膀胱影所掩盖而漏诊。亦可注入少量空气,如发现肝浊音界减少或消失或透视见膈下有游离气体,可明确腹膜内破裂诊断。

【治疗】

1. 膀胱挫伤 仅需留置导尿管数日即可。

2. 膀胱破裂 腹膜外膀胱破裂经尿道放置导尿管引流尿液即可有效地处理(一般需留置尿管 10 日以保证足够的愈合时间)。对于较大的膀胱内血块或膀胱颈部损伤应进行外科处理。从正中线部打开膀胱后,应仔细地探查膀胱,并使用可吸收缝线从里到外关闭破裂部位。腹膜外膀胱破裂有时会波及膀胱颈部,因此应细心地修复,应使用精细的可吸收缝线确保完全修复,以利于患者术后恢复。

3. 腹膜内型膀胱破裂 应经腹腔路径进行修复,应仔细地探查膀胱并修复其他任何破裂部位。覆盖损伤部位的腹膜应仔细地关闭。然后,可使用可吸收缝线分层缝合膀胱。关闭腹腔前清除腹腔内所有渗出液体。

第四节 尿道创伤

男性尿道分为前、后尿道。前尿道创伤多在球部尿道,后尿道创伤则多在膜部尿道。阴茎部尿道因活动度较大,创伤机会较少。女性尿道因其短而直,受伤机会少。男性尿道创伤在平时为常见的泌尿系统创伤。

一、前尿道创伤

男性前尿道损伤中最常见的是球部尿道损伤,骑跨伤是其典型的致伤因素,即从高处跌下骑跨在硬物上将球部尿道挤压在硬物与耻骨之间致该段尿道损伤(图 42-3)。

【病理】

1. 尿道挫伤 伤后仅有尿道水肿和出血,愈合后不发生尿道狭窄。

2. 尿道裂伤 伤后可致尿道周围血肿及排尿后引起尿外渗,愈合后引起瘢痕性尿道狭窄。

3. 尿道完全裂伤　伤后尿道断裂退缩、分离，血肿较大，发生尿潴留，用力排尿则发生尿外渗。

【血肿及尿外渗范围】

（1）阴茎筋膜未破时则血肿及尿外渗仅局限于阴茎筋膜内，表现为阴茎肿胀（图 42-4）。

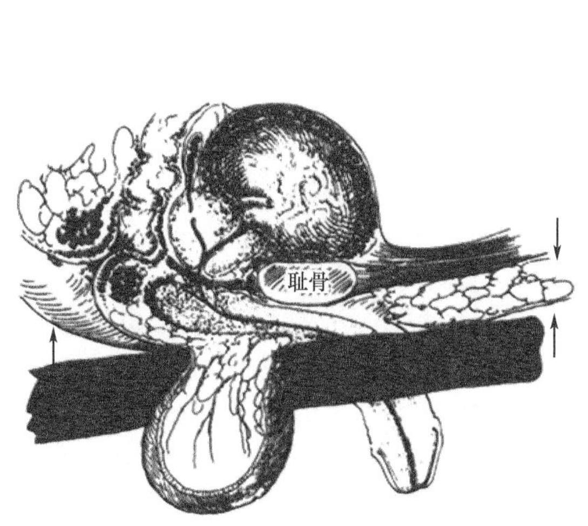

图 42-3　球部尿道损伤受伤机理

会阴部撞击或骑跨伤；尿道被挤压到耻骨联合的下缘

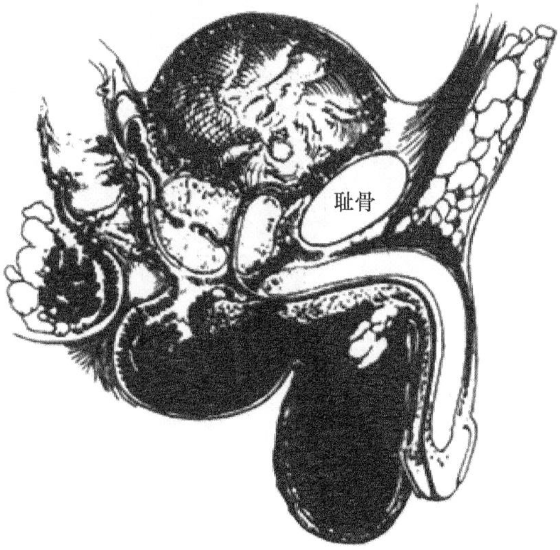

图 42-4　局限在 Colles 筋膜内的血肿和尿外渗

（2）阴茎筋膜破裂则血肿及尿外渗入会阴浅筋膜包绕的会阴浅袋，使会阴、阴囊、阴茎肿胀，有时向上扩展至下腹壁。如延误治疗，会发生广泛皮肤及皮下组织坏死、感染及脓毒血症。

【诊断】

1. 病史与体检　大多有会阴部骑跨伤史，亦可因尿道器械检查致伤。根据典型症状及血肿、尿外渗分布，诊断并不困难。

2. 导尿　在严格无菌操作下，如能顺利插入导尿管，则说明尿道连续而完整。如一次插入困难，不应反复试插，以免加重创伤后导致感染。

3. X 线检查　尿道造影可显示损伤部位及程度，尿道断裂可有造影剂外渗。

【治疗】

1. 抗休克治疗　严重出血发生休克者，应立即压迫会阴部止血，并紧急抗休克治疗。

2. 保守治疗　尿道球部挫伤或轻度裂伤而排尿通畅者采用抗感染及对症治疗。

3. 保留导尿　尿道部分裂伤并有排尿困难，但能经尿道插入导尿管者，应留置导尿管 2 周左右，拔管后适当作尿道扩张。

4. 手术治疗　尿道部分裂伤，尿道口流血较多，虽无会阴部血肿及尿外渗，但尿道插导尿管较困难者，应作耻骨上膀胱造瘘术。对球部尿道严重撕裂或断裂，会阴及阴囊有血肿者，应立即经会阴作尿道端端吻合术，并引流血肿及尿外渗，保留导尿 2 周左右，后适当作尿道扩张。

5. 尿道狭窄的处理　如伤后或术后发生尿道狭窄，轻者行尿道扩张，严重狭窄者，在伤后 3 个月行瘢痕切除和尿道端端吻合术。

二、后尿道损伤

【病因及病理】 骨盆骨折是造成后尿道损伤最主要的原因。骨盆骨折时，尿道生殖膈移位，产生剪刀样暴力，使薄弱的尿道膜部撕裂，甚至使前列腺尖处撕裂、移位。骨折及盆腔血管丛损伤引起大量出血，在前列腺及膀胱周围形成大血肿。当后尿道断裂后，尿液可沿前列腺尖处外渗到耻骨后间隙和膀胱周围（图 42-5）。

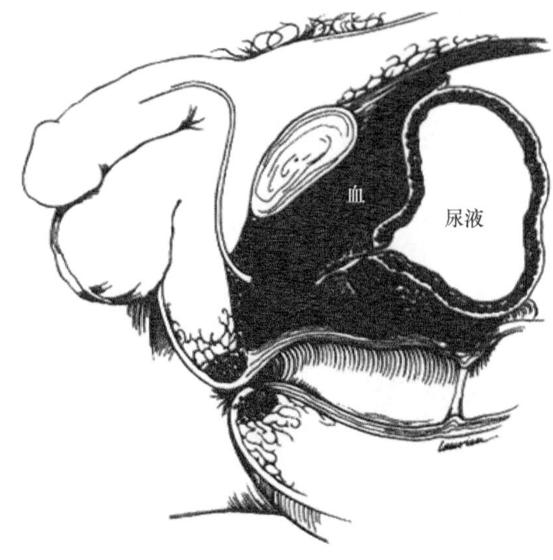

图 42-5　后尿道损伤
注：骨盆骨折引起前列腺从膜部尿道处撕脱。血肿和尿外渗位于三角韧带之上，膀胱和前列腺周围

【临床表现】

1. 休克　骨盆骨折致后尿道损伤，常因合并大出血，引起失血性休克。

2. 疼痛　下腹部痛，局部肌紧张及压痛。

3. 尿潴留　伤后不能排尿，出现尿潴留。

4. 尿外渗及血肿　伤后多在前列腺及膀胱周围形成血肿或尿外渗。如尿生殖膈撕裂，血肿及尿外渗可蔓延至会阴及阴囊。

【诊断】

（1）骨盆挤压伤后出现上述临床表现。

（2）体格检查：①骨盆挤压及分离试验阳性；②直肠指诊，可触及直肠前柔韧的血肿及压痛，有时可扪及浮动的前列腺尖端，若指套有血迹时应考虑合并直肠损伤可能。

（3）试插导尿管：导尿管如能进入膀胱，可能是后尿道挫伤或轻微裂伤，应保留导尿管 3 周；如不能进入膀胱，可能是后尿道部分或完全断裂。

（4）X 线检查：骨盆平片见骨盆骨折。尿道造影可见后尿道造影剂外渗。

【治疗】

1. 紧急处理　①取平卧位，减少搬动，以免加重损伤；②损伤严重伴大出血可致休克，应积极纠正休克；③处理合并伤：同时处理危及生命的合并伤，如颅脑损伤、血气胸、肝、脾破裂等。

2. 耻骨上膀胱造瘘术　后尿道损伤排尿困难尿潴留者，近年来趋向于仅作耻骨上膀胱造瘘术，3～6 个月后再行尿道重建术。此法有如下优点：不加重尿道损伤及出血、减少感染机会和降低尿道狭窄及阳痿的发生率。

3. 尿道会师牵引术　目的是恢复尿道的连续性，避免尿道分离形成较大的瘢痕狭窄。方法是切开膀胱后，以金属尿道探为引导，经尿道置入导尿管入膀胱，并作适当牵引，缩短尿道断端的距离，术后 3 周左右部分患者可经尿道排尿。

4. 尿道狭窄的处理　后尿道损伤后常并发尿道狭窄，轻者可定期作尿道扩张，严重狭窄或闭锁者，在伤后 3～6 月行经尿道或会阴切除瘢痕狭窄组织及尿道端端吻合术。

5. 合并伤的处理　直肠损伤者，早期可行修补，并作暂时性乙状结肠造瘘术。如后尿道损伤合并直肠瘘者，应在 3～6 个月后再行修补术。骨盆骨折应卧床休息，让骨折愈合。

（蔡　波　马利民）

第四十三章　泌尿、男性生殖系统感染

学习目标

1. 掌握尿路感染的临床特点。
2. 熟悉尿路感染的治疗原则。
3. 了解前列腺炎的分类、诊断和鉴别诊断。

第一节　概　　论

泌尿、男性生殖系统感染是泌尿、男性生殖系统被致病菌侵入而引起的炎症，其发病率很高，在感染性疾病中仅次于呼吸道感染，在美国，每年因尿路感染就诊的门诊患者超过七百万，住院患者约一百万，而尿路感染致休克而死亡者在所有因感染致死者中居第3位；在我国尿路感染占院内感染的20.8%～31.7%。尿路感染是人类健康所面临的最严重的威胁之一。由于解剖因素，泌尿道与生殖道易交叉感染。一般来讲，肾盂肾炎、输尿管炎称为上尿路感染，膀胱炎、尿道炎为下尿路感染。前者常并发下尿路感染，后者可以单独存在。

【致病菌】　包括病毒、细菌、真菌和寄生虫四种，细菌属于原核细胞生物，按革兰染色细菌分为革兰阳性细菌和革兰阴性细菌，再按细菌的球状和杆状形态分为革兰阳性球菌、革兰阳性杆菌、革兰阴性球菌和革兰阴性杆菌四大类。革兰阳性球菌常见致病菌有金黄色葡萄球菌、溶血性链球菌、粪肠球菌等；革兰阳性杆菌常见的致病菌有破伤风杆菌，属于厌氧菌，以及需氧的白喉棒状杆菌、结核分枝杆菌等；革兰阴性球菌常见的有淋病奈瑟菌和脑膜炎奈瑟菌；革兰阴性杆菌常见的有大肠杆菌、绿脓杆菌及肺炎克雷白杆菌等。另外原核细胞微生物还包括了放线菌、螺旋体及肺炎支原体、解脲脲原体和沙眼衣原体等。尿路感染致病菌中60%～80%为大肠杆菌。

【致病机制】　正常人尿道对感染具有防御功能，包括排尿活动对细菌的冲刷作用，尿道口皮肤和黏膜中含有的正常菌群对致病菌的抑制，尿路上皮细胞分泌的黏液的屏障作用、尿液的酸碱度、高渗透压、尿液中尿素和有机酸对细菌的抑制等，细菌的毒力也是影响感染的一个重要因素。大肠杆菌具有O、H、K三种抗原，表达特殊的K抗原的大肠杆菌菌株毒力强，易引起尿路感染；致病菌黏附于尿路上皮的能力是非常重要的环节，大肠杆菌表面的P型菌毛是引起肾盂肾炎最重要的毒素因子，Ⅰ型菌毛中的FimH亚单位可以与膀胱黏膜上的甘露糖受体结合，使细菌在膀胱内立足，生长繁殖，引发感染(图43-1)，菌毛也可以介导细菌对细胞的入侵。细菌进入膀胱引起膀胱炎后，可影响膀胱输尿管连接处的功能，导致膀胱输尿管反流，促使感染尿液逆流而上。细菌释放的内毒素可作用于输尿管平滑肌，使其蠕动减退，致输尿管尿液淤滞，管腔内压力升高，形成生理性梗阻。最后细菌可逆行而上进入肾盂。细菌在膀胱壁上形成生物膜，导致对抗菌药物敏感性差、常规细菌培养困难及病程延长和容易复发。细菌致病性与宿主的防御机制有关，尿路梗阻、留置尿管等情况下会削弱宿主的防御机制，更容易导致感染的发生或疾病迁延。不仅如此，尿路上皮细胞分泌的黏液含黏蛋白、氨基葡萄糖聚糖、糖蛋白、黏多糖等,均有抵制细菌黏附和调节黏附结合力的作用。黏液为一层保护屏障,致病菌如能与黏液结合,损害保护层,就能黏附于尿路上皮细胞表面而引起感染。此外,有研究指出尿路感染的易感性可能与血型抗原、基因型特征、内分泌因素等相关。

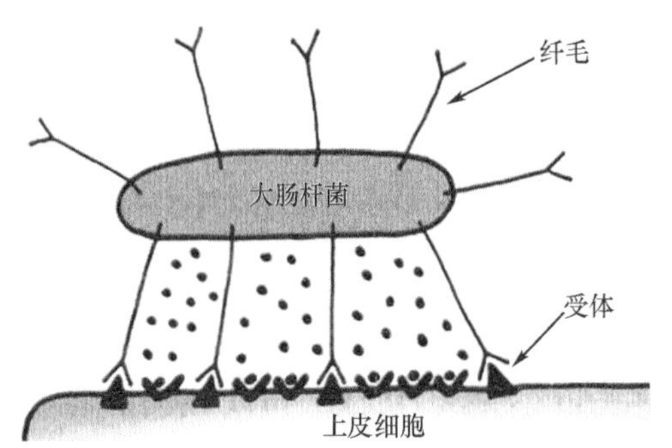

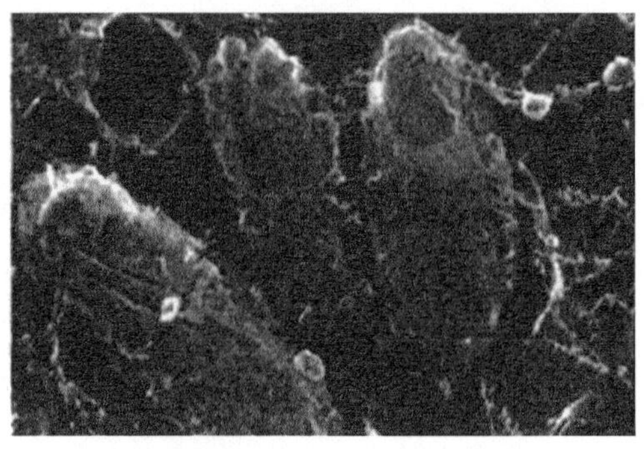

图 43-1 大肠杆菌通过纤毛和受体结合黏附于尿路上皮

【感染诱发因素及途径】 在正常情况下泌尿、生殖系统不易引起感染,但是,一旦感染的防御功能被破坏,致病菌乘虚而入,从而诱发感染。诱发感染的因素主要有四方面:①梗阻因素引起尿液滞留,降低尿路及生殖道上皮防御细菌的能力。②糖尿病、妊娠、贫血等全身基础性疾病导致机体抗病能力减弱。③留置导尿管、造瘘等医源性因素损伤黏膜或操作因素诱发感染或扩散。④女性尿道较短,容易招致上行感染,经期、更年期、性交时更易发生(图 43-2)。感染途径主要有四种,最常见为上行感染和血行感染(图 43-3)。①上行感染致病菌经尿道进入膀胱,甚至沿输尿管腔内播散至肾。致病菌大多为大肠杆菌。②血行感染一般在机体免疫功能低下或某些因素促发下,细菌直接由血行从病灶传播至泌尿生殖系器官,较少见,致病菌多为金黄色葡萄球菌。③淋巴途径,病灶经淋巴管传播至泌尿生殖系器官是更少见的一种感染途径。④直接感染,由邻近器官的感染直接蔓延所致。

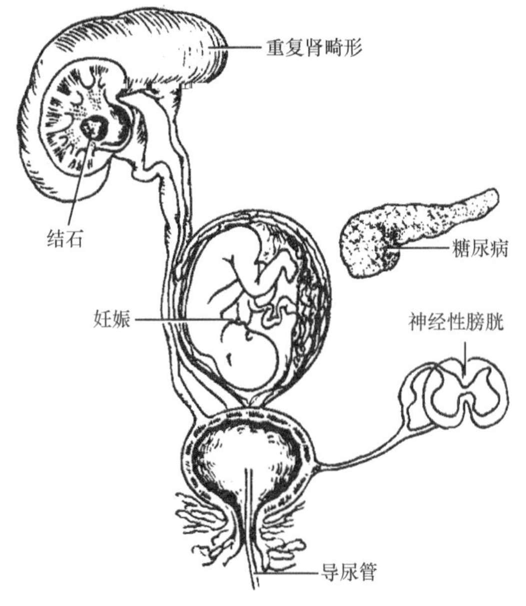

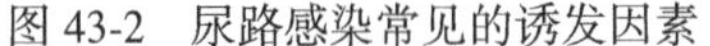

图 43-2 尿路感染常见的诱发因素

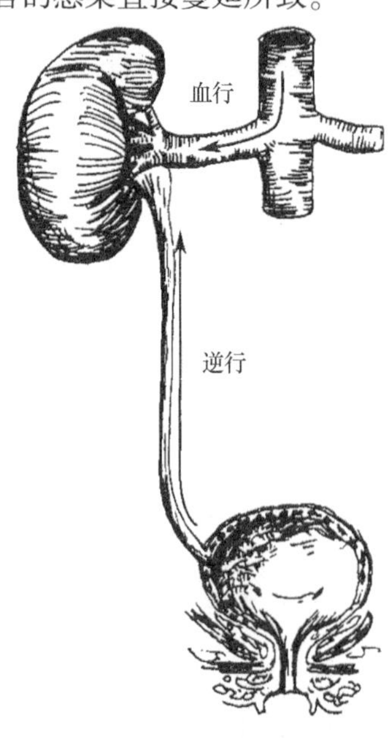

图 43-3 常见感染途径(见箭头)

【诊断】 根据临床表现，尤其是急性期，诊断并不困难。下尿路感染相关症状包括尿频、尿急、尿痛、耻骨上区不适和腰骶部疼痛，门诊尿路感染就诊患者95%为急性膀胱炎，可有肉眼血尿。上尿路感染患者除了排尿症状外，多以全身症状就诊，包括寒战、发热、腰痛、恶心、呕吐等；除一般查体外，应进行全面的泌尿系统体检，男性患者行外生殖器和直肠指诊检查。急性膀胱炎患者可有耻骨上区压痛，但缺乏特异性。发热、心动过速、肋脊角压痛对肾盂肾炎的诊断特异性高。盆腔和直肠检查对鉴别是否同时存在的合并疾病有意义。女性慢性、复发性、难治性尿路感染必须行盆腔检查。当患者存在不明原因的发热、严重的低血压、感染中毒性休克时，要考虑存在肾盂肾炎的可能。尿液标本采样是诊断中的重要环节。尿标本的采集有三种方式：①中尿段；②对女性患者可行导尿采集；③对于新生儿和截瘫患者可行耻骨上膀胱穿刺。尿液外观浑浊对诊断症状性菌尿的敏感性为90.4%，特异性为66.4%。细菌培养和菌落计数是诊断尿路感染的主要依据，而治疗前的中段尿标本培养是诊断尿路感染最可靠的指标。如菌落计数多于10^5个/ml应认为有感染，少于10^4个/ml可能为污染，应重复培养，10^4～10^5个/ml之间为可疑。此值在急性尿路感染和未曾应用抗菌药物的病例中有意义，在慢性病例和已用过药物者则常常难以判断，必须与临床症状结合起来分析，才可决断。泌尿、生殖系统感染的影像学检查包括B超、尿路平片（KUB）、排泄性尿路造影（IVP）、膀胱或尿道造影、CT、放射性核素和磁共振水成像（MRU）等，年龄小于45岁的男性尿路感染患者通常不需要进一步的影像学检查，因为阳性发现极少，反复发作的尿路感染、复发性肾盂肾炎、合并无痛血尿或怀疑合并有泌尿系统结石或梗阻时，推荐进行进一步的影像学检查。泌尿系统超声作为首选项目，可以发现合并的尿路梗阻、积脓、结石等病变。在超声有阳性发现时，螺旋CT是进一步明确病变的有效检查，优于MRI。尿路平片（KUB）和静脉尿路造影（IVU）可以发现上尿路结石和畸形，在慢性泌尿系统感染和久治不愈的患者中有重要意义。

【治疗原则】

(1) 明确感染的性质和致病菌，依据尿细菌培养和药敏试验结果针对性用药是治疗的关键。

(2) 上、下尿路感染在治疗上两者有所不同，前者症状重、预后差、易复发；后者症状轻、预后佳、少复发。

(3) 明确感染途径，血行感染者应用血浓度高的抗菌药物，而上行感染应用尿液浓度高的抗菌药物和解痉药物。

(4) 治疗原发病。明确泌尿系统有无梗阻因素、感染的诱发因素，去除病因，加以纠正。

(5) 对症处理，减轻症状。根据尿液pH，若为酸性，碱化尿液，如$NaHCO_3$等，反之，尿液为碱性则宜用酸化尿液，抑制细菌繁殖，减轻症状。

(6) 正确使用抗菌药物使得尿液中要有足够浓度的抗菌药物，抗菌药物的使用原则上应持续到症状消失，尿细菌培养转阴后2周。

【预后】 急性单纯性膀胱炎患者总体预后较好。急性膀胱炎未经治疗，症状可能持续数月，可以逐渐自发缓解，一般很少进展至上尿路感染。急性单纯性肾盂肾炎如果诊治及时，预后较好，如果患者有肾其他病变、糖尿病或应用免疫抑制等情况，有可能血行感染甚至死亡。如果合并严重的上尿路病变（畸形、狭窄或反流等），患者可出现炎症反复发作，甚至影响肾功能。

第二节　上尿路感染

一、急性肾盂肾炎

急性肾盂肾炎是继发于下尿路感染或菌尿症的肾和肾盂的急性细菌性小管间质性感染。其典型的临床表现为发热、腰痛和肾区压痛。女性的发病率高于男性数倍。女性在儿童期、新婚期、妊娠期和老年时更易发生。致病菌主要为大肠杆菌和其他肠杆菌及革兰阳性细菌，如副大肠杆菌、变形杆菌、粪链球菌、葡萄球菌、产碱杆菌、绿脓杆菌等。大肠杆菌约占 90%。克雷白菌属通常见于粪便中，占尿路感染的 10%，变形菌属占正常的肠道菌群的 25%，5% 的非医源性尿路感染由其引起。极少数为真菌、病毒、原虫等病原体。逆行感染多见或由血行感染播散到肾。

【临床表现】　全身症状包括寒战、高热，体温上升至 39 ℃ 以上，伴有头痛、全身痛及恶心、呕吐等。腰痛单侧或双侧腰痛，有明显的肾区压痛、肋脊角叩痛。局部症状有尿频、尿急、尿痛、血尿等膀胱刺激症状，血行感染者常由高热开始，而膀胱刺激症状随后出现，有时不明显。诊断可根据临床表现，尿液检查有白细胞、红细胞、蛋白、管型和细菌，尿细菌培养每毫升尿有菌落 10^5 以上，血白细胞计数升高，中性粒细胞增多明显，确定诊断不困难。鉴别诊断包括肾结石肾绞痛、肾周围炎等。

【诊断】　急性肾盂肾炎特别是早期和无并发症的阶段的诊断通常依据病史和临床表现，影像学检查无异常。影像学检查对于初始治疗无效和发生并发症的患者有一定帮助。疾病初期静脉肾盂造影无异常改变，但由于炎症造成肾小管功能受损或集合管受压后，可显示为肾影增大、变淡。由于细菌毒素的作用，集尿系统会发生非梗阻性的扩张。偶尔由于充血和水肿导致肾盏受压。超声检查除了可发现肾体积增大外无其他异常，与对侧肾比较有时会发现患侧肾回声不均。但疾病进一步发展为小脓肿形成时，则该表现更明显。CT 检查通常也无异常。CT 增强扫描对肾实质显影更好，可较好的显示炎症改变，通常表现为肾体积增大，受侵犯组织增强减弱，在严重的病例表现为组织破坏和明显的非均质性。

【治疗】　①全身治疗卧床休息，输液、多饮水，注意饮食易消化、富含热量和维生素。②运用抗生素，选用药物有：SMZ-TMP、喹诺酮类药物、青霉素类药物、头孢菌素等。治疗宜个体化，疗程 7～14 日，静脉用药者可在体温正常，临床症状改善，尿细菌培养转阴后改口服维持。③对症治疗以减轻症状，运用 $NaHCO_3$、枸橼酸钾碱化尿液缓解膀胱刺激症状。Ca 离子通道拮抗剂维拉帕米（异搏定）或盐酸黄酮哌酯（泌尿灵）可解除膀胱肌痉挛和缓解刺激症状。早期诊断和及时的抗生素治疗一般可有效地控制疾病的发展，大多数患者的症状在治疗 2～3 日后开始逐渐缓解。如果症状持续存在，必须考虑是否有并发症发生，建议进一步详细检查。

二、肾　积　脓

肾积脓也称脓肾，是肾严重感染所致广泛的化脓性病变，肾实质全部破坏形成一个积聚脓液的囊腔，多继发于肾结石、肾结核、肾盂肾炎、肾积水等疾病基础上，并发化脓性感染而形成。临床表现有两种类型。急性发作时通常症状较重，可出现全身感染症状，如畏寒、高热、腰部疼痛、肿块及肋脊角叩击痛等。血白细胞计数升高,中性粒细胞增多明显,血沉加快。慢性肾积脓时病程较常,患者可有消瘦、贫血、反复尿路感染。B 超显示为肾盂积脓。排泄性尿路造影或放射性核素肾图提示患侧肾功能减退或丧失。右侧肾积脓需与化脓性胆囊炎鉴别。治疗应注意加强营养,抗感染,纠正水、电解质紊乱,并施行脓肾造瘘术。如患肾功能已丧失,而对侧肾功能正常,可作患肾切除术。

三、肾皮质多发性脓肿

肾皮质形成多发性小脓肿,称为肾疖,小脓肿融合扩大而成大块化脓组织成为肾痈,其致病菌大多为金黄色葡萄球菌,亦有大肠杆菌和变形杆菌等。大多数患者由于疖、痈等远处炎性病灶经血运播散引起,临床表现主要为畏寒、发热、腰部疼痛、肌紧张、肋脊角叩痛,无膀胱刺激症状,病程 1~2 周。血培养有细菌生长。B 超和 CT 均可显示脓肿,在超声引导下针刺抽吸取得脓液则肯定诊断。若肾痈形成或并发肾周围脓肿,需施行切开引流术。早期肾皮质脓肿应及时应用抗生素,如青霉素、红霉素、头孢菌素、万古霉素及氨基甙类等。

四、肾 周 围 炎

肾包膜与肾周围筋膜之间的脂肪组织发生感染性炎症称为肾周围炎,如果发生脓肿则称为肾周围脓肿。本病多由肾盂肾炎直接扩展而来(90%),致病菌多是革兰阴性杆菌,特别是大肠杆菌最常见,小部分(10%)是血源性感染,是由体内其他地方炎症病灶的细菌经血流播散到肾皮质,在皮质表面形成小脓肿,脓肿向外穿破进入肾周围组织,而引起肾周围炎和肾周围脓肿,致病菌多是革兰阳性球菌,以金黄色葡萄球菌常见。肾周围炎和肾周围脓肿是同一疾病的不同阶段。肾周围炎未经及时治疗,可发展为肾周围脓肿,肾周围脓肿能向上蔓延至膈下,也可沿腰大肌下行。临床表现主要为畏寒、发热、腰部疼痛和肌紧张,局部压痛明显。血白细胞及中性粒细胞上升。由于肾周围炎多伴有肾实质感染,尿常规检查可见脓细胞。B 超和 CT 可显示肾周围脓肿,在超声引导下作肾周围穿刺,可抽得脓液。未形成脓肿,治疗首选敏感的抗生素和局部热敷,并加强全身支持疗法。如有脓肿形成,应作穿刺或切开引流。

第三节　下尿路感染

一、急性细菌性膀胱炎

急性细菌性膀胱炎主要由大肠杆菌引起,由于解剖因素,女性多见,妇女性交后常引起急性细菌性膀胱炎发作。男性常继发于其他病变,如急性前列腺炎、良性前列腺增生、包皮炎、尿道狭窄、尿结石、肾感染等。也可继发于邻近器官感染如阑尾脓肿。感染常由尿道上行至膀胱所致。血行感染及淋巴感染较少。

【临床表现】 发病突然,有明显的尿频、尿急、尿痛、膀胱刺激征,夜尿增多、排尿烧灼感或伴有腰骶部、耻骨上区疼痛不适,甚至排尿中断和血尿,常见终末血尿,有时为全血尿,甚至有血块排出,可有急迫性尿失禁,发热等全身症状不明显。

【诊断】 耻骨上有时有压痛,但缺乏特异性体征,无腰部压痛。如有尿道炎,可有尿道脓性分泌物。有关的可能致病因素都应检查,如阴道、尿道口、尿道异常(如尿道憩室)、阴道分泌物、尿道分泌物、肿痛的前列腺或附睾。在女性应注意有无阴道炎、尿道炎、膀胱脱垂或憩室,检查有无处女膜及尿道口畸形,尿道旁腺感染积脓等。实验室检查:血象正常,或有白细胞轻度升高。尿液分析常有脓尿或菌尿,有时可发现肉眼血尿或镜下血尿。尿培养可发现致病菌。如没有其他泌尿系统疾病,血清肌酐和血尿素氮均正常。X线检查:如果怀疑有肾感染或其他泌尿生殖道异常,这时须作X线检查,确定是否合并有尿路结石。器械检查:出血明显时,须作膀胱镜检查,但必须在感染急性期后或在感染得到充分治疗后进行。鉴别诊断:女性急性细菌性膀胱炎须与外阴道炎鉴别,通过盆腔检查和阴道分泌物检出致病菌可明确诊断。急性尿道综合征可引起尿频、尿痛,但尿培养菌落计数较低或无菌生长。急性肾盂肾炎可出现膀胱刺激症状,但有腰痛和发热。

【治疗】 需卧床休息,多饮水,避免刺激性食物,热水坐浴可改善会阴部血液循环,减轻症状,口服 $NaHCO_3$ 碱化尿液,减少对尿路的刺激。并可用颠茄、阿托品、地西泮,膀胱区热敷、热水坐浴等解除膀胱痉挛。抗菌药物应用,抗生素的选择最好根据细菌培养及药敏试验。复方SMZ、呋喃妥因、氨苄西林通常有效。当疗效不满意的,须进行全泌尿系统检查。绝经期后妇女经常会发生尿路感染,并易重新感染。雌激素的缺乏引起阴道内乳酸杆菌减少和致病菌的繁殖增加常是感染的重要因素。雌激素替代疗法以维持正常的阴道内环境,增加乳酸杆菌并清除致病菌,可以减少尿路感染的发生。

二、慢性细菌性膀胱炎

慢性细菌性膀胱炎常是上尿路急性感染的迁移或慢性感染所致,亦可诱发或继发于某些下尿路病变,如良性前列腺增生、慢性前列腺炎、尿道狭窄等。临床表现反复发作或持续存在尿频、尿急、尿痛,并有耻骨上膀胱区不适,膀胱充盈时疼痛较明显,尿液混浊。慢性膀胱炎膀胱刺激症状长期存在,且反复发作,但不如急性期严重,尿中有少量或中量脓细胞、红细胞。这些患者多有急性膀胱炎病史,且伴有结石、畸形或其他梗阻因素存在,故非单纯性膀胱炎,应做进一步检查,明确原因,系统治疗。男性应作直肠指检了解前列腺有无病变,并作阴囊、阴茎、尿道口检查,排除生殖道炎症、尿道炎症或结石。女性应了解尿道外口、处女膜有无畸形,有无宫颈炎、阴道炎或前庭腺炎等。注意有无糖尿病、免疫功能低下等疾病。

三、尿　道　炎

尿道炎是一种常见病,临床上分为急性和慢性、非特异性尿道炎和淋菌性尿道炎,后两种临床表现类似,必须根据病史和细菌学检查加以鉴别。

1. 淋菌性尿道炎　由淋球菌引起的尿道感染,常累及泌尿、生殖系的黏膜。淋球菌为革兰阴性的奈瑟双球菌,淋菌性尿道炎主要由性接触直接传播,感染初期尿道口黏膜红肿、发痒和轻微刺痛。尿道排出多量脓性分泌物,排尿不适。继而阴茎肿胀,尿频、尿急、尿痛明显,有时可见血尿。重者两侧腹股沟淋巴结有急性炎症反应。部分患者可继发急性后尿道炎、前列腺炎、精囊炎及附睾炎;治疗未愈者可形成慢性淋菌性尿道炎;反复发作还可引起炎性尿道狭窄。诊断有典型的临床表现及不洁性交史,尿道分泌物涂片可在多核白细胞内找到成对排列的革兰阴性双球菌。在慢性期，淋球菌潜伏于腺、窦及前列腺等处，因而不易找到。治疗治疗以青霉素类药物为主，亦用头孢曲松（菌必治、罗氏芬）、大观霉素（淋必治）。一般 7～14 日为一疗程。若病情较重，合并生殖系感染，应适当延长抗菌药物的疗程。淋菌性尿道狭窄的处理以定期逐渐扩张尿道为主，同时给予抗菌药物，必要时作尿道口狭窄切开，广泛性前尿道狭窄可用尿道膀胱镜作尿道内切术。配偶应同时治疗。

2. 非淋菌性尿道炎病　本病是指临床上有尿道炎表现，而分泌物涂片和培养查不到淋球菌的一种泌尿生殖系统感染性疾病。主要由沙眼衣原体或解脲支原体感染所致，少数也可由阴道毛滴虫、白念珠菌和单纯疱疹病毒等引起。是常见的性传播疾病之一。比淋菌性尿道炎发病率高，在性传播性疾病中占第 1 位。临床表现一般在感染后 1~5 周发病。男性常有尿道内刺痒、烧灼感、刺痛，有时尿急及排尿困难。但症状一般比淋病轻。尿道口充血或红肿，有浆液性、黏液性或白色稀薄分泌物，或晨起有“糊口”现象。感染可侵犯附睾引起急性附睾炎，亦可导致男性不育。女性发生尿道炎可有尿频、尿急或排尿困难；宫颈炎则白带增多，宫颈充血或红肿、糜烂；阴道及外阴瘙痒等。无论男性或女性有很多患者无任何症状或症状很轻微。诊断有典型的临床表现及不洁性行为的接触传染。清晨排尿前取尿道分泌物作衣原体、支原体接种培养。非淋菌性尿道炎与淋菌性尿道炎可以在同一患者同一时期中发生双重感染，因症状相似，鉴别诊断应慎重。尿道分泌物涂片每高倍镜视野下见到 10~15 个多核白细胞，找到衣原体或支原体的包涵体，无细胞内革兰阴性双球菌，据此可与淋菌性尿道炎相鉴别。治疗常用米诺环素（美满霉素）、红霉素等治疗，配偶应同时治疗，以免重复感染。

第四节　男生殖系统感染

男性生殖系统感染中常见有前列腺炎和附睾炎。前列腺炎是指前列腺受到致病菌感染和（或）某些非感染因素刺激而出现的骨盆区域疼痛或不适、排尿异常、性功能障碍等临床表现，以 50 岁以下的成年男性患病率较高。附睾炎可发生于单侧或双侧，分急性附睾炎和慢性附睾炎。

一、前列腺炎

前列腺炎是成年男性的常见病之一，是指前列腺在病原体和（或）某些非感染因素作用下，患者出现以骨盆区域疼痛或不适、排尿异常等症状为特征的一组疾病，虽然它不是一种直接威胁生命的疾病，但严重影响患者的生活质量，其概念和分类是一个密不可分的统一体，并随着对其认识的深入而发生变化。前列腺炎可以影响各个年龄段的成年男性。50 岁以下的成年男性患病率较高。此外，前列腺炎发病也可能与季节、饮食、性活动、泌尿生殖道炎症、良性前列腺增生或下尿路综合征、职业、社会经济状况以及精神心理因素等有关。前列腺炎发病的重要诱因包括：吸烟、饮酒、嗜辛辣食品、不适当性活动、久坐引起前列腺长期充血和盆底肌肉长期慢性挤压、受凉、疲劳等导致机体抵抗力下降或特异体质等。

【前列腺炎分类】　传统分类分为急性细菌性前列腺炎（acute bacterial prostatitis,

ABP)、慢性细菌性前列腺炎(chronic bacterial Pprostatitis, CBP)、慢性非细菌性前列腺炎(chronic nonbacterial prostatitis, CNP)、前列腺痛(prostatodynia, PD)。该方法操作繁琐、费用较高,对临床的指导意义有限。1995 年美国国立卫生研究院(National Institutes of Health, NIH)根据当时对前列腺炎的基础和临床研究情况,制定了一种新的分类方法。Ⅰ型:相当于传统分类方法中的 ABP。Ⅱ型:相当于传统分类方法中的 CBP,占慢性前列腺炎的 5%～8%;Ⅲ型:慢性前列腺炎/慢性骨盆疼痛综合征(chronic prostatitis/chronic pelvic pain syndromes, CP/CPPS),相当于传统分类方法中的 CNP 和 PD,是前列腺炎中最常见的类型,约占慢性前列腺炎的 90% 以上。Ⅳ型:无症状性前列腺炎(asymptomatory inflammatory prostatitis, AIP),无主观症状,仅在有关前列腺方面的检查(EPS、精液、前列腺组织活检及前列腺切除标本的病理检查等)时发现炎症证据。

1. Ⅰ型前列腺炎　病原体感染为主要致病因素。由于机体抵抗力低下,毒力较强的细菌或其他病原体感染前列腺并迅速大量生长繁殖而引起,多为血行感染、经尿道逆行感染。病原体主要为大肠杆菌,其次为金黄色葡萄球菌、肺炎克雷白菌、变形杆菌、假单胞菌属等,绝大多数为单一病原菌感染。

2. Ⅱ型前列腺炎　致病因素亦主要为病原体感染,但机体抵抗力较强和(或)病原体毒力较弱,以逆行感染为主,病原体主要为葡萄球菌属,其次为大肠杆菌、棒状杆菌属及肠球菌属等。前列腺结石和尿液反流可能是病原体持续存在与感染复发的重要原因。

3. Ⅲ型前列腺炎　发病机制未明,病因学十分复杂,存在广泛争议:可能是由一个始动因素引起的,也可能一开始便是多因素的,其中一种或几种起关键作用并相互影响;也可能是许多难以鉴别的不同疾病,但具有相同或相似的临床表现;甚至这些疾病已经治愈,而它所造成的损害与病理改变仍然持续独立起作用。多数学者认为其主要病因可能是病原体感染、炎症和异常的盆底神经肌肉活动和免疫异常等共同作用结果。

4. Ⅳ型前列腺炎　因无临床症状,常因其他相关疾病检查时被发现,所以缺乏发病机制的相关研究资料,可能与Ⅲ型前列腺炎的部分病因与发病机制相同。

【诊断】　诊断前列腺炎时,应详细询问病史,了解发病原因或诱因;询问疼痛性质、特点、部位、程度和排尿异常等症状;了解治疗经过和复发情况;评价疾病对生活质量的影响;了解既往史、个人史和性生活情况。Ⅰ型:常突然发病,表现为寒战、发热、疲乏无力等全身症状,伴有会阴部和耻骨上疼痛,尿路刺激症状和排尿困难,甚至急性尿潴留。Ⅱ和Ⅲ型:临床症状类似,多有疼痛和排尿异常等。Ⅱ型可表现为反复发作的下尿路感染。Ⅲ型主要表现为骨盆区域疼痛,可见于会阴、阴茎、肛周部、尿道、耻骨部、腰骶部等部位。排尿异常可表现为尿急、尿频、尿痛、夜尿增多等。由于慢性疼痛久治不愈,患者生活质量下降,并可能有性功能障碍、焦虑、抑郁、失眠、记忆力下降等。Ⅳ型:无临床症状。体格检查,诊断前列腺炎,应进行全面体格检查,重点是泌尿生殖系统。检查患者下腹部、腰骶部、会阴部、阴茎、尿道外口、睾丸、附睾、精索等有无异常,有助于进行鉴别诊断。直肠指检对前列腺炎的诊断非常重要,直肠指检可了解前列腺大小、质地、有无结节、有无压痛及其范围与程度,盆底肌肉的紧张度、盆壁有无压痛,对Ⅰ型前列腺炎患者禁忌进行前列腺按摩,在应用抗生素治疗前,应进行中段尿培养或血培养。经 36 小时规范处理,患者病情未改善时,建议进行经直肠 B 超等检查,全面评估下尿路病变,明确有无前列腺脓肿。Ⅱ型和Ⅲ型前列腺炎按摩前列腺获得前列腺炎按摩液(EPS),推荐"两杯法"或"四杯法"进行病原体定位试验。实验室检查包括尿常规、尿沉渣、前列腺液检查衣原体、支原体检测,前列腺特异性抗原(PSA),

CT、B超、尿流动力学、膀胱镜有助于鉴别诊断。

【治疗原则】 前列腺炎应采取综合治疗。Ⅰ型：主要是广谱抗生素、对症治疗和支持治疗。伴尿潴留者应用耻骨上膀胱穿刺造瘘引流尿液，伴前列腺脓肿者可采取外科引流。Ⅱ型：治疗以抗生素为主，选择敏感药物，治疗至少维持4~6周，其间应对患者进行阶段性的疗效评价。疗效不满意者，可改用其他敏感抗生素。可选用α-受体阻滞剂改善排尿症状和疼痛。植物制剂、非甾体抗炎镇痛药和M-受体阻滞剂等也能改善相关的症状。Ⅲ型：可先口服抗生素2~4周，然后根据其疗效反馈决定是否继续抗生素治疗。推荐使用α-受体阻滞剂改善排尿症状和疼痛，也可选择非甾体抗炎镇痛药、植物制剂和M-受体阻滞剂等。Ⅳ型：一般无需治疗。慢性前列腺炎的临床进展性不明确，不足以威胁患者的生命和重要器官功能，并非所有患者均需治疗。慢性前列腺炎的治疗目标主要是缓解疼痛、改善排尿症状和提高生活质量，疗效评价应以症状改善为主。

二、急性附睾炎

急性附睾炎多见于中青年，由泌尿系统感染、前列腺炎和精囊炎沿输精管蔓延到附睾所致，血运感染较少见，经尿道器械操作、频繁导尿、前列腺摘除术后留置尿管等均易引起附睾炎。临床表现发病突然，全身症状明显，可有畏寒、高热。患侧阴囊明显肿胀、阴囊皮肤发红、发热、疼痛，并沿精索、下腹部及会阴部放射。附睾睾丸及精索均有增大或增粗，肿大以附睾头、尾部为甚。有时附睾睾丸界限不清，下坠时疼痛加重。可伴有膀胱刺激症状。血白细胞及中性粒细胞升高。诊断根据其型临床表现，易于诊断。鉴别诊断包括附睾结核形成寒性脓肿，合并细菌感染时往往出现急性炎症表现。睾丸扭转多发于青少年，常在安静状态下发病，起病突然、急，阴囊部疼痛明显。多普勒超声检查有助于鉴别诊断。治疗：卧床休息，并将阴囊托起，采用止痛、热敷。重者可用0.5%利多卡因作精索封闭，减少疼痛。选用广谱抗生素治疗。病情较重者，宜尽早静脉用药。脓肿形成则切开引流。

三、慢性附睾炎

急性附睾炎治疗不彻底可转为慢性附睾炎，部分患者无急性炎症过程，可伴有慢性前列腺炎。慢性附睾炎附睾常为均匀性肿大质硬有压痛，临床表现为阴囊有轻度不适，或坠胀痛，休息后好转。附睾局限性增厚及肿大，与睾丸的界限清楚，精索、输精管可增粗，前列腺质地偏硬。需与结核性附睾炎鉴别，双侧附睾感染，可影响生育；有慢性前列腺炎者，要同时予以治疗。托起阴囊，局部热敷、热水坐浴、理疗等可缓解症状。如局部疼痛剧烈，反复发作，影响生活和工作，可考虑作附睾切除。

【知识拓宽】 复杂性尿路感染：是指尿路感染伴有增加获得感染或者治疗失败风险的疾病，如泌尿生殖道的结构或功能异常，或其他潜在疾病。诊断标准有两条：尿培养阳性及尿路感染潜在诱发因素。复杂性尿路感染可伴或不伴有临床症状（如尿急、尿频、尿痛、排尿困难、腰背部疼痛、肋脊角压痛、耻骨上疼痛和发热）。临床表现差异很大，可从严重梗阻性急性肾盂肾炎并发危急的尿脓毒症，到留置导尿管相关的术后尿路感染。复杂性尿路感染的后遗症较多，最严重和致命的情况一是尿脓毒症，二是肾衰竭。复杂性尿路感染的治疗方案取决于疾病的严重程度。除了抗菌药物治疗外，还需要纠正泌尿系统的解剖或功能异常及治疗合并的其他潜在性疾病,若有必要,还需营养支持治疗。如果病情较严重,通常需要住院治疗。

尿脓毒血症:尿脓毒血症即由于尿路感染引起的脓毒血症,是菌尿、菌血症、脓毒血症、严重脓毒血症和感染性休克这个连续性临床过程中的一个阶段,死亡率很高。当尿路感染出现临床感染症状并且伴有全身炎症反应征象(发热或体温降低,白细胞升高或降低,心动过速,呼吸急促)即可诊断为尿脓毒血症,主要是革兰阴性菌感染,但近年来真菌引起的脓毒症比率在逐渐上升。早期诊断及治疗对阻止疾病的进展和降低死亡率起着关键的作用。治疗包含以下 4 个基本策略:①复苏、支持治疗(稳定血压和维持呼吸通畅)。②抗菌药物治疗(脓毒血症诱发低血压 1 小时内)。③控制和去除合并因素。④脓毒血症的特殊治疗(肾上腺皮质功能相对不足的患者可应用氢化可的松,严重的脓毒血症患者可应用重组激活蛋白 C)。

(马利民　蔡晓晴)

第四十四章　泌尿及男生殖系统结核

学习目标

1. 掌握泌尿系统结核的病理。
2. 熟悉泌尿系统结核的临床特点。
3. 了解生殖系统结核的诊断。

泌尿系统及男生殖系统结核(genitourinary tuberculosis)是全身结核病的一部分。全球范围内,结核病的发病率有明显回升趋势,而且无论从致病菌种属,还是临床表现都与传统概念的结核病有一定变化,泌尿生殖系统结核病也不例外。

第一节　泌尿系统结核

泌尿系统结核是继发于全身其他部位的结核病灶,其中最主要的是肾结核。在泌尿系统结核中肾结核是最为常见、最先发生,以后由肾蔓延至整个泌尿系统(图44-1)。因此肾结核实际上具有代表着泌尿系结核的意义。

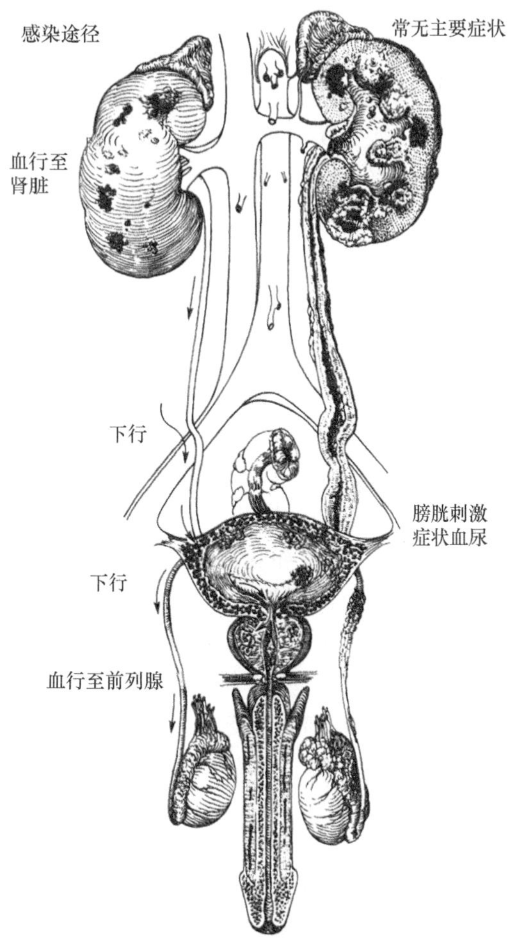

图44-1　泌尿系统结核发病机制

【病理】

(1) 泌尿系结核最先发生结核病变的是肾,多为原发性肺结核病和(或)骨结核的血行播散,临床常表现为单侧肾受累。原发病灶的结核杆菌经血液侵入肾后,在肾皮质形成双侧性多发病灶,当机体抵抗力强时,感染细菌的数量少或毒力较小,这种早期微小结核病变可以全部自行愈合,临床上常不出现症状,称为病理肾结核。但此期肾结核可以在尿中查到结核杆菌。当机体免疫力下降时,进一步发展,结核杆菌经肾小管达到髓质的肾小管袢处,由于该处血流缓慢、血循环差,易发展为肾髓质结核。病变在肾髓质继续发展,穿破肾乳头到达肾盏、肾盂,发生结核性肾盂肾炎,出现临床症状及影像学改变,称为临床肾结核。

(2) 泌尿系统结核的病理变化主要是

结核结节及结核肉芽肿形成，结核结节由淋巴细胞、浆细胞、上皮样细胞及朗汉斯巨细胞组成，中央常可见干酪样坏死，边缘为增生的纤维组织。病变进展性发展，结核病灶可融合，形成干酪样脓肿，可累及肾髓质及肾盂。累及肾盂时，干酪样坏死物可溃入肾盂而形成空洞。肾内空洞一旦形成，多不能自愈，常常会进行性扩大。病变可经直接蔓延、淋巴、血行等途径扩散到肾其余部分，形成多发性空洞或肾积脓。病灶后期常发生纤维化及钙化。纤维化是机体对损害的修复性反应。但严重纤维化导致的梗阻会使梗阻以上病变破坏加重。少数患者全肾广泛钙化时，其内混有干酪样物质，肾功能完全丧失，输尿管常完全闭塞，含有结核杆菌的尿液不能流入膀胱，膀胱继发性结核病变逐渐好转和愈合，膀胱刺激症状也逐渐缓解甚至消失，尿液检查趋于正常，这种情况称之为“肾自截”（autonephrectomy），但钙化物中的结核分枝杆菌可继续存在数年。

（3）肾结核病变直接向下蔓延或者病灶中结核杆菌经尿液播散可累及输尿管，早期输尿管病变为黏膜水肿充血，有散在的结核结节，进而许多结核结节融合，发生干酪样坏死，并形成溃疡。后期肉芽组织机化、管壁纤维组织增生。纤维组织增生可致输尿管增粗、僵硬，进而导致输尿管狭窄或完全阻塞，使狭窄近端及肾盂扩张、积水。输尿管狭窄多发生于输尿管膀胱连接部的膀胱壁间段或肾盂输尿管连接处。

（4）膀胱结核常继发于肾结核。病变好发于膀胱三角区，尤以输尿管开口周围最常见。早期黏膜充血水肿，进一步发展为结核结节，可形成黏膜溃疡，此时病变一般位于患侧输尿管周围。以后病变逐渐蔓延至三角区甚至整个膀胱。晚期纤维化可导致膀胱广泛性瘢痕形成、膀胱挛缩、容量变小。输尿管入口也可因瘢痕形成而梗阻或反流，导致该侧肾盂、输尿管积水。关闭不全可使含结核菌的尿液反流至对侧肾，使对侧肾发生感染。

（5）尿道结核急性期病变主要为结核结节伴干酪样坏死，表现为尿道有脓性分泌物，可伴有附睾炎、前列腺炎等。慢性期：病变主要为广泛的纤维化，表现为尿道狭窄。

【临床表现】　泌尿系统结核多在成年人发生，我国综合统计75%的病例发生在20～40岁之间，但幼年和老年亦可发生。男性的发病数略高于女性。泌尿系统结核的临床表现与病变侵犯的部位及组织损害的程度有所不同。病变初期局限于肾的某一部分则临床症状甚少，仅在检验尿液时有异常发现。尿中可找到结核杆菌。当结核因肾而影响膀胱，造成膀胱结核时，则有一系列的症状出现，其主要表现如下。

1. 尿频　泌尿系统结核起病缓慢，早期往往无任何临床症状，因此极易漏诊。随病程进展，多数患者呈现下尿路症状，超过50%患者表现为储尿功能障碍，其中最主要为尿频。患者排尿次数在白天和晚上都逐渐增加，可以由每日数次增加到数十次，严重者每小时要排尿数次，直至可出现类似尿失禁现象。75%～80%都有尿频症状。在尿频的同时，可出现尿急、尿痛、排尿不能等待，必须立即排出，难以忍耐。排尿终末时在尿道或耻骨上膀胱区有灼痛感觉。膀胱病变日趋严重，这些病状也越显著。尿频开始是由于含有脓细胞及结核杆菌的尿液刺激膀胱所引起，以后则由于膀胱黏膜为结核菌感染，结核性膀胱炎所致。

2. 血尿　血尿是肾结核的第二个重要症状，发生率为70%～80%。多在尿频、尿急、尿痛等膀胱刺激征发生后出现，部分患者血尿也可是最初症状。血尿的来源可为肾和膀胱，而以后者为主。血尿的程度不等，多为轻度的肉眼血尿或为显微镜血尿，但有3%的病例为明显的肉眼血尿并且是唯一的首发症状。血尿的出现多数为终末血尿，终末血尿是因排尿膀胱收缩时，膀胱结核性溃疡出血所致。血尿也可为全程血尿，不伴有任何症状。

3. 脓尿　脓尿的发生率为20%左右。由于肾和膀胱的结核性炎症，造成组织破坏，尿液中可出现大量脓细胞，同时在尿液内亦可混有干酪样物质，使尿液混浊不清，显微镜下尿内可见大量的脓细胞，严重者呈米汤样脓尿，也可混有血液，呈脓血尿。

4. 腰痛　肾结核病变严重者可引起结核性脓肾，肾体积增大，在腰部存在肿块，出现腰痛。国内资料的发生率为10%。若有对侧肾盂积水，则在对侧可出现腰部症状。少数患者在血块、脓块通过输尿管时可引起肾绞痛。

5. 输尿管结核　少见，多为肾结核时累及输尿管，临床表现为肾积水，输尿管末端梗阻。膀胱结核早期和肾结核同时存在，也见于卡介苗灌注后发生的结核性膀胱炎。晚期大量结核病灶纤维化，膀胱壁挛缩，膀胱容量小于50ml时，称为“结核性小膀胱”，或挛缩膀胱(contracted bladder)，主要临床表现为严重的尿频、尿急，充盈性尿失禁。尿道结核主要发生在男性，较少见，病变往往从前列腺、精囊直接蔓延到后尿道或由膀胱结核感染而来，也可见于卡介苗灌注的患者。主要临床表现：尿道分泌物、尿频、尿痛、尿道流血或血尿；排尿困难、尿线变细、尿射程缩短、排尿无力；会阴部扪到粗、硬呈索条状的尿道或形成尿道瘘；尿道狭窄易发生尿道周围炎、尿道周围脓肿或继发感染、破溃后形成尿道瘘，可发生尿道直肠瘘。

6. 全身症状　由于肾结核是全身结核病中一个组成部分，因此可以出现一般结核病变的各种症状。例如，食欲减退、消瘦、乏力、盗汗、低热等，可在肾结核较严重时出现，或因其他器官结核而引起。

7. 其他症状　由于肾结核继发于其他器官的结核或者并发其他器官结核，因此可以出现一些其他器官结核的症状，如骨结核的冷脓肿，淋巴结核的窦道，肠结核的腹泻、腹痛，尤其是伴发男生殖道结核时附睾有结节存在。

【晚期并发症】

1. 膀胱挛缩

(1) 病理：膀胱受肾结核而来的结核杆菌反复侵袭，造成严重的结核性膀胱炎，黏膜及肌层充血水肿、结核结节、结核溃疡、结核性肉芽，纤维组织形成，最后造成膀胱挛缩，膀胱壁失去正常弹性，容量显著缩小。一般认为挛缩膀胱的容量在50ml以下。严重者膀胱可缩到数毫升容量。

(2) 症状：膀胱挛缩引起膀胱容量显著缩小，患者出现尿频现象。由于挛缩的过程是逐渐发生，因此尿频亦逐渐增加。排尿次数可以从每日十余次到数十次，甚至数分钟即排尿1次，使患者感到极度痛苦。另外膀胱挛缩常可由输尿管口周周的结核变化影响壁间段输尿管，使输尿管口的括约作用破坏，出现“闭合不全”现象，造成排尿时的输尿管逆流而致输尿管扩张、肾盂积水。在这时期的患者排尿，可以出现膀胱内尿液排空后输尿管肾盂内尿液立刻又充盈膀胱而再次排尿，故有一次尿液分次排出或断续排尿现象，亦应考虑是膀胱挛缩的症状，必须进一步明确检查。膀胱挛缩另可产生输尿管口和(或)壁间段输尿管梗阻而引起同侧输尿管和肾盂积水。

2. 对侧肾积水　对侧肾积水是泌尿系统结核的晚期并发症，由膀胱结核所引起。根据吴阶平(1963)报告，其发病率为13.4%。

(1) 病因：造成对侧肾积水的主要原因包括对侧输尿管口狭窄影响尿液排出，使对侧输尿管和肾盂发生扩张积水；对侧输尿管口闭锁不全，尿液反流导致对侧肾、输尿管扩张积水；对侧输尿管下段瘢痕形成发生狭窄，引起对侧肾和输尿管扩张积水；晚期膀胱挛缩，膀胱内的长期高压状态可阻碍对侧肾盂和输尿管内尿液的排出或者在挛缩膀胱排尿时尿液向对侧输尿管反流，引起对侧输尿管和肾盂扩张积水。

（2）症状：需视肾积水的程度而定，较轻的积水可无症状、体征，积水明显而严重时可出现腹部饱满胀痛，或腰部胀痛，以及腹部或腰部有肿块存在。

3. 结核性膀胱自发破裂　膀胱自发破裂较少见，但在破裂的病例中以结核为最多，因此临床上应予重视。

（1）病因：膀胱内的结核病变广泛严重，结核性炎症溃疡深入肌层累及膀胱壁的全层，此时如有下尿路梗阻、膀胱收缩或腹内压突然增高等因素，即可引起自发破裂。破裂的部位多在顶部或后壁，几乎均为腹膜内型。

（2）症状：膀胱自发破裂常常是一个急性发病过程。患者在无外伤的情况下突然发生下腹疼痛，发作后无排尿或排出少量血尿，腹部有腹膜刺激征。但由于是结核性膀胱的患者，因此在发生破裂以前，存在结核病的历史，泌尿系统结核的症状，以及泌尿系统结核的诊断依据。

【诊断】　顽固性的尿路刺激症状是泌尿系统结核最典型也是非特异性的症状，因其症状的非特异性，常导致诊断困难，只有通过临床表现、实验室检查与影像学检查相结合，综合分析，才能做出正确诊断。详细的病史采集和体格检查，尤其是详细了解患者症状演变过程及诊疗经过、了解有无泌尿系统以外结核如肺结核和肠结核等是诊断泌尿男生殖系统结核最重要的步骤。

1. 病史分析和体格检查　对于泌尿系统感染应用抗生素治疗效果不佳，或久治不愈者，尿液培养提示无菌性脓尿者，难以解释的下尿路症状，均应排除泌尿系统结核。在体格检查时应注意全身的结核病灶，尤其是男性生殖道检查前列腺、输精管、附睾有无结节。在泌尿系统方面应检查肾区有无肿块，肋脊角有无叩痛。

2. 实验室检查

（1）尿常规检查：尿液呈酸性，可见红白细胞，少量蛋白等，在尿液未被污染的情况下可呈现典型的“无菌性脓尿”。

（2）尿沉渣涂片抗酸染色：尿沉渣涂片做齐尼（Ziehl-Neelsem）抗酸染色，检查前一周停抗结核药物及抗生素药物，留取第一次新鲜晨尿送检，连续检查 3～5 次，或收集 24 小时尿液送检。为避免其他抗酸杆菌影响诊断，男性患者应注意清洁会阴，防止包皮垢分枝杆菌污染。其阳性检出率仅为 5.8%～42.7%，注意该检查不具有特异性，抗酸染色检查结果并不可靠。

（3）尿结核杆菌培养：选取晨尿标本用于培养，一般培养 3～5 次。尿结核杆菌培养和动物接种较尿沉渣涂片抗酸染色结果可靠，尿结核杆菌培养最有诊断价值。但该检查阳性检出率低，操作复杂，耗时长，需 4～8 周，若为耐药结核菌，则更不易培养。

（4）尿结核菌 DNA 检测：尿结核菌 DNA 检测（PCR-TB-DNA）对结核杆菌具有较高特异性及敏感性。但是由于标本中存在某些扩增抑制药物、DNA 变性，或者操作不规范等，使得该检查易出现假阳性或者阴性结果。因此尿结核菌 DNA 检测结果必须结合培养、影像学或活检标本的组织学检查结果方能确立诊断。

（5）结核菌素试验：结核菌素试验是检查人体有无受到结核杆菌感染的一种检查方法，最常应用于肺结核病，但对全身其他器官的结核病变亦同样有参考价值。我国常以国际通用的 Mantmix 法做结核杆菌实验，将结核菌素的纯化蛋白衍生物（protein purified derivative，PPD）0.1ml（5IU）注射入前臂掌侧上中 1/3 交界的皮内，使局部形成皮丘及出现炎症反应，48～72 小时后达到最大程度，表现为局部红斑及中心区形成硬结，通过测量硬结的直径判断实验结果，取纵、横两者平均直径判断结素反应强度。无硬结或者硬结<5mm 为阴性(－)，5～9mm 为一般阳性(+)，10～19mm 为中度阳性(++)，20mm 或不足 20mm 但是患者出现除局部硬结以外尚有水疱，破溃，淋巴管炎及双圈反应为强阳性(+++)。但实验结果存在个体差异，若患者自身存在恶性肿瘤、营养不良、接受甾体类激素治疗、放射治疗及艾滋等全身免疫缺陷等疾病，在接种结核菌素后个体局部反应能力会降低。除此以外还应注意 PPD 实验阳性支持结核杆菌感染的诊断。但 PPD 实验阴性不能完全排除结核杆菌感染。

(6) 血沉检查：肾结核是慢性长期的病变，是一种消耗性疾病，因此血沉检查可以增快。但血沉检查对肾结核疾病并无特异性，对膀胱炎患者伴血沉增快常能提示有肾结核之可能，故可作为参考检查。

3. 影像学检查

(1) B 超检查：B 超因其操作简便、价廉、快速、阳性率较高，推荐作为初选检查手段。对于早期肾结核，病变微小并局限于肾皮质，超声检查较难发现。出现以下超声现象提示肾结核的可能：①原因不明肾积水，肾盏扩张，集合系统不规整，合并强回声钙化灶；②肾实质出现形态异常无回声区，局限一极或累及整个肾，而难以用肾囊肿解释者；③输尿管增粗，管壁回声增强，内径轻度扩大，也可以不显示管腔，与肾积水不成比例；④膀胱体积正常或缩小，壁厚呈毛糙态，常伴有对侧输尿管扩张和肾积水。超声还可以用于监测药物治疗期间病变肾大小或挛缩膀胱的体积。

(2) KUB+IVU：泌尿系统腹部平片(KUB)非常重要，因为它可以显示肾区及下尿路的钙化灶。肾钙化灶是尿路结核最常见的 KUB 表现，约 50% 患者会出现多种形式的钙化灶。肾结核的钙化灶位于肾实质内，表现为干酪样坏死病灶上形成的点状钙化，和围绕干酪样空洞形成的圆形钙化灶。若钙化遍及结核肾的全部，甚至输尿管时，即形成所谓的“自截肾”。肾钙化不代表结核不活动，其意义还需要进一步评价。静脉肾盂造影(IVU)是早期肾结核最敏感的检查方法。典型表现为肾盏破坏，边缘不整如虫蚀样，或由于肾盏颈部狭窄肾盏变形，严重者形成空洞者，肾盏完全消失。中晚期肾输尿管结核典型 IVU 表现为：①一个或多个肾盏变形、消失，或与肾盏连接的脓肿空腔形成；②肾盂纤维化、变小、形态不规则，肾门狭窄导致多个肾盏扩张、肾盂积水；③输尿管僵直且多段狭窄，典型的呈串珠样狭窄及其上段输尿管扩张，狭窄最多见于膀胱输尿管连接处；④肾功能损害及肾自截；⑤静脉肾盂造影的膀胱造影可评价膀胱的情况，可表现为小而挛缩的膀胱、不规则灌注缺损或膀胱不对称。正常静脉尿路造影结果并不能排除泌尿系统结核，少数活动性肾结核表现可为尿路造影结果(图 44-2)。

(3) CT 检查：临床诊断“金标准”，CT 在显示肾和输尿管的解剖方面优于超声和静脉尿路造影。CT 冠状面扫描能清楚显示整个肾的横断面图像，对肾实质及肾盂、肾盏的形态结构显示良好，且有很高的密度分辨率。它对发现钙化和伴随的淋巴结病变更敏感。对于肾内异常空洞的清晰显示是 CT 的一个突出优点。CT 同样可以清晰显示肾自截、尿路钙化、输尿管积水、增厚的肾盂壁、输尿管壁和膀胱壁。

(4) 胸部及脊柱 X 线检查：泌尿系统结核患者应做胸片及脊柱片，可以排除陈旧性或活动性肺结核和脊柱结核。多数泌尿系统结核患者胸片会有异常。

(5) 逆行肾盂造影：已很少使用。对不明原因的一侧肾静脉尿路造影不显影或一侧上尿路严重梗阻而无其他明显依据支持肾结核者，可行逆行肾盂造影。但其为创伤性检查，

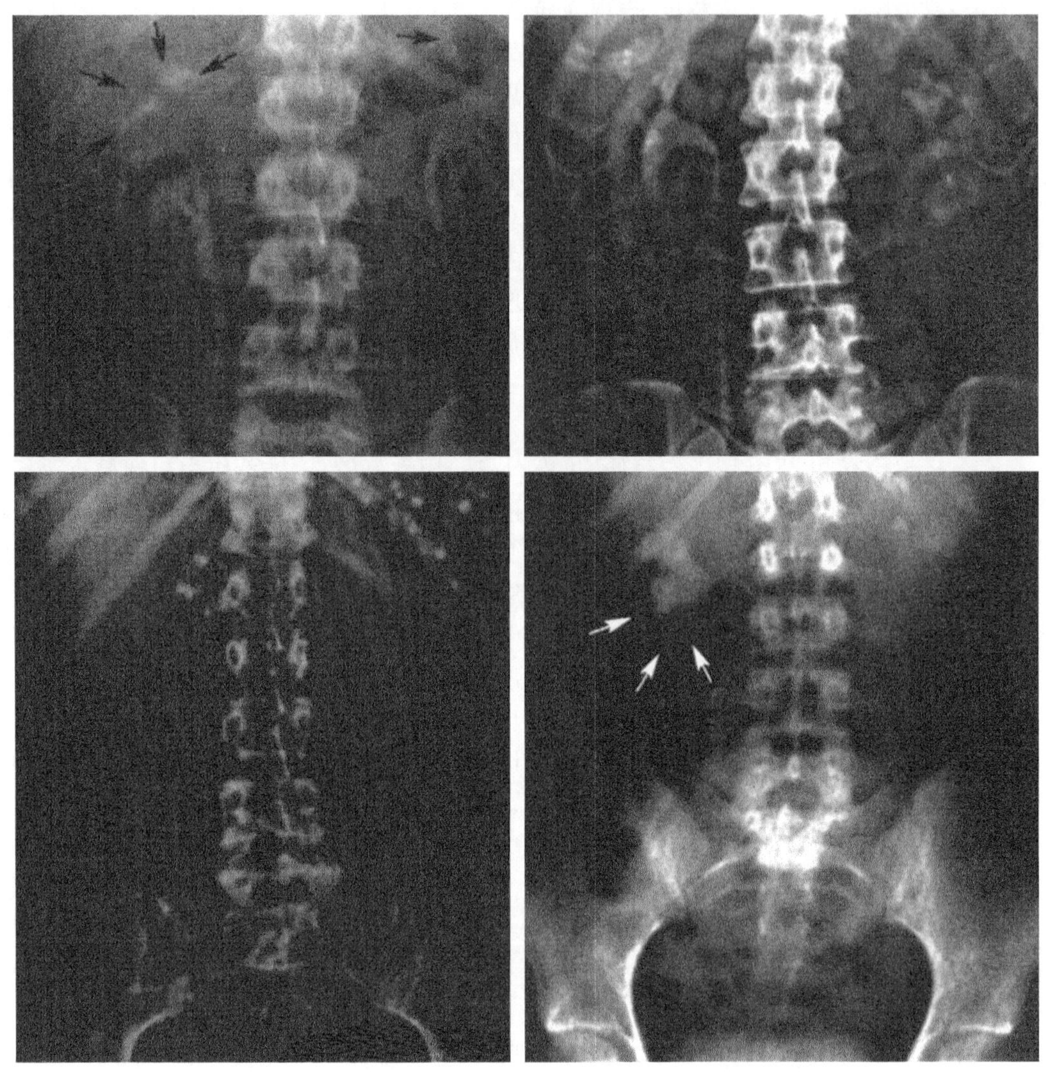

图 44-2　结核病的 X 线表现

上左：排泄性尿路造影示肾上极肾盏呈“虫蛀样”改变，肾盏钙化；右侧输尿管全段伸直扩张；上右：排泄性尿路造影示左侧肾盏溃疡和扩张；下左：腹平片示右侧肾、肾上腺和脾钙化（右侧肾结核和 Addision 病）；下右：排泄性尿路造影示肾盏扩张；右侧输尿管上段伸直扩张。箭头指向较难确定的肾实质脓肿

且同样不能显示非临床型肾结核及肾周、肾旁受累情况。

（6）肾盂穿刺顺行造影：对静脉或逆行肾盂造影不能进行，难以明确的病变，又不能肯定病变性质，则可进行直接肾盂穿刺后注入造影剂，同样可显示肾结核或其他病变的典型 X 线表现，起到决定诊断的作用。在肾盂穿刺后还可将穿刺后的肾内容物进行各种的化验和结核菌检查。目前由于超声检查技术的提高，可以对肾盂穿刺予以引导，就更为安全准确。

（7）磁共振尿路成像（MRU）：MRU 作为诊断尿路疾病的新方法，是了解上尿路梗阻的无创性检查。患者严重肾功能不全、碘过敏、IVU 显影不良、逆行输尿管插管受限或顾及插管造成尿路感染时可选用 MRU。但 MRU 分辨率不高，对肾实质及输尿管壁的改变显示不如 CT，不能明确显示肾功能状况，尤其对小的钙化和小病灶显示不敏感，对梗阻部位周围病变的显示不够理想。对无尿路扩张积水者不能显示，体内有金属物体者不能做该项检查。

当 IVU 不显影或不能做 CT 增强扫描时，MRU 是一种可选择的检查。

（8）放射性核素肾图检查：肾病灶局限而不妨碍全肾的分泌功能，则肾图显示正常。如肾实质有相当范围的破坏，则肾图显示血供不足或分泌排泄时间延长。患肾破坏严重时，呈无功能水平线肾图。肾结核导致对侧肾积水时，则肾图可显示积水、梗阻曲线。此项检查虽无特异性诊断价值，但方法简单，对患者并无痛苦，故在临床亦列为常规检查方法。

4. 膀胱镜检查　是泌尿系统结核的重要诊断手段，可以直接看到膀胱内的典型结核变化而确立诊断。早期膀胱结核可见膀胱黏膜有充血水肿及结核结节，病变范围多围绕在肾病变的同侧输尿管口周围，以后向膀胱三角区和其他部位蔓延。较严重的膀胱结核可见黏膜广泛充血水肿，有结核结节和溃疡，输尿管口向上回缩呈洞穴样变化。在膀胱镜检查的同时还可作两侧逆行插管，分别将输尿管导管插入双侧肾盂，收集两侧肾盂尿液进行镜检和结核菌培养及动物接种。由于这些是分肾检查数据，故其诊断价值更有意义。在逆行插管后还可在双侧输尿管导管内注入造影剂进行逆行肾盂造影，了解双肾情况。大多数患者可以明确病变性质，发生部位和严重程度。若膀胱结核严重，膀胱挛缩，容量小于 100ml 时难以看清膀胱内情况，不宜进行此项检查。此外，膀胱镜下可取黏膜活检，取材部位为输尿管口周围或膀胱三角区出现水肿、结节或溃疡的部位，组织活检可发现膀胱结核，并可排除膀胱肿瘤。急性结核性膀胱炎和尿道结核时禁忌膀胱尿道镜检查及活检。

【鉴别诊断】　肾结核主要需与非特异性膀胱炎和泌尿系统其他引起血尿的疾病进行鉴别。肾结核引起的结核性膀胱炎，症状常以尿频开始，膀胱刺激症状长期存在并进行性加重，一般抗感染治疗无效。非特异性膀胱炎主要系大肠杆菌感染，多见于女性，发病突然，开始即有显著的尿频、尿急、尿痛，经抗感染治疗后症状很快缓解或消失，病程短促，但易反复发作。肾结核的血尿特点是常在膀胱刺激症状存在一段时间后才出现，以终末血尿多见，这和泌尿系统其他疾病引起血尿不同。泌尿系统肿瘤引起的血尿常为全程无痛性肉眼血尿。肾输尿管结石引起的血尿常伴有肾绞痛；膀胱结石引起的血尿，排尿有时尿线突然中断，并伴尿道内剧烈疼痛。非特异性膀胱炎的血尿主要在急性阶段出现，血尿常与膀胱刺激症状同时发生。但最主要是肾结核的尿中可以找见抗酸杆菌或尿结核杆菌培养阳性，而其他疾病的尿中不会发现。

【治疗】　肾结核继发于全身性结核病，因此在治疗上必须重视全身治疗并结合局部病变情况全面考虑，才能收到比较满意的效果。

1. 全身治疗　包括适当的休息和一定的体育活动及充分的营养与必要的药物治疗（包括肾结核以外的全身其他结核病灶的治疗措施）。

2. 药物治疗　由于肾结核局部病变的范围和破坏的程度有很大差别，因此针对局部病变的治疗在各个病例亦有所不同。在链霉素等抗结核药发现之前，临床上一旦肾结核之诊断确立，其唯一的治疗方法就是肾切除。在 20 世纪 40 年代以后，链霉素、对氨柳酸相继问世，很多临床肾结核病例单用药物治疗可以得到痊愈。20 世纪 50 年代以后，高效、低毒而价廉的异烟肼出现，采取了联合用药，使肾结核的疗效又有很大提高，几乎可以治愈全部早期结核病变。至 1966 年利福平临床应用，因其效果显著，不良反应又少，与其他药物共同使用，肾结核的疗效更加提高。目前因肾结核而需行肾切除术的病例已大为减少。但在某些卫生环境较差、医疗条件不足的地区，仍然有肾结核的发生，甚至有一些晚期患者发现。对于确诊为肾结核的患者，无论其病变程度如何，无论是否需行外科手术，抗结核药必须按一定方案进行服用。

(1) 用药原则：早期、联合、适量、规律、全程使用敏感药物。

(2) 抗结核药物治疗的适应证：①围术期用药，手术前必须应用抗结核药物，一般用药2~4周，手术后继续用抗结核药物短程化疗；②单纯药物治疗，适用于男生殖系统结核及早期肾结核，或虽已发生空洞破溃但病变不超过1~2个肾盏，且无输尿管梗阻者。

(3) 抗结核治疗的常用一线药物(表44-1)。

表44-1 推荐用于成人一线抗结核的药物及剂量

药物	每日给药		每周3次给药	
	剂量范围(mg/kg)	最大剂量(mg)	剂量范围(mg/kg)	每日最大剂量(mg)
异烟肼(MH)	5(4~6)	300	10(8~12)	900
利福平(RMP)	10(8~12)	600	10(8~12)	600
吡嗪酰胺(PZA)	25(20~30)	—	35(30~40)	—
乙胺丁醇(EMB)	15(15~20)	—	30(25~35)	—
链霉素[a](SM)	15(12~18)		15(12~18)	1000

a. 60岁以上患者不能耐受大于500~750mg/d的剂量，推荐将剂量调整为10mg/(kg·d)，体重小于50mg患者最大剂量不超过500~750mg/d。

(4) 用药方法：规范的用药方法是①督导治疗，即所有抗结核药物均在医护人员或患者家属的监管下服用。②顿服治疗，将一日全部药量于睡前一次顿服。

(5) 抗结核药的停药标准：在抗结核药治疗过程中，必须密切注意病情的变化，定期进行各种有关检查，达到病变已经痊愈，则可考虑停止用药。目前认为可以停药的标准如下：①全身情况明显改善，血沉正常，体温正常；②排尿症状完全消失；③反复多次尿液常规检查正常；④24小时尿浓缩查抗酸杆菌，长期多次检查皆阴性；⑤尿结核菌培养、尿动物接种查找结核杆菌皆为阴性；⑥泌尿系统造影检查病灶稳定或已愈合；⑦全身检查无其他结核病灶。在停止用药后，患者仍需强调继续长期随访观察，定期作尿液检查及泌尿系统造影检查至少3~5年。

3. 手术治疗 凡药物治疗6~9个月无效，肾结核破坏严重者，应在药物治疗的配合下行手术切除，在药物治疗至少2~4周，血沉、病情稳定后手术治疗，手术包括全肾切除、部分肾切除、解除输尿管狭窄及晚期并发症的处理等几种方式，需视病变的范围、破坏程度和药物治疗的效应而选定(图44-3)。手术后继续药物治疗。

(1) 肾切除术：无功能的结核肾，伴或不伴有钙化；结核病变累及整个肾导致实质广泛破坏，合并难以控制的高血压或伴有肾盂输尿管交界处梗阻者；结核合并肾细胞癌者需切除结核肾。肾结核对侧肾积水，如果积水肾功能代偿不良，应先引流肾积水，保护肾功能，待肾功能好转后再切除无功能的患肾。

(2) 保留肾组织的肾结核手术：较少用，局限性钙化病灶，经6周药物治疗无明显改善或钙化病灶逐渐扩大而有破坏整个肾危险者可行肾部分切除术。无钙化的肾结核，不必行肾部分切除术。肾部分切除术前药物治疗至少4周，术后进行抗结核药物治疗6~9月。

(3) 解除输尿管狭窄的手术：手术方式根据狭窄部位和狭窄程度来决定。早期病变可留置双“J”管，能够通畅引流，减轻肾积水。同时辅以抗结核治疗，可使病变稳定或痊愈，部分患者免于手术。手术适应证：①肾盂输尿管连接部梗阻；②输尿管中段或下段狭窄；③壁间段狭窄。手术时机：应用抗结核药物至少6周后，结核基本得到控制。

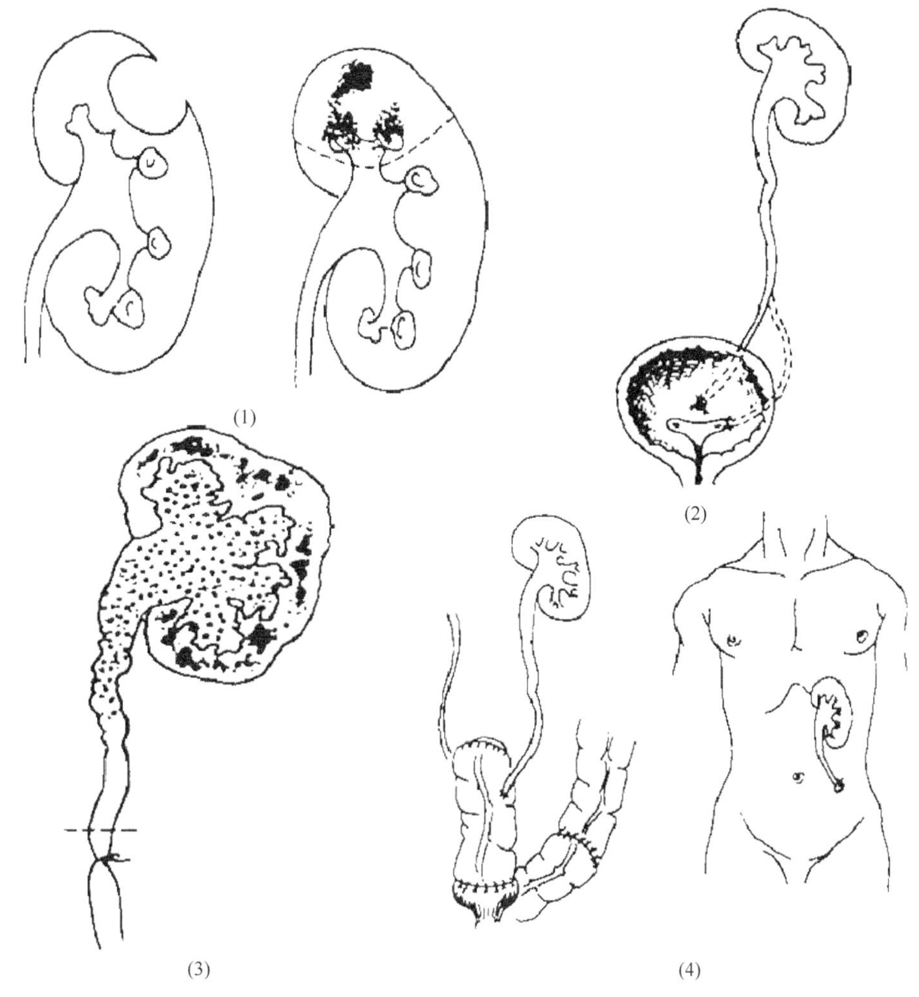

图 44-3　肾结核手术治疗

(1) 病灶切除术;(2) 输尿管移植术;(3) 结核肾切除术;(4) 结肠膀胱术以及输尿管腹壁造口术

(4) 挛缩膀胱的手术治疗:肾结核并发挛缩膀胱,在患肾切除及抗结核治疗 3~6 个月,待膀胱结核完全愈合后,如无输尿管口狭窄及反流引起肾功不全,肌酐清除率不小于 15ml/min,无结核性尿道狭窄的患者,可行肠膀胱扩大术。膀胱扩大术常采用的材料为回肠或结肠。挛缩膀胱的男性患者往往有前列腺、精囊结核引起后尿道狭窄,不宜行肠膀胱扩大术,对尿失禁及膀胱颈、尿道狭窄者不宜行肠膀胱扩大手术,而应行尿流改道手术。并发对侧输尿管扩张肾积水明显者,为了改善和保护积水肾仅有的功能,应施行输尿管皮肤造口或回肠膀胱或肾造口这类尿流改道术。

(5) 肾和输尿管积水的治疗:首先寻找梗阻的原因,如果无膀胱挛缩,而仅有输尿管口或下段狭窄,则治疗同输尿管下段狭窄。如果有膀胱挛缩,则治疗按照膀胱挛缩处理。肾和输尿管积水患者,在早期进行尿液分流,对保留肾功能有显著的意义。肾、输尿管积水严重,肾功不全或已发生无尿,挛缩膀胱不适合膀胱扩大手术的患者,可采用尿流改道术。常用的尿流改道术有输尿管皮肤造口和肾造口术。

(6) 尿道狭窄的治疗:尿道结核引起的尿道狭窄,治疗的方法与传统治疗尿道狭窄的方法一样,多采用尿道扩张术,需多次定期扩张。如狭窄局限可行狭窄切除尿道吻合术,或尿道镜下尿道内切开术。狭窄段长且膀胱挛缩明显者,则可行尿流改道手术。

(7) 结核性膀胱自发破裂的处理:因为结核性膀胱自发破裂是肾结核晚期的严重并发症。往往在膀胱破裂以前患者有泌尿系统结核的症状,而破裂后常为急腹症情况。如诊断不能明确则应及早剖腹探查以免贻误抢救时机。对于结核性膀胱自发破裂应尽早施行手术,修补膀胱的穿孔处,并作膀胱造口术。手术前后应常规服用抗结核药物。以后再根据肾结核的病变作进一步处理。

第二节　男性生殖系结核

男性生殖系统结核大多数继发于肾结核,系由于双侧射精管及前列腺小管均开口于后尿道,结核杆菌可随尿液通过前列腺尿道进入前列腺及精囊,导致感染。少数由血行直接播散所致。发病年龄以 20 ~40 岁青壮年为多见、约占 80% 。男性生殖系结核不论经尿路或经血行感染多数先在前列腺、精囊内引起病变,以后再经输精管腔或管壁淋巴管蔓延到附睾,常从附睾尾部扩展到其他部分及睾丸。从病理检查结果看,最常发生结核的部位是前列腺,其次为精囊与附睾。但由于解剖学关系,临床最常见者为附睾结核。肾结核病程越长,病变越严重,合并男生殖系统结核的可能性更大。

【病理】 前列腺、附睾结核多由血行感染引起,少数病例可由尿道直接蔓延逆行感染引起;改变为在前列腺、精囊、输精管、附睾的生殖器官中形成结核肉芽肿、干酪化,在干酪化物质排出后形成空洞,亦可纤维化成为肿块。前列腺结核偶可向周围溃破,于会阴部形成窦道。输精管结核可使输精管增粗变硬,形成串珠状。附睾病变由尾部向体部和头部扩展,亦可侵及附睾外,形成冷脓疡,与阴囊粘连,破溃出脓而成慢性窦道。睾丸结核常继发于附睾结核,少数病例可由血行播散引起,成为全身粟粒性结核病的一个组成部分,单纯睾丸结核极为罕见。阴茎结核偶见。大多数自泌尿、生殖器官结核直接或经淋巴道蔓延而来,从肺等器官经血道播散引起者少见。

【临床表现】 肾结核男性患者中有 50% ~70% 合并生殖系统结核。男性生殖系统结核患者体格检查多阳性发现,约 50% ,发病率依次为附睾结核、精囊结核、前列腺结核和最为少见的精索结核。男生殖系统结核一般呈慢性病变过程,常是双侧性疾病,但病程中可先后出现。早期前列腺结核常无症状,或类似于慢性前列腺炎的症状,表现为会阴部不适和坠胀感,常在引起附睾结核出现症状而进行直肠指检时才发现前列腺、精囊有结核浸润和结核硬节。前列腺实质的破坏可使精液数量减少,因此生育能力降低甚至丧失,个别病例有血精的症状。精囊和输精管结核可出现射精痛,血精及精液减少,或有尿频、尿急、尿痛、血尿等症状。如病变引起双侧输精管梗阻,并有串珠状的硬结,患者将失去生育能力。附睾结核一般发展缓慢,由以附睾尾部发病多见,逐渐肿大,症状轻微,偶有下坠或轻微隐痛,可不引起患者的注意,因此常在无意中发现。肿大的附睾可与阴囊粘连形成冷脓肿,最后溃破成窦道,经久不愈。少数附睾结核病例可有急性症状,是为继发性感染所致,患者有突然发热、疼痛、阴囊迅速增大,类似急性附睾炎,待炎症消退后,留下硬结、皮肤粘连、阴囊窦道,病变转入慢性阶段。双侧输精管、附睾结核患者可引起不育症。

【诊断】 男生殖系统结核的诊断一般并不困难,主要是根据上述的临床表现和阴囊部位体检和直肠指检。附睾结核的典型表现为慢性附睾炎,皮肤瘘管形成是附睾结核的特异性表现。在所有血精的患者中均应考虑结核的可能性。痛性睾丸肿大可能是睾丸结核唯一的就诊症状。对于仅有反复发作血精的患者应考虑前列腺或精囊结核可能。经尿道前列腺切除术后病理证实的偶发结核病灶应诊断为前列腺结核。

前列腺结核需与非特异性前列腺炎及前列腺癌鉴别。慢性前列腺炎患者症状一般较为明显,有结节形成者,范围较局限,常有压痛,经抗感染治疗后,结节可缩小甚至消失。前列腺癌发病多为老年人,前列腺特异性抗原(PSA)测定、直肠指检及影像学检查有助于诊断,必要时需作前列腺穿刺活组织检查。附睾结核需与非特异性慢性附睾炎鉴别,附睾结核硬块常不规则,病程缓慢,常可触及"串珠"样、粗硬的输精管,如附睾病变与皮肤粘连或形成阴囊皮肤窦道,附睾结核诊断不太困难。非特异性慢性附睾炎很少形成局限性硬结,一般与阴囊皮肤无粘连,常有急性炎症发作史或伴有慢性前列腺炎病史。附睾结核有时需与睾丸肿瘤鉴别,B 超有助于鉴别。

诊断男生殖系统结核时,必须重视与泌尿系统的关系。可能同时存在肾结核而未出现泌尿系统症状,男生殖系统结核是唯一的线索。因此都需要常规作尿结核杆菌的各种检查,必要时作泌尿系统的系统性检查,得以明确。

【治疗】 男生殖系统结核的治疗必须包括全身治疗和局部的治疗。全身治疗与一般的结核病治疗相同。局部治疗包括药物治疗和手术治疗两部分。

1. 药物治疗 男生殖系统结核用抗结核药治疗有较好的效果。前列腺、精囊结核一般不需要用手术方法,常采用以异烟肼、链霉素、利福平等为主的两种或三种药联合应用,应用的疗程一般经验为 6~12 个月。治疗的同时注意清除泌尿系统可能存在的其他结核病灶,如肾结核、附睾结核等。

2. 手术治疗 男生殖系统结核的手术治疗主要解决生殖系的附睾结核。如果病变较重,疗效不好,已有脓肿或有阴囊皮肤窦道形成,应在药物治疗配合下做附睾及睾丸切除术。手术应尽可能保留睾丸组织。在手术前后亦需要给抗结核药物。

(郭　新　马利民)

第四十五章　泌尿系统梗阻

学习目标

1. 掌握泌尿系统梗阻病理生理、前列腺增生症诊断要点。
2. 熟悉泌尿系统梗阻常见原因、前列腺增生症的治疗。
3. 了解急性尿潴留的病因、诊断和处理。

第一节　概　　论

泌尿系统从肾小管开始，经过肾盏、肾盂、输尿管、膀胱至尿道都是管道。管腔通畅才能保持泌尿系统的正常功能，管腔梗阻就影响尿的分泌和排出。泌尿系统梗阻也称尿路梗阻(obstruction of urinary tract)。泌尿系统本身及其周围的许多疾病都可引起尿路梗阻，造成尿液排出障碍，引起梗阻近侧端尿路扩张积水。梗阻如不能及时解除，终将导致肾积水、肾功能损害，甚至肾衰竭。泌尿系统有些疾病与尿路梗阻常互为因果，如感染和结石可引起梗阻，而梗阻又可以继发感染和结石。因此，在治疗感染和结石的同时，必须解决尿路梗阻的问题。

【梗阻病因和分类】　引起泌尿系统梗阻的病因很多。根据其性质可分为机械性梗阻和动力性梗阻。根据梗阻部位不同分为上尿路梗阻和下尿路梗阻，梗阻发生在输尿管膀胱开口以上称为上尿路梗阻。上尿路梗阻后肾积水发展较快，对肾功能影响也较大。临床上单侧多见，亦可为双侧。梗阻发生在膀胱及其以下者称为下尿路梗阻。由于膀胱的缓冲作用，梗阻发生后对肾功能的影响较缓慢，但梗阻长时间不解除，最终可造成双侧肾积水。膀胱、尿道、前列腺疾病均可造成下尿路梗阻。根据梗阻的严重程度可分为部分性梗阻和完全性梗阻。按起病的快慢可分为急性和慢性梗阻，突然发生的梗阻称急性梗阻，缓慢而逐渐加重的梗阻称为慢性梗阻。按梗阻的年龄还可以分为先天性梗阻和后天性梗阻，前者多由胚胎发育异常引起，后者多由出生后其他疾病导致。但多数是后天性的。临床上医源性原因造成的尿路梗阻也不少见。

泌尿系统梗阻病因在不同年龄和性别有一定差异。儿童以先天性疾病，如肾盂输尿管连接处狭窄较多见；青壮年以结石、损伤、炎性狭窄常见；妇女可能与盆腔内疾病有关；老年男性以良性前列腺增生最常见，其次为肿瘤。

常见的病因如下。

1. 肾　最常见的病因是肾盂输尿管连接处先天性病变，如狭窄、异位血管和纤维束等，可以引起肾积水。梗阻在肾小管和集合管可致多囊肾、海绵肾等。后天性病因多见于结石、结核、肿瘤等，肾盏、肾盂出口梗阻引起肾积水。此外，肾下垂如移动位置过大，亦会造成上尿路梗阻。

2. 输尿管　以结石最常见，输尿管炎症、结核、肿瘤和邻近器官病变(如腹膜后纤维化、腹膜后或盆腔肿瘤、前列腺癌等)的压迫或侵犯，均可造成梗阻。常见的先天性病因有输尿管异位开口、输尿管膨出、腔静脉后输尿管等。膀胱结核破坏了输尿管口的括约作用,造成尿液反流,继发上尿路积水。医源性输尿管梗阻多见于盆腔手术或输尿管镜检查治疗时意外损伤输尿管、盆腔恶性肿瘤术后放射治疗损伤等。其他如妊娠、盆腔脓肿等也可以压迫输尿管,影响尿液排出。

3. 膀胱　最常见的原因在膀胱颈部,包括良性前列腺增生、前列腺肿瘤、膀胱颈纤维化。膀胱内结石、异物、肿瘤等,也可以造成膀胱出口梗阻。排尿中枢或周围神经损害,引起膀胱排尿功能障碍,可导致膀胱尿液潴留,严重时可继发双肾积水。

4. 尿道　以尿道狭窄最常见。尿道结石、异物、结核、肿瘤、憩室等也可以引起尿道梗阻。损伤(如骨盆骨折、骑跨伤)和感染也是尿道不通畅的原因;尿道周围或阴道疾病,如盆腔脓肿、阴道前壁囊肿。子宫颈巨大肌瘤等均可压迫尿道,造成排尿困难。男性婴幼儿尿道梗阻最常见于包茎,其他有先天性尿道外口狭窄及后尿道瓣膜等。

【病理生理】　尿液的生成是经过肾小球的滤过、肾小管的排泄和肾小管集合管的重吸收等生理过程。尿路任何部位的梗阻后,基本病理改变是梗阻部位以上压力增高,尿路扩张积水,梗阻长时间如不解除,终将导致肾积水和肾衰竭。

上尿路梗阻时,致肾盂内、肾间质、集合管内压力增高,如果梗阻解除较快,可能有轻微的或没有损害。如果梗阻时间较久,梗阻部位以上压力持续增高,输尿管增加收缩力,蠕动增强,管壁平滑肌增生,管壁增厚。如梗阻不解除,后期失去代偿能力,平滑肌逐渐萎缩,张力减退,管壁变薄,蠕动减弱乃至消失。肾盂积水内压升高,压力经集合管传至肾小管和肾小球,尿路压力逐渐增高到一定程度时,可使肾小球滤过压降低,滤过率减少。但肾内血循环仍保持正常,肾的泌尿功能仍能持续很长一段时间,主要是因为肾内“安全阀开放”,即部分尿液通过肾盂静脉、淋巴、肾小管回流及经肾窦向肾盂周围外渗,使肾盂和肾小管的压力有所下降,肾小球泌尿功能得以暂时维持。如果尿路梗阻不解除,尿液继续分泌,由于尿液分泌和回流的不平衡,回流只能起到暂时缓冲作用,结果肾积水使肾盂内压力持续增高,压迫肾小管、肾小球及其附近的血管,造成肾组织缺血缺氧,肾实质逐渐萎缩变薄,肾容积增大,最后全肾成为一个无功能的巨大水囊。急性完全性梗阻,如输尿管被结扎,肾盂扩张积水常不明显,但肾实质很快萎缩,功能丧失。慢性部分性梗阻常可致巨大肾积水(图 45-1)。

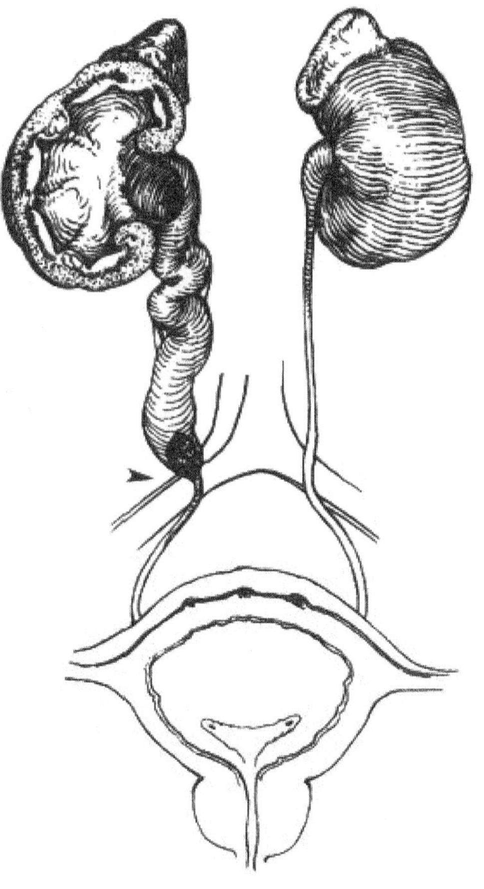

图 45-1　肾积水发生机制

右侧输尿管结石梗阻(箭头所指),梗阻近侧输尿管和肾病变不断进展,右肾积水,功能破坏,左肾代偿性增大

下尿路梗阻后,主要改变在膀胱。而梗阻尿道的近端,可出现不同程度的扩张,严重

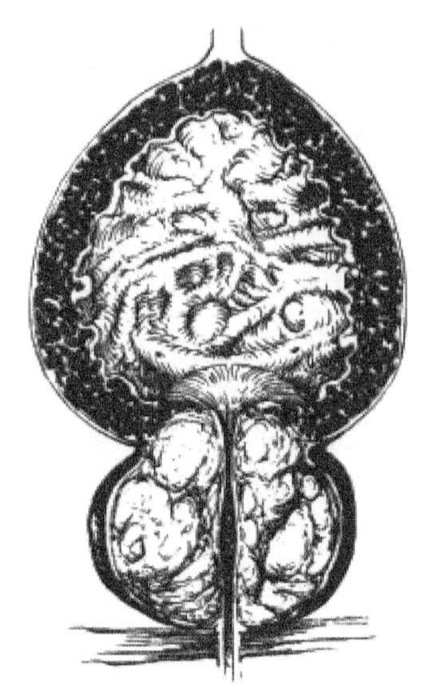

图 45-2　膀胱出口梗阻对膀胱的影响
膀胱内小梁小室形成，输尿管间脊肥厚

者可出现尿道憩室。为了克服排尿阻力，早期阶段膀胱逼尿肌逐渐代偿增生，肌束纵横交叉形成小梁。长期膀胱内压增高，造成肌束间薄弱部分向壁外膨出，形成小室或假性憩室（图 45-2）。在失代偿期，膀胱肌层收缩力减弱，肌层变薄，容积增大，输尿管口括约功能被破坏，尿液可返流到输尿管、肾盂，引起肾积水和肾功能损害。

泌尿系统梗阻后常见的并发症是感染和结石。梗阻后引起的尿液滞留，肾组织受损及尿外渗等，有利于细菌侵入、繁殖和生长，引起感染，如肾盂肾炎、肾周围炎和膀胱炎等。同时梗阻造成的尿流滞留与感染，有利于尿路结石的形成，结石本身又可加重梗阻，两者互为因果。

第二节　肾　积　水

尿液从肾盂排出受阻，造成肾盂内压力增高，肾盂肾盏扩张，肾实质萎缩，称为肾积水（hydronephrosis）。凡尿路长时间梗阻病变，最终均可造成肾积水。巨大肾积水时积水容量可超过 1000ml（小儿超过 24 小时尿量）。

【临床表现】　由于原发病因、梗阻部位、程度和时间长短不同，肾积水的临床表现也不一样。

（1）肾积水症状多不典型，一般多无明显症状，或腰部有轻微胀感不适。急性梗阻发作时可出现肾绞痛，并伴恶心呕吐，肾区压痛及血尿等。

（2）先天性肾盂输尿管连接处狭窄、肾下极异位血管或纤维束压迫输尿管等引起的特发性肾积水，又称原发性肾积水，发展常较缓慢，症状不明显或仅有腰部隐痛不适，严重积水时肾体积显著增大，在患侧腹部可触及囊性包块，少数可并发肾性高血压、贫血等症状。

（3）继发感染时，则表现为急性肾盂肾炎症状，可出现寒战、高热、腰痛及尿路刺激症状等。如梗阻不解除，感染的肾积水很难治愈，或可发展成为脓肾，腹部有可能扪及包块，患者常有低热及消瘦等。

（4）肾积水症状可能因原发病变（如结石，肿瘤等）就诊，经检查才发现肾积水。

（5）下尿路梗阻时，主要表现为排尿困难和膀胱不能排空，甚至出现尿潴留，而引起肾积水出现的症状常较晚，临床多表现为不同程度的肾功能损害，如梗阻长时间得不到解决，最终导致肾功能减退甚至衰竭，患者常伴有贫血、乏力、衰弱、食欲缺乏、恶心、呕吐等尿毒症症状。

（6）双侧肾或孤立肾完全梗阻时可出现无尿。

【诊断】　首先确定有无肾积水的存在，而后确定肾积水的程度、病因、梗阻部位、有无感染及肾功能损害情况。仔细询问病史，早期病变和隐形梗阻者可能无明显症状；患者对梗阻的反应不敏感，可无主诉症状，也无阳性体征，病变呈慢性发展至严重肾积水的程度。发现腹部包块就应该注意有肾积水的可能，如包块的紧张度较低且有波动感，则肾积水的可能性极大。有些继发性肾积水，其原发病的症状比较显著，如结核、肿瘤等，容易忽略肾积水的存在。

1. 实验室检查　包括血液学检查,了解肾功能、电解质情况。尿液检查除常规和培养外,必要时行结核菌及脱落细胞检查。

2. 影像学检查

(1) B 超可以明确判定增大的肾是实性肿块还是肾积水,并可确定肾积水的程度和肾皮质萎缩情况,简便易行无创伤,应作为首选的检查方法。但对肾外壶腹型肾盂和多发性肾囊肿,有时不易与肾积水鉴别。

(2) X 线检查:①泌尿系统平片(KUB),注意肾外形、位置有无钙化及结石等。②静脉肾盂造影,可根据拍片时间了解两侧肾的功能、形态、积水程度及梗阻部位。有梗阻现象者,早期可见肾盏、肾盂扩张,肾盏杯口消失或呈囊状显影;当肾功能减退时,肾实质显影时间延长,显影不清楚,应延迟显影或大剂量静脉肾盂造影。③静脉尿路造影患肾显影不清晰时,可行膀胱镜检查及逆行插管,了解患者输尿管有无梗阻。插管时遇有阻力,说明有梗阻存在,若通过梗阻处有尿液持续滴出,说明有狭窄,进行逆行插管造影可明确梗阻部位及程度。双侧肾积水时,切勿两侧同时作逆行肾盂造影。④B 超引导下经皮肾穿刺造影,静脉造影不显影,逆行插管失败者可行此项检查,意在了解梗阻部位及积水程度。

(3) MRI 水成像对肾积水的诊断有独到之处,对于静脉尿路造影上一侧尿路不显影疑有梗阻病变时候,可以显示梗阻的部位、程度和原因,有时可以代替逆行肾盂造影和肾穿刺造影。

(4) CT 能清楚地显示肾积水程度和肾实质萎缩情况,对泌尿系统行三维成像可以确定梗阻的部位及病因,鉴别肾积水或肾囊肿,但费用昂贵。

(5) 放射性核素肾扫描和肾图,可诊断尿路是否有梗阻及双侧肾功能情况。

【治疗】　肾积水的治疗方法多种多样,应根据造成积水的梗阻病因,发病缓急、梗阻的严重程度、有无并发症及肾功能损害情况等综合考虑。总的治疗原则为:尽早解除梗阻、去除病因、最大限度地保护肾功能、控制感染、预防并发症的发生。

1. 非手术疗法　适用于能够自行解除的梗阻,如炎症、水肿,输尿管小结石或肾下垂者,积水较轻、病情进展缓慢的患者。

2. 手术疗法

(1) 病因治疗:是最理想的治疗方法。如肾积水为肾输尿管结石所致,可行体外冲击波碎石(ESWL)、经皮肾镜或输尿管镜碎(取)石术或手术切开取石。若先天性肾盂输尿管连接部狭窄,应切除狭窄段作肾盂成形术。对于手术成形或肾切除术,应根据患者的身体状况和病情综合考虑。对于年纪轻者应尽量保留肾,而年龄超过 55 岁或 60 岁者,对成形手术应持慎重态度,有足够的肾组织,才能保证足够的肾功能,才有成形术的价值。

(2) J 管内引流:对于输尿管难以修复的炎性狭窄、晚期肿瘤压迫或侵犯等梗阻引起的肾积水,经膀胱镜如能放置双 J 形输尿管导管长期内引流肾盂尿液,既可保护肾功能,又可显著改善患者的生活质量。

(3) 肾造瘘术:适用于不宜进行较大手术的病例,如严重感染、肾衰竭、全身情况差者;若病情急,梗阻病因不清楚或一时难以除去梗阻时,可在 B 超引导下经皮肾穿刺造瘘,将尿液直接引流出来,以利于感染的控制和肾功能的改善,待患者身体条件许可时,再治疗梗阻的病因。如梗阻病因不能除去,肾造瘘则作为永久性的治疗措施。

(4) 肾切除术:肾积水严重或继发感染、脓肾、肾实质明显破坏萎缩,以及肾功能已丧失无恢复的可能性而对侧肾功能正常者可行患肾切除,对于年龄小的患者应尽可能保留肾,特别在对侧肾功能不健全时,更不能轻易切除有积水的肾。

第三节　良性前列腺增生症

良性前列腺增生(benign prostatic hyperplasia,BPH)是引起中老年男性排尿障碍最为常见的一种良性疾病。主要表现为组织学上的前列腺间质和腺体成分的增生、解剖学上的前列腺增大、尿动力学上的膀胱出口梗阻(bladder outlet obstruction,BOO)和以下尿路症状(lower urinary tract symptoms,LUTS)为主的临床症状。

【病因】 前列腺是男性附属性腺器官,它的正常发育有赖于男性激素的支持。青少年时期切除睾丸者,前列腺即不发育,老年后也不会发生前列腺增生。组织学上良性前列腺增生症的发病率随年龄的增长而增加。随着年龄逐渐增大,前列腺也随之增长,男性在35岁以后前列腺可有不同程度的增生,多在50岁以后出现临床症状。前列腺增生的患者在切除睾丸后,增生的上皮细胞会发生凋亡(apoptosis),腺体萎缩。受性激素的调控,前列腺间质细胞和腺上皮细胞相互影响,各种生长因子的作用,随着年龄增长体内性激素平衡失调及雌、雄激素的协同效应、炎症细胞、神经递质及遗传因素等,可能是前列腺增生的重要病因。有关前列腺增生症发病机制的研究很多,有双氢睾酮学说、上皮生长因子学说、雄雌激素互相作用学说等,但至今病因仍不完全清楚。目前一致公认年龄的增长和有功能的睾丸是前列腺增生发病的两个重要因素,两者缺一不可。

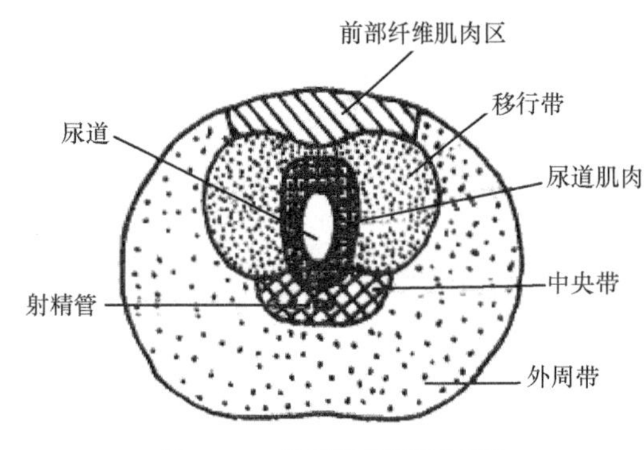

图45-3　前列腺横断剖面图

【病理】 McNeal将前列腺分为外周带、中央带、移行带和尿道周围腺体区(图45-3)。所有良性前列腺增生症结节发生于移行带和尿道周围腺体区,这部分腺体未增生之前仅占前列腺组织的5%。前列腺增生后,结节逐渐增大,将腺体的其余部分压迫形成“外科包膜”,两者有明显分界,易于分离。中央带似楔形并包绕射精管,占25%,外周带组成了前列腺的背侧及外侧部分,占70%,是前列腺癌最常发生的部位。

前列腺是由腺体和间质组成的,间质又由纤维组织和平滑肌组成。前列腺增生后间质部分由原来的45%增加到60%,因此前列腺增生主要的病理改变为间质增生。前列腺增生引起的排尿梗阻有机械性、动力性和继发的膀胱功能障碍三种因素。

1. 机械性梗阻　良性前列腺增生症导致后尿道延长、受压变形、狭窄和尿道阻力增加,引起排尿困难。梗阻的严重程度并不完全与增生的腺体大小成正比。

2. 动力性梗阻　前列腺内尤其是围绕膀胱颈部的平滑肌内含有丰富的α肾上腺素受体,尤其是α_1受体,激活这种肾上腺素能受体可以使该处平滑肌收缩,明显增加前列腺尿道的阻力。

3. 继发膀胱功能障碍　膀胱出口梗阻时,逼尿肌为了增强其收缩能力,平滑肌纤维体积和收缩力量增加,逐渐形成粗糙的网状结构,即小梁,加上长期膀胱内高压,黏膜从小梁间隙突出形成小囊,膀胱壁出现小梁小室或假性憩室。逼尿肌肥大,出现逼尿肌不稳定收缩,患者有明显尿频、尿急和急迫性尿失禁。膀胱内长期高压可造成输尿管尿液排出阻力增大，引起上尿路扩张积水。如膀胱出口梗阻长期未能解除，逼尿肌萎缩，失去代偿能力，收缩力减弱，导致膀胱不能排空而出现残余尿。随着残余尿量增加，膀胱壁变薄，膀胱无张力扩大，可出现充盈性尿失禁或无症状慢性尿潴留，尿液反流引起上尿路积水及肾功能损害。膀胱尿潴留，还可继发感染和结石形成。老年排尿障碍除与下尿路梗阻有关外，还与逼尿肌老化有关。

【临床表现】 前列腺增生症多在50岁以后出现症状。症状与前列腺体积大小不完全成比例，而取决于引起梗阻的程度、病变发展速度及是否合并感染等，症状可时轻时重，临床症状包括储尿期症状、排尿期症状及排尿后症状。储尿期症状包括尿频、尿急、尿失禁及夜尿增多等；排尿期症状包括排尿踌躇、排尿困难及间断排尿等；排尿后症状包括排尿不尽，尿后滴沥等。

1. 尿频 是前列腺增生的早期信号，尤其夜尿次数增多更有临床意义。一般来说，夜尿次数的多少往往与前列腺增生的程度平行。尿频的原因，早期是因增生的前列腺充血刺激引起。后期是由于残余尿量增多，膀胱有效容量减少导致的。此外，膀胱顺应性降低或逼尿肌不稳定也可加重尿频，严重时可出现急迫性尿失禁等症状。

2. 排尿困难 是前列腺增生最重要的症状，病情渐进发展。典型表现是排尿踌躇、排尿费力、尿线变细、尿流无力、尿流射程缩短、排尿终末滴沥不尽、尿液溅湿裤脚、排尿时间延长等。排尿困难的程度是由梗阻程度和膀胱功能状况共同决定的，与前列腺大小不一定呈正比。

3. 尿失禁 逼尿肌不稳定导致急迫性尿失禁；前列腺增生晚期梗阻严重时，患者可因受凉、饮酒、憋尿时间过长或感染等原因导致尿液无法排出而发生急性尿潴留或充盈性尿失禁。

4. 其他 前列腺增生合并感染时，可出现明显尿频、尿急、尿痛症状，合并结石时，症状更明显，可伴有血尿。增生腺体表面黏膜血管破裂可引起慢性血尿，急性出血可引起血块膀胱填塞，但应警惕与泌尿系统肿瘤引起的血尿鉴别。梗阻引起严重肾积水、肾功能损害时，可出现慢性肾功能不全；排尿困难长期腹压增高可诱发腹股沟疝、内痔与脱肛等。

【诊断】 以下尿路症状为主诉就诊的50岁以上男性患者，首先应该考虑良性前列腺增生症的可能。症状出现的年龄、轻重与增大的前列腺压迫后尿道引起的膀胱出口梗阻程度、病变发展快慢及有无并发症关系密切。部分患者排尿症状随季节或天气变化可时轻时重。

1. 体格检查 除一般全身检查外，对所有前列腺增生症患者都应该常规行直肠指检(digital rectal examination，DRE)，并在随访时复查。DRE需在膀胱排空后进行，可以了解前列腺的大小、形态、质地、有无结节及压痛、中央沟是否变浅或消失及肛门括约肌张力情况。直肠指诊对前列腺体积的判断不够精确，缺乏与临床症状的相关性。但可以了解是否存在前列腺癌，国外学者临床研究证实，直肠指诊怀疑有异常的患者最后确诊为前列腺癌的有26%～34%。而且其阳性率随着年龄的增加呈上升趋势。提睾反射、肛反射、腹壁反射、球海绵体反射、下肢运动和感觉功能等神经系统检查对排除与前列腺增生相似症状的神经系统疾病具有特别重要的意义。

2. 实验室检查

(1) 尿常规：可以确定下尿路症状患者是否有血尿、蛋白尿、脓尿及尿糖等。在收集尿液时，必须在直肠指检前进行，以免因前列腺影响检查结果。前列腺增生患者的尿常规检查有时可以正常,尿路感染时可见红、白细胞、蛋白尿、脓尿和碱性尿,尿涂片镜检并可培养到细菌。

(2) 血常规及生化检查:对因梗阻引起的感染、尿毒症者十分重要,尿路感染时,血白细胞计数及分类对诊断及治疗亦有参考价值。肾功能:测定血清肌酐、尿素氮等评价肾功能是前列腺增生症患者必要的检查。所有怀疑前列腺增生的患者都应进行血清肌酐检查,以考察膀胱出口梗阻对肾功能的影响。

(3) 血清前列腺特异性抗原(PSA):是一种只由前列腺上皮细胞产生的酶,血清水平相当稳定,昼夜变化不大。血清 PSA 不是前列腺癌特有,良性前列腺增生症、前列腺炎都可能使血清 PSA 升高;泌尿系统感染、前列腺穿刺、急性尿潴留、留置尿管、直肠指诊及前列腺按摩也可以影响血清 PSA 值。一般临床将 PSA≥4ng/ml 作为分界点。PSA 还有三个指标:① PSA密度(PSA density,PSAD),如果 PSAD>0.12ng/ml/ml,有癌的可能;②PSA 速度(PSA velocity,PSAV):每年 PSAV>0.75ng/ml,有癌的可能;③PSA 年龄特异值:PSA 值和前列腺体积大小相关,而前列腺体积随年龄增大,各年龄组 PSA 正常值是:40~49 岁 2.5ng/ml、50~59 岁 3.5ng/ml、60~69 岁 4.5ng/ml、70~79 岁 6.5ng/ml。一般统计 60 岁以下应用上述正常值可以发现早期前列腺癌,但 60 岁以上的上述正常值可能使前列腺癌漏诊。血清 PSA 作为一项危险因素可以预测良性前列腺增生症的临床进展,从而指导治疗方法的选择。

3. 特殊检查

(1) B 超检查:经腹 B 超可清晰显示突入膀胱的前列腺部分,但对前列腺内部结构分辨率低;经直肠 B 超,操作方便、结果可靠,能发现直肠指检阴性的前列腺增生或前列腺癌、结石,同时可以观察膀胱内部病变,还可以引导穿刺活检。

(2) 尿流率:有两项主要指标,最大尿流率(Q_{max})和平均尿流率(average flow rate,Q_{ave}),其中最大尿流率更为重要。但是最大尿流率减低不能区分梗阻和逼尿肌收缩力减低。还需结合其他检查,必要时行尿动力学检查。最大尿流率存在着很大的个体差异和容量依赖性,因此尿量在 150~200ml 时进行检查较为准确,如最大尿流率<15ml/s 提示排尿不畅;如<10 ml/s 则提示梗阻较为严重,可作为手术指征。

(3) 残余尿测定:可以反应膀胱出口梗阻程度,并可作为患者预后和疗效的判定指标。多数采用 B 超测定膀胱残余尿,同时可以明确有无膀胱并发症。

(4) CT:对于部分不典型的疑难病例或将接受手术治疗的患者必要时可以 CT 检查,CT 能显示前列腺大小和形状,以及前列腺与膀胱、直肠等周围组织关系,判断前列腺结节的部位,为前列腺增生症的鉴别诊断提供了较好的依据。

(5) 其他:膀胱镜检查可以排除膀胱颈挛缩、膀胱颈口肿瘤、精阜肥大等所致的膀胱出口梗阻,以及有无尿道狭窄等情况,还能明确膀胱壁变化、有无膀胱结石、憩室等并发症,指导手术方式。也可以根据病情施行逆行尿路造影检查。尿流动力学检查:尿动力检查(urodynamics)是通过压力-流率函数曲线图和 A-G 图来分析逼尿肌功能及判断是否存在膀胱出口梗阻。对引起膀胱出口梗阻的原因有疑问或需要对膀胱功能进行评估时建议行此项检查,结合其他相关检查以除外神经系统病变或糖尿病所致神经源性膀胱的可能。如果下尿路症状患者同时伴有反复泌尿系统感染、镜下或肉眼血尿、怀疑肾积水或者输尿管扩张反流、泌尿系统结石应行静脉尿路造影检查。放射性核素肾图有助于了解上尿路有无梗阻及肾功能损害。

【鉴别诊断】 前列腺增生引起排尿困难,应与下列疾病鉴别。

1. 前列腺癌 也可出现与良性前列腺增生症相同的排尿症状。当肛检发现前列腺有硬性结节、表面欠光滑时，应作进一步的检查以帮助确诊。前列腺特异性抗原（PSA）是目前公认的对前列腺癌特异的瘤标，正常情况下，血 PSA<4ng/ml。当前列腺发生恶变时，多数患者的血 PSA 会增高。B 超、CT、MRI 等影像检查对帮助鉴别前列腺增生症与前列腺癌有重要意义。

2. 神经源性膀胱　神经系统疾患可以通过对逼尿肌功能和（或）对尿道内、外括约肌功能的改变而影响正常的排尿功能，可引起尿频、尿急、排尿困难、急迫性尿失禁或尿潴留等症状。神经源性膀胱功能障碍可因损伤的部位与程度的不同而有不同的表现。通过对神经系统及尿动力学检查可鉴别。

3. 尿道狭窄、膀胱颈挛缩　患者常有有尿道外伤、炎症病史、经尿道的手术操作或留置导尿病史，可出现脓尿和前列腺感染症状，尿道扩探障碍，应结合尿道造影加以鉴别。

4. 膀胱肿瘤　膀胱颈部、三角区肿瘤往往可以导致明显的膀胱刺激症状，或膀胱出口梗阻症状，与前列腺增生的症状非常相似，需加以鉴别。对于以往曾经有膀胱肿瘤病史或以反复血尿为主要表现的患者进行 B 超、膀胱镜、细胞学检查，可协助鉴别，经过细胞学检查或膀胱镜检查可以确诊。

5. 尿路感染　尿液或前列腺液白细胞异常升高，培养细菌阳性，抗感染治疗常使排尿症状得到满意缓解。前列腺增生合并的尿路感染，经抗生素治疗，尿路感染得到控制后，排尿症状往往不能明显改善。

6. 膀胱结石　多数患者有典型的排尿中断现象，常合并血尿、尿痛，可以通过 X 线、B 超、膀胱镜检查获得明确诊断。

前列腺症状评分（international prostate symptom score，IPSS）和生活质量评估（quality of life assessment，QOL）IPSS 和 QOL 是当前国际上一种通行的对前列腺增生症症状和目前症状耐受程度的定量评分系统。它不仅能对患者基线症状的严重程度进行客观、量化的评价，而且可以在治疗和随访过程中观察疾病的进展、转归情况，判断治疗效果。IPSS 评分采用问卷表（表 45-1）从患者角度，客观记录 7 类症状发生的频率，每个问题按症状严重程度分0～5级。根据总评分的数值，将前列腺增生症症状分为：轻 0～7 分；中 8～19 分；重 20～35 分。IPSS 评分是良性前列腺增生症患者下尿路症状严重程度的主观反映，它与最大尿流率、残余尿量及前列腺体积无明显相关性。QOL 评分（0～6 分）（表 45-2）是了解患者对其目前下尿路症状水平伴随其一生的主观感受，其主要关心的是良性前列腺增生症患者受下尿路症状困扰的程度及是否能够忍受，因此又叫困扰评分（bother of score）。以上两种评分尽管不能完全概括下尿路症状对良性前列腺增生症患者生活质量的影响，但是它们提供了医生与患者之间交流的平台，能够使医生很好地了解患者的疾病状态。

表 45-1　国际前列腺症状（I-PSS）评分表

在过去一个月，您是否有以下症状？	无	在五次中					症状评分
		少于一次	少于半数	大约半数	多于半数	几乎每次	
1. 是否经常有尿不尽感	0	1	2	3	4	5	
2. 两次排尿时间是否经常小于 2 小时	0	1	2	3	4	5	
3. 是否经常有间断性排尿	0	1	2	3	4	5	
4. 是否经常有憋尿困难	0	1	2	3	4	5	
5. 是否经常有尿线变细现象	0	1	2	3	4	5	

续表

在过去一个月，您是否有以下症状？	无	在五次中					症状评分
		少于一次	少于半数	大约半数	多于半数	几乎每次	
6. 是否经常需要用力及使劲才能开始排尿	0	1	2	3	4	5	
7. 从入睡到早起一般需要起来排尿几次	没有 0	1次 1	2次 2	3次 3	4次 4	5次 5	
症状总评分=							

注：I-PSS 评分患者分类如下（总分 0~35 分）：轻度症状，0~7 分；中度症状，8~19 分；重度症状，20~35 分

表 45-2　生活质量指数（QOL）评分

	高兴	满意	大致满意	还可以	不太满意	苦恼	很糟
如果在您今后的生活中始终伴有现在的排尿症状，您认为如何	0	1	2	3	4	5	6
生活质量评分（QOL）=							

【治疗】

1. 观察等待　良性前列腺增生患者如果下尿路症状较轻，生活质量未受到明显影响，可选择观察等待。观察等待是一种非药物、非手术的治疗措施，包括患者教育、生活方式指导、定期监测等。

2. 药物治疗　药物治疗的短期目标是缓解患者的下尿路症状，长期目标是延缓疾病的临床进展，预防并发症的发生。治疗前列腺增生的药物很多，常用的药物有 α 受体阻滞剂、5α 还原酶抑制剂和植物类药等。α 受体阻滞剂主要是通过阻滞分布在前列腺和膀胱颈部平滑肌表面的肾上腺素能受体，松弛平滑肌，达到缓解膀胱出口动力性梗阻的作用。分为非选择性 α 受体阻滞剂（酚苄明）、选择性 α_1受体阻滞剂（多沙唑嗪、阿呋唑嗪、特拉唑嗪）和高选择性 α_1受体阻滞剂（坦索罗辛），常见不良反应多较轻微，主要有头晕、头痛、乏力、困倦、直立性低血压、异常射精等。

5α 还原酶抑制剂（非那雄胺和度他雄胺）通过抑制体内睾酮向双氢睾酮（DHT）的转变，进而降低前列腺内双氢睾酮的含量，达到缩小前列腺体积、改善下尿路症状的治疗目的。常见的不良反应包括勃起功能障碍、射精异常、性欲低下等。一般在服药 6~12 个月之后获得最大疗效，目前推荐与 α_1受体阻滞剂联合服用，疗效更佳。

3. 手术治疗　具有中-重度 LUTS 并已明显影响生活质量的良性前列腺增生症患者可选择手术及微创治疗，尤其是药物治疗效果不佳或拒绝接受药物治疗的患者。当良性前列腺增生症导致以下并发症时，建议采用手术和微创治疗：①反复尿潴留（至少在一次拔管后不能排尿或两次尿潴留）；②反复血尿，药物治疗无效；③反复泌尿系统感染；④膀胱结石；⑤继发性上尿路积水（伴或不伴肾功能损害）。良性前列腺增生症患者合并腹股沟疝、严重的痔疮或脱肛，临床判断不解除下尿路梗阻难以达到治疗效果者，应当考虑手术和微创治疗。如有尿路感染、残余尿量较多或有肾积水、肾功能不全时，宜先膀胱造瘘引流尿液，并抗感染治疗，待上述情况明显改善或恢复后再择期手术。经典的外科手术方法有经尿道前

列腺电切术(transurethral resection of the prostate,TURP)、经尿道前列腺切开术(transethral incision of theprostate,TUIP)以及开放性前列腺摘除术。目前TURP仍是良性前列腺增生症治疗的“金标准”(图45-4)。开放手术仅在巨大前列腺或有合并膀胱结石者选用。作为TURP或TUIP的替代治疗手段,经尿道前列腺电气化术(TUVP)、经尿道前列腺等离子双极电切术(TUPKP)、经尿道等离子前列腺剔除术(TUKEP)和经尿道钬激光前列腺剜除术(HoLEP)目前也应用于外科治疗,治疗效果与TURP接近或相似。

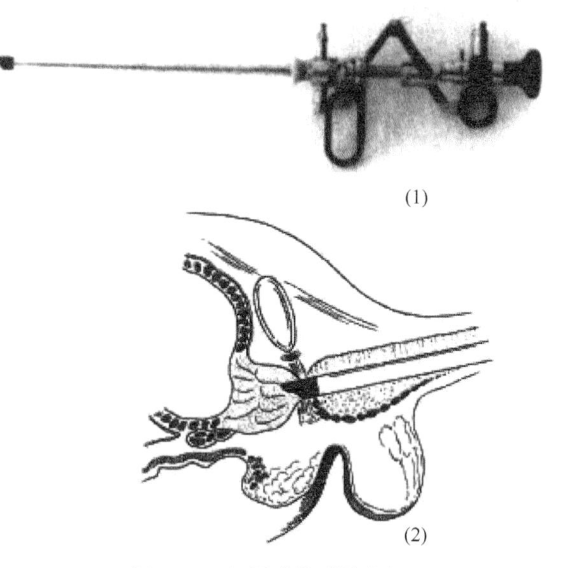

图45-4　经尿道前列腺电切
(1)电切镜;(2)经尿道前列腺电切

4. 其他疗法　由于部分患者合并有其他重要器官功能障碍而不能耐受手术,一些新兴的治疗方法可选择,如激光(钬激光、铥激光、绿激光、2um激光)、经尿道微波热疗(TUMT)、经尿道针刺消融术(TUNA)、前列腺支架、经尿道前列腺气囊扩张等。

第四节　急性尿潴留

急性尿潴留(acute urinary retention,AUR)指急性发生的无法排尿,导致尿液滞留于膀胱内的一种症候群,常伴随由于膀胱内尿液胀满而引起的明显尿意、疼痛和焦虑等症状。常见诱因包括:全身麻醉或区域麻醉、过量液体摄入、膀胱过度充盈、尿路感染、前列腺炎症、饮酒过量、使用拟交感神经药或抗胆碱神经药等。

【病因】　引起尿潴留的病因很多,有尿道梗阻因素、神经因素和膀胱肌源性因素等。尿道梗阻可分为机械性和动力性梗阻两类。其中以机械性梗阻病变最多见,如膀胱出口梗阻、尿道狭窄、尿道结石、尿道外口狭窄等;此外,盆腔肿瘤、处女膜闭锁的阴道积血、妊娠的子宫等均可以引起尿潴留。动力性梗阻包括α肾上腺素活性增加,前列腺炎等引起尿道阻力增加;中枢和周围神经系统病变,如盆腔手术、多发性硬化症、脊髓损伤、糖尿病等,可造成神经源性膀胱功能障碍引起。膀胱过度充盈可导致膀胱逼尿肌收缩乏力,继而诱发急性尿潴留。医源性因素包括各种松弛平滑肌的药物如阿托品、普鲁苯辛、654-2等,亦可致排尿困难引起尿潴留。

【诊断】　急性尿潴留发病突然,患者膀胱内尿液胀满不能排出,十分痛苦。根据病史及临床表现,诊断并不困难。尿潴留以梗阻性和神经源性居多,查体时应注意患者全身情况,有无感染、发热,严重的高血压,体格检查在其下腹部耻骨上区可扪到胀满的膀胱,用手按压有明显尿意,叩诊为浊音。B超检查可以明确诊断。注意应检查肛门括约肌的张力及会阴部感觉。对疑有神经源性尿潴留者应行神经系统检查。另外还可检查肾功能、血电解质、尿常规、尿培养及药敏试验。

【治疗】　急性尿潴留的治疗原则是解除病因、恢复排尿。但有时病因不明或梗阻一时难以解除,只能先作尿液引流,以后再作处理。

1. 去除病因　有条件时去除病因,恢复排尿,如尿道结石予以取石;包茎或者尿道外口狭窄,局部切开或扩张即可恢复排尿。

2. 导尿　是解除急性尿潴留最简便常用的方法。任何情况下膀胱高度膨胀时应立即导尿,以免膀胱极度膨胀后成为无张力膀胱。导尿时应使尿液先慢慢排出 300~400ml,然后以每小时 200~300ml 的速度引流以防止膀胱内压迅速降低而引起膀胱内出血。

3. 耻骨上膀胱穿刺/造瘘　不能插入导尿管者,可在无菌操作下自耻骨上穿刺膀胱,抽出尿液,如需长期引流,可在局麻下直接或 B 超引导下行耻骨上膀胱穿刺造瘘,持续引流尿液,也可手术行耻骨上膀胱造瘘术。如梗阻病因不能解除,可以永久引流尿液,定期更换造瘘管。

（管杨波　马利民）

第四十六章　尿　石　症

学习目标

1. 掌握尿石症的病理生理、上尿路结石的治疗方法。
2. 熟悉尿石症病因和形成机制。
3. 了解膀胱结石、尿道结石的诊断和处理方法。

第一节　概　　述

泌尿系统结石常被称为"尿石症",分为上尿路结石(肾结石,输尿管结石)和下尿路结石(膀胱结石,尿道结石),在泌尿外科住院患者中占居首位。据国内外统计学资料分析,结石的人群发病率为5%~10%,且男性发病率高于女性,两者比率约为3∶1,发病高峰年龄为35~50岁。尽管随着医学技术、仪器设备的进步,针对各种结石处理手段的多样化,碎石效率、效果得到了大幅度提高,但任何类型结石都有可能复发,成为困扰患者和医学人员的重要问题。

【流行病学因素】

1. 地理与环境因素　尿石症发病有明显的地区性差别。山区、沙漠、热带和亚热带地域尿石症发病率较高,这主要与饮水习惯、温度、湿度等环境因素有关。在我国,南方地区处于亚热带,结石的发病率明显高于北方。同样经纬度的美国地区,东南部的发病率最高,而北部最低。根据英国和澳大利亚的报道,夏季肾绞痛的患者数明显增加。

2. 饮食与营养　大量饮水,尿液稀释,能减少尿中晶体形成;相反,饮水少,出汗多,都会使尿液中钙和盐的过饱度增加,有利于尿结石的形成。临床上鼓励有形成结石者每日至少饮水3000ml以保持24小时尿量超过2500ml。日常生活的饮食结构对结石形成也有重要影响。动物蛋白、脂肪、高嘌呤食物、草酸、高钙、高磷,含有大量维生素食物的摄入也会促使不同成分的结石形成。但是,在过去很多小儿膀胱结石的形成恰是因为营养不良,蛋白摄入不足,其成分以尿酸结石为主。

3. 种族因素　各个种族的人都可患尿石症,一般来讲,黑色人种低于其他人种,尤其是白色人种。有人认为黑色皮肤可以保护人体少受紫外线照射而减少维生素D的生成,也有人注意到黑人尿钙和尿磷的水平都比较低。

4. 职业因素　流行病学调查显示那些久坐,或者活动相对较少的职业人群,如司机、医生、办公室人员等结石的发病率高,一些长期在高温条件下作业的人员如厨师患尿石症也较常见。

5. 体重因素　肥胖和体重的增加可以单独增加结石形成的危险,文献资料表明肥胖患者尿酸和(或)含钙结石危险性的增加。

【病因】

1. 代谢异常　常见有:①尿液酸碱度异常,碱性尿液中磷酸镁胺、磷酸盐易结晶。酸性尿液中尿酸、胱氨酸易结晶。②高钙血症，引起高钙血症的常见疾病包括甲状旁腺功能亢进、乳-碱综合征、结节病或类肉瘤病、维生素 D 中毒、恶性肿瘤、皮质醇增多、甲状腺功能亢进等。③高钙尿症，包括原发性高钙尿症（吸收性高钙尿症、肾性高钙尿症和重吸收性高钙尿症），一些病因明确的代谢性疾病也能引起继发性高钙尿症及尿路含钙结石的形成。例如，远端肾小管性酸中毒、结节病、长期卧床。④高草酸尿症，多见于维生素 C 的过量摄入、饮食中草酸及其前体物质的过量摄入等原因引起继发性高草酸尿症，原发性高草酸尿症少见。⑤高尿酸尿症。⑥胱氨酸尿症。⑦低枸橼酸尿症。⑧低镁尿症等。

2. 局部病因　尿路梗阻、感染和尿路中存在异物是诱发结石形成的主要局部因素，梗阻可以导致感染和结石形成，而结石本身也是尿路中的异物，后者会加重梗阻与感染的程度。临床上容易引起尿路结石形成的梗阻性疾病，包括机械性梗阻和动力性梗阻两大类。

3. 药物因素　占所有结石的 1%～2%，一类为尿液的浓度高而溶解度比较低的药物，包括氨苯蝶啶（triamterene）、治疗 HIV 感染的药物（如茚地那韦）、硅酸镁和磺胺类药物等，这些药物本身就是结石的成分；另一类为能够诱发结石形成的药物，包括乙酰唑胺，维生素 D、维生素 C 和皮质激素等，这些药物在代谢的过程中导致了其他成分结石的形成。

【尿结石成分】　尿路结石由晶体和非晶体组成，晶体成分约占 97.5%，主要由草酸钙、磷酸钙、尿酸、磷酸铵镁和胱氨酸。多数结石含两种以上的晶体成分，但以其中一种为结石的主体，约 90% 的结石含有钙质。非晶体成分称为基质，通常约占结石重量的 2.5%，但也存在一种少见的结石类型，称为基质结石。基质结石的形成主要与肾手术史或慢性尿路感染相关，呈胶冻状质地，X 线片上为透光结石，容易与肿瘤、血块等混淆。基质的准确成分难以确定，化学分析显示是一种异质性混合物，包括蛋白、非氨基糖、氨基糖、结合水及有机残渣。上尿路结石以草酸钙与磷酸钙混合性结石多见，而下尿路结石中磷酸镁铵和尿酸铵结石的比例较高。

【尿结石形成机制】　近年来，关于结石的形成产生了许多假说，包括：钙斑学说、过饱和结晶学说、基质学说、抑制物缺乏学说、游离颗粒和固定颗粒学说、靶向附生学说等。目前认为，尿结石的形成不是单一因素所致，而是多种因素的共同作用促成的结果。其大致经过以下几个步骤。①晶核形成：尿液中的颗粒如上皮细胞碎片、各种管形、红细胞、基质或其他结晶等诱发晶核形成，即异质性成核，肾集合管基膜和肾乳头表面的钙化也可诱发成核。②结晶生长：过饱和尿液中的离子不断沉积到晶核表面，结合到结晶中，使晶体逐渐长大。③结晶聚集：尿中的晶核或结晶亦可借助化学或者电学的驱动力相互聚合成较大的晶体颗粒，其生长速度较快，甚至可发生在未饱和的尿中，结晶聚集所构成的微结石体积较大，足以阻塞肾集合管和肾乳头管的管腔。④结晶滞留：由于结晶聚集体非常脆弱，即使阻塞肾集合管，也达不到形成临床结石所需的时限，结晶或聚集体往往需要通过基质的粘合作用附着于受损的肾集合管上皮细胞，逐渐长大，最终形成临床结石。

【病理生理】　尿路结石所致病理生理改变包括结石对泌尿道机械性直接损伤、梗阻、继发感染或恶性变，所有这些病理生理改变与结石大小、部位、数目、梗阻程度和继发炎症等因素有密切关系。当肾盏颈部梗阻时，导致肾盏积液或积脓，进一步引起肾实质感染、瘢痕形成，甚至发展为肾周感染。肾盏结石亦可进入肾盂或输尿管。结石在肾盂或膀胱内偶可引起恶变，结石在肾内逐渐长大，充满肾盂及部分或全部肾盏，形成鹿角形结石，可继发感染，亦可无任何症状。输尿管有三个生理狭窄处，即肾盂输尿管连接处、输尿管跨过髂血管处及输尿管膀胱壁段。结石沿输尿管行径移动，常停留或嵌顿于三个生理狭窄处，并以输尿管下 1/3 处最多见。当结石阻塞肾盂输尿管连接处或输尿管时，可引起急性完全性梗阻或慢性不完全性梗阻。如及时解除梗阻，可无肾损害。慢性不完全性梗阻导致肾积水，使肾实质逐渐受损而影响肾功能。结石可损伤尿路黏膜导致出血、感染，在有梗阻时更易发生感染。感染与梗阻又可使结石迅速长大或再形成结石。

第二节　上尿路结石

【概述】　上尿路结石包括肾结石和输尿管结石，多发生于青壮年，肾结石占上尿路结石的 30%～40%，左右侧的结石发生率无明显差异，双侧结石的发生率约 10%。肾结石按其所在的具体部位可进一步划分为肾盂结石和肾上、中、下盏结石。充满肾盂和肾盏的分枝状结石因其形似鹿角，又称为鹿角形结石，其处理相对其他结石难度大，容易残留结石，属于复杂型结石。输尿管结石占上尿路结石的 35%，其大部分是肾内结石降入输尿管内无法继续排出，引起梗阻，少部分输尿管内原发结石是因输尿管本身病变引起。

【临床表现】　主要表现为与活动有关的疼痛和血尿。其程度与结石的大小、位置、活动与否及是否并发感染和梗阻有关。一般肾盂内较大的结石，如鹿角状结石，因活动度小，常无明显临床症状。而较小的结石，常因停留或嵌顿于肾盂至膀胱的生理性狭窄处，故可引起明显的疼痛和血尿。

1. 疼痛　肾结石可能长期存在而无症状，特别是较大的鹿角状结石。较小的结石活动范围大，进入肾盂输尿管连接部或输尿管时，则引起输尿管剧烈的蠕动，于是出现绞痛和血尿。肾结石引起的疼痛可分为钝痛和绞痛。40%～50% 的病人，都有间歇发作的疼痛史。疼痛常位于脊肋角、腰部和腹部，多数呈阵发性，也可为持续性疼痛。疼痛时，可能仅表现为腰部酸痛或不适，活动或运动可促使疼痛发作或加重。典型的上尿路结石引发的肾绞痛，呈严重刀割样痛，常突然发作，疼痛常放射至下腹部，腹股沟、股内侧，男性可放射至阴囊，女性则放射至阴唇部位。肾绞痛发作时，患者呈急性痛苦面容，双手紧压腹部或腰部，甚至就地翻滚，发作常持续数小时，但亦可数分钟即行缓解。肾绞痛严重时，患者面色苍白，全身出冷汗，脉细而速，甚至血压下降，呈虚脱状态，同时多伴恶心呕吐，腹胀便秘。绞痛发作时，尿量减少，绞痛缓解后，可有多尿现象。肾绞痛经对症治疗后缓解，也可自行停止。但缓解后数日仍可感虚弱无力，腰部酸胀隐痛。患者既往常有同样发作史。

2. 血尿　是上尿路结石另一主要症状，尤其肾绞痛发作时，往往伴发肉眼血尿或镜下血尿，以后者居多。也有少数患者血尿是其尿石症的唯一临床表现。

3. 尿砂　肾结石患者尿中排出砂石，特别在疼痛和血尿发作时，尿内混有砂粒或小结石。结石通过尿道时，可发生阻塞或刺痛。对有疼痛和镜下血尿疑为肾结石者，如 X 线片未见钙化影像，应嘱患者密切观察有无砂石随尿排出。留尿在透明瓶内，可收集到结石，应予以分析，以作防治参考。

4. 其他症状　由于输尿管与肠有共同的神经支配，输尿管结石梗阻时，输尿管管腔压力增高痉挛引起反射性的恶心、呕吐；结石伴感染或输尿管膀胱壁段结石时，可伴发尿频、尿急、尿痛的膀胱刺激征。

5. 并发症表现　结石继发急性肾盂肾炎或肾积脓时，可有畏寒、发热、寒战等全身症状。结石所致巨大肾积水，可出现上腹部或腰部肿块。双侧上尿路结石引起双侧尿路完全性梗阻或孤立肾上尿路完全性梗阻时，可导致结石性无尿，出现尿毒症。小儿上尿路结石以尿路感染为重要的表现,应加以注意。

【诊断】

1. 病史及体格检查 与活动有关的腰部疼痛和血尿有助于上尿路结石的诊断,尤其是典型的肾绞痛发作。疼痛的性质应该被评价,包括疼痛的开始、特点、放射部位、使疼痛加重或减轻的活动、相关的恶心、呕吐或肉眼血尿、与既往的相似疼痛史。以前有过结石的患者经常有过相似类型的疼痛,再次出现此类症状时必需想到尿石症复发的可能。上尿路结石应该与急腹症进行全面的鉴别诊断,包括:急性阑尾炎、异位或未被认识的妊娠、卵巢囊肿蒂扭转、憩室病、肠梗阻、有或无梗阻的胆道结石、消化道溃疡病、急性肾动脉栓塞和腹主动脉瘤等。所以全身的体格检查也应同时进行,体检时应该检查有无腹膜刺激征、肾区叩击痛等。

2. 实验室检查

(1) 尿液检查:尿石症患者尿常规中常提示有不同程度的红细胞,白细胞出现说明存在尿路感染,可进一步行尿细菌培养,以便指导抗生素的使用,尿 PH 常因结石成分不同而异。结晶尿多见于肾绞痛发作期。

(2) 血液分析:检测钙、磷、钠、钾、氯、尿酸、CO_2 结合力、尿素氮、肌酐、甲状旁腺素(PTH)等,甲状旁腺功能亢进者存在高血钙、低血磷、PTH 升高;肾小管酸中毒患者通常表现为血氯升高,血钾和 CO_2 结合力降低;痛风患者往往尿酸升高。

(3) 结石成分分析:结石成分分析是确诊结石性质的方法,也是制定结石预防措施和选用溶石疗法的重要依据,此外,它还有助于缩小结石代谢评估的范围。结石标本可经手术、碎石和自排取得。结石分析方法包括物理方法和化学方法两种。

3. 影像学检查

(1) B 超:超声波检查具有简便、经济、无创伤等优点,可以发现 2~3mm 以上 X 线阳性及阴性结石,还可以了解结石以上尿路的扩张程度,了解肾实质和集合系统的分离情况。对膀胱结石,超声检查能够同时观察膀胱有无异常、前列腺大小,测量残余尿。超声可作为泌尿系统结石的常规检查方法,尤其是在肾绞痛发作时为首选方法。

(2) 尿路平片(KUB 平片):作为结石检查的常规方法,尿路平片可以发现大部分阳性结石,并且大致确定结石的位置、形态、大小和数量(图 46-1 (1)),并且根据其显影情况初步评估结石的化学成分。在尿路平片上,不同成分的结石显影程度依次为:草酸钙、磷酸钙和磷酸镁铵、胱氨酸、含尿酸盐结石。单纯性尿酸结石和黄嘌呤结石能够透过 X 线(X 线阴性),胱氨酸结石的密度低,后者在尿路平片上的显影比较淡,拍片前配合灌肠或肠道排泄剂可以更好的检测结石情况。

(3) 静脉尿路造影(IVU):静脉尿路造影应该在尿路平片的基础上进行,其价值在于了解尿路的解剖,确定结石在尿路的位置,发现尿路平片上不能显示的 X 线阴性结石,鉴别平片上可疑的钙化灶。此外,还可以了解分侧肾的功能,确定肾积水程度(图 46-1 (2),(3))。在肾功能较差,显影欠佳时,可应用大剂量排泄性尿路造影,但有造成急性肾衰竭的风险,必要时需急性血液透析。

(4) CT 扫描:由于经济、便捷等因素,泌尿系统结石的诊断通常不首选做 CT 检查。但是,由于 CT 扫描受外在因素影响较小,能够检出大于 5mm 的结石(图 46-1 (4),(5))。CT 诊断结石的敏感性比尿路平片及静脉尿路造影高,尤其适用于急性腹痛需要鉴别诊断时,可以作为 X 线检查的重要补充,同时排除腹腔脏器的其他病变。CT 三维重建等能够显示肾积水的程度和肾实质的厚度,更好的反应梗阻情况及肾功能改变,但是增强 CT 也需要检测总肾功能。

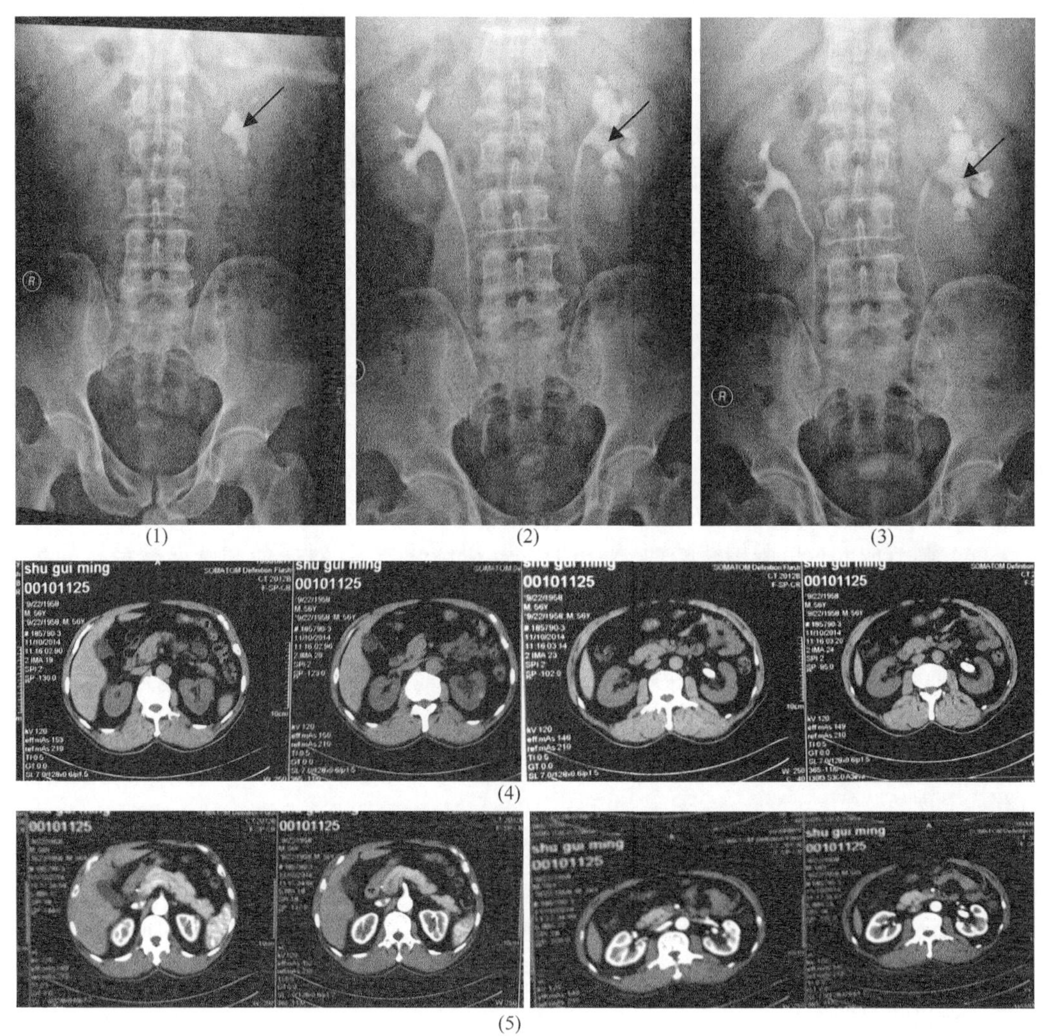

图 46-1　肾结石

(1) KUB 平片,现实肾影轮廓,箭头指向为肾结石;(2),(3) IVU 15 分钟、30 分钟显影,显示双侧肾功能良好,输尿管全程显影,左肾结石位于肾盂内;(4),(5) 分别为肾结石的 CT 平扫和增强扫描,箭头显示为肾盂内结石

(5) 逆行或经皮肾穿刺造影:属于创伤的检查方法,不作为常规检查手段,仅在静脉尿路造影不显影或显影不良以及怀疑是 X 线阴性结石,需要作进一步的鉴别诊断时应用。

(6) 磁共振水成像(MRU):磁共振对尿路结石的诊断效果极差,因而一般不用于结石的检查。但是,磁共振水成像(MRU)能够了解上尿路梗阻的情况,而且不需要造影剂即可获得与静脉尿路造影同样的效果,不受总肾功能改变的影响。因此,对于不适合做静脉尿路造影的患者(例如造影剂过敏、严重肾功能损害、儿童和孕妇等)可考虑采用。

(7) 放射性核素:放射性核素检查不能直接显示泌尿系统结石,但是,它可以显示泌尿系统的形态,提供肾血流灌注、肾功能及尿路梗阻情况等信息,因此对手术方案的选择以及手术疗效的评价具有一定价值。此外,肾动态显影还可以用于评估体外冲击波碎石对肾功能的影响情况。

【治疗】 上尿路结石的治疗不仅是解除疼痛,解除结石引起的尿路梗阻,保护肾功能,而且应尽可能找到并解除病因,防治结石复发。具体治疗方案应根据每个患者的全身状况,结石大小、数目、位置、肾功能和全身情况,有无确定病因,有无代谢异常,有无梗阻和感染及其程度来决定。

1. 保守疗法 结石小于0.6cm、光滑,无尿路梗阻、无感染时,纯尿酸结石及胱氨酸结石,可先采用保守疗法。直径小于0.4cm,光滑的结石,90%能自行排出。若以前有排石史者,则可能排出更大的结石。

(1) 大量饮水:尽可能维持每日尿量2~3L,有利于减少晶体形成和促进小结石排出,是预防结石形成和长大最有效的方法,适用于各类结石。

(2) 饮食调节:食用含纤维素丰富之食物。牛奶、奶制品、豆制品、巧克力、坚果含钙量高,浓茶、番茄、菠菜、芦笋等含草酸量高。含钙结石应限制含钙、草酸成分丰富的食物,避免高动物蛋白、高糖和高动物脂肪饮食。尿酸结石不宜服用高嘌呤食物如动物内脏。

(3) 控制感染:伴感染时,根据细菌培养及药物敏感试验选用敏感抗菌药物。

(4) 调节尿pH:口服枸橼酸钾、$NaHCO_3$等,以碱化尿液,对尿酸和胱氨酸结石的预防和治疗有一定意义。口服氯化铵使尿酸化,有利于防止感染性结石的生长。

(5) 输尿管解痉治疗:① M型胆碱受体阻断剂,常用药物有硫酸阿托品和654-2(10mg,肌内注射),可以松弛输尿管平滑肌,缓解痉挛;②黄体酮(40mg,肌内注射)可以抑制平滑肌的收缩而缓解痉挛,利于止痛和排石;③钙离子阻滞剂,硝苯地平10mg口服或舌下含化,可缓解肾绞痛;④ α受体阻滞剂(坦索罗辛)可缓解输尿管平滑肌痉挛,对治疗肾绞痛有一定疗效。

(6) 控制肾绞痛:对首次发作的肾绞痛治疗应该从非甾体抗炎药开始,常用药物有双氯芬酸钠(扶他林)和吲哚美辛(消炎痛)等;如果疼痛持续,可换用其他药物,常用的有阿片类镇痛药,常用药物有二氢吗啡酮(5~10mg,肌内注射)、哌替啶(50~100mg,肌内注射)、布桂嗪(50~100mg,肌内注射)和曲马多(100mg,肌内注射)等。阿片类药物应该与阿托品等解痉药一起联合使用。

(7) 中医中药治疗:有多种方案,常用针刺穴位是肾俞、膀胱俞、三阴交、阿是穴等。中药治疗以清热利湿,通淋排石为主,佐以理气活血、软坚散结,常用的成药有尿石通等。

(8) 纯尿酸结石的治疗:此类患者往往伴有高血尿酸,高尿尿酸,其尿液呈强酸性,也有部分患者属于先天性。治疗的目的在于溶解已有的尿酸结石并防止新尿酸结石的发生,具体措施有:①低嘌呤饮食;②口服别嘌醇;③碱化尿液,首选枸橼酸钾,也可采用5%的$NaHCO_3$或乳酸钠静脉滴注,使用后尽量将尿PH保持到7以上等治疗效果较好;④其他疗法如局部灌注溶石等,可促进结石的溶解或者更利于手术碎石。

(9) 感染性结石的治疗:约占肾结石的10%,其主要是分解尿素的细菌感染所形成的六水磷酸镁铵、磷酸钙和铵的尿酸盐结石,生长较快,呈鹿角样,平片大多显影。与其他结石不同,此类患者尿呈碱性,镜下常有脓细胞,红细胞。这种结石复发率高,容易并发梗阻后感染、出血,治疗关键是预防复发而不是药物溶解结石。需要长期有效的控制分解尿素的微生物感染,尽可能的改善膀胱健康、保持足够的尿量、使用有效的抗生素、酸化尿液,手术前后防止出现休克。

(10) 胱氨酸结石的治疗:胱氨酸结石占肾结石 1%~3%,是一种罕见的先天性肾小管缺陷性疾病,即肾小管对胱氨酸、赖氨酸及鸟氨酸再吸收不良,致上述氨基酸过多经尿排出,结晶易形成结石。尿呈酸性时,其溶解度降低,更促进结石形成。该病多见于儿童,占儿童结石的 6%,易形成肾鹿角状结石。治疗措施有碱化尿液,使 pH>7.8,推荐口服枸橼酸钾、$NaHCO_3$ 及枸橼酸合剂,若效果不佳,可考虑使用药物,如:青霉胺、a-巯丙酰甘氨酸、乙酰半胱氨酸、卡托普利、维生素 C 等。也有报道推荐使用碱性或碱性缓冲药物、硫醇类药物局部灌注溶石能取到一定效果。

2. 体外冲击波碎石(extracorporeal shock-wave lithotripsy,ESWL)　ESWL 已应用于临床 30 余年,工作机制是(图 46-2):冲击波源发出聚焦冲击波,这种高能冲击波可以从体外穿透至体内,并在焦点区域产生高达 50~100MPa 的压力,通过 X 线或 B 超定位系统找到结石后,将结石移至焦点处,对准目标连续发射冲击波,结石逐渐解体,直至碎成细沙,随尿液排出体外。ESWL 碎石术前需评估患者的情况,禁忌证包括孕妇,不能纠正的出血性疾病,结石以下尿路有梗阻,严重肥胖或骨骼畸形,高危患者如心力衰竭、严重心律失常和泌尿系统活动性结核等。

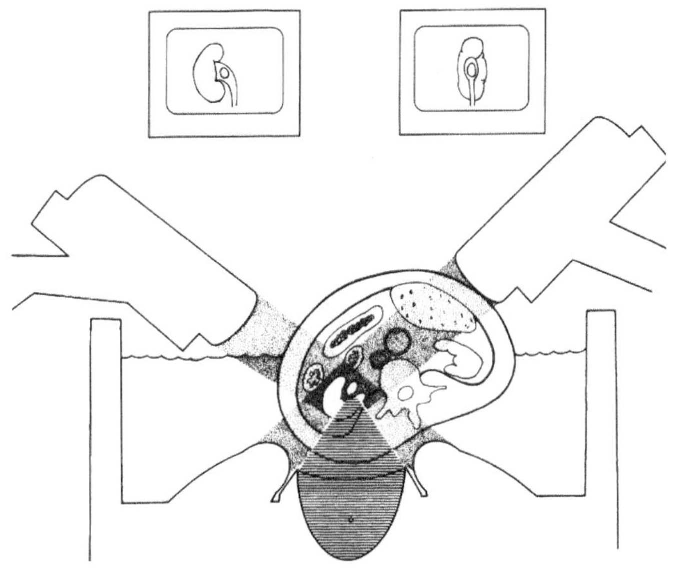

图 46-2　体外冲击波碎石原理图解

ESWL 的疗效除了与结石的大小有关外,还与结石的位置、化学成分及解剖异常有关。①结石的大小:结石越大,需要再次治疗的可能性就越大。直径小于 20mm 的肾结石应首选 ESWL 治疗。②结石的位置:肾盂结石容易粉碎,肾中盏和肾上盏结石的疗效较下盏结石好。③结石的成分:磷酸铵镁和二水草酸钙结石容易粉碎,尿酸结石可配合溶石疗法进行 ESWL,一水草酸钙和胱氨酸结石较难粉碎。④解剖异常:马蹄肾、异位肾和移植肾结石等肾集合系统的畸形会影响结石碎片的排出。⑤ESWL 治疗次数和治疗间隔时间:推荐 ESWL 治疗次数不超过 3~5 次,否则,应该选择其他方式碎石。治疗的间隔时间目前无确定的标准,但多数的学者通过研究肾损伤后修复的时间,认为间隔的时间以 10~14 日为宜,短期内反复碎石可造成肾损伤出血。

ESWL 并发症:并发症:碎石后,多数患者出现暂时性肉眼血尿,一般无须特殊处理。如肾周围血肿形成，虽属少见，但应十分重视。感染性结石患者，由于结石内细菌播散而引起尿路感染、菌血症，往往引起发热。碎石排出过程中，由于结石碎片或颗粒排出可引起肾绞痛。若碎石过多地积聚于输尿管内，可引起“石街”，患者腰痛或不适，有时可合并继发感染等。严重的并发症有脏器损伤，如肾及其周围组织，应予注意和防止。

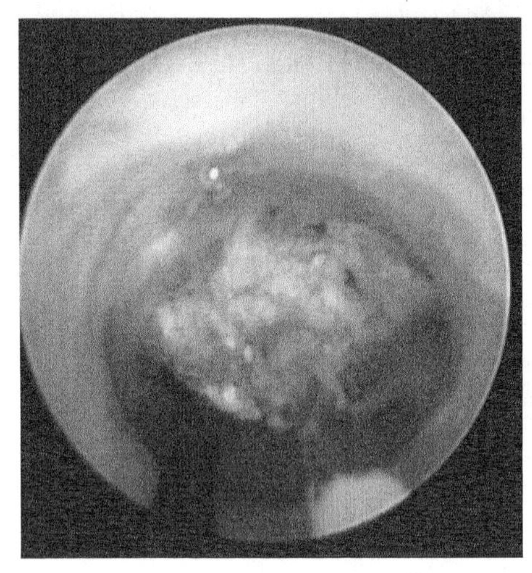

图 46-3　输尿管镜下钬激光碎石

3. 外科治疗

（1）非开放手术治疗

1）输尿管镜取石/碎石（ureteroscopic lithotomy or lithotripsy，URL）：自从 20 世纪 80 年代输尿管镜应用于临床以来，输尿管结石的治疗发生了根本性的变化。各种输尿管镜制造工艺提高，新型小口径硬性、半硬性和软性输尿管镜的应用，以及气压弹道、钬激光的发展，配合取石、阻石设备，输尿管结石的微创成功率得到了大幅度的提高。目前使用的输尿管镜有硬性、半硬性和软性三类。硬性和半硬性输尿管镜适用于输尿管中、下段结石的碎石取石，而输尿管软镜则多适用于输尿管中、上段结石特别是上段或者肾结石图 46-3。

输尿管镜并发症及其处理：①感染，应用敏感抗生素积极抗感染治疗；②黏膜下损伤，放置双 J 支架管引流 1~2 周；③假道，放置双 J 支架管引流 4~6 周；④穿孔，为主要的急性并发症之一，小的穿孔可放置双 J 支架管引流 2 ~4 周，如穿孔严重，应进行手术修补（输尿管端端吻合术等）；⑤输尿管黏膜撕脱，为最严重的急性并发症之一，应积极手术重建（自体肾移植、输尿管膀胱吻合术或回肠代输尿管术等）；⑥其他并发症，主要是输尿管狭窄/闭塞/反流，可采取输尿管狭窄内切开或狭窄段切除端端吻合术。

2）经皮肾镜取石/碎石术（percutaneous nephrolithotomy，PCNL）：是把肾镜经皮肤穿入肾盂肾盏内进行体内碎石和取石的现代外科技术。其碎石的范围包括：①所有需开放手术干预的肾结石，包括完全性和不完全性鹿角结石、≥2cm 的肾结石、有症状的肾盏或憩室内结石、体外冲击波难以粉碎及治疗失败的结石；②输尿管上段 L4 以上、梗阻较重或长径>1.5cm 的大结石，或因息肉包裹及输尿管迂曲、ESWL 无效或输尿管置镜失败的输尿管结石；③特殊类型的肾结石，包括小儿肾结石梗阻明显、肥胖患者的肾结石、肾结石合并肾盂输尿管连接部梗阻或输尿管狭窄、孤立肾合并结石梗阻、马蹄肾并结石梗阻、移植肾合并结石梗阻及无积水的肾结石等。凝血机制障碍、严重心脏疾病和肺功能不全，无法承受手术者、未控制的糖尿病和高血压者、对造影剂过敏、过于肥胖穿刺针不能达到肾，或脊柱畸形者不宜采用此法。服用阿司匹林、华法林等抗凝药物者，需停药 2 周，复查凝血功能正常才可以进行手术。PCNL 并发症有肾实质撕裂或穿破、出血、漏尿、感染、动静脉瘘、损伤周围脏器等。对于复杂性肾结石，单一采用 PCNL 或 ESWL 都有困难，可以联合应用，互为补充。术中因出血或其他原因未能取出所有结石，可再次进行 PCN。

3）腹腔镜输尿管取石（laparoscopic ureterolithotomy，LUL）：与开放手术适应证相同，如适用于输尿管结石>2cm，原来考虑开放手术；或经 ESWL、输尿管镜手术治疗失败者。手术途径有经腹腔和经后腹腔两种。取石后要安置双 J 管于输尿管腔内引流尿液。

（2）开放手术，主要适用于以上情况：结石远端存在尿路狭窄，取石的同时需要尿路整形者；经腔内手术、ESWL碎石失败者；体积较大的复杂性结石；结石导致肾功能丧失被迫行肾切除者。其主要手术方式有以下几种。

1）输尿管切开取石术：适用于嵌顿较久或经非手术治疗无效的结石。

2）肾盂切开取石术：适用大于1cm的结石，或合并梗阻、感染的结石，特别是对肾外型肾盂的患者是很有效的。

3）肾窦肾盂切开取石术：适用于肾内型肾盂，或结石较大经肾盂切开取石易造成肾盂撕裂者。

4）肾实质切开取石术：适用于肾盏结石经肾盂切开不能取出时，或多发性肾盏结石。根据结石数目和部位，沿肾前后段段间线切开或于肾后侧做放射状切口。术中放射学检查可以帮助证明无残余结石。

5）肾部分切除术：将肾上级或者下极连同结石一并切除，适用于肾上盏或下盏单极的多发性结石，尤其盏颈狭窄，或因此形成“结石袋”而存在明显结石复发倾向者。

6）肾切除：适用于结石并发肾积水、肾积脓而导致肾功能丧失者，前提对侧肾功能正常。

7）肾造瘘术：适用于双肾结石并发急性梗阻性无尿、少尿，需要尽早解除肾功能较好的一侧梗阻。患者一般情况较差，或结石位置不明，可先行经皮插管引流或肾造瘘，待病情平稳或诊断明确时再次手术。

（3）双侧上尿路结石处理原则

1）双侧输尿管结石时，一般先处理梗阻严重侧，条件允许时，可同时行双侧输尿管取石。

2）一侧肾结石，另一侧输尿管结石时，先处理输尿管结石。

3）双侧肾结石时应在尽可能保留肾功能前提下处理容易取出且安全的一侧。若肾功能极差、梗阻严重身情况不良，宜先行经皮肾造瘘。待患者情况改善后再处理结石。

4）孤立肾上尿路结石或双侧上尿路结石引起急性完全性梗阻无尿时，一旦明确，只要患者全身情况许可，应及时施行手术。若病情严重不能耐受手术，亦应试行输尿管插管，通过结石后留置导管引流；不能通过结石时，则改行经皮肾造瘘。所有这些措施目的是引流尿液，改善肾功能。待病情好转后再选择适当的治疗方法。

【预防】 结石的发病率和复发率高，因而合适的预防措施有重要意义。

1. 大量饮水 以增加尿量，从而降低尿路结石成分的过饱和状态，预防结石的复发。推荐每日的液体摄入量在2.5~3.0L以上，使每日的尿量保持在2.0~2.5L以上。

2. 调节饮食 根据结石成分、代谢状态等调节食物构成。高钙摄入者应减少含钙食物的摄入量，少用牛奶、奶制品、豆制品、巧克力、坚果类食品。草酸盐结石的患者应限制浓茶、菠菜、番茄、芦笋、花生等摄入。高尿酸的患者应避免高嘌呤食物如动物内脏。经常检查尿pH，预防尿酸和胱氨酸结石时尿pH保持在6.5。

3. 特殊性预防 ①草酸盐结石患者可口服维生素B_6，以减少草酸盐排出；口服氧化镁可增加尿中草酸溶解度。②尿酸结石患者可口服别嘌呤醇和碳酸氢钠，以抑制结石形成。③伴甲状旁腺功能亢进者，必须摘除腺瘤或增生组织。④有尿路梗阻、尿路异物、尿路感染或长期卧床等，应及时得到治疗，以避免结石发生。

第三节　膀胱结石

膀胱结石大部分源自于上尿路结石排入膀胱,无法排出所致。原发性膀胱结石较少见,多见于营养不良的男童,与低蛋白、低磷酸盐饮食有关;少数发生在成人,与机体脱水,钙代谢有关。多数膀胱结石为继发性结石,主要原因是尿道狭窄、前列腺增生、膀胱憩室、神经源性膀胱导致的慢性尿潴留,也有部分是因为膀胱内异物和尿路感染。

【临床表现】

1. 排尿突然中断伴疼痛　疼痛常向会阴和阴茎头部放射。患儿发作时常用手牵拉或搓揉阴茎,以减少排尿导致的痛苦。

2. 血尿　结石位于膀胱内,活动时易损伤黏膜,慢性刺激引起炎症也是导致出血的一个重要原因。

3. 尿潴留　很多膀胱结石的患者原本既有排尿困难,加至排尿时结石落入膀胱颈会引起尿流中断症状,持续嵌顿可引发尿潴留。

4. 膀胱刺激症状　结石位于膀胱,长期刺激,常表现为尿频,尿急,尿痛。

【诊断】　根据典型症状常可初步诊断,注意寻找结石的原因。除了B超,KUB平片,CT等影像学检查,膀胱镜检查是最好的明确结石手段,可以直接观察结石的大小、数量、形状。

【治疗】　治疗的原则是取出结石、解除梗阻、控制感染,对于合并有尿道狭窄、畸形、前列腺增生的患者,必须处理原发病,避免结石再次复发。

1. 经尿道膀胱镜下碎石取石术　可用机械碎石钳、钬激光、气压弹道等碎石手段,可以较好地将结石粉碎,经腔镜冲洗出。

2. 开放手术　对于结石较大,较多,微创手术恐时间过长,老年患者无法耐受麻醉,或者尿道问题严重,腔镜无法进入的,可行开放手术。

第四节　尿道结石

尿道结石是肾、膀胱内结石排经尿道,嵌顿所致。也有少数发生于尿道狭窄、尿道异物、开口于尿道憩室中原发性尿道结石。女性尿道短粗,很少发生结石。男性尿道结石好发于前列腺尿道、球部尿道、舟状窝及尿道外口。

【临床表现】　主要表现为排尿费力困难,尿流中断,尿潴留;并且,排尿时有明显的疼痛感,前尿道结石疼痛可放射阴茎头部,后尿道结石多自感阴囊会阴疼痛。慢性梗阻可引起感染,流脓症状。

【诊断】　X线片可以观察到阳性结石,行尿道探子可以感觉到结石,尿道镜下也可以直接看到,若位于前尿道,可以直接触摸到结石。

【治疗】　距离尿道开口较近可以使用钳子直接取出;位置较深,可在尿道镜下取石,有时梗阻严重尿道镜无法进入的情况下可行尿道切开取石;后尿道结石可将结石推入膀胱,按膀胱结石处理。

（邢钱伟　马利民）

第四十七章　肾上腺疾病的外科治疗

学习目标

1. 熟悉肾上腺肿瘤的大类和临床特点。
2. 掌握嗜铬细胞瘤的术前准备要点。
3. 了解肾上腺肿瘤的治疗方法。

第一节　概　　论

【肾上腺解剖及生理】　肾上腺左右各一，单侧重 4～5g，位于腹膜后膈肾之间，包于肾周筋膜和脂肪囊内。血供极丰富，每侧有上、中、下三支动脉供应，分别来自膈下、腹主和肾动脉；动脉进入腺体之前再分成数十细支呈“梳齿状”入肾上腺包膜。皮质无引流静脉，髓质毛细血管汇成小静脉，最后汇入中央静脉，左侧入左肾静脉，右侧入下腔静脉。肾上腺由中央髓质和周围皮质组成，两者在组织发生、腺体结构和激素功能方面均不相同。肾上腺皮质分三层：最外层球状带细胞分泌盐皮质激素，主要是醛固酮；中层束状带细胞分泌糖皮质激素，主要是皮质醇；内层网状带细胞分泌性激素，主要是脱氢雄酮和雌二醇，也能分泌少量糖皮质激素。肾上腺髓质嗜铬细胞分泌肾上腺素（E）和去甲肾上腺素（NE），它们属于儿茶酚胺类激素。肾上腺外科疾病组织学分类主要是肾上腺肿瘤，其他包括肾上腺增生、肾上腺囊肿、结核等非肿瘤疾病。按内分泌功能状态可分为功能性和非功能性。肾上腺肿瘤组织学分类如下（表 47-1）。

表 47-1　WHO 肾上腺肿瘤组织学分类

肾上腺皮质肿瘤	肾上腺皮质腺瘤
	肾上腺皮质癌
肾上腺髓质肿瘤	良性嗜铬细胞瘤
	恶性嗜铬细胞瘤
	混合性嗜铬细胞瘤/副神经节瘤
肾上腺外副神经节瘤	交感神经性
	副交感神经性
其他肾上腺肿瘤	腺瘤样瘤
	性索－间质肿瘤
	软组织和生殖细胞肿瘤
	髓脂肪瘤
	畸胎瘤
	神经鞘瘤
	节细胞神经瘤
	血管肉瘤
继发性肿瘤	转移癌

第二节　皮质醇增多症

皮质醇增多症(hypercortisolism):即皮质醇症,为机体组织长期暴露于异常增高糖皮质激素引起的一系列临床症状和体征,也称为库欣综合征(Cushing's syndrome,CS)。由于垂体病变导致促肾上腺皮质激素(ACTH)过量分泌致病者称之为库欣病。

【病因和发病机制】

1. 原发性

(1) 肾上腺皮质腺瘤约占15%,系功能自主性细胞的增生,不受促肾上腺皮质激素(ACTH)影响。多为单侧,以致除腺瘤外的肾上腺皮质呈萎缩状态。此腺瘤分泌皮质醇不受外源性糖皮质激素的抑制。

(2) 肾上腺皮质癌占2%~5%,有分泌功能,不受ACTH影响。

2. 继发性

(1) 增生型皮质醇增多症:继发于下丘脑-垂体病者的肾上腺皮质增生,又称库兴病,约占70%左右。常见病因是垂体ACTH腺瘤(80%~90%),少数是垂体ACTH细胞增生(0~14%)。过多ACTH使双侧肾上腺皮质弥漫性增生(束状带为主),但20%~40%可为结节状增生,双侧肾上腺平均重12~24g。

(2) 异位ACTH样肿瘤:最多见于小细胞肺癌(50%),胰岛细胞肿瘤和胸腺瘤各占10%左右,其他还有支气管类癌、甲状腺髓样癌等,异位ACTH综合征的肾上腺皮质的病理改变和库欣病相同,但增生程度更明显,双侧重量平均20~30g。

(3) 医源性糖皮质激素增多症:长期大剂量的皮质激素治疗,如类风湿关节炎、播散性红斑狼疮、支气管哮喘等。

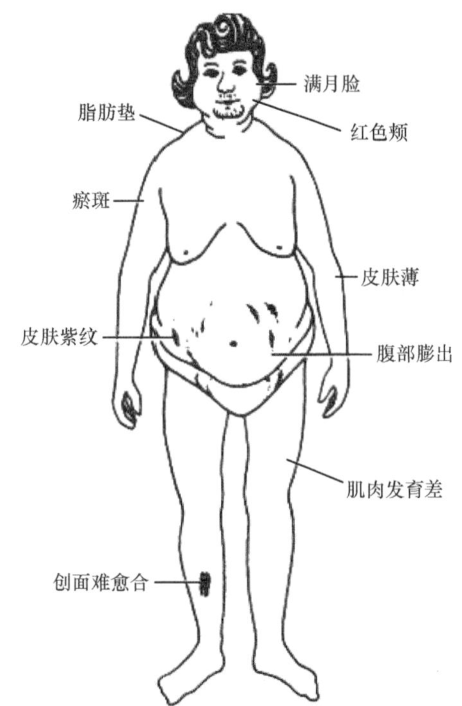

图47-1　皮质醇增多症体貌特征

【临床表现】

1. 外貌　水牛背、满月脸、皮肤紫纹为最经典表现,体重增加和向心性肥胖是最常见的体征。患者常有颈背部脂肪堆积,隆起,腹部膨出。四肢由于脂肪及肌肉萎缩显得相对细小,面色红润而有光泽。皮肤变薄,易出现紫癜和瘀点,毛细血管脆性试验多呈阳性。紫纹多分布在下侧腹部、臀部、肩部、腋前部等,紫纹中央宽,两端细,呈紫红色。面部及背部皮肤经常发生痤疮。体毛增多、增粗,色黑,部分患者有脱发现象(图47-1)。

2. 高血压　约80%患者收缩压和舒张压升高。

3. 肌肉骨骼系统　由于负氮平衡,肌肉萎缩,尤以横纹肌为明显。有骨质疏松,脱钙,以支重骨为明显,如脊柱,骨盆可能发生病理性骨折。患者多自觉腰背痛,四肢乏力,伤口愈合困难。

4. 性腺及生殖系统　女性多有月经减少或

闭经，乳腺萎缩，阴蒂增大。如有明显男性化者多系肾上腺癌。男性患者有阳痿，睾丸萎缩。

5. 精神症状　情绪不稳定，易冲动，失眠，定向障碍。严重者可呈抑郁状态，个别病例可出现幻觉、幻想。

6. 糖代谢紊乱　患者可有糖代谢紊乱，呈固醇性糖尿病，对胰岛素不敏感。治疗可以使糖代谢恢复正常。但如果病程太长，胰岛β细胞变性，则将导致永久性糖尿病。

7. 电解质　血钠正常或偏高，血钾多偏低，如改变显著者应考虑腺癌。血钙，磷多在正常范围，可以有轻度碱中毒。

8. 皮肤色素沉着　异位 ACTH 综合征患者多有明显色素沉着，有诊断意义。

【实验室检查】

1. 一般检查　红细胞计数和血红蛋白含量偏高。白细胞总数及中性粒细胞增多，淋巴细胞和嗜酸粒细胞绝对值减少。

2. 尿　17 羟皮质类固醇 24 小时含量明显升高；17 酮类固醇含量多有升高。

3. 血　皮质醇浓度升高，昼夜规律消失，即午夜皮质醇浓度超过晨 8 时水平。发病早期即可出现昼夜节律消失。

4. 小剂量地塞米松抑制试验　皮质醇增多症不受抑制，其他反应性或功能性皮质醇增多症均可使血皮质醇浓度或 24 小时尿 17 羟皮质类固醇含量下降超过基础值的 50%，主要用于与单纯性肥胖症鉴别，是确定皮质醇症最有价值的指标。

5. 大剂量地塞米松抑制试验　肾上腺皮质增生者多抑制超过 50%，肾上腺腺瘤或腺癌则不受明显抑制。

6. ACTH 兴奋试验　正常人，单纯性肥胖症和肾上腺皮质增生症于注射 ACTH 后可使血皮质醇浓度或尿 17 羟皮质类固醇含量升高 2 倍以上，肾上腺腺瘤或腺癌则无明显升高。

【影像学检查】

1. B 超　对肾上腺 1.0cm 以上肿瘤检出率达 90% 以上。

2. CT　肾上腺腺瘤、癌和增生的诊断正确率达 99% 以上，一般腺瘤直径>2cm。若肾上腺未发现病变，应作蝶鞍冠状薄层 CT 扫描，可发现垂体增生、微腺瘤、腺瘤。

3. MRI　做蝶鞍冠状薄层扫描，可以提高微腺瘤发现率。对较大的肾上腺癌，MRI 有助于判断有无相邻器官和血管侵犯。

4. 静脉尿路造影　体积较大的肾上腺腺瘤和怀疑癌肿者，应进行该项检查，并注意骨质疏松和脱钙现象。

5. ^{131}I-19-碘胆固醇肾上腺核素显像　对肾上腺肿瘤诊断率较高，但目前不列为常规检查。

6. 其他　对肾上腺和垂体均未发现病变者应全面检查以明确引起异位 ACTH 综合征的病因。

【诊断】　CS 的临床诊断主要依靠实验室和影像学检查，前者主要了解下丘脑-垂体-肾上腺轴系的功能状态，后者注重垂体和肾上腺形态学变化。分两步：定性诊断和病因分型。

1. 定性诊断　推荐下列四项检查至少任意之一项。

(1) 尿游离皮质醇(24 小时-UFC，至少 2 次)。

(2) 深夜血浆或唾液皮质醇(至少 2 次)。

(3) 过夜 1mg 小剂量地塞米松抑制试验(过夜 1mg-LDDST)。

(4) 48 小时-2mg/d-小剂量地塞米松抑制试验(48h-2mg-LDDST)。

对于高度怀疑的 CS 为加速诊断,可联合两项以上推荐的检查。

2. 定位诊断

(1) 垂体 MRI:推荐于 ACTH 依赖性 CS。库欣病中垂体微腺瘤(直径<10mm)占 90% 以上,但约 40% 鞍区 MRI 正常,在正常人群中,垂体偶发瘤出现率为 10% 左右。故应强调生化检查鉴别库欣病和异位 ACTH 综合征的重要性。

(2) 肾上腺 CT/MRI:推荐于 ACTH 非依赖性 CS。CT 对肾上腺的分辨率最高,肾上腺 MRI 主要用于肾上腺疾病的分型。ACTH 依赖性 CS 也可有肾上腺结节,双侧可不对称,故生化检查功能定位是影像解剖定位的基础。

(3) 胸腹部 CT/MRI:推荐于垂体影像正常、CRH 兴奋试验无反应和 HDDST 无抑制的 ACTH 依赖性 CS。查找异位内分泌肿瘤。5% ~ 15% 的患者经过详细的检查仍不能发现具体的病因,应严密随访。

(4) 奥曲肽显像有利于发现异位 ACTH 综合征。

【治疗】 治疗原则:①原发肿瘤的切除;②高皮质醇血症及其并发症的及早有效控制;③减少永久性内分泌缺陷或长期的药物替代。

1. 一般治疗 ①纠正低钾血症,口服氯化钾或枸橼酸钾 3 ~ 9g,必要时加服螺内酯;②纠正糖代谢紊乱,可以注射胰岛素治疗,患者经常对胰岛素不敏感,故剂量需根据病情逐步加大;③纠正负氮平衡,因蛋白分解大于合成,可酌情给予丙酸睾酮或苯丙酸诺龙。

2. 肾上腺皮质腺瘤或腺癌 经纠正电解质紊乱和酸碱平衡失调,保持血压正常和控制糖代谢紊乱后应施行手术切除肿瘤。因长期肿瘤自主分泌使下丘脑-垂体-肾上腺轴处于抑制状态,当切除腺瘤后,体内皮质醇锐减,可发生急性肾上腺危象。故围手术期应予激素替代治疗。一般手术前 12 小时及 2 小时各肌内注射醋酸可的松 100mg,手术时静脉滴注氢化可的松 100 ~ 200mg,当日静脉滴注 200 ~ 300mg,同时肌内注射醋酸可的松每 6 小时 50mg,术后第 2、3 日减为每 8 小时一次,第 4、5 日减为每 12 小时一次,每次 50mg 肌内注射。以后改口服泼尼松维持。在肾上腺功能逐渐恢复时,可的松的剂量也随之递减,大多患者能在术后 6 个月至一年内逐渐停用替代治疗。也可每日肌内注射长效 ACTH 60 ~ 80U 以使萎缩的肾上腺皮质功能较快恢复的方法,一般两周后逐渐减量,如反应欠佳者需较长期使用可的松替代补充。

3. 肾上腺皮质增生 以往多施行两侧肾上腺次全切除术,但术后缓解差,复发率高。有人主张两侧肾上腺全切除术,缓解较好,但需终生用皮质激素替代疗法,数年后部分患者(约 10%)出现垂体分泌 ACTH 腺瘤,即 Nelson 综合征,需手术治疗。如经 CT 扫描和磁共振等项检查,能确诊垂体微型腺瘤者,可经蝶窦施行垂体腺瘤显微切除手术。术后也应给予替代疗法。

4. 其他 对不能手术治疗的肾上腺皮质增生或腺癌可以口服皮质醇生物合成抑制剂,如氨鲁米特、甲吡酮、酮康唑、密妥坦等。或口服直接作用于下丘脑-垂体水平的药物,如赛庚定和溴隐亭。

第三节　原发性醛固酮增多症

原发性醛固酮增多症(primary hyperaldosteronism,PHA):肾上腺皮质分泌过量的醛固酮激素,引起以高血压、低血钾、低血浆肾素活性(plasma rennin activity,PRA)和碱中毒为主要表现的临床综合征,又称 Conn 综合征。

血浆醛固酮/肾素活性比值(aldosterone/rennin ratio,ARR):血浆醛固酮与肾素浓度的比值。若该比值(血浆醛固酮的单位:ng/dl,肾素活性单位:ng/ml/h)≥40,提示醛固酮过多分泌为肾上腺自主性,结合血浆醛固酮浓度大于 20ng/dl,则 ARR 对诊断的敏感性和特异性分别提高到 90%、91%。是高血压患者中筛选原醛最可靠的方法。

【病因和病理】

1. 醛固酮腺瘤(aldosterone-producing adenomas,APA)　曾认为占 PHA 的 60%~70%,但 ARR 用于筛查后,其比例占 40%~50%,醛固酮分泌不受肾素及血管紧张素Ⅱ的影响。单侧占 90%,其中左侧多见,双侧约 10%。肿瘤呈圆形、橘黄色,一般较小,仅 1~2cm 左右,包膜完整,切面呈现金黄色,有大量透明细胞组成,电镜下,瘤细胞线粒体呈小板状显示小球带细胞的特征,极少数为双侧瘤,醛固酮瘤的成因不明。

2. 特发性醛固酮增多症(idiopathic hyperaldosteronism,IHA)　曾认为占 PHA 的 10%~20%,但 ARR 用于筛查后,其比例显著增加,约 60% 左右。症状多不典型,病理为双侧肾上腺球状带增生。与垂体产生的醛固酮刺激因子有关,对血管紧张素敏感,肾素虽受抑制,但肾素对体位改变及其他刺激仍有反应,醛固酮分泌及临床表现一般较腺瘤轻。

3. 单侧肾上腺增生(unilateral adrenal hyperplasia,UNAH)　具有典型的原醛表现,病理多为单侧或以一侧肾上腺结节性增生为主。UNAH 症状的严重程度介于 APA 和 IHA 之间,可能是 APA 的早期或 IHA 发展到一定时期的变型。其比例只占 1%~2%。单侧肾上腺全切术后,高血压和低血钾可长期缓解(>5 年)。

4. 醛固酮癌　罕见,约 1%。癌细胞除分泌大量醛固酮外,还分泌糖皮质激素和性激素,因而有相应的临床症状。肿瘤直径常>5cm,形态不规则。进展快,发展迅速,确诊时多有血行转移,对手术、药物和放射治疗疗效均不理想。术后复发率约 70%,5 年生存率 52%。

5. 异位的分泌醛固酮的肿瘤　罕见,可发生于肾内的肾上腺残余或卵巢肿瘤(如畸胎瘤)。

6. 家族性醛固酮增多症(familial hyperaldosteronism,FH)　分Ⅰ型和Ⅱ型,Ⅰ型为糖皮质激素可抑制性醛固酮增多症(glucocorticoid remediable aldosteronism,GRA),是一种常染色体显性遗传病。高血压与低血钾不十分严重,常规降压药无效;Ⅱ型病因机制尚不完全清楚,但不同于 FH-Ⅰ,糖皮质激素治疗无效,肾上腺切除可治愈或显著缓解高血压,可能与多个染色体位点异常改变如 7p22 有关。

【临床表现】　PHA 的主要临床表现是高血压和低血钾。以往认为低血钾是 PHA 诊断的必要条件,有研究发现仅 9%~37% 的 PHA 患者表现低血钾。50% 的 APA 和 17% 的 IHA 患者的血钾水平<3.5mmol/L。血钾正常、高血压是大部分 PHA 患者的早期症状,而低血钾可能是症状加重的表现。

由于高血压和低血钾伴碱中毒,患者可有如下症状:头痛、肌肉无力和抽搐、乏力、暂时性麻痹、肢体容易麻木、针刺感等;口渴、多尿,夜尿增多。低血钾时,患者的生理反射可以不正常。

PHA 心脑血管病变的发生率和死亡率高于相同程度的原发性高血压。

【诊断】

1. 定性诊断 ①高盐饮食负荷试验;②氟氢可的松抑制试验;③生理盐水滴注试验;④卡托普利抑制试验。

2. 定位和分型诊断 推荐首选肾上腺 CT 平扫加增强:上腹部 CT 薄层扫描(2~3mm)可检出直径>5mm 的肾上腺肿物。APA 多<1~2cm,低密度或等密度,强化不明显,CT 值低于分泌皮质醇的腺瘤和嗜铬细胞瘤。>3~4cm 者可能为醛固酮癌。检查中必须注意肝面和肾面的小腺瘤。CT 测量肾上腺各肢的厚度可用来鉴别 APA 和 IHA,厚度>5mm,应考虑 IHA。CT 诊断定位单侧 PHA 的敏感性和特异性分别为 78% 和 75%。

【治疗】

1. 手术治疗 对肾上腺腺瘤和腺癌手术切除为首选治疗,手术方法如下。

(1) APA 推荐首选腹腔镜肾上腺肿瘤切除术,尽可能保留肾上腺组织。如疑多发性 APA 者,推荐患侧肾上腺全切除术。

(2) UNAH 推荐醛固酮优势分泌侧腹腔镜肾上腺全切。

(3) IHA、GRA:以药物治疗为主,双侧肾上腺全切仍难控制高血压和低血钾,不推荐手术。但当患者因药物不良反应无法坚持内科治疗时可考虑手术,切除醛固酮分泌较多侧或体积较大侧肾上腺。单侧或双侧肾上腺切除术后高血压治愈率仅 19%。

(4) 围手术期处理

1) 术前准备:注意心、肾、脑和血管系统的评估。纠正高血压、低血钾。肾功能正常者,推荐螺内酯术前准备,剂量 100~400mg,每日 2~4 次。如果低血钾严重,应口服或静脉补钾。一般准备 1~2 周,在此期间,注意监控患者血压和血钾的变化。肾功能不全者,螺内酯酌减,以防止高血钾。血压控制不理想者,加用其他降压药物。

2) 术后处理:术后第 1 日即停钾盐、螺内酯和降压药物,如血压波动可据实调整药物。静脉补液应有适量生理盐水,无需氯化钾(除非血钾<3mmol/L)。术后最初几周推荐钠盐丰富的饮食,以免对侧肾上腺被长期抑制、醛固酮分泌不足导致高血钾。罕见情况可能需要糖皮质激素的补充。

2. 药物治疗 主要是盐皮质激素受体拮抗药,钙离子通道阻断剂、血管紧张素转换酶抑制剂(ACEI)等也具一定疗效。醛固酮合成抑制剂是将来的方向。

(1) 治疗指征:①IHA;②GRA;③不能耐受手术或不愿手术的 APA 者。

(2) 药物选择

1) 螺内酯(安体舒通):推荐首选。每日剂量 120~480mg,服药 2~4 周后,血压和血钾可恢复正常。症状控制后,剂量可逐渐减少到 20mg,每日三次。作为术前准备,可使手术危险性减少。如血压控制欠佳,联用其他降压药物如噻嗪类。主要不良反应多因其与孕激素受体、雄激素受体结合有关,痛性男性乳腺发育、阳痿、性欲减退、女性月经不调等。

2) 依普利酮:推荐于不能耐受螺内酯者。高选择性醛固酮受体拮抗剂,相关不良反应较低,50~200mg/d,分 2 次,初始剂量 25mg/d。

3) 钠通道阻滞剂:阿米洛利。保钾排钠利尿剂,初始剂量为每日 10~40mg,分次口服,能较好控制血压和血钾。没有螺内酯的不良反应。

4) 钙离子通道阻滞剂:抑制醛固酮分泌和血管平滑肌收缩,如硝苯地平、氨氯地平、尼卡地平等。

5）ACEI 和血管紧张素受体阻断剂：减少 IHA 醛固酮的产生。常用卡托普利、依那普利等。

6）糖皮质激素：推荐用于 GRA。初始剂量，地塞米松 0.125～0.25mg/d，或泼尼松 2.5～5mg/d，睡前服，以维持正常血压、血钾和 ACTH 水平的最小剂量为佳，通常小于生理替代剂量。血压控制不满意者加用依普利酮，特别是儿童。

（3）注意事项：药物治疗需监测血压、血钾、肾功能。螺内酯和依普利酮在肾功能受损者（GFR<60mL/min · 1.73m^2）慎用，肾功能不全者禁用，以免高血钾。

第四节　嗜铬细胞瘤

嗜铬细胞瘤（pheochromocytoma，PHEO）是肾上腺髓质、交感神经节及其他嗜铬组织持续或间断地释放大量儿茶酚胺，引起持续性或阵发性高血压并导致多个器官功能及代谢紊乱的一种内分泌疾病。起源于肾上腺以外嗜铬细胞的肿瘤又称副神经节瘤（paraganglioma，PGL），包括源于交感神经和副交感神经。

【病因和病理】　嗜铬细胞瘤/副神经节瘤占高血压患者的 0.1%～0.6%，男女发病率无明显差别，可以发生于任何年龄，多见于 40～50 岁。肾上腺嗜铬细胞瘤约占 85%，直径<10cm，3～5cm 多见，多为单侧，10% 为双侧性，10% 左右为肾上腺外的嗜铬细胞瘤。肿瘤有完整的包膜，呈圆形或椭圆形，表面光滑，其旁可见被肿瘤压迫的扁平肾上腺组织。肿瘤切面呈红棕色，富有血管，质地坚实，还可见出血灶，以及坏死和囊性变。瘤组织由纤维条索分隔。瘤细胞大小形态不一，胞质丰富并含有较多颗粒。铬盐染色后，胞质内可见棕色或黄色颗粒。不能根据瘤细胞的形态判断肿瘤的良、恶性。恶性嗜铬细胞瘤的发生率不足 10%，瘤体常很大。恶性变的征象为有转移和周围组织侵犯，血管和淋巴管中有癌栓形成。

【临床表现】　多见于青壮年，主要症状为高血压以及代谢改变。

1. 高血压　是最常见的临床症状，为阵发性高血压或持续性高血压伴阵发性加重，常规抗高血压药物无效，可伴有典型的头痛、心悸、多汗“三联征”，其发生率为 50% 以上，20%～40% 有高血压危象发作，发作前多有诱因：精神刺激、剧烈运动、体位改变、大小便、压迫或按摩肿瘤。

2. 代谢紊乱　大量儿茶酚胺分泌可引起多种代谢紊乱。由于基础代谢增高，肝糖原分解加速和胰岛素分泌受抑制，可出现高血糖、糖尿和糖耐量异常；由于脂肪代谢加速，血中游离脂肪酸和胆固醇浓度增高；少数患者还可能有低血钾表现。

3. 特殊类型的表现　①儿童嗜铬细胞瘤：以持续性高血压多见，肿瘤多为双侧多发性，易并发高血压脑病和心血管系统损害。②肾上腺外嗜铬细胞瘤，如膀胱嗜铬细胞瘤，常在排尿时和排尿后出现阵发性高血压，有心悸、头晕、头痛等症状。其他肾上腺外的嗜铬细胞瘤，可能出现受累器官的相应症状。

【诊断】　嗜铬细胞瘤的临床表现变化多端，可以毫无症状，经 B 超或 CT 检查偶然发现，也可严重到甚至猝死。有典型阵发性高血压发作或持续性高血压，年龄较轻、合并代谢紊乱改变都应考虑本病。有的起病急，数分钟即达高潮，50% 持续约 15 分钟，80% 少于 1 小时，但很少有超过 1 日的。少数患者可出现直立性低血压，高血压患者在未服降压药物突然出现休克时应高度怀疑是以分泌儿茶酚胺为主的嗜铬细胞瘤，应做进一步检查。

1. 实验室检查

（1）肾上腺髓质激素及其代谢产物测定：①24 小时尿儿茶酚胺（CA），包含肾上腺素、去甲肾上腺素和多巴胺，24 小时尿内儿茶酚胺含量升高 2 倍以上即有意义。症状发作时应收集 3 小时尿送检。诊断的敏感性 84%，特异性 81%，假阴性率 14%。结果阴性而临床高度可疑者建议重复多次和/或高血压发作时留尿测定，阴性不排除诊断。②血浆游离甲氧基肾上腺素类物质（metanephrines，MNs），CA 的中间产物，以“渗漏”形式持续释放入血，诊断敏感性优于 CA 的测定。③24 小时尿 VMA（香草扁桃酸）测定，VMA 是肾上腺素和去甲肾上腺素的代谢产物，由尿液排出体外。通常需送检 24 小时尿标本三次。敏感性 46%～67%，假阴性率 41%，但特异性高达 95%。④血儿茶酚胺测定，在高血压发作时测定有重要意义。某些食物和药物（如咖啡、香蕉、柑橘类水果、阿司匹林等）可干扰其测定值，故作上述检查前必须停用。

（2）药物试验有一定危险性，且有假阳性和假阴性，仅适用于诊断困难的患者。①组胺激发试验，适用于怀疑无症状嗜铬细胞瘤。②酚妥拉明抑制试验，适用于高血压患者。

2. 影像学定位检查

（1）B 超：肿瘤检出率高，操作简便、费用低，可反复检查，B 超扫描范围广，可用于普查筛检。

（2）首选 CT 平扫+增强，优点是价格适中、敏感性高、扫描时间短。可发现肾上腺 0.5cm 和肾上腺外 1.0cm 以上的 PHEO/PGL。肿瘤内密度不均和显著强化为其特点，能充分反映肿瘤形态特征及与周围组织的解剖关系。

（3）MRI：敏感性与 CT 相仿，但无电离辐射、无造影剂过敏之虞。PHEO 血供丰富，T1WI 低信号、T2WI 高信号，反向序列信号无衰减为其特点。

（4）放射性核素：^{131}I 间碘苄胍（metaiodobenzylguanidine，MIBG）显像，属于功能影像学定位，诊断敏感性和特异性较高，适用于有典型临床症状而 B 超和 CT 均未发现的肿瘤，特别对多发的、异位的或转移性的嗜铬细胞瘤，及肾上腺髓质增生，诊断效果优于 B 超和 CT。

（5）恶性嗜铬细胞瘤，只有发现肿瘤侵犯血管、周围组织以及转移时才确诊为恶性。影像学检查恶性嗜铬细胞瘤，直径>6cm，且不规则，有钙化区。

【治疗】

1. 手术治疗

（1）术前药物准备：PHEO 术前充分的准备是手术成功的关键，术前药物准备的目标在于阻断过量 CA 的作用，维持正常血压、心率/心律，改善心脏和其他脏器的功能；纠正有效血容量不足；防止手术、麻醉诱发 CA 的大量释放所致的血压剧烈波动，减少急性心力衰竭、肺水肿等严重并发症的发生。常用的药物有 α-受体阻滞剂和钙离子通道阻滞剂。酚苄明最常用，属长效非选择性 α-受体阻滞剂，口服初始剂量 5～10mg，2 次/日，据血压调整剂量，每 2～3 日递增 10～20mg；至少 2～3 周，发作性高血压症状控制、血压正常或略低、直立性低血压或鼻塞出现等提示药物剂量恰当。也可选用 α_1-受体阻滞剂如哌唑嗪（2～5mg，2～3 次/日）、特拉唑嗪（2～5mg/d）、多沙唑嗪（2～16mg/d）等。钙离子通道阻滞剂疗效几乎与 α-受体阻滞剂相当，但不会引起直立性低血压。心率快者或室上性心律失常需加用 β-受体阻滞剂，使心率控制在<90 次/分。常用选择性 β_1-受体阻滞剂如阿替洛尔、美托洛尔等，但必须在 α-受体阻滞剂使用 2～3 日后。术前 3 日每日补充复方电解质葡萄糖溶液，必要时输血。术前准备至少 10～14 日，发作频繁者需 4～6 周。达到以下几点表示术前药物充分：

①血压稳定在120/80mmHg左右，心率<80～90次/分；②无阵发性血压升高、心悸、多汗等现象；③体重呈增加趋势，红细胞比容<45%；④轻度鼻塞，四肢末端发凉感消失或有温暖感，甲床红润等表明微循环灌注良好。术中操作要轻柔，离断瘤体时快速补液，如血压仍低可适量应用升压药；

(2) 麻醉选择：推荐全身麻醉，准备酚妥拉明和去甲肾上腺素等降血压和升血压药物，实时监测动脉血压和中心静脉压，必要时漂浮导管，积极扩容的同时注意防治心力衰竭。

(3) 手术方法及术中注意点：手术切除是PHEO最有效的治疗方法，根据病情、肿瘤的大小、部位及与周围血管的关系和术者的经验合理选择开放性手术或腹腔镜手术。术中与麻醉医师密切配合，小心探查，操作轻柔。术中尽可能保留肾上腺，特别是双侧、家族性或具有遗传背景者推荐保留正常肾上腺组织。

(4) 术后严密监护24～48小时，持续的心电图、动脉压、中心静脉压等监测，及时发现并处理可能的心血管和代谢相关并发症。术后高血压、低血压、低血糖较常见，应常规适量扩容和5%葡萄糖液补充，维持正平衡。注意维持水、电解质平衡，防止伤口感染等并发症。

2. 药物治疗　对有严重并发症不能耐受手术或恶性肿瘤有转移者，可使用酚苄明、哌唑嗪等药物以改善症状，也可采用^{131}I MIBG内放射治疗。

第五节　偶发性肾上腺瘤及肾上腺转移癌

由于诊断技术进步和健康普查开展，偶发性肾上腺瘤和无功能肾上腺瘤的发现率增高。肾上腺偶发瘤(adrenal incidentaloma，AI)是指并非因肾上腺疾病行影像学检查，而偶然发现的肾上腺占位性病变，直径多≥1cm。AI是一类疾病的特殊定义，而非独立的病理诊断。AI的发现率占影像学检查人群的4%～6%，发病率随年龄而增高，男女发病率基本相当，年龄多在50～60岁，多数肿瘤大小为1～2cm。AI多数来源于肾上腺皮质，其中良性、无功能性肿瘤占多数，多数AI没有“症状”，AI的治疗主要取决于有无内分泌功能及良恶性，同时顾及患者的全身状况和意愿。

肾上腺转移癌(adrenal metastasis)较原发性肾上腺皮质癌多见。最常见的原发病灶为黑色素瘤、肺癌、乳癌和肾癌。肾上腺转移癌的处理按原发肿瘤的情况而定。有指征时在切除原发病灶后切除肾上腺转移癌病灶。

(李华镭　马利民)

第四十八章 泌尿、男生殖系统先天性畸形

学习目标

1. 掌握多囊肾、隐睾的临床特点。
2. 熟悉先天性肾盂输尿管连接处梗阻的临床特点。
3. 了解尿道下裂的临床特点。

第一节 概 述

泌尿、男生殖系统畸形是由遗传或环境因素造成的发育缺陷性疾病,是人体最常见的畸形。泌尿生殖系统器官自体节外侧的中胚层发生,形成于胚胎第5~12周。人胚肾的发生分为三个阶段,前肾在人类完全退化;中肾大部分退化,仅尾端小部分中肾小管形成男性生殖道的一部分;后肾由生肾组织和输尿管芽两部分组成。由中肾管长出的输尿管芽逐渐演变成输尿管、肾盂、肾盏和集合小管。后肾原基演变为肾被膜、肾小囊和各段肾小管,肾小囊内的毛细血管形成肾小体,组成肾单位。胚胎第6周,后肾由原位上升至第2腰节处(图48-1)。膀胱、尿道自泄殖腔发生。尿直肠隔将泄殖腔分隔成为背侧的直肠和腹侧的尿生殖窦。尿生殖窦上段发展成膀胱,中段形成女性全长尿道或男性尿道膜部和前列腺部,下段在女性发展成为阴道前庭,在男性形成尿道海绵体部。

男生殖器官来源不同,睾丸自中肾内侧与之平行纵列的生殖嵴发生。与之相邻的中肾管发育为附睾的输出小管、附睾管、输精管和精囊(图48-2)。

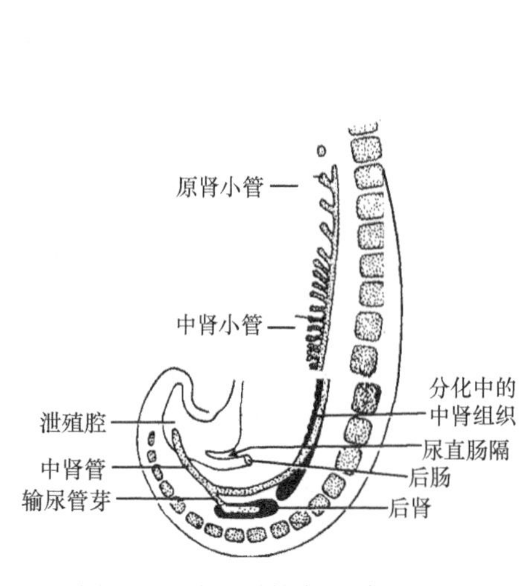

图48-1 泌尿系的发生(侧面观)

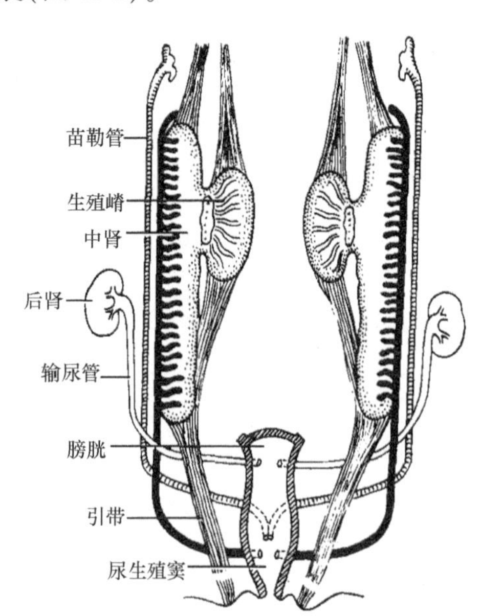

图48-2 生殖器的发育

在泌尿及男生殖系统发生发展过程中,任何缺陷均可导致先天性畸形,表现在数目、大小、形态、结构、位置、旋转和血管畸形等,临床较常见的肾输尿管畸形有囊性肾病变、重复肾输尿管畸形和输尿管异位开口、蹄铁肾、孤立肾、异位肾、肾盂输尿管连接处异常等。生殖系畸形中以隐睾最为常见。

第二节　肾和输尿管的先天性畸形

一、多　囊　肾

多囊肾(polycystic kidney)是一种先天性遗传性疾病,分成常染色体显性多囊肾(autosomal dominant polycystic kidney disease,ADPKD)和常染色体隐性多囊肾。前者多见于成人,是常见的多囊肾病,占晚期肾病的10%,多为双侧型;后者多见于儿童,少见,发病率为1/10 000,儿童期可有肾或肝功能不全的表现。

【病因】　ADPKD是常染色体显性遗传,有近100%的外显率。可能与异常等位基因的突变有关。有5%~8%的病例无家族史,系基因自发突变的结果。

【病理】　肾体积增大,结构被囊肿破坏。肾长度可超40cm,重可达5kg。囊肿大小从几毫米到几厘米,在髓质和皮质分布相对均匀。囊液由清亮到血性,混浊不等。显微镜下,病变肾单位的各段均囊性扩张,囊肿脱离肾小管。虽然肾单位各段均可受累,但来自集合管的囊肿最大最多。囊肿内衬单层扁平上皮或立方上皮。受囊肿压迫的肾组织间质纤维化,肾小管萎缩,慢性炎症和血管硬化。

【诊断】

1. 临床表现　ADPKD早期可无症状,大多在40岁左右开始出现症状,表现为腰痛或间歇性血尿;可出现高血压和慢性肾功能不全,50%将自然进展至肾衰竭。病程个体差异很大。10%~20%的患者伴发肾结石,30%~50%的患者曾有肾感染病史,包括囊肿感染和肾盂肾炎(女性多于男性)。脓肿形成并扩展至肾周,是严重的并发症,死亡率60%。ADPKD肾细胞癌(RCC)发生概率为1%~5%,动脉瘤因伴发高血压而加重,出血概率为5%~10%。肝囊肿是最常见的肾外表现,可广泛累及肝,但肝功能不受影响。其他肾外病变包括心瓣膜病、憩室病、脑动脉瘤、胰腺囊肿、精囊囊肿等。体格检查可触及巨大肾和肝。

2. 辅助检查　尿常规可有血尿和蛋白尿,伴感染时有脓细胞。血肌酐和尿素氮进行性升高,内生肌酐清除率降低。超声检查为首选,可见双肾增大,内有众多无回声暗区。CT对于出血性囊肿、囊肿壁或囊肿间实质钙化,以及合并肝囊肿的诊断率高。对比增强CT,能显示残存功能肾实质的数量。怀疑囊肿恶变或感染,应行对比增强CT检查。肾功能不全者慎用对比增强CT。

【治疗】

1. 内科治疗　对于肾功能正常的早期患者,目前没有特效药物能治愈囊肿本身,仅是治疗肾囊性病的并发症,如高血压、感染、疼痛等。130/80mmHg是高血压的控制目标。中度高血压可通过限食钠盐,血管紧张素转换酶(ACE)抑制剂和血管紧张素受体拮抗剂(ARBs)能有效控制ADPKD的高血压。

2. 外科治疗　囊肿减压术,包括穿刺抽吸和去顶减压术,对缓解残存正常肾组织压力有一定作用。严重疼痛、反复严重出血,难以控制的感染,尤其是体积特别大的多囊肾,手

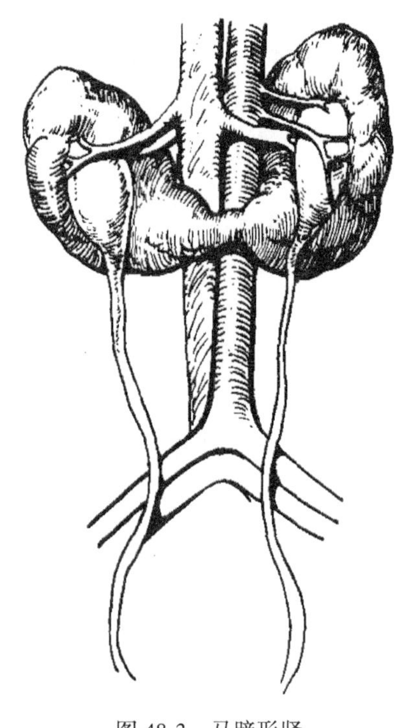

图 48-3　马蹄形肾

术切除可能是首选。肾切除与肾移植可同时进行,给移植肾创造空间,并缓解多囊肾的相关症状。

【预后】 ADPKD 肾功能不全,通常在 30 岁后出现,45% 于 60 岁进展至终末期肾衰竭。1/3 患者死于肾衰竭,1/3 死于高血压肾病(HTN)的并发症,6% ~ 10% 死于蛛网膜下腔出血。

二、蹄铁形肾

蹄铁形肾(horseshoe kidney)是指两肾下极在腹主动脉和下腔静脉前相互融合,形成马蹄形畸形(图 48-3),是肾融合畸形中最常见的疾病,在人群中的发生率约为 0.25%,男与女之比为 2∶1。峡部一般为肾实质组织,较厚,有时由纤维组织组成。患肾大多旋转不良,使肾盂面向前方,肾盏向后,肾血管多变异。蹄铁肾血供的来源和数量多变。峡部有自己的血供,可直接来源于肾动脉、腹主动脉、肠系膜下动脉、髂动脉等。蹄铁肾可单独发生或与其他泌尿系统畸形如尿道下裂、输尿管重复畸形、囊性肾病变及其他畸形等同时存在。

临床表现无特殊性,主要表现为腹部疼痛,有时疼痛向下腰部放射,可伴有胃肠道症状。当脊柱过伸时,峡部可压迫其后方的神经而导致 Rovsing 征(腹痛、恶心、呕吐),此外,也会引起尿路梗阻、结石及尿路感染等症状,但约 1/3 的患者无临床症状。确诊主要依靠影像学检查,

影像学检查是确定诊断的最主要的依据。对蹄铁肾是否需要手术,在何种情况下应予手术有争议。一般认为,如无症状及并发症,则不需治疗。如有严重腹痛、腰痛和消化道症状,是由于肾峡部压迫腹腔神经丛所致,或存在合并症,如梗阻、结石、肿瘤、感染等,可采取分离峡部,肾盂切开取石以及解除梗阻的相应整形手术等。

三、重复肾盂、输尿管畸形

重复肾盂、输尿管是指患侧肾是由两部分,即上半肾和下半肾组织结合成一体,有一共同包膜,表面有一浅沟将两者分开,但肾盂输尿管及血管都各自分开的一种肾先天性畸形。发病率为 2% ~ 3%,男女比率约为 1∶20,左侧发生率略多于右侧。这种畸形是由于胚胎早期中肾管发出两个输尿管芽或一个输尿管芽分支过早所造成的。两条输尿管分别引流上、下半肾,多数以 Y 形融合一起后,以一个输尿管口通入膀胱。若两条输尿管分别开口于膀胱,则上面输尿管口来自下肾盂,而下面管口来自上肾盂。有时上肾盂延伸的输尿管可向膀胱外器官内开口,称为异位输尿管开口(ectopic ureters)(图 48-4)。在女性可开口于尿道、阴道、外阴前庭等处,这些患者表现为有正常排尿,又有持续漏尿症状。大部分重复肾畸形患者无特异临床表现,多为体检或偶然就诊发现,此类患者约占 60%。常见的临床症状包括尿路感染、腰部疼痛、肾积水、尿失禁等。对于有症状者,超声、IVU、CT 可确诊。

无临床症状者且双肾功能良好者,无需治疗。如果重复肾畸形的上半肾萎缩、无功能

或肾功能严重损害，伴异位输尿管开口或输尿管囊肿则考虑行手术治疗。可作上半病肾及输尿管切除术。若重复肾功能尚好，且无严重肾盂、输尿管积水和(或)感染、结石等并发症，可采用异位开口的重复输尿管膀胱移植术。

四、肾盂输尿管连接处梗阻

先天性肾盂输尿管连接部梗阻(ureteropelvic junction obstruction，UPJO)因先天性肾盂输尿管连接部发育不良、发育异常或受到异位血管纤维索压迫等因素引起肾盂输尿管连接部梗阻，导致肾盂内尿液向输尿管排泄受阻，伴随肾集合系统扩张并继发肾损害。先天性 UPJO 是小儿肾积水的主要原因，男女发病比例为 2∶1，其中 2/3 发生在左侧，10%～40% 的患儿为双侧发病。

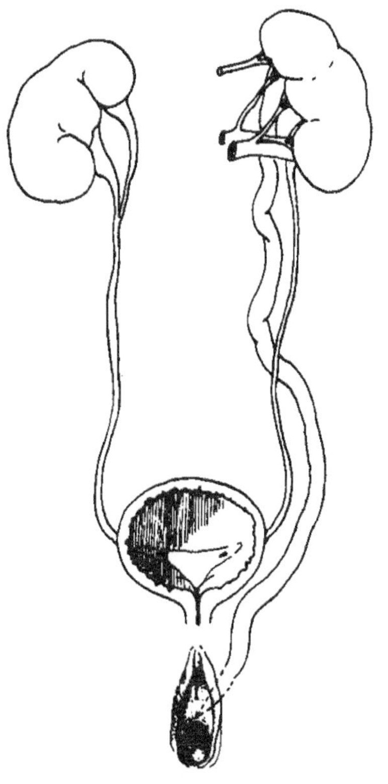

图 48-4　重复肾盂、输尿管
右侧输尿管部分重复，
左侧输尿管全部重复

【病因】　先天性 UPJO 的病因很多，其确切病因尚不十分明确，大致可归纳为三类。①管腔内狭窄，占 87%，主要表现为 UPJ 处肌层肥厚、纤维组织增生。多伴肾旋转不良。②管腔外压迫，最常见原因为来自肾动脉主干或腹主动脉供应肾下极的迷走血管或副血管，跨越肾盂输尿管连接部使之受压。此外，还有纤维索带压迫或粘连等导致肾盂输尿管连接部扭曲。③动力性梗阻，UPJ 处肌层排列失常或胶原纤维过多，阻碍蠕动波传导，逆行造影输尿管导管能顺利通过，但却有明显肾积水。神经分布异常及平滑肌发育缺陷也是造成动力性梗阻的原因。

【诊断】

1. 临床表现　UPJO 的临床表现根据确诊年龄而异。儿童期患者常有疼痛，可伴有肉眼血尿及尿路感染；婴儿阶段常以扪及上腹部肿物为主要临床表现；成人的先天性 UPJO 常因慢性腰背部疼痛或急性肾绞痛检查而发现，部分患者因其他疾病进行影像学检查时偶然发现。

2. 辅助检查

(1) B 超：是最常用的筛查手段。多数先天性肾积水可以用超声检出。B 超发现肾盂增大而不伴输尿管扩张，需考虑 UPJO 可能。

(2) 静脉尿路造影(IVU)：可显示扩张的肾盂肾盏，造影剂突然终止于 UPJ，其下输尿管正常或不显影。当患侧肾集合系统显影不佳时，可延迟至 60 或 120 分钟摄片，必要时还可延至 180 分钟摄片以提高诊断率。当 UPJO 合并肾结石时，应进行 IVU 检查。

(3) MR 尿路造影(MRU)与 MR 血管造影(MRA)：可以显示尿路扩张情况，对是否存在异位血管骑跨 UPJ 准确性达 86%。特别适合于肾功能不全、对碘造影剂过敏或上尿路解剖结构复杂者。

(4) 肾图：评价肾排泄功能是否受损严及程度，测定肾小球滤过功能和显示上尿路是否存在梗阻。

【治疗】

1. 非手术治疗 内科保守治疗对于 UPJO 本身是无效的。当 UPJO 合并尿路感染时，可选用敏感抗生素控制尿路感染。

2. 手术治疗 凡肾盂积水进行性增大，肾功能持续下降，肾盂积水合并感染、结石、肿瘤、主诉较多的肾盂积水等，则应考虑手术治疗。手术目的在于解除肾盂出口梗阻，从而最大限度的恢复肾功能和维持肾的生长发育。目前 UPJO 的外科手术主要有肾盂成形术和腔内肾盂切开术两大类。前者分为离断性肾盂成形术（Anderson-Hynes 肾盂成形术）和非离断性肾盂成形术（Foley Y-V 肾盂成形术、螺旋形补片肾盂成形术）等方式，既可以通过开放性手术，也可以通过腹腔镜途径来修复 UPJO；近年来还出现了机器人辅助的腹腔镜 UPJO 整形手术。腔内肾盂切开术属微创手术，在内镜下应用冷刀、电刀、激光等器械施行肾盂出口梗阻部位内切开，有经皮肾顺行肾盂切开与经输尿管逆行肾盂切开两种入路。腔内肾盂切开术一般术后放置输尿管支架管 6 周，经皮肾镜手术者可放置或不放置肾造瘘管。狭窄段较长（超过 2cm）、异位血管骑跨 UPJ、患侧肾功能严重减退、或是肾盂过度扩张需行肾盂修剪成形的患者不适合腔内肾盂切开术。治疗成功的标准为症状消失，肾积水减轻，肾功能好转或稳定在一定的水平，影像学检查显示排空正常。

五、其他肾和输尿管异常

1. 单侧肾发育不全（dysplasia of kindney） 是指肾体积小于 50% 以上和先天性孤立肾。临床处理肾损伤作肾切除时必须首先确定对侧肾是否有发育不全或缺如。

2. 异位肾（ectopic kidney） 根据肾停留部位不同分为盆腔肾、腹部肾及交叉异位肾等。临床重要性是腹部肿块的鉴别，以避免误将异位肾切除。

3. 输尿管狭窄 狭窄部位大多在肾盂输尿管连接处或在输尿管膀胱连接处，严重的需作整形手术。

4. 先天性巨输尿管 可为双侧性，病变常在输尿管盆腔段，病因不明。如有症状及感染、结石，并影响肾功能者，可作输尿管裁剪和抗逆流输尿管膀胱再植术。

5. 输尿管囊肿（ureterocele） 是指输尿管末端的囊性扩张，囊肿的内层为输尿管黏膜，外层为膀胱黏膜，中层则为少量平滑肌和纤维组织，囊上有小的输尿管开口，治疗可通过膀胱镜切除囊肿。

6. 其他 下腔静脉后输尿管，右侧上端输尿管经过腔静脉之后，再绕过下腔静脉前方下行，由于输尿管受压迫而引起上尿路梗阻，严重的需手术治疗。

第三节 膀胱和尿道先天性畸形

一、膀 胱 外 翻

膀胱外翻（bladder exstrophy）表现为下腹壁和膀胱前壁的完全缺损，膀胱黏膜外露易擦伤出血。膀胱后壁膨出部分可见输尿管开口及间隙喷尿。膀胱外翻在活产新生儿中的发病率约为 3. 3/100 000，男女患病比例为(3~6) ∶ 1。本病有一定的遗传倾向，Marshall 和 Muecke 提出的学说认为,该病的基本缺陷在于泄殖腔膜的异常发育过度,阻止了间叶组织向中线迁移形成适当的下腹壁结构,男性患者常伴有完全性尿道上裂(图48-5)。膀胱外翻黏膜由于长期慢性炎症和机械性刺激,常发生溃烂、变性,甚至恶变。常伴上尿路感染和肾积水。膀胱外翻凭外观即可诊断,但治疗较为困难。手术治疗原则是牢固闭合腹壁和膀胱前壁,膀胱颈部重建、修复上裂尿道以控制排尿、保护肾功能;外生殖器的重建;必要时做骶髂部截骨术,若无法实施,可考虑切除外翻膀胱,修补腹壁,施行尿流改道。

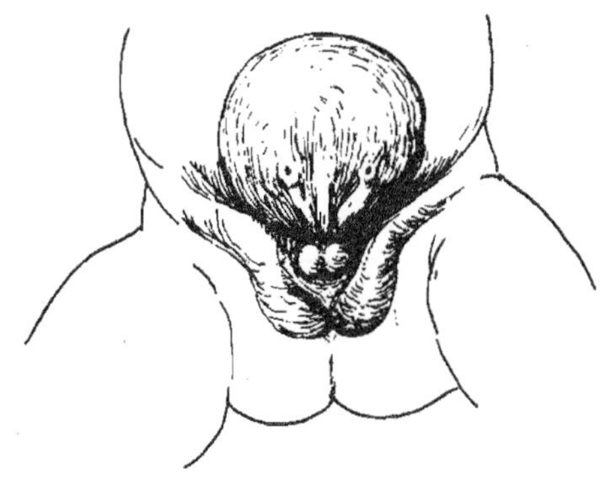

图48-5　膀胱外翻合并尿道上裂

二、尿道上裂

尿道上裂(epispadias)为尿道背侧部分或全部缺损,尿道外口开口于阴茎背侧或其根部,尿道口的远端呈沟状,常伴有阴茎发育不良,背侧包皮缺如,膀胱外翻等畸形。

【病因】 胚胎第8周,泌尿生殖系统发育分化时,泄殖腔膜在生殖结节形成之前向上方移位,同时尿生殖窦末端与尿道沟连接的位置亦移位,影响了生殖结节在前上中线融合,使以后形成的男子尿道转位于阴茎背侧,结果形成尿道上裂,此病可伴有膀胱外翻。

【诊断】 根据尿道口位置容易诊断,根据尿道开口位置尿道上裂可分为三型:阴茎头型、阴茎体型和完全型三种。阴茎头型较少见,尿道开口于阴茎头或冠状沟背侧,阴茎短小,伴有包皮背侧分裂;阴茎体型:尿道外口位于阴茎体背侧,阴茎扁平很短,包皮悬垂于阴茎腹侧,伴耻骨分离;完全型:尿道口在膀胱颈呈漏斗状,膀胱括约肌完全丧失功能,并伴有不同程度的膀胱外翻和耻骨分离,又称耻骨联合下型,部分患者可同时有膀胱外翻,称复合型膀胱外翻-尿道上裂。

【治疗】 尿道上裂须经手术治疗,目的是重建尿道和控制排尿功能,尽量恢复性功能。手术步骤包括重建膀胱颈和后尿道,矫正阴茎畸形及前尿道成形手术。可根据不同类型选择一期手术或分期进行。

三、尿道下裂

尿道下裂(hypospadias)即尿道异位开口于阴茎腹侧至会阴的任何部位,是泌尿生殖系统常见的先天性发育异常,发病率为1/300~1/200。

【病因】 尿道下裂是由于胚胎期尿道发育受到干扰的结果,胚胎8周时,依靠尿道上皮和周围间充质细胞的相互作用,前尿道开始管化,尿道外口不断向阴茎头端推进,任何原因导致该过程的提前终止都将导致尿道开口于生殖结节腹侧近段形成尿道下裂。部分尿道下裂为多基因遗传疾病,发病具有家族倾向,但大部分尿道下裂的发生与接触环境中内分泌干扰物质有关,基因表达异常是尿道下裂发生的重要原因。

【诊断】 根据尿道外口位置诊断不难,患者往往伴有阴茎下曲畸形和头巾样包皮,严重者尿道开口于阴囊或会阴部,阴囊中缝向两侧裂开,酷似女性外阴,并伴有不同程度

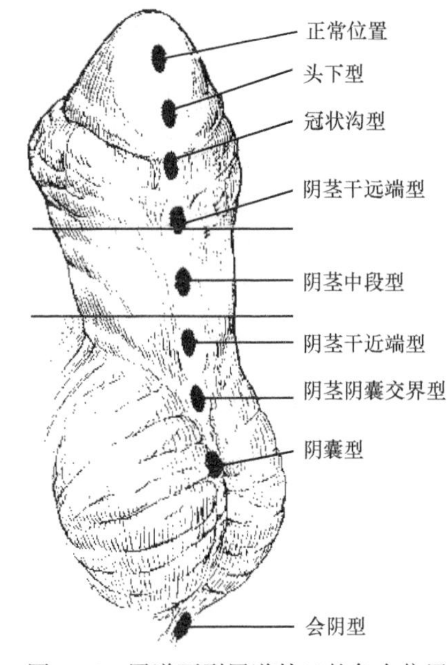

图 48-6　尿道下裂尿道外口的各个位置

的阴茎发育不良或小阴茎。对于严重尿道下裂伴双侧隐睾,需和肾上腺性征异常症、单纯性女性假两性畸形、真两性畸形相鉴别,必要时需行性激素水平和染色体检查。根据尿道口位置可分为阴茎头型、阴茎体型、阴茎阴囊型和会阴型(图 48-6),现在认为应根据阴茎伸直后的尿道开口位置分为轻、中、重三度。

【治疗】　治疗的目的伸直阴茎,矫正阴茎畸形,重建阴茎部尿道使尿道开口于阴茎头部,包皮整形,龟头成形,使生殖器尽量接近正常并能控制尿流,使患儿成年后有性交和生殖能力。尿道下裂的手术方法繁多,可根据不同的类型选择相应的术式,可一期也可分期手术,常用术式有 MAPGI,TIP/Snodgrass, Duckett 术, BMG, OIF 等术式;组织工程技术进行重建尿道应该是今后尿道下裂尿道修补发展的方向。

第四节　男性生殖器官先天性畸形

一、隐　　睾

隐睾症(cryptorchidism,Undescended testes,UDT)是睾丸下降不正常的总称,包括睾丸下降不全、睾丸异位和睾丸缺如。睾丸下降不全是指出生后睾丸未能按通过腹股沟管并沿着腹膜鞘突下降至阴囊,而停留在下降途中,包括停留在腹腔内。睾丸异位是睾丸离开正常下降途径,到达会阴部、股部、耻骨上,甚至对侧阴囊内。睾丸缺如是指一侧或两侧无睾丸,占隐睾患者的 3%~5%。隐睾恶变率 9. 8%,比正常位置的睾丸高 20~40 倍。5%~10%的睾丸癌患者有隐睾史。

【流行病学】　隐睾在男性生殖器先天性异常中发病率最高,占出生婴儿的 2%~5%,在 3 个月后减少至 1%~2%,可能与下丘脑-垂体-睾丸的活性增高有关,自发下降多见于出生低体重儿、阴囊较大、双侧睾丸未降的男孩。隐睾以单侧多见,右侧稍多于左侧。双侧的发生率占 10%~25%。大多数隐睾(约 80%)位于腹股沟部,近 20%的未下降睾丸或触摸不到的睾丸可能位于腹腔内,其中 15%位于腹膜后,5%位于其他部位。

【病因学】　可能和以下因素有关:索状引带异常或缺如,阻止睾丸下降;精索过短;内分泌异常,失去激素对睾丸下降的动力作用。引起隐睾的确切原因还不十分明确。一般来讲,下丘脑-垂体-睾丸轴的激素内分泌调节功能紊乱可能是影响睾丸正常下降和正常发育的重要因素。血清睾酮降低是造成睾丸下降障碍的原因之一。妊娠期过高的雌激素环境也可能导致男性生殖器异常的发病率增加。

【临床表现】　患侧阴囊小,站立时阴囊内无睾丸;在腹股沟管内可触及小睾丸,压之不适;约 20%为不可触及隐睾,其中睾丸缺如占 45%,腹腔内睾丸占 30%,睾丸发育不良位于腹股沟管内占 25%。若双侧睾丸均不能触及,同时合并小阴茎、尿道下裂,可能为两性畸形。

【辅助检查】

(1) 检查主要针对不可触及的隐睾患者。B 超因其无创、价廉、简便，可作为常规术前检查。

(2) MRI 优于超声，可更好地区分睾丸组织与周围软组织，特别在肥胖患者。CT 对结构的分辨能力下降，影响其对隐睾的诊断价值。

(3) 影像检查未发现睾丸者，仍需进行手术探查。腹腔镜是当前不可触及隐睾诊断的金标准，在定位的同时可进行治疗。

(4) 双侧或单侧隐睾伴随阴茎短小、尿道下裂等需进行 HCG 刺激试验、雄激素、FSH、LH、MIS/AMH 测定、染色体核型、遗传基因测定等。当血中促卵泡生成激素(FSH)及间质细胞激素(LH)升高，睾酮水平低下，大剂量 HCG 肌肉注射后睾酮水平无升高为激发试验阴性，预示无睾症或先天性睾丸发育极度不良，其 HCG 阳性预测值 89%，阴性预测值 100%。

【治疗】 6~12 月是行睾丸下降固定术的最佳时间。

1. 激素治疗 用于不可触及隐睾或一些重做病例的手术前准备，其增加睾丸血供便于手术，常采用 hCG、LHRH 或两者合用。

2. 开放手术睾丸下降固定术 适用于可触及隐睾。经腹股沟入路需腹股沟斜切口，游离精索，结扎未闭的鞘状突或疝囊，放置睾丸于肉膜囊(在阴囊皮肤与下方平滑肌层间)。手术中需游离足够长度的精索血管以使睾丸无张力放入阴囊，当将睾丸通过腹股沟管时，应避免精索血管扭转。

3. 腹腔镜手术 适用于所有不可触及睾丸的诊断、活检或腹腔内高位睾丸切除。国内已进行腹腔镜下手术治疗腹股沟型隐睾实践，证实手术安全、有效，弥补了开放术式破坏腹股沟管解剖完整性、腹膜后高位松解困难等缺陷。急性感染，凝血异常，既往有腹部手术史，疑有腹膜粘连者禁忌腹腔镜手术。

4. 自体睾丸移植 适用于高位隐睾。结扎睾丸血管，将睾丸游离移入阴囊，吻合睾丸血管与腹壁下动脉。研究报道成功率 80%~95%，但这不是广泛采用的方式。

二、包茎和包皮过长

包茎(phimosis)泛指包皮不能上翻至冠状沟以上，使阴茎头无法完全显露的一种状态。包皮过长(redundant prepuce)指包皮不能使阴茎头外露，但可以翻转者。包茎分为先天性(生理性)和继发性(病理性)两种。先天性包茎可见于每一个正常男性新生儿，是男性个体发育过程中的自然现象。继发性包茎多由于包皮和阴茎头的损伤或感染引起，包皮口形成环状瘢痕缩窄，皮肤硬化失去弹性，致使包皮不能上翻显露阴茎头，这种病理性包茎常不能自愈。包茎严重时可引起排尿困难，长期炎症刺激可诱发癌变。

包茎可带来以下危害：①影响阴茎正常发育。②排尿异常：由于包皮口狭小，排尿时尿流变细长，长期排尿困难，出现下尿路梗阻症状。③性功能障碍：包茎时由于阴茎头无法暴露，敏感性降低，易出现射精延迟或不射精；包茎致勃起疼痛或性交疼痛时，可出现性欲减退等。④包皮垢积聚引起包皮及阴茎头炎症(阴茎头包皮炎，balanoposthitis)，常可引起尿道外口炎症、狭窄，严重者可引起尿路感染，以致肾功能损害。⑤外口狭小的包

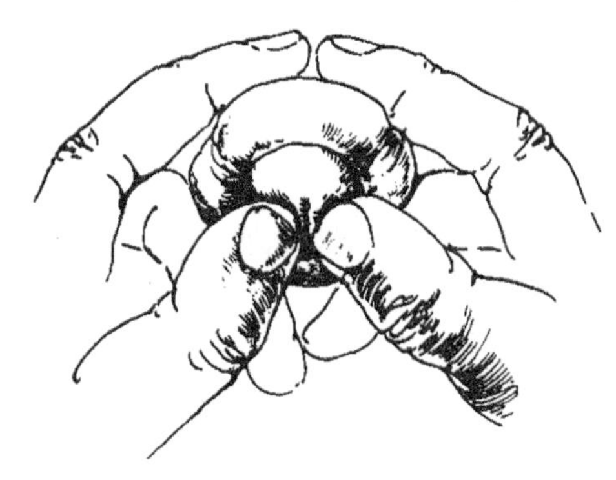
图 48-7　嵌顿包皮手法复位

皮若被勉强上翻至阴茎头上方后不能复位，包皮口紧勒在冠状沟处，称为嵌顿包茎（paraphimosis），包皮嵌顿将循环阻塞，影响淋巴及静脉回流而引起水肿。嵌顿包皮应及时采用手法复位（图 48-7），但局部水肿严重，已不能手法复位者，宜做手术。⑥包茎内积聚的包皮垢，慢性刺激可诱发阴茎癌的发生，包皮垢的长期刺激也可诱发配偶宫颈癌。

包茎的有效疗法是尽早作包皮环切术（circljmcision），在儿童期就做手术对预防阴茎癌有利。包皮过长宜经常上翻清洗保持局部清洁。

三、其　　他

1. 输精管附睾精囊发育异常　输精管来源于中肾，在胚胎早期，若中肾管停止发育或有缺陷，均可导致输精管发育异常，甚至缺如。由于输精管、附睾、精囊和射精管均同源于中肾管，因此常伴有这些器官的发育不全或缺如，而睾丸发育正常，这是由于睾丸来源于生殖嵴之故。阴囊检查睾丸体积正常，而输精管摸不清。精液检查为无精子，精浆果糖很低或“0”，这是因为精囊缺如而不能分泌果糖所致。本病可引起不育症，对部分输精管附睾发育不全，可采用输精管附睾吻合术；对输精管附睾缺损严重者，可采用附睾或睾丸抽取精子作卵细胞质内注射，体外受精，胚胎移植而获生育。

2. 小阴茎（micropenis）　阴茎外观正常，长度与直径比正常，但阴茎体长度小于正常阴茎体长度平均值 2.5 个标准差以上可诊断为小阴茎，常伴发阴囊缺如、睾丸发育不良或睾丸缺如，前列腺不发育等。阴茎发育是激素依赖性的，小阴茎多因胚胎 14 周后激素缺乏所致，常见于幼稚病、性腺功能减退、两性畸形、垂体功能减退及松果体功能不全等。诊断时应注意询问家族遗传病史，母体孕期情况，与脑发育相关的畸形，特别要检查脑部有无下丘脑和垂体畸形，激素水平，必要时检查染色体核型。需与隐匿阴茎相鉴别。小阴茎治疗比较困难，可根据激素水平或原发疾病给予内分泌治疗，纠正伴发畸形，对于激素治疗无效的严重小阴茎患者也可根据需要行变性手术。

3. 隐匿性阴茎（conceled penis）　是由于耻骨前皮下脂肪过多，阴茎体皮肤不足，使本来正常的阴茎深埋于阴阜肥厚的脂肪层中，阴茎外观短小，包皮口与阴茎根距离短，常见于肥胖儿童。其成因是由于阴阜脂肪过多，阴茎肉膜缺乏弹性，被一层厚的纤维筋膜所替代，将阴茎体牵拉向近侧，使之拘束在耻骨下方。诊断主要依靠触诊，将脂肪向后推压即可显露发育正常的阴茎，常合并包茎，也可伴有尿道上裂。注意与小阴茎和蹼状阴茎相鉴别。大部分患儿随发育可自然缓解，无需手术，少数严重的患者可行整形手术，但忌行包皮环切术，手术要点是切开狭窄环，充分切除增厚的内膜和纤维索状组织，使阴茎得到完全松解，将腹侧过多的皮肤转移到背侧，使能遮盖全阴茎。

4. 阴茎弯曲（phallocampsis）　常见继发于尿道下裂或上裂、Peyronie’s 病、创伤、感染等疾病，也有先天性单纯性的阴茎弯曲，较少见，占先天性阴茎弯曲患者的 4%～10%。根据弯曲的方向，可分为上弯，下弯和侧弯，可伴有阴茎扭曲。阴茎弯曲与皮肤缺损，Buck 筋膜发育异常,海绵体发育不对称以及尿道纤维化相关。Devine 将阴茎弯曲分为 5 型。Ⅰ型:全部前尿道无海绵体包绕,此型弯曲最为严重。Ⅱ型:尿道有海绵体包绕,但 Buck 筋膜和肉膜发育异常。Ⅲ型:尿道海绵体和 Buck 筋膜发育正常,但肉膜发育异常。Ⅳ型:阴茎海绵体发育不对称所致弯曲。Ⅴ型:尿道先天短小。阴茎弯曲的诊断并不困难,主要在于寻找病因,详细询问有无阴茎外伤史,体检时注意尿道开口位置,海绵体有无结节,阴茎勃起试验观察弯曲程度有利于制订治疗方案。轻度的单纯性阴茎弯曲不影响排尿和性生活时不需处理,其他的可通过手术矫形,手术方法较多,有阴茎皮肤脱套,浅深筋膜松解术,阴茎白膜折叠术,白膜切开移植物填入术等,对于伴发其他畸形的弯曲可在阴茎伸直后一期或分期纠正。

5. 阴茎阴囊转位(penoscrotal transposition)　是指阴茎移位于阴囊的后方,又称阴茎前阴囊,可能与生殖结节与生殖突位置的关系缺陷有关,临床上相当罕见,本病类似于有袋类动物类,可能也是一种返祖现象,常有家族遗传倾向。分为完全性与部分性两种。患者往往合并有多发先天畸形而无法存活,诊断需与阴囊分裂型的尿道下裂相区别,轻症不影响排尿和性功能无需手术,重度畸形需做整形手术,恢复阴茎阴囊正常的解剖关系,伴有尿道下裂者可一并整形。

（农绍军　马利民）

第四十九章 男性性功能障碍、不育

学习目标

1. 掌握勃起功能障碍的定义、分类及治疗方法。
2. 熟悉男性不育的常见原因和治疗方法。
3. 了解男性节育的方法。

第一节 概 论

男性生殖系统，是男性生殖繁衍后代的器官，由内、外生殖器两个部分组成。外生殖器包括阴囊和阴茎，阴囊居于阴茎根部与外阴之间，内藏睾丸、附睾和精索的一部分，阴茎为男性外生殖器的主体，位于耻骨之前阴囊的上方；内生殖器包括生殖腺体（睾丸）、输精管道（附睾、输精管、射精管及与排尿共用的尿道）及附属性腺（精囊腺、前列腺和尿道球腺等）。男性生殖器到青春期时开始发育，发育成熟后即具有了生殖的功能。

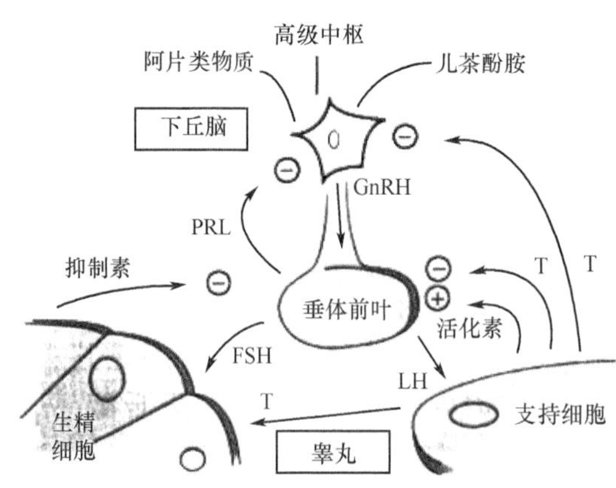

图 49-1 下丘脑-垂体-性腺轴主要成员及其负反馈通路

GnRH. 促性腺激素释放激素；PRL. 催乳素；LH. 黄体生成素；FSH. 卵泡刺激素；T. 睾酮；+. 正反馈；-. 负反馈

男性生殖功能是通过由下丘脑、垂体和睾丸组成的三级组织结构组成的生殖轴来调控的，精子的发生、成熟及排出，精子在女性生殖道内的变化，如精子穿过宫颈黏液、精子的获能，直至受精、卵裂与着床，整个男性生殖活动是一个有规律、有顺序而且协调的生理过程，其中的任何一个环节受到疾病或某种因素的干扰均可出现性功能或生育障碍（图 49-1）。

第二节 男性性功能障碍

男性性功能由一系列条件反射和非条件反射活动所组成，是正常的心理、神经、内分泌系统、血管系统及正常生殖系统参与下完成的一个极为复杂的过程，其中主要受到大脑控制和支配。人类的性功能受社会心理因素的影响也很大。正常男性性功能包括性欲（libido）、性兴奋、阴茎勃起（erection）、性交、射精和性欲高潮等几个方面，其中某一环节异常，均可影响正常性功能活动，称为男性性功能障碍。根据临床表现可分为：①性欲改变；②勃起功能障碍（erectile dysfunction，ED）；③射精障碍，包括早泄、不射精和逆行射精。最常见的男子性功能障碍是勃起障碍和早泄。

一、勃起功能障碍

【ED 的定义及流行病学】 阴茎勃起功能障碍(erectile dysfunction,ED)是指阴茎持续不能达到和维持足够的勃起硬度,以获得满意的性生活,发病至少 6 月以上。ED 是男性常见的性功能障碍,严重影响患者的生活质量及家庭稳定,越来越被人们所关注。

目前公认有价值的 ED 的流行病学的调查是美国麻省增龄研究(MMAS),MMAS 于 1987~1989 年在美国马萨诸塞洲波士顿地区对 1209 名 40~70 岁的男子进行问卷调查结果显示:该年龄数的 ED 的发病率是 52%,轻、中、重度 ED 发病率分别是 17.2%、25.2%、9.6%。重度 ED 发病率随年龄的增加而增多,发病率由 60 岁 5%到 70 岁达 15%。巴西和荷兰的患病率(每 1000 人中的新发病人数)分别是 65.6(平均随访 2 年)和 19.2(平均随访 4.2 年)。我国王益鑫(1997 年)等调查显示,50 岁以前 ED 为 2.8%,70 岁以上为 86.3%。日本(1998 年)中度 ED 以上占总人数 39%,意大利为 21%,马来西亚为 16%,巴西为 5%。这一系列统计结果虽有差别,但可确认 ED 是中老年人男性多发病和常见病。

【阴茎勃起过程及机制】 性刺激激发海绵体神经末端神经递质的释放,导致阴茎海绵体平滑肌松弛及以下改变:①小动脉、动脉扩张,收缩期及舒张期血流增加;②海绵窦扩张,蓄积内流血;③白膜下静脉丛在白膜及外周窦之间受压,减少静脉回流;④白膜扩展使内外层之间输出小静脉受压,静脉回流降至最小;⑤海绵体压力升高(维持在 100mmHg 左右),阴茎勃起(完全勃起期);⑥压力进一步升高(至几百毫米汞柱),伴有坐骨海绵体肌收缩(坚硬勃起期)。阴茎的软缩分三期:第一期,短暂的海绵体内压力升高,提示平滑肌开始收缩;第二期,缓慢的压力下降,提示静脉通道重新缓慢开放、基础水平动脉血流恢复;第三期,压力快速下降,静脉回流完全恢复。

阴茎勃起的主要神经递质是来自副交感神经和非肾上腺素非胆碱神经末梢的 NO。血液冲入海绵窦的牵张力会刺激内皮细胞释放 NO,能进一步增强平滑肌舒张和勃起。此外血氧分压和海绵窦内皮细胞分泌的物质,如前列腺素、内皮素和血管紧张素,也会参与阴茎勃起和消退的控制。能诱导阴茎勃起的物质包括罂粟碱、酚妥拉明、前列地尔、血管活性肠多肽(VIP)、降钙素基因相关肽、多巴胺受体激动剂、磷酸二酯酶抑制剂、Rho 激酶抑制剂、促黑素受体激动剂;能诱导阴茎勃起消退的物质有去氧肾上腺素、肾上腺素、去甲肾上腺素、间羟基去甲麻黄碱、麻黄碱等。尽管不同物质的作用有差异,但在大剂量时所有勃起诱导剂均可使平滑肌舒张,而所有的勃起消退剂均会使平滑肌收缩。

【ED 的病因分类】

1. 心理性 ED 主要原因有焦虑、压力、紧张、抑郁,夫妻感情不和、教育缺乏、性创伤史等。

2. 器质性 ED

(1) 血管源性:任何导致阴茎海绵体动脉的血液灌注压力降低和血流量减少性疾病,包括动脉粥样硬化、动脉损伤、动脉狭窄、动脉闭锁、心功能异常等,都可导致动脉性 ED;如有静脉回流闭合不全,阴茎白膜结构异常,阴茎海绵窦内平滑肌减少或阴茎手术造成阴茎静脉漏,同样也可造成静脉源性 ED。

(2) 神经源性:中枢、外周神经疾病或损伤可导致 ED。脊髓损伤引起的 ED 与脊髓损伤的平面不同而异,损伤部位越高,丧失阴茎勃起的功能可能性越大。一些引起外周神经病变的疾病如糖尿病、慢性酒精性中毒也可导致 ED。

(3) 内分泌源性:占 ED 的发生率为 5%~35%。男性分泌的睾酮是正常阴茎勃起的重要因素。任何导致血睾酮水平降低的疾病的疾病都可使阴茎勃起功能受损。睾丸功能受下丘脑-垂体-性腺轴的调节,如该轴系出现任何异常都有可能导致 ED。例如,克氏综合征、高催乳素血症、甲状腺功能亢进或低下,糖尿病亦引起阴茎勃起功能障碍,但糖尿病性 ED 与多种因素有关,直接原因并非激素不足,可能与外周动脉、神经及内皮系统病变所致。

(4) 医源性:包括某些药物和手术。如一些抗精神病、抗抑郁及中枢性降压药等。凡对阴茎勃起有关的神经、血管、勃起组织及性腺轴中的脏器进行手术时,均有可能引起 ED,如前列腺根治术,后尿道手术,脊髓、脑部手术,髂血管及后腹膜淋巴结清扫术和肾移植等手术。

【ED 的诊断】 获得一份详尽的患者与伴侣的病情资料(包括体格检查和心理方面)是诊断 ED 的第一步,尽管首次就诊时患者的伴侣可能常不在场,通过收集得到的信息可以发现许多与 ED 有关的常见病。为了使有关勃起和其他方面的性问题容易交流,在轻松的环境下进行病史的采集非常重要,特别是当某些患者不愿主动叙述他们的问题时尤其重要,这种氛围使医患之间更易沟通,使医生更容易制定治疗对策。性功能史可能包含有关过去和现在的性关系、当前的情感状况、发病与持续情况,以及过去的诊断与治疗情况。对于阴茎勃起质量的详细描述应该是阴茎的硬度和持续时间,同时应考虑性唤起射精、性高潮等问题。使用调查问卷,如勃起功能指数国际问卷(IIEF)(表 49-1)对评估性功能的各个方面(勃起功能、性高潮、性欲、射精、性生活满意度)是有帮助的,并由此作出判断 ED 的严重程度,总分 5~10 分,重度;11~15 分,中度;16~20 分,轻度;21~25 分,正常。但要排除特殊疗法或药物的影响。

表 49-1　勃起功能国际问卷(IIEF-5)

	0	1	2	3	4	5	得分
1. 对阴茎勃起及维持勃起有多少信心		很低	低	中等	高	很高	
2. 受到性刺激后,有多少次阴茎能坚挺地进入阴道	无性活动	几乎没有或完全没有	只有几次	有时或大约一半时候	大多数时候	几乎每次或每次	
3. 性交时,有多少次能在进入阴道后维持阴茎勃起	没有尝试性交	几乎没有或完全没有	只有几次	有时或大约一半时候	大多数时候	几乎每次或每次	
4. 性交时,保持勃起至性交完毕有多大困难	没有尝试性交	几乎没有或完全没有	很困难	有困难	有点困难	不困难	
5. 尝试性交时是否感到满足	没有尝试性交	几乎没有或完全没有	只有几次	有时或大约一半时候	大多数时候	几乎每次或每次	

注:请根据过去 6 个月内的情况评估

查体着重在泌尿生殖系统、内分泌系统、循环系统和神经系统方面的检查。查体会有意想不到的发现:如阴茎海绵体硬化症、前列腺增生、前列腺癌,以及提示性腺功能减退的症状(如小睾丸、第二性征改变、性欲减退、性格变化等)。50 岁以上的患者都要作直肠指检。过去 3 至 6 个月未测血压、心律的要再次检查,有心血管病要予以特别关注。

实验室检查根据患者不同情况制订。过去 12 个月未查空腹血糖和血脂的要重测。检测总睾酮一定要取早晨的样本(如果有条件测游离睾酮更好,因为其比总睾酮更能反映性腺功能减退的程度)。另外有些检查用于特定患者(如前列腺特异性抗原 PSA 用于检测前列腺癌),当发现睾酮水平低时要测催乳素、卵泡刺激素(FSH)、促黄体生成素(LH)。如果有异常有必要请相关专科医生会诊。

特殊检查:夜间阴茎勃起试验(NPT)对区分心理性和器质性 ED 有帮助。为进一步查明器质性的病因,已发展相关的神经系统、血管系统检查(如彩色双功能超声检查、海绵体测压造影等)、阴茎海绵体注射血管活性药物试验、VISER(vascular indication of sexual excitation response)诊断仪检查可作出动脉性、静脉性和肌性等病因学的诊断。一些特殊检查还包括硬度测试仪、夜间生物电阻抗容积测定试验(NEVA)、阴茎海绵体动脉造影、阴茎海绵体静脉造影等。海绵体活检已被采用来评价海绵体结构与功能。阴茎勃起功能障碍的神经检查包括阴茎生物阈值测定法、阴茎背神经躯体感觉诱发电位测定、球海绵体肌反射潜伏期测定法

【ED 的治疗】　近十年来,随着阴茎勃起机制研究的不断发展、新药物问世和新的微创治疗方法的推出,使广大 ED 患者恢复了性健康。ED 的治疗分非手术和手术治疗两大类。非手术治疗包括心理治疗、药物治疗、阴茎海绵体注射血管活性药物(ICI)和负压缩窄装置(VCD);手术治疗包括阴茎血管手术治疗和假体置入手术等。选择治疗方法要重点考虑有效性、安全性和患者及其伴侣的满意度,以及其他生活质量方面的考虑。

解除病因是治疗 ED 的首要目标,而不是仅仅对症治疗。ED 患者可能同时伴随一些可逆的诱因,包括生活方式或使用某些药物。这些因素可以先纠正或在治疗的同时处理。某些患者可以改善症状但不能根治,如精神性的 ED、血管创伤后的年轻患者以及激素原因(如性腺发育不全、高泌乳素血症等),这些患者今后有可能治愈。

1. 非手术治疗

(1) 药物治疗:目前常用的药物包括睾酮制剂和磷酸二酯酶 V 型(PED5)抑制剂。针对各种病因所造成的血清睾酮水平处以低值的 ED 患者,可采用外源性睾酮替代疗法。考虑到对前列腺的影响,50 岁以上的 ED 患者在治疗前应测定 PSA 值,前列腺癌和前列腺增生者禁用,有心血管疾病者慎用。现在上市的 PED5 抑制剂有枸橼酸西地那非、他达那非、伐地那非等。西地那非(Sildenafil,商品名:万艾可,Viagia)最早应用于美国,自此 ED 的治疗出现革命性的变化。五型磷酸二酯酶可水解在阴茎海绵体组织中的环磷鸟苷(cGMP),抑制 PDE5 导致可使得动脉血流增加,进而导致血管平滑肌松弛、血管舒张和阴茎勃起。EMEA 与 FDA 认可三种市场上流行的 PDE5 抑制剂的有效性和安全性,此类药不能引发勃起,需要性刺激后方能有效,对各种原因和各个年龄段的 ED 患者均有良好疗效。

(2) 阴茎海绵体注射疗法(intracorporal injection trerapy,ICI):阴茎海绵体注射药物后能很快诱发阴茎勃起,为增强疗效,降低不良反应,目前常将前列腺素 E1(PGE1)单独使用或将 PGE1、罂粟碱、血管活性肠肽(VIP)三者联合应用。阴茎异常勃起是最危险的并发症,多数是由药物注射过量所致,需正确及时的处理。远期并发症有:阴茎海绵体纤维化、疼痛、或药效减弱。

(3) 尿道内给药法:将血管活性药物 PGE1 放入尿道内,通过尿道黏膜吸收而诱发阴茎勃起。目前制剂有两种:前列地尔(Muse)和比法尔(Beefer),前者为栓剂,后者为乳剂。不良反应有阴茎痛(10.9%)、低血尿(3.3%)、尿道痛(5.1%)、眩晕(3.8%)、尿道感染(0.2%)。

(4) 真空负压装置(VCD):治疗原理一是通过负压提高阴茎海绵体内的血流;二是一个压力收缩环环扎在阴茎根部,通过阻断阴茎海绵体静脉回流来延长阴茎勃起的维持时间。该疗法适应证广泛,主要不良反应有阴茎皮肤淤血青紫、疼痛、射精障碍等。

2. 手术治疗　动脉血管重建最佳适应证是年轻的动脉性 ED 患者;阴茎静脉性 ED 手术方式有阴茎背深静脉结扎术、阴茎脚静脉结扎术、阴茎海绵体静脉结扎、尿道海绵体剥脱术、阴茎背深静脉动脉化手术等。阴茎假体置入术适用于经其他治疗方法无效的器质性 ED 患者,总有效率 95% 以上。阴茎假体有半硬性杆状硅胶银假体和备有水流动力装置的膨胀性硅胶假体(三件套)两大类,临床上多选择后者,根据阴茎大小和海绵体的情况备有多种规格,有良好的组织相容性、能长期使用很少出现机械故障,该手术主要并发症有感染、疼痛、白膜穿孔、局部肿胀、龟头畸形、龟头冷感、阴茎缩短、感觉降低、组织排异等,假体质量方面也可能存在折断和机械失灵等问题。

二、早　　泄

早泄(premature ejaculation,PE)是射精障碍中最常见的疾病,发病率占成人男性的 30% ~50%,简言之就是过早射精,但尚缺乏一个确切而完整的定义,一般认为是指男子在阴茎勃起后尚未进入阴道,或正在插入及刚刚插入而尚未抽动时便已射精,阴茎也自然随之疲软并进入不应期的现象。

【病因】　引起早泄的原因包括精神性因素和器质性因素两大原因,前者又称心理性早泄,占早泄患者的 80% 以上,常见于新婚过分兴奋或过分疲劳等情况下,器质性早泄往往是由于一些器质性因素,如性腺或附属器官的炎症等疾病降低了射精中枢的兴奋度使得射精更容易发生。还有一些因素比如包皮过长、内裤过紧也可诱发早泄。

【诊断】　临床上,早泄可通过患者的主诉,详细的病史询问,特别是性生活史的了解可得到诊断。早泄发生的频率、病程时间、早泄发生时性刺激的强弱及容易发生早泄的特定外在环境甚至是特定的性伴侣、早泄对于性行为的影响等这些都是病史询问的重点,诊断时要充分注意患者是否存在合并疾病,如糖尿病、神经系统疾病、外伤、泌尿生殖系感染及手术史和用药史。早泄根据发病时间可分为原发性早泄和继发性早泄,还可按照是否合并勃起功能障碍分为单纯性早泄和复合性早泄。体格检查有助于发现引起早泄的器质性因素,精神心理个性检测法等进行精神心理学分析,有助于了解患者的精神心理状况,以便对症治疗。阴茎震动感感觉度测定法有助于分析病情,选择治疗手段,分析疗效。其他一些检查手段如阴茎背神经体性感觉诱发电位测定法、球海绵体反射潜伏期测定法也有助于寻找病因和疗效观察。注意早泄与遗精的区别,遗精是指在非性交活动的情况下发生的一种射精活动,多见于青春发育期的青少年,是一种正常的生理现象,一般 2 周或更长时间遗精 1 次,不引起身体任何不适,一般无需治疗。

【治疗】　早泄的治疗主要是依靠寻找病因,根据病因进行针对性治疗。

(1) 心因性早泄:去除引起早泄的精神性因素是关键,配合适当的功能锻炼以降低射精兴奋阈值,延长达到射精的时间。包括非生殖器感觉集中训练,生殖器感觉集中训练,阴茎挤捏疗法等。

(2) 器质性早泄的治疗关键在于原发疾病的治疗。

(3) 药物治疗:抗抑郁制剂和 5-羟色胺再吸收抑制剂如优克、舍曲林与帕罗西丁,以及

α-受体阻滞剂等在临床上被试用于治疗早泄，但不良反应较大，应慎用。五型磷酸二酯酶抑制剂西地那非对早泄有一定疗效，但机制不明，一些含局麻制剂的喷雾剂和软膏剂用于治疗早泄，虽然有一些疗效但尚缺乏临床依据。也有一些中药治疗的报道，但疗效尚需观察。

（4）手术治疗：已经有通过切断阴茎背神经分支来治疗早泄的报道，但其临床安全性和有效性还值得进一步研究。

三、不　射　精

【定义】　不射精症（anejaculation）又称射精不能症（aspermatismus），是指性交时没有精液排出的一种病症。患者有正常的性欲和勃起功能，性交时有正常的性兴奋，阴茎勃起坚硬，但是由于不能射精而造成性交时间过度延长，以致难于达到性高潮，甚至没有性高潮，是导致男子不育的常见病因，占男性不育症的26%。

【不射精症的诊断】　①通过患者主诉，与患者面谈或利用性功能评价询问表来全面了解病史和既往史；精神心理学个性分析有助于某些功能性不射精症病因寻找和治疗。②系统的体格检查有助于了解尿路解剖学、神经系统变化、射精器官的各种病变。③实验室检查包括血液与尿液常规实验室检查肝肾功能及血糖分析，有助于分析发病原因。生殖系统B超、CT或MRI检查有助于发现引起射精障碍的梗阻性因素。④特殊检查：阴茎感觉神经功能检查，阴茎震动感感觉度测定，或阴茎背神经体性感觉诱发电位测定，来了解神经系统的功能变化，有助于确定治疗方针。

【治疗】　①对功能性不射精症，治疗的关键在于寻找相关发病因素。例如，由于性无知、性焦虑等相关因素引起的，可对不射精患者及配偶进行性知识的再教育，使他们端正认识，打消顾虑，树立信心，正确对待性生活；有过度手淫习惯的告知其危害，减少手淫次数和强度，常常可以得到较好效果。5-羟色胺阻滞剂赛庚啶及一些多巴胺类药物如金刚烷胺、育亨宾、阿扑吗啡能诱发射精，可作为辅助治疗，但疗效尚未验证。②对脊髓疾患或脊柱损伤、交感神经节损伤、糖尿病、饮酒或服用镇静安定药物等引起的器质性不射精症，进行对原发病的治疗，或利用阴茎震动器震动刺激诱导射精。对严重射精障碍而造成不孕的患者，可用电刺激诱导射精来取得精液，进行人工授精，对前述方法仍无效者可手术取精。

第三节　男 性 不 育

世界卫生组织（WHO）规定，夫妇同居1年以上，未采用任何避孕措施，由于男方因素造成女方不孕者，称为男性不育。男性不育症不是一种独立的疾病，而是由某一种或很多疾病与因素造成的结果。

【流行病学】　据世界卫生组织统计，世界发达国家5%～8%的育龄夫妇可能有不育问题，而发展中国家的某些地区可高达30%。在过去的50年里，西方男子的精子密度下降了50%左右，大约25%的夫妇结婚后1年不能怀孕，这其中有15%会寻求治疗，有不到5%的患者只能不情愿地接受不能生育的结局。国家计生委科学技术研究所也报告我国男性的精液质量正急剧下降，精子数量降幅达40%以上，而且工业化程度越高的地区，精子质量降低越明显。同时还发现泌尿生殖系统先天性畸形如隐睾、尿道下裂及生殖内分泌紊乱导致性早熟、泌尿生殖系统肿瘤等的发生率也在不断上升。

【病因及分类】

（1）根据临床表现分为绝对不育和相对不育。绝对不育：指完全没有生育能力，如特发性无精子症。相对不育：指有一定生育能力，但生育力低于怀孕所需要的临界值，如少精子症，精子活力低下症等。

（2）根据发病过程分为原发不育和继发不育。原发不育：指夫妇双方从未受孕。继发不育：指夫妇有过生育史（包括怀孕或流产史），但以后由于疾病或某种因素干扰了生殖的某环节而导致连续三年以上未用避孕措施而不孕者。

（3）根据精液结果分类：①免疫不育；②正常精液；③精浆异常；④畸形精子增多症；⑤弱精子症；⑥少精子症；⑦无精子症；⑧无精液症。

（4）根据疾病和因素干扰或影响生殖环节的不同，分为睾丸前、睾丸和睾丸后三个环节（表 49-2）。

表 49-2 男子不育按生殖环节的病因分类

睾丸前病因	睾丸性病因	睾丸后病因
1. 下丘脑病变	1. 先天性异常	1. 勃起功能和射精功能障碍
Kallmann 综合征	克氏综合征	2. 精子运输障碍
选择性 LH 缺陷症	Y 染色体缺陷	（1）输精管、附睾、精囊发育异常
选择性 FSH 缺陷症	纤毛不动综合征	（2）尿道上裂、尿道下裂
先天性低促性腺激素综合征	隐睾	（3）后天性输精管道损伤、炎症
2. 垂体病变	2. 感染性（睾丸炎）	3. 附属性腺疾病
垂体功能不全	3. 理化因素及环境因素、发热、化疗、放	前列腺炎
高催乳素血症	疗、药物、饮食	4. 精子活动力或功能障碍
3. 外源性或内源性激素水异常	4. 全身性疾病	5. 免疫性
雌激素/雄激素过多	5. 损伤、手术	6. 附睾疾病
糖皮质激素过多	6. 血管因素、精索静脉曲张、睾丸扭转	7. 特发性
甲状腺功能亢进或减退	7. 免疫性	
	8. 特发性不育	

【诊断】

1. 病史 病史采集是男性不育诊断的核心内容，包括生长发育史、重大疾病史、手术外伤史、生育史、性生活史、家族史、服药史、生活习惯、不良嗜好、环境和职业因素。

2. 体格检查 全身情况：除一般体检内容外，应注意体型、乳房发育、第二性征等。

生殖器官检查：包括有无生殖器官的畸形，睾丸附睾的位置、大小、质地、有无肿块结节，输精管有无结节或缺如，阴囊内有无精索静脉曲张、鞘膜积液，通过肛门指检查前列腺大小、质地、有无结节或其他病变及可能存在的精囊腺异常。

3. 精液分析（推荐） 精液检查是男子生育力评估的重要依据，结果异常常提示有生育能力减退，可采取手淫法或性交时用不含杀精剂的避孕套收集精液，为获精液质量基线，至少收集两份精液标本，收集前禁欲时间以 2～3 日为宜，收集后 1 小时内送检。精液参数中与生育关系最密切的是精子数量和活力（表 49-3）。

表 49-3　精液分析正常值范围

指标	正常值范围
颜色*	乳白色或灰白色，长期未排精者可呈浅黄色
量*	2ml 或更多
PH*	7.2 或更高
液化*	少于 60 分钟（一般 5~20 分钟）
气味*	栗子花味，也有描述罂粟碱味
渗透压**	356.17±32.12mOsm/Kg. H_2O
精子密度*	≥20×10^6/ml
精子总数*	≥40×10^6/每份精液
活动精子数（采集后 60 分钟内）*	前向运动（a 级和 b 级）的精子比率≥50%
	或快速前向运动（a 级）的精子比率≥25%
存活率*	≥50% 精子存活（伊红染色法）
形态*	≥30% 正常形态（巴氏染色法）
白细胞数*	<1×10^6/ml
培养*	菌落数<1000/ml
黏度**	40.21±19.11 秒（管径 0.672，长 93mm 毛细管黏度计）
SVT**	33.49±12.65 微米/秒
精子活力得分**	>150 分

* 为世界卫生组织第四版“人类精液和精子-宫颈黏液相互作用实验室检测手册”所提供的正常值，** 为上海仁济医院男性学研究室所提供的正常值

4. 选择性检查　根据病史、体检、精液检查结果提示的危险因素，选择下列有关实验室检查。

（1）抗精子抗体检查，抗精子抗体（AsAb）检出率有很大差异，但在不育患者中检出率仍明显高于生育人群，研究显示 10%~30% 不育患者血清或精浆中可检出抗精子抗体，为排除免疫性因素，AsAb 检查已是男性不育症重要检查项目之一。

（2）精液的生化检查，用以判断附属性腺分泌功能。

（3）男性生殖系统细菌学和脱落细胞学检查，用以判断生殖系统感染和睾丸曲细精管功能。

（4）内分泌检查，许多内分泌疾病可以影响睾丸功能而引起不育。

（5）免疫学检查，人精子的自身免疫和同种免疫都可以引起不育。

（6）染色体检查，对少精、无精子症者可做细胞核型鉴定。

（7）影像学检查：输精管精囊造影和尿道造影用以检查输精管道通畅性，而头颅摄片用以排除垂体肿瘤和颅内占位性病变。

5. 特殊检查　①阴囊探查术：为了鉴别是梗阻性无精子症抑或睾丸生精功能障碍无精子症，以及检查梗阻部位、范围及梗阻原因，可选用阴囊探查术。②睾丸活检术：能直接判断精子发生的功能或精子发生障碍的程度，通过 Johnsen10 级积分法可对精子发生及精子发生障碍的程度作出定量的判断（表 49-4）。③精子功能试验：排出体外精子进入女性生殖器官与卵子结合受精，有关的精子功能。④房事后试验：了解精子与宫颈黏液间的相互作

用。⑤性功能检查(略)。必要时还可进行内分泌功能测定、免疫学和细胞遗传学检查。睾丸活检、输精管精囊造影等也常被采用。

表 49-4　Johnsen 10 级积分法

积分	组织学标准
10 分	完好的精子发生和许多精子,生精细胞层次规则
9 分	有很多精子,但生精细胞排列紊乱,管腔内有脱落生精细胞
8 分	切片中仅发现少数精子(<5~10/HP)
7 分	无精子但有许多精子细胞
6 分	无精子,仅少许精子细胞
5 分	无精子及精子细胞,但有较多精母细胞
4 分	极少量精母细胞,而无精子和精子细胞
3 分	仅有精原细胞
2 分	仅有支持细胞,无生精细胞
1 分	完全透明变性,曲细精管中无细胞可见

【治疗】

1. 不育夫妇双方共同治疗

(1) 绝对不育男性即不作治疗不能获得生育者,如不射精症、无精子症等,在男方进行治疗前也应对女方检查生育力。

(2) 男性生育力降低如特发性或继发性少精子症,精子活力低下症和畸形精子增多症,根据 WHO 多中心临床研究,约 26% 女配偶也同时存在生育问题。

2. 非手术治疗

(1) 特异性治疗:病因诊断相当明确,治疗方法针对性强,则可采用特异性治疗,如用促性腺激素治疗促性腺激素低下的性腺功能低下症。

(2) 半特异性治疗:对病因、病理、发病机制尚未阐明,治疗措施只解决部分发病环节,如感染不育和免疫不育治疗等。

(3) 非特异性治疗:由于病因不明,如特发性少精症采用的经验性治疗和传统医学治疗等。

3. 手术治疗

(1) 提高睾丸的精子发生的手术如精索静脉高位结扎术和睾丸下降不全的手术。

(2) 解除输精管道的梗阻。

(3) 解除其他致使精液不能正常进入女性生殖道因素的手术,如逆行射精及尿道下裂手术等。

(4) 其他全身疾病而致男性不育的手术,如垂体瘤手术和甲状腺手术等。

4. 人类辅助生殖技术　不通过性交而采用医疗手段使不孕不育夫妇受孕的方法称人类辅助生殖技术,该技术用于治疗不孕不育主要有四方面。

(1) 丈夫精液人工授精(AIH),精子体外处理后,收集质量好的精子做宫腔内人工授精(IUI)主要用于宫颈因素引起不育,男性主要用于免疫不育,成功率为 8%~10%。

(2) 体外受精胚胎移植技术(IVF-ET):每周期成功率为 8%~10%用于女性输卵管、损坏梗阻的不育治疗。

(3) 显微操作辅助授精技术(ICSI)(图 49-2):主要用于严重少精、死精及梗阻性无精子症患者。做 ICSI 技术,可达 70%左右成功授精,每次移植两个胚胎,怀孕率 28.9%。

(4) 供者精液人工授精,男性不育经各种方法治疗无效而其配偶生育力正常者,为了生育目的可采用供者精液人工授精。

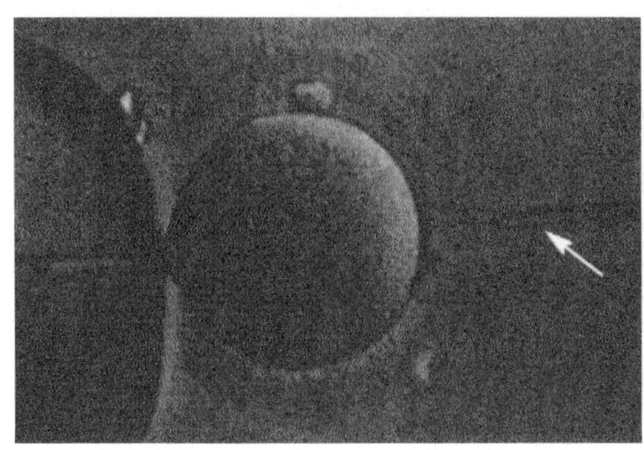
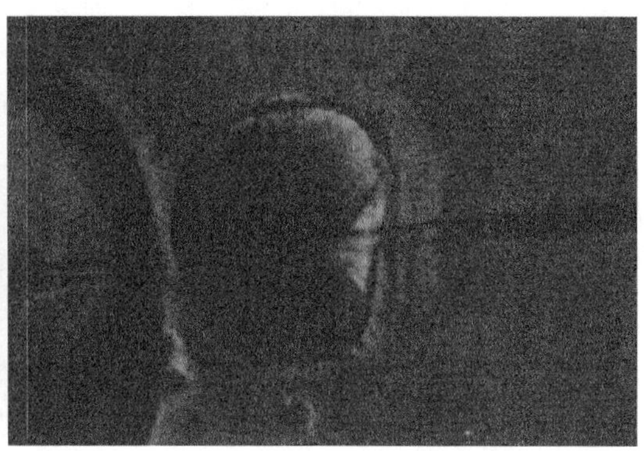

图 49-2　显微操作卵泡浆内注射技术

第四节　男 性 节 育

随着人们的生殖健康知识不断加强,男性参与计划生育工作已逐渐被人们所重视,男性节育是人口与计划生育基本国策得以落实的重要方面,不少国际组织也加强了男性生殖基础和男性节育技术的研究。本节就男性节育的相关专业知识作简要概述。

【男性节育的途径】　采取措施阻断男性生殖过程的某一个作用环节,就可达到男性节育的目的。途径如下:①干扰男性生殖活动的性激素调节;②干扰精子生成;③干扰精子的成熟和运动;④干扰附属性腺的正常功能;⑤干扰射精过程;⑥阻止精子与卵子相遇;⑦直接杀死精子;⑧阻止精子穿过宫颈黏液;⑨干扰精子的获能与授精;⑩产生抗精子抗体。

【男性节育的主要措施】

1. 自然避孕法　需要夫妇双方密切配合,根据女性月经周期,判断排卵前后的易受孕期,选择在易受孕期禁欲而达到避孕目的。该方法最符合自然状态,只要夫妇密切配合,可达到较好避孕效果,为广大育龄夫妇接受。目前判断易受孕期方法,主要有日历表法、基础体温法、症状-体温法和宫颈黏液法四种。对易受孕期判断有困难者,宜采用其他避孕措施。

2. 避孕套　是较普遍的一种避孕工具,通常由乳胶薄膜制成的套子,性交时套在阴茎上,阻止精液流到阴道里,达到避孕目的。此法简单,对男女双方身体健康均无影响,如能正确使用避孕套,避孕效果十分可靠,并可预防艾滋病和其他性传播疾病。避孕套还适用于轻度早泄者、女性对配偶精液过敏者及妊娠晚期性交和预防宫颈病变从而减少宫颈癌变发生。

3. 男性避孕药　抑制精子生成和成熟的药物有性激素类药物如十一酸睾酮,雄激素避孕的药物不良反应甚低且安全,但有人担心长期应用可潜在性引起心血管并发症和前列腺疾病,因而用药安全的研究还有待继续进行;孕激素和雄激素联合用药后可取得更快避孕效果,且补充外源性雄激素可消除孕激素的不良反应,但不能达到持久无精子;中草药类避孕药包括棉酚、雷公藤等。由于目前的男性药物避孕效果不够确切,因此限制了它的应用。

4. 杀精子药物　在性生活前将外用杀精子药物放入阴道内,使排入阴道的精子杀伤,达到避孕目的。现常用的有孟苯醇醚和壬苯醇醚,配伍各种惰性基质制成泡沫剂、霜剂、胶冻栓剂、片剂及避孕药膜等。外用避孕方法简单,不影响男女双方生理健康,不影响性交快感,不良反应少,对阴道杆菌无害等。

5. 输精管结扎术　是一种永久性的节育方法,可阻断精子输出的通道,使之不能排出。输精管结扎术(vasoligation)后,睾丸仍能继续产生精子,所以输精管结扎后,除不能生育外,对身体健康和性生活都没有影响。

(1) 手术适应证和禁忌证:适应证,已婚男子,为实行计划生育,经夫妇双方同意,要求作结扎手术永久性节育者,均可施行手术。下列情况应列为禁忌,有出血倾向、严重神经官能症、精神病、急性病和其他严重慢性疾病者。睾丸、附睾、前列腺、阴囊皮肤有炎症者,应暂缓施行手术;对患有严重精索静脉曲张、腹股沟疝、鞘膜积液等可在上述疾病手术同时作输精管结扎术。

(2) 术前准备:向受术者介绍输精管结扎手术的有关科普知识,以解除顾虑。询问有关药物过敏史。用肥皂温水清洗外阴部,并剃去阴毛。

(3) 手术方法:输精管结扎手术方法很多,钳穿固定结扎法较为常用。手术中操作要精细并严格遵守无菌操作;同时严格止血,防止血肿;结扎输精管残端要松紧适当。

(4) 术后处理:①术后观察 1~2 小时,如无出血和血肿才可离院;②休息 1 周左右,同时避免剧烈活动、洗澡和性交;③术中若未用杀精子药液灌注者,术后 2 个月内应采取其他避孕措施。

(5) 并发症及其处理

1) 感染:本手术属于无菌手术,由于手术区域消毒不严,存在感染灶或器械污染导致感染,临床上可分为阴囊入口感染、精索炎、前列腺和精囊炎三种类型。如发生感染,可加强抗感染治疗。如脓肿形成,尽早切开引流。

2) 出血和血肿:出血一般发生在术后 24 小时内,常由于止血不完善所致。根据出血部位不同,可分为阴囊皮下出血、精索血肿及阴囊血肿。出血量多或阴囊内广泛渗血形成大血肿,须立即处理,必要时做探查手术,清除血块,彻底止血并置橡皮片引流,术后加强应用止血药和抗生素。

3) 附睾淤积:发生附睾淤积症的可能原因是:输精管阻断后,进入附睾的睾丸液增多,附睾吸收负荷增加;手术时损伤附睾血供,影响附睾吸收功能;术前有生殖道隐性感染,降低了附睾吸收功能。患者术后附睾胀大、质软、胀感,但无痛,可应用局部理疗和阴囊托。症状严重者,可做附睾切除或输精管吻合术。

4) 输精管再通:极少数受术者在术后发生输精管再通,精液中查到精子,使女方再孕,必要时可再次施行输精管结扎术。

5) 性功能障碍:性功能障碍不是输精管绝育的直接并发症,但个别接受手术者术后确实出现性功能障碍。原因可能为精神心理因素导致大脑皮质功能紊乱。术后亦可能出现器质性病变,如痛性结节、附睾淤积、血肿等,在性生活时常因疼痛而影响勃起功能。

6. 输精管注射绝育法　本法简便、有效且不用手术。方法为用注射针头经阴囊皮肤直接穿刺输精管,然后注入快速医用胶 508 或苯酚 504 混合剂,在短时间内药液凝固,使输精管管腔发生堵塞的绝育方法。

(马利民　蔡　波)

第五十章　泌尿、男性生殖系统其他疾病

学习目标

1. 熟悉鞘膜积液分类、诊断及治疗原则。
2. 了解精索静脉曲张的病因、诊断。

第一节　肾　下　垂

正常人肾位置右侧略低于左侧，肾门大约在1、2腰椎横突水平，站立时，肾可下降2～5cm，约相当于一个椎体，超过此范围者，即由卧位变为立位时，肾下移超5cm或超过两个椎体称为肾下垂（nephroptosis）。少数患者，肾被腹膜包裹而肾蒂松弛，能在腹部广范围移动，有的降到下腹部或骨盆内，有的跨过中线到对侧腹部，此类肾下垂又称游走肾（floating kidney）。在20世纪早期，对此病的诊断标准及手术适应证过宽，以至一般人群中肾下垂的检出率高达20%，肾下垂固定术成为常规手术，甚至滥用，其后由于对肾下垂认识的提高，对手术疗效及手术并发症的观察，以至对此病的诊断与治疗越来越谨慎。

【病因】　肾属于腹膜后器官，依靠背部坚强的纵行肌肉和肾周脂肪、筋膜、肾蒂血管及腹内压力维持正常的位置，一般不会过多地移位，肾周脂肪囊下方是一个潜在的疏松的间隙，因此当腹压降低时，肾就可能向下移位造成肾下垂。肾下垂病因包括肾窝浅，恶病质、消瘦、躯体脂肪迅速丧失使得肾周脂肪减少，多次分娩后腹壁松弛使腹内压降低，过度用力、长期咳嗽、便秘、脊柱变形、肝下压及肾损伤等。多见于女性，特别是身材瘦长的年轻女子，男性发病率不足女性的1/10。肾下垂好发于右侧，可能与右肾窝较左肾窝浅，右肾上方有肝覆盖有关。

【病理】　肾下垂使尿流不畅或肾血管扭转与牵拉时才会出现病理改变。输尿管扭曲，尿流受阻不畅可引起肾盂积水、肾盂感染、肾结石等。肾过度移动可引起肾血管扭转，导致肾淤血，甚至肾萎缩。肾下垂常伴有其他内脏下垂。

【临床表现】　肾下垂多发生于20～40岁瘦高体型的女性，右侧多于左侧。症状的产生与肾下垂的程度不一定成正比，有时虽然下垂程度不重，但可以引起较明显的症状。

1. 泌尿系统症状　腰部酸痛占92%，呈钝痛或牵扯痛，久站或行走时加剧，平卧后可消失；肾蒂血管或输尿管扭转时，可发生Dietl危象，表现为肾绞痛、恶心、呕吐、脉搏增快等症状。50%以上患者有慢性尿路感染的症状，大多因输尿管弯曲导致肾积水或上尿路感染，出现尿频、尿急等膀胱刺激症状；肾活动幅度大时，肾受挤压常发生血尿。1/3的病例还伴有低热或反复发热的病史。偶有下肢水肿等表现。

2. 消化系统症状　由于肾活动时对腹腔神经丛的牵拉常会导致消化不良、腹胀、嗳气、恶心、呕吐等消化道症状。

3. 心血管系统症状　直立位时肾蒂血管被牵拉，肾血流量减少可引起高血压。

4. 神经官能方面的症状　此类患者常较紧张，伴有失眠、头晕乏力、记忆力减退等，其

发生率约占 1/5。

【诊断与鉴别诊断】 根据病史和临床表现,可初步作出诊断。体格检查时在平卧、侧卧及直立位时触诊肾,确定肾的位置及移动度。当触诊有困难时,可让患者上下几级楼梯,然后进行立位触诊,有助于扪及肾。B 超在平卧位、直立位时可测量肾的位置,并作对比,超声还对梗阻性间歇性肾积水很有帮助。排泄性尿路造影先后在平卧位和直立位摄片,可了解肾盂的位置,如肾盂较正常下降超过一个椎体可诊断为肾下垂。依肾下垂程度分为三度:如下降到第 3 腰椎水平,为肾下垂Ⅰ度,降至第 4 腰椎为肾下垂Ⅱ度,降至第 5 腰椎或以下者为肾下垂Ⅲ度。X 线片亦可显示有无肾盂、输尿管积水。如需手术治疗,除上述检查外,必须进行同位素肾图检查,以鉴别肾下垂是否具有临床意义,如肾血流受阻,肾小管分泌异常及肾小球滤过率下降,则认为有临床意义。鉴别诊断:①先天性异位肾,多位于下腹或盆腔内,位置固定,平卧后肾不能复位。②肾上极或肾外肿瘤压迫使肾位置下降。以上情况均可用 B 型超声、CT 及尿路造影鉴别。

【治疗】 大多数肾下垂患者症状轻微或无症状,一般无需进行治疗。有腰痛、血尿者,可考虑治疗,包括非手术治疗与手术治疗。

1. 非手术治疗 诊断肾下垂后,不论程度如何,均宜先行非手术治疗,尤其是仅有临床症状而无并发症时。非手术治疗包括增加营养,强壮身体,加强腹肌锻炼,增加腹壁张力;多卧床休息,卧床时大腿抬高;腹部按摩;消除感染病灶;调理神经衰弱;使用紧束弹性宽腰带或肾托;可配合内服中成药如补中益气丸、六味地黄丸等药,另外可使用一些提高蛋白合成的药物如苯丙酸诺龙等。

2. 手术治疗 ①注射疗法:症状严重,影响工作和生活者可行硬化剂注射治疗。在肾周注入奎宁、明胶制成的胶状剂或海绵状制剂产生化学性、无菌性炎症,肾与周围组织发生粘连固定。肾盂输尿管交界处狭窄,迷走血管或纤维束带压迫输尿管等机械性梗阻为其禁忌证。②肾下垂固定术:手术方式有开放或腹腔镜下肾悬吊固定术(nephropexy),适应证包括严重疼痛超过 3 个月,并且有时或长期服用止痛剂;立位患肾功能下降或肾积水;每年合并泌尿系统感染超过 3 次;合并肾结石、高血压。手术禁忌证是神经衰弱或全内脏下垂,症状与体位关系不大,即平卧症状不缓解者也不宜手术治疗。

第二节 精索静脉曲张

精索静脉曲张(varicocele)是指精索内蔓状静脉丛的异常伸长、扩张和迂曲。发病率占男性人群的 10%~15%,多见于青壮年,以左侧发病为多,但近来发现发生于双侧的可达 40%以上。精索静脉曲张在男子青春期之前较少发生,而在青春期后,随着年龄的增长,其发病率逐渐增高,通常认为精索静脉曲张会影响精子产生和精液质量,是引起男性不育症的病因之一。

【病因】 精索静脉曲张主要是由于精索静脉血流淤积而引起,原发性精索静脉曲张与下列原因有关。①人的直立姿势影响精索静脉回流。②静脉壁及邻近的结缔组织薄弱或提睾肌发育不全,削弱了精索内静脉周围的依托作用。③左精索内静脉进入左肾静脉的入口处有瓣膜防止逆流,如静脉瓣发育不全,静脉丛壁的平滑肌或弹力纤维薄弱,会导致精索内静脉曲张。④左侧精索内静脉位于乙状结肠后面,易受肠道压迫影响其通畅。⑤左精索静脉呈直角进入肾静脉,行程稍长,静水压力较高。⑥左肾静脉位于主动脉与肠系膜动脉之间，肾静脉受压可能影响精索内静脉回流，形成所谓近端钳夹现象。⑦右髂总动脉可能使左髂总静脉受压，影响左输精管静脉回流，形成所谓远端钳夹现象。上述原因使得90%原发性精索静脉曲张位于左侧。此外，腹腔内或腹膜后肿瘤、肾积水或异位血管压迫上行的精索静脉，癌栓栓塞肾静脉，使血流回流受阻，可以引起单侧或双侧继发精索静脉曲张。

【临床表现】 多数原发性精索静脉曲张患者无自觉不适而在体检时被发现，或因不育症就诊时被查出。有症状者多表现为阴囊坠胀不适或坠痛，疼痛可向腹股沟区、下腹部放射，步行或站立过久则症状加重，平卧休息后症状可缓解或消失。静脉曲张程度与症状可不一致，有时有神经衰弱症状，或性功能紊乱的症状。精索静脉曲张可伴有睾丸萎缩、腹股沟疝、下肢静脉曲张和鞘膜积液。如卧位时静脉曲张不消失，则可能为继发性，应查明原因。

精索静脉曲张可影响生育，是导致男性不育的主要原因之一。在成年男性大约40%的原发性不育及80%继发性不育者患有精索静脉曲张。精索静脉曲张引起不育的原因可能与以下因素有关：①精索静脉内血液滞留，使睾丸局部温度升高，生精小管变性影响精子的发生；②血液滞留影响睾丸血液循环，睾丸组织内CO_2蓄积影响精子的发生；③左侧精索静脉反流来的肾静脉血液，含有的肾上腺和肾分泌的代谢产物如类固醇、儿茶酚胺、5-羟色胺可引起血管收缩，造成精子过早脱落；④左侧精索静脉曲张可影响右侧睾丸功能，因双侧睾丸间静脉血管有丰富的交通支，左侧精索静脉血液中的毒素可影响右侧睾丸的精子发生。

【诊断和鉴别诊断】 多数患者无自觉不适而在体检时被发现，或因不育症就诊时被查出。体格检查立位时可见患侧较健侧阴囊明显松弛下垂，严重者视诊和触诊时曲张的精索内静脉似蚯蚓团块，如局部体征不明显，可作Valsalva试验，即嘱患者站立，用力屏气增加腹压，血液回流受阻，显现曲张静脉。改平卧位后，曲张静脉随即缩小或消失，曲张静脉仍不消失，应怀疑静脉曲张属继发性病变，须仔细检查同侧腰腹部，并作B超、排泄性尿路造影或CT、MRI检查，明确本病是否为腹膜后肿瘤、肾肿瘤压迫所致；不育患者应做精液分析；为了解睾丸是否受损及是否具备手术指征，睾丸的大小必须要测量，B超是测量睾丸大小最为准确的方法；辅助检查首选彩色多普勒超声，可以判断精索内静脉中血液反流现象。精索静脉曲张须与下列疾病鉴别：丝虫性精索淋巴管曲张、丝虫性精索炎、输精管附睾结核。

临床上将精索静脉曲张分为四级。0级：无精索静脉曲张症状表现，Valsalva试验不能出现；Ⅰ级：触诊不明显，但Valsalva试验时可出现；Ⅱ级：在扪诊时极易触及扩张静脉，但不能看见；Ⅲ级：患者站立时能看到扩张静脉在阴囊皮肤突现，如团状蚯蚓，容易摸到。

【治疗】 原发性精索静脉曲张无明显症状并有生育者一般不需手术治疗。治疗无症状或症状轻者，可仅用阴囊托带、穿紧身内裤、局部冷敷及减少性刺激。原发性精索静脉曲张伴有以下情况者须手术治疗：①有严重症状，经非手术治疗无效者；②有睾丸生精功能障碍，伴有睾丸萎缩，引起不育者；③同时伴前列腺炎精囊炎久治不愈者。对于青少年期的精索静脉曲张，由于导致睾丸病理性渐进性的改变，故目前主张对青少年期精索静脉曲张伴有睾丸容积缩小者应尽早手术治疗，有助于预防成年后不育。传统的手术途径有以下两种：①经腹股沟管精索内静脉高位结扎术；②经腹膜后高位结扎术。腹腔镜精索静脉高位结扎术与传统开放手术比较具有效果可靠、损伤小、并发症少、可同时实行双侧手术、恢复快、住院时间短等优点；此外尚有显微镜下精索静脉高位结扎术、精索静脉介入栓塞术等治疗方法，临床上均有应用，疗效颇佳。

第三节 鞘膜积液

在正常情况下睾丸鞘膜内含有少量液体，其可通过精索内静脉和淋巴系统以恒定的速度吸收，当某些病变使得液体的分泌增加或吸收减少，鞘膜囊内积聚的液体增多而形成囊肿者，称为鞘膜积液（hydrocele），是男性泌尿生殖系统较为常见的疾病。原发性鞘膜积液多数无明显原因，部分为先天性因素。睾丸或附睾的炎症、肿瘤、局部外伤或丝虫病等均可引起鞘膜积液，有睾丸鞘膜积液（testicular hydrocele）、精索鞘膜积液（funicular hydrocele）等。

【病因】 睾丸在胚胎早期位于腹膜后第2~3腰椎旁，以后逐渐下降，7~9个月时，睾丸经腹股沟管下降到阴囊内，同时腹膜随睾丸一起下移，腹膜在内环口以下形成鞘状突。覆盖在睾丸和附睾的腹膜称为鞘膜脏层，而靠近阴囊组织的部分称为鞘膜壁层。鞘状突闭合异常或鞘膜分泌液过多或吸收减少，均可造成鞘膜积液，常伴发腹股沟疝（图50-1）。睾丸鞘膜积液分为原发和继发两种。原发者病因不清，病程缓慢，病理学检查常见鞘膜慢性炎症反应。继发者则伴有原发疾病，如急性者见于睾丸炎，附睾炎，创伤或高热，心力衰竭等全身疾病。慢性者多无明显诱因，有时可见于阴囊慢性损伤或腹股沟区淋巴、静脉切除等局部手术以后，亦可并发于阴囊内某些疾病，如肿瘤、结核、梅毒等。在热带和我国南方丝虫病、血吸虫病也可引起鞘膜积液。婴儿型鞘膜积液与其淋巴系统发育迟缓有关。

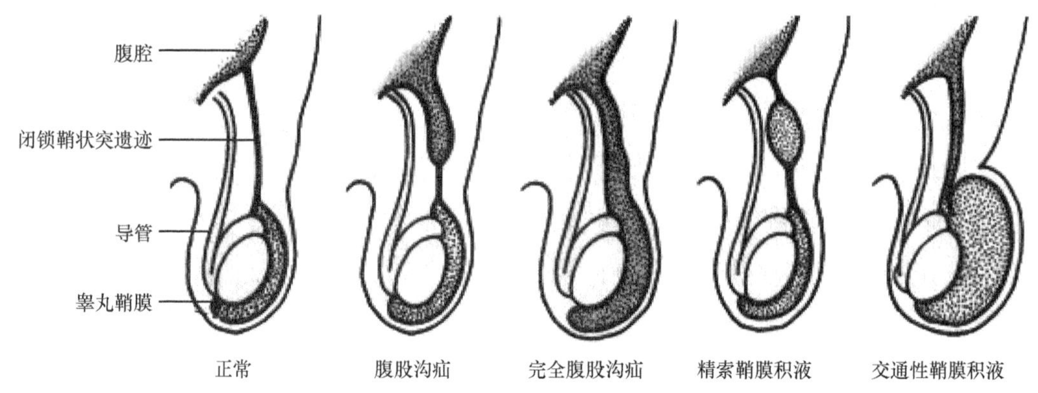

图50-1 鞘状突闭合异常引起腹股沟管和阴囊异常

【分类】

1. 睾丸鞘膜积液 鞘状突闭合正常，睾丸固有鞘膜内有积液形成，此为最为常见的一种。

2. 精索鞘膜积液 鞘膜的两端闭合，而中间的部分未闭合且有积液，囊内积液与腹腔和睾丸鞘膜腔都不相通，又称精索囊肿，发生在女孩的囊肿称之为Nuck囊肿或圆韧带囊肿。

3. 交通性鞘膜积液 由于鞘突未闭合、睾丸鞘膜腔的积液可经一小管道与腹腔相通，如鞘突与腹腔间的通道较大，肠管和网膜亦可进入鞘膜腔，即为先天性腹股沟疝。

4. 混合型鞘膜积液 是指睾丸与精索鞘膜积液同时存在，但两者并不相通。亦可并发疝或睾丸未降等异常。

5. 睾丸、精索鞘膜积液(婴儿型)　鞘突仅在内环处闭合,精索部未闭合,积液与睾丸鞘膜腔相通。

【临床表现】　一侧鞘膜积液多见,表现为阴囊内或腹股沟区有一囊性肿块,呈慢性无痛性逐渐增大。积液量少时无不适,常在体检时被偶然发现;积液量多时才感到阴囊下垂、发胀、精索牵引痛等。巨大睾丸鞘膜积液时,阴茎缩入包皮内,影响排尿与性生活,步行和劳动亦不方便。交通性鞘膜积液、站立时阴囊肿大。平卧后托起阴囊,积液逐渐流入腹腔,囊肿缩小或消失。体检可见睾丸鞘膜积液呈球形或卵圆形,表面光滑,皮肤可呈蓝色,有弹性和囊性感,触不到睾丸和附睾;精索鞘膜积液位于腹股沟或睾丸上方,与睾丸有明显分界;交通性鞘膜积液患者站立位时阴囊肿大,卧位时由于积液流入腹腔,鞘膜囊缩小或消失,睾丸可触及。婴儿型鞘膜积液可触及梨形肿物,睾丸不能触及;辅助检查:透光试验阳性,但在继发炎症出血时可为阴性;B 超检查可进一步明确诊断,对疑为睾丸肿瘤等引起的继发性睾丸鞘膜积液有重要意义。

【诊断与鉴别诊断】　有典型的临床表现和病史者,诊断较为容易。

(1) 一侧或双侧阴囊内肿块,呈慢性无痛性逐渐增大。摸之表面光滑,无压痛,触不到睾丸和附睾,有弹性和囊样感。透光试验阳性。若积液为脓性、血性或乳糜性,则透光试验为阴性。若鞘膜壁因炎症而增厚,也可使光线透过减弱。精索囊肿常位于腹股沟或睾丸上方,鞘膜囊与睾丸分界明显。睾丸、精索鞘膜积液时阴囊有梨形肿物,睾丸摸不清。交通性鞘膜积液,站立位时阴囊肿大,卧位时鞘膜囊缩小或消失,睾丸可触及。

(2) 鞘膜积液应与睾丸肿瘤和腹股沟斜疝相鉴别,睾丸肿瘤呈实质性肿块,质硬且沉重,肿物表面不规则,透光试验阴性。腹股沟斜疝有回纳性特点,透光试验阴性,肿大的阴囊可见肠型,听诊有肠鸣音,在卧位时阴囊内容物可回纳,咳嗽时内环处有冲击感,至于先天性(交通性)鞘膜积液与先天性腹股沟斜疝则是同一病因同时并存的疾病。B 型超声检查呈液性暗区,有助于与睾丸肿瘤和腹股沟斜疝等鉴别。

【治疗】

1. 非手术治疗　2 岁以前儿童鞘膜积液往往能自行吸收,不需手术;成人的鞘膜积液,如病程缓慢,积液少、张力小而长期不增长,且无明显症状者,亦无须手术治疗;针对原发性疾病的治疗成功后,鞘膜积液往往能自行消退而无需手术。由于急性炎症、外伤等引起的反应性鞘膜积液,可先予阴囊托带等治疗。

2. 手术治疗

(1) 手术指征

1) 2 岁以下婴儿的鞘膜积液一般可自行吸收,但当积液量大而无明显自行吸收者需手术治疗。

2) 2 岁以上的患者有交通性鞘膜积液或较大的睾丸鞘膜积液,有临床症状影响生活质量者应予手术治疗。但应排除附睾炎及睾丸扭转等引起的鞘膜积液。

(2) 手术是治疗睾丸鞘膜积液最安全可靠的方法,手术方式如下。

1) 睾丸鞘膜翻转术:临床最常用的手术方式,手术简便,效果好。尤其是睾丸鞘膜积液量不大、鞘膜无明显增厚的患者。

2) 睾丸鞘膜折叠术:适用于鞘膜较薄、无并发症者。优点是操作简单,并发症少。

3) 鞘膜切除术:临床常用的手术方式,主要适用于鞘膜明显增厚者。因几乎切除全部鞘膜,手术复发机会少。

4）交通性鞘膜积液：常采用腹股沟斜切口，在内环处高位切断及缝扎鞘状突，同时将睾丸及鞘膜由切口挤出，行鞘膜翻转术或鞘膜切除术。

近年来，随着腹腔镜技术的发展，采用腹腔镜治疗交通性鞘膜积液的技术越来越成熟。由于腹腔镜的局部放大作用，能清晰辨认内环口血管，缝合时可避免损伤精索血管及输精管；术后并发症少，疼痛轻，住院时间短，无明显瘢痕。

5）精索鞘膜积液要将囊肿全部剥离切除。

第四节 肾血管性高血压

肾血管性高血压（renovascular hypertention，RVH）占所有高血压病例的1%～10%，是由于肾动脉有严重的狭窄性病变，使受累肾血流量减少和肾缺血，引起肾的尿生成和内分泌功能异常，终而导致高血压。是继发性高血压的第二位原因，这类高血压可以通过治疗血管病变或切除患肾而得以控制，手术有效率可达72%～94%。

【病因】 引起肾动脉狭窄的原因主要有三种情况：动脉粥样硬化、纤维肌性发育异常和多发性大动脉炎。欧美等国家的肾动脉狭窄患者中60%～70%是由动脉粥样硬化所致（尤其在老年人）。纤维肌性发育不良约占25%以上，是年轻患者最主要的原因。在我国，大动脉炎是年轻患者肾动脉狭窄（renal artery stenosis，RAS）的重要原因之一，占40.5%～66.6%，大动脉炎是一种世界性疾病，东亚、南亚及拉丁美洲的发病率要高于其他地区，在我国多见于北方农村寒冷地区；纤维肌性发育不良在我国较少见。但近年来我国肾血管性高血压的病因已趋欧美化：动脉粥样硬化成为第一病因，而大动脉炎次之。吸烟和高胆固醇是动脉粥样硬化造成肾动脉狭窄的重要诱因。

【病理及病理生理】 多发性大动脉炎好发于好发于育龄期妇女，是一种病因不明的慢性炎症性疾病，主要累及主动脉及其主要分支，肺动脉也可受累。此种病变的炎性改变累及动脉壁全层，中层受累最为严重。动脉壁呈弥漫性不规则增厚及纤维化改变。血管造影以多发性狭窄为主，少数可呈节段性扩张或动脉瘤形成，亦可有继发性血栓形成。动脉粥样硬化可能仅累及肾动脉，硬化性狭窄通常发生于肾动脉近心侧2cm，而远心端或分枝很少受累。2/3患者形成偏心性斑块，其余则为环状斑块，造成管腔狭窄和内膜破坏，约见于40%患者，主要为男性尤其是老年男性患者。肌纤维增生少见，常见于青年患者，女多于男，病变为平滑肌和纤维组织增生，病理变化又可分为四种：①内膜纤维增生；②纤维肌肉增生；③中层纤维增生；④外膜下纤维增生。多种原因引起的肾动脉狭窄使肾供血不足，导致肾体积变小，显微镜下可见肾小管萎缩和间质纤维化，入球动脉和叶间动脉等发生硬化，小血管腔狭窄或闭塞。肾缺血又可以刺激肾小球旁体结构的球旁细胞和致密斑，促进了肾素的合成和释放，通过肾素-血管紧张素-醛固酮系统（RAAS）使血管收缩、水钠潴留，交感神经活性增加，肾内前列腺素和NO升高导致高血压发生。此外肾血管性高血压也与激肽、前列环素等降压物质的分泌减少及内皮素等血管活性物质影响有关。

【临床表现】

1. 高血压 常伴有头痛、心悸、胸闷、恶心、呕吐、视力减退等。发病特点：①青年发病常小于30岁，以女性为多；老年发病常大于55岁，以男性为多；②长期高血压骤然加剧或高血压突然发作，病程短或发展快；③常用降压药物无效；转化酶抑制和血管紧张素拮抗剂治疗有效;④无高血压家族史。

2. 腰痛　较常见的症状,往往由肾段动脉栓塞或肾动脉内壁分离所引起,部分患者有上腹部及腰部外伤史。

3. 蛋白尿　部分患者可有蛋白尿,血管重建术后恢复正常。蛋白尿可由肾血管疾病所引起,也可由并发症糖尿病和肾小球肾炎等引起。

4. 上腹部血管杂音　约50%以上患者可于上腹部和患肾区闻及血管杂音。

5. 继发性醛固酮增多症　约16%肾血管性高血压患者出现低钾血症。

【诊断】　首先应排除肾外性疾病、肾实质性高血压和原发性高血压。然后根据病史、症状和体检资料,疑为肾血管性高血压的患者应进一步有选择的检查,以明确诊断。病因的诊断一般可用泌尿系统疾病的常规检查和某些特殊检查即可确定。肾血管病变的诊断,则需补充其他特殊检查方法。常用于诊断肾血管性高血压的非侵袭性方法包括彩色多普勒、磁共振血管成像和计算机断层扫描血管成像,以及IVU、B超、外周血肾素测定、卡托普利实验、肾核素扫描等。然而,肾血管性高血压的确诊方法仍是肾动脉造影,相对于其他方法而言,该法仍属于"金标准"。

【治疗】　肾血管性高血压治疗目的在于控制或降低血压,恢复足够的肾血流量,改善肾功能。对肾血管性高血压的治疗方法的选择仍存在较多争议,目前有药物治疗、介入治疗和手术治疗,但有全身血管病变者疗效不佳。

1. 药物治疗　主要用于外科手术和经皮腔内肾血管成形术前和术后血压的控制,以及不愿意接受手术和健康状况不能够耐受手术治疗者,也用于手术治疗血压控制不满意者。常用的药物包括血管紧张素转换酶抑制剂、钙通道拮抗剂、血管紧张素受体拮抗剂、β受体阻滞剂,大多数患者通常需联合服用多种降压药。

2. 手术治疗

(1) 术前准备:常使用β-肾上腺素能受体阻滞剂如普萘洛尔(心得安),血管紧张素转化酶抑制剂如卡托普利,钙离子通道拮抗剂等。

(2) 外科治疗手术原则为尽量保存患侧肾,使血流通畅。方法有以下几种。

1) 经皮腔内肾动脉血管成形术(percutaneous transluminal renal angioplasty,PTRA):系应用同轴扩张血管的原理,从已插入通过肾动脉狭窄处一根带有囊袋的导管将囊袋膨胀至一适度压力(大约5个大气压)从而增大管腔直径,90%或以上的肾血管性高血压术后1个月内血压显著下降。PTRA适宜于血管肌纤维发育不良、单侧肾动脉粥样硬化的肾动脉狭窄,以及动脉炎、PTA术后复发性狭窄和手术后的狭窄者。血管肌纤维发育不良的手术成功率要高于动脉粥样硬化者,后者的再狭窄率较高;多发性大动脉炎的动脉狭窄为纤维增生所致,PTRA治疗的效果不佳;经皮腔内血管重建新技术还包括经皮肾动脉内支架术(percutaneous transluminal renal angioplasty with stent,PTRAS)、经皮腔内激光血管成形术和经皮腔内超声血管成形术等。

2) 血管重建手术:常用的手术有:①动脉血栓内膜剥除术(thromboendarterectomy);②旁路手术(亦称搭桥手术 by-pass operation)适用于肾动脉狭窄伴有狭窄后扩张的病例;③脾、肾动脉吻合术;④肾动脉狭窄段切除术;⑤病变切除及移植物置换术(resection and graft replacement);⑥肾动脉再植术。

3) 肾切除术:除少数病例外,患肾切除术目前已很少进行,而根据具体病变选用各种肾血管重建手术。肾切除术的指征有:①无功能肾,对侧肾无病变功能良好者;②肾内形成弥漫性栓塞者；③肾血管病变广泛，远段分支受累，无法施行修复性手术者；④修复性手术失败而对侧肾正常者；⑤单侧修复性手术后肾功能恢复，血运良好，但血压仍不下降，而对侧肾经活检证明有肾性高血压继发病变并检测该肾肾静脉肾素活性持续升高者。对萎缩肾不宜轻易切除。

4）自体肾移植术（auto-renotransplantation）：肾动脉及各分支病变不适合做原位血管重建术者，可行自体肾移植术。小儿患者的疗效较成人为高，治愈率为 58%～85%，改善率 7%～24%，失败率 0～7%。

（马利民）

附：泌尿、男性生殖系统肿瘤

泌尿、男生殖系统各部位都可发生肿瘤，最常见是膀胱癌，其次是肾肿瘤。我国过去常见的生殖系统肿瘤阴茎癌的发病率已日趋减少。欧美国家最常见的是前列腺癌，近年在我国也有明显增长趋势。

一、肾细胞癌

肾细胞癌（renal cell carcinoma，RCC）是起源于肾实质肾小管上皮系统的恶性肿瘤，又称肾腺癌，简称为肾癌，占肾恶性肿瘤的 80%～90%。包括起源于肾小管不同部位的各种肾细胞癌亚型，但不包括来源于肾间质及肾盂上皮系统的各种肿瘤。肾癌约占成人恶性肿瘤的 2%～3%，各国或各地区的发病率不同，发达国家发病率高于发展中国家。病因未明，其发病与遗传、吸烟、肥胖、高血压及抗高血压治疗等有关。肾癌常累及一侧肾，多单发，双侧先后或同时发病者仅占 2% 左右。组织病理多种多样，最常见的透明细胞占肾癌 60%～85%，主要由肾小管上皮细胞发生。除透明细胞外，还可见有肾乳头状腺癌（Ⅰ型和Ⅱ型）、肾嫌色细胞癌及未分类肾细胞癌、Bellini 集合管癌和髓样癌等。

肾癌高发年龄为 50～70 岁。男∶女为 2∶1。有 30%～50% 的肾癌缺乏早期临床表现，多在体检或作其他疾病检查时被发现。既往经典血尿、腰痛、腹部肿块"肾癌三联征"临床出现率已经不到 15%，此时肿瘤属晚期，一般已侵入肾盏、肾盂。10%～40% 的肾癌患者可出现副瘤综合征（以往称肾外表现），容易与其他全身性疾病症状相混淆，必须注意鉴别，常见有发热、高血压、血沉增快等。约有 25%～30% 的患者因转移症状，如病理骨折、咳嗽、咯血、神经麻痹及转移部位出现疼痛等就医。肾癌临床表现多种多样，约半数患者无临床症状或体征，体检时由 B 超或 CT 偶然发现，称之为偶发肾癌或无症状肾癌。B 超是简便而无创伤的检查方法，发现肾癌的敏感性高；CT 对肾癌的确诊率高，能显示肿瘤大小、部位、邻近器官有无受累，是目前诊断肾癌最可靠的影像学方法。肾穿刺活检和肾血管造影对肾癌的诊断价值有限。

外科手术是局限性肾癌首选治疗方法。包括：①根治性肾切除手术（nephrectomy），有开放和腹腔镜两种方式，腹腔镜具有创伤小、术后恢复快等优点被广泛应用；②保留肾单位手术（nephron sparing surgery，NSS），也有开放和腹腔镜两种方式，适用于较小的肾癌、解剖性或功能性的孤立肾及双侧肾癌；③微创治疗，射频消融（radio-frequency ablation，RFA）、冷冻消融(cryoablation)、高强度聚焦超声(high-intensity focused ultrasound,HIFU)可以用于不适合手术小肾癌患者的治疗,应严格按适应证慎重选择;④肾动脉栓塞对于不能耐受手术治疗的患者可作为缓解症状的一种姑息性治疗方法。应用生物制剂干扰素α(INF-α)、白细胞介素-2(IL-2)等免疫治疗,对预防和治疗转移癌有一定疗效。肾癌具有多药物耐药基因,对放射治疗及化学治疗不敏感。近年来分子靶向治疗应用于肾癌的治疗特别是晚期肾癌取得了很好的疗效。

二、膀 胱 癌

膀胱癌是我国泌尿外科临床上最常见的肿瘤,可发生在任何年龄,甚至于儿童,主要发病年龄在中年以后,发病率随年龄增长而增加。膀胱癌的发生是复杂、多因素、多步骤的病理变化过程,既有内在的遗传因素,又有外在的环境因素,较为明确的两大致病危险因素是吸烟和长期接触工业化学产品。其他可能的致病因素还包括慢性感染(细菌、血吸虫及HPV感染等)、应用化疗药物环磷酰胺、滥用含有非那西汀的止痛药(10年以上)、近期及远期的盆腔放疗史、长期饮用砷含量高的水和氯消毒水、咖啡、人造甜味剂及染发。另外,膀胱癌还可能与遗传有关,有家族史者发生膀胱癌的危险性明显增加。膀胱癌包括尿路上皮(移行)细胞癌、鳞状细胞癌和腺细胞癌,其次还有较少见的小细胞癌、混合型癌、癌肉瘤及转移性癌等。其中,膀胱尿路上皮癌最为常见,占膀胱癌的90%以上;膀胱鳞状细胞癌比较少见,占膀胱癌的3%~7%。膀胱腺癌更为少见,占膀胱癌的比例<2%。根据癌浸润膀胱壁的深度(乳头状瘤除外),多采用TNM分期标准分为:Tis原位癌;Ta无浸润的乳头状癌;T1浸润黏膜固有层;T2浸润肌层,又分为T 2a浸润浅肌层(肌层内1/2),T 2b浸润深肌层(肌层外1/2);T3浸润膀胱周围脂肪组织,又分为T 3a显微镜下发现肿瘤侵犯膀胱周围组织,T 3b肉眼可见肿瘤侵犯膀胱周围组织;T4浸润前列腺、子宫、阴道及盆壁等邻近器官。临床上习惯将Tis,Ta,T1期肿瘤称为非肌层浸润性膀胱癌和;T2期以上为肌层浸润性膀胱癌。

血尿是膀胱癌最常见和最早出现的症状,常表现为间歇全程无痛性血尿,血尿出现时间及出血量与肿瘤恶性程度、分期、大小、数目、形态并不一致,亦有以尿频、尿急、排尿困难和盆腔疼痛为首发表现,为膀胱癌另一类常见的症状,常与弥漫性原位癌或浸润性膀胱癌有关。其他症状还包括输尿管梗阻所致腰胁部疼痛、下肢水肿、盆腔包块、尿潴留。有的患者就诊时即表现为体重减轻、肾功能不全、腹痛或骨痛,均为晚期症状。诊断中老年出现无痛性肉眼血尿,应首先想到泌尿系统肿瘤的可能,其中尤以膀胱肿瘤多见。下列检查方法有助于确诊,尿细胞学检查是膀胱癌诊断和术后随诊的主要方法之一,敏感性为13%~75%,特异性为85%~100%;近年来尿液膀胱癌标记物BTAstat、BTAtrak、NMP22、FDP、ImmunoCyt和FISH用于膀胱癌的检测,虽有较高敏感性,但是其特异性却普遍低于尿细胞学检查;经腹壁B超简便易行,能发现直径0.5cm以上的肿瘤,可作为患者的最初筛选,还有助于膀胱癌分期,了解有无局部淋巴结转移及周围脏器侵犯;CT和MRI多用于浸润性癌,可以发现肿瘤浸润膀胱壁深度及局部转移肿大的淋巴结;膀胱镜检查和活检是诊断膀胱癌最可靠的方法。

治疗以手术治疗为主,原则上Ta、T1及局限的分化较好的T2期肿瘤,可采用保留膀胱的手术,采取经尿道膀胱肿瘤电切,经尿道激光手术,光动力学治疗,建议所有的非肌层浸润性膀胱癌患者术后均进行辅助性膀胱灌注治疗;较大、多发、反复发作及分化不良的 T2 期和 T3 期肿瘤及浸润性鳞癌和腺癌行膀胱全切除术。

三、前 列 腺 癌

前列腺癌(carcinoma of prostate)是男性老年人常见疾病,发病率在男性所有恶性肿瘤中位居第二。在美国前列腺癌的发病率已经超过肺癌,成为第一位危害男性健康的肿瘤,亚洲前列腺癌的发病率远远低于欧美国家,但近年来呈现上升趋势。引起前列腺癌的危险因素尚未完全明确,目前认为最重要的因素之一是遗传,外源性因素会影响从潜伏型前列腺癌到临床型前列腺癌的进程,包括高动物脂肪饮食、缺乏运动、木脂素类、异黄酮的低摄入、过多摄入腌肉制品等。前列腺癌 98% 为腺癌,起源于腺细胞,其他少见的有移行细胞癌、鳞癌、未分化癌等。前列腺的外周带是癌最常发生的部位,大多数为多病灶,易侵犯前列腺尖部。前列腺癌的病理学分级以 Gleason 分级系统应用最为普遍,Gleason 2~4 分属于分化良好癌;5~7 分属于中等分化癌;10 分为分化差或未分化癌。前列腺癌可经血行、淋巴扩散或直接侵及邻近器官,以血行转移至脊柱、骨盆为最常见。前列腺癌大多数为雄激素依赖型,其发生和发展与雄激素关系密切,雄激素非依赖型前列腺癌只占少数。雄激素依赖型前列腺癌后期可发展为雄激素非依赖型前列腺癌。

早期前列腺癌通常没有症状,常在体检直肠指检或检测血清前列腺特异性抗原(prostate specific antigen,PSA)升高进一步检查被发现,也可在前列腺增生手术标本中发现,但肿瘤侵犯或阻塞尿道、膀胱颈时,则会发生类似下尿路梗阻或刺激症状,严重者可能出现急性尿潴留、血尿、尿失禁。骨转移时会引起骨骼疼痛、病理性骨折、贫血、脊髓压迫导致下肢瘫痪等。直肠指检、经直肠 B 超检查和 PSA 测定是临床诊断前列腺癌的基本方法;MRI 对前列腺癌的诊断优于其他影像学方法,全身核素骨显像和 MRI 可早期发现骨转移病灶;前列腺系统性穿刺活检是诊断前列腺癌最可靠的检查。

前列腺癌的治疗应根据患者的年龄、全身状况、临床分期及病理分级等综合因素考虑。前列腺增生手术标本中偶然发现的局限性癌(Tla 期),一般病灶小,细胞分化好可以不作处理,严密观察随诊。根治性前列腺切除术是治愈局限性前列腺癌最有效的方法之一,近年已尝试治疗进展性前列腺癌,一般主张患者年龄低于 75 周岁或者预期寿命高于 10 年。主要术式有传统的开放性经会阴、经耻骨后前列腺根治性切除术及近年发展的腹腔镜前列腺根治术和机器人辅助腹腔镜前列腺根治术。晚期前列腺癌以内分泌治疗为主,可行睾丸切除术,配合抗雄激素制剂如比卡鲁胺、氟他胺等间歇治疗可提高生存率。每月皮下注射一次促黄体释放激素类似物(LHRH-A)缓释剂,如醋酸戈舍瑞林、醋酸亮丙瑞林等,也可以达到手术去势效果。雌二醇氮芥是激素和抗癌药结合物,常用于控制晚期前列腺癌的进展;对内分泌治疗失败的患者也可行外放射、放射性粒子植入及化学治疗。

四、阴 茎 癌

阴茎癌在我国过去曾为男性最为常见的恶性肿瘤,近年来随着卫生习惯的改善发病率迅速下降。阴茎癌多数发生于包茎或包皮过长的患者,新生儿行包皮环切术能有效防止此病。人类乳头瘤病毒(HPV)感染与阴茎癌发病密切相关。除此之外,吸烟、外生殖器疣、阴茎皮疹、阴茎裂伤、性伙伴数量与阴茎癌的发病可能也有一定的关系。阴茎癌多从阴茎头、冠状沟和包皮内板发生,病理绝大多数是鳞状细胞癌,占95%,其他如基底细胞癌、腺癌、恶性黑色素瘤、肉瘤等相对少见。从肿瘤形态上可分为原位癌、乳头状癌和浸润癌三种。阴茎癌主要通过淋巴转移,可转移至腹股沟、股部及髂淋巴结等处。还可经血行扩散,转移至肺、肝、骨、脑等,但较罕见。

阴茎癌多见于40~60岁有包茎或包皮过长者,肿瘤多始于阴茎头、冠状沟和包皮内板。临床表现多为阴茎头部丘疹、溃疡、疣状物或菜花样肿块。继而糜烂、出血、有恶臭分泌物等。包茎的存在经常掩盖阴茎癌的发生发展。体检时常可触及双侧腹股沟质地较硬、肿大的淋巴结。阴茎癌诊断并不困难,但延误诊断较为常见。阴茎肿块和腹股沟淋巴结活检能确诊。B超、CT和MRI等检查有助于确定盆腔有无淋巴结转移,转移灶大小及范围。

阴茎癌治疗前必须做出准确的肿瘤分期及分级,明确肿瘤的浸润范围和所属淋巴结是否转移,然后选择适宜的治疗方法。原发灶为局限于包皮早期小肿瘤(T1),可选择保留阴茎的手术治疗,包括包皮环切术、局部病变切除、激光治疗、放疗等;分化差的T1期肿瘤、T2期肿瘤,推荐阴茎部分切除术;T2期以上的阴茎癌推荐阴茎全切除术和会阴尿道造口术;当阴囊受累时(T4期),阴茎全切术和阴囊、睾丸切除术同时进行。放射治疗效果不理想,大剂量照射有可能引起尿道瘘、狭窄等;辅助化疗应用范围较广,常用的药物有:顺铂、5-氟尿嘧啶、长春新碱、甲氨蝶呤、博来霉素,目前多强调联合用药,常用于配合手术和放射治疗。

五、睾丸肿瘤

睾丸肿瘤是少见肿瘤,多见于15~35岁青壮年,占男性肿瘤的1%~1.5%,占泌尿系统肿瘤的5%。发病原因目前尚不十分清楚,其中隐睾或睾丸未降发生睾丸肿瘤的机会是正常睾丸的40倍,其他先天性因素包括家族遗传因素、Klinefelter综合征、睾丸女性化综合征、多乳症及雌激素分泌过量等。后天因素一般认为与损伤、感染、职业和环境因素、营养因素及母亲在妊娠期应用外源性雌激素过多有关。睾丸肿瘤几乎都是恶性的,分原发性和继发性两大类。原发性睾丸肿瘤又分为生殖细胞肿瘤和非生殖细胞肿瘤。睾丸生殖细胞肿瘤占90%~95%,根据组织学的变化可分为精原细胞瘤(seminoma)和非精原细胞瘤(nonseminoma)两类。非精原细胞肿瘤包括:胚胎癌、畸胎癌、畸胎瘤、绒毛膜上皮细胞癌和卵黄囊肿瘤等。非生殖细胞肿瘤占5%~10%,包括间质细胞(leyciig cell)瘤和支持细胞(sertoli cell)瘤等。多数睾丸肿瘤早期可发生淋巴转移,最先转移到邻近肾蒂的腹主动脉及下腔静脉旁淋巴结。继发性睾丸肿瘤主要来自单核-吞噬细胞系统肿瘤及白血病等转移性肿瘤。

睾丸肿瘤较小时,临床症状不明显,一般表现为患侧阴囊内无痛性肿块,部分患者可出现阴囊钝痛或者下腹坠胀不适。极少数患者因睾丸肿瘤转移病灶引起症状,如胸痛、咳嗽、咯血、颈部肿块等就医而被发现。体格检查患侧睾丸增大或扪及肿块,质地较硬,与睾丸界限不清,用手托起较对侧沉重感,透光试验阴性。超声检查是睾丸肿瘤首选检查,不仅可以确定肿块位于睾丸内还是睾丸外,明确睾丸肿块特点,还可以了解对侧睾丸情况,敏感性几乎为100%。CT对确定腹膜后淋巴结有无转移及转移的范围非常重要。胸部X片可了解肺部和纵隔有无转移病变。血清肿瘤标志物主要包括:甲胎蛋白(α-fetoprotein，AFP）、人绒毛膜促性腺激素（human chorionic gonadotropin，HCG）和乳酸脱氢酶（lactic acid dehydrogenase，LDH），绒毛膜上皮细胞癌 HCG 100% 升高，其他非精原生殖细胞肿瘤 40% 以上 HCG 升高，精原细胞癌仅 5% HCG 升高，LDH 主要用于转移性睾丸肿瘤患者的检查。

治疗以早期手术为主，精原细胞瘤对放射治疗比较敏感，术后可配合放射治疗，亦可配合苯丙酸氮芥等烷化剂或顺铂为主的综合治疗。胚胎癌和畸胎癌切除患睾后，应进一步作腹膜后淋巴结清除术，并配合化学药物综合性治疗，成年人畸胎瘤应作为癌治疗。

（马利民）

第五十一章　骨 折 概 论

学习目标

1. 掌握骨折的定义、成因、分类及移位，骨折的临床表现及X线检查，骨折的愈合过程，骨折的急救，骨折的治疗原则，骨折的复位与固定、康复治疗，开放性骨折的分度、处理，开放性关节损伤的处理原则。

2. 熟悉骨折的并发症：早期和晚期，影响骨折愈合的因素。

3. 了解骨折延迟愈合、不愈合和畸形愈合。

第一节　骨折的定义、成因、分类及骨折段的移位

【定义】 骨的完整性破坏或连续性中断称为骨折(fracture)。

【成因】

1. 暴力作用

(1) 直接暴力：暴力直接作用的部位发生骨折。例如，前臂、小腿、大腿，被重物直接撞击后，尺骨、胫骨骨干、股骨干、在被撞击的部位发生骨折(图51-1)。

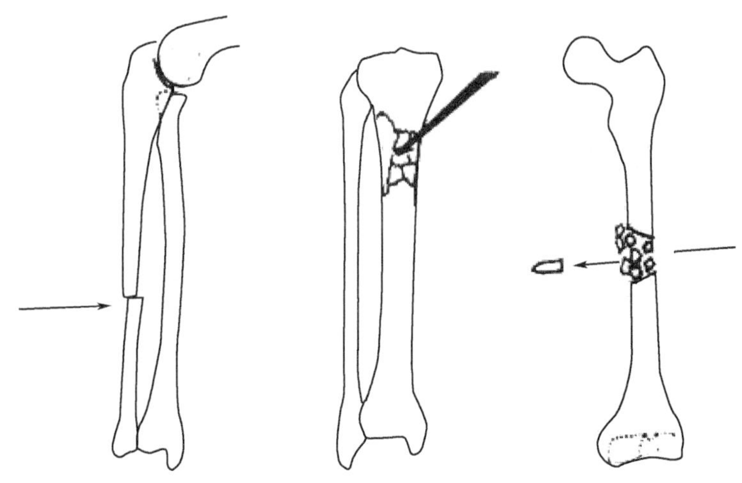

图51-1　直接暴力引起的骨折

(2) 间接接力：暴力通过传导、杠杆、旋转作用或肌收缩使肢体受力部位的远处发生骨折。例如，走路滑倒时，手掌撑地，由于上肢与地面所成的角度不同，暴力向上传导，可发生桡骨远端骨折、肱骨髁上骨折等；运动员骤然跨步时，由于肌肉突然猛烈收缩，可使髂前上棘发生撕脱骨折(图51-2)。

2. 积累性劳损　长期、反复、轻微的直接或间接外力集中作用于骨骼的某一点上使之发生骨折。例如，长距离行军或长跑运动后发生第二跖骨及腓骨干下1/3的疲劳性骨折，又

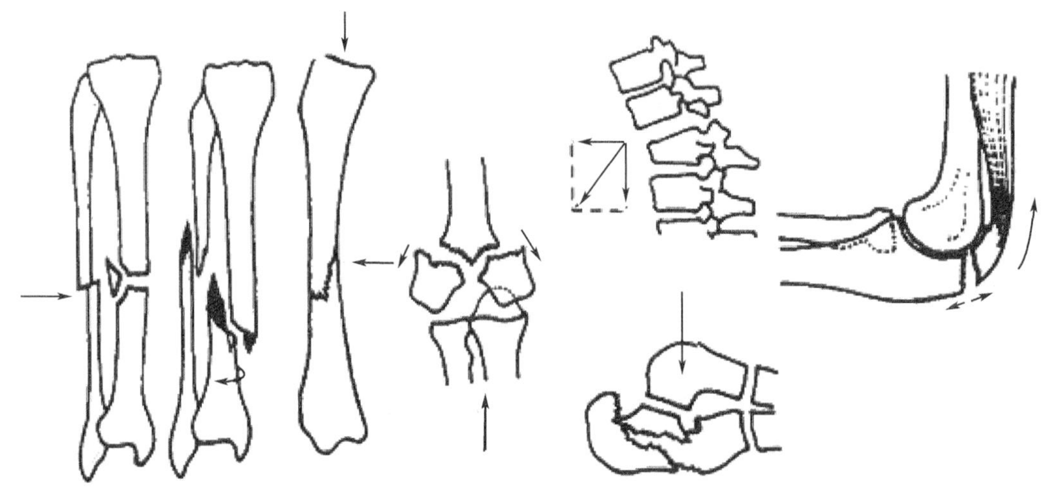

图 51-2　间接暴力引起的骨折

称应力性骨折(stress fracture)(图 51-3)。骨折无移位,但愈合慢。

3. 骨骼疾病　有病变的骨骼,受到轻微外力时即断裂,称病理性骨折(pathologic fracture),如骨髓炎、骨肿瘤、严重骨质疏松症等病变骨骼发生的骨折(图 51-4)。

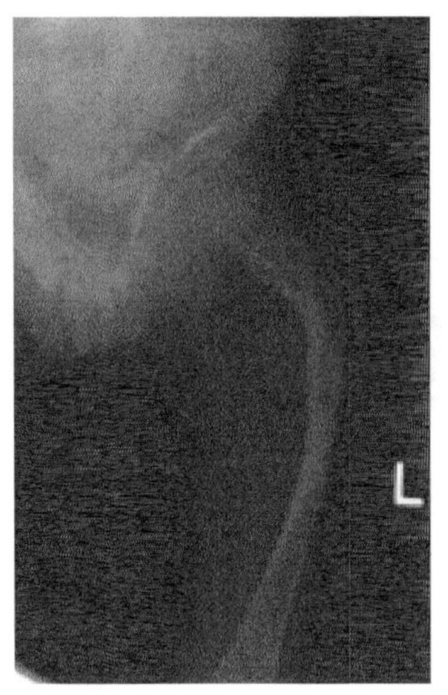

图 51-3　积累性劳损引起的骨折

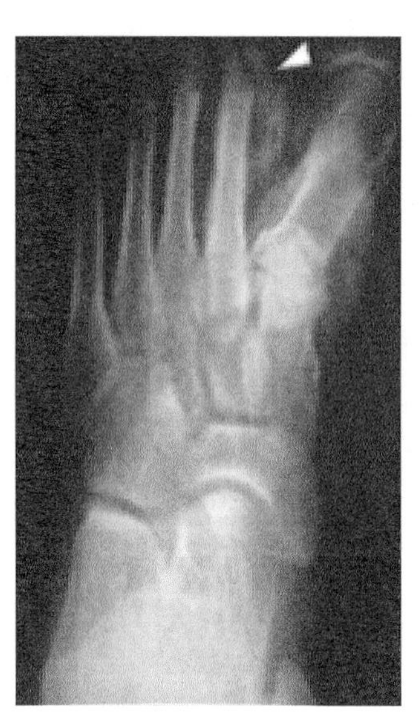

图 51-4　骨骼疾病引起的骨折

【分类】

1. 根据骨折处皮肤、筋膜或骨膜的完整性分类

(1) 闭合性骨折(closed fracture):骨折处皮肤或骨膜完整,骨折端不与外界相通。

(2) 开放性骨折(open fracture):骨折处皮肤或骨膜破裂,骨折端与外界相通。骨折处的创口可由刀伤、枪伤由外向内形成,亦可由骨折端刺破皮肤或黏膜从内向外所致(图 51-5)。

2. 根据骨折的程度和形态分类

(1) 不完全骨折(incomplete fracture):骨的完整性和连续性部分中断,按其形态又可分为如下几种。

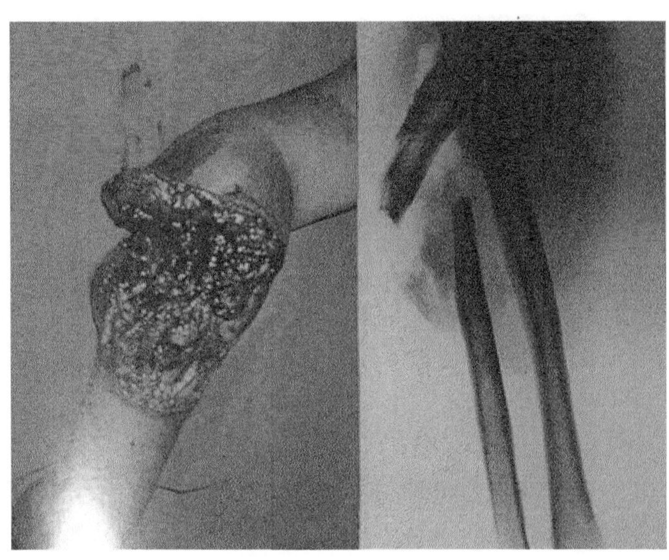

图 51-5　开放性骨折

1）裂缝骨折：骨质发生裂隙，无移位，多见于颅骨、肩胛骨等（图 51-6）。

2）青枝骨折：多见于儿童，骨质和骨膜部分断裂，可有成角畸形。有时成角畸形不明显，仅表现为骨皮质劈裂，与青嫩树枝被折断时相似而得名（图 51-7）。

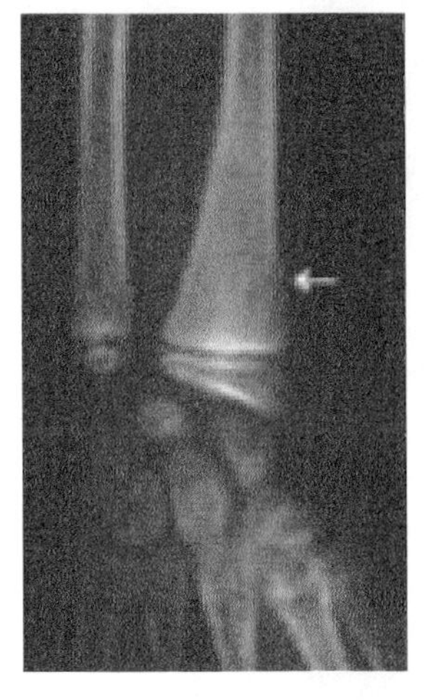

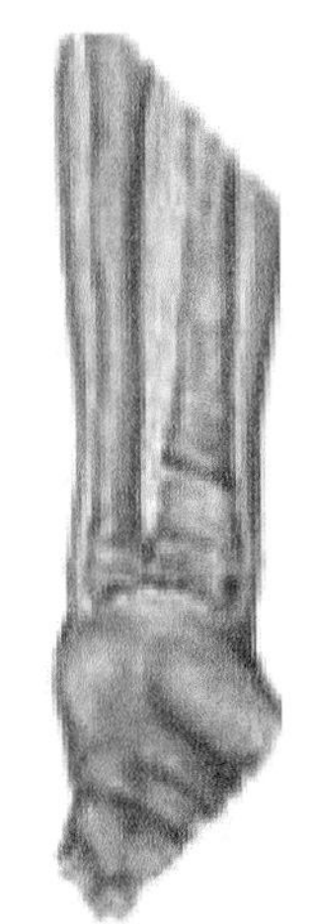

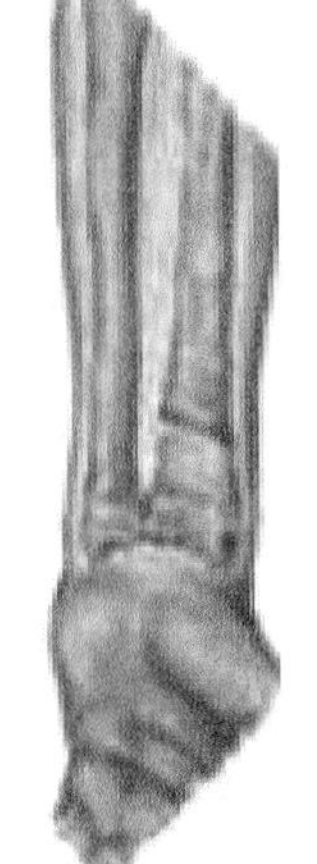

图 51-6　裂缝骨折

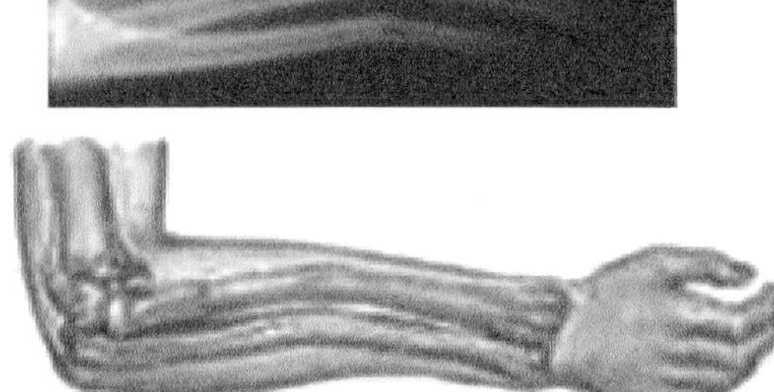

图 51-7　青枝骨折

（2）完全骨折（complete fracture）：骨的完整性和连续性全部中断，按骨折线的方向及其形态可分为如下几种。

1）横形骨折：骨折线与骨干纵轴接近垂直（图 51-8）。

2）斜形骨折：骨折线与骨干纵轴呈一定角度（图 51-9）。

3）螺旋形骨折：骨折线呈螺旋状（图 51-10）。

4）粉碎性骨折：骨质碎裂成三块以上。骨折线呈 T 形或 Y 形者又称为 T 形或 Y 形骨折（图 51-11）。

5）嵌插性骨折：骨折片相互嵌插，多见于干骺端骨折。即骨干的密质骨嵌插人骺端的松质骨内（图 51-12）。

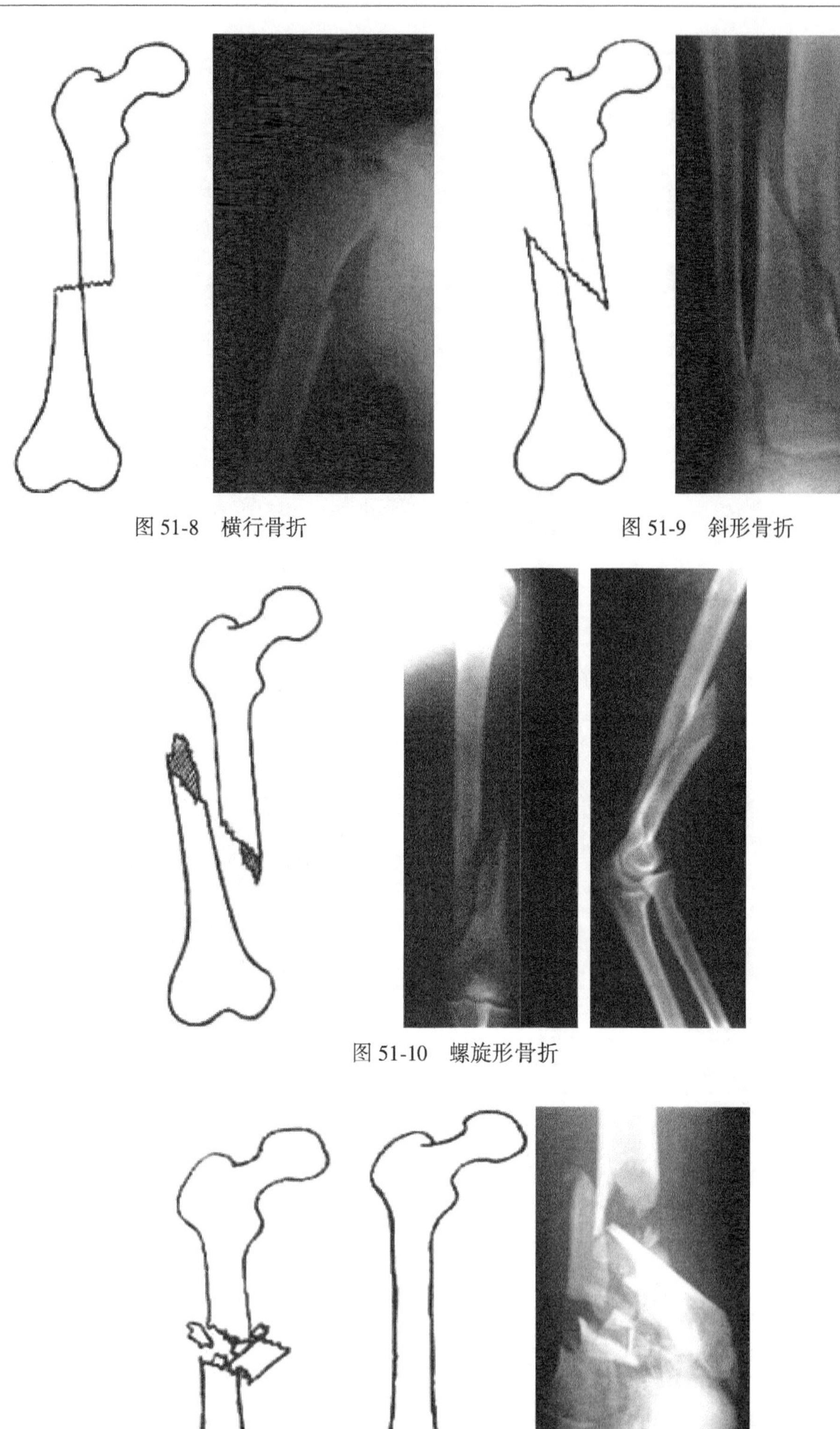

图 51-8　横行骨折

图 51-9　斜形骨折

图 51-10　螺旋形骨折

图 51-11　粉碎性骨折

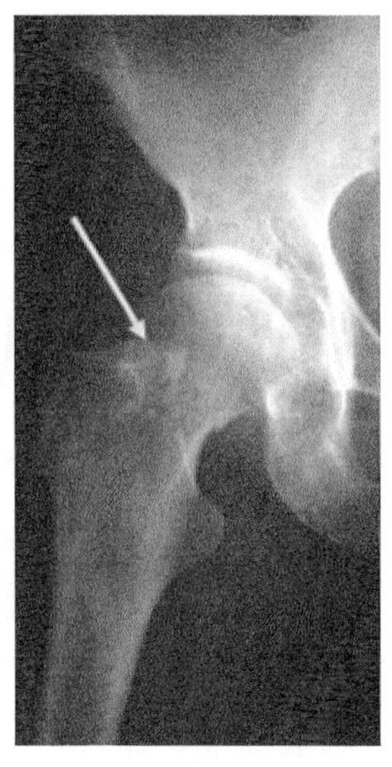
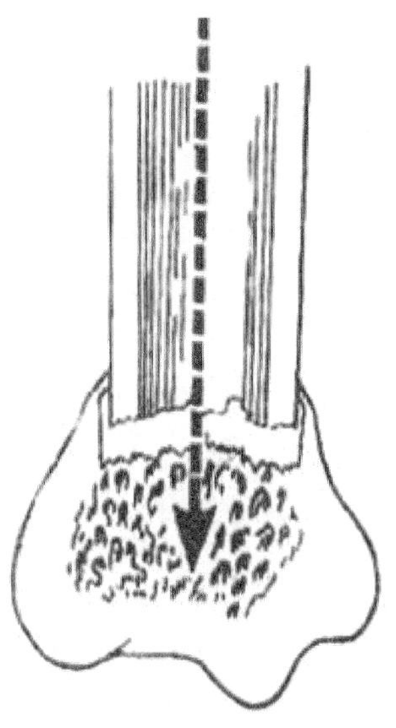

图 51-12 嵌插性骨折

6）压缩性骨折：骨质因压缩而变形，多见于松质骨，如脊椎骨和跟骨（图 51-13）。

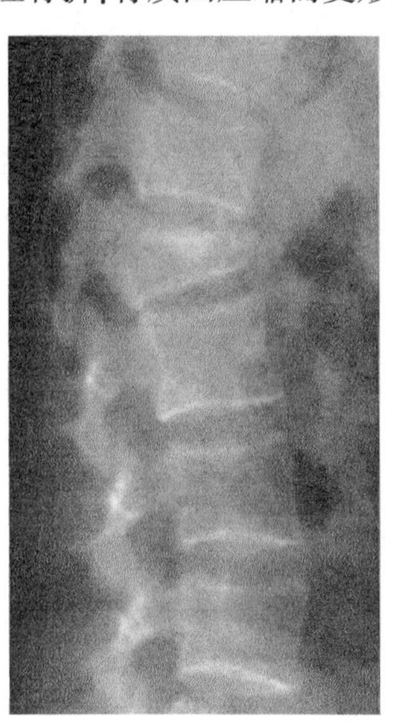
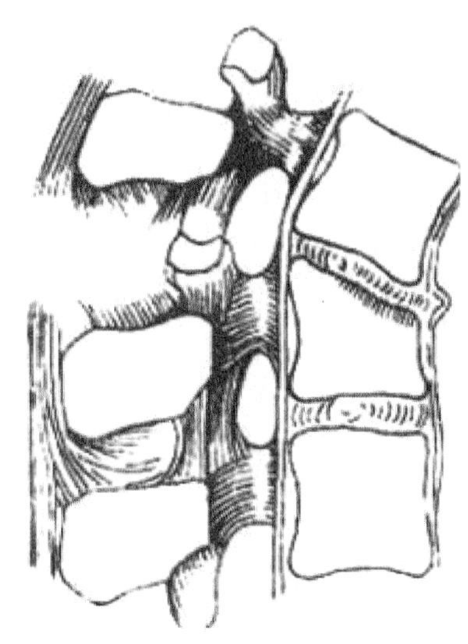

图 51-13 压缩性骨折

7）骨骺损伤：经过骨骺的骨折，骨骺的断面可带有数量不等的骨组织（图 51-14）。

3. 根据骨折端稳定程度分类

（1）稳定性骨折（stable fracture）：在生理外力作用下，骨折端不易移位的骨折，如裂缝骨折、青枝骨折、横形骨折、压缩性骨折、嵌插骨折等。

（2）不稳定性骨折（unstable fracture）：在生理外力作用下，骨折端易发生移位的骨折，如斜形骨折、螺旋形骨折、粉碎性骨折等。

【移位】

1. 骨折端移位 大多数骨折均有不同程度的移位，常见有以下五种，并且常常几种移位可同时存在。①成角移位：两骨折段的纵轴线交叉成角，以其顶角的方向为准，有向前、

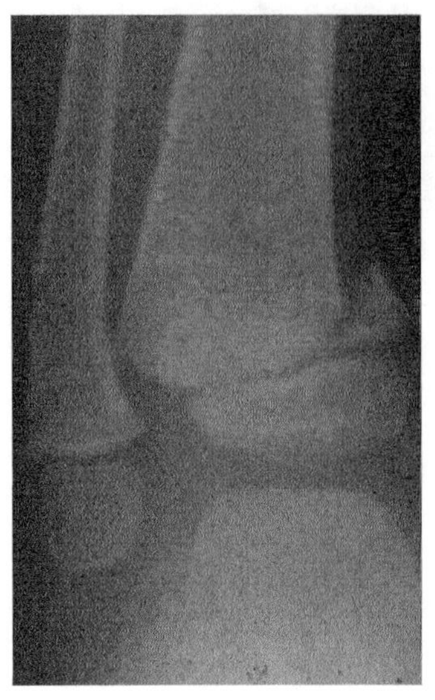

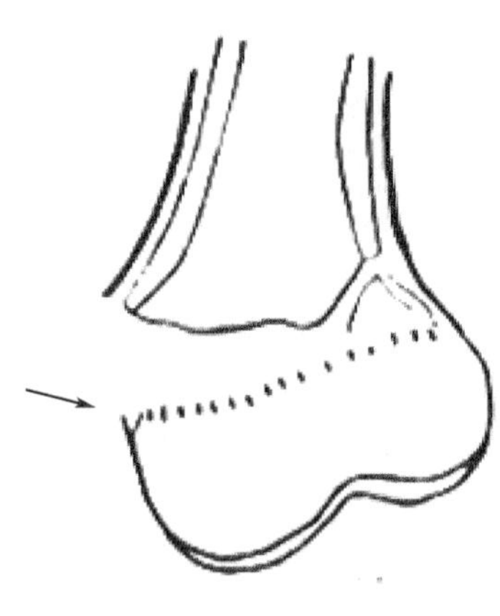

图 51-14　骨骺损伤

后、内、外成角。②侧方移位：以近侧骨折端为准，远侧骨折端向前、后、内、外的侧方移位。③缩短移位：两骨折段相互重叠或嵌插，使其缩短。④分离移位：两骨折段在纵轴上相互分离，形成间隙。⑤旋转移位：远侧骨折段围绕骨之纵轴旋转（图 51-15）。

2. 造成各种不同移位的影响因素　①外界直接暴力的作用方向是造成骨折端移位的主要因素。②不同部位的骨折由于肌肉的牵引可造成不同方向的移位。③不恰当的搬运和治疗。

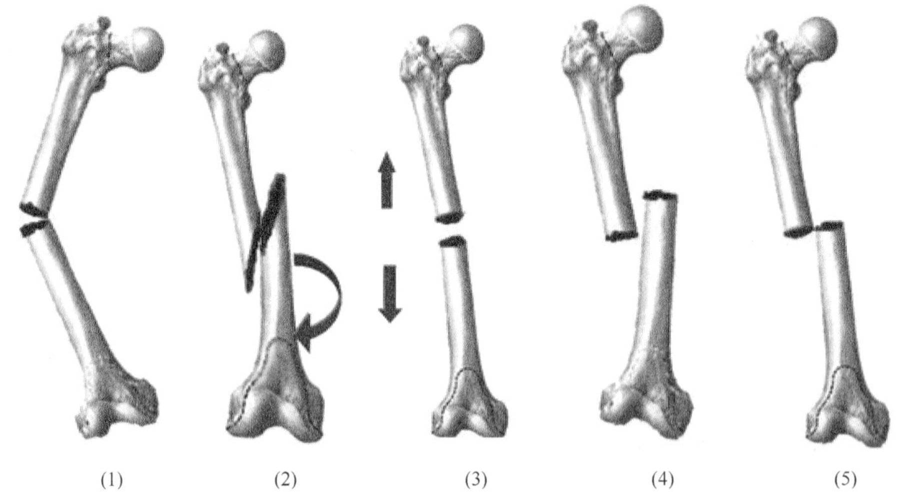

图 51-15　骨折端不同的移位

(1)成角移位；(2)旋转移位；(3)分离移位；(4)短缩移位；(5)侧方移位

第二节　骨折的临床表现及影像学检查

【临床表现】　大多数骨折一般只引起局部症状，严重骨折和多发性骨折可导致全身反应。

1. 全身表现

(1) 休克:骨折所致的休克主要原因是出血,特别是骨盆骨折、股骨骨折和多发性骨折,其出血量大者可达2000ml以上(图51-16)。严重的开放性骨折或并发重要内脏器官损伤时亦可导致休克甚至死亡。

(2) 发热:骨折后一般体温正常,出血量较大的骨折,如股骨骨折、骨盆骨折,血肿吸收时可出现低热,但一般不超过38°C。开放性骨折,出现高热时,应考虑感染的可能。

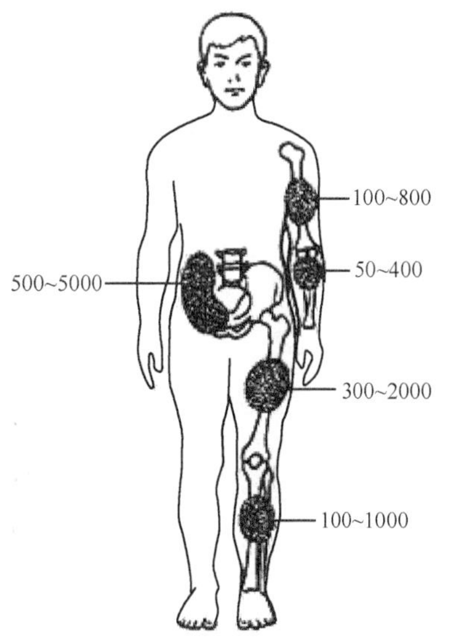

图51-16　各部位骨折的失血量(ml)

2. 局部表现

(1) 骨折的一般表现:局部疼痛、肿胀和功能障碍。骨折时,骨髓、骨膜及周围组织血管破裂出血,在骨折处形成血肿,以及软组织损伤所致水肿,使患肢严重肿胀,甚至出现张力性水疱和皮下瘀斑,由于血红蛋白的分解,可呈紫色、青色或黄色。骨折局部出现剧烈疼痛,特别是移动患肢时加剧,伴明显压痛。局部肿胀和疼痛使患肢活动受限,如为完全性骨折,可使受伤肢体活动功能完全丧失。

(2) 骨折的特有体征

1) 畸形:骨折端移位可使患肢外形发生改变,主要表现为缩短、成角或旋转畸形。

2) 异常活动:正常情况下肢体不能活动的部位,骨折后出现不正常的活动。

3) 骨擦音或骨擦感:骨折后,两骨折端相互摩擦时,可产生骨擦音或骨擦感。

具有以上三个骨折特有体征之一者,即可诊断为骨折。值得注意的是,有些骨折如裂缝骨折、嵌插骨折、脊柱骨折及骨盆骨折,可不出现上述三个典型的骨折特有体征,应常规进行X线拍片检查,必要时行CT或者MRI检查,以便确诊。

【影像学检查】

1. 骨折X线检查　X线检查对骨折的诊断和治疗具有重要价值。凡疑为骨折者应常规进行X线拍片检查,可以显示临床上难以发现的不完全性骨折、深部的骨折、关节内骨折和小的撕脱性骨折等。即使临床上已表现为明显骨折者,X线拍片检查也是必要的,可以帮助了解骨折的类型和骨折端移位情况,对于骨折的治疗具有重要指导意义。

骨折的X线检查一般应拍摄包括邻近一个关节在内的正、侧位片,必要时应拍摄特殊位置的X线片。例如,掌骨和跖骨拍正位及斜位片,跟骨拍侧位和轴心位,腕舟状骨拍正位和蝶位。有时不易确定损伤情况时,尚需拍对侧肢体相应部位的X线片,以便进行对比。值得注意的是,有些轻微的裂缝骨折,急诊拍片未见明显骨折线,如临床症状较明显者,应于伤后2周拍片复查。此时,骨折端的吸收常可出现骨折线,如腕舟状骨骨折。

2. 骨折的CT检查　X线片目前仍是骨折特别是四肢骨折最常用和行之有效的检查方法,但对于骨折早期、不典型病例及早期复杂的解剖部位,X射线在确定病变部位和范围上受到限制。CT以其分辨率高,无重叠和图像后处理的优点,弥补了传统X线检查的不足。一般来讲,骨和关节解剖部位越复杂或常规X线越难以检查的部位,CT越能提供更多的诊断信息,如评价盆骨、髋、骶骨、骶髂关节、胸骨、脊柱等部位的骨折,CT能清晰地显示椎体爆裂骨折破碎的后方骨片突入椎管的情况(图 51-17)。

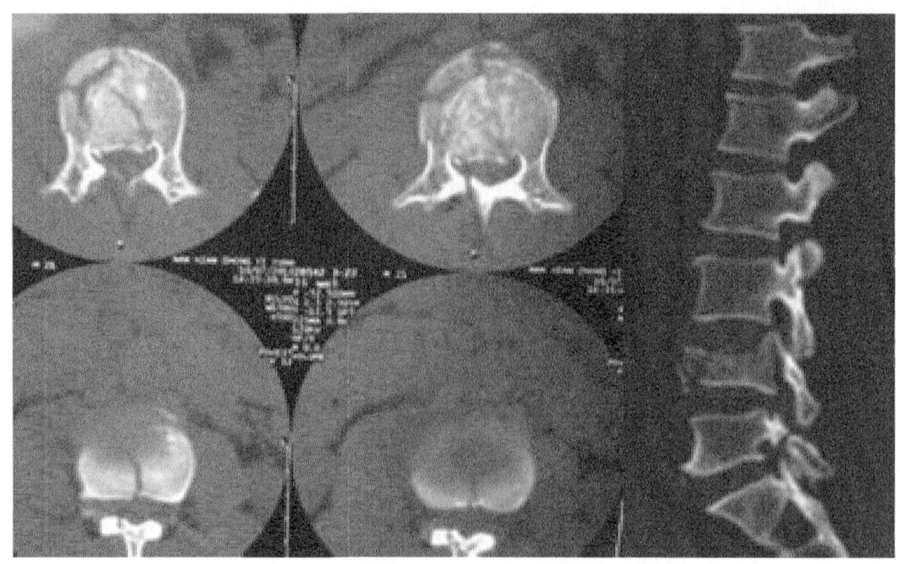

图 51-17 CT 清楚显示腰椎椎体骨折移位情况

3. 骨折的 MRI 检查 磁共振是一种生物磁自旋成像技术,利用人体中遍布全身的氢原子在外加的强磁场内受到射频脉冲的激发,产生磁共振现象,用探测器检测并接收以电磁波形式放出的磁共振信号,根据空间编码和数据处理转换,将人体各组织形成图像。

磁共振获得的图像异常清晰、精细、分辨率高,对比度好,信息量大,特别是对软组织层次显示和观察椎体周围韧带、脊髓损伤情况和椎体挫伤较好。行横轴位、矢状位及冠状位或任意断层扫描,可以清晰显示椎体及脊髓损伤情况,并可观察椎管内是否出血,还可以发现 X 线片和 CT 未能发现的隐匿性骨折并确认骨挫伤的范围(图 51-18)。

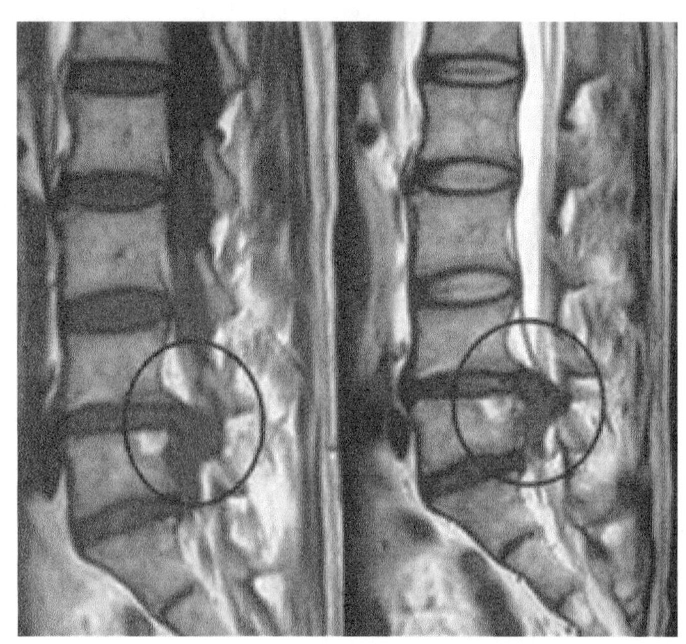

图 51-18 MRI 清楚显示腰椎间盘脱出情况

第三节　骨折的并发症

骨折常由较严重的创伤所致。在一些复杂的损伤中,有时骨折本身并不重要,重要的是骨折伴有或所致重要组织或重要器官损伤,常引起严重的全身反应,甚至危及患者的生命。骨折治疗过程中出现的一些并发症,将严重地影响骨折的治疗效果,应特别注意加以预防并及时予以正确处理。

【早期并发症】

1. 休克　严重创伤,骨折引起大出血或重要器官损伤所致。

2. 脂肪栓塞综合征(fat embolism syndrome)　发生于成人,是由于骨折处髓腔内血肿张力过大,骨髓被破坏,脂肪滴进入破裂的静脉窦内,可引起肺、脑脂肪栓塞。亦有人认为是由于创伤的应激作用,使正常血液中的乳糜微粒失去乳化稳定性,结合成直径达10~20μm的脂肪球而成为栓子,阻塞肺毛细血管。同时,在肺灌注不良时,肺泡膜细胞产生脂肪酶,使脂肪栓子中的中性脂肪小滴水解成甘油与游离脂肪酸,释放儿茶酚胺,损伤毛细血管壁,使富于蛋白质的液体漏至肺间质和肺泡内,发生肺出血、肺不张和低血氧。临床上出现呼吸功能不全、发绀,胸部拍片有广泛性肺实变。动脉低血氧可致烦躁不安、嗜睡,甚至昏迷和死亡。

3. 重要内脏器官损伤

(1) 肝、脾破裂:严重的下胸壁损伤,除可致肋骨骨折外,还可能引起左侧的脾和右侧的肝破裂出血,导致休克。

(2) 肺损伤:肋骨骨折时,骨折端可使肋间血管及肺组织损伤,而出现气胸、血胸或血气胸,引起严重的呼吸困难。

(3) 膀胱和尿道损伤:由骨盆骨折所致,引起尿外渗所致的下腹部、会阴疼痛、肿胀以及血尿、排尿困难。

(4) 直肠损伤:可由骶尾骨骨折所致,而出现下腹部疼痛和直肠内出血。

4. 重要周围组织损伤

(1) 重要血管损伤:常见的有股骨髁上骨折,远侧骨折端可致腘动脉损伤;胫骨上段骨折,可造成胫前或胫后动脉损伤;伸直型肱骨髁上骨折,近侧骨折端易造成肱动脉损伤(图51-19)。

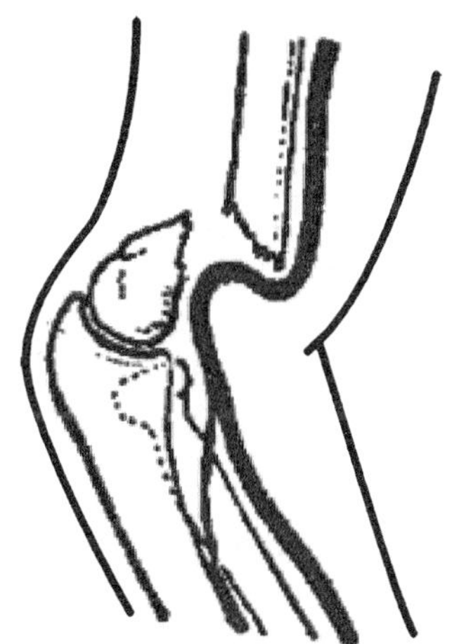

图51-19　肱骨骨折致肱动脉损伤

(2) 周围神经损伤:特别是在神经与其骨紧密相邻的部位,如肱骨中、下1/3交界处骨折极易损伤紧贴肱骨行走的桡神经。

(3) 脊髓损伤:为脊柱骨折和脱位的严重并发症,多见于脊柱颈段和胸腰段,出现损伤平面以下的截瘫。目前,虽有不少关于脊髓损伤再生的研究,尚未取得突破性进展,脊髓损伤所致的截瘫可导致终身残疾。

5. 骨筋膜室综合征(osteofascial compartment syndrome)　即由骨、骨间膜、肌间隔和深筋膜形成的骨筋膜室内肌肉和神经因急性缺血而产生的一系列早期征候群。最多见于前臂掌侧和小腿,常由创伤骨折的血肿和组织水肿使其室内内容物体积增加,或外包扎过紧、局部压迫使骨筋膜室容积减小而导致骨筋膜室内压力增高所致。当压力达到一定程度,可使供应肌肉的小动脉关闭,形成缺血-水肿-缺血的恶性循环,根据其缺血的不同程度而导致:①濒临缺血性肌挛缩——缺血早期,及时处理恢复血液供应后,可不发生或仅发生极小量肌肉坏死,可不影响肢体功能。②缺血性肌挛缩——较短时间或程度较重的不完全缺血,恢复血液供应后大部分肌肉坏死,形成挛缩畸形(即 Volkman 缺血性肌挛缩),严重影响患肢功能。③坏疽——广泛、长时间完全缺血,大量肌肉坏疽,常需截肢。如有大量毒素进入血循环,还可致休克、心律不齐和急性肾衰竭。

【晚期并发症】

1. 坠积性肺炎(hypostatic pneumonia) 主要发生于因骨折长期卧床不起的患者,特别是老年、体弱和伴有慢性病的患者,有时可因此而危及患者生命。应鼓励患者积极进行功能锻炼,及早下床活动。

2. 压疮(decubitus) 严重创伤骨折,长期卧床不起,身体骨突起处受压,局部血循环障碍,易形成压疮。常见部位有骶骨部、髋部、足跟部。特别是截瘫患者,由于失神经支配,缺乏感觉和局部血循环更差,不仅更易发生压疮,而且发生后难以治愈,常成为全身感染的来源。

3. 下肢深静脉血栓形成(deep vein thrombosis) 多见于骨盆骨折或下肢骨折,下肢长时间制动,静脉血回流缓慢,加之创伤所致血液高凝状态,易导致血栓形成。应加强活动锻炼,皮下注射低分子肝素,或口服华法林,预防其发生。

4. 感染(infection) 开放性骨折,特别是污染较重或伴有较严重的软组织损伤者,若清创不彻底,坏死组织残留或软组织覆盖不佳,可能发生感染。处理不当可致化脓性骨髓炎。

5. 损伤性骨化(traumatic myositis ossificans) 又称骨化性肌炎。由于关节扭伤、脱位或关节附近骨折,骨膜剥离形成骨膜下血肿,处理不当使血肿扩大,血肿机化并在关节附近软组织内广泛骨化,造成严重关节活动功能障碍。特别多见于肘关节,如肱骨髁上骨折,反复暴力复位或骨折后肘关节伸屈活动受限而进行的强力反复牵拉所致。

6. 创伤性关节炎(traumatic osteoarthritis) 关节内骨折,关节面遭到破坏,又未能准确复位,骨愈合后使关节面不平整,长期磨损易引起创伤性关节炎,致使关节活动时出现疼痛(图 51-20)。

7. 关节僵硬(joint stiffness) 即指患肢长时间固定,静脉和淋巴回流不畅,关节周围组织中浆液纤维性渗出和纤维蛋白沉积,发生纤维粘连,并伴有关节囊和周围肌肉挛缩,致使关节活动障碍。这是骨折和关节损伤最为常见的并发症。及时拆除外固定和积极进行功能锻炼是预防和治疗关节僵硬的有效方法。

8. 急性骨萎缩(acute bone atrophy, Sudeck's atrophy) 即损伤所致关节附近的痛性骨质疏松,亦称反射性交感神经性骨营养不良。好发于手、足骨折后,典型症状是疼痛和血管舒缩紊乱。疼痛与损伤程度不一致,随邻近关节活动而加剧,局部有烧灼感。由于关节周围保护性肌痉挛而致关节僵硬。血管舒缩紊乱可使早期皮温升高,水肿及汗毛、指甲生长加快,随之皮温低、多汗、皮肤光滑,汗毛脱落。致手或足肿胀、僵硬、寒冷、略呈青紫达数月之久。骨折后早期应抬高患肢、积极进行主动功能锻炼,促进肿胀消退,预防其发生。一旦发生,治疗十分困难,以功能锻炼和物理治疗为主,必要时可采用交感神经封闭,以缓解疼痛。

9. 缺血性骨坏死(ischemic necrosis of the bone) 骨折使某一骨折端的血液供应被破

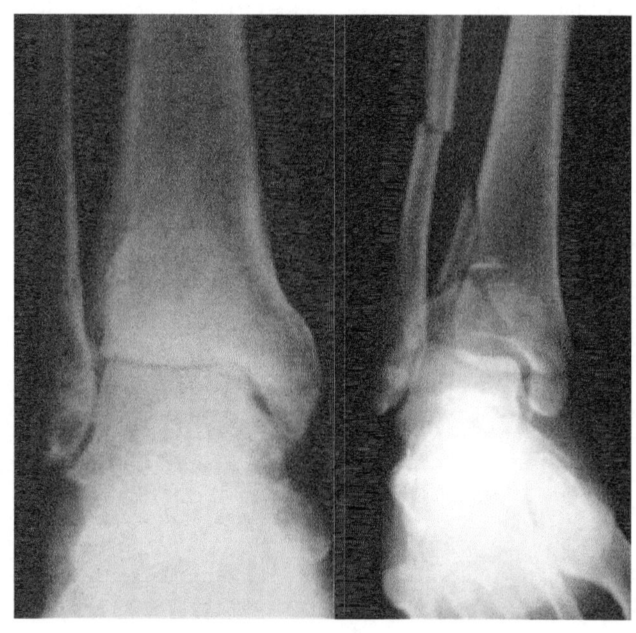

图 51-20　踝关节骨折后创伤性关节炎

坏,而发生该骨折段缺血性坏死。常见的有腕舟状骨骨折后近侧骨折端缺血性坏死,股骨颈骨折后股骨头缺血性坏死。

10. 缺血性肌挛缩(ischemic contracture)　是骨折最严重的并发症之一,是骨筋膜室综合征处理不当的严重后果。它可由骨折和软组织损伤直接所致,更常见的是骨折处理不当所造成,特别是外固定过紧。提高对骨筋膜室综合征的认识并及时予以正确处理是防止缺血性肌挛缩发生的关键。一旦发生则难以治疗,效果极差,常致严重残废。典型的畸形是爪形手(图 51-21)和爪形足。

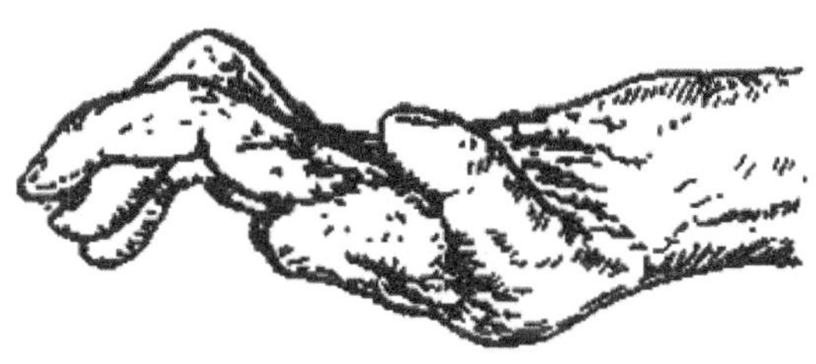

图 51-21　爪形手

第四节　骨折愈合过程及愈合的临床标准

【骨折愈合过程】　骨具有较强的修复能力,骨折部最终能被新骨完全替代,恢复骨的原有结构和功能。与其他组织愈合不同,骨折愈合后一般不留瘢痕。骨折的愈合是一个复杂的组织学和生物化学变化过程,受血供、力学等多种因素的影响。目前骨折愈合的机制尚不十分明确,骨折的自然愈合过程一般分为三个阶段,这三个阶段是相互交织演进的,不能截然分开,以管状骨为例加以说明。

1. 血肿炎症机化期　骨折后,髓腔、骨膜下、周围软组织出血,形成血肿。骨折端由于血供中断,发生几毫米的骨质坏死。伤后 6~8 小时,血肿形成凝血块,并和损伤坏死的软组织引起局部无菌性炎症反应,新生的毛细血管、吞噬细胞、成纤维细胞侵入血肿,逐渐形成肉芽组织,肉芽组织内成纤维细胞合成和分泌大量胶原纤维,进一步转化成纤维组织。这期间血小板、崩解组织、血管周围细胞等会释放出一些细胞因子参与骨折的修复活动,如血小板衍生生长因子(platelet-derived growth factor,PDGF)、转化生长因子-β(transforming growth factor β,TGF-β)等。这一过程大约在骨折后 2 周完成。同时,骨折断端附近骨膜内层的成骨细胞增殖分化．形成与骨干平行的骨样组织,并逐渐向骨折处延伸。骨内膜也发生同样的变化,但出现较晚(图 51-22)。

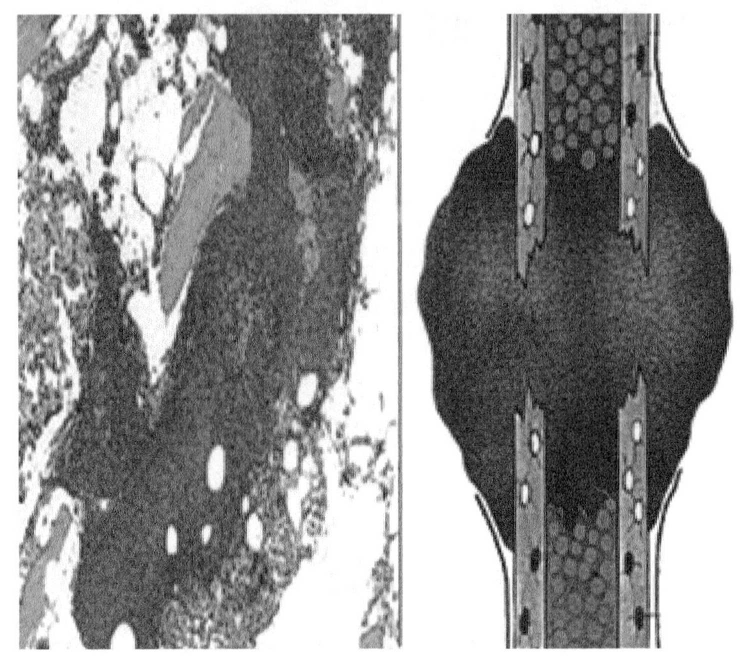

图 51-22 血肿炎症机化期

2. 骨痂形成期 骨内、外膜内层的成骨细胞开始增殖、分化,形成骨样组织,逐渐钙化形成新的网状骨,即膜内化骨(intramembranous ossification),两者紧贴在断端骨皮质内、外两面,逐渐向骨折处汇合,形成两个梭形骨痂,将两断端的骨密质和其间由血肿机化来的纤维组织夹在中间,形成内骨痂(internal callus)和外骨痂(external callus)。骨折端间及髓腔内的纤维组织亦逐渐转化为软骨组织并随着软骨细胞的增生、钙化而骨化,称为软骨内化骨(endochondral ossification),在骨折处形成环状骨痂和髓腔内骨痂。两部分骨痂会合后,钙化不断加强,当其能达到抵抗肌肉收缩力、剪切力和旋转力时,则说明骨折已达到临床愈合。此阶段一般需 4~8 周。X 线片上可见骨折周围有梭形骨痂阴影,骨折线仍隐约可见(图 51-23)。

膜内化骨和软骨内化骨的相邻部分是互相交叉的,但膜内化骨的过程相对较快,故临床上应防止产生较大的血肿,减少软骨内化骨范围,使骨折能较快愈合。骨性骨痂主要经膜内化骨形成,并以骨外膜为主,任何对骨外膜的损伤均对骨折愈合不利。

3. 骨痂塑形期 原始骨痂为排列不规则的骨小梁所组成,尚欠牢固。根据 Wolff 定律,随着肢体的活动和负重,在应力轴线上的骨痂,不断地得到加强和改造,骨小梁的排列逐渐规则和致密。在应力轴线以外的骨痂,逐步被清除。骨痂内的骨小梁按生物力学应力作用,重新沿应力方向排列,进行再塑形。原始骨痂逐渐被坚强的板层骨所替代,完成新骨的爬行替代过程。这一过程在破骨细胞和成骨细胞同时作用下完成,需 8~12 周。骨结构根据功能的需要遵循 Wolff 定律不断进行重建,直到力学强度完全恢复正常,适应功能载荷为止,骨折部髓腔亦再通,逐渐恢复骨之原形(图 51-24),在组织学和放射学上一般不留痕迹。

Wolff定律即骨折的愈合总是沿着骨断端承受的生理压应力方向生长,这个定律反映出生命体结构与功能统一的法则。我们在治疗任何类型骨折时都应当注意遵守这个原则。重建过程需数月到数年。

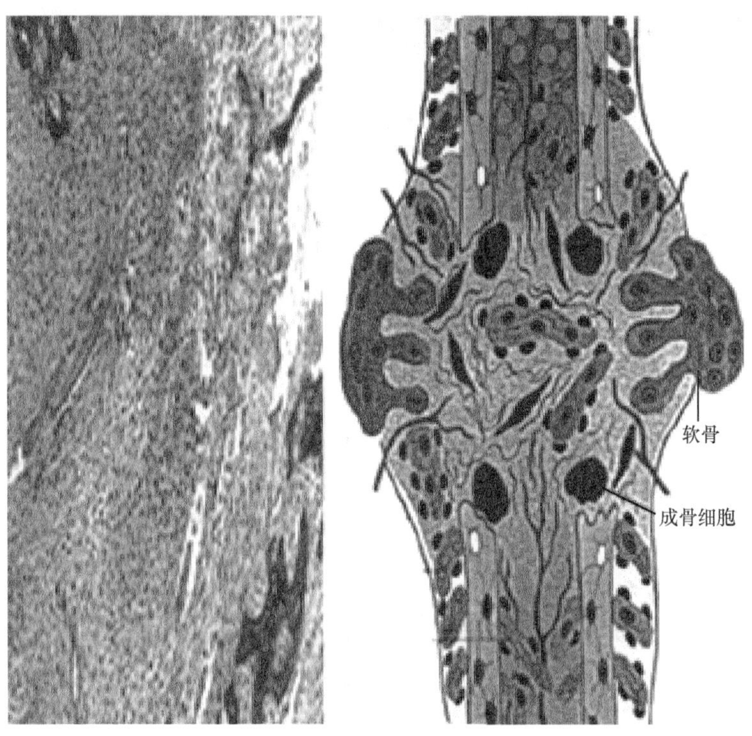

图51-23 骨痂形成期

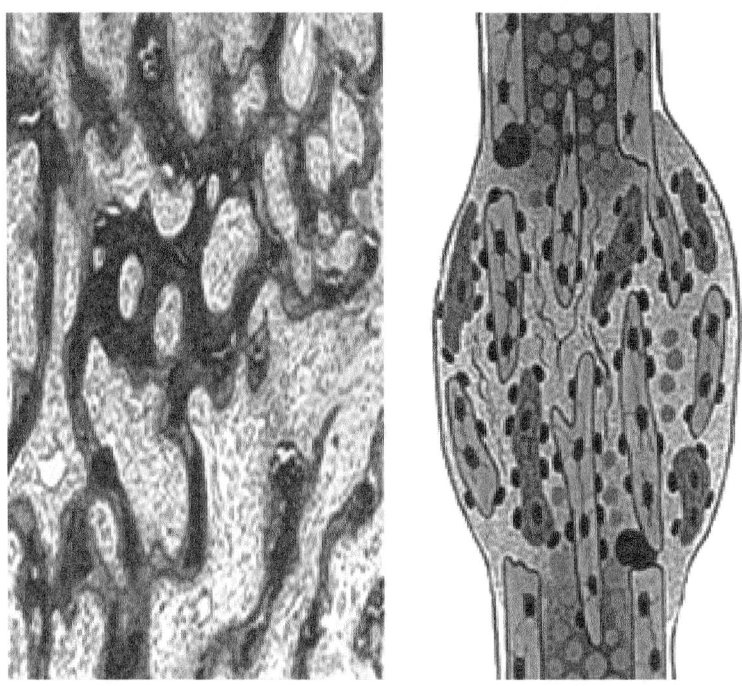

图51-24 骨痂塑形期

【促进骨折愈合的生长因子】 近年来,众多的研究已经证实多种生长因子在骨折愈合和重塑过程中起着十分重要的作用。研究显示这些生长因子在成骨细胞的增殖、分化、蛋白合成中发挥重要的调控作用,通过其各自的机制,始终严格调控着骨吸收和骨形成之间的平衡。它们共同作用刺激骨细胞的活性,参与调节骨修复和重塑的一系列过程。这些因子包括骨形态发生蛋白(bone morphogenetic protein,BMP)、TGF-β、胰岛素样生长因子(insulin-like growth factor,IGF)、成纤维细胞生长因子(fibroblast growth factor,FGF)、PDGF、表皮生长因子(epidermis growth factor,EGF)等。

1. BMP 是广泛存在于骨基质中的一种酸性多肽,具有诱导成骨活性,目前共发现16种亚型。通常认为BMP来源于骨及骨源性细胞,是骨代谢的旁分泌产物,也是特异性的骨生长因子。BMP无种属特异性。它能够在体内、体外诱导血管周围游走的间充质细胞或骨髓基质干细胞转化为软骨细胞和骨细胞。骨折愈合过程中局部BMP的表达水平明显增高。BMP已被成功用于治疗骨折、骨延迟愈合以及骨缺损。目前已报道的具有骨诱导活性的基因重组BMP为BMP_2、BMP_3、BMP_4、BMP_5、BMP_7。BMP_2是目前研究最为广泛、诱导成骨活性最强的BMPs之一。近年来基因重组的骨形态发生蛋白-2($rhBMP_2$)和骨形态发生蛋白-7,又称成骨蛋白-1(osteogenic protein 1,OP-1)的安全性和有效性得到了充分的证实,美国FDA于2002年7月,批准重组骨形态发生蛋白-2用于脊柱融合。

2. TGF-β 是一族具有多种功能的蛋白多肽,广泛存在于动物正常组织细胞以及转化细胞中,在骨和血小板中的含量最丰富。TGF-β具有促进细胞增殖、调节细胞分化、促进细胞外基质合成作用。TGF-β的作用有种群特异性,与其剂量有关。其骨诱导能力虽然比BMP弱,但在体内能增强BMP的诱导成骨作用,促进胶原和其他细胞外基质合成,更为重要的是促进间充质细胞的生长和分化。

3. IGF 由两种相关多肽组成,即IGF-Ⅰ和IGF-Ⅱ。IGF-Ⅰ对骨的促生长作用主要是通过促进骨骺软骨板的成骨而实现的。因此IGF-Ⅰ对骨的纵向生长具有重要作用。IGF-Ⅱ对骨生长刺激作用比IGF-Ⅰ弱,但也有促进作用。IGF-Ⅰ和IGF-Ⅱ都能促进成骨细胞的增殖和基质合成。

4. FGF 是一种对中胚层和神经外胚层细胞具有促有丝分裂作用的多肽生长因子。在人体组织中广泛存在,对胚胎发育及骨软骨的修复起重要的作用。aFGF和bFGF两种亚型具有同源性和相互协调作用。FGF能促进软骨细胞前体的分化及软骨细胞的增殖和成熟,增加异体骨基质诱导成骨的量,使新骨的替代加快;抑制Ⅰ型胶原蛋白的合成和碱性磷酸酶的活性,刺激成骨细胞内的DNA合成增加,使成骨细胞内骨钙素增加,加速骨的钙化,使新骨形成。

5. PDGF 在创伤愈合中起重要作用,称作创伤因子,它可以促使成骨细胞由不成熟向成熟型分化,诱导成熟的成骨细胞合成Ⅰ型胶原,加快骨组织的形成。同时它还是一个强力趋化因子,刺激骨细胞DNA和蛋白质合成,又能与其他生长因子或激素互相作用,既能促进骨形成,又能刺激骨吸收,对骨重建具有双向调节作用。

6. EGF 对成纤维细胞和内皮细胞具有促有丝分裂作用,诱导内皮发育并促进血管生成。

7. 其他细胞因子 此外,来源于造血细胞系细胞的一些因子也可影响骨的重建,如白介素-1、3、6(IL-1,3,6)、粒细胞集落刺激因子(G-CSF)和粒细胞-巨噬细胞集落刺激因子(G-CSF)等。

【骨折愈合的必要条件–微动、血供和应力】　骨折发生后,为了保证其修复及愈合,需要将断骨加以固定,使骨折端有一定的稳定性。根据损伤的程度,如血运破坏不多,软组织和骨膜较完好,则骨痂可不断形成和增殖。但骨痂的形成和骨折的修复在很大程度上需要有应力的作用才能实现,根据 Wolff 定律,骨折愈合需要增加骨折端的负荷,机械应力刺激是促进骨折愈合和提高愈合质量所必需的。长管骨骨折后,经切开整复及用加压接骨板坚强内固定时,由于骨折片之间活动完全消除,骨外膜没有应力的影响(即应力遮挡)外骨痂的产生就不会明显,骨的重塑也会受到影响。在保证稳定的前提下,骨折部有限度地微动能增加骨折断端的创伤、血管和炎症反应,骨膜受到微动及肌肉收缩而产生的一定应力的作用而形成骨痂。骨折愈合的快慢与血供成正比,骨折处血供好则骨痂形成多而快,反之骨痂形成受影响骨折则愈合慢。需要注意的是当骨折端之间的距离太大,因为固定不好而活动过多时,则会产生骨折延迟愈合和不愈合。

【骨折愈合的形式】

1. Ⅰ期愈合(直接愈合)　当骨断端紧密接触、血运损害较少、骨质无吸收时,骨折一端的毛细血管及哈弗斯系统(骨单位)直接跨过骨折线进入另一骨折端,新骨沿哈弗斯系统在长轴方向逐渐沉积而进行修复的过程称为Ⅰ期愈合。这种Ⅰ期愈合从 X 线片上见不到骨痂。实验观察可以发现跨越骨折线的新哈弗斯系统约在骨折后 6 周或更长的时间形成。

2. Ⅱ期愈合(间接愈合)凡通过内外骨痂的形成及改建使骨折愈合者称为骨折的Ⅱ期愈合。Ⅱ期愈合的内外骨痂,终将改建成为真正的骨组织,其理化性质与原有骨组织相同。由于应力可促使骨痂的愈合比Ⅰ期愈合更为优越。

【骨折临床愈合标准】

1. 局部标准　局部无反常活动,无压痛及纵向叩击痛。

2. 影像学标准　X 线片显示骨折线模糊,有连续性骨痂通过骨折线。

3. 功能标准　外固定解除后伤肢能满足以下要求:上肢能向前平举 1kg 重量达 1 分钟。下肢能不扶拐在平地连续步行 3 分钟,并不少于 30 步。连续观察 2 周骨折处不变形。

功能标准的测定必须慎重,以不损伤骨痂发生再骨折为原则。

【影响骨折愈合的因素】

1. 全身因素

(1)年龄:年龄不同,骨折愈合的快慢也不同。婴幼儿生长发育迅速,骨折愈合较成人快。例如,新生儿股骨干骨折半个月左右即可坚固愈合,而成人需 2~3 个月,老年人则时间更长。

(2)健康:患者的一般情况不佳,如患营养不良、糖尿病、钙磷代谢紊乱、恶性肿瘤等疾病时,均可使骨折愈合延迟。

2. 局部因素

(1)骨折的类型和数量:螺旋形和斜形骨折,断端接触面大,愈合快。横行骨折断端接触面小,愈合较慢。多发骨折或一骨多段骨折,愈合较慢。

(2)骨折部的血液供血:这是决定骨折愈合快慢的重要因素。按骨折部血液供应多少,一般有下列四种情况。

1)两骨折段的血液供应均良好:长管骨两端因有关节囊、韧带、肌腱等附着,故有充足的血液供应。该部位骨折时愈合快,如股骨髁部骨折、桡骨远端骨折等。

2)两骨折段之一的血液供应减少:胫骨干的血液供应主要靠骨髓腔内的滋养动脉,此

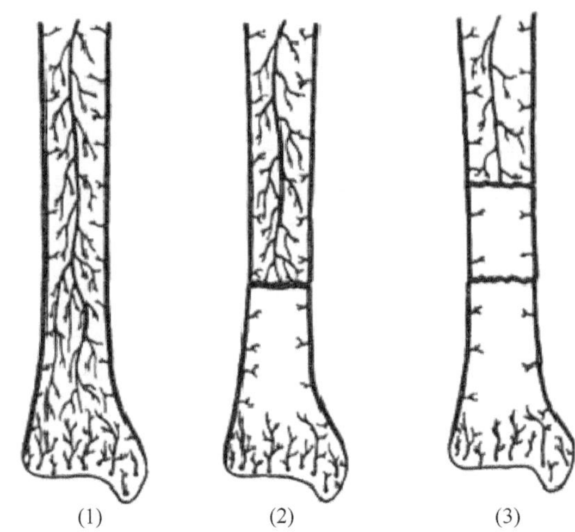

图 51-25　正常胫骨及骨折时的血液供应

动脉在胫骨上、中 1/3 交界处的血管孔进入髓腔，自上而下承担整个骨干的大部分血液供应。若在胫骨干中 1/3 和下 1/3 内发生骨折，滋养动脉断裂后，远侧骨折段丧失其大部分血液供应，仅保有来自骨外膜下小血管网之血液供应，故骨折愈合缓慢（图 51-25）。

3）两骨折段的血液供应均减弱：如胫骨上中 1/3 交界和中下 1/3 交界处同时发生骨折时，上骨折部之近侧断端有正常的血液供应，远侧断端血液供应已减弱。而在下骨折部则两骨折断端血液供应均已减弱，故上骨折部常较下骨折部先愈合（图 51-25）。

4）骨折段完全丧失血液供应：若骨折段血液供应被完全切断，即可发生缺血性坏死，如完全游离的骨折块。

骨折部位的血供和骨膜状态直接关系到骨折愈合的进程。因此在治疗骨折时应防止任何对局部血供的进一步破坏。

（3）软组织损伤：营养骨痂的新血管大部分来源于周围软组织内的脉管系统，骨折断端周围的软组织损伤严重时，破坏了由其而来的血液供应，骨折端的血供进一步减少，从而影响骨折的愈合，因此，骨折时周围软组织的失血管化是骨折延迟愈合的一个重要诱因。

（4）感染：开放性骨折若发生感染，可导致化脓性骨髓炎，如有死骨形成及软组织坏死，则影响骨折愈合。

（5）软组织嵌入：两骨折端之间若有肌肉、肌腱、骨膜等嵌入，则骨折难以愈合甚至不愈合。

3. 治疗方法不当

（1）反复多次的手法复位：可损伤局部软组织和骨外膜，不利于骨折愈合。

（2）不适当的切开复位：如软组织损伤过重，骨膜剥离广泛，破坏了局部血液供应，则影响骨折的愈合。参与骨折修复的细胞来源于骨膜等处，骨折治疗时骨膜的广泛剥离会延缓骨折愈合的进程。

（3）过度牵引：在作持续骨牵引治疗时，若牵引过度，可造成骨折段分离移位，并可因血管腔变细或痉挛，造成慢性血液循环障碍，导致骨折延迟愈合或不愈合。

（4）固定不确实：骨折复位后，若固定不确实，骨折部仍有旋转和剪切应力存在，可干扰骨痂的生长，不利于骨折愈合。

（5）清创不当：开放性骨折清创时，若摘除过多的碎骨片，可导致骨缺损，影响骨折愈合。

（6）不适当的功能锻炼：过早或不适当的功能锻炼，可干扰骨折固定，影响骨折愈合。

第五节　骨折的急救处理

骨折，特别是严重的骨折，如骨盆骨折、股骨骨折等常是全身严重多发性损伤的一部分。因此,现场急救不仅要注意骨折的处理,更重要的是要全身情况的处理。

骨折急救的目的是用最为简单而有效的方法抢救生命、保护患肢、迅速转运,以便尽快得到妥善处理。

1. 抢救休克 首先检查患者全身情况,如处于休克状态,应注意保温,尽量减少搬动,有条件时应立即输液、输血。合并颅脑损伤处于昏迷状态者,应注意保持呼吸道通畅。

2. 包扎伤口 开放性骨折,伤口出血绝大多数可用加压包扎止血。大血管出血,加压包扎不能止血时,可采用止血带止血。最好使用充气止血带,并应记录所用压力和时间。创口用无菌敷料或清洁布类予以包扎,以减少再污染。若骨折端已戳出伤口,并已污染,又未压迫重要血管、神经者,不应将其复位,以免将污物带到伤口深处。应送至医院经清创处理后,再行复位。若在包扎时,骨折端自行滑入伤口内,应做好记录,以便在清创时进一步处理。

3. 妥善固定 固定是骨折急救的重要措施。凡疑有骨折者,均应按骨折处理。闭合性骨折者,急救时不必脱去患肢的衣裤和鞋袜,以免过多地搬动患肢,增加疼痛。若患肢肿胀严重,可用剪刀将患肢衣袖和裤脚剪开,减轻压迫。骨折有明显畸形,并有穿破软组织或损伤附近重要血管、神经的危险时,可适当牵引患肢,使之变直后再行固定。

骨折固定的目的:①避免骨折端在搬运过程中对周围重要组织,如血管、神经、内脏的损伤;②减少骨折端的活动,减轻患者的疼痛;③便于运送。固定可用特制的夹板,或就地取材用木板、木棍、树枝等。若无任何可利用的材料时,上肢骨折可将患肢固定于胸部,下肢骨折可将患肢与对侧健肢捆绑固定。

4. 迅速转运 患者经初步处理妥善固定后,应尽快地转运至附近的医院进行治疗。

第六节 骨折的治疗原则

骨折的治疗有三大原则,即复位、固定和康复治疗。

1. 复位 是将移位的骨折端恢复正常或近乎正常的解剖关系,重建骨的支架作用。它是治疗骨折的首要步骤,也是骨折固定和康复治疗的基础。早期正确的复位,是骨折愈合过程顺利进行的必要条件。

2. 固定 即将骨折维持在复位后的位置,使其在良好对位情况下达到牢固愈合,是骨折愈合的关键。

3. 康复治疗 是在不影响固定的情况下,尽快地恢复患肢肌肉、肌腱、韧带、关节囊等软组织的舒缩活动。早期合理的功能锻炼和康复治疗,可促进患肢血液循环,消除肿胀;减少肌萎缩、保持肌肉力量;防止骨质疏松、关节僵硬和促进骨折愈合,是恢复患肢功能的重要保证。

【骨折的复位】

1. 复位标准

(1) 解剖复位:骨折端通过复位恢复了正常的解剖关系,对位(两骨折端的接触面)和对线(两骨折端在纵轴上的关系)完全良好时,称解剖复位(图 51-26)。

(2) 功能复位:经复位后,两骨折端虽未恢复至正常的解剖关系,但在骨折愈合后对肢体功能无明显影响者,称功能复位。每一部位功能复位的要求均不一样,一般认为功能复位的标准是:①骨折部位的旋转移位、分离移位必须完全矫正。②缩短移位在成人下肢骨折不超过 1cm；儿童若无骨骺损伤，下肢缩短在 2cm 以内，在生长发育过程中可自行矫正。③成角移位：下肢骨折轻微的向前或向后成角，与关节活动方向一致，日后可在骨痂改造期内自行矫正。向侧方成角移位，与关节活动方向垂直，日后不能矫正，必须完全复位。否则关节内、外侧负重不平衡，易引起创伤性关节炎。上肢骨折要求也不一致，肱骨干稍有畸形，对功能影响不大；前臂双骨折则要求对位、对线均好，否则影响前臂旋转功能。④长骨干横形骨折，骨折端对位至少达 1/3，干骺端骨折至少应对位 3/4（图 51-27）。

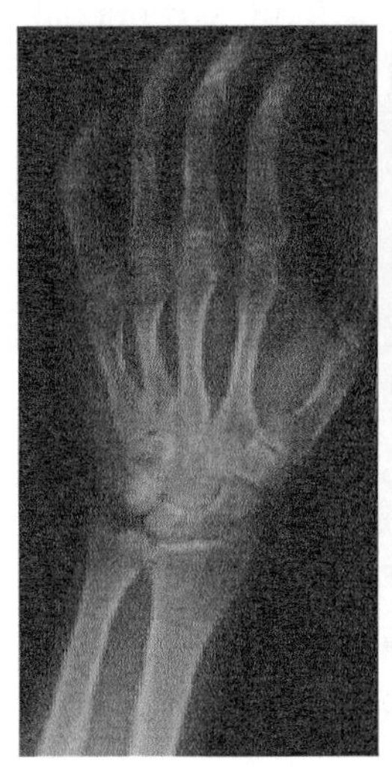
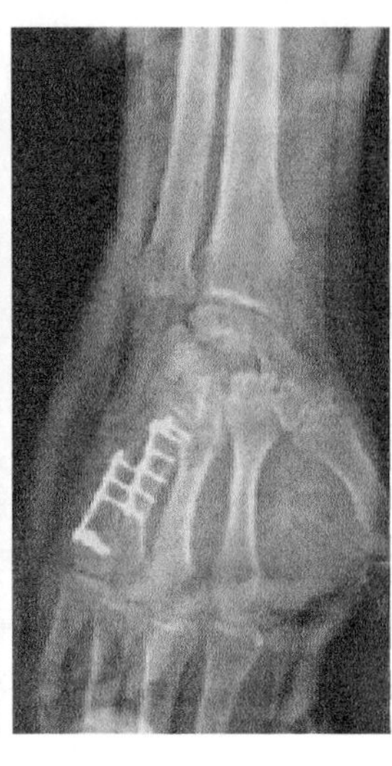

图 51-26　掌骨骨折后手术解剖复位

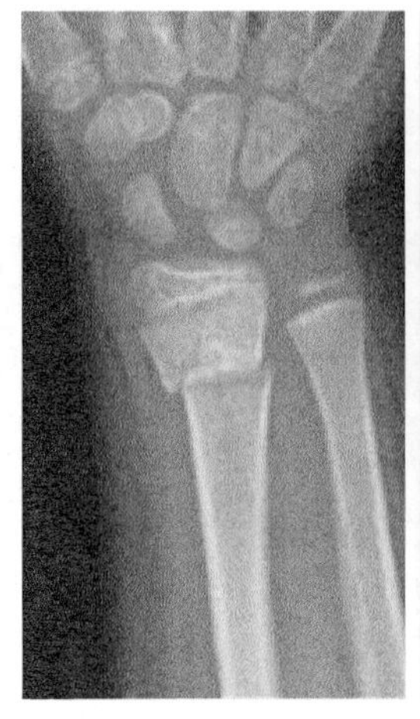
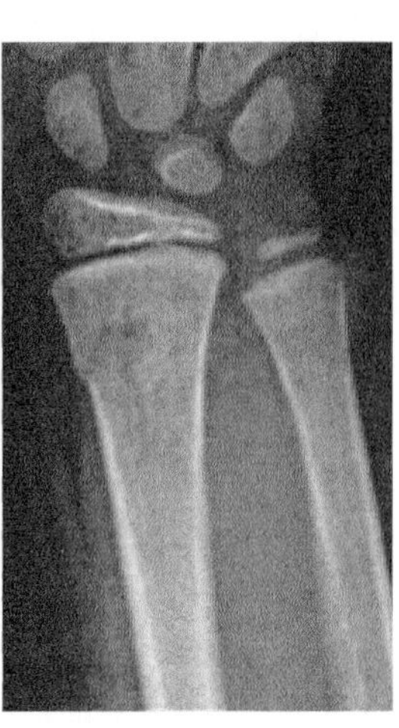

图 51-27　桡骨远端骨折后功能复位

2. 复位方法　骨折复位方法有两类，即手法复位（又称闭合复位）和切开复位。

（1）手法复位：应用手法使骨折复位，称为手法复位。进行手法复位时，其手法必须轻柔，并应争取一次复位成功。粗暴的手法和反复多次的复位，均可增加软组织损伤，影响骨折愈合，且可能引起并发症。因此，对于骨折的复位，应争取达到解剖复位，如不易达到时，也不能为了追求解剖复位而进行多次复位。

（2）切开复位：即手术切开骨折部位的软组织，暴露骨折端，在直视下将骨折复位，称为切开复位。

切开复位的指征如下。

1）骨折端之间有肌肉或肌腱等软组织嵌入。

2）关节内骨折可能影响关节功能者。

3）手法复位未能达到功能复位的标准，将严重影响患肢功能者。

4）骨折并发主要血管、神经损伤，修复血管、神经的同时，宜行骨折切开复位。

5）多处骨折，为便于护理和治疗，防止并发症，应行切开复位。

6）不稳定性骨折，如四肢斜形、螺旋形、粉碎性骨折及脊柱骨折合并脊髓损伤者。

切开复位的优缺点如下。

优点：切开复位的最大优点是可使手法复位不能复位的骨折达到解剖复位。有效地内固定，可使患者提前下床活动，减少肌萎缩及关节僵硬，还能方便护理，减少并发症。

缺点：①切开复位时分离软组织和骨膜，减少骨折部位的血液供应。②增加局部软组织损伤的程度，降低局部抵抗力，若无菌操作不严，易发生感染，导致化脓性骨髓炎。③切开复位后所用的内固定器材如选择不当，术中可能发生操作困难或影响固定效果。内固定器材的拔除，大多需二次手术。

【骨折的固定】 骨折的固定（fixation of fracture）方法有两类，即外固定——用于身体外部的固定（固定器材位于体外）和内固定——用于身体内部的固定（固定器材位于体内）。

1. 外固定 外固定（external fixation）主要用于开放性骨折，也有些骨折经切开复位内固定手术后，需加用外固定。常用的外固定有小夹板、石膏绷带、外展支具、持续牵引和骨外固定器等。

（1）小夹板：利用具有一定弹性的柳木板、竹板或塑料板制成，在骨折部肢体的外面固定骨折（图 51-28）。

小夹板固定的指征：四肢闭合性、无移位、稳定性骨折。

小夹板固定的优缺点如下。

1）优点：一般不包括骨折的上、下关节，便于及早进行功能锻炼，防止关节僵硬。具有并发症少等优点。

2）缺点：易导致骨折再移位、压迫性溃疡、缺血性肌挛缩，甚至肢体坏疽等严重后果。

（2）石膏绷带固定指征及注意事项（图 51-29）。

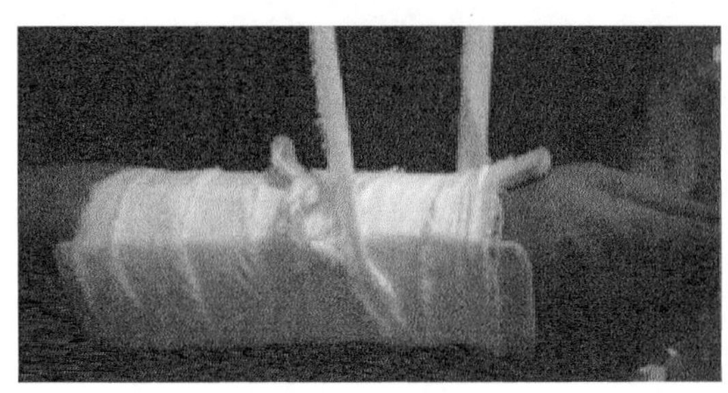

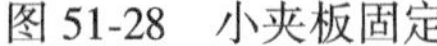

图 51-28　小夹板固定

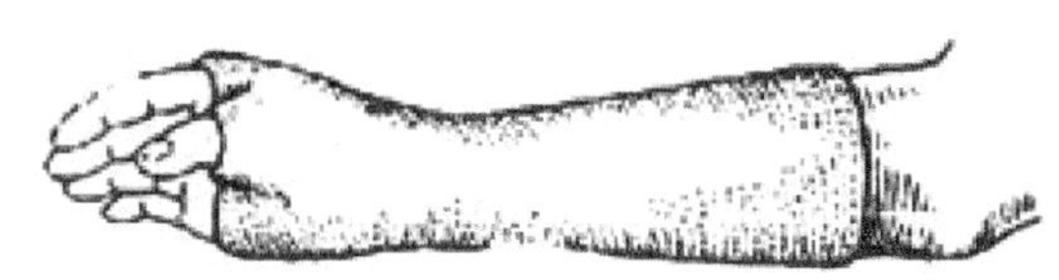

图 51-29　石膏绷带固定

石膏绷带固定指征：

1）开放性骨折清创缝合术后，创口愈合之前。

2）某些部位的骨折切开复位内固定术后，如股骨骨折髓内钉或钢板螺丝钉固定后，作为辅助性外固定。

3）畸形矫正后矫形位置的维持和骨关节手术后的固定，如腕关节融合术后。

4）化脓性关节炎和骨髓炎患肢的固定。

石膏绷带固定的注意事项：

1）应在石膏下垫置枕头，抬高患肢，以利消除肿胀。

2）包扎石膏绷带过程中，需将肢体保存在某一特殊位置时，助手可用手掌托扶肢体，不可用手指顶压石膏，以免产生局部压迫而发生溃疡。

3）石膏绷带未凝结坚固前，不应改变肢体位置，特别是关节部位，以免石膏折断。

4）石膏绷带包扎完毕，应在石膏上注明骨折情况和日期。

5）观察石膏绷带固定肢体远端皮肤的颜色、温度、毛细血管充盈、感觉和指（趾）的运动。如遇持续剧烈疼痛、患肢麻木、颜色发紫和皮温下降，则是石膏绷带包扎过紧引起的肢体受压，应立即将石膏全长纵形剖开减压，否则继续发展可致肢体坏疽。

6）肢体肿胀消退引起石膏过松，失去固定作用，应及时更换。

7）石膏绷带固定过程中，应作主动肌肉舒缩锻炼，未被固定的关节应早期活动。

(3) 头颈及外展支具固定:前者主要用于颈椎损伤,后者用于肩关节周围骨折、肱骨骨折及臂丛神经损伤等。患肢处于抬高位,有利于消肿,且可避免肢体重量的牵拉,产生骨折分离移位(图 51-30)。

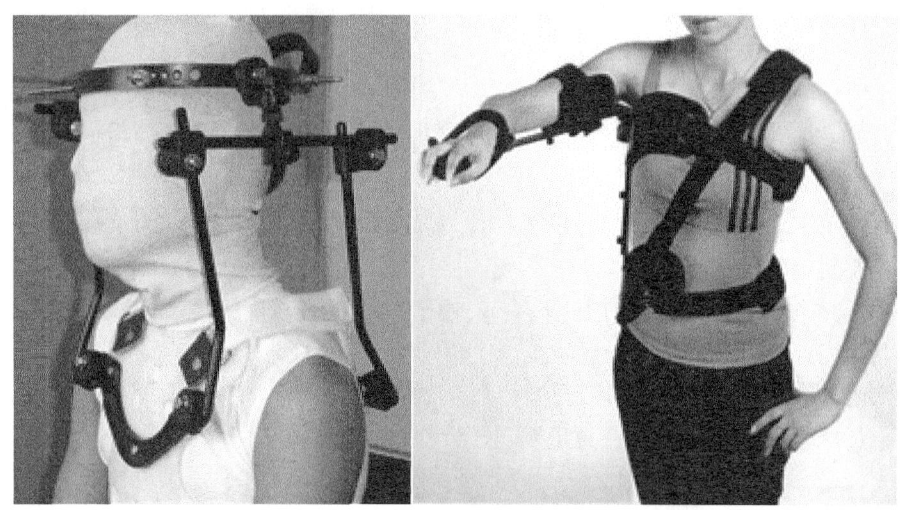

图 51-30　支具固定用于颈椎和肩关节骨折或损伤

(4) 持续牵引:牵引既有复位作用,也是外固定。持续牵引分为皮肤牵引、枕颌带牵引和骨牵引。

1) 颈椎骨折脱位:枕颌带牵引或颅骨牵引(图 51-31,图 51-32)。

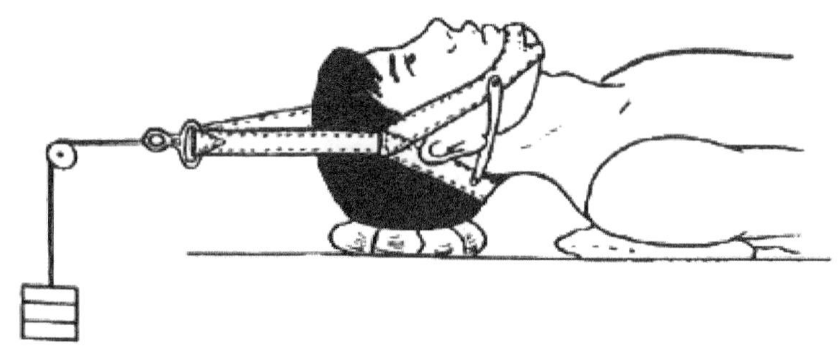

图 51-31　枕颌带牵引

2) 股骨骨折:股骨髁上或胫骨结节骨牵引(图 51-33)。

3) 胫骨骨折:跟骨牵引(图 51-34)。

(5) 骨外固定器:骨外固定器适用于①开放性骨折;②闭合性骨折伴广泛软组织损伤;③骨折合并感染和骨折不愈合;④截骨矫形或关节融合术后。优点是固定可靠,易于处理伤口,不限制关节活动,可行早期功能锻炼(图 51-35)。

2. 内固定　主要用于闭合或切开复位后,采用金属内固定物,如接骨板、螺丝钉、髓内钉或带锁髓内钉和加压钢板等,将已复位的骨折予以固定(图 51-36)。

【康复治疗】　骨折后的康复治疗极其重要,是防止发生并发症和及早恢复功能的重要保证。应在医务人员指导下,充分发挥患者的积极性,遵循动静结合、主动与被动运动相结合、循序渐进的原则,鼓励患者早期进行康复治疗,促进骨折愈合和功能恢复,防止并发症发生。

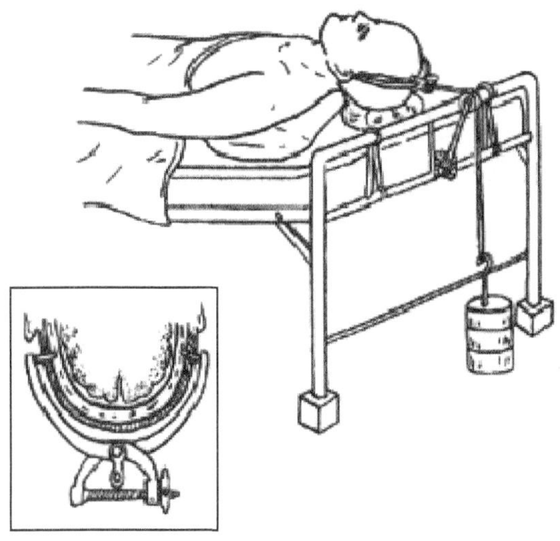

图 51-32　颅骨牵引

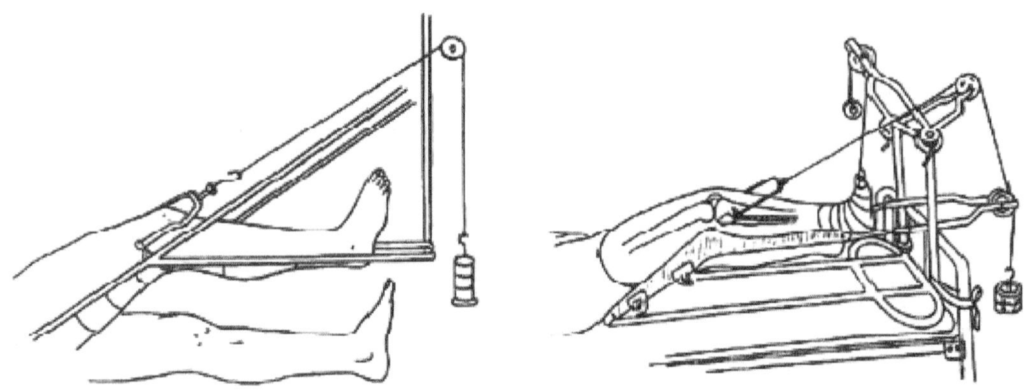

图 51-33　股骨髁上牵引及胫骨结节牵引

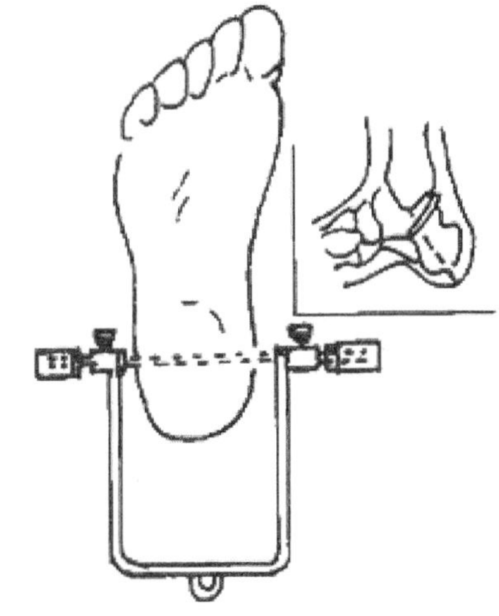

图 51-34　跟骨牵引

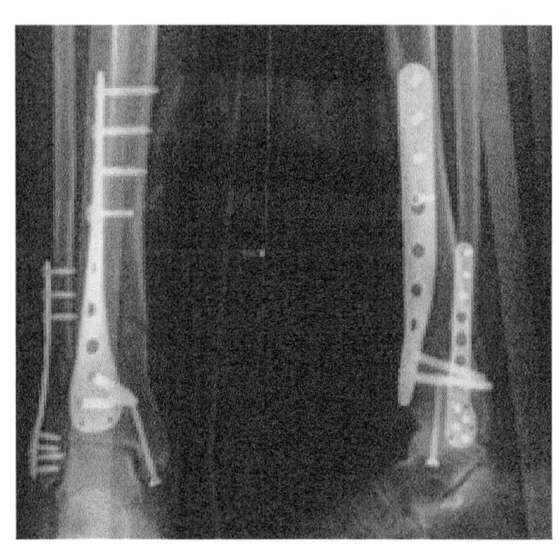

图 51-35　骨折外固定

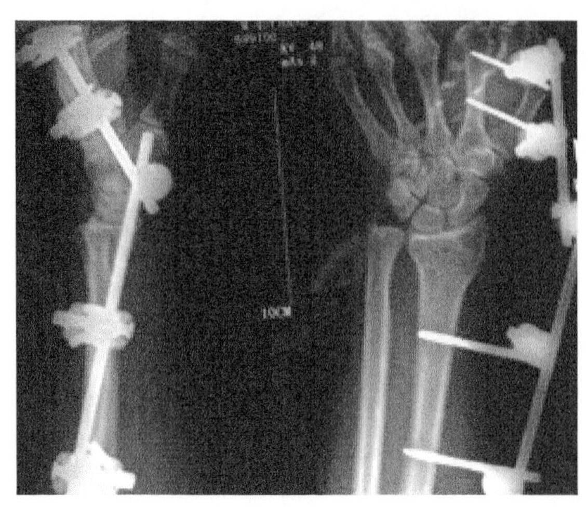
图 51-36　骨折内固定

1. 早期阶段　骨折后 1～2 周内，此期康复治疗的目的是促进患肢血液循环，消除肿胀，防止肌萎缩，功能锻炼应以患肢肌主动舒缩活动为主。

2. 中期阶段　即骨折 2 周以后，患肢肿胀已消退，局部疼痛减轻，骨折处已有纤维连接，日趋稳定。逐渐缓慢增加其活动强度和范围，并在医务人员指导和健肢的帮助下进行，以防肌萎缩和关节僵硬。

3. 晚期阶段　骨折已达临床愈合标准，外固定已拆除。此时是康复治疗的关键时期，特别是早、中期康复治疗不足的患者，肢体部分肿胀和关节僵硬应通过锻炼，尽早使之消除，并辅以物理治疗和外用药物熏洗，促进关节活动范围和肌力的恢复。

【辅助治疗】　在运动系统创伤治疗中，康复治疗很重要，不仅包括传统的物理、中医治疗，同时也应包括职业康复治疗师、营养师、社会工作者、心理学工作者的参与，以能够提供全面、长期、关键的康复指导，更有利于骨折的愈合及功能的康复。

骨折患者在进行功能锻炼的同时，配合实施一些辅助治疗方法对促进骨折的愈合是十分必要的。近年来许多促进骨折愈合的方法不断涌现，常见的总结如下。

1. 物理疗法　常用的有电、热、磁、光、渡、水等为主要原理的仪器，如各种电磁骨折治疗仪等，对促进骨折愈合有一定疗效。

2. 中医治疗　中医治疗是祖国传统医学，以中药、推拿，按摩、针灸为主要手段，通过舒筋活络，改善局部血液循环，促进骨折愈合。千百年来，积累了丰富的理论及实践经验，取得了良好的疗效。

3. 药物治疗　常用于消炎、止痛、消肿的目的。近年来，一些利用高科技手段研制而成的生物制剂已应用于临床，如各种骨生长因子等。它们在微环境下调节骨的形成，促进骨折的愈合。

4. 营养治疗　通过调节饮食，补充有利于骨折愈合的营养成分，也有促进骨折愈合的作用。祖国传统医学很重视药膳的作用。

第七节　开放性骨折的处理

开放性骨折即骨折部位皮肤或黏膜破裂，骨折与外界相通。它可由直接暴力作用，使骨折部软组织破裂，肌肉挫伤，亦可由于间接暴力，由骨折端自内向外刺破肌肉和皮肤。严重者可致肢体功能障碍、残疾，甚至引起生命危险。

【开放性骨折的分度】　开放性骨折根据软组织损伤的轻重，可分为三度。

第一度：皮肤由骨折端自内向外刺破，软组织损伤轻。

第二度：皮肤破裂或压碎，皮下组织与肌组织中度损伤。

第三度：广泛的皮肤、皮下组织与肌肉严重损伤，常合并血管、神经损伤。

Gustilo-Anderson 又将第三度分为三个亚型，即$Ⅲ_A$型，软组织严重缺损，但骨膜仍可覆盖骨质；$Ⅲ_B$型，软组织严重缺损伴骨外露；$Ⅲ_C$型，软组织严重缺损，合并重要血管损伤伴骨外露。

开放性骨折的处理原则是及时正确地处理创口，尽可能地防止感染，力争将开放性骨折转化为闭合性骨折。

【术前检查与准备】

(1) 询问病史，了解创伤的经过、受伤的性质和时间，急救处理的情况等。

(2) 检查全身情况，是否有休克和其他危及生命的重要器官损伤。

(3) 通过肢体的运动、感觉，动脉搏动和末梢血液循环状况，确定是否有神经、肌腱和血管损伤。

(4) 观察伤口，估计损伤的深度，软组织损伤情况和污染程度。

(5) 拍摄患肢正、侧位 X 线片，了解骨折类型和移位。必要时行 CT 检查。

【清创的时间】　原则上，清创越早，感染机会越少，治疗效果越好。早期细菌停留在创口表面，仅为污染，以后才繁殖并侵入组织内部发生感染，这段时间称为潜伏期。因此，应争取在潜伏期内，感染发生之前进行清创。一般认为在伤后 6~8 小时内清创，创口绝大多数能一期愈合，应尽可能争取在此段时间内进行手术。若受伤时气温较低，如在冬天，伤口污染较轻，周围组织损伤也较轻，其清创时间可适当延长。清创没有截止时间，但清创越晚，感染机会越大。

【清创的要点】　开放性骨折的清创术包括清创、骨折固定与软组织修复、伤口闭合，要求比处理单纯软组织损伤更为严格。一旦发生感染，将导致化脓性骨髓炎。

1. 清创　即将污染的创口，经过清洗、消毒，然后切除创缘、清除异物，切除坏死和失去活力的组织，使之变成清洁的创口。手术可在臂丛、硬膜外或全身麻醉下进行。为了减少出血，特别是伴有血管损伤时，可在使用止血带下手术。由于使用止血带不易确定组织的血液供应状况，初步清创止血后，放开止血带，应再一次清创切除无血液供应的组织。

(1) 清洗：无菌敷料覆盖创口，用无菌刷及肥皂液刷洗患肢 2~3 次，范围包括创口上、下关节，刷洗后用无菌生理盐水冲洗。然后可用 0.1% 活力碘（聚吡咯酮碘）冲洗创口或用纱布浸湿 0.1% 活力碘敷于创口，再用生理盐水冲洗。常规消毒铺巾后行清创术。

(2) 切除创缘皮肤 1~2mm，皮肤挫伤者，应切除失去活力的皮肤。从浅至深，清除异物，切除污染和失去活力的皮下组织、筋膜、肌肉。对于肌腱、神经和血管，应在尽量切除其污染部分的情况下，保留组织的完整性，以便予以修复。清创应彻底，避免遗漏无效腔和死角。

(3) 关节韧带和关节囊严重挫伤者，应予以切除。若仅污染，则应在彻底切除污染物的情况下，尽量予以保留，对关节的稳定和以后的功能恢复十分重要。

(4) 骨外膜应尽量保留，以保证骨愈合。若已污染，可仔细将其表面切除。

(5) 骨折端的处理：既要彻底清理干净，又要尽量保持骨的完整性，以利于骨折愈合。骨端的污染程度在密质骨一般不超过 0.5~1.0mm，松质骨则可深达 1cm。密质骨的污染可用骨凿凿除或用骨钳咬除，污染的松质骨可以刮除，污染的骨髓腔应注意将其彻底清除干净。

粉碎性骨折的骨片应仔细加以处理。游离的骨片，无论大小，都应去除，因其无血运，抗生素不能在其内达到有效浓度，易滋生细菌，造成感染。较大骨片去除后形成的骨缺损应在伤口愈合后的 6~8 周进行植骨,这样可降低感染率。与周围组织尚有联系的骨片应予保留,并应复位,有助于骨折愈合。

(6) 再次清洗:彻底清创后,用无菌生理盐水再次冲洗创口及周围 2~3 次。然后用 0.1%活力碘浸泡或湿敷创口 3~5 分钟,该溶液对组织无不良反应。若创口污染较重,且距伤后时间较长,可加用 3%过氧化氢溶液清洗,然后用生理盐水冲洗,以减少厌氧菌感染的机会。再清洗后应更换手套、手术单及手术器械,继续进行组织修复手术。

2. 骨折固定与组织修复

(1) 骨折固定:清创后,应在直视下将骨折复位,并根据骨折的类型选择适当的内固定方法将骨折固定。固定方法应以最简单、最快捷为宜,必要时术后可适当加用外固定。

第三度开放性骨折及第二度开放性骨折清创时间超过伤后 6~8 小时者,不宜应用内固定,可选用外固定器固定。因为超过 6~8 小时,创口处污染的细菌已度过潜伏期,进入按对数增殖的时期,内固定物作为无生命的异物,机体局部抵抗力低下,且抗菌药物难以发挥作用,容易导致感染。一旦发生感染,则内固定物必须取出,否则感染不止,创口不愈。

(2) 重要软组织修复:肌腱、神经、血管等重要组织损伤,应争取在清创时采用合适的方法予以修复,以便早日恢复功能。

(3) 创口引流:用引流管,置于创口内最深处,从正常皮肤处穿出体外,并接以负压引流瓶,于 24~48 小时内拔除。必要时,在创口闭合前可将抗生素缓释剂置入创口内。

3. 闭合创口　完全闭合创口,争取一期愈合,是达到将开放性骨折转化为闭合性骨折的关键,也是清创术争取达到的主要目的。对于第一、二度开放性骨折,清创后,大多数创口能一期闭合。第三度开放性骨折,在清创后伤口要保持开放,数日后重复清创,通过植皮或皮瓣转移,延迟闭合伤口。显微外科的发展,为这类损伤的治疗提供了更好的方法和更多的机会。

(1) 直接缝合:皮肤无明显缺损者,多能直接缝合。

(2) 减张缝合和植皮术:皮肤缺损,创口张力较大,不能直接缝合者,如周围皮肤及软组织损伤较轻,可在创口一侧或两侧作与创口平行的减张切口。缝合创口后,如减张切口可以缝合者则直接缝合,否则于减张切口处植皮。如创口处皮肤缺损,而局部软组织床良好,无骨和神经、血管等重要组织外露,亦可在创口处直接植皮。

(3) 延迟闭合:第三度开放性骨折,软组织损伤严重,一时无法完全确定组织坏死情况,感染的机会较大。清创后,可将周围软组织覆盖骨折处,敞开创口,用无菌敷料湿敷,观察 3~5 日,可再次清创,彻底切除失活组织,进行游离植皮,如植皮困难,可用皮瓣移植覆盖。

(4) 皮瓣移植:伴有广泛软组织损伤的第三度开放性骨折,骨折处外露,缺乏软组织覆盖,极易导致感染。应设法将创口用各种不同的皮瓣加以覆盖,如局部转移皮瓣,带血管蒂岛状皮瓣或吻合血管的游离皮瓣移植等。

清创过程完成后,根据伤情选择适当的固定方法固定患肢。应使用抗生素预防感染,并应使用破伤风抗毒素。

第八节　开放性关节损伤的处理原则

开放性关节损伤(open injury of joint)的处理原则与开放性骨折的处理原则基本相同,

但由于涉及关节,又有其特殊性。如处理不当．轻者影响关节功能,重者导致关节功能丧失。因此,必须以慎重的态度进行处理。治疗的主要目的是防止关节感染和恢复关节功能。

开放性关节损伤最易发生的并发症是关节粘连和关节内骨折畸形愈合,从而影响关节功能。因此要求必须处理好关节腔内的清创,保护关节软骨,注意修复关节面。若能在伤后 6~8 小时内进行彻底清创并合理应用抗生素,创口多能一期愈合。

开放性关节损伤一般分三度,各有不同的处理要求。

一度:锐器刺破关节囊,创口较小,关节软骨和骨骼无损伤。此类损伤不需打开关节,以免污染进一步扩散。可在无创口的健康皮肤处,用粗针头刺入关节囊,行关节腔内冲洗。创口清创缝合后,在关节内注入抗生素,一般固定 3 周,开始功能锻炼,经治疗可保留关节功能。若术后发现关节腔内有较多积液,可经正常软组织穿刺抽液。若有感染可能,则按照急性化脓性关节炎早期处理。

二度:软组织损伤广泛,关节软骨及骨骼部分破坏,创口内有异物。应在局部软组织清创完成后,更换手套、手术单和器械再扩大关节囊切口,充分显露关节,用大量生理盐水反复冲洗。彻底清除关节内异物、血肿、小的碎骨片和一切失活组织。大的骨片应予复位,并尽量保留关节软骨面的完整,用克氏针或可吸收螺钉固定。关节囊和韧带应尽量保留修复。关节囊缺损可用筋膜修补。必要时关节腔内可放置引流管,术后用林格液加抗生素灌洗引流,手术后 48 小时拔除。治疗后可部分恢复关节功能。

三度:软组织毁损,韧带断裂,关节软骨和骨骼严重损伤,创口内有异物,可合并关节脱位置血管、神经损伤。经彻底清创后敞开创口,无菌敷料湿敷,3~5 日后可延期缝合。也可彻底清创后,大面积软组织缺损用显微外科技术行组织移植,如肌皮瓣或皮瓣移植修复。关节面严重破坏,关节功能无法恢复者,可一期行关节融合术。

第九节　骨折延迟愈合、不愈合和畸形愈合的处理

1. 骨折延迟愈合(delayed union)　是指骨折经过治疗,超过通常愈合所需要的时间(一般为 4~8 个月),骨折断端仍未出现骨折连接,称骨折延迟愈合(图 51-37)。X 线片显示骨折端骨痂少,多为云雾状排列紊乱的刺激性骨痂。轻度脱钙,骨折线仍明显,但无骨硬化表现。

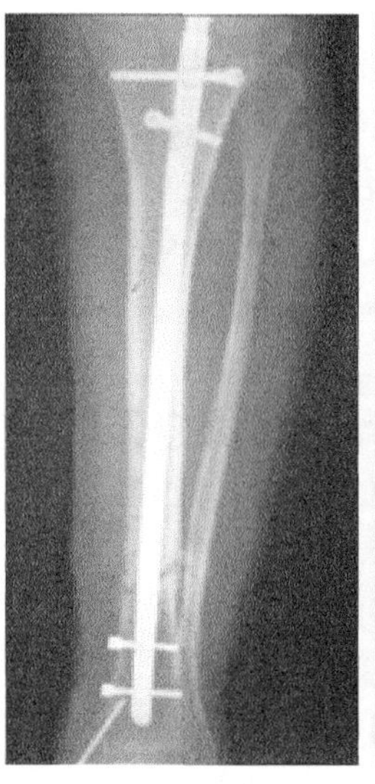
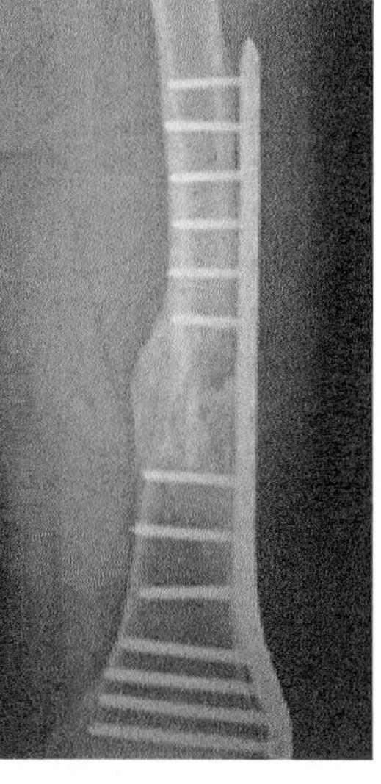
图 51-37　骨折延迟愈合

骨折延迟愈合除患者营养不良及全身性疾病等因素外,主要原因是骨折复位后固定不确实,引起骨折端的异常活动,或骨折端存在剪切力和旋转力及牵引过度所致的骨端分离。骨折延迟愈合表现为骨折愈合较慢,但仍有继续愈合的能力和可能性,针对原因适当处理,纠正存在的不合理因素,骨折仍可达到愈合。

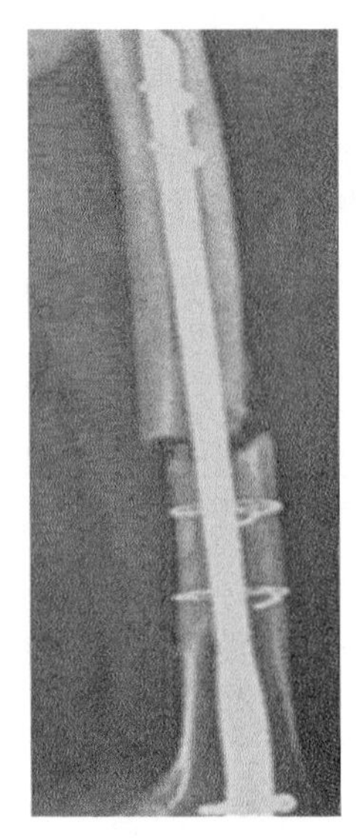
图 51-38 骨折不愈合

2. 骨折不愈合(nonunion) 是指骨折经过治疗,超过通常愈合时间,再度延长治疗时间(一般为骨折 8 个月后),仍达不到骨性愈合,称为骨折不愈合或骨不连接(图 51-38)。典型 X 线片表现为骨折线清晰可见,骨折断端间有宽的间隙,两断端萎缩光滑、硬化,骨髓腔被致密硬化的骨质所封闭。临床上常认为骨折端硬化和髓腔闭塞是骨不愈合的先兆,骨折处可有假关节活动。骨折不愈合意味着骨折修复过程的停止,骨折端仅以软骨或纤维组织相连。

(1) 分类:可分为肥大性和萎缩性两种类型。肥大性以骨折端加宽、过量骨痂形成为特征。萎缩性则指没有或仅有很少的骨折反应、骨端硬化或吸收、没有骨痂形成,通常萎缩性不愈合比肥大性不愈合更难处理。

(2) 病因:多由于①骨折断端间嵌夹较多软组织;②开放性骨折骨头丢失或清创时去除的骨片较多,造成骨缺损;③严重损伤或治疗不当对骨的血液供应破坏较大;④感染等因素所致。

骨折不愈合不可能再通过延长治疗时间而达到愈合,需要切除硬化骨,打通骨髓腔,修复骨缺损,消灭感染灶,以促进骨折愈合。

(3) 治疗:①骨移植,常取用自体或异体骨植入骨折端并同时加用内固定或外同定以促进骨折愈合。亦有采用带血运的骨膜或骨瓣移植,以及吻合血管的游离骨膜和骨移植治疗骨折不愈合。近年来采用各种新材料的组织工程骨(人工骨)的研究方兴未艾,有的已应用于临床,其诸多的优点使其具有广阔的应用前景。②电磁刺激治疗,近年来各种电磁场骨折治疗但用于无骨缺损的骨折不愈合者,已取得较好效果。③诱导成骨,是近年来新兴的理论和技术,大量研究表明在多种骨生长因子等刺激物质的作用下,骨祖细胞可分化为成熟骨细胞。目前一些自动物提取的促进骨愈合的骨生长因子类生物制剂已应用于临床。④高压氧,也是一门新兴技术,高压氧治疗可增加局部病灶氧分压,改善缺氧状态,从而促进成纤维细胞、内皮细胞的增殖及肉芽组织生长,促进成骨细胞和破骨细胞的增殖、分裂,加速骨痂生长。

3. 骨折畸形愈合(malunion) 是指骨折愈合后未达到功能复位的要求,存在成角、旋转、重叠或短缩畸形者(图 51-39)。畸形愈合可能由于骨折复位不佳,固定不牢固或过早地拆除固定,受肌肉牵拉、肢体重量和不恰当负重的影响所致。

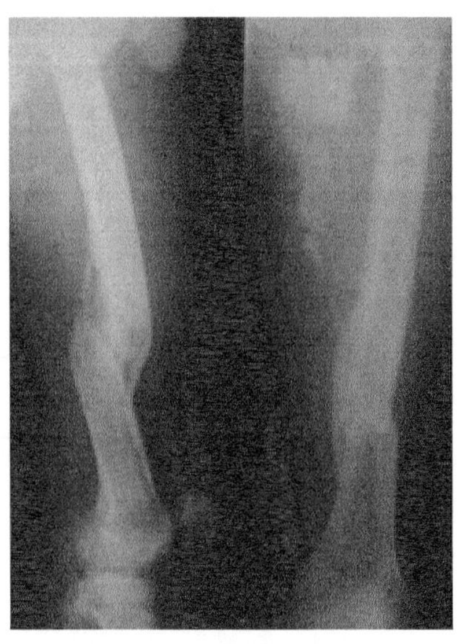
图 51-39 骨折畸形愈合

骨折畸形愈合的处理:对于儿童,由于其处于生长发育期,常能将骨折畸形愈合完全或部分矫正,故骨折畸形愈合处理主要对成人而言。畸形较轻,对功能影响不大者,可不予处理。畸形明显影响肢体功能者需行矫正手术。如骨折愈合时间在 2~3 个月,骨痂尚不坚固,可在麻醉下将其在原骨折处折断,重新复位和固定,使其在良好的位置愈合。如骨折愈合已很坚固,则应行截骨矫形手术。须明确,截骨矫形手术的目的是改善畸形愈合所致的功能障碍,改善外观是次要的。不影响功能的畸形不一定需要矫正,如锁骨骨折大都成角或重叠畸形愈合,虽影响美观但并不需要手术矫正。

附:骨筋膜室综合征

骨筋膜室综合征,即由骨、骨间膜、肌肉间隔和深筋膜形成的骨筋膜室内的肌肉和神经因急性缺血而产生的一系列早期症状和体征。最常发生于小腿和前臂掌侧。进一步发展可以导致肌肉和神经的坏死,发生 Volkmann 挛缩(Volkmann contracture)。

【病因】 骨筋膜室综合征是由于骨筋膜室内压力增高所致,常见的原因如下。

1. 骨筋膜室内容物体积骤增 ①损伤炎性反应和广泛毛细血管损伤,使室内的肌肉发生严重水肿;②任何原因的肌肉缺血,都将使肌肉内的毛细血管内膜通透性增加,发生严重水肿,使室内肌肉的体积和组织压剧增,发生缺血-水肿恶性循环。

2. 骨筋膜室容积骤减 ①敷料包扎过紧或包扎时不紧,但在损伤性水肿继续发展的情况下,早期不紧的包扎可以变得过紧而形成压迫;②严重的局部压迫,如肢体长时间被重物压迫。

【病理】 骨筋膜室的室壁坚韧而缺乏弹性,如果室的容积骤减或室内容物体积骤增,则骨筋膜室内的压力急剧增加,超过动脉压后,可以阻断室内血液循环,使骨筋膜室内的肌肉和神经组织缺血。肌肉组织缺血后,毛细血管通透性增加,大量渗出液至组织间隙,形成水肿,使骨筋膜室内压力进一步增加,形成缺血-水肿恶性循环。

筋膜室内的肌肉、神经组织缺血有三个不同的发展阶段。

1. 濒临缺血性肌挛缩 在严重缺血的早期,经积极抢救,及时恢复血液供应后,可以避免发生或发生极小量的肌肉坏死。可不影响患肢的功能,或影响极小。

2. 缺血性肌挛缩 时间较短的完全缺血,或程度较重的不完全缺血,在积极恢复其血液供应后,有部分肌肉组织坏死,尚能有纤维组织修复,但因瘢痕挛缩而形成特有的畸形——Volkmann 挛缩,将严重影响患肢功能。

3. 坏疽 范围广、时间久的完全缺血。其结果为大量肌肉坏死,无法修复。

以上三种结果是骨筋膜室或肢体缺血的三个不同阶段,发展很快,急剧恶化,直至坏疽。本综合征主要是指缺血的早期。对多室性的,或肌肉丰富部位的骨筋膜室综合征及缺血晚期,如有大量坏死组织的毒素进入血液循环则可导致酸碱失衡、电解质紊乱、休克、心律失常和急性肾衰竭等严重后果。

【临床表现】 早期临床表现以局部为主。

(1) 疼痛:创伤后肢体持续性剧烈疼痛,且进行性加剧,为本征最早期的症状,是骨筋膜室内神经受压和缺血的早期表现。

(2) 患侧指(趾)呈屈曲状态,肌力减弱。被动牵伸指(趾)时,可引起剧烈疼痛,为肌肉缺血的早期表现。

(3) 患处皮肤略红,温度稍高,肿胀,有严重压痛,触诊可感到室内张力增高。

(4) 远侧脉搏和毛细血管充盈时间正常。应特别注意,骨筋膜室内组织压上升到一定程度[前臂 8.66kPa(65mmHg),小腿 7.33kPa(55mmHg)],就能使供给肌肉血运的小动脉关闭,但此压力远远低于患者的收缩血压,因此还不足以影响肢体主要动脉的血流。此时,远侧动脉搏动虽然存在,指(趾)毛细血管充盈时间仍属正常,但是肌肉可能早已发生缺血,所以肢体远侧动脉搏动存在并不说明血运良好。

若不及时处理,缺血将继续加重,发展为缺血性肌挛缩和坏疽,症状和体征也将随之改变。缺血性肌肉挛缩主要临床表现可记作 5 个“P”字:由疼痛转为无痛(painless);苍白(pallor)或发绀、大理石花纹等;感觉异常(paresthesia);肌肉瘫痪(paralysis);无脉(pulselessness)。

【治疗】 最有效的治疗方法是早期进行筋膜切开减压。早期彻底切开筋膜减压可以使血液循环获得改善,有效地防止肌肉和神经发生缺血性坏死,避免发生 Volkmann 挛缩。

在骨筋膜综合征的早期,血流尚未完全中断时,亦可采用非手术治疗的方法,大量应用扩张血管药物和脱水药物,可以使大部分的患者免于手术治疗,获得良好的疗效,但是采用非手术治疗的方法,应该严密监测组织压,一旦治疗无效,立即切开减压,以免造成严重不良后果。

(徐大伟　王友华)

第五十二章　上肢骨、关节损伤

学习目标

1. 掌握肩关节脱位的原因及类型、临床表现及诊断、治疗，肱骨外科颈骨折的原因、类型、移位机制、临床表现及诊断、治疗，肱骨髁上骨折的类型及移位机制、临床表现、鉴别诊断、治疗、并发症及后遗症，桡骨头半脱位致伤机制、临床表现及诊断、治疗，前臂双骨折原因和类型、临床症状及诊断、治疗，桡骨下端骨折原因及类型、临床表现及诊断、治疗。

2. 熟悉锁骨骨折原因及类型、移位机制、临床表现及诊断、治疗，肩锁关节脱位机制、分类、临床表现、治疗，熟悉肱骨干骨折原因与类型、临床表现与诊断、治疗，肘关节脱位原因及类型、临床表现及诊断、治疗。

第一节　锁骨骨折

【解剖概要】 锁骨是上肢与躯干的连接和支撑装置，呈“S”形。外1/3呈扁平状；中1/3呈圆柱状，骨直径较细，且少有肌、韧带附着，是锁骨的力学薄弱部；内1/3呈棱柱状。锁骨近端与胸骨柄形成胸锁关节，远端与肩峰形成肩锁关节，有肩锁韧带、喙锁韧带及三角肌、斜方肌固定锁骨。锁骨后方有锁骨下血管、臂丛神经，位于第1肋骨与锁骨之间，骨折可导致神经血管损伤。

【病因与分类】 锁骨骨折(fracture of clavicle)好发于青少年，多为间接暴力引起。常见的受伤机制是侧方摔倒，肩部着地，力传导至锁骨，以第1肋骨为支点，发生斜形骨折。也可因手或肘部着地，暴力经肩部传导至锁骨，发生斜形或横形骨折。更多的骨折发生于高能交通事故或竞技运动中。直接暴力常由胸上方撞击锁骨，导致粉碎性骨折，但较少见，若移位明显，可引起臂丛神经及锁骨下血管损伤。

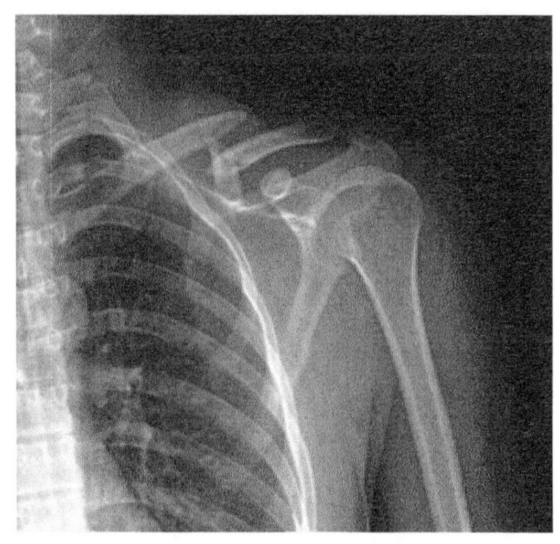

图52-1　锁骨中段骨折的移位

根据暴力作用的大小、方向等，骨折可发生在外侧、中段和内侧，以锁骨中段为最多。锁骨中段骨折根据骨折的形状可分为横形骨折、斜形骨折和粉碎性骨折。骨折后，由于胸锁乳突肌的牵拉，近折端可向上、后移位，远折端则由于上肢的重力作用及三角肌的牵拉，使骨折端向前、下移位，并有重叠移位(图52-1)。锁骨外端骨折常因肩部的重力作用，使骨折远端向下移位，近端则向上移位，移位程度较大者，应怀疑喙锁韧带损伤。锁骨外端骨折根据喙锁韧带损伤情况与骨折部位可分为三型：Ⅰ型，常因直接暴力引起，骨折位于喙锁韧带与肩锁韧带之间，多为移位不显著的骨折，常规前后位 X 线片有时不能发现骨折；Ⅱ型，常合并喙锁韧带损伤，骨折近端因胸锁乳突肌牵拉而向上移位，使复位、固定均较困难；Ⅲ型，主要表现为锁骨远端粉碎骨折，可有关节面骨折及合并肩锁关节脱位，喙锁韧带完整（图 52-2）。

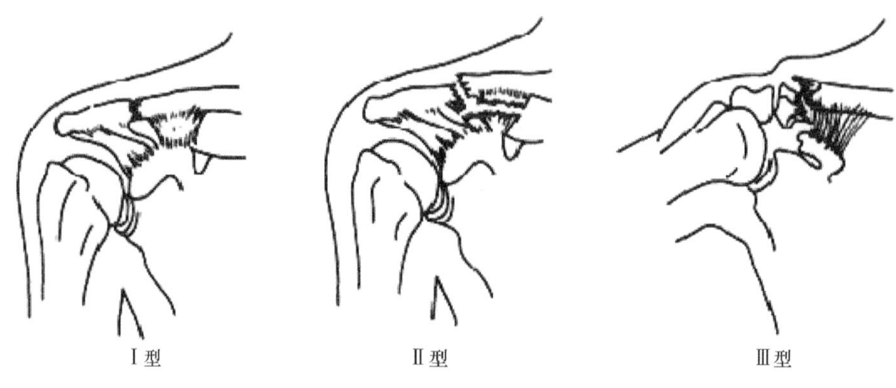

图 52-2　锁骨外端骨折的分类

【临床表现和诊断】　锁骨位于皮下，位置表浅，骨折后，出现肿胀、瘀斑，肩关节活动使疼痛加重。患者常用健手托住肘部，减少肩部活动引起骨折端移动所导致的疼痛；头部向患侧偏斜，以减轻因胸锁乳突肌牵拉骨折端活动而导致疼痛。检查时，可扪及骨折端，有局限性压痛，有骨摩擦感。根据物理检查和症状，可对锁骨骨折做出正确诊断。在无移位或儿童的青枝骨折时，单靠物理检查有时难以做出正确诊断，上胸部的正位和 45°斜位 X 线照片是不可缺少的检查方法，可发现骨折时，前后移位情况。锁骨外端骨折除常规 X 线照片检查外，应加照向头侧倾斜 40°位的 X 线片，必要时行双肩负重时的正位照片，以判断喙锁韧带损伤情况。锁骨外端关节面的骨折常需 CT 检查才能做出正确诊断。若暴力作用强大，骨折移位明显，局部肿胀严重，还应仔细检查上肢的神经功能及血供情况，以便对锁骨骨折合并神经、血管损伤做出正确诊断。

【治疗】　儿童的青枝骨折及成人的无移位骨折可不作特殊治疗，仅用三角巾悬吊患肢 3 ~6周即可开始活动。成人有移位的中段骨折，采用手法复位，横“8”字绷带固定（图 52-3）。

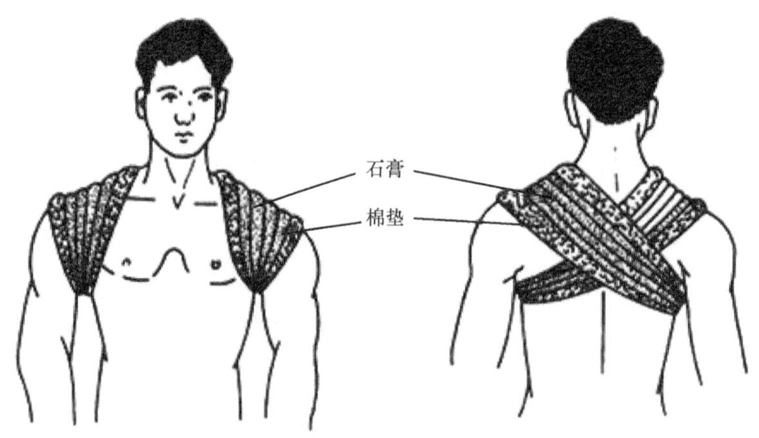

图 52-3　锁骨骨折后横“8”字绷带固定

术后严密观察双侧上肢血液循环及感觉运动功能，若出现肢体肿胀、麻木，表示固定过紧，应及时放松固定。术后1周左右，由于骨折区肿胀消失，或因绷带张力降低，常使固定的绷带松弛而导致再移位，因此复位后2周内应经常检查固定是否可靠，及时调整固定的松紧度。由于锁骨的功能主要是支撑上肢，若复位不良，不宜反复手法复位。只要骨折愈合，多不影响功能。

近几年来，由于手法复位及绷带固定的不可靠性，切开复位内固定应用有增多的趋势；有以下情况时可考虑行切开复位内固定（open reduction and internal fixation, ORIF）：①有穿破皮肤危险的难复位骨折；②复位后再移位，影响外观；③合并神经、血管损伤；④开放性骨折；⑤陈旧骨折不愈合；⑥锁骨外端骨折，合并喙锁韧带断裂，或合并肩胛颈骨折。

切开复位时，应根据骨折部位、骨折类型及移位情况选择动力加压接骨板或重建接骨板放置在锁骨上方内固定。锁骨外端骨折合并喙锁韧带损伤，在骨折切开复位的同时，采用张力带钢丝固定或“T”形接骨板固定，并修复喙锁韧带。近几年来，多采用锁骨钩接骨板固定（图52-4）。

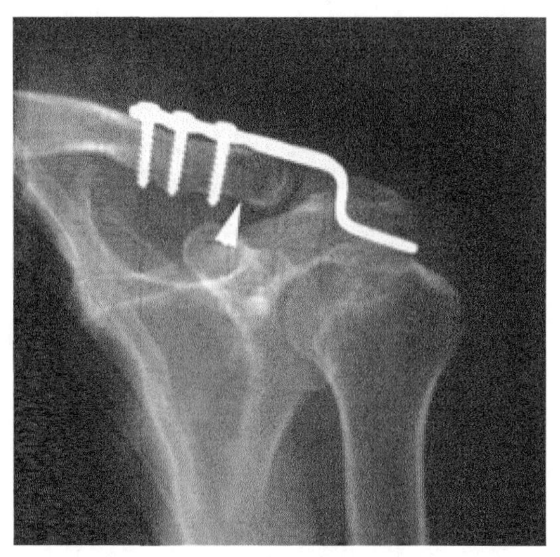

图52-4　锁骨外端骨折锁骨钩接骨板固定

第二节　肩锁关节脱位

【解剖概要】　肩锁关节由肩峰的锁骨关节面与锁骨外端的肩峰关节面构成关节，部分关节内存在纤维软骨盘。关节而多呈垂直方向，关节囊薄弱，由周围的韧带维持其稳定性。维系肩锁关节的主要韧带是肩锁韧带和喙锁韧带（图52-5）。

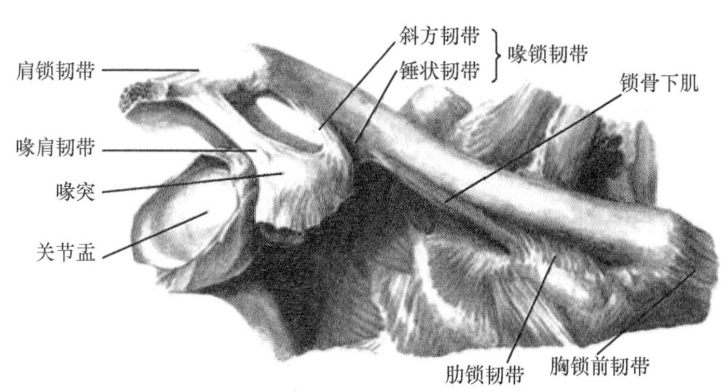

图52-5　肩锁关节的解剖结构

【病因与分类】　肩锁关节脱位（dislocation of the acromioclavicular joint）十分常见，多见于青年。暴力是引起肩锁关节脱位的主要原因，以直接暴力更多见。肩峰受到打击时，肩峰及肩胛骨猛然向下，使关节囊及周围韧带断裂而发生脱位。当跌倒时，肩部着地，力传导至肩锁关节而发生关节脱位，为间接暴力所致。依据暴力的大小，可仅发生关节囊挫伤、破裂，韧带挫伤、部分断裂、完全断裂，撕脱骨折或半脱位、完全脱位。根据损伤程度，可将肩锁关节脱位分为三型（图 52-6）。

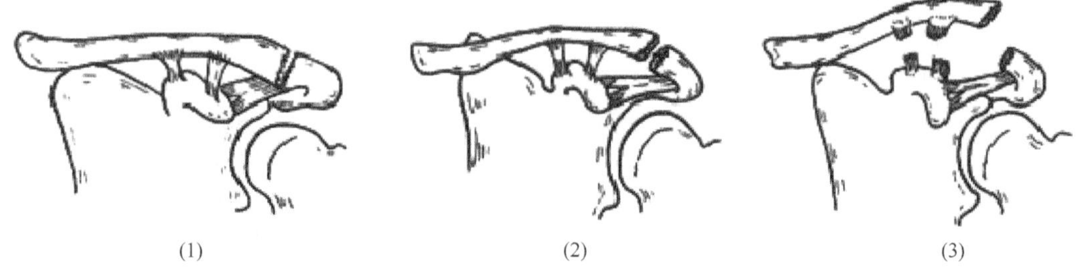

(1)　(2)　(3)

图 52-6　肩锁关节脱位的分型

（1）Ⅰ型：肩锁关节囊、韧带挫伤，尚未断裂；（2）Ⅱ型：肩锁关节囊破裂，部分韧带损伤或断裂，关节半脱位；（3）Ⅲ型：肩锁关节囊、韧带完全断裂，关节完全脱位

【临床表现和诊断】

Ⅰ型：肩部有打击或跌倒受伤史，肩锁关节处疼痛、肿胀、肩活动时疼痛加重，局部压痛明显。肩锁关节 X 线片未发现明显移位。

Ⅱ型：除有Ⅰ型的临床表现外，用手指按压锁骨外端有弹性感。X 线片可见锁骨外端向上撬起，为半脱位。

Ⅲ型：除有Ⅰ型的临床表现外，肩外上方肿胀严重，与对侧比较有时可发现患侧明显高起，按压时弹性感更加明显，肩活动受限。X 线片可见锁骨外端完全离开肩峰的相对关节面，为完全性脱位。

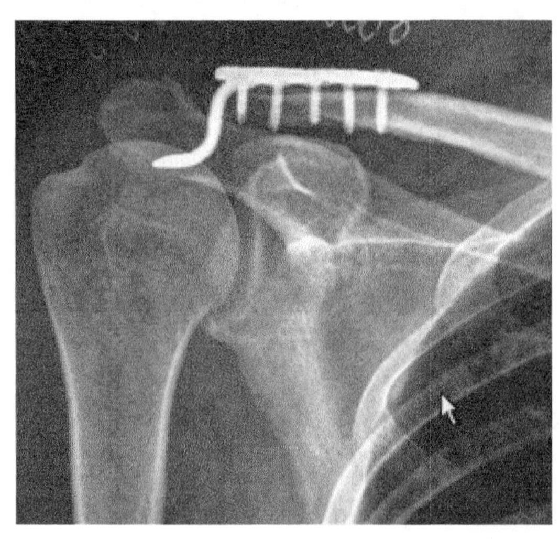

图 52-7　肩锁关节脱位肩锁钩固定

【治疗】　对于Ⅰ型损伤，用三角巾悬吊患肢 2~3 周后开始肩关节活动，可获得较好功能。

Ⅱ型损伤有学者主张手法复位、加垫外固定，但固定常不可靠，易并发压疮，或演变为陈旧性脱位。对有症状的陈旧性半脱位及Ⅲ型患者，尤其是肩锁关节移位超过 2cm 者，可选择手术治疗。手术方法可选择切开复位钩状钢板或张力带钢丝固定（图 52-7）。在切开复位的同时，可修复断裂的韧带。对喙锁韧带无法修复者，可行韧带重建术。

第三节　肩关节脱位

【解剖概要】　参与肩关节运动的关节包括肱盂关节、肩锁关节、胸锁关节及肩胸（肩胛骨与胸壁形成）关节，但以肱盂关节的活动最为重要。习惯上将肱盂关节脱位称为肩关节脱位(dislocation of the shoulder joint)。

肱盂关节由肱骨头与肩胛盂构成。肩胛盂浅,由周围的纤维软骨及盂唇加深其凹度,再加上肩峰在肱骨头及肩胛盂的上方形成的臼窝样结构,在一定程度上增加了肩关节的稳定性,并使肩关节有最大范围的活动。

【病因与分类】 创伤是肩关节脱位的主要原因,多为间接暴力所致。当上肢处于外展外旋位跌倒或受到撞击时,暴力经过肱骨传导到肩关节,使肱骨头突破关节囊而发生脱位。若上肢处于后伸位跌倒,或肱骨后上方直接撞击在硬物上,也可发生肩关节脱位。

根据肱骨头脱位的方向可分为前脱位、后脱位、上脱位及下脱位四型,以前脱位最多见。由于暴力的大小、力作用的方向及肌肉的牵拉,前脱位时,肱骨头可能位于锁骨下、喙突下、肩前方及关节盂下(图 52-8)。

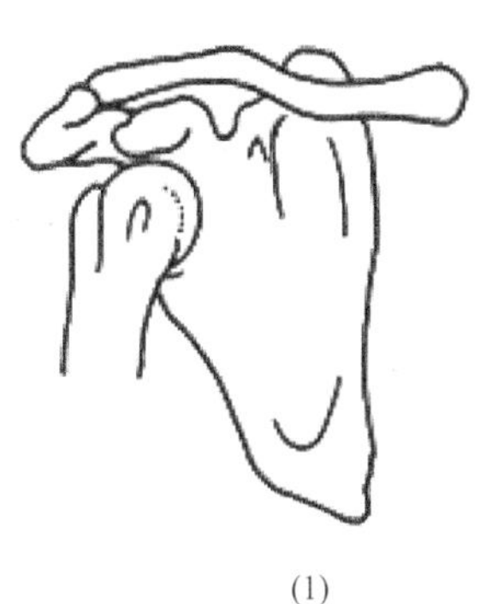
(1)

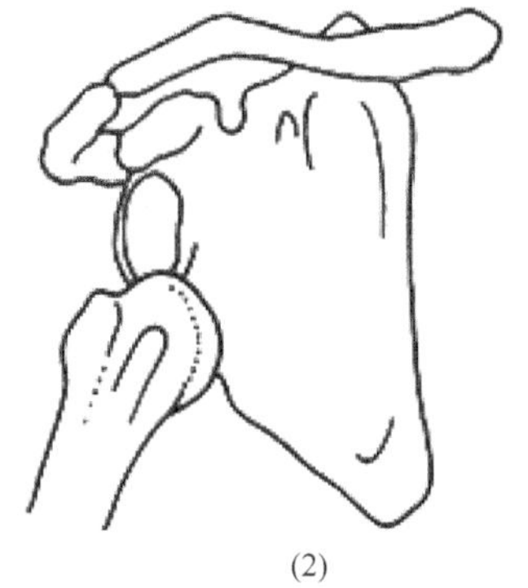
(2)

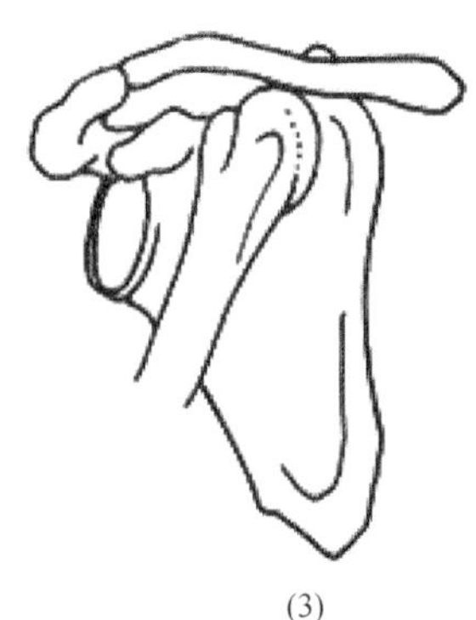
(3)

图 52-8　肩关节前脱位的三种类型
(1) 喙突下脱位;(2) 盂下脱位;(3) 锁骨下脱位

【临床表现和诊断】 有上肢外展外旋或后伸着地受伤史,肩部疼痛、肿胀、肩关节活动障碍,患者有以健手托住患侧前臂、头向患侧倾斜的特殊姿势即应考虑有肩关节脱位的可能。检查可发现患肩呈方肩畸形,肩胛盂处有空虚感(图 52-9),上肢有弹性固定;Dugas 征阳性:即将患侧肘部紧贴胸壁时,手掌搭不到健侧肩部,或手掌搭在健侧肩部时,肘部无法贴近胸壁;X 线正位、侧位片及穿胸位片可确定肩关节脱位的类型、移位方向及有无撕脱骨折。目前对怀疑有肱骨头骨折者临床可行 CT 扫描。

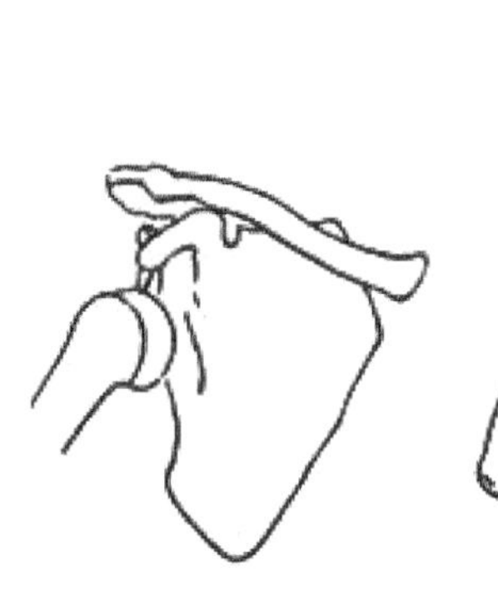

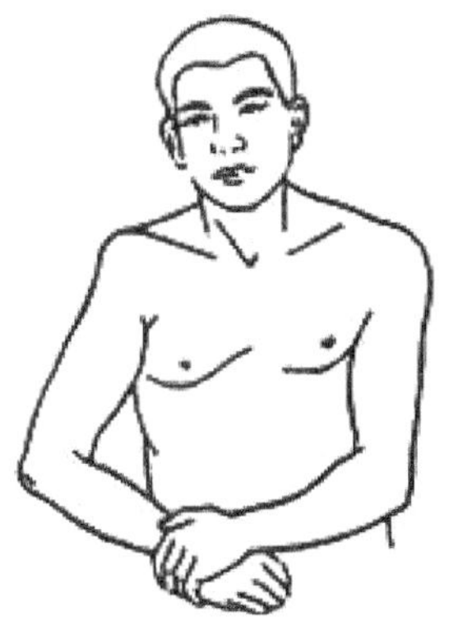

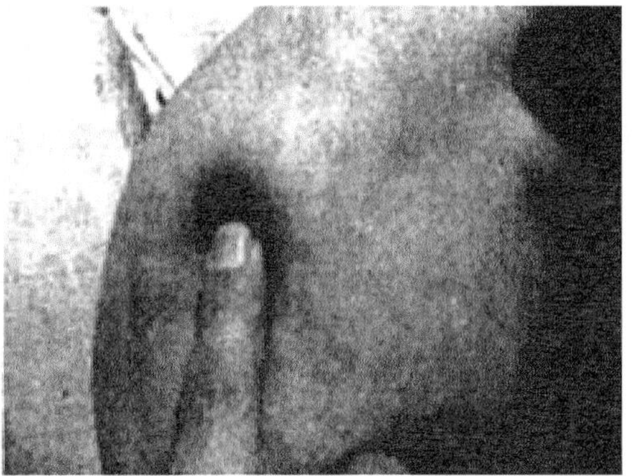

图 52-9　肩关节前脱位,肩胛盂处有空虚感,方肩畸形

严重创伤时,肩关节前脱位可合并神经血管损伤,应注意检查患侧上肢的感觉及运动功能。

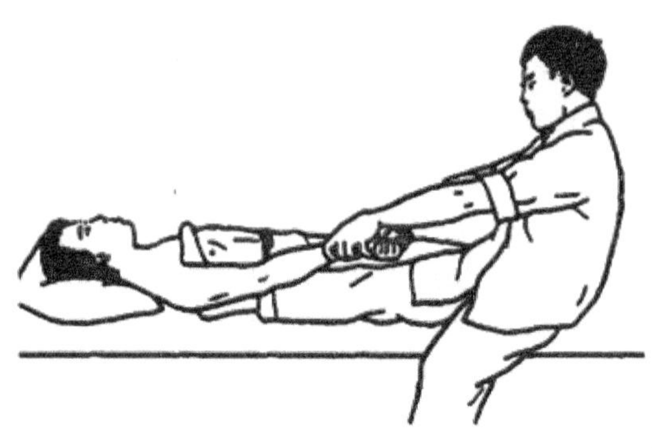

图 52-10 肩关节前脱位的 Hippocrates 法复位

【治疗】 无论肩关节脱位的类型及肱骨头所处的位置,均应首先采用手法复位、外固定方式治疗。手法复位前应准确判断是否有骨折,可行 CT 扫描检查,以防漏诊。

1. 手法复位 一般采用局部浸润麻醉,用 Hippocrates 法复位(图 52-10):患者仰卧,术者站在患侧床边,腋窝处垫棉垫,以同侧足跟置于患者腋下靠胸壁处,双手握住患肢于外展位作徒手牵引,以足跟顶住腋部作为反牵引力。左肩脱位时术者用左足,右肩脱位时则用右足。牵引须持续,用力须均匀,牵引一段时间后肩部肌逐渐松弛,此时内收、内旋上肢,肱骨头便会经前方关节囊的破口滑入肩胛盂内,可感到有弹跳及听到响声,提示复位成功,再作 Dugas 征检查,应由阳性转为阴性。

2. 固定方法 单纯性肩关节脱位复位后可用三角巾悬吊上肢,肘关节屈曲 90°,腋窝处垫棉垫固定 3 周,合并大结节骨折者应延长 1~2 周。部分病例关节囊破损明显,或肩带肌肌力不足者,术后摄片会有肩关节半脱位,此类病例宜用搭肩位胸肱绷带固定,即将患肢手掌搭在对侧肩部,肘部贴近胸壁,用绷带将上臂固定在胸壁,并托住肘部,这种体位可以纠正肩关节半脱位。

3. 康复治疗 固定期间须活动腕部与手指,解除固定后,鼓励患者主动锻炼肩关节向各个方向活动。配合作理疗按摩,效果更好。锻炼须循序渐进,不可冒进。

对于陈旧性肩关节脱位影响上肢功能,可选择切开复位术,修复关节囊及韧带。合并神经损伤者,在关节复位后,大多数神经功能可以得到恢复。若判断为神经血管断裂伤应手术修复。

第四节 肱骨近端骨折

【解剖概要】 肱骨近端包括肱骨大结节、小结节和肱骨外科颈三个重要的解剖部位。肱骨外科颈为肱骨大结节、小结节移行为肱骨干的交界部位,该部位是松质骨和密质骨的交接处,易发生骨折。在解剖颈下 2~3cm,有臂丛神经、腋血管通过,有发生骨折合并血管神经损伤的可能。

【病因与分类】 肱骨近端骨折可发生于任何年龄,但以中、老年人为多。其发生率占全身骨折的 2.34%。骨折多因间接暴力引起,由于暴力作用的大小、方向、肢体的位置及患者的骨质量等,可发生不同类型的骨折。

临床较为常用的肱骨近端骨折分型为 Neer 分型。根据肱骨四个解剖部位,即肱骨头、大结节、小结节和肱骨干,以及相互之间移位程度即以移位>1cm 或成角畸形>45°为移位标准来进行分型,而并不强调骨折线的多少(图 52-11)。

一部分骨折:肱骨近端骨折,无论骨折线数量是多少,只要未达到上述移位标准,说明骨折部位尚有一定的软组织附着连接,有一定的稳定性。这种骨折为无移位或轻微移位骨折,或称为一部分骨折。

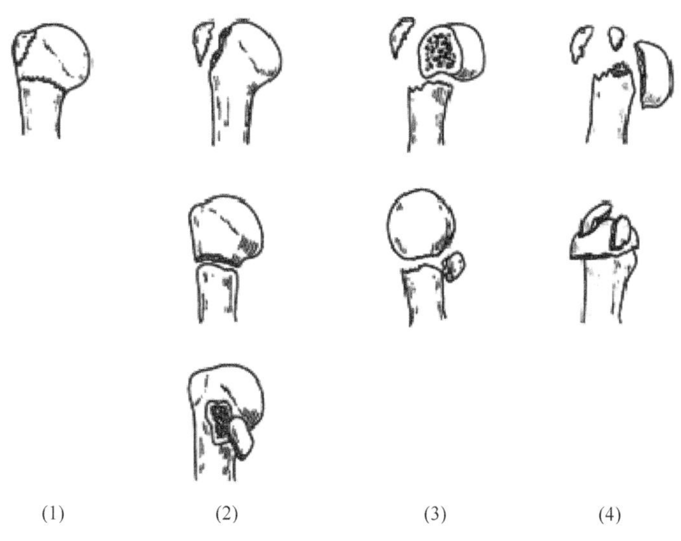

图 52-11　肱骨近端骨折的 Neer 分型

(1) 一部分骨折;(2) 两部分骨折;(3) 三部分骨折;(4) 四部分骨折

两部分骨折:当肱骨近端四个解剖部位中,仅一个部位发生骨折或移位者,称为两部分骨折;它有四种形式,即解剖颈骨折、大结节骨折、小结节骨折或外科颈骨折。

三部分骨折:当肱骨近端四个部位中,有两个部位骨折并且移位时,称为三部分骨折,它有两种形式,常见的是大结节、外科颈骨折,另一种是小结节、外科颈骨折。

四部分骨折:当肱骨近端四个部位都发生骨折移位时,形成四个分离的骨块,称为四部分骨折。此时肱骨头向外侧脱位,成游离状态;血液供应破坏严重,极易发生缺血坏死。

【诊断】　根据骨折多因间接暴力所致的病史、X 线和 CT 检查(包括 CT 三维重建),可做出明确诊断。X 线检查除了正位(或后前位)外,应进行腋间位 X 线拍片。

【治疗】　肱骨近端骨折可根据骨折类型,移位程度等采用非手术治疗和切开复位固定等手术治疗。

1. 非手术治疗　对于 Neer 一型肱骨近端骨折,包括大结节骨折,肱骨外科颈骨折,可用上肢三角巾悬吊 3~4 周,复查 X 线平片后,可逐步行肩部功能锻炼。

对于有轻度移位的二型骨折,患者功能要求不高者也可使用三角巾悬吊 3~4 周,复查 X 线片后,可逐步行肩部功能锻炼。

2. 手术治疗　多数移位的肱骨近端骨折的特点是两部分以上的骨折,应及时行切开复位钢板内固定,大部分患者可获得良好的功能恢复。对于 Neer 三部分、四部分骨折,也可行切开复位钢板内固定术,但对于特别复杂的老年人四部分骨折也可选择人工肱骨头置换术。

第五节　肱骨干骨折

【解剖概要】　肱骨外科颈下 1~2cm 至肱骨髁上 2cm 段内的骨折称为肱骨干骨折。在肱骨干中下 1/3 段后外侧有桡神经沟,有由臂丛神经后束发出的桡神经经内后方紧贴骨面斜向外前方进入前臂,此处骨折容易发生桡神经损伤。致伤因素可能是骨折端直接撞击,也可能由于外侧肌间隔的卡压所致。

【病因与分类】 肱骨骨折(fracture of the shaft of the humerus)可由直接暴力或间接暴力引起。其发生率占全身骨折的2.11%。直接暴力常由外侧打击肱骨干中份,致横形或粉碎性骨折。间接暴力常由于手部着地或肘部着地,力向上传导,加上身体倾倒所产生的剪式应力,导致中下1/3骨折。有时因投掷运动或"掰腕",也可导致中下1/3骨折,多为斜形或螺旋形骨折。骨折端的移位取决于外力作用的大小、方向、骨折的部位和肌肉牵拉方向等。在三角肌止点以上、胸大肌止点以下的骨折,近折端受胸大肌、背阔肌、大圆肌的牵拉而向内、向前移位,远折端因三角肌、喙肱肌、肱二头肌、肱三头肌的牵拉而向外、向近端移位。当骨折线位于三角肌止点以下时,近折端由于三角肌的牵拉而向前、外移位;远折端因肱二头肌、肱三头肌的牵拉而向近端移位(图52-12)。无论骨折发生在哪一段,在体弱患者,由于肢体的重力作用或不恰当的外固定物的重量,可引起骨折端分离移位或旋转畸形。肱骨干下1/3骨折的移位方向与暴力作用的方向、前臂和肘关节所处的位置有关,大多数有成角、短缩及旋转畸形。

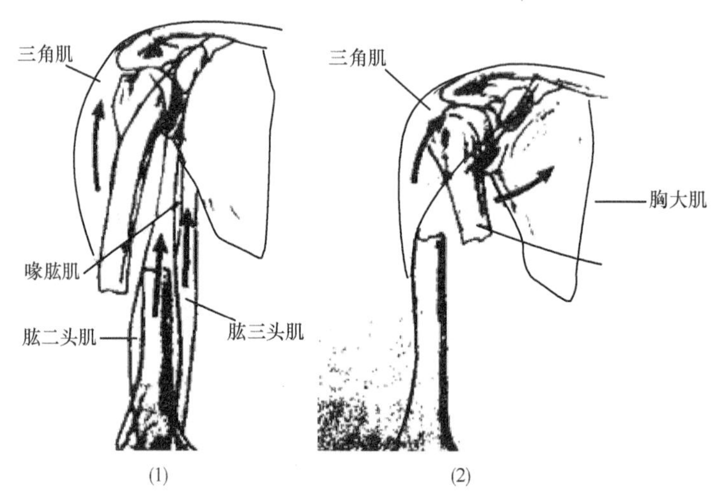

图52-12 肱骨干骨折的移位

(1)骨折在三角肌止点以下;(2)骨折在三角肌止点以上

【临床表现和诊断】 受伤后,上臂出现疼痛、肿胀、畸形、皮下瘀斑和上肢活动障碍。检查可发现假关节活动,骨擦感,骨传导音减弱或消失。X线拍片可确定骨折的类型、移位方向。

若合并桡神经损伤,可出现垂腕,各手指掌指关节不能背伸,拇指不能伸,前臂旋后障碍,手背桡侧皮肤感觉减退或消失。

【治疗】 肱骨干横形或短斜形骨折可采用非手术和手术方法治疗。

1. 手法复位外固定

(1)麻醉:局部麻醉或臂丛神经阻滞麻醉。

(2)体位:在骨科牵引床上仰卧位。

(3)牵引:助手握住前臂,在屈肘90°位,沿肱骨干纵轴牵引,在同侧腋窝施力作反牵引。经过持续牵引,纠正重叠、成角畸形。若骨折位于三角肌止点以上、胸大肌止点以下,在内收位牵引;若骨折线在三角肌止点以下,应在外展位牵引。

（4）复位：在充分持续牵引、肌放松的情况下，术者用双手握住骨折端，按骨折移位的相反方向，矫正成角及侧方移位。若肌松弛不够，断端间有少许重叠，可采用折顶反折手法使其复位。畸形矫正，骨传导音恢复即证明复位成功。凡有条件者均应行 X 线拍片，确认骨折的对位对线情况。

（5）外固定：复位成功后，减小牵引力，维持复位，可选择石膏固定。

石膏固定：复位后比较稳定的骨折，可用 U 形石膏固定。若为中、下份长斜形或长螺旋形骨折、手法复位后不稳定，可采用上肢悬垂石膏固定，但有可能固重量太大，导致骨折端分离，宜采用轻质石膏，并在固定期中严密观察骨折对位对线情况。

2. 切开复位内固定

（1）手术指征：在以下情况时，可采用切开复位内固定术。

1）手法复位失败，骨折端对位对线不良，估计愈合后影响功能。

2）骨折有分离移位，或骨折端有软组织嵌入。

3）合并神经血管损伤。

4）陈旧骨折不愈合。

5）影响功能的畸形愈合。

6）同一肢体有多发性骨折。

7）8～12 小时以内的污染不重的开放性骨折。

（2）手术方法

1）麻醉：臂丛阻滞麻醉、高位硬膜外麻醉或全身麻醉。

2）体位：仰卧，伤肢外展 90°放在手术桌上。

3）切口与暴露：常采用后外侧入路和外侧入路暴露骨折端，从肱二头肌、肱三头肌间切口，沿肌间隙暴露骨折端。若为上 1/3 骨折，切口向上经三角肌、肱二头肌间隙延长；若为下 1/3 骨折，切口向下经肱二头肌、肱桡肌间隙延长。注意勿损伤桡神经。

4）复位与固定：在直视下尽可能达到解剖复位。用外固定支架或加压钢板螺钉内固定，也可用带锁髓内钉固定（图 52-13）。术后可不用外固定，早期进行功能锻炼。肱骨干下 1/3 骨折对骨的血液循环破坏较重，若再加上手术操作，易导致骨折不愈合。近年来采用锁定钢板微创手术固定，因减少了对血供的影响，有利于骨愈合。

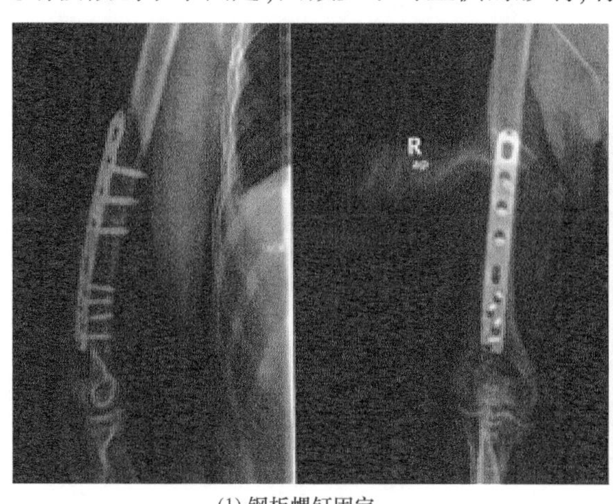

(1) 钢板螺钉固定

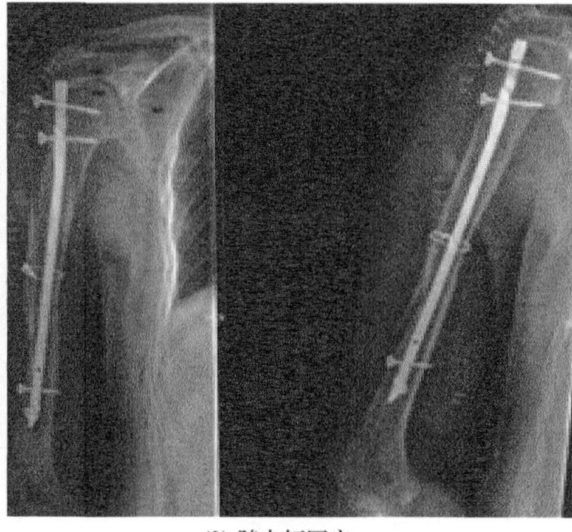

(2) 髓内钉固定

图 52-13　肱骨干骨折的手术固定

对于有桡神经损伤的患者,术中探查神经,若完全断裂,可一期修复桡神经。若为挫伤,神经连续性存在,则切开神经外膜,减轻神经继发性病理改变。

3. 康复治疗　无论是手法复位外固定,还是切开复位内固定,术后均应早期进行康复治疗。复位术后抬高患肢,主动练习手指屈伸活动。2~3 周后,开始主动的腕、肘关节屈伸活动和肩关节的外展、内收活动,但活动量不宜过大,逐渐增加活动量和活动频率。6~8 周后加大活动量,并作肩关节旋转活动。在锻炼过程中,要随时检查骨折对位、对线及愈合情况。骨折完全愈合后去除外固定。内固定物可在半年以后取除,若无不适也可不必取出。在锻炼过程中,可配合理疗、体疗等。

第六节　肱骨髁上骨折

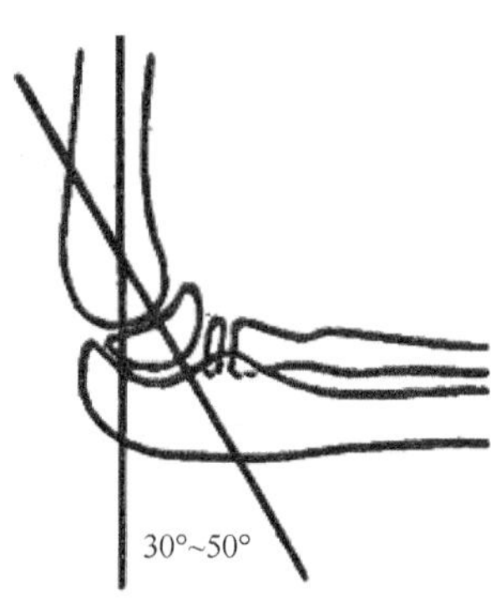

图 52-14　肱骨干与肱骨髁之间的前倾角

【解剖概要】　肱骨髁上骨折是指肱骨干与肱骨髁的交界处发生的骨折。其发生率占全身骨折的 2. 91%。肱骨干轴线与肱骨髁轴线之间有 30°~50°的前倾角(图 52-14),这是容易发生肱骨髁上骨折的解剖因素。在肱骨髁内、前方,有肱动脉、正中神经经过。在神经血管束的浅面有坚韧的肱二头肌腱膜,后方为肱骨,一旦发生骨折,神经血管容易受到损伤。在肱骨髁的内侧有尺神经,外侧有桡神经,均可因肱骨髁上骨折的侧方移位而受到损伤。在儿童期,肱骨下端有骨骺,若骨折线穿过骺板,有可能影响骨骺的发育,因而常出现肘内翻或外翻畸形。肱骨髁上骨折多发生于 10 岁以下儿童,根据暴力的不同和骨折移位的方向,可分为屈曲型和伸直型;其中伸直型骨折占 85. 4%。

一、伸直型肱骨髁上骨折

【病因】　多为间接暴力引起。当跌倒时,肘关节处于半屈或伸直位,手掌着地,暴力经前臂向上传递,身体向前倾,由上向下产生剪式应力,使肱骨干与肱骨髁交界处发生骨折。通常是近折端向前下移位,远折端向上移位(图 52-15)。如果在跌倒时,同时遭受侧方暴力,可发生尺侧或桡侧移位。

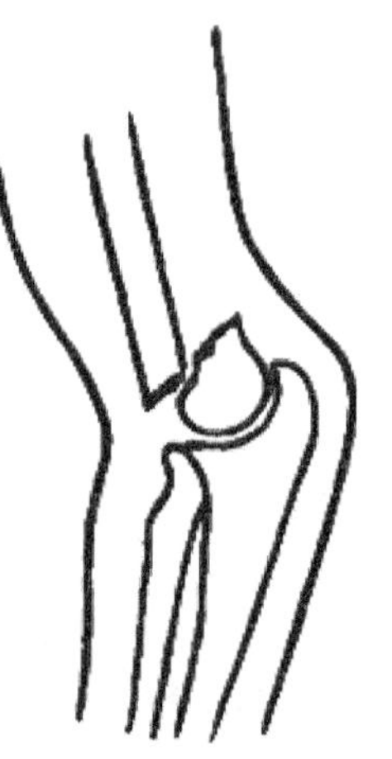
图 52-15　伸直型肱骨髁上骨折典型移位

【临床表现和诊断】　儿童有手着地受伤史,肘部出现疼痛、肿胀、皮下瘀斑,肘部向后突出并处于半屈位,应想到肱骨髁上骨折的可能。检查局部明显压痛,有骨擦音及假关节活动,肘前方可扪到骨折断端,肘后三角关系正常。在诊断中,应注意有无神经血管损伤(图 52-16),应特别注意观察前臂肿胀程度,腕部有无桡动脉搏动,手的感觉及运动功能等。必须拍肘部正、侧位 X 线片,这不仅能确定骨折的存在,更主要的是准确判断骨折移位情况,为选择治疗方法提供依据。

【治疗】

1. 手法复位外固定　受伤时间短,局部肿胀轻,没有血液循环障碍者,可进行手法复位外固定。麻醉后仰卧于骨科牵引床上。在屈肘约50°位、前臂中立位,沿前臂纵轴牵引。以同侧腋窝部向上作反牵引。在持续牵引下,纠正重叠畸形。根据X线片表现,若有尺侧或桡侧移位,应首先矫正。在持续牵引情况下,术者双手2~5指顶住骨折远折端,拇指在近折端用力推挤,同时缓慢使肘关节屈曲90°或100°,即可达到复位。也可用拇指顶住骨折远端,向远侧推挤,同时用2~5指挤压近折端同时缓慢屈肘,达到复位。经X线证实骨折对位对线良好,即可用外固定维持复位位置。复位时应注意恢复肱骨下端的前倾角和肘部提携角。屈肘角度的多少以能清晰地扪到桡动脉搏动,无感觉运动障碍来决定。一般情况下,在超过100°位时,复位后骨折端较稳定,但要注意远端肢体的血液循环情况。

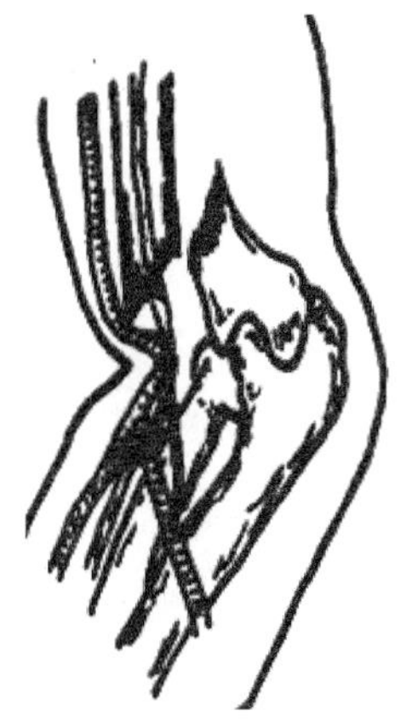

图52-16　骨折近折端向前移位损伤肱动脉

复位后用后侧石膏托在屈肘位固定4~5周,X线拍片证实骨折愈合良好,即可拆除石膏,开始功能锻炼。需要强调的是,如果经2~3次复位对位不佳者应及时行切开复位克氏针固定。伤后时间较长,局部组织损伤严重,出现骨折部严重肿胀时,不能立即进行手法复位者也应行切开复位克氏针固定术。

2. 手术治疗

(1) 在以下情况可选择手术治疗

1) 手法复位失败。

2) 小的开放伤口,污染不重。

3) 有神经、血管损伤。

(2) 手术方法:在肱骨内下方切口,向肘前方延伸,切开深筋膜及肱二头肌腱膜,检查正中神经及肱动脉,若为血管痉挛,在骨折复位后大多数可以缓解,或切除血管外膜,进行液压扩张,可缓解血管痉挛。若为血管破裂,可进行修补术或血管吻合术。对有正中神经挫伤,应切除外膜,减轻神经内压力。骨折在准确对位后用交叉克氏针作内固定。若有尺神经或桡神经损伤,在进行骨折复位时,应仔细检查神经,进行松解或修复手术。

3. 康复治疗　无论手法复位外固定,还是切开复位内固定,术后应严密观察肢体血液循环及手的感觉、运动功能。抬高患肢,早期进行手指及腕关节屈伸活动,有利于减轻水肿。4~6周后可进行肘关节屈伸活动。

在手术切开复位,内固定稳定的患者,术后2周即可开始肘关节活动。

伸直型肱骨髁上骨折由于近折端向前下移位,极易压迫肱动脉或刺破肱动脉,加上损伤后的组织反应,局部肿胀严重,均会影响远端肢体血液循环,导致前臂骨筋膜室综合征。如果早期未能作出诊断及正确的治疗,可导致缺血性肌挛缩,严重影响手的功能及肢体的发育。在对肱骨髁上骨折的诊治中,应严密观察前臂肿胀程度及手的感觉运动功能,如果出现高张力肿胀,手指主动活动障碍,被动活动剧烈疼痛(剧烈疼痛是诊断骨筋膜室综合征的主要临床表现),桡动脉搏动扪不清,手指皮温降低,感觉异常,即应确定骨筋膜室高压存在,应紧急手术,切开前臂掌、背侧深筋膜,充分减压,辅以脱水剂,扩张血管药等治疗,则可能防止前臂缺血性肌挛缩的发生,如果已出现5P征,则为时已晚,即便手术减压也难以避

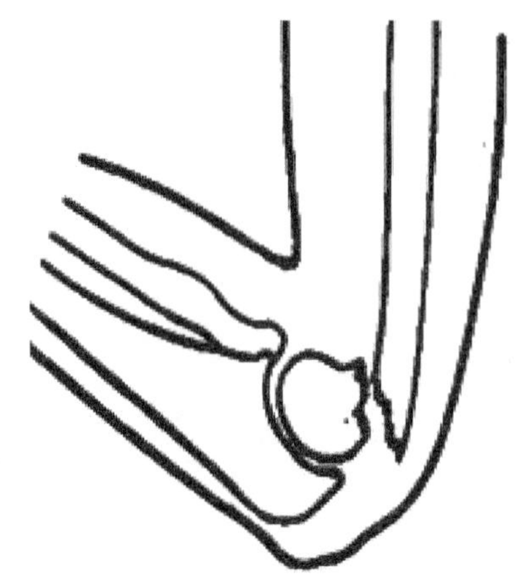

图 52-17　屈曲型肱骨髁上骨折典型移位

免缺血性挛缩。

二、屈曲型肱骨髁上骨折

【病因】　多为间接暴力引起。跌倒时,肘关节处于屈曲位,肘后方着地,暴力传导致肱骨下端导致骨折。

【临床表现和诊断】　受伤后,局部肿胀,疼痛,肘后凸起,皮下瘀斑。检查可发现肘上方压痛,后方可扪到骨折端。X 线拍片可发现骨折的存在及典型的骨折移位,即近折端向后下移位,远折端向前移位,骨折线呈由前上斜向后下的斜形骨折(图 52-17)。由于肘后方软组织较少,折端锐利,可刺破皮肤形成开放骨折。由于暴力作用的方向及跌倒时的体位改变,骨折可出现尺侧或桡侧移位。少有合并神经血管损伤。

【治疗】　治疗的基本原则与伸直型肱骨髁上骨折相同,但手法复位的方向相反。在肘关节屈曲 40°左右行外固定,4~6 周后开始主动练习肘关节屈伸活动。

儿童期肱骨髁上骨折复位时,桡侧或尺侧移位未得到纠正,或合并了骨骺损伤,骨折愈合后,可出现肘内、外翻畸形。因此,应尽量达到解剖复位,如达不到解剖复位可采用切开复位克氏针固定。经过观察,畸形有加重的趋势,合并有功能障碍者,在 12~14 岁时,可作肱骨下端截骨矫正术。术中应避免桡神经和尺神经的损伤。可先解剖神经,再作截骨矫正术。

第七节　肘关节脱位

【解剖概要】　肘关节由肱骨下端、尺骨鹰嘴窝、桡骨头及关节囊、内外侧副韧带构成。主要完成屈伸活动及很小的尺偏、桡偏活动。在肩、肘、髋、膝四大关节中发生脱位的概率列第二位。

【病因与分类】　外伤是导致肘关节脱位(dislocation of the elbow)的主要原因。当肘关节处于半伸直位时跌倒,手掌着地,暴力沿尺、桡骨向近端传导,尺骨鹰嘴处产生杠杆作用,前方关节囊撕裂,使尺、桡骨向肱骨后方脱出,发生肘关节后脱位。当肘关节处于内翻或外翻位时遭受暴力,可发生尺侧或桡侧侧方脱位。当肘关节处于屈曲位时,肘后方遭受暴力可使尺、桡骨向肱骨前方移位,发生肘关节前脱位。肘关节脱位常会引起内外侧副韧带断裂,导致肘关节不稳定。

【临床表现和诊断】　上肢外伤后,肘部疼痛、肿胀、活动障碍;检查发现肘后突畸形;前臂处于半屈位,并有弹性固定;肘后出现空虚感,可扪到凹陷;肘后三角关系发生改变;应考虑肘关节后脱位的存在。肘部正、侧位 X 线片可发现肘关节脱位的移位情况、有无合并骨折(图 52-18)。侧方脱位可合并神经损伤,应检查手部感觉、运动功能。

【治疗】

1. 非手术治疗

(1) 手法复位:可以采用一人复位法,不用助手。2%普鲁卡因或 1%利多卡因 10ml 肘

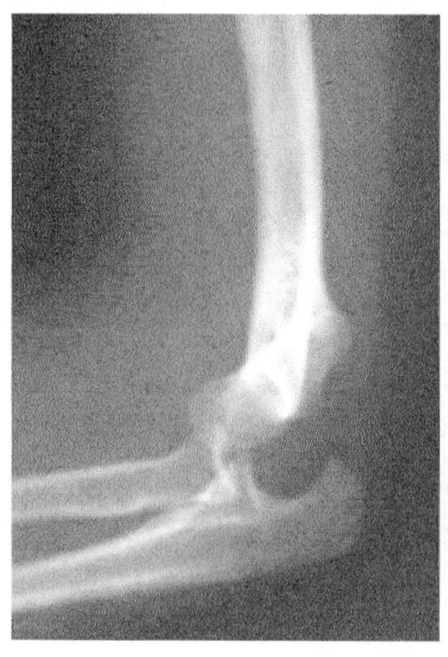
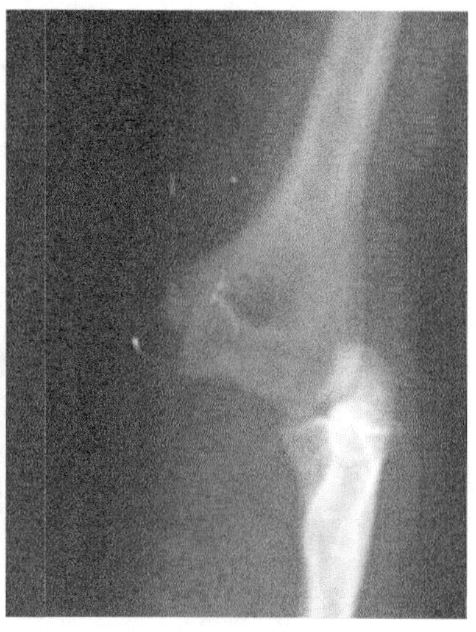

图 52-18　肘关节后脱位合并桡侧脱位的 X 线表现

关节内麻醉或臂丛麻醉。术者站在患者的前面，将患者的患肢提起，环抱术者的腰部，使肘关节置于半屈曲位置。以一手握住患者腕部，沿前臂纵轴作持续牵引，另一拇指压住尺骨鹰嘴突，亦沿前臂纵轴方向作持续推挤动作直至复位。也可用双手握住上臂下段，八个手指在前方，两个拇指压在尺骨鹰嘴突上，肘关节处于半屈曲位，拇指用力方向为前臂的纵轴，其他八指则将肱骨远端推向后方（图 52-19）。复位成功的标志为肘关节恢复正常活动，肘后三点关系恢复正常。

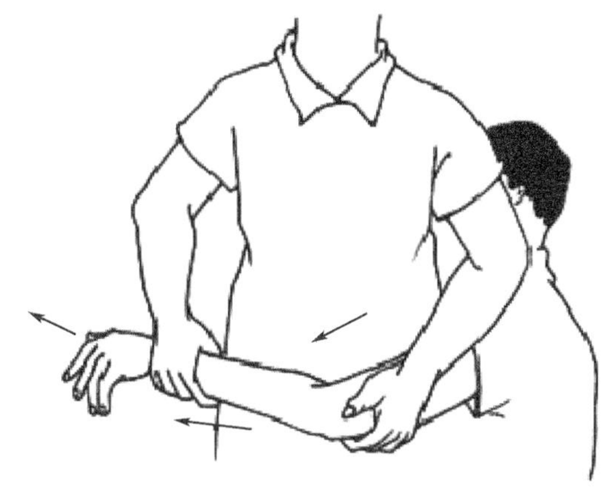

图 52-19　肘关节后脱位的复位方法

（2）固定：用长臂石膏托或支具固定肘关节于屈曲 90°，再用三角巾悬吊胸前 2～3 周。逐步行肘关节功能锻炼，以防止肘关节僵硬。

2. 手术治疗　肘关节在功能锻炼时，如屈曲位超过 30°有明显肘关节不稳或脱位趋势时，应手术重建肘关节韧带。

第八节　桡骨头半脱位

【解剖概要】　桡骨头呈椭圆形，最近端为浅凹状关节面，与肱骨小头凸面形成关节，与肱尺关节一起完成屈伸活动。桡骨头的尺侧与尺骨鹰嘴半月切迹形成上尺桡关节，有环状带包绕，与下尺桡关节一同完成前臂旋转活动。桡骨头及颈位于肘关节囊内，没有韧带、肌腱附着，因此稳定性较差。

【病因与分类】　桡骨头半脱位（subluxation of the radial head）多发生在 5 岁以下的儿童，由于桡骨头发育尚不完全，环状韧带薄弱，当腕、手被向上提拉、旋转时，肘关节囊内负压增加，使薄弱的环状韧带或部分关节囊嵌入肱骨小头与桡骨头之间，取消牵拉力以后，桡骨头不能回到正常解剖位置，而是向桡侧移位，形成桡骨头半脱位。

绝大多数情况下，桡骨头为向桡侧的半脱位，完全脱位的很少发生，向前方的脱位更为少见。

【临床表现和诊断】 儿童的腕、手有被向上牵位的受伤史，患儿感肘部疼痛，活动受限，前臂处于半屈位及旋前位。检查肘部外侧有压痛，即应诊断为桡骨头半脱位。X 线片常不能发现桡骨头有脱位改变。

【治疗】 不用麻醉即可进行手法复位。术者一手握住小儿腕部，另一手托住肘部，以拇指压在桡骨头部位，肘关节屈曲至 90°，作轻柔的前臂旋后、旋前活动，反复数次，并用拇指轻轻推压桡骨头即可复位（图 52-20）。复位成功的标志是可有轻微的弹响声，肘关节旋转、屈伸活动正常。复位后不必固定，但须告诫家长不可再暴力牵拉，以免复发。

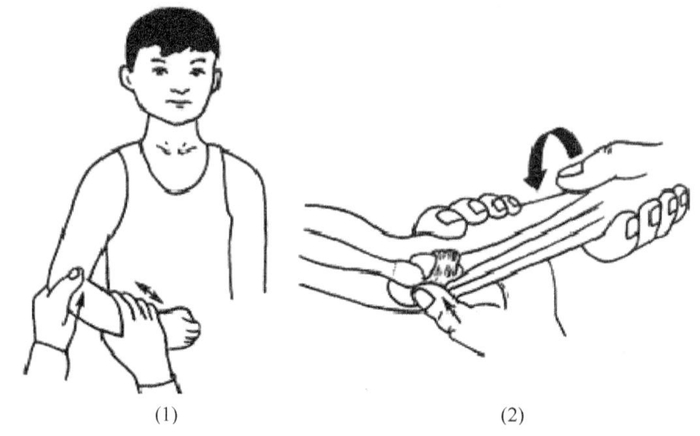

图 52-20　桡骨头半脱位的复位方法

（1）术者拇指按压桡骨头处；（2）将前臂作旋后及施前活动

第九节　尺桡骨骨折

【解剖概要】 前臂骨由尺骨及桡骨组成。尺骨近端的鹰嘴窝与肱骨滑车构成肱尺关节。桡骨头与肱骨小头构成肱桡关节。尺桡骨近端相互构成上尺桡关节。尺骨下端为尺骨小头，借助三角软骨与腕骨近侧列形成关节。桡骨下端膨大，与尺骨小头一起，与近侧列腕骨形成桡腕关节。桡尺骨下端又相互构成尺桡关节。

尺桡骨之间由坚韧的骨间膜相连。由于尺骨和桡骨均有一定的弯曲幅度，使尺、桡骨之间的宽度不一致，最宽处约为 2.0cm。前臂处于中立位时，骨间膜最紧张，在极度旋前或旋后位时最松弛。骨间膜的纤维方向呈由尺侧下方斜向桡侧上方，当单一尺骨或桡骨骨折时，暴力可由骨间膜传达到另一骨干，引起不同平面的双骨折，或发生一侧骨干骨折，另一骨的上端或下端脱位。骨间膜结构使前臂的旋转活动限制在一定范围内，避免过度旋转导致尺、桡上或下关节不稳定。若骨间膜发生挛缩，必然导致前臂旋转活动障碍。

尺、桡骨干有多个肌肉附着，起、止部位分布分散。当骨折时，由于肌肉牵拉，常导致复杂的移位，使复位时发生困难。

一、尺桡骨干骨折

【病因与分类】 尺桡骨干骨折可由直接暴力、间接暴力、扭转暴力引起，有时导致骨折的暴力因素复杂，难以分析其确切的暴力因素。

1. 直接暴力 多由于重物打击、机器或车轮的直接压榨，或刀砍伤，导致同一平面的横形或粉碎性骨折[图 52-21(1)]。由于暴力的直接作用，多伴有不同程度的软组织损伤，包括肌肉、肌腱断裂，神经血管损伤等。

2. 间接暴力 跌倒时手掌着地，暴力通过腕关节向上传导，由于桡骨负重多于尺骨，暴力作用首先使桡骨骨折，若残余暴力比较强大，则通过骨间膜向内下方传导，引起低位尺骨斜形骨折[图 52-21(2)]。

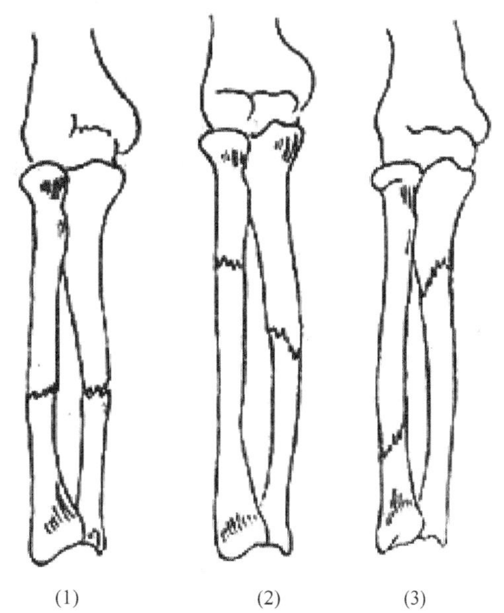

图 52-21　尺桡骨干双骨折的类型

(1) 直接暴力引起同一平面骨折；(2) 间接暴力引起不同平面骨折；(3) 扭转暴力引起不同平面斜形或螺旋形骨折

3. 扭转暴力 跌倒时手掌着地，同时前臂发生旋转，或手被卷入机器内遭受扭转暴力，可同时发生软组织撕裂、神经血管损伤，或合并他处骨折，导致不同平面的尺桡骨螺旋形骨折或斜形骨折。多为高位尺骨骨折和低位桡骨骨折[图 52-21(3)]。

【临床表现和诊断】 受伤后，前臂出现疼痛、肿胀、成角畸形及功能障碍。检查局部明显压痛，可扪及骨折端、骨摩擦感及假关节活动。在临床工作中，可不必检查骨折端的摩擦感及假关节活动以免增加创伤及患者痛苦。用听诊器可检查到骨传导音减弱或消失。正位及侧位 X 线照片检查应包括肘关节或腕关节，可发现骨折的准确部位、骨折类型及移位方向，以及是否合并有桡骨头脱位或尺骨小头脱位。

严重尺、桡骨干骨折可合并神经血管损伤，或因严重肿胀发生骨筋膜室高压，应仔细观察临床症状及检查手的血液循环和神经功能。

【治疗】

1. 手法复位外固定 尺、桡骨骨干双骨折由于暴力大小、作用方向、受伤姿势及急救方法不同。可发生多种移位，如重叠、成角及侧方移位等。若治疗不当可发生尺、桡骨交叉愈合，影响旋转功能。因此治疗的目标除了良好的对位、对线以外，特别注意防止畸形和旋转。

(1) 手法复位：可在局部麻醉或臂丛神经阻滞麻醉下进行。在肩外展 90°，屈肘 90°位，沿前臂纵轴向远端作持续牵引，肘部向上作反牵引，待克服重叠、旋转畸形之后，用双手拇指与其余手指在尺桡骨间用力挤压，使骨间膜分开，紧张的骨间膜牵动骨折端复位。在操作中还应注意以下几点：①在双骨折中，若其中一骨干骨折线为横形稳定骨折，另一骨干为不稳定的斜形或螺旋形骨折时，应先复位稳定的骨折，通过骨间膜的联系，再复位不稳定的骨折侧较容易。②若尺、桡骨骨折均为不稳定型，发生在上 1/3 的骨折，先复位尺骨；发生在下 1/3 的骨折先复位桡骨。发生在中段的骨折，一般先复位尺骨。这是因为尺骨位置表浅，肌肉附着较少,移位多不严重,手法复位相对较为容易。只要其中的一根骨折复位且稳定,复位另一骨折较容易成功。③在X线片上发现斜形骨折的斜面呈背向靠拢,应认为是远折端有旋转,可先按导致旋转移位的反方向使其纠正,再进行骨折端的复位。

(2)固定:X线证实复位成功后选择小夹板或石膏固定。①小夹板固定:维持复位位置,在前臂中立位用四块小夹板分别放置于前臂掌侧、背侧、尺侧和桡侧,用带捆扎后,将前臂放在防旋板上固定,再用三角巾悬吊患肢。②石膏固定:手法复位成功后,也可用上肢前、后石膏夹板固定。待肿胀消退后改为上肢管型石膏固定,一般8~12周可达到骨性愈合。

2. 切开复位内固定　闭合复位外固定,可使部分尺、桡骨干骨折患者获得良好功能,随着对前臂功能解剖认识的不断深入,人们对治疗结果的要求更高,目前更倾向于采用切开复位,内固定术治疗。在以下情况时考虑手术治疗:①不稳定骨折;②手法复位失败;③受伤时间较短、伤口污染不重的开放性骨折;④合并神经、血管、肌腱损伤;⑤同侧肢体有多发性损伤;⑥陈旧骨折畸形愈合或交叉愈合,影响功能。

手术方法:在臂丛神经阻滞或硬膜外阻滞麻醉下手术。根据骨折的部位选择切口,一般均应在尺、桡骨上分别作切口,沿肌间隙暴露骨折端。在直视下准确对位。用动力加压接骨板螺钉固定。横形骨折用8孔接骨板,有多个骨折块时,用9孔或10孔接骨板固定,骨折端植骨。有楔形骨折块时,需先用拉力螺钉与主骨固定。近年来也采用微创内固定系统锁定加压接骨板固定,减少了对骨折端血液循环的干扰,有利于骨愈合。

3. 外固定架　在以下情况时,首选外固定架:①尺骨干骨折合并桡骨远端粉碎骨折;②Ⅱ度和Ⅲ度开放骨折及复杂骨折。外固定架一般在桡骨干和第二掌骨干上穿针,针尖以恰好穿过对侧骨皮质为度,然后安放固定架。尺骨干骨折用接骨板固定。

4. 康复治疗

(1)无论手法复位外固定,或切开复位内固定,术后均应抬高患肢,严密观察肢体肿胀程度、感觉、运动功能及血液循环情况,警惕骨筋膜室综合征的发生。

(2)术后2周即开始练习手指屈伸活动和腕关节活动。4周以后开始练习肘、肩关节活动。8~10周后X线照片证实骨折已愈合,才可进行前臂旋转活动。

前臂有掌侧及背侧两个骨筋膜室,当尺、桡骨因暴力作用发生骨折时,易出现前臂骨筋膜室高压,引起肌肉缺血、坏死、手指感觉运动障碍。主要原因为:①严重创伤,前臂肌肉、软组织挫伤出血,组织创伤反应严重;②骨折端出血;③反复多次手法复位,加重软组织损伤;④切开复位内固定操作粗暴,组织挫伤重,止血不仔细;⑤外固定过紧等。应严密观察肿胀程度、手指血液循环及感觉功能。一旦高度怀疑骨筋膜室高压存在,即应紧急作两个骨筋膜室切开减压术;抬高患肢;应用脱水剂等。

二、Monteggia 骨折

Monteggia是指尺骨近端1/3骨折合并桡骨头脱位。由于这种特殊类型的骨折为Monteggia在1914年首先报道,故以他的名字命名,并沿用至今。

【病因与分类】　骨折可由直接暴力、间接暴力引起。当肘部伸直、旋前位跌倒着地,力沿桡骨干传达至桡骨头。撞击肱骨小头,使桡骨头脱位。若暴力未衰减,使尺骨遭受暴力,则发生尺骨上段骨折。当前臂近侧1/3段背侧受到直接暴力打击时,则可发生尺骨骨折,并向前移位，其残余暴力可导致桡骨头向前方脱位。由于导致骨折暴力的大小、作用方向、年龄等因素的影响，骨折有不同的移位类型（图 52-22）。

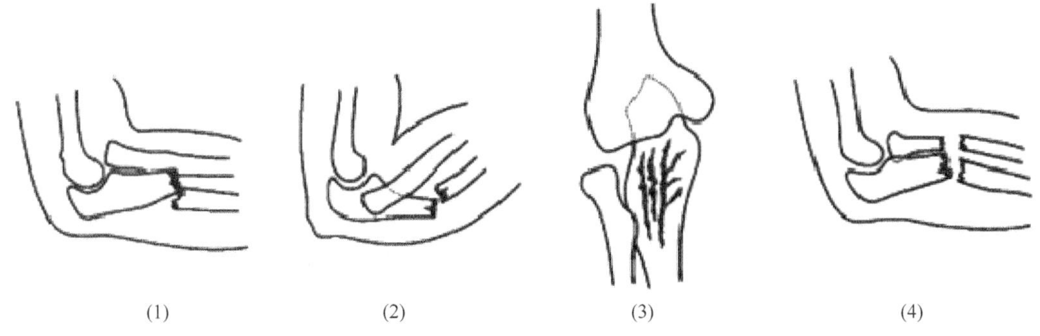

(1) (2) (3) (4)

图 52-22 Monteggia 骨折的类型

（1）伸直型；（2）屈曲型；（3）内收型；（4）特殊型

1. 伸直型 典型移位是尺骨近端 1/3 骨折，并向掌侧成角，桡骨头向掌侧脱位，多见于青少年在前臂旋前位跌倒，手掌着地，力传导至尺骨和桡骨头而发生骨折与脱位。也有暴力从前臂近端直接撞击引起。

2. 屈曲型 典型移位是桡骨头向后脱位，尺骨近端 1/3 骨折向背侧成角。多见于成年人，在肘关节屈曲位，前臂处于旋前位，手掌着地受伤所致。

3. 内收型 多见于儿童，桡骨头向前外侧脱位，尺骨干骺端骨折，可表现为横形、纵形骨折，并向桡侧成角。这种类型的骨折多见于上肢处于内收位跌倒受伤，有时肘内侧遭受直接暴力也可发生。

4. 特殊型 此型的特点是尺、桡骨近端发生双骨折，同时合并桡骨头向前、外侧脱位。多由肘后直接暴力打击引起，临床上常只注意尺、桡骨干骨折，桡骨头脱位常被忽视。

【临床表现和诊断】 肘部遭受直接暴力打击，或前臂伸直、旋前位跌倒，手掌着地受伤，前臂近端出现疼痛、肿胀、畸形，检查局部有压痛，假关节活动，在肘前方或肘后外方扪到桡骨头，前臂不能旋转，即应考虑有 Monteggia 骨折的存在。常规进行包括肘关节前臂近端正、侧位 X 线照片，即可明确骨折的类型、移位方向。有时在现场急救时牵拉前臂，已使脱位的桡骨头复位，X 线照片仅见尺骨近端 1/3 骨折，仍应诊断为 Monteggia 骨折。

屈曲型骨折由于尺骨近端 1/3 向掌侧成角移位，有可能损伤正中神经；桡骨头向外、后方脱位时，可能损伤桡神经深支，在诊断时，需进行正中神经、桡神经功能检查，以免延误骨折合并神经损伤的诊断。

【治疗】

1. 手法复位、外固定 多数儿童的 Monteggia 骨折可采用手法复位、外固定方法治疗。在臂丛麻醉下，持续对抗牵引。首先复位桡骨头，并屈肘，使复位的桡骨头稳定，依靠桡骨的支撑、牵引作用，克服尺骨的成角畸形，再用手法使尺骨复位。复位的桡骨头一般在旋后位时较稳定。若复位后试行前臂旋转，再次发生桡骨头脱位时，应怀疑桡骨头关节窝内有韧带或撕脱骨片嵌入，CT 或 MRI 检查可证实其存在，应行桡骨头切开复位，取消阻碍复位因素，重建环状韧带。在屈肘 90°位石膏固定或超肘关节小夹板固定。儿童固定 4~6 周，成人固定 6~8 周，X 线照片证实骨愈合后，即可进行功能训练。

2. 切开复位内固定 成人的 Monteggia 骨折手法复位困难，在以下情况应作切开复位内固定:①手法复位失败;②桡骨头复位后再脱位,表示有环状韧带嵌入关节窝,应手术切开复位,修复环状韧带;③陈旧骨折畸形愈合,影响前臂功能;④陈旧骨折不愈合。

手术方法:在臂丛神经阻滞麻醉或高位硬膜外麻醉下手术。在尺骨嵴上作弧形切口,骨膜下剥离,直接暴露骨折端。牵引、手法复位桡骨头,克服尺骨成角畸形,恢复长度,复位尺骨。用动力加压接骨板螺钉固定,也可选用髓内针固定。若尺骨在直视下复位困难,应怀疑桡骨头复位不良或桡骨头复位后十分不稳定,很容易再脱位,表示环状韧带嵌入关节窝,此时应在肘桡侧另作切口,以后外侧切口暴露桡骨头及关节窝,松解嵌入的环状韧带,将桡骨头复位。修复环状韧带,然后再做尺骨复位与内固定。

3. 术后处理 术后用石膏托板在屈肘90°位固定3周,待环状韧带修复后,开始主动功能训练。

对于陈旧性骨折畸形愈合者,可行截骨术矫正畸形;对于骨折不愈合者,可取自体髂骨植骨,重新内固定。

三、Galeazzi 骨折

Galeazzi 骨折是指桡骨远端1/3骨折合并尺骨小头脱位。由 Galeazzi 于1934年首先报道,并以他的名字命。

【病因与分类】 Galeazzi 骨折可由桡骨下端遭受直接暴力或间接暴力引起。当前臂极度旋前位遭受暴力打击时,使桡骨远端1/3发生骨折,同时尺骨小头向背侧脱位。常合并三角纤维软骨损伤及尺骨茎突撕脱骨折。在前臂极度旋前位,手掌桡侧着地摔倒时,力从掌侧经桡骨向上传导,产生桡骨远端1/3骨折及尺骨小头脱位。无论直接暴力或间接暴力,可发生以下几种移位:①桡骨远折端向近侧移位;②尺骨小头向背、尺侧脱位;③下尺桡关节分离。

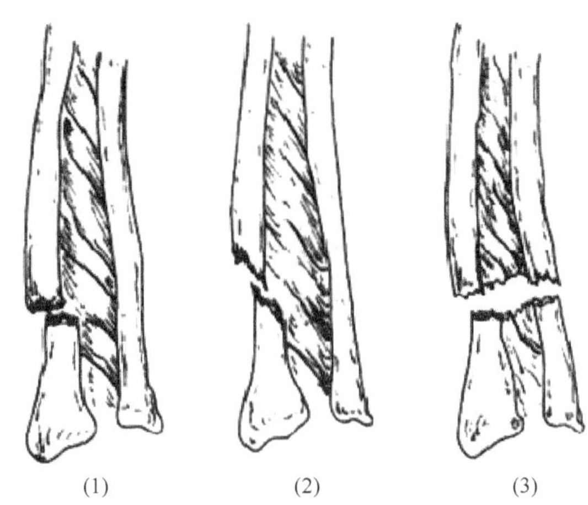

图 52-23 Galeazzi 骨折的类型

(1) 稳定型;(2) 不稳定型;(3) 特殊型

根据骨折移位方向及复位后骨折的稳定性,将 Galeazzi 骨折分为三型:Ⅰ型(稳定型),桡骨为横形骨折;Ⅱ型(不稳定型),桡骨为斜形或粉碎性骨折;Ⅲ型(特殊型),尺桡骨远侧1/3同时骨折。各型均合并尺骨小头脱位或下尺桡关节分离,或儿童尺骨下端骨骺分离(图52-23)。

【临床表现和诊断】 在直接暴力或间接暴力损伤后,前臂远侧出现疼痛、肿胀,前臂远端成角或短缩畸形,尺骨小头突起,活动障碍;检查发现局部压痛,桡骨有假关节活动,即可做出 Galeazzi 骨折的临床诊断。腕关节的正侧位X线照片可明确骨折的部位、类型、移位方向等。

【治疗】 对Ⅰ型 Galeazzi 骨折可在臂丛麻醉下进行手法复位,石膏或夹板固定。对Ⅱ、Ⅲ型骨折,手法复位不易成功,即使复位良好,因旋前方肌、肱桡肌的牵拉,易发生再移位,因此主张行切开复位,动力加压接骨板螺钉内固定术,并尽可能修复下尺桡关节的稳定性。

对尺骨小头脱位多可采用手法复位治疗。复位后如何稳定下尺桡关节的关系十分重要，在前臂中立位超过腕关节的石膏固定，可使撕裂关节囊及韧带自行修复，如果复位后尺骨小头不稳定，可作尺骨下段背侧切口，暴露尺桡下关节，修复三角纤维软骨和背侧关节囊、韧带。可由尺骨下端穿入克氏针直到桡骨，暂时固定下尺桡关节，2～3 周后拆除克氏针。

陈旧性骨折畸形愈合，影响功能，应作截骨矫正术。陈旧性尺骨小头脱位，影响前臂旋转功能或症状严重者，可行尺骨小头切除术，或下尺桡关节融合、尺骨小头近端截骨、假关节成形术。

第十节　桡骨远端骨折

【解剖概要】　桡骨远端骨折（fracture of distal end of radius）是指距桡骨远端关节面 3cm 以内的骨折。这个部位是骨松质与骨皮质的交界处，为解剖薄弱处，一旦遭受外力，容易骨折。桡骨远端关节面由背侧侧向掌侧、由桡侧向尺侧的凹面，分别形成掌倾角（10°～15°）和尺倾角（20°～25°）（图 52-24）。桡骨远端尺侧与尺骨小头桡侧构成下尺桡关节，与上尺桡关节一起，构成前臂旋转活动的解剖学基础。桡骨茎突位于尺骨茎突平面以远 1～1.5cm，尺、桡骨下端共同与腕骨近侧列形成腕关节。

【病因与分类】　多为间接暴力引起。跌倒时，手部着地，暴力向上传导，发生桡骨远端骨折。多发生于中、老年，与骨质量下降因素有关。直接暴力发生骨折的机会较少。

桡骨远端骨折有多种分类方法，临床上习惯于依据受伤机制的不同，将桡骨远端骨折分为伸直型、屈曲型及粉碎性骨折。

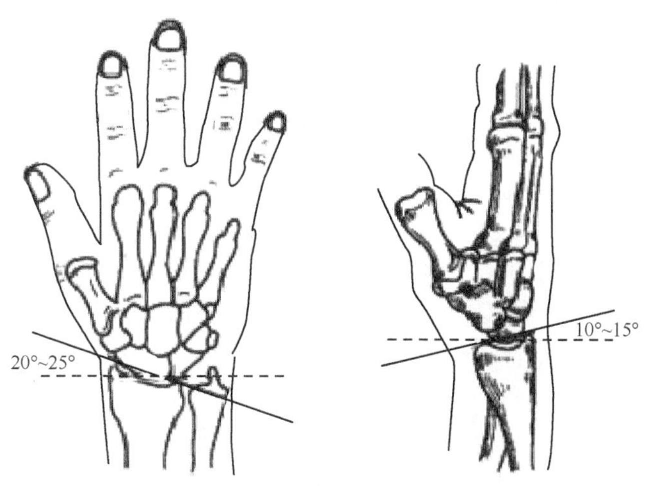

图 52-24　桡骨下端关节面的正常倾斜角度

一、伸直型骨折

由 Abraham Colles 于 1814 年详细描述了这种骨折，因此以他的名字命名，又称为伸直型骨折（Colles fracture）。多由间接暴力引起，通常的受伤机制是腕关节处于背伸位、手掌着地、前臂旋前时受伤，应力通过手掌传导到桡骨下端发生骨折。骨质疏松者多见。

【临床表现和诊断】 伤后局部疼痛、肿胀,可出现典型畸形姿势,即侧面看呈“银叉”畸形,正面看呈“枪刺样”畸形(图 52-25)。检查局部压痛明显,腕关节活动障碍,皮下出现淤斑。X 线照片可见骨折端有以下几种移位表现:①桡骨远骨折端向背侧移位;②远端向桡侧移位(图 52-26);③骨折端向掌侧成角;④近端嵌入远端,桡骨短缩,或远端呈粉碎骨折;⑤桡骨远端旋转。因此表现出典型的畸形体征。可同时伴有下尺桡关节脱位及尺骨茎突撕脱骨折,可合并三角纤维软骨损伤。

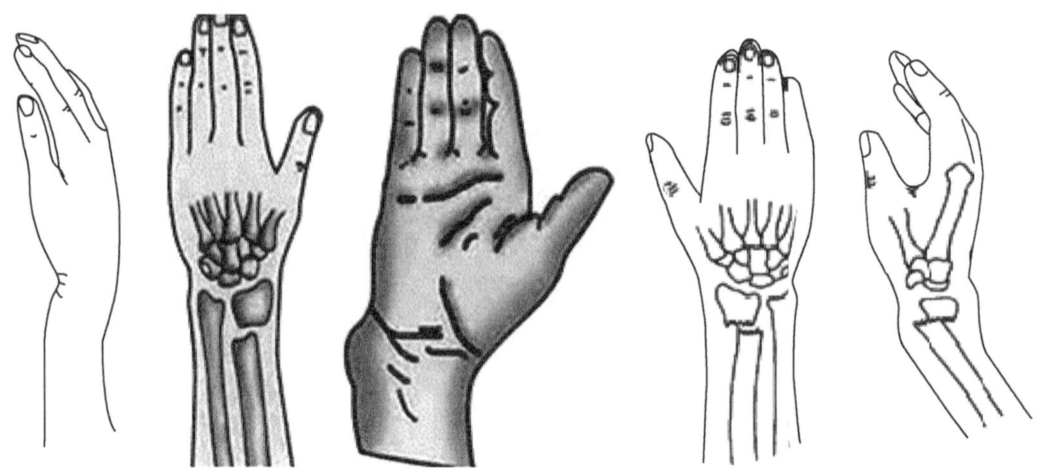

图 52-25　伸直型桡骨下端骨折后手的畸形图　　图 52-26　伸直型桡骨下端骨折后的典型移位

【治疗】

1. 保守治疗　以手法复位外固定为主要治疗方法。局部麻醉。肩外展 90°,助手一手握住拇指,另一下握住其余手指,沿前臂纵轴,向远端待续牵引,另一助手握住肘上方作反牵引。待克服重叠畸形后,术者双手握住腕部,拇指压住骨折远端向远侧推挤,用二至五指顶住骨折近端,加大屈腕角度,取消成角,然后向尺侧挤压。缓慢放松牵引,在屈腕、尺偏位检查骨折对位对线情况及稳定情况。在屈腕、尺偏位用超腕关节小夹板固定或石膏夹板固定 2 周,水肿消退后,在腕关节中立位继续用小夹板或改用前臂管型石膏固定。

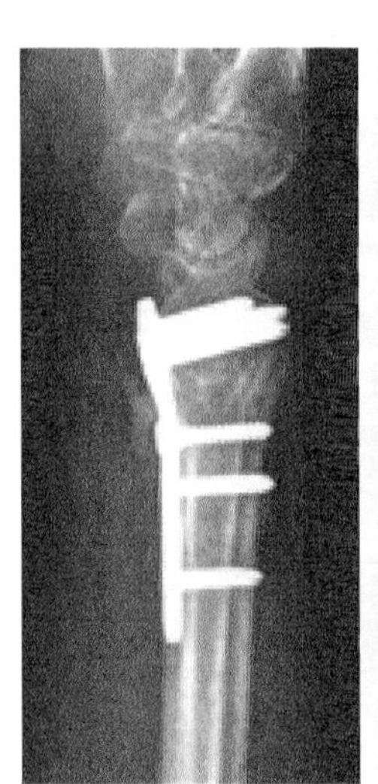

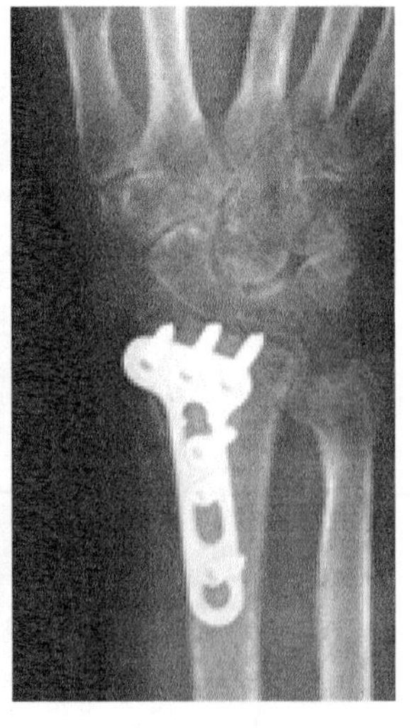

图 52-27　伸直型骨折的“T”形接骨板内固定

2. 切开复位内固定　手术治疗的目的是恢复下尺桡关节的正常解剖关系,恢复桡骨远端关节面的完整性。

(1)手术适应证:严重粉碎骨折,桡骨远端关节面破坏;手法复位失败,或复位成功,外固定不能维持复位以及嵌插骨折,导致尺、桡骨远端关节面显著不平衡为手术适应证。

(2)手术方法:经桡掌侧切口,于掌长肌腱和桡动脉之间暴露骨折端,用“T”形接骨板固定(图 52-27)。若骨折块碎裂、塌陷,有骨缺损,经牵引复位后,分别于桡骨及第二掌骨穿针,用外固定支架维持复位,取髂骨植骨,充填缺损,用螺钉或钢针固定。6~8 周后可取消外固定支架。

(3) 康复治疗：无论手法复位或切开复位，术后均应早期进行手指屈伸活动。4~6 周后可去除外固定。逐渐开始腕关节活动。骨折愈合后，桡骨下端因骨痂生长，或由于骨折对位不良，使桡骨背侧面变得不平滑，拇长伸肌腱在不平滑的骨面反复摩擦，导致慢性损伤，可发生自发性肌腱断裂，可作肌腱转移术修复。若骨折短缩畸形未能纠正，使尺骨长度相对增加，尺、桡远端关节面不平衡，常是后期腕关节疼痛及旋转障碍的原因，可作尺骨短缩术。

二、屈曲型骨折

1847 年 Smith 首先详细描述了与 Colles 骨折不同特点的桡骨远端屈曲型骨折，并以他的名字命名沿用至今。屈曲型骨折(Smith fracture)常由于跌倒时，腕关节屈曲、手背着地受伤引起，或手掌着地，前臂处于旋后位受伤引起；也可因腕背部受到直接暴力打击发生。较伸直型骨折少见。

Thomas 将此类骨折分为三型：Ⅰ型为关节外骨折，骨折线为横形，远折端向掌侧移位，向背侧成角；Ⅱ型骨折线为斜形，由远背侧斜向近掌侧；Ⅲ型为关节内骨折，骨折线穿过关节，并向近侧、掌侧移位。

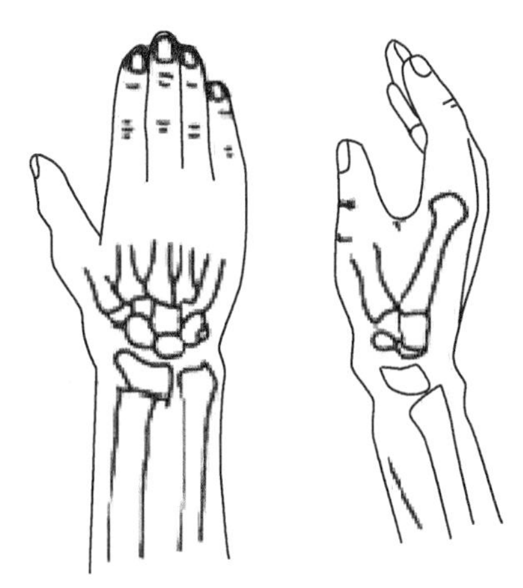

图 52-28　屈曲型桡骨下端骨折的典型移位

【临床表现与诊断】　受伤后，腕部下垂，局部肿胀，腕背侧皮下瘀斑，腕部活动受限。检查局部有明显压痛，尺桡骨茎突关系异常。X 线照片可发现典型移位，近折端向背侧移位，远折端向掌侧、尺侧移位，与伸直型骨折移位方向相反，称为反 Colles 骨折或 Smith 骨折(图 52-28)。可伴有尺骨茎突骨折。很少出现嵌入骨折。

【治疗】　主要采用手法复位，夹板或石膏固定。复位手法与伸直型骨折相应，基本原则相同。由于复位后维持复位位置较困难，因此有学者主张在前臂旋后位用长臂石膏屈肘 90°位固定 5~6 周。复位后若极不稳定，外固定不能维持复位者，行切开复位，接骨板、钢针内固定或外固定支架固定(图 52-29)。

三、桡骨远端关节面骨折

这是桡骨远端骨折的一种特殊类型。由 Barton 于 1938 年首先描述，并用他的名字命名，沿用至今，称为 Barton 骨折。在腕背伸、前臂旋前位跌倒，手掌着地，暴力通过腕骨传导，撞击桡骨远端关节面背侧发生骨折，腕关节也随之而向背侧移位。临床上表现为与 Colles 骨折相似的“银叉”畸形及相应的体征。X 线照片可发现桡骨远端背侧缘关节面骨折，骨折块呈楔形，腕关节随骨折块一起向背侧、近侧移位[图 52-30(1)]。当跌倒时，腕关节屈曲、手背着地受伤，应力由腕背传导至桡骨远端掌侧，导致掌侧关节面骨折，腕关节随骨折块一起向掌侧、近侧移位[图 52-30(2)]，称为反 Barton 骨折，较少见，临床上常漏诊或错误诊断为腕关节脱位，或诊断为 Colles 骨折。只要仔细阅读 X 线片，诊断并不困难。为了要清楚了解骨折情况，可做 CT 扫描及三维重建。

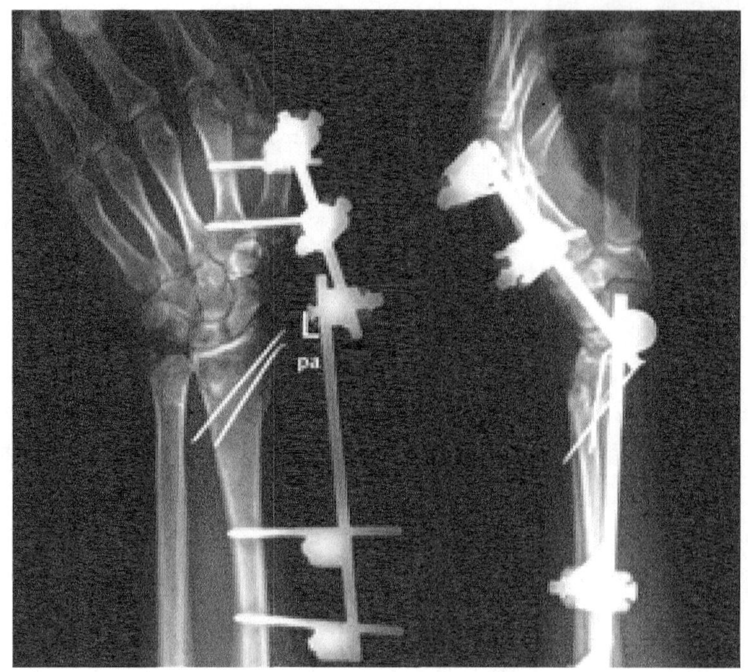

图 52-29　屈曲型骨折的外固定支架固定

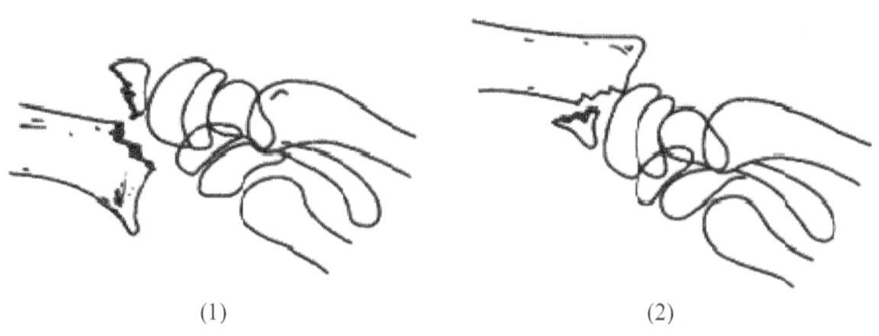

(1)　　(2)

图 52-30　Barton 骨折的典型移位

(1) Barton 骨折；(2) 反 Barton 骨折

无论是掌侧或背侧桡骨远端关节骨折，均首先采用手法复位、夹板或石膏外固定方法治疗。复位后很不稳定者，可切开复位、钢针固定。有学者主张用托状接骨板固定治疗反 Barton 骨折，获得了较好的功能恢复。

（徐大伟　王友华）

第五十三章　手外伤及断肢再植

学习目标

1. 掌握手的休息位和功能位。
2. 掌握手外伤后组织血供的判断方法。
3. 熟悉肌腱损伤的诊断方法。
4. 了解手外伤基本处理原则。
5. 掌握肢体离断伤的再植指征。

第一节　手　外　伤

日常生活中手外伤为常见的损伤之一，严重的手外伤致残率很高。手外伤中开放性损伤最为常见。发达国家由于机械化程度高手外伤的发生率正逐渐下降，而发展中国家工农业机械化程度不高，往往以手工操作的半自动化为主，因此手外伤发生率较高。

【手的功能解剖】　手的休息位，即人在睡眠时或全身麻醉时，手处于的一种自然半握拳状态。具体表现为腕关节背伸10°~15°，伴有轻度的尺侧倾斜，拇指轻度外展，拇指指尖触及示指远端指间关节的桡侧，由示指到小指都呈半屈伸位，示指屈曲较少，小指屈曲较多，示指轻度向尺侧倾斜，小指轻度向桡侧倾斜。这种姿势屈伸肌腱都处于一个平衡状态，如手受伤后这种平衡状态就被破坏，通常观察手的休息位的改变可以初步了解手外伤的性质（图53-1）。

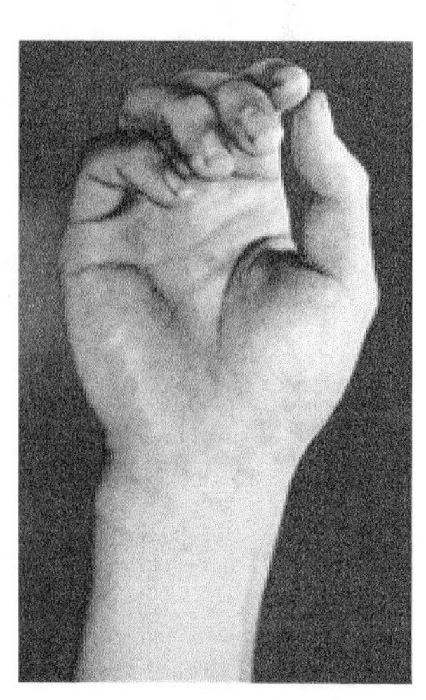

图53-1　手的休息位

手的功能位，即手握茶杯的姿势，腕关节背屈30°，伴有约10°的尺侧倾斜，掌指关节屈曲30°~45°，近侧指间关节屈曲60°~80°，远端指间关节轻度屈曲约10°~15°。手指分开，拇指表现外展对掌位（图53-2）。处于功能位时能使手发挥最大功能。故手受伤后手骨折和肌腱断裂修复后一般需将手固定在功能位置（图53-2）。

【病因与致病机制】

1. 刺伤　针尖、木刺及一些锐性物体均可导致手部刺伤。刺伤的特点为伤口通常较小，如果致伤物体污染较重，常常将污染物带入深部组织引起感染。另外，如果致伤物体较锋利通常会引起深部组织损伤，如肌腱、血管及韧带的断裂，甚至致伤物体的尖端残留体内继发感染。

2. 碾压伤　此类损伤常见于不正确的机械操作，偶见于交通事故中的车轮碾压伤。伤者由于工作不慎将衣袖、手套等物被机器滚轴卷入，手同时被卷入机器，如果患者将伤手反势抽出，而机器滚轴继续转动，将造成手部及前臂大面积的皮肤撕裂或撕脱，通常不伴有骨

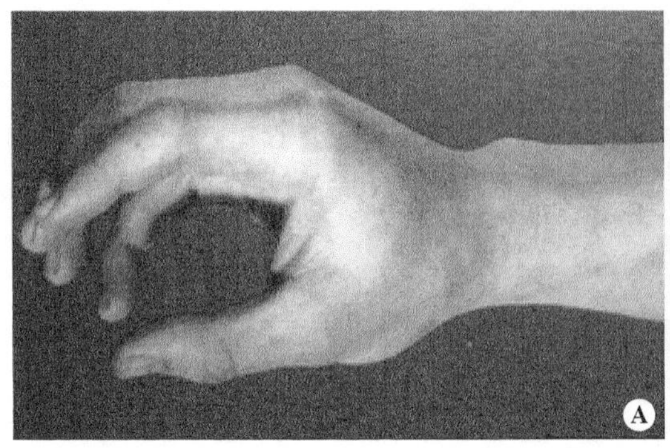

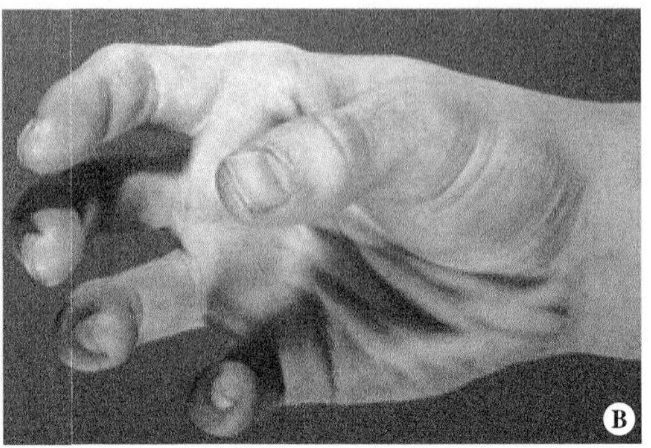

图 53-2　手的功能位

A. 示侧位观；B. 示掌侧观

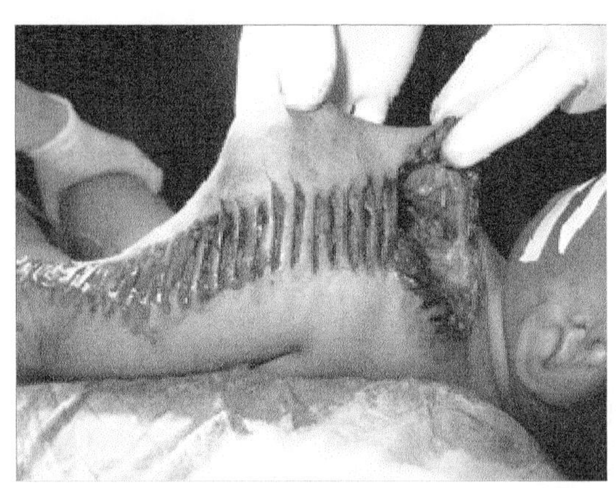

图 53-3　上肢碾压伤图

折。如果手部被碾入滚轴中间挤压时，除造成手部骨折外，皮肤和深部软组织常产生严重挫灭或撕裂。此型损伤严重者可表现为手及前臂皮肤和深部软组织广泛撕裂或脱套性撕裂，也有呈大面积皮肤和软组织撕脱，甚至呈不全性手及前臂离断，深部肌肉、肌腱、神经和血管亦发生严重挫灭或撕裂。手和前臂骨骼为多发或粉碎性骨折，移位常常比较严重，甚至可能出现骨缺损（图 53-3）。

3. 火器伤　如鞭炮、雷管爆炸及高速弹片伤，伤口极不整齐，损伤范围广泛，污染严重、坏死组织多、易发生感染（图 53-4）。

4. 压砸伤　此类损伤由于重物砸伤，或高速运动的铁锤直接击打手部所造成的损伤。不同部位受伤所引起的临床表现并不相同，如果受损部位为手指末节则表现为甲下积血、指甲裂伤脱落，前者表现为指甲下呈紫黑色、指甲与甲床有程度不等剥离，如手部压砸伤。

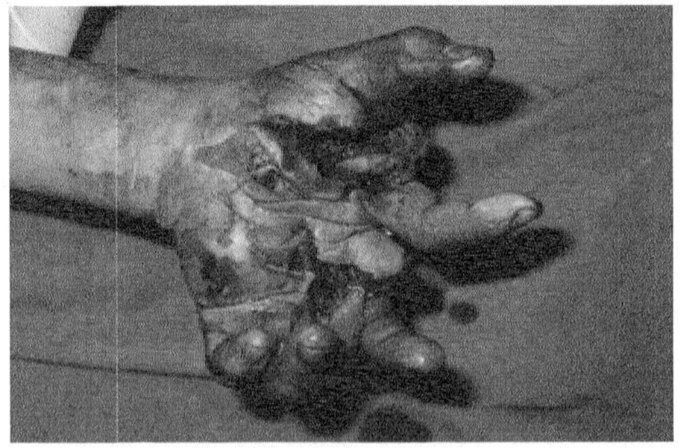

图 53-4　雷管爆炸所致手外伤

5. 高速贯穿伤　此类损伤战时较多见，系由子弹或弹片等高速贯穿手部所造成的开放性损伤。当高速贯穿物穿入手部皮肤、深部软组织，击断骨骼后，又经过对侧软组织和皮肤传出者，称贯通性损伤。如贯穿物留于体内则称非贯通性损伤。

6. 化学伤　此类损伤多见于操作化学制品的工作人员，系由化学制品如酸、碱溶液泼到手部，或者高压喷枪将油漆等化学制剂高压喷入手深部组织内。该类损伤易导致手部组织坏死，应引起重视。

【早期伤情判断】 由于手部的结构非常精巧而复杂,所以损伤后如何准确地判断伤情就显得非常重要。在手外伤中,皮肤往往是最先受累的组织,其次是肌肉、肌腱、神经、血管和骨关节。

1. 皮肤伤情的判断 皮肤的破损是非常直观的,但是不同类型的皮肤破损,其预后也不同,皮肤的锐器划伤相对而言比较容易处置,而梳棉机伤或大面积的皮肤剥脱或缺损就非常棘手了。由于梳棉机伤会将皮肤切割为一缕一缕的,几乎无法很好地缝合修复。而大面积的皮肤剥脱伤又常常难以判断剥脱的皮肤是否还残存血运,回植后是否会出现坏死。因此皮瓣血供的判断显得尤为重要,一般来讲从以下几个方面判断皮瓣血供。

(1) 皮肤的颜色与温度:如与周围一致,则表示活力正常。如损伤局部呈苍白青紫且冰凉,则表示活力不良。

(2) 毛细血管回流试验:按压皮肤表面时,皮色变白,放开按压的手指,皮色很快恢复红色者,表示活力良好。皮色恢复缓慢,甚至不恢复者,则活力不良或无活力。

(3) 皮瓣的形状和大小:舌状和双蒂皮瓣活力好,分叶状或多角状皮瓣活力差。

(4) 皮瓣长宽比例:皮瓣长宽比例要比正常皮肤切取皮瓣为小。

(5) 皮瓣的方向:一般来讲,蒂在肢体近端优于蒂在远端者。

(6) 皮肤边缘出血状况:有点状鲜红色血液缓慢流出,表示皮肤活力良好。不出血,或流出暗紫色血液者,活力差。

即使是皮肤的锐器划伤也不可掉以轻心,如果是被切肉的刀划伤,由于刀上沾染了肉浆一类的异源性蛋白质,使得伤口非常容易感染和不愈合,同样的情况也会出现于人或动物咬伤的伤口。

2. 神经损伤的判断 如果损伤部位以远出现了感觉的减退、消失和(或)运动的障碍,就要高度怀疑是否伤及了神经,此时,到普通医院去进行清创缝合就已经不够了,一定要到手外科专科就诊,争取早期修复神经损伤,以取得尽可能好的疗效。手部神经损伤主要包括正中神经、尺神经、桡神经的损伤,各神经损伤的表现如下。

(1) 正中神经:正中神经损伤导致拇短展肌麻痹,表现为拇指对掌功能障碍,手掌桡侧半、拇、示、中指及环指桡侧半近侧指间关节以远背侧的感觉障碍。

(2) 尺神经:尺神经损伤后小鱼际肌、骨间肌及第四、五蚓状肌麻痹,环、小指末节不能屈曲,小鱼际肌萎缩,手指不能外展内收,表现为环、小指爪形手畸形及具有 Froment 征,手部尺侧环指尺侧和小指掌背侧的感觉障碍。

(3) 桡神经:桡神经在手部主要支配感觉,其损伤后表现为手背桡侧及桡侧 3 个半手指背侧近侧指间关节近端的感觉障碍。

3. 血管损伤的判断 在开放性损伤中,出血是在所难免的,但是,如果出现伤口喷射性出血,则可能伤及动脉,此时要及时进行按压止血,或在其近心端上止血带止血,否则,患者有可能会很快因为失血而休克,甚至危及生命。临床上通常通过观测皮肤颜色,温度,桡、尺、指动脉搏动情况,毛细血管回流快慢等以判断手部血液循环。皮肤苍白、皮温降低为动脉供血障碍,肤色紫绀、皮温低、肿胀,为静脉回流障碍。指甲毛细血管反应快、色红为血供良好。反应快,色紫绀为静脉回流差。反应慢为动脉供血差。Allen 征试验是检查桡、尺动脉供血情况的可靠方法。方法是,让患者握紧拳将血液挤到臂部,检查者用双手拇指分别压住腕部桡、尺动脉,患者伸展手指后,因桡、尺动脉已不通血,手发苍白,然后放松桡动脉压迫,全手如迅速转红,表示桡动脉供血良好,如转红缓慢,说明桡动脉供血障碍。以同样方法检查尺动脉通血情况。

4. 肌肉、肌腱损伤的判断　如果出现某一个或某几个手指的活动障碍,而不合并感觉的减退,则有可能是因为肌腱或肌肉损伤所致,此时应找手外科专科医生予以修复。

(1) 手部屈肌腱分区:根据 Verdan 分类手部屈肌腱可分为 5 区。Ⅰ区:手指中节指浅屈肌止点到末节指深屈肌的止点间,拇指为近节中部到拇长屈肌腱止点。Ⅱ区:中节指骨中部至掌骨颈部,常被称为“无人区”。Ⅲ区:“手掌区”,即从掌骨颈部到腕横韧带的远侧缘。Ⅳ区:腕管区。Ⅴ区:前臂区。拇指屈肌腱亦分为Ⅰ区:拇长屈肌腱附着点;Ⅱ区:近节指骨颈到掌骨颈,即腱鞘区;Ⅲ区:大鱼际肌肉区;Ⅳ区:腕管区;Ⅴ区:前臂区。

(2) 屈肌腱损伤的检查:检查者应注意手的休息位是否改变,如果发生改变则应考虑有肌腱断裂。被动活动腕关节的同时观察手指的活动情况。当腕关节背伸时,伸肌腱放松。屈肌腱张力增加,手指应进一步弯曲。正常情况下,用力挤压前臂肌肉时,手指可不自觉地弯曲。对单独一根肌腱的检查可按以下方法进行:嘱患者主动屈曲患指,如果近节指间能够完成屈曲运动,而远节指间关节不能完成屈伸运动,则提示患指指深屈肌腱断裂。如果近节指间关节和远节指间关节均不能主动屈伸,则表明指浅、深屈肌腱均断裂。如果近节指间关节和远节指间关节虽能完成主动屈伸活动,但稍加阻力患者感到患指疼痛,则表明肌腱有不全性断裂的可能。

(3) 手部伸肌腱分区:根据 Klienert 和 Verdan 分类手部伸肌腱可分为 8 区(表 53-1)。

表 53-1　手部伸肌腱 Klienert 和 Verdan 分类法

分区	示、中、环、小指	拇指	分区	示、中、环、小指	拇指
Ⅰ	远节指间关节	指间关节	Ⅴ	掌指关节	腕掌关节、桡骨茎突
Ⅱ	中节指骨	近节指骨	Ⅵ	掌骨	
Ⅲ	近节指间关节	掌指关节	Ⅶ	伸肌支持带	
Ⅳ	近节指骨	掌骨	Ⅷ	前臂远端	

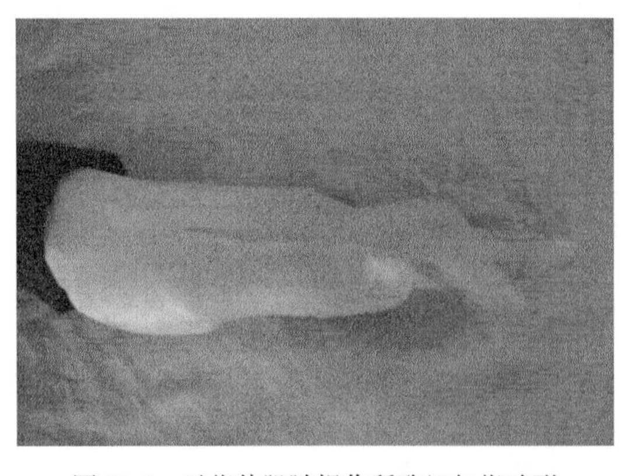

图 53-5　示指伸肌腱损伤所致纽扣指畸形

不同部位伸肌腱损伤临床表现和治疗方法也不相同。下面描述几种特殊部位的损伤:Ⅰ区损伤常引起锤状指畸形,由于伸肌腱止点损伤后,作用力不能传导值远节指骨,指深屈肌腱失去了拮抗的力量,在其作用下末节处于屈曲位。Ⅲ区损伤纽扣指畸形(图 53-5),由于伸肌腱中央束断裂以后,伸肌腱就不能伸直近节指间关节,相反在指深屈肌腱的作用下,近节指间关节处于屈曲位。随病情发展,侧腱束逐渐滑向近节指间关节侧方,甚至掌侧,加重近节指间关节弯曲。中央束损伤后,作用于中节指骨处的外在伸肌和内在肌的力量绕过近节指间关节,导致远节指间关节处于过伸状态,患指呈现钮孔畸形,即近节弯曲、远节过伸畸形。Ⅴ区损伤即矢状束损伤,对伸肌腱的固定作用下降,甚至造成伸肌腱的滑脱,可出现掌指关节不能完全伸直,屈伸活动时患指的运动弧发生改变。

5. 骨、关节损伤的判断　如果出现骨、关节部位的畸形、反常活动，或者局部的明显肿胀和压痛，都提示有骨、关节损伤的可能性，此时，应拍片明确损伤的严重程度。在手部拍片时要注意不要仅拍全手的正位片和斜位片，而应针对某一个具体的手指或关节拍摄正位、侧位和斜位片。对一些普通 X 线片不能准确显示的损伤如隐匿性骨折、骨关节韧带损伤则要行 CT 及 MRI 检查，才不至于导致漏诊。手部常见部位骨关节损伤的临床表现归纳如下。

（1）腕关节：桡尺骨下端骨折远端向背侧移位时常出现“银叉畸形”或“枪刺刀畸形”，向掌侧移位可出现反“银叉畸形”或“枪刺刀畸形”。腕舟骨骨折时，解剖鼻烟窝处肿胀，压痛。月骨掌侧脱位时局部压痛明显，有时示、中指伸直受限，正中神经分布区感觉障碍，怀疑有腕关节韧带损伤或腕骨移位时，拍相应的 X 线片，或加外力拍片，以显示创伤解剖的变化。

（2）掌骨：注意有无短缩、向背侧成角隆起或向掌侧凹陷。拇指及示指掌指关节较其他手指者容易发生脱位，脱位后外观畸形有时不太明显，但局部压痛显著，屈伸活动受限。

（3）指骨：戳伤、扭伤注意检查指间关节有无异常侧方或背伸活动，以判断关节囊是否损伤。近、中节指骨骨折后成角畸形明显。指端压砸伤，指甲或甲床有血肿或开放伤时，应拍 X 线片以明确末节指骨有无骨折。

【手外伤的处理】　手外伤发生后早期如果能得到正确处理，就能在最大限度内保留手的功能。如果处理不当，将严重影响手部功能，甚至造成肢体功能障碍。因此，掌握急诊手外伤的处理原则是正确处理手外伤的前提。手外伤救治的主要目的是最大限度的保留患肢功能，因此手外伤的处理原则包括以下几个方面：清洁创面、闭合伤口、矫正畸形、修复损伤的组织、正确的制动。

清洁创面：早期清创是预防感染和促进创口愈合的重要措施。应尽量争取时间，越早越好，一般不应迟于伤后 8 小时，清洗和修整伤口，除去污垢和异物，切除严重挫灭而失去活力的组织。但要尽量保留有活力的组织，特别是要保留拇指、示指、中指的长度，保留手指掌侧的皮肤及手掌宽度。手部清创如何达到彻底清创，同时又可达到最大限度保全手部组织应注意以下几点：①时限性即手外伤尽量在伤后 8 小时内处理（冬季尽量在 10 小时内处理），目的是使经过清创后创口基本达到外科切口的程度。②彻底性即清创时应将伤口内的失活组织、污染组织、异物等造成感染的组织彻底清除。③程序性即手部清创应按顺序、分步骤进行。首先用肥皂水刷洗伤口周围的皮肤，清除皮肤表层存留的油垢、泥土等。

第二节　断肢（指）再植

肢体离断包括完全性肢体离断和不完全性肢体离断。所谓完全性肢体离断是指完全离断的肢体再植成活已有 40 年历史。随着显微外科技术发展，0.3mm 直径的小血管可以吻合通畅，所以，从末节离断的手指也可以再植成活。肢体离断的平面越高，血管越粗、再植成活越容易，但功能恢复较难。离断平面越低，血管越细，再植成活越困难，但功能多较理想。

一、肢体离断类型

1. 完全离断　是指离断的肢体和近端完全分离，无任何组织相连；或断肢只有少量损伤的组织相连,但做清创手术时,必须把这部分相连组织切断而后再植者。

2. 不完全离断 伤肢的软组织大部分离断、创面有骨折或脱位,残留相连的软组织少于该断面软组织的 1/4,重要的血管断裂或栓塞,肢体的远端无血液循环,不缝接血管引起肢体坏死者。

二、断肢的急救处理

在发生肢体离断伤的现场,首先应注意患者有无严重合并损伤,如颅脑、内脏等,如有,首先应抢救威胁生命的严重创伤。完全性离断近端的处理同手外伤的急救处理,应用无菌敷料或洁净的布类加压包扎止血。如有活动性大血管出血,可用止血带。不完全性断肢应注意临时固定。应用夹板将离断肢体远近端制动在一起,以避免进一步损伤重要组织和减少患者痛苦。如断肢仍在机器中,应将机器拆开,切不可强行拉出断肢或将机器倒转,以免加重损伤。

如天气炎热,离医院较远需较长时间转运时,为了减慢离断肢体组织代谢和细菌繁殖,应采取降温措施。将肢体用塑料膜包裹,周围放置冰块。如肢体较小,如断手、断指等、可将肢体装在塑料袋中,放在置冰块的保温瓶内。离断的肢体不能用任何消毒药液及乙醇浸泡。

到达医院后,立即检查断肢,用无菌敷料包好,放在无菌盘上,置入 4°C 冰箱内,若为多个手指,应分别予以标记,按手术程序逐个取出,以缩短热缺血时间。但不能放入冷冻层内,以免冻坏肢体。

三、断肢再植的适应证

断肢再植的目的不仅是再植肢体的成活,更重要的是恢复肢体的功能。肢(指)体离断后要不要再植,应根据各方面情况全面分析决定。例如,全身情况能不能做再植;肢体损伤严重程度有没有条件再植;再植后会不会给患者带来继发的危险;再植后能不能恢复一定的功能等。

1. 全身情况 肢体离断伤有时合并有颅脑、胸、腹部损伤,出血性休克等。在排除严重合并伤或经抢救患者情况平稳后,再考虑再植手术。老年人和小儿对手术耐力差,也应考虑是否能耐受再植手术。

2. 断肢条件 整洁的离断伤再植容易成活,功能恢复也多较好。严重的压砸性、撕脱性离断的肢体,再植很难成活,即便成活,功能恢复也常不理想。离断肢体组织缺失过多,再植后短缩畸形严重,患者很难接受。小腿离断如果缩短过多,不如安装假肢方便。肢体高位离断再加神经破坏严重,即便再植能成活,功能很难恢复。

3. 再植时限 肢体离断后完全缺血。组织缺血到一定时间,即使重建血循环也难成活,特别是肌肉组织,最不耐受缺血。组织缺血时间过长,细胞毒性代谢物氧自由基积聚。当接通血管,血液再灌注后,随着组织代谢的恢复,氧自由基将破坏细胞膜的结构,致使细胞功能丧失,导致缺血再灌注损伤或产生肾衰竭等。经大腿、上臂离断的肢体,断肢内肌肉较多,耐受缺血时间短。断手、断足、断指中含肌肉组织少,耐受缺血时间就长。一般伤后 6 ~8小时重建断肢血供较好,但要根据离断平面、环境气温、保存方法等考虑是否适宜再植。断手或断指伤后十几小时甚至几十小时有再植成活者。但离断后缺血时间越长,再植成活功能越差。所以，凡是断肢再植手术，都应分秒必争，抓紧实施。

4. 年龄　年轻人身强力壮，断肢再植适应证可适当放宽。儿童和青少年发育未成熟，生长再塑形能力和适应能力强，也应尽可能争取再植。老年人多慢性病，如高血压、糖尿病、血管硬化等，再植成活率较差，术后功能恢复也较难，手术适应证应严格掌握。

四、断肢再植手术步骤

一般情况下，断肢清创后先做骨架整复及固定，随后缝合肌肉、肌腱和神经，然后再作血管吻合。断肢重建血循环后即可闭合伤口。这样，对吻合好的血管可减少干扰。

在缺血时间较长的断肢，为了争取时间，可以在清创、骨骼内固定后，先行血管吻合，然后再修复其他组织，以尽量缩短断肢缺血时间，一般再植步骤如下。

1. 清创术　清创是防止术后感染的有效措施，直接关联着断肢再植的成败。如果清创彻底，再植术后局部及全身反应均小，肢体肿胀也轻，愈合后瘢痕量也少，组织粘连也轻，有利于功能恢复。

清创不但要清除创面内的异物和污染组织，而且也要清除创面内无生机组织，特别是肌肉和皮肤。辨识肌肉和皮肤有无生机的重要依据之一，是看其有无血供，这在离断肢体近端创面容易观察，在离断的肢体上因已完全缺血，不易辨别，需靠观察组织的形态改变来判断。此外，在断肢重建血供后，再重复检查，补充清除创面上失去血供的肌肉和皮肤。

在清创过程中，分别找出远近端的动脉、静脉、神经、肌肉和肌腱的断端，并做好修复的计划。

清创后，创面用灭菌生理盐水和 0.1% 新洁尔灭液冲洗 2~3 次，以去除组织碎屑。

2. 骨支架的修复　对一般开放性骨折处理的原则和方法，同样适用于断肢再植手术。但在断肢再植中，常需将两骨断端适当缩短，以便于血管、软组织的修复和闭合伤口。缩短骨断端的同时，应有计划地为接骨创造较好的条件，尽量使两骨端有较稳定和较大的接触面，以便于做内固定和有利于骨愈合。

经腕关节离断病例，可切除近排腕骨，用交叉钢针固定在前臂骨上，并修复关节囊，以保留部分腕关节活动功能。

3. 肌肉和肌腱的修复　由切割伤造成的肢体离断，断端整齐，可做远近端相应组织的缝接。如离断肢体两断端有组织缺损，或有牵拉撕脱性伤，则远近端组织常不能做对应缝接，需重新调配。原则是尽量修复重要组织。如断指再植时，为了减少粘连机会，只缝接指深屈肌腱，而适当切除指浅屈肌腱。腕部离断时，在腕管区只缝接指深屈肌腱和拇长屈肌腱，而将指浅屈肌腱远近断端适当切除，以避开腕管减少粘连。断肢近端的动力肌及肌腱尽量保留，以备必要时作晚期功能重建时用。

4. 神经的修复　断肢再植时，如果没有特殊理由，神经都应做一期修复，神经束形状容易辨识，可以使远近端对合准确，功能恢复早也恢复较好。腕部及前臂水平离断的肢体，早期缝合正中神经及尺神经，手部内在肌及感觉常可获得满意的恢复。二期修复者，常是感觉恢复较好，而内在肌多恢复较差或不能恢复。

指神经修复后恢复较快较好，所以断指再植时一定要修复指神经。指神经如有缺损，应一期作指神经移植。

肢体离断时，如神经受牵拉、撕脱、捻挫，因损伤范围不好辨识，不能准确地判定需要切除多少,则不宜做早期修复。可用缝线分别将两断端固定在周围软组织上,以防断端回缩,待二期再做修复。

5. 血管吻合 断肢经再植后能否成活,决定于伤肢的血循环能否重建,因此,血管吻合的成败,是再植手术的关键。

影响血管通畅的原因有两种。一种是血管本身的问题,如血管痉挛、血管栓塞等。所以,血管清创要彻底,吻合技术要求要高。另一种是来自血管外的压迫。血管要有一个良好的基床,吻合处要避开骨折部位及皮肤缝合点,以免早期肿胀的压迫和晚期的瘢痕狭窄影响血管通畅。

在正常情况下,肢体同一水平的静脉多于动脉,静脉内血流慢,压力小,动脉中血流快,压力大。所以断肢再植时,吻合静脉应多于动脉。在可能情况下,应尽量多吻合静脉和动脉。一般是吻合动脉与静脉之比为 1∶2。例如,上臂离断再植,吻合肱动脉及头静脉与贵要静脉。前臂再植,吻合桡、尺动脉,伴行静脉、头静脉及贵要静脉。断掌再植,吻合掌浅、深弓及手背 2~3 条静脉。断指再植,吻合 2 条指动脉及指背 2~3 条静脉。

6. 创面闭合 断肢再植后的创面一定要一期闭合。肢体的环形切口,肿胀后常呈环形绞窄,故应用“Z”字改形术将皮肤环形切口改成锯齿状切口。如皮肤缺损不能直接缝合,行皮片植皮或皮瓣植皮。

7. 包扎制动 术后,再植肢体要用厚敷料轻度加压包扎。肢体末端裸露以便观察血循环情况。整个肢体用石膏托或支具制动。保护伤肢,减少刺激。

五、断肢再植术后处理

断肢再植能否成活,虽然取决于术中能否成功地吻合血管,但是如不重视术后的处理,随时可发生血循环障碍,致使再植失败。

1. 注意全身情况 高位肢体离断伤后及长时间手术后失血较多,低血压容易使吻合的血管栓塞,贫血容易使再植肢体缺氧,两者均直接影响再植肢体的成活。所以,要及时补充血容量,矫正贫血。

离断肢体内肌肉较多,缺血时间较长者,术后应密切注意有无毒血症现象,及时监测肝、肾功能。有毒血症出现而又不能控制者,应适时解脱再植肢体,以免危及生命。

2. 应用抗生素 伤口感染可使吻合的血管破裂。术后应用有效的广谱抗生素。如已出现感染,要及时作引流,以减少感染病灶对吻合血管及创面的破坏。

3. 应用血管解痉药物 一般应用罂粟硷,成人剂量为 60mg,每 6 小时肌内注射一次。托拉苏林 25mg,每 6 小时肌内注射一次。两者可联合应用。应用 5~7 日后逐渐减量,不宜突然停药。

4. 应用抗凝血药物 一般应用低分子右旋糖酐静脉输入 500~1000ml/日。以降低红细胞之间的凝集作用和对血管壁的附着作用,同时可增加血容量,减低血液黏稠度。

静脉滴注肝素,将肝素 12500U 加入 5% 葡萄糖注射液 1000ml 中,利用滴速将凝血时间延长到正常的两倍左右,持续给药 3~5 日。用药超过 3~5 日以上者,容易出现出血现象。可给等量鱼精蛋白,用以中和肝素,可使体内肝素很快失效。

5. 伤肢护理 病室温度以 20~25℃ 为宜,环境要安静。术后应适当抬高伤肢,以利静脉回流,减少肢体肿胀。用 60 瓦或 100 瓦照明灯,距伤肢 30~40cm 照射,以使局部血管扩张,改善末梢循环。术后 1 周左右可以停用。

术后需密切观察局部血循环。肉眼观察肢体末梢皮肤或指甲的颜色,或看毛细血管反应,以判断再植肢体血供情况。一般术后 48 小时内易发生血管危象,如未能及时发现,将危及再植肢体的成活。因此,应每 1~2 小时观察一次,与健侧对比,并做好记录。正常情况下,再植肢体的指(趾)腹颜色红润,早期颜色可比健侧稍红,皮温较健侧稍高,毛细血管回流良好,再植肢体的指(趾)腹饱满,如果切开指(趾)腹侧方,将在 1~2 秒内流出鲜红色血液。定时用半导体皮温计测量肢体远端皮温,与健侧同一部位皮温对比,如患侧皮温逐渐下降,有可能已发生循环障碍。若患侧皮温已接近室温,说明血供已中断,应及时采取措施。患侧测皮温前应关闭烤灯数分钟,以排除烤灯对皮温的影响。

术后患者应静卧床上,患肢垫高使略高于心脏。尽量减少患者活动及刺激。术后一周,如再植肢体血循环良好,可逐渐增加活动量。

术后避免大便干燥,勿使用力排便。可酌情服用缓泻剂或适时灌肠。

绝对禁止直接或间接吸烟。吸烟可使血管痉挛,甚至导致再植失败。

(邓爱东)

第五十四章　下肢骨、关节损伤

学习目标

1. 掌握髋关节脱位的解剖与分类、各自的临床表现与诊断、治疗，股骨干的解剖、骨折的病因与分类、临床表现与诊断、治疗，胫骨干的解剖、骨折的病因与分类、治疗。

2. 熟悉股骨颈的解剖、骨折的病因与分类、临床表现与诊断、治疗，股骨转子间骨折的病因与分类、临床表现与诊断、治疗，髌骨骨折的病因与分类、临床表现与诊断、治疗，膝关节半月板的解剖、损伤机制与病理、临床表现、检查、治疗，踝部、骨折病因与分类、临床表现与诊断、治疗。

3. 了解膝关节韧带损伤的机制与病理、临床表现、辅助检查、治疗，胫骨平台骨折病因及分类、治疗，踝部、扭伤病因、临床表现与诊断、治疗。足部骨折的分类、各自的临床表现与诊断、治疗。

第一节　髋关节脱位

构成髋关节的髋臼与股骨头两者在形态上紧密配合，是一种典型的杵臼关节，周围又有坚强的韧带与强壮的肌群，因此只有强大的暴力才会引起髋关节脱位(dislocation of the hip joint)。在车祸中，暴力往往是高速和高能量的，为此多发性创伤并不少见。

髋关节脱位按股骨头脱位后的方向可分为前、后和中心脱位，以后脱位最为常见。

一、髋关节后脱位

髋关节后脱位比前脱位多见，据统计，全部髋关节脱位中后脱位占85%～90%。

【脱位机制】　大部分髋关节后脱位发生于交通事故。发生事故时，患者的体位处于屈膝及髋关节屈曲内收，股骨则有轻度的内旋、当膝部受到暴力时，股骨头即从髋关节囊的后下部薄弱区脱出。

【分类】　临床上多采用 Epstein 分类法，共分为五型。

Ⅰ型：单纯脱位或只有髋臼后壁小骨折块。

Ⅱ型：股骨头脱位，合并髋臼后壁一大块骨折。

Ⅲ型：股骨头脱位，合并髋臼后壁粉碎骨折，有或无一个主要骨折块。

Ⅳ型：股骨头脱位，合并髋臼后壁和髋臼底部骨折。

Ⅴ型：股骨头脱位，合并股骨头骨折。

【临床表现与诊断】

(1) 明显外伤史，通常暴力很大，如车祸或高处坠落。

(2) 有明显的疼痛，髋关节不能主动活动。

(3) 患肢缩短，髋关节呈屈曲、内收、内旋畸形。

（4）可以在臀部摸到脱出的股骨头，大转子上移明显（图 54-1）。

（5）髋关节后脱位可合并坐骨神经损伤，其发生率约为 10%。合并坐骨神经损伤者，多表现以腓总神经损伤为主的体征，出现足下垂、趾背伸无力和足背外侧感觉障碍等。这类损伤多为受牵拉引起的暂时性功能障碍，或受到股骨头、髋臼骨折块的轻度捻挫所致，大多数患者可于伤后逐渐恢复，经 2~3 个月仍无恢复迹象者，再考虑手术探查。

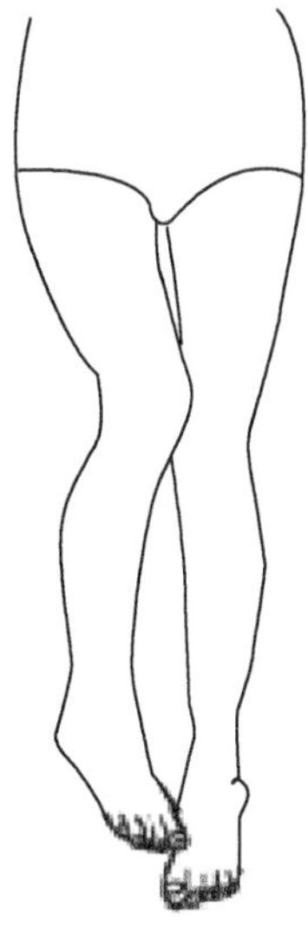
图 54-1　髋关节后脱位典型畸形

（6）影像学检查：X 线检查可了解脱位情况以及有无骨折，必要时行 CT 检查了解骨折移位情况。

【治疗】

1. 第 I 型的治疗

（1）复位：髋关节脱位复位时需肌松弛，必须在全身麻醉或椎管内麻醉下行手法复位。复位宜早，最初 24 ~ 48 小时是复位的黄金时期，应尽可能在 24 小时内复位完毕，48 ~72小时后再行复位十分困难，并发症增多，关节功能亦明显减退。常用的复位方法 Allis 法，即提拉法。患者仰卧于地上，一助手蹲下用双手按住髂嵴以固定骨盆。术者面对患者站立，先使髋关节及膝关节各屈曲至 90°，然后以双手握住患者的腘窝作持续的牵引，也可以前臂的上段套住腘窝作牵引，待肌松弛后，略作外旋，便可以使股骨头还纳至髋臼内（图 54-2）。可以感到明显的弹跳与响声，提示复位成功。复位后畸形消失，髋关节活动亦恢复。本法简便、安全，最为常用。

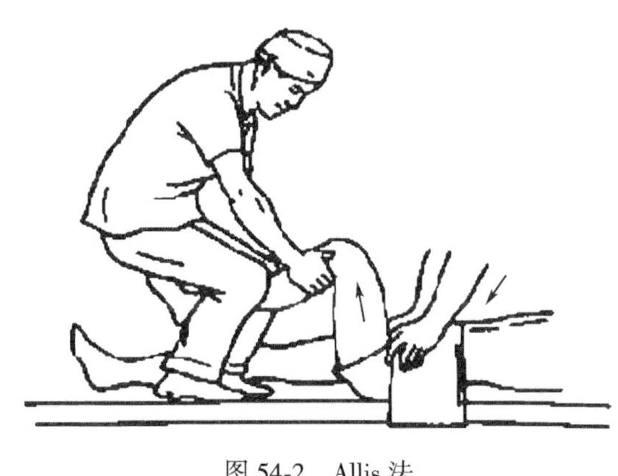
图 54-2　Allis 法

（2）固定、功能锻炼：复位后用绷带将双踝暂时捆在一起，于髋关节伸直位下将患者搬运至床上，患肢作皮肤牵引或穿丁字鞋 2~3 周，不必作石膏固定。卧床期间作股四头肌收缩动作。2 ~ 3 周后开始活动关节。4 周后扶双拐下地活动。3 个月后可完全承重。

2. 第 Ⅱ ~ Ⅴ 型的治疗　对这些复杂性后脱位病例，目前在治疗方面还有争论，但考虑到合并有关节内骨折，日后产生创伤性骨关节炎的机会明显增多，因此主张早期切开复位与内固定。

二、髋关节前脱位

【脱位机制】　髋关节前脱位少见，有两种暴力可以引起髋关节前脱位。第一种暴力为交通事故，患者髋关节处于外展位，膝关节屈曲，并顶于前排椅背上，急刹车时膝部受力，股骨头即从髋关节囊前方内下部分薄弱区穿破脱出。第二种暴力为高空坠下，股骨外展、外旋下髋后部受到直接暴力。

【分类】　前脱位可分成闭孔下、髂骨下与耻骨下脱位。

【临床表现与诊断】　有强大暴力所致外伤史。患肢呈外展、外旋和屈曲畸形，根据典型的畸形表现,不难区分前脱位和后脱位(图 54-3)。腹股沟处肿胀,可以摸到股骨头。X 线片可以了解脱位方向。

【治疗】

(1) 复位:在全身麻醉或椎管内麻醉下手法复位。患者仰卧于手术台上,术者握住伤侧腘窝部位,使髋轻度屈曲与外展,并沿着股骨的纵轴作持续牵引;一助手立在对侧以双手按住大腿上 1/3 的内侧面与腹股沟处施加压力。术者在牵引下作内收及内旋动作,可以完成复位(图 54-4)。不成功还可以再试一次,二次未成功必须考虑切开复位。手法复位不成功往往提示前方关节囊有缺损或有卡压,用暴力复位会引起股骨头骨折。

(2) 固定和功能锻炼均同髋关节后脱位。

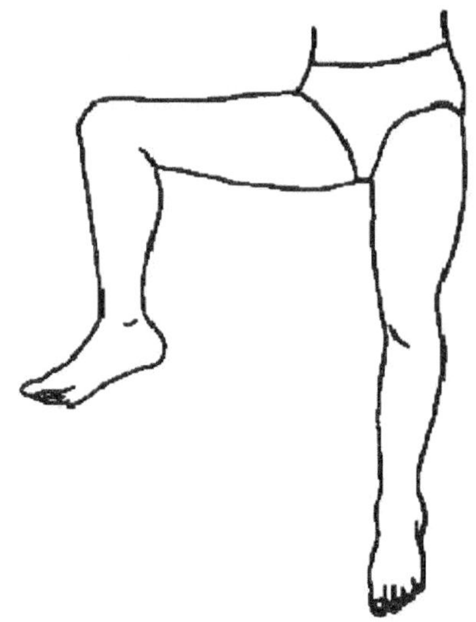

图 54-3　髋关节前脱位典型畸形

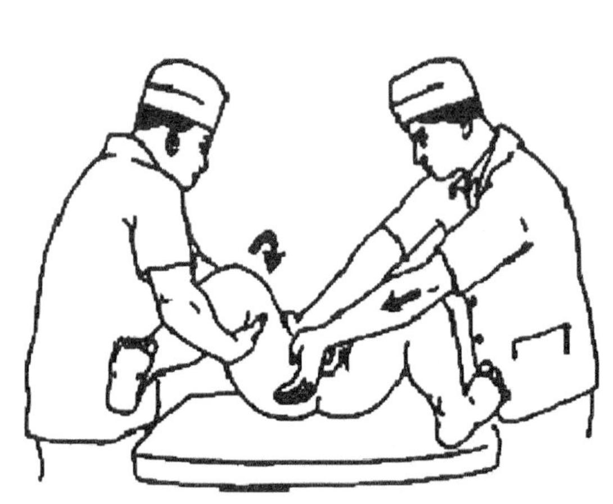

图 54-4　髋关节前脱位复位

三、髋关节中心脱位

【脱位机制】 来自侧方的暴力,直接撞击在股骨粗隆区,可以使股骨头水平向内移动,穿过髋臼内侧壁而进入骨盆腔。如果受伤时下肢处于轻度内收位,则股骨头向后方移动,产生髋臼后部骨折。如下肢处于轻度外展与外旋位,则股骨头向上方移动,产生髋臼爆破型粉碎性骨折,此时髋臼的各个区域都有损伤。髋关节中心脱位往往伴有髋臼骨折。

【分类】 髋关节中心脱位可分成下列各型。

1. 第Ⅰ型 单纯性髋臼内侧壁骨折(耻骨部分),股骨头脱出于骨盆腔内。

2. 第Ⅱ型 后壁有骨折(坐骨部分),股骨头可向后方脱出。

3. 第Ⅲ型 髋臼顶部有骨折(髂骨部分)。

4. 第Ⅳ型 爆破型骨折,髋臼全部受累。

【临床表现与诊断】

(1) 有暴力外伤史。一般为交通事故,或自高空坠下。

(2) 后腹膜间隙内出血往往很多,可以出现出血性休克。

(3) 髋部肿胀、疼痛、活动障碍;大腿上段外侧方往往有大血肿;肢体缩短情况取决于股骨头内陷的程度。

（4）合并有腹部内脏损伤均并不少见。

（5）X线检查可以了解伤情，CT检查可以对髋臼骨折有三维的了解。

【治疗】 髋关节中心脱位可以有低血容量性休克及合并有腹部内脏损伤，必须及时处理。第Ⅰ型中股骨头轻度内移者，可不必复位，仅作短期皮肤牵引。股骨头内移较明显的，需用股骨髁上骨牵引，但常难奏效，最好作大转子侧方牵引。床旁摄片核实复位情况，一般牵引4~6周，3个月后方能负重。髋臼骨折复位不良者，股骨头不能复位者；同侧有股骨骨折者都需要切开复位，用螺丝钉或解剖钢板作内固定。第Ⅱ~Ⅲ型脱位，髋臼损伤明显，治疗比较困难。一般主张作切开复位内固定。第Ⅳ型病例，髋臼损毁严重往往会发生创伤性骨关节炎，必要时可施行关节融合术或全髋关节置换术。

第二节　股骨颈骨折

股骨颈骨折(fracture of femoral neck)是指由股骨头下到股骨颈基底的骨折。股骨颈骨折多见于中、老年人，其移位骨折难以获得满意的复位和稳定，易发生不愈合，晚期可出现股骨头坏死，老年易发生严重的全身并发症。

【解剖概要】

1. 股骨头、颈部的解剖

（1）颈干角(neck shafc angle)：成人股骨头、颈长轴与股骨干形成一130°±7°的夹角，称为颈干角。两性之间无明显差别。X线片测量颈干角时应注意下肢内旋和外旋位的影响。若颈干角大于该角度范围为髋外翻(coxa valgus)，小于设范围则为髋内翻(coxa varus)。

（2）前倾角(anteversion angle)：正常股骨头、颈相对于股骨干前倾，其长轴与身体的冠状面形成的夹角为前倾角，正常标本测量值为10°+7°(图54-5)。

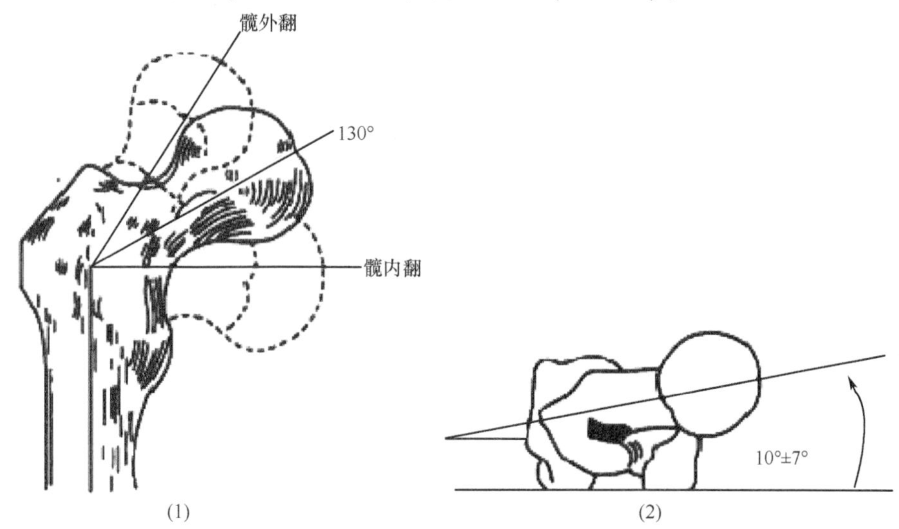

图54-5　股骨颈的颈干角和前倾角

股骨颈颈干角或前倾角的异常均会造成股骨近端负荷加大，应力集中，功能障碍。

（3）股骨矩(femoral calcar)：位于股骨近端颈干交界部骨松质内，适应股骨颈基底和转子区特殊的几何形状的骨密质纵行骨板，其上极与股骨颈的后外侧皮质连续，下极与小转子下方股骨干后外侧皮质连接，弥补了颈干连接部由于小转子后内侧突出造成的应力传导缺陷，形成

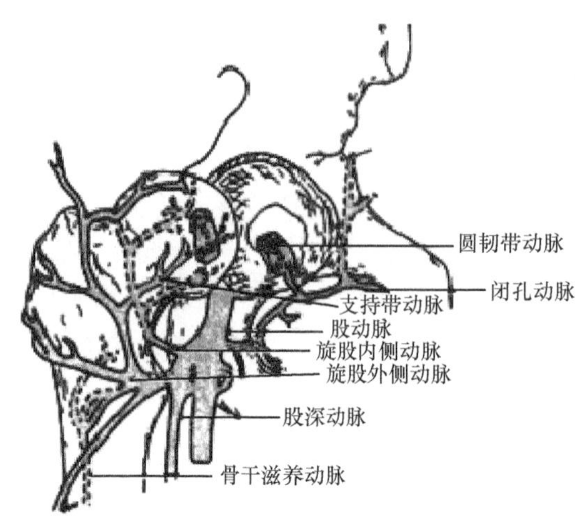

图 54-6　股骨头血供

了完整的管状骨负重结构。

2. 股骨头的血供　①股骨头圆韧带动脉：起源于闭孔动脉，为股骨头凹附近骨质提供血供，老年人此动脉多已闭塞；②支持带血管：来自旋股内、外侧动脉，由股动脉或股深动脉发出，其中旋股内侧动脉后点支配股骨头绝大部分血供；它在股骨颈关节囊外形成基底动脉环，再分别发出四条颈升动脉，穿过关节囊在滑膜的深层沿股骨颈上行，分布到股骨头部；③股骨干滋养动脉：一般认为只达股骨颈，与股骨头内血管吻合少（图 54-6）。

【病因、病理及分类】　90%以上的股骨颈骨折是在站立或行走时跌倒发生，属间接暴力，低能损伤，老年人多有骨质疏松。由于骨量减少，骨小梁稀疏，骨的脆性增加，故轻微伤力即可造成骨折。

1. 按骨折线走行部位分类　①股骨头下骨折：骨折线位于股骨头下，股骨头仅有小凹动脉很少量的供血，致使股骨头严重缺血，故发生股骨头缺血坏死的机会很大；②经股骨颈骨折：骨折线位于股骨颈中部，股骨头亦有明显供血不足，易发生股骨头缺血坏死，或骨折不愈合；③股骨颈基底骨折：骨折线位于股骨颈与大、小转子间连线处。由于有旋股内、外侧动脉分支吻合成的动脉环提供血液循环，对骨折部血液供应的干扰较小，骨折容易愈合（图 54-7）。

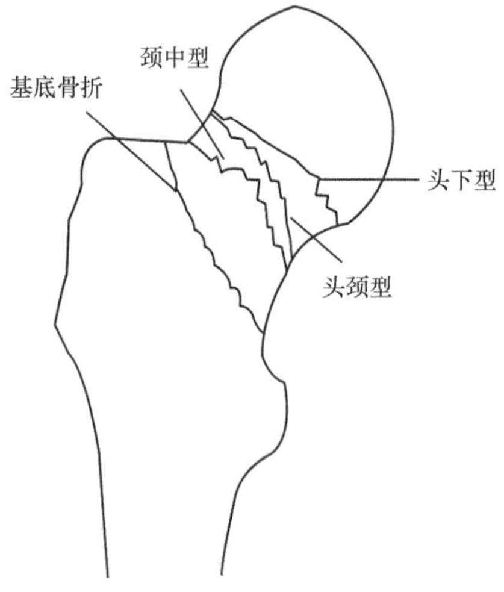

图 54-7　按骨折线走行部位分类

2. 按骨折线倾斜角分类　该角测量是指骨折线与水平面的夹角，称为 Pauwels 角。①Ⅰ型：外展骨折，Pauwels 角<30°，稳定性最好；②Ⅱ型：Pauwels 角为 30°～50°，稳定性次之；③Ⅲ型：内收骨折，Pauwels 角>50°，稳定性最差（图 54-8）。骨折面实际为螺旋形，在 X 线片上见到骨折线的斜度受投照体位，特别是旋转位的影响。按 Pauwels 角分类也代表在同样暴力损伤机制下的不同分期。

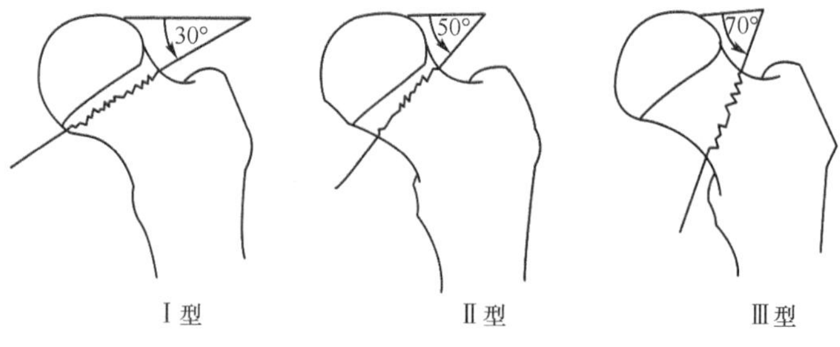

图 54-8　按骨折线倾斜角分类

3. 按骨折移位程度和进程分型（Garden 分型）　①Ⅰ型：不完全骨折，为外展位嵌插型骨折，股骨头内侧骨小梁内收，实际上是完全性的骨折；②Ⅱ型：完全骨折，但无移位；③Ⅲ型：完全骨折，部分移位；骨折面有部分接触，作为近折段的股骨头由于部分残留支持带联系，受到牵拉，可见内侧骨小梁处于外展位；④Ⅳ型：完全骨折，完全移位。骨折面分离，远折段在前。股骨头与远折段失去支持带联系，故保持解剖原位，内侧骨小梁与髋臼骨小梁方向一致（图 54-9）。Garden 试图根据骨折的预后分类，近来证明Ⅲ型和Ⅳ型在骨折的不愈合和骨坏死并发症方面明显差别，而且 GardenⅠ型仍可出现股骨头骨坏死。有些作者提出将 GardenⅠ型、Ⅱ型合并为无移位骨折型，但Ⅰ型的外展嵌插实际上存在外展成角变位。

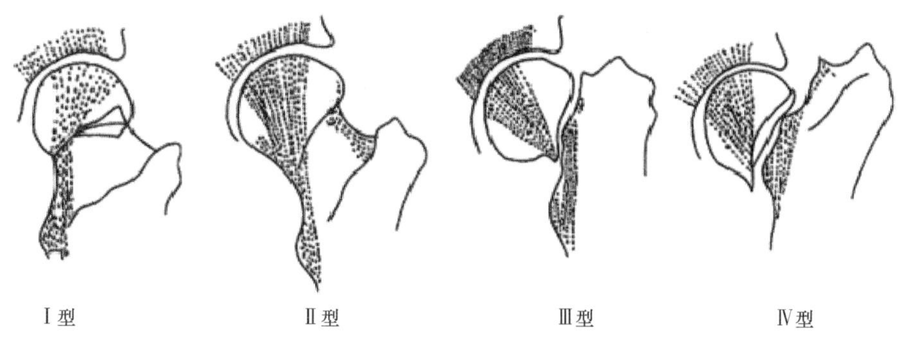

图 54-9　Garden 分型

【临床表现与诊断】

1. 症状和体征　有移位的股骨颈骨折诊断不难。伤后髋部疼痛，下肢活动受限，不能站立和行走。下肢短缩、外展和外旋畸形。因骨折位于关节囊内，骨折远端失去了关节囊和髂股韧带的稳定作用，附着于转子区的肌群的共同牵拉引起外旋畸形。若外旋角度近 90°，应怀疑股骨转子间骨折。患肢多有纵轴叩击痛和腹股沟韧带中点下方压痛。观测患肢短缩畸形的方法：Bryant 三角底边较健肢缩短，大转子高过 Nelaton 线。GardenI 型骨折容易漏诊，因其外伤史不明显，仅有局部微痛或不适，而且髋关节可屈伸，甚至可以步行，X 线检查不易发现骨折线，常被误诊为髋周围软组织损伤。

2. 影像学检查　X 线表示不清楚或骨折线隐匿时，应行 CT、MRI 或核素骨扫描检查，或嘱患者卧床休息，2 周后再行 X 线检查，可因骨折局部骨质吸收而显示骨折线，切不可轻易否定骨折存在。

【并发症】

1. 股骨头坏死　坏死的股骨头可塌陷、碎裂、变形，引起创伤性关节炎，严重影响功能。其病理大致分为三个阶段，即坏死期、修复期和塌陷变形期，反映了显微骨折，即骨小梁骨折的骨损害及其修复过程。通常认为股骨头骨坏死由血运障碍而致骨细胞死亡引起，故称缺血性坏死（avascular necrosis）。但许多学者又发现股骨头骨坏死与复位不良，即畸形愈合引起的生物力学异常有密切关系。

2. 骨折不愈合　未经治疗的移位骨折由于界面长久存在剪切应力，多不能愈合。

【治疗】　根据患者的年龄及骨折特点和类型，来选择不同的治疗方法。

1. 无移位股骨颈骨折的治疗　对于无移位或外展嵌插骨折，可将患肢置于轻度外展位，牵引治疗。但临床上经常遇到骨折转变成移位者，而且长期卧床易发生致命并发症，故近来多主张采取内固定，以利于患者早期活动。

2. 移位股骨颈骨折的治疗　大部分股骨颈骨折为有移位骨折,除年龄过大且全身情况差,合并心、肺、肝及肾功能障碍不能耐受手术者,均适应手术治疗。

(1) 复位方法

1) 手法复位:患者仰卧于牵引床上,双下肢伸直,外展 30°,双足固定于足托,行持续牵引,至双下肢等长。分别将健肢和患肢内旋 20°,再使患肢由外展位内收至中立位或稍外展。

2) 牵引复位:术前在病房采用骨牵引 1~2 周,逐渐复位后手术。复位有效、完全,但延误时间。

3) 切开复位:适用于闭合复位失败者。切开直视下易获得解剖复位,降低股骨头骨坏死率。虽然手术损伤相对大,但常属必要。

(2) 内固定术:内固定能使骨折达到稳定固定,有益于愈合,便于护理,利于患者早期离床活动以减少严重的全身并发症。

1) 空心加压螺钉内固定:一般借助 C 形臂 X 光机或加用导航设备. 通过导向器准确置入三根螺钉内固定(图 54-10)。

2) 滑动式钉板系统:该装置借助加压螺钉和接骨板套筒衔接,其加压螺钉固定股骨颈骨折,接骨板与相应股骨干近侧固定,后者起到支撑作用。

3. 人工关节置换术

(1) 适应证:①高龄患者;②适用于老年合并内科疾病但能耐受手术者,手术有利于患者早期活动,避免长期卧床引起的严重全身并发症;③陈旧性股骨颈骨折不愈合,股骨头坏死或合并髋关节骨关节炎者。

(2) 手术方式:①人工股骨头置换术;②全髋关节置换术(图 54-11)。

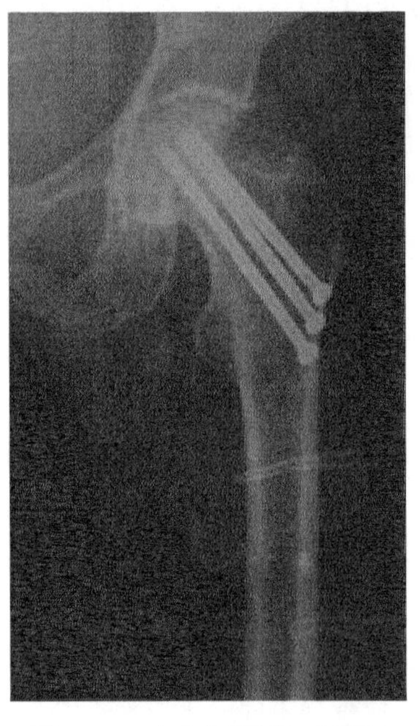

图 54-10　空心加压螺钉内固定

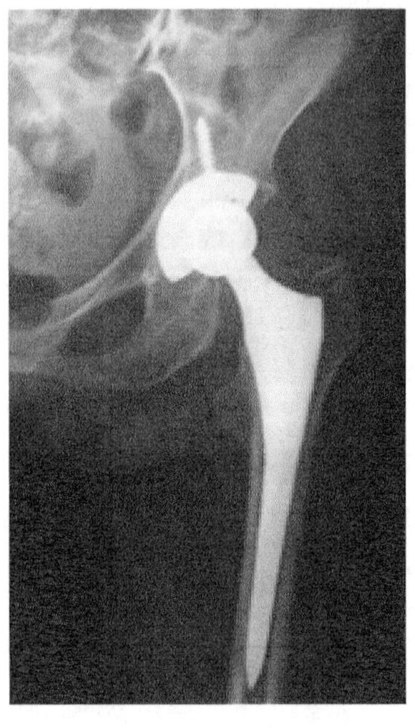

图 54-11　人工全髋关节置换术

4. 儿童股骨颈骨折的治疗　儿童股骨颈骨折少见,暴力相对大,移位明显,复位困难。一般采用手法复位,在 X 线透视引导下,用多针或细螺丝钉内固定。对于外展或无移位骨折可采用牵引或单侧髋人字石膏固定治疗。

第三节　股骨转子间骨折

股骨转子间骨折(intertrochanteric fracture)是指从股骨颈基底至小转子水平以上的骨折,患者的平均年龄略高于股骨颈骨折。股骨转子间血运丰富,很少不愈合和发生股骨头坏死。

【解剖概要】 股骨转子间位于股骨干-颈的交界处,主要由骨松质构成,是承受剪切应力较大的部位,其机械强度受骨质疏松的影响较大。大转子和小转子为肌腱附着处,转子区主要由骨松质构成,周围肌肉丰富,血运好。肌群多起自骨盆,止于股骨或胫腓骨,使髋关节屈伸、收展、内旋和外旋。

【病因、病理与分类】 股骨转子骨折由间接暴力和直接骨折损伤产生。老年人跌倒时大转子着地,外力直接作用于转子间,或者间接外力构成对该部位的内收和向前成角的铰链力而致骨折。骨折的特点为粉碎性骨折多见,骨松质可被压缩,形成骨缺损,由于内侧失去骨的支撑作用,骨折不稳定,易发生髋内翻。

改良的 Evans 分类是根据大或小转子部是否出现骨折而影响稳定性的分型:①ⅠA 型(无移位)和ⅠB 型(有移位)为骨折线由外上方向内下方沿转子间线走行的两部分骨折,即简单骨折,解剖复位容易,复位后稳定;②ⅡA 型骨折是累及大转子的三部分骨折,ⅡB 型骨折是累及小转子的三部分骨折;③Ⅲ型骨折为累及大转子与小转子的四部分骨折(图 54-12)。

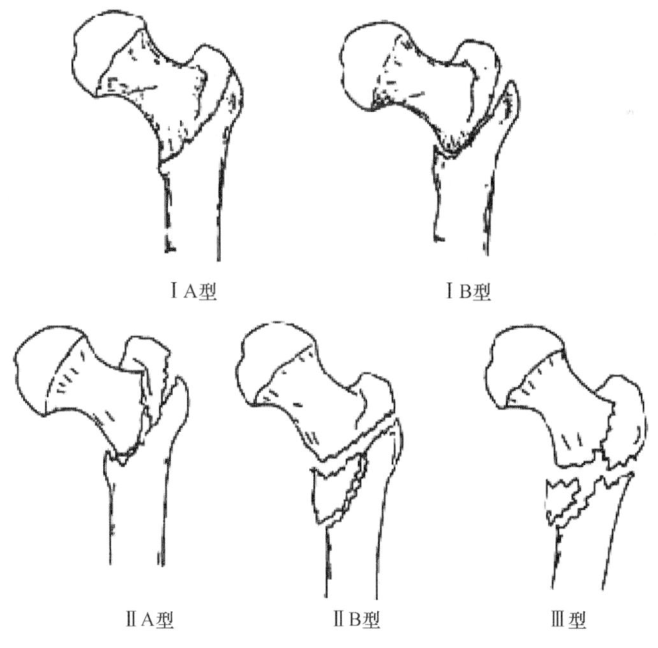

图 54-12　改良的 Evans 分类

【临床表现与诊断】 伤后临床表现近似股骨颈骨折。在 X 线检查前不易鉴别。平均年龄较股骨颈骨折高,而且由于骨折在关节囊外,髋部疼痛、压痛及局部肿胀明显,大腿近端外侧可有瘀斑。因骨折远折段不受髂股韧带束缚,故下肢的外旋畸形及肢体短缩较股骨颈骨折明显。X 线检查可明确诊断。

【治疗】 老年患者往往因长期卧床引发致命并发症,死亡率可达 20%。手术内固定有利于患者早期活动和负重,可降低死亡率和髋内翻畸形发生率。由于采用持续骨牵引治疗的死亡率和髋内翻发生率较高,尽量避免使用。

常用的内固定方式如下。

1. 动力髋螺钉(dynamic hip screw,DHS)**内固定** 螺纹钉特点是粗大,尖端螺纹部螺纹深、稀,在骨松质内有较强的把持力．对骨断而有加压作用。先经大转子下沿导向器将钉插进股骨头,再将带套筒接骨板与加压螺纹钉衔接,用螺丝钉固定在股骨干上。该手术固定稳定可靠。

2. 动力髁螺钉(dynamic condylar screw,DCS)**内固定** 适用于反向转子间骨折,即骨折线与转子间线垂直的骨折。

3. 髓内固定 用 Gamma 钉内固定。复位后,先在导向下插入股骨颈钉,再用导向器置入髓内钉部分,其远侧加两枚锁钉,空锁固定住股骨上,以控制旋转。近年来改进使用近端股骨钉(proximal femoral nail,PFN)、近端股骨抗旋转钉(proximal femoral nail antirotation,PFNA)(图 54-13)或股骨近端重建钉。髓内固定较钉板系统力臂短,力学性能好,控制旋转较好。

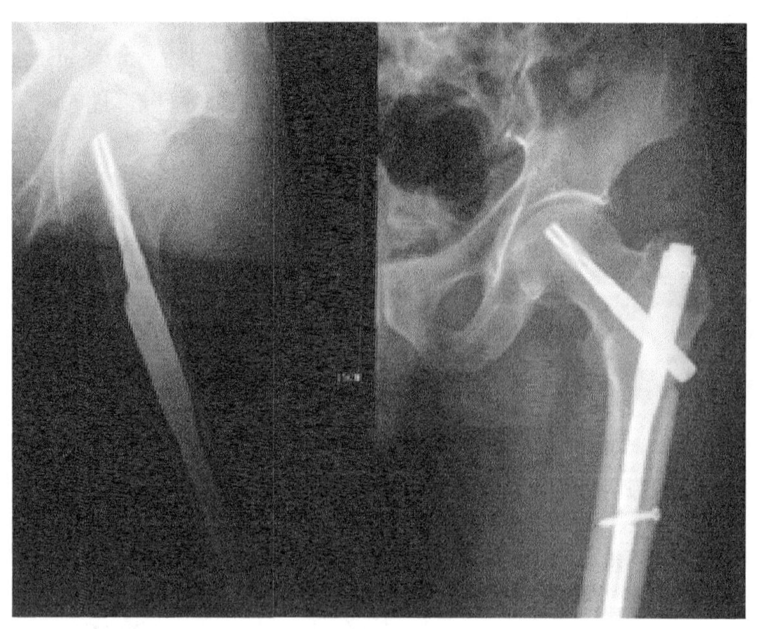

图 54-13 股骨转子间骨折内固定

第四节 股骨干骨折

股骨干骨折(fracture of shaft of femur)指由小转子下至股骨髁上一段骨干的骨折。

【解剖概要】

1. 骨结构 股骨是人体最长最粗壮的管状骨,其骨密质厚、外径大及纵轴具备向前外侧的弧形均适于对抗应力。股骨干的后侧有一粗线,供肌肉附着,对股骨干有加固作用,可作为骨折复位对线的标志。股骨的解剖轴是转子间中点至膝关节中点的连线,机械轴是股骨头中心到两髁间中点的连线，两轴之间有 5°～7°的夹角，解剖轴与垂直轴约有 9°夹角。在整复固定骨折时，须考虑上述解剖特点。

2. 血运　股骨干的血运来自干骺端、骨膜和骨内膜。骨膜的血运来自周围的肌肉。骨干的滋养血管出自股深动脉的数条穿支。

【病因、病理与分类】　股骨干骨折由强大的直接暴力或间接暴力所致，多见于男性，任何年龄均可发生，其中 30 岁以下青年人最常见。直接暴力可造成横形、短斜形、粉碎骨折和多段骨折及较严重的软组织损伤，其中骨折粉碎程度取决于损伤瞬间吸收暴力的大小、轻重，老年人股骨干骨折多是间接暴力引起，造成长斜形、螺旋形或带蝶形骨折片骨折，软组织损伤较轻。

股骨干骨折的移位，受外力方向及肌肉牵拉的影响。①股骨上 1/3 骨折：近折段受髂腰肌、臀中肌、臀小肌、外旋肌群牵拉，呈现屈曲、外展及外旋畸形，远折段受内收肌群的牵拉，向上、向内，向后移位；②股骨中 1/3 骨折：重叠移位，远折段受内收肌牵拉，骨折向外成角，但移位受暴力方向影响较大；③股骨下 1/3 骨折：典型表现为近折段内收，远折段受腓肠肌牵拉向后移位（图 54-14）。

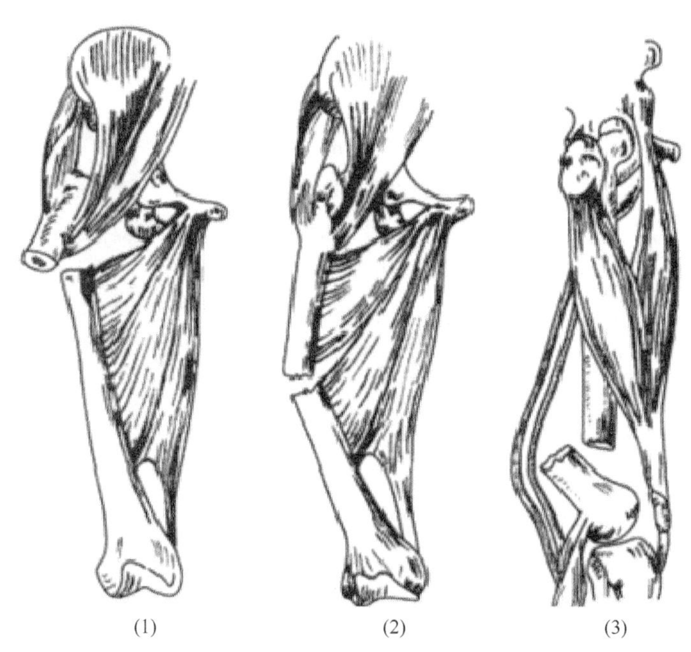

图 54-14　股骨干骨折的移位

（1）股骨上 1/3 骨折；（2）股骨中 1/3 骨折；（3）股骨下 1/3 骨折

【临床表现与诊断】　股骨是体内最长最粗壮的管状骨，骨折后出血多，特别是高能损伤，软组织破坏重，出血和液体外渗，肢体局部肿胀明显；开放粉碎性骨折液体丢失量会更多，常导致低血容量性休克。患侧肢体短缩和畸形，功能障碍，可有骨擦感。X 线检查即可明确诊断并可显示骨折部位和帮助确定其类型。X 线拍片时应包括其近端的髋关节和远端的膝关节。高能损伤常合并其他部位的损伤，尤其是股骨干上 1/3 骨折有时合并髋关节脱位、股骨颈或转子区骨折，此时髋部损伤常失去典型移位外观，应注意认真检查。

常见的并发症有低血容量性休克、脂肪栓塞综合征、深静脉血栓、创伤性关节炎等。

【治疗】　儿童和成人股骨干骨折的治疗有所不同。

1. 儿童股骨干骨折的治疗　3岁以下儿童股骨干骨折常用Bryant架双下肢垂直悬吊牵引。臀部悬空，可方便大、小便的护理。一般牵引3~4周。由于儿童愈合及塑形能力强，骨折断端重叠1~2cm，轻度向前外成角是可以接受的。但不能有旋转畸形。3~12岁儿童可采Russel牵引治疗，直到骨折愈合，同样强调维持对线容许1~2cm短缩。一般牵引4~6周。

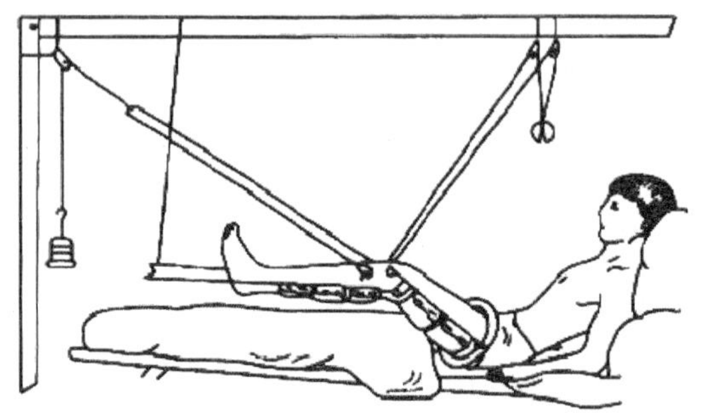

图54-15　股骨干骨折平衡滑动骨牵引

2. 成人股骨干骨折的治疗

(1) 牵引：一般采用平衡悬吊滑动牵引，将大腿置于Thomas架上，小腿放于Pearson附架，行持续股骨髁上或胫骨结节骨牵引，直到骨折临床愈合，一般需6~8周(图54-15)。由于整个支架被悬吊，既保证断端稳定又利于牵引期间活动髋、膝及踝关节。

(2) 外固定器：适用于软组织损伤严重者，如重度挤压伤骨折、感染性骨折、Ⅲ度开放骨折、危及生命的多发骨折。并要求固定器刚度足够，固定稳定。

(3) 手术内固定

1) 髓内周定：目前多使用交锁髓内钉(interlocking intramedullary nail)，可维持股骨长度，并控制旋转，即减少了变短和扭曲造成的畸形，并可用于股骨干远端骨折。术前应选择合适长度、粗细的髓内钉。提倡闭合穿针，以减少对骨折部位的损害。使用带锁髓内钉开始为静态型．以保证固定的稳定。有人主张6~8周后除去与骨折部距离较远一侧之锁钉，改为动态固定(图54-16)。

2) 接骨板内固定：应遵循BO技术原则，传统采用动力加压接骨板，遵循间接复位、长板少钉原则，尽可能在减少组织损伤的前提下实现稳定固定。近年来多用锁定加压接骨板(locking compression plate，LCP)和微创固定系统(less invasive stabilization system，LISS)治疗长骨高能损伤的粉碎性骨折。

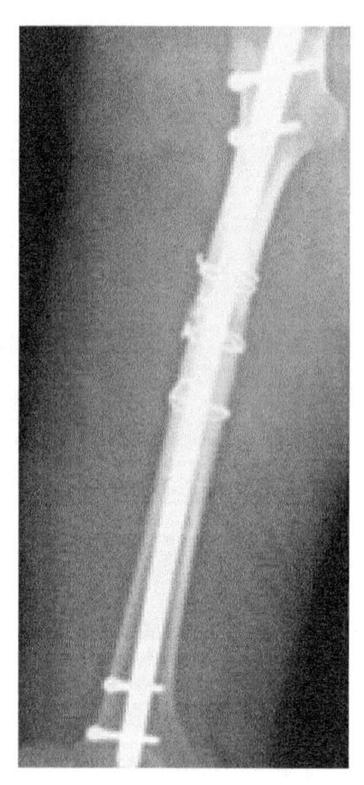

图54-16　股骨干骨折带锁髓内针内固定

第五节　股骨远端骨折

股骨远端骨折(distal femur fracture)是指股骨下端9cm内的骨折，包括髁上和髁间骨折。易发生腘血管损伤，膝内、外翻畸形，关节粘连、僵直及继发骨关节炎等并发症。

【病因、病理与分类】　股骨远端骨结构主要是骨松质，骨密质甚薄。骨折后骨松质压缩形成骨缺损及骨折端常有粉碎，这是骨折复位不稳定的主要原因。由于多见于高能量暴力损伤，骨折线可波及髁部及关节内，形成T、Y形或粉碎型的髁间骨折。

股骨髁上骨折按远折段移位，分为伸直型和屈曲型。伸直型的骨折线由前下斜向后上方，远折段因受腓肠肌牵拉易向后移位，可损伤腘动静脉。屈曲型的骨折线由后下斜向前上方。

【临床表现与诊断】 除骨折一般症状外，膝关节和髁上部位肿胀，有明显的畸形、压痛，骨折部位有异常活动和骨擦感。应重视合并损伤，髁部骨折合并股骨和胫骨近端骨折，后者称为“浮膝”损伤(floating knee joint injury)。可有膝关节韧带撕裂，引起不稳定。需进行股骨全长及膝关节X线片检查。警惕血管损伤，可行多普勒超声检查或紧急动脉造影。如果腿部有组织紧张，则应该监测筋膜室压力，排除骨筋膜室综合征。

【治疗】

1. 非手术治疗 适用于较稳定的骨折。采用胫骨结节骨牵引直至骨折愈合，一般牵引6～8周。注意防止骨折段内翻、外翻或旋转畸形，但结局多不理想。

2. 手术治疗 钉板内固定。常用动力髁螺钉、95°角钢板、髁支撑板、LISS固定系统，适用于成人股骨髁上稳定和不稳性骨折、陈旧性骨折及骨折不愈合者(图54-17)。骨折复位应保持骨干解剖轴线与膝关节水平线正常的99°角。骨折复位后的骨缺损应同时植骨填充。骨折内固定术后即可将患肢置于CPM上进行被动活动训练。

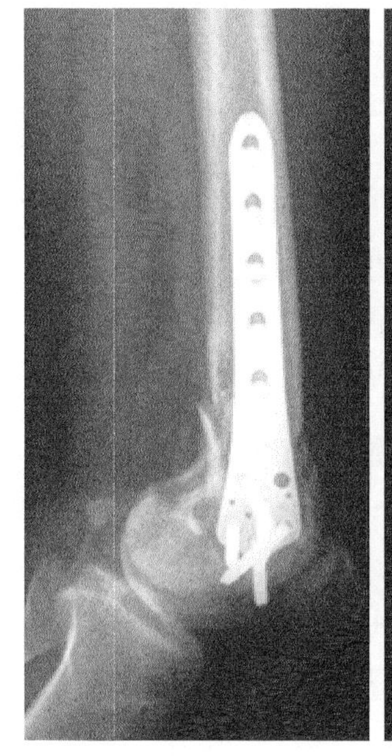
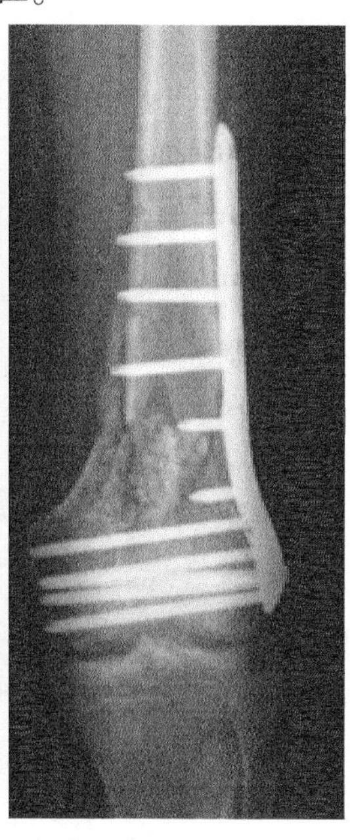

图54-17　股骨髁上骨折内固定

第六节　髌骨骨折

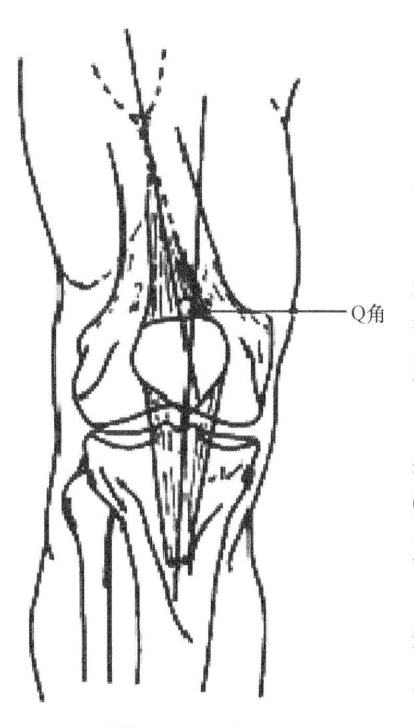

图54-18　示Q角

髌骨骨折(fracture of patella)为关节内骨折，治疗不当会影响到髌骨关节和伸膝功能。

【解剖概要】 髌骨是人体最大的籽骨，形状扁平，近似卵圆形，关节面被数条嵴分成七个面，以适应髌骨关节的匹配。股四头肌与髌韧带轴线的夹角称Q角，正常不超过14°(图54-18)。

髌骨的主要作用：①使股四头肌腱和髌韧带的连接处远离膝关节的旋转轴心，提高了股四头肌的有效力臂；②减少股四头肌腱与股骨髁的摩擦；③维护膝关节的稳定；④保护股骨髁免受损伤。

【病因、病理与分类】 中年以后多见。损伤机制和病理因骨折类型不同而异，其中纵形骨折和撕脱骨折少见(图54-19)。

1. 横形骨折 为间接暴力损伤，膝关节呈半屈曲状态，股骨髁抵住髌骨后方，股四头肌突然猛烈收缩，以股

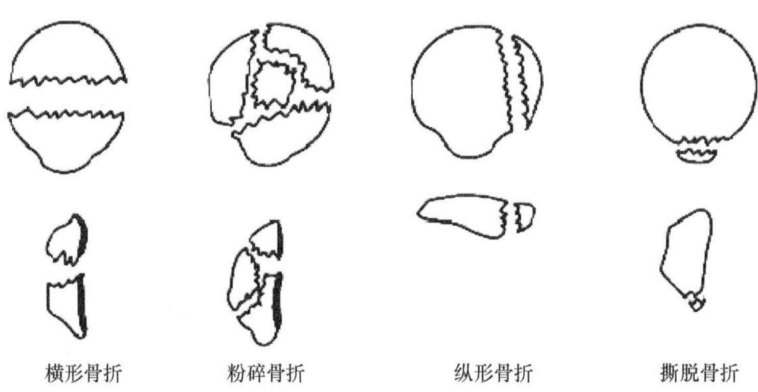

图 54-19　髌骨骨折分类

骨髁为支点而致髌骨骨折。

2. 粉碎骨折　包括星状骨折和高度粉碎骨折，可无或有移位。

3. 纵形骨折　多发生在髌骨外侧，屈膝时同时有外翻动作，髌骨被拉向外，并在股骨外髁关节面上形成支点。

4. 撕脱骨折　多发生在髌骨下极，不累及关节面。

【临床表现与诊断】　诊断相对容易，患者有外伤史，髌前肿胀明显，可有皮肤损伤，关节腔积液征，伸膝功能障碍，膝关节呈半屈状态，早期移位明显时可触及骨折端。X 线检查应采取侧位及下肢外旋 45°斜位，如怀疑有内侧纵形损伤，取内旋 45°斜位。如疑有外侧纵形骨折，应加照髌骨切线位 X 线片。MRI 可发现股骨外髁软骨与骨损伤，股四头肌腱、支持带及髌韧带损伤。

【治疗】　治疗原则是尽可能保留髌骨，做到解剖复位，保持关节面的平整，修复股四头肌腱的扩张部，在稳定固定的前提下早期活动，被动活动视固定稳定程度，1 周后开始肌肉等长收缩，骨折愈合后才能主动屈伸活动锻炼。

1. 非手术治疗　适用于无移位骨折或轻度移位骨折。如关节腔内积血较多，宜在严格无菌下抽出，用 10°屈膝位长腿前后石膏托固定。

2. 手术治疗

(1) 环形缝扎：用丝线或钢丝做环形缝扎，适用于有分离的横形骨折。

(2) 张力带缝合：一般用两枚克氏针纵行穿过骨折面，用钢丝环绕四个外露针端，扎紧。适用于有分离的横形骨折。

(3) 髌骨部分或全部切除：对髌骨下极小骨折片，可予切除，将髌韧带缝合固定在髌骨残端，严重粉碎性骨折缝合保留髌骨困难者，行全髌骨切除术，在缝合股四头肌和髌韧带时，将股四头肌远端做部分翻转与髌韧带缝合，修补髌骨切除后遗留的缺损，再将两侧扩张部覆盖加强。

第七节　膝关节韧带损伤

【解剖概要】　膝关节的关节囊松弛薄弱，关节的稳定性主要依靠韧带和肌肉。以内侧副韧带最为重要，它位于股骨内上髁与胫骨内髁之间，有深浅两层纤维。浅层成三角形，甚为坚韧；深层纤维与关节囊融合，部分与内侧半月板相连。外侧副韧带起于股骨外上髁，它的远端呈腱性结构，与股二头肌腱汇合成联合肌腱结构，一起附着于腓骨小头上。外侧副韧带与外侧半月板之间有滑囊相隔。膝关节伸直时两侧副韧带拉紧，无内收、外展与旋转动作；膝关节屈曲时，韧带逐渐松弛，膝关节的内收、外展与旋转动作亦增加。

前交叉韧带起自股骨髁间窝的外侧面（即股骨外侧髁的内侧面）的后部，向前内下方止于胫骨髁间嵴的前方。当膝关节完全屈曲和内旋胫骨时，此韧带牵拉最紧，防止胫骨向前移动。后交叉韧带起自股骨髁间窝的内侧面（即股骨内侧髁的外侧面），向后下方止于胫骨髁间嵴的后方。膝关节屈曲时可防止胫骨向后移动。

【损伤机制及病理变化】

1. 内侧副韧带损伤　为膝外翻暴力所致。当膝关节外侧受到直接暴力，使膝关节猛烈外翻，便会损伤内侧副韧带。当膝关节半屈曲时，小腿突然外展外旋也会使内侧副韧带损伤。内侧副韧带损伤多见于运动创伤，如足球、滑雪、摔跤等竞技项目。

2. 外侧副韧带损伤　主要为膝内翻暴力所致。因外侧髂胫束比较强大，单独外侧副韧带损伤少见。如果暴力强大，髂胫束和腓总神经都难免受损伤。

3. 前交叉韧带损伤　膝关节伸直位内翻损伤和膝关节屈曲位外翻损伤都可以使前交叉韧带断裂。一般前交叉韧带很少会单独损伤，往往合并有内、外侧副韧带与半月板损伤，但在膝关节过伸时，有可能会单独损伤前交叉韧带。另外，暴力来自膝关节后方，胫骨上端受到向前冲击的力量，也可使前交叉韧带断裂。前交叉韧带损伤亦多见于竞技运动。

4. 后交叉韧带损伤　无论膝关节处于屈曲位或伸直位，来自前方的使胫骨上端后移的暴力都可以使后交叉韧带断裂。后交叉韧带损伤相对少见，通常与前交叉韧带同时损伤，单独后交叉韧带损伤更为少见。

韧带的损伤可以分为扭伤（即部分纤维断裂）、部分韧带断裂、完全断裂和联合性损伤。例如，前交叉韧带断裂可以同时合并有内侧副韧带与内侧半月板损伤，称为 O' Donoghue 三联症。韧带断裂的部分又可分成韧带体部断裂、韧带与骨骼连接处断裂与韧带附着处的撕脱性骨折。第一种损伤愈合慢且强度差，第三种损伤愈合后最为牢固。

【临床表现与诊断】　都有外伤病史。以青少年多见，男性多于女性；以运动员最为多见。受伤时有时可听到韧带断裂的响声，很快便因剧烈疼痛而不能再继续运动或工作。膝关节处出现肿胀、压痛与积血，膝部肌痉挛，患者不敢活动膝部，膝关节处于强迫体位，或伸直，或屈曲。膝关节侧副韧带的断裂处有明显的压痛点，有时还会摸到蜷缩的韧带断端。

1. 侧方应力试验　在急性期作侧方应力试验会引起剧烈疼痛，可于痛点局部麻醉后进行操作。在膝关节完全伸直位与屈曲 30°位置下作被动膝内翻与膝外翻动作，并与对侧作比较。如有疼痛或发现内翻、外翻角度超出正常范围并有弹跳感时，提示有侧副韧带扭伤或断裂（图 54-20）。

2. 抽屉试验　急性期也建议在麻醉下进行操作。膝关节屈曲 90°，检查者固定患者足部，用双手握住胫骨上段作拉前和推后动作，并注意胫骨结节前后移动的幅度。前移增加表示前交叉韧带断裂（图 54-21）；后移增加表示后交叉韧带断裂。由于正常膝关节在膝关节屈曲 90°位置下胫骨亦能有轻度前后被动运动，故需将健侧与患侧作对比。单独前交叉韧带断裂时，胫骨前移幅度仅略大于正常，若前移明显增加，说明可能还合并有内侧副韧带损伤。KT-1000 测量仪可用于定量测量膝关节前后方向稳定性。

3. Lachman 试验　患者屈膝 20°～30°，检查者一手握住股骨远端，另一手握住胫骨近端，对胫骨近端施加向前的应力，可感觉到胫骨的前向移动，并评定终点的软硬度，与对侧膝关节进行比较。Lachman 试验比抽屉试验阳性率高。

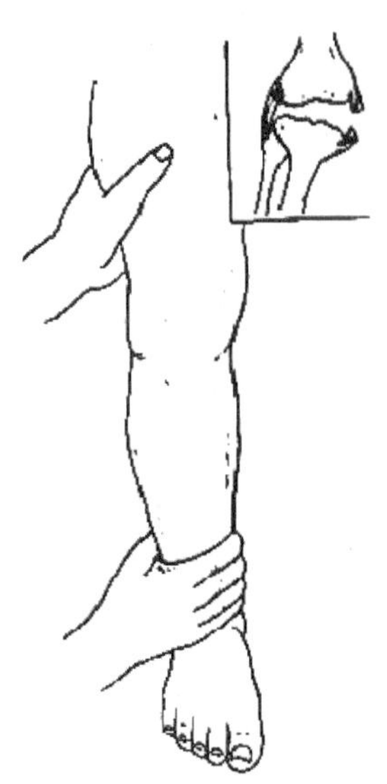

图 54-20　侧副韧带侧方应力试验(检查内侧副韧带)

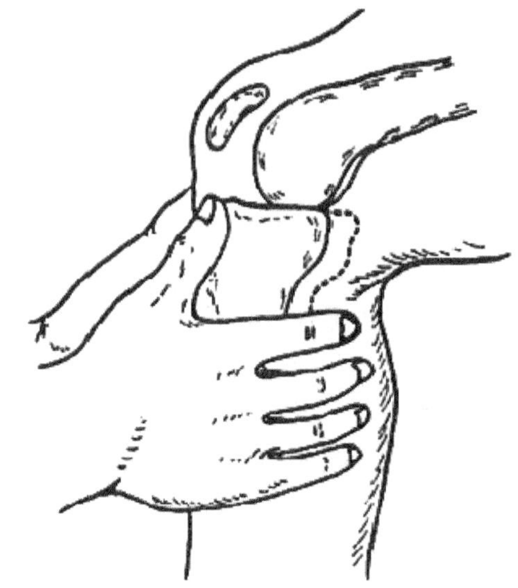

图 54-21　抽屉试验前拉阳性

4. 轴移试验　本试验用来检查前交叉韧带断裂后出现的膝关节不稳定。患者侧卧,检查者一手握住足踝部,另一手在膝外侧并对腓骨头向前施力,使患者充分伸膝,内旋外翻胫骨,然后缓慢屈曲膝关节,至屈曲 20°~30°位时突然出现错动与弹跳,为阳性。提示前外侧旋转不稳定。这是因为开始屈膝时会出现胫骨外侧向前半脱位,加大屈膝角度后,胫骨恢复原位所致。

【影像学检查与关节镜检查】　普通 X 线片检查只能显示撕脱的骨折块。为显示有无内、外侧副韧带损伤,可摄应力位平片。即在膝内翻和膝外翻位置下摄片。膝内、外翻应力位会引起明显疼痛,需于局部麻醉后进行。在 X 线片上比较内、外侧间隙张开情况。一般认为两侧间隙相差 4mm 以下为轻度扭伤,4~12mm 为部分断裂,12mm 以上为完全性断裂,可能还合并有前交叉韧带损伤。

MRI 检查可以清晰地显示出前、后交叉韧带的情况,还可以发现意料不到的韧带结构损伤与隐匿的骨折线。

关节镜检查对诊断交叉韧带损伤十分重要。75%急性创伤性关节血肿可发现为前交叉韧带损伤,其中 2/3 病例同时伴有内侧半月板撕裂,1/5 有关节软骨面缺损。

【治疗】

1. 内侧副韧带损伤　内侧副韧带扭伤或部分性断裂(深层)可以非手术治疗,用长腿管型石膏固定 4~6 周。完全断裂者应及早修补。如同时有半月板损伤与前交叉韧带损伤者也应在手术时同时进行处理。

2. 外侧副韧带损伤　外侧副韧带断裂者应立即手术修补。

3. 前交叉韧带损伤　前交叉韧带完全断裂者目前主张在关节镜下作韧带重建手术,可选用自体骨-髌韧带-骨、自体半腱肌股薄肌肌腱、异体肌腱或人工韧带作为移植材料。如伴有髁间嵴骨折,骨折片抬离移位>2mm,应行螺钉固定。

4. 后交叉韧带损伤　对断裂的后交叉韧带是否要重建以往有争论,目前的意见偏向于在关节镜下早期修复重建。

第八节　膝关节半月板损伤

【解剖概要】　半月板是一种月牙状纤维软骨，充填在股骨与胫骨关节间隙内，每个膝关节有两个半月板：内侧半月板与外侧半月板。它们的周围部分较厚，附着于胫骨平台的边缘，而中央部分则较薄；其接触股骨髁的上面略凹陷，而接触胫骨髁的下面则平坦。半月板中内部分无血液供应，其营养主要来自滑液，只有与胫骨缘连接的边缘部分（即外围的10%～30%），能从滑膜得到血液供应。因此除了近边缘部的撕裂外，其他撕裂很难愈合。Muller等将半月板分为三个区，即红-红区、红-白区及白-白区。红表示有血运，白表示无血运。红-红区撕裂位于滑膜缘有血运区，即撕裂之两侧缘均有充足血供，愈合能力很强。红-白区撕裂位于有血运和无血运的分界部，也有一定的愈合能力。而白-白区则完全无血运，极难愈合。红-红区及红-白区撕裂在妥善的修复后均可愈合。

内侧半月板比较大，近似C形，有前后两角，前角狭窄后角宽大肥厚。前角附着于前交叉韧带附着点胫骨髁间嵴的前方。后角附着于后交叉韧带止点的前方，髁间嵴的后方，该处均无关节面。中部外缘与内侧副韧带的深层纤维相连，所以内侧半月板只有前半部稍松弛有活动的余地。

外侧半月板较小，形状似O形。前角附着于前交叉韧带止点的外侧方，髁间嵴的前方，而后角则附着在髁间嵴的后方，后交叉韧带止点的前方。外缘与肌腱相连，不与外侧副韧带相连，所以外侧半月板的活动度比内侧半月板大（图54-22）。

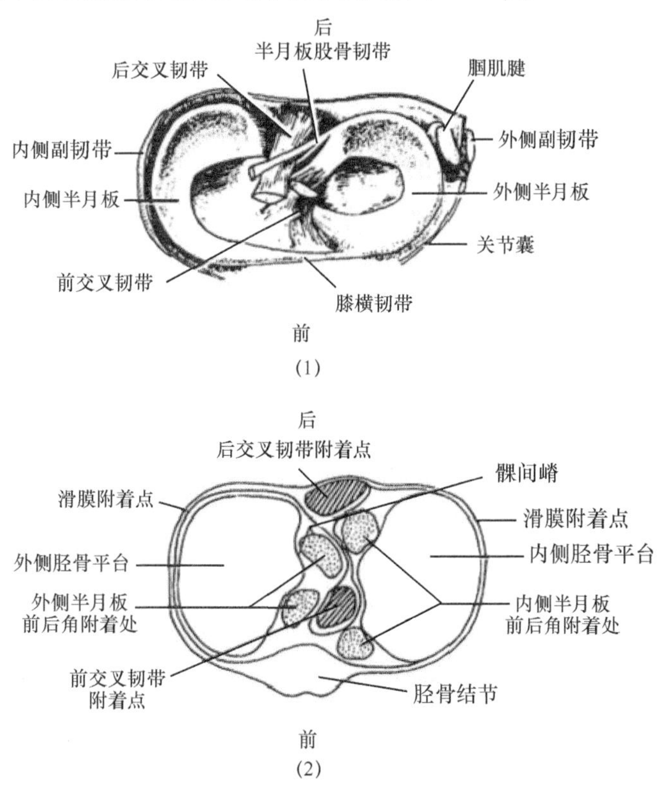

图54-22　膝关节半月板

(1) 膝关节半月板的上面观；(2) 内、外侧半月板前、后角和前、后交叉韧带的止点

在胚胎期，半月板为一完整的软骨盘，充填于胫骨与股骨之间的间隙内。随着交叉韧带的发育，半月板分成内、外两侧。在出生时其中心部分已吸收，成为 O 形或 C 形。如果中央部分没有被吸收而发生椭圆形盘状畸形，称为盘状半月板。盘状半月板可因轻微外伤破裂。在我国，外侧盘状半月板较多见，所以与国外报道的相反，外侧半月板损伤发生率在我国远高于内侧半月板。

半月板的功能：①它的外厚内薄和上凹下平的特殊形态可以充分填塞在股骨与胫骨的关节间隙内，保持了膝关节的稳定性；②由纤维软骨构成，富于弹性，能承受重力，吸收震荡；③散布滑液，润滑关节；④协同膝关节的伸屈与旋转活动，膝关节伸直与屈曲时，它可以前后活动，膝关节旋转时，两个半月板一个向前，一个向后，旋转活动最容易使半月板发生破裂。

【损伤机制与病理】 研磨力量是产生半月板破裂的主要原因。膝关节伸直时，两侧副韧带呈紧张状态，关节稳定，无旋转动作。当膝关节半屈曲时，如足球运动员射门时的状况，股骨髁与半月板的接触面缩小，由于重力的影响，半月板的下面与胫骨平台的接触比较固定，这时膝关节猛烈的旋转所产生的研磨力量会随半月板发生破裂。半蹲或蹲位工作，如矿井下煤矿工人长期蹲位铲煤和抛煤动作也容易发生半月板损伤。因此产生半月板损伤必须有四个因素：膝半屈、内收或外展、重力挤压和旋转力量。

半月板撕裂的类型（按 O' Connor 分类法）：①纵行撕裂；②水平撕裂；③斜行撕裂；④横行撕裂，亦即放射状撕裂；⑤变异型撕裂，包括瓣状撕裂、复合撕裂和退变半月板的撕裂。

纵行撕裂的走向平行于半月板边缘，穿过半月板全层的纵行撕裂会产生可移动的内侧撕裂瓣片，如果内侧撕裂瓣片移位进入髁间窝，常称为“桶柄状撕裂”（图 54-23）。

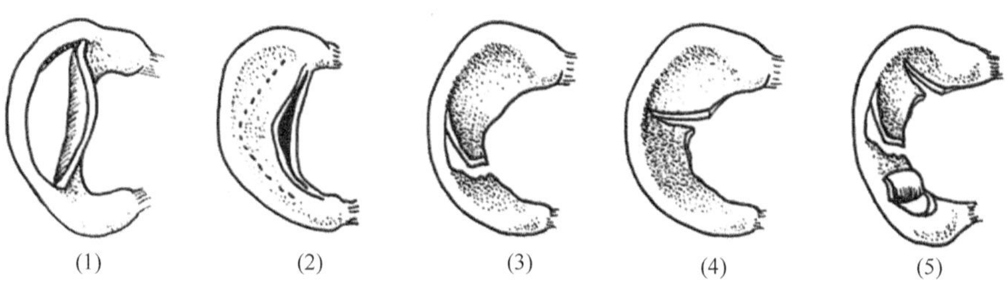

图 54-23 膝关节半月板损伤的类型

（1）纵行撕裂（桶柄状撕裂）；（2）水平撕裂；（3）斜行撕裂；（4）横行撕裂；（5）变异型撕裂（复合撕裂）

【临床表现】

（1）只有部分急性损伤病例有外伤病史，慢性损伤病例无明确外伤病史。

（2）多见于运动员与体力劳动者，男性多于女性。

（3）受伤后膝关节剧痛，不能伸直，并迅速出现肿胀，有时有关节内积血。

（4）急性期过后转入慢性阶段。此时肿胀已不明显，关节功能亦已恢复，但总感到关节疼痛，活动时有弹响。有时在活动时突然听到“咔嗒”一声，关节便不能伸直，忍痛挥动几下小腿，再听到“咔嗒”声，关节又可伸直，此种现象称为关节交锁。交锁可以偶尔发生，也可以频繁发生。频繁地发作交锁影响日常生活与运动。

（5）慢性阶段的体征有关节间隙压痛、弹跳、膝关节屈曲挛缩与股内侧肌的萎缩。沿着关节间隙扪摸，可以检查出压痛点，根据压痛点部位，可以大致判断出是前角、体部或后角撕裂。前角的水平撕裂在屈伸膝关节时可以看到“膝眼”处在弹跳。膝关节屈曲挛缩则提示撕裂的半月板嵌于股骨髁下长期难以解锁。股内侧肌的萎缩为失用性,该体征提示膝关节内部结构紊乱。

(6) 几种特殊试验

1) 过伸试验:膝关节完全伸直并轻度过伸时,半月板破裂处受牵拉或挤压而产生剧痛。

2) 过屈试验:将膝关节极度屈曲,破裂的后角被卡住而产生剧痛。

3) 半月板旋转挤压试验(McMurray 试验):患者仰卧,患膝完全屈曲,检查者一手放在关节间隙处作触诊,另一手握住足跟后,在对膝关节联合施加外旋和外翻应力的同时,逐渐伸直膝关节,出现疼痛提示外侧半月板撕裂;同理,检查内侧半月板撕裂时需联合施加内旋和内翻应力。半月板撕裂的患者通常在检查中可感受到后外侧或者后内侧出现疼痛,有时可出现典型的“弹响”。注意发生响声时的关节角度。若在关节完全屈曲位下触得响声,表示半月板后角损伤;关节伸到 90°左右时才发生响声,表示为体部损伤。再在维持旋转位置下逐渐伸直至微屈位,此时触得响声,表示可能有半月板前角损伤(图 54-24)。

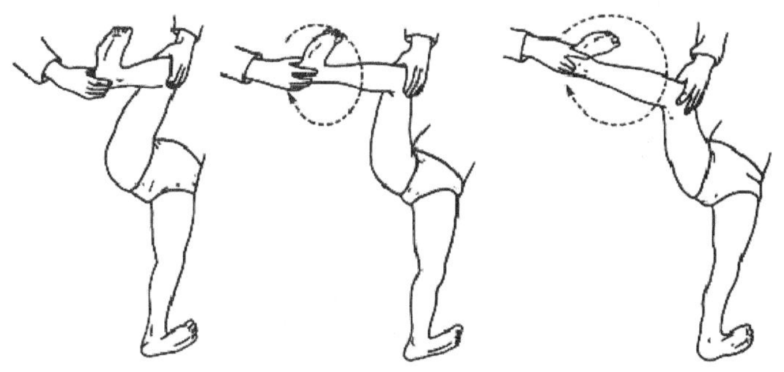

图 54-24　半月板旋转挤压试验(McMurray 试验)

4) 研磨试验(Apley 试验):患者俯卧,膝关节屈成 90°,检查者将小腿用力下压,并且作内旋和外旋运动,使股骨与胫骨关节面之间发生摩擦,若外旋产生疼痛,提示为内侧半月板损伤(图 54-25)。此后将小腿上提,并作内旋和外旋运动,如外旋时引起疼痛,提示为内侧副韧带损伤。本试验在检查髋关节强直患者的半月板时有一定实用意义。

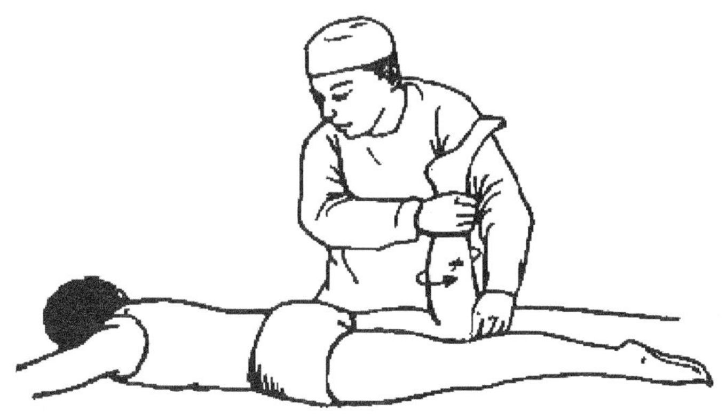

图 54-25　研磨试验(Apley 试验)

5) 蹲走试验:主要用来检查半月板后角有无损伤。方法如下:嘱患者蹲下走鸭步,并不时变换方向,或左或右。如果患者能很好地完成这些动作,可以除外半月板后角损伤。如果因为疼痛不能充分屈曲膝关节,蹲走时出现响声及膝部疼痛不适,视为阳性结果。半月板后角破裂病例在蹲走时弹响声是很明显的。本试验仅适用于检查青少年患者,特别适用于大规模体检时检查半月板有无损伤。必须注意,没有一个试验是诊断膝关节半月板损伤的唯一依据,应综合临床症状,压痛点,以及各种阳性结果试验,才能作出最后诊断。

【影像学检查与关节镜检查】 X 线片检查不能显示半月板形态,主要是用来除外膝关节其他病变与损伤。关节空气造影、碘溶液造影或空气-碘溶液对比造影一度是有效的辅助诊断方法,但目前已被 MRI 检查所替代。超声检查尚处实验阶段。

分辨率高的 MRI 片可以清晰地显示出半月板有无变性、撕裂,还可察觉有无关节积液与韧带的损伤。但其准确性不及关节镜检查。

关节镜检查是一项新技术。近年来,内镜技术的广泛使用,使得人们对膝关节内紊乱的认识有了进一步提高。它不仅可以发现影像学检查难以察觉的半月板损伤,还可以同时发现有无交叉韧带、关节软骨和滑膜病变。关节镜技术不仅可用于诊断,还可以进行手术操作,如活组织检查和半月板修复及部分切除术。

【治疗】 急性半月板损伤时可用长腿石膏托固定 4 周。有积血者可于局麻下抽尽积血后加压包扎。急性期过去后疼痛减轻,可以开始作股四头肌锻炼,以免发生肌萎缩。症状不能消除者考虑手术治疗。

膝关节半月板撕裂诊断明确者,以往都作半月板切除术。虽然手术后症状消失,在术后 3 个月内还能在原半月板附着处再生一个较窄的三角形薄层纤维板,但切除了半月板的膝关节很容易产生骨关节炎。因此目前不主张将半月板完全切除。如果确有半月板损伤,目前主张在关节镜下进行手术,边缘分离的半月板可以缝合,容易交锁的撕裂的半月板瓣片可以局部切除,有条件缝合的亦可以予以修复。破碎不堪的半月板亦可以在镜下全部摘除。关节镜下手术创伤小,对关节干扰少,术后恢复快,可以早期起床活动,已成为常规处理方法。

第九节　胫腓骨骨折

一、胫骨平台骨折

近年来,胫骨平台骨折(tibial plateau fracture)增多,约占全部骨折的 4%,粉碎性骨折居多,闭合复位困难,可并发半月板损伤和韧带损伤。

【解剖概要】 胫骨平台即胫骨近侧干骺端之上,外形膨大,利于膝稳定,有较多肌肉肌腱及韧带附着。其骨松质丰富,骨密质薄,对抗暴力能力差,关节上方为平台关节面与股骨髁关节面相对应。

【病因,病理与分类】 主要由高能暴力所致。暴力形式为轴向压力或铰链(内翻或外翻)力,可造成胫骨平台劈裂(split)或压缩(depression)骨折,骨折多为粉碎性,关节面有压缩及倾斜。内外翻或过伸也可造成胫骨边缘撕脱骨折,半月板损伤及膝不稳定。

临床上常用 Schatzker 分型。①I 型:累及外侧平台的楔形劈裂骨折;②Ⅱ型:累及外侧平台的楔形劈裂骨折合并平台负重区的压缩骨折;③Ⅲ型:累及外侧平台的压缩骨折;④Ⅳ型:累及内侧平台骨折;⑤V 型:累及双侧平台骨折;⑥Ⅵ型:累及干骺端骨折(图 54-26)。

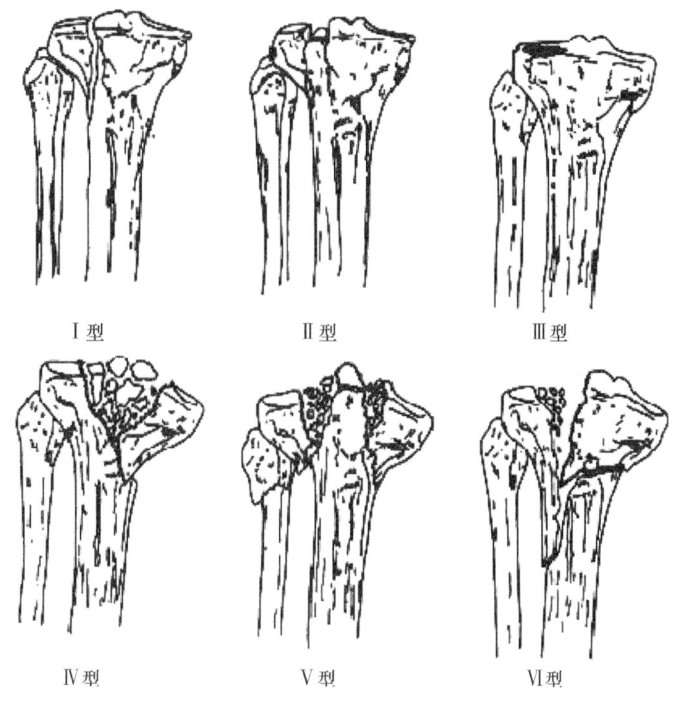

图 54-26　Schatzker 分型

【临床表现与诊断】

1. 症状和体征　胫骨平台骨折无移位或移位轻微者,伤后症状较轻,须与单纯膝关节韧带损伤相鉴别。膝关节腔内多有积血,明显肿胀,并有膝内翻或外翻畸形。同时需注意有无腓总神经及腘血管损伤。此外需强调的是平台骨折可合并膝关节侧副韧带、半月板和交叉韧带损伤。

2. 影像学检查　X 线片可帮助明确诊断,CT 有利于从二维或三维重建片上了解骨折移位的病理。MRI 可发现隐匿骨折,半月板和交叉韧带损伤。

【治疗】

1. 非手术治疗　适应于无移位或轻度移位的 Schatzker Ⅰ型骨折或压缩少于等于 1cm 的 SchatzkerⅡ型或Ⅲ型骨折,采用长腿石膏固定,根据骨折的类型给予相应的内翻或外翻处理。在牵引下早期活动也是有价值的治疗方法,有益于复位及关节面模造。虽然常遗留关节面轻度不平整,但力线正常,效果满意。

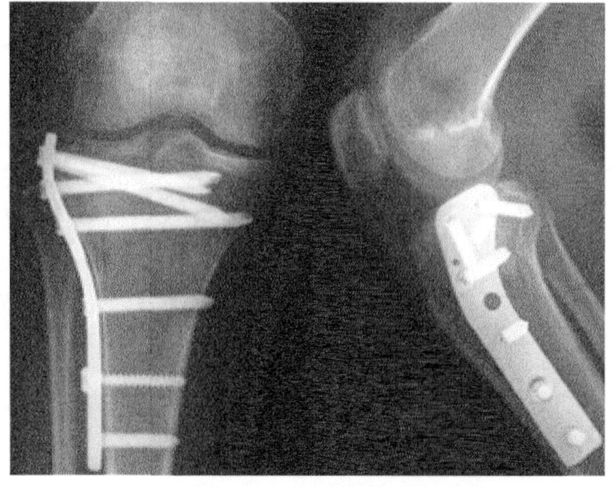

图 54-27　胫骨平台骨折支撑钢板内固定

2. 手术治疗　胫骨平台骨折系关节内骨折,故多主张早期手术治疗,对 Schatzker Ⅰ~Ⅲ型骨折可用支撑接骨板-螺钉内固定(图 54-27)。Ⅳ型骨折多合并髁间隆起骨折,应同时以钢丝通过骨隧道固定。Ⅴ型、Ⅵ型骨折为双髁骨折,应采用骨松质螺钉和双侧支撑接骨板内固定。胫骨边缘撕脱骨折多并发韧带损伤和不稳定，应认真对待。

二、胫腓骨干骨折

胫腓骨干骨折(fracture of shaft of tibia and fibula)在长骨骨折中最多见，约占全身骨折的12%。双骨折、粉碎性骨折及开放性骨折居多，软组织损伤重，治疗复杂。

【解剖概要】

1. 骨结构 胫骨骨干骨密质厚而坚固，抗压能力强。胫骨上1/3横断面大致是三角形的，胫骨中、下1/3交界处，是三棱形与四边形骨干形态移行部，为骨折多发部位，所用支撑接骨板必须适合该部位不规则形状。胫骨结节不与骨干轴线一致，稍靠外，应在定位髓内钉打入点时加以考虑。胫骨前缘的锐性胫骨嵴是骨折复位的标志。胫骨的髓腔呈不规则的三角形，髓腔的狭窄部在中、下1/3交界处。

2. 胫腓骨的血供 胫骨的滋养动脉由胫骨上端后外侧穿入，向远近端走行，并与下骺端的血管相吻合。骨膜动脉沿途分出垂直小支穿入骨密质外层。此外，胫骨中上段的前外侧及后侧有丰富的肌肉包绕，肌肉与骨膜之间侧支循环丰富。骨折移位破坏滋养动脉的血供，如果外周软组织也被严重剥离，会导致血供的丧失，影响骨折愈合。

3. 骨间膜 将胫骨的外侧嵴和腓骨的前内侧缘连接起来，它的主要纤维向下外走行。胫骨单独骨折时，腓骨借骨间膜的联系，对胫骨骨折有支撑作用，但腓骨因屈从作用向外侧弯曲，胫骨上折段有下内方滑移趋势。胫腓双骨折采用内固定时，若将腓骨骨折同时固定，则更可靠。腓骨的远端在维持踝关节的结构完整性方面有重要地位，它通过韧带联合以及骨间膜与远端胫骨紧密连接。这些韧带的断裂将使腓骨失去对距骨的支持。胫骨干骨折任何方向的移位(包括旋转和短缩)，都将使踝关节承载的应力异常。

4. 筋膜室 小腿深筋膜与胫腓骨及骨间膜形成四个界限清楚的筋膜室，内容相应肌群：前侧筋膜室内走行胫骨前肌、趾伸肌。外侧室为腓骨肌。后侧浅室为小腿三头肌，深室为趾屈肌。小腿骨折并发血管及严重软组织损伤可引起骨筋膜室综合征。

【病因、病理与分类】

1. 损伤机制 间接暴力损伤机制包括弯曲(铰链)和扭转暴力。局部软组织损伤相对轻，骨折为长斜形、螺旋形和蝶形骨块。直接暴力骨折的骨折线为横行和短斜行，高能损伤有复杂的高度粉碎的形态伴有广泛的软组织损伤。

2. 胫骨骨折分类 胫腓骨干骨折可分为三种类型：①胫腓骨干双骨折；②单纯胫骨干骨折；③单纯腓骨骨折。临床上以胫腓骨干双骨折为最多见，表明所遭受的暴力大，骨和软组织损伤重，并发症多，治疗有一定困难。单纯腓骨骨干骨折少见，常因小腿外侧的直接暴力引起，如足球运动时被踢伤。多不发生明显移位，预后好。单纯胫骨干骨折也较少见；多为比较轻的直接暴力引起。由于腓骨的支撑，常不发生明显移位。

【临床表现与诊断】

1. 病史 了解受伤时间、机制、暴力种类、处理情况。一般疼痛、功能障碍明显，但儿童青枝骨折及成人腓骨骨折后可负重行走。

2. 检查 伤后局部肿胀明显，压痛局限，常见畸形、反常活动及功能障碍。除骨折体征外，特别要注意软组织损伤的严重程度、有无血管及神经的损伤。足背动脉搏动存在及肢端温暖不能排除小腿血运障碍。可疑时，应测骨筋膜室内压，行超声检查。

3. X线检查　明确骨折的部位、类型、移位、病理。投照应包括膝和踝关节。

【治疗】

1. 非手术治疗　主要适合于稳定性骨折。应熟悉骨折移位的病理、受伤机制、骨折界面、软组织损伤情况，包括可能的重要血管、神经损伤，按逆创伤机制实施手法复位，利用肌肉张力和软组织铰链保持复位稳定。复位后长腿石膏或支具外固定，利用石膏塑形维持骨折的对位、对线。跟骨骨牵引适用于骨折手法复位失败，软组织损伤严重，合并骨筋膜室综合征者，6周后可除去牵引。

2. 手术治疗　适于不稳定骨折或多段骨折以及污染不重并且受伤时间较短的开放性骨折。常用的手术固定方法如下。

(1) 外固定器固定：外固定器适用于中度或重度骨折，尤其是开放骨折、伴有感染，或合并骨段缺损需延长，以及作为简单内固定的辅助固定。

(2) 接骨板内固定：多适用于骨折相对稳定及软组织损伤较轻的骨折。目前仍以动力加压接骨板应用普遍，但常因追求解剖复位使骨折片软组织剥离，破坏血运。因此多主张生物固定，采用有限接触动力加压接骨板(contact dynamic compression plate. LC-DCP)、桥接接骨板、LISS系统来固定。安放接骨板于骨折张力侧，即胫腓骨干的前内侧，有利于固定稳定，但常因皮肤损伤、坏死而感染。现仍习惯放于有肌肉保护的胫骨前外侧面。

(3) 交锁髓内钉内固定：应用交锁髓内钉内固定治疗闭合或开放性胫腓骨干骨折已被广泛接受。可行闭合穿针，不破坏骨折端软组织，能保持骨的长度，控制旋转应力，骨折固定稳固。术后第一日开始股四头肌等长收缩练习。固定稳定者，可立即开始用CPM锻炼。近来主张同时处理腓骨骨折，给予解剖复位和内固定。

第十节　踝关节损伤

【解剖概要】　踝关节由胫骨、腓骨远端和距骨体组成。胫骨、腓骨远端-内踝和外踝构成踝穴(mortise)，外踝较内踝低1cm，偏后1cm，胫骨远端关节面称踝穴顶(plafond)，距骨上方形似圆顶(dome)并前宽后窄，由于下胫腓连接的微动使距骨体和踝穴在踝屈伸运动中始终保持适合接触。正常背伸约20°，跖屈约45°。踝关节的屈伸运动与跗骨间关节及足的运动联合，背屈时伴随足外翻和外旋，跖屈时伴随足的内翻和内旋。

踝关节的稳定除了动态稳定结构及骨性结构外，主要靠韧带关节囊维系。①复合下胫腓韧带联合：由下胫腓前韧带、下胫腓后韧带、横韧带及骨间韧带构成，其中骨间韧带最强，此韧带向近侧延伸形成胫腓骨间膜，它是外踝区最强的稳定结构；②外踝韧带：包括距腓前韧带、距腓后韧带、跟腓韧带；③内踝韧带：又称三角韧带，分为胫距前韧带、胫距后韧带和胫跟韧带。

一、踝韧带扭伤

踝韧带是维持关节稳定的重要结构，当韧带受到过度牵拉或部分断裂，称为踝韧带扭伤(sprain of ankle)或捩伤，如多个韧带完全断裂可出现不稳定。

【病因、病理与分类】　踝关节受到内翻、外翻或旋转伤力可造成韧带损伤，韧带损伤也常与骨折合并发生。足受到内翻伤力,外侧副韧带常发生损伤。在跖屈位损伤首先累及距腓前韧带,0°位内翻发生跟腓韧带损伤,极度背屈位内翻,距腓后韧带损伤,但多合并其他韧带损伤或骨折。当足遭受外翻暴力,也可发生内侧副韧带损伤。

【临床表现与诊断】

1. 病史 有明确扭伤史,疼痛,常不能负重行走。

2. 检查 伤侧踝肿胀,局部压痛,可有瘀斑。被动施加内翻应力时疼痛加重而外翻无痛,常为外侧副韧带损伤;内侧副韧带损伤则相反。

3. X 线检查 为明确损伤程度,用局麻止痛,缓慢对踝施加内翻应力下摄 X 线片,与对侧对比,如显示距骨倾斜,距骨滑车外侧降低,踝关节外侧间隙增宽,为外侧副韧带损伤。对踝施加外翻应力下摄片可判断内侧副韧带损伤。

【治疗】 韧带扭伤,特别是发生踝关节不稳定未经适当治疗者,因韧带结构松弛,不稳定持续,常导致复发性踝关节半脱位。损伤轻者可用弹性绷带或宽胶布包扎固定,或用石膏固定。外侧副韧带扭伤应固定在踝外翻位,内侧副韧带扭伤固定在内翻位,2 周后除去固定,以弹力绷带或护踝继续保护 2 周。韧带断裂广泛或有软组织嵌入妨碍复位,可手术缝合修复断裂韧带。术后石膏固定 4~6 周。

二、踝关节骨折

踝关节骨折(fractures of ankle)多为联合应力所致,骨折移位与踝足在受伤时的位置、暴力作用的方向和程度有关。

【病因、病理与分类】 多为间接暴力损伤。张力牵拉常造成撕脱骨折,呈横断型。在距骨移位侧常因铰链或旋转伤力造成斜形、螺旋形或粉碎性骨折。

Lauge-Hansen 分类 强调踝关节骨折在不同受伤体位、不同类型和程度暴力下的骨折移位病理形态。阐明了不同病理形态骨折的发生机制。

(1) 旋后内翻型(supination adduction):“旋后”是指足受伤时的位置,与前臂的旋后类似,跖底朝向前内,“内翻”为暴力方向,距骨在踝穴内受到内翻伤力,外踝受到牵拉韧带撕裂或外踝撕脱骨折为Ⅰ度,加内踝骨折为Ⅱ度,骨折线自踝穴内上角斜向内上。

(2) 旋后外旋型(supination external rotation):是最常见的损伤类型。“旋后”的意义同上。“外旋”指距骨遭受伤力方向,以内后为轴在踝穴中外旋。首先下胫腓前韧带断裂为Ⅰ度,暴力继续“撞”抵外踝,引起的骨折线位于下胫腓连接水平,自前下向后上走行,为Ⅱ度。Ⅱ度加下胫腓后韧带断裂或后踝骨折为Ⅲ度。Ⅲ度加三角韧带断裂或有内踝撕脱骨折为Ⅳ度。

(3) 旋前外展型(pronarion abduction):“旋前”指足受伤时处于旋前位,即足跖底朝向后、外。“外展”为暴力的方向,踝内侧首先遭受张力,造成内踝骨折或三角韧带断裂为Ⅰ度。暴力继续,下胫腓前、后韧带断裂或其附着的胫骨前结节或后踝骨折为Ⅱ度,Ⅱ度加外踝在下胫腓连接水平或稍上的斜形或蝶形骨折为Ⅲ度。

(4) 旋前外旋型(pronation external rotation):“旋前”的意义同上,“外旋”指距骨受外旋伤力,以其外后为轴在踝穴内外旋。踝内侧先受张力伤害,致内踝骨折或三角韧带断裂为Ⅰ度。暴力继续,下胫腓前韧带断裂为Ⅱ度,Ⅱ度加外踝上方 6~10cm 水平的斜形或螺旋形骨折为Ⅲ度,Ⅲ度加下胫腓后韧带断裂或后踝骨折为Ⅳ度(图 54-28)。

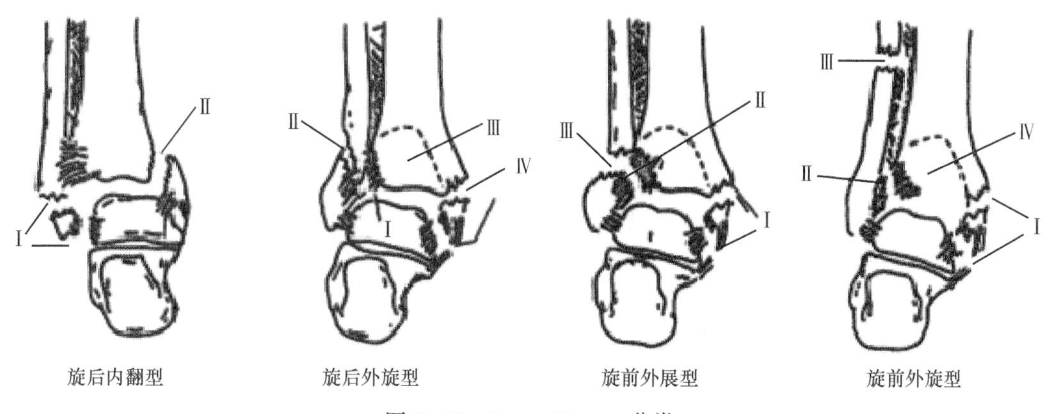

图 54-28　Lauge-Hansen 分类

【临床表现与诊断】　扭伤后疼痛，由于踝关节表浅，局部肿胀、压痛及畸形明显。Lauge-Hansen 分类阐明了骨折的不同病理形态及其发生机制，所以仔细分析 X 线片即可诊断、分型，并判断损伤的病理类型。

【治疗】

1. 非手术治疗　研究影像学所见结合 Lauge-Hansen 分类所提示的病理类型，做到踝关节骨折的解剖复位并不难。要求有充分的麻醉。按逆创伤机制实施手法复位，并以远折段向近折段对位对线。以常见的旋后外旋型为例，其损伤界面为：下胫腓前韧带断面，外踝骨折面，下胫腓后韧带或后踝骨折断面，三角韧带或内踝断面。移位病理是远折段短缩，并以距骨水平截面内后为轴外旋。逆损伤复位手法是在持续牵引同时，使远折段内旋。一般应用石膏固定控制外旋和跖屈 6~8 周，去石膏后活动，逐渐负重。

2. 手术治疗手法　复位困难，或不能成功者采取切开复位内固定术。内踝移位骨折，常用拉力螺钉内固定，后踝骨折移位，骨折片大于矢状面胫骨下关节面的 1/4，难以保持稳定，须手术固定后踝骨折片。外踝移位骨折的复位固定受到重视，外踝的解剖复位是踝关节对合正常的标志，因其纵轴与腓骨纵轴成 10°~15°角，应先将接骨板塑形紧贴骨面内固定。内、外两踝移位骨折在复位内固定后，胫腓下连接无须固定。如胫腓下连接需固定，现主张用骨皮质螺丝钉仅穿过腓骨两面皮质和胫骨外侧皮质，术后石膏管型固定 6~8 周。

三、跟腱断裂

跟腱断裂(rupture of Achilles tendon)好发于青壮年，也可以是自发断裂，如用类固醇局部注射后。

【病因、病理与分类】　跟腱断裂分为以下两种。①闭合性断裂：运动损伤多见，如跟腱处在紧张状态时受到打击，或者因小腿三头肌突然剧烈收缩所致。老年人有跟腱退行性变，更易受伤，多发生在跟腱跟骨结节附着处上方 2~6cm 处。②开放性断裂：可发生在任何水平，多在跟腱紧张时切割引起，跟腱断面整齐。

【临床表现与诊断】　有明确损伤史，伤时可听到断裂声，开放性断裂有伤口存在，局部疼痛，小腿无力，站立行走困难。检查局部触痛，足跖屈力减弱，可触及跟腱断裂处凹陷。需注意，当跟腱断裂而其腱膜完整时，由于胫骨后肌、腓骨肌、足踇屈肌及趾屈肌收缩，足仍能跖屈,仅为跖屈力减弱。嘱患者直立位,足跟离地,患足不能提踵,或提踵力弱。当患者俯卧双足垂于床缘,捏压小腿三头肌,足不能跖屈称之为 Thompsons 试验阳性。

X 线和超声检查可发现跟腱软组织阴影不连续或模糊。

【治疗】 新鲜跟腱断裂应早期手术修复。断面较齐的闭合伤或锐器切割伤可采用 Bunnell 法直接缝合。断面不齐呈马尾状的损伤宜行腱成形术。陈旧性断裂一般采用成形术。术后取屈膝 30°、踝跖屈 30°石膏制动,共 6 周,以后逐渐活动和负重,半年内避免剧烈运动。

第十一节 足部骨折

每只足有 26 块骨(不包括籽骨),由韧带、关节连结成为一个整体。在足底,由骨和关节形成了内侧纵弓、外侧纵弓和前面的横弓,这是维持身体平衡的重要结构。足弓还具有弹性,吸收震荡、负重,完成行走、跑跳等动作。足部骨折若破坏了这一结构,将带来严重功能障碍。因此足部骨折的治疗目的是尽可能恢复正常的解剖关系和生理功能。

近年来人们对足部骨折的关注增加。用切开复位内固定术治疗足部骨折,保持解剖复位,避免长久石膏固定,取得了满意的临床结果。

一、距骨骨折

【解剖概要】 距骨按部位自前向后分为头、颈和体部,其表面 60% 以上为关节软骨,上方滑车与胫腓骨远端构成踝关节,下方与跟骨形成距下关节。距骨表面无肌肉和肌腱附着,血运来自周围的关节囊和滑膜。

【病因、病理与分类】 距骨骨折(fractures of talus)通常为高能损伤,距骨颈骨折多见,距骨体及距骨头骨折少见。骨软骨骨折多合并踝扭伤、距下扭伤、骨折脱位发生。

Hawkins 距骨颈骨折分类:①I 型:距骨颈骨折,无移位;②Ⅱ型:距骨体从踝和距下关节之一轻度脱位;③Ⅲ型:距骨体从踝和距下关节脱位;④Ⅳ型:该型由 Canale 添加,包括距骨头脱位、体向两侧脱位、体完全脱出。

【临床表现与诊断】 距骨及其关节表浅,症状和体征明显,诊断主要靠影像检查。X 线片应包括斜位。CT 对了解骨折的分型损伤和移位病理最有帮助。

【并发症】 距骨坏死:是距骨骨折脱位最常见的并发症。尤其是Ⅲ型和Ⅳ型骨折几乎全部发生坏死,但往往是部分坏死。解剖复位和稳定的固定可减少坏死的发生。如早期疑有坏死发生,宜延长固定时间,避免负重。应提出的是,一般坏死造成的功能障碍往往不严重。

【治疗】 Hawkins I 型:可采用石膏固定,但仍可能移位和发生距骨头坏死。Ⅱ型:可试行闭合复位,先在牵引下使足跖屈再向后推挤足,转为中立位。闭合穿入克氏针,并按该针引导,置入空心螺纹钉固定。闭合复位不能实现解剖复位者行切开复位内固定。Ⅲ型和Ⅳ型:需行切开复位内固定术。

二、跟骨骨折

【解剖概要】 跟骨是足骨中最大的骨,以松质骨为主,呈长而略有弓形跟骨后端为足弓的着力点之一。跟骨与距骨形成距跟关节。

跟骨的载距突与距骨颈接触，支持距骨头并承担体重。跟骨上关节面与距骨远端形成距骨下关节，跟骨与骰骨形成跟骰关节。由跟骨结节与跟骨后关节突的连线和跟骨前结节最高点-后关节突连线形成的夹角称为跟骨结节关节角（Böhler 角）（图 54-29）。正常时为 25° ~ 40°。跟骨结节与第 1 跖骨头和第 5 跖骨头形成足的三点负重，并形成足弓，若跟骨骨折，塌陷，使足底三点负重关系发生改变，足弓塌陷将引起步态的改变和足的弹性、减震功能降低。

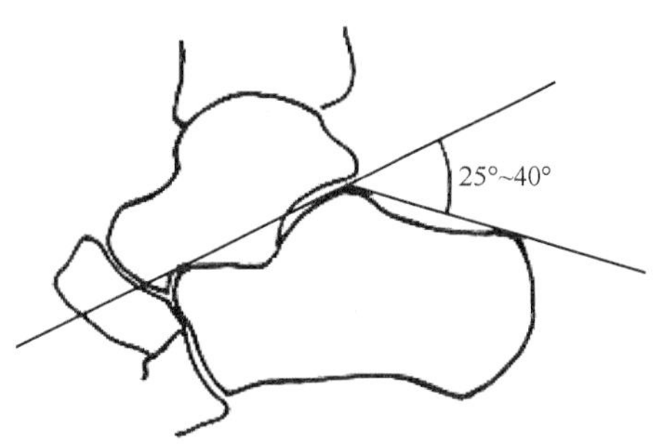

图 54-29　跟骨结节关节角

【病因与分类】　高处坠落，足跟着地是跟骨发生骨折的主要原因，常导致跟骨压缩或劈裂。在战争时期，也可由自下而上的暴力作用，如足踏地雷爆炸，引起跟骨粉碎性骨折。跟骨骨折占全身骨折的 4. 0%，占足部骨折的 29. 8%。由于暴力作用的大小、受力部位及伤前骨质量的不同，可发生多种类型的跟骨骨折（fracture of the calcaneum）。以骨折是否影响距下关节分为两类。

（1）不波及距下关节的关节外骨折占跟骨骨折的 20. 9%。这类骨折包括：①跟骨前端骨折，仅波及跟骰关节；②跟骨结节垂直骨折；③载距突骨折；④跟骨结节的鸟嘴状骨折（图 54-30）。

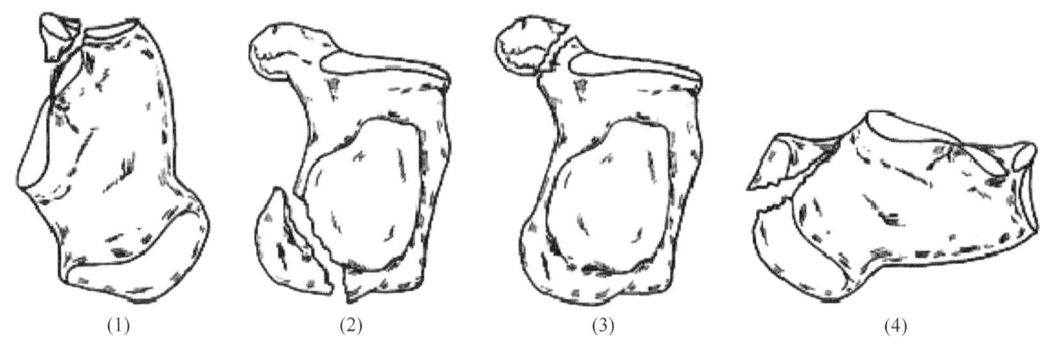

图 54-30　不波及距下关节的跟骨骨折

（1）前端骨折；（2）结节骨折；（3）载距突骨折；（4）结节“鸟嘴状”骨折

（2）波及距下关节的关节内骨折：占跟骨骨折的 79. 1%。这类骨折包括：①垂直压缩骨折，跟骨后关节面被距骨所传导的垂直暴力作用，使跟骨发生压缩或塌陷；②单纯剪切暴力骨折，剪切暴力使跟骨发生骨折，将跟骨分成包括截距突的前内部分和后面部分，距骨随跟骨骨折而楔入，为Ⅰ度损伤；③剪切和挤压暴力骨折，骨折的跟骨除有前后两块外，前骨块有纵形裂开，在跖侧面还形成三角形骨块和跗骨窦处的柱状骨块，后骨块内有半月形的后关节面及载距突的后、内骨折块嵌入其内，为Ⅱ度损伤，此型骨折临床上最为多见；④粉碎骨折，跟骨的前、后及关节面均发生多处骨折，为Ⅲ度骨折（图 54-31）。

（3）Sanders 制订了根据跟骨后关节面半冠状位 CT 扫描图像的分类系统，该系统根据跟骨后关节面骨折块的数量和位置进行分类。Ⅰ型骨折指无论有几条骨折线，但没有移位。Ⅱ型骨折指后关节面损伤成两部分的骨折。Ⅲ型骨折是指后关节面损伤分成 3 个部分的骨折。Ⅳ型骨折是指后关节面损伤分成 4 个及 4 个以上的骨折块，也称为四部分关节内骨折，

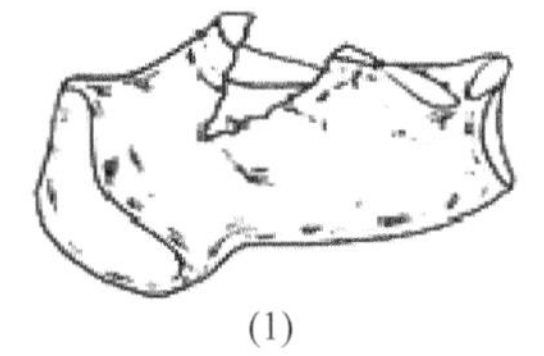
(1)
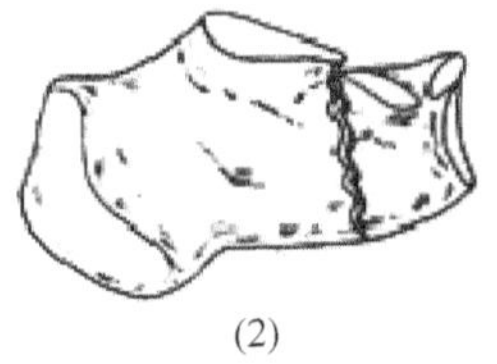
(2)
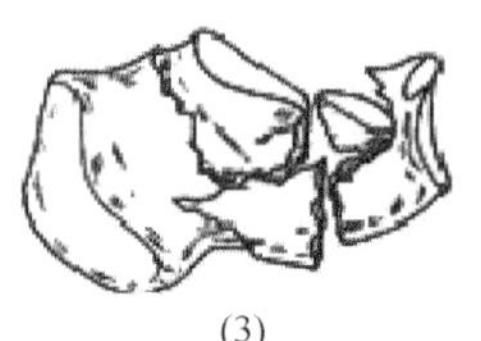
(3)
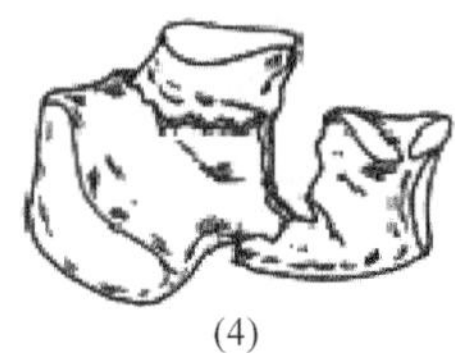
(4)

图 54-31　波及距下关节的跟骨骨折

(1) 垂直压缩骨折;(2) 单纯剪切暴力骨折;(3) 剪切和挤压暴力骨折;(4) 粉碎骨折

为严重的粉碎性骨折。

【临床表现与诊断】　在坠落伤后出现跟部疼痛,肿胀,皮下瘀斑,足底扁平及局部畸形,不能行走。检查跟部有局限性压痛,跟骨横径较健侧增宽,应怀疑有跟骨骨折。踝关节正位、侧位和跟骨轴位拍片,可明确骨折的类型、移位程度。同时要注意坠落伤虽为足着地受伤,但力可沿下肢向骨盆、脊柱传导。因此应注意髋部、脊柱的临床症状并及时进行 X 线片检查,以免漏诊。

【治疗】　跟骨骨折的治疗原则是恢复距下关节的对位关系和跟骨结节关节角,纠正跟骨变宽,维持正常的足弓高度和负重关系。对于不波及距下关节的关节外骨折、跟骨前端骨折、结节骨折常移位不大,以及无移位载距突骨折,石膏固定 4 周,即可开始功能训练。较大的载距突骨折块移位时应采用内侧入路切开复位内固定。跟骨体骨折骨折块移位较大时,可手法复位石膏外固定,失败者切开复位内固定。对于跟骨结节鸟嘴状骨折,可采用闭合撬拨复位或切开复位,松质骨螺钉固定,并早期活动踝关节。

对于波及距下关节的关节内骨折的治疗以达到解剖复位为目标。

1. 非手术治疗　适用于无移位的或无明显移位的跟骨关节内骨折,以及明显移位但高龄或合并严重内科疾病的患者,给予石膏或支具固定 4~6 周,主动活动下肢诸关节,防止深静脉血栓形成及肌肉萎缩。10 周左右可开始扶拐部分负重行走,12 周后可完全负重。伤后 4 个月可逐渐恢复工作。

2. 闭合撬拨复位治疗　C 形臂 X 线机透视下在跟腱止点处平行插入两枚粗克氏针,针端达后关节面下方后屈膝、踝跖屈位将塌陷的后关节面撬起。有跟骨变宽的需做双侧挤压。侧位及轴位透视,位置满意后,克氏针及石膏固定。6 周后去除克氏针和石膏,练习踝关节活动。

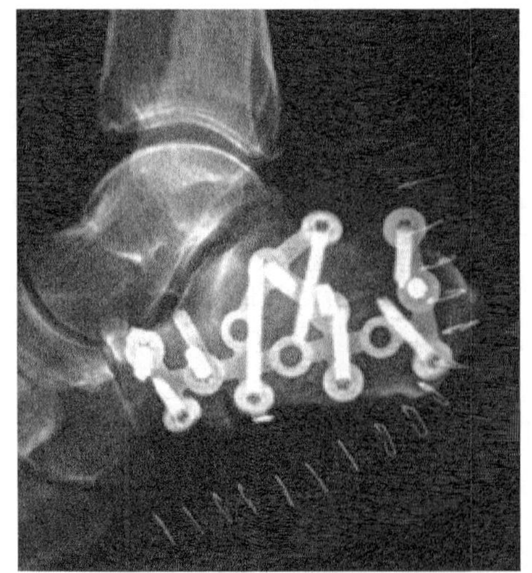

图 54-32　跟骨骨折切开复位钢板内固定术

3. 切开复位内固定术　手术治疗的指征是后关节面移位明显的骨折、鸟嘴样骨折(跟骨结节撕脱骨折)。虽然关节面骨折块无明显移位,但跟骨体骨折移位较大,为减少晚期并发症,也应切开复位内固定(图 54-32)。

4. 微创切开复位解剖钢板、加压骨栓内固定　传统的手术采用 L 形切口,切口皮肤坏死及感染率较高。传统的内固定器械不能对跟骨骨折进行充分加压并有效恢复跟骨宽度。近年来,采用跟骨后外侧小切口,应用解剖钢板加压骨栓内固定,降低了切口皮肤的坏死及感染率,有效地纠正了跟骨变宽畸形，取得了满意的治疗效果。

5. 关节融合术　对严重粉碎骨折，手术难以达到关节面解剖复位，非手术治疗又极有可能遗留跟骨畸形者，在恢复跟骨外形的同时，可一期行距下关节融合，可缩短治疗时间，使患者尽快地恢复工作。但是目前选择一期融合还是一期切开复位内固定二期融合仍存在争议。

三、跖骨骨折

在大多数情况下，跖骨骨折(fracture of the metatarsal)为直接暴力引起，如重物打击，车轮碾压等。少数情况下，由长期慢性损伤(如长跑、行军)致第2或第3跖骨干发生疲劳骨折。跖骨骨折占成人骨折的5.1%，占足部骨折的37.5%。在足的5个跖骨中，第1跖骨最粗大，发生骨折的机会较少；第2~4跖骨发生骨折机会最多。第5跖骨基底由于是松质骨，常因腓骨短肌猛烈收缩而发生骨折。单纯的第5跖骨基底骨折在足外翻位用支具或石膏固定4~6周即可进行功能锻炼。

跖骨骨折可发生在跖骨基底部、跖骨干和跖骨颈部。跖骨基底骨折后，远折端常向下、后移位，也可压迫或损伤足底动脉弓，若足背动脉也有损伤或代偿不完全时，可发生前足坏死，应紧急手法复位，石膏外固定。若手法复位失败，经跖骨头下方打入髓内针，通过骨折端直到跗骨作内固定。

跖骨干骨折因暴力作用的大小、方向不同，可出现横形，斜形、粉碎性骨折；第2~4的单一跖骨干骨折常无明显移位，不需特殊治疗，休息3~4周即可下地活动。有移位的多个跖骨干骨折先试行手法复位，若不成功则行切开复位，经跖骨头下方打入髓内针固定4~6周。

跖骨颈骨折后，骨折远端常向下、后移位，使跖骨头下垂，影响足的正常负重，会出现疼痛[图54-33(1)]，应先试行手法复位。若复位失败，作切开复位，交叉克氏针或钢板螺钉内固定，克氏针4~6周后可拔出，骨愈合牢固后负重行走[图54-33(2)]。

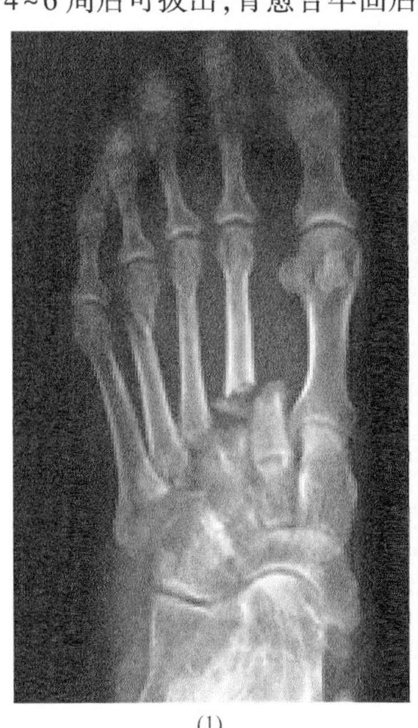
(1)

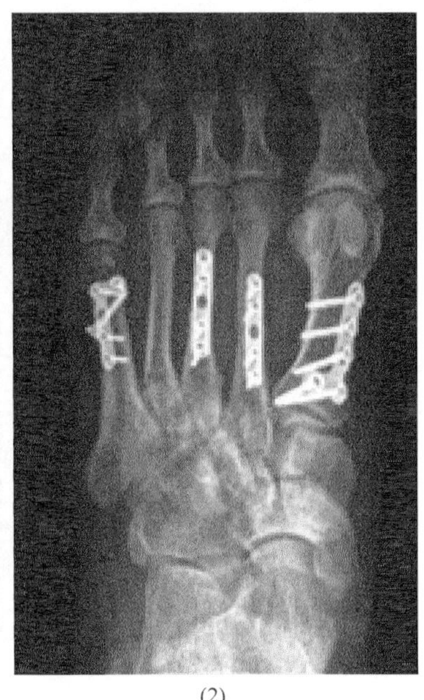
(2)

图54-33　跖骨骨折的治疗
(1) 跖骨骨折；(2) 钢板螺钉固定

四、趾骨骨折

趾骨骨折(fracture of phalanx)多为重物压砸或硬物踢碰所致,前者常为粉碎骨折,后者为斜形骨折。无明显移位的趾骨骨折,一般用石膏固定 3~4 周。移位明显骨折,可先行手法复位,若不成功,可切开复位交叉克氏针固定。

(徐大伟　王友华)

第五十五章　脊柱和骨盆骨折

学习目标

1. 掌握脊髓损伤的治疗原则。
2. 熟悉颈椎、胸腰椎骨折的常见类型。
3. 熟悉脊髓损伤的临床表现。
4. 了解脊柱、骨盆骨折急救措施。

第一节　脊柱骨折

脊柱骨折(fracture of the spine)是十分常见的骨折类型,约占全身骨折的6.4%,其中胸腰段脊柱骨折最为多见。脊柱骨折可以并发脊髓或马尾神经损伤,特别是颈椎骨折-脱位合并有脊髓损伤者,据报告最高可达70%,能严重致残甚至危及生命。

脊柱系由许多椎骨借椎间盘、椎关节和韧带等结构构成的复杂结构,是躯干的中轴,其上端承托颅骨,两侧自上而下附连上肢骨、肋骨及下肢骨,前面悬挂脏器并构成胸腔、腹腔和骨盆的后壁。脊柱有六种运动:在矢状面上有压缩、牵拉和旋转;在观状面上有屈、伸,和侧方移动;在水平面上则有侧屈和前后方向移动。

前柱:椎体的前2/3,纤维环的前半部分和前纵韧带;中柱:椎体的后1/3,纤维环的后半部分和后纵韧带;后柱:后关节囊,黄韧带,骨性神经弓,棘上韧带,棘间韧带和关节突。

脊柱的四个生理弯曲分别为:颈椎($C_1 \sim C_7$)前曲、胸椎($T_1 \sim T_{12}$)后曲、腰椎($L_1 \sim L_5$)前曲及骶尾椎后曲。

每块脊椎骨分椎体与附件两部分。可以将整个脊柱分成前、中、后三柱(图55-1)。中柱和后柱组成椎管,其中包裹了脊髓和马尾神经,该区的损伤可以累及神经系统,特别是中柱的损伤,碎骨片和髓核组织可以突入椎管的前半部,损伤脊髓,因此对每个脊柱骨折病例都必须了解有无中柱损伤。成年期脊柱存在四个生理弧度(弯曲),分别为向前弯曲的颈、腰段脊椎及向后弯曲的胸、骶段脊椎(图55-2)。胸腰段脊柱($T_{10} \sim L_2$)处于两个生理弧度的交汇处,是应力集中之处,因此该处骨折十分常见。

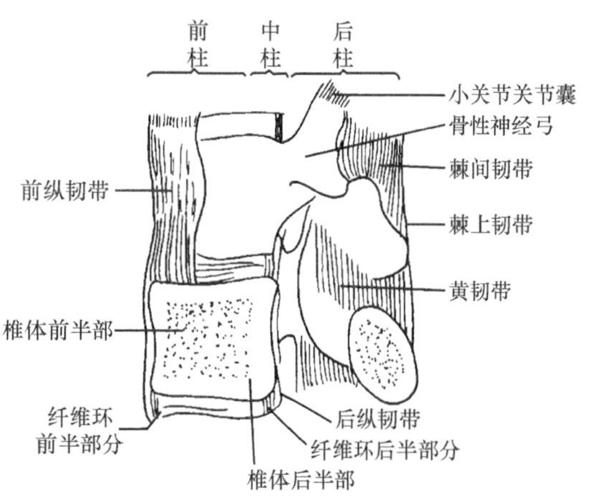

图55-1　胸腰椎的解剖结构与三柱示意图

【病因】　暴力是引起脊柱骨折的主要原因。不同的暴力作用方向可造成不同类型的脊柱损伤。

【分类】

1. 颈椎骨折的分类　颈椎骨折按照患者受伤时颈椎所处的位置(前屈、直立、

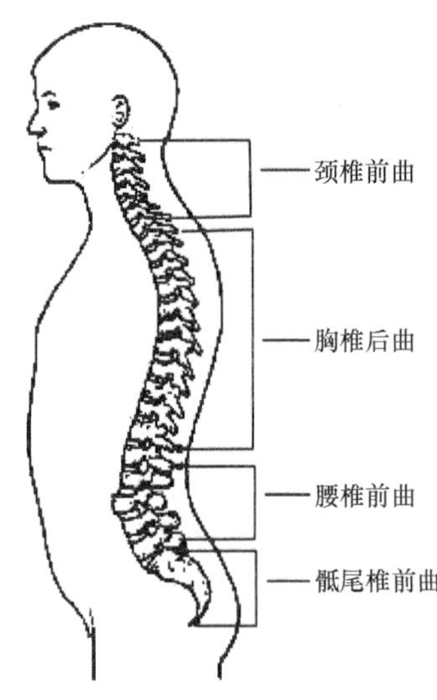

图 55-2 脊柱的四个生理弯曲

和后伸)分为以下四种类型。

(1) 屈曲型损伤:指颈椎在屈曲位时受到暴力所致,表现为前柱压缩、后柱牵张损伤。外伤暴力作用于矢状面,可产生单纯软组织性,或单纯骨性,或为混合性损伤。临床上常见的如下。

1) 过屈型扭伤:这是脊椎遭受屈曲暴力损伤后柱韧带的结果,有完全性与不完全性两种。完全性的棘上韧带、棘间韧带,甚至脊椎关节囊和横韧带都有撕裂,而不完全性的则仅有棘上韧带和部分性棘间韧带撕裂。这种损伤可以有30%~50%的迟发性脊椎畸形及四肢瘫痪发生率,因此是一种隐匿型颈椎损伤。随着磁共振等检查在脊柱损伤中的广泛应用,这种损伤类型在临床上并不少见。

2) 单纯压缩性骨折:较为多见。X 线侧位片为椎体前缘骨皮质嵌插成角,或为椎体上缘终板破裂压缩,该种情况多见于骨质疏松者。病理变化除有椎体骨折外,还有不同程度后方韧带结构损伤。

3) 骨折-脱位:因过度屈曲导致颈椎后柱韧带结构撕裂,暴力使脱位的椎体的下关节突移行至下位椎体上关节突的前方,称之为关节突交锁。单侧关节突交锁时,椎体脱位程度往往不超过椎体前后径的 1/4;双侧关节突交锁时,椎体脱位程度常超过椎体前后径的 1/2。此类病例大都合并脊髓、椎间盘损伤,部分患者可有关节突骨折,但一般骨折片较小,临床意义不大。

(2) 垂直压缩型损伤,系垂直暴力所致,无过屈或过伸力量,如高空坠物或高台跳水。

1) 寰椎双侧性前、后弓骨折:又名 Jefferson 骨折,X 线片上很难发现骨折线,有时在正位片上看到 C_1 关节突双侧向外移位,侧位片上看到寰椎前后径增宽及椎前软组织肿胀阴影。CT 检查可以清晰地显示骨折部位、数量及移位情况,而 MRI 检查只能显示脊髓受损情况(图 55-3)。

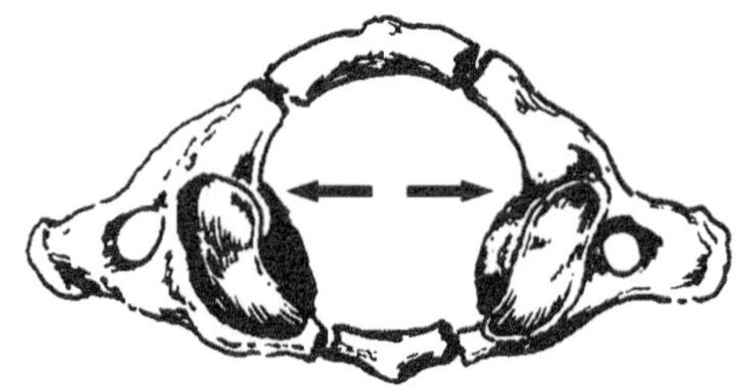
图 55-3 Jefferson 骨折

2) 爆裂型骨折:为下颈椎(C_3~C_7)椎体粉碎性骨折,一般多见于 C_5、C_6 椎体,破碎的骨折块不同程度凸向椎管内,压迫颈脊髓,造成脊髓损伤,预后极差,四肢瘫痪发生率可以高达 80%(图 55-4)。

(3) 过伸损伤

1) 无骨折-脱位的过伸损伤:常因患者跌倒后额面部着地,颈部过伸所致,其特征性体征是额面部有外伤痕迹,这部分患者常有颈椎病或颈椎椎管狭窄等病理基础,因而在颈椎过伸时常造成脊髓受压;也可发生在高速驾驶时,因急刹车或撞车,由于惯性作用,头部撞于挡风玻璃或前方座椅的靠背上,并迫使头部过度仰伸,接着又过度屈曲,使颈椎发生严重损伤(也称为“挥鞭损伤”,Whiplash 损伤)。其病理变化为前纵韧带破裂,椎间盘水平状破裂,上一节椎体前下缘撕脱骨折和后纵韧带断裂。损伤的结果使颈椎向后移动,使脊髓夹于皱缩的黄韧带和椎板之间而造成脊髓中央管周围损伤。严重者可为脊髓完全损伤(图 55-5)。

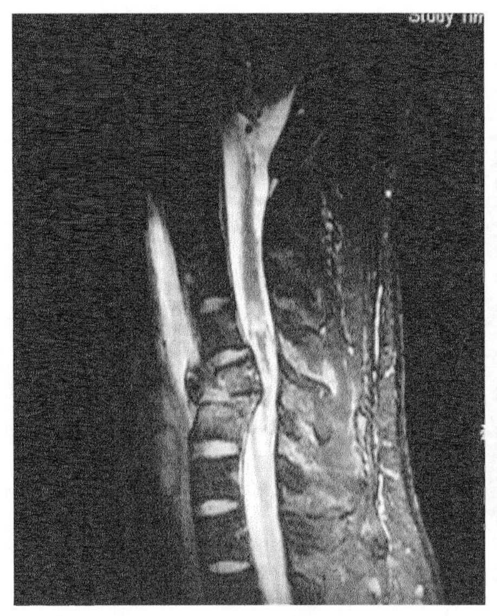
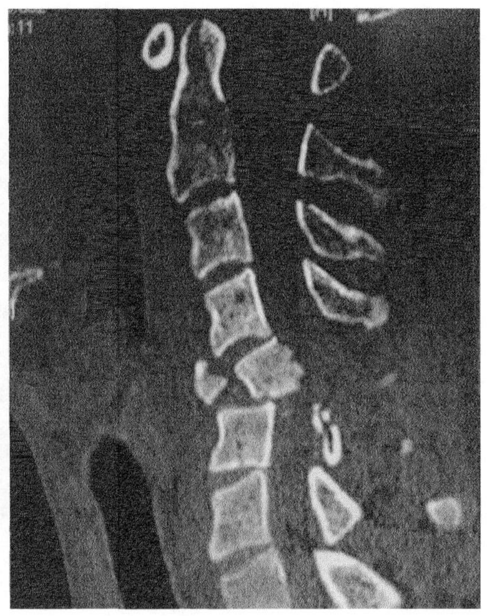

图 55-4　颈椎爆裂型骨折、脊髓受压损伤

2）枢椎椎弓骨折：此型损伤的暴力来自颏部，使颈椎过度仰伸，在枢椎的后半部形成强大的剪切力量，使枢椎的椎弓发生垂直状骨折（图 55-6）。以往多见于被缢死者，故又名缢死者骨折（Hangman's fracture）。目前多发生于高速公路上的交通事故。

（4）不甚了解机制的骨折：齿状突骨折，占颈椎骨折的 10%～15%。损伤机制还不甚了解，暴力可能来自水平方向，从前至后，经颅骨而至齿状突。可能还有好几种复合暴力。

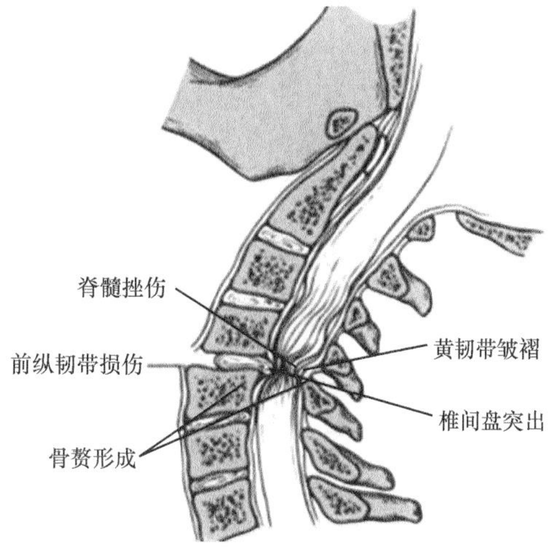

图 55-5　颈椎过伸导致脊髓损伤

齿状突骨折可以分成三型：Ⅰ型，齿状突尖端撕脱骨折；Ⅱ型，齿状突基部、枢椎体上方横形骨折；Ⅲ型，枢椎体上部骨折，累及枢椎的上关节突，一侧或为双侧性（图 55-7）。Ⅰ型较为稳定，并发症少，预后较佳；Ⅱ型多见，因该处血供不佳，不愈合率可高达 70%，因此需手术者多；Ⅲ型骨折稳定性好，血供亦良好，愈合率高，预后较好。

2. 胸腰椎骨折的分类　关于胸腰椎骨折脱位的分类方法很多。

（1）Denis 依据骨折的稳定性：将其分为稳定性骨折和不稳定性骨折。

1）稳定性骨折：轻度和中度的压缩性骨折，此类骨折通常为高空坠落伤，足、臀部着地，身体猛烈屈曲，产生了椎体前半部压缩，这是脊柱前柱损伤的结果，椎体通常成楔形，脊柱的后柱完整，仍能保持其稳定性。一些单纯性附件骨折如椎板骨折与横突骨折；不会产生脊椎的不稳定，称为稳定型骨折。特别是横突骨折，往往是背部受到撞击后腰部肌肉猛烈收缩而产生的撕脱性骨折。

2）不稳定性骨折：①骨折累及三柱中的两柱；②爆裂性骨折，中柱骨折后，椎体后方骨折块突入椎管，有可能造成脊髓、神经根损伤；③累及三柱的骨折-脱位损伤，常伴有神经损伤症状。

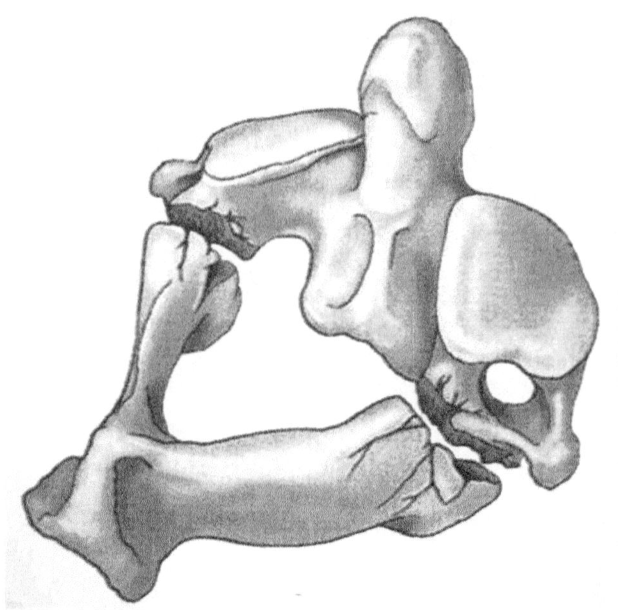

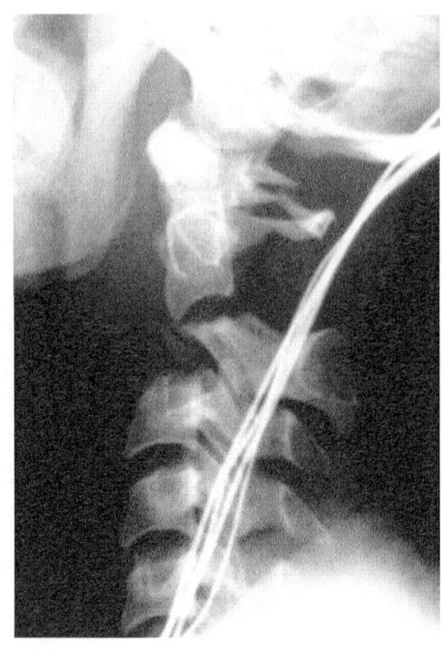

图 55-6　枢椎椎弓骨折(缢死者骨折)

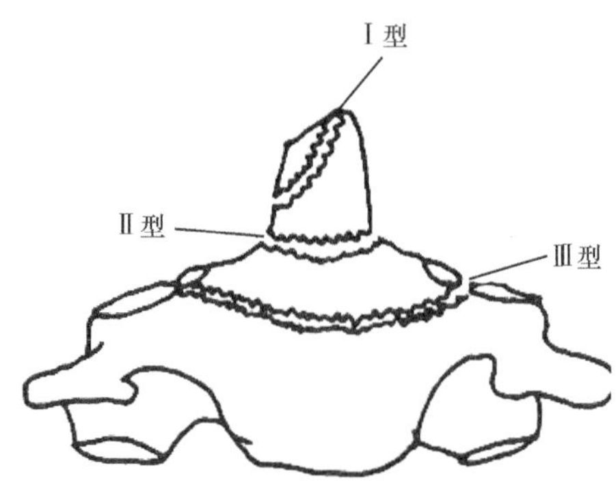

图 55-7　齿状突骨折的分型

(2) 依据骨折形态分类

1) 压缩性骨折:压缩程度以侧位 X 线片上椎体前缘高度占后缘高度的比值计算。Ⅰ度为1/3,Ⅱ度为 1/2,Ⅲ度为 2/3。Ⅱ、Ⅲ度压缩性骨折常伴有胸腰椎脊柱后凸畸形,需手术治疗。

2) 爆裂性骨折:通常亦为高空坠落伤,足臀部着地,脊柱保持垂直,胸腰段脊柱的椎体受力最大,椎体因挤压而破碎,骨折块向四周移位,向后移位的骨折块可压迫脊髓、神经。X 线片和 CT 片上表现为椎体前后径和横径均增加,两侧椎弓根间距增宽,椎体高度降低(图 55-8)。

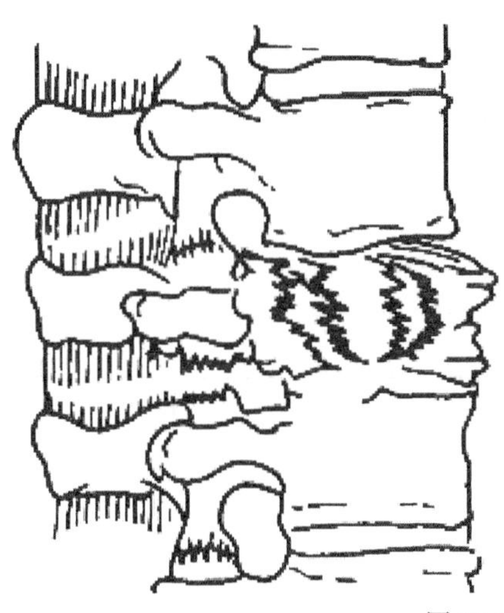

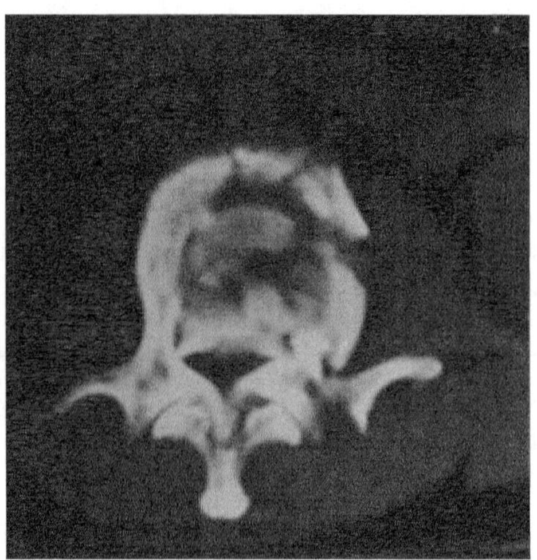

图 55-8　爆裂骨折

3）Chance 骨折：经椎体、椎弓及棘突的横向骨折，为椎体水平状撕裂性损伤。以往认为暴力使脊柱过伸而产生损伤（图 55-9）。例如，从高空仰面落下，着地时背部被物体阻挡，使脊柱过伸，前纵韧带断裂，椎体横形裂开，棘突互相挤压而断裂，可以发生上一节椎体向后移位。而目前亦有人认为是脊柱屈曲的后果，而屈曲轴则应在前纵韧带的前方，因此认为是脊柱受屈曲-牵拉外力的结果，同时还有轴向旋转力量的参与。这种骨折也是不稳定性骨折，临床上并不少见。

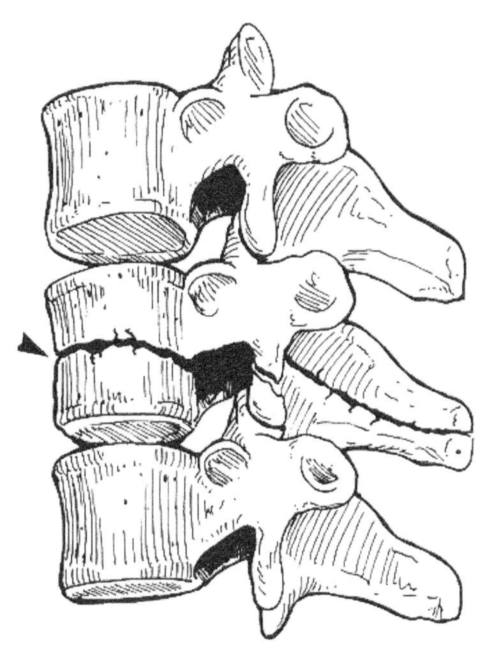

图 55-9　Chance 骨折

4）屈曲-牵拉型损伤：屈曲轴在前纵韧带的后方。前柱部分因压缩力量而损伤，而中、后柱则因牵拉的张力力量而损伤；中柱部分损伤形成后纵韧带断裂；后柱部分损伤表现为脊椎关节囊破裂、关节突脱位、半脱位或骨折。因此这类损伤往往是潜在性不稳定型骨折，原因是黄韧带、棘间韧带和棘上韧带都有撕裂。

5）骨折-脱位：暴力主要来自水平方向。例如，车祸时暴力直接来自背部后方的撞击；或弯腰工作时，重物高空坠落直接打击背部。在强大暴力作用下，椎管的对线对位已经完全被破坏，在损伤平面，脊椎沿横面产生移位。通常三个柱均毁于剪力。损伤平面通常通过椎间盘，同时还有旋转力量的参与，因此脱位程度重于骨折。当关节突完全脱位时，常伴有关节突交锁。这类损伤极为严重，脊髓损伤难免，预后差（图 55-10）。

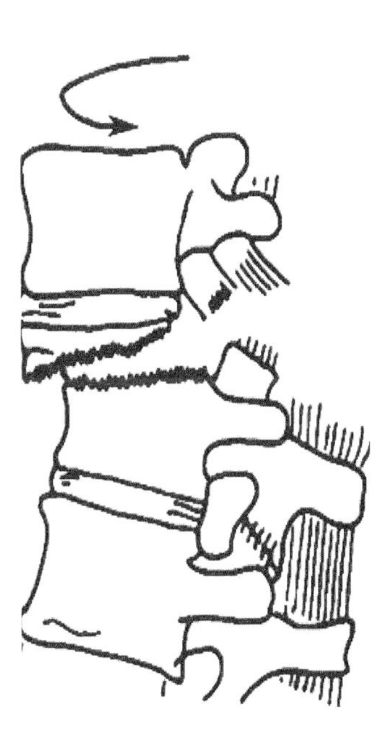

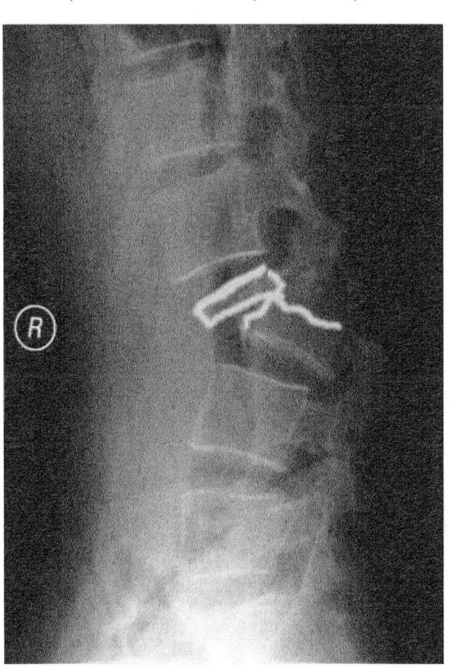

图 55-10　骨折-脱位

【临床表现】

1. 病史

(1) 外伤史:有严重外伤病史,如高空坠落,重物撞击腰背部,塌方事件被泥土、矿石掩埋等。应该详细询问受伤时间、受伤方式、受伤时姿势、伤后有无感觉及运动障碍。

(2) 症状:胸腰椎损伤后,主要症状为局部疼痛,站立及翻身困难。腹膜后血肿刺激了腹腔神经节,使肠蠕动减慢,常出现腹痛、腹胀甚至出现肠麻痹症状。如有瘫痪,则表现为四肢或双下肢感觉、运动障碍。

(3) 合并损伤:多发伤病例往往合并有颅脑、胸、腹脏器的损伤。要先处理紧急情况,抢救生命。

2. 体征(物理检查)　体格检查时,脊柱和四肢必须充分暴露,但应注意保暖。

(1) 体外:能否站立行走,是否为强迫体外。

(2) 压痛:必须用手指从上至下逐个按压、叩击棘突,如发现位于中线部位的局部肿胀和明显的局部压痛,提示后柱已有损伤。

(3) 畸形:胸腰段脊柱骨折常可看到或摸到后凸畸形。

(4) 感觉:检查躯干和四肢的触觉、痛觉、温度觉,并注明是"正常、减退、消失或过敏"。注意检查会阴部感觉。

(5) 肌力:分为 6 级,即 0~5 级(表 55-1)。

(6) 反射:膝、踝反射,病理反射,肛门反射和球海绵体反射。

表 55-1　肌力分级

级别	功能	级别	功能
0 级	完全瘫痪,不能做任何运动	Ⅲ级	肢体可以克服自身重量,抬离创面
Ⅰ级	可见轻微肌肉收缩	Ⅳ级	肢体能做对抗外界阻力的运动
Ⅱ级	肢体能在床上平移	Ⅴ级	肌力正常,运动自如

3. 实验室检查　对脊柱骨折诊断意义不大,系围手术期准备,如血常规、电解质和出凝血时间等。

【影像学检查】　有助于明确诊断,确定损伤部位、类型和移位情况。

1. X 线片　X 线片是首选的检查方法。拍摄压痛区域的正、侧位片。老年人感觉迟钝,胸腰段脊柱骨折往往主诉为下腰痛,单纯腰椎摄片会遗漏下胸椎骨折,因此必须注明摄片部位应包括下胸椎(T_{10} ~ T_{12})在内。通常要拍摄正、侧位两张片子,必要时加摄斜位片。在斜位片上则可以看到有无椎弓峡部骨折。上颈椎还需加拍张口位片。

由于颈椎前方半脱位是一种隐匿性损伤,没有明显的骨折,普通的 X 线片检查时很容易疏忽掉而难以诊断。如果仔细读片,仍可发现有四种特征性 X 线表现:①棘突间间隙增宽;②脊椎间半脱位;③脊椎旁肌痉挛使颈椎丧失了正常的前凸弧。上述各种表现在屈曲位摄片时更为明显,可能还伴有④下一节椎体前上方有微小突起,表示有轻微的脊椎压缩性骨折。

2. CT　压痛区域的 CT 平扫及三维重建可以显示出椎体的骨折情况和脊柱序列,还可显示出有无碎骨片突出于椎管内并可计算出椎管的前后径与横径损失了多少。

3. MRI　疑有脊髓、神经损伤或椎间盘损伤时应作脊柱相应部位的磁共振检查。在

MRI 片上可以看到椎体骨折出血所致的信号改变和前方的血肿,还可看到因脊髓损伤所表现出的异常高信号。

4. 其他　如超声检查腹膜后血肿,电生理检查双下肢神经情况等。

【诊断】　根据外伤史、体格检查和影像学检查一般均能作出诊断。但应包括:病因诊断(外伤性或病理性骨折)、骨折部位和骨折类型。

【急救搬运】　脊柱骨折者从受伤现场运输至医院内的急救搬运方式至关重要。一人抬头,一人抬脚或用搂抱的搬运方法(图 55-11)十分危险,因这些方法会增加脊柱的弯曲,可以将碎骨片向后挤入椎管内,加重了脊髓的损伤。正确的方法是采用担架,木板或门板运送。先使患者双下肢伸直,担架放在患者一侧,三人用手将患者平托至担架上;或采用滚动法,使患者保持平直状态,成一整体滚动至担架上(图 55-12)。无论采用何种搬运方法,均应注意保持患者脊柱尤其是颈部的稳定性,以免加重脊髓损伤。

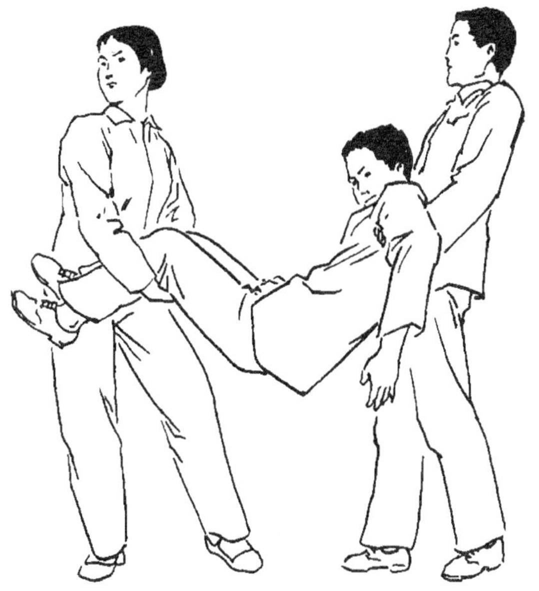

图 55-11　脊柱骨折错误的搬运法

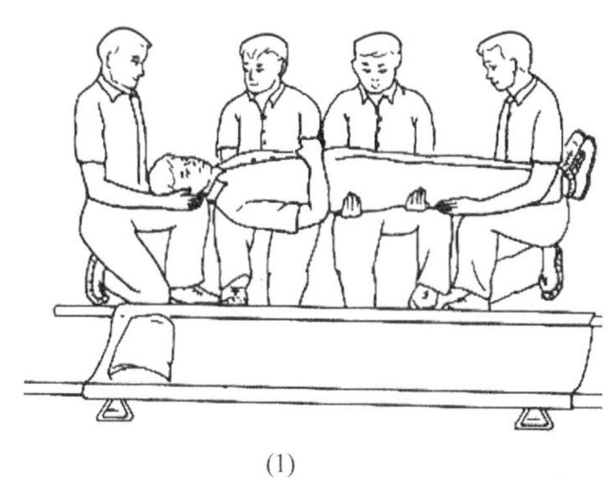

(1)

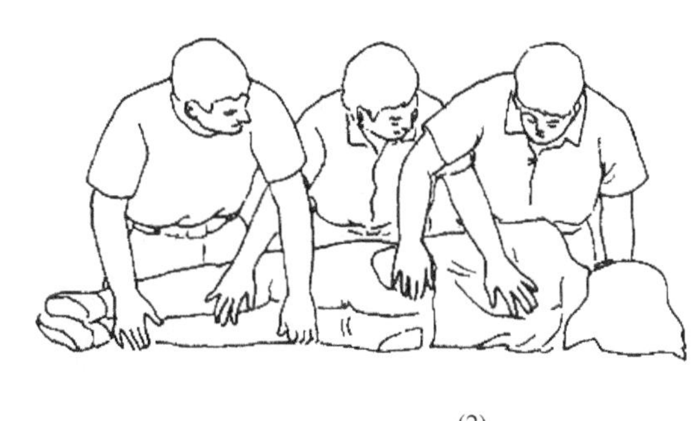

(2)

图 55-12　脊柱骨折错误的搬运法

(1) 平托法;(2) 滚动法

【治疗】

1. 颈椎损伤

(1) 上颈椎(寰椎和枢椎)损伤

1) 寰椎前后弓骨折:即 Jefferson 骨折。骨折块向椎管四周移位,不压迫颈髓,不产生脊髓压迫症状。故患者仅有颈项部疼痛,偶有压迫枕大神经导致该分布区域疼痛。治疗以 Halo 架固定 12 周或行颅骨牵引治疗(图 55-13)。

2) 寰枢椎脱位:寰枢椎无骨折,但因寰枢横韧带、翼状韧带、齿突尖韧带断裂,而致枢椎齿状突与寰椎前弓间发生脱位(图 55-14),此型损伤可压迫颈髓。由于此种脱位属于不稳定型损伤,故需在牵引下复位后行寰枢椎融合术。

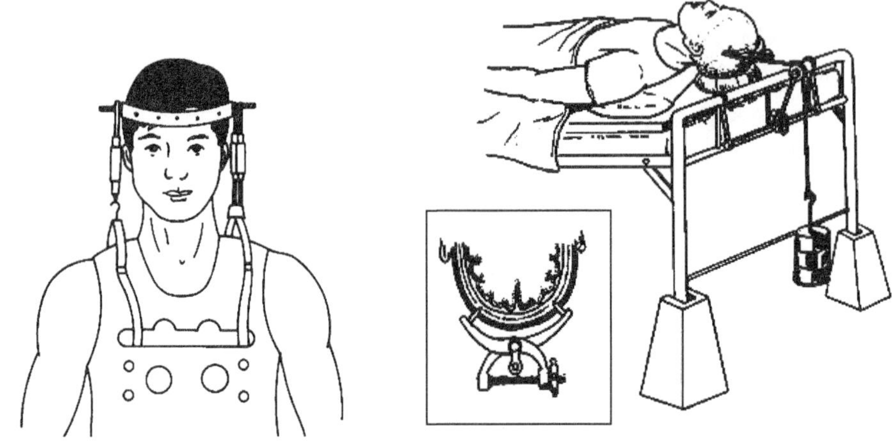

图 55-13　Halo 架固定(左)及颅骨牵引(右)示意图

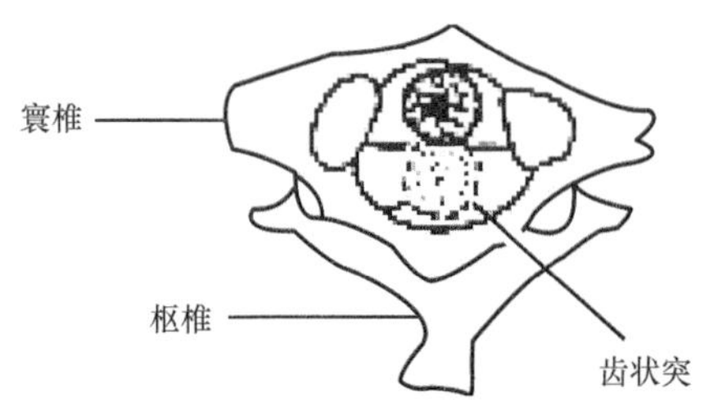

图 55-14　寰枢椎脱位

3）齿状突骨折：对Ⅰ型、Ⅲ型和没有移位的Ⅱ型齿状突骨折，一般采用非手术治疗，用 Halo 架固定 6～8 周，Ⅲ型骨折应固定 12 周。Ⅱ型骨折如移位超过 4mm 者，愈合率极低，一般主张手术治疗，可经前路用 1～2 枚空心螺钉内固定(图 55-15)，或经后路 $C_{1\sim2}$ 植骨及钢丝捆扎融合固定术。也可行寰枢椎椎弓根螺钉固定术(图 55-16)。

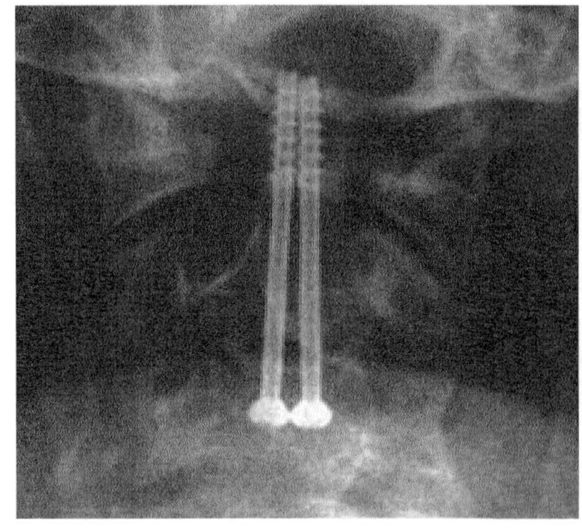

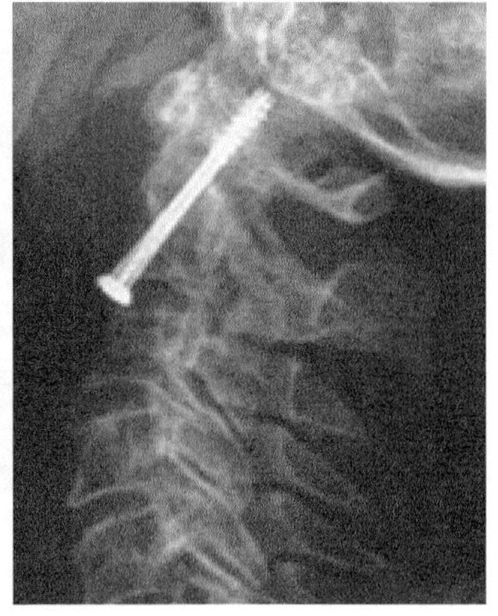

图 55-15　齿状突骨折经前路用 1～2 枚空心螺钉内固定

4）枢椎椎弓骨折：由于椎弓断裂向后移位，椎管容积增大，虽不产生脊髓受压症状，但患者感颈痛。无移位的枢椎椎弓骨折行牵引或 Halo 架固定 12 周。若椎体有向前移位，则为枢椎创伤性滑脱，应行颅骨牵引复位、内固定、植骨融合术。

（2）下颈椎（C_3～C_7）损伤

1）压缩性骨折：最常见于 C_4～C_5 或 C_5～C_6 节段。Ⅰ度的压缩性骨折可行颈部支具固定 8～12 周，Ⅱ度或Ⅲ度的不稳定骨折应行骨折椎体次全切除、内固定植骨融合术。

2）爆裂性骨折：常累及椎管合并脊髓损伤。在行治疗前应了解脊髓损伤情况，椎管受累状态和椎体后部结构情况。有神经症状者，原则上应该早期手术治疗，通常采用经前路伤椎次全切除，切除碎骨片、减压、植骨融合及内固定手术。但该类病例大部病情严重，有严重并发伤，必要时需待情况稳定后手术。

3）骨折-脱位：若磁共振证实无椎间盘突出可行颅骨牵引复位。牵引需在透视下进行，重量由小到大，先屈曲牵引至交锁关节突松解后改为过伸牵引，闭合复位成功的患者可择前路椎间融合术。若牵引复位过程中患者神经损伤症状加重，则应放弃闭合复位，切开复位一般选择后路手术。若合并急性椎间盘突出，在复位前需先行前路椎间盘切除，再行后路切开复位内固定和前路植骨融合术。

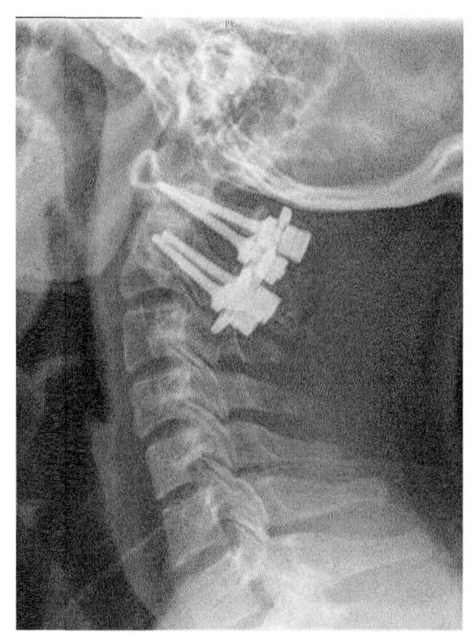

图 55-16　寰枢椎后路固定

4）颈椎过伸性损伤：颈椎过伸损伤的治疗目前多以保守治疗为主。下列情况下可考虑手术治疗：①当损伤发生在椎管狭窄的患者，其过伸时由于椎管容积减少造成脊髓中央损伤综合征或者表现为完全性损伤，常用的治疗方法是行后路椎管成形术扩大椎管容积（单开门或双开门）；②前方稳定结构破坏（如前纵韧带、椎间盘损伤），颈椎不稳定者，可行前路植骨融合术；③颈椎病患者，受伤前即存在颈髓受压者，伤后可考虑行椎管减压术，解除脊髓压迫。

2. 胸腰椎损伤

（1）压缩性骨折：指脊柱前柱骨折而中后柱完整。此类骨折的治疗依据前柱压缩情况而定：脊柱前柱压缩小于Ⅰ度，脊柱后凸成角小于30°，采用非手术治疗，卧床休息同时进行腰背肌功能锻炼；若前柱压缩大于Ⅱ度，后凸成角大于30°则需手术治疗复位固定及脊柱融合。年老体弱或严重骨质疏松者不能耐受复位、固定，可仰卧于硬板床上，骨折部位垫厚枕，使脊柱过伸，同时嘱伤员3日后开始腰背部肌锻炼。开始时臀部左右移动，接着要求作背伸动作，使臀部离开床面，随着背肌力量的增加，臀部离开床面的高度逐日增加。2个月后骨折基本愈合，第3个月内可以下地稍许活动，但仍以卧床休息为主。3个月后逐渐增加下地活动时间。

（2）爆裂性骨折：对没有神经症状的爆裂性骨折的患者，如果脊柱后凸角较小，经CT证实椎管受累小于30%，患者卧床休息2月后，可带支具下地活动。患者椎管受累超过30%，脊柱后凸明显或有神经症状，则需行脊柱前路或后路手术，去除突出椎管内的骨折片及椎间盘组织，同时进行复位、减压、内固定和植骨融合术。

（3）Chance骨折：可用过伸位石膏或支具外固定3~4个月。手术治疗适于有明显的脊柱韧带结构断裂及椎间盘损伤的脊柱不稳定性骨折，需行脊柱后路复位、内固定和植骨融合术。

（4）骨折-脱位：此类损伤常合并脊髓损伤。无论有无脊髓神经损伤，都应行后路切开复位内固定以恢复脊柱正常解剖序列，对合并神经损伤的患者还需行椎管减压手术。

（5）附件骨折：脊柱横突、棘突、椎板骨折可卧床制动，酌情镇痛治疗，当疼痛症状缓解后可下地活动。

知识拓展：胸腰椎骨折其他常用临床分型

【LSC 分型】 LSC 分型（load-sharing classification）主要从以下三个方面进行评分。

1. CT 矢状位伤椎粉碎或受累程度 粉碎程度<30%即轻度粉碎，1 分；粉碎程度 30%～60%即中度粉碎，2 分；粉碎程度>60%即广泛粉碎，3 分。

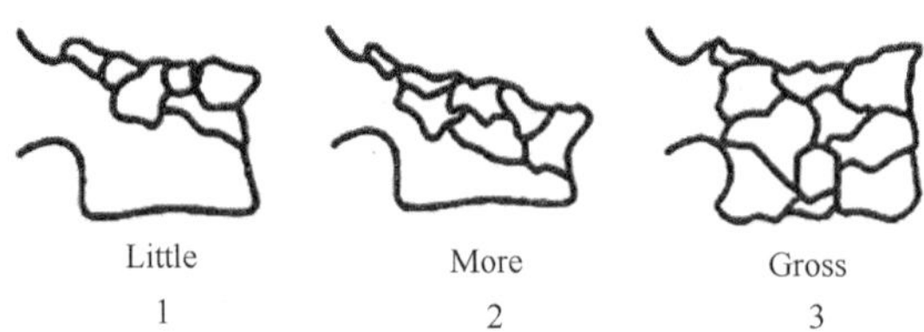

2. CT 横断面伤椎骨折碎片移位程度 碎片位移较小，1 分；碎片位移至少 2mm<50%面积，2 分；碎片位移至少 2mm>50%面积，3 分。

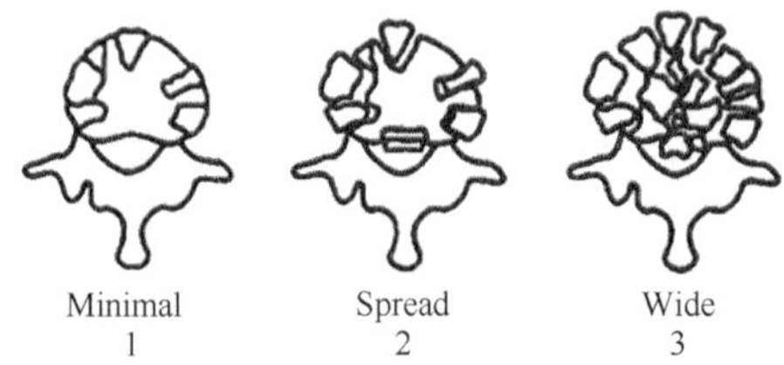

3. 侧位 X 线片需矫正的后凸角度数 后凸角≤3°，1 分；后凸角 4°～9°，2 分；后凸角≥10°，3 分。

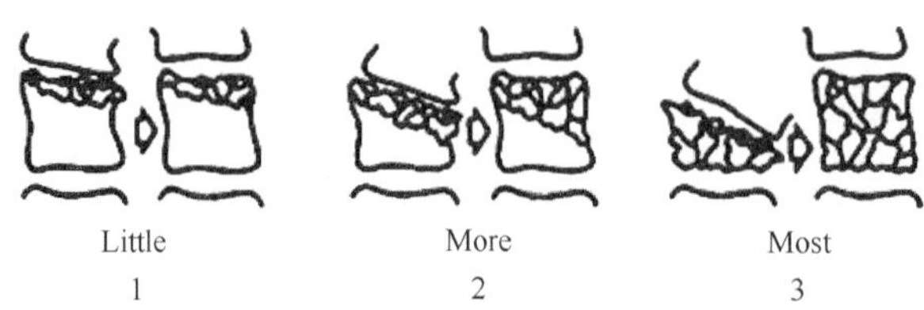

LSC 总评分≤6 分，选择后路短节段固定手术；LSC 总评分≥7 分，选择后路短节段固定+前方支撑植骨手术。

【TLICS 分型】 TLICS 胸腰椎损伤分类及损伤程度的评分系统。

2005 年 Vaccaro 等提出胸腰椎损伤的 TLISS 评分系统（the thoracolumbar injury severity score）该系统包括损伤机制，后方韧带复合体，神经功能三个方面评定。根据不同情况予以不同的分值，最后将三部分的分值相加，总分作为选择治疗的依据。

骨折形态 压缩形 1 分；爆裂型 2 分；剪切力及旋转 3 分；牵张型 4 分。

神经损伤情况 无损伤 0 分；神经根损伤 2 分；脊髓或圆锥损伤：完全损伤 2 分；不完全性损伤 3 分；马尾神经损伤 3 分。

后方韧带复合体 无损伤 0 分；不确定 2 分；确定断裂 3 分。

（MRI T_2 加权和 T_2 抑脂序列影像显示的 PLC 结构相应部位高信号或连续性中断提示断裂）。

1. 损伤机制 应用最严重的节段进行评定，并将神经损伤机制相叠加。例如，牵张型损伤合并爆裂骨折但不伴有侧方成角，则损伤机制评分为1（单纯压缩）+1（爆裂）+4（牵张）=6。

损伤机制描述：①压缩性骨折，单纯压缩1分，侧方成角大于15°1分，爆裂1分；②侧方移位或旋转3分；③牵张4分。

2. 后方韧带复合体在张力、旋转和移位时撕裂 ①韧带完整0分；②可疑或不确定2分；③撕裂3分。

3. 神经功能 ①神经根受累2分；②脊髓圆锥受累，不完全损伤3分、完全损伤2分；③马尾神经受累3分。

评分是将三个组成部分的分值相加，如果总评分≤3分，建议保守治疗；若总评分≥5分，建议手术治疗；若总评分=4分，可结合患者具体情况采取保守或手术治疗。

第二节　脊髓损伤

脊髓损伤是脊柱骨折的严重并发症，由于椎体的移位或碎骨片突出于椎管内，使脊髓或马尾神经产生不同程度的损伤。胸腰段损伤使下肢的感觉与运动产生障碍，称为截瘫；而颈段脊髓损伤后，双上肢也有神经功能障碍，为四肢瘫痪，简称“四瘫”。

【病理生理】 按脊髓损伤的部位和程度，可分为以下几种。

1. 脊髓震荡 脊髓受到强烈震荡后而发生超限抑制，在组织形态学上并无病理变化发生，只是暂时性功能抑制，脊髓功能处于生理停滞状态。

2. 脊髓挫伤与出血 为脊髓的实质性破坏，外观虽完整，但脊髓内部可有出血、水肿、神经细胞破坏和神经传导纤维束的中断。脊髓挫伤的程度有很大的差别，轻的为少量的水肿和点状出血，重者则有成片挫伤、出血，可有脊髓软化及瘢痕的形成，因此预后极不相同。

3. 脊髓断裂脊髓的连续性中断 可为完全性或不完全性，不完全性常伴有挫伤，又称挫裂伤。脊髓断裂后恢复无望，预后恶劣。

4. 脊髓休克 各种较重的脊髓损伤后均可立即发生损伤平面以下弛缓性瘫痪，这是失去高级中枢控制的一种病理生理现象。2～4周后这一现象可根据脊髓实质性损害程度的不同而发生损伤平面以下不同程度的痉挛性瘫痪。因此，脊髓休克与脊髓震荡是两个完全不同的概念。

5. 脊髓受压 骨折移位，碎骨片与破碎的椎间盘挤入椎管内可以直接压迫脊髓，而皱褶的黄韧带与急速形成的血肿亦可以压迫脊髓，使脊髓产生一系列脊髓损伤的病理变化。及时去除压迫物后脊髓的功能可望部分或全部恢复；如果压迫时间过久，脊髓因血液循环障碍而发生软化、萎缩或瘢痕形成，则瘫痪难以恢复。

6. 马尾神经损伤 第2腰椎以下骨折脱位可产生马尾神经损伤，表现为受伤平面以下出现弛缓性瘫痪。马尾神经完全断裂者少见。

【临床表现】

1. 脊髓震荡 临床上表现为损伤平面以下感觉、运动、反射及括约肌功能全部或部分丧失。脊髓震荡是最轻微的脊髓损伤，一般在数分钟或数小时内即可逐渐恢复，不留任何神经系统后遗症。

2. 不完全性脊髓损伤 损伤平面以下保留某些感觉和运动功能，包括以下四种类型。

（1）前脊髓综合征：颈脊髓前方受压严重，有时可引起脊髓前中央动脉闭塞，出现四肢瘫痪，下肢瘫痪重于上肢瘫痪，但下肢和会阴部仍保持位置觉和深感觉，有时甚至还保留有浅感觉。此型损伤为不完全性损伤中最差的。

（2）后脊髓综合征：脊髓受损平面以下运动功能和痛温觉、触觉存在，但深感觉全部或部分消失。

（3）脊髓半切综合征：又名 Brown-Séquard 征。损伤平面以下同侧肢体的运动及深感觉消失，对侧肢体痛觉和温觉消失。

（4）脊髓中央管周围综合征：多数发生于颈椎过伸性损伤。颈椎管因颈椎过伸而发生急剧容积变化，脊髓受皱褶黄韧带、椎间盘或骨刺的前后挤压，使脊髓中央管周围的传导束受到损伤，表现为损伤平面以下的四肢瘫，上肢重于下肢，没有感觉分离，预后差。

3. 完全性脊髓损伤 脊髓实质完全性横贯性损害，损伤平面以下的最低位骶段感觉、运动功能完全丧失，包括肛门周围的感觉和肛门括约肌的收缩运动丧失，称为脊髓休克期。在脊髓休克期间表现为受伤平面以下出现弛缓性瘫痪，运动、反射及括约肌功能丧失，有感觉丧失平面及大小便不能控制。2~4 周后逐渐演变成痉挛性瘫痪，表现为肌张力增高，腱反射亢进，并出现病理性锥体束征。胸段脊髓损伤表现为截瘫，颈段脊髓损伤则表现为四肢瘫。上颈椎损伤的四肢瘫均为痉挛性瘫痪。下颈椎损伤的四肢瘫由于脊髓颈膨大部位和神经根的毁损，上肢表现为弛缓性瘫痪，下肢仍为痉挛性瘫痪。

4. 脊髓圆锥损伤 正常人脊髓终止于第 1 腰椎体的下缘，因此第 12 胸椎和第 1 腰椎骨折可发生脊髓圆锥损伤，表现为会阴部（鞍区）皮肤感觉缺失，括约肌功能丧失致大小便不能控制和性功能障碍，两下肢的感觉和运动仍保留正常。

5. 马尾神经损伤 马尾神经起自第 2 腰椎的骶脊髓，一般终止于第 1 骶椎下缘。马尾神经损伤很少为完全性的。表现为损伤平面以下弛缓性瘫痪，有感觉及运动功能障碍及括约肌功能丧失，肌张力降低，腱反射消失，没有病理性锥体束征。

表 55-2 Frankel 功能分级

级别	功能
A	完全瘫痪
B	感觉功能不完全丧失，无运动功能
C	感觉功能不完全丧失，有非运动功能
D	感觉功能不完全丧失，有功能性运动
E	感觉、运动功能正常

【脊髓损伤的程度评估】 脊髓损伤严重程度分级可作为脊髓损伤的自然转归和治疗前后对照的观察指标。依据脊髓损伤的临床表现进行分级，目前较常用的是 Frankel 分级（表 55-2）和 ASIA 分级（表 55-3）。

表 55-3 美国脊髓损伤协会（ASIA）脊髓损伤残损分级

级别	功能
A	完全性损伤，在骶段 $S_4 \sim S_5$ 无任何感觉或运动功能保留
B	不完全性损伤，在神经平面以下包括骶段 $S_4 \sim S_5$ 存在感觉功能但无运动功能
C	不完全性损伤，在神经平面以下存在运动功能，且平面以下至少一半以上的关键肌肌力小于 3 级
D	不完全性损伤，在神经平面以下存在运动功能，且平面以下至少一半的关键肌肌力大于 3 级
E	正常，感觉、运动功能正常

【影像学检查】 X 线片和 CT 检查为脊髓损伤最常规的影像学检查手段，可发现损伤部位的脊柱骨折或脱位。经椎间盘和韧带结构的损伤，X 线片和 CT 检查可能不能发现明显异常，称之为无放射线检查异常的脊髓损伤，多见于脊椎外伤。MRI 检查可能观察到的

脊髓损害变化。MRI 不仅可以了解脊髓受压程度,还可以观察脊髓信号强度、脊髓信号改变的范围和脊髓萎缩情况等。

【电生理检查】 体感诱发电位(somatosensoy evoked potential,SEP)和运动诱发电位检查(motor evoked potential,MEP)可了解脊髓的功能状况。SEP 检查代表脊髓感觉通道,MEP 检查代表椎体束运动通道的功能,两者均不能引出者为完全性瘫痪。

【并发症】

1. 呼吸衰竭与呼吸道感染 这是颈脊髓损伤的严重的并发症。人体有胸式呼吸与腹式呼吸两组肌肉。胸式呼吸由肋间神经支配的肋间肌管理,而腹式呼吸则来自膈肌的收缩。膈神经由第 3、4、5 对颈神经的前支组成。颈脊髓损伤后,肋间肌完全麻痹,因此伤者能否生存,很大程度上取决于腹式呼吸是否幸存。颈 1、2 的损伤往往是伤者在现场即已死亡,颈 3、4 的损伤由于影响到膈神经的中枢,也常于早期因呼吸衰竭而死亡,即使是颈 4、5 以下的损伤,也会因伤后脊髓水肿的蔓延,波及中枢而产生呼吸功能障碍,只有下颈椎损伤才能保住腹式呼吸。由于呼吸肌力量不足,呼吸非常费力,使呼吸道的阻力相应增加,呼吸道的分泌物不易排出,久卧者又容易产生坠积性肺炎。一般在一周内便可发生呼吸道感染,吸烟者更是提前发生,其结果是伤者因呼吸道感染难以控制或痰液堵塞气管因窒息而死亡。

在 20 世纪 50 年代,颈脊髓损伤的死亡率几乎达到 100%,随着对呼吸生理认识的进展和呼吸机的不断革新,使生存率逐渐提高。气管切开可以减少呼吸道死腔,及时吸出呼吸道内分泌物,安装呼吸机进行辅助呼吸,还可以经气管给以药物;然而气管切开后为护理工作带来很大的困难,因此何时作气管切开最为适宜目前尚未定论,一般认为下列患者应作气管切开:①上颈椎损伤;②出现呼吸衰竭者;③呼吸道感染痰液不易咳出者;④已有窒息者。

选用合适的抗生素与定期翻身拍背有助于控制肺部感染。

2. 泌尿生殖道的感染和结石 由于括约肌功能的丧失,患者因尿潴留而需长期留置导尿管,容易发生泌尿道的感染与结石,男性患者还会发生副睾丸炎。防治方法:①伤后 2~3 周开始导尿管定期开放,其余时间夹闭,使膀胱充盈,避免膀胱肌挛缩,并教会患者在膀胱区按摩加压,排空尿液,训练成自主膀胱,争取早日拔去导尿管,这种方法对马尾神经损伤者特别有效。②教会患者遵循严格无菌操作法,自行定时插导尿管排尿。③需长期留置导尿管而又无法控制泌尿生殖道感染者,可作永久性耻骨上膀胱造瘘术。④在脊髓损伤 4~6 个月,截瘫平面稳定后,利用损伤平面以下的废用神经创建一个人工体神经-内脏神经反射弧,用以控制排尿。根据所用神经节段的不同,大部分患者可于 1 年左右显著地恢复膀胱功能,并能控制大便,部分患者尚可不同程度地恢复性功能。

多饮水可以防止泌尿道结石,每日饮水量最好达 3000ml 以上。有感染者加用抗生素。

3. 压疮 截瘫患者长期卧床,皮肤知觉丧失,骨隆突部位的皮肤长时间受压于床褥与骨隆突之间而发生神经营养性改变,皮肤出现坏死,称为压疮。压疮最常发生的部位为骶部、股骨大转子、髂嵴和足跟等处。它可分成四度。①第一度,皮肤发红,周围水肿。②第二度,皮肤出现水疱,色泽紫黑,有浅层皮肤坏死,因此有浅二度与深二度之分。③第三度,皮肤全层坏死。④第四度,坏死范围深达韧带与骨骼。巨大压疮每日渗出大量体液,消耗蛋白质,又是感染进入的门户,患者可因消耗衰竭或脓毒症而致死。防治方法如下。①床褥平整柔软,或用气垫床;保持皮肤清洁干燥。②每 2~3 小时翻身 1 次,日夜坚持。③对骨隆突部位每日用 50% 乙醇擦洗，滑石粉按摩。④浅表压疮可以用红外线灯烘烤，但需注意发生继发性灼伤。⑤深度压疮应剪除坏死组织，勤换敷料。⑥炎症控制，肉芽新鲜时，可作转移皮瓣缝合。

4. 体温失调 颈脊髓损伤后，自主神经系统功能紊乱，受伤平面以下皮肤不能出汗，对气温的变化丧失了调节和适应能力，常易产生高热，可达 40℃以上。处理方法是：①将患者安置在设有空调的室内。②物理降温，如冰敷，冰水灌肠，乙醇擦浴。③药物疗法，输液和冬眠药物。

【治疗原则】

1. 非手术治疗 伤后 6 小时内是关键时期，24 小时内为急性期，抓紧时机，尽早治疗。

合适的固定，防止因损伤部位的移位而产生脊髓的再损伤。一般先采用颌枕带牵引或持续的颅骨牵引。

（1）药物治疗：甲泼尼龙冲击疗法，每公斤体重 30mg 剂量一次给药，15 分钟静脉注射完毕，休息 45 分钟，在以后 23 小时内以 5.4mg/(k·h)剂量持续静脉滴注，本法只适用于受伤后 8 小时以内者。起作用机制为大剂量甲泼尼龙能阻止类脂类化合物的过氧化反应和稳定细胞膜，从而减轻外伤后神经细胞的变性，减低组织水肿，改善脊髓血流量，预防损伤后脊髓缺血进一步加重，促进新陈代谢和预防神经纤维变性。

（2）高压氧治疗：据动物实验，伤后 2 小时内进行高压氧治疗效果最好，这显然不适合于临床病例。根据实践经验，一般伤后 4~6 小时内应用也可收到良好的效果。高压氧用 0.2MPa 氧压，1.5 小时/次，10 次为 1 个疗程。

（3）其他：其他减轻脊髓水肿和继发性损害的方法主要包括应用脱水剂，如 20% 甘露醇 250ml，静脉滴注，每日 2 次，连续 5~7 日；亦可以酌情使用自由基清除剂、改善微循环药物、兴奋性氨基酸受体阻滞剂等。

2. 手术治疗 手术只能解除对脊髓的压迫和恢复脊柱的稳定性，目前还无法使损伤的脊髓恢复功能。手术的途径和方式视骨折的类型和致压物的部位而定。

手术的指征是：①脊柱骨折-脱位有关节突交锁者；②脊柱骨折复位不满意，或仍有脊柱不稳定因素存在者；③影像学显示有碎骨片凸出至椎管内压迫脊髓者；④截瘫平面不断上升，提示椎管内有活动性出血者。

MRI 显示脊髓内有出血者可在脊髓背侧正中切开脊髓至中央沟，清除血块与积液，有利于水肿的消退。

手术后的效果术前难以预料，一般而言，手术后截瘫指数可望至少提高一级，对于完全性瘫痪而言，提高一级并不能解决多少问题，对于不完全性瘫痪而言，提高一级意味着可能改善生活质量。为此，对于不完全性瘫痪者更应持积极态度。这一原则更适用于陈旧性病例。

第三节 骨盆骨折

骨盆由左右髋骨与骶尾骨借左右骶髂关节、耻骨联合及骶棘韧带、骶结节韧带连接成盆状。骨盆环是一个骨性环，它是由髂、耻、坐骨组成的髋骨连同骶尾骨构成的坚固骨环，后方有骶髂关节，前方有耻骨联合。盆腔的前壁为耻骨联合、耻骨及弓状韧带，两侧壁为髋臼、坐骨上支、骶棘和骶结节韧带。后壁为骶尾骨和梨状肌。躯干的重量经骨盆传递至下肢，它还起着支持脊柱的作用。在直立位时，重力线经骶髂关节、髂骨体至两侧髋关节，为骶股弓（图 55-17）；坐位时，重力线经骶髂关节、髂骨体、坐骨支至两侧坐骨结节，为骶坐弓（图 55-18）。另有两个联结副弓，一个副弓经耻骨上支与耻骨联合至双侧髋关节，以连接股弓和另一个副弓；另一个副弓经坐骨升支与耻骨联合至双侧坐骨结节连接骶坐弓。

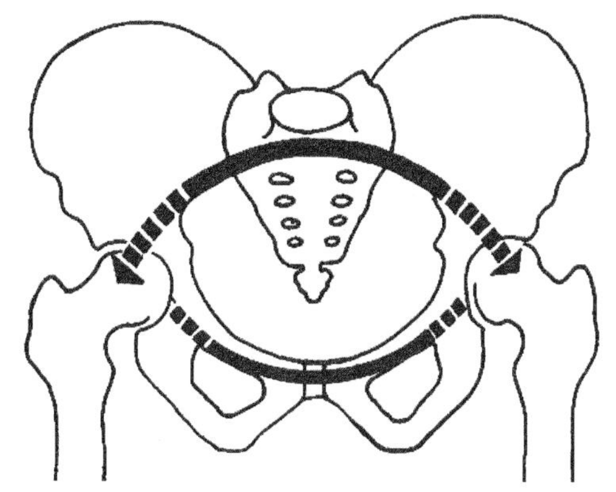

图 55-17　骶股弓及其联结副弓

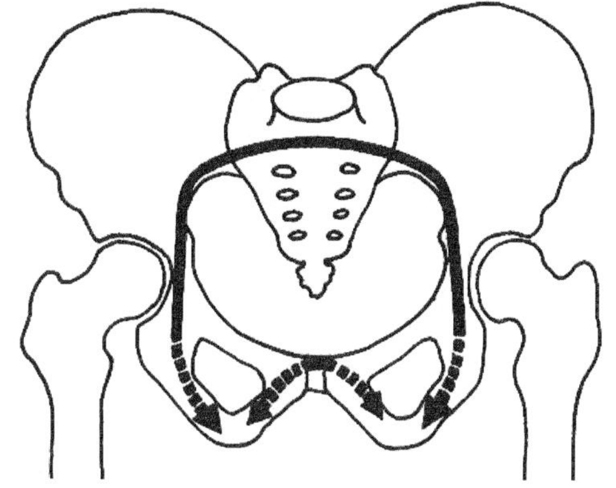

图 55-18　骶坐弓及其联结副弓

骨盆骨折（fracture of the pelvis）时，往往先折断副弓；主弓断弓时，往往副弓已先期折断。骨盆边缘有许多肌肉和韧带附着，特别是韧带结构对维护骨盆起着重要作用，在骨盆的底部，更有坚强的骶结节韧带和骶棘韧带。骨盆保护着盆腔内脏器，骨盆骨折后对盆腔内脏器也会产生重度损伤。

【分类】　常用的分类方法主要依据骨盆骨折的部位、骨折的稳定性或损伤暴力的方向来进行分类。

1. 按骨折位置分类

（1）骨盆边缘撕脱性骨折：发生于肌肉猛烈收缩而造成骨盆边缘肌附着点撕脱性骨折，骨盆环不受影响。最常见的有：①髂前上棘撕脱骨折，缝匠肌猛烈收缩的结果；②髂前下棘撕脱骨折，股直肌猛烈收缩的结果；③坐骨结节撕脱骨折，胭绳肌猛烈收缩的结果。上述各种骨折多见于青少年足球运动员所致的创伤（图 55-19）。

（2）髂骨翼骨折：多因侧方挤压的直接暴力所致，骨折块一般较大，移位不明显，有时为粉碎性，不影响骨盆环（图 55-20）。

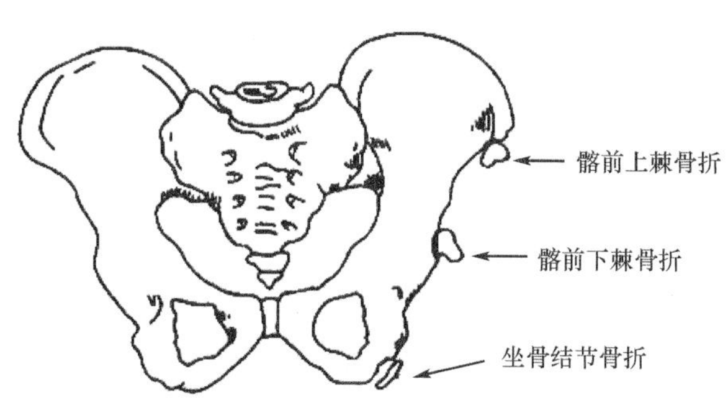

图 55-19　髂前上、下棘或坐骨结节撕脱性骨折

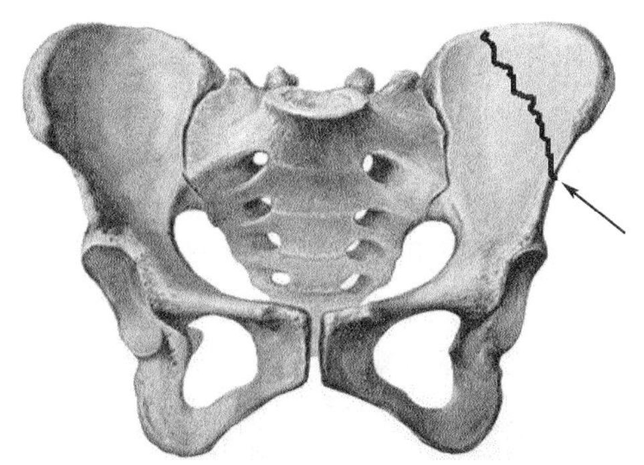

图 55-20　髂骨翼骨折

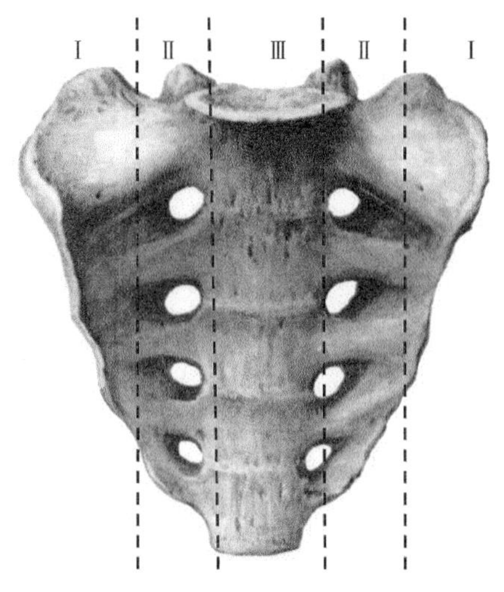

图 55-21　骶骨的分区

(3) 骶尾骨骨折

1) 骶骨骨折：Dennis 将骶骨分成三个区(图 55-21)。①Ⅰ区，在骶骨翼部；②Ⅱ区，在骶孔处；③Ⅲ区为正中骶管区。Ⅱ区与Ⅲ区损伤分别会引起骶神经根与马尾神经终端的损伤。骶骨折往往是复合性骨盆骨折的一部分。

2) 尾骨骨折：多为跌倒坐地时发生，常伴有骶骨末端骨折，一般移位不明显，不影响骨盆环的稳定性。

(4) 骨盆环骨折

1) 骨盆环单处骨折较少见，不至于会引起骨盆环的变形，属于该类的骨折有：①髂骨骨折；②闭孔环处有 1～3 处出现骨折；③轻度耻骨联合分离；④轻度骶髂关节分离(图 55-22)。

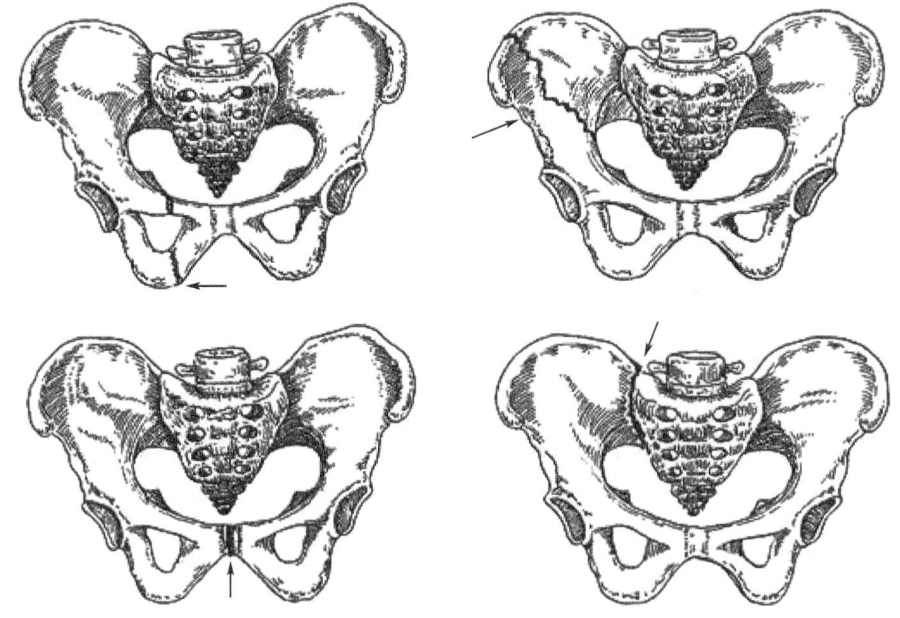

图 55-22　骨盆环单处骨折

2) 骨盆环双处骨折多见，常伴骨盆变形。属于此类骨折的有：①双侧耻骨上、下支骨折；②一侧耻骨上、下支骨折合并耻骨联合分离；③耻骨上、下支骨折合并骶髂关节脱位；④耻骨上、下支骨折合并髂骨骨折；⑤髂骨骨折合并骶髂关节脱位；⑥耻骨联合分离合并骶髂关节脱位。骶髂关节脱位以后脱位常见，偶见前脱位，即髂骨脱位至骶骨前方，多见于儿童。多为高能量损伤所致，如交通事故，往往并发症也多见。

2. 按骨盆环的稳定性分类　Tile 分型基于骨盆环稳定性，将骨盆骨折分为稳定型、部分稳定型及旋转、垂直均不稳定型(表 55-4)。

表 55-4　骨盆环损伤分型表

分型	亚型
A 型:稳定型	A1:撕脱损伤
	A2:稳定的髂骨翼或前弓骨折
	A3:骶尾骨横行骨折
B 型:部分稳定型	B1:开书样损伤(外旋)
(旋转不稳定,但垂直稳定;后弓不完全性损伤)	B2:侧方压缩损伤(内旋)
	B2-1:同侧前或后方损伤
	B2-2:对侧桶柄样损伤
	B3:双侧损伤
C 型:旋转、垂直均不稳定型	C1:单侧损伤
(后弓完全损伤)	C1-1:髂骨骨折
	C1-2:骶髂关节骨折-脱位
	C1-3:骶骨骨折
	C2:双侧,一侧为 B 型,一侧为 C 型
	C3:双侧 C 型损伤

3. 按暴力的方向分类　Young 和 Burgess 基于损伤机制将骨盆骨折分为四型(图 55-23)。

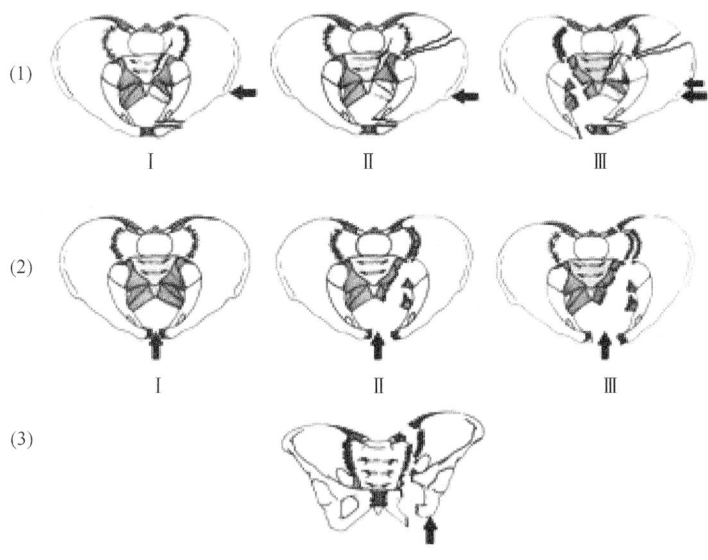

图 55-23　骨盆骨折的分类(Young-Burgess)

(1) LC 骨折(分为Ⅰ、Ⅱ、Ⅲ三个亚型);(2) APC 骨折(分为Ⅰ、Ⅱ、Ⅲ三个亚型);(3) VS 骨折(箭头所指为受力方向)

(1) 侧方挤压损伤(lateral compression, LC 骨折):侧方的挤压力量可以使骨盆的前后部结构及骨盆底部韧带发生一系列损伤,约占骨盆骨折的 38.2%。它可分成如下类型。

1) LC-Ⅰ型:耻骨支横形骨折,同侧骶骨翼部压缩骨折,骶骨骨折在常规 X 线片上通常难以发现,须作 CT 检查才能发现。

2) LC-Ⅱ型:耻骨支横形骨折,同侧骶骨翼部压缩性骨折及髂骨骨折。

3）LC-Ⅲ型：耻骨支横形骨折，同侧骶骨翼部压缩性骨折；髂骨骨折，对侧耻骨骨折，骶结节和骶棘韧带断裂及对侧骶髂关节轻度分离。

（2）前后挤压损伤（antero-posterior compression，APC 骨折）：约占 52.4%，通常由来自前方暴力造成的。它又可分成三型。

1）APC-Ⅰ型：耻骨联合分离。

2）APC-Ⅱ型：耻骨联合分离，骶结节和骶棘韧带断裂，骶髂关节间隙增宽，前方韧带已断，后方韧带仍保持完整，提示骶髂关节有轻度分离，这种情况只能在 CT 检查时发现。

3）APC-Ⅲ型：耻骨联合分离，骶结节和骶棘韧带断裂，骶髂关节前、后方韧带都断裂，骶髂关节分离，但半个骨盆很少向上回缩。

（3）垂直剪切力损伤（vertical shear，VS 骨折）：约占 5.8%，通常为高处坠落伤，暴力很大，在前方会发生耻骨联合分离或耻骨支垂直形骨折，骶结节和骶棘韧带都断裂，后方的骶髂关节完全性脱位，一般还带骶骨或髂骨的骨折块，半个骨盆可以向前上方或后上方移位。

（4）混合暴力损伤（combined mechanical，CM 骨折）：约占 3.6%，通常是混合性骨折，如 LC/VS，或 LC/APC。

各类骨折中自然以Ⅲ型骨折与 VS 骨折最为严重，并发症也多见。下面的叙述都以该两型骨折为准则。

【临床表现】　除骨盆边缘撕脱骨折与骶尾骨骨折外，都有强大暴力外伤史，主要是车祸、高空坠落和工业意外。骨盆骨折多为多发伤，低血压和休克常见；如为开放性损伤，病情更为严重。

骨盆骨折可发现下列体征。

1. 骨盆分离试验与挤压试验阳性　见图 55-24。检查者双手交叉撑开两髂嵴，此时两骶髂关节的关节面凑合得更紧贴，而骨折的骨盆前环产生分离，如出现疼痛即为骨盆分离试验阳性。检查者用双手挤压患者的两髂嵴，伤处出现疼痛为骨盆挤压试验阳性。有时在作上两项检查时偶然会感到骨擦音。

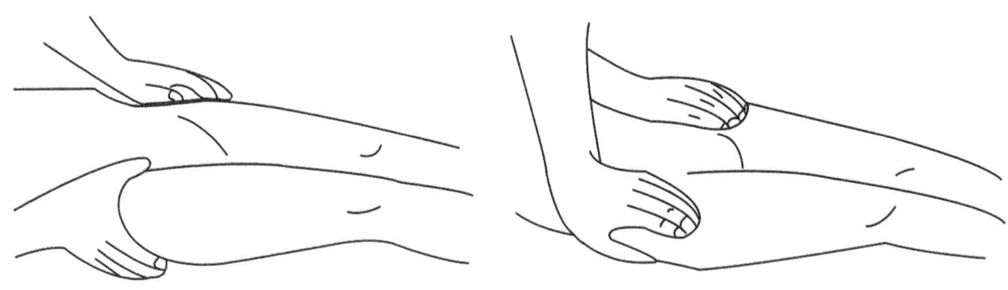

图 55-24　骨盆挤压试验和分离试验

2. 肢体长度不对称　有移位的骨盆骨折，可用测量来度衡。用皮尺测量胸骨剑突与两髂前上棘之间的距离（图 55-25）。向上移位的一侧长度较短。也可测量脐孔与两侧内踝尖端之间的距离。

3. 会阴部的瘀斑　是耻骨和坐骨骨折的特有体征。

【影像学检查】　X 线检查可显示骨折类型及骨折块移位情况，但骶髂关节情况以 CT 检查更为清晰。只要情况许可，骨盆骨折病例都应该做 CT 检查。CT 的三维重建可以更加立体直观地显示骨折类型和移位的方向。

【并发症】 骨盆骨折常伴有严重并发症,而且常较骨折本身更为严重,应引起重视。常见的有以下几种。

1. 腹膜后血肿 骨盆各骨主要为松质骨,邻近又有许多动脉、静脉丛,血液供应丰富。骨折可引起广泛出血,巨大血肿可沿腹膜后疏松结缔组织间隙蔓延至肠系膜根部、肾区与膈下,还可向前至侧腹壁。如为腹膜后主要大动、静脉断裂,患者可以迅速致死。

2. 腹、盆腔内脏损伤 分实质性脏器损伤与空腔脏器损伤。实质脏器损伤为肝、肾与脾破裂,表现为腹痛与失血性休克;空腔脏器损伤指充气的肠曲在暴力与脊柱的夹击下可以爆破穿孔或断裂,表现为急性弥漫性腹膜炎。

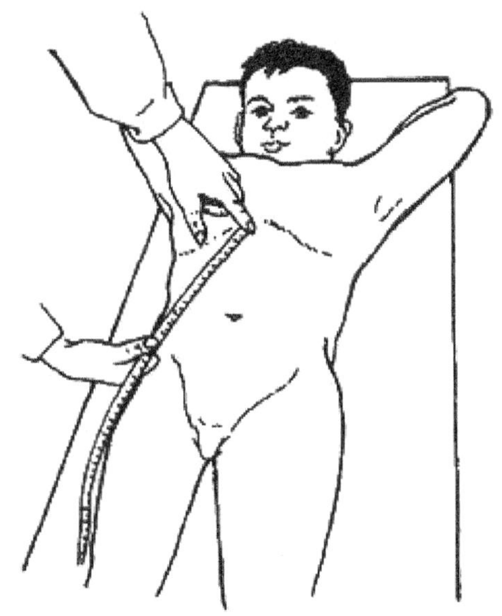

图 55-25 用皮尺测量胸骨剑突至髂前上棘之间的距离

(1)膀胱或后尿道损伤:尿道的损伤远比膀胱损伤多见,坐骨支骨折容易并发后尿道损伤、会阴部撕裂。

(2)直肠损伤较少见,是会阴部撕裂的后果,女性患者常伴有阴道壁的撕裂。直肠破裂如发生在腹膜反折以上可引起弥漫性腹膜炎;如在反折以下,则可发生直肠周围感染。

3. 神经损伤 主要是腰骶神经丛与坐骨神经损伤。腰骶神经丛损伤大都为节前性撕脱,预后差;骶骨Ⅱ区与Ⅲ区的骨折则容易发生骶 1 及骶 2 神经根损伤。骶神经损伤会发生括约肌功能障碍。

4. 脂肪栓塞和静脉栓塞 盆腔内静脉丛破裂可引起脂肪栓塞,其发生率可以达到 35% ~50% ,有症状性肺栓塞率为 2% ~10% ,其中致死性肺栓塞率为 0. 5% ~2% 。

【骨盆骨折的急救处理】

1. 监测血压和脉搏 脉搏变化比血压变化更敏感、更快。

2. 快速建立输血补液途径 骨盆骨折可伴有盆腔内血管损伤,输液途径不宜建立于下肢,应建立于上肢或颈部。

3. 嘱患者排尿 如尿液清澈,表示泌尿道无伤;排出血尿者表示有肾或膀胱损伤。如患者不能自动排尿,应导尿。导出清澈的尿液,提示泌尿道无伤;导出血尿,提示有肾或膀胱损伤;导不出尿液,可于膀胱内注入无菌生理盐水后再予以回吸,注入多抽出少提示有膀胱破裂可能。尿道口流血,导尿管难以插入膀胱内提示有后尿道断裂。

4. 诊断性腹腔穿刺 有腹痛、腹胀及腹肌紧张等腹膜刺激症状者可进行诊断性腹腔穿刺。如抽吸出不凝的血液,提示有腹腔内脏器破裂的可能。阴性结果不能否定有腹腔内脏器损伤可能,必要时可重复进行。随着后腹膜间隙的血肿蔓延至前腹壁,穿刺的针头有可能误入已形成的血肿内,因此多次诊断性穿刺才得到的阳性结果其价值远逊于初次穿刺。

5. 超声检查 可作为腹、盆腔脏器损伤的筛查方法。

6. 其他 视病情情况及早完成 X 线和 CT 检查,并检查有无其他合并损伤。

【治疗措施】

(1)应根据全身情况决定治疗步骤,有腹内脏器损伤及泌尿道损伤者应与相关科室协同处理。在进行腹腔手术时,应注意切勿打开后腹膜血肿。

(2) 重度骨盆骨折送入外科监控室治疗:有休克时应积极抢救,各种危及生命的并发症应首先处理。会阴与直肠撕裂必须及时修补,必要时可用阴道纱布填塞,行阴道止血和作横结肠造瘘术。对腹膜后出血,应密切观察,进行输血、补液。对骨盆开书样骨折应急诊行骨盆兜、床单或外固定架固定,以缩小骨盆容量,提高腹膜后血肿的压力,从而达到止血的目的。若低血压经大量输血补液仍未好转,血压不能维持时,有条件的医院可作急诊动脉造影,还可在 X 线电视监控下作单侧或双侧髂内动脉栓塞。如果没有造影条件而患者又无法转运时,则直接进行骨盆填塞,以抢救生命。发现有大出血部位的应手术止血。腹膜后间隙是一个疏松的间隙,可以容纳多量的血液,因此输血量是巨大的,死亡率也高。

(3) 骨盆骨折本身的处理

1) 骨盆边缘性骨折:无移位者不必特殊处理。髂前上、下棘撕脱骨折可于髋、膝屈曲位卧床休息 3~4 周;坐骨结节撕脱骨折,则在卧床休息时采用大腿伸直、外旋位。只有极少数骨折片翻转移位明显者才需手术处理。髂骨翼部骨折只需卧床休息 3~4 周,即可下床活动;但也有主张对移位者采用长螺钉或钢板螺钉内固定。

2) 骶尾骨骨折:都采用非手术治疗,以卧床休息为主,骶部垫气圈或软垫。3~4 周疼痛症状逐渐消失。有移位的骶骨骨折,可将手指插入肛门内,将骨折片向后推挤复位;但再移位者很多。陈旧性尾骨骨折疼痛严重者,可在尾骨周围局部注射皮质激素。

3) 单纯性耻骨联合分离且较轻者,可用骨盆兜悬吊固定。骨盆兜用厚帆布制成,其宽度上抵髂骨翼,下达股骨大转子,悬吊重量以将臀部抬离床面为宜,依靠骨盆挤压合拢的力量,使耻骨联合分离复位。注意此法不宜用于来自侧方挤压力量所致的耻骨支横形骨折。骨盆悬吊治疗耻骨联合分离时间长,愈合差。对于耻骨联合分离大于 2.5cm 者,目前大都主张手术治疗,在耻骨弓上缘用钢板螺钉作内固定。

4) 骨盆环单处骨折:由于这一类骨折无明显移位,只需卧床休息。症状缓解后即可下床活动。用多头带作骨盆环形固定可以减轻疼痛。

5) 骨盆环双处骨折伴骨盆环断裂:大都主张手术复位及内固定,必要时辅以外固定架固定。以 LC-Ⅲ、APC-Ⅲ和 VS 型骨折为例。如果患者有低血压伴有腹腔内出血或有尿道损伤需作剖腹术者,则于剖腹术结束后立即作骨盆前半部骨折或脱位的切开复位内固定术。间隔 7~9 日待情况稳定后作外固定支架固定,在髂嵴上钉骨针,安装上三角形支架,视暴力方向决定撑开骨盆,还是合拢骨盆。如果患者不需伤日作剖腹术的,一般延迟至 7~9 日后再作切开复位内固定与外固定支架安装手术。

VS 型骨折部分病例可用同侧股骨髁上骨牵引法纠正移位,再进行手术内固定。

骨盆骨折脱位的微创手术治疗是骨盆损伤的发展趋势,能明显减少手术并发症的发生,并减低死亡率。导航技术的应用提高了微创手术的成功率。导航引导下各种经皮固定技术提高了手术的准确性和安全性。

知识拓展:损伤控制外科与骨盆骨折研究新进展

【损伤控制外科】 20 世纪 90 年代,国外的外科文献中出现了一新的名词即"损伤控制外科(damage control surgery,DCS)",损伤控制外科主要是指针对那些严重创伤患者,改变以往在一开始就进行复杂、完整手术的策略;而采用分期手术的方法,首先以快捷、简单的操作,维护患者的生理机制,控制伤情的进一步恶化,使遭受严重创伤的患者获得复苏的时间和机会,然后再进行完整、合理的手术或分期手术。

1983 年 Stone 等回顾总结了 31 例严重创伤并发凝血障碍患者的救治经验,他们发现在创伤早期若施行简单的外科手术控制损伤,可以挽救原来认为不可挽救的危重患者。由于严重创伤患者初始手术期间经常会发生威胁生命的体温不升、代谢性酸中毒和凝血障碍,如果不采取简单有效的方法结束手术并纠正上述异常,患者的围手术期内死亡率可达 90%以上。Stone 提出"损伤控制外科(damage control surgery,DCS)"理念。1993 年 Rotondo 等和 Brenneman 等分别报告了应用 DCS 救治严重多发伤患者的成功经验,合 DCS 理论基础初步形成。随着更多学者的临床实践与研究,使 DCS 理论不断成熟完善。DCS 是指针对严重创伤患者进行阶段性修复的外科策略,旨在避免由于严重创伤患者生理潜能的耗竭,避免体温不升(hypothermia)、酸中毒(acidosis)和凝血障碍(coagulopathy)"死亡三联征"(the deadly triad)的出现,这些损伤的因素相互促进,而成为不可逆的病理过程,其目的在于有效降低严重创伤患者的死亡率。

损伤控制具有双重含义,既控制原发损伤造成的严重后果,如出血、感染,使之不再发展;又控制手术本身带来的损伤,保存患者的生命,为后续治疗创作条件、赢得时间。

DCS 理念更加符合多发伤患者的病理生理,既把创伤对患者的损害降到最低限度,又最大限度地保存机体生理功能,是兼顾整体和局部逻辑思维的充分体现。

损伤控制手术分三个阶段:救命手术、ICU 复苏、计划性再手术。

1. 初始简化手术或救命手术　控制出血(control haemorrhage)、控制感染(prevention contatmination)、避免进一步损伤(avoid further injury)。

2. 复苏治疗　包括复温、纠正凝血障碍、必要时呼吸机通气支持、纠正酸中毒、全面体检避免漏诊。

3. 计划性再手术即确定性修复重建手术　取出填塞、全面探查、解剖重建。最佳时机为救命手术后 36~72 小时,最佳条件为①氧输送正常;②血流动力学状态稳定;③酸中毒纠正;④出血控制;⑤无其他威胁生命因素存在。

损伤控制外科在骨科中的应用十分广泛,又称为损伤控制骨科(damage control orthopaedics,DCO),通过急诊快速、临时性地对骨折进行固定,待全身情况好转后再行确定性处理。对于四肢多发骨折和严重骨盆骨折患者,急诊手术以快速清创、包敷料、控制出血、骨折外固定等方法来尽快控制创伤,减少休克、脂肪栓塞、感染等严重并发症的发生;对于脊柱爆裂性骨折一期手术以椎板切除减压为目的,二期手术再进行植骨融合、内固定等重建修复手术。

【骨盆骨折治疗的新进展】

1. 骨盆骨折治疗的研究现状　合并骨盆骨折的多发伤患者死亡率(30%~58%),明显高于单纯骨盆骨折患者(1.2%),其主要原因是早期(24 小时之内)难以控制的出血以及晚期 MODS/ARDs 等并发症的发生。目前,在骨盆骨折的急救方面,主要应用了损伤控制骨科(damage control orthopedics,DCO)的概念,通过对出血的控制、威胁生命的创伤和软组织损伤的处理,以及应用微创方法使骨盆骨折达到暂时稳定等急救措施,稳定了患者的一般情况,同时避免了损伤以及急诊手术的"二次打击",为骨折固定创造条件。

(1) 骨盆骨折的最初评估:大量出血导致的失血性休克是合并骨盆骨折的多发伤患者 24 小时内死亡的主要原因之一。因此,骨盆骨折最初的评估主要围绕患者的血流动力学状态进行。由于机体有代偿能力,仅依靠脉搏、血压、中心静脉压、尿量等指标判断患者的血流动力学情况是不够的，还需要考虑组织灌注不足的指标，才能更准确地反映患者的血流动力学状态。血液中乳酸水平升高是反映组织灌注不良的一个比较敏感的参数。最近的研究表明，骨盆骨折患者乳酸水平与损伤严重程度相关。

早期识别具有生命危险的骨盆骨折的标准：①损伤机制（APCⅡ、APCⅢ、LCⅢ、垂直剪切、多发伤机制）；②合并伤（颅脑创伤、胸部创伤、脊柱创伤等）；③骨盆环机械不稳定；④血液中乳酸水平与碱缺失升高；⑤血色素降低。如有上述五种情况之一时，应考虑其存在生命危险，需要积极处理。

对高危患者进行初步的复苏及骨盆固定后，需要对患者的反应作出评估。对骨盆达到机械稳定后仍不能改善血流动力学状态的患者，应尽早发现并积极采取不同的处理方法。评估患者的反应时不仅要考虑到时间（通常是20~30分钟），还要考虑到血液中乳酸水平、血管收缩剂的用量以及B超所见，通常每隔15~30分钟根据这些检查评估患者的反应。对于反应不佳的患者，应积极采取其他方法止血并稳定。

（2）骨盆骨折出血的控制与暂时固定：骨盆骨折出血的控制是稳定患者一般情况、降低死亡率及最终手术固定骨折的基础。骨盆骨折出血的来源有三个：动脉系统损伤、静脉系统损伤和松质骨骨折面出血。其中血管损伤是出血的主要来源，但是骨盆骨折后难以控制的出血来源（动脉或静脉）仍然存在争论。动脉系统的损伤可通过动脉造影发现，并且可以同时将损伤的动脉栓塞。以前的研究表明，动脉栓塞可以降低骨盆骨折后早期死亡率。然而，并不是所有的出血在动脉栓塞后都可以停止。很多学者认为，静脉丛的出血是导致骨盆骨折出血难以控制及失血性休克的主要原因。在多数情况下，动脉与静脉系统均会发生损伤，但两者所占出血的比例很难描述，而且对于骨盆骨折，很难判断导致其出血的主要损伤。因此，对动脉与静脉系统的损伤均要处理，首先要保证患者凝血机制正常，然后就是对出血的控制。

有几种使骨盆达到暂时稳定的急救方法：医用抗休克裤与充气抗休克服、骨盆布单包裹、骨盆悬吊、骨盆夹板、前方外固定架、骨盆钳、手术骨盆填塞止血等。

1）填塞止血：填塞止血时盆腔手术出血是比较有效的止血措施。在填塞止血的同时，还可以一并处理盆腔脏器损伤与大血管出血，进一步达到止血的目的。Pel Totterman 等认为，骨盆填塞止血对于骨盆大量出血的患者是一种效果肯定的急救措施。但由于合并动脉损伤率很高，可能在骨盆填塞患者稳定后，仍需动脉栓塞进一步止血。而 Cothren 等则指出，骨盆填塞止血可在一定程度上替代急诊血管造影与动脉栓塞，可明显降低死亡率。这两项研究产生差异的原因可能一方面是样本量较小，另一方面是选择了不同的手术适应证。尽管 Cothren 等认为骨盆填塞止血在骨盆骨折急救中可以取代血管造影，成为一线止血措施，但多数美国学者仍认为，对于血流动力学不稳定患者，应采取积极复苏、骨盆机械稳定与血管栓塞等多种措施进行急救，骨盆填塞止血的效果仍需进一步研究。

2）血管造影与动脉栓塞：目前，学者普遍认为介入技术仍为诊断动脉出血的“金标准”，并且对于控制严重动脉出血是一个比较有效的措施，但是对其在骨盆骨折急救应用的最佳时机、适应证等仍存在较大争论。由于血管造影通常不能在急诊室进行，而且操作需要一定时间，因此，一些学者认为，对于血流动力学不稳定的骨盆骨折，应首先行外固定及手术填塞止血之后，如患者仍存在血流动力学不稳定及活动性出血的证据（血压仍低），再进行血管造影及栓塞。Bassam 等认为，对于 APCⅡ、Ⅲ，LCⅡ、Ⅲ垂直剪切力不稳定的患者，如果没有开腹探查的指征，应立即行急诊血管造影及栓塞。Fangio 等则将早期血管造影与血管收缩剂联合应用作为骨盆骨折血流动力学不稳定患者的一线治疗方案。在选择适应证时,除考虑损伤机制外,还应考虑患者的年龄(>60 岁)、性别等情况。因此,一些学者认为,只有少数骨盆骨折患者需要行血管造影。但 Velmahos 等认为,对于骨盆及盆腔脏器损伤的患者,均应考虑行血管造影。随着介入技术的逐渐成熟,血管造影剂栓塞后患者的生存率可达 80%~90%,影响预后的因素可能包括年龄、介入手术之前的血流动力学状态与达到栓塞的时间。为使血管造影及动脉栓塞成功,需要对患者的损伤机制做出准确的评估,并且对医院的设备及人员进行合理分配,保证导管室具备抢救所需的设备与高年资介入医师的操作。如果患者的受伤机制适于用侧方挤压方式固定,则至少应首先用骨盆布单包裹、骨盆夹板等方式固定。如果不适于以上固定方式,则需考虑血管造影栓塞。

(3) 合并损伤与开放性骨盆骨折的治疗:如果骨盆骨折患者伴有上泌尿道及膀胱损伤,对预后的影响不大,但尿道损伤对患者的生活质量影响较大。若在骨盆骨折内固定的同时对泌尿系统损伤进行修复,则术后感染率很低。Guy 报告 78 例骨盆骨折合并泌尿系统损伤的患者,其中 48 例行开放复位内固定(ORIF),29 例行外固定,早期伤口深部感染率分别为 4.1%(ORIF 组)和 3.4%(外固定组),结果表明,在深部感染方面,外固定与内固定相比并没有明显的优势。

1) 合并会阴部损伤与开放性骨盆骨折:开放性骨盆骨折占所有骨盆骨折的 2%~4%,虽然比较少见,却是创伤骨科最严重的损伤之一。开放性骨盆骨折根据预后的不同可分为两类:髂骨翼处的开放性损伤、累及会阴部的开放性损伤。髂骨翼处的开放性损伤通常为稳定的骨折,患者死亡率低,预后好,其治疗原则与一般的开放性骨折类似,可在清创后行早期切开复位内固定术。对于合并髂骨翼处开放损伤的骨盆不稳定骨折,对患者预后起主要影响的是骨折类型,而开放性损伤的影响则比较小。

累及会阴部的开放性骨盆骨折死亡率较高,可达 26%~50%。患者死亡的主要原因是早期的严重出血与晚期深部感染造成的败血症,对于这两种情况的控制可以有效降低患者的死亡率。早期控制严重出血是开放性骨盆骨折急救的关键,通过应用 DCO 迅速稳定患者一般情况、改善血流动力学状况,尽可能减少对患者的进一步损伤。由于骨盆骨折患者病情复杂、变化快,因此,一个急诊流程图对于处理复杂骨盆骨折血流动力学不稳定的患者是非常必要的。除常规的止血措施外,也有少数学者报告半侧骨盆切除术成功止血的患者,但其适应证通常仅限于那些合并大动脉与神经损伤的患者。

在患者一般情况好转后,处理的重点是预防晚期败血症。早期应立即对开放性损伤进行彻底清创,并常规采用开腹探查、结肠造瘘术对粪便改道,而对远端直肠彻底冲洗,清除残余粪便,特别是对于老年患者。对于粪便改道应强调尽早进行,否则时间延迟将会导致会阴部伤口感染,引起盆腔血肿,继发感染与败血症。Kudsk 等强调,在首次清创后,应继续每日对伤口冲洗与清创,使伤口达到彻底清洁,这通常需要至少 3 日。但 Faringer 等提出选择性粪便改道的原则,认为粪便改道的适应证为开放性骨盆骨折合并直肠、阴道以及会阴损伤。Woods 等认为,粪便改道对降低感染率没有明显帮助,而骨盆的机械不稳定对于感染是一个独立的影响因素。也有学者认为,粪便改道不能明显降低感染的发生率,对于某些患者,粪便改道是没有必要的,不推荐将粪便改道作为骨盆开放骨折的常规处理方式,而认为选择性粪便改道更加合适。开放性伤口通常不能Ⅰ期闭合,应于首次清创后 24~48 小时反复冲洗清创。对于女性患者,还应注意有无累及阴道壁的开放性损伤,这些损伤通常可以由有无阴道流血以及体格检查发现,其处理原则也为及时的清创、冲洗与修复。

对于合并骨盆骨折的多发伤患者,骨折最终的固定通常在伤后4日、且患者的一般情况稳定后进行,早期行骨折最终固定可以降低败血症的发生率。由于开放性骨折感染危险性增加,早期一般均采用外固定。Leenen 等认为,早期对骨折行内固定并同时处理合并损伤可以降低死亡率并使骨折获得较好的功能恢复。Routt 等提出,需要根据开放性伤口的位置及骨折端的污染情况决定固定方式,在骨折端被粪便或异物污染的情况下倾向于应用外固定,如果在骨折区域没有发现明显的污染,则推荐使用内固定。

骨盆骨折的合并损伤主要包括泌尿系统、消化系统(胃肠道、脾、肝等)及腹部神经血管损伤,在高能量暴力导致的骨盆骨折中合并损伤发生率较高,且与骨盆骨折的预后高度相关。对于相关合并损伤的处理,通常需要骨科、普通外科、泌尿外科、妇产科与血管外科等科室协同合作。涉及骨盆骨折合并损伤的问题主要包括:合并损伤的处理时机与方法、合并损伤对骨科处理及预后的影响。一旦患者的一般情况稳定后,应尽早对骨折及合并损伤进行手术,手术措施可能包括:开放伤口的清创与冲洗、对骨折采用适当的方式固定(最终的内固定或外固定)、开腹探查并评估及处理腹部脏器、皮肤以及软组织损伤。

2) 合并泌尿系统损伤:骨盆骨折合并泌尿系统损伤发生率约为16%。根据损伤位置不同,泌尿系统损伤可分为上泌尿道损伤(肾、输尿管)与下泌尿道损伤(膀胱、尿道)。

对于泌尿系统损伤处理的时机与方法,泌尿外科与骨科医师考虑的侧重点不用。泌尿外科医师处理骨盆骨折合并泌尿系统损伤时,尤其是对于后尿道损伤,更侧重于减少晚期并发症(尿道狭窄、阳痿等)的发生。骨科医师则认为,预防深部感染与骨折不愈合是重点。由于50%骨盆骨折合并泌尿系统损伤患者均合并有腹部脏器损伤,如果需要对这些患者进行开腹探查,则可以一并处理泌尿外科与骨科损伤。

目前通常认为,早期对膀胱损伤进行修补效果较好,而且可以降低感染发生率。对于腹膜内型膀胱损伤与合并腹膜外型损伤的情况,开腹手术修补是标准的方法,可以在开腹探查的同时进行。对于腹膜外型膀胱损伤的治疗,更多的学者倾向于首先采用保守疗法处理(耻骨上膀胱造瘘术),而外科手术的适应证为需要开腹探查的患者、合并膀胱颈损伤、可疑骨折片刺入膀胱,以及在行骨盆骨折 ORIF 同时修补膀胱。在进行耻骨上膀胱造瘘术后24~48小时为进行前方入路最终内固定的最佳时机,超过48小时后因感染的危险性增加,应选择其他方法固定。Routt 等报告23例骨盆骨折合并泌尿系统损伤患者,在对骨盆前环行 ORIF 的同时Ⅰ期直接修补膀胱或行尿道会师复位术,术后仅1例发生伤口深部感染,但泌尿系统晚期并发症率仍较高(30%)。

对于后尿道损伤,泌尿外科医师普遍认为应早期诊断并及时处理,但对Ⅰ期尿道会师复位术或耻骨上膀胱造口术后Ⅱ期行尿道成形术的选择仍存在争论。与Ⅱ期尿道成形术相比,Ⅰ期行间接尿道会师复位术后尿道狭窄发生率较低,但阳痿与尿道不连续的发生率较高。更多的学者认为,最初损伤的严重性与神经血管的损伤情况决定了术后是否发生阳痿,而不是手术的时机。因此,泌尿系统的并发症在很大程度上是一种初始损伤的延续。如果需要对骨盆前环进行固定,为了降低感染的危险,推荐使用间接尿道会师复位术。合并膀胱颈损伤的后尿道损伤,则需要立即行开腹膀胱修补术与膀胱造瘘术。泌尿外科腔镜的发展则允许早期采用微创方法对泌尿系统损伤进行修复。

第四节　髋臼骨折

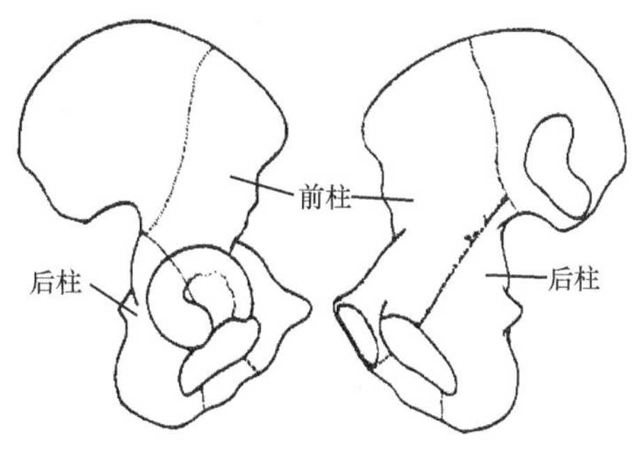

图 55-26　髋臼构成示意图

髋臼系位于髋骨中下部的半球形深凹，向前、下、外倾斜。右髋骨的前柱（髂耻柱）、前壁和后柱（髂坐柱）、后壁组成（图 55-26），前柱由髂嵴前部斜向内下至前方达耻骨联合；后柱由坐骨大切迹角的平面到坐骨结节，主要构成髋臼的顶部。髋臼骨折的治疗应尽可能恢复其前后柱的解剖关系。

髋臼骨折（fracture of the acetabulum）是由强大暴力作用于股骨头和髋臼之间造成的，约占全身骨折的 0.7%。常见受伤方式为：屈膝位暴力作用于膝关节前方经股骨头传递至髋臼；暴力经足、膝、股骨头传递至髋臼；侧方暴力经股骨大转子传递；经骨盆后方的暴力，不仅产生骨盆骨折，也可累及髋臼。依据暴力性质、作用方向和股骨头与髋臼的位置不同，可以造成不同类型的髋臼骨折。有时，股骨头连同破碎的髋臼向内移位，严重者股骨头可穿破髋臼进入盆腔，造成髋关节中心脱位。

【骨折分型】　目前广泛采用的是 Letournel-Judet 分型。

主要是从解剖结构的改变来分，共十个类型（图 55-27）。

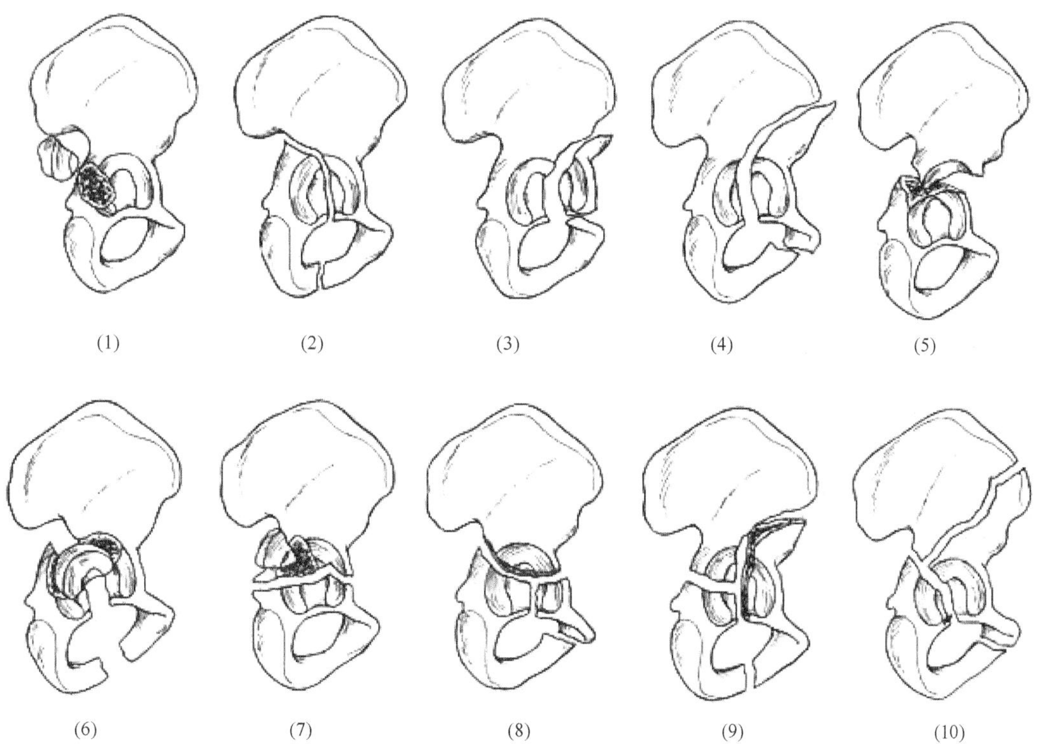

图 55-27　Letournel-Judet 分型示意图

（1）后壁骨折；（2）后柱骨折；（3）前壁骨折；（4）前柱骨折；（5）横断骨折；（6）后柱伴后壁骨折；（7）横断伴后壁骨折；（8）T 型骨折；（9）前柱伴后半横行骨折；（10）双柱骨折

(1) 单一骨折：累及髋臼的一个柱或壁，包括后壁骨折、后柱骨折、前壁骨折、前柱骨折和横断骨折五类。

(2) 复合骨折：至少由两个单一骨折组合，包括 T 型骨折、后柱伴后壁骨折、横断伴后壁骨折、前柱伴后半横行骨折和双柱骨折五类。

【治疗】 髋关节是全身负重量最大的关节，因此，有移位的髋臼骨折原则上应该手术治疗，尽可能解剖复位、牢固固定及早期的功能锻炼。

1. 非手术治疗 主要是卧床和牵引。适应证：无移位或者移位<3mm；严重骨质疏松者；局部或其他部位有感染者；有手术禁忌证，如其他系统疾患，不能耐受手术者；闭合复位且较稳定的髋臼骨折。

2. 手术治疗

(1) 手术指征：髋关节不稳定及移位>3mm 者，尤其是双柱骨折有错位者。如有下列情况应该急诊手术：①髋关节脱位不能闭合复位者；②髋关节复位后不能维持复位；③合并神经损伤，且进行性加重；④合并有血管损伤；⑤开放性髋臼骨折。

(2) 手术时机：全身情况允许而又有急诊手术指征者，应该积极手术；由于髋臼骨折多合并骨盆骨折和(或)其他合并伤，且出血较多，所以，应该在病情稳定、出血停止后再手术。最佳手术时机多认为在伤后 4~7 日。

(3) 术前准备：主要是肠道准备和患肢准备，还应该根据骨折类型，进行手术器材和内固定的准备。

(4) 手术入路和方法选择：手术入路包括后方的 Kocher-Langenbeck 入路(适应于后壁、后柱和横断伴后壁骨折)；髂腹股沟入路(适应于前柱、前壁及大多数双柱骨折)；髂股入路及前后联合入路。手术方法包括切开复位重建钢板或者髋臼 W 型安全角度接骨板内固定、空心钉固定及全髋关节置换术。

(姜星杰)

第五十六章　周围神经损伤

学习目标

1. 掌握周围神经损伤的临床表现。
2. 掌握判断有无臂丛神经损伤的方法。
3. 了解臂丛神经损伤的手术指征。
4. 掌握正中神经、尺神经、桡神经损伤的临床表现及处理。

第一节　概　　论

【应用解剖】　周围神经分为脑神经、脊神经和自主神经，遍及全身皮肤、黏膜、肌肉、骨关节、血管及内脏等。周围神经含运动神经、感觉神经和自主神经三个部分，其中运动神经纤维止于骨骼肌的运动终板，感觉神经末梢发自皮肤、肌肉、肌腱和关节等组织器官，自主神经则分布于血管壁、汗腺和立毛肌。周围神经是神经元的细胞突起，又称神经纤维，由轴索、髓鞘和施万(Schwann)鞘组成。轴索是神经纤维的中轴，其内含有微丝、微管、线粒体和非颗粒性内质网组成的轴浆，负责神经元和神经终末结构之间神经冲动的传导。郎飞结是相邻两个施万细胞的连接点，髓鞘具有防止兴奋扩散作用。神经纤维分为有髓和无髓两种。无髓神经纤维一般较细，主要参与神经的自主活动、温度觉和迟发性痛觉。有髓神经纤维粗细不等，神经冲动的传导呈跳跃式从一个郎飞结传导到下一个郎飞结，传导速度非常快。

【神经损伤的分类】　周围神经损伤按损伤程度，可分为三类。

1. 神经传导功能障碍　神经暂时失去传导功能，神经纤维不发生退行性变。临床表现运动障碍明显而无肌萎缩，痛觉迟钝而不消失。数日或数周内功能可自行恢复，不留后遗症，常见有术中止血带麻痹。

2. 神经轴索中断　神经受钝性损伤或持续性压迫，轴索断裂致远端的轴索和髓鞘发生变性，神经内膜管完整，轴索可沿施万鞘管长入末梢。临床表现为该神经分布区运动、感觉功能丧失，肌萎缩和神经营养性改变，但多能自行恢复。严重的病例，神经内瘢痕形成，需行神经松解术。

3. 神经断裂　神经完全断裂，神经功能完全丧失，需手术修复，方能恢复功能。

【损伤神经的变性和再生】　周围神经损伤后将导致整个神经元的损伤反应。神经元的轴突与胞体发生离断后，其远端与胞体发生断裂、崩解和细胞吞噬的改变的过程称为华勒变性。周围神经纤维本身的损伤反应在病理学上分为两个主要类型。①神经损伤部位无轴突的丧失，仅有短暂的神经传导阻滞，病理上表现为轻微损伤所致的节段性脱髓鞘与再髓鞘化。②轴突断裂，同时伴有不同程度的神经内部结构损伤，导致损伤轴突的连续性中断，损伤平面及其以下、损伤平面以上一定范围内轴突变性。在病理上表现为较严重损伤所致的华勒变性与继发的轴突再生。周围神经结缔组织及支持结构的损伤反应涉及神经内膜、神经束膜,以及周围结缔组织的损伤、断裂、破坏、增生和神经内血管系统的病理变化,尤其是血-神经屏障的破坏,导致周围神经纤维内环境稳定的解剖结构的破坏,直接或间接影响周围神经的损伤反应和再生反应。

【临床表现与诊断】

1. 运动功能障碍　周围神经损伤后可出现所支配肌肉的弛缓性瘫痪、肌张力降低、肌肉萎缩、抽搐。日常生活中某些运动功能丧失,如上肢臂丛神经损伤后可影响患者穿着、取物、进食等日常活动,下肢坐骨神经损伤后可出现异常步态甚至行走困难。随着损伤时间的推移,支配关节活动肌肉力量的平衡被打断,可出现一些特有的畸形,如桡神经肘上损伤可出现特有的垂腕畸形,尺神经腕上损伤可出现"爪形手"畸形。

2. 感觉功能障碍　包括主观感觉障碍和客观感觉障碍。一般情况下,患者的主观感觉障碍比客观感觉障碍多而且明显,在神经恢复过程中,患者感到的灼痛、感觉过敏往往难以忍受。

(1) 主观感觉障碍:是在没有任何外界刺激的情况下出现的感觉障碍,又包括如下几种。①感觉异常,如局部麻木、冷热感、潮湿感、震动感,以麻木感多见。②自发疼痛,是周围神经损伤后最突出的症状之一,随损伤的程度、部位、性质的不同,疼痛的性质、发生时间、程度也千差万别,常见的有刺痛、跳痛、刀割痛、牵拉痛、灼痛、胀痛、触痛、撕裂痛、酸痛、钝痛等,同时伴有一些情感症状。③幻痛,周围神经损失伴有肢体缺损或截肢者有时出现幻肢痛。

(2) 客观感觉障碍:包括以下几种。①感觉丧失,深浅感觉、复合觉、实体觉丧失。②感觉减退。③感觉过敏,即感觉阈值降低,小刺激出现强反应,以痛觉过敏最多见,其次是温度觉过敏。④感觉过度,少见。⑤感觉倒错,如将热的误认为是冷的。

感觉功能的检查可与健侧皮肤对比。实体觉与浅触觉为精细感觉,痛觉与深触觉为粗感觉。神经修复后,粗感觉的恢复较早也较好。检查手指的精细感觉时,可作两点区别试验和取物试验,并闭目用手触摸辨识物体。触觉不良时不易做到。

3. 神经营养性功能障碍　周围神经损伤后在受伤神经分布区内可出现以下两方面的表现:①受伤早期为自主神经刺激性表现,可出现皮肤发红、皮温升高、潮湿、角化过度及脱皮等。②受伤后期有破坏性损伤时,则表现为皮肤发绀、冰凉、干燥无汗或少汗、菲薄,皮下组织轻度肿胀,指甲(趾甲)粗糙变脆,新旧指甲间出现纵脊,毛发脱落,甚至发生营养性溃疡。检查汗腺功能通常采用印三酮试验,具体操作为指腹按压在白色滤纸上,用铅笔描绘其边缘,将印三酮试液滴在其上,稍干后将滤纸在酒精灯上烘干,在烘干过程中出现汗迹为阳性。

4. 叩击试验(Tinel 征)　神经损伤后或损伤神经修复后,在相应损伤平面轻叩神经,其分布区会出现放射痛和过电感,这是神经轴突再生较髓鞘再生快,神经轴突外露,被叩击时出现的过敏现象。这一体征对神经损伤的诊断和神经再生的进程有较大的判断意义。随着再生过程的不断进展,可在远侧相应部位叩击诱发此过敏现象。

5. 神经电生理检查　电生理检查是近 50 年发展起来的诊断技术,它将神经肌肉兴奋时发生的生物电变化引导出,加以放大和记录,根据电位变化的波形、振幅、传导速度等数据,分析判断神经、肌肉系统处于何种状态。临床上将电生理检查分肌电图(electromyography, EMG)、神经电图(electroneurography)和诱发电位(evoked potential)等。由于神经电图产生的原理与诱发电位相同,是使用脉冲电诱发出的神经肌肉兴奋电位,故归入诱发电位较妥当。

（1）肌电图检查：用同心圆针电极刺入被检肌肉，记录其静止及不同程度自主收缩时所产生的动作电位及声响的变化，分析肌肉、运动终板及其支配神经的生理和病理状况。通过肌电图检查可以达到以下目的：①确定有无损伤及损伤的程度；②有助于鉴别神经源性或肌源性损害；③有助于观察神经再生情况。

（2）诱发电位检查：利用一定形态的脉冲电流刺激神经干，在该神经的相应中枢部位、支配区或神经干上记录所诱发的动作电位。临床常用的检查项目有：感觉神经动作电位（sensory nerveactive potential，SNAP）、肌肉动作电位（muscle active potential，MAP）及体感诱发电位（somatosensory evoked potential，SEP）等。运动诱发电位（Motorevoked potenital，MEP）是近年开展的一项新技术，对诊断脑与脊髓传出通道（即运动神经通道）的损伤和疾病有一定意义。

【治疗】

1. 治疗原则　周围神经损伤后其再生能力与修复时间关系十分密切，一般认为伤后3个月内是神经修复的“黄金时期”，超过上述时限神经修复后预后较差。因此，肢体外伤后早期临床上应注意是否合并有周围神经损伤。对于诊断明确的患者应根据损伤的表现正确处理，通常将神经损伤分为以下两种采取不同的处理方式。

（1）闭合性损伤：闭合神经损伤观察一定时间后（通常3个月），无再生的表现，应行手术探查。

（2）开放性损伤：如果周围神经损伤由于切割伤、弹道伤或手术损伤引起，估计神经已断裂，不可能自行恢复者，应尽早行神经探查术。

2. 手术方法

（1）神经缝合法：包括神经外膜缝合术和神经束膜缝合术。神经外膜缝合术操作简单，无需特殊器械并且治疗效果尚好，至今仍为神经缝合的主要方法之一，主要适用于：①急诊神经修复；②神经断面以束为主的神经修复。其具体步骤和方法为：①解剖游离神经断端；②封闭神经断端后锐性切除神经断端挫伤组织、神经瘤至正常神经组织；③神经断端止血后间断缝合神经外膜，缝接后的神经置于健康组织之中，避免使其处于瘢痕或骨骼表面。神经外膜缝合术的缺点是难以对接相应的神经束、周围结缔组织和血液易进入吻接处的间隙，从而导致神经再生不满意。神经束膜缝合术的适应证为神经移位或神经移植时的神经缝合和神经断面以结缔组织为主的神经修复。该手术须在手术显微镜或手术放大镜下进行，手术者需要掌握显微手术技能。具体操作步骤如下：①游离神经断端，切除神经瘤。将两断端的外膜环状切除5～10mm，使神经束裸露；②神经断端止血后将两断端的运动神经束和感觉神经束正确辨认，对应缝合。术后处理同神经外膜缝合术术后处理。

（2）神经移植术：神经移植术适用于神经损伤或神经瘤切除后神经缺损较大，难以靠改变关节体位、游离神经断端或神经移位等方法完成神经无张力缝合。方法为取患者自体的一段次要神经（常用的有前臂内侧皮神经、隐神经、腓肠神经等），移植于神经缺损处，行两端无张力缝合。

（3）神经松解术：神经松解术分为神经外松解术和神经内松解术两种方法。前者是解除骨端、周围结缔组织瘢痕或肿瘤等压迫，游离和切除神经周围瘢痕组织，后者除神经外松解外，尚需切开或切除病变段神经外膜，分离神经束之间的瘢痕粘连，切除束间瘢痕组织。

（4）神经移位术：该术式常用于不可修复的臂丛神经根性撕脱或神经损伤修复后功能未恢复者。利用次要的神经修复功能重要的神经，重建肢体的主要功能。例如，臂丛神经根性撕脱选用膈神经、肋间神经、副神经移位于肌皮神经恢复屈肘功能。神经移位术一般采用神经束膜缝合法。

(5) 神经植入术：神经植入术是指将神经近端直接植入肌肉或皮肤，以期恢复肢体运动功能和皮肤感觉功能。临床资料由于受代偿性及特异性的影响，故对神经植入术的疗效至今尚难作出正确评价。

第二节　上肢周围神经损伤

【臂丛神经损伤】　臂丛神经损伤常见于交通事故、工伤、切割伤及枪弹伤等，不同部位的臂丛神经损伤引起的临床表现也不相同。

【功能解剖】　臂丛神经由 C_5 ~ T_1 神经根组成。分为根、干、股、束、支五部分，终支形成腋神经、肌皮神经、桡神经、正中神经和尺神经。在根、干、束部有神经分支发出，这些分支对臂丛神经损伤的定位诊断有重要意义。臂丛神经包括 5 根 3 干，C_5 ~ C_6 神经根在前斜角肌外缘汇合，组成上干；C_7 组成中干；C_8 ~ T_1 形成下干。上、中、下干位于第一肋骨表面，每干长约 1cm。每干又分成 3 个束，束的长度约 3cm，各束在相当于喙突水平分为神经支，形成终末支神经。

1. 臂丛的分支　臂丛根、干、束部有多个神经分支发出，支配肩胛带附近的肌肉，而股部无分支。这些分支对臂丛神经损伤的定位诊断有重要意义。

(1) 根部分支：①胸长神经（C_5 ~ C_7），支配前锯肌；②肩胛背神经（C_4、C_5），支配提肩胛肌及大小菱形肌；③膈神经支（C_3 ~ C_5），支配膈肌。

(2) 干部分支：①肩胛上神经（C_5），从上干发出，支配冈上、下肌；②锁骨下肌支（C_5、C_6），从上干的前股发出，支配锁骨下肌。

(3) 束部其他分支：①胸前外侧神经（C_5 ~ C_7）从外侧束起点处发出，支配胸大肌锁骨部；②胸前内侧神经（C_8、T_1）从内侧束起点发出，支配胸小肌及胸大肌胸肋部；③肩胛下神经（C_5）从后束发出，支配肩胛下肌和大圆机；④胸背神经（C_5）从后束发出，支配背阔肌；⑤臂内侧皮神经（T_1）、前臂内侧皮神经（T_1），均由内侧束发出。

2. 臂丛神经根的功能特点

(1) 颈 5 神经根：①主要组成腋神经，支配三角肌，完成肩外展活动；②主要组成肩胛上神经，支配冈上、下肌，完成肩上举活动；③独立组成肩胛背神经，支配提肩胛肌。

(2) 颈 6 神经根：主要组成肌皮神经，支配肱二头肌，主管屈肘活动。

(3) 颈 7 神经根：主要组成肌皮神经，支配上肢伸肌群，主管肘、腕、指地伸直。C_7 支配广泛，无独特性。

(4) 颈 8 神经根：①主要组成正中神经，支配掌长肌、拇长屈肌、指深屈肌等指屈肌群，主要完成手指功能；②独立组成肩胛下神经，支配肩胛下肌。

(5) 胸 1 神经根：①主要组成尺神经。支配手内在肌群，主管拇指对掌、对指，手指内收、外展，掌指关节屈曲及指间关节伸直；②独立组成臂内侧皮神经、前臂内侧皮神经。

【病因】　臂丛神经损伤并不少见，损伤原因常见的有：①上肢的过度牵拉，使得头颈分离引起臂丛神经损伤；②对撞伤，如被高速行驶的汽车撞伤肩部；③切割伤或枪弹伤；④挤压伤，如锁骨和第一肋骨骨折、肩关节脱位等，骨折端或肱骨头挤压臂丛神经；⑤产伤，分娩时胎位异常或产程中牵拉致伤。

【发病机制】 引起臂丛神经损伤的最常见病因及病理机制是牵拉性损伤。成人臂丛神经损伤大多数(约80%)继发于摩托车或汽车车祸。例如,摩托车与汽车相撞、高速行驶的摩托车撞击路边障碍物或大树,驾驶员受伤倒地,头肩部撞击障碍物或地面,使得头部和肩部呈分离趋势,臂丛神经受到牵拉过度性损伤,轻者神经震荡、暂时性功能障碍,重者神经轴突断裂、神经根干部断裂,最重者可引起5个神经根自脊髓发出处断裂,似"拔萝卜"样撕脱,完全丧失功能。工人工作时不慎将上肢被机器、皮带或运输带卷入后,由于人体本能反射而向外牵拉可造成臂丛神经损伤,如果向上卷入可造成下干损伤,水平方向卷入则造成全臂丛损伤。矿山塌方或高处重物坠落、压砸于肩部,高速运动时肩部受撞击等也可造成臂丛神经损伤。新生儿臂丛神经损伤则见于母亲难产时,婴儿体重一般超过4kg,头先露、使用头胎吸引器或使用产钳,致婴儿头与肩部分离、过度牵拉而损伤臂丛,多为不全性损伤。

臂丛神经损伤也见于颈肩部枪弹、弹片炸伤等火器性贯通伤或盲管伤,刀刺伤、玻璃切割伤、药物性损伤及手术误伤等。此类损伤多较局限,但损伤程度较严重,多为神经根干部断裂。可伴有锁骨下、腋动静脉损伤及气胸。锁骨骨折、肩关节前脱位、颈肋、前斜角肌综合征、原发性或转移至臂丛附近的肿瘤也可压迫损伤臂丛神经。

【临床表现】 臂丛神经损伤按照损伤部位可分为上臂丛损伤、下臂丛损伤和全臂丛损伤。1985年Leffert按臂丛损伤的机制与损伤部位作出以下分类:①开放性臂丛损伤。②闭合性臂丛损伤。

【诊断】 臂丛神经损伤的诊断,包括临床、电生理学和影像学诊断,对于须行手术探查的臂丛损伤,还要作出术中诊断。根据不同神经支损伤特有的症状、体征,结合外伤史、解剖关系和特殊检查,可以判明受伤的神经及其损伤平面、损伤程度。臂丛神经损伤诊断步骤如下。

1. 判断有无臂丛神经损伤 有下列情况出现时,应考虑臂丛损伤的存在。

(1) 支配上肢的5条神经中任何两条或两条以上的联合损伤(同一平面的切割伤除外)。

(2) 手部3神经(正中、桡、尺神经)中任何1条合并肩关节或肘关节功能障碍(被动活动正常)。

(3) 手部3神经(正中、桡、尺神经)中任何1条合并前臂内侧皮神经损伤(非切割伤)。

2. 确定臂丛神经损伤部位 临床上以胸大肌锁骨部代表C_5、C_6,背阔肌代表C_7,胸大肌胸肋部代表C_8T_1,上述肌肉萎缩说明损伤在锁骨上,以及根、干部损伤。上述肌肉功能存在说明损伤在锁骨下,即束支部损伤。这是鉴别损伤在锁骨上下的重要依据。

3. 定位诊断

(1) 臂丛神经根损伤

1) 上臂丛($C_5 \sim C_7$)损伤:表现为腋、肌皮、肩胛上神经及肩胛背神经麻痹,桡神经、正中神经部分麻痹。肩关节不能外展和上举,肘关节不能屈曲,腕关节虽然能屈伸但肌力减弱,前臂旋转亦有障碍,手指活动尚属正常,上肢背侧感觉大部分缺失。三角肌、冈上下肌、肩胛提肌、大小菱形肌、桡侧腕屈肌、旋前圆肌、肱桡肌、旋后肌等出现瘫痪或部分瘫痪。

2) 下臂丛(颈8胸1)损伤:尺神经麻痹,臂内侧皮神经、前臂内侧皮神经受损,正中、桡神经部分麻痹。手的功能丧失或发生严重障碍,肩、肘、腕关节活动尚好,患侧常出现Horner征。手内肌全部萎缩,骨间肌尤其明显,手指不能屈伸或有严重障碍,拇指不能掌侧外展,前臂及手部尺侧皮肤感觉缺失。尺侧腕屈肌、指深浅屈肌、大小鱼际肌群、全部蚓状肌与骨间肌出现萎缩瘫痪。而肱三头肌、前臂伸肌群部分瘫痪。

3）全臂丛损伤：早期整个上肢呈迟缓性麻痹，各关节不能主动活动，但被动运动正常。由于斜方肌受副神经支配，耸肩运动可存在。上肢感觉内侧因肋间臂神经来自第2肋间神经尚存在外，其余全部丧失。上肢腱反射全部消失、温度略低，肢体远端肿胀。Horner征阳性。晚期上肢肌肉显著萎缩，各关节常因关节囊挛缩而致被动活动受限，尤以肩关节与指关节严重。

（2）臂丛神经干损伤

1）上干损伤：其临床症状与体征和上臂丛神经损伤相似。

2）中干损伤：独立损伤极少见，但见于健侧颈7神经根移位修复术切断颈7神经根或中干时。仅有示、中指指腹麻木，伸肌群肌力减弱等，可在2周后逐渐恢复。

3）下干损伤：其临床症状与体征和下臂丛神经损伤相似。

4. 臂丛损伤的治疗

（1）保守治疗：对常见的牵拉性臂丛损伤，早期以保守治疗为主，即应用神经营养药物，损伤部进行理疗，如电刺激疗法、红外线、磁疗等，患肢进行功能锻炼，防治关节囊挛缩，并可配合针灸，按摩，推拿，有利于神经震荡的消除，神经粘连的松解及关节松弛。观察时期一般在3个月左右。

（2）手术治疗

1）手术指征：①臂丛神经开放性损伤，切割伤，枪弹伤，手术伤及药物性损伤，应早期探查，手术修复。②臂丛神经对撞伤，牵拉伤，压砸伤，如一名缺位节前损伤者应及早手术，对闭合性节后损伤者，可先经保守治疗3个月。在下述情况下可考虑手术探查：保守治疗后功能无明显恢复者；呈跳跃式功能恢复者如肩关节功能未恢复，而肘关节功能先恢复者；功能恢复过程中，中断3个月无任何进展者。③产伤者，出生后半年无明显功能恢复者或功能仅部分恢复，即可进行手术探查。

2）手术方法：臂丛探查术，锁骨上臂丛神经探查术；锁骨下臂丛神经探查术；锁骨部臂丛神经探查术。

3）手术原则：根据手术中发现，处理原则如下，神经松解术；神经移植术；神经移位术。

【腋神经损伤】 腋神经发自臂丛后束，由颈5、6神经纤维的前支组成，伴旋肱后血管向后外方走行，穿四边孔绕肱骨外科颈至三角肌深面。腋神经走行过程中发出分支支配小圆肌、三角肌及臂外侧皮神经支配三角肌区及臂外侧区上1/3部皮肤感觉。

腋神经损伤常见原因肱骨外科颈骨折、扶拐过久行走及手术操作不当，该神经损伤后出现三角肌萎缩，可导致典型"方肩"畸形，患者主动肩外展受限，但由于冈上、下肌的代偿，还可以完成部分肩外展功能。如果腋神经损伤的同时常合并有肩袖的损伤，则表现为肩关节主动外展完全丧失。肩外侧可出现麻木感或感觉丧失。

根据以下几点表现可诊断腋神经损伤：①肩部外伤史；②三角肌萎缩，"方肩"畸形，肩关节外展功能丧失，肩旋外力减弱；③肩部及臂外侧上1/3部皮肤感觉障碍；④异常的肌电图及神经电生理表现。

腋神经由于牵拉或撞击引起的闭合性损伤大多能自行恢复，观察期间患肢行外固定支架固定，适当进行主动、被动活动，同时应用神经营养药。如果保守治疗3个月内无恢复，则应做手术探查。手术过程中如发现神经由于周围瘢痕压迫，可单独行单纯腋神经松解减压术,若发生离断可行腋神经缝合或神经移位术。

【肌皮神经】　肌皮神经由颈5、6神经纤维组成,为臂丛神经外侧束外侧头的终末支,在胸小肌下缘起自外侧束,于喙突下穿喙肱肌,在肱二头肌和肱肌间下降,沿途分支支配喙肱肌、肱二头肌及肱肌,终末支为前臂外侧皮神经,在肘横纹上方约3cm处,经肱二头肌与肱桡肌间隙穿过深筋膜分布于前臂外侧皮肤。

肌皮神经部位隐蔽,不易受损伤。可见于刺伤、枪击伤或手术误伤。机器绞伤等牵拉伤常合并臂丛其余分支损伤。单独肌皮神经损伤者少见,多与其他神经损伤同时存在。有时肌皮神经的完全离断可能漏诊,因为皮肤感觉缺失并不明确,而且肱桡肌强有力的屈肘功能可能掩盖肱二头肌麻痹。在这种情况下检查肌皮神经功能时应触摸肱二头肌以验证其是否收缩。

根据以下几点可诊断肌皮神经损伤:①肩部外伤史;②肱二头肌萎缩导致屈肘功能障碍;③偶有前臂外侧皮肤感觉异常;④异常的肌电图及神经电生理表现。

肌皮神经有开放损伤、切割伤、枪弹伤、手术误伤等应早期探查、修复。对肩腋部撞击伤或牵拉伤合并肌皮神经损伤,复位后可先行非手术治疗,多能自行恢复。若3个月未见恢复迹象,则行手术探查、修复。

【正中神经损伤】　正中神经由 $C_5 \sim C_8$ 和 T_1 的前支组成,在腋部由臂丛外侧束与内侧束共同组成,在上臂于肱动脉内侧行走,肘部远端穿旋前圆肌肱骨头与尺骨头至前臂,在前臂于指浅屈肌与指深屈肌之间下行达腕管,穿掌腱膜深面至手掌发出分支至手掌及手指。正中神经下行过程中前臂发出分支支配旋前圆肌、桡侧腕屈肌、掌长肌、指浅、深屈肌、拇长屈肌、旋前方肌;在手部发出分支支配拇短展肌、拇对掌肌、拇短屈肌和第1、2蚓状肌。正中神经感觉支分布于手掌桡侧半皮肤,拇、示、中指和环指桡侧半掌面皮肤及示、中指和环指中、末节背面的皮肤。

正中神经在上臂部无分支,按损伤部位可分为高位损伤(肘上)和低位损伤(腕部)。低位损伤后主要表现为拇指对掌功能障碍和手的桡侧半感觉障碍,特别是示、中指的末节感觉障碍,由于拇指不能外展以完成对掌及对指并且合并有大鱼际肌萎缩,称为“猿掌”畸形。正中神经高位损伤表现除合并低位正中神经损伤的表现外还合并有前臂不能旋前,屈腕乏力,拇指、示指、中指屈曲功能障碍(图56-1)。

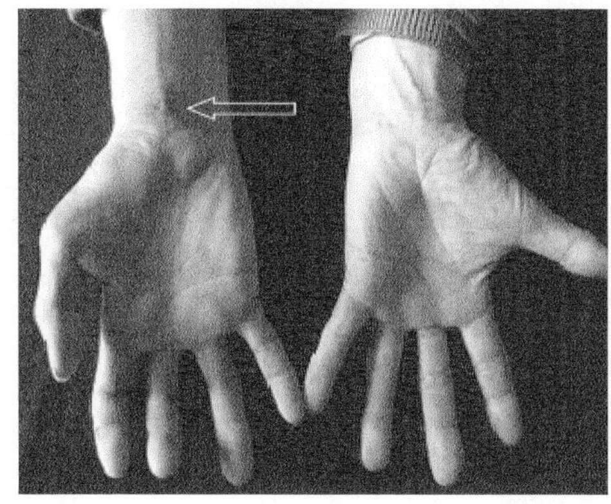
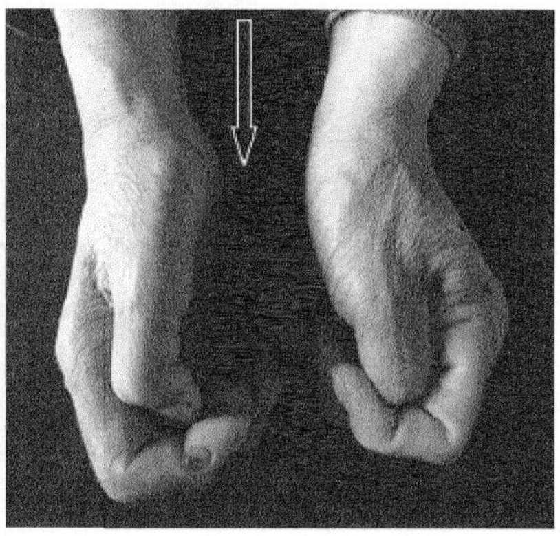

图56-1　腕部正中神经损伤的表现

根据以下几点可诊断正中神经损伤:①上肢外伤史;②屈指功能障碍及拇指对掌功能

障碍。③手部桡侧3个半手指感觉障碍;④异常的肌电图及神经电生理表现。

正中神经由于挤压所致的闭合性损伤,应予短期观察,同时理疗、康复锻炼及给予神经营养药物,如无恢复表现则应手术探查。如果由于切割伤、枪弹伤等病因引起的开放性正中神经损伤,则应争取一期修复。若无条件一期修复者,应等伤口愈合后尽早行手术修复。如果神经修复后拇指和示、中指屈曲及拇指对掌功能不能恢复者可行肌腱转位修复。

【尺神经损伤】 尺神经起自臂丛内侧束,沿肱动脉内侧下行,于上臂中段(相当于三角肌止点平面)转向背侧,肘部于肱骨尺神经沟内走行,穿经尺侧腕屈肌尺骨头与肱骨头之间,并发出分支支配尺侧腕屈肌。下行至前臂于尺侧腕屈肌和指深屈肌之间、尺动脉内侧继续下降到达腕部,在腕上约5cm处发出分支至手背尺侧。掌侧主干通过豌豆骨和钩骨之间的腕尺管(Guyon管)后分为浅、深支,深支穿小鱼际肌进入手掌深部,支配小鱼际肌,全部骨间肌和第3、4蚓状肌及拇收肌和拇短屈肌内侧头。浅支支配手掌尺侧及尺侧半一个半手指的皮肤感觉。

尺神经在上肢不同平面损伤临床表现并不相同,尺神经在腕部损伤时,尺侧手掌及一个半手指掌面感觉障碍,如果损伤在前臂远侧1/3以近损伤时,因手背支累及而致尺侧手背及一个半手指背面感觉障碍。上述两个部位的损伤都会出现除拇短展肌、拇对掌肌、拇短屈肌浅头及第1、2蚓状肌外的所有手内肌均萎缩,环小指外观呈“爪形手”畸形。尺神经损伤的特有体征如下。①Froment征:正常拇、示指用力相捏时,由于手内肌的协同作用,拇指指间关节及掌指关节均呈微屈曲位。尺神经损伤后,拇短展肌深头及拇收肌萎缩致拇指掌指关节屈曲减弱,故拇、示指用力相捏时,拇指掌指关节过伸、指间关节过屈,此即为Froment征阳性(图56-2)。②Wartenberg征:小指不能内收即为阳性。③Fowler征:爪形手畸形的患者,检查者用手指压住近节指骨背侧使掌指关节平伸,若此时爪形手消失即为阳性。

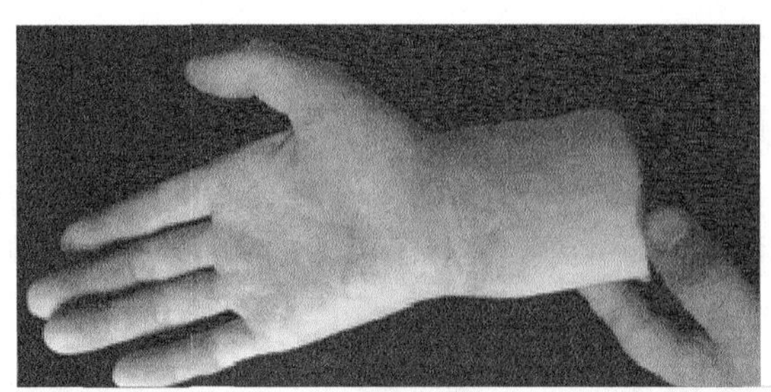

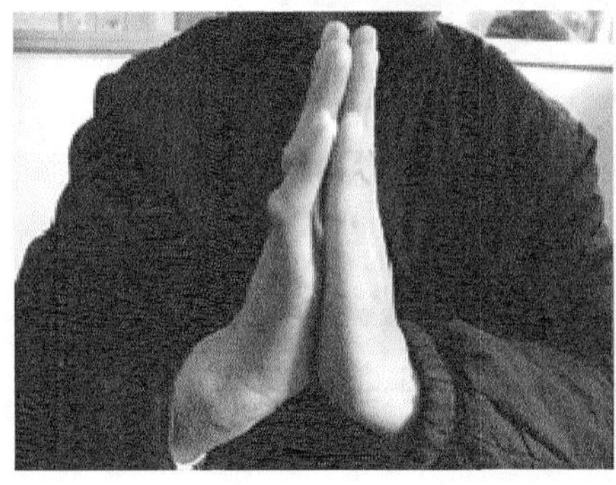

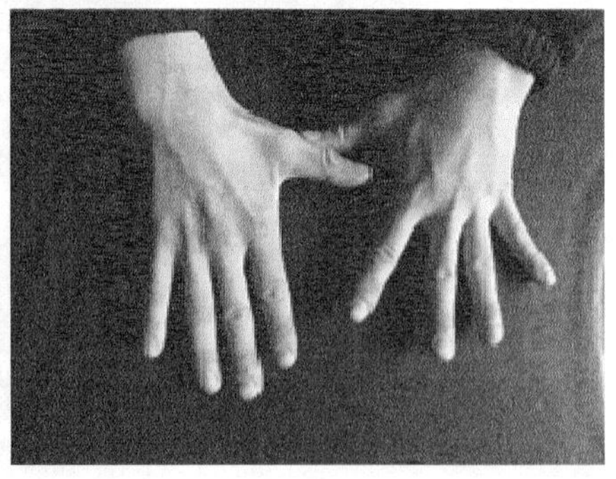

图56-2　腕部尺神经损伤

根据以下几点可诊断尺神经损伤。①上肢外伤史。②尺侧手部及一个半手指感觉障碍。③环小指爪形畸形，肘部损伤时尚有环小指指深屈肌及尺侧腕屈肌麻痹。④Froment征、Wartenberg 征、Fowler 征阳性。⑤异常的肌电图及神经电生理表现。

尺神经损伤修复后手内肌功能恢复较差，特别是高位损伤，因此尺神经损伤提倡早期修复。保守治疗包括理疗、康复锻炼及给予神经营养药物。手术治疗腕部尺神经损伤因尺神经运动、感觉已分成束，可采用神经束间缝合，以提高手术效果。

【桡神经损伤】 桡神经由 C_5～C_8 和 T_1 的前支进入后束发出而形成。在腋窝内位于腋动脉之后，于肩胛下肌、大圆机表面斜向后下，绕经肱骨后方与肱深动脉伴行于桡神经沟内至臂外侧，沿肱三头肌外侧头下行。桡神经在腋部发出分支至肱三头肌，继续下行于肱肌与肱桡肌之间至肘前外侧，此处发出分支支配以上两块肌肉，继续下行于肱桡肌与桡侧腕长伸肌之间进入前臂，分为深、浅两支，浅支与桡动脉伴行于肱桡肌深面，至前臂中下段穿出深筋膜，至手背桡侧及桡侧三个半手指皮肤。深支穿旋后肌至前臂后区，发出分支支配旋后肌、尺侧腕伸肌、指总伸肌、示指和小指固有伸肌、拇长展肌和拇长、短伸肌。

桡神经在上臂贴近肱骨，该处骨折易发生桡神经损伤，损伤后主要表现为伸腕、伸拇、伸指、前臂旋后障碍及手背桡侧和桡侧三个半手指背面皮肤，主要是手背虎口处皮肤麻木。典型的畸形是垂腕。还有桡骨小头脱位或前臂背侧近端的切割伤致骨间背侧神经损伤，则桡侧腕长伸肌功能完好，伸腕功能基本正常，而仅有伸腕、伸指功能障碍，手部感觉正常。接近腕关节损伤（各运动支均已发出），无运动障碍而表现为手部感觉障碍。

根据以下表现可以诊断桡神经损伤。①上肢外伤史。②肘以上平面完全性损伤者，表现为不能伸腕、伸拇、伸指及拇外展呈垂腕畸形。合并手背虎口处感觉障碍。③肘以下完全性损伤者，不能伸拇、外展拇及伸指，无垂腕畸形。④异常的肌电图及神经电生理表现。

肱骨中下段骨折所致桡神经损伤多为牵拉伤，偶有骨折卡断桡神经，若出现桡神经损伤症状应早期行切开复位骨折内固定，同时行桡神经探查修复术。如果仅为挤压伤或止血带位置安放不正确所致桡神经闭合性损伤局部无骨折的患者，大部分可自行恢复，可观察治疗 2～3 月，如果桡神经损伤症状有恢复则继续观察，若无恢复表现可考虑行桡神经探查手术。如果为开放性损伤应早期清创探查神经并行修复。晚期功能不恢复者，可行肌腱移位重建伸腕、伸拇、伸指功能，效果良好。

第三节　下肢神经损伤

【股神经损伤】 股神经来自腰丛，由腰 2～4 神经前支后股组成，在腰大肌与髂肌之间到达股鞘内，在髂窝内发出髂肌支及腰大肌支，主干经腹股沟韧带深面、髂腰肌表面，由肌间隙进入股三角，位于股动脉的外侧。股神经穿过腹股沟后 2～3cm 处分出前支和后支，前支又分为股内侧皮神经和股中间皮神经，支配股前内侧皮肤，并发出运动支支配缝匠肌和耻骨肌，后支先分出肌支配股四头肌，同时分出隐神经。隐神经伴随股动、静脉经股三角进入内收肌管，自该管的下端穿出筋膜，在膝部位于缝匠肌之后，然后行于皮下与大隐静脉伴行到达内踝。

股神经损伤后可出现大腿前侧和小腿内侧感觉障碍、膝腱反射减弱或丧失、股四头肌萎缩和膝关节不能伸直表现。患侧股神经传导速度减慢，波幅下降，F 波或 H 反射潜伏期延长。SEP 潜伏期延长，波幅下降，波间期延长。股神经支配肌肉的肌电图检查多为失神经电位，而健侧正常。根据以上表现可诊断股神经损伤。

股神经损伤较少见,如果为手术伤应早期予以修复。根据肌电图的特点及改变,定性判断股神经损伤的情况,分析股神经损伤的原因,通过血肿消除神经松懈术、神经缝合术、神经移植术等针对治疗对股神经损伤进行修复。

【坐骨神经损伤】 坐骨神经是人体最粗大的神经,起自 L_4、L_5 和 S_1 ~ S_3 的前、后股,坐骨神经穿梨状肌下孔出骨盆到臀部,于臀大肌深面沿大转子与坐骨结节中点下行,依次横过闭孔内肌,上下孖肌及股方肌的后方,支配这些肌肉,并沿大收肌后面,半腱肌、半膜肌、股二头肌之间下降,途中发出肌支至大腿的屈肌,坐骨神经在到腘窝以前,分为胫神经和腓总神经,支配小腿及足的全部肌肉及除隐神经支配区以外的小腿与足的皮肤感觉。

股部或臀部火器伤、臀部刀刺伤、臀肌挛缩手术伤及臀部肌内注射药物均可引起坐骨神经高位损伤,有时髋关节脱臼和骨盆骨折亦可合并坐骨神经高位损伤。坐骨神经高位损伤表现为引起股后部肌肉及小腿和足部所有肌肉全部,导致膝关节不能屈、踝关节与足趾运动功能完全丧失,呈足下垂。小腿后外侧和足部感觉丧失,足部出现神经营养性改变。由于股四头肌健全,膝关节呈伸直状态,行走时呈跨越步态。如在股后中、下部损伤,由于腘绳肌正常,膝关节屈曲功能保存。电生理检查:典型的神经电生理表现为患侧神经传导速度减慢,波幅下降,F 波或 H 反射潜伏期延长;SEP 潜伏期延长,波幅下降,波间期延长;坐骨神经支配肌肉的肌电图检查多为失神经电位而健侧正常。患侧股四头肌肌电图多无异常,膝腱反射稍强也与该肌功能正常而拮抗肌功能减弱有关。

根据臀部和大腿后侧外伤史或注射史,大腿以下或膝以下肌肉瘫痪;神经分支支配区肌肉瘫痪,小腿以下区域部分感觉丧失,肌电图电生理检查可确诊。

臀部坐骨神经损伤是周围神经损伤中最难处理和疗效最差的损伤之一。其各段损伤与局部解剖关系密切。药物注射伤应争取尽早行神经松解术,生理盐水反复冲洗,术后采用高压氧治疗可有效促进损伤坐骨神经再生修复,患者年龄越小,手术越早,效果越好;如为切割伤等锐器伤,应一期修复,行外膜对端吻合术,术后固定于伸髋屈膝位 6~8 周;如为髋关节脱位或骨盆骨折所致的坐骨神经损伤,早期应复位减压,解除压迫,观察 1~3 个月后根据恢复情况再决定是否探查神经;如为火器伤,早期只做清创术,待伤口愈合后 3~4 周再行探查修复术。晚期足踝部功能重建可改善肢体功能。

【胫神经损伤】 胫神经于腘窝中间最浅,伴行腘动、静脉经比目鱼肌腱弓深面至小腿,小腿上 2/3 部行走于小腿三头肌和胫后肌之间,于内踝后方穿屈肌支持带进入足底,支配小腿后侧屈肌群和足底感觉。股骨髁上骨折及膝关节脱位易损伤胫神经,引起小腿后侧屈肌群及足底内在肌麻痹,出现足跖屈、内收、内翻,足趾跖屈、外展和内收障碍,小腿后侧、足背外侧、跟外侧和足底感觉障碍。

股骨髁上骨折及膝关节脱位易损伤胫神经,引起小腿后侧屈肌群及足底内在肌麻痹,出现足跖屈、内收、内翻,足趾跖屈、外展和内收障碍,小腿后侧、足背外侧、跟外侧和足底感觉障碍。

股骨髁上骨折及膝关节脱位易损伤胫神经。

胫神经于腘窝中间最浅,伴行腘动、静脉经比目鱼肌腱弓深面至小腿,小腿上 2/3 部行走于小腿三头肌和胫后肌之间,于内踝后方穿屈肌支持带进入足底,支配小腿后侧屈肌群和足底感觉。股骨髁上骨折及膝关节脱位易损伤胫神经,引起小腿后侧屈肌群及足底内在肌麻,出现足跖屈、内收、内翻,足趾跖屈、外展和内收障碍,小腿后侧、足背外侧、跟外侧和足底感觉障碍。

此类损伤多为挫伤，应观察 2~3 个月，无恢复表现则应手术探查。

【腓总、腓浅和腓深神经损伤】　腓总神经是坐骨神经的分支，由 L_4、L_5、S_1 和 S_2 的神经纤维组成。

腓总神经损伤常因外伤引起，主要表现为足下垂，走路呈跨越步态；踝关节不能背伸及外翻，足趾不能背伸；小腿外侧及足背皮肤感觉减退或缺失；胫前及小腿外侧肌肉萎缩。

外伤引起本病。

小腿前外侧伸肌麻痹，出现足背屈、外翻功能障碍，呈足下垂畸形，以及伸拇、伸趾功能丧失，呈屈曲状态，和小腿前外侧和足背前、内侧感觉障碍。

患侧腓总神经传导速度减慢，波幅下降，F 波或 H 反射潜伏期延长；SEP 潜伏期延长，波幅下降，波间期延长；腓总神经支配肌肉的肌电图检查多为失神经电位。

能确切显示外周神经特别是腓总神经，能为临床诊治提供影像学资料，可为手术治疗方案提供参考依据。

该处损伤位置表浅，神经均可触及，应尽早手术探查。功能不恢复者，晚期行肌腱移位或踝关节融合矫正足下垂畸形。可以使用提足矫形器，避免在行走过程中足尖下垂而导致的异常步态。

（邓爱东　王友华）

第五十七章　运动系统慢性损伤

学习目标

1. 掌握运动系统慢性损伤的概念。
2. 熟悉常见运动系统慢性损伤病因和病理变化。
3. 了解颈椎病和腰腿痛的发病机制、分类、临床表现和治疗原则。
4. 了解软骨和软组织慢性劳损的治疗原则。

第一节　概　　述

运动系统慢性损伤(chronic damage of locomotion system)是以慢性疼痛为主要表现的一组临床常见疾病,病变可发生于运动系统的所有组织结构,包括骨、关节、肌肉、肌腱、韧带、筋膜、滑囊及其毗邻的血管、神经等,多因反复轻微损伤或慢性劳损发病,在中老年人中发病率较高。

【病因】 长期反复劳损是主要原因。例如,长期保持同一姿势导致局部组织静力性损伤,反复轻微外伤导致局部组织过早退变或无菌性炎症及粘连,关节稳定性下降导致局部组织异常过度负荷,全身性疾病导致局部组织缺血缺氧和无菌性炎症及粘连,急性损伤后未得到正确的康复转为慢性损伤等。

【临床特点】 长期反复发作的局限或弥散性疼痛是主要临床特点。发作可为间歇性,劳累是最常见诱发因素,休息后不同程度缓解。疼痛性质从轻度不适到剧痛难忍,可伴有受累部位活动受限。查体可发现局部压痛点。

【治疗原则】 运动系统慢性损伤往往病程较长,容易反复发作,症状重者可能严重影响患者工作和生活质量,因此应积极治疗。治疗原则是通过健康教育和功能锻炼减少疼痛发作,通过理疗、按摩和应用非甾体抗炎药缓解疼痛症状,对于局部痛点明确者可行封闭治疗,必要时手术消除致病因素。

1. 重视健康教育和功能锻炼指导 不良的体位、姿势及劳动习惯是疼痛主要诱因,因此应教育患者限制致伤动作、纠正不良姿势,养成良好工作习惯。积极功能锻炼增强肌力和关节稳定性,注意加强劳动保护意识,减少症状发作。

2. 症状发作时的对症处理 包括理疗、按摩、药物治疗和局部封闭治疗。物理治疗如磁疗、冲击波治疗和红外线治疗等,有助于改善局部血液循环和消除炎症反应,手法按摩有助于松解组织粘连并改善症状。药物治疗主要为非甾体抗炎药。病变部位表浅可通过外用制剂增强药效和减少不良反应。口服非甾体抗炎药物种类较多,是治疗运动系统慢性损伤的主要药物。常用非甾体抗炎药如阿司匹林、吲哚美辛、对乙酰氨基酚、塞来昔布等,除具有消炎、镇痛作用外,还具有解热和协同抗肿瘤作用。长期或大量使用非甾体抗炎药物可出现如消化道溃疡和出血及肝肾损害等并发症。对于有消化道溃疡的患者应慎用或禁用。应避免同时使用两种以上非甾体抗炎药。塞来昔布等过氧化物歧化酶-2(COX-2)抑制剂由于其相对较低的消化道不良反应近年来受到推广,但在长期使用时应警惕心血管意外等并发症的发生。

封闭治疗。痛点明确并且位置表浅可使用肾上腺糖皮质激素局部注射。常用药物为

0.5%～0.25%普鲁卡因(或0.5%～0.75%布比卡因)和醋酸泼尼松龙按体积比1∶1混合。一般注射后症状可获得明显缓解,5～7日后重复注射1次,共3～4次。局部封闭注射有助于抑制损伤性炎症,减轻粘连,是临床上常用的行之有效的方法。但该法不能反复多次使用,否则局部过量甾体类激素会引起肌腱、韧带等组织的退行性变加重甚至坏死。对于血糖控制不佳的糖尿病患者、免疫力低下的患者局部注射糖皮质激素容易发生感染。

3. 正确选择手术治疗　对某些非手术治疗无效的慢性损伤,如狭窄性腱鞘炎、神经卡压综合征及腱鞘囊肿等可行手术治疗,如局部松解或囊肿切除等。

第二节　慢性软组织损伤

一、腰　腿　痛

腰腿痛是指发生于腰、腰骶、骶髂、臀部等处的慢性疼痛,可伴有一侧或两侧下肢放射痛或感觉异常。腰腿痛是临床上最常见的慢性劳损性疾病,发病原因和机制较为复杂,常见原因包括:①结构性病变如腰椎间盘病变、腰椎管狭窄症、腰椎滑脱、腰椎侧弯、椎弓崩裂等;②软组织劳损性疾病如小关节突关节炎、腰肌劳损、肌筋膜纤维组织炎、腰肌扭伤、骶髂关节劳损、第三横突综合征等。腰腿痛多病程较长,症状相近,鉴别存在一定困难,需要仔细检查以明确致病因素并制定个性化治疗方案。

【解剖生理】

(1)脊柱是人体的中轴骨,由33个椎体组成,包括7节颈椎、12节胸椎、5节腰椎、5节融合的骶椎和4节尾椎。矢状面颈椎、腰椎前凸,胸椎和骶尾椎后凸。胸腰段指胸10到腰2的节段,处在相对固定的胸椎和活动度大的腰椎之间,是各种负荷应力集中的阶段,因此容易发生急、慢性损伤及退行性变化(图57-4)。

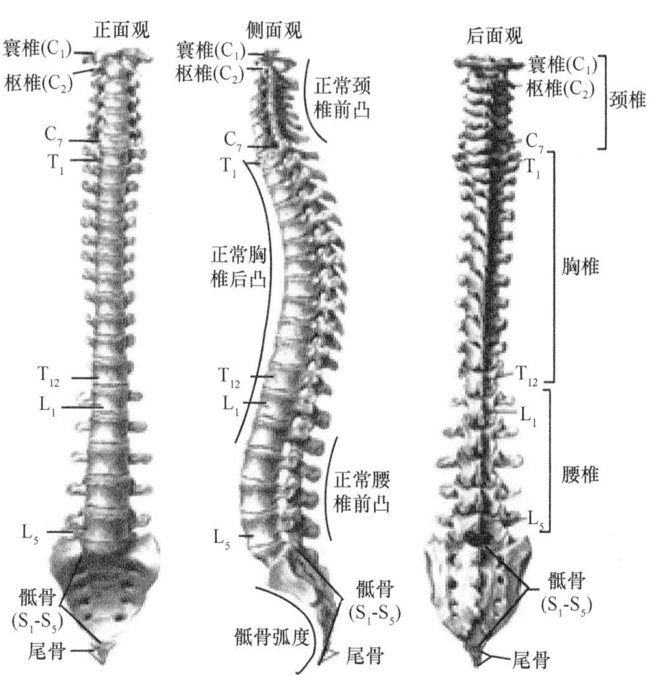

图57-1　脊柱整体外观

(2) 脊柱椎体间连接依靠椎间盘、关节突关节、前后纵韧带、黄韧带、棘上韧带、棘间韧带、横突间韧带结构。骶棘肌、腰背肌和腹肌等协助增强其稳定性。以上任何一种结构的病损,均会使脊柱的稳定及平衡受到破坏而产生症状(图 57-2)。

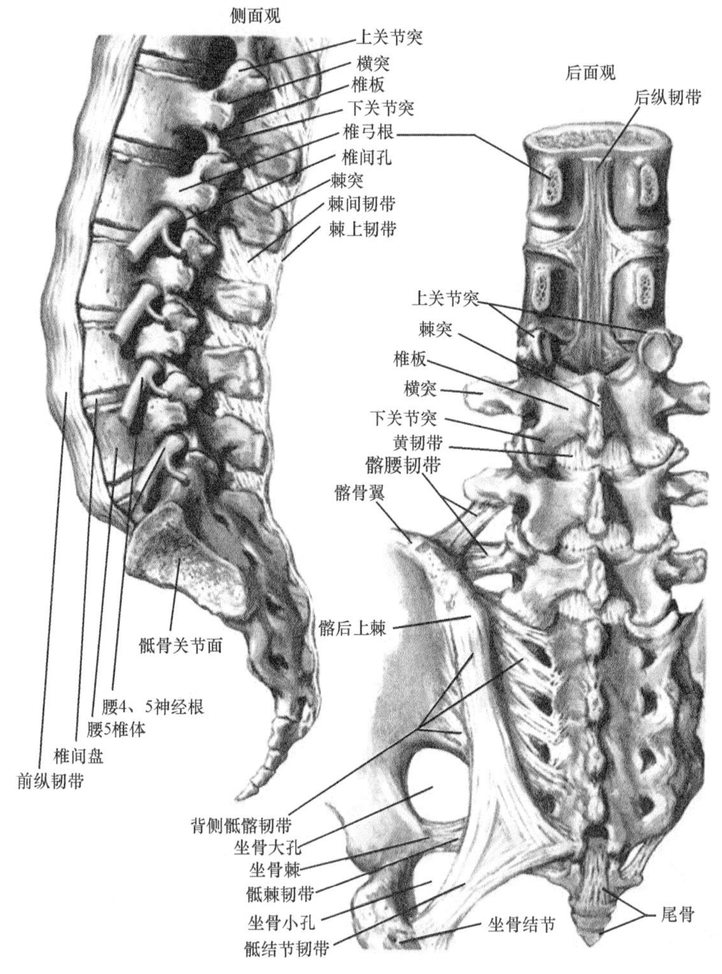

图 57-2　腰椎椎体周围的韧带结构

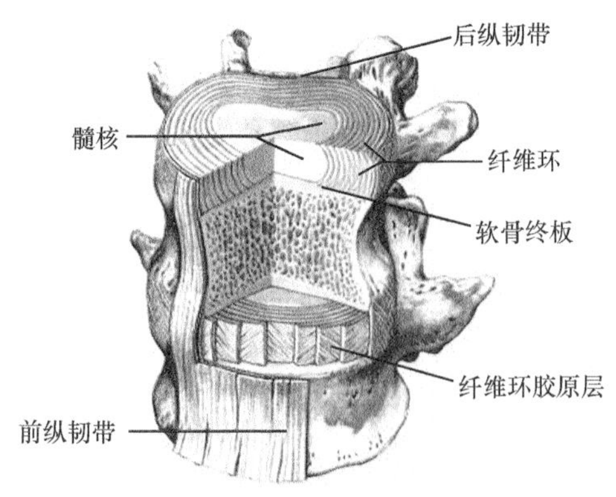

椎间盘由含胶原和水化蛋白多糖的中央核区与周围同心排列的致密胶原纤维层组成

图 57-3　椎间盘结构

(3) 椎间盘是由上、下软骨终板,中心的髓核及四周的纤维环构成。软骨终板及髓核无血管和神经结构,椎间盘损伤后难以自行修复(图 57-3)。

(4) 不同姿势下腰椎间盘受力不同。以站立位脊柱负荷为 100% 计算,在坐位增加到 150%. 而站立前屈位为 210%,坐位前屈达 270%。用腰围支具后可减少负荷约 30%。说明前屈位活动或负重是导致腰段脊柱退变或损伤的不良姿势,故有相关职业劳动者(汽车驾驶员、铸造工等)易于发生腰腿痛。

（5）脊髓在腰1椎管水平形成马尾神经，而腰神经则呈一角度向下、后、外经神经根管出椎间孔。腰段椎管狭窄或小关节退变、增生使神经根管及椎间孔狭窄，均可刺激或压迫马尾神经、腰神经根而出现相应的症状和体征（图57-4）。

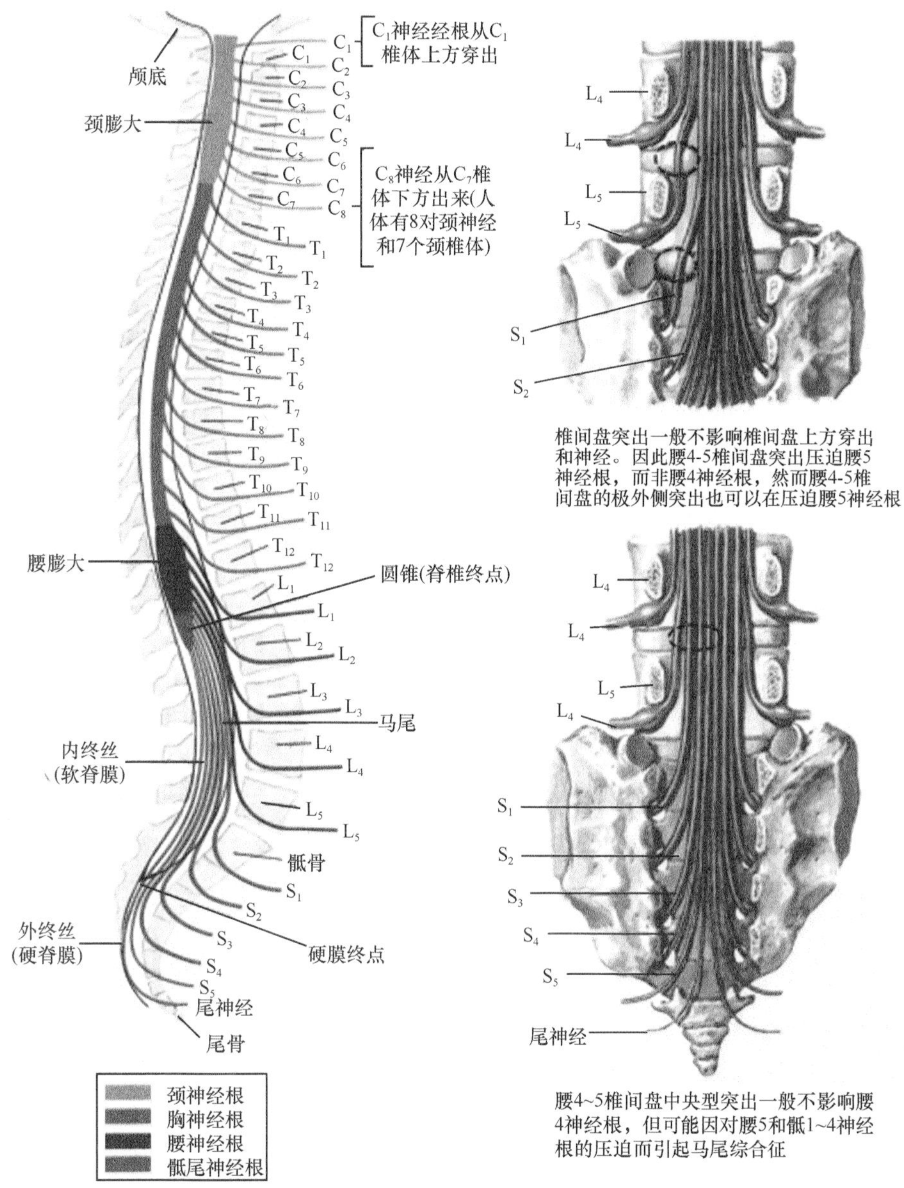

图57-4　脊髓和神经根结构

（6）Denis 和 Ferguson 提出了脊柱三柱理论，认为脊柱的稳定性有赖于中柱的完整，并非决定于后方韧带复合结构。他们将脊柱分为前、中、后三柱（图57-5）。前柱：前纵韧带、椎体和椎间盘的前2/3；中柱：后纵韧带、椎体和椎间盘的后1/3；后柱：椎弓、黄韧带、棘间韧带。前柱为压力侧，后柱为张力侧。三柱理论有利于对脊柱生物力学的理解。

【病因及分类】　腰腿痛的病因很多，创伤、炎症、肿瘤和先天性疾患等四大基本病因均可囊括在内，目前尚无全面、准确的分类方法，常见原因见表57-1。

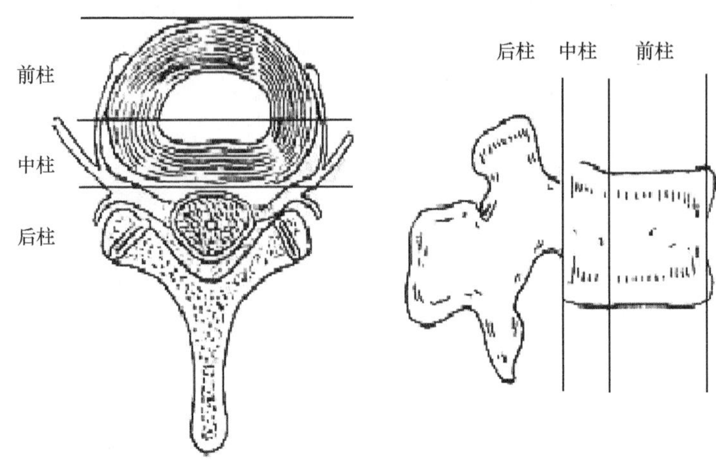

图 57-5 脊柱三柱理论示意图

表 57-1 腰痛常见原因

	脊柱	软组织	椎管	内脏
损伤	骨折脱位	腰扭伤	陈旧骨折脱位	肾挫伤
	椎弓崩裂	腰背筋膜脂肪疝	畸形	
	腰椎滑脱	腰肌劳损	硬膜囊肿	
	椎间盘突出	棘上棘间韧带损伤		
		腰三横突综合征		
		臀上皮神经炎		
炎症	结核、骨髓炎	纤维质炎	蛛网膜炎	消化性溃疡、前列腺炎、胰腺炎、肾炎、盆腔炎等
	强直性脊柱炎	筋膜炎	硬膜外感染	
	类风湿关节炎	血管炎	脊髓炎	
		神经炎	神经根炎	
退变	腰椎骨关节炎		椎体后缘骨赘	内脏下垂
	小关节紊乱		椎管狭窄	
	骨质疏松		黄韧带肥厚	
发育及姿势异常	脊柱裂	脊肌瘫痪性侧弯	脊膜膨出	多囊肾游走肾
	脊柱侧凸后凸		神经根和神经节变异	
	移行椎		血管畸形	
	水平骶椎		椎管发育性狭窄	
肿瘤及类肿瘤	转移性肿瘤	脂肪瘤	脊髓及神经根瘤	胰腺癌
	血管瘤	血管瘤		盆腔肿瘤
	嗜酸性肉芽肿	纤维瘤		肾肿瘤
	骨巨细胞瘤脊索瘤			腹膜后肿瘤

【临床特点】 腰部劳损性疼痛的特点是病程长，进展缓慢，反复发作。劳累可诱发

症状，休息后可不同程度缓解。患者偶有腰部扭伤史，通常有久坐久站或长期不良姿势劳动史。疼痛部位可以局限或弥散，多为钝痛，程度从轻度不适、酸困沉重到疼痛难忍等。臀部及大腿外侧可有放射性疼痛。压痛点多变或没有明显压痛点。如为腰肌劳损常在腰肌的骶骨、髂骨附着点处压痛，如为骶髂关节劳损压痛点位于骶髂关节，如为腰骶劳损压痛点位于腰4、5或腰5骶1棘突间，如为第三横突综合征压痛点位于第三横突部位。如为腰肌筋膜纤维质炎可有一明确压痛点，压痛特点为一触即发疼痛剧烈，患者可能因疼痛跳起，因此也称为激痛点。常见压痛点如图57-6所示。

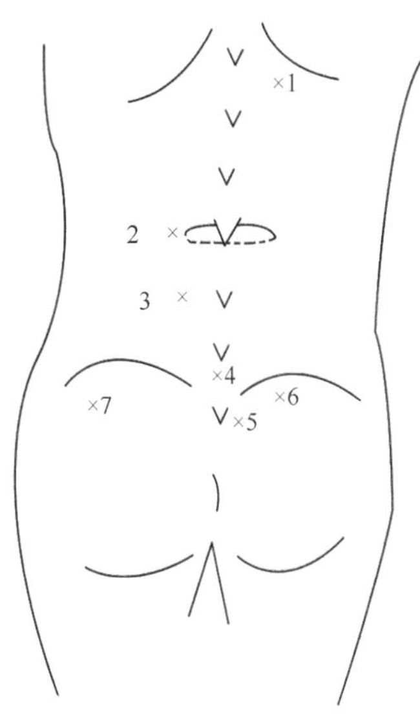

图57-6　腰痛的常见压痛点

1. 肋脊角；2. 第3腰椎横突尖；3. 骶棘肌；4. 腰5～骶1棘突间；5. 骶髂关节上部；6. 臀肌髂嵴起点；7. 臀上皮神经

二、颈　肩　痛

颈椎解剖特点

（1）颈椎共有7节，其中第1、2颈椎结构特殊，分别称为寰椎和枢椎，第3～7节颈椎结构类似。第1～7颈椎的横突有横突孔结构，椎动脉通过颈6～颈1横突孔进入颅底（图57-7）。

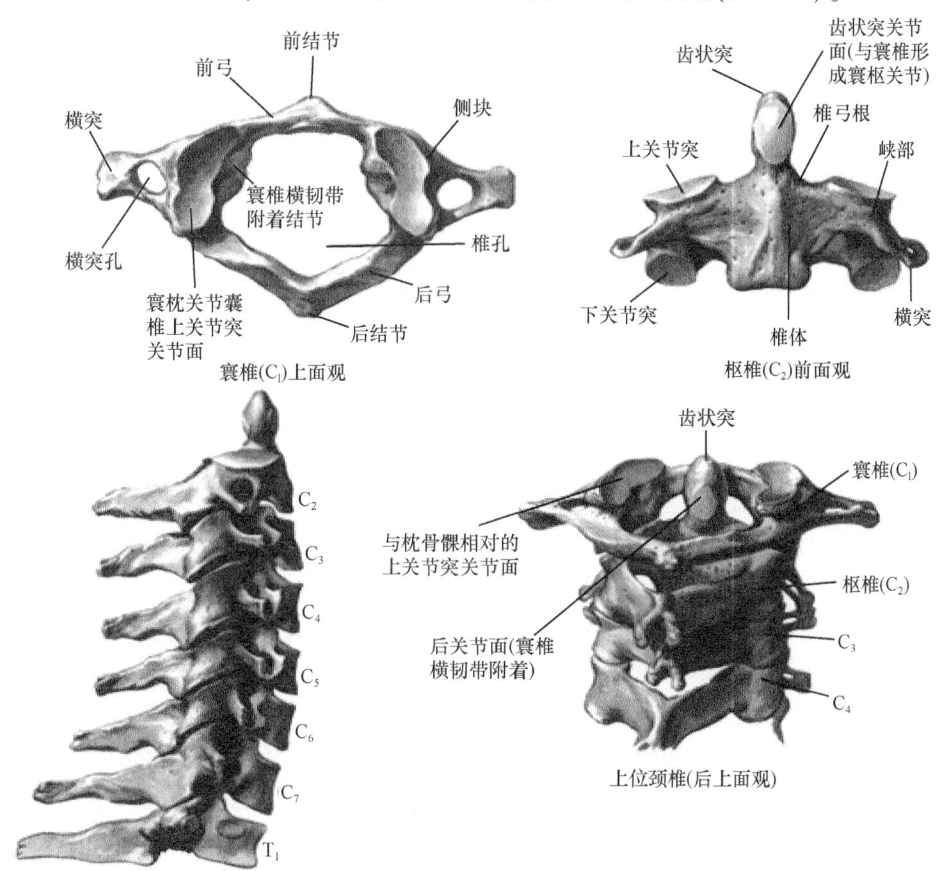

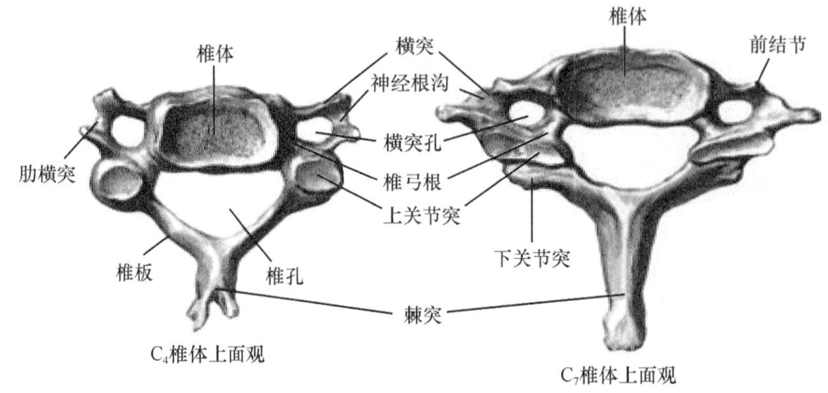

图 57-7　颈椎结构示意图

（2）颈椎的连接：颈椎通过椎间盘、双侧钩椎关节、双侧小关节突关节、前方的前纵韧带、后纵韧带、棘上韧带和棘间韧带相连接。颈椎间盘的退变是颈椎病发生的关键因素。后纵韧带增厚、钙化是椎管狭窄和脊髓受压的常见原因。项韧带退变钙化是造成颈痛的原因之一。

（3）颈部脊髓神经结构：①颈膨大是脊髓的两个生理性膨大之一。该膨大使椎管变得相对狭窄，内部的神经结构更易受到压迫。②颈丛由颈 1 ~4 神经的前支组成，支配颈部肌肉、膈肌，及颈、枕、面部感觉。颈 1 ~4 神经的后支形成颈后丛，以颈 2 后支发出的枕大神经受刺激时，可出现枕下肌痛及同侧头皮感觉异常。③颈 5 ~ 胸 1 脊神经前支组成臂丛，其分支支配肩胛、肩、胸肌及上肢肌肉及皮肤。④颈脊髓没有交感神经的节前纤维，而是从上胸段脊髓发出，并上升、换元后形成颈交感神经节和链。以后发出节后纤维，分别与颈脊神经吻合，有的尚与脑神经连接。颈交感神经支配范围广，受到刺激可表现出多器官、多系统症状和体征。

本章主要介绍导致颈肩痛的常见原因——颈椎病和颈椎肌筋膜纤维质炎。

（一）颈椎病（cervical spondylosis）

颈椎病是指因颈椎间盘退行性变及其继发性椎间关节退行性变所导致的脊髓、神经、血管等结构受压而表现出的一系列临床症状和体征。

【病因及发病机制】

1. 颈椎间盘退行性变　是导致颈椎病的发生和发展的关键环节。由于退变、损伤等因素导致椎间盘逐渐失去弹性和韧性，椎体间稳定性下降，椎体边缘和韧带结构代偿性增生肥大压迫附近的神经根、脊髓、椎动脉等组织从而产生临床症状。椎间盘纤维环破裂导致髓核突出可直接压迫后方的脊髓和神经根，产生相应的临床症状。椎间盘纤维环内的窦椎神经受到刺激可引起颈项肌痉挛、颈肩痛等症状。

2. 骨质增生　是颈椎病发展加重的重要因素。因颈椎稳定性下降，颈椎活动时椎体间出现微小错动，韧带受到异常牵拉导致韧带附着处出血、机化、肥厚、钙化形成骨赘。增生的骨赘是椎管容积变小增大了脊髓损伤的概率，同时可直接对重要组织形成压迫产生临床症状。

3. 诱发因素　损伤，包括各种急、慢性损伤可使原已退变的颈椎和椎间盘损害加重而诱发颈椎病；颈椎管狭窄，由于发育因素椎管矢状径变小，在此基础上，即使颈椎的轻度退行性变，也可出现神经压迫症状而发病；脊髓血管畸形，可导致脊髓受压后缺血范围增大症状加重。

【分类及临床表现】 根据受压组织和临床特点可分为以下四种类型。

1. 神经根型颈椎病 最常见的临床类型。颈椎间盘侧后方突出、钩椎关节或关节突关节增生、肥大,均可刺激或压迫神经根产生临床症状。多见于常年低头工作的中青年患者。临床表现开始多为颈肩痛,短期内加重,可伴枕颈部和上肢放射痛,以及上肢、手部麻木、针刺感或痛觉过敏等感觉异常。根据上肢放射痛和感觉异常的范围可判断受压神经根的水平。部分患者出现无力、手指动作不灵活、持物不稳。当头部或上肢姿势不当,或突然牵撞患肢即可发生剧烈的闪电样锐痛。患者颈项部肌肉紧张,活动受限。根据其受累神经不同,在上肢出现相应的感觉异常区域,压迫严重、病程长者受累神经所支配的肌肉可有肌力下降甚至萎缩。可出现相应节段肌腱反射减弱。详见表57-2。

表 57-2　颈椎间盘突出压迫神经根出现的症状范围

病变部位(椎间盘)	痛	麻木	无力	反射障碍
		症状部位		
颈4/5	颈、肩胛骨、前胸、上臂外侧	上臂外侧 三角肌区	冈上肌冈下肌三角肌 二头肌	二头肌 肱桡肌
颈5/6	上述区域+前臂背侧	拇指示指	二头肌桡侧伸腕肌	二头肌
颈6/7	同上	示指中指	三头肌	三头肌
颈7/胸1	同上	小指环指	伸指 尺侧伸腕 屈指 尺侧屈腕	三头肌
胸1/2	上臂和前臂内侧	前臂尺侧	手内在肌	或有 Horner 征

牵拉试验阳性(Eaton 试验):检查者一手扶患侧颈部,一手握患腕,向相反方向牵拉。此时因臂丛神经被牵张,刺激已受压之神经根而出现放射痛(图57-8)。压头试验阳性(Spurling 征):患者端坐,头后仰并偏向患侧,术者用手掌在其头顶加压,出现颈痛并向患手放射(图57-9)。

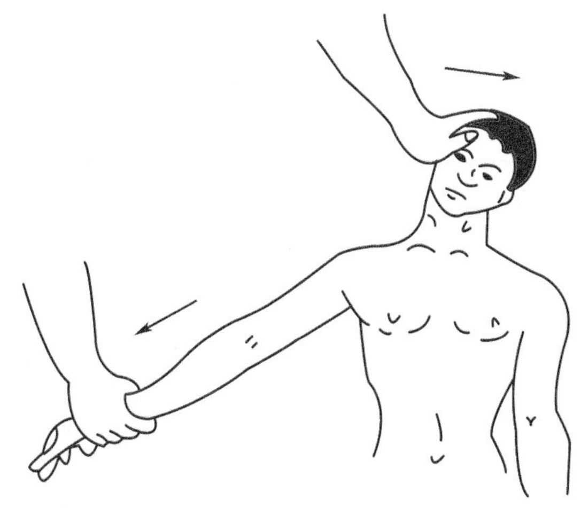

图 57-8　臂丛神经牵拉试验(Eaton 试验)

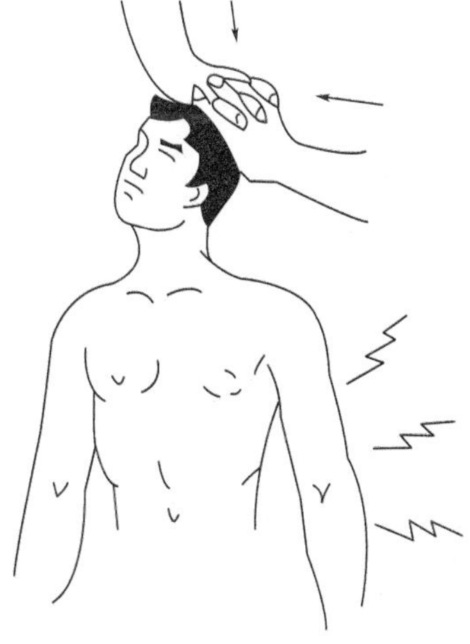

图 57-9　压头试验(Spurling 征)

X线片显示颈椎生理前凸消失,椎间隙变窄,椎体前、后缘骨质增生,钩椎关节、关节突关节增生及椎间孔狭窄等退行性改变征象。CT或MRI可见椎间盘突出、椎管及神经根管狭窄及脊神经受压情况(图57-10)。

2. 脊髓型颈椎病 占颈椎病的10%~15%。多见于40岁以上中老年患者。受压结构为

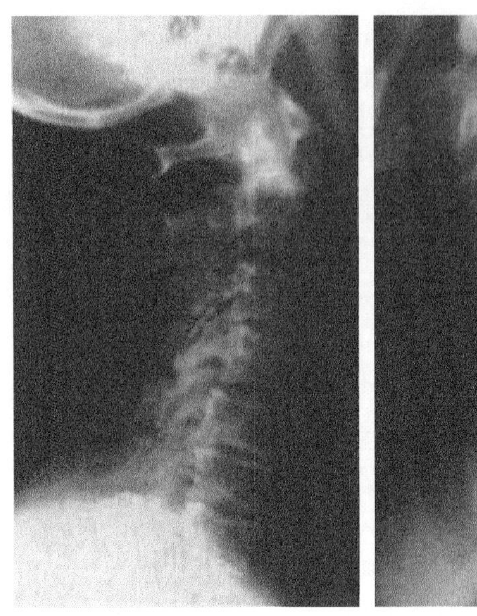
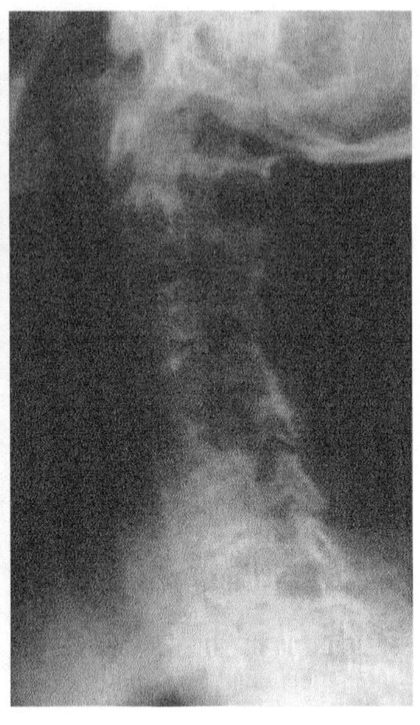

图 57-10　颈椎侧位 X 线

注：提示颈椎曲度消失，颈 5、6 椎体后缘骨赘增生，双斜位提示颈 4/5 椎间孔小关节增生，提示可能压迫行走其中的神经根

脊髓组织。起病隐匿，病程较长，主要变现为上肢或下肢麻木无力、僵硬、双足踩棉花感，足尖不能离地，触觉障碍、束胸感，双手精细动作笨拙，不能用筷进餐，写字颤抖，夹持东西无力，手持物经常掉落。在后期出现尿频或排尿、排便困难等大小便功能障碍。查体可发现感觉障碍平面，肌力减退，肌张力增高，四肢腱反射活跃或亢进，而腹壁反射、提睾反射和肛门反射减弱或消失。Hoffmann 征、髌阵挛、踝阵挛及 Babinski 征等病理征阳性。按照脊髓受压的范围可出现一些特殊的临床表现如脊髓半切综合征、脊髓中央综合征和脊髓前动脉综合征等。

X 线片表现与神经根型相似。CT、MRI 可显示脊髓不同程度的受压情况（图 57-11）。

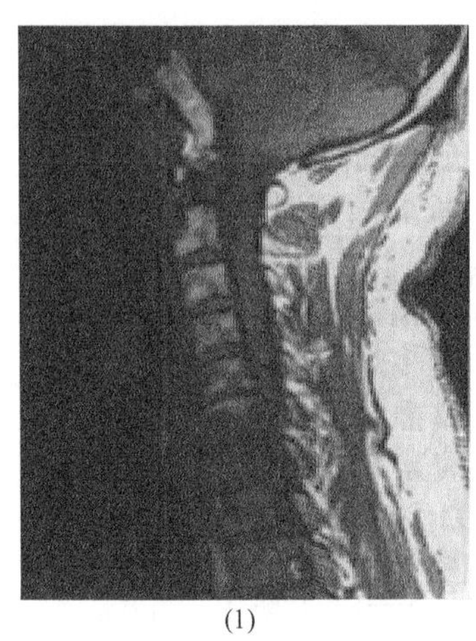
(1)

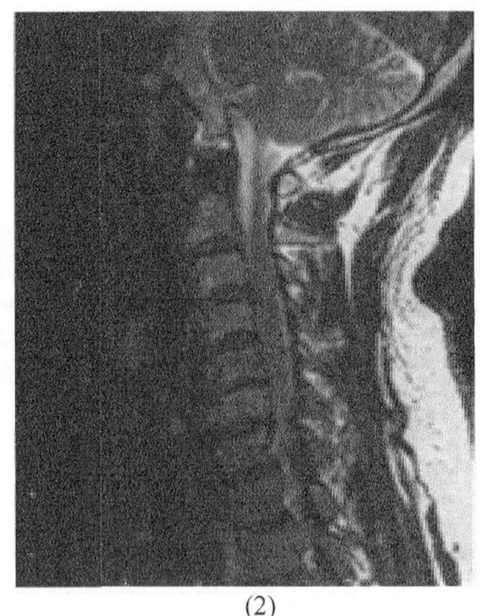
(2)

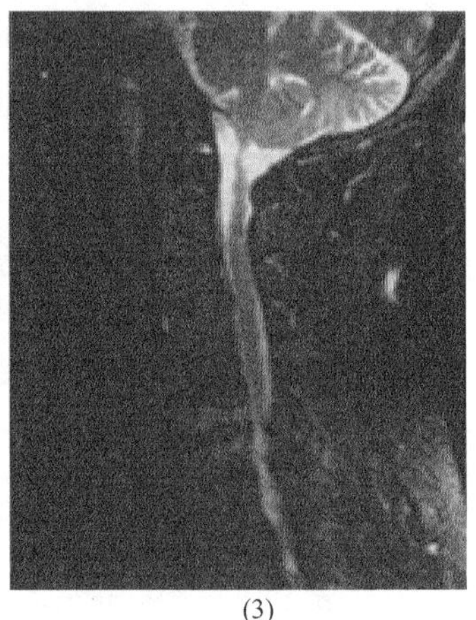
(3)

图 57-11　颈椎病 MRI 平扫图像

（1）、（2）、（3）分别为 T_1 加权、T_2 加权和 T_2 加权脂肪抑制图像，可见颈 6～胸 1 节段椎体后缘骨赘增生，黄韧带肥厚椎管狭窄，脊髓受压变细

3. 交感神经型颈椎病 准确发病机制尚不清楚，可和神经根型颈椎病同时发生。主要表现为交感神经抑制或兴奋症状。①交感神经兴奋症状。如头痛或偏头痛，头晕特别在头转动时加重，有时伴恶心、呕吐；视物模糊、视力下降，瞳孔扩大或缩小，眼后部胀痛；心跳加速、心律不齐，心前区痛和血压升高；头颈及上肢出汗异常以及耳鸣、听力下降，发音障碍等。②交感神经抑制症状。主要表现为头昏，眼花，流泪，鼻塞，心动过缓，血压下降及胃肠胀气等。查体多为明确神经定位体征。

X 线片、CT、MRI 等检查结果可见一定程度的退变，但脊髓、神经结构受压多不明显。

4. 椎动脉型颈椎病 椎动脉从锁骨下动脉发出后分为三段进入枕骨大孔，其中第 2 段从颈 6 横突孔进入各椎体横突孔，从颈 1 横突孔穿出后为第 3 段，左右椎动脉汇合进入枕骨大孔形成基底动脉为脑部供血。第 2 段受到横突孔限制活动性较小，钩椎关节增生可刺激或压迫椎动脉出现狭窄、痉挛出现脑供血不足的症状，椎动脉后方的神经根也可同时受压产生相应症状。临床主要表现为偏头痛、耳鸣、听力减退或耳聋、视力障碍、发音不清、突发性眩晕而猝倒。因椎动脉周围有大量交感神经节后纤维，可出现自主神经症状，表现为心慌、心悸、心律失常、胃肠功能减退等。本型神经系统检查可正常，椎动脉造影检查可有阳性发现。查体常无特别阳性体征发现。

另有极少数患者椎体前方有较大而尖锐的骨赘增生，或椎间盘髓核向前方突出从而压迫食管产生吞咽不适，可归为“食管型颈椎病”，因极少见，本节从略。

【诊断】 患者多为中老年，根据病史、症状、体征，神经系统检查，结合 X 线片（正位、侧位、双斜位、过伸及过屈位）、CT、MRI、肌电图等检查，可作出诊断。需注意颈椎病临床表现复杂，易被误诊为心脏、五官、神经系统的疾病，故鉴别诊断非常重要。

【鉴别诊断】

1. 脊髓型颈椎病 需和脊髓病变、肿瘤等疾病鉴别，临床表现相似，需要 MRI 等辅助检查明确诊断。常见脊髓病变如下。①肌萎缩侧索硬化症（amyotrophic lateral sclerosis）：多于 40 岁左右发病，起病突然，病情进展迅速，常以肌无力改变为主要症状，一般无感觉障碍。肌萎缩以手内在肌明显，并由远端向近端发展，出现肩部和颈部肌肉萎缩。EMG 示胸锁乳突肌和舌肌出现自发电位。②脊髓空洞症（syringomyelia）：多于青壮年发病。患者脊髓内有空洞形成，白质减少，胶质增生。可出现感觉分离现象，呈痛觉、温觉消失，触觉及深感觉存在。因关节神经营养障碍，无疼痛感觉，导致 Charcot 关节病。MRI 示脊髓内有与脑脊液相同之异常信号区。

2. 神经根型颈椎病 需和导致周围神经受压的疾病鉴别：胸廓出口综合征、肘管综合征、腕管综合征和尺管综合征等。但这些综合征均有局部的骨性和纤维卡压神经的因素，而神经根型颈椎病致压因素为颈椎间盘突出、颈椎钩椎关节增生等，凭借仔细体检和影像学分析以及电生理检查（EMG）可以确定。

3. 椎动脉型颈椎病 此型颈椎病表现复杂，鉴别诊断较为困难，应排除 Meniere 综合征，眼肌疾患所表现的相似症状。颈椎动力位片示颈椎不稳和椎动脉造影或磁共振成像椎动脉造影（MRA）显示椎动脉狭窄、迂曲或不通等，可作为此型颈椎病诊断的参考。

4. 交感型颈椎病 临床征象复杂，常有神经症的表现，且少有明确诊断的客观依据。当除外心脑血管疾病，X 线颈椎动力位摄片示有颈椎不稳时，用 0.5% 普鲁卡因 5 ~ 8ml 行颈椎硬膜外封闭后，原有症状消失可诊断此病。

【治疗】 分为非手术治疗和手术治疗。神经根型、椎动脉型和交感型颈椎病主要行非

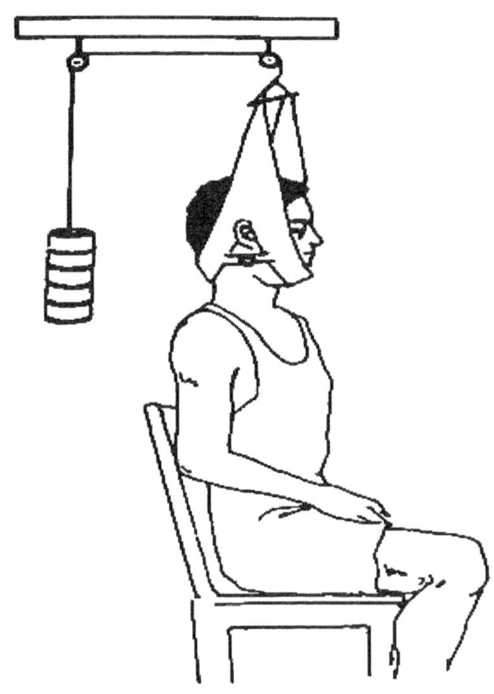
图 57-12　坐位枕颌带牵引法

手术治疗,包括颈椎牵引、理疗、改善不良工作体位和睡眠姿势。颈椎牵引取端坐位枕颌带牵引(图 57-12),牵引重量 3 ~ 5kg,每次持续时间 20 ~ 30 分钟,2 次/日,2 周为一疗程。也可配合应用非甾体抗炎药和肌肉松弛剂等药物缓解疼痛。非手术治疗半年无效或影响正常生活和工作;或神经根性疼痛剧烈;或上肢某些肌肉尤其手内在肌无力、萎缩,经非手术治疗 4 ~ 6 周后仍有发展趋势者,则应采取手术治疗。

对于脊髓型颈椎病如尚处在病程早期,症状轻微,可予以门诊随访观察和保守治疗。如出现肌张力增高等神经症状,为防止脊髓受压过久出现不可逆损伤,应尽早行手术治疗。手术的基本原则是消除压迫因素为脊髓减压,同时通过植骨融合结合内固定等方式重建颈椎的稳定性。

【颈椎病新进展介绍】 随着社会进步和人们生活方式的改变,颈椎病的发病率逐年升高,发病人群呈现低龄化的趋势。青少年颈椎病患者以生理曲度改变为主要特征,其临床表现和影像学表现不符。颈椎稳定的动力和静力系统失衡是颈椎病的发病基础。颈椎的稳定依赖静力性结构如椎体、椎间盘、小关节及其相连的韧带等,动力系统即颈部肌肉。长期低头伏案工作等姿势异常导致颈部肌肉力学异常和病理改变,进而导致颈椎间盘过早退变,颈椎稳定性下降,最终诱发颈椎病。颈椎病的手术治疗仍以前路、后路,或前后联合入路的减压融合为主要方式,除此之外,近年来出现的微创治疗也有较快进展,如内镜技术在颈椎非融合减压术中的应用。微创治疗颈椎间盘突出经历了化学溶解、经皮椎间盘切除术、经皮激光椎间盘减压术、经皮内镜下椎间盘切除术、椎间盘内臭氧注射等。经皮射频消融髓核成形术是目前具有一定代表性的微创技术,具有损伤小、效果可靠、费用少的优点,具有良好应用前景。传统的椎体间融合术使局部节段的活动性下降,可能加速邻近节段的椎体退变。为避免这一不足,近年来出现了人工椎间盘置换术,即利用人工椎间盘代替病变椎间盘,重建椎体间高度和活动性,这在理论上能够延缓甚至消除相邻椎体过早退变。目前该技术已逐渐在全球范围内得到推广。但其长期的治疗结果仍然需要进一步观察总结。

(二) 颈项部肌筋膜纤维织炎

该病是颈项部疼痛最常见的原因,指颈项部肌肉、筋膜组织由于慢性劳损等因素出现微循环障碍、组织渗出水肿,进而形成局部的慢性无菌性炎症。

【病因】 长期低头或伏案工作是本病的主要原因。由于颈椎长时间保持前曲姿势不动,局部肌肉和筋膜组织长期紧张、超负荷工作出现痉挛和无菌性炎症,从而出现疼痛等临床症状。除姿势异常外,反复的颈部扭伤、精神紧张焦虑、劳累和天气变化等因素,也可诱发或加重本病症状。

【临床表现】 主要表现为颈项肩背部的慢性疼痛或酸痛不适。大部分患者可提供长期低头或劳累后发作的病史。初起时症状时间较短,多表现为颈部酸痛不适或僵硬感,活动正常,休息后症状可迅速缓解,患者多未在意。随着病程进展症状可逐渐加重且持续十余日不缓解,患者感颈部持续紧张、疼痛,疼痛可放射至肩部和上臂,颈部不能正常活动。体格检查时可发现压痛点,多位于斜方肌在肩胛骨和枕部的附着处。有时触摸痛性结节(筋膜脂肪疝)、索状物,局部肌肉痉挛,颈椎主动活动受限。一般无肩部的压痛和活动受限,无神经损害体征。影像学检查多为阴性。

【诊断和鉴别】 本病的诊断主要依靠症状和体征。辅助检查无阳性发现。结合患者工作习惯等病史,仔细查体排除感觉肌力异常等神经损害即可作出诊断。对于疑有颈椎病变或神经损害的患者需进一步行 X 线、MRI 等影像学检查,排除颈椎小关节交锁、颈椎病、脊髓病变等疾病。长期治疗无效并出现颈椎活动受限,或 X 线检查出现脊柱竹节样改变,因进一步检查排除强直性脊柱炎等结缔组织疾病。

【治疗】 本病以非手术治疗为主,需针对性进行健康教育和预防知识的普及,避免长期低头工作和劳累,注意增加功能锻炼,预防症状复发。如症状轻微,通过合理休息即可缓解症状。如症状持续较重,可予以局部理疗,按摩,口服非甾体抗炎药物治疗,局部明显疼痛者可采用肾上腺糖皮质激素封闭治疗。

三、棘上棘间韧带损伤

【解剖】 棘上韧带起于枕骨隆突止于第 5 腰椎棘突,附着在棘突的表面。颈段的棘上韧带宽而厚,称为项韧带。胸段变得纤细,腰段又较为增宽,其交界之中胸段棘上韧带损多见。棘间韧带是连接两个棘突之间的腱性组织,由三层纤维组成,其纤维之间交叉排列,易产生慢性损伤。这两种韧带主要功能是防止脊柱的过度前屈,往往同时发生损伤。由于腰 5 ~ 骶 1 处无棘上韧带,且处于活动腰椎和固定的骶椎之间,受力最大,故此处棘间韧带损伤机会也最大。

【病因及病理】 由于长期伏案或弯腰劳动,为维持脊柱长时间前曲姿势,棘上、棘间韧带经常处于紧张状态得不到充分休息,韧带发生痉挛缺血,或在劳动时反复发生微小撕裂损伤、出血及渗出,这些因素均可使局部发生充血、水肿、无菌性炎症,炎症因子刺激神经末梢出现局部疼痛症状。如韧带已有退行性变则更易损伤。病程长者,韧带可因退变、坏死而钙化。棘上韧带与棘突连接部可因退变、破裂而从棘突上脱离。此外,因暴力所致棘上、棘间韧带破裂,如伤后固定、制动不良而形成较多瘢痕,也是慢性腰痛的原因。

【临床表现】 患者多有长期伏案或弯腰体力劳动史。腰痛可为局限性,也可弥散整个腰部。起病隐匿,病程较长,劳累诱发,休息缓解。疼痛以弯腰时明显,但在过伸时因挤压病变的棘间韧带,也可引起疼痛。部分患者疼痛可向骶部或臀部放射,但不会超越膝关节。检查时在损伤韧带处棘突或棘间有压痛,但无红肿。有时可触及棘上韧带在棘突上滑动。棘上韧带可通过超声或 MRI 证实。

【治疗】 保守治疗多能奏效。治疗原则是预防症状加重和对症止痛治疗。应教育患者避免长时间弯腰,注意合理休息。症状严重时予以对症止痛治疗,包括非甾体抗炎药、局部理疗按摩。如痛点明确也可行局部封闭治疗,常用药物如前文所述。

第三节　骨的慢性损伤

学习目标

1. 掌握疲劳骨折的概念,熟悉常见疲劳骨折的部位和诊断治疗原则。
2. 熟悉月骨无菌性坏死的临床特点和治疗原则。
3. 熟悉常见软骨慢性损伤临床特点。
4. 了解滑囊炎、腱鞘炎、肱骨外上髁炎、粘连性肩关节囊炎的临床特点。

骨的慢性损伤包括因韧带、关节囊附着点的长期过度牵拉,退行性变所造成的肥大、增生和骨赘形成等;还包括由于损伤致骨血供障碍继发骨坏死,或由于应力集中而引起的疲劳骨折。前者除慢性积累损伤外,代谢、内分泌等因素也很重要。本节主要介绍疲劳骨折及慢性损伤所致骨缺血性坏死。

一、疲劳骨折

疲劳骨折(fatigue fracture)也成为应力骨折(stress fracture)是指由于长期应力集中导致某些部位骨骼骨小梁断裂,愈合过程中所受应力未得到缓解使新形成的骨小梁再次断裂,病理特点为新鲜骨折和骨痂同时存在。

【病因和发病机制】　与一般新鲜骨折遭受的一次性暴力外伤不同,疲劳骨折是骨折局部在长期应力作用下发生的缓慢骨折。例如,足部第2跖骨干和胫骨下段疲劳骨折,常见于新兵训练或长途行军,运动员长跑训练,或舞蹈演员的过度训练等。第2跖骨干或胫骨干下段长时间超负荷负重导致骨小梁部分断裂,但整体稳定性尚能维持。骨修复过程中形成的骨痂在应力作用下再次断裂,因此可见到骨折局部骨痂形成。也可见于慢性肺部或支气管疾病患者,由于常年慢性咳嗽导致肋骨发生疲劳骨折。

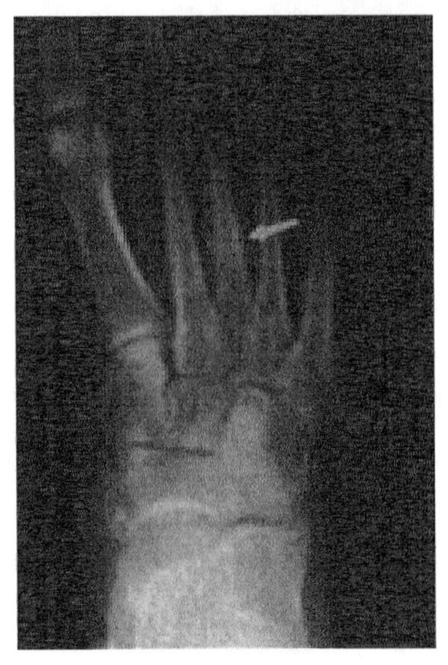

图 57-13　疲劳骨折
箭头所指为第三跖骨干疲劳骨折

【临床表现】

(1) 主要表现为逐渐加重的局部慢性疼痛,早期表现为前足隐痛,在活动时加重,在训练结束时尤为明显。

(2) 查体局部可有压痛,骨痂明显或软组织增生可触及局部肿大,但无反常活动或骨擦感等新鲜骨折的体征。

(3) 辅助检查:1～2周内X线检查常无异常发现,3～4周后断端吸收可见清晰骨折线,断端周围可见骨痂形成。随着病程延长骨痂量增多,但骨折线仍然清晰,类似骨折不愈合征象。早期如怀疑疲劳骨折而X线检查无异常发现时可行MRI检查或核素扫描检查,有助于疲劳骨折的早期诊断(图57-13)。

【治疗】　治疗原则与一般暴力骨折相似,予以固定和功能康复训练。因已有骨痂形成且骨折移位多不明显,可予以原位石膏固定6～8周,避免患肢负重,多能顺利愈合。应注意的是某些就诊较晚的病例由于骨折断端硬化形成，骨折愈合存在困难，如石膏等外固定6周无效可行切开植骨内固定治疗。延迟治疗可以发生缺血性坏死造成病废。在恢复训练前必须制定妥善计划，纠正错误动作、姿势，避免多走路，以免再伤。老人肋骨疲劳骨折时，除了抗骨质疏松治疗外，还应治疗慢性咳嗽等原发疾病。

二、月骨缺血性坏死

月骨缺血性坏死又称为Kienböck病，由奥地利医生Robert Kienböck于1910年首次系统描述该病，主要病理变化包括硬化、囊性变及塌陷，晚期形成创伤性关节炎。在疾病早期容易漏诊，错过最佳治疗时机。

【病因】　月骨缺血性坏死的病因至今未完全明确。目前普遍认为时创伤后多种因素共同作用的结果。解剖上月骨位于近排腕骨中心，活动度大，稳定性较差。其血供主要依靠桡腕关节囊表面小血管和腕骨间韧带内小血管。对腕部活动频繁者，尤其是某些手工业工人，风镐、振荡器操作者，长期对月骨产生振荡、撞击，使关节囊、韧带小血管损伤、闭塞，导致月骨缺血。而缺血的月骨骨髓内压力又增高，进一步使循环受阻，产生缺血性坏死。

【临床表现】

（1）该病多见于20～45岁年轻人。起病缓慢，早期仅表现为腕关节胀痛、乏力，活动时加重，休息后缓解。随着病程进展，疼痛和局部肿胀加重，并出现活动受限而无法坚持正常工作。查体时在疾病早期可发现腕背轻度肿胀，月骨有明显压痛，叩击第3掌骨头时月骨区疼痛。晚期腕关节各方向活动均可受限，以背伸最明显。

（2）X线片早期无异常，数月后可见月骨密度增加，表面不光滑，形态不规则。骨中心有囊状吸收。周围腕骨有骨质疏松（图57-14）。放射性核素扫描对该病敏感，但特异性不高。MRI检查不但可发现月骨早期病变，还具有较高的特异性。对于高度怀疑的本病的患者应行MRI检查获得早期诊断，以免延误治疗时机。

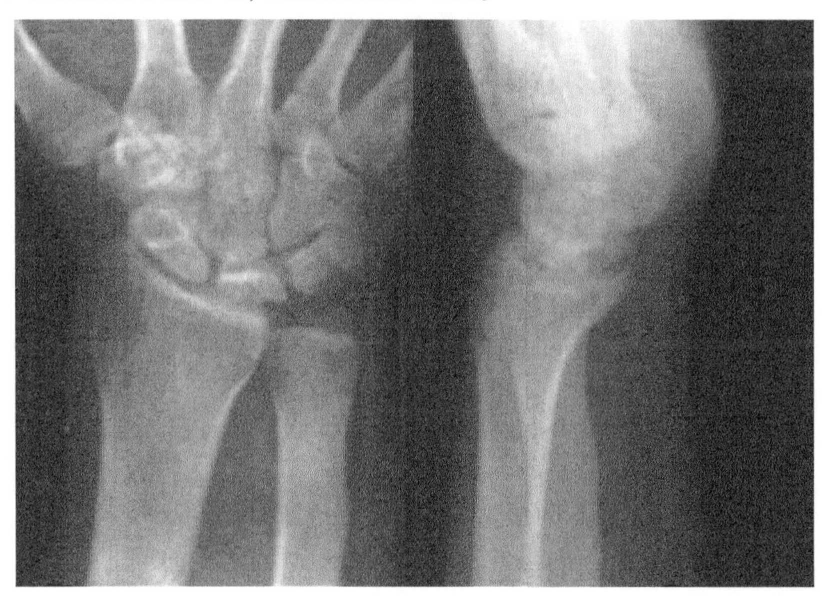

图57-14　月骨缺血性坏死

可见月骨形态变化，内有条状高密度影

【治疗】 治疗方法和月骨坏死的进展密切相关。早期主要针对月骨本身的病变,治疗目的是缓解症状和阻断坏死进展。晚期月骨周围腕骨排列发生改变,或出现创伤性关节炎及腕关节不稳,治疗应考虑腕关节整体功能的恢复及重建。

(1) 病程早期可将腕关节固定在背伸 200 ~ 300 位。固定期间定期行 X 线或核素骨显像检查,到月骨形态和血供恢复为止,通常需 1 年左右。如过早去除固定物可使病变复发。

(2) 晚期月骨已完全坏死、变形甚至碎裂,腕关节全面退变在所难免,这时应综合考虑病情和患者要求制订个性化手术方案,如月骨切除、假体植入腕关节成形等。对于体力劳动者若桡腕关节骨关节炎已严重,应考虑桡腕关节融合术。

【新技术介绍】 月骨替代术治疗腕月骨坏死。单纯月骨切除可导致腕骨排列紊乱,导致腕关节活动障碍和疼痛,因此只适用对腕功能要求不高的患者。通过各种方式重建月骨高度和腕关节活动功能的方式逐渐受到重视。月骨替代术适用于月骨扁平、塌陷、碎裂的病例,具体的方法包括自体骨膜软骨膜包绕肌腱团块植入、自体骨膜包绕肌腱-松质骨匀浆复合体植入、人工假体植入、吻合血管的第 2 跖骨头移植等。各种方法均有其利弊,应结合患者实际情况制订个性化的手术方案。带血管蒂的头状骨移位替代月骨,其外形和关节面与月骨相似,形成的桡头关节面接触面积大、结合紧密,能在较大程度上保证腕关节的稳定和活动性,有利于腕关节的应力传导,可消除腕痛,腕关节功能和手的握力能恢复到正常 80% 。月骨替代术也可和外固定、腕骨融合术等结合应用以达到最佳手术效果。

第四节　软骨的慢性损伤

软骨慢性损伤包括骨骺软骨和关节软骨的慢性损伤,本节重点介绍髌骨软骨软化症、骨骺软骨慢性损伤。

一、髌骨软骨软化症

髌骨是全身最大的籽骨,是伸膝装置的重要组成部分。髌骨上极与股四头肌腱相连,下极由髌韧带固定于胫骨结节。髌骨在伸膝活动时起到增加力臂的作用,特别是在膝关节伸直的最后 30°发挥作用。其关节面与股骨内髁、外髁相互形成髌股关节,膝关节屈伸时,髌骨在股骨内、外髁间由近到远呈 S 形滑动,称之为髌骨轨迹。髌骨软骨软化症(chondromalacia patellae)是髌骨软骨面的进行性破裂和退变,是膝关节慢性疼痛的常见原因之一,多因髌骨软骨反复慢性损伤后肿胀、侵蚀、龟裂、破碎、脱落等病理改变,后期与之相对的股骨髁软骨也发生相同病理改变,从而形成髌骨关节的骨关节炎。

【病因】 一般认为髌骨外伤和不稳定时致病因素。但也有病例找不到这些原因。导致髌骨慢性损伤的因素包括膝关节长期、用力、快速屈伸,增加髌骨关节的磨损,如自行车、滑冰运动员的训练等。先天发育不良也可导致髌骨易于受到慢性损伤,如髌骨位置异常、股骨髁大小异常、膝关节内外翻畸形、胫骨外旋畸形等因素,可使髌骨不稳定,在滑动过程中髌骨关节面压应力集中于某点,成为慢性损伤的基础。

髌骨软骨的营养主要来自关节滑液,各种原因所致滑液成分异常,均可使髌骨软骨营养不良,易受到轻微外力而产生退行性改变。

【临床表现】

(1) 青年运动员较多见。女性多见。患者多有膝关节半蹲发力过劳史或撞击史。初期为髌骨下疼痛或膝前痛,膝软,上下楼梯无力。开始训练时明显,稍加活动后缓解,过久训练又加重,休息后渐消失。随病程延长,可出现膝关节间歇性跛行,疼痛时间多于缓解时间,以致不能下蹲,上、下台阶困难或突然打软腿无力而摔倒。

(2) 体征:查体可发现髌骨边缘压痛,伸膝位挤压研磨或推动髌骨可有摩擦感,伴疼痛。单纯髌骨软骨损害时无关节积液,后期形成髌骨关节骨关节炎时,可继发滑膜炎而出现关节积液,积液较多时浮髌试验阳性。病程长者多伴有股四头肌萎缩,尤其以股内侧肌最为明显。伴有滑囊脂肪垫炎的患者可有过伸痛。

(3) X 线片早期无变化,晚期可见髌骨边缘骨赘形成,软骨下骨硬化,髌骨关节面不平滑或间隙狭窄。X 线片尚可发现部分病因,如小髌骨、高位髌骨或股骨外髁低平等畸形。

膝关节镜具有诊断价值,不仅能发现病灶,还能观察病变范围和深度。

【治疗】 早期以非手术治疗为主。包括限制膝关节剧烈活动 1 ~2 周。同时进行股四头肌抗阻力锻炼,增加肌肉强度有利于维持良好的髌骨轨迹,增加膝关节稳定性。肿胀、疼痛突然加剧时,应行冷敷,48 小时后改用湿热敷和理疗。

关节内注射玻璃酸钠(透明质酸钠)可增加关节液的黏稠性和润滑功能,保护关节软骨,促进关节软骨的愈合和再生,缓解疼痛和增加关节活动度。通常每次注射 2ml,每周 1 次,4、5 次为一疗程。关节内注射醋酸泼尼松龙虽然可以缓解症状,但由于抑制糖蛋白、胶原的合成,对软骨修复不利,无菌操作不严格时甚至发生关节细菌性感染导致严重后果,故应慎用。

对于经严格非手术治疗无效或有先天性畸形者可采用手术治疗,分为关节内手术和关节外手术。手术目的:①增加髌骨在股骨髁滑动过程中的稳定性,如外侧关节囊松解术、股骨外髁垫高术等;②刮除髌骨关节软骨上较小病灶。对于软骨完全破坏者可考虑行假体置换术。

随着关节镜技术的发展,近年来开展了关节镜下对髌骨软化症进行治疗。治疗方法包括灌洗、刨削和外侧壁松解。关节镜技术创伤小术后恢复较快,如患者具备适应证应作为首选的治疗。

二、胫骨结节骨软骨病

胫骨结节骨软骨病又称 Osgood-Schlatter 病。胫骨结节是髌腱在胫骨近端的附着点,伸膝装置的止点,在伸膝活动时受到股四头肌的牵拉。胫骨结节骨骺在 18 岁时骨化后和胫骨近端融为一体,在此之前骨骺受到股四头肌剧烈牵拉易出血、破碎、炎症甚至坏死,诱发临床症状。当骨骺骨化完成后即可自行缓解消失,因此是一种自限性疾病。

【病因及病理】 股四头肌的强力牵拉损伤骨骺是本病的主要原因。青少年股四头肌发育较快、肌力较强,骨骺被牵拉撕裂、出血,充血水肿,机化发生无菌性炎症。当骨骺完成骨化过程后局部炎症反应即自行停止。

【临床表现】 常见于青少年男性,有剧烈运动史。单侧或双侧同时发病,主要症状为膝部疼痛,肿胀,晚期可形成局部质硬肿块。局部皮肤无红肿,但多有压痛,抗阻力伸膝时诱发疼痛加重。

X 线检查显示骨骺致密,可见骨骺碎裂、肥大,边缘不规则,周围软组织肿胀,有时可见骨骺碎块与骨质分离(图 57-15)。

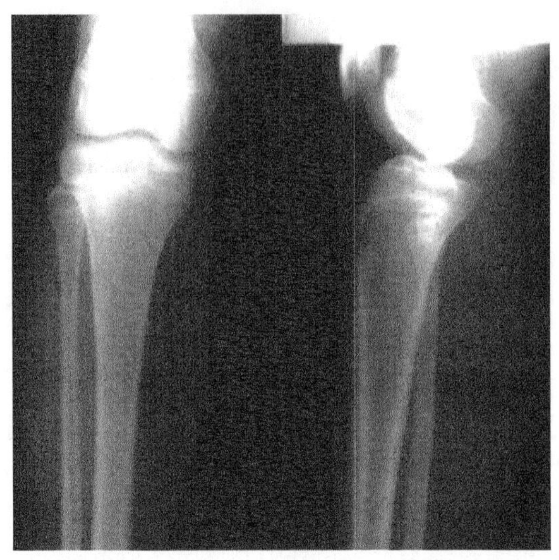

图 57-15　胫骨结节骨软骨病的 X 线表现

胫骨结节骨骺呈舌状，可见碎裂骨块

【治疗】　本病在 18 岁骨骺骨化愈合后症状即自行消失，但局部隆起不会改变。如症状严重者只需减少膝关节剧烈活动症状可自行缓解。有明显疼痛者，也可辅以理疗或膝关节短期制动。一般无需服止痛剂，亦不宜局部注射皮质类固醇，因注入皮质类固醇不会有效，而骨骺又难以注入。曾有皮质类固醇注入皮内引起皮肤坏死，骨骺外露长期不愈者。偶有成年后尚有小块碎裂骨骺未与胫骨结节融合而症状持续者，此时可行钻孔或植骨术以促进融合。如遗留胫骨结节肿大或生理性伸膝障碍，可行胫骨结节移位术。

三、股骨头骨软骨病

本病又名为 Legg-Calve-Perthes 病、扁平髋等，是由美国学者 Legg、法国学者 Calve、德国学者 Perthes 三位学者在 1910 年先后提出病，故以三人姓名命名此病。该病是儿童全身骨软骨病中发病率较高且致残程度较重的一种骨软骨病。股骨头骨骺的骨化中心在 1 岁以后出现，18 ~ 19 岁骨化融合。在此年龄阶段中均有可能发病。由于各种原因所致的成人股骨头缺血性坏死不包括在本病范畴。

【病因】　本病的确切发病原因尚不清楚，多数学者认为慢性损伤是重要因素。外伤使骨骺血管闭塞，从而继发缺血坏死。股骨头骨骺的血供以新生儿到 12 岁有明显变化。在 4 ~ 9 岁时仅有一条外骺动脉供应骨骺，此时血供最差，即使是较轻外伤也可导致血供障碍。9 岁以后圆韧带血管参与股骨头骨骺的血供，故发病率开始下降。当骺板骨化融合后，干骺端血管进入股骨头内，即不再发生此病。此外，一些导致关节囊内压力异常升高的因素，如暂时性滑膜炎、化脓性关节炎、外伤性关节腔积血和后伸内旋等非生理性体位等，均可使供应骨骺的动脉受压，甚至骨骺缺血坏死。也有学者报道该病和环境因素有关，包括围产期和出生后的生活条件。臀位产儿童是正常儿童发病率的 4 倍，大龄双亲生育的儿童更易患本病。

【病理】　股骨头骨骺发生缺血后发生骨质坏死、死骨吸收、新骨形成和股骨头重建等一系列病理反应，一般可分为以下四个病理节段。

1. 缺血期　此期软骨下骨细胞由于缺血而坏死，骨化中心停止生长，但骺软骨仍可通过滑液吸收营养而继续发育，因受刺激反可较正常软骨增厚。一般前外侧骺板最先受累，但整体骨结构仍保持正常，髓腔内被破碎骨小梁填充。这一过程可延续数月到1年以上，因临床症状不明显而多被忽视。

2. 血供重建期　在坏死组织刺激下，新生血管从周围组织长入坏死骨骺，逐渐形成新骨。新生骨可生长成正常结构，也可在外力损伤等作用下重新被吸收，被纤维肉芽组织所替代。新骨强度较低，因而股骨头在应力作用下易受压变形，被称作“生物性塑形”。此期可持续1～4年，是治疗的关键时期。如处理恰当，能避免发生髋关节的畸形。

3. 愈合期　本病到一定时间后骨坏死自行停止，继之新骨小梁不断形成并骨化，直到纤维肉芽组织全部为新骨所代替。股骨头增大，由一个位于髋臼中心的股骨头转变为扁平状股骨头。这一过程中畸形仍可加重，且髋臼关节面软骨也可受到损害。

4. 畸形残存期　此期病变静止，畸形固定。由于股骨头骨骺过早闭合影响了下肢长度的正常发育，但大转子的骨骺仍正常发育，造成股骨颈相对变短、形成类似髋内翻的畸形，不利于外展活动，表现为屈髋步态，因此也被称为功能性髋内翻。随年龄增大最终将发展为髋关节的骨关节炎并出现相应的症状。

【临床表现】

（1）本病好发于3～10岁儿童，男女发病之比约为6∶1，单侧发病较多。

（2）起病隐匿，患髋疼痛和跛行是本病的主要症状。疼痛部位多在腹股沟、膝部和大腿内侧，跑步或行走过多时疼痛加重，休息后可缓解。膝部疼痛是有髋部疼痛放射所致，应注意鉴别诊断。跛行步态是患儿采取的保护性步态以缩短患肢负重时间。症状可逐渐加重。疼痛和跛行的程度与病变活动度有明显关系。

（3）查体可发现Thomas征阳性；跛行，患肢肌萎缩，内收肌痉挛。患髋内旋、外展、后伸受限较重。滑膜炎明显时在髋关节前方有压痛。晚期患肢较健侧稍有短缩。

（4）X线检查是临床诊断该病的重要依据。定期行双髋关节正位和蛙式位摄片可动态观察股骨头的形态变化，并能提供病理演变分期的客观依据。X线检查主要表现为股骨头密度增高，骨骺碎裂、变扁，股骨颈增粗及髋关节部分性脱位等（图57-16～图57-19）。

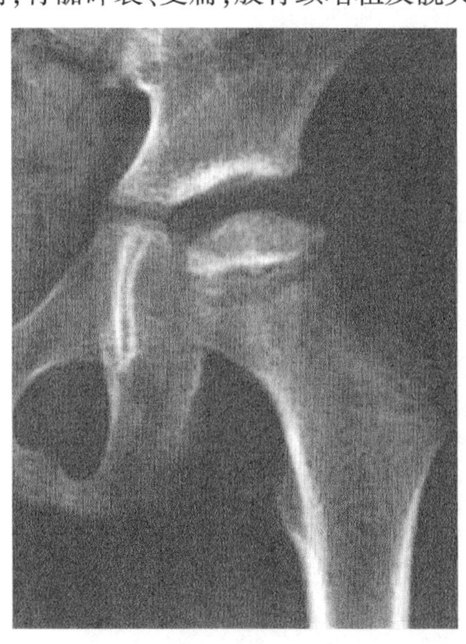
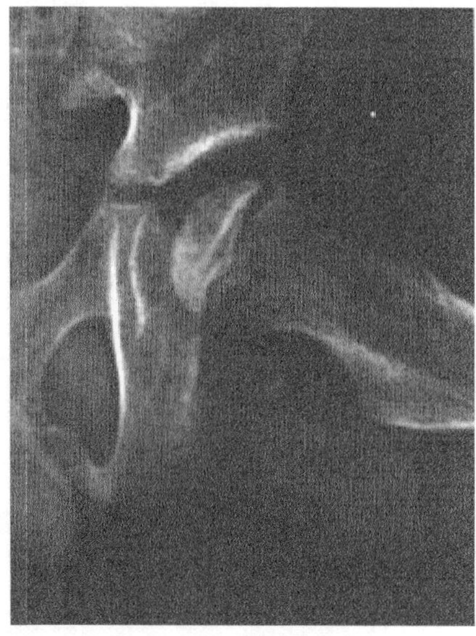

图57-16　股骨头骨软骨病，早期（左侧）

股骨头骨骺密度均匀增高，轻度变扁，干骺端增宽，邻近骺线处出现带状低密度区

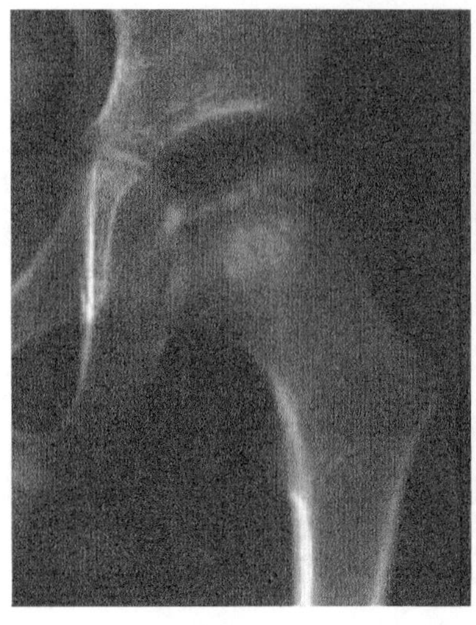
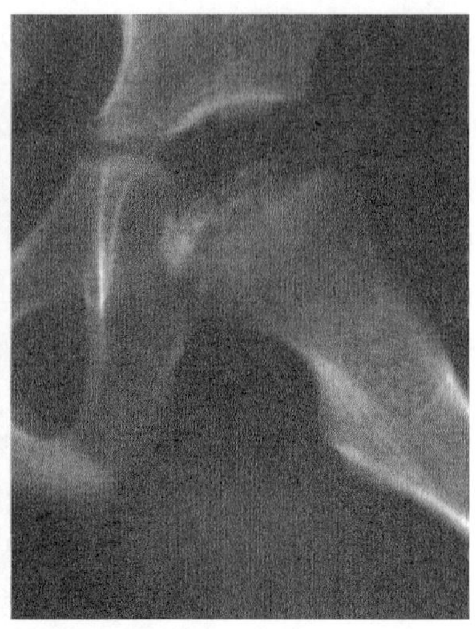

图 57-17　股骨头骨软骨病，血供重建期骨化中心“碎裂”，头扁平，颈宽粗

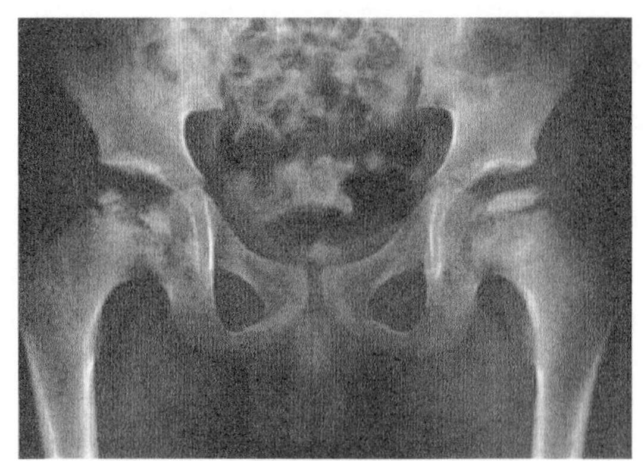

图 57-18　股骨头骨软骨病，血供重建期
双侧股骨头密度增高变扁，右侧头、颈可见囊性变

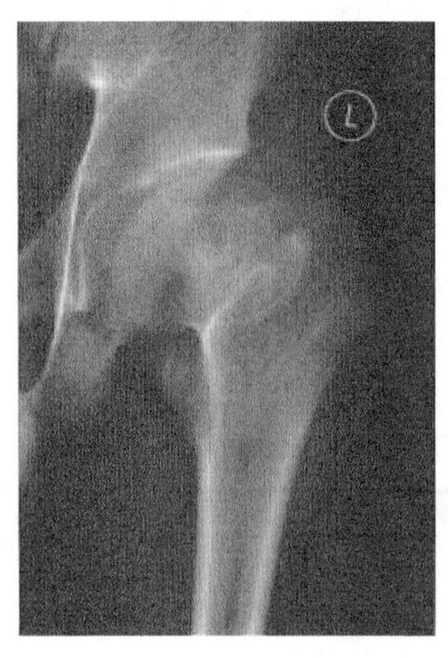

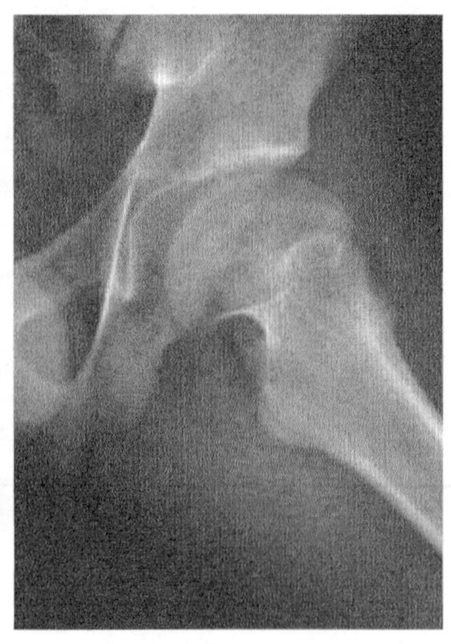

图 57-19　股骨头骨软骨病，愈合期
骨骺扁平，密度略深，无“碎裂”，颈宽粗

(5)放射性核素骨显像既能测定骨组织的供血情况,又能反映细胞代谢状况,对于早期诊断和判断病变范围及鉴别诊断有重要意义。临床常采用静脉注射锝-99,在病理之缺血期X线片显示阴性,而骨显像已可发现放射性稀疏。用计算机对骨显像进行定量分析,患侧与健侧放射量的比值小于0.6则为异常,其早期诊断准确率大于90%。

【治疗】 治疗目的是消除影响骨骺发育和塑性的不利因素,保持一个理想的解剖学和生物力学环境,预防血供重建期和愈合期中股骨头的变形和继发性骨性关节炎,使股骨头顺利完成自限过程。治疗原则包括使骨头完全包容在髋臼内;避免髋臼外上缘对股骨头的局限性压应力;减轻股骨头的压力;维持髓关节良好的活动范围。

1. 非手术治疗 避免负重、使用矫形支具或传统石膏固定。方法包括卧床休息和牵引3~4周,然后使用矫形支具,将患髋固定在外展40°、轻度内旋位。白天带支具用双拐下床活动,夜间去除支具用三角枕置于两腿之间,仍维持外展、内旋位。支具使用时间1~2年,定期摄X线片了解病变进展,直至股骨头完全重建为止。也可石膏固定,具有简便易行、经济省时的优点,每次固定2~3个月为宜,若需继续固定须拆除数日休息,以防止软骨变性和膝关节僵直。

2. 手术治疗 包括股骨上端截骨矫形、Salter骨盆截骨、滑膜切除术及血管植入术等。不同患儿和不同的病理阶段选择不同的手术方法。上述方法多可缓解病情,但难以完全恢复股骨头正常形态,因此早期诊断早期治疗是预防病残的关键。对于已发生症状严重的骨性关节炎患者,也可施行人工关节假体置换术以减轻疼痛和改善关节功能。

第五节　其　　他

一、滑　囊　炎

滑囊是位于人体摩擦频繁或压力较大处的一种缓冲结构,为一结缔组织扁囊,少数与关节腔相通,多数独立存在一。囊壁分为两层,其外层为薄而致密的纤维结缔组织,内层为滑膜内皮细胞,有分泌滑液的作用,平时内有少量滑液。由于关节周围结构复杂,活动频繁,故人体滑囊多存在于大关节附近(图57-20),这类滑囊每人均有,称为恒定滑囊,如髌前滑囊、鹰嘴滑囊、大粗隆滑囊和腘窝部滑囊等。另一类是为了适应生理和病理的需要而继发的,称为继发性滑囊或附加滑囊,如脊柱后凸畸形的棘突表面、皮下埋藏的内固定物尾端等,因局部摩擦增加可形成滑囊。根据滑囊存在的部位可分为皮下滑囊、肌腱下滑囊、肌肉下滑囊、筋膜下滑囊、韧带间滑囊、关节滑囊等。临床上以中老年女性坐骨结节滑囊炎(bursitis of ischial tuberosity)和趾滑囊炎(bursitis of the big-toe)多见。

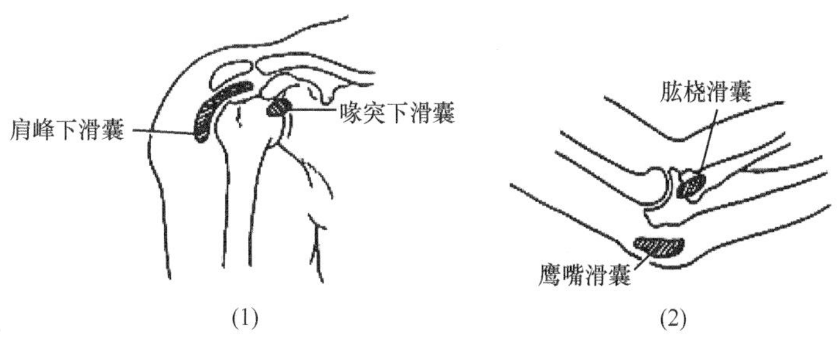

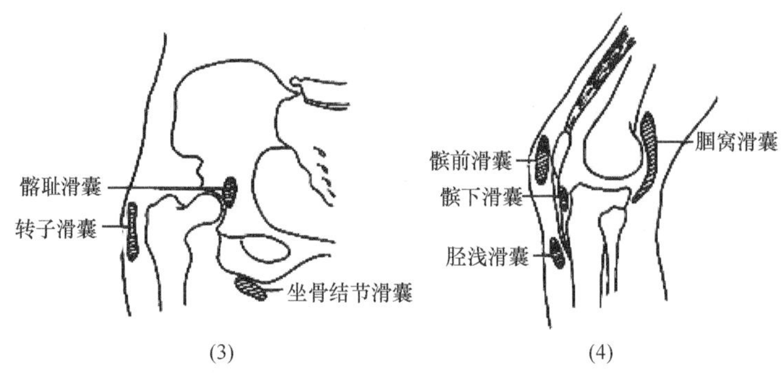

图 57-20　大关节附近常见滑囊

(1)肩部滑囊;(2)肘部滑囊;(3)髋部滑囊;(4)膝部滑囊

【病因及病理】　滑囊炎(bursitis)根据其病因、性质可分为创伤性滑囊炎、化脓性滑囊炎、结核性滑囊炎、类风湿性滑囊炎、痛风性滑囊炎、化学性滑囊炎等。滑囊炎有急慢性之分,以慢性滑囊炎多见。常与职业有关,如髌前滑囊炎和鹰嘴滑囊炎(矿工肘)。当滑囊受到过度的反复摩擦和挤压时,滑囊壁发生轻度的炎症反应,滑液分泌增多,同时液体渗出使滑囊膨大,所需时间常为几日或几周。急性期囊内积液为血性,以后呈黄色,慢性期则为黏液。在慢性滑囊炎中,囊壁水肿、肥厚或纤维化,滑膜增生呈绒毛状,有的囊壁或肌腱内有钙质沉着,影响关节活动;滑囊炎好发于骨结构突出的部位,由于长期、反复、集中和力量稍大的摩擦和压迫是产生滑囊炎的主要原因,如瘦弱老妇久坐硬凳所致坐骨结节滑囊炎,跪位工作者的髌前滑囊炎,长期穿尖而窄的皮鞋所致趾骨滑囊炎等。

【临床表现】　无明显原因在关节或骨突出部逐渐出现一圆形或椭圆形肿物,缓慢长大伴压痛。在某些关节部位常伴有关节的部分功能障碍。局部肿物表浅者可触及清晰的边界,有波动感,皮肤无细菌性炎症表现;部位深者,边界不清,有时可被误认为是实质性肿瘤,可做超声或 MRI 鉴别诊断。对重要关节部位的滑囊炎若不及时治疗,随着滑囊壁的增厚、粘连,关节滑动度将逐渐减少。晚期可见关节部位肌肉萎缩。

以下介绍几种常见滑囊炎临床特点。

肩峰下滑囊炎,常表现为肩关节部位疼痛、局部压痛和活动受限,疼痛多位于肩部深处,可放射至三角肌止点,亦可放射至肩胛、颈部、手部等部位。肩部活动受限,以外旋外展时明显。肩峰下有压痛,滑囊肿胀严重者整个肩部均有压痛。

鹰嘴滑囊炎主要表现为鹰嘴部位皮下滑囊,直径 2 ~ 4cm,疼痛不明显,无功能障碍,可有轻微压痛。

坐骨结节滑囊炎常见于长期坐位工作患者如编织女工,曾被称为编织臀。主要表现为局部肿块和不适感,疼痛多不严重,常无压痛。患者多因发现肿块并影响坐卧前来就诊。

髌前滑囊炎,多见为髌骨前皮下滑囊炎,常见于跪着工作或洗衣的妇女,曾被称为女仆膝。主要表现为膝前方的柔软肿块,有轻度疼痛或无痛,活动不受限。

【治疗】

(1) 避免继续摩擦和压迫,关节予以适当制动并辅以物理治疗,多数可消退。

(2) 经穿刺抽出囊内积液,然后注入醋酸泼尼松龙,加压包扎,有时可治愈。

(3) 对非手术治疗无效者可考虑做滑囊切除术,但有复发可能。对于特殊部位滑囊炎,如坐骨结节滑囊炎或囊肿,手术时应注意保护坐骨神经,并防止因伤口靠近肛门而造成医源性感染。

二、狭窄性腱鞘炎

狭窄性腱鞘炎(narrow tenosynovitis)系指腱鞘因机械性摩擦而引起的慢性无菌性炎症改变。腱鞘分为两层,外层为纤维性鞘膜,内层为滑液膜,滑液膜又分为壁层和脏层。壁层紧贴纤维鞘膜内壁,脏层包裹肌腱,脏壁层两端形成盲囊,其间含有少量滑液,有润滑和保持肌腱活动度的功能。在日常生活和工作中,由于频繁活动引起过度摩擦,加之某些部位有骨性隆起或肌腱走行方向发生改变形成角度,这样就更加大了肌腱和腱鞘之间的机械摩擦力。这种机械性刺激使腱鞘在早期发生出血、水肿、渗出等无菌性炎症反应。反复创伤或慢性迁延后则发生慢性纤维结缔组织增生、肥厚、粘连等病理变化,腱鞘的厚度可由正常时的1mm以内增厚至2～3mm,由于腱鞘增厚致使腱鞘狭窄,腱鞘与肌腱之间发生不同程度的粘连,肌腱也发生变性。临床表现为局部疼痛、压痛及关节活动受限等。

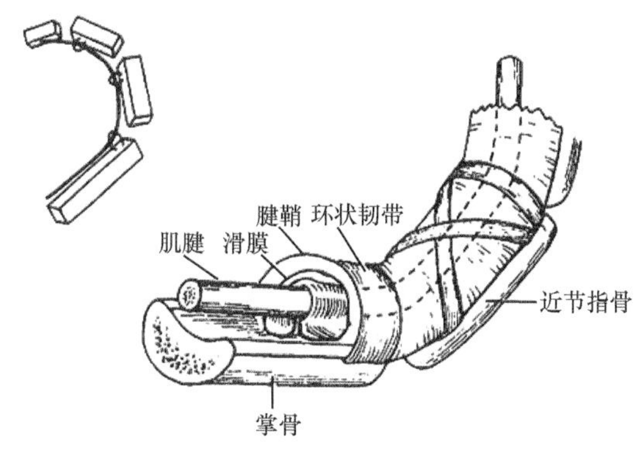

图57-21　屈指肌腱骨纤维隧道示意图

腱鞘和骨形成弹性极小的“骨-纤维隧道”(图57-21)。腱鞘的近侧或远侧缘为较硬的边缘,在掌指关节处腱鞘增厚最明显,称为环状韧带。肌腱在此韧带边缘长期、过度用力摩擦后,即发生肌腱和腱鞘的损伤性炎症。四肢肌腱凡经过“骨-纤维隧道”处,均可发生腱鞘炎,如肱二头肌长头腱腱鞘炎、拇长伸肌和指总伸肌腱腱鞘炎、腓骨长、短肌腱鞘炎、指屈肌腱腱鞘炎、拇长屈肌腱鞘炎、拇长展机与拇短伸肌腱鞘炎等。其中以后三种最多见,故作为代表介绍如下。

手与腕部狭窄性腱鞘炎是最常见的腱鞘炎,好发于长期、快速、过度使用腕关节的中老年妇女、轻工业工人和乐器演奏者。在手指常发生屈肌腱鞘炎,又称弹响指或扳机指。拇指拇长屈肌腱鞘炎,又称弹响拇;在腕部多见拇长展肌和拇长伸肌腱鞘炎,又称桡骨茎突狭窄性腱鞘炎。

【病因】　手指长期快速活动,如织毛衣、管弦乐的练习或演奏等;手指长期用力活动,如洗衣、书写文稿、打字机、电脑操作等慢性劳损是病因。如患者本身有先天性肌腱异常(小儿先天性拇长屈肌腱鞘炎)、类风湿关节炎、产后、病后虚弱无力等更易发生本病。

【病理】　狭窄性腱鞘炎并非单纯腱鞘的损伤性炎症,肌腱和腱鞘均有水肿、增生、粘连和变性。腱鞘的水肿和增生使“骨-纤维隧道”狭窄,进而压迫本已水肿的肌腱,在环状韧带区腱鞘腔特别狭窄而坚韧,故使水肿的肌腱被压成葫芦状,阻碍肌腱的滑动。如用力伸屈手指，葫芦状膨大部在环状韧带处强行挤过，就产生弹拨动作和响声，并伴有疼痛，故称弹响指（图 57-22）。

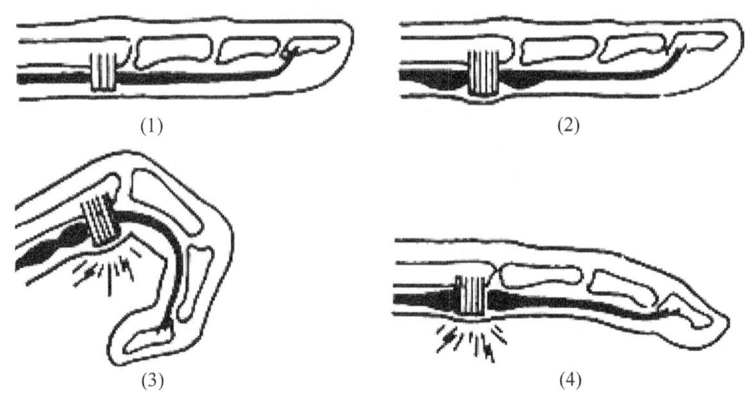

图 57-22 弹响指发生机制示意图

(1) 正常肌腱和腱鞘；(2) 发病后肌腱呈葫芦形肿大，腱鞘增厚管腔狭窄；(3) 手指主动屈曲时，远侧膨大挤过狭窄的腱鞘，发生弹响；(4) 手指伸直时也同样发生弹响

【临床表现】

1. 弹响指和弹响拇 起病缓慢。初期时疼痛位于掌指关节掌侧，晨起患指发僵、疼痛，缓慢活动后即消失。随病程延长逐渐出现弹响伴疼痛加重，疼痛向腕部和手指远侧发散，严重者患指屈曲不敢活动。症状可呈急性和缓解期间断发作。各手指发病的频度依次为中、环指最多，示、拇指次之，小指最少。患者主诉疼痛常在近侧指间关节，而不在掌指关节。体检时可在远侧掌横纹处触及黄豆大小的痛性结节，屈伸患指该结节随屈肌腱上、下移动，或出现弹拨现象，并感到弹响即发生于此处。局部有明显压痛。狭窄严重时，手指多固定于伸直位不能屈曲或固定于屈曲位不能伸直。

小儿拇长屈肌腱鞘炎常为双侧性，表现为拇指屈伸时发生弹响，或指间关节交锁于屈曲位，掌指关节皮下可触及痛性结节。细心家长可在出生后数月内发现，有的则在 3～4 岁才注意到。

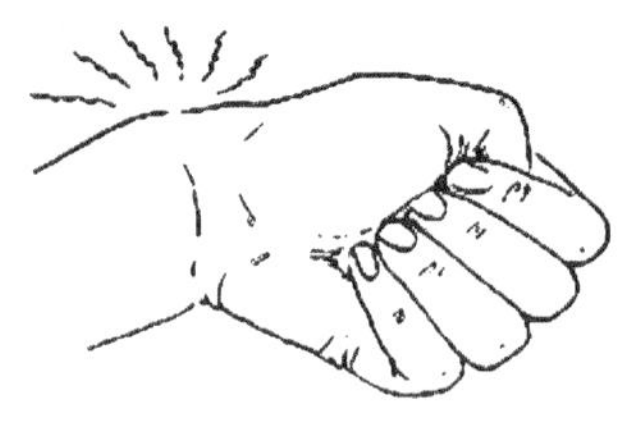

图 57-23 握拳尺偏实验

2. 桡骨茎突狭窄性腱鞘炎 起病缓慢，表现为腕关节桡侧疼痛，逐渐加重，可放射至肩肘或手部，无力提物，有时伸拇受限。检查时皮肤无炎症表现，在桡骨茎突表面或其远侧有明显的局限性压痛，有时可触及痛性结节。握拳尺偏腕关节时，桡骨茎突处出现疼痛，称为握拳尺偏试验（Finkelstein 征）阳性（图 57-23）。

【治疗】 疾病早期尽量减少手部活动，如拧毛巾、洗衣等。局部可予以热敷、理疗，或口服、外用非甾体抗炎药以缓解症状。如症状持续不缓解可予以封闭或手术松解改善活动。小儿先天性狭窄性腱鞘炎非手术治疗通常无效，应行手术治疗。

1. 局部封闭治疗 腱鞘内注射醋酸泼尼松龙或复方倍他米松有很好疗效。但注射一定要准确，可直接注射到腱鞘邻近的骨膜附近，注入皮下则无效，一旦注入桡动脉浅支，则有可能发生桡侧三个手指血管痉挛或栓塞导致指端坏死。

2. 腱鞘切开减压术 注意牵开切口两侧的皮神经和血管，充分暴露腱鞘。此时被动活动患者手指,可见到膨大的结节在腱鞘狭窄处上、下移动。认准腱鞘狭窄增厚范围,用尖刀沿着肌腱方向纵向从一侧切开腱鞘,切开范围要足够长,再将切开的腱鞘的两侧各剪去约0.3cm,以彻底解除狭窄避免复发。如仅行狭窄处切开,有时会发生再粘连而症状复发。

三、腱鞘囊肿

腱鞘囊肿(ganglion)是关节附近的一种囊性肿块,病因尚不太清楚。多数认为是关节囊、韧带、腱鞘上的结缔组织因慢性营养不良发生的退行性变形成囊肿。也有学者认为慢性损伤使滑膜腔内滑液增多而形成囊性疝出,或结缔组织黏液退行性变可能是发病的主要原因。目前临床上将手、足小关节处的滑液囊疝(腕背侧舟月关节、足背中跗关节等处)和发生在肌腱的腱鞘囊肿统称为腱鞘囊肿。而大关节的囊性疝出另行命名,如膝关节后方的囊性闪出叫腘窝囊肿,或Baker囊肿。

【临床表现】 腱鞘囊肿可发生于任何年龄,但以青中年多见,女性多于男性。腕背、桡侧腕屈肌腱及足背发病率最高,手指掌指关节及近侧指间关节处也常见到。膝关节两侧和腘窝也可见到。

病变部出现一缓慢长大的肿物,肿物较小时无症状,长大到一定程度活动关节时有酸胀感。检查可发现大小不等的圆形或椭圆形肿物,表面光滑,不与皮肤粘连。因囊内液体充盈,张力较大,扪之如硬橡皮样实质性感觉。如囊颈较小者,略可推动;囊颈较大者,则不易推动,且因张力较大,易误诊为骨性肿物。在腕掌侧或手掌部的腱鞘囊肿可压迫正中神经或尺神经,出现运动感觉障碍。重压肿物有酸胀痛。用粗针头穿刺可抽出透明胶冻状物。

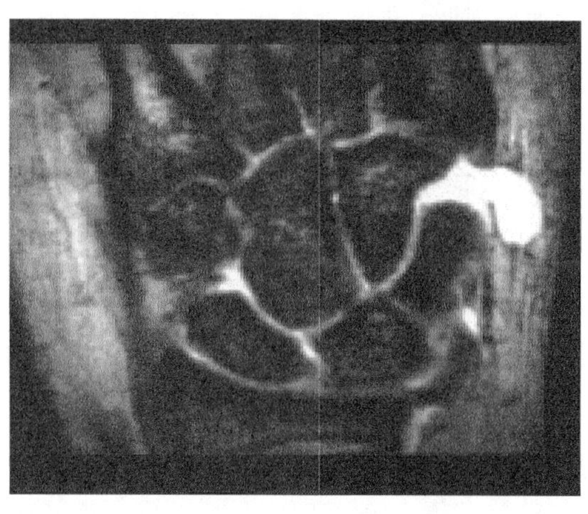

图57-24　腕关节MRI平扫T_2加权像,显示囊肿和腕骨间关节腔相通

X线检查一般无异常发现,MRI检查可发现局部囊肿,有些与关节腔相通(图57-24)。

【治疗】 腱鞘囊肿有时可被挤压破裂而自愈。临床治疗方法较多,但复发率高。

1. 非手术治疗 可挤压使囊肿破裂后加压包扎,有些患者因疼痛难以接受,且复发率较高。可用粗针头穿刺,尽量抽出内容物,在囊内注入药物或留置可取出的无菌异物(如缝扎粗丝线),并加压包扎,使囊腔粘连而消失。通常是在囊内注入醋酸泼尼松龙0.5ml,然后加压包扎。本方法简单、痛苦较少,但有一定复发率。

2. 手术治疗 手指腱鞘囊肿一般较小,穿刺后复发率较高,多次复发者可手术切除。术中应完整切除囊肿,勿残留囊壁。如系腱鞘发生者,应同时切除部分相连的腱鞘;如系关节囊滑膜疝出,应在根部缝扎切除,同时修复关节囊以减少复发。如切除囊壁彻底,术后不易复发。

四、肱骨外上髁炎

肱骨外上髁炎(lateral humeral epicondylitis)是伸肌总腱起点处的一种慢性损伤性炎症,因早年发现网球运动员易患此病,故又称“网球肘”(tennis elbow)。

【病因及病理】

(1) 在前臂过度旋前或旋后位,被动牵拉伸肌(握拳、屈腕)和主动收缩伸肌(伸腕)将对肱骨外上髁处的伸肌总腱起点产生较大张力,如长期反复这种动作即可引起该处的慢性损伤。因此,凡需反复用力活动腕部的职业和生活动作均可导致这种损伤,如网球、羽毛球、乒乓球运动员,钳工,厨师和家庭妇女等。少数情况下,平时不作文体活动的中、老年文职人员,因肌肉软弱无力,即便是短期提重物也可发生肱骨外上髁炎。

(2) 肱骨外上髁炎的基本病理变化是慢性损伤性炎症。虽然炎症较局限,但其炎症的范围在每个患者却不尽相同:有的仅在肱骨外上髁尖部,以筋膜、骨膜炎为主;有的在肱骨外上髁与桡骨头之间,以肌筋膜炎或肱桡关节滑膜炎为主。

【临床表现】 患者逐渐出现肘关节外侧痛,有时波及两侧,常向前臂放散,在用力握拳、伸腕时疼痛加重以致不能持物。严重者拧毛巾、扫地等细小的生活动作均感困难。检查时,仅在肱骨外上髁、桡骨头及两者之间有局限性、极敏锐的压痛(图 57-25)。皮肤无炎症,肘关节活动一般不受影响。伸肌腱牵拉试验(Mills 征):掌旋前,此时肘外侧出现疼痛为阳性(图 57-26)。有时疼痛可牵涉到前臂伸肌。

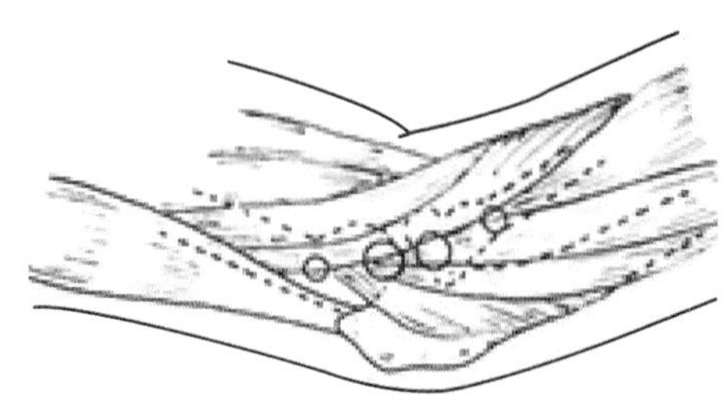

图 57-25 肱骨外上髁炎压痛部位

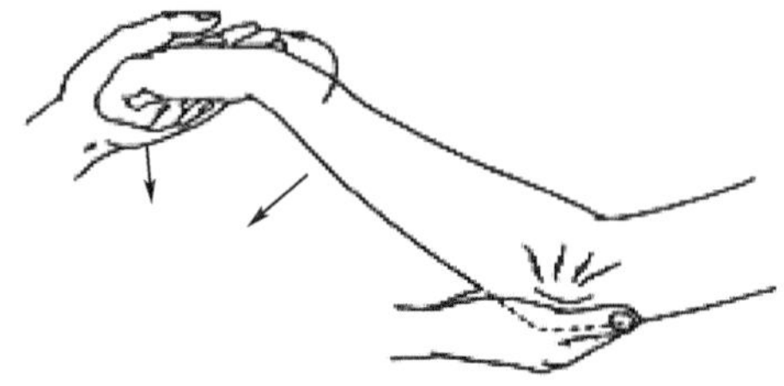

图 57-26 前臂伸肌牵拉试验(Mills 征)

【治疗】 保守治疗对绝大多数患者有效。对于症状轻微的患者可予以休息、热敷、局部理疗,其中以休息和避免握拳、伸腕为主要动作的腕关节活动是治疗和预防复发的关键。也可局部外用或口服非甾体抗炎药。如保守治疗无效,可行局部封闭治疗。在压痛点注射醋酸泼尼松龙或复方倍他米松 1ml 和 2% 利多卡因数毫升混合液,只要注射准确一般可取得良好的效果。但不应重复多次注射,否则易引起局部皮肤感染或肌腱坏死。

对于不能间断训练的运动员,应适当减少运动量,同时在桡骨头下方伸肌上捆扎弹性保护带,以减少腱起点处的牵张应力。少数患者保守治疗无效,症状严重者可试行手术治疗,如伸肌总腱起点剥离松解术或卡压神经血管束切除术,或结合关节镜手术。

五、粘连性肩关节囊炎

粘连性肩关节囊炎(adhesive capsulitis of shoulder)是肩关节周围软组织病变引起的肩

关节周围疼痛和活动受限，主要痛点在肩关节周围，影响肩关节活动范围，又称肩周炎、冻结肩、五十肩等，中医称为撮肩、漏肩风，这些名词定义不确切，且与病理变化有差距，目前命名为粘连性肩关节囊炎。本病是因多种原因致肩盂肱关节囊炎性粘连、僵硬，以肩关节周围疼痛、各方向活动受限为特点，尤其是外展外旋和内旋后伸活动。

【病因】

1. 肩部原因　①本病以40岁以上患者多见，女多于男，左侧多于右侧。软组织退行性变，对各种外力的承受能力减弱是基本因素。②长期过度活动，姿势不良等所产生的慢性损伤是主要的激发因素。③上肢外伤后肩部固定过久，肩周组织继发萎缩、粘连。④肩部急性挫伤、牵拉伤后治疗不当等。⑤肩关节周围软组织退变，如肩峰下滑囊炎、冈上肌腱炎、肱二头肌肌腱炎等。

2. 肩外因素　颈椎病、心、肺、胆道疾病发生的肩部牵涉痛，因原发病长期不愈使肩部肌持续性痉挛、缺血而形成炎性病灶，转变为真正的粘连性肩关节囊炎。

【病理】　肌肉和肌腱、滑囊（三角肌下滑囊、肩峰下滑囊、喙突下滑囊）及关节囊发生慢性损伤和炎症。成纤维细胞和成肌细胞增生、Ⅰ型和Ⅲ型胶原增多使关节囊慢性纤维化而增厚；此外，加上滑膜充血、水肿，最终导致关节囊腔粘连、狭窄。喙肱韧带呈束带状增厚挛缩是外旋受限的主要原因。

病理变化可分为三个阶段。早期为凝结期，主要病变位于关节囊，关节囊增厚、囊内皱襞消失、肱二头肌长头腱和关节囊之间有薄的粘连。中期为冻结期，出现关节囊挛缩，关节囊周围组织均受累，退行性变加重，滑膜充血，组织缺乏弹性。经7～12个月进入解冻期，充血、炎症及粘连逐渐消退，患者疼痛消失，关节活动改善。

【临床特点】

（1）本病有自限性，一般在6～24个月可自愈，但部分不能恢复到正常功能水平。

（2）本病多为中老年患病，女性多于男性，左侧多于右侧，亦可两侧先后发病。

（3）肩部各方向主动、被动活动均不同程度受限，以外旋外展和内旋后伸最重（图57-27）。逐渐出现肩部某一处局限性疼痛，与动作、姿势有明显关系。随着病程延长，疼痛范围扩大，并牵涉到上臂中段，同时伴肩关节活动受限。若勉强增大活动范围会引起剧烈锐痛。严重时患肢不能梳头和反手触摸背部。夜间因翻身移动肩部而痛醒。初期患者尚能指出明确的痛点，后期疼痛范围扩大。

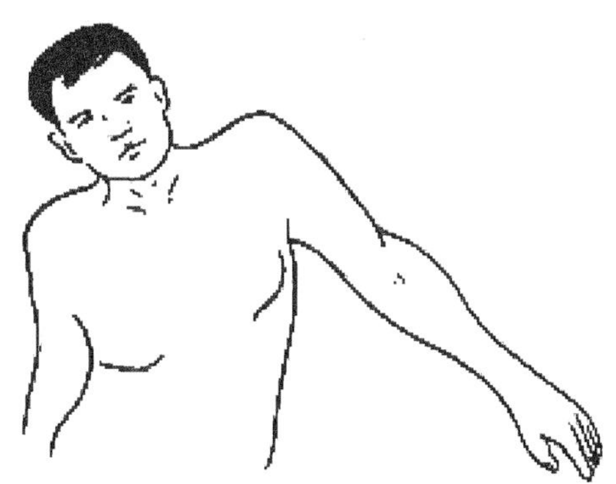

图57-27　粘连性肩关节囊炎时的外展姿势实为躯干代偿侧弯

（4）影像学：X线片见肩关节结构正常，可有不同程度骨质疏松，MRI见关节囊增厚，肩部滑囊可有渗出,MRI 对鉴别诊断意义较大。

【鉴别诊断】

1. 肩袖损伤　①60 岁以上老人和重体力劳动及运动员多见,常因肩部猛烈外展致伤,表现为肩颈痛,肩关节无力;②被动活动范围基本正常;③主动活动呈现疼痛弧特征(图 57-28);④落臂征阳性(被动外展放松后突然撤回支撑,让上肢自然下落,诱发患者肩部突发疼痛);⑤超声、MRI 有肩袖撕裂的特征性表现。

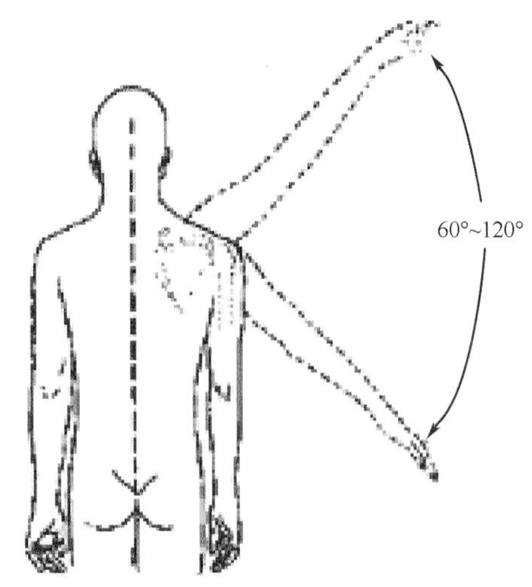

图 57-28　肩袖损伤时出现疼痛弧征

患者主动外展肩关节,在 60° ~120°时疼痛,其余角度无痛

2. 肩峰下撞击综合征　①肩峰外侧痛(夜间痛);②外展、上举障碍;③X 线片显示肩峰、肱骨大结节硬化,骨赘形成;④超声、MRI 排除肩袖损伤。

3. 肩关节不稳　①外伤史(骨折脱位);②肩周痛、无力;③影像学检查可见肱骨头或关节盂部分缺失;④关节镜可见骨或关节囊损伤征。

4. 颈椎病　①有神经根刺激症状;②肩关节被动活动大致正常且无痛;③颈椎斜位 X 线片显示相应椎间孔狭窄;④肌电图提示神经根性损伤。

5. 其他　①永久起搏器后肩周痛;②肩胛背神经卡压综合征;③锁骨外端骨折,锁骨钩钢板使用后;④胸腔内或颈肩部炎症、肿瘤疾患。

【治疗】　本病是自限性疾病,应向患者讲明本病的特征和转归,树立战胜疾病的信心。治疗的目的是缓解疼痛,恢复功能,避免肌肉萎缩。

(1) 早期给予理疗、针灸、适度的推拿按摩,可改善症状。

(2) 痛点局限时,可局部注射醋酸泼尼松龙,能明显缓解疼痛。

(3) 疼痛持续、夜间难以入睡时,可短期服用非甾体抗炎药。

(4) 无论病程长、短,症状轻、重,均应每日进行肩关节的主动活动,活动以不引起剧痛为限。

(5) 对症状持续且重者,以上治疗无效时,在麻醉下采用手法或关节镜下松解粘连,然后再注射类固醇或透明质酸钠,可取得满意疗效。

(6) 对肩外因素所致粘连性肩关节囊炎,除局部治疗外,还需对原发病进行治疗。

(韩庆林　王友华)

第五十八章　颈肩痛和腰腿痛

学习目标

1. 掌握颈椎病、腰椎间盘突出症的常见临床分型。
2. 熟悉腰椎间盘突出症的临床表现。
3. 了解颈椎病、腰椎间盘突出症的鉴别诊断。

颈肩痛和腰腿痛是一组临床多见的症状，其病因复杂，以慢性损伤为多。发病率各家报道差异较大，据国内部分厂矿调查14878人，有腰腿、颈肩痛者达3401人，约占22%。

颈肩痛是指颈、肩、肩胛等处疼痛，有时伴有一侧或两侧上肢痛、颈脊髓损害症状。由于两者之临床表现多样化，病程较长，鉴别诊断复杂，治疗较困难，是临床上需进一步研究的课题。

第一节　颈　肩　痛

一、解剖生理概要

（1）脊柱颈段有7个颈椎，6个椎间盘。第1颈椎又叫寰椎，没有椎体和棘突，由前、后弓和两侧块组成。第2颈椎又称枢椎，其椎体上方隆起形成齿状突，与寰椎的前弓构成寰齿关节。第1～7颈椎的横突有孔，称为横突孔，椎动脉通过颈6～颈1，横突孔进入颅底。当颈段脊柱不稳定，或椎体侧方骨质增生时，可刺激椎动脉使其痉挛，继发颅内缺血。颈椎椎体上缘之侧后方有嵴状突起，称为钩突，椎体下缘侧后方呈斜坡状。下一椎体的钩突与上一椎体的斜坡构成钩椎关节（Luschka关节或弓体关节），这一结构在胸、腰段脊椎并不存在。钩椎关节能防止椎间盘向侧后方突出，但当其退行性变而增生时，反可刺激侧后方的椎动脉，或压迫后方的颈神经根。

（2）颈椎之间的连接有以下特点：①椎体间有五个关节相连，即椎间盘、两侧钩椎关节和两侧关节突关节；②后纵韧带在颈段较宽，其中部厚而坚实，故颈椎间盘正后方突出者较少。但颈部后纵韧带退变而钙化却较胸、腰段多见，是导致椎管前后径狭窄，脊髓受压的一个重要原因；③颈部之棘上韧带特别坚强，形成所谓项韧带，有对抗颈椎前屈作用。项韧带退变钙化也是颈痛原因之一。当颈椎退行性变而出现节段性不稳定时，该节段的项韧带常见钙化，故项韧带节段性钙化也提示相应节段颈椎不稳定。

（3）颈椎是活动范围在全脊柱中最大，头的屈伸动作主要在寰枕关节，旋转在寰枢关节，而颈部屈伸主要发生在下颈段。任何一节段因病活动受限后，相邻节段颈椎各关节及韧带所承受的压力均明显增加，从而产生关节、椎间盘、韧带的变性。

（4）颈项部神经结构较复杂，病变后临床表现也多样化：①脊髓有三个生理性膨大，以下颈段的颈膨大最为明显，颈膨大的左右径约为前后径的1倍；故使椎管变得相对狭窄，容易受到外来因素压迫。②颈1～4神经的前支组成颈丛，支配颈部肌肉、膈肌，及颈、枕、面部感觉。颈1～4神经的后支形成颈后丛，以颈2后支发出的枕大神经与临床关系较大，当受刺激时，可出现枕下肌痛及同侧头皮感觉异常。③颈 5 ~ 胸 1 脊神经前支组成臂丛，其分支支配肩胛、肩、胸肌及上肢肌肉及皮肤。脊神经的皮肤支配虽然有一定重叠，但有其主要分布区：上肢外侧为颈 5 支配区；拇指为颈 6 支配区；示、中指为颈 7 支配区；前臂内侧、环、小指为颈 8 支配区；上臂内侧为胸 1 支配区。熟悉颈神经支配范围有助于判断颈肩痛时受损害神经的节段和部位。④颈脊髓没有交感神经的节前纤维，而是从上胸段脊髓发出，并上升、换元后形成颈交感神经节和链。以后发出节后纤维，分别与颈脊神经吻合，有的尚与脑神经连接。其支配范围极广，可随颈外动脉支配面部汗腺及血管；通过颈内动脉支配脑干、小脑、大脑颞叶、枕叶和内耳血管；颈部三个神经节共同发出节后纤维形成心脏支，以控制心律。故颈部交感神经受到刺激可表现出多器官、多系统症状和体征。

二、病因及分类

可发生颈肩痛的疾病较多，其病因及分类大致与腰腿痛相似。应注意的是，椎动脉、交感神经受到刺激后出现的头、眼、耳、心、胸等表现与这些器官本身病变时的症状和体征相似。此外，老年性退行性变是颈肩痛的重要原因，而老人又常患有头、眼、耳、心、肺等疾患，故这些因素既可相互影响，又可共同存在。这样就给颈肩痛的诊断和治疗带来较多困难。本节以颈椎病和颈项部肌筋膜炎为代表，并结合其鉴别诊断作一概括介绍。

（一）颈椎病

颈椎病（cervical spondylosis）从词义看应是泛指颈段脊柱病变后所表现的临床症状和体征。目前国际上较一致的看法是指颈椎间盘退行性变，及其继发性椎间关节退行性变所致脊髓、神经、血管损害而表现的相应症状和体征。

【病因】

1. 颈椎间盘退行性变　是导致颈椎病的发生和发展中最基本的原因。由于椎间盘退变而使椎间隙狭窄，关节囊、韧带松弛，脊柱活动时稳定性下降，进而引起椎体、关节突关节、钩椎关节、前后纵韧带、黄韧带及项韧带等变性、增生、钙化。这样形成颈段脊柱不稳定的恶性循环，最后发生脊髓、神经、血管受到刺激或压迫的表现。

2. 损伤　急性损伤可使原已退变的颈椎和椎间盘损害加重而诱发颈椎病；慢性损伤对已退变颈椎加速其退变过程而提前出现症状。但暴力伤致颈椎骨折、脱位所并发的脊髓或神经根损害则不属颈椎病范畴。

3. 颈椎先天性椎管狭窄　是指在胚胎或发育过程中椎弓根过短，使椎管矢状径小于正常（14 ~ 16mm）。在此基础上，即使退行性变比较轻，也可出现压迫症状而发病。

【临床表现】　由于颈椎病临床表现多样化，故其分型方法也不尽相同。从本病定义看，是脊髓、神经、血管受到刺激或压迫而表现的一系列症状、体征，故选用以下四种基本分型方法介绍。

1. 神经根型颈椎病　颈椎病中神经根型发病率最高（50% ~ 60%）。是由于颈椎间盘侧后方突出、钩椎关节或关节突关节增生、肥大，刺激或压迫神经根所致。临床上开始多为颈肩痛，短期内加重，并向上肢放射。放射痛范围根据受压神经根不同而表现在相应皮节。皮肤可有麻木、过敏等感觉异常。同时可有上肢肌力下降、手指动作不灵活。当头部或上肢姿势不当，或突然牵撞患肢即可发生剧烈的闪电样锐痛。

检查可见患者颈项部肌肉紧张,活动受限。根据受累神经不同,在上肢出现相应的感觉异常区域,压迫严重、病程长受累神经所支配的肌肉有肌力下降甚至萎缩。在横突,斜方肌,肱二头肌长、短头腱,肩袖及三角肌等处有压痛。患肢上举、外展和后伸有不同程度受限。上肢牵拉试验阳性(Eaton 试验):术者一手扶患侧颈部,一手握患腕,向相反方向牵拉。此时因臂丛神经被牵张,刺激已受压之神经根而出现放射痛(图 58-1)。压头试验阳性(Spurling 征):患者端坐,头后仰并偏向患侧,术者用手掌在其头顶加压,出现颈痛并向患手放射(图 58-2)。神经系统检查有较明确的定位体征。

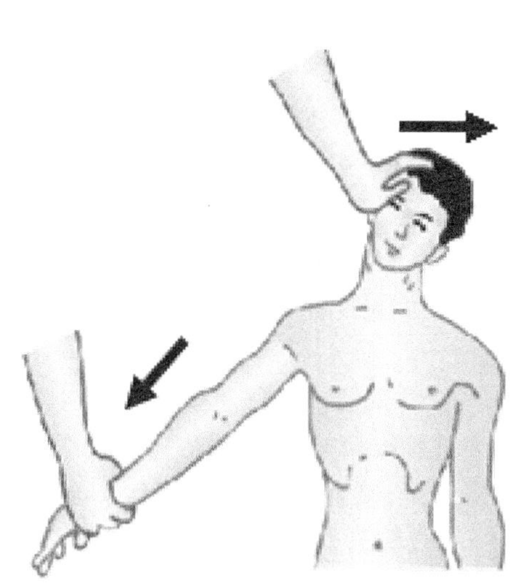

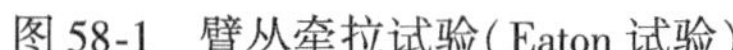

图 58-1　臂丛牵拉试验(Eaton 试验)

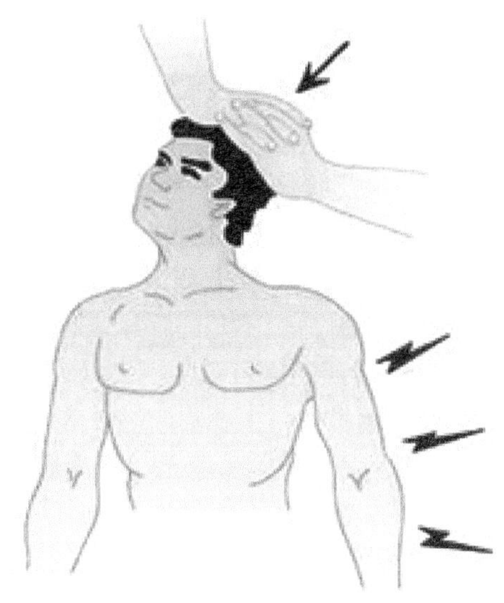

图 58-2　压头试验(Spurling 征)

X 线片显示颈椎生理前凸消失,椎间隙变窄,椎体前、后缘骨质增生,钩椎关节、关节突关节增生及椎间孔狭窄等退行性改变征象。CT 或 MRI 可见椎间盘突出、椎管及神经根管狭窄及脊神经受压情况。

2. 脊髓型颈椎病　占颈椎病的 10%~15%。脊髓受压的主要原因是中央后突之髓核、椎体后缘骨赘、增生肥厚的黄韧带及钙化的后纵韧带等。由于下颈段椎管相对较小(脊髓颈膨大处),且活动度大,故退行性变亦发生较早、较重,脊髓受压也易发生在下颈段。脊髓受压早期,由于压迫物多来自脊髓前方,故临床上以侧束、锥体束损害表现突出。此时颈痛不明显,而以上肢或下肢麻木无力、僵硬双足踩棉花感,足尖不能离地,触觉障碍、胸部束带感,双手精细动作笨拙,不能用筷进餐,写字颤抖,夹持东西无力,手持物经常掉落。在后期出现尿频、排尿、排便困难等大小便功能障碍。病程较长的患者常出现双手内在肌萎缩,称为脊髓病手改变。

查体时有感觉障碍平面,肌力减退,四肢腱反射活跃或亢进,而腹壁反射、提高反射减弱或消失。Hoffmann 征、髌阵挛及 Babinski 征等阳性。

X 线片表现与神经根型相似。CT、MRI 可显示脊髓受压情况。

3. 交感神经型颈椎病　本型的发病机制尚不太清楚。颈脊神经没有白交通支,但灰交通支与颈交感神经及第 1、2 胸交感神经节的白交通支相连。故颈椎各种结构病变的刺激通过脊髓反射或脑-脊髓反射而发生一系列交感神经症状。①交感神经兴奋症状。如头痛或偏头痛,头晕特别在头转动时加重,有时伴恶心、呕吐;视物模糊、视力下降,瞳孔扩大或缩小,眼后部胀痛;心跳加速、心律不齐,心前区痛和血压升高;头颈及上肢出汗异常以及耳鸣、听力下降,发音障碍等。②交感神经抑制症状。主要表现为头昏,眼花,流泪,鼻塞,心动过缓,血压下降及胃肠胀气等。

X 线、CT、MRI 等检查结果与神经型颈椎病相似。

4. 椎动脉型颈椎病　颈椎横突孔增生狭窄、上关节突明显增生肥大可直接刺激或压迫椎动脉;颈椎退变后稳定性降低,在颈部活动时椎间关节产生过度移动而牵拉椎动脉;或颈交感神经兴奋,反射性地引起椎动脉痉挛等均是本型病因。当患者原有动脉硬化等血管疾病时则更易发生本病。临床表现如下:①眩晕:为本型的主要症状,经常表现为旋转性、浮动性或摇晃性眩晕。头部活动时可诱发或加重。②头痛:是椎-基底动脉供血不足而侧支循环血管代偿性扩张引起。主要表现为枕部、顶枕部痛,也可放射到颞部。多为发作性胀痛,常伴自主神经功能紊乱症状。③视觉障碍:为突发性弱视或失明、复视,短期内自动恢复。是大脑后动脉及脑干内 3、4、6 脑神经核缺血所致。④猝倒:是椎动脉受到刺激突然痉挛引起。多在头部突然旋转或屈伸时发生,倒地后再站起即可继续正常活动。⑤其他:还可有不同程度运动及感觉障碍,以及精神症状。

椎-基底动脉血供不足的临床表现常为突发性,并有反复发作倾向。在复发中其表现可不完全相同,神经检查可正常。

5. 颈型颈椎病　主要临床表现为头颈部、肩部甚至背部肌肉酸胀不适。侧位 X 线片常表现为颈椎生理弧度消失甚至呈反屈状态,可以认为是颈椎病的早期临床表现。

另有极少数患者椎体前方有较大而尖锐的骨赘增生,从而压迫食管产生吞咽不适,可归为“食管型颈椎病”,临床极少见。

颈椎病除上述几种类型外,尚可同时有两种或多种类型的症状同时出现,有人将此称为“复合型”。但在这类患者中,仍是以某型为主,伴有其他类型的部分表现,故命名时以“××型伴××型”较“复合型”更明确。

【诊断】　中年以上患者,根据病史、体检,特别是神经系统检查,以及 X 线片(正位、侧位、斜位、过伸及过屈位),必要时可辅以椎动脉造影、CT、MRI 及核医学等特殊检查,一般能作出诊断。值得注意的是,神经根型颈椎病发病率高,表现多典型,诊断时易想到,却往往忽视了脊髓、神经根本身的病变,而延误诊断,带来严重后果;其他类型颈椎病临床表现复杂,又易被误诊为心脏、五官、神经系统的疾病,故鉴别诊断特别重要。

【鉴别诊断】

1. 神经根型颈椎病

(1) 粘连性肩关节囊炎:又称肩周炎、冻结肩,病因为多种原因致肩盂关节囊粘连性、僵硬,以肩关节周围疼痛、各个方向活动受限为特点。无神经根刺激症状,可资鉴别。

(2) 由于颈椎退变压迫单根或多根神经根,可出现与周围神经卡压综合征相似的症状。例如,胸廓出口综合征,包括:前斜角肌综合征、肩锁综合征及肋锁综合征等。是由先天性畸形、外伤瘢痕、骨痂或肿瘤等在上述解剖部位压迫臂丛神经或锁骨下血管而表现的神经、血管症状。在使斜角肌收缩、增大胸腔压力(挺胸深吸气)及改变患侧上肢位置(过度外展肩部或向下牵引上肢)时,可诱发或加重症状。X 线片可发现颈肋、锁骨与第 1 肋骨间隙狭窄等。锁骨下血管造影有助于诊断。

(3) 颈神经根肿瘤:临床表现为进行性根性疼痛,有典型节段性损害体征。可借助 MRI 进行诊断。

2. 脊髓型颈椎病的鉴别诊断

（1）与颈椎骨折、脱位，结核和肿瘤所致脊髓压迫症的鉴别可参阅相关章节。

（2）后纵韧带骨化症：病因不明，可能与劳损、韧带退行变有关。东方人发病率较白种人明显高。骨化的后纵韧带可为节段性或连续性，当骨化的后纵韧带厚度超过颈椎椎管的30%时，即可出现脊髓压迫症状。在X线片的侧位及CT片上可明确显示此种病变，诊断较容易。MRI可反映脊髓受压的情况及有无变性（图58-3）。

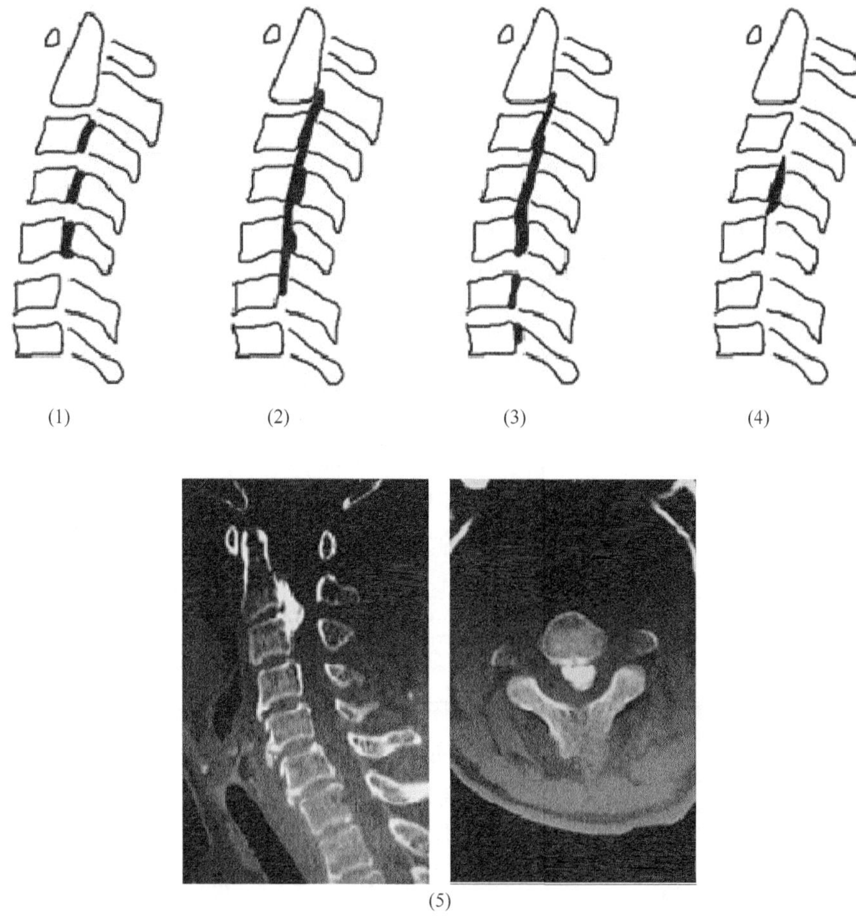

图58-3　颈椎后纵韧带骨化X线示意图及CT图像

（1）节段型；（2）连续型；（3）混合型；（4）孤立型；（5）CT图像显示后纵韧带骨化后椎管前后径狭窄

（3）肌萎缩型侧索硬化症：是一种原因不明的运动神经元疾病，多发于40岁左右，起病突然，进展快，常以肌无力改变为主要症状。表现为进行性肌萎缩，从手向近端发展，最后可侵及舌肌和咽部。与颈椎病不同点为：①对称性发病；②感觉正常，感觉神经传导速度亦正常；③无神经根性疼痛。

（4）脊髓空洞症（syringomyelia）：多见于青壮年。患者脊髓内有空洞形成，白质减少，胶质增生。可出现感觉运动分离，痛、温觉消失，触觉及深感觉存在。因关节神经营养障碍，无疼痛感觉，导致Charot关节。MRI示脊髓内有与脑脊液相同的异常信号区。

3. 椎动脉型和交感神经型颈椎病的鉴别诊断　此两型颈椎病在临床表现方面有较多相似之处，且可同时存在，故放在一起讨论。本型的主要特点之一是可能发生眩晕，与颈椎不稳定和椎动脉旁骨质增生，在活动头颈部时牵拉、刺激椎动脉，使其痉挛、导致一过性脑缺血有关。故应注意与各类眩晕鉴别。

（1）能引起眩晕的疾病：眩晕可分为脑源性、耳源性、眼源性、外伤性及神经官能性等。颈椎病所致眩晕属脑源性。常见耳源性眩晕如下。①梅尼埃病（美尼尔病）：眩晕发作多与情绪变化有关，前庭功能减退，发作时有水平性眼震颤，神经系统无异常。②链霉素致内耳前庭损害：常在用药后 2 ~ 4 周出现眩晕，伴平衡失调、口唇及肢端发麻。无眼震。眼源性眩晕多由眼肌麻痹或屈光不正引起，当遮蔽病眼时眩晕可消失。头部外伤所致眩晕常伴有大脑皮层功能障碍及头痛等症状。神经官能症性眩晕者，常有多样临床表现，但检查时却无明显客观体征。其发作也无一定规律性，易受情绪影响。

（2）冠状动脉供血不足：与交感神经型颈椎病有相同的心前区痛、心率失常等表现，但前者没有上肢节段性疼痛和感觉异常。心电图检查有病理性改变，用血管扩张剂可缓解症状。

（3）锁骨下动脉缺血综合征：有椎-基底动脉供血不足表现，患侧上肢乏力、沉重、疼痛及麻木。检查可发现患侧上肢血压低于健侧，桡动脉搏动减弱及患侧锁骨处可闻及血管杂音。此病与椎动脉型颈椎病的鉴别方法主要是行椎动脉造影。如发现锁骨下动脉起始段狭窄或闭塞，伴患侧椎动脉血液向锁骨下动脉远端逆流，则诊断肯定。

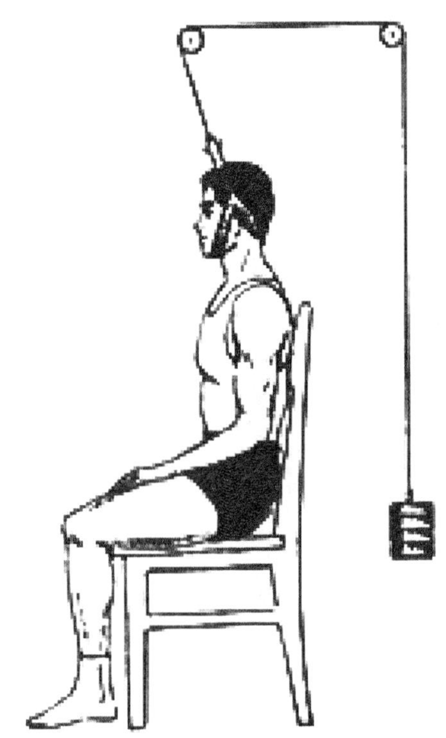

图 58-4　坐位颌枕带牵引法

【治疗】

1. 非手术治疗

（1）颌枕带牵引：适用于脊髓型以外的各型颈椎病。可解除肌痉挛、增大椎间隙、减少椎间盘压力，从而减轻对神经根的压力和对椎动脉的刺激，并使嵌顿于小关节内的滑膜皱襞复位。坐、卧位均可进行牵引（图 58-4），头前屈 15°左右，牵引重量 2 ~ 6 kg。牵引时间以项、背部肌能耐受为限，每日数次，每次 1 小时。如无不适者，可行持续牵引，每日 6 ~ 8 小时，2 周为一疗程。

（2）颈托和围领：主要用以限制颈椎过度活动，而患者行动不受影响。目前应用的种类较多，其中充气型颈托，除固定颈椎外，还有一定撑开牵张作用。

（3）推拿按摩：对脊髓型以外的早期颈椎病有减轻肌痉挛，改善局部血循环的作用。应注意手法需轻柔，不宜次数过多，否则反而会增加损伤。由非专业人员进行颈部拔伸、推扳而产生颈椎脱位并发四肢瘫痪的病例不时可见。

（4）理疗：有加速炎性水肿消退和松弛肌的作用。

（5）自我保健疗法：在工作中定时改变姿势，作颈部轻柔活动及上肢运动，有利于颈、肩肌肉弛张的调节 和改善血循环。在睡眠时，宜用平板床，枕头高度适当，不让头部过伸或过屈。

(6) 药物治疗：目前尚无颈椎病的特效药物，所用非甾体抗炎药、肌松弛剂及镇静剂均属对症治疗。颈椎病系慢性疾病，如长期使用上述药物，可产生一定不良反应，故宜在症状剧烈、严重影响生活及睡眠时才短期、交替使用。当局部有固定而范围较小的痛点时，可采用醋酸泼尼松龙 1 ml，加 2% 利多卡因 1 ~2 ml 封闭治疗。

2. 手术治疗　脊髓型颈椎病的自然史呈逐渐加重，诊断确立后适于手术治疗。脊髓损伤较重且病程时间长者，手术疗效较差。根据颈椎病的病理及临床情况决定手术入路及方式。主要有颈椎前路手术及后路手术两种。

(1) 前路：适合于切除突出之椎间盘、椎体后方骨赘及钩椎关节骨赘，以解除对脊髓、神经根的压迫。同时需进行椎体间植骨融合术，以稳定脊柱。

(2) 后路手术：主要是通过椎板切除或椎板成形术达到对脊髓的减压。减压后应辅以后方脊柱融合术。

(二) 颈项部肌膜纤维织炎

颈项部肌膜纤维织炎是由多种因素导致的颈部筋膜肌肉内的微循环障碍，组织渗出、水肿纤维变而形成的一种非特异的无菌性炎症。

【病因】

1. 急性损伤　曾经发生的急性颈项部软组织损伤，未经及时正确的治疗，转化为慢性创伤性炎症。

2. 慢性劳损　本病好发于长期低头伏案工作者。因长时间案头工作，颈部处于单一特定姿势，或肩部持续负重，形成慢性劳损。

3. 颈椎结构性异常　如存在颈椎曲度异常或不稳时，机体为维持局部或全身的平衡状态而使肌肉长期处于紧张状态。

4. 环境因素　寒冷和潮湿因素影响肌肉筋膜的营养和代谢，因此本病受天气状况影响较大。

5. 心理因素　如抑郁、强迫症、慢性焦虑状态亦对本病的发生有一定的影响。

6. 其他　某些病毒感染或风湿病和本病的发生亦有一定关联。

【临床表现】　主要表现为颈项肩背部的慢性疼痛，晨起或天气变化及受凉后症状加重，活动后则疼痛减轻，常反复发作。急性发作时，局部肌肉痉挛、颈项僵硬。遭遇天气变化，寒冷潮湿或身体过度劳累及精神紧张时症状加重。该病已被漏诊或过度治疗。

体格检查时可在疼痛区域内触摸到明显的痛点、痛性结节(筋膜脂肪疝)、索状物，局部肌肉痉挛，严重者颈椎活动受限但无神经受损表现。一般只需要辅以拍片或红外热像检查，就能初步诊断病情。

【诊断】　结合病史、症状及体征多可做出诊断，患者多数有风寒潮湿环境下的生活工作史或慢性劳损史，一般均有前述典型症状体征，X 线检查可显示一定程度的退变性改变，亦可无阳性发现，本病无需做 CT 或 MRI 等复杂检查。部分患者血沉快，抗链球菌 O 阳性则提示其发病原因与风湿活动有关。

【鉴别诊断】　本病需同颈椎退行性疼痛，颈椎间盘突出症，肩周炎等病患进行鉴别。本病常和颈椎退行性病变共存，因其与早期退变性疾患治疗原则一致，鉴别困难者不妨在治疗中观察判定。

【治疗】　以保守治疗为主，针对病因采取相应的措施，防治结合。非手术治疗可采用局部理疗，按摩，口服非甾体抗炎药物治疗，局部疼痛明显者可采用肾上腺糖皮质激素封闭治疗，同时应注意去除原发病因，如注意保暖，改善工作姿势等，否则本病虽经治疗缓解，亦可反复发作。对明确有压痛点，末梢神经卡压者，可行局部点状或片状软组织松解术，将粘连、纤维化的筋膜及血管神经末梢束切开减压。

【知识拓展】 颈椎间盘突出症

颈椎间盘突出症（cervical disc herniation）是在颈椎间盘退变的基础上，因轻微外力或无明确诱因导致的椎间盘突出而致脊髓和神经根受压的一组病症。

【病因和病理】 当颈椎间盘退变时，后侧的纤维环部分损失或断裂，在轻微外力下使颈椎过伸或过屈运动，前者致近侧椎骨向后移位，后者致近侧椎骨向前移位，使椎间盘纤维环突然承受较大的牵张力，导致其完全断裂，髓核组织从纤维环破裂处经后纵韧带突入椎管，压迫脊髓和神经根而产生相应症状和体征。

【临床表现】 颈椎间盘突出症多发生于40～50岁，突出部位以C_5～C_6、C_4～C_5为最多。患者既往有颈项痛病史或无症状，在轻微外力作用下或无明确诱因出现颈肩痛或上肢痛，或者肢体不同程度的感觉、运动障碍。依据颈椎间盘组织突出程度及部位出现相应区域的颈髓或颈神经根症状，临床上以压迫神经根者为多，压迫脊髓或兼有神经根者较少。

突出的椎间盘组织压迫神经根时，患者有颈项痛、颈肩痛或上肢放射痛，疼痛较重，向神经根分布范围放射，病程较久者以麻木感为主。压迫严重时表现为突然短期内不能抬举上肢，或手部无力。检查时颈部处于强迫体位或者颈部僵硬，活动受限，类似“落枕”，C_2～T_1神经支配区可有相应部位的感觉障碍，患肢肌力下降，腱反射减弱或消失，Hoffmann征阴性或阳性。

当颈椎间盘组织压迫脊髓时，患者表现为四肢不同程度的感觉、运动障碍或括约肌功能障碍，也可表现为截瘫、四肢瘫或Brown-Séquard综合征等。

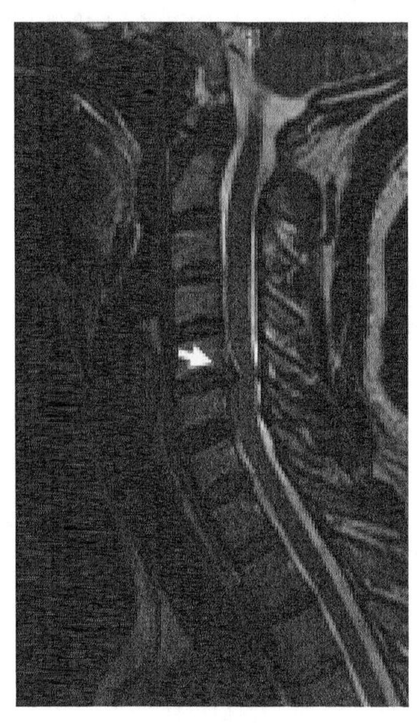

图58-5　颈椎间盘突出

注：C_5～C_6椎间盘突出（箭头所指），脊髓受压

【影像学检查】 常规X线检查应拍摄颈椎正侧位片、双斜位片，以观察颈椎序列、各椎间隙高度变化、椎间孔形态的改变以及骨赘形成情况等退行性改变。CT扫描可以显示椎间盘突出的类型、骨赘形成与否，是否合并后纵韧带和黄韧带肥厚、钙化或骨化，关节突关节的增生肥大程度，椎管形态的改变。MRI检查可以显示颈椎的解剖学形态，是颈椎间盘突出症的重要诊断依据。T_1和T_2加权像可显示椎间盘突出的形态和脊髓受压的情况，以及脊髓变性、水肿、囊变和萎缩等病理形态（图58-5）。

【诊断与鉴别诊断】 典型的颈椎间盘突出症临床表现和影像学检查相符，诊断即可确立。但应该与颈椎管狭窄、椎管内肿瘤及肩关节周围疾患等进行鉴别，除临床表现的差异，影像学检查尤其是MRI检查能提供重要的鉴别依据。

【治疗】 应依据患者的临床症状、体征和影像学表现等决定治疗方案。对于神经根压迫症状为主者，先采取非手术治疗。包括适当休息、卧床、颈部牵引或理疗，应用脱水剂、止痛药和神经营养药等。若非手术治疗无效，疼痛加重，甚至出现肌肉瘫痪等症状时，应及时行颈椎手术治疗，椎间盘切除、解除神经根及脊髓的压迫。

第二节　腰　腿　痛

腰腿痛是指腰、腰骶、骶髂、臀部等处的疼痛，可伴有一侧或两侧下肢痛、马尾神经受压症状。除了致痛原因明确的椎间盘突出、腰椎管狭窄等病症外，肌肉、韧带等软组织的慢性损伤是造成症状的主要原因。由于腰腿痛临床表现多样，病程较长治疗较困难，研究其病因对于预防具有重要的临床意义。腰腿痛仅仅是一组临床症状，治疗的关键是明确疼痛病因，作好鉴别诊断，也应注意患者的心理因素的影响。

【解剖生理】

（1）脊柱腰段生理性前凸，而骶段则后凸。脊柱是身体的支柱，在矢状位上呈S形，当直立活动时，各种负荷应力均集中在腰骶段，尤其是两个相反弯曲的交界处，故该处容易发生急、慢性损伤及退行性变化。

（2）脊柱依靠椎间盘、关节突关节、前后纵韧带、黄韧带、棘上、棘间韧带、横突间韧带等将各脊椎连接而成。骶棘肌、腰背肌和腹肌等协助增强其稳定性。以上任何一种结构的病损，均会使脊柱的稳定及平衡受到破坏而产生症状。

（3）椎间盘是由上、下软骨终板，中心的髓核及四周的纤维环构成。①软骨终板是厚约1 mm的透明软骨，连接于椎体与椎间盘之间。有较多微孔，为椎间盘内水分、营养物质和代谢产物的交换通道。②髓核为胶冻状胶原物质，包含软骨细胞和胶原纤维网结构。髓核含水量约80%，并有丰富的蛋白多糖，故具弹性和膨胀性。③纤维环由胶原纤维和纤维软骨组成，横断面上呈环形层状排列，前方及两侧较厚，后外侧薄，共约12层。各层纤维环由粗大胶原纤维以45°附着于椎体边缘，且相互呈90°交织，故承受纵向压力的能力较强，但易于受反复的扭转应力而撕裂。目前多数研究证实，仅纤维环表层和软骨板有微小血管网分布，及窦椎神经支配。而软骨终板及髓核无血管、神经结构，仅靠软骨终板中央区域血管的弥散作用取得营养，故椎间盘损伤后难以自行修复。

（4）不同姿势下腰椎间盘受力不同。通过椎间盘测压发现，站立位脊柱负荷如以100%计算，在坐位增加到150%，而站立前屈位为210%，坐位前屈达270%。当站立持重20 kg时，腰椎负荷为210 kg，弯腰持同一重量，腰段脊柱负荷增加到340 kg。用腰围后可减少负荷约30%。说明前屈位活动或负重是导致腰段脊柱退变或损伤的不良姿势，故有相关职业劳动者（汽车驾驶员、铸造工等）易于发生腰腿痛（图58-6）。

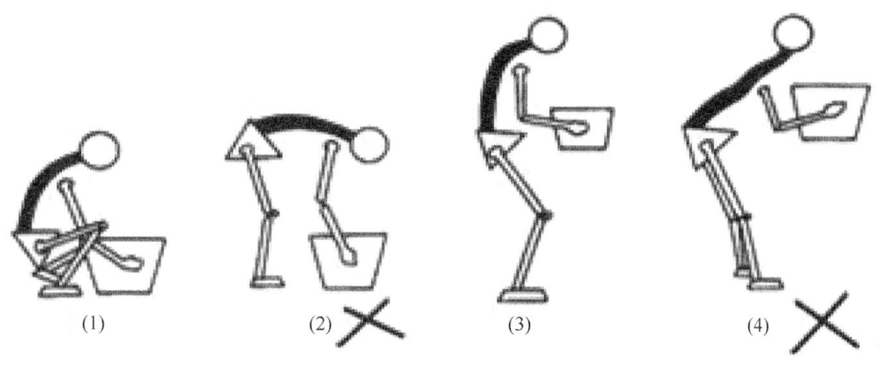

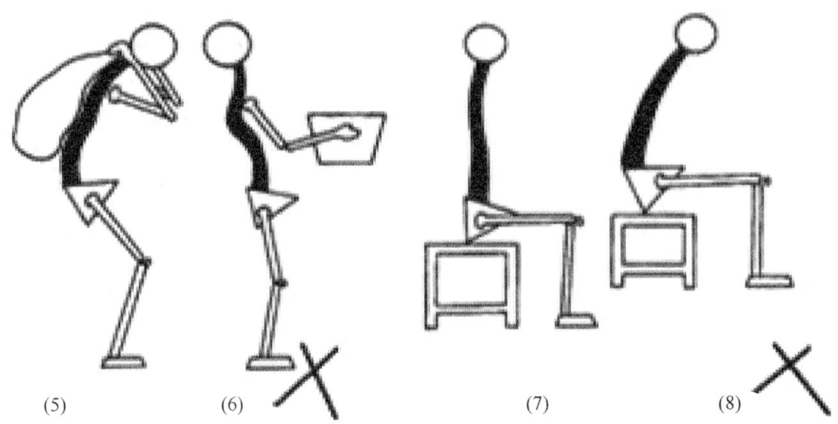

图 58-6 腰部活动时正确和错误的姿势

(1)、(3)、(5)正确的提物和搬运姿势;(2)、(4)、(6)错误的提物和搬运姿势;(7)正确的坐姿;(8)错误的坐姿

(5) 脊髓在腰1椎管水平形成马尾神经,而腰神经则呈一角度向下、后、外经神经根管出椎间孔。因此,腰段椎管狭窄或小关节退变、增生使神经根管及椎间孔狭窄,均可刺激或压迫马尾神经、腰神经根而出现相应的症状和体征。

(6) Denis 和 Ferguson 提出了脊柱三柱理论,认为脊柱的稳定性依赖于中柱的完整,并非决定于后方韧带复合结构。他们将脊柱分为前、中、后三柱。前柱:前纵韧带、椎体和椎间盘的前2/3;中柱:后纵韧带、椎体和椎间盘的后1/3;后柱:椎弓、黄韧带、棘间韧带。前柱为压力侧,后柱为张力侧。

【病因及分类】 腰腿痛的病因繁多,创伤、炎症、肿瘤和先天性疾患等四大基本病因均可囊括在内。临床分类方法亦多,各有其择重,加之某些疾病的病因不明,故尚无全面、准确的分类方法。现择要列一简表(表58-1),供学习参考。

表 58-1 腰腿痛病因分类

	脊柱	软组织	椎管	内脏
损伤	骨折和(或)脱位	腰扭伤	陈旧性骨折、脱位	肾挫伤
	椎弓崩裂	腰背筋膜脂肪疝	畸形	
	腰椎滑脱	腰肌劳损	硬脊膜囊肿	
	椎间盘突出	棘上、棘间韧带损伤		
		腰3横突综合征		
		臀上皮神经炎		
炎症	结核、脊髓炎	纤维织炎	蛛网膜炎	消化性溃疡、胰腺炎、前列腺炎、肾炎、肾盂肾炎、盆腔炎、上尿路结石
	强直性脊柱炎	筋膜炎	硬膜外感染	
	类风湿关节炎	血管炎	脊髓炎	
		神经炎	神经根炎	

续表

	脊柱	软组织	椎管	内脏
退变	腰椎骨关节炎		椎体后缘骨赘	内脏下垂
	小关节紊乱		椎管狭窄	
	骨质疏松症		黄韧带肥厚	
	脊柱裂	脊肌瘫痪性侧弯	脊膜膨出	游走肾
发育及姿势异常	侧凸、后凸		神经根和神经节变异	多囊肾
	移行椎		血管畸形	
	水平骶椎		神经根管发育性狭窄	
	血管瘤	脂肪瘤	脊髓及神经根肿瘤	胰腺癌
肿瘤及类肿瘤	转移性肿瘤	纤维瘤		盆腔肿瘤
	嗜酸性肉芽肿	血管瘤		肾肿瘤
	骨巨细胞瘤			腹膜后肿瘤
	脊索瘤			

【疼痛性质及压痛点】

1. 疼痛性质

(1) 局部疼痛：是由于病变本身或继发性肌痉挛所致。其部位较局限，多有固定的明显压痛点，用麻醉剂行局部封闭治疗，疼痛可在短期内迅速消失。

(2) 牵涉痛或感应痛：亦称反射痛。是指腰骶椎或腹膜、盆腔脏器疾病时，刺激传递到脊神经后根或脊髓丘脑束神经元，通过“聚合-易化”或“聚合-投射”作用，使同一节段的神经元兴奋，在相应的皮肤支配区出现感觉异常。其疼痛部位较模糊，少有神经损害的客观体征，但可伴有肌痉挛。

(3) 放射痛：是神经根受到损害的特征性表现。疼痛沿受损神经向末梢放射，有较典型的感觉、运动、反射损害的定位体征。病程长者有肌萎缩及皮肤神经营养不良性表现。

2. 压痛点　患者在俯卧位，放松肌肉后易找准压痛点。表浅组织疾患的压痛点常有特定的部位。如棘上或棘间韧带劳损压痛点在该棘突表面或两相邻棘突之间；第3腰椎横突综合征压痛点在横突尖端；臀肌筋膜炎时压痛点多在髂嵴内下方；臀上皮神经炎的压痛点在髂嵴外1/3；腰肌劳损的压痛点在腰段骶棘肌中外侧缘；腰骶韧带劳损的压痛点在腰骶椎与髂后上棘之间等(图58-7)。深部结构病变(小关节、椎体、椎间盘等)仅在该结构的体表处有深压痛或叩痛，不如软组织病变时明确。

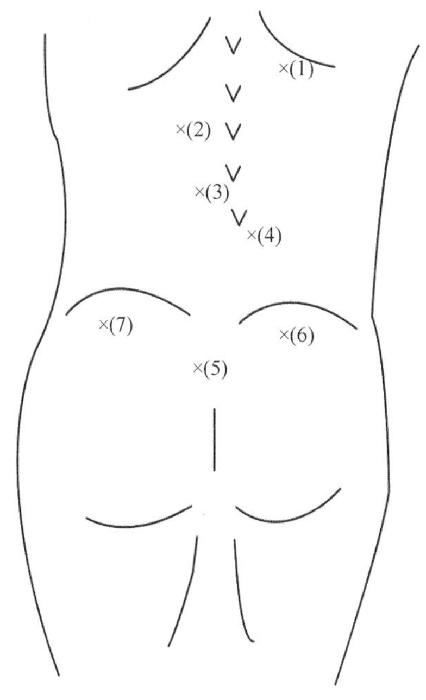

图58-7　腰痛的正常压痛点

(1)脊肋角；(2)第3腰椎横突尖；(3)骶棘肌；(4)腰5～骶1棘突间；(5)骶髂关节上份；(6)臀肌髂嵴起点；(7)臀上皮神经

腰腿痛病因复杂,与运动系统有直接关系者以损伤和退行性变最为多见,其中又以腰椎间盘突出症最具代表性。以下就重点介绍腰椎间盘突出症,其他有关疾病则在腰椎间盘突出症的鉴别诊断中择要叙述。

腰椎间盘突出症

腰椎间盘突出症(lumbar intervertebral disc herniation)是因椎间盘变性,纤维环破裂,髓核突出刺激或压迫神经根、马尾神经所表现的一种综合征,是腰腿痛最常见的原因。腰椎间盘突出症中以腰 4 ~5、腰 5 ~ 骶 1 间隙发病率最高,占 90% ~96% ,多个椎间隙同时发病者仅占 5%~22 % 。上腰段椎间盘突出症少见,其发生多存在下列因素:①脊柱滑脱症;②病变间隙原有异常,如终板缺损、Scheuermann 病等;③过去有脊柱骨折或脊柱融合术病史。

【病因】

1. 椎间盘退行性变　是根本病因,随年龄增长,纤维环和髓核含水量逐渐减少,使髓核张力下降,椎间盘变薄。同时,透明质酸及角化硫酸盐减少,低分子量糖蛋白增加,原纤维变性及胶原纤维沉积增加,髓核失去弹性,椎间盘结构松弛、软骨板囊性变。在没有后纵韧带支持的纤维环后外侧,这些变化更明显,出现向心性小裂隙。MRI 证实,15 岁青少年已可发生椎间盘退行性变。无退变的椎间盘可承受 6865 kPa(70 kgf/cm^2)压力,但已退变的椎间盘仅需 294 kPa(3 kgf/cm^2)压力即可破裂。

2. 损伤　积累伤力是椎间盘变性的主要原因,也是椎间盘突出的诱因。积累伤力中,反复弯腰、扭转动作最易引起椎间盘损伤,故本症与某些职业、工种有密切关系。一次性暴力(高处坠落或重物击中背部)多引起椎骨骨折,甚或压碎椎间盘,但少见单纯纤维环破裂、髓核突出者。

3. 遗传因素　有色人种本症发病率较低;小于 20 岁的青少年患者约 32% 有阳性家族史。

4. 妊娠　妊娠期盆腔、下腰部组织充血明显,各种结构相对松弛,而腰骶部又承受较平时更大的重力,这样就增加了椎间盘损害的机会。

5. 发育异常　腰椎骶化、骶椎腰化和关节突不对称等腰骶部先天发育异常,使下腰椎承受异常应力,均会增加椎间盘损害。

【分型及病理】　腰椎间盘突出症的分型方法较多,各有其根据及侧重面。从病理变化及 CT、MRI 发现,结合治疗方法可作如下分型。

1. 膨隆型　纤维环有部分破裂,而表层完整,此时髓核因压力而向椎管局限性隆起,但表面光滑。这一类型经保守治疗大多可缓解或治愈。

2. 突出型　纤维环完全破裂,髓核突向椎管,但后纵韧带仍然完整。此型常需手术治疗。

3. 脱出型　髓核穿破后纵韧带,形同菜花状,但其根部仍然在椎间隙内。需手术治疗。

4. 游离型　破裂突出的大块髓核组织或碎块脱入椎管内或完全游离。此型不单可引起神经根症状,还易压迫马尾神经,非手术治疗往往无效。

5. Schmorl 结节及经骨突出型　前者是指髓核经上、下软骨终板的发育性或后天性裂隙突入椎体松质骨内;后者是髓核沿椎体软骨终板和椎体之间的血管通道向前纵韧带方向突出,形成椎体前缘的游离骨块。这两型临床上仅出现腰痛,而无神经根症状,无需手术治疗。

【临床表现】　腰椎间盘突出症常见于20～50岁患者，男女之比约为(4～6)∶1。20岁以内占6%左右，老人发病率最低。患者多有弯腰劳动或长期坐位工作史，首次发病常是半弯腰持重或突然作扭腰动作过程中。根据国内1327例腰椎间盘突出症分析，有关症状、体征及出现率如下。

1. 症状

(1) 腰痛：是大多数本症患者最先出现的症状，发生率约91%。由于纤维环外层及后纵韧带受到突出髓核刺激，经窦椎神经而产生的下腰部感应痛，有时亦影响到臀部。

(2) 坐骨神经痛：虽然高位腰椎间盘突出(腰2～3、3～4)可引起股神经痛，但其发病率不足5%。绝大多数患者是腰4～5、腰5～骶1，间隙突出，故坐骨神经痛最为多见，发生率达97%左右。典型坐骨神经痛是从下腰部向臀部、大腿后方、小腿外侧直到足部的放射痛。约60%患者在喷嚏或咳嗽时由于增加腹压而使疼痛加剧。早期为痛觉过敏，病情较重者出现感觉迟钝或麻木。少数患者可有双侧坐骨神经痛。引起坐骨神经痛的原因有三：①破裂的椎间盘组织产生化学性物质的刺激及自身免疫反应使神经根发生炎症；②突出的髓核压迫或牵张已有炎症的神经根，使其静脉回流受阻，进一步增加水肿，从而对疼痛的敏感性增高；③受压的神经根缺血。这三种原因相互关联，难以截然分开。

(3) 马尾神经受压：向正后方突出的髓核或脱垂、游离椎间盘组织可压迫马尾神经，出现大、小便障碍，鞍区感觉异常。发生率占0.8%～24.4%。

2. 体征

(1) 腰椎侧凸：是一种为减轻疼痛的姿势性代偿畸形，具有辅助诊断价值。如髓核突出在神经根外侧，上身向健侧弯曲，腰椎凸向患侧可松弛受压的神经根；当突出髓核在神经根内侧时，上身向患侧弯曲，腰椎凸向健侧可缓解疼痛(图58-8)。如神经根与脱出的髓核已有粘连，则无论腰椎凸向何侧均不能缓解疼痛。

(2) 腰部活动受限：几乎全部患者都有不同程度的腰部活动受限。其中以前屈受限最明显，是由于前屈位时进一步促使髓核向后移位并增加对受压神经根的牵张之故。

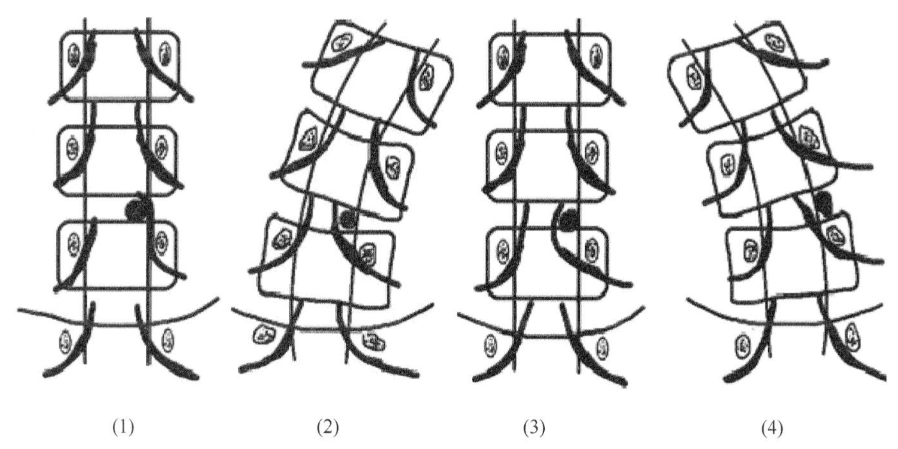

图58-8　姿势性脊柱侧凸与缓解神经根受压的关系

(1)椎间盘突出在神经根腋部时；(2)神经根所受压力可因脊柱突向健侧而缓解；(3)椎间盘突出在神经根肩部时；(4)神经根所受压力可因脊柱突向患侧而缓解

(3) 压痛及骶棘肌痉挛：89%患者在病变间隙的棘突间有压痛，其旁侧1cm处压之有沿坐骨神经的放射痛。约 1/3 患者有腰部骶棘肌痉挛，使腰部固定于强迫体位。

（4）直腿抬高试验及加强试验：患者仰卧，伸膝，被动抬高患肢。正常人神经根有 4 mm 滑动度，下肢抬高到 60°～70°始感腘窝不适。本症患者神经根受压或粘连使滑动度减少或消失，抬高在 60°以内即可出现坐骨神经痛，称为直腿抬高试验阳性。其阳性率约 90%。在直腿抬高试验阳性时，缓慢降低患肢高度，待放射痛消失，这时再被动背屈患肢踝关节以牵拉坐骨神经，如又出现放射痛称为加强试验阳性（图 58-9）。有时因突出髓核较大，抬高健侧下肢也可因牵拉硬脊膜而累及患侧诱发患侧坐骨神经产生放射痛。

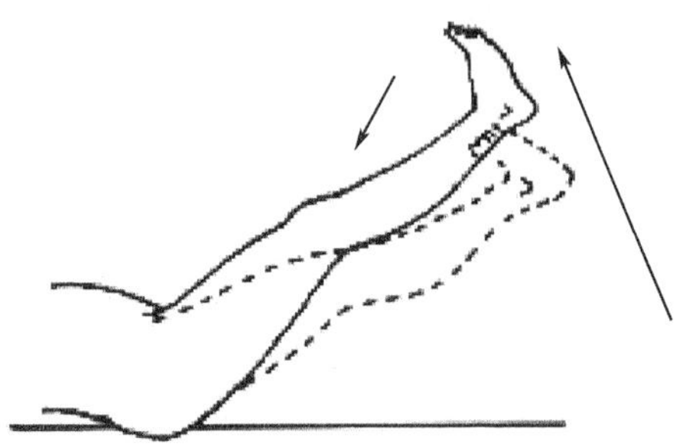

图 58-9　直腿抬高试验（实线）和加强试验（虚线）

（5）神经系统表现（表 58-2）

1）感觉异常：80% 患者有感觉异常。腰 5 神经根受累者，小腿前外侧和足内侧的痛、触觉减退；骶 1 神经根受压时，外踝附近及足外侧痛、触觉减退。检查需注意，有较大髓核突出者，可压迫下一节段神经根，而出现双节段神经根损害征象。

2）肌力下降：70%～75% 患者肌力下降。腰 5 神经根受累时，踝及趾背伸力下降；骶 1 神经根受累者，趾及足跖屈力减弱。

3）反射异常：约 71% 患者出现反射异常。踝反射减弱或消失表示骶 1 神经根受压；如马尾神经受压，则为肛门括约肌张力下降及肛门反射减弱或消失。

表 58-2　腰神经根病的神经定位

受累神经	关键感觉区	关键运动肌	反射
L_2	大腿前中部	屈髋肌（髂腰肌）	
L_3	股骨内髁	膝伸肌（股四头肌）	膝反射
L_4	内踝	足背伸肌（胫前肌）	
L_5	第三跖趾关节背侧	足踇长伸肌	
S_1	足跟外侧	足趾屈肌（小腿三头肌）	踝反射

【影像学及其他检查】

1. X 线片　单纯 X 线片不能直接反映是否存在椎间盘突出。片上所见脊柱侧凸，椎体边缘增生及椎间隙变窄等均提示退行性改变。如发现腰骶椎结构异常（移行椎、椎弓根崩裂、脊椎滑脱等），说明相邻椎间盘将会由于应力增加而加快变性，增加突出的机会。此外，X 线片可发现有无结核、肿瘤等骨病，有重要鉴别诊断意义。

2. CT 和 MRI　CT 可显示骨性椎管形态，黄韧带是否增厚及椎间盘突出的大小、方向等，对本病有较大诊断价值，目前已普遍采用。MRI 可全面地观察各腰椎间盘是否病变，也可在矢状面上了解髓核突出的程度和位置,并鉴别是否存在椎管内其他占位性病变(图 58-10)。以上两种方法的缺点是当多个椎间隙有不同程度的椎间盘退变、突出时,难以确认是哪一处病变引起症状。

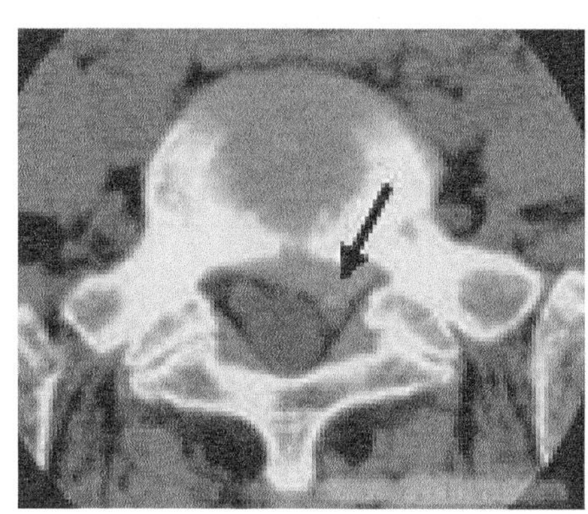
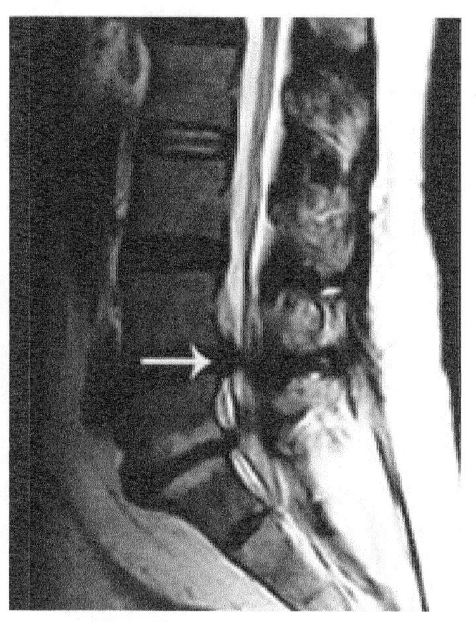

图 58-10　CT 和 MRI 图像显示腰椎间盘突出

3. 造影检查　脊髓造影、硬膜外造影、椎间盘造影等方法可间接显示有无椎间盘突出及程度。由于这些方法为有创操作,有的存在并发症,有的技术复杂,所以目前临床应用较少,只在一般的诊断方法不能明确是时才慎重使用。

4. 其他　电生理检查(肌电图、神经传导速度及诱发电位)可协助确定神经损害的范围及程度,观察治疗效果。实验室检查对本症帮助不大,但在鉴别诊断中有其价值。

【诊断】　典型腰椎间盘突出症患者,根据病史、症状、体征,以及 X 线片上相应神经节段有椎间盘退行性表现者即可作出初步诊断。结合 X 线、CT、MRI 等方法,能准确地作出病变间隙、突出方向、突出物大小、神经受压情况及主要引起症状部位的诊断。如仅有 CT、MRI 表现而无临床表现,不应诊断本病。

【鉴别诊断】　由于腰椎间盘突出症早期可仅表现为腰痛,后期又有腰腿痛,这与多数可引起腰痛、腿痛及少数可同时有腰腿痛的其他疾病混淆。故其鉴别诊断既重要,又复杂。以下择要予以介绍。

1. 与腰痛为主要表现疾病的鉴别

(1) 腰肌劳损和棘上、棘间韧带损伤:这是一类最常见的腰痛原因,中年人多发,与长期保持一种劳动姿势有关。无诱因的慢性疼痛为主要症状,腰痛为酸胀痛,休息后可缓解。在疼痛区有固定的压痛点,在压痛点进行叩击,疼痛反而减轻。直腿抬高试验阴性,下肢无神经受累表现。痛点局部封闭有良好的效果。通过 MRI 检查可以鉴别。

(2) 第 3 腰椎横突综合征:第 3 腰椎横突通常较第 2、4 腰椎横突长,又居于腰椎中部,故成为腰部活动的力学杠杆的支点,容易受到损伤。本症疼痛主要在腰部,少数可沿骶棘肌向下放射。检查可见骶棘肌痉挛,第 3 腰椎横突尖压痛,无坐骨神经损害征象。局部封闭治疗有很好的近期效果。

(3) 椎弓根峡部不连与脊椎滑脱症:椎弓根先天性薄弱而发生的疲劳骨折或外伤骨折常不易连接,有可能在这一基础上发生脊椎向前滑脱。这两者均可能出现下腰痛,脊椎滑脱程度较重时,还可发生神经根症状,且常诱发椎间盘退变、突出。腰骶部 X 线斜位片可证实椎弓根骨折;侧位片可了解有无椎体向前滑脱及其程度。

(4) 腰椎结核或肿瘤:腰椎骨、关节结核和肿瘤均是腰痛的重要原因。相应章节已有介绍。这里应指出的是,这两种疾病后果严重,不容延误,故对可疑的腰痛患者应常规行 X 线片,必要时作核素骨显像,以协助诊断。

2. 与腰痛伴坐骨神经痛的疾病的鉴别

(1) 神经根及马尾肿瘤:神经根鞘膜瘤与椎间盘侧后方突出、马尾肿瘤与椎间盘正后方突出的临床表现相似。神经肿瘤发病较缓慢,呈进行性损害,通常无椎间盘突出症那样因动作而诱发的病史。X 线片不一定有椎间盘退行性表现,而椎弓根距离及椎间孔的孔径均多增大。脊髓造影、MRI 及脑脊液检查是主要鉴别诊断依据。

(2) 椎管狭窄症:是指多种原因所致椎管、神经根管、椎间孔的狭窄,并使相应部位的脊髓、马尾神经或脊神经根受压的病变。腰椎椎管狭窄症临床上以下腰痛、马尾神经或腰神经根受压,以及神经源性间歇性跛行为主要特点。过去认为有无间歇性跛行是椎管狭窄症与椎间盘突出症的重要区别,实际上大约 1/3 椎间盘突出症患者也发生间歇性跛行。两者主要鉴别需用 X 线片、CT、MRI 来确立。

3. 与坐骨神经痛为主要表现的疾病鉴别

(1) 梨状肌综合征:坐骨神经从梨状肌下缘(84.2%)或穿过梨状肌(15.8%)下行。如梨状肌因外伤、先天异常或炎症而增生、肥大、粘连,均可在肌收缩过程中刺激或压迫坐骨神经而出现症状。患者以臀部和下肢痛为主要表现,症状出现或加重常与活动有关,休息即明显缓解。体检时可见臀肌萎缩,臀部深压痛及直腿抬高试验阳性,但神经的定位体征多不太明确。髋关节外展、外旋位抗阻力时(梨状肌强直性收缩)可诱发症状,此点在椎间盘突出症时较少见。

(2) 盆腔疾病:早期盆腔后壁的炎症、肿瘤等,当其本身症状尚未充分表现出时,即可因刺激腰、骶神经根而出现骶部痛,或伴单侧或双侧下肢痛,这时鉴别较为困难。故对不典型之腰腿痛患者,应想到盆腔疾病的可能,常规进行直肠、阴道检查及骨盆平片、B 型超声检查。即使未发现异常,仍应严密随访,直到确诊为某一疾病为止。

(3) 下肢血管病变:单纯腿痛的患者须注意与血管病变相鉴别。检查时注意肢体皮温、皮色、血管搏动等情况,必要时行多普勒或 DSA 检查明确诊断。

【治疗】

1. 非手术治疗 腰椎间盘突出症中多数患者可经非手术疗法缓解或治愈。其目的是使椎间盘突出部分和受到刺激的神经根的炎性水肿加速消退,从而减轻或解除对神经根的刺激或压迫。非手术治疗主要适应于:①年轻、初次发作或病程较短者;②休息后症状可自行缓解者;③全身疾病或局部皮肤疾病,不能实施手术者;④不同意手术者。主要的治疗方法有以下几种。

(1) 绝对卧床休息:当症状初次发作时,立即卧床休息。绝对一词虽然不太科学,但为的是强调大、小便均不应下床或坐起,这样才能收到良好效果。卧床 3 周后带腰围起床活动,3 个月内不作弯腰持物动作。此方法简单有效,但难以坚持。

(2) 持续牵引:采用骨盆牵引可使椎间隙略为增宽,减少椎间盘内压,扩大椎管容量从而减轻对神经根的刺激或压迫。牵引重量根据个体差异在 7 ~ 15 kg 之间,抬高床足作反牵引(图 58-11),共 2 周。孕妇、高血压和心脏病患者禁用。也可使用间断牵引法,每日 2 次,每次 1 ~ 2 小时。但效果不如前者。目前有多种电脑控制的牵引床问世,可控制牵引重量、改变力线、操作简便,适应不同情况的病人。

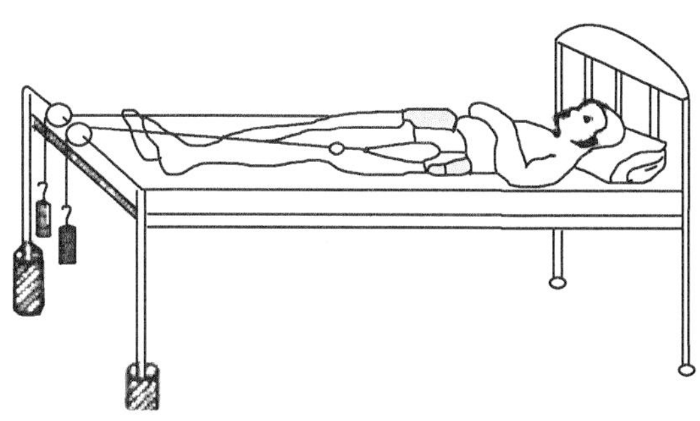

图 58-11　骨盆牵引法

(3) 理疗和推拿、按摩:可使痉挛的肌松弛,进一步减轻椎间盘压力。具体方法繁多,国内这方面从业人员甚多,水平参差不齐,故疗效差异较大。应注意的是,暴力推拿按摩往往弊多于利。

2. 手术治疗

(1) 适应证:①腰腿痛症状严重,反复发作,经半年以上非手术治疗无效,且病情逐渐加重,影响工作和生活者;②中央型突出有马尾神经综合征,括约肌功能障碍者,应按急诊进行手术;③有明显的神经受累表现者。

(2)手术方法

1) 全椎板切除髓核摘除术:适合椎间盘突出合并有椎管狭窄、椎间盘向两侧突出、中央型巨大突出及游离椎间盘突出。此术式减压充分。取腰背后正中入路,根据术前及术中定位,切除病变部位两侧椎板和黄韧带,必要时切除关节突的一部分,使神经根获得充分减压;在保护好神经根的情况下,探查切除突出之髓核和纤维环等。

2) 半椎板切除髓核摘除术:适合于单纯椎间盘向一侧突出者。术中切除椎间盘突出侧的椎板和黄韧带。摘除髓核时由于视野较小,须谨慎操作,以防硬膜囊、神经根误伤。

3) 显微外科腰椎间盘摘除术:适合于单纯腰椎间盘突出。椎间盘突出合并椎管狭窄、椎间孔狭窄及后纵韧带骨化者都不适合此项手术。手术操作在手术显微镜和显微外科器械下进行。采用小切口,经椎板间隙摘除椎间盘。此手术损伤较小,但应该选择好适应证。

4) 经皮腰椎间盘切除术:适用于单纯腰椎间盘突出。术前准确定位,术中经皮穿刺置入工作通道,在显示器影像监视下切除突出之椎间盘。近年来,以椎间盘镜、各种内镜为代表微创外科技术使手术损伤减小,取得良好效果。但微创术式的学习曲线较长,此术式需要术者经过专门训练,熟悉镜下操作。同时要严格掌握适应证看,不可滥用。

5) 人工椎间盘置换术:是近年来临床开展的术式。人工椎间盘的设计基本分为两类,一类是替代全部或部分纤维环和髓核,另一类仅置换髓核。其手术适应证尚存在争论。选择此手术须谨慎。

【预防】　由于腰椎间盘突出症是在退行性变基础上受到积累伤力所致,而积累伤又是加速退变的重要因素,故减少积累伤就显得非常重要。长期坐位工作者需注意桌、椅高度,定时改变姿势。职业工作中常弯腰劳动者,应定时伸腰、挺胸活动,并使用宽腰带。治疗后患者在一定时期内佩戴腰围,但应同时加强背肌训练,增加脊柱的内在稳定性。长期使用腰围而不锻炼腰背肌,反可因失用性肌萎缩带来不良后果。如需弯腰取物,最好采用屈髋、屈膝下蹲方式,减少对椎间盘后方的压力。

（姜星杰）

第五十九章　骨与关节化脓性感染

学习目标

1. 掌握骨与关节急性化脓性感染的发病机制、早期诊断及治疗原则。
2. 熟悉慢性化脓性骨髓炎的成因、诊断及治疗原则。
3. 了解化脓性关节炎的诊断及治疗原则。

第一节　化脓性骨髓炎

化脓性骨髓炎(suppurative osteomyelitis)是化脓性细菌感染引起的骨膜、骨密质、骨松质与骨髓组织的炎症,骨髓炎只是一个沿用的名称,如得不到及时正确的治疗,将严重影响健康和劳动力,甚至危及生命。本病按照临床表现,分为急性和慢性骨髓炎两类。本病的感染途径有三:①血源性细菌感染,身体其他部位的化脓性病灶中的细菌经血液循环播散至骨骼,如疖痈、脓肿、扁桃体炎、中耳炎等;②创伤后感染引起的骨髓炎,细菌从伤口侵入骨组织,如开放性骨折发生了感染,或骨折手术后出现了感染;③蔓延性感染亦称外来性骨髓炎,是指邻近软组织感染直接蔓延至骨骼处,如指端感染引起指骨骨髓炎,慢性小腿溃疡引起胫骨骨髓炎。各种类型骨髓炎的发病机制不同,治疗方法也有差异。本章仅叙述第一类与第二类骨髓炎。

一、急性血源性骨髓炎

急性血源性骨髓炎是骨组织(包括骨髓、骨和骨膜)的急性化脓性感染。最常见于3~15岁的儿童和少年,男多于女。胫骨和股骨发病率最高,其次为肱骨、桡骨及髂骨。

【病因】　急性血源性骨髓炎源于败血症,多发生于儿童长骨的干骺端。最常见的致病菌是溶血性金黄色葡萄球菌,其次为乙型链球菌占第二位,流感嗜血杆菌也可致病,其他的细菌有大肠杆菌和产气荚膜杆菌,亦可是肺炎球菌和白色葡萄球菌。

本病的致病菌系经过血源性播散,先有身体其他部位的活动性感染性病灶,一般位于皮肤或黏膜处,如疖、痈、扁桃体炎和中耳炎。原发病灶处理不当或机体抵抗力下降,都可由于细菌进入血循环发生菌血症或诱发脓毒症。菌栓进入骨营养动脉后往往受阻于长骨干骺端的毛细血管内。原因是该处毛细血管网丰富、血流缓慢,容易使细菌停滞;儿童骨骺板附近的微小终末动脉与毛细血管往往更为弯曲而成为血管襻,该处血流丰富而流动缓慢,使细菌更易沉积,因此儿童长骨干骺端为好发部位。

发病前往往有外伤病史。儿童常会发生磕碰,因此创伤的真实意义不详,可能局部外伤后因组织创伤、出血、易于发病。因此骨髓炎的发生,细菌毒力大小是外在因素,全身状况或局部骨骼抵抗力是内在因素,外伤可能是本病诱因。

本病发病与生活条件及卫生状况有关,往年,农村发病率明显高于城市,近年来在沿海大城市，血源性骨髓炎已很罕见，但在边远地区，本病仍是常发病。

【病理】 本病的病理变化为骨质破坏与死骨形成，后期有新生骨，成为骨性包壳。感染开始后48小时细菌毒素即可损害干骺端的毛细血管循环，大量的菌栓停滞在长骨的干骺端，阻塞了小血管，迅速发生骨坏死，并有充血、渗出与白细胞浸润。渗出物和破坏的碎屑成为小型脓肿并逐渐增大，使容量不能扩张的坚硬骨腔内的压力更高。其他的血管亦受到压迫而形成更多的坏死骨组织。脓肿不断扩大并与邻近的脓肿合并成更大的脓肿，经过哈佛系统和伏克曼管进入骨膜下，将骨膜掀起成为骨膜下脓肿，使骨膜剥离，导致骨质破坏、坏死和由此诱发的修复反应（骨质增生）同时并存（图59-1）。早期以破坏和坏死为主，皮质骨内层接受干骺端的血液供应，血供受损后，骨质坏死，肉芽组织将其与存活的骨分开，形成死骨片，骨膜反应生成新骨称为包壳，包裹感染骨和坏死骨，以后包壳出现缺损形成骨瘘和窦道，引流脓液。后期以骨增生为主。

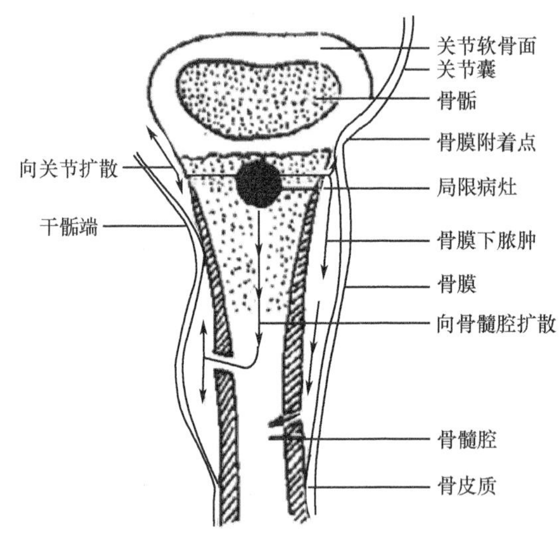

图59-1　急性血源性骨髓炎的病理发展过程

脓液还可以沿着骨髓腔蔓延，破坏了骨髓组织、松质骨和内层2/3密质骨的血液供应。严重病例骨密质的内、外面都浸泡在脓液中而失去血供，这样便会形成大片的死骨。

脓液进入邻近关节比较少见，因为骨骺板具有屏障作用。成人骺板已经融合，脓肿可直接进入关节腔形成化脓性关节炎。小儿股骨头骺板位于髋关节囊内，该处骨髓炎可以直接穿破干骺端骨密质而进入关节。

骨组织失去血供后，部分骨组织因缺血而坏死。在周围形成炎性肉芽组织，死骨的边缘逐渐被吸收，使死骨与主骨完全脱离。在死骨形成过程中，病灶周围的骨膜因炎性充血和脓液的刺激而产生新骨，包围在骨干的外层，形成"骨性包壳"，包壳上有数个小孔与皮肤窦道相通。包壳内有死骨、脓液和炎性肉芽组织，往往引流不畅，成为骨性死腔。

死骨的转归：小片死骨可以被肉芽组织吸收掉，或为吞噬细胞所清除，也可经皮肤窦道排出。大块死骨难以吸收或排出，长期留存体内，使窦道经久不愈合，疾病进入慢性阶段。

【临床表现】 儿童多见，以胫骨上段和股骨下段最多见，发病前往往有外伤病史，但直接找到原发感染灶者却不多见。

全身症状一般为起病急，开始即有明显的全身中毒症状，多有弛张性高热，可达39～

40℃，有时并发寒战，脉搏快，口干，食欲缺乏。可有头痛、呕吐等脑膜刺激症状，患儿烦躁不安，严重者可有谵妄、昏迷等败血症表现。追溯病史，有的曾有感染灶。外伤引起的急性骨髓炎，除有严重并发症或大量软组织损伤及感染外，一般全身症状较轻，感染较局限，少有发生败血症，但应警惕并发厌氧菌感染的危险。

局部症状早期有局部剧烈疼痛和搏动性疼痛，肌肉有保护性痉挛，惧怕移动患肢。患儿常将肢体置于保护性姿势，以减轻疼痛。患部皮温增高，有深压痛，但早期可无明显肿胀。数日后，局部皮肤水肿、发红，为已形成骨膜下脓肿的表现。脓肿穿破骨膜进入软组织后，压力减轻，疼痛缓解，但软组织受累的症状明显，局部红、肿、热，有压痛，并可出现波动。脓液进入骨干骨髓腔后，整个肢体剧痛肿胀，骨质因炎症而变疏松，常伴有病理性骨折。

急性骨髓炎的自然病程可以维持 3～4 周。脓肿穿破后疼痛即刻缓解，体温逐渐下降，脓肿穿破后形成窦道，病变转入慢性阶段。

部分病例致病菌毒性较低，特别是白色葡萄球菌所致的骨髓炎，表现很不典型，缺乏高热与中毒性症状，体征也较轻，诊断比较困难。

【临床检查】

（1）急性化脓性骨髓炎患者早期血液中白细胞及中性粒细胞均明显增高，白细胞计数增高，一般都在 $10\times10^9/L$ 以上，中性粒细胞可占 90% 以上。可伴有贫血及血沉增快。

（2）血培养可获致病菌，早期血液细菌培养的阳性率为 50%～75%，通常在感染后 24 小时即可获得血液阳性培养结果。但并非每次培养均可获阳性结果，特别是已经用过抗生素者血培养阳性率更低。在寒战高热期抽血培养或初诊时每隔 2 小时抽血培养一次，共三次，可以提高血培养阳性率。所获致病菌均应作药物敏感试验，以便调整抗生素。

（3）局部脓肿分层穿刺选用有内芯的穿刺针，在压痛最明显的干骺端刺入，边抽吸边深入，不要一次穿入骨内，以免将单纯软组织脓肿的细菌带入骨内，抽出混浊液体或血性液可作涂片检查与细菌培养，涂片中发现多是脓细胞或细菌即可明确诊断。任何性质穿刺液都应作细菌培养与药物敏感试验。

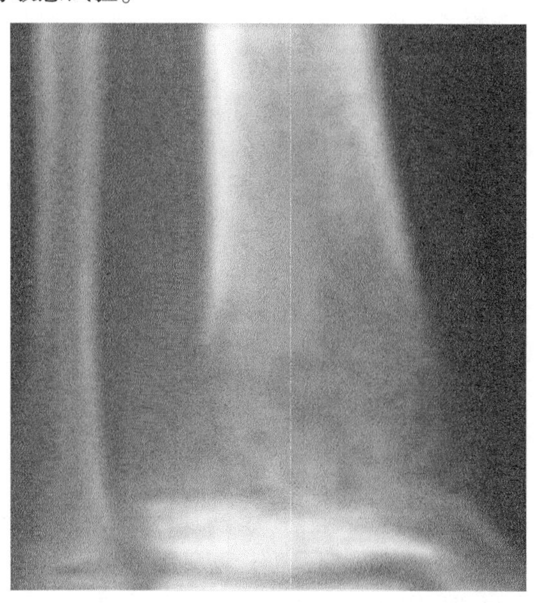

图 59-2　胫骨下段急性血源性骨髓炎的 X 线表现为干骺端骨质稀疏、破坏

(4) X 线检查起病后 2 周内的 X 线检查往往无异常发现，用过抗生素的病例出现 X 线表现的时间可以延迟至 1 个月左右。X 线检查难以显示出直径小于 1 cm 的骨脓肿，因此早期的 X 线表现为层状骨膜反应与干骺端骨质稀疏（图 59-2）。当微小的骨脓肿合并成较大脓肿时才会在 X 线片上出现干骺区散在性虫蛀样骨破坏，并向髓腔扩展，密质变薄，并依次出现内层与外层不规则：骨破坏的结果是有死骨形成，死骨可大可小，小死骨表现为密度增高阴影，位于脓腔内，与周围骨组织完全游离。大死骨可为整段骨坏死，密度增高而无骨小梁结构可见，有时出现病理性骨折。

(5) CT 检查可以提前发现骨膜下脓肿，对细小的骨脓肿仍难以显示。

(6) 核素骨显像病灶部位的血管扩张和增多，使锝$^{-99m}$早期浓聚于干骺端的病变部位，一般于发病后 48 小时即可有阳性结果。核素骨显像只能显示出病变的部位，但不能作出定性诊断，因此该项检查只具有早期间接帮助诊断的价值。

(7) MRI 检查根据 MRI 影像的异常信号，可以早期发现局限于骨内的炎性病灶，并能观察到病灶的范围，病灶内炎性水肿的程度和有无脓肿形成，具有早期诊断价值。

【诊断与鉴别诊断】 早期正确诊断对本病的治疗与预后极为关键。因 X 线表现出现甚迟，不能以 X 线检查结果作为早期诊断依据。急性骨髓炎的诊断为综合性诊断，凡有下列表现均应想到有急性骨髓炎的可能：①急骤的高热与毒血症表现；②长骨干骺端疼痛剧烈而不愿活动肢体；③该部位有一个明显的压痛区；④白细胞计数和中性粒细胞增高。MRI 检查具有早期诊断价值。

血培养与分层穿刺液培养对病因诊断具有很大的价值，为了提高阳性率，需反复做血培养。

在鉴别诊断方面应该与下列疾病有区别。

1. 软组织炎症 早期急性骨髓炎与早期蜂窝织炎、丹毒等软组织炎症常不易鉴别。软组织炎症时全身中毒症状较轻，而局部红肿较明显，压痛较浅。早期急性骨髓炎压痛常发生于长骨干骺端处。以单指检查时，患部四个平面均有深部压痛征，此即肢体圆柱形深部压痛征。软组织炎症时，因病变居于骨骼之一侧，故压痛只限于一个或两个平面，这一点对早期鉴别诊断有重要意义。此外，两者骨扫描所见也不相同。如果鉴别困难，可作 MRI 检查。

2. 风湿病与化脓性关节炎 特别是儿童类风湿关节炎，也可以有高热。儿童类风湿关节炎发热常与一过性斑丘疹和多形红斑同时发生和消退，且肝、脾、淋巴结多肿大。局部肿胀压痛在关节间隙而不在骨端，关节活动度几乎完全消失。有疑问时，行关节腔穿刺抽液检查可明确诊断。风湿病一般起病缓慢，全身情况（如发热）和局部症状（关节肿痛）均较轻，常为多关节游走性，血沉、抗 O 等血液检查常呈阳性。

3. 骨肉瘤和尤因肉瘤 部分恶性骨肿瘤也可以有肿瘤性发热。特别是尤因肉瘤，常伴发热、白细胞增多、X 线示“葱皮样”骨膜下新骨形成等现象，须与骨髓炎鉴别。鉴别要点为：尤因肉瘤常发生于骨干，范围较广，全身症状不如急性骨髓炎重，但有明显夜间痛，表面可有怒张的血管。局部穿刺吸取活组织检查，可以确定诊断。

【治疗】 急性血源性骨髓炎在磺胺及抗生素问世以前死亡率高，治疗不及时常转为慢性骨髓炎甚至发生各种并发症，如化脓性关节炎病理性骨折和肢体生长障碍造成肢体短缩或畸形，影响肢体功能。近年来由于做到早期诊断，以及药物疗法和外科处理上的改进，其严重程度、并发症的发生率和死亡率已显著降低。因此治疗的目的应该是中断骨髓炎由急性期向慢性阶段的演变，早期诊断、早期应用大剂量有效抗生素和适当的局部处理是治疗的关键。

1. 抗生素治疗　对疑有骨髓炎的病例应立即开始足量抗生素治疗，在发病5日内使用往往可以控制炎症，而在5日后使用或细菌对所用抗生素不敏感时，都会影响疗效。由于致病菌大都为溶血性金黄色葡萄球菌，Dahl（1998年）指出儿童急性血源性骨髓炎应优先选用青霉素或氨苄西林（氨苄青霉素）与氯苯霉素或双氯西林（双氯青霉素）联合用药，用药时间至少持续4～7周。曾报道用药短于3周者导致20%的婴幼儿及儿童的骨髓炎复发，用药途径应先经静脉应用大剂量抗生素3周，然后再口服抗生素3周，待体温正常，白细胞数恢复正常，症状及体征明显改善或消失后2周再停药。此种用药径路可避免长期静脉内用药并发医院感染的危险。近年来，由于耐药菌株日渐增多，因此选择合适时期进行手术很有必要。急性骨髓炎经抗生素治疗后将会出现四种结果。

（1）在X线片改变出现前全身及局部症状均消失。这是最好的结果，说明骨脓肿形成以前炎症已经控制。

（2）在出现X线片改变后全身及局部症状消失，说明骨脓肿已被控制，有被吸收掉的可能。上述两种情况均不需要手术治疗，但抗生素仍宜连续应用3～6周。

（3）全身症状消退，但局部症状加剧，说明抗生素不能消灭骨脓肿，需要手术引流。

（4）全身症状和局部症状均不消退。说明：①致病菌对所用抗生素具有耐药性；②有骨脓肿形成；③产生迁徙性脓肿，为了保全生命切开引流很有必要。

2. 手术治疗　手术的目的：①引流脓液，减少毒血症症状；②阻止急性骨髓炎转变为慢性骨髓炎。手术治疗宜早，最好在抗生素治疗后48～72小时仍不能控制局部症状时进行手术，也有主张提前为36小时的。宁失之于过早而不失之于过晚，延迟的手术只能达到引流的目的，不能阻止急性骨髓炎向慢性阶段演变。

手术有钻孔引流（图59-3）或开窗减压（图59-4）两种。在病灶压痛最明显处作纵形切口，切开骨膜，引流出骨膜下脓肿内高压脓液。如无脓液，向两端作少许骨膜剥离，不宜过多，以免破坏骨皮质的血液供应，在干骺端以4 mm口径的钻头钻孔数个。如有脓液逸出，可将各钻孔连成一片，用骨刀去除一部分骨密质，称为开窗。一般有骨膜下脓肿存在时，必然还有骨内脓肿。即使钻孔后未发现有骨内脓肿损伤亦不大。不论有无骨内脓肿，不要用探针去探髓腔，亦不要用刮匙刮入髓腔内。

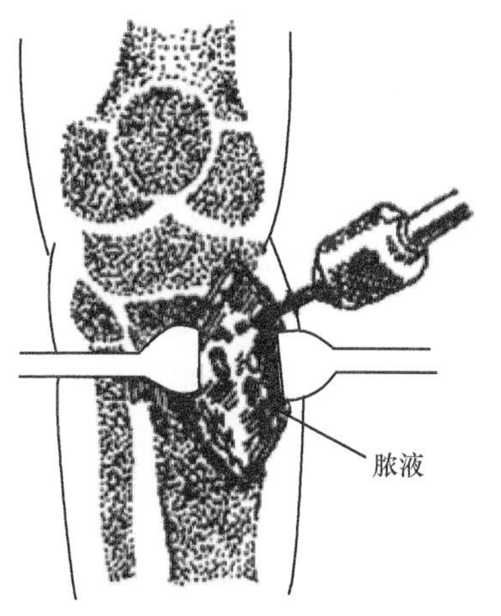

图59-3　钻孔引流术

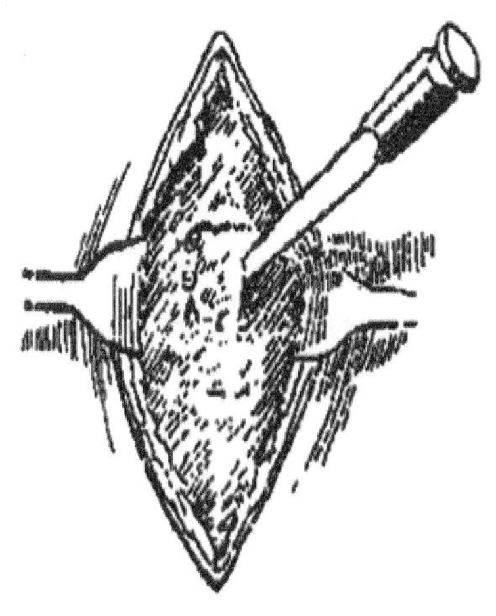

图59-4　开窗减压

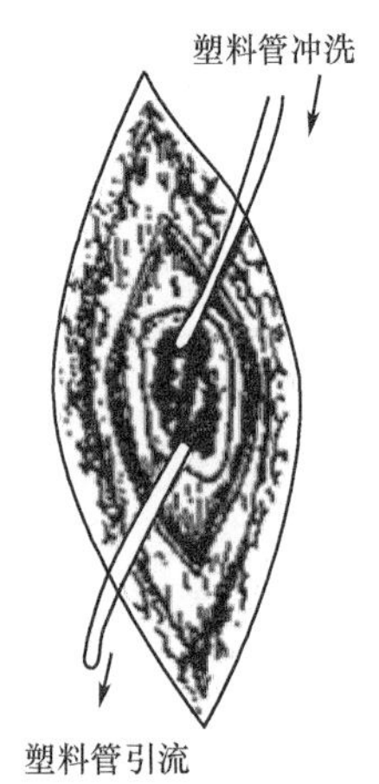

图 59-5　病灶清除、对冲引流术

伤口的处理如下。

(1) 作闭式灌洗引流:在骨腔内放置两根引流管作连续冲洗与吸引,关闭切口。置于高处的引流管以 1500 ~ 2000 ml 抗生素溶液作连续 24 小时滴注;置于低位的引流管接负压吸收瓶(图 59-5)。引流管留置 3 周,或体温下降,引流液连续三次培养阴性即可拔除引流管。

(2) 单纯闭式引流:脓液不多者可放单根引流管接负压吸瓶,每日经引流管注入少量高浓度抗生素液。

(3) 伤口不缝,填充碘仿纱条,5 ~ 10 日后再作延迟缝合。

(4) 近年来,随着创面负压引流材料 VSD 技术的发展,使得创面的处理又多了选择,有利于创面培养新鲜肉芽组织,从而促进创面的愈合。

3. 全身辅助治疗　加强全身支持疗法高热时降温补液、纠正酸中毒,必要时少量多次输血,以增强患者的抵抗力,给予易消化富于蛋白质和维生素的饮食。也可用些清热解毒的中药。

4. 局部辅助治疗　肢体可作皮肤牵引或石膏托固定,可以起到下列作用:①止痛;②防止关节挛缩畸形;③防止病理性骨折。如果包壳不够坚固,可上管型石膏 2 ~ 3 个月,并在窦道处石膏上开洞换药。

5. 功能康复　早期进行患肢肌肉舒缩活动,防止肌肉萎缩和关节粘连,晚期除继续作肌肉舒缩运动外,活动范围可扩展到各大关节为主的全面功能锻炼。

二、慢性血源性骨髓炎

急性血源性骨髓炎转入慢性阶段的原因:①急性期感染未能彻底控制,反复发作演变成慢性骨髓炎;②系低毒性细菌感染,或患者抵抗力较强,无明显急性期症状,在发病时即表现为慢性骨髓炎。在 20 世纪 60 ~ 70 年代由急性血源性骨髓炎演变成慢性者约占慢性骨髓炎的 1/3。近年来急性血源性骨髓炎在早期多能得到及时有效的治疗,使慢性骨髓炎的发病率明显降低。另一方面,骨的贯通性火器伤和开放性骨折后发生的骨髓炎,金属物植入骨内如人工关节置换术等引起的骨内感染,则较以前多见。其他诱因有糖尿病、服用激素、免疫缺陷及营养不良等。

【病理】　急性期如果治疗不彻底便会演变成慢性骨髓炎,并有周围组织的充血和骨骼脱钙。肉芽组织的形成带来了破骨细胞和成骨细胞。坏死的松质骨逐渐被吸收掉,并为新骨所替代。坏死的骨皮质其交界部分先行吸收,最终脱落成为死骨。坏死的骨脱落成为死骨需数月之久。死骨脱落系破骨细胞和蛋白溶解酶协同作用的结果,因而表面变得不规则。由于缺乏血供,死骨不会脱钙,相反,还比邻近的骨组织更为致密。在罕见的情况下,感染完全控制住,坏死的骨不再脱落,而逐渐由爬行替代过程所吸收掉,这种过程亦需数月之久。一旦死骨脱落,便处于四周完全游离的空隙内,死骨浸泡在脓液中,吸收非常缓慢,甚至停止吸收。为了使感染局限化,周围的骨骼逐渐致密、硬化;外周骨膜亦不断形成新骨而成为骨壳。少数病例整段骨干脱落成为死骨,由新生的骨壳包围着,骨壳逐渐变厚,致密。骨壳通常有多个孔道,经孔道排出脓液及死骨碎屑至体表面。软组织损毁严重而形成瘢痕,表面皮肤菲薄极易破损,窦道经久不愈,表皮会内陷生长深入窦道内。窦道长期排液会刺激窦道口皮肤恶变成鳞状上皮癌。

死骨排净后,窦道口闭合,儿童病例小的腔隙可由新骨或瘢痕组织所充填;成人病例,腔隙内难免会有致病菌残留,任何时候都可以激发感染。

细菌学:以金黄色葡萄球菌为主要的致病菌,然而绝大部分病例为多种细菌混合感染,最常检出的是A型与非A型链球菌,绿脓杆菌,变形杆菌和大肠杆菌。近年来革兰阴性细菌引起的骨髓炎增多,近年来真菌引起者也屡有报道。在儿童患者,还可有流感嗜血杆菌骨感染。

【临床表现】 在病变静止阶段可以无症状,骨失去原有的形态,肢体增粗及变形。患处皮肤菲薄、色泽暗,有多处瘢痕,稍有破损即引起经久不愈的溃疡;或有窦道口,窦道长期不愈合,肉芽组织突起,流出臭味脓液,肌肉的纤维化可以导致关节挛缩。急性感染发作表现为疼痛,表面皮肤红、肿、热及有压痛;体温可升高;原已闭塞的窦道口可开放,排出多量脓液,有时掉出死骨(图59-6)。在死骨排出后窦道口自动封闭,炎症逐渐消退,急性发作约数月、数年一次。体质不好或身体抵抗力低下情况下可以诱发急性发作。

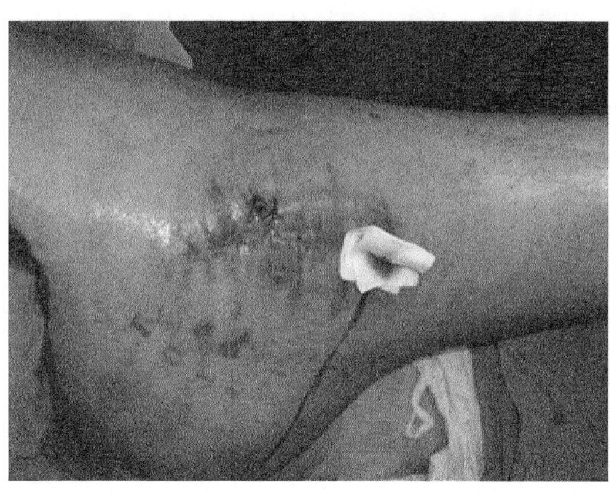

图59-6　踝关节骨折术后感染形成慢性骨髓炎,皮肤窦道口有脓液渗出

长期多次发作使骨骼扭曲畸形、增粗,患处皮肤色素沉着,并因肌肉挛缩而出现邻近关节畸形,窦道口皮肤反复受到脓液的刺激会癌变。儿童往往因骨骺破坏而影响骨骼的生长发育,使肢体出现缩短畸形。偶有发生病理性骨折的。

放射学变化:早期阶段有虫蛀状骨破坏与骨质稀疏,并逐渐出现硬化区。骨膜掀起并有新生骨形成,骨膜反应为层状,部分呈三角状,状如骨肿瘤。新生骨逐渐变厚和致密。由于周围骨质致密,死骨在常规正侧位X线片上可能不能被显示,需要改变体位。在X线片上死骨表现为完全孤立的骨片,没有骨小梁结构,浓白致密,边缘不规则,周围有空隙(图59-7)。CT片可以显示出脓腔与小型死骨。部分病例可经窦道插管注入碘水造影剂以显示脓腔。

【诊断】 根据病史和临床表现,即可诊断。特别是有过死骨经窦道排出,诊断更易。摄X线片可以证实有无死骨,了解形状、数量、大小和部位,以及附近包壳生长情况。必要时可以加做CT或MRI进一步明确诊断。

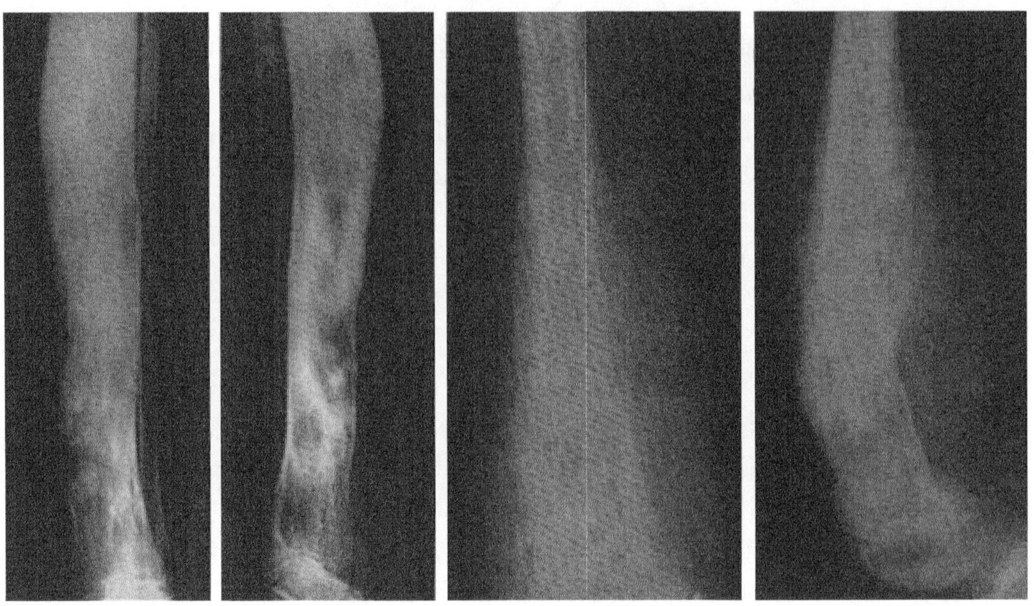

图 59-7　慢性骨髓炎 X 线表现为没有骨小梁结构，浓白致密，边缘不规则

【治疗】 慢性血源性骨髓炎的治疗原则是尽可能彻底清除病灶，摘除死骨，清除增生的瘢痕和肉芽组织，消灭死腔，改善局部血液循环为愈合创造条件，称为病灶清除术。为达此目的，单用药物常不能奏效，必须采用手术和药物综合疗法，以手术治疗为主。

1. 手术指征　有死骨形成，有死腔及窦道流脓者均应手术治疗。

2. 手术禁忌证

（1）慢性骨髓炎急性发作时不宜作病灶清除术，应以抗生素治疗为主，积脓时宜切开引流。

（2）大块死骨形成而包壳尚未充分生成者，过早取掉大块死骨会造成长段骨缺损，该类病例不宜手术取出死骨，须待包壳生成后再手术。但近来已有在感染环境下植骨成功的报告，因此可视为相对性禁忌证。

3. 手术方法　手术前通常需取窦道溢出液作细菌培养和药物敏感试验，最好在术前 2 日即开始应用抗生素，使手术部位组织有足够的抗生素浓度。

每个病例施行手术后必须解决下列三个问题：①清除病灶；②消灭死腔；③伤口的闭合。

（1）清除病灶：在骨壳上开洞，进入病灶内，吸出脓液，清除死骨与炎性肉芽组织。一般在骨壳上原有洞口处扩大即可进入病灶。在扩大洞口处不可避免要切除一部分骨质，才能取出死骨；而过多切除骨质又会形成骨缺损或容易发生病理骨折。病灶清除是否彻底是决定术后窦道能否闭合的关键。

不重要部位的慢性骨髓炎，如腓骨、肋骨、髂骨翼等处，可将病骨整段切除，一期缝合伤口。部分病例病程久已有窦道口皮肤癌变或足部广泛骨髓炎骨质损毁严重不可能彻底清除病灶者，可施行截肢术。

（2）消灭死腔方法

1）碟形手术：在清除病灶后再用骨刀将骨腔边缘削去一部分，使成平坦的碟状，以容周围软组织贴近而消灭死腔。本法只用于死腔不大，削去骨量不多的病例。

2）肌瓣填塞：死腔较大者做碟形手术丧失的骨骼太多会发生病理骨折，可将骨腔边缘略事修饰后将附近肌肉作带蒂肌瓣填塞以消灭死腔。

3）闭式灌洗：小儿生长旺盛，骨腔容易闭合，因此小儿病例在清除病灶后不必作碟形手术。可在伤口内留置2根塑料管；一根为灌注管，另一根为吸引管。术后经灌注管滴入抗生素溶液（视药物敏感试验结果决定选择何种抗生素）。开头24小时内为防血块堵塞，应加快滴入灌洗液。灌洗持续时间一般为2～4周，待吸引液转为清晰时即可停止灌洗并拔管。

4）庆大霉素-骨水泥珠链填塞和二期植骨：将庆大霉素粉剂放入骨水泥（即聚甲基丙烯酸甲酯）中，制成7mm直径左右的小球，以不锈钢丝串连起来，聚合化后即成为庆大霉素-骨水泥珠链，每一颗小球约含庆大霉素4.5 mg。将珠链填塞在骨腔内，有一粒小珠露于皮肤切口外。珠链在体内会缓慢地释放出有效浓度的庆大霉素约。2周之久。在2周内，珠链的缝隙内会有肉芽组织生长。2周后即可拔去珠链。小型的骨腔去除珠链后迅速被肉芽组织所填满，中型的尚须换药一段时间也有闭合的可能，大型的拔去珠链后尚需再次手术植入自体骨松质。

（3）伤口的闭合伤口应该一期缝合，并留置负压吸引管。一般在术后2～3日内，吸引量逐渐减少，此时可拔除引流管。周围软组织缺少不能缝合时，可任其敞开，骨腔内填充凡士林纱布或碘仿纱条，包管形石膏，开洞换药。让肉芽组织慢慢生长填满伤口以达到二期愈合，称为Orr疗法。

（4）术后处理：患肢用夹板固定至伤口愈合，此后仍需要予以保护，防止发生病理性骨折。抗生素通常要持续应用较长时间，而且应有感染科医生监测患者。

三、化脓性脊椎炎

化脓性脊椎炎（suppurative spondylitis）比较少见，多由金黄色葡萄球菌经血液回流传播所致，少部分也可由泌尿生殖系炎症经脊椎管静脉丛感染所致，也可由脊椎附近组织炎症直接感染所致。临床上有两种类型，一种为椎体化脓性骨髓炎，另一种为椎间隙感染。

1. 椎体化脓性骨髓炎　以腰椎最为常见，其次为胸椎，颈椎发病少见。病变多数局限于椎体，向椎间盘与上下椎体扩散，偶有向椎弓扩散侵入椎管内的。大多数病例则形成椎旁脓肿，在腰椎则为腰大肌脓肿，在上颈椎则为咽后壁脓肿。病变发展迅速，并有硬化骨形成，彼此融合成骨桥，甚至出现椎体间融合。

急性期有严重中毒症状，畏寒、寒战及高热，毒血症症状明显。腰背部或颈背剧烈疼痛、局部压痛和肌肉痉挛、脊柱僵直呈板状痛明显，卧床不起，不能翻身或转颈。椎旁肌肉痉挛明显，并有叩击痛。大型腰大肌脓肿可在股部触及。早期X线检查往往无异常发现。至少在一个月后才出现椎体内虫蚀状破坏，一旦出现X线征象后，发展迅速，向邻近椎体蔓延，可见椎旁脓肿，并有硬化骨形成（图59-8）。最后形成骨桥或椎体间骨性融合。CT与MRI检查可以提前发现椎体内破坏灶与椎旁脓肿。

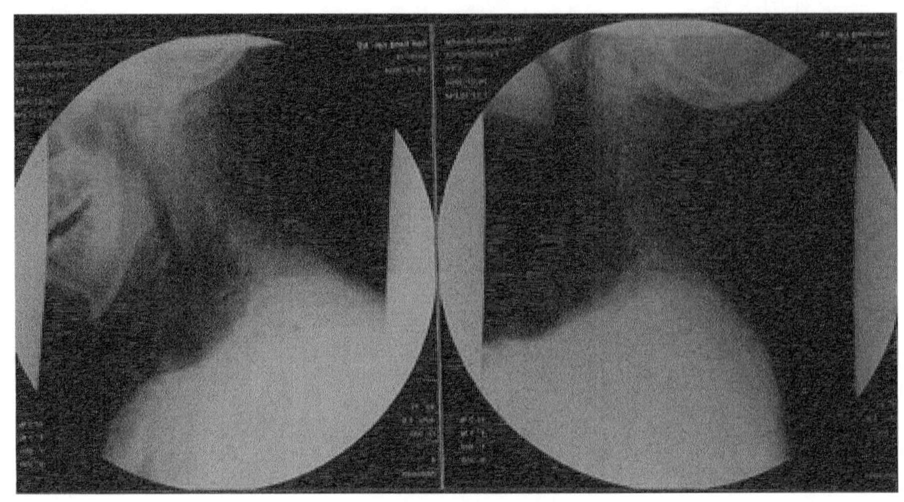

图 59-8 颈椎化脓性骨髓炎

X 线表现椎体破坏,相邻椎体硬化、骨桥

治疗上必须使用足量有效的抗生素,血培养可以帮助检出致病菌与挑选敏感的抗生素。大型的椎旁脓肿必须引流。局部制动可以缓解疼痛并有利于组织的修复。

2. 椎间隙感染的致病菌 以金黄色葡萄球菌与白色葡萄球菌最为常见。细菌进入椎间隙的途径一般有两种:①经手术器械的污染直接带入椎间隙,如椎间盘手术后感染;②经血液途径播散。皮肤黏膜或泌尿道感染都可以经血液播散至椎间盘内。以泌尿道感染最为常见,细菌系来自脊椎静脉丛的反流。

因手术污染所致的椎间隙感染起病或急骤,或缓慢。由溶血性金黄色葡萄球菌所致的感染往往起病急骤,有寒战与高热,腰背痛加剧,并有明显的神经根刺激症状,患者因剧烈疼痛而不敢翻身。轻微的震动都可以触发抽搐状疼痛而大叫。体征则有腰部肌痉挛与压痛,活动障碍,原有的神经根刺激体征都加重做直腿高举试验时甚至足跟难以离开床面,而患者往往因疼痛剧烈而拒绝作任何检查。由毒性较低的细菌,如白色葡萄球菌所致的感染则起病缓慢,全身症状与体征都比较轻些,病程趋向于慢性。

血源性椎间隙感染一般见于年轻成人,儿童则比较少见。腰椎的发病率较高。一般起病缓慢,有发热、食欲缺乏等症状,腰椎病变者都有腰背痛与坐骨神经痛。体征则有压痛,腰肌痉挛和活动障碍。经过石膏、抗生素治疗后症状可缓解,一旦活动过多或停止治疗症状又加重。病程趋向慢性。在发热期白细胞计数增高,但血沉持续增快提示病变仍处于活动。

椎间隙感染的 X 线表现要迟至一个月左右时才出现。可以分成 4 个阶段:①第一阶段为椎间隙变窄,发生于起病开头 3 个月以内。②第二阶段从 3 个月后开始,表现为软骨下骨质进行性硬化,邻近椎体密度增加,侧位片上特别明显,这是由于骨膜下新骨形成。③第三阶段为邻近椎体骨板进行性不规则,椎体缘出现反应性硬化,说明炎症进展。④第四阶段为椎间隙成气球样改变伴椎体侵蚀,仍可见邻近椎体密度变化。

【治疗】 以非手术疗法为主,选用足量抗生素与全身支持疗法。神经根刺激症状明显难以忍受者可行椎间盘穿刺抽吸,或塑料管引流,并可获得病原菌。由于诊断往往迟延,特别是血源性椎间隙感染诊断不易,使局部组织粘连明显,手术操作困难,并发症多,因此手术仅适用于保守治疗无效和已出现截瘫的患者。手术方法有两种:椎体切除减压术和病灶清除术。

四、局限性骨脓肿

局限性骨脓肿,又名 Brodie 脓肿(Brodie abscess)。通常发生于长骨的干骺端,多见于胫骨、股骨与肱骨。产生 Brodie 脓肿的主要原因是细菌的毒力不大和患者的抵抗力较高。脓肿的内容物初期为脓液或炎性液体,中期为炎性肉芽组织所替代,后期则为感染性瘢痕组织。

患者通常无急性血源性骨髓炎的病史。病程往往迁徙性,持续数年之久。当劳累或轻微外伤后局部有疼痛及皮温升高,罕见有皮肤发红,使用抗生素后炎症表现迅速消退。少数病例炎症不能控制穿破流脓。

X 线片表现为干骺端囊性病变,周围有硬化骨区(图 59-9)。需与骨囊肿鉴别。骨囊肿周围只有薄层成带状硬化骨。

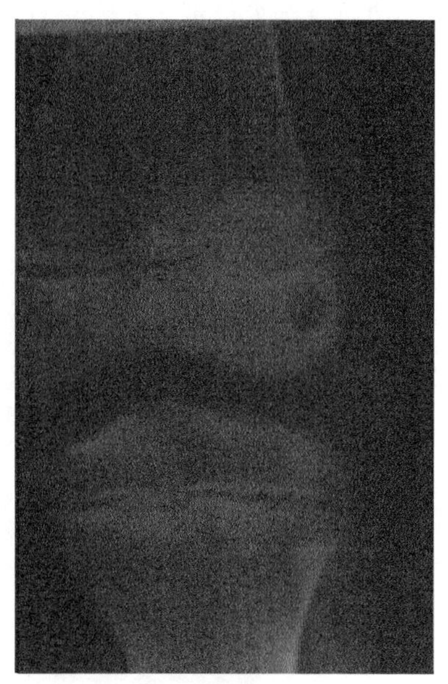

图 59-9　股骨远端干骺端局限性骨脓肿 X 线片表现

【治疗】　偶有发作时可以使用抗生素。反复急性发作的需手术治疗。手术时间为在两次急性发作的间歇期。术前后都需使用抗生素。手术方法为彻底刮除病灶内炎性组织,冲洗干净后取自体髂骨松质骨,咬成小粒,与抗生素粉剂混合后填充骨腔。伤口缝合后可望一期愈合。也有分期植骨的;先在骨腔填充庆大霉素一骨水泥珠链,2 周后取出,再植以自体松质骨粒。

五、硬化性骨髓炎

硬化性骨髓炎又名 Garre's 骨髓炎(Garre's osteomyelitis),是慢性骨髓炎的一种,表现为骨质增厚和膨胀,但没有脓肿和死骨。本病常发生于儿童和青年人。病因未明,但一般认为是与低毒细菌感染有关,可能是厌氧菌感染。

患者常主诉有中等程度的间歇性疼痛,持续时间较长。病灶处可出现肿胀和压痛。X 线片显示骨质膨胀,并有弥漫性硬化。血沉通常轻度升高。活检仅表现为慢性、低毒、非特异性的骨髓炎,细菌培养通常为阴性。本病发生后数年,可在远隔部位出现继发性病变。目前尚没有肯定有效的治疗方法,但建议进行硬化骨的开窗和抗生素治疗。本病需与骨样骨瘤和继发性骨肉瘤(Paget 病)鉴别。

病因尚未完全确定,一般认为是骨组织低毒性感染,有强烈的成骨反应,亦有认为系骨组织内有多个小脓肿,张力很高。本病多发生在长管状骨骨干,以胫骨为好发部位。

【治疗】　使用抗生素可以缓解急性发作所致的疼痛。由于病灶部位硬化骨很多,药物难以经血循环进入病灶内,因此部分病例抗生素难以奏效而需作手术治疗。

手术的方法:①凿开增厚的骨密质,找到小脓腔,将其中炎性肉芽组织及脓液清除后疼痛可望立即缓解;②找不到脓腔的可在骨密质上开一个窗,一期缝合皮肤,使骨髓腔内有张力的渗液引流至软组织内,疼痛亦可解除;③因手术时找不到小脓腔,或多个小脓腔在手术时难以一一发现者手术后效果可能不佳。因此可以先在密质上开一个窗,再从干骺端开孔行髓腔扩大,清创及冲洗术,清除全部的脓腔。脓腔内置庆大霉素一骨水泥珠链,2 周内逐渐取出,可望伤口一期愈合及解除疼痛症状。

六、创伤后骨髓炎

创伤后骨髓炎最常见原因是开放性骨折术后感染(图 59-10),其次为骨折切开复位或其他骨关节手术后出现感染。可为急性或慢性,病变都在骨折端附近。急性期的感染以髓腔内感染最为严重,有高热、寒战等毒血症症状,与急性血源性骨髓炎相似。另一种为骨折附近的皮肤肌肉坏死感染,使失去血供的骨折段暴露于空气中干燥坏死,病程转入慢性,往往还伴有感染性骨不连或骨缺损。

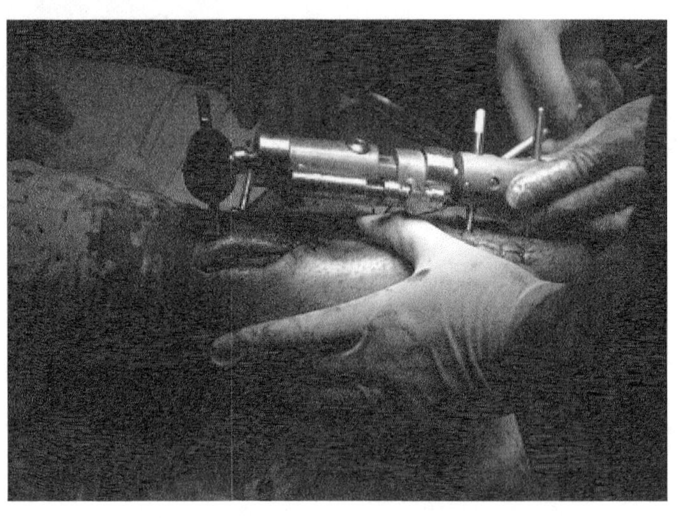

图 59-10 胫骨开放性骨折术后感染引起骨髓炎

治疗原则:①急性期立即敞开创口引流,以免脓液进入骨髓腔内;②全身性使用抗生素,并按细菌培养及药物敏感试验的结果调整用药;③分次清创,清除创口内异物、坏死组织与游离碎骨片;④用管型石膏固定,开洞换药;或用外固定支架固定,以便换药;⑤至慢性期时往往有骨外露,骨密质暴露于空气中会干燥坏死,使邻近肉芽组织难以长入。处理方法是在骨密质上钻洞,使洞内生长肉芽组织,覆盖骨面,但生长的肉芽组织往往是不健康的;也可用骨刀将暴露于空气中死骨削去一层,直至切削面有渗血为止,有渗血的骨面会迅速生长肉芽组织,根据创面的大小决定是否需要植皮;⑥有骨缺损者一般于伤口愈合后六月内没有复发才可手术植骨;也可在抗生素保护下提前移植自体骨;⑦植骨方法很多,都必须植自体骨,有植入松质骨粒,整块骨两大类;有带血管的和不带血管的整段植骨;在感染的环境下作吻合血管的骨移植,必须慎重考虑;⑧创伤后骨髓炎往往伴有皮肤缺损,必要时还须植皮;⑨开放性骨折有大段骨坏死者,在取出坏死骨段后必须在短期内安装上外固定器,以防肢体出现短缩,并在合适的时间内作植骨术。

第二节　化脓性关节炎

化脓性关节炎是一种由化脓性细菌直接感染，并引起关节破坏及功能丧失的关节炎，又称细菌性关节炎。任何年龄均可发病，但好发于儿童、老年体弱和慢性关节病患者，男性居多，男女之比(2～3)：1。受累的多为单一的肢体大关节，如髋关节，膝关节及肘关节等。如为火器损伤，则根据受伤部位而定，一般膝、肘关节发生率较高。

【病因】 最常见的致病菌为金黄色葡萄球菌，可占85%左右；其次为白色葡萄球菌，淋病双球菌、肺炎球菌和肠道杆菌等。感染以血源性感染最多见，另外细菌可由关节腔穿刺、手术、损伤或关节邻近组织的感染直接进入关节。血源性感染也可为急性发热的并发症，如麻疹、猩红热、肺炎等，多见于儿童。外伤性引起者，多属开放性损伤，尤其是伤口没有获得适当处理的情况下容易发生。邻近感染病灶如急性化脓性骨髓炎，可直接蔓延至关节。本章节只叙述血源性化脓性关节炎。

【病理】 化脓性关节炎的病变发展过程基本可以分成三个阶段，这三个阶段时而演变缓慢，时而发展迅速，难以区分。

1. 浆液性渗出期 细菌进入关节腔后，滑膜明显充血、水肿，有白细胞浸润和浆液性渗出物。渗出物中含多量白细胞。本期关节软骨没有破坏，如治疗及时，渗出物可以完全被吸收而不会遗留任何关节功能障碍。本期病理改变为可逆性。

2. 浆液纤维素性渗出期 病变继续发展，渗出物变为混浊，数量增多，细胞亦增加。滑膜炎症因滑液中出现了酶类物质而加重，使血管的通透性明显增加。多量的纤维蛋白出现在关节液中。纤维蛋白沉积在关节软骨上可以影响软骨的代谢。白细胞释放出大量溶酶体，可以协同对软骨基质进行破坏，使软骨出现崩溃、断裂与塌陷。修复后必然会出现关节粘连与功能障碍，本期出现了不同程度的关节软骨损毁，部分病理已成为不可逆性。

3. 脓性渗出期 炎症已侵犯至软骨下骨质，滑膜和关节软骨都已破坏，关节周围亦有蜂窝织炎。渗出物已转为明显的脓性。修复后关节重度粘连甚至纤维性或骨性强直，病变为不可逆性，后遗有重度关节功能障碍。

【临床表现】 原发化脓性病灶表现可轻可重，甚至全无。一般都有外伤诱发病史。

化脓性关节炎急性期主要症状为中毒的表现：患者突有寒战高热，全身症状严重，小儿患者则因高热可引起抽搐。成人多累及膝关节，儿童多累及髋关节，其次为踝、肘、腕和肩关节，手足小关节罕见，局部有红肿疼痛及明显压痛等急性炎症表现。关节液增加，有波动，这在表浅关节如膝关节更为明显，有髌骨漂浮征。患者常将膝关节置于半弯曲位，使关节囊松弛，以减轻张力。如长期屈曲，必将发生关节屈曲挛缩，关节稍动即有疼痛，有保护性肌肉痉挛。深部关节如髋关节感染时，局部肿胀、疼痛，但红热不明显。

因为关节囊坚厚结实，脓液难以穿透，一旦穿透至软组织内，则蜂窝织炎表现严重，深部脓肿穿破皮肤后会成为瘘管，此时全身与局部的炎症表现都会迅速缓解，病变转入慢性阶段。

【临床检查】

(1) 化验周围血象中白细胞计数增高可至10×10^9/L以上，多量中性多核白细胞。红细胞沉降率增快。关节滑液检查宜尽早进行，关节液外观可为浆液性(清的)，纤维蛋白性(混的)或脓性(黄白色)。滑液为浆液性或脓性，白细胞计数总数常大于50×10^9/L，中性粒细胞大于80%。镜检可见多量脓细胞,或涂片作革兰染色,可见成堆阳性球菌。寒战期抽血培养可检出病原菌。另外,关节镜检查可直接观察关节腔结构,采取滑液或组织检查。

(2) X线表现早期只可见关节周围软组织肿胀的阴影,膝部侧位片可见明显的髌上囊肿胀,儿童病例可见关节间隙增宽。早期由于关节液增加而关节囊肿胀,间隙增宽,骨端逐渐有脱钙现象。如关节面软骨有破坏,则关节间隙变窄。有时可并发骨骺滑脱或病理性脱位。较晚期,关节面软骨下骨呈反应性增生,骨质硬化,密度增加。最后关节软骨完全溶解,关节间隙消失,呈骨性或纤维性强直,或并发病理性脱位。

【诊断】 诊断主要根据病史,全身与局部临床症状及体征,疑有血源性化脓性关节炎患者应作血液及关节液细菌培养及药物敏感试验。关节穿刺和关节液检查对早期诊断很有价值,应作细胞计数,分类,涂片革兰染色找病原菌,抽出物应作细菌培养和药物敏感试验。X线检查仅见关节肿胀,稍晚可有骨质脱钙,因软骨及骨质破坏而有关节间隙狭窄,晚期可发生关节骨性或纤维强硬及畸形等,有新骨增生现象,但死骨形成较少。

鉴别诊断方面,需与下列疾病相鉴别。

1. 关节结核 发病缓慢,低热盗汗,局部红肿不明显,血象正常,血沉升高。

2. 风湿性关节炎 常为多发、游走、对称性关节肿痛,往往伴有心脏病变,关节抽出液澄清,无细菌。预后一般不留有关节功能障碍。

3. 类风湿性关节炎 儿童病例亦可有发热,但关节肿痛为多发性、对称性。抽出液作类风湿因子测定,阳性率高。

4. 创伤性关节炎 没有发热,抽出液清或为淡血性,白细胞量少。

5. 痛风 以拇趾、跖趾关节对称性发作最常见,夜间发作,血尿酸增高,关节抽出液中可找到尿酸钠盐结晶。

【治疗】 急性化脓性关节炎的治疗有三个原则:①关节必须充分引流;②必须给予抗生素以减轻感染的全身症状;③关节必须置于一个稳定的位置并制动。

1. 早期 足量全身性使用抗生素,原则同急性血源性骨髓炎。急性期,需静脉给药,感染控制后,改为口服。

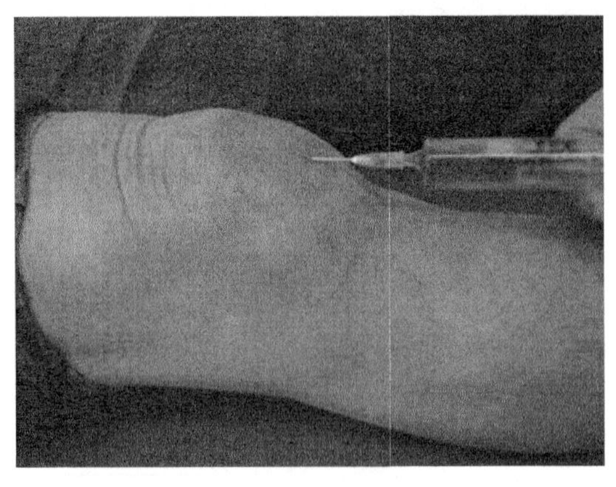

图59-11 膝关节穿刺

2. 关节腔内注射抗生素 每日作一次关节穿刺,抽出关节液后,注入抗生素(图59-11)。如果抽出液逐渐变清,而局部症状和体征缓解,说明治疗有效,可以继续使用,直至关节积液消失,体温正常。如果抽出液性质转劣而变得更为混浊甚至成为脓性,说明治疗无效,应改为灌洗或切开引流。

3. 经关节镜灌洗　在关节镜直视下反复冲洗关节腔，清除脓性渗液、脓苔与组织碎屑，灌洗清楚后在关节腔内留置敏感的抗生素，可望减轻症状。许多情况下关节镜引流是手术引流的一个很好的替代方法，特别适用于膝、肘、肩或踝关节。

4. 关节腔持续性灌洗　适用于表浅的大关节，如膝部在膝关节的两侧穿刺，经穿刺套管插入两根塑料管或硅胶管留置在关节腔内。退出套管，用缝线固定两根管子在穿刺孔皮缘以防脱落。或在关节镜灌洗后在关节内置放两根管子。一根为灌注管，另一根为引流管。每日经灌注管滴入抗生素溶液 2000～3000ml。引流液转清，经培养无细菌生长后可停止灌洗，但引流管仍继续吸引数日，如引流量逐渐减少至无引流液可吸出，而局部症状和体征都已消退，可以将管子拔出。

5. 关节切开引流　适用于较深的大关节，穿刺插管难以成功的部位，如髋关节，应该及时作切开引流术。切开关节囊，放出关节内液体，用盐水冲洗后，在关节腔内留置两根管子后缝合切口，按上法作关节腔持续灌洗（图 59-12）。关节切开后以凡士林油布或碘仿纱条填塞引流往往引流不畅而成瘘管，不宜采用。

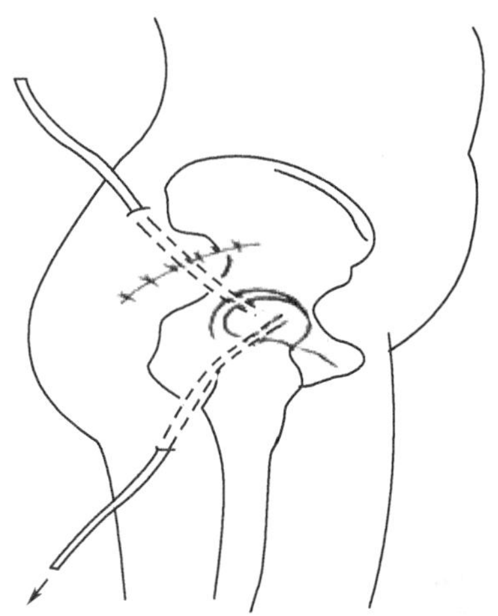

图 59-12　髋关节腔持续灌洗

6. 其他　为防止关节内粘连尽可能保留关节功能可作持续性关节被动活动。在对病变关节进行了局部治疗后即可将肢体置于下（上）肢功能锻炼器上作 24 小时持续性被动运动，开始时有疼痛感，很快便会适应。至急性炎症消退时，一般在 3 周后即可鼓励患者作主动运动。没有下（上）肢功能锻炼器时应将局部适当固定，用石膏托固定或用皮肤牵引以防止或纠正关节挛缩。3 周后开始锻炼，关节功能恢复往往不甚满意。

7. 后期病例　如关节强直于非功能位或有陈旧性病理性脱位者，须行矫形手术，以关节融合术或截骨术最常采用。为防止感染复发，术前、术中和术后都须使用抗生素。此类患者作人工全膝关节置换术感染率高，须慎重考虑。

（徐　华）

第六十章 骨与关节结核

学习目标

1. 掌握骨与关节结核的早期诊断和治疗原则。
2. 熟悉髋关节及脊柱结核的临床表现、治疗原则和手术指征。
3. 了解膝关节结核的临床表现和治疗原则。

第一节 概 论

骨与关节结核(bone and joint tuberculosis)一度是非常多见的感染性疾病,它与生活贫困有着直接的关系。由于抗结核药物的广泛使用与生活条件的好转,使骨与关节结核的发生率明显下降。但近年来,由于耐药性细菌的增加,使骨与关节结核的发病率有所增高。这个问题应该引起重视。

骨与关节结核好发于儿童与青少年。30 岁以下的患者占 80% 。这是一种继发性结核病,原发病灶为肺结核或消化道结核。在我国,以原发于肺结核的占绝大多数。结核菌经呼吸道或消化道侵入人体,形成原发灶,结核菌在原发灶进入淋巴血行播散到全身各脏器,特别是网状内皮系统包括骨关节,多数播散灶被吞噬细胞所消灭,而极少数播散早,潜伏下来,一旦人体抵抗力降低,潜伏感染灶中的结核菌繁殖,突破包围的组织而发病。如果机体的抵抗力加强,潜伏的结核杆菌可被抑制甚至被消灭。因此,骨关节结核可以出现在原发性结核的活动期,但大多发生于原发病灶已经静止,甚至痊愈多年以后。

骨与关节结核的好发部位是脊柱,约占 50% ,其次是膝关节、髋关节与肘关节。好发部位都是一些负重大,活动多,易于发生创伤的部位。

【病理】 骨与关节结核的最初病理变化是单纯性滑膜结核或单纯性骨结核,以后者多见。在发病最初阶段,关节软骨面是完好的。如果病变进一步发展,结核病灶便会破向关节腔,使关节软骨面受到不同程度损害,称为全关节结核。如果在早期阶段,结核病便被很好地控制住,则关节功能不受影响。如果控制不好发展成全关节结核必定会遗留各种关节功能障碍。全关节结核不能被控制,便会出现继发感染,甚至破溃产生瘘管或窦道,此时关节已完全毁损(图 60-1)。

【临床表现】

(1) 轻重不一,一般为慢性发病过程,多有低热、乏力、盗汗、消瘦、食欲缺乏及贫血等症状,如合并感染,可有高热,伤口流脓等。红细胞沉降率多增速。也有起病急骤,有高热及毒血症状,一般多见于儿童患者。

(2) 病变部位大多为单发性,少数为多发性,但对称性十分罕见。青少年患者起病前往往有关节外伤病史。

(3) 病变部位有疼痛,初起不甚严重,活动后加剧。儿童患者常有“夜啼”。部分患者因病灶内脓液突然破向关节腔而产生急性症状,此时疼痛剧烈。髋关节与膝关节的关节神经支配有重叠现象，髋关节结核患儿可以指认膝关节部位有疼痛。单纯骨结核者髓腔内压力高，脓液积聚过多，疼痛也很剧烈。

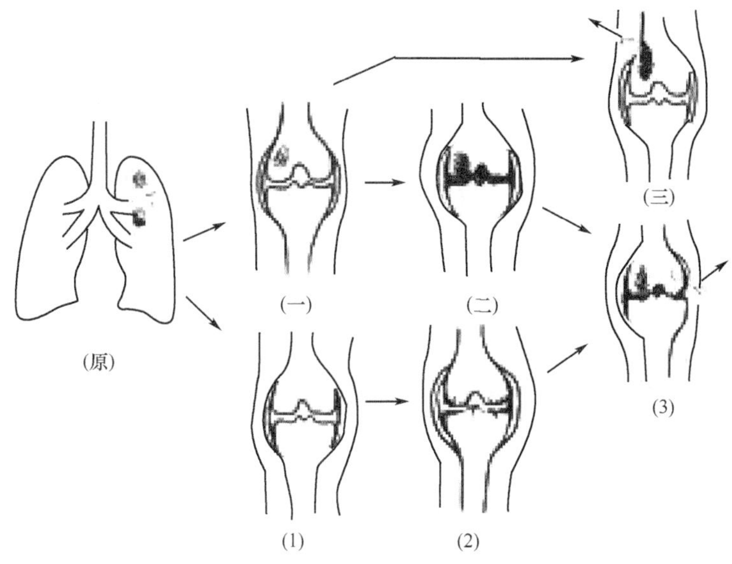

图 60-1　骨与关节结核病理发展过程

(4) 浅表关节可以查出有肿胀与积液，并有压痛，关节常处于半屈状态以缓解疼痛；至后期，肌萎缩，关节呈梭形肿胀。

(5) 全关节结核发展的结果是在病灶部位积聚了多量脓液、结核性肉芽组织、死骨和干酪样坏死物质。因为缺乏红、热等急性炎性反应，称之为“冷脓肿”或“寒性脓肿”。脓肿可经过组织间隙流动，也可以向体表溃破成窦道。窦道经久不愈，经窦道口流出米汤样脓液，有时还有死骨及干酪样物质流出。脓肿也可以与空腔内脏器官沟通成为内瘘，再经皮肤穿出体外，是为外瘘管。脓腔与食管、肺、肠管或膀胱相通，患者可咳出、大便排出或尿出脓液。

(6) 冷脓肿溃破后必然会有混合性感染。引流不畅时会有高热。局部急性炎症反应也加重。重度混合感染的结果是慢性消耗、贫血、中毒症状明显，甚至因肝、肾衰竭而致死。

(7) 脊柱结核的冷脓肿会压迫脊髓而产生肢体瘫痪。

(8) 结核病灶破坏严重可出现病理性脱位与病理性骨折。

(9) 远期病变静止后可残留多种后遗症。例如，①关节腔纤维性粘连成纤维性强直而产生不同程度的关节功能障碍；②关节挛缩于非功能位，最常见的畸形为屈曲挛缩与椎体破坏形成脊柱后凸畸形驼背；③儿童骨骺破坏产生的肢体长度不等。

【实验室检查】　有轻度贫血，白细胞计数一般正常，有混合感染时白细胞计数增高。红细胞沉降率在活动期明显增快；病变趋向静止或治愈，则血沉逐渐下降至正常。血沉是用来检测病变是否静止和有无复发的重要指标。从单纯性冷脓肿获得脓液的结核杆菌培养阳性率约 70%，从混合性感染窦道中获得脓液的结核杆菌培养阳性率极低。对于早期和不宜诊断的滑膜结核和骨关节结核可以取活组织做病理检查，一般即可确诊。

【影像学检查】　X 线片检查对诊断骨与关节结核十分重要，但不能作出早期诊断，一般在起病 2 个月后方有 X 线片改变。核素骨显像可以早期显示出病灶，不能作定性诊断。CT 检查可以发现普通 X 线片不能发现的问题,特别是显示病灶周围的冷脓肿有独特的优点,死骨与病骨都可以清晰地显露(图 60-2)。MRI 检查可以在炎性浸润阶段时显示出异常信号,具有早期诊断的价值。脊柱结核的 MRI 片还可以观察脊髓有无受压与变性(图 60-3)。

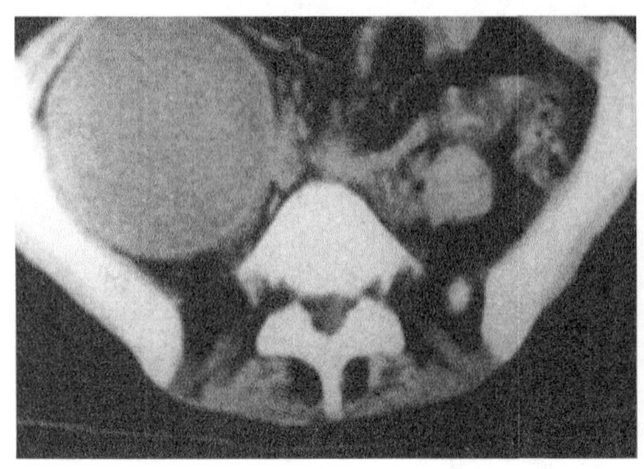
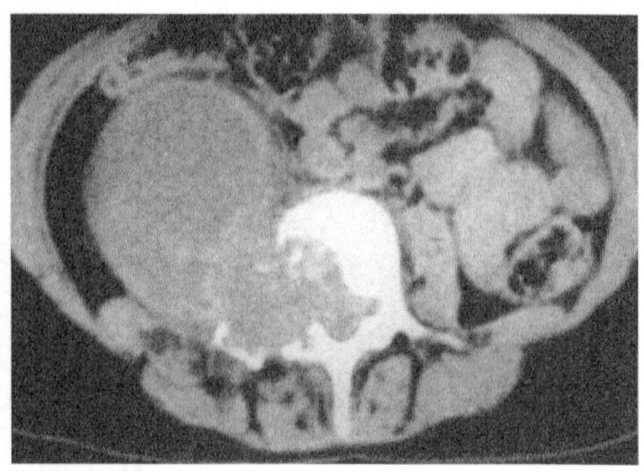

图 60-2　骨与关节结核的 CT 表现

CT 提示椎体破坏,椎旁腰大肌脓肿形成,并沿腰大肌流注至盆腔

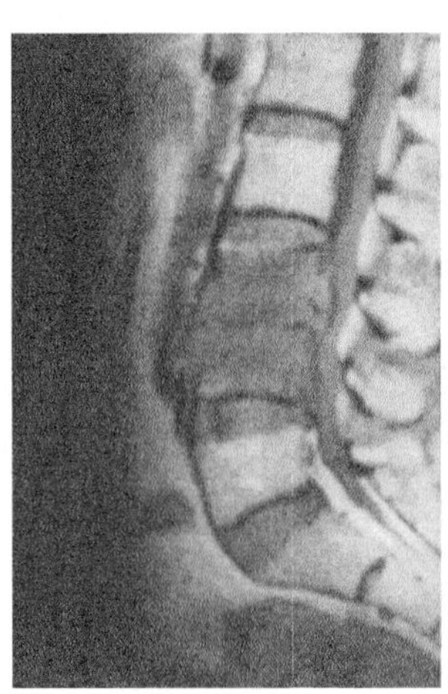
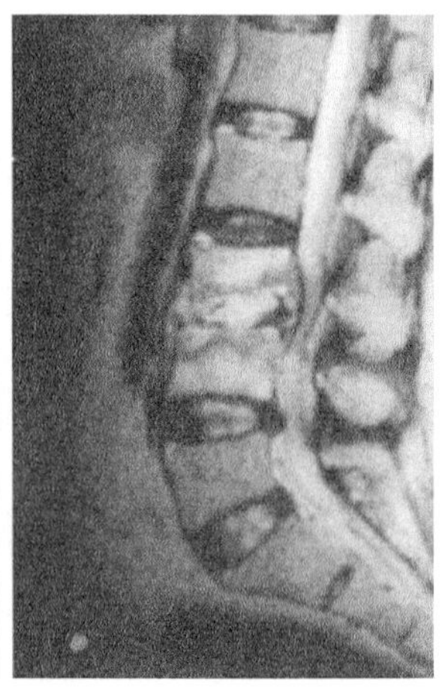

图 60-3　骨与关节结核的 MRI 表现

MRI 显示广泛椎体及椎间盘破坏,骨水肿,炎性肿块侵犯椎管

超声波检查可以探查深部冷脓肿的位置和大小。关节镜检查及滑膜活检对诊断滑膜结核很有价值。

【治疗】

1. 全身治疗

(1) 支持疗法:休息、营养,每日摄入足够的能量、蛋白质和维生素。多休息,必要时遵医嘱严格卧床休息。有贫血者可给予少量多次输注新鲜红细胞,低蛋白血症患者需输注白蛋白。混合感染的急性期可给以抗生素治疗。

(2) 抗结核药物疗法:目前临床上仍以异烟肼(INH)、利福平(RFP)、吡嗪酰胺(PZA)、链霉素(SM)、乙胺丁醇(EMB)与氨硫脲(TBI)为一线药物。主张联合应用,即在一线药物中挑选三种,小剂量并长期应用,其中一种药物必须是能杀灭结核菌的。单味药物和短期应用会增加细菌的抗药性。目前推荐的药物组合为 INH+RFP+PZA 或 INH+RFP+EMB。

INH 的剂量为每日 300 mg，RFP 每日 450～600 mg，PZA 每日 20～30 mg/kg 体重，乙胺丁醇每日 750 mg。同时每日给以维生素 B_6 4 mg。按疗程的长短分为短程疗法与标准化疗法。凡用药不超过 9 个月的称为短程疗法。短程疗法不适用于肺外结核病，特别是骨结核，主张骨关节结核的疗程不得少于 12 个月，必要时可延长至 18～24 个月。如果对 INH 产生耐药，RFP 与 EMB 也可使用 12 个月之久。由于链霉素的第 8 对脑神经毒性作用强烈，现已不将链霉素作为首选药物，特别是儿童。如果应用，亦作为强化治疗，限时 3 个月。骨关节结核的化学疗法应该个体化，有困难时需找抗结核专家协商。

异烟肼、利福平和吡嗪酰胺的有效率可达 97%，其主要不良反应为肝损害，用药期间应定期检查肝功能，临床上一般建议患者配合服用护肝片。

经过抗结核药物治疗后，全身症状与局部症状都会逐渐减轻。用药满 2 年后能否撤药？治愈的标准为：①全身情况良好，体温正常，食欲良好；②局部症状消失，无疼痛，窦道闭合；③X 线表现脓肿缩小乃至消失，或已经钙化；无死骨，病灶边缘轮廓清晰；④3 次血沉都正常；⑤起床活动已 1 年，仍能保持上述 4 项指标。符合标准的可以停止抗结核药物治疗，但仍需定期复查。

2. 局部治疗

(1) 局部制动有石膏、夹板、支架固定与牵引等。适用于关节结核急剧发展、疼痛和肌肉痉挛比较严重的病例，为了保证病变部位的休息，减轻疼痛，固定制动甚为重要。一般小关节结核固定期限为 1 个月，大关节结核要延长到 3 个月。临床实践证明，全身药物治疗及局部制动，其疗效优于单独抗结核药物治疗。

皮肤牵引主要用来解除肌痉挛，减轻疼痛，防止病理性骨折、脱位，并可纠正关节畸形。骨牵引主要用于纠正成人重度关节畸形。

(2) 局部注射抗结核药物具有药量小，局部药物浓度高和全身反应小的优点。最适用于早期单纯性滑膜结核和手、足短骨结核病例。常用药物为异烟肼，剂量为 190～200 mg，每周注射 1～2 次，视关节积液的多少而定。每次穿刺时如果发现积液逐渐减少，液体转清，说明有效果，可以继续穿刺抽液及注射抗结核药物；如果未见好转，应及时更换治疗方法。

大的脓肿并有明显压迫症状而不宜立刻进行病灶清除术，可选做穿刺吸脓减压，但应注意避免对冷脓肿进行反复抽脓与注入抗结核药物，多次操作会诱发混合性感染和穿刺针孔处形成窦道。

(3) 手术治疗

1) 切开排脓：冷脓肿有混合感染，体温高，中毒症状明显者，因全身状况不好，不能耐受病灶清除术，可以作冷脓肿切开排脓。引流后全身状况好转，体温下降，食欲增进，但必然会有慢性窦道形成，为以后的病灶清除术带来很多困难。

2) 病灶清除术：采用合适的手术切口途径，直接进入骨关节结核病灶部位，将脓液、死骨、结核性肉芽组织与干酪样坏死物质彻底清除掉，并放入抗结核药物，称之为病灶清除术。在全身性抗结核药物治疗下作病灶清除术可以取得疗效好、疗程短的效果。病灶清除术的指征是：①骨与关节结核有明显的死骨及大脓肿形成；②窦道流脓经久不愈者；③单纯性骨结核髓腔内积脓压力过高者；④单纯性滑膜结核经药物治疗效果不佳，即将发展为全关节结核者；⑤脊柱结核有脊髓受压表现者。禁忌证有：①患者有其他脏器结核性病变尚处于活动期；②有混合性感染，体温高，中毒症状明显者；③患者合并有其他重要疾病难以耐受手术者。但如果经过一段时间非手术治疗及准备工作，全身情况好转时，仍有接受手术的可能性。病灶清除术后有可能造成结核杆菌的血源性播散,如急性粟粒性肺结核。为提高手术的安全性,术前要应用抗结核药物4~6周,至少2周。

3) 其他手术治疗:①关节融合术,用于关节不稳定者;②截骨术,用以矫正畸形;③关节成形术,用以改善关节功能。以上手术大都属于矫形手术。

第二节　脊柱结核

一、脊柱结核

脊柱是骨结核最常见的发病部位,尤其是在老年人群,但是在发展中国家,儿童和青少年发病的也很常见。有些患者能发现肺或泌尿系统有原发结核病灶,也有些患者找不到原发灶。脊柱结核以椎体结核占大多数,附件结核十分罕见。椎体以松质骨为主,它的滋养动脉为终末动脉,结核杆菌容易停留在椎体部位。在整个脊柱中腰椎活动度最大,腰椎结核发生率也最高,胸椎次之,颈椎更次之,至于骶尾椎结核则甚为罕见。脊柱结核的活动性病变破坏特定的椎体节段,通常是相邻的两个椎体和椎体之间的间盘。一些研究者推测,病变破坏的这种特点的原因是:该部位动、静脉血供丰富,而结核杆菌需要高的氧分压。

【病理】　椎体结核可分为中心型和边缘型两种。

1. 中心型椎体结核　多见于10岁以下的儿童,好发于胸椎。病变进展快,整个椎体被压缩成楔形。一般只侵犯一个椎体,也有穿透椎间盘而累及邻近椎体(图60-4)。

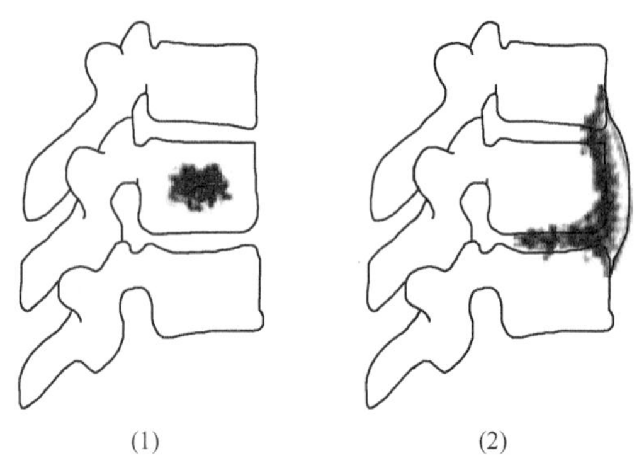

图60-4　中心型和边缘型椎体结核

(1) 中心型;(2)边缘型

2. 边缘型椎体结核　多见于成人,腰椎为好发部位。病变局限于椎体的上下缘,很快侵犯至椎间盘及相邻的椎体。椎间盘破坏是本病的特征,因而椎间隙很窄(图60-4)。

椎体破坏后形成的寒性脓肿可以有两种表现。①椎旁脓肿:脓液汇集在椎体旁,可在前方、后方或两侧。以积聚在两侧和前方比较多见。脓液将骨膜掀起,还可以沿着韧带间隙向上和向下蔓延,使数个椎体的边缘都出现了骨腐蚀。它还可以向后方进入椎管内,压迫脊髓和神经根。②流注脓肿:椎旁脓肿积聚至一定数量后,压力增高,会穿破骨膜,沿着肌筋膜间隙向下方流动,在远离病灶的部位出现脓肿(图60-5)。例如,下胸椎及腰椎病变所致的椎旁脓肿穿破骨膜后,积聚在腰大肌鞘内,形成腰大肌脓肿。浅层腰大肌脓肿位于腰大肌前方的筋膜下,它向下流动积聚在髂窝内,成为髂窝脓肿。深层的腰大肌脓肿可以穿越腰筋膜到腰三角,成为腰三角脓肿。腰三角是一个潜在的间隙,它的边缘是髂嵴后缘、骶棘肌的外缘与腹内斜肌的后缘。腰大肌脓肿还可沿腰大肌流窜至股骨小转子处,成为腹股沟处深部脓肿。它还能绕过股骨上端的后方,出现在大腿外侧,甚至沿阔筋膜下流至膝上部位(图 60-5)。

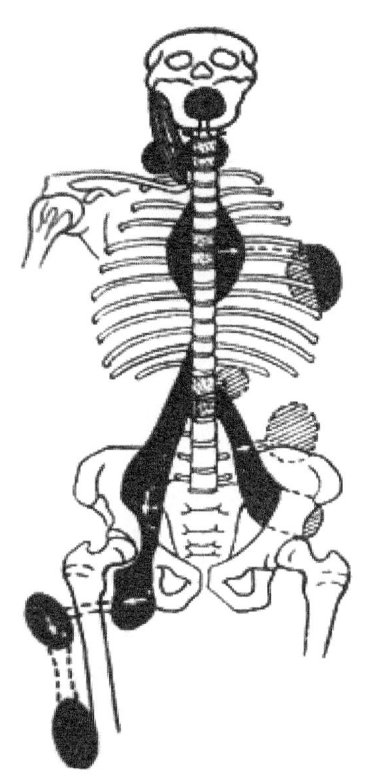

图 60-5 脊柱结核寒性脓肿流注途径

【临床表现】 起病缓慢。有低热、疲倦、消瘦、盗汗、食欲缺乏与贫血等全身症状。儿童常有夜啼,呆滞或性情急躁等。

疼痛是最先出现的症状。通常为轻微疼痛,休息后症状减轻,劳累后则加重。早期疼痛不会影响睡眠;病程长者夜间也会疼痛。颈椎结核除有颈部疼痛外,还有上肢麻等神经根受刺激的表现,咳嗽、喷嚏时会使疼痛与麻木加重。神经根受压时则疼痛剧烈。如果疼痛明显,患者常用双手撑住下颌,头前倾,颈部缩短,姿势十分典型。有咽后壁脓肿者妨碍呼吸与吞咽,睡眠时有鼾声。后期时可在颈侧摸到冷脓肿所致的颈部肿块。

胸椎结核有背痛症状,必须注意,下胸椎病变的疼痛有时表现为腰骶部疼痛。脊柱后凸十分常见,粗心的家长直至偶然发现患儿有胸椎后凸畸形才来就诊。

腰椎结核患者在站立与行走时,往往用双手托住腰部,头及躯干向后倾,使重心后移,尽量减轻体重对病变椎体的压力。患者从地上拾物时,不能弯腰,需挺腰屈膝屈髋下蹲才能取物,称拾物试验阳性。

另一检查方法为患儿俯卧,检查者用双手提起患儿双足,将两下肢及骨盆轻轻上提,如有腰椎病变,由于肌痉挛,腰部保持僵直,生理前凸消失。

后期患者有腰大肌脓肿形成,可在腰三角、髂窝或腹股沟处看到或摸到脓肿。腰椎结核者脊柱后突通常不严重,从胸椎到骶椎,沿着骶棘肌两侧,用手指顺序按摸,亦能发觉轻度后突畸形。少数患者发现寒性脓肿才来就诊。

【影像学检查】 X 线片上表现以骨质破坏和椎间隙狭窄为主。中心型的骨质破坏集中在椎体中央,在侧位片比较清楚。很快出现椎体压缩成楔状,前窄后宽。也可以侵犯至椎间盘,累及邻近椎体。边缘型的骨质破坏集中在椎体的上缘或下缘,很快侵犯至椎间盘,表现为椎体终板的破坏和进行性椎间隙狭窄,并累及邻近两个椎体。边缘型的骨质破坏与楔形压缩不及中心型明显,故脊柱后凸不重。

寒性脓肿表现:在颈椎侧位片上表现为椎前软组织影增宽,气管前移;胸椎正位片上可见椎旁增宽软组织影,可为球状、梭状或筒状,一般并不对称。在腰椎正位片上,腰大肌脓肿表现为一侧腰大肌阴影模糊,或腰大肌阴影增宽,饱满或局限性隆起。慢性病例可见多量钙化阴影。

CT 检查可以清晰地显示病灶部位,有无空洞和死骨形成。即使是小型的椎旁脓肿,在 CT 检查时也可发现。CT 检查对腰大肌脓肿有独特的价值。

MRI 具有早期诊断价值,在炎性浸润阶段即可显示异常信号,但主要用于观察脊髓有无受压和变性。

【诊断与鉴别诊断】 根据症状、体征与影像学表现，典型病例诊断不难，但必须与下列疾病作鉴别。

(1) 强直性脊柱炎本病均有骶髂关节炎症，没有全身中毒症状，X 线检查看不到骨破坏与死骨，胸椎受累后会出现胸廓扩张受限等临床表现以资鉴别。

(2) 化脓性脊柱炎发病急，有高热及明显疼痛，进展很快，早期血培养可检出致病菌。X 线表现进展快，其特征性 X 线表现可作鉴别。

(3) 腰椎间盘突出无全身症状，有下肢神经根受压症状，血沉不快。X 线片上无骨质破坏，CT 检查可发现突出的髓核。

(4) 脊柱肿瘤多见于老人，疼痛逐日加重，X 线片可见骨破坏累及椎弓根，椎间隙高度正常，一般没有椎旁软组织块影。

(5) 嗜酸性肉芽肿多见于胸椎，患者年龄通常不满 12 岁，整个椎体均匀性压扁成线条状，上下椎间隙完全正常。没有发热等全身症状。

(6) 退行性脊椎骨关节病为老年性疾病，普遍性椎间隙变窄，邻近椎体上、下缘硬化发白，有骨桥形成，没有骨质破坏与全身症状。

【治疗】 全身治疗如概论所述，局部固定用石膏背心或支架(胸椎及上腰椎结核)及石膏腰围带一腿(下腰椎结核)，固定期为 3 个月，固定期间应多卧床休息。全身情况不好不能耐受固定的，可以睡特制的石膏床 3 个月。

手术有三种类型。①切开排脓：寒性脓肿广泛流注出现了继发性感染，全身中毒症状明显，不能耐受病灶清除术时可作切开排脓挽救生命。②病灶清除术：有前路和后路手术两种。后路手术通常用于胸椎结核，即切除病变脊椎的一侧肋横突，推开胸膜，进入病灶，作彻底的清创术，可以清除脓液、结核性肉芽组织、干酪样坏死物质和死骨。前路手术途径则视病灶部位而定。中段胸椎结核可以经胸进入病灶，而腰椎结核可以经下腹部斜切口或正中切口，从腹膜外间隙经腰大肌脓肿而进入病灶。前路和后路手术都可以作彻底的病灶清除术。如果同时需作植骨脊柱融合术，则以前路手术为宜。术后的抗结核药物治疗与局部制动仍不容忽视。③矫形手术：纠正脊柱后凸畸形。

二、脊柱结核并发截瘫

脊柱结核合并瘫痪的发生率大约在 10%，以胸椎结核发生截瘫最多见，颈椎结核发生四肢瘫痪的次之，腰椎椎管管径宽大，内容物为马尾，故腰椎结核并发马尾神经受压的极为罕见。脊椎附件结核少见，一旦发病，容易发生截瘫。

【发病机制】 可分为早期瘫痪和迟发性瘫痪两种。早期瘫痪发生于病灶处于活动期，随着脓液、结核性肉芽组织、干酪样坏死物质和死骨进入椎管内压迫了脊髓。如果及时清除了压迫物质，截瘫完全可以恢复。有时脓液进入椎管前半部，使脊髓前动脉发生栓塞导致脊髓永久性损害。

迟发性瘫痪发生于病变已静止的后期，甚至已愈合后多年。致瘫的原因主要是瘢痕组织形成对脊髓产生环形压迫。愈合很多年后出现的瘫痪大都有脊柱后凸畸形或陈旧性病理性脱位，椎管前方所形成的骨嵴是主要的致压因素(图 60-6)，可称为骨病变静止型截瘫。迟发性瘫痪也可源于脊髓血管的栓塞。

【临床表现和诊断】 除了有脊柱结核的全身症状和局部表现外，还有脊髓受压迫的临

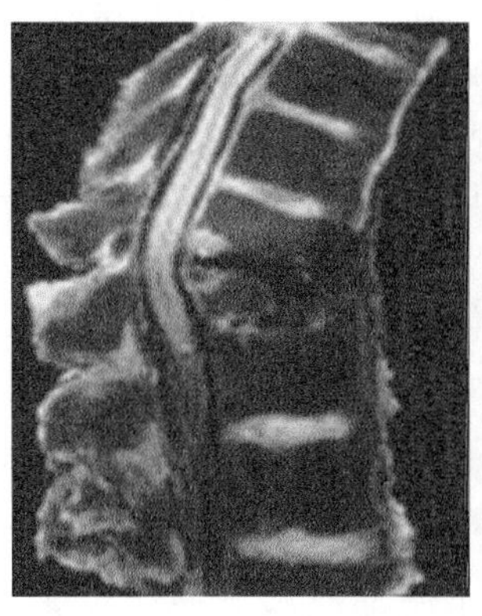
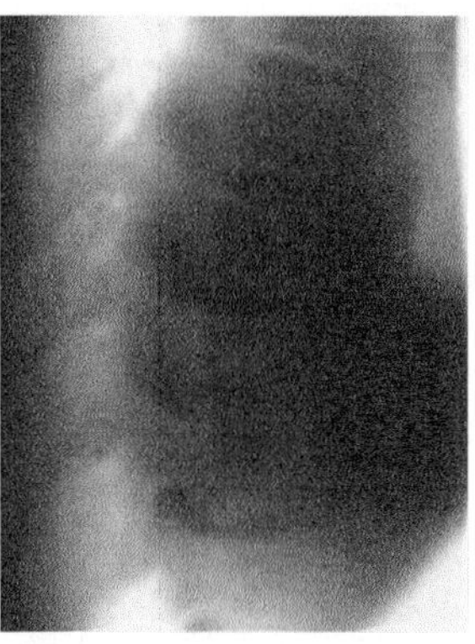

图 60-6　脊柱结核病变压迫脊髓

床表现。开始出现束带感,这种束带感的部位和病变节段一致,是神经根受刺激的结果,然后出现瘫痪。瘫痪发生的过程是最早出现运动障碍,接着出现感觉障碍,大小便功能障碍最迟出现。也有大量脓液涌入椎管内产生急性脊髓受压,表现为脊髓休克所致的下肢弛缓性瘫痪,待休克过去后,仍发展成痉挛性瘫痪。在颈椎结核病例,则还有上肢运动障碍。在检查时可以测试出与病灶节段一致的感觉缺失平面。大、小便障碍中以排尿障碍为主。大便功能障碍一般较轻,有便秘和腹胀,大便失禁者少见。

CT 和 MRI 检查可以显示病灶部位、受压情况,在 MRI 片上还可观察脊髓有无液化所致的异常信号,以帮助估计预后。

【治疗】　脊柱结核出现神经症状而影像学检查确有脊髓受压者原则上都应该接受手术治疗。部分不能耐受手术者可作非手术治疗,待情况好转时再争取手术。通常主张经前路手术,彻底去除所有致压物质。为维持脊柱的稳定性,可取髂嵴一块作一期脊柱植骨融合术。切除病变脊椎的椎板会加重脊柱的不稳定,使脊髓受压更明显,因此不主张作椎板切除减压。同样的理由,椎板减压术亦不适用于迟发性病例。对迟发性病例,应该经前路切除椎管前方的骨嵴。这类手术操作困难,而脊髓受压过久已有变性,手术后效果往往不佳。

第三节　髋关节结核

髋关节结核在全身骨关节结核中发病率占第三位。多见于儿童和青壮年,男性多于女性,单侧性的居多。7%～10% 病例可见同时骶髂关节结核或下段腰椎结核。

【病理】　早期髋关节结核为单纯性滑膜结核或单纯性骨结核,以单纯性滑膜结核多见。单纯性骨结核的好发部位在股骨头的边缘部分或髋臼的髂骨部分。至后期会产生寒性脓肿与病理性脱位。寒性脓肿可以通过前内方髋关节囊的薄弱点突出于腹股沟的内侧方,也可以流向后方,成为臀部寒性脓肿。

【临床表现】　患者常有食欲减退、消瘦、全身无力、脾气变坏及低热、盗汗等症。小儿常出现某种激动状态,易哭、睡眠不良,以至行为变得不太活泼,容易疲劳。一般发病隐渐,最早出现的髋部疼痛比较轻微,活动加重,休息后减轻,往往伴有患侧下肢的无力或沉重感。偶有少数患者发病急骤,髋部疼痛比较剧烈。儿童对疼痛的定位能力较差，往往陈诉疼痛在膝关节，较少在髋关节。有时夜间啼哭不绝，甚至不敢平卧睡觉。轻微跛行多与疼痛同时发生，或者是其家长仔细观察而发现。疲劳之后即开始跛行，尤其在傍晚。经过短时间的休息之后或在第二日晨起后可以消失。这时往往被误认为“扭伤”而不大引起重视。在成人，最早的症状大多是感到下肢酸困无力。患侧肢体肌肉萎缩是髋关节结核的另一特征。由于肌肉营养不良和失用性萎缩，使髋关节周围及该侧肢体肌肉的张力减低，逐渐转为肌肉的体积缩小。早期通过测量可以发现，较晚的病例肉眼也能看出整个肢体消瘦，尤其是股四头肌。这时臀肌的萎缩也较明显，患侧臀部消瘦，臀沟展平和下垂。患肢皮下组织增厚，皮肤皱纹增厚的症状，也具有一定的意义。髋关节结核后期，下肢各部位大腿、小腿及踝均发生显著的肌萎缩和营养障碍。早期患者有关节之肿胀，但由于髋部肌肉肥厚不易被察觉。至后期，会在腹股沟内侧与臀部出现寒性脓肿。破溃后成为慢性窦道。股骨头破坏明显时会形成病理性脱位，通常为后脱位。愈合后会遗留各种畸形，以髋关节屈曲内收内旋畸形、髋关节强直与下肢不等长最为常见。

下列各种检查试验有助于诊断。

1. 4 字试验 本试验包含髋关节屈曲、外展和外旋三种运动，髋关节结核者本试验应为阳性。方法如下：患者平卧于检查桌上，蜷其患肢，将外踝搁在健侧肢髌骨上方，检查者用手下压其患侧膝部，若患髋出现疼痛而使膝部不能接触桌面即为阳性（图 60-7）。应当指出，本试验受个体因素（年老或肥胖）的影响较大，故应进行两侧对比；作对比时外踝搁放的位置必须相同，不得有高低。

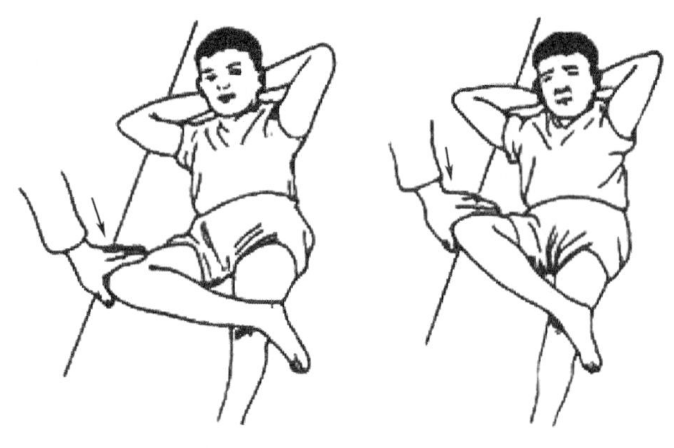

图 60-7 4 字试验

2. 髋关节过伸试验 可用来检查儿童早期髋关节结核。患儿俯卧位。检查者一手按住骨盆，另一手握住踝部把下肢提起，直到骨盆开始从桌面升起为止。同样试验对侧髋关节，两侧对比，可以发现患侧髋关节在后伸时有抗拒感觉，因而后伸的范围不如正常侧大。正常侧可以有 10°后伸。

3. 托马斯（Thomas）征阳性 用来检查髋关节有无屈曲畸形。方法如下：患者平卧于硬桌上，检查者将其健侧髋、膝关节完全屈曲，使膝部贴住或尽可能贴近前胸，此时腰椎前凸完全消失而腰背平贴于床面，若患髋存在屈曲畸形，即能一目了然，根据大腿与桌面所成之角度，断定屈曲畸形为多少（图 60-8）。

【影像学检查】 X 线片检查对诊断髋关节结核十分重要，必须两髋关节同时摄片以资

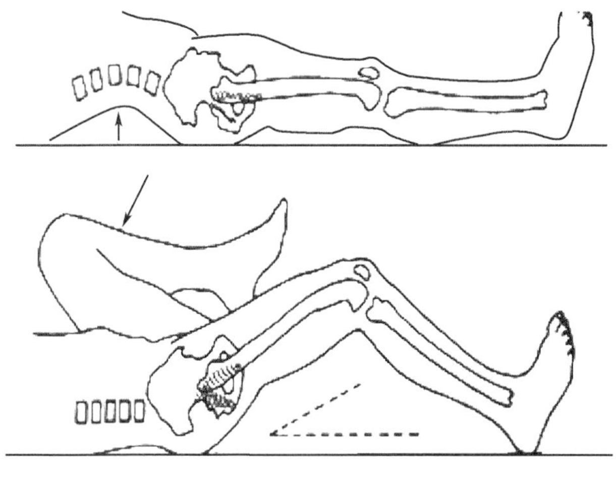

图 60-8　托马斯(Thomas)征阳性

比较。早期病变只有局限性骨质疏松,质量好的 X 线片可显示出肿胀的关节囊。进行性关节间隙变窄与边缘性骨破坏病灶为早期 X 线征象。随着破坏的加剧,出现空洞和死骨;严重者股骨头部几乎消失。后期有病理性后脱位。经治疗后骨轮廓边缘转为清晰时提示病变趋于静止。

CT 与 MRI 检查可获得早期诊断。能清楚显示髋关节内积液多少,能揭示普通 X 线片不能显示的微小骨破坏病灶。MRI 还能显示骨内的炎性浸润。

【诊断与鉴别诊断】　根据病史、症状与影像学表现,诊断不难。须与下列疾病作鉴别诊断。

1. 暂时性滑膜炎　多为一过性。7 岁以下儿童多见,有过度活动的病史,表现为髋部疼痛和跛行。X 线片未见异常。卧床休息 2 周即愈,没有后遗症。

2. 儿童股骨头骨软骨病　本病 X 线表现特殊,初期关节间隙增宽,接着骨化中心变为扁平和破碎以及囊性改变。血沉正常。但早期滑膜结核确与儿童股骨头骨软骨病难以区别。

3. 类风湿关节炎　儿童型类风湿关节炎也有发热、血沉增高,尤其是初发时为单关节性时很难区别。但本病的特征为多发性和对称性,经过短期观察不难区别。

4. 化脓性关节炎　发病急骤,有高热。急性期有脓毒症表现,血液和关节液中可检出化脓性致病菌。X 线表现破坏迅速,并有增生性改变,后期会发生骨性强直。

【治疗】　全身治疗需结合局部治疗。抗结核药物治疗一般维持 2 年。有屈曲畸形者应作皮肤牵引。畸形矫正后上髋人形石膏 3 个月。一般都能控制病情不主张早期外科干预。单纯滑膜结核可以关节腔内注射抗结核药物;如果髋关节内液体较多,为保全股骨头,有指征作髋关节滑膜切除术。一般手术中的发现远重于 X 线表现即临床估计,有必要在滑膜切除时作局限性病灶清除,即对骨性病灶作彻底刮除。有寒性脓肿形成时宜作彻底的病灶清除术。术后髋人形石膏固定 3 周,以利病灶愈合。然后开始髋关节功能锻炼。有慢性窦道形成者亦需手术,术前后还需加用抗生素以治疗混合感染。有混合感染者一般主张同时作髋关节融合手术(图 60-9)。部分病例病变已静止,髋关节出现纤维性强直,但微小活动便会诱发疼痛,对该类病例适宜作髋关节融合术。该类病例在抗结核药物控制下,也可作全髋关节置换术。关节置换术后会诱发结核病灶活动,成功率大约在80%左右。对髋关节有明显屈曲、内收或外展畸形者,可作转子下矫形截骨术。

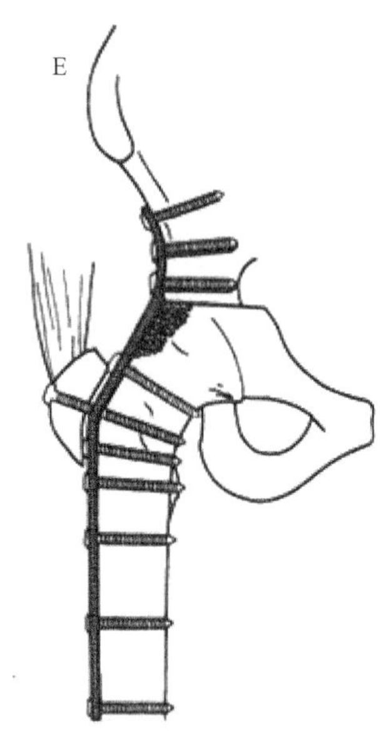

图 60-9　髋关节融合手术

第四节　膝关节结核

膝关节结核占全身骨关节结核的第二位,仅次于脊柱结核。儿童和青少年患者多见。

【病理】 起病时以滑膜结核多见。病变缓慢发展,以炎性浸润和渗出为主,表现为膝关节肿胀和积液。随着病变的发展,结核性病变可以经过滑膜附着处侵袭至骨骼,产生边缘性骨腐蚀。骨质破坏沿着软骨下潜行生长,使大块关节软骨板剥落而形成全关节结核。至后期则有脓液积聚,成为寒性脓肿,穿破后会成为慢性窦道。关节韧带结构的毁坏会产生病理性半脱位或脱位。病变静止后产生膝关节纤维性强直,有时还伴有屈曲挛缩。

【临床表现】 起病缓慢,有低热、乏力、疲倦、食欲缺乏、消瘦、贫血等全身症状。血沉增高。儿童有夜啼表现。膝关节位置表浅,因此肿胀和积液十分明显。检查时发现膝眼饱满,髌上囊肿大,浮髌试验阳性。较晚期的膝关节结核,滑膜可以显著肿胀和增厚。早期膝关节穿刺可获得比较清亮的液体,随着病程进展,抽出液逐渐变浑,有纤维素混杂在内,最终变为脓性。关节持续的积液和废用性肌萎缩,使膝部呈梭形肿胀。由于疼痛、膝关节半屈曲状,日久即发生屈曲挛缩。至后期寒性脓肿形成,溃破后成慢性窦道,经久不愈合。或因韧带的毁损而产生病理性脱位。病变静止或愈合后成为纤维性强直;骨生长受到抑制,造成两下肢不等长。

影像学检查与关节镜检查早期处于滑膜结核阶段,X 线片上仅见髌上囊肿胀与局限性骨质疏松。病程较长者可见到进行性关节间隙变窄和边缘性骨腐蚀。至后期,骨质破坏加重,关节间隙消失,严重时出现胫骨向后半脱位。无混合感染时骨质疏松十分严重;有窦道形成出现混合感染时则表现为骨硬化。

CT 与 MRI 可以看到普通 X 线片不能显示的病灶,特别是 MRI 具有早期诊断价值。而关节镜检查对早期诊断膝关节滑膜结核具有独特价值。

治疗:全身治疗和局部治疗都不容忽视。膝关节是表浅关节,容易早期发现病变。因此,单纯性滑膜结核病例绝大部分是可以治愈的,还可以保留全部或大部分关节功能。

关节腔内抗结核药物局部注射方法:先进行抽吸关节积液,再将抗结核药物直接注入关节腔内。成人可注入异烟肼每次 200 mg,儿童减半。每周注射 1 ~ 2 次,3 个月为 1 个疗程。如果滑膜肿胀厉害,抽不到液体,也可于穿刺部位注入药物。因为抗结核药物足以控制病情,故不主张对早期膝关节结核病例施行滑膜切除术。经过局部药物治疗后,如果积液减少,色泽转清时可以继续治疗;如果不见好转,滑膜肿胀肥厚,再考虑施行滑膜切除术。在作滑膜切除术时往往会发现病变的实际情况比术前估计的要重些,此时要及时更改手术方法。

全关节结核病例,如果破坏进展明显,或有脓液积聚,需作病灶清除术。对于病灶清除术后是否要作膝关节融合术目前并无定论。一般认为,15 岁以下的儿童、或在病灶清除术后尚有部分关节软骨面残留的成人病例可以不作融合术;15 岁以上关节毁损严重并有畸形者,在病灶清除术后,同时行膝关节加压融合术(图 60-10);有窦道或有屈曲挛缩者均宜做融合术。

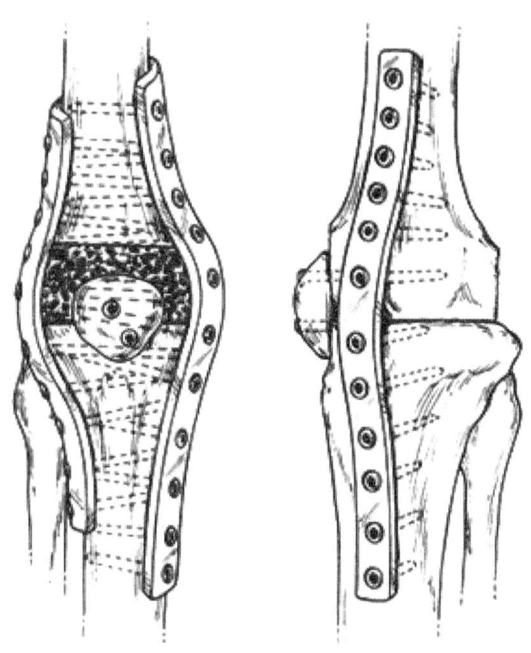

图 60-10　膝关节加压融合术

(徐　华)

第六十一章　非化脓性关节炎

学习目标

1. 熟悉类风湿性关节炎和强直性脊柱炎的病因病理、临床表现、诊断及治疗原则。
2. 熟悉骨性关节炎的病因病理、临床表现、诊断及治疗原则。
3. 了解大骨节病、松毛虫性骨关节炎的概念、病因、临床表现及诊治。

第一节　骨关节炎

骨关节炎(osteoarthritis,OA)是一种退行性病变,系由于增龄、肥胖、劳损、创伤、关节先天性异常、关节畸形等诸多因素引起的关节软骨退化损伤、关节边缘和软骨下骨反应性增生,又称骨关节病、退行性关节炎、老年性关节炎、肥大性关节炎等。临床表现为缓慢发展的关节疼痛、压痛、僵硬、关节肿胀、活动受限和关节畸形等。多见于中老年人,女性多于男性。好发于负重较大的膝关节、髋关节、脊柱及远侧指间关节等部位。

【病因】　原发性骨关节炎的发病原因迄今尚未完全明了。它的发生发展是一种长期、慢性、渐进的病理过程。诸如有软骨营养、代谢异常;生物力学方面的应力平衡失调;生物化学的改变;酶对软骨基质的异常降解作用;累积性微小创伤;肥胖、关节负载增加等因素。一般认为是多种致病因素包括机械性和生物性因素的相互作用所致。其中年龄是主要高危因素,其他因素包括外伤、肥胖、遗传、炎症、代谢等。

分类:骨关节炎分为原发性和继发性两类。

1. 原发性　指发病原因不明,患者没有创伤、感染、先天性畸形病史,无遗传缺陷,无全身代谢及内分泌异常。多见于50岁以上的中老年人。可能与高龄、女性、肥胖、职业性过度使用等因素有关。

2. 继发性骨关节炎

(1) 机械性或解剖学异常:髋关节发育异常,股骨头骨骺滑脱、股骨颈异常、多发性骨骺发育不良、陈旧性骨折、半月板切除术后、关节置换术后、急慢性损伤。

(2) 炎症性关节疾患:化脓性关节炎、骨髓炎、结核性关节炎、类风湿关节炎、血清阴性脊柱关节病、贝赫切特综合征、Paget病。

(3) 代谢异常:痛风、Gaucher病、糖尿病、进行性肝豆状核变性、软骨钙质沉着症、羟磷灰石结晶。

(4) 内分泌异常:肢端肥大症、性激素异常、甲状旁腺功能亢进、甲状腺功能减退伴黏液性水肿、肾上腺皮质功能亢进。

(5) 神经性缺陷:周围神经炎、脊髓空洞症、Charcot关节病。

【病理】　最早、最主要的病理变化发生在关节软骨。首先关节软骨局部发生软化、糜烂,导致软骨下骨外露。随后继发骨膜、关节囊及关节周围肌肉的改变使关节面上生物应力平衡失调,形成恶性循环,不断加重病变。

(1) 关节软骨早期关节软骨变为淡黄色,失去光泽,继而软骨表面粗糙,局部发生软化,失去弹性。关节活动时发生磨损,软骨可碎裂、剥脱,形成关节内游离体,软骨下骨质外露。

(2) 软骨下骨软骨磨损最大的中央部位骨质密度增加,骨小梁增粗,形成“象牙质改变”。外周部位承受应力较小,软骨下骨质萎缩,出现囊样变。由于骨小梁的破坏吸收,使囊腔扩大,周围发生成骨反应而形成硬化壁。

在软骨的边缘或肌腱附着处,因血管增生,软骨细胞代谢活跃,通过软骨内化骨,在外围软骨面出现骨质增生,即骨赘形成。

(3) 滑膜的病理改变有两种类型。①增殖型滑膜炎:大量的滑膜增殖、水肿,关节液增多,肉眼观呈葡萄串珠样改变。②纤维型滑膜炎:关节液量少,葡萄串珠样改变少,大部分被纤维组织所形成的条索状物代替。滑膜的病变为继发性改变,剥脱的软骨片及骨质增生刺激滑膜引起炎症,促进滑膜增生渗出。

(4) 关节囊与周围的肌肉:关节囊发生纤维变性和增厚,限制关节的活动。关节周围肌肉因疼痛产生保护性痉挛,进一步限制关节活动,可出现畸形(屈曲畸形或脱位)。

【临床表现】 主要的症状是疼痛,初期为轻微钝痛,以后逐步加剧。活动多时疼痛加剧,休息后好转。有的患者在静止或晨起时感到疼痛,稍微活动后减轻,称之为“休息痛”。但活动过量时,因关节面摩擦也可产生疼痛。疼痛可与天气变化、潮湿受凉等因素有关。

患者常感到关节活动不灵活,上下楼困难,晨起或固定某个体位较长时间关节僵硬,稍活动后减轻。关节活动时有各种不同的响声,有时可出现关节交锁。

晚期患者多伴有明显滑膜炎症,表现为疼痛加重、关节肿胀、关节积液、活动受限。

体格检查:关节肿胀,有积液时膝关节可出现浮髌试验阳性;髋关节内旋角度增大时,疼痛加重;关节周围肌肉萎缩,主动或被动活动时,关节可有响声,有不同程度的活动受限;严重者出现关节畸形,如膝内翻。手指远侧指间关节侧方增粗,形成 Heberden 结节。

X 线检查:软组织肿胀,关节间隙不同程度变窄,关节边缘有骨赘形成。晚期骨端变形,关节表面不平整,边缘骨质增生明显(图 61-1),软骨下骨有硬化和囊腔形成,伴滑膜炎时髌下脂肪垫模糊或消失。CT 及 MRI 检查可在早期发现关节软骨及软骨下骨质的异常改变。

实验室检查:无特异性。血细胞沉降率、血象均无异常变化,关节液常为清晰、微黄黏稠度高,白细胞计数常在 1.0×10^9/L 以内,主要为单核细胞。黏蛋白凝块坚实,偶见红细胞。

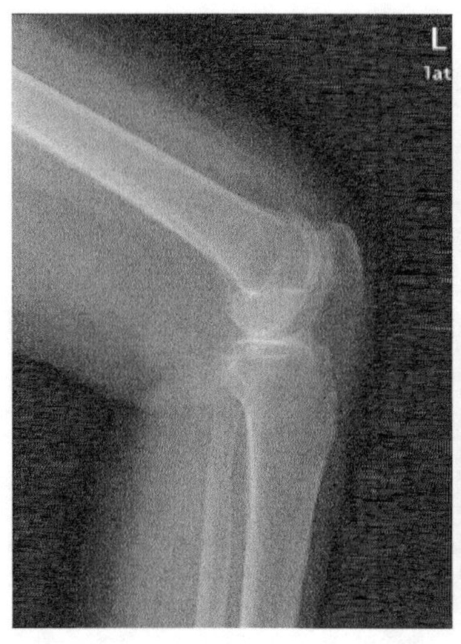

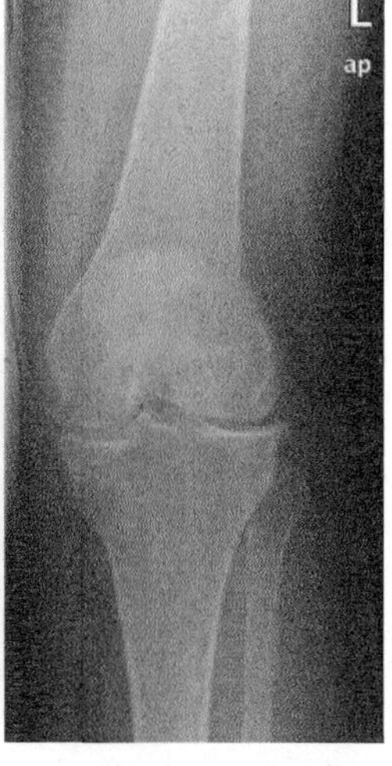

图 61-1　关节间隙变窄,关节边缘有骨赘形成、骨质增生明显

【治疗】 骨关节炎发生后，随着年龄的增长，其病理学改变不可逆转。治疗目的是缓解或解除症状，延缓关节退变，最大限度地保持和恢复患者的日常生活。

1. 非药物治疗 开展多种形式的宣传教育，让患者了解疾病的性质和治疗的目的；适度关节功能锻炼，减轻体重，避免关节过度负重或活动；可配合局部物理疗法以缓解疼痛。

2. 药物疗法 活血化瘀中草药内服或外部热敷、熏洗、浸泡等可缓解症状，延缓病程。非甾体消炎镇痛药物可以缓解疼痛。部分药物如维骨力、硫酸软骨素可参与软骨代谢，延缓软骨退变。

关节内注射透明质酸钠，可起到润滑关节，保护关节软骨和缓解疼痛的作用。关节内注射皮质激素类药物，虽然可在短期内缓解症状，但对软骨的损害却随注射次数增加而加重，故一般情况下不作常规使用。

3. 手术疗法 对于早中期患者，保守治疗无效可行关节清理术，在关节镜下清除关节内的炎性因子、游离体和增生滑膜；出现畸形和持续性疼痛，可行截骨矫形，以减轻症状，如膝内翻畸形可行胫骨上端高位截骨术；骨关节炎晚期依年龄、职业及生活习惯等可选用人工关节置换术（图 61-2、图 61-3）。

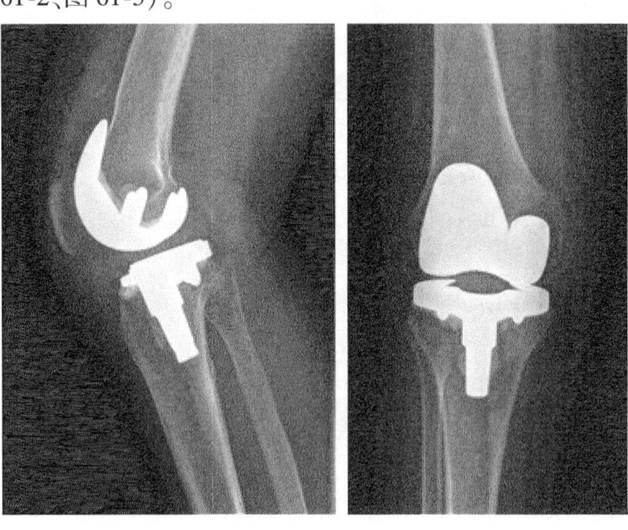

图 61-2　人工全膝关节表面置换术

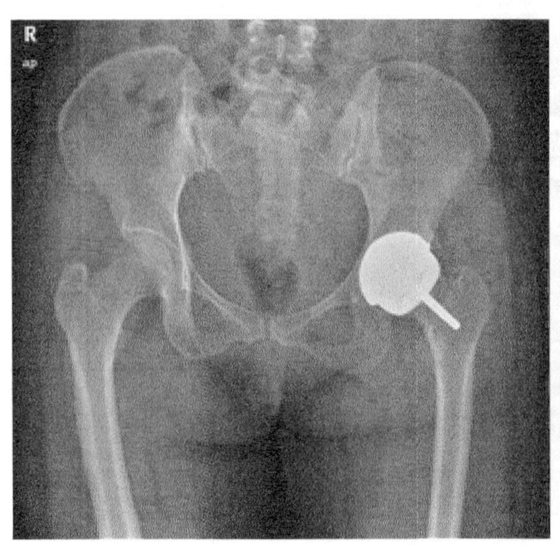

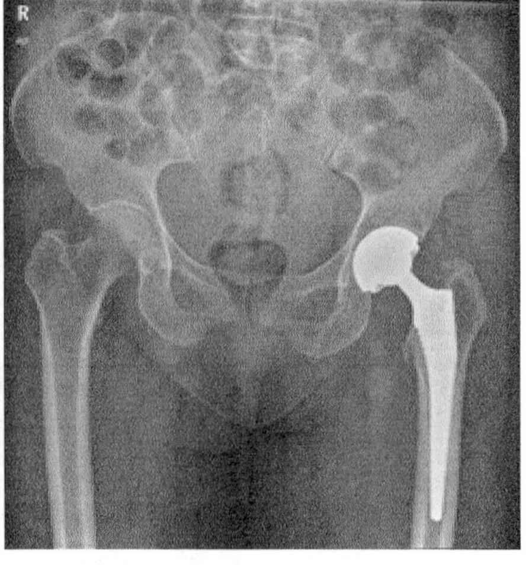

图 61-3　人工髋关节表面置换术及全髋关节置换术

第二节　强直性脊柱炎

强直性脊柱炎英文简称AS(ankylosing spondylitis)是一种主要累及中轴骨骼脊椎的慢性进行性炎症疾病,其特点是病变常从骶髂关节开始逐渐向上蔓延至脊柱,导致纤维性或骨性强直和畸形。本病属血清阴性反应的结缔组织疾病,以此与类风湿关节炎相鉴别。以脊柱炎为主要病变者称原发性AS,伴发反应性关节炎、银屑病,炎症性肠病等则称继发性AS。这里讨论的是原发性AS。

AS曾被认为在男性多见,现在有报道提出本病在两性的分布上几乎相等,只不过女性发病常较缓慢,病情较轻。发病年龄在15 ~30岁,30岁以后及8岁以下的儿童发病者少见。患病率在欧洲的调查为0.05%~0.23%,在美国为0.13%~0.22%,在日本国内为0.05%~0.2%,在我国约为0.4%。按我国初步调查的患病率推估,我国AS患者至少有400万例。病因尚不清,20世纪70年代发现组织相容抗原HLA-B27与本病相关,AS患者HLA-B27的阳性率可高达88%~96%。

放射学骶髂关节炎是本病的特征性标志,其在本病诊断中的重要性可从对本病的认识及诊断标准修订的过程中得到比较充分的了解。Ankylosing Spondylitis一词源自希腊Ankylos Spondylos,前者意为弯曲,后者则为脊柱。但后来的研究证明,脊柱弯曲只见于本病非常晚期阶段,并且这种情况只见于少数严重病例,而能客观反映本病早期变化者为放射学骶髂关节炎。

【病因】

1. 遗传　遗传因素在AS的发病中起作用。AS的HLA-B27阳性率高达96%,其直系亲属HLA-B27阳性率达58%,而普通人群仅6%。

2. 感染　本病常合并前列腺炎、溃疡性结肠炎,盆腔感染经淋巴途径播散到骶髂关节,再经脊椎静脉丛播散到脊柱可能引起本病。

3. 自身免疫　60%的AS患者血中补体增高,血中有免疫复合物。IgA、IgU、IgM和C_4水平均增高。

【病理】　AS关节变化是以肉芽肿为特征的滑膜炎。伴以纤维化和骨化、滑膜增厚、巨噬、淋巴和浆细胞浸润。病变原发部位是韧带和关节囊的附着部。病理改变是韧带附着部病变,导致韧带骨化形成,椎体方形变,椎骨终板破坏,跟腱炎和其他改变。韧带、关节囊附着部的炎症使骨质破坏、缺损,被含有淋巴和浆细胞的结缔组织取代,填充与修补的网状骨在侵蚀的骨表面形成韧带骨化。随后,网状骨再塑形,形成板状骨,髂骨、大粗隆、坐骨结节表面等韧带附着处均可发生同样病变。椎间盘纤维环前外侧外层纤维中形成的韧带骨化不断纵向延伸,最后成为相邻两个椎体的骨桥。

随着病变进展和演变,关节和关节附件出现骨化倾向。早期韧带、纤维环、椎间盘、骨膜和骨小梁为血管性和纤维性组织侵犯,被肉芽肿组织取代,致关节破坏和骨质硬化。修复后,最终发生关节纤维性和骨性强直,椎骨骨质疏松,肌肉萎缩胸腰椎后凸畸形。椎骨的软骨终板和椎间盘边缘的炎症,最终引起局部骨化。心脏病变有侵犯主动脉瓣尖、主动脉窦后上方主动脉外膜瘢痕组织和内膜纤维性增大。瘢痕组织扩展至主动脉基底部下方,产生主动脉下纤维环。病变累及二尖瓣小叶引起二尖瓣关闭不全。肺部病变为斑片状肺炎伴圆细胞和成纤维细胞浸润,进展至肺泡间纤维化伴玻璃样变。

【临床表现】 AS 好发于 16 ~ 25 岁青年人。起病隐袭，进展缓慢。早期症状常为下腰痛和僵硬。可伴乏力、食欲减退、消瘦和低热等。起初疼痛为间歇性，后变为持续性。后期炎性疼痛消失，脊柱大部强直。可发展至严重畸形。女性患者周围关节侵犯较常见，进展较慢，脊椎畸形较轻。

（1）骶髂关节最早为骶髂关节炎，后发展至腰骶部、胸椎及颈椎。下腰痛和僵硬常累及臀部、大腿，但无神经系体征。下腰痛可从一侧转至另一侧，直抬腿试验阴性。直接按压能骼关节或将其伸展，可引起疼痛。有时只有骶髂关节炎的 X 线征而无症状和体征。

（2）腰椎下腰痛和活动受限多是腰椎受累和骶髂关节炎所致。早期为弥漫性肌肉疼痛，以后集中于腰骶椎部。腰部前屈、后伸、侧弯和旋转均受限。腰椎棘突压痛，腰背椎旁肌肉痉挛。后期有腰背肌萎缩。

（3）胸廓胸椎腰椎受累后波及胸椎。可有胸背痛、前胸和侧胸痛。胸部扩张受限。胸痛为吸气性，可因咳嗽、喷嚏加重。主要由于肋椎关节、肋骨肋软骨连接处、胸骨柄关节和胸锁关节受累。胸廓扩张度较正常人降低 50% 以上。

（4）早期可为颈椎炎。由腰胸椎病变上行而来。可发生颈-胸椎后凸畸形，头常固定于前屈位。颈后伸、侧弯、旋转可受限。可有颈椎部疼痛，沿颈部向头部放射。神经根痛可放射至头和臂。有颈部肌肉痉挛，最后肌肉萎缩。

（5）后期脊柱改变颈部固定于前屈位，胸椎后凸畸形，胸廓固定，腰椎后凸畸形，骶和膝关节屈曲挛缩是 AS 后期特征性姿势。此期炎症疼痛消失。但可发生骨折，一般为多发性。由于畸形，X 线不易发现骨折位置，需特殊位置检查。

（6）晚期周围关节受累包括肩、髋、膝、踝、腕关节和足等，极少累及手。肩和髋关节活动受限较疼痛突出，早期滑膜炎期，即活动受限，随着病变进展，软骨退变，关节周围结构纤维化，关节强直。

（7）关节外病变 AS 可影响多系统，伴发各种疾病。多在 AS 发病后出现，少数在发病前出现。

1）心脏病变：脊椎炎较重并有全身和周围关节病患者心脏病变常见。表现主动脉瓣闭锁不全，心脏扩大和房室传导阻滞，并可发生阿斯综合征。

2）眼部病变：结膜炎和虹膜炎的发病率可达 25%，眼部侵犯在周围关节病者较常见。病程越长，发生虹膜炎的机会越多。

3）肺部病变：肺上叶纤维化是 AS 的后期并发症。表现为咳嗽、咳痰和气喘。X 线检查示双肺上叶弥漫性纤维化，可有囊肿形成与实质破坏，类似结核，应加以区别。治疗常无效，多在大量咯血后死亡，中医养肺滋阴法有效。

4）慢性前列腺炎。

5）淀粉样变：为少见并发症。有蛋白尿时应疑及此症。

6）肾病变：AS 患者的肾小球功能无明显异常。

7）神经系统病变：AS 后期可发生马尾受侵犯。表现为隐袭起病的下肢或臀部疼痛。

【实验室检查】 类风湿因子试验阴性，HLA-B27 多为阳性。急性发作时白细胞增多，血沉加快，部分患者继发贫血。

X 线表现：早期骶髂关节骨质疏松，关节边缘呈虫蚀状改变，间隙不规则增宽，软骨下骨有硬化致密改变；以后关节面渐趋模糊，间隙逐渐变窄，直至双侧骶髂关节完全融合。椎间小关节出现类似变化。随病变发展椎间盘的纤维环、前、后纵韧带发生骨化，形成典型的

“竹节样”脊柱(图61-4)。病变也可累及髋关节，晚期关节呈骨性强直。

【治疗】 治疗的目的是解除疼痛，防止畸形和改善功能。早期疼痛时可给予非甾体类抗炎药，塞来昔布胶囊口服抗炎、镇痛治疗。症状缓解后，鼓励患者行脊柱功能锻炼，保持适当姿势，防止驼背。有严重驼背而影响生活时，可行胸椎、腰椎截骨矫形。髋关节强直者可行全髋关节置换术。

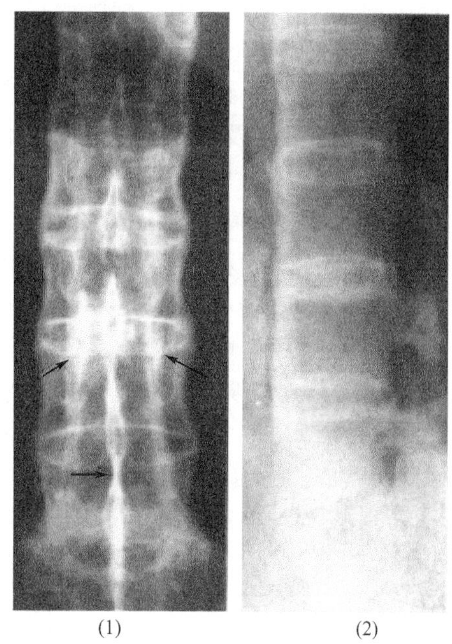

(1)　　(2)

图61-4　强直性脊柱炎

注：X线表现典型的“竹节样”改变

第三节　类风湿关节炎

类风湿关节炎(rheumatoid arthritis，RA)是一种慢性、全身性、自身免疫性综合征，其特征是外周关节的非特异性、对称性炎症，关节滑膜的慢性炎症、增生，形成血管翳，侵犯关节软骨、软骨下骨、韧带和肌腱等，造成关节软骨、骨和关节囊破坏，其特点是关节痛和肿胀反复发作进行性发展，最终导致关节破坏、强直、畸形和功能丧失，部分患者伴不同程度的全身表现。

我国类风湿关节炎的患病率为0.3%~0.4%，美国本病患者约占人群的1%，女性发病率较男性高2~3倍。各年龄组人群均可发病，但25~50岁为本病的好发年龄。病情和病程有个体差异，从短暂、轻微的小关节炎到急剧进行性多关节炎。受累关节以近端指间关节、掌指关节、腕、肘、肩、膝和足趾关节最为多见。髋关节受累少见。关节炎常表现为对称性、持续性肿胀和压痛，晨僵常长达1小时以上，出现类风湿关节炎典型的手关节畸形。重症患者关节呈纤维性或骨性强直，并因关节周围肌肉萎缩、痉挛失去关节功能，致使生活不能自理。除关节症状外，还可出现关节外或内脏损害，如类风湿结节、心、肺、肾、周围神经及眼等病变。

【病因】 病因尚不清，可能与下列因素有关。①自身免疫反应：人类白细胞相关抗原HLA-DR与本病有不同程度的相关性，在某些环境因素作用下与短链多肽结合，激活T细胞，可产生自身免疫反应，导致滑膜增殖、血管翳形成、炎性细胞聚集和软骨退变。②感染：本病发展过程的一些特征与病毒感染相符，多数人认为甲型链球菌感染为本病之诱因。③遗传因素：类风湿关节炎有明显的遗传特点，发病率在类风湿关节炎患者家族中明显增高。

【病理】 基本病理变化是关节滑膜的慢性炎症。

1. 关节病变

(1) 滑膜的改变：关节病变由滑膜开始，滑膜充血、水肿。以靠近软骨边缘的滑膜最为明显。在滑膜表面有纤维蛋白渗出物覆盖。滑膜有淋巴细胞、浆细胞及少量多核粒细胞浸润。在滑膜下层浸润的细胞，形成“淋巴样小结”，有些在小血管周围聚集。滑膜表层细胞增生呈栅栏状，表面绒毛增生。在晚期大部分浸润细胞为浆细胞，关节腔内有渗出液。

(2) 肉芽肿形成：在急性炎症消退后，渗出液逐步吸收。在细胞浸润处毛细血管周围成纤维细胞增生明显。滑膜细胞成柱状，呈栅栏状排列，滑膜明显增厚呈绒毛状。滑膜内血管增生，滑膜内血管增多，即成肉芽肿，并与软骨粘连，向软骨内侵入。血管内膜细胞中有溶酶体空泡形成；血管周围有浆细胞围绕，滑膜内并可见“类风湿细胞”聚集。

（3）关节软骨及软骨下骨的改变：由于有滑膜出现的肉芽组织血管导向软骨内覆盖侵入，逐渐向软骨中心部位蔓延，阻断了软骨由滑液中吸收营养，软骨逐步被吸收。同时由于溶酶体内的蛋白降解酶、胶原酶的释放，使软骨基质破坏、溶解，导致关节软骨广泛破坏，关节间隙变窄，关节面粗糙不平，血管网机化后形成粘连，纤维组织增生，关节腔内形成广泛粘连，而使关节功能明显受限，形成纤维性强直。待关节软骨面大部吸收后，软骨下骨大面积破骨与成长反应同时发生，在骨端间形成新骨，而致关节骨性强直（图 61-5）。

由于关节内长期反复积液，致关节囊及其周围韧带受到牵拉而延长松弛。再加上关节面和骨端的破坏，使关节间隙变窄，使关节韧带更为松弛。由于关节炎症及软骨面破坏，患者因疼痛常处于强迫体位。关节周围的肌肉发生保护性痉挛。关节周围的肌肉、肌腱、韧带和筋膜也受到病变侵犯而粘连，甚至断裂，最后导致关节脱位或畸形位骨性强直。

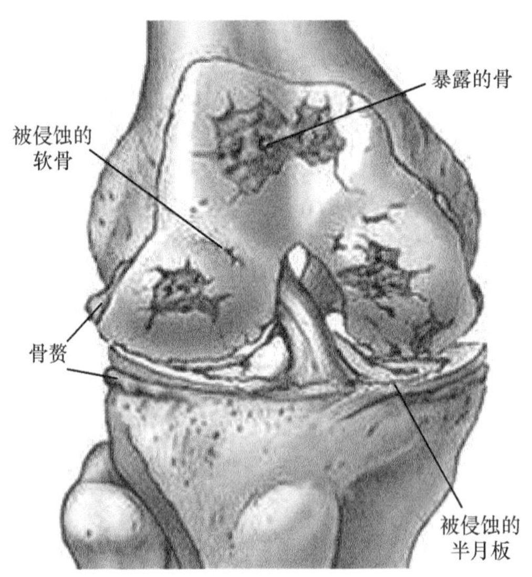

图 61-5　类风湿关节炎软骨面广泛破坏

2. 关节外表现

（1）类风湿性皮下结节：类风湿性皮下结节是诊断类风湿的可靠证据，结节是肉芽肿改变，其中心坏死区含有 IgG 和 RF 免疫复合物。周围为纤维细胞、淋巴细胞及单核细胞所包围，最后变为致密的结缔组织。

（2）肌腱及腱鞘、滑囊炎症：肌腱及腱鞘炎在手足中常见，肌腱和鞘膜有淋巴细胞、单核细胞、浆细胞浸润。严重者可触及腱上的结节，肌腱可断裂及粘连，是导致周围关节畸形的原因。滑囊炎以跟腱滑囊炎多见，在肌腱附着处常形成局限性滑膜炎，甚至可引起局部骨质增生或缺损。滑囊炎也可能发生在腘窝部位，形成腘窝囊肿。

【临床表现】　多发生在 20～45 岁，女性多见。发病缓慢。类风湿关节炎通常呈隐匿发病，进行性关节受累，但也可急性发病，同时累及多个关节。炎症关节最敏感的体征是关节肿胀与压痛，多数活动性炎症关节最终出现滑膜增厚。典型病例手小关节（尤其是近端指间关节和掌指关节）、腕、足、肘及踝关节呈对称性受累，但首发症状可出现在任何关节。

关节畸形可发展迅速,最终可出现严重的屈曲挛缩,功能完全丧失。主要的症状和体征包括如下几方面。

1. 关节疼痛和肿胀 最先出现关节疼痛,开始可为酸痛,随着关节肿胀逐步明显,疼痛也趋于严重。关节局部积液,温度增高。反复发作后,患肢肌肉萎缩,关节呈梭形肿胀。关节压痛程度常与病变严重程度有关。患者常主诉开始活动关节时疼痛加重,活动一段时间后疼痛及活动障碍即明显好转。关节痛与气候、气压、气温变化有相连关系。

2. 晨僵现象 在早晨睡醒后,出现关节僵硬或全身发紧感,起床活动一段时间后症状即缓解或消失,多超过 30 分钟。与其他关节病的晨僵现象的区别在于类风湿的晨僵是典型、经常而持久的。

3. 多个关节受累 常由掌指关节或指间关节发病,其次则为膝关节。发病时受累关节常为 1 ~3 个关节,而以后受累关节可发展到 3 个以上。受累关节常为对称性。但也有一部分患者呈非对称性受累。第一次发病关节 1 ~3 个月后可出现另一些关节肿胀、疼痛。以后反复交替发作和缓解。关节症状可持续数月、数年或数十年。有些甚至四肢大多数关节均被涉及。

4. 关节活动受限或畸形 晚期关节活动受限并呈现不同程度的畸形,手指及掌指关节常呈现梭形肿胀、钮孔畸形、鹅颈畸形,腕关节常强直于尺偏位,腕关节融合。肘关节半屈曲固定及前臂旋转功能消失。膝关节呈内、外翻畸形,髋关节则多强直在屈曲内收位。

5. 关节外表现 腕管综合征可能是由于腕关节滑膜炎所致,腘窝囊肿破裂似深静脉血栓形成。10% ~30% 患者有类风湿结节,通常发生在皮下易摩擦的部位(如鹰嘴附近和前臂伸侧表面皮肤),在其他身体受压部位也可能见到。皮下结节不是早期表现,但对诊断有帮助。其他关节外表现有内脏结节、引起小腿部溃疡和多发性神经炎及血管炎、胸膜或心包积液、淋巴结病、Felty 综合征、干燥综合征、巩膜外层炎等。可有发热,通常为低热。

【实验室检查】 血红蛋白减少,白细胞计数正常或降低,但淋巴细胞计数增加。70% ~80% 的病例类风湿因子阳性,但其他结缔组织疾病也可为阳性。血沉加快,C 反应蛋白增高,血清 IgD、IgA、IgM 增高。关节液混浊,黏稠度降低,黏蛋白凝固力差,糖含量降低,细菌培养阴性。

X 线表现:早期关节周围软组织肿大,关节间隙增宽,关节周围骨质疏松,随病变发展关节周围骨质疏松更明显,关节面边缘模糊不清,关节间隙逐渐狭窄。晚期关节间隙消失,最终出现骨性强直。

【诊断】 目前国际上通用的仍是 1987 年美国风湿病协会修订的诊断标准:①晨起关节僵硬至少 1 小时(≥6 周);②3 个或 3 个以上关节肿胀(≥6 周);③腕、掌指关节或近侧指间关节肿胀(≥6 周);④对称性关节肿胀(≥6 周);⑤皮下结节;⑥手、腕关节 X 线片有明确的骨质疏松或骨侵蚀;⑦类风湿因子阳性(滴度>1 ∶ 32)。确认本病需具备 4 条或 4 条以上标准。应与风湿痛、风湿性关节炎、骨关节炎、结核等作鉴别。

【治疗】 类风湿关节炎目前尚无特效疗法。治疗目的在于控制炎症,减轻症状,延缓病情进展,保持关节功能和防止畸形。应强调根据不同患者、不同病情制定综合治疗方案。

非药物治疗:加强营养、注意休息,对于关节肿痛明显者可行牵引或间断固定,鼓励患者系统地康复锻炼,预防关节僵硬和畸形。

药物治疗:目前没有任何药物可以完全阻止病变发展,常用的药物分为三线。第一线的药物主要是非甾体类药物,其中昔布类消化道不良反应较轻;第二线药物有抗疟药,金盐制剂,柳氮磺胺吡啶,免疫抑制剂如青霉胺、甲氨蝶呤、环磷酰胺等;第三线药物主要是激素。对于病情较轻,进展较慢的患者,多主张先应用一线药物,必要时联合二线药物。而对病情严重,进展较快的患者,在一、二线药物联合运用同时,早期给予小剂量激素,以迅速控制症状,见效后逐渐减轻药物。

手术治疗:早期可作受累关节滑膜切除术,以减少关节液渗出,防止血管翳形成,保护软骨和软骨下骨组织,改善关节功能;也可在关节镜下行关节清理、滑膜切除术;晚期,可根据病情行关节成形术或人工关节置换术。

第四节　大骨节病

大骨节病是一种以软骨坏死为主要改变的地方性疾病,在我国北方又称为柳拐子病。主要分布在我国东北、西北、内蒙古、河南、四川等地区,以潮湿寒冷的山谷地区多见。在国外又称 Kashin-Beck 病。

【病因】 目前认为是摄入带有致病真菌(FIlsarium sporotrichiella)的麦子和面粉而引起,是一种慢性食物中毒。动物实验给予带有致病镰刀真菌的谷物饲养后,其骨骼发生的病理变化与大骨节病相似。我国在 1979～1982 年的陕西永寿县大骨节病科学考察中,测得水中腐殖酸总量和羟基腐殖酸含量与大骨节病患病率呈正相关,与硒含量成负相关。因此有些学者认为低硒、真菌和饮水被腐殖酸污染三者与大骨节病的发生有关。

【病理】 大骨节病骨软骨的改变是全身性的,但以负重较大及活动较多的部位如跟骨、距骨、腕骨、胫腓骨下端、股骨等的变化最显著。主要变化为发育障碍及变形,病变首先侵犯骨骺软骨板,然后累及关节软骨,骺板软骨及关节软骨内发生明显的营养不良性变化。受累骺板弯曲,厚薄不均,软骨细胞层次排列不齐,骨化紊乱或停顿。骺板骨基质发生变形,软骨细胞消失,附近的软骨细胞增殖成团。由于骺板软骨被破坏,骨骺早期融合,长骨过早停止生长,因而患骨短缩,指骨骨骺要比正常早闭合 6～7 年。关节软骨也出现类似病变。软骨面变粗糙,并形成溃疡,部分软骨可脱落成游离体;骨髓腔内的毛细血管向软骨内侵入,使关节软骨变薄,表面凹凸不平,厚薄不均,呈紫红色,失去正常的韧性;晚期在软骨边缘常有明显的骨质增生,滑膜也呈绒毛样增生,绒毛脱落后也可形成游离体,骨端松质骨内骨小梁排列紊乱,骨髓腔内可见坏死灶和囊腔。由于受到机械应力影响,骨端粗大变形。

【临床表现】 本病以青少年多见,男性多于女性。儿童在 8 岁以前离开疫区,较少发病。骨骺已闭合者进入疫区,发病也较少见。患者常无自觉症状,无特异性,表现为肌肉酸胀疼痛,继而肌萎缩和痉挛,晨起僵硬,关节运动受限,步态不稳。晚期发生严重畸形,体形呈侏儒状,伴膝内翻或膝外翻,骨端肥大,关节变形增粗,指短粗。关节症状大都从指、趾关节开始,常呈对称性。发病晚者仅有关节炎而无任何畸形。

X 线表现:可分为三期,第一期骺板和干骺端失去正常形态,凹凸不平,呈锯齿状,有时可见游离体。骨骺厚度不一,干骺端两侧的骨皮质呈锐角。第二期骺板提前骨化与干骺端早期融合。骨骺中心软骨消失而骨化,向外周扩张。有时中心软骨骨化后呈碎裂状,或有凹陷杯状的干骺端融合。第三期骺板完全消失,骨骺与骺板早期发生融合,骨的长轴发育停止。骨端增粗,关节面凹凸不平,关节边缘骨赘增生,骨干变短。

X 线改变以指骨变化最早出现。踝关节的变化以距骨最显著,其次为跟骨和胫骨远端。早期胫距关节间隙狭窄,后期距骨呈密度不均匀的增生和囊样变,距骨颈缩短,距骨头上翘,距骨体低平,踝关节增粗,关节面硬化不平,关节内可有游离体。

【诊断】　依据临床症状和体征可将病情分为三期：早期关节不灵活，疼痛，有多个指间关节增粗；中期关节粗大，疼痛、活动明显受限，有短指畸形；晚期有短肢畸形、身材矮小。要特别注意早期患者的诊断，早期诊断的参考指标为：①指末节弯曲；②弓状指；③疑似指节增粗；④踝、膝关节疼痛。在疫区居住6个月以上的儿童，有上述症状体征2项或以上且对称存在者，有诊断意义。如同时有X线改变，则可确诊为早期。如干骺端X线改变与临床所见只有1项阳性者，应作为早期观察对象，观察时间为6个月。

【治疗】　重在预防，改变小麦的贮存方法，防止真菌感染，勿食被真菌感染的麦制品。疫区3～16岁少年儿童服用亚硒酸钠药片，补充硒元素，以降低本病的发生率。早期病例服用维生素A、E，对缓解症状效果显著；中期病例治疗的目的是止痛和保持关节活动功能，对有关节游离体者可行关节清理术；晚期关节有严重畸形的病例，可行关节矫形或成形术。对疼痛严重，生活不能自理者，可行人工关节置换术。

第五节　松毛虫性骨关节炎

松毛虫性骨关节炎(pine moth osteoarthritis)系指直接或间接接触松毛虫活体、尸体或虫毛引起的骨关节炎。本病常见于我国南方，季节性强，常呈局部暴发流行，侵袭皮肤、骨和关节。发病以10月份最多，以20～49岁中年较多见。

【病因】　以接触马尾松毛虫发病最多。①中毒：毒毛刺入人体皮肤，毒素进入血循环，引起毒血症和关节周围组织反应；②变态反应；③感染。

【病理】　关节结缔组织和滑膜水肿、充血和增厚。滑膜表面粗糙，有少量血性黏稠渗出液。肌腱光泽减少，粗糙。血管壁增厚，内膜肿胀增生，伴轻度透明性变。后期以血管和纤维组织增生为主，有轻度炎性细胞浸润。关节软骨面因破坏而粗糙，关节腔变窄，逐渐形成纤维性僵直或骨性强直。

【临床表现】　病变多发生在接触后2日，亦有长达30日才发病，全身症状较轻或可无。一般体温可达38℃左右，个别有畏寒、发热、头痛、头昏、全身乏力、食欲减退等，大都2～3日后逐渐消退。局部淋巴结肿大、疼痛、渐至关节强直。少数患者可合并化脓性感染，出现经久不愈的瘘管或窦道。临床可分为皮肤型、骨关节型、肿块型和混合型四种。骨关节型占30%～90%。

X线检查：在急性期一般为阴性，但随着病情的发展可呈关节周围骨质疏松，或有多发小圆形破坏区。慢性期的特征为骨质增生和硬化，并可形成骨性关节融合。

【诊断鉴别诊断】　地区性暴发；接触松毛虫或污染物史；结合上述的临床表现包括X线特征可以确诊。应与结核、化脓性感染及类风湿关节炎鉴别。

【治疗】　应以预防为主。接触后应立即用肥皂水、草木灰水清洗，或局部涂以淡氨水。急性期可用肾上腺皮质激素、抗过敏药和消炎止痛药，如氯苯那敏(扑尔敏)和非甾体抗炎药等治疗。关节应保持于功能位。一般经早期治疗后，1个月左右可完全恢复。慢性期有下述情况者宜行病灶切除和关节融合术或截骨成形术：①合并瘘管或窦道者；②关节强直于非功能位；③关节疼痛影响劳动和休息。对年龄较大者，在病情稳定后，可行人工关节置换术。

（徐　华　王友华）

第六十二章　运动系统畸形

学习目标

1. 了解常见运动系统畸形的种类。
2. 熟悉常见运动系统畸形的发病机制和主要病理改变。
3. 掌握发育性髋关节脱位的诊断和治疗原则。

人体运动系统包括骨骼、肌肉、肌腱、外周神经和骨连接,运动系统畸形是骨科常见病、多发病,根据病因大致分为神经源性、非神经源性及创伤性畸形(参阅骨、关节损伤章节)。

第一节　先天性畸形

一、先天性肌性斜颈

先天性肌性斜颈(congenital muscular torticollis. CMT)是指一侧胸锁乳突肌纤维性挛缩,导致颈部和头面部向患侧偏斜畸形,是新生儿及婴幼儿常见的肌肉骨骼系统先天性疾病之一。因半椎体等骨骼发育缺陷所导致的斜颈畸形本节不做讨论。

【病因】 病因至今仍不完全清楚。多数认为是分娩过程中的产伤或难产等因素导致胸锁乳突肌缺血、出血、血肿机化、肌纤维变性,或子宫壁压迫头颈姿势异常,继而发生胸锁乳突肌挛缩导致颈部偏斜。部分胎位正常、分娩正常的婴儿也发生肌性斜颈,因而有学者认为胸锁乳突肌纤维化在母体内已经形成,是先天性或遗传因素所致。此外还有子宫内、外感染,遗传及动静脉栓塞等所致。

【临床表现】 通常在婴儿出生后,一侧胸锁乳突肌被发现肿块,质硬、椭圆形或圆形、不活动,可逐渐增大。肿块表面不红,温度正常,无压痛。约2月后肿块逐渐缩小至消失,约半年后形成纤维性挛缩的条索。在乳突附着处也形成条索。头逐渐偏向患侧,下颌转向健侧,主动或被动的下颌向患侧旋转活动均有不同程度受限。少数病例肿块不完全消失,也有未出现颈部肿块而直接发生胸锁乳突肌挛缩者。如未能及时矫正,患侧头面部发育较慢,形成颜面和头颅逐渐变形,患侧颜面短而扁,健侧长而圆,两侧不对称,这可由测量两侧眼外眦到口角的距离得知。双眼、双耳不在同一平面,严重者导致附近肌肉和颈椎侧凸畸形(图62-1),这时即使行胸锁乳突肌切断也难以矫正畸形。

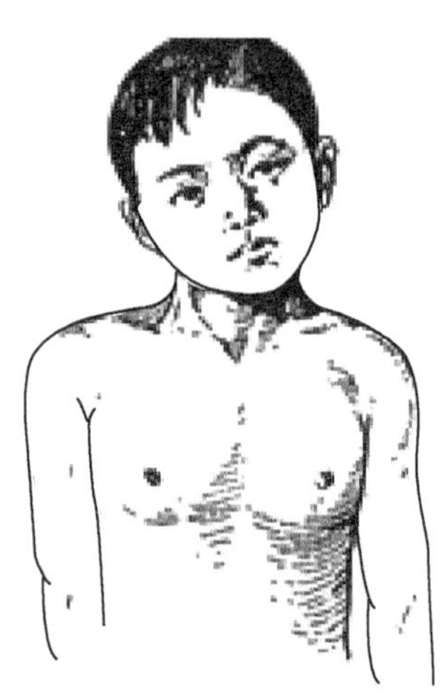

图62-1　先天性肌性斜颈

【诊断和鉴别诊断】 根据难产病史,患侧胸锁乳突肌呈条索状挛缩,头面部偏斜即可明确诊断。先天性肌性斜颈诊断并不困难,但应与其他原因所致的斜颈相鉴别:

1. 骨性斜颈　如寰枢椎半脱位、颈椎半椎体、齿状突畸形、颈椎融合等，均可表现为不同程度的斜颈。但胸锁乳突肌无挛缩。X线检查可确诊。

2. 颈部感染引发的斜颈　如咽喉部炎症、扁桃体炎、颈淋巴结的化脓性或结核性感染时，由于炎症刺激，局部软组织充血、水肿，颈椎韧带更加松弛，导致寰枢椎旋转移位而发生斜颈，颈椎活动时疼痛，但胸锁乳突肌无挛缩。

3. 视力性斜颈　因视力障碍，如眼外肌肌力不平衡、屈光不正，眼神经麻痹眼睑下垂，患儿视物时为避免复视出现斜颈姿势，但无胸锁乳突肌挛缩，也无颈部活动受限。

4. 听力障碍　患儿因一侧听力障碍，在倾听时常表现为斜颈姿势，但无固定斜颈畸形，也无活动受限。

【治疗】　早发现、早治疗是预防继发头面、颈椎畸形的关键。晚期斜颈可以手术矫正，合并的其他组织异常（如面部畸形、颈椎侧凸）则难以恢复正常。

1. 非手术治疗　适用于1岁以内的婴儿。新生儿确诊后，每日轻柔按摩、热敷局部肿块，促进其吸收、防止肌肉纤维化。出生2周后可采用手法扳正，患儿熟睡后将下颏向患侧并抬高，适度向健侧牵拉头部，每日数次，每次10～15下。睡眠时应用清洁柔软的沙枕围定，随着患儿生长，手法扳正力度增加，枕部旋向健侧，下颌向患侧，每日数次扳正，坚持不懈，多数可获满意疗效。

2. 手术疗法　适合1岁以上患儿。最佳手术年龄为1～4岁。胸锁乳突肌切断术是最常见的方式。病情轻者，仅切断胸锁乳突肌的锁骨头或胸骨头，术后应用颈围领保持于略过正位。对4岁以下斜颈严重者，可行上、下两端胸锁乳突肌切断松解术。伴有软组织挛缩者，需由乳突沿胸锁乳突肌作切口切除所有紧张的软组织，直至该肌完全松弛。术后佩戴头颈胸矫形支具固定4～6周，保持头部和颈部呈过度矫正位，纠正头颈偏斜的姿势。年龄超过12岁者，虽然面部和颈部畸形已难于矫正，但手术疗法仍可使畸形有所改善。手术时注意勿损伤面神经、副神经和锁骨下血管。

二、先天性并指、多指畸形

先天性并指（congenital syndactylia）亦称蹼指，病因不清，往往与遗传有关，双侧多见。最常见于第3、4指，极少累及拇指。相邻两指仅软组织连接者多见，偶尔有骨及关节连接。有时并发足趾畸形，同时还有其他肢体异常。

【治疗】　治疗的目的首先是改善功能，其次是改善外观。分指手术应在上学前完成。但环指和小指并指畸形或拇指和示指并指畸形，由于手指的生长速度不同，手术应早些完成，否则畸形随着生长发育会进一步加重。

先天性多指畸形（polydactylia）是最常见的手部先天性畸形，常与短指、并指等畸形同时存在，多见于拇指及小指。畸形有三型：①外在软组织块与骨不连接，没有骨骼、关节或肌腱；②具有手指所有条件，附着于第1掌骨头或分叉的掌骨头；③完整的外生手指及掌骨。

【治疗】　手术在1岁以后为佳，以切除副指、保留正指为原则。应临床观察手指功能，确定正指与副指。应注意切除彻底，避免遗留畸形，注意不要损伤骨骺，影响发育。

三、发育性髋关节脱位

发育性髋关节脱位（developmental dislocation of the hip，DDH）过去称为先天性髋关节脱

位(congenital dislocation of the hip),主要是髋臼、股骨近端和关节囊等均存在结构性畸形而致关节的不稳定,直至发展为髋关节的脱位。若矫正和恢复关节组成的正常关系,关节会随生长而正常发育,故又有学者称之为发育性髋关节发育不良(developmental dysplasia of the hip)。发病率在不同的种族、地区发病情况差别很大。黑色人种发病率极低,北美印第安人发病率较高。我国的发病率为0.9‰~8.2‰,平均为3.9‰。女多于男,约为6∶1。左侧比右侧多,双侧者也不少见。

【病因】 发病原因迄今仍不十分清楚,与种族、地域、基因异常及内分泌等因素有关。约20%患儿有家族史,说明有一定的遗传因素。发病与胎位有关,经临床统计臀位产发病率最高。其他还有生活习惯相环境因素,如北方某些习惯使用双下肢捆绑襁褓婴儿的地区发病率明显增高。另外原发性髋臼发育不良及关节韧带松弛症是髋关节脱位的重要病因。本病可能是上述多种因素综合作用的结果,确切的发病机制仍需进一步研究。

【病理】 主要病理改变随年龄增长而发展变化,大致可以分为站立前期及脱位期(表62-1)。脱位前期主要指出生至1.5岁阶段,主要变化是关节囊和韧带松弛拉长,股骨头可部分或全部脱位,髋臼浅,但无关节软骨退变和周围肌肉软组织挛缩。脱位期又分两个阶段。在1.5岁到5岁阶段,患儿行走逐渐增多,负重使脱位逐渐加重,脱位的股骨头压迫髋臼边缘形成一个骨性凹陷,被称为假臼。关节囊与周围组织粘连并限制复位,臼顶失去弧形结构而变成斜坡状。周围肌肉组织挛缩。前倾角进一步增大。在5岁以后,主要病理改变表现为关节软骨破坏,出现骨性关节炎改变。

表62-1　发育性髋关节脱位的病理变化

		站立前期	脱位期
原发性病变	髋臼	髋臼前、上、后缘发育不良,平坦,髋臼浅	髋臼缘不发育,髋臼更浅而平坦,臼窝内充满脂肪组织和纤维组织
	股骨头	较小、圆韧带肥厚,股骨头可在髋臼内、脱位或半脱位,但易回纳入髋臼	向髋臼后上方脱出,小而扁平或形状不规则,圆韧带肥厚
	股骨颈	前倾角略增大	前倾角明显增大
	关节囊	松弛,关节不稳	随股骨头上移而拉长,增厚呈葫芦形
继发性病变			由于股骨头脱位,可引起脊柱腰段侧凸或过度前凸,久而久之可致腰肌劳损和脊柱骨关节病等

【临床表现和诊断】

1. 站立前期发育性髋关节脱位的临床表现 因患儿的年龄不同而存在较大差异。新生儿和婴幼儿站立前期临床症状不明显,若出现下述表现提示有髋关节脱位的可能:①两侧大腿内侧皮肤皱褶不对称,患侧加深增多;②患儿会阴部增宽,双侧脱位时更为明显;③患侧髋关节活动少且受限,蹬踩力较健侧弱,常处于屈曲位,不能伸直;④患侧肢体短缩;⑤牵拉患侧下肢时有弹响声或弹响感,有时患儿会哭闹。

下列检查有助于诊断。

(1) 髋关节屈曲外展试验:双髋关节和膝关节各屈曲90°时,正常新生儿及婴儿髋关节可外展80°左右。单侧外展<70°、双侧外展不对称≥20°称为外展试验阳性,可疑有髋关节脱位、半脱位或发育不良(图62-2)。检查时若听到响声后即可外展90°。表示脱位已复位。

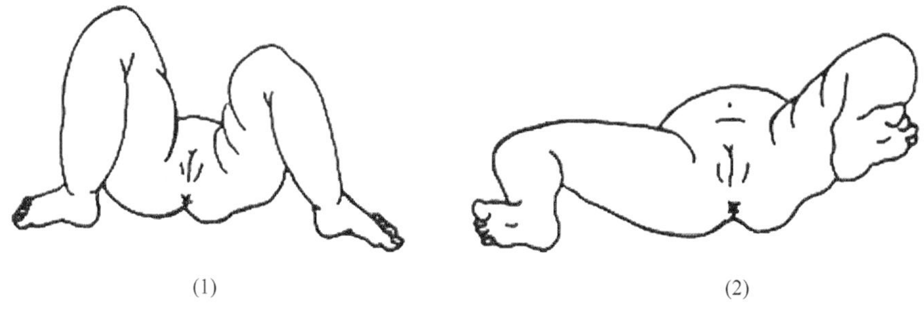

图 62-2　髋关节屈曲外展试验

(1)双下肢不等长,左大腿内侧皱褶增加,左臀部呈现凹陷状;(2)屈膝、屈髋外展试验左侧阳性,右侧正常

(2) Allis 征:患儿平卧,屈膝 90°,双腿并拢,双侧内踝对齐,两足平放检查台上,患侧膝关节平面低于健侧(图 62-3)。

(3) Ortolani 及 Barlow 试验(弹入及弹出试验)。

1) Ortolani 实验(弹入试验):新生儿仰卧位,助手固定骨盆。检查者一手拇指置于股骨内侧上段正对大转子处,其余指置于股骨大转子外侧。另一手将同侧髋、膝关节各屈曲 90°,并逐步外展,同时置于大转子外侧的四指将大转子向前、内侧推压,此时可听到或感到"弹跳",即为阳性。这是脱位的股骨头通过杠杆作用滑入髋臼而产生。因新生儿哭闹、乱动或内收肌挛缩时,该体征可能表现为阴性,但并不能排除脱位(图 62-4)。

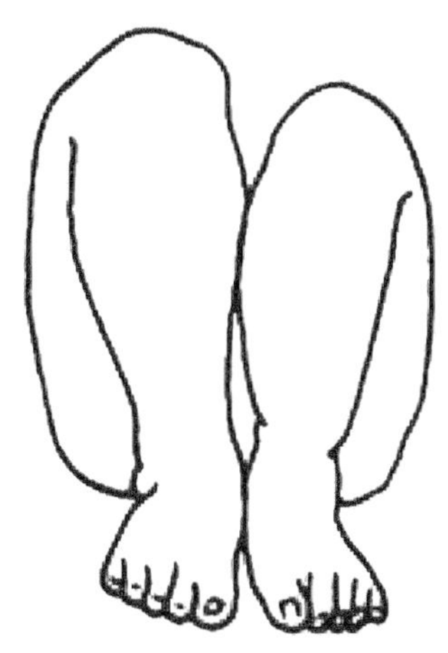

图 62-3　Allis 征左侧膝关节低于健侧(右)

2) Barlow 试验(弹出试验):患儿仰卧位,屈髋屈膝,使髋关节逐步内收,检查者拇指放在患儿大腿内侧小转子处加压,向外上方推压股骨头,感到股骨头从髋臼内滑出髋臼外的弹响,当去掉拇指的压力则股骨头又自然弹回到髋臼内,此为阳性。这表明髋关节不稳定或有半脱位,患儿在休息位时股骨头位于髋臼内,施加应力时股骨头则脱出于髋臼(图 62-5)。

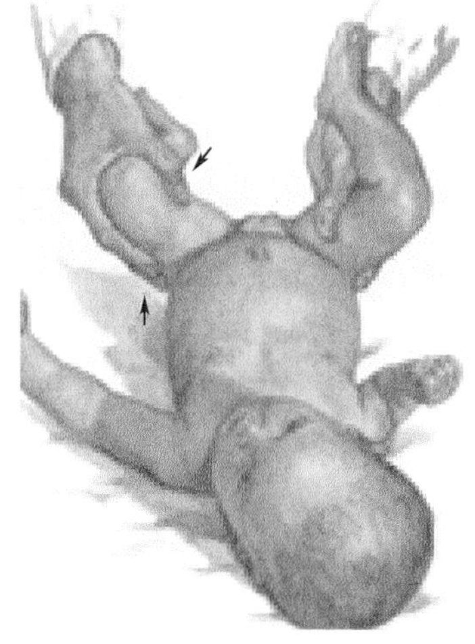

图 62-4　Ortolani 实验

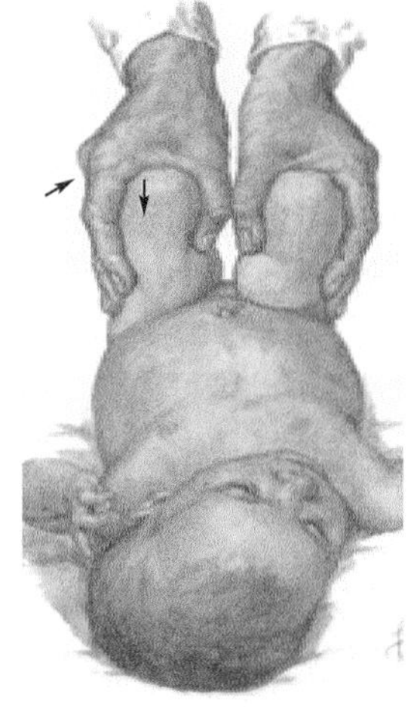

图 62-5　Barlow 实验

（4）患侧股内收肌紧张、挛缩。

（5）超声检查：由于超声灵敏度较高，可较早的检查到髋臼发育异常，近年来超声检查已被广泛接受并用于筛查和评价新生儿的髋关节发育情况。

（6）X线检查：对疑有先天性髋关节脱位的患儿，应在出生后3月以上（在此之前髋臼大部分还是软骨）拍骨盆正位片。X线片上可发现髋臼发育不良、半脱位或脱位（图62-6）。摄片时，应加性腺防护板。

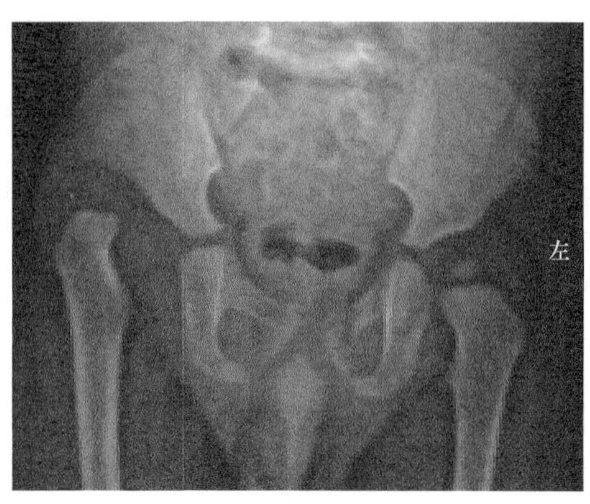

图62-6　儿童发育性髋关节脱位X线骨盆正位

一般在骨盆正位X线片上划定几条连线有助于诊断。

1）髋臼指数（acetabular index）：髋关节的发育状况常用髋臼指数或称髋臼角来测定。通过双侧髋臼软骨（亦称Y形软骨）中心点连一直线并加以延长，称Y线。从Y形软骨中心点向髋臼外上缘作连线，称C线。C线与Y线的夹角即为髋臼指数或髋臼角（图62-7）。正常新生儿为30°～40°，1岁23°～28°，3岁20°～25°。大于此范围者表示髋臼发育不全。当小儿步行后此角逐年减小，直到12岁时基本恒定于15°左右。

2）Perkin象限（关节四区划分法）：当股骨头骨骺核骨化出现后可利用Perkin象限，即两侧髋臼中心连一直线称为Y线，再从髋臼外缘向Y线作一垂线（P），将髋关节划分为四个象限，正常股骨头骨骺位于内下象限内。若在外下象限为半脱位，在外上象限内为全脱位。

3）h-f测量法：新生儿和婴儿时股骨头骨骺未出现，可用h-f测量法来观察。h为股骨颈部上端外侧与Y线的垂直距离。f为股骨颈上端内侧处（A点）向Y线引一平行线，此线向内侧与坐骨支的相交点为B点。A和B之间距离为f。当脱位时，h变小，f增大（图62-8）。

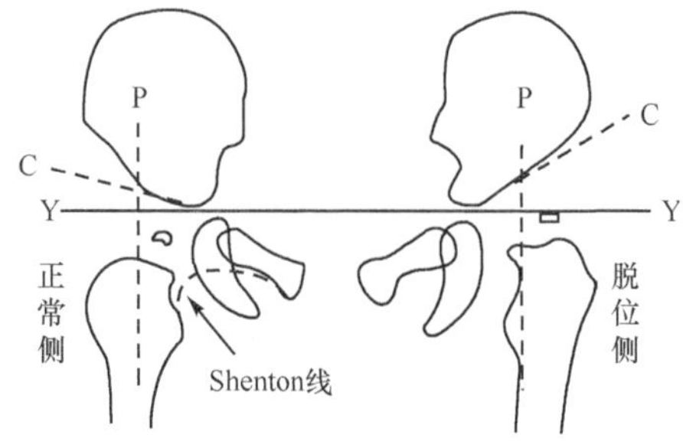

图62-7　Perkin象限、髋臼指数及Shenton线示意图

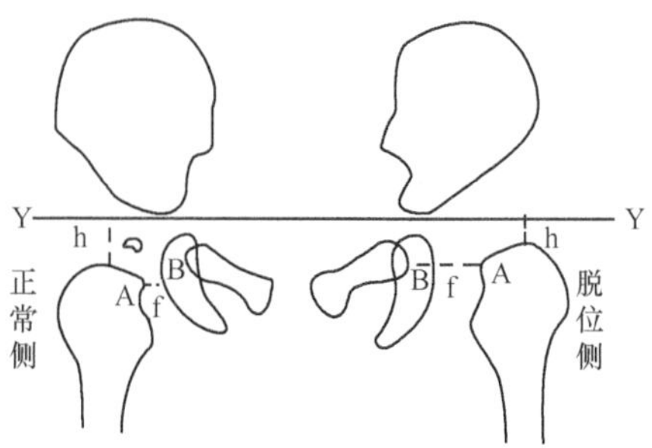

图62-8　h-f测量法示意图

4）Shenton 线：即股骨颈内缘与闭孔上缘的连续线。正常情况下为平滑的抛物线，脱位者此线中断（图 57-6）。

另外，还可观察到股骨头骨化中心较健侧小，患侧股骨颈前倾角增大，正位 X 线平片上股骨颈越短、粗，则前倾角越大。

2. 脱位期　患儿一般开始行走的时间较正常儿晚。单侧脱位时患儿跛行。双侧脱位时，站立时骨盆前倾，臀部后耸，腰部前凸特别明显，行走呈摇摆步态，即所谓鸭步。患儿仰卧位，双侧髋、膝关节各屈曲 90°时，双侧膝关节不在同一平面。推拉患侧股骨时，股骨头可上下移动，似打气筒样，内收肌紧张，髋关节外展活动受限。

Trendelenburg 征（单足站立试验）阳性：在正常情况下，用单足站立时，臀中、小肌收缩，对侧骨盆抬起，才能保持身体平衡。如果站立侧患有髋关节脱位时，因臀中、小肌松弛，对侧骨盆不但不能抬起，反而下降（图 62-9）。

X 线片检查可明确脱位性质和程度。

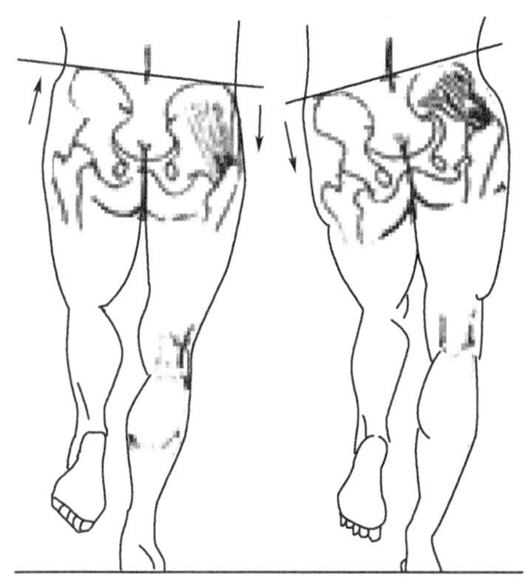

图 62-9　Trendelenburg 征（单足站立试验）

【治疗】　本病预后的关键在于早期诊断和早期治疗。治疗越早，效果越佳。随年龄的增大，病理改变越重，治疗效果越差。特别是在前 6 个月，相比患儿开始学步行走后治疗更安全、更成功。

1. 出生至 6 个月　此年龄段为治疗该病的黄金时期。处于此期的患儿不需手术整复，只需采用固定方法使其处于外展屈曲位，即可获得较好的疗效。首选 Pavlik 吊带，维持髋关节屈曲 100° ~ 110°，外展 20° ~ 50°（图 62-10）。24 小时持续使用。定期超声检查，使用 2 ~ 4 个月后，换为外展支具维持，至髋臼指数<25。也有用连衣袜套法及外展位襁褓支具法，维持 4 个月以上。

2. 6 ~ 18 个月　首选麻醉下闭合复位，“人类位”石膏裤固定（屈髋 95 °，外展<40° ~ 45°）（图 62-11）。复位前应切断长收肌腱，必要时同时切断髂腰肌，以减轻复位后对股骨头的压力，降低股骨头缺血性坏死的发生率。3 个月后更换外展位支具或石膏固定 3 ~ 6 个月。

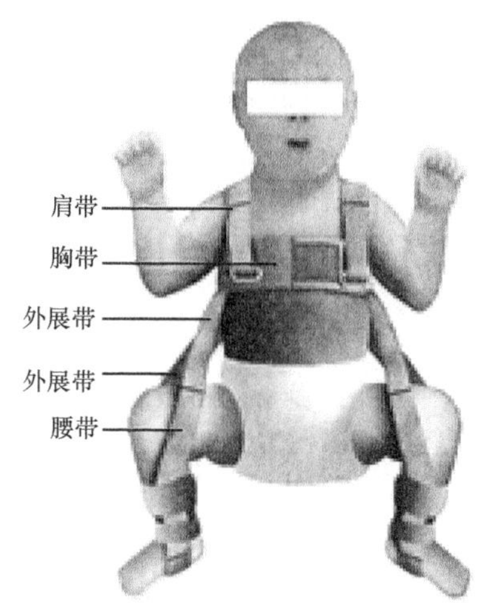

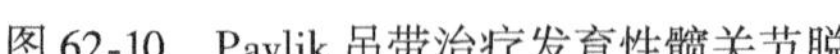

图 62-10　Pavlik 吊带治疗发育性髋关节脱

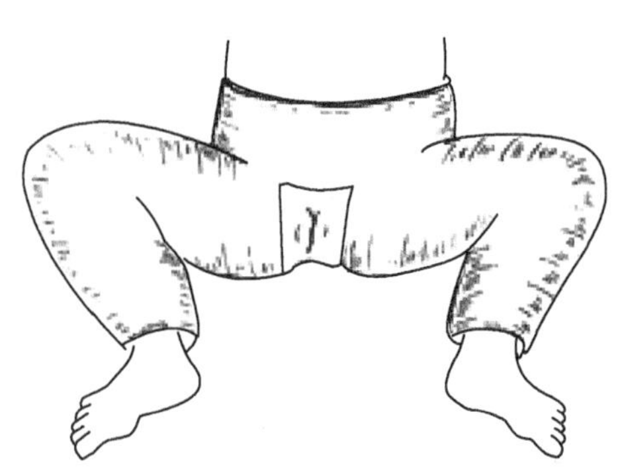

图 62-11　"人类位"石膏裤位

3. 18 个月 ~6 岁　该年龄段手法复位难以成功,应采取手术切开复位、骨盆截骨、股骨近端截骨术等方法,减低头臼间压力,纠正过大的股骨颈前倾角和颈干角,增加髋臼对股骨头的包容,使头臼达到同心圆关系。

骨盆截骨术式的选择。①改变髋臼方向:主要是 Salter 骨盆截骨术,适于 6 岁以下,髋臼指数在 45°以下,以前缘缺损为主的髋臼发育不良。②改变髋臼形态:适用于髋臼大而股骨头较小、髋臼陡直、真假髋臼延续者,常用的有 Pemberton 截骨术、Dega 截骨术等。

4. 6 岁以上(大龄发育性髋关节脱位)　大龄发育性髋关节脱位的治疗存在着争议。常采用放弃复位的姑息手术,如骨盆内移截骨(Chiari)术(图 62-12)、髋臼扩大术、转子下外展截骨术。大龄发育性髋关节脱位的手术治疗,尤其是双侧髋关节脱位患者,手术并发症多,疗效不确定,故应谨慎采用。

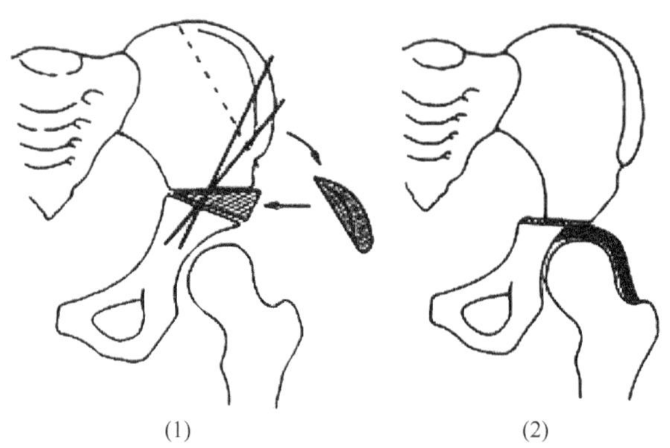

图 62-12　骨盆截骨术治疗

(1)Salter 骨盆截骨术;(2)Chiari 骨盆内移截骨术

四、先天性马蹄内翻足

先天性马蹄内翻足(congenital equinovarus),是小儿最常见的一种严重影响足部外观和功能的畸形(图62-13)。发病率约为0.1%,主要畸形包括前足内收、踝跖屈、跟骨内翻以及继发性胫骨远端内旋。男女发病比例约为2∶1。

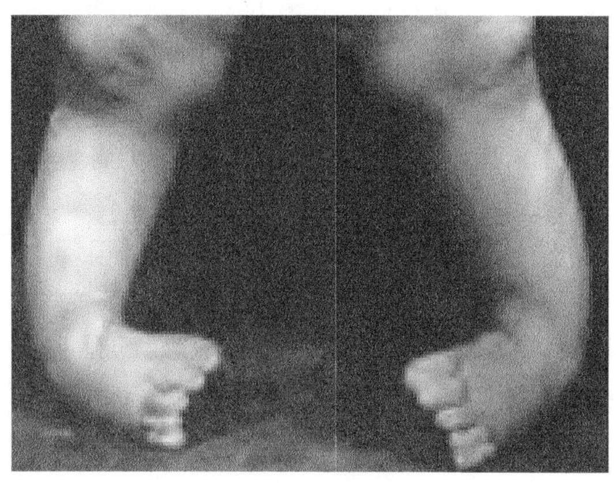

图62-13　先天性马蹄内翻足

【病因】 先天性马蹄内翻畸形的病因目前还不清楚,有多种学说,如神经肌肉病变、血管发育异常、骨骼发育异常、软组织异常、遗传基因学说及宫内发育阻滞学说等。

【病理】 先天性马蹄内翻足的主要畸形组成:①前足内收内翻;②踝关节和距下关节跖屈呈马蹄畸形;③足跟内翻;④有时尚有高弓和胫骨远端畸形。畸形包裹骨骼畸形和软组织畸形,畸形的程度和患儿负重、年龄和个体差异有明显关系。一般认为早期病理改变主要在软组织,足踝部骨骼畸形不明显,这时畸形容易矫正,因而早诊断早治疗具有重要意义。

初期表现为足踝部内外翻肌力不平衡,足内侧肌张力增加,包括胫后肌、屈䠉长肌、屈趾长肌、跟腱等,踝关节内后侧关节囊、韧带及腱膜肥厚、变短。外侧肌如腓骨长短肌被拉长松弛,力量减弱。在肌力作用下出现以跗骨间关节为中心的足前部畸形:①跗骨间关节内收;②踝关节跖屈;③足前部内收内翻;④跟骨略内翻下垂。随年龄增长体重增加,畸形更趋严重,跟腱、胫后肌、趾长屈肌、屈拇长肌等肌腱及跖腱膜极度挛缩,弹性阻力较大。足部外侧软组织及肌肉持续被牵拉而延伸,足外展功能基本丧失,但神经功能无损,肌电兴奋性尚存在,年幼者畸形矫正后,肌功能还可恢复。小儿开始行走后逐渐发生骨骼畸形。先出现跗骨排列异常,以后发展为跗骨发育障碍和变形,舟骨内移,跟骨跖屈、内翻,距骨头半脱位甚至脱位等,严重者常有胫骨内旋畸形。这些骨骼畸形属于适应性改变,取决于软组织挛缩的严重程度和负重走路的强度。大部分患儿出生时表现为柔软性畸形,手法可矫正;也有患儿出生即表现为僵硬性畸形。病程后期出现骨性关节炎、踝关节内侧撞击,足背外侧皮肤胼胝。

【临床表现】 出生后一侧或双侧足出现程度不等内翻下垂畸形。轻者足前部内收、下垂,足跖面出现皱褶,背伸外展有弹性阻力。小儿学走路后,步态不稳,跛行,用足外缘着地,畸形逐渐加重。足部及小腿肌力平衡失调,肌痉挛,加之体重影响,足内翻下垂加重。延误治疗者畸形更明显。足前部向后内翻,足背负重部位产生胼胝及滑囊,胫骨内旋加重。

一般分为松软型与僵硬型。松软型畸形较轻,足跟大小接近正常,皮肤及肌腱不紧,与僵硬型的最大区别在于容易用手法矫正至中立位。僵硬型畸形严重,跖面可见一条深的横行皮肤皱褶,跟骨小,跟腱细而紧张,呈现严重马蹄内翻、内收畸形,手法矫正困难。X线检查可明确足部诸骨排列和发育异常。正常新生儿足部 X 线可见跟骨、距骨、骰骨的骨化中心。马蹄内翻足患儿足部骨化中心出现较晚，舟骨骨化中心 3 岁时才出现。条件许可应拍摄负重足正斜位和侧位片，应与健侧对比。正常足正位片上距骨轴线经舟骨、第 1 楔骨与第一跖骨干重叠，跟骨长轴和第 4 跖骨轴线重叠，距骨和跟骨轴线相交 20°～40°。侧位片两轴线相交 30°～50°。马蹄内翻足正位片跟骨和距骨轴线夹角变小甚至重叠，均指向第 5 跖骨，随后舟骨骨化，可见舟骨向内侧移位。侧位可见跟距角减小甚至消失。拍摄跟骨长轴位可见跟骨内翻。

【诊断】 本病畸形明显，诊断不难。但新生儿的足内翻下垂较轻者，足前部内收、内翻尚不显著，常容易被忽略。最简便诊断法是用手握足前部向各个方向活动，如足外翻背伸有弹性阻力，应进一步检查确诊，以便早期手法治疗。晚期足内翻下垂，畸形更加明显。一般不需要 X 线检查即可诊断，但 X 线检查在确定内翻、马蹄的程度以及疗效评价上具有重要意义。

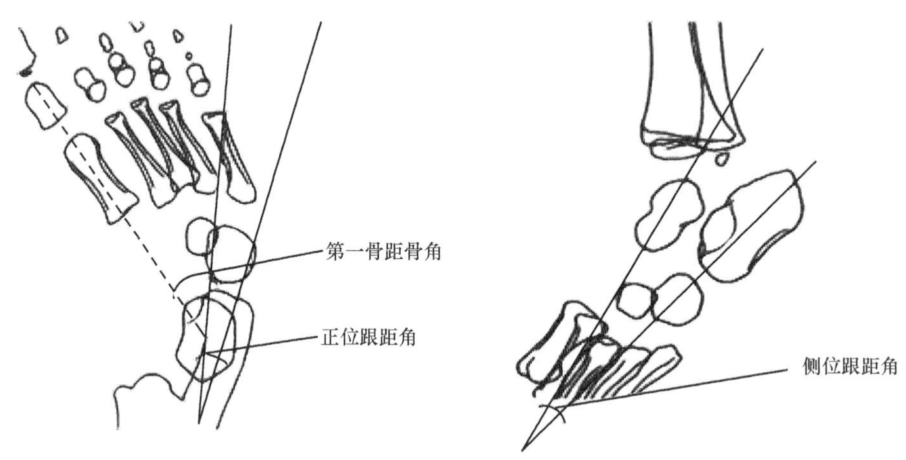

图 62-14　马蹄内翻足畸形足部 X 线正斜位测量示意图

注：TMF 角指距骨第一跖骨角，正常 0°～20°，畸形时该角增大；Kite 角指跟距角，正常值如文中所述，畸形时减小甚至消失

【鉴别诊断】 先天性马蹄内翻足应和继发性马蹄内翻足及类似畸形鉴别，包括以下几种。

(1) 先天性多发性关节挛缩症累及四肢多关节，畸形较固定，不易矫正，早期有骨性改变。

(2) 脑性瘫痪为痉挛性瘫痪，足部可呈马蹄内翻畸形，检查可发现肌张力增高，反射亢进，有病理反射，以及其他大脑受累的表现如智力障碍等。

(3) 脊髓灰质炎后遗症马蹄内翻足为肌力平衡失调所致，肌电图或 SEP 诊断可确定腓骨肌麻痹，下肢肌萎缩和下肢肌力减弱，有脊髓灰质炎病史。

(4) 坐骨神经损伤伴有小腿和足部皮肤感觉减弱，肌力肌张力下降，肌电图检查可明确诊断。

【治疗】 治疗的目的主要是矫正畸形、平衡肌力、恢复功能。正确的治疗理念：早期诊断、早期治疗、因人施术、预防复发。首选非手术治疗，新生儿时期是治疗的最佳时机。如能早期治疗，大多可获较好的治疗效果。

1. 非手术治疗

（1）Ponseti 方法：一般出生后 5～7 日开始，治疗分为 2 个阶段：①应用专业的手法矫形、连续的系列石膏固定及经皮跟腱切断术，使畸形得到完全矫正；②在畸形完全矫正后佩戴足外展矫形支具，直至 4 岁，以防复发。Ponseti 方法在 9 个月龄以前开始治疗最有效。

（2）手法扳正：适用于 1 岁以内的婴儿。在医生指导下家长配合作手法扳正。复位时使患足外翻，外展及背伸（图 62-15），每日 2 次。手法应轻柔，避免损伤，矫正适度即可。畸形矫正后用柔软绷带，由足内跖面向足背外方向缠绕，固定足于矫正位。若是畸形显著改善，脚的外展背伸弹性抗阻力消失，即可改换为矫形足托（图 62-16）持续维持矫正位。这种方法应持续到患儿满 1 周岁后。如果畸形未完全矫正，也可使痉挛的软组织变得松弛，为进一步治疗奠定良好基础。

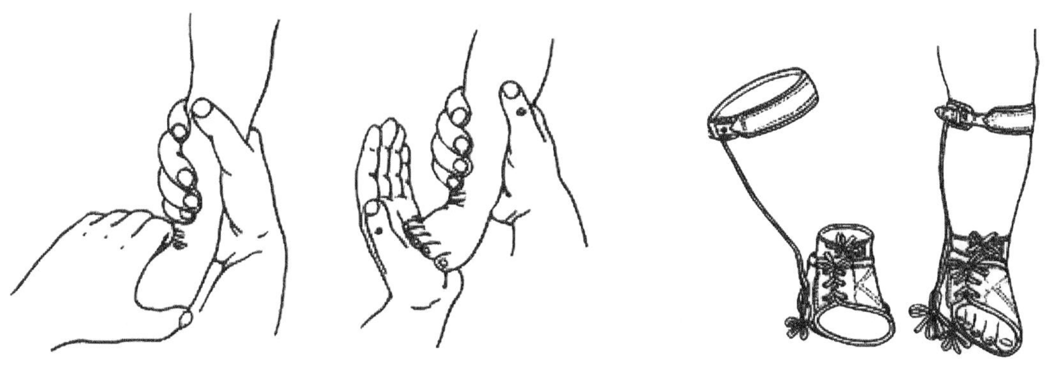

图 62-15　手法扳正　　图 62-16　矫形足托

2. 手术治疗　非手术治疗效果不满意或畸形复发者，可考虑手术治疗。手术年龄以 6～18 个月为宜。手术治疗方法较多，常用的手术方法有：

（1）软组织松解术：包括如下手术。①Turco 手术：主要是彻底松解足后内侧一切挛缩软组织；②Mckay 手术：足内、后、外侧软组织同时松解。

（2）肌力平衡术：即 Z 形延长跟腱，将胫前肌外移至中间或外侧楔骨，同时适当松解足后方软组织，保证踝关节背屈 5°～10°，术后用屈膝 90°长腿管型石膏制动。

（3）截骨矫形术：截骨是治疗僵硬型马蹄内翻足畸形的有效手段，根据不同矫形需要采取不同部位和不同方式截骨，以补充软组织松解的不足。普遍认为 10 岁以上可以采用跟骨截骨作辅助矫正手段。

（4）三关节融合术：关节融合术是治疗 12 岁以上重度马蹄内翻足的有效方法，可以一次性纠正畸形，通过跟距、距舟、跟骰三个关节的截骨来达到矫正足部畸形的目的（图 62-17）。也适用于其他手术治疗失败或复发的病例。

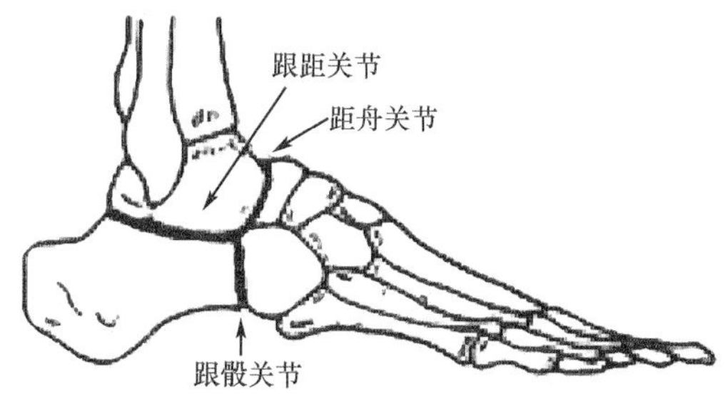

图 62-17　足三关节融合术

【微创治疗马蹄内翻足新进展介绍】 马蹄内翻足的传统手术方式包括软组织松解术、肌力平衡手术和截骨融合术，这些手术操作剥离广泛，易造成软组织和骨骼血循环损伤，甚至术后瘢痕粘连加重。Ilizarov 微创牵拉技术克服了上述缺陷。该技术利用前苏联学者 Ilizarov 提出的张力-应力学说，即牵伸产生的张应力可刺激组织再生原理，利用外固定架提供的不同方向的张力缓慢牵伸，使足后内侧软组织及骨骼组织再生，通过持续牵拉矫正前足及中足内收、后足内翻、下垂畸形，使处于脱位或半脱位的足踝部关节缓慢复位。由于缓慢的牵拉避免了血管、神经等软组织的损伤，畸形矫正完全，无广泛的瘢痕粘连，同时最大限度地保留了全足的长度，因此可以获得足部满意的外形和功能。对于年轻患者，单纯应用 Ilizarov 技术多能获得满意效果，而对于年龄较大的患者，则需要联合软组织松解和骨性手术。Ilizarov 技术常和经皮跟腱松解术联合应用，也可和 Ponseti 术结合。该技术的缺点是经皮穿针处可能发生感染、治疗周期较长、体积较大造成生活不便等。

第二节 姿态性畸形

一、平 足 症

平足症(flat foot)又称症状性扁平足，是指由先天性或创伤、炎症等因素导致足弓低平或消失，站立、行走时足弓塌陷，足部易出现疲乏或疼痛症状甚至影响正常活动的一种足部疾病。按照严重程度分为可复性平足症和僵硬性平足症两种。

【应用解剖】 足由 7 块跗骨、5 块跖骨和 14 块趾骨组成，形成纵弓和横弓。纵弓分成内、外两部分，内侧纵弓由跟骨、距骨、舟骨、第 1、2、3 楔骨及第 1、2、3 跖骨组成。内侧纵弓较高，活动度较大。外侧纵弓由跟骨、骰骨和外侧两跖骨组成，此弓较低，在负重时消失，所以足的外侧是承载身体冲力的主要部分(图 62-18)。横弓是由骰骨及 3 块楔骨及跖骨组成，其最高点位于楔骨及骰骨，称后横弓。跖骨头处为前横弓，在第 2、3、4 跖骨头处较高，增强足前部的承重力和弹力。

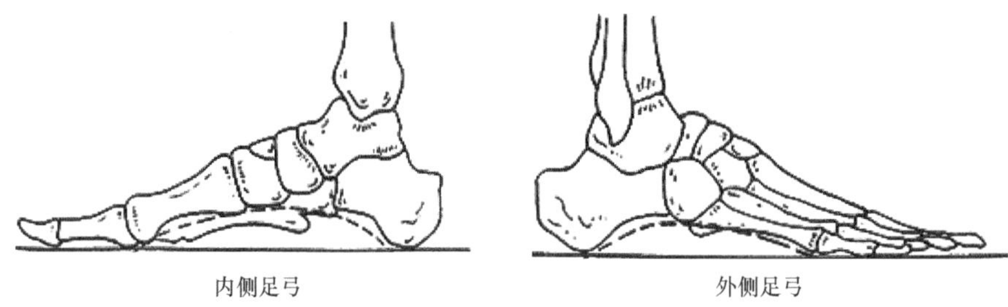

图 62-18 足纵弓

维持足弓的韧带有：①跟舟跖侧韧带，又称弹簧韧带；②跖侧长、短韧带；③跖腱膜；④内侧三角韧带；⑤背侧和跖侧骨间韧带及跖骨头横韧带。

维持足弓的小腿肌有：①胫后肌，限制足前部外展外翻，主司足的内翻，是维持足内侧纵弓及后横弓的主要结构之一；②胫前肌，主司踝关节背伸，有助于维持足内侧纵弓，防止下陷；③腓骨长肌，主司足外展外翻，主要维持足后横弓，和胫前肌详解康维持第 1 跖骨的高度；④趾长屈肌和拇长屈肌亦有维持足纵弓的作用；⑤腓肠肌，于胫骨下 1/3 参与组成跟腱，附着于跟骨结节的后上偏内侧，主司提踵和踝跖屈，限制踝关节背屈及跟骨外翻；⑥腓骨短肌，主司足外翻外展，和胫后肌相拮抗维持中前足中立位。

【病因】 平足症病因有先天性及后天性。先天性因素：足骨、韧带或肌肉等发育异常，如：①足舟骨结节过大；②足副舟骨或副骺未融合；③跟骨外翻；④垂直距骨；⑤先天性足部韧带、肌松弛。后天性因素：①长期负重站立，体重增加，长途跋涉过度疲劳，维持足弓肌肉、韧带、关节囊及腱膜，特别是胫后肌肌腱等软组织逐渐衰弱，损伤，维持足弓的动力结构失衡，足弓逐渐低平；②长期有病卧床，缺乏锻炼，肌萎缩，张力减弱，负重时足弓下陷；③穿鞋不当，鞋跟过高，长期体重前移，跟骨向前下倾斜，足纵弓遭到破坏；④足部骨病，如类风湿关节炎，骨关节结核等；⑤脊髓灰质炎足内外在肌力失衡后遗平足症。

【病理】 根据软组织的病理改变程度不同，分为柔韧性平足症(flexible flatfoot)即姿态性平足症，僵硬性平足症(rigid flatfoot)即痉挛性平足症。柔韧性平足症比较常见，软组织虽然松弛，但仍保持一定弹性，负重时足扁平，除去承受重力，足可立即恢复正常，长期治疗效果满意。僵硬性平足症多数由于骨联合(包括软骨性及纤维性联合)所致，手法不易矫正。足跗关节间跖面突出，足弓消失，跟骨外翻，双侧跟腱呈八字形，距骨头内移，呈半脱位，距骨内侧突出，有时合并腓骨长、短肌及第 3 腓骨肌痉挛。严重的先天性平足症，距骨极度下垂，纵轴几乎与胫骨纵轴平行，足舟骨位于距骨头上。足前部背伸，跟骰关节外侧皮肤松弛，足外侧形成皮肤皱褶。

【临床表现】 早期症状为踝关节前内侧疼痛，长时间站立或步行加重，休息减轻。站立位足跟外翻，足内缘饱满，足纵弓低平或消失，舟骨结节向内侧突出，足印明显肥大(图 62-19)。X 线检查侧位示足纵弓明显低平塌陷，跟、舟、骰、距骨关系失常。严重者跗骨骨关节炎形成(图 62-20)。

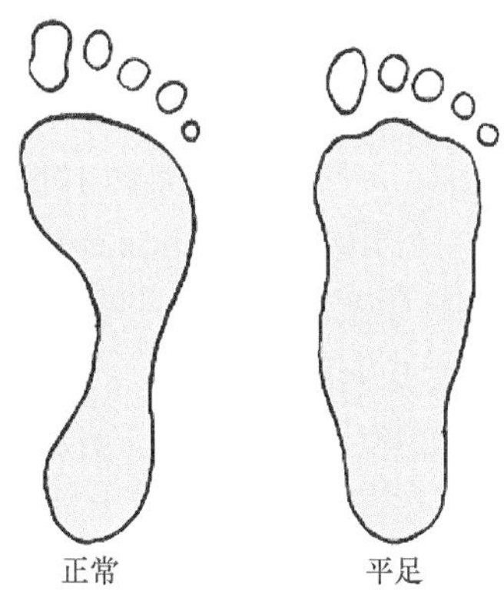
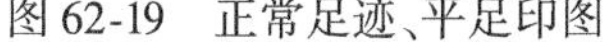

图 62-19　正常足迹、平足印图

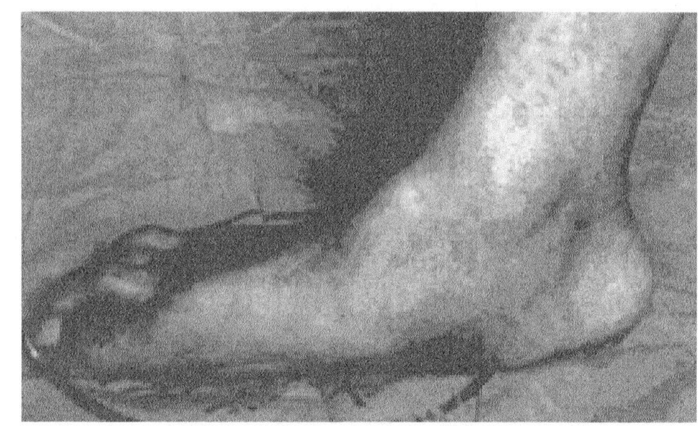

图 62-20　平足症外观，站立内侧观，足弓塌陷

【预防及治疗】 预防为主，当平足合并有疼痛等症状时，才需要治疗。对于柔韧性平足症，预防措施包括功能锻炼和矫形支具。①功能锻炼，如用足趾行走，屈趾运动，提踵外旋运动。②穿矫形鞋或矫形鞋垫：要求鞋底跟部及弓腰要窄，鞋帮要紧，鞋底腰部内侧半垫高 2～3mm，必要时应根据个人特点量身定做个性化支具，目的为恢复足弓，托起距骨头，纠正足异常负荷。对于大部分青少年柔软性平足，足弓支具能起到良好效果。保守治疗不能缓解症状者应积极选择手术治疗，手术目的是纠正后足外翻或/和前足外展，如存在胫后肌腱损伤应同时

修复,或利用屈趾长肌肌腱增强胫后肌肌力。如有副舟骨、跗骨联合等畸形应同时纠正。对于僵硬性平足症,康复治疗及矫形鞋不易奏效。幼儿患者可在全身麻醉下内翻手法矫正畸形后,石膏靴固定足于内翻内收位,5 ~6 周后拆除石膏改穿平足矫形鞋。手法矫正失败者或畸形严重者,可考虑做两关节或三关节融合手术,以达到无痛性跖行足的目的。

【平足症治疗的新进展介绍】 按照发病机制和患者发病年龄,临床上把平足症分为青少年平足症和成人获得性平足症,两者治疗上有所区别。青少年平足症多为可复性平足,治疗目标是阻抑平足进展、保持足弓的正常发育,治疗上以消除病因、足弓支具保守治疗和针对性截骨恢复力线及调整肌力平衡为主。副舟骨、跗骨联合导致的青少年平足占较大比例,只有消除这些发育性因素平足矫形的效果才能获得保证。此外大部分青少年平足均和胫后肌肌腱功能不全、足韧带松弛有关。针对青少年平足的治疗技术中最引人瞩目的是距下关节制动器技术。该技术操作简单、创伤小、效果显著,随着新一代制动器的研发成熟,其并发症日趋减少、应用也逐渐广泛。目前推荐适用该技术的最佳人群是3 ~13 岁。对于较大青少年和成年患者因术后疼痛、松动等并发症较常见不推荐使用。对于获得性平足症的治疗,目前提倡非融合技术以尽量减少关节融合术带来的邻近关节退变加速和足踝部灵活性的下降。非融合技术依靠术前充分的查体和全面辅助检查,通过关节外截骨、肌腱转位增强和尽量少的小关节融合,以达到恢复足弓、矫正力线、恢复肌力平衡的目的。术后早期非负重功能锻炼以减少关节僵硬的发生。对于晚期关节炎改变显著者可根据病变范围采用二关节融合、三关节融合甚至四关节融合。

二、踇 外 翻

踇外翻(hallux valgus),俗称“大脚骨”,是一种常见的踇趾向足的外侧倾斜、第 1 跖骨内收的前足畸形(图 62-21)。

【病因及病理】 踇外翻的详细发病机制尚不完全了解,多数认为与遗传及穿鞋不适有关,如穿鞋前部较窄或穿高跟鞋。80% 以上有家族史,女性多见。足部楔骨间和跖骨间有坚强的韧带连结,但内侧楔骨与第 1 跖骨比其他楔骨与跖骨的连结较弱。若站立过久,行走过多,经常穿高跟或尖头鞋时,内侧楔骨和跖骨承受压力超过 25% ,促使第 1 跖骨向内移位,可伴有足纵弓和横弓塌陷,因此踇外翻常和平足症同时存在。踇趾因内收肌和踇长伸肌牵拉向外移,第 1、2 跖骨间的夹角加大(图 62-22)。第 1 跖骨头内侧逐渐形成一骨赘,踇外翻逐渐加重甚至半脱位,第 2 趾被第 1 趾挤向背侧,趾间关节屈曲并骑跨在踇趾上,形成锤状趾。由于负重点改变,在足底常形成胼胝。第 2、3 趾间关节背侧常形成胼胝。胼胝和第一跖趾关节炎是患者疼痛的主要原因。

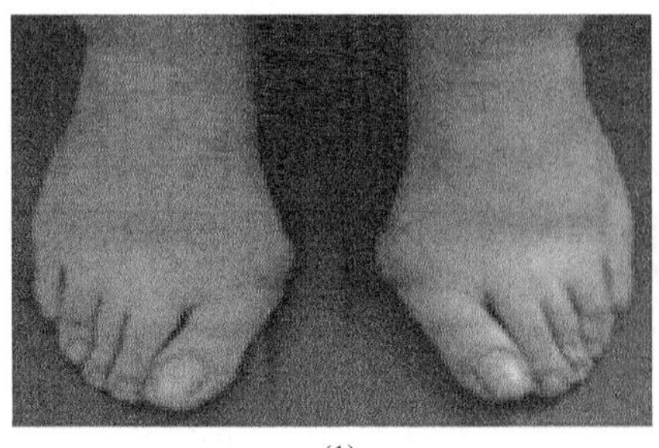
(1)

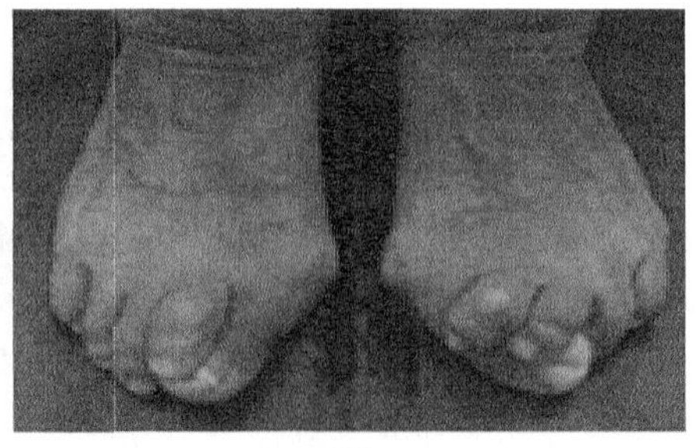
(2)

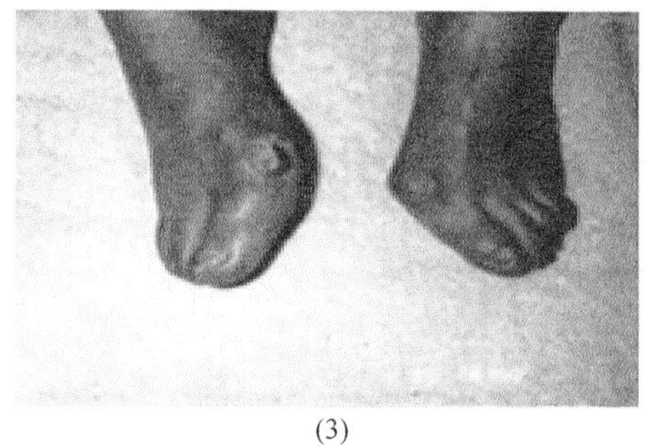

(3)

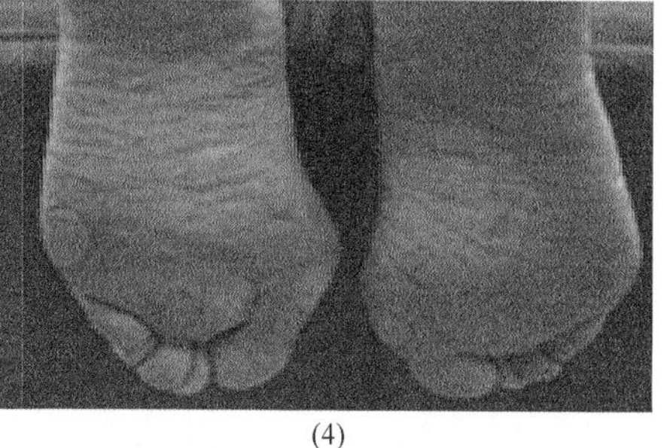

(4)

图 62-21　蹲外翻常见病理表现外观

(1)蹲外翻畸形;(2)蹲外翻畸形合锤状趾;(3)指壁溃破合并感染;(4)蹲外翻畸形合并胼胝体

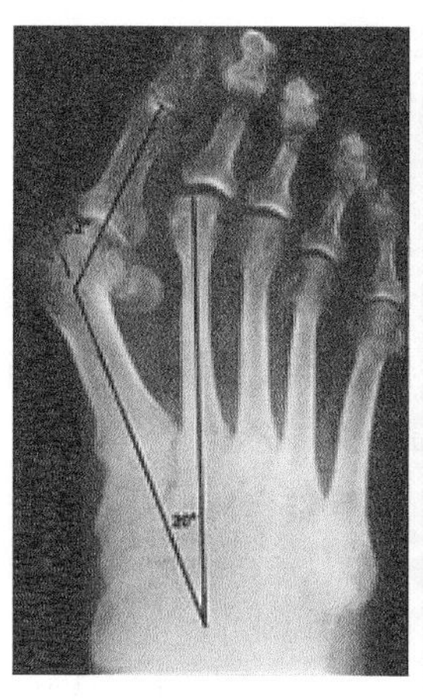

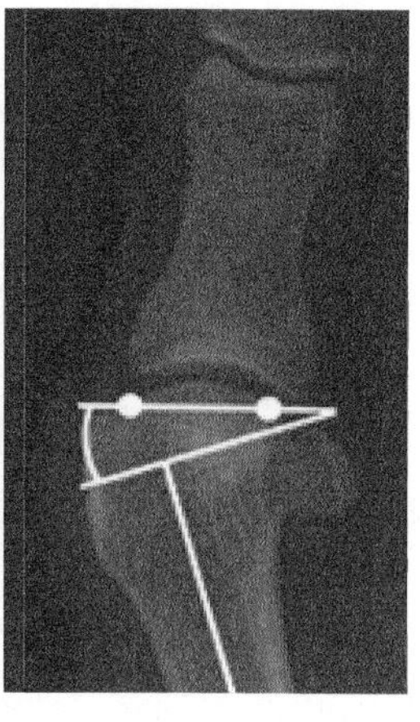

图 62-22　蹲趾外翻角及第 1、2 跖骨间的夹角,蹲趾远端关节固有角

【临床表现】　蹲外翻常呈对称性。蹲趾的跖趾关节轻度半脱位,内侧关节囊附着处因受牵拉,可有骨赘形成。第 1 跖骨头的突出部分,因长期受鞋帮的摩擦,局部皮肤增厚,并可在该处皮下产生滑囊,如红肿疼痛,则成为滑囊炎,又称蹲囊炎(图 62-23)。严重者蹲趾的跖趾关节可产生骨关节炎,引起疼痛。第 2、3 跖骨头跖面皮肤因负担加重,形成胼胝。第 2 趾近侧趾骨间关节处背侧皮肤因与鞋帮摩擦可形成胼胝或鸡眼。查体时除观察上述畸形和皮肤改变外,还应仔细检查跖趾关节活动范围,第一跖楔关节是否不稳定,以及是否合并中后足的畸形。为进一步了解病情,明确诊断及指导治疗,应摄负重正侧位 X 线片。正确进行 X 线相关角度的测量是制订正确治疗方案的关键。最重要的角度参数包括蹲外翻角、第 1、2 跖骨间角,以及远端关节固有角和跖骨相对长度等。

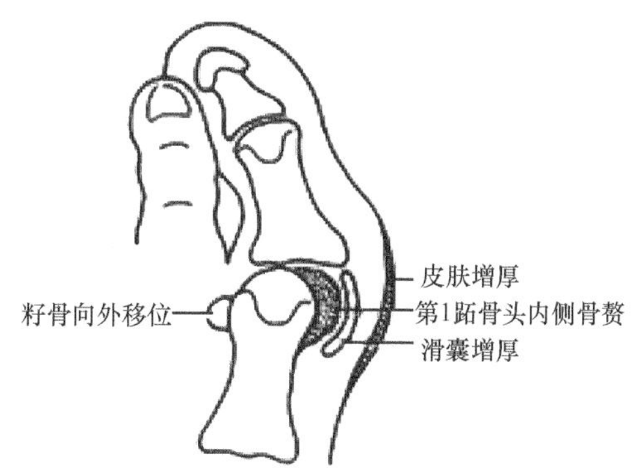

图 62-23　蹲外翻

形成蹲囊炎及骨赘皮肤增厚,第 1 跖骨头内侧骨赘、滑囊增厚

蹲外翻角(hallux valgus angle,HVA):指第一跖骨与近节趾骨轴线的夹角,它反映拇外翻的程度,该角>15°为异常(图 62-22)。

第1、2跖骨间角(intermetatarsal angle,IMA):指第1、2跖骨轴线的夹角,它反映第1跖骨内收的程度。该角>10°为异常(图62-22)。

第一跖骨远端关节固有角:指第1跖骨远端关节面和长轴夹角(图62-22)。

【预防及治疗】

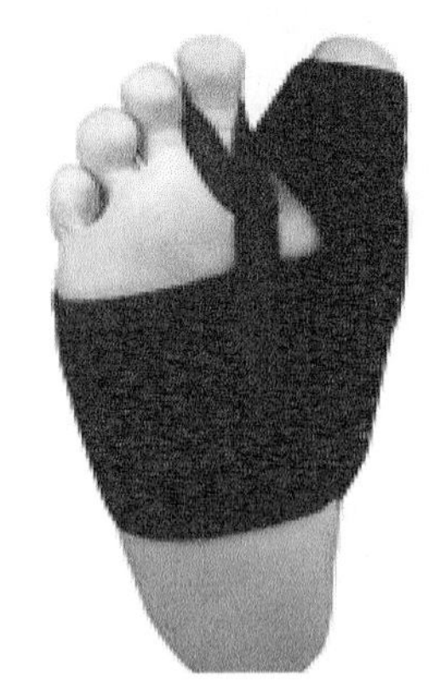

图62-24　踇外翻矫形器

1. 非手术治疗　穿前部宽松的鞋,以避免对趾内侧的挤压和摩擦。许多器具可用于防止踇外翻的发展。轻度外翻可在第1、2趾间应用硅胶分趾垫或分趾鞋袜,也可应用外翻矫形器(图62-24)、矫形鞋或平足鞋垫矫正。

2. 手术治疗　当非手术治疗无效、疼痛及畸形严重者可行手术治疗。如患者对足外观要求较高也可选择手术矫形。必须强调术前充分了解患者的要求和期望值,如患者对穿鞋的特殊要求等。据文献报道,踇外翻的手术方法多达百种以上,主要分为软组织手术、截骨矫形手术、软组织结合截骨矫形手术等。例如,远侧软组织改形术(McBride法)、第1跖骨远侧截骨术、第1跖骨基底截骨术、关节融合术。目前,国际上通常采用软组织结合截骨矫形手术。术前如未能准确评估病情易出现踇外翻矫形不彻底、复发甚至踇内翻的并发症,往往需要再次手术治疗。

【踇外翻治疗新进展介绍】　大部分传统的踇外翻矫形手术创伤较大且需要内固定,术后可能需要石膏固定,康复过程缓慢且费用较高。微创技术矫正踇外翻符合现代生活对手术的要求,即SERI原则(simple简单,effective有效,rapid快速,inexpensive经济),因此逐渐得到普及。微创手术有严格适应证,即拇外翻角小于40°,第1、2跖骨间角小于20°。其优点是手术操作简单、创伤小,术后无需石膏固定,可早期穿前足免负重鞋下地,预后良好,不影响二次手术,费用经济。但应严格掌握手术适应证,对于踇指僵硬、严重关节退行性变和不稳的踇外翻效果不佳。

三、脊柱侧凸

脊柱侧凸(scoliosis)是指脊柱的一个或数个节段向侧方弯曲,并伴有椎体旋转的三维脊柱畸形。国际脊柱侧凸研究学会对脊柱侧凸定义如下:应用Cobb法测量站立正位X线片的脊柱侧方弯曲,如角度大于10°则定义为脊柱侧凸。

【分类】　脊柱侧凸分为两大类,即非结构性脊柱侧凸和结构性脊柱侧凸。

1. 非结构性脊柱侧凸　非结构性侧凸指脊柱及其支持组织无内在的固有改变,在侧方弯曲像或牵引像上畸形可矫正,针对病因治疗后,脊柱侧凸即能消除。非结构性脊柱侧凸可由下列原因引起:①姿势性脊柱侧凸;②癔症性脊柱侧凸;③神经根受刺激:椎间盘突出及肿瘤;④炎症;⑤下肢不等长;⑥髋关节挛缩。

2. 结构性脊柱侧凸　结构性脊柱侧凸是指伴有旋转的、结构固定的侧方弯曲,侧弯不能通过平卧或侧方弯曲自行矫正,或虽矫正但无法维持,受累的椎体被固定于旋转位。结构性侧凸根据病因可分为以下几种。

(1)特发性脊柱侧凸(idiopathic scoliosis):原因不明的脊柱侧凸,最常见,占总数的75%~80%。根据其发病年龄又分为:①婴儿型(0~3岁);②少儿型(4~10岁);③青少年型(11~18岁);④成人型(>18岁)。

(2)先天性脊柱侧凸(congenital scoliosis):根据脊柱发育障碍分三种类型。①形成障碍,包括半椎体和楔形椎;②分节不良,包括单侧未分节形成骨桥和双侧未分节(阻滞椎,

block verte-brae)两种;③混合型:椎体形成障碍合并分节不良。

(3) 神经肌肉型脊柱侧凸(neuromuscular scoliosis):指人体神经-肌肉传导通路的病变所导致的脊柱在冠状面上的畸形。

(4) 神经纤维瘤病合并脊柱侧凸:有高度遗传性,约占总数的2%。其特点是皮肤有6个以上咖啡斑,部分有局限性橡皮病性神经瘤。畸形持续进展,甚至术后仍可进展;假关节发生率高,往往需要多次植骨融合,治疗困难。

(5) 间充质病变合并脊柱侧凸:常见于马方综合征等。马方综合征的患者中,有40%~75%的患者合并脊柱侧凸。

(6) 骨软骨营养不良合并脊柱侧凸:包括弯曲变形的侏儒症、黏多糖蓄积病等。

(7) 代谢性障碍合并脊柱侧凸:如佝偻病、成骨不全、高胱氨酸尿症等。

(8) 脊柱外组织挛缩导致脊柱侧凸:如脓胸或烧伤后的瘢痕等所致侧凸等。

(9) 其他:①创伤,如骨折、椎板切除术后,胸廓成形术,放射治疗后引起脊柱侧凸;②脊柱滑脱,腰骶关节异常等;③风湿病、骨感染、肿瘤等所致脊柱侧凸。

【病理】 各种类型的脊柱侧凸的病因虽然不同,但是其病理变化相似。

1. 椎体、棘突、椎板及小关节的改变 侧凸凹侧椎体楔形变,并出现旋转,主侧弯的椎体向凸侧旋转,棘突向凹侧旋转,凹侧椎弓根变短、变窄。椎板略小于凸侧。棘突向凹侧倾斜,使凹侧椎管变窄。凹侧小关节增厚并硬化而形成骨赘。

2. 椎间盘、肌肉及韧带的改变 凹侧椎间隙变窄,凸侧增宽,凹侧的小肌肉可见轻度挛缩。

3. 肋骨的改变 椎体旋转导致凸侧肋骨移向背侧,使后背部突出,形成隆凸,严重者形成"剃刀背"(razor back)。凸侧肋骨互相分开,间隙增宽。凹侧肋骨互相挤在一起,并向前突出,导致胸部不对称。

4. 内脏的改变 严重胸廓畸形使肺脏受压变形,严重者可引起肺源性心脏病。

【临床表现】 早期畸形不明显,常不引起注意。生长发育期,侧凸畸形发展迅速,可出现身高不及同龄人,双肩不等高,胸廓不对称。侧凸畸形严重者可出现"剃刀背"畸形,影响心肺发育,出现神经系统牵拉或压迫的相关症状(图62-25)。

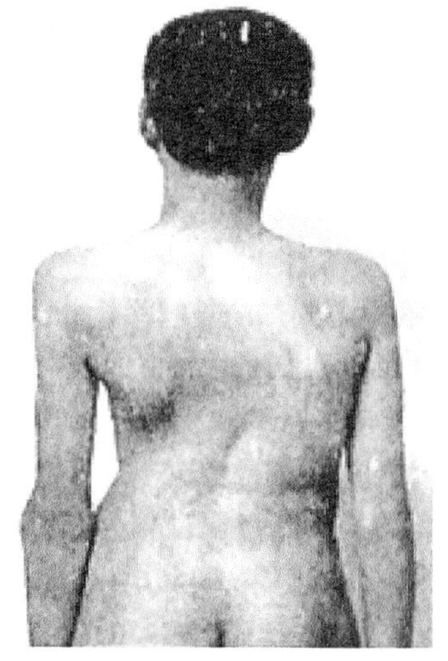

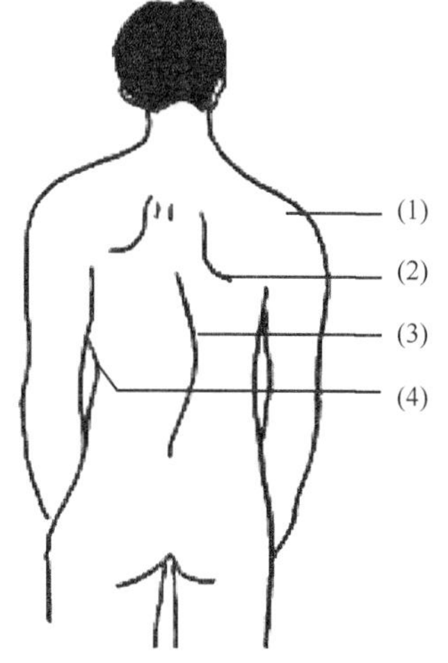

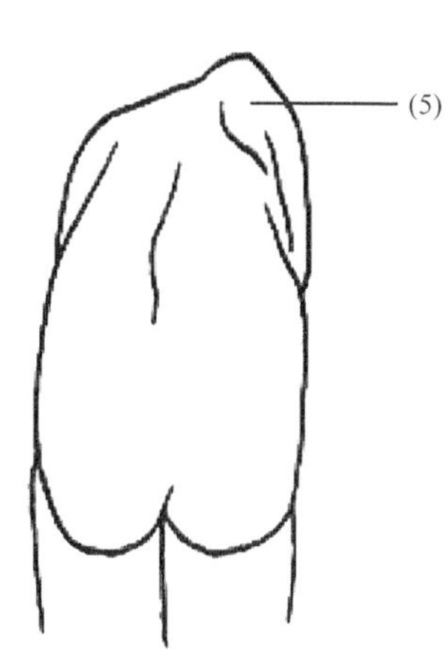

图62-25　脊柱侧凸外观

(1)两肩不等高;(2)两侧肩胛骨不等高;(3)脊柱偏离中线;(4)一侧腰部皱褶皮纹;(5)前弯时两侧背部不对称,形成"剃刀背"

1. 体格检查 应充分显露,检查者从前方、后方及两侧仔细观察。注意皮肤有无色素沉着或皮下组织肿物,背部有无异常毛发及囊性物。注意乳房发育情况,胸廓是否对称。让患者向前弯腰,观察其背部是否对称,若一侧隆起,说明肋骨及椎体旋转畸形。注意观察两肩对称情况。沿棘突置铅垂线,测量臀部裂缝至垂线的距离,观察躯干是否失代偿。检查脊柱活动范围和神经系统。

2. 辅助检查

(1) X 线检查:借助 X 线片了解侧凸的病因、类型、位置、大小、范围和柔韧度等。根据不同需要,可作其他特殊 X 线检查。通过 X 线检查以初步确立诊断,观察畸形进展,寻找并发的畸形,制订治疗计划,或作疗效评价。

1) 站立位全脊柱正侧位像:是诊断脊柱侧凸的基本方法。摄片时患者必须直立位,因卧位时肌肉松弛会导致侧凸的真实度数减小(图 62-26)。摄片范围应包括整个脊柱。

2) 仰卧位最大左右弯曲位(bending)像、重力悬吊位牵引(traction)像及支点反向弯曲(fulcrum)像均可了解侧凸脊柱的内在柔韧性,对指导治疗具有重要的价值。

3) 去旋转(Stagnara)像:对于严重侧凸、尤其伴有后凸、椎体旋转严重的患者,普通 X 线片很难看清肋骨、横突及椎体的畸形情况,需要摄去旋转像,以全面了解侧凸椎体的结构。

4) 脊柱侧凸的 X 线测量:①Cobb 法,最常用,上端椎上缘的垂线与下端椎下缘的垂线的交角即为 Cobb 角(图 62-27)。②Ferguson 法,很少用,用于测量轻度脊柱侧凸(<50°)。上下端椎的中心与顶椎中心连线的交角。

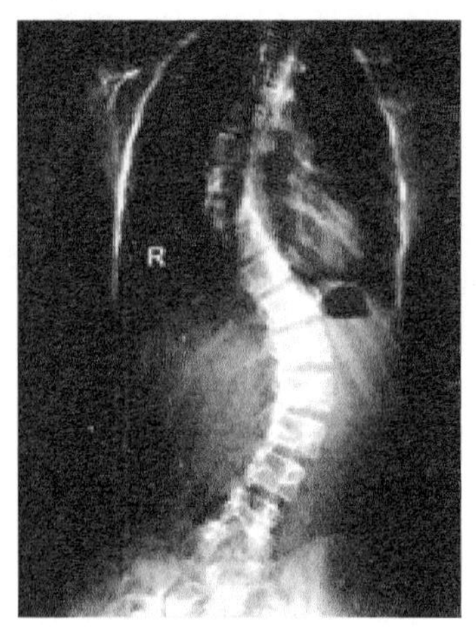

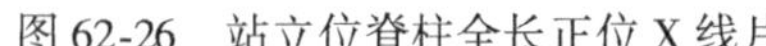
图 62-26 站立位脊柱全长正位 X 线片

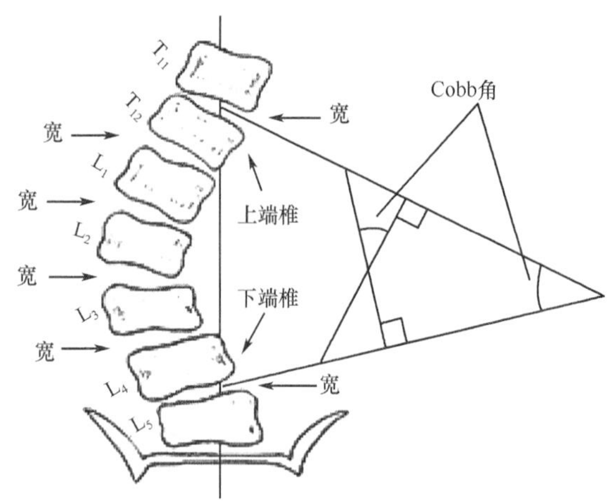

图 62-27 Cobb 法脊柱侧凸 X 线测量

5) 椎体旋转度的测量:通常采用 Nash-Moe 法(图 62-28)。根据正位 X 线片上椎弓根的位置,将其分为 5 度。0 度,椎弓根对称;I 度,凸侧椎弓根移向中线,但未超过第一格,凹侧椎弓根变小;Ⅱ度,凸侧椎弓根已移至第 2 格,凹侧椎弓根消失;Ⅲ度,凸侧椎弓根移至中央,凹侧椎弓根消失;Ⅳ度,凸侧椎弓根越过中线,靠近凹侧。

(2) 特殊影像学检查

1) 脊髓造影:脊柱侧凸不仅要了解脊柱或椎骨畸形,同时要了解椎管内有无并存的畸形。先天性脊柱侧凸几乎把脊髓造影作为常规检查,其目的是了解与骨性畸形同时存在的神经系统畸形。

2）CT：对脊椎、脊髓、神经根病变的诊断具有明显的优越性，尤其对普通X线显示不清的部位（枕颈、颈胸段等）更为突出，能清晰地显示椎骨、椎管内、椎旁组织的细微结构。特别是作脊髓造影CT扫描（CTM），可以了解椎管内的真实情况以及骨与脊髓、神经的关系，为手术治疗提供资料。

3）MRI：对椎管内病变分辨力强，不仅提供病变部位、范围，对其性质如水肿、压迫、血肿、脊髓畸形、变性等分辨力优于CT，但尚不能代替CT或脊髓造影。

（3）肺功能检查：脊柱侧凸患者的常规检查。脊柱侧凸患者的肺总量和肺活量减少，而残气量多正常，肺活量的减少与脊柱侧凸的严重程度相关。

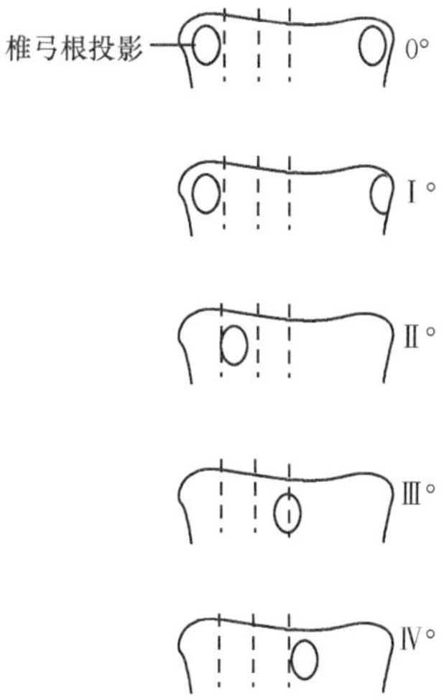

（4）电生理检查：对了解脊柱侧凸患者是否合并神经、肌肉系统障碍有重要意义。

椎弓根投影
0°
Ⅰ°
Ⅱ°
Ⅲ°
Ⅳ°

图62-28　椎体旋转度测量法

1）肌电图检查：肌电图可以了解运动单位的状态，评定及判断神经、肌功能。

2）神经传导速度测定：神经传导速度可分为运动传导速度与感觉传导速度。传导速度测定的影响因素较多，如为单侧病变，应以健侧为对照。

3）诱发电位检查：体感诱发电位（SEP）对判断脊髓神经损伤程度，估计预后或观察治疗效果有一定的实用价值。

（5）发育成熟度的鉴定：成熟良的评价在脊柱侧凸的治疗中尤为重要。必须根据生理年龄、实际年龄及骨龄全面评估。主要包括以下几方面。

1）第二性征：男孩的声音改变，女孩的月经初潮，乳房及阴毛的发育等。

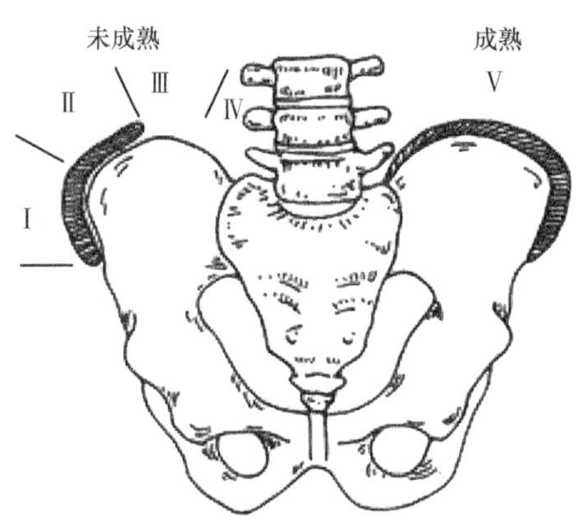

图62-29　Risser征测量法

2）骨龄：①手腕部骨龄，20岁以下患者可以摄手腕部X线片，有助于判断患者的骨龄。②Risser征，髂骨骨骺环由髂前上棘向髂后上棘依次出现，Risser征是将髂前上棘至髂后上棘骺环的总长度分为四等份，未出现者为0。仅出现1/4者为Ⅰ度，出现2/4为Ⅱ度，出现3/4为Ⅲ度，完全出现为Ⅳ度，髂嵴骨骺与髂骨融合为Ⅴ度（图62-29）。③椎体骺环，侧位X线片上骨骺环与椎体融合，说明脊柱停止生长，为骨成熟的重要体征。④髋臼Y形软骨，如果髋臼Y形软骨闭合，说明脊柱生长接近停止。

【治疗】 脊柱侧凸的治疗目的:①矫正畸形;②获得稳定;③维持平衡。

对于不同类型的脊柱侧凸,其治疗原则与方法也不尽相同。下面以青少年型特发性脊柱侧凸为例进行介绍。

青少年型特发性脊柱侧凸的治疗方法包括观察随访、支具治疗、手术治疗三种。其治疗原则:①Cobb 角<25°。应严密观察,如每年进展>50°且 Cobb 角>25°,应行支具治疗。②Cobb 角在 25°～40°之间,应行支具治疗。③Cobb 角>40°,且每年加重>50°,应手术治疗。④Cobb 角在 40°～50°之间,进展加重的概率较大,如果患者未发育成熟,应手术治疗;对于发育成熟的患者,如果随访发现侧凸有明显进展,也应手术治疗。⑤Cobb 角>50°应手术治疗。

1. 支具治疗　一般根据患者身材量体定做支具。支具治疗后应摄站立位脊柱全长正侧位,观察侧弯矫正率是否超过 50%。如超过 50%,说明支具治疗效果满意。每日至少佩戴支具 20～22 小时。每 4～6 周复查一次支具情况,以防止因患者身长增高而出现支具无效。复查时,应去除支具摄站立位脊柱全长正侧位,根据 X 线片表现评价侧凸的进展情况。如果支具治疗有效,女孩应佩戴至初潮后 2 年、Risser 征Ⅳ度;男孩佩戴至 Risser 征 V 度,然后可逐渐停止支具治疗,继续随访数年。

2. 手术治疗　脊柱侧凸的手术主要分两个方面:侧凸矫形和脊柱融合。矫形方法可分前路矫形和后路矫形,有时需前后路联合手术。脊柱融合的目的是保持矫形效果,维持脊柱的稳定。在特发性脊柱侧凸的手术治疗中,如何正确选择矫形及融合的范围与手术治疗的效果密切相关,融合太短将导致代偿弯曲弧度加重,畸形更严重。融合过长则使脊柱活动不必要地受限,大大影响脊柱的生理功能。青少年特发性脊柱侧凸的分型对确定器械固定的节段和融合的范围具有重要作用。以前国内外多使用 King 分型,由于使用过程中发现部分患者出现失代偿和畸形加重的情况,近年来一些新的更符合脊柱三维特点的分型方法逐渐取代 King 分型来指导选择矫形及融合范围,如 Lenke 分型、PUMC(协和)分型等。随着影像学、材料学及解剖学等相关学科的发展,脊柱侧凸的手术治疗在分型、椎弓钉技术、非融合技术、脊柱截骨技术、胸腔镜微创技术等方面都取得了长足的进步。脊柱侧凸的矫形已经发展为三维矫形、三维固定的新水平。

(韩庆林)

附:骨 肿 瘤

第一节 总 论

【定义】 凡发生在骨内或起源于各种骨组织成分的肿瘤,不论是原发性、继发性还是转移性肿瘤统称为骨肿瘤。

【分类】 2002 年 WHO 公布了第 3 版的骨肿瘤分类法,见附表-1。

附表-1 WHO 骨肿瘤的分类(2002)

成软骨性肿瘤	**尤因肉瘤/原始神经上皮瘤**
骨软骨瘤	神经上皮瘤
软骨瘤	尤因肉瘤
内生软骨瘤	**造血细胞源性肿瘤**
骨膜软骨瘤	浆细胞瘤
多发性软骨瘤病	恶性淋巴瘤
软骨母细胞瘤	**巨细胞瘤**
软骨黏液样纤维瘤	巨细胞瘤
软骨肉瘤	恶性巨细胞瘤
中央性、原发性和继发性软骨肉瘤	**脊索源性肿瘤**
外周型软骨肉瘤	脊索瘤
去分化型软骨肉瘤	**血管源性肿瘤**
间叶型软骨肉瘤	血管瘤
透明细胞型软骨肉瘤	血管肉瘤
成骨性肿瘤	**平滑肌源性肿瘤**
骨样骨瘤	平滑肌瘤
骨母细胞瘤	平滑肌肉瘤
骨肉瘤	**脂肪源性肿瘤**
普通性骨肉瘤	脂肪瘤
软骨母细胞型骨肉瘤	脂肪肉瘤
成纤维细胞型骨肉瘤	**神经源性肿瘤**
骨母细胞型骨肉瘤	神经鞘瘤
毛细血管扩张型骨肉瘤	**其他肿瘤**
小细胞型骨肉瘤	成釉细胞瘤
低恶性中央型骨肉瘤	转移性恶性肿瘤
继发性骨肉瘤	**其他病损**
皮质旁骨肉瘤	动脉瘤性骨囊肿

续表

骨膜骨肉瘤	单纯性骨囊肿
高恶性浅表型骨肉瘤	纤维结构不良
成纤维源性肿瘤	**骨纤维发育异常**
促纤维增生性纤维肿瘤	朗格汉斯组织细胞增生症
纤维肉瘤	脂质肉芽肿病
纤维组织细胞源性肿瘤	胸壁错构瘤
良性纤维组织细胞瘤	**关节病变**
恶性纤维组织细胞瘤	滑膜软骨瘤病

【发病率】 来源于骨与软骨的恶性肿瘤占全身恶性肿瘤的0.5%~1%，不同种族人群的骨肿瘤发病率不同。骨肉瘤在恶性骨肿瘤中发病率最高，约占35%，软骨肉瘤约占25%，尤因肉瘤约占16%。

【年龄和部位的分布】 原发性骨肿瘤中，良性比恶性多见。前者以骨软骨瘤和软骨瘤多见，后者以骨肉瘤和软骨肉瘤多见。发病率按年龄分布有两个发病高峰。第一个高峰发生在10~20岁之间，第二个高峰发生在60岁左右。骨肉瘤多发生于20岁以下的患者，80%发生于长骨干骺端。小部分病例发生在其他骨骼，如颅骨、脊柱和盆骨上。

软骨肉瘤发病率随着年龄增长而递增，发病高峰在40~70岁之间。相同年龄阶段的发病率也因性别和种族的不同而不同。50%以上的软骨肉瘤发生在长骨末端。骨盆和肋骨为其次好发的部位。

尤因肉瘤的流行病学特征与骨肉瘤相似，但是骨肉瘤好发于骨骼未发育成熟患者的长骨干骺端，而尤因肉瘤好发于骨干。尤因肉瘤的第一个发病高峰也是10~20岁阶段。尤因肉痛多见于白种人群。

【临床表现】

1. 疼痛与压痛 疼痛是生长迅速的肿瘤最显著的症状。良性肿瘤多无疼痛，但有些良性肿瘤，如骨样骨瘤可因反应骨的生长而产生剧痛；恶性肿瘤几乎均有局部疼痛，开始时为间歇性、轻度疼痛，以后发展为持续性剧痛、夜间痛，并可有压痛。良性肿瘤恶变或合并病理骨折，疼痛可突然加重。

2. 局部肿块和肿胀 良性肿瘤常表现为质硬而无压痛的肿块，生长缓慢，通常被偶然发现。局部肿胀肿块发展迅速多见于恶性肿瘤。局部血管怒张反映肿瘤的血运丰富，多属恶性。

3. 功能障碍和压迫症状 邻近关节的肿瘤，由于疼痛和肿胀可使关节活动功能障碍。脊髓肿瘤不论是良性、恶性都可引起压迫症状，甚至出现截瘫。若肿瘤血运丰富，可出现局部皮温增高，浅静脉怒张，位于骨盆的肿瘤可引起消化道和泌尿道机械性梗阻症状。

4. 病理性骨折 轻微外伤引起病理性骨折是某些骨肿瘤的首发症状，也是恶性骨肿瘤和骨转移癌的常见并发症。创伤常引起肿瘤的早期发现，但不会导致肿瘤。

晚期恶性骨肿瘤可出现贫血、消瘦、食欲差、体重下降、低热等全身症状。远处转移多为血行转移，偶见淋巴转移。

【诊断】 骨肿瘤的诊断必须临床、影像学和病理学三结合；生化测定也是必要的辅助检查。

1. 影像学检查

(1) X 线检查:能反映骨与软组织的基本病变。骨内的肿瘤性破坏表现为溶骨型、成骨型和混合型。有些骨肿瘤的反应骨可表现为骨的沉积。临床上将肿瘤细胞产生的类骨,称为肿瘤骨。

良性骨肿瘤具有界限清楚、密度均匀的特点。多为膨胀性病损或者发生性生长。病灶骨质破坏呈单房性或多房性,内有点状、环状、片状骨化影,周围可有硬化反应骨,通常无骨膜反应。

恶性骨肿瘤的病灶多不规则,呈虫蛀样或筛孔样,密度不均,界限不清,若骨膜被肿瘤顶起,骨膜下产生新骨,呈现出三角形的骨膜反应阴影称 Codman 三角,多见于骨肉瘤。若骨膜的掀起为阶段性,可形成同心圆或板层排列的骨沉积,X 线片表现为“葱皮”现象,多见于尤因肉瘤。若恶性肿瘤生长迅速,超出骨皮质范围,同时血管随之长入,肿瘤骨与反应骨沿放射状血管方向沉积,表现为“日光射线”形态。某些生长迅速的恶性肿瘤很少有反应骨,X 线片表现为溶骨性缺损,骨质破坏。而有些肿瘤如前列腺癌骨转移,可激发骨的成骨反应。

(2) CT 和 MRI 检查:可以为骨肿瘤的存在及确定骨肿瘤的性质提供依据,也可更清楚地显示肿瘤的范围,识别肿瘤侵袭的程度,以及与邻近组织的关系,帮助制订手术方案和评估治疗效果。

(3) ECT 检查:可以明确病损范围,先于其他影像学检查几周或几个月显示骨转移瘤的发生,但特异性不高,不能单独作为诊断依据,须经 X 线片或 CT 的证实。骨显像还能早期发现可疑的骨转移灶,防止漏诊;也可帮助了解异体骨、灭活骨的骨愈合情况。

(4) DSA 检查:可显示肿瘤血供情况,如肿瘤的主干血管、新生的肿瘤性血管,以利于作选择性血管栓塞和注入化疗药物;化疗前后对比检查可了解新生血管的改变,监测化疗的效果。

(5) 其他:超声检查可描绘软组织肿瘤和突出骨外的肿瘤情况,对骨转移癌寻找原发灶有很大帮助。脊髓造影、钡餐造影、关节对比造影、尿路造影等对了解相邻骨组织的侵犯范围有辅助作用。

2. 病理检查　病理组织学检查是骨肿瘤最后确诊的唯一可靠检查。按照标本采集方法分为穿刺活检和切开活检两种。穿刺活检是使用特制穿刺活检针闭合穿刺活检,具有手术方法简便、出血少、正常间室屏障干扰小、瘤细胞不易散落、较少造成病理性骨折等优点,多用于脊柱及四肢的溶骨性病损。切开活检又分切取式和切除式,切取式手术破坏了肿瘤原有的包围带和软组织间室,会扩大肿瘤污染的范围;对体积不大的肿瘤,最好选择切除术活检。骨与软组织肿瘤活检首选穿刺活检,穿刺活检最好由手术医生来实行,更多考虑后期手术入路的选择以及穿刺针道能否被完整切除。在有经验的骨与软组织肿瘤中心,术前穿刺活检的达到 95% 以上。

按照病理切片的制作方法分为冷冻活检和石蜡活检,前者是术中即刻获得病理诊断的快速方法,后者才是获得的准确病理结果。当冷冻结果与术前临床诊断出现矛盾时,应特别注意将其与临床症状及影像学检查结合考虑,必要时等待石蜡切片作最后诊断。术中冷冻活检冷冻活检可用于软组织肿瘤术中快速诊断,骨肿瘤选择术中冷冻活检有很多弊端,如骨肿瘤术中冷冻结果和术前不一致时,常会影响正常手术计划的进行。

3. 生化测定　大多数骨肿瘤患者化验是正常的。凡骨质有迅速破坏时,如广泛溶骨性病变,血钙往往升高;血清碱性磷酸酶反映成骨活动,在成骨性肿瘤如骨肉瘤中有明显升高;男性酸性磷酸酶的升高提示转移瘤来自前列腺癌。尿本周蛋白阳性可提示骨髓瘤的存在。

4. 现代生物技术检测　分子生物学和细胞生物学领域的新发现揭示了与临床转归及预

后相关的机制。遗传学研究揭示了在一些骨肿瘤中有常染色体异常,能帮助诊断和进行肿瘤分类,并更精确地预测肿瘤的行为。如尤因肉瘤中发现特异性基因易位,发生在 t(11,22)(q24,q22)的染色体易位(85%),其次在 1 号染色体的长臂和 8、12 号染色你的畸变率超过 50%,与之相关的 mRNA 可用于肿瘤的诊断和治疗。利用反转录聚合酶链反应(RT-PCR)技术可从少量瘤细胞中检测到融合基因的表达,用于评估切除后残存病变的范围和监测转移。

【外科分期】 肿瘤病理分级反映肿瘤的生物学行为和侵袭性程度。用外科分期来指导骨肿瘤治疗,被认为是一个合理而有效的措施。外科分期是将外科分级(grade,G)、肿瘤解剖定位(territory,T)和区域性或远处转移(metastasis,M)结合起来,综合评价。

外科分级决定于临床表现、影像学特点、组织学形态和化验等变化,可分为三级。①G0(良性):组织学为良性细胞学表现,分化良好,细胞/基质之比为低度到中度;X 线表现肿瘤为边界清楚、局限在囊内或外生隆起突向软组织;临床显示包囊完整,无卫星病灶,无跳跃转移,极少远隔转移。②G1(低度恶性):组织学显示细胞分化中等;X 线表现为肿瘤穿越瘤囊,骨皮质破坏可向囊外生长;临床表现为生长缓慢,无跳跃转移,偶有远隔转移。③G2(高度恶性):组织学显示核分裂多见,分化极差,细胞/基质之比高;X 线表现为边缘模糊,肿瘤扩散波及软组织;临床表现肿块生长快,症状明显,有跳跃转移现象,常发生局部及远隔转移。

肿瘤解剖定位 T 是指肿瘤侵袭范围,以肿瘤囊和间室为界,可分为囊内、间室内和间室外肿瘤。T0:囊内;T1:间室内;T2:间室外。间室内肿瘤是指肿瘤在各个方向上都包在一个自然的屏障中(如骨、筋膜、滑膜组织和骨膜);间室外肿瘤是指肿瘤生长在间室外(如腘窝),或因肿瘤生长、骨折、出血及手术污染而超出自然屏障。间室外生长可作为肿瘤具有侵袭性的标志。

转移指肿瘤区域或者远处发现转移病灶。M0:无转移;M1:转移

【治疗】 骨肿癌的治疗应以外科分期为指导,手术治疗应按外科分期来选择手术界限和方法(附表-2 ~ 附表-4),尽量达到既切除肿瘤,又可保全肢体。

附表-2 良性骨肿瘤的治疗依据

分期	分级	部位	转移	治疗要求
1	G0	T0	M0	囊内手术
2	G0	T1	M0	边缘或囊内手术+有效辅助治疗
3	G0	T2	M0	广泛或边缘手术+有效辅助治疗

附表-3 恶性骨肿瘤的治疗依据

分期	分级	部位	转移	治疗要求
ⅠA	G1	T1	M0	广泛手术:广泛局部切除
ⅠB	G1	T2	M0	广泛手术:截肢
ⅡA	G2	T1	M0	根治手术:根治性整块切除加其他治疗
ⅡB	G2	T2	M0	根治手术:根治性截肢加其他治疗
ⅢA	G1 ~ G2	T1	M1	肺转移灶切除,根治性切除或姑息手术加其他治疗
ⅢB	G1 ~ G2	T2	M1	肺转移灶切除,根治性解脱或姑息手术加其他治疗

附表-4 手术界限

类型	切除范围	镜下所见达到要求	手术方法	
			保肢	截肢
囊内手术	在病损内	肿瘤限于边缘	囊内刮除	囊内截肢
边缘手术	在反应区-囊外	反应症状±微卫星肿瘤	边缘整块切除	边缘截肢
广泛手术	超越反应区,经正常组织	正常组织±"跳跃病损"	广泛整块切除	广泛经骨截肢
根治手术	正常组织-间室外	正常组织	根治整块切除	根治解脱

1. 良性骨肿瘤的外科治疗

(1) 刮除植骨术:适用于良性骨肿瘤及瘤样病变。术中彻底刮除病灶至正常骨组织,药物或理化方法杀死残留瘤细胞后置入充填物。填充材料中以自体骨移植愈合较好,但来源少、完全愈合较慢、疗程长;也可使用其他生物活性骨修复材料,临床常用同种异体骨或人工骨填充。

(2) 外生性骨肿瘤的切除:如骨软骨瘤切除术,手术的关键是完整切除肿瘤骨质、软骨帽及软骨外膜,防止复发。

2. 恶性骨肿瘤的外科治疗

(1) 保肢治疗:不断成熟的化疗促进和发展了保肢技术。实践证明保肢治疗与截肢治疗的生存率和复发率相同,局部复发率为5% ~10% 。手术的关键是采用合理外科边界完整切除肿瘤,广泛切除的范围应包括瘤体、包膜、反应区及其周围的部分正常组织,即在正常组织中完整切除肿瘤,截骨平面应在肿瘤边缘 3 ~ 5cm,软组织切除范围为反应区外 1 ~5cm。

保肢手术适应证:①肢体发育成熟;②ⅡA 期或化疗敏感的ⅡB 期肿瘤;③血管神经束未受累,肿瘤能够完整切除;④术后局部复发率和转移率不高于截肢,术后肢体功能优于义肢;⑤患者要求保肢。保肢手术禁忌证:①肿瘤周围主要神经、血管受侵犯;②在根治术前或术前化疗期间发生病理性骨折,瘤组织和细胞突破间室屏障,随血肿广泛污染邻近正常组织;③肿瘤周围软组织条件不好,如主要动力肌群被切除,或因放疗、反复手术而瘢痕化,或皮肤软组织有感染者;④不正确的切开活检,污染周围正常组织或使切口周围皮肤瘢痕化,弹性差,血运不好。

保肢手术后的重建方法有:①瘤骨骨壳灭活再植术:将截下的标本去除瘤组织,经灭活处理再植回原位,恢复骨与关节的连续性,由于灭活后蛋白引起机体较强免疫排斥反应,并发症高,而逐渐废弃不用;②异体骨半关节移植术:取骨库超低温冻存的同种异体骨,移植到切除肿瘤的部位,再固定;③ 人工假体置换术:多为肿瘤型定制假体以及可延长假体等,和普通关节假体置换不同;④异体骨假体复合体(allograft and prostllesis composite,APC):结合异体骨和人工假体复合重建功能。

(2) 截肢术:对于就诊较晚,破坏广泛和对其他辅助治疗无效的恶性骨肿瘤(ⅡB 期)为解除患者痛苦,截肢术仍是一种重要有效的治疗方法。但对于截肢术的选择须持慎重态度,严格掌握手术适应证,同时也应考虑术后假肢的制作与安装。

3. 化学治疗 化疗的开展,特别是新辅助化疗概念的形成及其法则的应用,大大提高了恶性骨肿瘤患者的生存率和保肢率。对于骨肉瘤等恶性肿瘤,围术期的新辅助化疗已经是标准的治疗程式,新辅助化疗最好在有经验的骨与软组织肿瘤治疗中心来实行。病检时评估术前化疗疗效,可指导术后化疗和判断预后。化疗敏感者表现为:临床疼痛症状减轻或消失,肿物体积变小,关节活动改善或恢复正常,升高的碱性磷酸酶下降或降至正常;影像学上瘤体变小,肿瘤轮廓边界变清晰,病灶钙化或骨化增加,肿瘤性新生血管减少或消失。

4. 放射疗法 可强有力地影响恶性肿瘤细胞的繁殖能力。对于某些肿瘤术前术后配合放疗可控制病变和缓解疼痛,减少局部复发率,病变广泛不能手术者可单独放疗。尤因肉瘤对放疗敏感,能有效控制局部病灶,可在化疗后或与化疗同时进行。骨肉瘤对放疗不敏感。

5. 其他治疗 血管栓塞治疗是应用血管造影技术,施行选择性或超选择性血管栓塞达到治疗目的,可用于:栓塞血管丰富肿瘤的主要血管,减少术中出血;不能切除的恶性肿瘤也可行姑息性栓塞治疗,为肿瘤的手术切除创造条件。局部动脉内插管化疗辅以栓塞疗法或栓塞后辅以放疗,可得到更好的疗效。恶性骨肿瘤的温热-化学疗法可以起到热疗与化疗的叠加作用。免疫治疗尚没有明确的结果,但此领域的研究非常活跃。合并病理性骨折可按骨折的治疗原则处理。

第二节 良性骨肿瘤

一、骨 瘤

骨瘤(osteoma)是骨面上突出的良性肿物,内部为间充质细胞产生的正常成熟的骨结构,即致密的正常骨。病灶几乎全都在颅骨和下颌骨。多发性骨瘤伴有结肠息肉、软组织纤维瘤和皮肤的皮样囊肿,被称为 Gardner 综合征。

【临床表现】 发病年龄以 30~50 岁多见,男女比例为 2:1,发病部位 70% 在额窦和筛窦内,少见于长短管状骨。患者无症状且肿瘤发展缓慢。

【影像学表现】 普通的 X 线表现有两种类型:一种为致密型,肿痛骨密度高,圆形或椭圆形,边缘清晰,周围无反应性软组织肿胀,周围无骨膜反应(附图-1);另一种为疏松型,骨质密度低,肿瘤常常较大,周围有硬化带。

【病理学表现】 镜下见致密粗大的骨小梁,骨小梁成熟同正常骨的板层,少见或见不到中央管(哈弗斯管),骨细胞的数量不一。

【治疗】 无症状的骨瘤可不予治疗,对邻近组织构成压迫出现相应症状者,可行手术切除,切除包括少量正常骨质。术后很少复发。

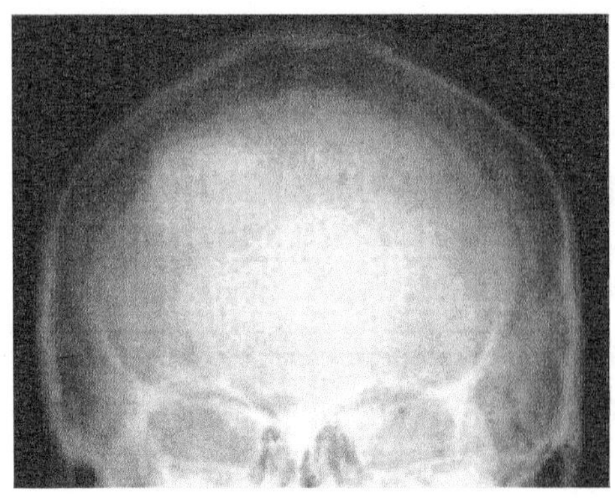
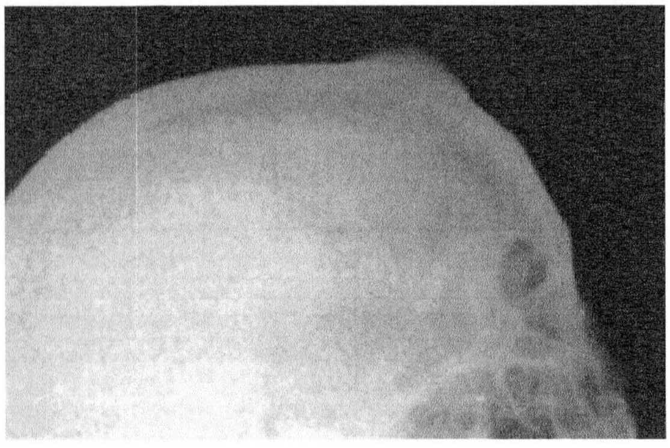

附图-1 颅骨骨瘤

X 线正侧位显示额骨圆形高密度肿物,突出颅骨表面

二、骨样骨瘤

骨样骨瘤(osteoid osteoma)由异常骨样组织、成骨细胞组成,其外包绕着反应性骨质。是第三位常见良性骨肿瘤,仅次于骨软骨瘤和骨化性纤维瘤,约占良性骨肿瘤的11%。

【临床表现】 典型的表现是患者长骨有持续数月的钝痛,夜间加重,服用水杨酸制剂或非甾体抗炎药可缓解。年龄在5~20岁,男性较女性为多。70%~80%的病损在长骨,最常见于股骨、胫骨和肱骨的骨干或骨骺端,其次是脊柱、足、手骨。

【影像学表现】 大多数在骨干皮质内,呈现小的圆形或椭圆形的放射透明巢,直径很少超过lcm,常有致密的硬化骨包绕。CT对发现瘤巢最有价值,可显示一个局限的小的低密度的瘤,周围包绕着大范围的高密度反应骨的形成,需与疲劳骨折、骨髓炎、骨脓肿、骨岛鉴别(附图-2)。

【病理学表现】 大体标本,骨样骨瘤是一种小的圆形或椭圆形、樱桃红或红棕色、直径为lcm或更小的肿瘤。

组织学上,骨样骨瘤由界限清楚的交织呈网状的不规则的骨小梁和骨样矿化基质组成,可见局灶性骨母细胞在骨小梁边缘排列,有大量扩张毛细血管的纤维血管结构提供给肿瘤血运,骨样骨瘤的疼痛是由大量的瘤巢内的无髓神经轴索传导的。

【治疗】 外科治疗极为有效。应完整切除瘤巢。彻底切除后不会复发。

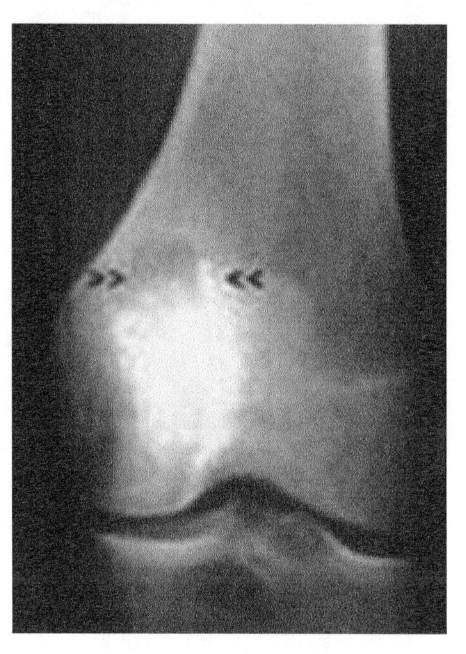

附图-2　股骨髁骨样骨瘤

中间可见略呈圆形透亮影,周围可见增生硬化环

三、内生软骨瘤

【临床表现】 内生软骨瘤(enchondroma)为良性骨内肿瘤,由分化良好的软骨小叶组成。可能是一种起始于软骨的错构瘤。发病率高,仅次于骨软骨瘤。男女发病率相同,可见于任何年龄组。

2/3位于手部的短管状骨,大部分位于近节指骨,其次为掌骨、中节指骨及远节指骨。很少一部分位于足之管状骨。

单发软骨瘤在长管状骨的发病率约占25%,上肢多于下肢,主要为肱骨和胫骨,此外亦见于躯干骨和髂骨,多无症状。

内生软骨瘤生长缓慢,体积小,几乎无血管,故长期无症状。若有症状,主要是因为部位表浅,如手部的管状骨易因骨膨胀刺激引起局部肿痛,或因病理骨折引起疼痛。而在四肢长骨,大部分内生软骨瘤均无症状,仅因其他疾病或病理骨折在拍X线片时被发现。

【影像学表现】 表现为边界清楚的溶骨区,有时由于肿瘤软骨的分叶状结构形成多环状,肿瘤生长较慢,有硬化缘,骨皮质变薄、有轻度膨胀(附图-3)。位于长骨的内生软骨瘤在于骺端呈中心性或偏心性生长,大小不等,以溶骨为主,可伴有钙化阴影。

CT 上病变表现为烟圈样或爆米花样，比 X 线片更能明确钙化的情况。MRI 能清晰显示髓腔内侵犯范围。骨扫描提示病变处浓聚。肿瘤生长活跃阶段，浓聚更明显。

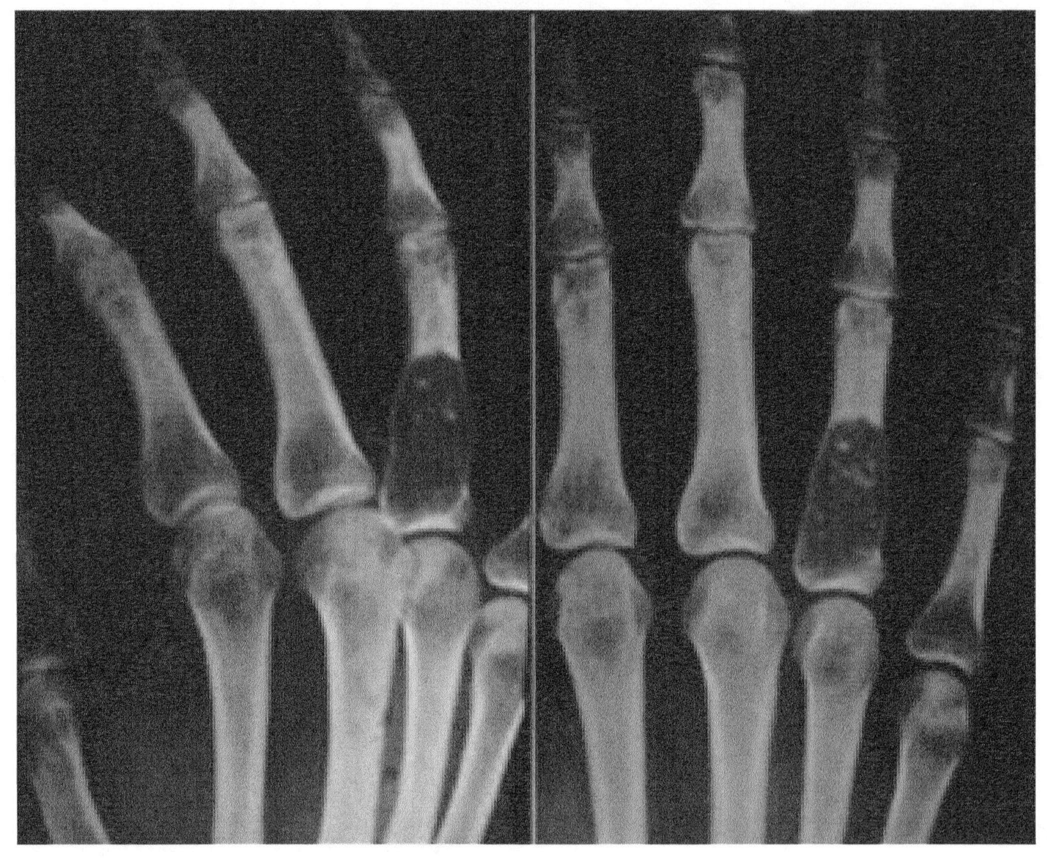

附图-3 内生软骨瘤

X 线片显示溶骨膨胀，皮质变薄，边界清楚

【病理学表现】

1. 肉眼特点 由于其主要为透明软骨，故在肉眼下很有特点。肿瘤组织由白而亮的透明软骨形成分叶状，几乎无血液。

2. 镜下特点 为分化良好的成熟软骨组织，软骨细胞分布疏松，呈圆形，核浓染，细胞群成串排列，多为单核，双核细胞罕见。病变区域内可有黏液组织，可见梭形细胞与黏液。

【治疗】 手部的内生软骨瘤若无症状可以暂不处理，也可刮除植骨治疗。由于刮除时可能有肿瘤组织残留，所以手术时如能将硬化边缘一并切除则效果更好，残腔可用乙醇、苯酚(石炭酸)等处理，以减少术后复发。

位于长骨的无症状的、已钙化的内生软骨瘤亦无需治疗。那些有症状的、溶骨的，则需外科治疗。对于复发的病例，需行广泛的切除。

附：多发内生软骨瘤病

多发内生软骨瘤病(Ollier 病；enchondromatosis)于 1899 年由 Ollier 首先描述，故称为 Ollier 病，与多发骨软骨瘤不同。本病无遗传倾向。病变同单发内生软骨瘤相类似，但呈多发性、不对称性分布，多在身体的一侧发病，男多于女(附图-4)。与单发性转骨瘤不同，多发内生软骨瘤潜伏期短。近 90% 的病例发生在 30 岁以前。

引起症状的多发内生软骨瘤需外科治疗,有时需切除或截肢,特别是发生于一列或多列指。骨畸形可通过截骨矫正。有骨折倾向的,可以进行病灶切除,相应内固定。疑有恶变的病例,可行广泛切除。

多发内生软骨瘤容易发生恶变,恶变率为 30%~50%. 通常恶变为软骨肉瘤,也有纤维肉瘤、恶性纤维组织细胞瘤,骨肉瘤。

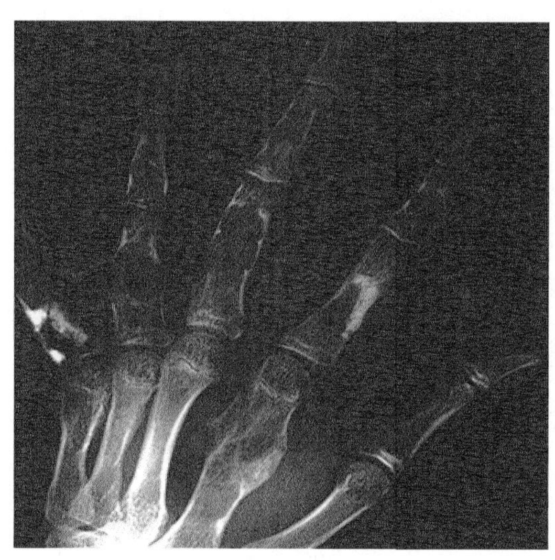

附图-4 多发内生软骨瘤

X 线片显示多发性内生软骨瘤合并血管瘤

四、骨软骨瘤

骨软骨瘤(osteochondroma)即外生性骨疣,分为单发性与多发性两种。在良性骨肿痛中,骨软骨瘤最常见。

【临床表现】 单发性骨软骨瘤(solitary osteochon droma)是发生在骨表面的骨性突起,常见于儿童或青少年,男性多见。肿瘤生长缓慢,疼痛轻微或完全无症状,局部探查可触及一硬性包块,无压痛,骨软骨瘤在长骨的干骺端,特别是股骨下端、胫骨上端、肱骨上端最为好发。下肢发病多于上肢。骨盆、肩胛骨、脊柱相对少见。位于关节附近的可引起关节活动受限,也可以邻近神经血管而引起压迫症状。骨软骨瘤常可发生骨折引起局部疼痛,骨软骨瘤的恶变率约为 1% 。

【影像学表现】 典型的影像学表现是在骺板附近骨表面的骨性突起与受累骨皮质相连部可有窄蒂和宽基底两种,但其特点是受累骨与骨软骨瘤皮质相连续,之间没有间断,病变的骨松质与邻近的骨干髓腔相通。骨软骨瘤的生长趋向与肌腱或韧带所产生力的方向一致,一般是骨骺端向骨干方向生长。肿瘤表面有透明软骨覆盖,称为软骨帽,其厚薄不一。薄者,X 线不易显影;厚着则可见菜花样致密阴影,但边界清楚(附图-5)。软骨帽的厚薄与生长年龄相关。越年轻的病人,软骨帽可相对较厚,成年时则较薄。儿童软骨帽超过 3cm 时才考虑恶性变可能,而成年人软骨帽超过 1cm 则有恶性变的可能。

【病理学表现】 肿瘤的纵切面显示三层典型结构:①表层为血管稀少的胶原结缔组

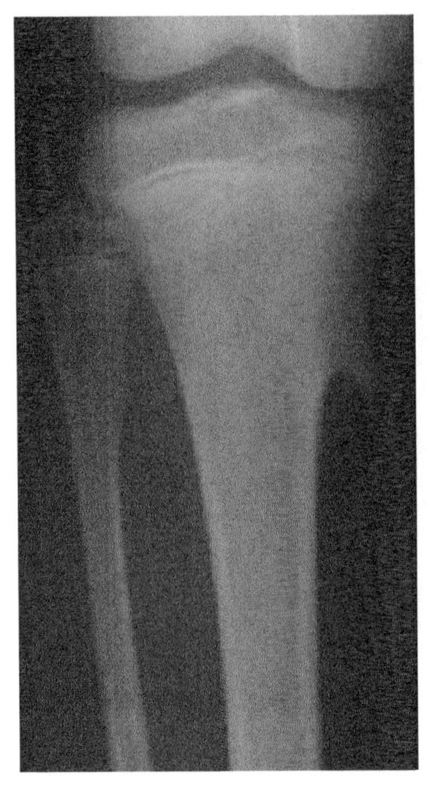

附图-5　胫骨上端骨软骨瘤
X 线片显示胫骨内例外生性肿物，与骨皮质相连，肿物外周有典型的软骨帽

织，与周围骨膜衔接并与周围组织隔开；②中层为灰蓝色的透明软骨，即软骨帽盖，类似于正常的软骨，一般为几毫米厚；③基层为肿瘤的主体，外缘为骨皮质与正常骨相连，内部为骨松质，与宿主骨髓腔相通。镜下生长期骨软骨瘤患者的软骨帽的组织学表现类似于骨骺板。

【治疗】　无症状或发展缓慢者可以不做手术，密切观察。外科手术指征：成年后持续生长；出现疼痛；影响关节活动；肿瘤较大影响外观：有邻近骨骼、血管、神经压迫；位于中轴部位，如骨盆、肩胛骨、脊柱等；怀疑有恶变倾向。手术时应做骨软骨瘤的膜外游离，充分显露，并于基底部周围的正常骨边缘做整块切除。基底部切除过少，局部可遗留有骨性突起。软骨帽切除不净，易于复发。位于中轴骨骼（即躯干、头颅、胸廓骨骼）的骨软骨瘤，即使没有恶变征象，手术切除也应相应广泛，以减少术后复发。

附：遗传性多发骨软骨瘤

多发性骨软骨瘤（hereditary multiple osteochondroma）主要有三个特征：①遗传性；②骨短缩与畸形；③易恶变为软骨肉瘤与单发性骨软骨瘤相比，其发病率为 1∶10。发病年龄较单发性骨软骨瘤早，20 岁以后少见。男性多于女性，发病比率约为 3∶1。多发性骨性包块通常较对称是本瘤最重要的症状和体征（附图-6）。

大约 2/3 的患者具有明显的遗传性。在一个家族中，如果某个男性发病，而他的子女不会发病；相反，在同一家族中即使某个女性患者表面上正常，她也有可能将此病传给后代。

多发性骨软骨瘤与单发骨软骨瘤一样，随人体生长，骨骺闭合后也停止生长。由于其多发性，外科治疗难以做到全部切除。所以选择外科手术的指征是：①肿瘤较大影响美观；②有临床症状，压迫邻近血管神经；③引起邻近关节活动障碍；④存在畸形，切除肿瘤纠正畸形；⑤肿瘤有恶变征象，瘤体在成年后继续生长或突然生长，影像学提示有恶变或那些位于中轴骨骼的骨软骨瘤。多发性骨转骨瘤的预后与单发相同。手术后效果好，局部复发率低。手术应完整切除软骨帽。本病的恶变率明显高于单发，多为单个肿瘤恶变为周围性软骨肉瘤；文献报道其恶变率为 5%～25%；需长期随诊观察。

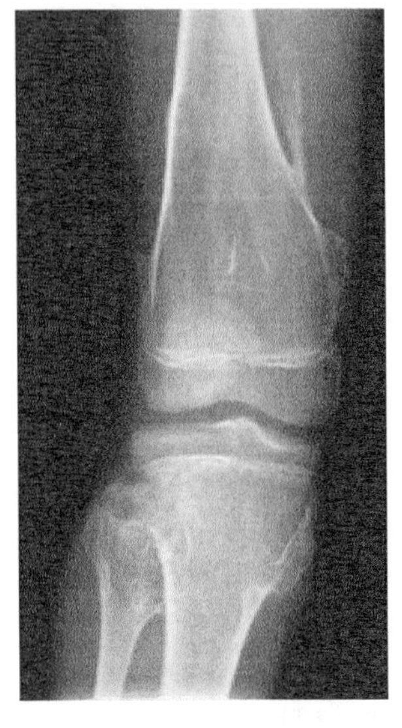

附图-6　股骨下端、胫腓骨上端多发骨软骨瘤 X 线表现

第三节 骨巨细胞瘤

骨巨细胞瘤(gaint cell tumor of bone)是一种良性的、有局部侵袭性的肿瘤,瘤组织由大片瘤样的卵圆形的单核细胞组成,中间点缀着均匀一致的类似破骨细胞样的大巨细胞。

【流行病学】 占骨的所有原发性肿瘤的4%~5%,骨的良性肿瘤的20%。骨巨细胞瘤发生在骨骼已经发育成熟的患者中。20~40岁之间高发。尽管有10%~15%的病例发生于20岁以内,但是未成年极少患骨巨细胞瘤。女性患者稍微占优势。种族差异不明显,但可能存在地域差异。在中国、日本等亚裔国家中,骨巨细胞瘤发病率较高,约占骨的原发性肿瘤的10%。

【发病部位】 多侵犯长骨末端,以股骨下端,胫骨上端、桡骨远端、肱骨近端为最多。大约5%的骨巨细胞瘤发生于扁骨,以骨盆为最多见。椎骨之中最常发生于骶骨,其他椎骨较少受累。多中心性骨巨细胞瘤罕见。

【临床表现】 骨巨细胞瘤是一种最有争议的骨肿瘤,因为涉及组织分化、临床诊断及治疗的许多最重要的问题仍值得考虑。20%~40%的骨巨细胞瘤有持续进展的潜在恶性,5%~10%的患者要经历肉瘤恶变。甚至在外观上还没有恶变就已发生转移。

患者典型的临床表现有疼痛、肿胀,经常性的关节活动受限;5%~10%的患者可以出现病理性骨折。持续加重的剧痛为最常发生的也是首发的症状,并伴随局部肿胀和压痛。许多患者表现为邻近关节运动功能受限,最常发生在膝关节。病理性骨折很少发生,但偶尔也会作为首发症状。

【影像学表现】 长骨病损处的X线片通常显示膨胀的偏心状的溶骨性破坏。损伤通常累及骨骺和邻近的干骺端;常常向上延伸到软骨下板,有时甚至侵犯到关节(附图-7)。肿瘤很少局限于干骺端,青少年患者通常在肿瘤发生处与开放性的生长板有关,但偶尔也见于老年患者。骨干的损伤少见。根据损伤灶边缘的不同,确立骨巨细胞瘤在射线学上的分级/分期系统。Ⅰ型:"静止性",损伤灶边界清晰,周围环绕硬化带,几乎没有骨皮质的受累;Ⅱ型:"活动性",肿瘤有明显的边界,没有骨硬化,骨皮质变薄、膨胀;Ⅲ型:"侵袭性",肿瘤边界不清,经常有骨皮质的破坏和软组织的侵袭。该分级系统未与肿瘤在组织学上的表现很好地关联。偶尔,骨巨细胞瘤具有小梁的"肥皂泡样"外观。Campanacci的病例中20%属于Ⅰ级,60%属于Ⅱ级,其余的20%属于Ⅲ级。

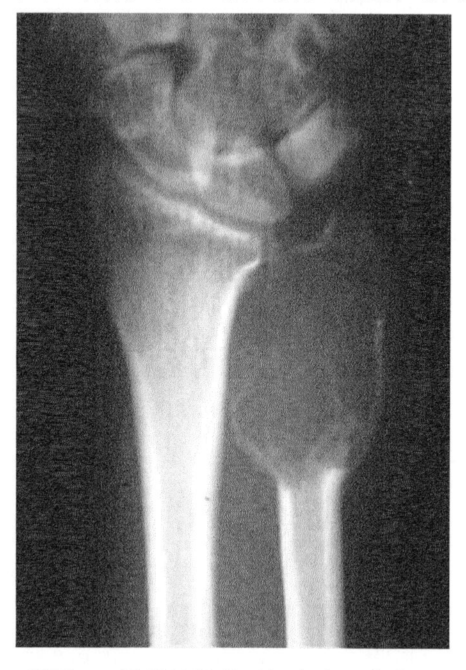

附图-7 尺骨远端骨巨细胞瘤X线表现

骨巨细胞瘤几乎没有反应性的骨膜新骨形成。CT扫描比X线片能更准确地评估骨皮质的变薄和透过。MRI在评价骨内侵袭的程度,确定受累软组织的边界和受累关节方面比X线和CT更具有优势。典型的骨巨细胞瘤在MRI的T_1加权像上显示由低到中等的信号强度，而在 T_2 加权像上显示由中到高的信号强度。T_1、T_2 低信号区域均显示有大量的含铁血黄素。

【病理学表现】 组织病理学的外观特点是具有圆形或多角状卵圆形或拉长了的单核细胞均匀地充斥于无数的带有 50 ~ 100 个胞核的非常大的破骨样的巨细胞中间。基质细胞的胞核在染色性状方面非常类似于破骨细胞的胞核，染色质呈稀疏状，有 1 ~ 2 个小核仁。胞质不明显，细胞之间几乎没有胶原。核分裂象总是存在．每 10 个高倍镜下有 2 ~ 20 个不等。现在广泛认可的是典型的大的骨巨细胞不是肿瘤性的。有着肿瘤样成分的单核细胞，被认为是起源于原始的间充质基质细胞。

【治疗及预后】 骨巨细胞瘤具有局部侵袭性，偶然能发生远处转移。组织学上的特点并不能预示其局部侵袭性的程度。通过刮除术、植骨或骨水泥填充、冷冻疗法，或苯酚（石炭酸）烧灼法的治疗，局部复发率大约有 25%。通常 2 年之内可见复发。2% 的骨巨细胞瘤患者可出现肺转移，平均在原发瘤新诊断后的 3 ~ 4 年内发生。这些转移瘤某些生长非常缓慢（良性转移性肿瘤），甚至有些能自发消退，一小部分肿瘤是进展性的，可以导致患者的死亡。骨巨细胞瘤对化疗不敏感，对于脊椎、骶骨等部位难以完全手术切除的骨巨细胞瘤可以采取放射治疗。

第四节 骨恶性肿瘤

一、骨 肉 瘤

骨肉瘤（osteosarcoma）一般指传统骨肉瘤，是原发髓内高度恶性的肿瘤。由增殖肿瘤细胞直接产生骨或骨样组织为特点的恶性肿瘤。

【流行病学】 骨肉瘤是最常见的原发恶性骨肿瘤，统计发病率为 $(4 \sim 5)/10^6$。发病率与人种和种族无重要关联。传统骨肉瘤年轻人高发病率疾病。最常发生在 10 ~ 20 岁阶段，60% 发生在 25 岁以下。西方人种约有 30% 患者的发病年龄在 40 岁以上、多继发于骨的 Paget 病。男性好发，男女性发病率的比值为 3∶2。身材高大的人群有更高的发病率。

【临床表现】 传统骨肉瘤好发于四肢长骨，尤其是股骨远端、胫骨近端和肱骨近端。这种肿瘤好发于干骺段（91%）或是骨干（9%）。尽管长骨是原发传统骨肉瘤最常见的发病部位，但是非长骨（如下颚骨、盆骨、柱和颅骨等）的病变随年龄的增长发病率可能增加。可以出现多中心的或跳跃性的病灶。

症状基本上持续超过几周或几个月。骨肉瘤最常见的临床表现是疼痛和肿块。疼痛可放射至邻近关节，初期疼痛多为间断性隐痛，随病情发展疼痛逐渐加重，多发展为持续性疼痛，休息、制动或者一般止痛药无法缓解，随后疼痛部位可以触及肿块，可伴有关节活动受限，但关节积液并不常见。体格检查发现可能局限肿块。有疼痛和压痛。运动受限，局部发热和毛细血管扩张。在病情进展期，常见到局部炎症表现和静脉曲张。病理性骨折发生在 5% ~ 10% 的患者中，多见于以溶骨性病变为主的骨肉瘤。

另一个重要的临床表现是血浆碱性磷酸酶、乳酸脱氢酶中度至大幅度的升高，大多数病例可以观察到碱性磷酸酶的升高，且与肿瘤细胞的成骨活动有关。较碱性磷酸酶的诊断价值更为重要的是该指标对于预后的意义，如果手术完整切除肿瘤后，碱性磷酸酶可能下降至正常水平。

【影像学表现】 传统的(经典)骨肉瘤病变多起源于髓质,随病变发展破坏骨皮质,而后侵入骨旁软组织。肿瘤内大多数细胞的分化方向决定了骨肉瘤的影像学表现,有骨样、软骨样,成纤维样或者纤维组织样增殖,伴有不同程度的反应骨形成。影像学上一些骨肉瘤成骨明显("成骨型");另一些则以溶骨性破坏为主,可见呈蜂窝状、退行性变或呈毛细血管扩张样改变的肿瘤。传统骨肉瘤的影像学表现是极其多样的。可能表现为完全成骨性的或是溶骨性的。大多数的病例中,都表现为溶骨性和成骨性混合病灶,并伴随骨皮质破坏和肿瘤侵犯软组织(附图-8)。

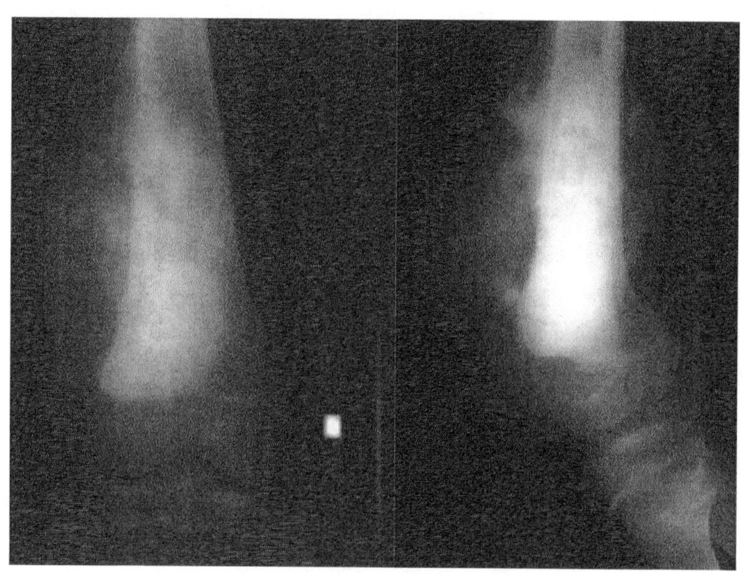

附图-8 股骨下段骨内瘤 X 线片

CT 扫描和 MRI 可能对术前判断肿瘤的范围有帮助。

当肿瘤穿破皮质,侵入到软组织内形成最具特征的影像学改变,即特征性骨膜反应。

垂直于骨膜呈放射样平行排列的针状骨膜反应,即怒发冲冠征,或排列成由骨膜上一点向外放射,即日光放射征。

Codman 三角,此种骨膜反应是由反应骨形成,后者位于被穿破皮质肿瘤组织所顶起的正常骨外膜和肿瘤向骨外浸润部位与骨皮质之间。

^{99m}Tc 核素骨扫描可能提供关于骨转移多中心和系统疾病的信息。动脉造影照片也能提供关于术前化疗后肿瘤的反应或是无反应情况,术前化疗可能会减少和局限肿瘤新生血管。

【病理学表现】 传统骨肉瘤被认为是一种"梭形细胞肉瘤"。它是一种倾向于退行性和多形性的肿瘤,大多数病例都由两种或两种以上不同形态的细胞组成。

骨肉瘤的诊断是在明确类骨质后作出的。组织学上,类骨质是致密、粉红色、多形性的细胞间物质。有时需要区分它与其他的嗜酸细胞外物质如纤维和淀粉。明确区分类骨质和非骨样胶原有时有些困难。髓腔内不连续的肿瘤组织浸润被认为是"跳跃灶"。

传统骨肉瘤可分成三种主要亚型:成骨型(50%)、成软骨型(25%)和成纤维型(25%)骨肉瘤。

【治疗及预后】 经典的治疗方法由术前化疗、病灶切除、术后化疗三部分组成。术前化疗的目的的是希望消灭微小转移灶。这样治疗方法的应用使得无病生存率上升到 60% ~ 80% ,可使得 85% 的患者免于施行截肢术。最终的生存率与术前化疗的反应相关。这些患者中,如果 90% 以上的肿瘤细胞发生坏死(化疗后坏死率Ⅲ ~ Ⅳ级),长期生存率就可达到 80%~ 90% 。在肿瘤坏死小于 90% 的病例中(化疗后坏死率Ⅰ ~ Ⅱ级),并且术后治疗也无变化,生存率就极其低下。通常小于 25% 。

尽管转移瘤可发生在许多部位,但是肺转移瘤还是最为常见的重要的系统性疾病。骨骼是其次好发的转移部位。约 80% 的患者在肿瘤发现前肺内可能就已经存在微小转移灶。

其他少见的骨肉瘤亚型包括:毛细血管扩张性骨肉瘤、小细胞骨肉瘤、骨旁骨肉瘤、骨膜骨肉瘤、高度恶性的表面骨肉瘤、低度恶性中心性骨肉瘤、多中心骨肉瘤、继发性骨肉瘤(Paget 病)等。

二、软骨肉瘤

软骨肉瘤(chondrosarcoma,CHS)是软骨分化的恶性肿瘤。不同于软骨瘤,这种肿瘤含有大量的肿瘤细胞,细胞异型性更明显,含有相当数量的丰满的肿瘤细胞,细胞核较大,或者含有双核细胞。核分裂象少见。黏液化、钙化或骨化都可能存在。原发 CHS 发病率约占恶性骨肿瘤的 20% ,是骨髓瘤和骨肉瘤之后的第三位原发恶性骨肿瘤。

【临床表现】 常见发病部位是盆骨(髂骨为最常见的病灶骨),其次为股骨近端、肱骨近端、股骨远端和肋骨。原发 CHS 是成年人和老年人好发的肿瘤。大多数病人年龄大于 50 岁,发病高峰在 40 ~ 70 岁间。男性稍常见。单独或是同时存在的局部肿胀和疼痛,都是重要的症状。这些症状很常见,并持续很长时间。影像学发现对于诊断软骨肿瘤有重要的作用。

【影像学表现】 发生在长骨干骺段和骨干的原发 CHS 呈现梭形膨胀,伴有骨皮质增厚。表现为散在分布的点状射线透明区和环样不透明(矿化)区(附图-9)。骨皮质侵蚀和破坏常见,骨皮质的破坏往往同时伴有骨皮质的增厚,有时候伴有软组织肿物形成。

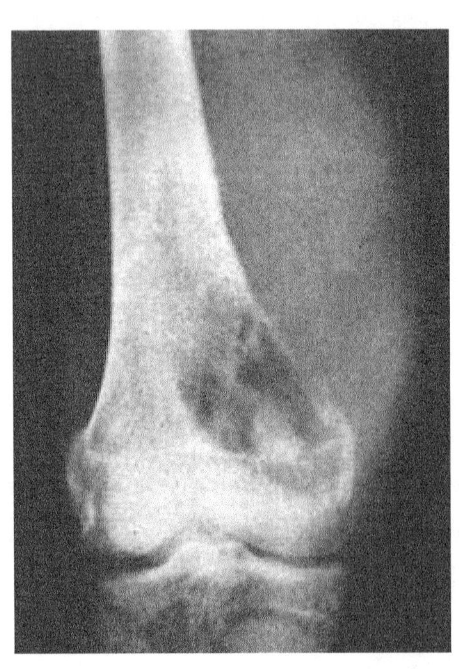

附图-9 股骨下段软骨肉瘤 X 线表现

MRI 有助于描绘肿瘤的范围和明确软组织受累情况。CT 扫描可提示基质钙化。

【病理学表现】 根据 CHS 的起源可以将其分为原发性和继发性,根据肿瘤的位置可以将肿瘤分为外周型和中心型。低度 CHS 有大量的蓝灰色软骨基质产物。软骨细胞在大小和形态上存在异型性,并有一个大的浓染的核。通常为轻度到中度的异型性。常见双核结构。渗透至骨皮质和(或)髓腔内是与内生软骨瘤相鉴别的重要特征。黏液样变或软骨基质液化在 CHS 中是常见的特征。肿瘤中的大的多核软骨细胞及肿瘤对宿主骨松质的侵袭方式是 CHS 的重要诊断依据。病理学上,宿主骨内膜的不规则破坏是一个重要的特征。

基于肿瘤细胞核的大小、核的染色(浓染)和细胞数目,软骨肉瘤分为1~3等级。1级:肿瘤细胞数目中等,有浓染的、大小一致的圆核。偶尔可发现双核细胞。与内生软骨瘤的细胞学相似。2级:肿瘤细胞数目较多,核的异形程度、浓染程度和核的大小都较大。3级:病变的细胞数目更多,细胞的多形性和异型性都要高于第二级。容易见到细胞的有丝分裂。大多数的原发CHS都是1级或2级。3级CHS较少被报道。1级CHS约占60%,2级CHS约占35%,只有3%~5%为3级CHS。

【治疗及预后】 CHS的治疗首选手术,外科边界不但取决于肿瘤的病理分级,也取决于肿瘤所在部位的局部条件,如肿瘤的骨皮质侵犯范围及较组织肿块的情况。多数软骨肉瘤分化较好,但是切除不彻底非常容易局部复发。肿瘤生长缓慢。向周围软组织伸展,但是转移少见,并且多发生在晚期。转移的病例一般为高度恶性。最常见的转移部位为肺脏,其他的少见部位包括骨、肝、淋巴结转移。CHS对放疗、化疗不敏感。

预后因素:包括分级、肿瘤坏死程度、有丝分裂程度和黏液样肿瘤基质等的一些组织学参量与复发和转移的风险增加有关。组织学分级是2级和3级的肿瘤患者联合的5年生存率为53%。约10%复发的肿瘤在恶性程度上有所增加。

CHS的其他亚型包括:去分化软骨肉瘤、继发性软骨肉瘤、间叶型软骨肉瘤、透明细胞软骨肉瘤等。

三、尤因肉瘤/原始神经外胚层肿瘤

尤因肉瘤/原始神经外胚层肿瘤被定义为具有不同程度神经外胚层特点的球形细胞肿瘤。尤因肉瘤被用于那些在光镜或电镜下、免疫组化中缺乏神经外胚层特征的肿瘤,而原始神经外胚层肿瘤则指那些具有丰富神经外胚层特征的肿瘤。

【流行病学】 尤因肉瘤/原发性神经外胚层肿瘤并不常见,占原发恶性骨肿瘤的6%~8%,少于骨髓瘤、骨肉瘤、CHS。但它占儿童常见骨骼和软组织肉瘤的第二位。尤因肉瘤,原发性神经外胚层肿瘤好发于男性,男女比例约为1.4∶1。将近80%的患者<20岁,而发病高峰年龄为10~20岁,>30岁的患者很少见。尤因肉瘤/原发性神经外胚层肿瘤很少见于美国和非洲的黑人,中国人的发病率同样较低。

【基因学】 尤因肉瘤的家族是以染色体的改变即t(11;12)为特征的,这在85%的病例中都能观察到。染色体t(11;12)的断裂点的分子克隆揭示了染色体臂22q12上EWS基因的5′端和染色体11q24上FLI基因的3′端的融合,其中FLI基因是ETS家族融合基因的一员。另外,还发现有10%~15%的病例存在基因改变:t(21;22)(q22;q12),融合基因EWS迁移到染色体臂21Q22上的ETS和ERG上。几乎所有尤因肉瘤都会表达一定形式的融合基因EWS/ETS。

【临床表现】 尤因肉瘤/原发性神经外胚层肿瘤好发于长骨的骨干和干骺端,盆骨和肋骨也是常见的受累部位,而脊柱、肩胛骨则较少受累。

局部的疼痛是最常见的临床症状,同时伴有局部肿胀或触及肿块。对患者进行全身检查时经常发现发热、贫血、白细胞增多和血沉增快等表现。但病理性骨折并不常见。

【影像学表现】 影像学上,一个发生于长骨或扁平骨骨干上的边界不清的骨化灶是最常见的特征,而渗透性或虫蚀样骨破坏伴洋葱样多层骨膜反应也是其特征之一,

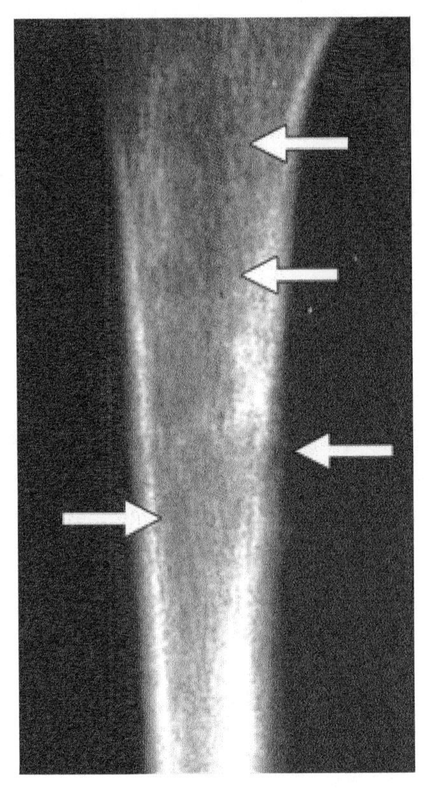

附图-10 胫骨近端尤因肉瘤 X 线表现
可见溶骨破坏及葱皮样骨膜反应

肿瘤的皮质也可以厚薄不均(附图-10)。尤因肉瘤常表现为一个巨大的、边界不清的肿物。Ewing肉瘤在影像学上应与骨肉瘤、神经母细胞瘤、骨髓炎、嗜酸性肉芽肿等疾病鉴别。

【病理学表现】 大多数肿瘤是由形态一致的具有圆形核的球形细胞组成,这些细胞大而不规则,具有明显的核仁和完好的染色体,但缺乏清晰的或嗜酸性的细胞质,细胞质膜也不清楚。在这种细胞的胞质中,含有 PAS 染色阳性的糖原。1959 年,首先有人报道在尤因肉瘤胞质发现糖原颗粒,而在恶性淋巴瘤中没有这一成分,以此可以作为鉴别上述两种肿瘤的简单方法。

【治疗及预后】 尤因肉瘤/原始神经外胚层肿瘤对于放、化疗比较敏感,因而放、化疗是常规的治疗措施。对于肿瘤发生在四肢的患者应进行手术切除,对于肿瘤位于脊椎、骨盆的病例是否应进行手术治疗存在争议。在现代治疗技术的支持下,尤因肉瘤/原始神经外胚层肿瘤的预后已有了很大提高,目前的生存率已达到 50% 左右。重要的预后因素包括肿瘤的分期、解剖部位、大小。在诊断时已发生转移,生长在脊椎、盆骨上的肿瘤,提示预后不良。

四、浆细胞性骨髓瘤

浆细胞性骨髓瘤是源于骨髓浆细胞的单克隆性瘤样增殖,通常为多中心性,能最终浸润全身各个器官。其特点是溶骨性骨损害,骨痛,高钙血症。浆细胞恶性增生和由于异常的免疫球蛋白链(淀粉样物)沉积引起的包括肾在内的全身各个脏器功能紊乱。

【流行病学】 浆细胞性骨髓瘤是第一位好发的原发于骨内的肿瘤,多发生于 40 岁以上。大部分患者的年龄在 60 岁和 70 岁左右。性别差异不大。黑色人种中发病率略高,北欧斯堪的纳维亚半岛的人群发病率较高,而在亚裔人中发病率相对较低。

【临床表现】 骨髓瘤首先侵犯的往往是那些在成年后仍保留红骨髓的骨骼,好发部位依次为:脊椎、肋骨、颅骨、骨盆、股骨、锁骨和肩胛骨。

临床表现包括:广泛溶骨性损害引起的骨痛、病理性骨折、高钙血症和贫血。常见的临床表现是骨痛,程度和持续时间不尽相同,可以向脊柱和前胸放射。最初的症状往往是下腰部和髋部疼痛,有时可以伴有神经症状。椎体压缩骨折后肿瘤会进入椎管,引起脊髓和神经根受压。肋骨和其他长骨的骨折也很常见。50% 以上的病例伴随贫血、异常出血倾向、肾功能不全等表现。消瘦、发热也很常见。

实验室检查可出现贫血、血沉增快、氮质血症等。高钙血症常见,约占全部病例的 1/3。血钙水与骨骼破坏程度并不平行。胸骨和髂骨的骨穿是最重要的检查。

血清和尿的蛋白检查有重要意义。由于球蛋白水平升高,大多数患者血清总蛋白水平也升高。约40%的患者会出现本周蛋白血症,但本周蛋白对诊断骨髓瘤缺乏特异性。电泳和免疫电泳为诊断提供了更可靠的信息,同时还有助于对免疫球蛋白种类进行分型并判断预后。

【影像学表现】 不同病例的影像学表现不尽相同,大多数经典的多发性骨髓瘤病例在影像学上均可见到网形和类圆形的溶骨性破坏,呈补丁样改变。病灶最初往往是小的圆形透亮点,边界清楚,周围没有硬化,病灶逐渐增大,并融合成片。病变发生在肋骨、胸骨和一些长骨的时候,往往会出现膨胀性改变,皮质变薄,这种表现被称为气球样改变,在早期孤立性病灶和病变进展缓慢时常见。脊椎、肋骨和长骨的病理性骨折在各种类型的骨髓瘤中均常见。骨皮质的侵蚀很常见,但是明显的骨膜新骨形成少见。

CT和MR扫描能发现X线片所不能显示的很微小的病变;浆细胞性骨髓瘤应该和转移癌、恶性淋巴瘤及甲状旁腺功能亢进作鉴别诊断。转移性癌和恶性淋巴瘤在骨扫描上通常是阳性的,然而骨髓瘤引起的病变通常为阴性。

【病理学表现】 浆细胞性骨髓瘤是由呈圆形或卵圆形瘤细胞组成的瘤体,通过参照浆细胞谱系中表明的细胞成熟度的不同,从而有助于预后的判断。从组织学上看,这些瘤细胞显示具有丰富的稠密的嗜酸粒细胞的胞质,且细胞轮廓明显可见。瘤细胞核呈偏心状,染色质簇集于四周,常显示是车辐状,核仁明显可见。分化较好的瘤细胞核分裂象罕见,瘤细胞胞质中堆积的免疫球蛋白呈桑葚状,或花斑状。细胞外聚合免疫球蛋白小体(Russell小体)。

【治疗及预后】 对于肿瘤已经扩散的病例,化疗联合放疗是最好的治疗方案,尽管化疗在很多病例中只起到暂时延缓病情进展的作用,但恰当的联合用药确实可以延长患者生存时间。

对骨髓瘤有效的药物包括环磷酰胺、美法仑(苯丙氨酸氮芥)和皮质醇激素等。美国纽约纪念医院的M2方案联合应用环磷酰胺、美法仑、长春新碱、泼尼松和卡莫司汀,有效率达到80%,中位生存期36个月。

放射治疗对骨髓瘤局部有效,尤其适用于那些无法进行手术的病例。脊椎肿瘤可以进行放射治疗,但对于肿瘤穿破骨质,进入椎管并造成脊髓和神经根压迫的时候,应该先进行减压手术,随后再行放疗。当长骨发生病理性骨折的时候,确切的内固定是必要的,术后再行放疗。

五、恶性淋巴瘤

恶性淋巴瘤是一种由恶性淋巴细胞组成的,能够在骨组织内产生肿胀性损害的肿瘤。骨淋巴瘤可以是原发性的或者继发于其他的系统性疾病。绝大多数淋巴瘤是浸润性大B细胞型。

【流行病学】 骨组织的恶性淋巴瘤并不常见,大约占恶性骨肿瘤的7%。骨组织淋巴瘤占淋巴结外的肿瘤的5%。16%的淋巴瘤患者有骨转移的迹象。任何年龄段都可能会发病,但成年人发病居多,尤其是老年人。男性占多数。

【临床表现】 原发性骨的淋巴瘤一般指孤立性肿瘤侵犯骨骼,6个月内不累及其他骨骼及骨外脏器,区域淋巴结可以受累。随着骨扫描、CT、MRI等技术的发展,发现很多原发性骨的淋巴瘤实际上是继发于全身淋巴瘤或其他部位的结外淋巴瘤。这些病例的预后比骨的原发性淋巴瘤差,一般患者在2年内死亡。原发于骨的霍奇金淋巴瘤非常罕见。

男性发病率高于女性,20岁以后多见,在30~40岁之间最高发。与尤因肉瘤不同,骨的原发性淋巴瘤在10岁前非常少见。骨的原发性淋巴瘤可以累及全身骨骼,其中扁骨以髂骨、肩胛骨、脊椎骨最好发,而长骨则以股骨和胫骨最易受累。

患者局部疼痛非常严重．但全身情况可以良好，这是骨原发性淋巴瘤的重要特点。全身性的淋巴瘤患者往往全身状况差，同时伴有发热。病程发展缓慢，起病隐袭，一些患者在出现症状数月后才来就诊。脊椎骨的肿瘤有时会引起神经症状。

【影像学表现】 在长骨中，骨干最先受累。肿瘤倾向于占据大部分骨组织，有时整个骨骼都会遭到破坏。较常见的是溶骨与硬化并存。骨皮质常常会遭到破坏出现大的柔软的组织块。在扁平骨，如骨盆骨，大面积的组织破坏与两边的软组织的延伸提示骨淋巴瘤的诊断。肿瘤最初破坏干骺端和骨干的髓腔，并形成小的穿凿样透亮区。病灶逐渐融合成片并穿透皮质。在骨质破坏过程中，骨膜受到刺激形成葱皮样骨膜反应。在骨骼破坏的同时，往往同时形成巨大的软组织包块。大多数病例均表现为整块骨骼的斑块样破坏。放射性核素骨扫描几乎全部为阳性。

【病理学表现】 约92%的非霍奇金病骨淋巴细胞瘤是由大B型细胞组成，只有3%的散在的滤泡中心细胞、3%的退行性大细胞和2%的免疫细胞瘤。大的B细胞表现出很大的变化包括多分叶。细胞核增大，不规则，伴有核分裂象。核仁突出。胞质不丰富但可以被双染。单个肿瘤细胞之间连有细小的网状纤维。

免疫酶原染色成为恶性淋巴细胞瘤鉴别和亚分型的必不可少的手段。大多数骨淋巴瘤是B淋巴细胞瘤，因而具有免疫标记CD20。

【治疗及预后】 原发的非霍奇金病骨淋巴瘤5年生存率约为60%，>60岁的患者生存率较低，且疾病无恶化存活期短。骨的恶性淋巴瘤对放疗非常敏感，但是即使应用45～60Gy的大剂量放疗，也不能完全避免局部复发。

当病变位于对于腓骨、肋骨等可以牺牲的骨骼时，整块广泛切除是最佳的治疗方法。术后对残留骨骼和区域淋巴结进行放疗。近年来，除了应用放疗外，还应进行多药联合辅助化疗，化疗方案与尤因肉瘤大致相同。当病灶广泛播散或无法切除时，可实行全身大剂量化疗和局部放疗。

淋巴瘤组织学类型与预后密切相关，其中有裂隙大细胞型长期存活率达到67%，而无裂隙型预后较差。肿瘤部位、临床分期等因素明显与预后相关。

六、骨纤维肉瘤

WHO定义其为一种骨的恶性肿瘤，以形成梭形的肿瘤细胞和交错排列的胶原纤维为特征，并缺乏其他的组织学局部区别的类型。

【临床表现】 发病率低于骨肉瘤、软骨肉瘤、骨巨细胞瘤和尤因肉瘤，占骨的原发恶性肿瘤的6.5%。性别无显著差异，20～60岁间成人发病率较高。最常见于长管状骨；股骨和胫骨占全部病例的一半以上，颅骨和下颌骨也是好发部位。

原发骨的纤堆肉瘤的症状并没有特征性，与其他的骨的恶性肿瘤相似，最常见的主诉是疼痛和局部肿胀，在周围型（骨膜）纤维肉瘤或高度恶性的肿瘤可以有可触及的肿块。病理性骨折是常见的并发症，也常是一些病例的首发症状。

【影像学表现】 影像学上可见溶骨性或斑片状的病灶，边界不清，多位于干骺端，可以侵及骨干或骨骺。较少见的情况是可以见到有一个轻度硬化的边缘，提示肿瘤分化良好，生长缓慢。骨皮质经常变薄，并且肿瘤侵及范围十分广泛，并进入软组织。较少见皮质的膨胀或骨膜新生骨形成。影像学表现和肿瘤生长速度及分化程度之间存在关联。

【病理学表现】 应用 Broder 的分级方法,将纤维肉瘤分为四级,大多数为中等分化或分化较差,只有少数为分化良好。在分化好的类型,肿瘤的纤维母细胞呈梭形和长网形,卵圆形或长圆形的细胞核;细胞核浓染,但缺乏细胞异型性或分裂象。肿瘤细胞的数目与丰富的细胞间胶原纤维相比明显稀少,偶尔可见细胞密集和透明样变。此类病例与韧带样纤维瘤有时很难鉴别。分化良好的纤维肉瘤生长缓慢,并且预后较好,而分化差的类型细胞成分很多,伴有明确的细胞异型性和活跃的细胞分裂象,细胞核浓染并多见异形细胞核。细胞基质成分稀少。

【治疗及预后】 手术是治疗纤维肉瘤最有效的方法。手术方式取决于肿瘤的组织学分级、局部条件和肿瘤部位。四肢的骨纤维肉瘤,手术治疗的方法与骨肉瘤相同,行广泛切除术和保肢治疗,截肢和关节离断术用于侵犯广泛伴有神经血管受累的病例。近几年来,伴随术前新辅助化疗的应用,保肢手术得到了很大的发展。生存率和组织学分化的等级之间密切相关,分化差的肿瘤患者预后不良。

放射治疗并非有效的治疗方法,只被应用于外科手术不能切除的,中度分化或分化差的肿瘤,加或不加辅助化疗。

第五节 转移性骨肿瘤

骨骼是恶性肿瘤常见的转移部位,尸检结果显示总体发病率为 32.5%。骨转移癌的发病率为原发恶性骨肿瘤的 35 ~ 40 倍,90% 以上的骨转移肿瘤来源于乳腺癌、前列腺癌、肺癌、甲状腺癌和肾癌。

【临床表现】 好发于中老年,男女比例约为 3∶1,多数病例为多发骨破坏。脊柱、骨盆和长骨干骺端是骨转移癌好发部位。常见临床表现包括疼痛、病理性骨折、高钙血症、脊柱不稳和脊髓神经根压迫症状,以及骨髓抑制。

【影像学表现】 X 线表现可分为溶骨性、成骨性及混合性三种。前者最多,形成虫蛀样或地图状骨质缺损,界限不清楚,边缘不规则,周围无硬化。溶骨区内可见残留骨小梁、残留骨皮质,无骨膜反应。核素扫描对骨转移诊断非常重要,可用于早期筛查全身病灶,但必须除外假阳性。CT、MRI 可清楚显示病灶大小范围以及与周围组织器官的毗邻关系。PET 作为一项新兴技术,在骨转移癌的诊断过程中正逐渐发挥着更重要的作用。

【诊断】 当有原发恶性肿瘤病史患者出现骨破坏时,应高度怀疑骨转移癌可能,但有 22.6% ~ 30% 的病例缺少恶性肿瘤病史,应对这些未知来源转移瘤患者进行原发肿瘤的诊断,并包括病变部位的活检,以除外原发肿瘤的可能。

【治疗】 对骨转移癌应采用综合性治疗,包括手术、放疗、二磷酸盐类药物治疗、对原发病的系统治疗(全身化疗和分子靶向治疗)、疼痛治疗、营养支持治疗等。

第六节 其他肿瘤和瘤样病变

一、色素沉着绒毛结节性滑膜炎

色素沉着绒毛结节性滑膜炎(pigmented villonodular synovitis,PVS)为源于关节和腱鞘内衬组织的一组良性肿瘤,可发生于关节或腱鞘组织周围,后者称为腱鞘巨细胞瘤;发生于关节的又可分为绒毛型和结节型两种。

【临床表现】 好发于膝、髋等关节,主要表现为关节肿胀和轻微疼痛,有时局部皮温可略高,关节活动轻度受限。局部检查可触及肿胀的关节,有压痛,滑膜里海绵样感觉,关节积液征阳性。关节穿刺可抽出血性或棕褐色液体。腱鞘巨细胞瘤则好发于指掌关节、腕、踝等处的肌腱周围,并沿其走行扩展,表现为局部肿胀,并可有神经肌腱受压、关节活动受限等症状。

【影像学表现】 X 线片早期可见关节弥漫性或局限性肿胀,周围可见结节阴影,无明确骨破坏;后期关节间隙变窄,关节下可有囊状破坏,边缘有轻度硬化缘。腱鞘巨细胞瘤也可表现为邻近骨质外压性破坏。CT 及 MRI 可进一步明确关节及软组织侵犯范围,以及骨破坏与周围软组织肿块关系。

【病理学表现】 大体上,肿瘤为滑膜绒毛突起或呈卵圆形、分叶状团块,剖面可呈灰黄色或红棕色,为含有含铁血黄素所致。镜下可见滑膜增生形成绒毛,在绒毛表面覆以上皮细胞,可见有血管增生、出血、含铁血黄素沉积;绒毛增生形成结节,部分结节融合,并可见有淋巴细胞、浆细胞浸润;有时可见有巢状或大片状泡沫细胞,细胞间可见胶原性间质。

【治疗】 首选为手术切除肿瘤包块或受累滑膜,但因病变常较弥漫,切除不彻底容易复发。对于绒毛型,手术无法切除全部滑膜时,可配合放射治疗,也可达到治疗目的。对于骨关节破坏明显的,可行关节成形术。少数病例有恶变为滑膜肉瘤的可能。

二、滑膜骨软骨瘤病

滑膜骨软骨瘤病(synovial osteochondromatosls)或称滑膜软骨瘤病,发生于具有滑膜组织的关节囊、滑囊内。其病因可能为滑膜深层来分化间叶细胞分化为软骨体或骨软骨体,当其与滑膜相连的蒂断裂后,则形成关节腔内游离体。

【临床表现】 本病发生于 14 ~ 60 岁之间,但多见于 20 ~ 40 岁,男性多于女性,约为 2 ∶ 1。发病部位以膝关节最多见,髋、肩、肘关节次之。临床症状以关节疼痛、肿胀、关节交锁、运动障碍为主。查体关节活动时可出现各种不同的声响,有时可出现关节交锁,关节积液多少不等,有的可触及肿块。

【影像学表现】 X 线检查可见关节内或其邻近的黏液囊内较多钙化的游离体(附图-11),其大小不一,数目不定,呈圆形或不规则形,但有约 5% 的游离体未钙化不能显影,可通过 CT 或 MRI 确诊。骨软骨体可对邻近骨造成压迫性破坏。

【病理学表现】 大体上,病变的滑膜肥厚,关节腔内可见大量游离体,呈白色、透亮、光滑、大小不等。镜下见滑膜内出现软骨性结节,含孤立或成群软骨细胞。软骨细胞数量多、体积较大、核肥大,常见双核与多形核细胞,与Ⅰ级或Ⅱ级软骨肉瘤相似。滑膜下纤维组织增生,毛细血管扩张,有的部位软骨基质有钙化或骨化。

【治疗】 手术治疗应彻底清除游离体,彻底切除病变滑膜。由于游离体隐藏在关节壁隐窝内,所以有时不能彻底清除,这些遗留的游离体日后可被吸收变小或消失。对疑为滑膜软骨瘤病者,如果术中发现滑膜正常,只需将关节内游离体摘除,而不需切除滑膜,这些游离体并非来自滑膜,可能来自于骨关节病。滑膜软骨瘤病偶见有恶变为软骨肉瘤的报道。

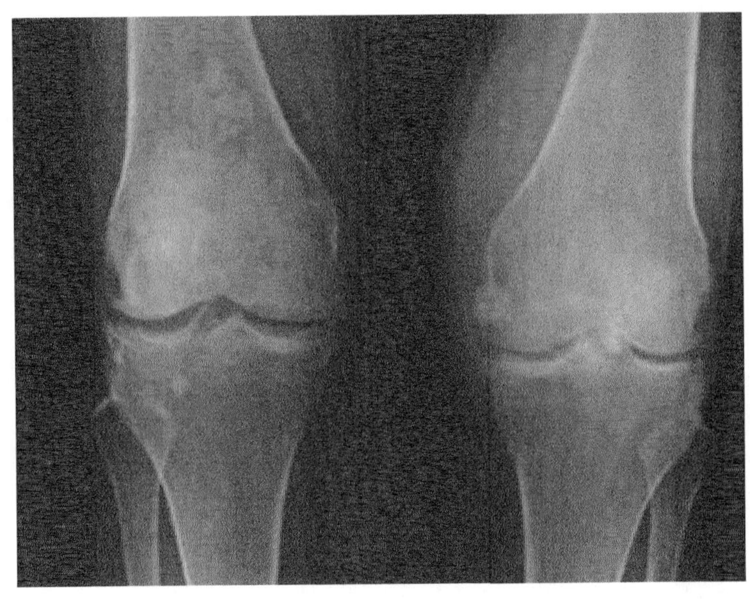

附图-11　膝关节滑膜骨软骨瘤病 X 线表现

三、滑膜肉瘤

滑膜肉瘤(synovial sarcoma)占软组织肉瘸的5%~10%,常发生于关节旁,与腱鞘、滑囊及关节囊关系密切,并可侵犯骨组织,发生于关节内的病变<10%。本病也可发生于无滑膜组织的部位。90%的滑膜肉瘤有 X 和 18 号染色体相互易位,由此产生 X 染色体的 SSX 与 l8 号染色体上的 SYT 基因重排,这是滑膜肉瘤发生的遗传学基础。

【临床表现】 多发生在 15~40 岁之间,平均发病年龄 30 岁,男性多于女性,约为 3∶2,下肢多见,约占 65%,上肢约占 25%。早期表现为深在的无痛性肿物,后可出现疼痛,活动度差,边界不清,有压痛,严重时压迫或侵犯周围的组织,出现相应的症状与体征。发生于关节周围者可引起关节功能障碍。

【影像学表现】 基本 X 线表现为软组织肿块、局部骨质破坏和肿瘤钙化灶及骨化。肿痛钙化的出现率为 1/3~2/3。CT 可清楚地显示肿块的大小、范围及与周围组织的关系,以及 X 线片不能显示的钙化。MRI 能清楚显示软组织位置,以及与周围正常组织关系,明确淋巴结是否有肿大、转移。

【病理学表现】 主要特征是瘤细胞的双相分化:一种是有异型性和多形性的梭形细胞;另一种是立方形或柱状的上皮样细胞,它们排列成腺体样或裂隙。肿瘤多成双相分化,但有时只见梭形细胞而看不到上皮成分,即所谓单相性滑膜肉瘤,可用免疫组织化学方法角质素标记来证实。

【治疗】 以局部广泛或根治性切除为主,对肿大的区域淋巴结应作淋巴结清扫术。还可进行局部放疗及全身化疗。预后较差,5 年生存率为 25.2%~62.5%。多数出现肺转移,亦可见淋巴结及骨转移。

四、骨 囊 肿

骨囊肿也称为单纯性骨囊肿(simple bone cyst),是一种常见的好发于儿童和青少年的骨良性病变,多见于四肢的长管状骨。

【临床表现】 多无任何症状,有的局部有隐痛,还可见局部包块或骨增粗,部分患者因病理骨折而就诊。临床上分为两型。①活动型:年龄在10岁以下,囊肿与骨骺板接近,距离<5mm。说明病变正处在不断发展过程中,任何方法治疗,都易复发。②静止型:年龄在10岁以上,囊肿距骨骺板较远,距离>5mm,表明病变稳定,治疗后复发率较低。

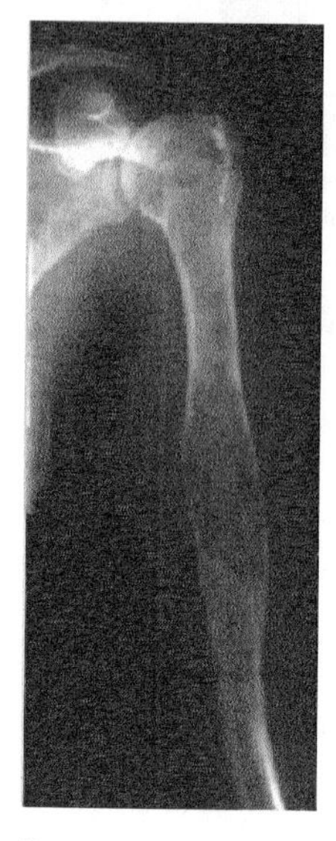

附图-12 肱骨中段骨囊肿X线表现

【影像学表现】 X线片上为纯溶骨性的病变,皮质变薄膨胀,周围没有骨膜反应及软组织包块。囊肿为邻近骨骺板的干骺部中心性病变,长轴与骨干方向一致。有的因囊肿壁上形成骨嵴,X线片上则显示为多房性影像(附图-12)。发生病理骨折可显示为细裂纹或完全骨折,并有少量骨膜反应,囊腔内可出现不规则骨化阴影,骨折可致游离骨片落入囊内形成"落叶征"。CT可用于非典型部位的诊断,而MRI显示较低的 T_1 加权信号及高信号的 T_2 相。

【病理学表现】 大体上,骨囊肿为囊性结构,其中有澄清或半透明的液体,当合并有病理骨折时,囊液则为血性。在显微镜下,无特殊的组织学表现,壁的骨质为正常骨结构,囊肿的覆盖膜为结缔组织,大多数单房性骨囊肿含有肉芽组织灶、陈旧性出血、纤维素、钙盐沉着、胆固醇、吞噬细胞及少数炎症细胞。活动性和潜伏性骨囊肿在组织学上是相似的。

【治疗】 目的在于彻底清除病灶,消灭囊腔,防止病理骨折及畸形的发生,恢复骨的坚固性。刮除植骨手术是静止型骨囊肿的首选治疗方法,复发率低;对于儿童特别是活动型的,则应采用保守治疗;合并病理骨折的,可待骨折愈合后再作进一步治疗。

五、动脉瘤样骨囊肿

动脉瘤样骨囊肿(aneurysmal bone cyst)既可以是原发的病变,也可是其他疾病的反应过程的一部分,如包含在骨巨细胞瘤和骨肉瘤等病变内。

【临床表现】 好发于青少年(10~20岁),女性多见。病变常见于长管状骨(50%)和脊柱(20%~30%)。症状表现为进行性局部疼痛和肿胀,发生于脊柱的疼痛症状明显,可出现椎体骨折和脊髓压迫。

【影像学表现】 X线片上病变好发于长骨干骺端,呈纯溶骨性破坏及膨胀,边界清楚,可由骨性间隔构成多房改变。早期病变轻度膨胀,边缘清楚;进展期呈明显骨质破坏,骨壳中断,有突入软组织的包块,此时易与恶性肿瘤混淆;稳定期骨壳较厚且不规整,骨的反应性增生明显;愈合期呈进行性的钙化骨化,病变缩小。脊柱的动脉瘤样骨囊肿既可侵犯后弓,也可累及椎体及邻近椎体。CT扫描可显示病变内的液体平面,MRI可显示其特有的海绵样外观和富于血管的特性。在血管造影中,病变染色强烈,造影剂保留时间较长,可发现异常扭曲的血管或窦状或静脉瘘形成。

【病理学表现】 大体上,病变呈充血的囊腔,有完整骨膜附于病变骨上,其囊壁可以为薄骨壳,也可以仅由一层骨膜构成。显微镜下,可见到典型海绵状结构,由充满血液的腔隙组成,其间有致密纤维组织分隔,腔隙内含有小凝固的血液。其腔隙可大可小,其中除血液外,还可有血浆、细胞及骨质碎片,无血管及内皮组织相衬。真正的动脉瘤样骨囊肿组织是构成血腔壁及间隙的组织,为纤维性组织,富有小毛细血管及多核巨细胞,其中亦可散在红细胞及白细胞。

【治疗】 动脉瘤样骨囊肿的发展过程是多种多样的。有时表现为侵袭性的生长,而有些病例,病变生长缓慢并且逐渐成熟直到自然消失。手术切除是治疗的主要方法,单纯的切刮术后的复发率较高,需仔细刮除并用石炭酸、无水乙醇等来灭活囊壁。当手术困难并有大出血的可能时,可采用放射治疗,但有诱导恶变或损伤骨骺造成肢体畸形的问题。还可选择性的栓塞肿瘤营养血管,以促进病变成熟及骨化。

六、骨嗜酸性肉芽肿

骨嗜酸性肉芽肿是组织细胞增殖症中较早期和最轻型的病变,又称为局限性组织细胞增生症。

【临床表现】 好发于儿童及青年,男女比例约为2∶1. 可累及全身任何骨,但多好发于扁平骨和脊柱,以及长骨骨干或干骺区。病变可单发或多发,以单发者较多见。常偶然发现,有时出现炎性表现、肿块或病理性骨折。椎体压缩性骨折引起背痛是脊柱病变最常见的症状,也又因脊髓受压迫而产生相应神经症状。多有血沉加快,外周血嗜酸粒细胞计数可增高。

【影像学表现】 X线片上,长骨破坏自髓腔开始,顺纵轴发展,呈梭形、长圆形边缘清晰整齐的缺损,可穿破骨皮质形成较厚的反应骨。脊柱病变可为单发或多发,早期为椎体溶骨性破坏,后期可发生椎体对称性塌陷呈楔形或钱币状,谓之“扁平椎”、“铜钱征”。发生在扁骨如颅骨的嗜酸性肉芽肿,常呈大小不等的单个圆形、类圆形穿凿样骨破坏,并可相互融合呈“地图样”大片溶骨破坏区,边缘较清晰锐利。CT检查可有效显示骨质破坏、骨膜反应和病灶边缘。MRI检查的表现呈多样性,最常见的是:局灶性病变的周围,来自骨髓或软组织的、大范围边界不清的信号,呈长 T_1WI、长 T_2WI 的特点。

【病理学表现】 大体上,发生于髓腔内,呈实体性,为棕红色、黄褐色或灰白光泽,骨皮质呈膨胀性改变,周围硬化。镜下见,病变组织由嗜酸粒细胞和朗格汉斯细胞组成,排列松散,胞质嗜酸性,核呈圆形、不规则或分叶状,有典型核沟。免疫组化示朗格汉斯细胞CDIa(Leu6)、S-100阳性,少数细胞CDIc阳性。在病灶中可散在大量嗜酸粒细胞及多核巨细胞、中性粒细胞、淋巴细胞、浆细胞等,并可见灶性坏死及纤维化。

【治疗】 本病有一定的自限性,有自愈的可能,但部分患者尤其是婴幼儿病情仍可进展。病灶刮除或切除适用于有病理骨折危险,脊柱病变导致畸形或脊髓压迫,以及可能出现恶变者。对于脊柱、眶骨、下颌骨等手术治疗比较复杂的部位,应权衡利弊,酌情采用放射治疗或化疗。脊柱病变可先应用支具固定保护。

七、骨纤维异样增殖症

纤维异样增殖症(fibrous dysplasia)是发生于形成骨间充质的发育畸形,骨的发育停止在未成熟的编织骨阶段,而不能形成正常的骨小梁,病变可分为单发型、多发型和Albright

综合征，即多发型的伴有内分泌障碍和皮肤色素沉着斑，及骨骼生长停滞者。

【临床表现】 多是生长骨的病变。但临床上出现症状的年龄差异很大，而多骨病变者都是年轻患者。主要症状是轻微的疼痛、肿胀及局部的压痛，常见反复病理骨折导致肢体弯曲畸形。发生在股骨的可致髋内翻或成角，短肢畸形，严重的呈“牧羊拐”畸形，产生跛行。发生在颅骨的可出现眼球及额部突出的特殊面容。偶可发生在脊柱，多为腰椎，颈胸椎受累则更少见，可产生后凸、侧弯畸形。

【影像学表现】 X 线片上，单发型主要表现为骨皮质变薄形成缺损，在管状骨多发生在骨干或骨骺端，沿长轴方向发展，呈模糊的髓腔内放射透明（低密度）区，被形容为“磨砂玻璃状”（附图-13）。多发型常累及数骨，并可侵犯邻近骨。四肢长骨病变常累及骨的全部，髓腔宽窄不均，其增宽处骨皮质变薄并扩张。少数病例可恶变，X 线表现具有溶骨破坏、皮质中断突破、Codman 三角、软组织肿块等恶性征象。

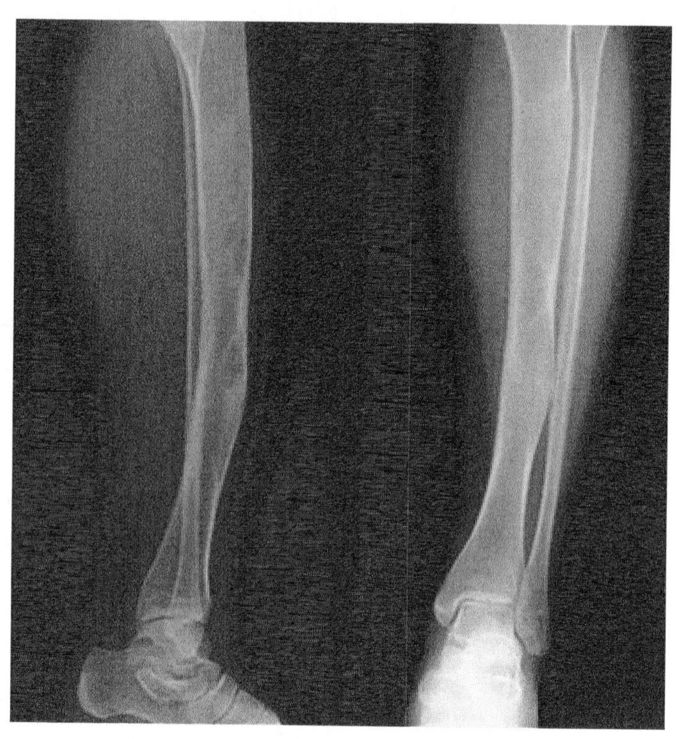

附图-13　胫骨中段骨纤维异样增殖症 X 线正侧位片示

【病理学表现】 大体上，为具有砂粒感的苍白致密组织。显微镜下，在细小的骨小梁结构间有成束的成纤维组织，其中富含组织纤维母细胞，有时排列成轮辐状，有时含多核巨细胞。骨样组织和骨小梁一般比较稀疏，周边无骨母细胞排列。

【治疗】 本病目前尚无特殊治疗方法，多数单发型只需观察。外科治疗多用于预防病理骨折和矫正畸形。手术多采取刮除植骨内固定，主要适于成人局限性和有症状的纤维异样增殖症。由于容易复发，儿童最好行有限的治疗，对畸形行截骨矫正和内固定。多发型一般不宜手术，但对畸形严重、影响肢体功能的，可采用手术治疗。

（徐大伟）

参考文献

陈孝平,汪建平.2013. 外科学. 第8版. 北京:人民卫生出版社
郭曲练,姚尚龙.2011. 临床麻醉学. 第3版. 北京:人民卫生出版社
何恢绪,梅骅.2008. 尿道下裂外科学. 第2版. 北京:人民军医出版社
贾汝汉,张孝斌,李明.2000. 泌尿生殖系统急症. 北京:人民卫生出版社
那彦群,叶章群,孙颖浩,等.2014. 中国泌尿外科疾病诊断治疗指南. 北京:人民卫生出版社
汪忠镐.2010. 汪忠镐血管外科学. 杭州:浙江科学技术出版社
王亦璁.2007. 骨与关节损伤. 第4版. 北京:人民卫生出版社
吴阶平.2004. 吴阶平泌尿外科学. 济南:山东科学技术出版社
吴在德,吴肇汉.2012. 外科学. 第7版. 北京:人民卫生出版社
叶章群,邓耀良,董诚.2003. 泌尿系结石. 北京:人民卫生出版社
G. Edward Morgan,等.2007. 临床麻醉学. 第4版. 岳云,等译. 北京:人民卫生出版社
Scott W Wolfe, Robert N Hotchkiss, William C Pederson, et al. 2009. Green's Operative Hand Surgery. 6th ed. New York: Elsevier